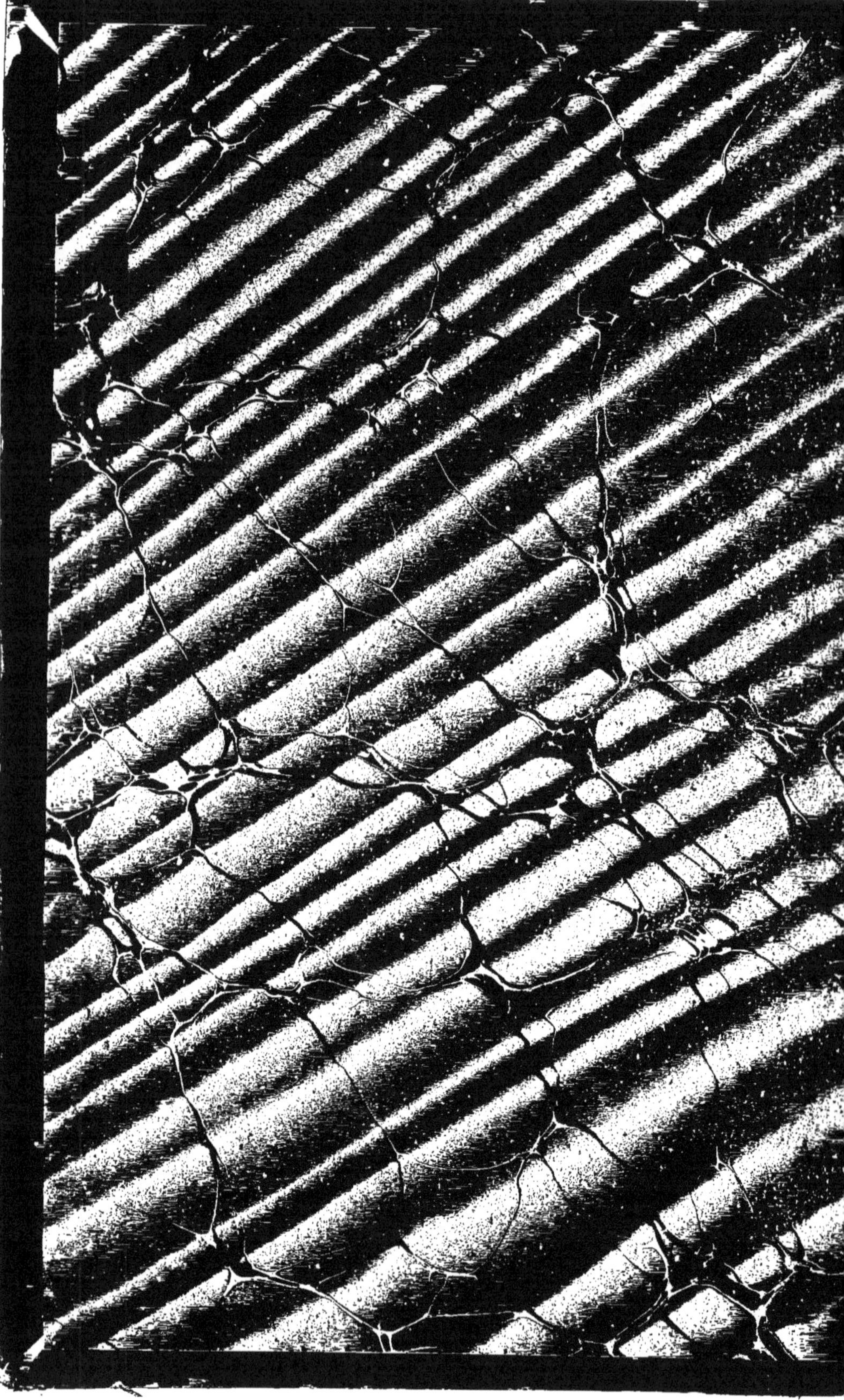

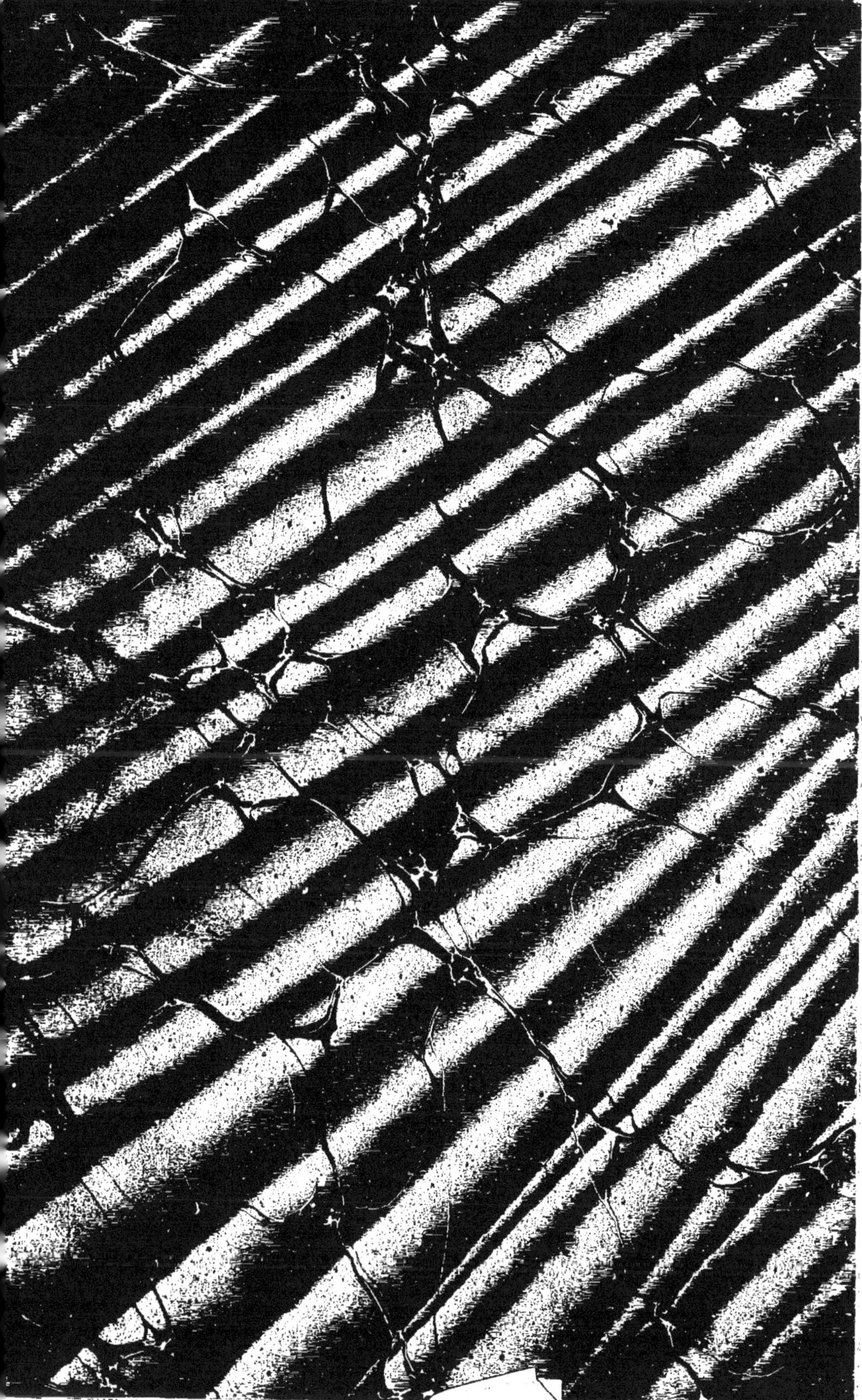

DICTIONNAIRE
DE PLAIN-CHANT
ET DE MUSIQUE D'ÉGLISE.

Imprimerie MIGNE, au Petit-Montrouge

DICTIONNAIRE

LITURGIQUE, HISTORIQUE ET THÉORIQUE

DE PLAIN-CHANT

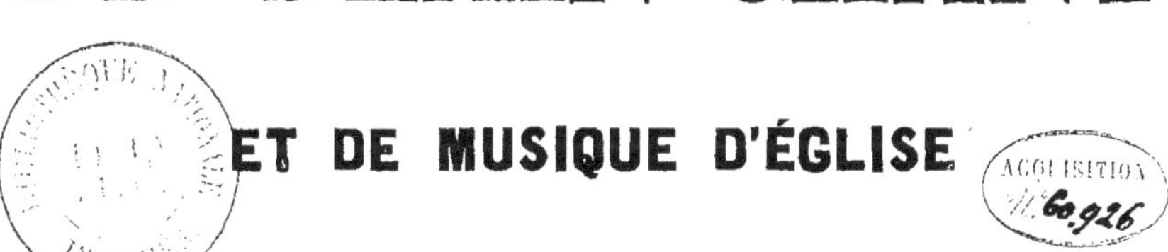

ET DE MUSIQUE D'ÉGLISE

AU MOYEN AGE ET DANS LES TEMPS MODERNES;

PAR

M. J. D'ORTIGUE.

Revertimini vos ad fontem sancti Gregorii, quia manifeste corrupistis cantilenam ecclesiasticam.
(*Caroli Magni Vita* per Monachum Engolismensem' *apud* DUCHESNE, t. II.)

PARIS,

L. POTIER, LIBRAIRE, 9, QUAI MALAQUAIS.

1854.

PREFACE.

I.

OBJET ET PLAN DE CE LIVRE.

M. Fétis a dit, il y a environ vingt-cinq ans : « Il est désirable qu'un dictionnaire analytique et historique de la musique soit entrepris par un musicien littérateur pourvu des qualités et de l'instruction nécessaires. MM. Perne et Choron me paraissent dignes de satisfaire à ce souhait par l'étendue de leurs connaissances. Un pareil livre serait une espèce d'encyclopédie musicale, où toutes les questions seraient traitées à fond et accompagnées de documents nécessaires ; ce serait peut-être l'ouvrage le plus utile qu'on pourrait entreprendre (*a*). »

Nous commençons par déclarer que nous n'avons eu nullement la prétention de remplir le programme tracé par le célèbre critique : notre plan n'est pas le même ; on nous demandait, non un *Dictionnaire de musique*, mais un *Dictionnaire de plain-chant et de musique religieuse*, et le fardeau était déjà bien lourd pour nous. Il est vrai qu'il nous était difficile de laisser de côté un grand nombre de questions qui se rattachent à la science du moyen âge, et de nous interdire également quelques excursions dans le domaine de la musique profane, puisqu'une foule de notions sont communes à l'art religieux et à l'art mondain.

Malgré cela, nous reconnaissons que le dictionnaire pour lequel M. Fétis faisait appel à Choron et à Perne, qui sont morts sans l'avoir entrepris, reste encore à faire, et nous formons le vœu que M. Fétis lui-même, le musicien vraiment encyclopédique de notre époque, consacre à cette œuvre une partie des loisirs de sa longue et laborieuse carrière.

Tel qu'il est, nous ne faisons aucune difficulté d'en convenir, notre travail était au-dessus de nos forces. Nous ne l'eussions jamais entrepris, si nous eussions prévu d'avance à quels découragements, à quelles incertitudes, aridités et angoisses nous devions nous attendre : tribulations d'esprit auprès desquelles la peine matérielle n'est rien. Et il est fort heureux qu'il en soit ainsi. Il est fort heureux, lorsqu'un auteur a conçu l'idée d'une œuvre utile et sérieuse, et qu'en dehors de toute pensée de spéculation matérielle, il se propose de la mettre en lumière; il est fort heureux, disons-nous, que la Providence lui fasse la grâce de lui dérober la connaissance du fardeau de la gestation et des douleurs de l'enfantement. S'il pouvait seulement soupçonner la dixième partie des tourments auxquels il se condamne, le plus déterminé reculerait bien vite.

Nous avons donc commencé notre tâche, sans trop savoir ce que nous entreprenions; nous l'avons poursuivie par la force des engagements ; puis enfin nous y avons pris goût et nous l'avons menée à terme avec un attrait et une pensée de dévouement qui nous ont fait sinon surmonter, du moins aborder courageusement les difficultés les plus rebutantes. Ce n'est pas que nous nous fassions illusion sur les imperfections de notre travail. Nous les connaissons mieux que personne, ou plutôt, nous en avons la conscience à tel point que nous ne serons ni surpris, ni même trop affligé lorsqu'on nous signalera des oublis, des lacunes, des erreurs graves, et, ce qu'il y a de moins pardonnable, des contradictions.

(*a*) *Curiosités de la Musique*, Paris, 1830, p. 164 ; mais l'article d'où ces paroles sont tirées avait paru auparavant dans la *Revue musicale*.

Dans la disposition d'esprit où nous nous trouvons, nous croyons pouvoir répondre autant de notre gratitude envers toute critique bienveillante, que de notre docilité envers toute critique acerbe et sévère, dont nous pourrons tirer quelque profit pour l'amélioration de notre ouvrage.

Nous ne savons plus qui a dit que celui qui commence un livre n'est que l'élève de celui qui le termine. C'est qu'un livre est un enseignement, et que, s'il faut apprendre pour enseigner, il faut surtout enseigner pour apprendre. On croit savoir d'abord certaines choses, et, prises isolément, on les sait en effet; mais ces choses vous en font étudier une foule d'autres, et à mesure qu'on apprend les dernières, on réapprend les premières, et l'on voit qu'on s'est bien souvent trompé, faute de les avoir envisagées sous une multitude de rapports qu'en premier lieu on n'avait pas aperçus. D'où il suit qu'il n'y a jamais un moment où l'on puisse dire avec certitude qu'on ne se trompe pas, puisque, en effet, on s'est déjà trompé. Ajoutons que, dans un livre de la nature de celui-ci, il y a une foule de sujets qui ne tiennent pas essentiellement au plan général, mais qui s'y rattachent comme hors-d'œuvre et que l'on n'aurait jamais étudiés, s'il n'avait fallu, autant que possible, compléter la nomenclature. En définitive, à mesure qu'on avance dans un semblable travail, on sait bientôt que les choses qu'on sait ne sont rien en comparaison de celles qu'on ne sait pas: *Unum scio quod nil scio.* Celui qui saurait tout ce qu'il a mis dans un livre d'érudition et de recherches, serait un homme qui saurait tout effectivement, puisqu'un livre d'érudition et de recherches touche à tout, et que tout se lie. C'est pourquoi un livre comme celui-ci peut bien être commencé, mais n'est jamais fini

Il faut néanmoins le publier, lorsqu'il est, pour ainsi dire, arrivé à un tel degré de maturité qu'on en puisse utilement recueillir quelques fruits; mais à la condition de le perfectionner sans cesse, de le compléter dans l'ensemble, d'élaguer les parties surabondantes et parasites, de remplir les vides, de le mettre en de justes proportions. de le dégager des redites, de le préciser dans les détails, etc., et de donner la première édition comme une ébauche imparfaite et informe de ce qu'il sera un jour. Le bloc est taillé et à peine dégrossi: voilà la première édition. L'œuvre de l'artiste et du ciseleur commence ensuite.

Malgré ce que nous venons de dire des défauts connus ou pressentis de notre livre, il aura son utilité; il nous a donné trop de peine pour qu'il n'en soit pas ainsi. Et puis, si nous ne nous abusons, il ouvre une veine dans les études de la liturgie musicale. Il est sans précédents, en France du moins.

Notre littérature nous offre, sur le plain-chant, quelques ouvrages fort estimés, connus de tout le monde, mais qu'il serait difficile de réunir aujourd'hui, vu leur rareté. Au nombre de ces livres sont: *La science et la pratique du plain-chant, par un religieux bénédictin de la Congrégation de Saint-Maur* (Dom Jumilhac) in-4°, Paris, 1673; le *Traité historique et pratique sur le chant ecclésiastique*, par l'abbé Lebeuf, in-12°, Paris, **1741**; le *Traité théorique et pratique du plain-chant, appelé grégorien* (par Léonard Poisson) in-12, Paris, **1750**; auxquels il faut joindre la *Dissertation sur le chant grégorien*, de Gabriel Nivers, Paris, in-**12, 1683**; le *Dictionnaire* de Brossard et quelques autres. Or, les études dont le plain-chant a été l'objet depuis une quinzaine d'années, ont rendu ces livres assez rares et assez chers. Un seul, le plus rare comme le plus excellent de tous, *La science et la pratique du plain-chant* de Dom Jumilhac, a été réimprimé dans ces derniers temps, par les soins de MM. Th. Nisard et Leclercq. Les savants éditeurs ont présenté dans un meilleur ordre le travail de Jumilhac, en faisant correspondre à chaque page du texte les notes que Jumilhac avait reléguées à la fin du volume; ils l'ont enrichi de curieuses dissertations; ils en ont donné une édition fort belle et fort correcte; mais, malheureusement, édition de luxe, et par cela même, à la portée d'un petit nombre de bourses. Pour être agréable aux amateurs de chant liturgique et aux ecclésiastiques, nous avons eu l'intention formelle de réunir en un seul corps de volume, non-seulement la substance, mais encore, autant que cela se pouvait, le texte des auteurs français que nous venons de nommer. Nous avons presque entièrement reproduit le texte de Poisson, en grande partie celui de Lebeuf, et celui de Jumilhac dont nous avons, en une foule d'articles, presque toujours adopté la doctrine. Car Jumilhac doit être considéré comme le maître des maîtres. Il est long et diffus dans son style, qui est celui du temps; mais c'est un esprit profond, philosophique et nourri de la plus pure substance des didacticiens du moyen âge, de Guido d'Arezzo entre autres.

En outre, l'abbé Lebeuf, plus estimable encore comme antiquaire et archéologue que comme symphoniaste, l'abbé Lebeuf a disséminé, dans la volumineuse collection du *Mercure de France*, un certain nombre de dissertations sur quelques questions de chant grégorien, sur des usages et des curiosités liturgiques. Nous avons reproduit en totalité ou en partie ces dissertations peu connues, dont l'histoire pourra tirer parti. Sans parler du *De cantu et musica sacra* et des *Scriptores* de Gerbert, que nous avons consultés sur tous les points, si nous venons à notre époque, nous voyons que plusieurs musiciens littérateurs, MM. Danjou, S. Morelot, de Coussemaker, Th. Nisard, l'abbé David, Lambillotte, etc., etc., à la tête desquels il faut toujours placer M. Fétis, nous ont fourni des traités complets sur diverses matières, tant sur la science musicale du moyen âge que sur le chant grégorien. Quand nous avons trouvé chez ces auteurs, comme chez les précédents, un article fait avec toute la compétence désirable, en un mot, un article fait et non à refaire, nous le leur avons emprunté. Souvent même, au risque de tomber dans l'inconvénient du double emploi, nous avons multiplié les articles sur le même mot, pour que le lecteur fût à même de comparer soit Jumilhac, Lebeuf, Poisson, soit MM. Fétis, Danjou, Nisard entre eux. Malgré cela rarement nous sommes-nous abstenu de donner notre opinion, si ce n'est en certains détails sur lesquels il ne nous était pas permis d'en formuler une, la question de la notation du moyen âge par exemple. D'ordinaire notre article précède ou suit, ou relie entre eux les articles cités, suivant qu'il y a lieu de montrer les divergentes opinions de nos auteurs ou de les ramener à un point de vue commun. Sur le mot *Mode*, sujet très-important, nous n'avons pas craint de donner tout au long le traité de Poisson, et de le faire suivre d'une exposition qui nous appartient, bien qu'elle contienne certains aperçus reproduits de Poisson lui-même, exposition où le mécanisme des modes, leur réduction ou leur transposition sont expliqués d'une manière, ce nous semble, plus logique et plus serrée. Nous avons donc beaucoup cité. Avons-nous toujours bien fait? L'espace ne nous manquant pas, nous avons dû donner au lecteur la faculté de prendre et de laisser : *Maluimus abundare quam deficere*, ainsi que dit Guido d'Arezzo. Nous avouerons sans peine pourtant, que, dans les premières lettres, la crainte de ne pouvoir remplir le vaste cadre qui nous était imposé nous a rendu peut-être un peu trop prodigue de citations. Nous nous en apercevons aujourd'hui que notre travail est imprimé et qu'il nous reste entre les mains au moins un cinquième des matériaux. Avec plus de coup d'œil, nous eussions pu nous resserrer davantage; mais quant aux citations, nous le répétons, elles étaient dans le dessein de notre livre. Nous pensons avoir acquis une assez longue habitude de tenir la plume pour croire que, si nous avions voulu, dans la plupart des cas, prendre la peine de *retourner* un article et nous l'approprier, nous serions parvenu à dissimuler le larcin, du moins aux yeux des lecteurs superficiels; mais le vol dans l'ombre nous a toujours répugné. Au lieu de nous parer sournoisement des plumes du paon, nous avons mieux aimé le montrer lui-même, et comme les auteurs cités ne parlent pas toujours le meilleur français, en montrant les plumes du paon nous lui avons aussi laissé son ramage. D'ailleurs, cette diversité de styles donne, ce nous semble, à notre ouvrage une certaine couleur originale, et, sans lui rien faire perdre de son unité, lui ôte peut-être de la monotonie.

A l'égard de Rousseau, à qui nous avons fait beaucoup d'emprunts, nous avons à présenter plusieurs observations. D'abord, quel que soit le dédain que les théoriciens affectent aujourd'hui pour lui, quelle que soit la défiance avec laquelle on doive lire ceux de ses articles qui ont rapport à la théorie moderne, l'ouvrage de Rousseau, si nous nous rapportons à l'état de la littérature musicale à l'époque où il a été écrit, ne nous paraît pas mériter le discrédit dans lequel il est tombé. L'esprit de Rousseau est sans doute offusqué de bien des préjugés pour ce qui regarde la musique moderne; il a des idées fausses sur la mélodie et l'harmonie. Néanmoins, il est certains sujets qu'il avait suffisamment étudiés. Il avait lu attentivement Poisson, Lebeuf, Brossard; il s'est servi beaucoup de ce dernier, et pour ce qui est de Poisson et de Lebeuf, nous l'avons surpris bien souvent les *mains dans leur poche*, comme disait Nodier. Certains théoriciens des temps plus reculés, entre autres Jean de Muris, ne lui étaient pas inconnus. En second lieu, on remarquera que nous n'avons emprunté à Rousseau que de très-courts articles, ceux qui se rapportent à celles des notions de la théorie des Grecs sur lesquelles il était inutile d'insister. En troisième lieu, l'objection qu'on pourra nous faire à ce sujet, et que des amis nous ont déjà faite sur la correction des épreuves, cette objection n'a trait, pour ainsi dire, qu'à l'œil. Si, au lieu de citer Rousseau entre guillemets et de faire suivre chacun de ses articles de sa signature, comme nous avons cru devoir le faire consciencieusement, nous nous étions sans façon approprié ses textes, l'œil n'étant pas averti, on n'aurait trouvé rien à dire

Mais entre l'inconvénient de *citer* et celui de *copier*, nous n'avons pas hésité. Copier est le fait d'un homme qui n'a pas d'opinion à lui et qui prend en aveugle une opinion toute faite. Citer est le fait d'un homme qui, tout en ayant une opinion à lui, croit devoir s'étayer sur celle des autres, ou du moins la faire connaître, alors même qu'il ne la partage pas; ou bien qui regarde comme temps perdu celui de refaire un article déjà bien fait. Ce que nous pouvons dire, c'est qu'en citant nous avons toujours scrupuleusement indiqué les sources où nous avons puisé. Néanmoins il est arrivé dans quelques cas que, par négligence du copiste, nous n'avons pu indiquer la page, et, une fois même, nous sommes resté en doute sur l'auteur. Il est bon d'en avertir, car nous nous attendons à rencontrer des lecteurs minutieux.

D'après ce que nous venons de dire sur le grand nombre de nos citations, on comprendra que nous n'avons pas eu la prétention de donner beaucoup de neuf. Notre ambition, au contraire, a été de donner beaucoup de vieux, de ce bon vieux qui est peut-être plus difficile à trouver que le neuf, et qui redevient neuf à force d'être vieux. Nous avons tâché aussi de faire connaître, sur les rapports du chant d'église avec les usages liturgiques, bien des choses depuis longtemps oubliées et de faire un livre qui, tel quel, dispensât de beaucoup d'autres. Pour ce qui est des usages liturgiques, nous avons largement mis à contribution le *Catalogue raisonné des manuscrits de M. de Cambis-Velleron*; Avignon, Chambaud, 1770 : livre précieux et *rarissime*, comme disent les bibliophiles; surtout les *Voyages liturgiques* du sieur de Moléon (lisez : Lebrun-Desmarettes); Paris, 1718 : excellent ouvrage qui n'est pas non plus commun, et d'autres encore. Nous eussions pu en consulter un plus grand nombre, mais il fallait se borner, et puis nous n'avons pas eu trente ans de notre vie à donner à notre *Dictionnaire*, lequel, au bout de trente ans, au lieu de huit, laisserait encore beaucoup à désirer.

Ainsi ceux qui se flatteraient de rencontrer dans notre livre quelque nouveauté, quelque découverte, seraient trompés dans leur attente. Nous n'avons jamais rien découvert en matière de monuments et de faits. Cette fortune n'est pas faite pour un esprit comme le nôtre, sérieux et réfléchi peut-être, mais tant soit peu rêveur, et qui n'est pas assuré, à l'heure qu'il est, d'avoir su plier ses facultés aux habitudes positives et rigoureuses de l'érudition. En revanche, il est certains principes que nous pensons avoir envisagés sous un aspect en quelque sorte nouveau, mais ceci est tout autre chose, et nous allons en parler tout à l'heure.

Mais, dira-t-on, il est impossible qu'ayant multiplié à ce point les citations, qu'ayant puisé à droite et à gauche, vous ayez pu donner à votre ouvrage de l'unité, en un mot, suivre un plan. — Nous espérons que ceux qui seraient tentés de nous adresser ce reproche seront bientôt détrompés. Les citations sont nombreuses, trop nombreuses même ; mais nous les avons choisies et disposées de manière à ce qu'elles concordent avec notre point de vue général. Il nous est cependant arrivé de citer des morceaux entiers écrits dans un sens absolument opposé à ce que nous croyons être la saine doctrine (*a*), et nous croyons avoir réussi alors à fortifier celle-ci par l'extravagance même ou l'absurdité de l'opinion contraire. Mais cela n'a eu lieu qu'accidentellement, comme, par exemple, pour le *chant sur le livre*. Après avoir dressé notre nomenclature, laquelle, du reste, s'est accrue et complétée jusqu'au dernier moment, nous avons divisé notre travail en diverses séries d'idées, et nous nous sommes imposé l'obligation de ne passer de l'une à l'autre qu'après avoir épuisé la première.

Ainsi, la notion de *mode* comporte une foule de choses : les mots *authentique*, *plagal*, *pair*, *impair*, *compair*, *connexe*, *mixte*, *régulier*, *irrégulier*, *dominante*, *finale*, *médiante*, *final*, *confinal*, *affinal*, *transposition*, etc., etc., en dépendent. Voilà une série d'idées. Ce n'est qu'après l'avoir complétée que nous en avons abordé une nouvelle. De cette manière, nous étions bien sûr de faire concorder chaque article avec tous ceux qui lui correspondent dans la série à laquelle il appartient, et de montrer sur tous les points l'application des principes qui régissent la série tout entière. On conçoit qu'il n'en aurait pu être ainsi, et, en même temps, à quelles incohérences et à quelles fatigues d'esprit nous eussions été condamné, si, notre nomenclature étant faite, nous nous étions mis à rédiger chaque article l'un après l'autre, en nous astreignant rigoureusement à l'ordre alphabétique ; ce qui, pour le dire en passant, nous a fait comprendre l'impossibilité d'un Dictionnaire de ce genre fait par plusieurs mains. En supposant la plus entière compétence chez les auteurs, et l'excellence de chaque article pris à part, le tout ne formerait qu'un assemblage confus, monstrueux, sans proportion et sans méthode. Que dirait-on d'un dictionnaire où l'article *Mode* serait fait par l'un, l'article *Tétracorde* par un autre, l'article *Hexacorde* par un troisième, et ainsi de suite des articles *Muances*, *Solmisation*, etc., qui forment autant de sujets se liant entre eux et se rattachant à la même doctrine ? Malgré les avantages de l'ordre logique que nous nous sommes imposé, nous pouvons dire aujourd'hui que cette étroite obligation de ne dire ni plus ni moins qu'il ne faut sur chaque mot, de ne pas empiéter sur le sens d'un mot correspondant ou relatif, que cette préoccupation constante de l'unité au milieu d'une nomenclature qui contient des choses si diverses, font d'un dictionnaire une des œuvres les plus compliquées et les plus difficiles, même au point de vue de l'art, un vrai casse-tête par la nécessité où l'on est sans cesse de se resserrer dans les limites d'un sujet, tandis que l'imagination devance la plume et se préoccupe involontairement de toutes les ramifications du même sujet, et a fort à faire pour se débrouiller au milieu de quelques centaines de mots différents qui s'entre-choquent dans le cerveau.

Pour donner un aperçu des autres séries d'idées, nous énumérerons :

1° Les pièces liturgiques en rapport avec l'office divin et ses diverses parties, antiennes, graduels, hymnes, proses, invitatoires, psalmodie, etc.

(*a*) Bien plus, [illegible]ne question fondamentale, celle de l'accompagnement du plain-chant, nous avons demandé nous-même un travail spécial à un savant qui professe sur ce point une opinion diamétralement opposée à la nôtre. M. Th. Nisard s'est acquitté de cette tâche avec l'indépendance de son talent. Tout en étant profondément convaincu de l'incompatibilité de l'harmonie, quelle qu'elle soit, avec le plain-chant, nous ne sommes pas moins convaincu, et avant tout, de notre propre faillibilité. Et c'est précisément parce que notre ouvrage a été rédigé sous l'empire de cette idée que le plain-chant ne saurait comporter aucune espèce d'harmonie, et que tout système d'accompagnement ne peut qu'en hâter la ruine, que nous avons sollicité un Traité à fond sur l'harmonisation du chant liturgique. Il ne s'agit point ici d'une lutte entre adversaires ; il ne s'agit point d'étaler de part et d'autre des arguments *sans réplique*. Une mauvaise cause peut être très-habilement et très-savamment soutenue. Une bonne cause peut être défendue par de fort pauvres raisonnements. Et nous croyons pouvoir dire, au nom de M. Nisard, comme au nôtre, que nous ne tenons nullement au triomphe des idées qui nous sont personnelles : nous ne tenons qu'au triomphe de la vérité, dans le moment et par les moyens qu'il est utile que sa manifestation ait lieu.

2° Déchant, organisation, chant sur le livre, faux-bourdon, etc.

3° Notation, neumes, etc

4° Musique figurée, mesurée, notation noire, blanche, etc.

5° Muances, hexacordes, tétracordes, solmisation, main, etc.

6° Musique religieuse, messes, motets, etc.

7° Orgue, organiste, facture d'orgue, et le reste.

Mais de même que les articles composant une même série d'idées se groupent autour d'un principe commun, de même les diverses séries d'idées se rattachent à une idée fondamentale; de telle sorte que celle-ci circule à travers toutes les parties de notre ouvrage, comme le sang circule dans les veines et les plus petits vaisseaux du corps humain, et c'est cette circulation d'une pensée générale qui fait l'unité d'un livre comme elle en fait l'ordre. Il faut en quelques mots faire apprécier cette donnée fondamentale.

Il se présente, à notre époque, un fait qui, nous osons l'affirmer, ne s'est pas présenté deux fois dans les fastes de l'art musical. C'est la coexistence de deux tonalités reposant sur des éléments non-seulement différents, mais encore opposés, contradictoires, incompatibles. Ce fait remonte déjà assez haut; mais on verra dans notre ouvrage de quelle manière il arrive que l'on n'en a eu réellement conscience que de nos jours. On verra aussi que ce fait est plus apparent que réel, qu'il est plus dans les mots que dans les choses; car, par cela même que les deux tonalités dont nous parlons sont incompatibles, elles ne sauraient réellement coexister ensemble, l'organisation humaine étant une, et ne pouvant subir à la fois deux lois tonales opposées (*a*). Quand donc nous parlons de la coexistence des deux tonalités, nous avons en vue les gens qui se figurent pouvoir réinstaller dans l'oreille des peuples le chant grégorien, tandis qu'il est démontré que le chant grégorien est presque entièrement absorbé par la musique moderne; et ceux qui s'obstinent à formuler, en dehors de ce même chant grégorien, une musique religieuse distincte de la musique profane. Les uns et les autres se débattent vainement contre cet écueil de la tonalité.

Cette loi de la tonalité et toutes ses conséquences, c'est là la donnée fondamentale de notre livre: tonalité du plain-chant, tonalité de la musique moderne; leur distinction, leurs limites, leur incompatibilité, et par suite l'absorption de la première par la seconde, la domination toujours croissante de celle-ci, l'extinction progressive de celle-là. C'est sous l'empire de cette idée que nous avons tant insisté sur les anciennes méthodes, sur les muances, la solmisation par hexacordes, par tétracordes, dont le mécanisme peut pa-

(*a*) M. Fétis a formellement admis le principe de l'organisation humaine subissant la loi tonale par une formule unique, dans une lettre qu'il nous fit l'honneur de nous adresser le 25 mai 1851 dans la *Revue et Gazette musicale* :

« Dès que l'homme a déterminé la formule qui résume ses conceptions de relatio[illegible] sons, il en subit les conséquences. C'est la loi tonale qui doit recevoir toutes ses applications jusqu'à [illegible]ue, celles-ci étant épuisées, la nécessité d'émotions sans cesse renouvelées pousse à la recherche, ou plutôt à l'intuition de rapports nouveaux, dont la formule à son tour recevra successivements toutes les applications qui en dépendent. »

Que ce soit, comme M. Fétis le pense, l'*homme qui détermine la formule qui résume ses conceptions de relations des sons*, ou, comme nous le croyons, que cette formule se détermine d'elle-même et, se dégageant de mille circonstances complexes, s'impose à l'oreille de l'homme, il n'en est pas moins vrai que celui-ci en *subit les conséquences*. S'il y a quelque chose d'évident, c'est que cette *loi tonale* ne peut régir l'organisation humaine que par l'unité d'une même formule, ou d'une même échelle, puisqu'il serait contradictoire que l'oreille fût à la fois sollicitée par deux formules dont les éléments seraient antipathiques, telles que l'échelle du plain-chant et celle de la musique moderne. Il en est ainsi jusqu'à ce que *toutes les applications de la loi tonale soient épuisées*. Nous osons affirmer que M. Fétis a été frappé de cette vérité en écrivant le passage qu'on vient de lire, et cet autre passage où il avance que *la tonalité, c'est la musique tout entière avec ses attributs harmoniques et mélodiques*.

raître absurde, et, comme on dit, irrationnel aux yeux de ceux qui se préoccupent exclusivement de la théorie moderne, mais qui n'en était pas moins à nos yeux la seule sauvegarde de la tonalité du plain-chant. C'est aussi sous l'empire de cette idée que nous avons poursuivi partout la note sensible, la modulation, la dissonance, le triton, l'harmonie, l'orgue d'accompagnement, la prétendue musique religieuse moderne, comme les ennemis mortels de cette même tonalité. Et, en faisant tout cela, nous savons très-bien que tous nos efforts ne pourront redonner la vie à la tonalité du plain-chant; mais, dans l'impossibilité de ressusciter le chant ecclésiastique, nous aurons fait du moins son oraison funèbre.

Après avoir fait connaître l'idée générale et le plan de ce *Dictionnaire*, il faut en donner la clef.

Nos articles peuvent être rangés en diverses catégories : 1° les articles de doctrine; 2° les articles de théorie ancienne et moderne; 3° les articles liturgiques; 4° les articles historiques; 5° les articles d'archéologie, de curiosités, de variétés, etc., etc. Nous n'avons pas besoin de définir ces différentes sortes d'articles : disons seulement que nous entendons par articles de doctrine ceux où il a été nécessaire de pénétrer, pour ainsi parler, jusqu'à l'intimité des éléments constitutifs de l'art, la mélodie, le chant, l'harmonie, le rhythme, la mesure, etc., pour étudier les lois qui dérivent de leur essence et de leur nature, ainsi que leurs rapports avec les lois universelles des êtres.

Pour les articles de théorie, ils rentrent, soit dans le domaine de la tonalité du plain-chant, soit dans le domaine de la tonalité moderne. Si les mots *Canon*, *Fugue*, *Contrepoint* et autres appartiennent d'un côté à la théorie actuelle, il n'est pas moins vrai que d'un autre côté les formes d'art que ces mots représentent ont été mises, entre les mains des contrapuntistes du XVIe siècle, au service de la tonalité ecclésiastique et de cette science que M. Vitet a appelée, par comparaison au plain-chant, la *nouvelle musique sacrée*. Il n'en est pas moins vrai que ces mêmes formes d'art ont eu l'Eglise pour berceau. Nous avons dû, par conséquent, en expliquer les règles, que nous avons puisées dans les traités d'harmonie les plus recommandés, particulièrement dans ceux de M. Fétis. Nous nous sommes arrêté au point où la théorie exposée par nous rentrait en plein dans la science des conservatoires. Toutefois il fallait en quelque sorte poser les bornes des deux tonalités; il fallait montrer les influences de la tonalité moderne sur le plain-chant, sur les habitudes des harmonistes, des organistes, et faire voir combien de fois l'esprit mondain s'est glissé dans l'oreille des chantres. De plus, il est certaines notions usuelles qui nous ont semblé ne pas devoir être négligées, bien qu'elles ne se rapportent pas au plain-chant : ce sont ces notions qui, pour être élémentaires, n'en sont pas moins ignorées de ceux qui ont plus d'instinct que d'études. Un ecclésiastique de campagne ayant à faire apprendre aux enfants de la première communion ou aux congréganistes un cantique, un motet, etc., peut être embarrassé de savoir ce que veulent dire ces mots *andante*, *larghetto*, etc. Il fallait, ce nous semble, le dispenser de recourir à un solfége ou à une méthode qu'il n'a pas aisément sous la main.

Pour revenir aux diverses catégories d'articles, il faut observer que ces catégories ne sont pas tellement tranchées qu'elles ne se pénètrent, pour ainsi parler, les unes les autres. Il est tels articles qui sont à la fois philosophiques, théoriques, historiques, liturgiques, etc. Quant aux articles de variétés, d'archéologie, de curiosités, ces articles ne tenant pas essentiellement au fond du sujet, on peut les considérer comme étant superposés à notre plan; on jugera s'ils en troublent l'ensemble. Tels sont les articles PILOTA, LI CHANTEOR DE SENS, SPECTACLES RELIGIEUX etc., que nous avons insérés autant pour réunir dans notre livre les diverses dissertations que l'abbé Lebeuf avait enfouies dans la collection du *Mercure de France*, que pour recueillir diverses singularités qui se rattachent à l'histoire du chant liturgique. M. C. Leber, M. Rigolleau, d'Amiens, auteur des *Monnaies des évêques des innocents et des fous* et surtout le *Glossaire* de Du Cange nous ont fourni bon nombre de ces articles. Pour ce qui est de ce dernier, nous prévenons qu'alors même que l'article cité appartient à Carpentier, continuateur de Du Cange, c'est toujours ce dernier que nous nommons. C'est du reste la dernière édition de Didot (1840-1846) que nous avons suivie. Nous prévenons également que, par une confusion qui s'est faite entre les deux dossiers de deux articles différents, confusion d'autant plus excusable que les deux articles sont sous le même mot, une partie des définitions ou des citations de Du Cange, relatives au mot *Neuma*, pris dans le sens de *Jubilus*, ont été portées à *Neuma*, pris dans le sens de notation ; nous nous en sommes aperçu après l'impression et lorsqu'il n'était plus temps de corriger sans de grands frais cette irrégularité.

A tout lecteur sérieux qui ne se contente pas de lire un article isolément par manière de distraction ou suivant la curiosité du moment, mais qui réfléchit et qui veut se rendre compte des doctrines, des opinions, des faits qui composent un livre, nous recommanderons avant tout deux articles qui sont, à notre point de vue, comme le pivot de l'ouvrage, la clef de voûte de l'édifice, si édifice il y a. Ces deux articles sont : PHILOSOPHIE DE LA MUSIQUE et TONALITÉ (*a*). De ces deux articles découle l'idée-mère qui, de là, se dissémine dans tout le corps. Après ces deux articles, viennent MODE et ceux qui en dépendent ; puis MUANCES, TÉTRACORDE, HEXACORDE, SOLMISATION ; puis ATTRACTION, MÉLODIE, HARMONIE, RHYTHME, MESURE, REPOS, PLAIN-CHANT, PLAIN-CHANT MUSICAL, etc., etc. Il n'est pas besoin d'aller aussi loin pour être parfaitement orienté.

La méthode que nous avons suivie nous a conduit à l'application d'un procédé que nous croyons très-propre à éviter la confusion qui, dans tout dictionnaire, résulte du pêle-mêle fatal de l'ordre ou plutôt du désordre alphabétique. Rien, à notre avis, de plus gênant, de plus fatigant pour celui qui consulte un dictionnaire que les renvois d'un mot à un autre, renvois tellement multipliés que si l'on ne prenait le parti de s'arrêter, on finirait par lire le livre en son entier ; et nous convenons que, pour le nôtre, la dose serait un peu forte. Nous avons évité cet inconvénient, et cela par un moyen bien simple : nous avons supprimé tout renvoi. De cette façon, notre livre se trouve débarrassé de ces rappels réitérés qui offusquent l'œil et l'esprit. Nous savons bien, qu'en plusieurs cas, les renvois ont pour but de faire connaître les diverses expressions synonymes d'un sujet. Nous ne nous sommes pas, quant à nous, méfié à ce point de l'intelligence de nos lecteurs, et si quelquefois le parti que nous avons pris nous a obligé à quelques répétitions, entre deux inconvénients nous avons choisi le moindre.

Il ne faudrait pas s'imaginer que nous avons, en quelque sorte, profité de ce *Dictionnaire* pour *utiliser* d'anciens articles publiés par nous à diverses époques. A l'exception de quelques-uns qui sont : PHILOSOPHIE DE LA MUSIQUE, ORGUE, CLOCHES, MESSE DE REQUIEM, CHAPELLE SIXTINE, que nous eussions été obligé de faire, s'ils n'eussent été déjà faits, et deux ou trois courts fragments, tout ce qui, dans ce volume, est de notre propre fonds a été rédigé *ad hoc*. Nous avons fait peut-être douze à quinze articles sur la musique religieuse pour les journaux et les revues ; nous les avons laissé reposer en paix. Nous avions publié, il y a quelques années, un article sur le *mois de Marie ;* nous avons donné la préférence à un travail de M. Danjou sur le même sujet. Au reste, les cinq ou six articles écrits par nous antérieurement à ce *Dictionnaire*, ont été en grande partie remaniés et refondus. Si, après cela, ils portent encore la trace et comme l'impression de l'époque où ils ont été écrits, le mal ne sera pas grand puisqu'on sera averti.

(*a*) Ces deux articles, tirés à part et à petit nombre, forment une brochure que nous publions sous le titre d'*Introduction à l'étude comparée des Tonalités et principalement du Chant grégorien et de la musique moderne*. La vérité nous fait un devoir de déclarer que le tirage à part de la *Philosophie de la musique* présente quelques changements qui n'ont pu être introduits dans l'article du *Dictionnaire*.

Malgré ce que nous avons dit sur les inconvénients d'un livre du genre de celui-ci fait par plusieurs mains, nous avons, pour quelques sujets, accepté le concours de trois de nos amis: M. Th. Nisard, ainsi que nous l'avons annoncé, nous a donné un grand article sur l'ACCOMPAGNEMENT, et plusieurs autres non moins importants; M. l'abbé Arnaud, fidèle à une bonne et vieille amitié de trente ans, après avoir encouragé nos premiers essais, a bien voulu nous permettre de nous appeler son collaborateur: il nous a donné quelques articles d'une érudition vraiment littéraire sur les mots CANTIQUE, ÉPITRE FARCIE, NOEL, ÉCOLATRE, etc., etc., M. N. David, dont nous ne saurions trop reconnaître le dévouement tout à fait désintéressé avec lequel il nous a secondé dans cette publication, nous a fourni de curieux détails sur les CARILLONS et autres sujets. Nous saisissons cette occasion de remercier d'autres savants qui, soit par les recherches qu'ils ont faites pour nous, soit par les matériaux qu'ils ont mis entre nos mains, ont une part réelle dans cet ouvrage. Nous nommons, avec un vif sentiment de reconnaissance, MM. Paulin Paris, J. Quicherat, E. de Fréville, Vallet de Viriville, Daguerre.

M. Danjou prenant congé de ses lecteurs dans le dernier numéro de sa *Revue de musique classique et religieuse*, formait le vœu que les études auxquelles cet habile critique et ses collaborateurs s'étaient livrés ne fussent pas perdues pour l'avenir: « Il en sera de même, disait-il, de tous les principes que nous avons rappelés dans le cours de cette publication, semés dans le vaste désert de l'indifférence. Le vent en a porté quelques grains dans une terre plus fertile: ils y germeront et d'autres temps les verront s'épanouir. » Nous espérons que ces paroles pourront être appliquées à quelques parties du moins de notre œuvre.

Passons maintenant à la seconde partie de cette introduction, celle qui a trait à la conclusion que l'on peut tirer de ce *Dictionnaire*.

II.

CONCLUSION DE CE LIVRE.

La conclusion de ce livre est assez singulière et inattendue, et nous consentirions, bien volontiers, à laisser à d'autres le soin de la tirer pour se donner l'innocente satisfaction de nous la jeter à la face comme contradictoire avec le livre même, si nous n'avions à cœur de montrer que nous ne nous sommes fait aucune illusion sur les résultats de la longue et laborieuse tâche que nous avons tant bien que mal remplie. En effet, notre livre est intitulé: *Dictionnaire de plain-chant et de musique religieuse.* Or, pour ce qui est du plain-chant, la conclusion finale est *qu'il n'existe plus*, qu'il a été absorbé par la musique mondaine; que c'est une langue que nous n'entendons plus, qui a été, pour ainsi dire, chassée de notre oreille et de notre mémoire (*Voir* notre article TONALITÉ, et une foule d'autres); et quant à la musique religieuse, la conclusion est qu'elle existe sans doute, puisque beaucoup de musiciens en composent et que tout le monde en parle; mais comme personne en définitive ne peut dire en quoi elle consiste, ni en donner une définition claire, nette et précise; comme on est plus embarrassé encore pour en offrir des modèles, nous sommes en droit de dire que si la musique religieuse existe, c'est absolument *comme si elle n'existait pas.*

Sans doute, c'est déjà un grand point que le fait de l'existence de la musique religieuse soit admis; c'est alors la conscience, le sentiment unanime qui proclament qu'il doit exister une musique religieuse parce qu'il est impossible que l'art, qui a un mode pour exprimer les rapports de l'homme à l'homme, les rapports de l'homme avec la nature, — ce qui constitue, ainsi que nous le dirons bientôt, les diverses nuances que l'on appelle musique dramatique et musique lyrique ou instrumentale, — n'ait pas un mode pour exprimer les rapports de l'homme à Dieu.

Mais on comprend parfaitement qu'il importerait peu de s'entendre sur ce premier point, si on ne s'entendait également sur un second, savoir que la musique religieuse consiste en telle et telle chose, repose sur telle et telle donnée, présente tel ou tel caractère. Or, c'est sur ce second point précisément que personne ne peut s'accorder, pas plus les musiciens entre eux, que les ecclésiastiques et les gens du monde.

Oui, tous admettent une musique religieuse, une musique sacrée, une musique d'église, parce que, aux yeux de tous, religieux ou indifférents, croyants ou non croyants, ces mots expriment un de ces besoins vagues, indistincts, mais naturels et profonds, dont chacun a plus ou moins le sentiment. Mais si le sentiment est partout, la véritable notion, et, à plus forte raison, la véritable théorie n'est nulle part.

Pourquoi cela? Nous le dirons avec une entière franchise, c'est parce que, sur cette question, comme sur une foule d'autres questions plus graves, les hommes religieux et croyants se sont laissé gagner par les indifférents et les non croyants; parce qu'en dehors des idées religieuses positives, leurs opinions se sont laissé modifier, émousser, amollir par les idées du siècle. Chacun paye son tribut au scepticisme, les hommes religieux comme les autres en ce qui ne touche point directement aux principes de leur foi. Autant ils sont fermes sur ceux-ci, autant ils sont flexibles et pliables sur le reste.

Cela étant, il est tout simple que chacun définisse la musique religieuse à sa manière. Dès là qu'on se base sur ce qu'on appelle le *sentiment religieux*, il n'y a plus de règles, plus de limites. Qui prendra pour type Palestrina, qui Leo ou Pergolèse, qui Haydn ou Mozart, qui Beethoven ou Cherubini, qui Rossini et son *Stabat*. Il n'y a rien à répliquer, le goût individuel étant pris pour seul arbitre.

Pourtant si nous faisons remarquer que le style du *Stabat* de Rossini est identiquement le même que le style de ses autres ouvrages; que le *Requiem* et les messes de Mozart pourraient sans inconvénient échanger tels et tels de leurs morceaux, contre tels et tels autres morceaux de *Don Juan*, de la *Flûte enchantée*, des *Noces*, de *Cosi fan tutte*, etc.; que l'on pourrait faire la même substitution entre certaines parties des messes tant vantées de Cherubini, et ses opéras non moins vantés de *Médée*, d'*Elisa*, des *Deux journées*; qu'il n'y a pas la moindre différence de style entre les symphonies de Beethoven et ses messes, si ce n'est que celles-ci sont bien inférieures à celles-là; qu'enfin toute la musique dite religieuse de notre époque ne présente rien de plus grave, de plus noble, de plus élévé, que certains fragments des opéras de Gluck, de la *Vestale*, de *Moïse*, de *Guillaume Tell*, etc., etc.; nous prierons les hommes religieux de nous dire, — car c'est pour eux que nous écrivons, — si la foi qu'ils professent n'a pas dû inspirer, pour honorer Dieu, une autre forme musicale que la forme qui se confond avec celle dont on se sert pour exprimer les passions profanes.

Ils nous répondront peut-être que les œuvres dites religieuses ont été faites pour l'église, les autres pour le théâtre.

Entendons-nous: Les unes ont été faites sur des textes sacrés, les autres sur des paroles mondaines; voilà tout. Et qu'importe que ce soit pour le temple que le musicien écrive, s'il écrit indifféremment pour l'église comme pour la scène? Qu'importe qu'il prenne pour thème des paroles profanes ou des textes de la liturgie (que le plus souvent il ne comprend pas), si ces paroles profanes ou ces textes liturgiques ne réveillent en lui qu'un même ordre d'inspirations?

Nous pouvons vous citer des faits.

Plusieurs parties de l'opéra de la *Muette* de M. Auber sont tirées d'une messe que le compositeur avait faite, et qui n'a pas, croyons nous été achevée.

A l'égard du *Stabat* de Rossini, nous nous tromperions fort si, à l'exception de quelques morceaux écrits sur certaines parties de cette prose, les autres morceaux ne sont pas des rognures d'anciens opéras que l'illustre *maestro* a repris en sous-œuvre. Quoi qu'il en soit, Rossini, de l'humeur dont nous le connaissons, a dû bien rire, en voyant quelques-uns de ses enthousiastes *quand même* prendre son *Stabat* au sérieux, nous ne disons pas musicalement, mais *religieusement*.

Et quant à certains bons vieux amateurs, qui s'obstinent à nous représenter le *Stabat* de Pergolèse comme le modèle du style religieux, nous leur ferons observer humblement qu'ils se laissent prendre aux formes du temps, aux tournures anciennes de cette musique. Il ne sera pas hors de propos de leur faire connaître l'opinion du savant P. Martini sur ce fameux *Stabat:* « Questa composizione de Pergolesi, se si confronti con l'altra sua de l'intermezzo intitolato la *Serva padrona*, si scorge affatto simile a lei, et dello stesse carattere, eccettuatine alcuni pochi passi. In ambedue si veggono io stesso stile, gli stessi passi, le stesse stessissime delicate, e graziose espressioni. E come mai può quella musica, che è atta ad esprimere sensi burlevoli e ridicoli, come quella della *Serva padrona*, potrà essere acconcia ad esprimere sentimenti pii, devoti e compuntivi....? Si l'on compare cette composition de Pergolèse avec cette autre du même auteur, intitulée la *Servante maîtresse*, on voit qu'à l'exception de quelques passages, elle est parfaitement semblable à celle-ci et du même caractère. Dans l'une et l'autre on remarque le même style, les mêmes traits, la même grâce et la même délicatesse d'expression. Et comment une musique qui est propre à exprimer, comme celle de la *Servante maîtresse*, des sentiments vulgaires et grotesques, pourra-t-elle se prêter à l'expression des sentiments de piété, de dévotion et de componction? » (MARTINI, *Saggio del contrapunto sopra il canto fermo, Pref.*, p. 7.)

Y a-t-il de la témérité à dire que si le P. Martini vivait de nos jours il ne se ferait aucun cas de conscience de porter un jugement analogue sur le *Stabat* de Rossini, comme sur une foule d'œuvres de prétendue musique religieuse?

Madame de Sévigné rapporte que *Baptiste* — c'est ainsi que les contemporains nommaient Lulli — entendant un jour chanter à la messe un air qu'il avait fait pour le théâtre, s'écria : « Seigneur, je vous demande pardon, je ne l'avais pas fait pour vous! » Nos compositeurs de messes, motets, saluts et mois de Marie, sont moins scrupuleux. Ils composent absolument pour l'église comme ils composeraient pour l'Opéra, les concerts et les salons. Ils font mieux encore : ils arrangent sur des paroles sacrées des fragments de nos œuvres lyriques les plus en vogue. Ils les font exécuter dans nos cérémonies par des chanteurs à grandes roulades et à grandes fioritures. Puis, loin d'en demander pardon à Dieu, ils ont l'air de s'en glorifier devant lui et de lui dire : « Voilà, Seigneur, ce que j'ai fait pour vous; je pense que cela doit vous plaire, car, quant à moi, j'en suis pleinement satisfait. » Et c'est alors que l'on voit paraître dans les journaux de jolies petites réclames comme celle qui suit : « Toutes les célébrités de la musique assistaient, le jour de la Toussaint, à Saint-Roch, pour entendre une messe *d'une composition toute nouvelle*. L'église était pleine au point qu'on ne pouvait plus se remuer. On a remarqué un *Credo* arrangé sur différents motifs de nos opéras les plus en vogue. DÉCIDÉMENT, IL FAUDRA AVOIR SA

CHAISE A SAINT-ROCH COMME ON A SA LOGE AUX ITALIENS. » C'est l'ancien journal le *Temps* qui publia ce petit article. Nous regrettons aujourd'hui d'en avoir perdu la date.

Nous parlons ici pour les personnes religieuses, les seules que nous pouvons espérer ramener à des idées vraiment raisonnables; car, pour les autres, pour celles qui ne prient pas, ou qui croient prier, mais à leur manière; quant à celles qui glorifient Dieu de la même façon qu'elles glorifient la créature, et qui vont jusqu'à prétendre même que glorifier la créature c'est glorifier le Créateur, il est évident que nous devons désespérer de les gagner, à moins que, de l'indifférence passant à la foi, elles ne pénètrent certains mystères qui leur sont fermés.

Mais jusqu'à ce qu'il en soit ainsi, il est évident aussi que les unes et les autres doivent envisager l'art religieux sous des aspects absolument opposés. Que dit, en effet, la religion au Chrétien ? Elle lui dit qu'il y a deux ennemis irréconciliables en lui : l'esprit et les sens, la volonté supérieure et la volonté inférieure : *sibi invicem adversantur*, et qu'il n'y a paix et repos pour lui qu'autant que la volonté inférieure est dominée par la volonté supérieure, dominée à son tour par la volonté divine; paix et repos, autant du moins que la condition humaine le permet, parce que Dieu, être infini, peut seul satisfaire ce désir d'un bien infini que l'homme porte en soi, et qui ne peut être pleinement rassasié que par son union définitive avec Dieu même, son principe et sa fin.

Quel est, au contraire, le langage du monde? Le monde dit à l'homme que la première loi est de suivre ses penchants, ses convoitises ; que tout doit être subordonné aux jouissances des sens; et il est certain alors qu'il ne peut y avoir pour l'homme qu'ivresse momentanée suivie de lassitude, de dégoût, de trouble et d'agitation, puisque le cercle des plaisirs terrestres est bientôt épuisé, et que les créatures bornées en elles-mêmes ne sauraient contenir le dernier terme des désirs et des vœux par lesquels l'homme aspire sans cesse vers l'infini.

Donc il existe une manière de louer Dieu autre que celle dont on glorifie la créature; et si l'amour divin comporte un élément plus noble, plus élevé, plus pur que l'amour terrestre; si cet amour divin s'alimente et se dilate dans la contemplation de l'Être infini; si, pour se mettre en communication parfaite avec l'Être infini, il exige à la fois la libre expansion de la partie supérieure de nous-même et la complète immolation de la partie inférieure, il s'ensuit qu'il doit exister dans l'art, expression de l'homme et de tout l'homme, une forme particulière, appropriée à l'expression de cet ordre de sentiments, dégagée de tout ce qui est humain et périssable.

Or, nous le disons sans détour: le système de musique moderne, celui qui est basé sur l'élément de la note sensible, de la modulation, de la transition, de la dissonance, et qui, par conséquent, ne porte pas l'idée de repos, ou du moins qui ne la porte qu'accidentellement, est le seul propre à cet ordre de sentiments qui a la créature et les sens pour objet. Le système de musique fondé sur la constitution du plain-chant, sur ce qu'on appelle la tonalité ecclésiastique, qui porte irrésistiblement l'idée de repos, est le seul propre à l'expression de cet ordre de sentiments qui se rapporte à l'esprit et à Dieu. C'est ce qui est expliqué, analysé en cent endroits de ce livre, et ce qui est, comme l'on dit aujourd'hui, un fait acquis à la science

Et qu'on ne nous mette pas en contradiction avec nous-même. Nous avons dit tout à l'heure qu'il y avait, dans les symphonies de Beethoven, dans les œuvres lyriques de Gluck, de Spontini, de Rossini, de Weber, de Meyerbeer, des beautés au moins aussi grandes et aussi solennelles que celles qui brillent dans les œuvres dites religieuses de notre temps. Cela est vrai. Nous ne prétendons nullement interdire à la musique moderne l'expression des sentiments nobles et élevés. Nous disons seulement que dans ce système qui repose sur la dissonance, élément de l'expression purement humaine, il est impossible, pour ce qui est de la distinction de la musique religieuse et de la musique mondaine, du domaine de l'une et de l'autre, comme de leurs limites respectives, de pouvoir fixer le point précis où l'une finit et où l'autre commence; en un mot, de pouvoir dire : ici la musique religieuse entre dans la musique profane; là, la musique profane envahit le terrain de la musique d'église.

La distinction de deux systèmes d'art en rapport avec la double manifestation de l'homme *double*, a frappé les meilleurs esprits : « Il est de certains systèmes de tonalité dans la musique, dit M. Fétis, qui ont un caractère calme et religieux, et qui donnent naissance à des mélodies douces et *dépouillées de passion*, comme il en est qui ont pour *résultat nécessaire* l'expression vive et passionnée..... *Quoi qu'on fasse, on ne donnera jamais un caractère véritablement religieux à la musique sans la tonalité austère et l'harmonie consonnante du plain-chant ;* il n'y aura d'expression passionnée et dramatique possible qu'avec une tonalité susceptible de beaucoup de modulations comme celle de la musique moderne. »

Parlant ensuite de la création de la musique dramatique par Claude Monteverde, le même écrivain ajoute : « Le drame musical prend naissance; mais le drame vit d'émotion, et *la tonalité du plain-chant, grave, sévère et calme, ne saurait lui fournir d'accents passionnés*, car l'harmonie de cette tonalité ne renferme pas les éléments de la transition (*a*), » etc.

A l'égard de l'emploi des instruments dans la musique sacrée, M. Fétis dit encore : « Les variétés de sonorité des instruments sont des moyens d'expression des passions humaines, qui ne devraient pas trouver place dans la prière... Les qualités de ce genre de musique sont celles de la douceur, du calme, de la majesté, du sentiment religieux; elles brillent au plus haut degré dans les œuvres de Palestrina... Après lui on a fait de belles choses d'un autre genre, mais où il y a moins de solennité, de dévotion et de convenance (*b*). »

Il y a donc deux sortes de tonalités, deux sortes de musique, l'une religieuse, l'autre mondaine.

L'expression des rapports de l'homme à Dieu, principe et fin de toutes les existences, constitue proprement la musique religieuse.

Les rapports de l'homme aux autres hommes, rapports fondés sur sa double nature spirituelle et sensible, constituent la musique dramatique.

Il y a en outre l'expression des rapports de l'homme avec la nature physique, qui constitue la musique instrumentale. Mais la différence de ce genre tient à un ordre d'idées étranger à la question, et d'ailleurs la musique instrumentale rentre pleinement, par la tonalité, dans la musique mondaine ou profane.

Voilà donc deux ordres fondamentaux d'inspirations dans l'art, parfaitement distincts, dérivant de deux ordres de rapports fondamentaux également distincts. Or, ces deux ordres de rapports déterminent, dans la constitution de chaque système, des caractères particuliers, des types radicaux.

(*a*) *Résumé philosophique de l'hist. de la musique*, pp. LIII et CCXXII
(*b*) *Ibid.*, p. CCXX. — Voir aussi la *Revue musicale*, 6ᵉ année, p. 196.

C'est ce que nous avons tâché d'exposer le plus clairement qu'il nous a été possible dans les articles Philosophie de la musique, Tonalité, et plusieurs autres.

Mais cette musique religieuse, mais cette tonalité ecclésiastique, où est-elle maintenant? Où sont les œuvres contemporaines qu'elle a inspirées? Hélas! il faut bien l'avouer, elle a disparu, elle a été anéantie peu à peu depuis la création de la musique dramatique. Ce qu'il faut remarquer, c'est qu'avant cette époque, toute musique, même celle composée sur des sujets profanes, appartient généralement au genre sacré (nous exceptons toutefois certaines mélodies populaires); tandis qu'après cette époque, toute musique, même celle destinée au temple, appartient fondamentalement au genre mondain. Tour à tour, l'inspiration religieuse et l'inspiration mondaine dominent les intelligences et règnent exclusivement. Et c'est ce qui nous fait comprendre pourquoi Palestrina, — c'était en 1563, au moment où le concile de Trente prohiba l'emploi de la musique profane dans les temples, et proposa de supprimer la *musique harmonique* pour qu'on s'en tînt au plain-chant; — c'est ce qui nous fait comprendre, disons-nous, pourquoi Palestrina, après s'être présenté aux cardinaux, à saint Charles Borromée, au Pape, pour régénérer la musique d'église, fut d'abord discuté par eux; et pourquoi enfin il fut par eux accueilli, non à titre de compositeur religieux, mais à titre de compositeur séculier. La tonalité ecclésiastique étant la seule qui existât au temps de Palestrina, il y avait des nuances que nous ne pouvons pas saisir aujourd'hui; mais il est certain que les messes de ce grand homme furent admises dans la chapelle pontificale, non comme plain-chant, mais comme musique. Cette musique de Palestrina, comparée aux productions modernes, nous paraît aujourd'hui, et avec juste raison, la plus haute expression de l'inspiration religieuse dans l'art. Mais, en réalité, elle n'est telle à nos yeux que parce qu'elle est écrite suivant le système des modes ecclésiastiques, et, sous ce rapport, il faut reconnaître, avec M. Fétis, qu'elle a un caractère de gravité et de convenance que notre art n'égalera jamais. Après Palestrina, que voyons-nous? Alors même que les maîtres de l'école romaine, ses successeurs, Nanini et Benevoli, Allegri et Foggia, s'efforcent de maintenir le style sacré, tout en croyant devoir faire néanmoins quelques concessions à l'inspiration dramatique, celle-ci fait partout irruption; elle se glisse dans le sanctuaire, déguisée sous le nom de *concertos d'église*, et, grâce à l'influence du génie de Carissimi, de Scarlatti, de Leo, de Durante, l'accent humain, l'expression passionnée, sont en tout lieu substitués au caractère religieux et plein d'onction de la prière chantée. Marcello s'est peut-être préoccupé de donner à ses psaumes, qui ne sont pas tous également beaux, la couleur antique, l'accent prophétique; il ne s'est nullement préoccupé de la tonalité du plain-chant. Loin de lui l'idée de vouloir imiter le style des *lamentations*, des *improperia* de Palestrina. Il n'écrivit pas d'ailleurs pour l'église; il voulut laisser une œuvre d'art et de génie. Handel a composé ses oratorios, cette musique monumentale, mais froide aussi comme un monument, dans le même style que ses opéras. Jean-Sébastien Bach a deviné des agrégations harmoniques que notre théorie moderne a à peine pressenties; il les a combinées par l'effort prodigieux de son vaste esprit, avec les formes canoniques les plus savantes. Plus tard, la musique religieuse n'est plus qu'une fiction; les textes sacrés, un canevas sans signification sur lequel on peut broder à l'aise. Déjà, en France, sous Catherine de Médicis, on avait introduit dans l'église la *musique des ruelles*, et, sous Louis XIV, à propos d'une cérémonie religieuse, madame de Sévigné nous dit encore que *toute la musique de l'Opéra y faisoit rage*. Puis, à partir de la période qui s'étend depuis Michel Haydn jusqu'à nous, en passant par Joseph Haydn, Mozart, Graün, Beethoven, Schneider, Lesueur, Cherubini, on dirait que l'art profane, trop à l'étroit sur la scène, s'ouvre une seconde scène dans le sanctuaire, où il déploie le même luxe de forces vocales et de ressources orchestrales.

Voilà où nous en sommes. Mais de ce que la musique d'église n'existe pas à notre époque, en ce sens que nous ne pouvons dire, à propos d'une œuvre réellement inspirée : Oui, c'est là la véritable musique religieuse! s'ensuit-il que le clergé, que les Chrétiens doivent abjurer leurs principes et se laisser traîner à la remorque par nos beaux esprits de salon, les aristarques de foyers, les feuilletonistes blasés, les compositeurs israélites eux-mêmes, auteurs de messes tout aussi *religieuses* que celles des autres musiciens, et qui, tous, n'admettent pas d'autre mode d'expression pour les pensées du ciel que celui sur lequel on célèbre les passions terrestres? Cette musique religieuse, elle existe; je la sens en moi. Malheureusement, je me sens incapable de la réaliser. Si j'avais le génie de Beethoven ou de Weber, j'imagine que je la trouverais. Mais si je la sens, je me dis que d'autres la sentent également, et je ne désespère pas que quelqu'un ne la trouve. Quant aux prêtres musiciens d'aujourd'hui, car nous avons des prêtres compositeurs religieux qui font de la musique profane, très-profane, cent fois plus profane que nos musiciens d'opéras, nous leur dirons qu'ils font beaucoup de mal. Ce qui fait à la fois leur erreur et leur excuse, c'est que, n'allant pas au théâtre, ils ne peuvent apprécier comme nous combien sont choquantes, dans le sanctuaire, des mélodies qui, à la scène, sont l'expression de sentiments que ces mêmes ecclésiastiques condamnent sévèrement et à bon droit. Les prêtres dont nous parlons, — et ils sont nombreux puisqu'on en trouve au moins un dans le plus petit village, — sont assurément très-réguliers, très-exemplaires. Mais il n'est pas moins vrai qu'en fait de musique, ils sont totalement dépourvus de sens moral (*a*). Le mot est dur, nous le savons, et nous nous gardons bien de l'effacer. Nous ne sommes pas chargé de faire des compliments à ceux qui, par ignorance, par irréflexion, et, disons-le, par un motif de mesquine gloriole, tuent l'art en insultant à la liturgie. Encore s'ils ne tuaient que l'art! mais la religion! mais la foi! Dans l'exercice de leur ministère, ces prêtres font du bien; cela est incontestable. Mais il est non moins incontestable qu'il démolissent d'une main ce qu'ils édifient de l'autre.

Que les hommes sérieux y réfléchissent, et qu'ils essayent de se rendre compte de ce que peut être l'expression religieuse dans un système d'art qui fournit aux passions humaines leur langage le plus insinuant et leur plus puissant auxiliaire, système d'ailleurs né d'un état social en révolte contre la religion elle-même.

La distinction de ces deux ordres d'inspiration dans l'art, et, dans la musique, la distinction de deux tonalités, l'une constitutive de l'expression calme, douce et pénétrante qui convient à la prière, l'autre constitutive de cette expression fiévreuse et sensuelle qui convient aux passions humaines; cette distinction, ainsi que nous l'avons dit dans la PHILOSOPHIE DE LA MUSIQUE, est une conquête de notre époque (*b*) et fait en particulier le plus grand honneur à M. Fétis. C'est par l'étude comparée des éléments intimes de ces deux tonalités, que ce profond théoricien a établi d'une manière péremptoire qu'en vertu de la coordination particulière des intervalles dans l'une et l'autre échelle et des fonctions qui caractérisent ces mêmes intervalles, l'une faisait naître le sentiment de repos, de permanence, d'infini, d'impassibilité au point de vue humain; l'autre, les sentiments qui se rapportent aux conditions de l'être successif et borné ici-bas. De là la conséquence qu'il y a bien réellement deux musiques, l'une *bonne*, l'autre *mauvaise;* non dans le sens du bon et du mauvais, du vrai et du faux dans l'art, mais du bien et du mal dans l'humanité; l'une qui nous élève à Dieu, l'autre qui nous rabaisse vers la région des sens; l'une digne de mêler ses accents à ceux des séraphins, l'autre qui doit être bannie du temple au même titre qu'on en interdirait l'entrée à la peinture et à la sculpture qui viendraient y étaler leurs nudités.

(*a*) Un prêtre qui, depuis bientôt vingt-cinq ans, s'ingénie à se faire une réputation de musicien, s'écriait un jour : « Ah! si j'avais écrit pour le théâtre le quart seulement de ce que j'ai écrit pour l'église!! »

(*b*) Cette distinction a, du moins, une sanction *officielle*, car on lit dans la circulaire du 2 août dernier que M. le ministre de l'instruction publique a adressée à NN. SS. les archevêques et évêques de France: « On semble oublier que c'est *à sa tonalité propre* que le plain-chant doit ce caractère grave et religieux qu'on lui fait perdre en l'associant à l'harmonie moderne. »

Tant que cette distinction n'a pas été faite, l'Eglise, on le conçoit, a dû se montrer tolérante à l'égard de l'introduction de la musique dans les temples. Durant les différentes phases de son existence, elle a toujours accepté le concours des arts extérieurs, sans leur demander compte de leur état de progrès ou de décadence, sans se préoccuper de la tendance qu'ils manifestent suivant la tendance des époques. Mais lorsque le scandale est devenu flagrant, lorsque les marchands se sont emparés de vive force de la maison du Seigneur, de telle sorte que les augustes cérémonies se sont confondues, aux yeux des fidèles, avec les pompes les plus mondaines, l'Eglise a exercé son droit d'élever la voix et de chasser les profanateurs du sanctuaire

On sait que les conciles en avaient jadis proscrit les *épîtres farcies*, c'est-à-dire ces textes mélangés, *farcis* de paroles tirées des chansons profanes, et qui étaient chantées sur les textes de ces mêmes chansons. Aujourd'hui une autre espèce de *farcis* s'est glissée dans le lieu saint; ce sont ces refrains ignobles, ces cantilènes efféminées, ces fredons éhontés que l'on dirait empruntés aux bruyantes réjouissances de la populace, et au moyen desquels elle s'excite à tous les désordres! Mais lorsqu'il est démontré qu'il existe une musique chrétienne et une musique païenne, une musique spirituelle et une musique sensuelle, on peut être tranquille. L'Eglise, cette immuable gardienne de la foi et des mœurs à laquelle, pour notre compte, nous soumettons avec un abandon filial notre livre, les doctrines et les opinions qu'il contient, l'Eglise, entre ces deux sortes de musiques, saura bien discerner celle au bourdonnement de laquelle éclatent les folles joies du monde, et celle qui est destinée sur la terre à nous donner une idée des concerts du ciel. C'est de cette dernière qu'il a été dit *qu'elle seule, parmi toutes les sciences, a le privilége de pénétrer dans le temple du Seigneur. Nulla enim scientia ausa est subintrare fores ecclesiæ, nisi ipsa tantummodo musica* (a).

Et c'est alors qu'on pourra bénir l'Eglise d'avoir une fois de plus fait disparaître un puissant élément de démoralisation, et d'avoir une fois de plus sauvé l'art religieux.

(a) BEDA, *in Musica practica.*

Post-scriptum. — L'intention de l'auteur de ce *Dictionnaire* était de réunir, dans un *appendice*, un assez bon nombre de documents et de morceaux inédits destinés à éclaircir certains points de théorie, comme à faire connaître certains chants dont nous souhaiterions voir l'usage plus répandu. Les proportions que notre manuscrit a prises à l'impression nous ont forcé non-seulement de renoncer à ce projet, mais encore de faire des coupures dans la rédaction du texte. En conséquence, à l'exception de trois, tous les renvois à *l'appendice* ont dû être supprimés et remplacés par des points. Si donc quelque renvoi avait été oublié, les lecteurs voudraient bien le regarder comme non avenu. Nous les prions, d'ailleurs, de ne pas perdre de vue ce qui a été dit ci-dessus, à savoir, que la première édition d'un livre tel que celui-ci ne saurait être qu'une ébauche.

Un mot encore. Les dernières lignes de la *Préface* ont dû témoigner de notre soumission entière et sans réserve à l'égard de l'autorité ecclésiastique et au jugement émané d'elle dont nos opinions pourraient être l'objet, en ce qui touche au dogme et à la morale catholiques. Mais si, dans les passages des auteurs invoqués par nous, principalement dans les questions historiques, il s'était rencontré quelque phrase, quelque fait, dont l'interprétation et l'application nous eussent d'abord échappé, et qui impliqueraient une simple tendance à incriminer soit les principes de notre foi, soit des personnages et des corporations que l'Eglise couvre de sa protection et de ses respects, nous supplierions qui de droit de nous décharger d'une participation qui, dans aucun cas, n'aurait pu être intentionnelle.

DICTIONNAIRE DE PLAIN-CHANT ET DE MUSIQUE D'EGLISE.

A

A majuscule, en tête de la première ligne d'une partie, signifiait autrefois *Alto*, *Altus*, ou *Contratenor aigu*, c'est-à-dire *Haute-contre*, par opposition au contratenor grave ou baryton (*baritonans*).

Première lettre des notations dites Boétienne et Grégorienne. Dans cette dernière, l'A majuscule signifiait le *la* grave ; l'*a* minuscule, l'octave de ce premier *la ;* l'*aa* redoublé ou plutôt superposé, la double octave.

L'A indiquait la corde que l'on nommait *proslambanomène*, c'est-à-dire l'*ajoutée:* car, dans le système des Grecs, le premier degré des tétracordes était le *si* grave.

Premier degré, suivant M. Fétis, du système des cinq voyelles, au moyen duquel Guido désigna l'échelle générale des sons ; mais c'est là une erreur fondamentale que nous rectifierons, d'après M. Th. Nisard, à l'article *Vocalises*.

A (majuscule ou minuscule) indiquait la clef de *la* dans la portée musicale de Guido d'Arezzo.

Lettre qui, dans l'alphabet que Romanus inventa pour désigner certaines nuances et certains ornements de chant, signifiait *altius*.

Lettre qui désigne la finale des neuvième et dixième modes du chant de l'Eglise, ou, si l'on veut, des premier et deuxième modes transposés à une quinte supérieure.

« — Cette lettre correspond à notre *la* ♮. Majuscule, elle désigne le *la* de la première octave grave; minuscule, elle indique celui de la seconde, etc. Cette manière d'exprimer le *la* n'est plus guère en usage que dans quelques circonstances assez rares. On l'emploie encore pour marquer que certains instruments, tels que la clarinette, le cor, la trompette, etc., sont en *la*. Dans ce cas, la lettre A est gravée sur le corps de rechange de l'instrument. — On se sert aussi de cette lettre, dans le plain-chant parisien, surtout pour préciser la note finale des différentes terminaisons psalmodiques, ce qui a lieu dans les premier, deuxième, troisième, quatrième, cinquième et septième modes. Nous croyons que cette manière d'indiquer la note *la* devrait être rejetée de la notation *actuelle;* elle n'est point plus laconique que le mot *la* qui est en harmonie avec tout le système moderne. »

(TH. NISARD.)

A majuscule, marqué dans une partition, indique l'alto ou le contralto. (BROSSARD.)

ABRÉGÉ. — C'est ainsi qu'on appelle la mécanique qui transmet aux soupapes des sommiers respectifs le mouvement des touches des claviers, soit à la main, soit de pédales.

On distingue plusieurs sortes d'abrégés : les simples, les composés ou brisés, les doubles, celui des pédales, du positif, du récit, et l'abrégé foulant. (*Manuel complet du facteur d'orgues*, par M. Hamel.)

ABUB. — Sorte d'instrument des Hébreux, qui était le même, suivant quelques auteurs, que l'*Hugab* ou *Ubag*. Kircher, dans sa *Musurgie*, fait de *Habub* un instrument à vent du genre des cornets, mais sans trous. D'autres veulent que ce soit une flûte, la même qui était appelée par les Latins *ambubaia ;* c'est l'opinion de dom Calmet. Quelques-uns enfin prétendent que l'*abub* était une baguette de roseau dont les Hébreux frappaient leurs tambours pour en rendre les sons plus doux. (CASTILHON de Berlin.)

ACADÉMIES DE MUSIQUE. — On donne ce nom à plusieurs sortes d'institutions relatives à l'enseignement de la musique. Les principales sont celles de Vérone, qui florissait déjà au XVIe siècle ; de Bologne, fondée en 1666 ; de Londres, de Saint-Pétersbourg, de Stockholm, de Berlin, de Vienne et de Paris.

On peut ajouter à ces diverses ***académies de musique*** celle qui fut fondée à Lyon, et dont il est parlé en ces termes dans l'avertissement des Lettres de Boileau et de Brossette : « Pendant que cette compagnie (***l'Académie des sciences et des belles-lettres de Lyon***, fondée en 1700 et confirmée par lettres-patentes du roi, du mois d'août 1714) s'occupait sérieusement à cultiver les sciences humaines, pour rendre à la ville de Lyon l'ancien lustre que de pareilles assemblées lui avaient donné autrefois, il s'y était formé, dès 1713, une autre société de personnes choisies, qui avaient du goût pour la musique, lesquelles s'assemblaient pour faire des concerts et pour perfectionner les connaissances qu'elles avaient acquises dans les beaux-arts, qu'elles cultivèrent tranquillement sous l'autorité des mêmes lettres-patentes. » ***Lettres familières de MM. Boileau et Brossette***, Lyon, 1770, t. I, p. XVII.

A CAPELLA. — On a donné ce nom à toute composition destinée à l'église, écrite sur les modes ecclésiastiques, avec ou sans accompagnement d'orgue. C'est fort mal à propos qu'on a appliqué ce mot aux compositions qui ne sont pas basées sur la tonalité du plain-chant; il est évident qu'elles appartiennent à un tout autre style que le style *a capella*. Mais on se console de la perte de la chose en conservant le nom : ***Nomen sine re.***

ACCENT. — « Les accens... ne sont autre chose que certaines petites notes qui ont esté inventées pour marquer le ton et les inflexions de la voix dans la (1) prononciation des mots. Or ces inflexions ne peuvent estre que de trois sortes, ou celle qui s'éleve que les musiciens appellent *ἄρσιν*, *elevationem*, ou celle qui se rabaisse qu'ils appellent ***θέσιν***, ***positionem***, ou celle qui participant des deux, éleve et rabaisse tout de suite une mesme syllabe. En quoy la nature de la voix paroist (2) admirable, car elle se divise si bien qu'elle compose de ces trois inflexions toute l'harmonie, toute la douceur qui se peut trouver dans le discours, en sorte qu'elles en sont comme (3) l'ame, et sont encore la semence du chant particulierement du (4) rhytmique et psalmodique.

« Il y a donc trois sortes d'accens qui correspondent à ces trois manieres d'inflexion, sçavoir l'aigu, le grave, et le circonflexe. L'aigu releve un peu la syllabe et est marqué par une petite ligne, qui monte de gauche à droite ainsi (ʹ). Le grave rabaisse la syllabe, et se marque au contraire par une petite ligne qui descend de gauche à droite (ˋ). Le circonflexe est composé des deux autres, et partant se marque ainsi (^).

« Ces accens n'estant instituez que pour marquer ces inflexions de la voix, aussi ne marquent-ils point la quantité des syllabes, soit longues, soit breves ; pour preuve de quoy l'on void que les mots qui ont plusieurs syllabes longues n'ont néanmoins qu'un accent, comme au contraire d'autres qui les ont toutes breves ne laissent pas d'avoir leur accent, comme ***Ásia, Dóminus.*** Ce qui toutefois n'empesche pas que l'on n'ait égard à la longueur ou breveté des syllabes de plusieurs mots pour y placer convenablement les accens.

« Il faut maintenant voir quels accents se doivent mettre sur les dictions monosyllabes, sur les dissyllabes, et sur les polysyllabes, ou composées de plus grand nombre de syllabes, et l'endroit où ils doivent y estre appliquez.

« La première regle sera pour les monosyllabes, qui peuvent estre brefs ou longs; et les longs estre tels ou par nature ou par position : s'ils sont brefs, ou seulement longs par position, ils reçoivent l'accent aigu, comme ***spés***, ***fáx***, ***ós*** (*ossis*), ***fár***, ***árs***, parce qu'ils n'en peuvent pas avoir d'autres. Mais s'ils sont longs par nature, on leur donne le circonflexe, comme qui dirait ***flôs***, ***lûx***, ***môs***, ***ôs*** (*öris*) ***â***, ***ê*** : ces voyelles ainsi longues en valant deux.

« La seconde regle est pour les mots de deux ou de plusieurs syllabes, desquels si la derniere est la breve et la pénultième longue par nature, on marque cette pénultieme d'un circonflexe comme ***flôris***, ***Rôma***, ***Románus***, etc. Hors cela les dissyllabes ont tous un aigu sur la pénultième, soit qu'elle soit breve ou longue ; puisqu'ils ne le peuvent pas reculer plus loin : comme ***hómo***, ***párens***, ***péjus***, etc.

« Quant aux polysyllabes ils ont le mesme accent quelquefois sur la pénultiéme, d'autres fois sur l'antepénultiéme : ils l'ont sur la pénultiéme lorsquelle est longue : comme ***antíqui***, ***Christiáni***, ***paréntes***, ***Aráxis***, ***Ro-***

(1) Accentus est vitio carens vocis artificiosa pronuntiatio. (CASSIOD., *de Arte grammatica.*)

(2) Cicéron, de *Oratore.*

(3) Ut nulla vox sine vocali est, ita sine accentu nulla. Et est accentus, ut quidam putaverunt, anima vocis, et seminarium musices; quod omnis modulatio ex fastigiis vocum, gravitateque componitur; ideoque *accentus* quasi *accantus* dictus est. (MARTIANUS CAPELLA, lib. III, tit. *de Fastigio.*)

Sæpe vocibus gravem et acutum accentum superponimus : quia sæpe aut majori impulsu quædam, aut minori efferimus : adeo ut ejusdem sæpe vocis repetitio, elevatio, vel depositio esse videatur. (GUIDO, cap. 15 *Micrologi.*)

(4) Accentus vocantur ab accinendo, eo quod cantum sive recitationem numerosam moderentur. *Et paulo infra :* Vides igitur quomodo ex natura accentus paulatim musica excreverit, nam hæc totum humanæ sermocinationis negotium dirigit, ita ut tanto sit eloquium elegantius, quanto fuerit accentibus suis distinctius. Hinc omnes gentes et nationes suos accentus habent nationis proprios, et quo a cæteris gentibus distinguantur. Sicut igitur accentus parturit syllabicam pronuntiationem, ita musicus accentus harmonicam : et sicuti ex syllabica pronuntiatione rhytmus nunc veloci, nunc tardo pedum motu incedens nascitur : ita rhytmus harmonicus. (KIRCHER., tom. II, *Musurgiæ univers.*, lib. VIII, parte 2, cap. 2.

máno, etc., et ils la rejettent sur l'antepenultiéme, quand la pénultiéme en est breve : comme *máximus, últimus, Dóminus*, etc.

«La raison pour laquelle l'accent doit estre ainsi donné aux polysyllabes, est, que les Romains ayant particulierement consideré la penultième pour régler leurs accens, comme les Grecs ont pris le fondement des leurs sur la derniere; lorsque le mot latin a la penultiéme longue, cette longue valant deux breves elle reçoit l'accent; *Rôma*, *Românus*, faisant à peu pres par leur longueur la mesme mesure dans l'oreille que *máximus*. Mais comme cette longueur peut estre de deux sortes, l'une par nature, et l'autre seulement par position; et que cette longueur de nature se marquoit autrefois par la voyelle redoublée; aussi cette penultième peut recevoir deux sortes d'accens; ou le circonflexe : comme *mâter* pour *máater*; ou *Românus* pour *Romáanus;* ou simplement l'aigu : comme *Aráxis, párens;* bien que si apres une penultiéme longue par nature la derniere se rencontre encore longue, on se contente alors de mettre un aigu sur la penultiéme, *Rómæ* et non pas *Rômæ; Románo* et non pas *Románo :* parce que cet accent circonflexe et cette derniere longue eussent pû donner trop de lenteur à la parole, ou trop retarder la prononciation des mots dans le discours.

«Quand toutefois la penultième de ces polysyllabes se trouve breve l'on rejette l'accent sur l'antepenultième, parce que l'accent n'estant qu'un petit élevement qui donne grace à la prononciation, et qui soustient le discours, il n'a pû estre placé plus loin que la troisiéme syllabe avant la fin, soit en Latin, soit en Grec, parce que s'il fust resté trois ou quatre syllabes apres l'accent, (comme qui diroit *pérficere, pérficeremus*) elles eussent esté comme entassées les unes sur les autres, et n'eussent formé de cadence dans l'oreille, laquelle, comme dit Ciceron, ne peut gueres juger que des trois dernieres syllabes pour l'accent, comme elle ne juge gueres que des trois derniers mots pour le nombre ou cadence des periodes. Ainsi le lieu le plus éloigné pour l'accent est toûjours *l'antepenultiéme :* comme *amáverant mirabílibus, vivífica vivificáverant*, etc. »

(Dom Jumilhac, *la Science et la pratique du Plain-Chant.*)

— Telle est, en substance, la doctrine des anciens Romains sur l'accentuation de la prose latine, parlée ou chantée. A l'époque où saint Grégoire le Grand *centonisa* son antiphonaire, ces règles étaient tellement oblitérées par suite de l'invasion des barbares, qu'il fut impossible à cet illustre pontife d'y ramener le texte des chants liturgiques. Tous les manuscrits de plain-chant exécutés depuis le VIIIe siècle jusqu'au XVIe, et qui sont parvenus jusqu'à nous, attestent la réalité du fait que nous venons de signaler. Ce n'est que depuis le concile de Trente, qu'on a introduit dans le *Graduel* et le *Vespéral* les quantités de l'accentuation latine, pour ne point blesser les oreilles des érudits de la Renaissance. Or, M. Fétis a très-bien montré, dans plusieurs articles de la *Revue* de M. Danjou, que cette introduction avait exigé d'innombrables remaniements mélodiques qui ont porté la plus grave atteinte au chant de saint Grégoire. Ainsi, d'une part, il est impossible de revenir au plain-chant grégorien *pur*, si l'on tient compte de l'accentuation, puisque les plus anciennes copies de ce chant nous montrent de très-longues tirades de notes sur les syllabes les plus brèves; et, d'autre part, il n'est pas du tout démontré que nos oreilles modernes sont moins superbes que celles des savants du XVIe siècle. Comment faire? quel parti prendre dans cette question si fondamentale et si délicate? A voir les entreprises qui se forment, comme par enchantement, pour la restauration du chant grégorien, on ne se douterait pas de l'immense difficulté de cette restauration.

Quoi qu'il en soit, les *proses* paraissent avoir été soumises, du moins en général, aux lois de l'accentuation latine, et non à celles de la prosodie, comme quelques personnes l'ont cru dans ces derniers temps. Le chant du *Veni, Sancte Spiritus*, par exemple, est évidemment conçu d'après la théorie de l'accentuation, engendrant ici le rhythme trochaïque. Nous reviendrons ailleurs sur cette question intéressante.

Le chant des psaumes, des épîtres, des évangiles, etc., était soumis également à l'accentuation latine; mais, pour ce qui concerne les psaumes, on doit lire les *Instituta Patrum de modo psallendi*, monument rangé par Gerbert parmi les documents du VIe siècle, et qui est certainement antérieur au Xe. Ces *Instituta* nous apprennent que les règles de l'accentuation ne doivent pas être observées à la *médiante* ni à la *terminaison :* « *Omnis tonorum depositio in finalibus mediis vel ultimis, non est secundum accentum verbi, sed secundum musicalem melodiam toni facienda.* » On aurait pu ajouter que cette exemption des lois de l'accentuation latine doit être admise aussi pour les intonations des psaumes.

Les hymnes de l'antiquité catholique étaient subordonnées aux quantités de la prosodie, comme on peut s'en convaincre en lisant le traité de musique de saint Augustin. Plus tard, on composa certaines pièces liturgiques en vers latins, comme, par exemple, l'*Alma redemptoris*, dans lesquelles le chant était affranchi de toute espèce de quantité; mais les morceaux de ce genre sont faciles à distinguer : on les reconnaît au grand nombre de notes qui surmontent la plupart des syllabes. (Th. Nisard.)

ACCENT MUSICAL. — « Energie plus marquée, attachée à une note particulière de la mesure, du rhythme, de la phrase musicale, soit en articulant cette note plus fortement ou avec une force plus graduée, soit en lui donnant une valeur de temps plus grande, soit en la détachant des autres par une intonation très-distincte au grave ou à l'aigu. Ces différentes sortes d'*accent mu-*

sical appartiennent à la mélodie pure; on peut en tirer d'autres de l'harmonie, en réunissant plusieurs instruments pour donner plus de force et d'éclat à certaines notes.» (SUARD.)

ACCENTS. — « Les poëtes emploient souvent ce mot au pluriel pour signifier le chant même, et l'accompagnent ordinairement d'une épithète, comme *doux*, *tendres*, *tristes accents*. Alors ce mot prend exactement le sens de sa racine; car il vient de *canere*, *cantus*, d'où l'on a fait *accentus*, comme *concentus*. » (J.-J. ROUSSEAU.)

ACCENTS D'EGLISE. — Inflexions différentes de la voix dans le chant ecclésiastique des épîtres, évangiles, leçons, etc.

Il y a sept accents : 1° l'accent *immuable*, lorsque la voix reste toujours sur le même ton; 2° l'accent *moyen*, quand on abaisse la voix d'une tierce sur une syllabe; 3° l'accent *grave*, quand la voix tombe d'une quinte; 4° l'accent *aigu*, qui a lieu lorsqu'après avoir abaissé la voix d'une tierce sur quelques syllabes, on reprend le premier ton; 5° l'accent *modéré*, quand, après avoir élevé la voix d'une seconde sur quelques syllabes, on reprend le premier ton; 6° l'accent *interrogatif* pour exprimer une interrogation; on élève la voix d'une seconde pour la dernière syllabe; 7° l'accent *final*, quand la voix tombe d'une quarte sur la dernière syllabe d'une pièce liturgique.

ACCIDENTEL (DEMI-TON). — Nous voyons par les différentes espèces d'octaves qui composent les modes du plain-chant, qu'il y a, dans toute série de huit notes, deux demi-tons naturels, *mi* et *fa*, *si* et *ut*. Mais nous voyons aussi que de ces deux notes *fa* et *si*, qui déterminent le demi-ton, l'une en descendant sur le *mi*, l'autre en montant sur l'*ut*, il y en a au moins une variable, le *si*, qui se présente tantôt à l'état de *naturel* comme dans *si ut*, et tantôt à l'état de *bémol*, comme dans *la si b*; et cette propriété du *si*, d'être mobile et variable, se rencontre non-seulement dans le plain-chant qui est à notre usage, mais déjà dans le système des tétracordes grecs, et dans celui des hexacordes, qui lui fut substitué après l'époque de Guido d'Arezzo et qui était à peu près fondé sur les mêmes lois.

Nous expliquerons en son lieu que, dans le système des Grecs, la *mèse* terminait les deux tétracordes conjoints appelés des graves et des moyennes; et qu'ensuite, la disjonction s'opérant dans l'intervalle qui séparait la *mèse* de la *paramèse*, venaient les deux autres tétracordes également conjoints, appelés des disjointes et des aiguës. Or la *mèse* était le *la*, la *paramèse* était le *si*. Mais en ajoutant un dernier tétracorde appelé synemmenon, dont le point de départ était la *mèse*, et qui, sur le second degré, s'élevait par le *si bémol*, de manière à former le nouveau tétracorde *la*, *si b*, *ut*, *re*, le *si* devint variable, c'est-à-dire qu'il eut la faculté de s'altérer par le bémol, pour éviter la relation avec le *fa*. C'est ce qui eut lieu aussi dans le système des hexacordes, et nous allons voir que les deux systèmes obéissaient aux mêmes lois et présentaient les mêmes rapports de conjonction et de disjonction, car ce n'était jamais qu'en vertu de la conjonction ou de la disjonction que le *si* était corde mobile, c'est-à-dire qu'il donnait lieu au *demi-ton accidentel*.

Que nous disent les auteurs sur le tétracorde synemmenon et sur l'hexacorde de la propriété de *bémol*, tous les deux ajoutés ou inventés pour faire *disparaître la dureté du triton?* Ecoutons d'abord Glaréan : « Ad hoc inventum est tetracordum synemmenon, ut systemata infima (modorum scilicet) in superioribus quoque clavibus locum haberent, et voces omnes potius intra scalam continerentur, quam extra temere vagarentur (lib. II, *Dodech*, cap. 15). » Et Gaffori : « Est enim adjunctum tetracordum synemmenon, et cum chorda mese ligatum, *ad demulcendam tritonis duritiem*, cujus dissonum, asperumque modulamen ars abjicit et perhorrescit natura. Ad placitum idcirco disponitur adhærens meses chorda, atque inde aufertur in placitum. (Lib. V. *Theor.*, cap. 1 et 3.) »

Venons maintenant aux hexacordes. Le même Gaffori nous dit : «Exachordum *b* molle dictum, quod et conjunctum dici potest, superductum est, *ut et tritoni asperitas fiat in modulatione suavior;* et nonnullorum tonorum compositio possit per varias consonantiarum species commisti atque item acquisite procedere (lib. I. *Musicæ practicæ*, cap. 2). »

Ces trois textes remarquables, pour le dire en passant, montrent les rapports étroits qui existent entre les deux systèmes des tétracordes et des hexacordes. En effet, c'est au moyen de la conjonction de la mèse *la*, dernier terme du tétracorde des *moyennes*, avec les trois premières cordes du tétracorde des *disjointes*, que se forme le tétracorde *synemmenon*, auquel on pourrait donner le nom de tétracorde *mol;* comme aussi c'est au moyen de la conjonction opérée à l'aide de l'hexacorde naturel *ut re mi fa sol la*, que s'est formée la conjonction des deux hexacordes disjoints :

Hexac. de bécarre. *Hexac. de bémol*,

sol la si ut ré mi — fa sol la si ut ré

Hexac. (conjonction) *de nature.*

ut ré mi ⁀ fa sol la;

puisque le tétracorde de bécarre anticipe sur le tétracorde naturel, et que celui-ci anticipe sur le tétracorde de bémol. Donc, c'est d'abord pour éviter la relation du triton de *fa* et *si* que le *demi-ton accidentel* a été employé, suivant ce précepte de Guido : *b molle..... additum est, quia cum quarta a* ♮ *tritono differente nequibat habere concordiam.* (*Microl.*, cap. 8.) Mais est-ce là la seule cause du *demi-ton accidentel?* Non; et M. Fétis, qui établit la théorie du demi-ton accidentel d'une manière fort remarquable, invoque à l'appui l'autorité de Jumilhac : « Il arrive aussi, dit ce dernier auteur, que ces deux mesmes signes de *b mol* et de ♮ carre sont quelquefois sous-entendus, bien qu'ils ne soient pas exprimez; ce qui se rencontre plus fréquemment sous leur lettre naturelle *B*, et beaucoup plus rarement sous les autres lettres, où quelquefois il est nécessaire de les feindre pour éviter la mauvaise suite ou la dissonance des notes. »

Ainsi, en une foule de cas, où l'emploi du *demi-ton accidentel* devient nécessaire, on rentre dans ce qu'on appelle la *musique feinte*, où, toujours suivant Jumilhac, il s'agit d'éviter *la mauvaise suite et la dissonance des notes*. Or, qu'est-ce que la *mauvaise suite* et la *dissonance des notes?* C'est l'altération de l'ordre diatonique, altération qu'il faut éviter par une *conjonction simulée* (j'insiste sur ces mots et je les souligne) de deux tétracordes ou de deux déductions, afin que la mélodie n'aille pas au hasard, comme dit Glaréan: *temere vagaretur*. Et comme, dans cet ordre diatonique, le *fa* et le *si* ne se rencontraient jamais dans une même déduction, puisque, pour les éviter, on avait recours aux muances qui supposaient les notes *ut re mi fa sol la*, là où il y avait réellement *sol la si* ♮ *ut re mi*, — *fa sol la si b ut re*, il fallait donc par le fait ou altérer le *si* par le *bémol* ou altérer le *fa* par le *dièse*.

M. Fétis parle de plusieurs autres cas où le *demi-ton accidentel* apparaît dans le plain-chant, et il signale surtout celui qui naît de l'assimilation qu'on a faite de plusieurs modes du plain-chant à notre mode majeur ou mode mineur moderne. « Telle est, dit-il, l'origine d'une multitude d'altérations que l'introduction de l'orgue dans les églises a fait passer dans le plain-chant, et qui ont enlevé à ce chant son caractère primitif en beaucoup d'endroits, *sans qu'il fût possible d'éviter cet inconvénient*. » (*Revue de la musiq. relig.*, mars 1845. p. 106 et 107.)

Nous ne relèverons les dernières paroles par lesquelles M. Fétis avoue implicitement que la tonalité moderne s'est depuis longtemps glissée furtivement dans le plain-chant, que pour nous emparer de son aveu, et que pour reconnaître qu'il n'a que trop raison.

Nous demanderons maintenant si l'emploi du *demi-ton accidentel* ne remonte pas très-haut, si cet emploi n'a pas été facultatif, en ce sens qu'il a été laissé au choix du chanteur. C'est pourtant ce qui a existé, et l'on a lieu d'être surpris que le texte suivant de Luscinius, commentateur de Guido, n'ait pas été cité dans cette discussion sur le *demi-ton accidentel*, par M. Fétis ou par ses contradicteurs : « Si cantionem vulgatam *Salve Regina* per *la sol la* modulari instituas, *sol* ipsum a *la* distabit a semitonio, etiam si tu ibi *sol* dixeris; EST IN DIATONICO GENERE GUIDONIS OMNINO LOCUS APERIATUR CHROMATICO, ID QUOD SEMITONIIS GAUDET IMPENSIUS (*Luscinius*, cap. I. *Commentarii.*) »

Nous désirons que ces explications apportent quelques éclaircissements à la théorie du *demi-ton accidentel* dans le plain-chant, bien que nous ne nous dissimulions en aucune façon qu'il s'agit ici d'une des questions les plus ardues du système musical du moyen âge, à cause, pour ainsi parler, du conflit des deux tonalités ancienne et moderne, conflit auquel ne peut se soustraire celui qui veut aujourd'hui approfondir ces mystères.

La difficulté augmente si l'on songe que les signes au moyen desquels ces *demi-tons accidentels*, ces *feintes*, devaient être indiqués, manquaient le plus souvent et qu'ils étaient supposés. En nous apprenant que ces choses s'observaient si naturellement, que *ceux même qui n'y faisaient aucune reflexion le pratiquaient ainsi*, Jumilhac (part. VI, chap. 5, p. 189) nous dit par cela même combien notre oreille, accoutumée à un sentiment tout différent, aurait de peine à s'isoler de ses habitudes journalières pour se plier à des formules dont elle a perdu le sens et l'esprit. Et il faut avoir une confiance bien grande en soi-même pour assurer qu'on saura démêler la vraie tradition au milieu de la confusion d'impressions absolument contraires.

ACCLAMATION. — A la cérémonie de la clôture d'un synode, à celle du sacre des empereurs, à la réception d'un personnage illustre dans un couvent, dans une cité, ou à son départ; aux bénédictions des abbés, des abbesses, aux funérailles de certains personnages, etc., etc., on faisait entendre des *acclamations*, c'est-à-dire des chants d'actions de grâces, de triomphe ou de deuil, suivant les circonstances. Les *acclamations* s'adressaient au peuple par la voix d'un chantre ou d'un diacre, et le peuple y répondait. C'était par conséquent un chant soit alternatif, soit intermittent, c'est-à-dire dont les périodes étaient répétées à des intervalles plus ou moins éloignés.

Dans la cérémonie de la clôture d'un synode, la messe finie, un chantre entonnait à haute voix le *Te Deum;* et elle se terminait par des chants alternatifs.

Laudibus innumeris Regnantum nomina tollunt,
Justino vitam ter centum vocibus optant,
Augustæ totidem Sophiæ plebs tota reclamat,
Mille canunt laudes, vocum discrimina mille.
. . . .
Tunc oratorum geminæ facundia linguæ
Egregias cecinit solemni munere laudes.

(CORRIPUS, *de Justini Jun. imperat. inauguration.*, lib. 2 et 4.)

Telles étaient les acclamations par lesquelles on saluait un nouvel empereur. On peut voir dans Du Cange divers textes se rapportant aux acclamations dont Charlemagne fut l'objet à Rome.

Puis venaient les *litanies avec acclamation*. Tel était le *Christus vincit* qu'on chantait à Rouen à toutes les fêtes solennelles où l'archevêque officiait pontificalement.

Le voici tout au long :

Deux grands chanoines chantaient au milieu du chœur : *Christus vincit, Christus regnat, Christus imperat.*

LE CHOEUR : *Christus vincit, Christus regnat, Christus imperat.*

℣. *Exaudi, Christe.* ℟. *Christus vincit,* etc.

℣. *N. Summo Pontifici et universali Papæ vita et salus perpetua.* ℟. *Christus vincit,* etc.

℣. *Salvator mundi.* ℟. *Tu illum adjuva,* etc.

℣. *Christus vincit,* etc. ℟. *Christus vincit,* etc.

℣. *Exaudi, Christe.* ℟. *Christus vincit,* etc.

℣. *N. Rothomagensi archiepiscopo, et omni clero sibi commisso, pax, vita et salus æterna.* ℟. *Christus vincit,* etc.

℣. *Sancta Maria.* ℟. *Tu illum adjuva,* etc.

℣. *Sancte Romane.* ℟. *Tu illum adjuva,* etc.

℣. *Christus vincit,* etc. ℟. *Christus vincit,* etc.

℣. *Exaudi, Christe.* ℟. *Christus vincit,* etc.

℣. *N. Regi Francorum pax, salus et victoria.* ℟. *Christus vincit,* etc.

℣. *Redemptor mundi.* ℟. *Tu illum adjuva.*

℣. *Sancte Dyonisi.* ℟. *Tu illum adjuva.*

℣. *Christus vincit,* etc. ℟. *Christus vincit,* etc.

℣. *Exaudi, Christe.* ℟. *Christus vincit,* etc.

℣. *Episcopis, et abbatibus sibi commissis, pax, salus et vera concordia.* ℟. *Christus vincit,* etc.

℣. *Sancte Martine.* ℟. *Tu illos adjuva.*

℣. *Sancte Augustine.* ℟. *Tu illos adjuva.*

℣. *Sancte Benedicte.* ℟. *Tu illos adjuva.*

℣. *Christus vincit,* etc. ℟. *Christus vincit,* etc.

℣. *Exaudi, Christe.* ℟. *Christus vincit,* etc.

℣. *Cunctis principibus, et omni exercitui Christianorum, pax, salus et victoria.* ℟. *Christus vincit,* etc.

℣. *Sancte Maurici.* ℟. *Tu illos adjuva.*

℣. *Sancte Georgi.* ℟. *Tu illos adjuva.*

℣. *Christus vincit.* ℟. *Christus vincit.*

℣. *Tempora bona veniant, pax Christi veniat, regnum Christi veniat.* ℟. *Christus vincit,* etc.

℣. *Ipsi soli laus et jubilatio per infinita sæcula sæculorum. Amen.* ℟. *Ipsi soli laus et jubilatio,* etc.

℣. *Ipsi soli laus et imperium, gloria et potestas per immortalia sæcula sæculorum. Amen.* ℟. *Ipsi soli laus et jubilatio per infinita sæcula sæculorum. Amen.*

(*Voyag. liturg.*, pp. 323-325.)

A Laon, l'évêque donnait de l'argent à ceux qui avaient chanté le *Christus vincit,* ainsi que le Graduel, l'Epître et l'Evangile (*Ibid.*, p. 429).

Exemple d'*acclamations* que l'on ajoutait, dans l'église de Saint-Maurice de Vienne, à l'antienne de la Communion, pour occuper le clergé et le peuple pendant tout le temps que durait la cérémonie de la sainte table :

Hunc diem, multos annos, istam fidem Deus conservet.

Episcopum nostrum Deus conservet.

Populum Christianum Deus conservet; feliciter, feliciter, feliciter.

Tempora bona habeant. Multos annos Christus in eis regnet; in ipso semper vivant. Amen.

Un ancien Ordinaire de la cathédrale d'Orléans contient des détails curieux sur les *acclamations* ou *louanges* usitées dans cette église. On y voit que l'évêque d'Orléans délivrait tous les criminels qui se trouvaient dans la ville le jour de son entrée solennelle; qu'après s'être rendu nu-pieds depuis l'église de Saint-Euverte jusqu'à celle de Saint-Agnan, où il était chaussé et porté par quatre chanoines prêtres de Saint-Agnan, depuis le chœur jusqu'à la porte de leur cloître; et de Saint-Agnan à la cathédrale, où il était porté par quatre barons feudataires de l'évêché, aidés de plusieurs personnes; il célébrait dans cette même cathédrale une messe solennelle où l'on chantait les *laudes episcopi.* C'étaient ces *acclamations* exprimées dans le *Christus vincit, Christus regnat, Christus imperat..... Episcopo Aurelianensi et omni clero sibi commisso pax, vita et salus æterna.*

Sancte Evurti, tu illum adjuva. Christus vincit, Christus regnat, Christus imperat.

Sancte Aniane, tu illum adjuva, etc., etc.

Dans cette même église de Saint-Agnan le *Christus vincit* était chanté aux jours de Noël, de Pâques, de la Pentecôte, et de la fête de Saint-Agnan (17 novembre). Le sous-doyen et le chefcier, placés au milieu du chœur, le chantaient immédiatement après l'oraison de la messe. De plus, les enfants de chœur le chantaient presque tous les jours de l'année, avant que la grand'messe ne commençât. (*Voy. liturg.* p. 189 et passim.)

Le *Pontificale ms. Ecclesiæ Elnensis* porte : « Laudes sive rogationes sequentes dicuntur in præcipuis sollempnitatibus, videlicet in diebus sollempnibus, vel in quibus pontifex sedet post altare; et cum totidem pueris bene cantantibus, immediate post *Kyrie eleison,* incipit post altare : *Christus vincit, Christus regnat, Christus imperat.* Et chorus respondit in eodem tono. » Et ainsi de suite alternativement.

Il y avait de plus les louanges perpétuelles. A Sainte-Croix d'Orléans, depuis les premières Vêpres des fêtes de l'Invention de la Sainte-Croix et de la dédicace de cette église, il y avait jusqu'au lendemain *laus perennis, louange perpétuelle,* c'est-à-dire que l'on y chantait sans interruption. Les chapitres des différentes églises et monastères se relevaient les uns les autres, et y chantaient les Matines à trois nocturnes et les Laudes successivement, chacun à l'heure qui lui était marquée, savoir : l'église cathédrale, les chanoines de Meung, ceux de Jargeau, ceux de Saint-Samson d'Orléans, etc., etc.

Dans la même église, on chantait une autre espèce de *louanges,* nommée *laudes episcopi,* le jour de l'entrée solennelle de l'évêque dans sa cathédrale.

A la fin de cette cérémonie, l'évêque célébrait la messe solennelle de la cathédrale, et c'était à cette messe qu'étaient chantées les *laudes episcopi;* ces louanges étaient des *acclamations.* (*Voy. liturg.* p. 181, passim.)

Nous terminerons cet article par l'extrait suivant emprunté au *Glossaire* de Du Cange, et qui contient la description des *acclama-*

tions que l'on faisait à Rome au Souverain Pontife

Cornomannia, cæremoniæ festivæ nomen, in qua acclamationes publicæ seu faustæ ad precationes fiebant Romano Pontifici ; cujus appellationis ratio ex subjectis patet, quæ ex Cod. eccl. Camerac. sæculo XIII. ineunte scripto ad calcem epist. Ivon. Carnot. exscripsi.

DE LAUDIBUS CORNOMANNIÆ.

Sabbato de Albis, quando laudes cornomanniæ canendæ sunt domino Papæ hoc modo. Omnes archipresbyteri XVIII diaconiarum, post prandium prædicti diei, sonant campanas, et omnis populus suæ parochiæ cucurrit ad ecclesiam. Mansionarius indutus tunica vel camiso, et coronatus corona de floribus cornuta, habens in manu phinobolum hujus operis. Est quidam caulus æreus concavus, unius brachii longitudo, a medietate et supra plenus tintinnabulis. Archipresbyter vero indutus pluvialem cum clero et populo it Latranum ; et omnes exspectant in campo dominum Papam ante palatium suffoloniam (*sic*). Cum autem noverit dominus Papa omnes venisse, descendet de palatio ad destinatum locum, ubi accipiendæ sunt laudes Cornomanniæ. Tunc unusquisque archipresbyter cum suis clericis et populo facit rotam, et incipit cantare : *Eya preces de loco, Deus ad bonam horam*, et alios subsequentes versus Latinos et Græcos. Mansionarius vero in medio saltat in girum, sonando phinobolum et cornutum, caput reclinando. Finitis laudibus, surgit quidam archipresbyter, retro se ascendit asinum præparatum a curia : quidam cubicularius tenet in capite asini bacilem cum XX solidis denariorum, prædictus archipresbyter inclinans se retro tribus vicibus, quos potest, tribus brancatis tollit et habet sibi. Deinde archipresbyteri cum clericis ponunt coronas ad pedes ejus ; sed archipresbyter in via lata (*ponit*) coronam et vulpeculam non ligatam, quæ fugit ; et Papa dat archipresbytero unum bizantium et dimidium. Archipresbyter S. Mariæ in Aquiro, coronam et gallum; et accipit unum bizantium et quartam. Archipresbyter S. Eustachii coronam et damulam ; et accipit unum bizantium et quartam. Unusquisque archipresbyter reliquarum diaconiarum bizantium unum. Accepta benedictione omnes revertuntur. Cumque reversi fuerint, mansionarius ita indutus, cum uno presbytero et duobus sociis portant aquam benedictam, et nebulas, et frondes lauri, euntes per domos suæ parochiæ jocando, sicut prius, et sonando phinobolum. Presbyter salutat domum, spargit aquam, frondes lauri ponit in foco, et de nebulis dat pueris domus. Interim mansionarius barbarice cantat metros : *Jaritan, Jaritan, Jajariasti, Raphayn, Jercoyn, Jajariasti*, et cæteri qui sequuntur. Tunc dominus domus dat eis munus unum denarium vel plus. Hoc fuit usque ad tempus Papæ Gregorii VII. sed postquam expendium guerræ crevit, renunciavit hoc.

Incipiunt versus in laude Cornomanniæ : *Eya preces de loco, Deus ad bonam horam, Deus in tuo nomine, sancta Maria Dei Genitrix. Eya preces de loco.*

DE LAUDIBUS.

Eya preces de loco, Deus ad bonam horam Deus in tuo nomine, sancta Maria Dei Genitrix, columpna bona, sancti apostoli coronæ Christi. Exeant pueri de scola ad novum et argenzolum.

Hoc modo cantantur hæ Laudes usque : *Octo Octobrias. Octobria dominus noster Papa Innocentius sanctissimus cum gloria, magister victoria.*

Hoc tono cantantur istæ Laudes usque : *Yco despota Chere, Yco despota Chere, mezopanto, deo Ysoro Orosisto mello, ochera sifilthe Carpoforunta, Keagalliunta, Tysa galliusi.*

Hoc tono cantantur usque ad :

Aperite nobis portas. Aperite nobis portas. Ad domnum Papam Alexandrum venimus ; salutare illum volumus, salutare et honorare, et laudes illi levare, quomodo qui ad Cæsares.

Hoc tono cantantur usque ad :

Euge, benigne. Euge, benigne Papa Alexander, qui vice Petri cuncta gubernas, Orbita cœli clara refulget, nubibus atris atque fugatis.

Et alii subsequentes versus in hoc tono.

(*Apud* CANGIUM.)

ACCOMPAGNATEUR. — Celui qui, à l'église, au théâtre ou dans un concert, accompagne avec l'orgue, le piano ou tout autre instrument.

ACCOMPAGNEMENT DU PLAIN-CHANT. — Bien qu'à l'église on accompagne des messes en musique, des motets, des cantiques, des litanies, etc., etc., nous ne parlerons ici que de l'*accompagnement du plain-chant*. L'accompagnement de tout ce qui n'est pas le plain-chant, rentrant dans la musique ordinaire, nous nous bornerons à recommander dans ce dernier cas la simplicité, la gravité, la sobriété, la convenance du style. Un écrivain spécial, M. F. Danjou, ayant publié dans sa *Revue de musique religieuse et classique* un travail remarquable sur l'*accompagnement du plain-chant*, nous croyons devoir le reproduire en partie; mais comme cette matière est l'une des plus importantes et des plus controversées, nous nous empresserons également d'ouvrir nos colonnes à un traité d'accompagnement que M. Th. Nisard a bien voulu rédiger tout exprès pour ce *Dictionnaire*. Nous appelons toute l'attention du lecteur sur ces deux opuscules.

M. DANJOU :

— Rien de plus simple, de plus facile, que l'accompagnement correct du chant ecclésiastique, si l'on connaît et si l'on observe les lois du contrepoint expliquées par les maîtres du moyen âge ; rien au contraire de plus compliqué, de plus difficile, de plus incertain que le moyen de faire concorder l'harmonie moderne avec la tonalité ancienne. Aussi cette difficulté, qu'on a vainement tenté de résoudre dans tous les ouvrages modernes sur le contrepoint, a-t-elle rebuté tous les artistes et a-t-elle contribué plus que tout autre motif à faire naître le dégoût et le dédain pour notre chant ecclésiastique, qu'on ne peut, quelque effort qu'on fasse, plier entièrement aux exigences de la modulation et de la tonalité actuelles.

Je désire vivement que les considérations que je vais présenter, les indications que je vais fournir, éveillent l'attention de nos organistes accompagnateurs et leur fassent apprécier les ressources variées, les effets nouveaux, et surtout la convenance parfaite qui résulteraient de l'emploi d'un mode d'accompagnement toujours conforme à la tonalité du plain-chant, et tel qu'il a été enseigné par les auteurs qui ont écrit sur ce sujet depuis le XIIIe siècle jusqu'au XVIe.

Qu'on ne s'imagine pas qu'il est question dans ma pensée de faire rétrograder l'art et de le priver des ressources dont le génie de l'homme l'a progressivement enrichi. Il s'agit seulement de retrouver et de rétablir, dans toute sa pureté primitive, un art qui avait sa beauté propre, sa grandeur originale, et qui, absorbé peu à peu par la musique moderne, a été défiguré par elle au point de devenir méconnaissable.

Il importe, avant tout, de s'entendre sur le sens de certains mots qui expriment à eux seuls l'ensemble de la science musicale, et dont la signification est bien différente, selon qu'il s'agit du chant ecclésiastique ou de la musique moderne. Ce sont les mots *musique*, *tonalité*, *harmonie*.

La musique est, suivant M. Fétis, *le produit de combinaisons successives et simultanées des sons.*

Les combinaisons successives forment la mélodie.

Des combinaisons simultanées résulte l'harmonie.

Mais l'harmonie elle-même, considérée dans chacune de ses parties, offre une combinaison successive de notes, ou mélodie.

Le nombre des sons employés dans la musique et l'ordre de leur succession ont varié chez différents peuples et à diverses époques. Ce sont ces variétés qui, en établissant des rapports différents entre les sons, en déterminant leur affinité et comme leur commerce, ont constitué ce qu'on nomme la tonalité.

La tonalité est représentée par une échelle de sons ou formule qu'on nomme gamme dans la musique moderne.

Chez les anciens, la tonalité était formulée par les tétracordes ou séries de quatre sons qu'on ajoutait les uns aux autres et dont la combinaison produisait quinze notes ou échelles tonales.

Dans le plain-chant, les formules ou intonations de la psalmodie qui fut dans les premiers temps le seul chant usité dans l'Église, ont été le principe de quatre modes, subdivisés plus tard en huit, et dans lesquels est compris tout le corps du chant ecclésiastique.

Enfin, dans la musique actuelle, il n'y a plus que deux modes, le majeur et le mineur.

Chacun de ces modes, dans chaque tonalité, a son expression propre, qui résulte des rapports et de l'affinité des sons dont il se compose, rapports qu'on ne peut altérer, soit dans la mélodie, soit dans l'accompagnement, sans changer immédiatement la tonalité, et par conséquent l'effet particulier du mode.

Ainsi, la phrase suivante :

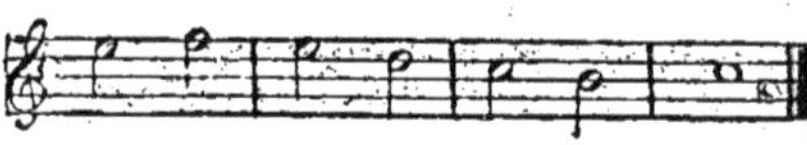

peut recevoir divers accompagnements qui en modifient complétement le caractère :

Première manière.

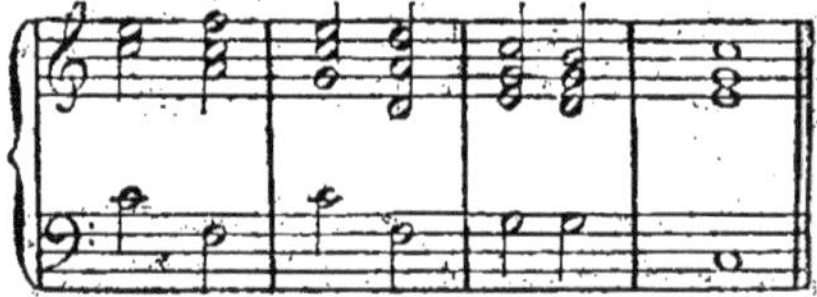

Deuxième manière.

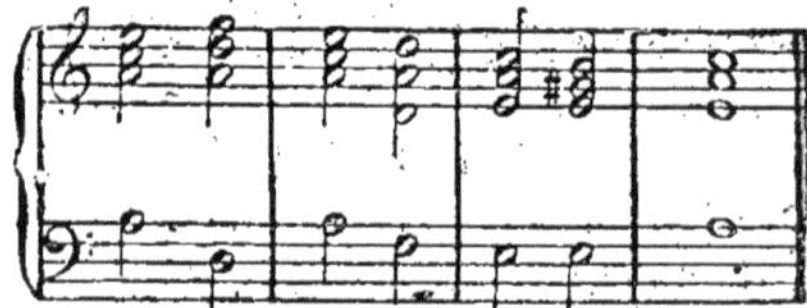

Bien que la mélodie soit exactement la même dans les deux exemples, la variété de l'accompagnement qui change chaque fois la tonalité, lui donne une signification différente.

Ces diverses manières d'envisager la mélodie dans ses rapports de tonalité dépendent, dans la musique moderne, du goût et de la fantaisie du compositeur et des effets qu'il veut produire ; mais c'est un droit qu'il exerce seul, et il ne viendrait à l'esprit de personne de changer l'accompagnement des mélodies de nos maîtres célèbres, de Gluck, de Beethoven, de Mozart. On peut concevoir encore moins l'association de la tonalité ecclésiastique avec la tonalité actuelle, et c'est cependant cette association constante qui est pratiquée aujourd'hui pour l'accompagnement du plain-chant.

Divisant la cantilène antique en un certain nombre de phrases mélodiques qu'ils rangent arbitrairement dans les différents tons de la musique moderne, les organistes assignent, par exemple, le ton de *ré* mineur à l'ensemble du premier mode du plain-chant et y appliquent, suivant la marche du chant, des modulations en *sol* mineur, en *la* mineur, en *fa* ou *ut* majeur. Les plus habiles n'emploient guère que l'accord parfait, mais ils établissent toujours les modulations et actes de cadence conformes au sentiment de la tonalité actuelle.

Or, dans la tonalité du plain-chant, il n'y a pas de modulations, pas de modes mineurs ou majeurs, pas d'attraction d'une note vers l'autre, et partant, l'intervention de toutes ces combinaisons de l'art moderne constitue non-seulement un anachronisme complet entre la mélodie et l'accompagnement, mais encore une altération monstrueuse du caractère essentiel du chant religieux.

Il résulte de ces considérations que la première de toutes les connaissances qu'on doit posséder pour l'accompagnement du plain-chant, c'est celle des rapports des sons entre eux dans chaque mode, ou, pour le dire en un seul mot, la connaissance de sa tonalité.

La tonalité du plain-chant est représentée par huit formules ou séries de sons, savoir :

1er MODE	AUTHENTIQUE.	*ré, mi, fa, sol, la, si, ut, ré.*
2e —	PLAGAL.	*la, si, ut, ré, mi, fa, sol, la.*
3e —	AUTHENTIQUE.	*mi, fa, sol, la, si, ut, ré, mi.*
4e —	PLAGAL.	*si, ut, ré, mi, fa, sol, la, si.*
5e —	AUTHENTIQUE.	*fa, sol, la, si, ut, ré, mi, fa.*
6e —	PLAGAL.	*ut, ré, mi, fa, sol, la, si, ut.*
7e —	AUTHENTIQUE.	*sol, la, si, ut, ré, mi, fa, sol.*
8e —	PLAGAL.	*ré, mi, fa, sol, la, si, ut, ré.*

En produisant avec chaque série et dans ses limites des combinaisons diverses et successives de sons, il en résulte une mélodie qui prend le nom de la série à laquelle elle appartient. Par exemple, l'introït *Gaudeamus* est une mélodie du premier mode, le *Pange lingua* est du troisième mode, et ainsi des autres. Dans quelques pièces, la mélodie passe alternativement d'un mode dans un autre, comme dans les proses *Dies iræ*, *Lauda Sion*, *Victimæ paschali laudes*; mais cette sorte de modulation a généralement lieu d'un ton dans son relatif ou plagal.

Tous les modes du plain-chant sont du genre diatonique, leur variété réside dans la distribution des deux demi-tons indispensables dans toute échelle de sept sons contenus dans les limites de l'octave.

Les autres demi-tons qui existent entre chaque intervalle d'un ton et qui forment l'échelle chromatique ne sont pas employés dans cette tonalité; cependant, les intervalles dont se compose chaque série sont modifiés dans une seule circonstance et de deux manières. Toutes les fois que dans la mélodie il se rencontre le rapprochement de *fa* avec *si*, on change, par euphonie, l'une de ces deux notes. Dans le premier mode, le troisième, le quatrième, le cinquième et le sixième, le *si* est baissé d'un demi-ton, et prend le nom de bémol; dans le septième et le huitième mode, le *fa* est haussé d'un demi-ton; et comme dans l'ancienne méthode de solmisation par les muances, on n'employait pas le signe du dièse, on opérait, pour exprimer le demi-ton haussant, une de ces transpositions qui étaient à chaque instant nécessaires dans ce système, et on disait *fa*, *mi*, *fa*, au lieu de *sol, fa, sol*, etc. (5).

Les séries diverses dont se compose chaque mode du plain-chant et les combinaisons mélodiques qu'on en peut tirer n'entraînent avec elles aucune idée d'accompagnement. Toutes les notes y sont indépendantes et n'ont aucune relation obligée entre elles, aucune attraction de l'une vers l'autre, au contraire; la seule attraction qui eût pu exister dans le plain-chant eût consisté dans le rapport de *fa* avec *si*, qui, si on l'eût établi, eût indiqué la tendance naturelle du *fa* à descendre et celle du *si* à monter d'un demi-ton. Mais, toutes les fois que cette attraction se présentait, elle était effacée, comme je viens de le dire, par l'emploi du demi-ton haussant ou baissant. Il n'en est pas de même dans la tonalité moderne, qui est précisément fondée sur l'attraction de certaines notes vers d'autres, et dans laquelle chaque note de la gamme porte le caractère de l'harmonie qui lui est propre, et remplit une fonction spéciale et dépendante dans l'ordre de succession des sons.

La raison de cette différence entre les deux tonalités ressort de l'histoire même de l'art.

Les modes de la tonalité du plain-chant ont été conçus pour un système de musique uniquement mélodique; car, avant le VIIe siècle, l'idée de l'harmonie n'existait pas, et le chant ecclésiastique était déjà constitué. Quand on eut imaginé cette science nouvelle de la combinaison simultanée des sons, on se borna à déterminer quels étaient les intervalles consonnants et les intervalles dissonants, à découvrir les moyens d'agencer les premiers avec les mélodies déjà créées, et à proscrire absolument l'emploi des seconds. Pendant bien longtemps l'harmonie demeura soumise et asservie aux lois de la

(5) Dans un manuscrit anonyme du XIVe siècle de la bibliothèque Laurentienne de Florence (*Pluteus* 29, *codex* 48), on lit le passage suivant, qui prouve, contre M. l'abbé Janssen, que la théorie du demi-ton haussant était admise à cette époque.

De la musique feinte.

On dit qu'il y a musique feinte toutes les fois qu'en montant on change un ton en demi-ton, ce qui ne se pratique pas en descendant.

La musique feinte a lieu naturellement de sept manières différentes :

1°	En disant *mi, fa,*	au lieu de	*fa, sol;*
2°	— *fa, mi, fa,*	—	*sol, fa, sol;*
3°	— *fa, mi, fa,*	—	*la, sol, la;*
4°	— *fa, mi, fa,*	—	*mi, ré, mi;*
5°	— *fa, mi, fa,*	—	*ré, ut, ré;*
6°	— *sol, fa, mi, fa,*	—	*la, sol, fa, sol;*
7°	— *sol, fa, mi, fa,*	—	*mi, ré, ut, ré.*

On ne doit marquer par aucun signe la musique feinte. Il faut savoir, en outre, que le premier, le second, le quatrième et le sixième tons demandent le bémol, mais le troisième, le septième et huitième exigent le bécarre.

« Falsa sive ficta musica dicitur esse quando fit ascendendo de tono semi-tonium, sed non descendendo, et fit septem modis naturaliter, etc., etc., et non debet falsa musica signari. Præterea est sciendum quod primus tonus et secundus, quartus, quintus et sextus diligunt *b* rotundum, tertius vero, septimus et octavus utuntur *b* quadrato. »

Il résulte de ce texte si précis que le demi-ton haussant était employé pour éviter la relation de triton dans le troisième et le huitième modes, et, en outre, dans quelques autres circonstances, mais seulement alors dans la musique à plusieurs parties. Je ferai connaître plus loin les cas où ces altérations de la tonalité étaient autorisées.

tonalité ecclésiastique, et ce furent seulement les érudits du XVIe siècle qui, en voulant retrouver la musique des anciens, inspirèrent à quelques maîtres l'audace nécessaire pour transgresser des lois qu'on respectait depuis huit siècles.

Une fois à la recherche de moyens nouveaux, de combinaisons inconnues, on rencontra tout d'abord les accords dissonants naturels, et ce rapport de *fa* contre *si*, que, dans son horreur pour une telle harmonie, le moyen âge avait appelé *diabolus in musica ;* on recomposa l'échelle chromatique que le plain-chant repousse, et de tous ces éléments nouveaux sortirent la musique et la tonalité modernes.

Que l'art se soit enrichi de ces découvertes, c'est ce que je ne nie point ; mais ce qui est également incontestable, c'est qu'il est devenu compliqué, savant et moins populaire ; ce qui est encore incontestable, c'est que tous ces accords nouveaux sont incompatibles avec la tonalité ecclésiastique, et que, pour trouver l'accompagnement correct des mélodies de cette tonalité, il faut précisément laisser de côté toutes ces ressources et se servir seulement de celles qui sont en rapport avec la nature et le caractère des modes anciens.

L'enseignement de la composition musicale se divise encore aujourd'hui en deux parties distinctes : l'harmonie et le contrepoint.

L'harmonie a pour objet la connaissance des accords consonnants et dissonants, de leur relation avec la tonalité, et par suite l'étude des transitions d'un ton à l'autre par la modification de ces mêmes accords. Cette partie de la science est absolument inutile à l'accompagnement du plain-chant, et nous n'avons pas à nous en occuper. Le contrepoint, c'est-à-dire l'art de combiner et d'agencer les intervalles consonnants, est la seule étude nécessaire à l'accompagnement du chant ecclésiastique. C'est cette science qui a été pratiquée pendant tout le moyen âge et portée à un degré inouï de perfection par Palestrina. Depuis lors le contrepoint s'est peu à peu allié à la musique moderne, et a de plus en plus subi son influence. Quand il s'agit à présent d'accompagner un chant donné, la première idée qui vient à l'esprit est celle des rapports de ce ton avec la tonalité actuelle, et ce n'est qu'après avoir trouvé ces rapports qu'on procède au choix des notes et des intervalles, choix qui est le fait du contrepoint. Or, c'est précisément à cette préoccupation de la tonalité moderne qu'il faut échapper pour entrer vraiment dans l'esprit du contrepoint ecclésiastique.

Après ces observations préliminaires indispensables pour expliquer le sens et la portée de ce travail, je vais donner les lois du contrepoint d'après les maîtres anciens et en citant mes autorités, de sorte que cet exposé puisse être à la fois l'histoire du passé et la règle du présent.

La science de l'accompagnement du plain-chant réside, comme nous l'avons dit, dans la connaissance des règles du contrepoint, c'est-à-dire dans l'art d'agencer entre eux divers intervalles harmonieux, d'où il résulte que la première notion qu'on doit posséder est celle des intervalles. Philippe de Vitry, évêque de Meaux, auteur de la fin du XIIIe siècle, compte treize intervalles, savoir :

Unisonus, unisson ;
Tonus, seconde majeure ;
Semi-tonium, seconde mineure ;
Ditonus, tierce majeure ;
Semi-ditonus, tierce mineure :
Diatessaron, quarte ;
Tritonus, triton ou quarte majeure ;
Diapente, quinte ;
Tonus cum diapente, sixte majeure ;
Semit. cum diapente, sixte mineure ;
Ditonus cum diapente, septième majeure ;
Semi-ditonus cum diapente, septième mineure ;
Diapason, octave.

De ces intervalles, trois sont parfaits : l'*unisson*, la *quinte* et l'*octave*.

Quatre sont imparfaits : la *tierce majeure*, *la sixte majeure*, la *tierce mineure* et la *sixte mineure*.

Ces sept intervalles sont les seuls consonnants, et, par conséquent, les seuls employés dans le contrepoint, note contre note.

Cette théorie n'a pas changé depuis le XIIIe siècle, et elle est encore exposée dans les écoles de la même manière ; seulement, comme on le verra plus tard, elle ne reçoit pas dans la musique moderne la même application que dans la tonalité ancienne. C'est donc de l'agencement et de la diversité de succession de ces sept intervalles consonnants que se forme tout l'art du contrepoint, note contre note, le seul dont nous parlerons aujourd'hui.

Les règles de cet agencement et de cette succession sont fort simples. Les voici telles que les donnent Francon, Philippe de Vitry, Jean de Muris, Nicolas de Capoue, et autres auteurs des XIIIe et XIVe siècles.

PREMIÈRE RÈGLE.

Tout contrepoint doit commencer et finir par les consonnances parfaites, l'unisson, la quinte et l'octave.

DEUXIÈME RÈGLE.

On ne peut faire deux consonnances parfaites de suite.

TROISIÈME RÈGLE.

Quand le chant monte, la partie d'accompagnement ou de chant doit descendre, et vice versa. *C'est ce qu'on nomme le mouvement contraire.*

QUATRIÈME RÈGLE.

On ne peut jamais faire entendre mi (si) *contre* fa.

CINQUIÈME RÈGLE.

On ne doit jamais faire suivre par mouvement semblable deux consonnances parfaites, c'est-à-dire deux quintes, deux unissons, ou deux octaves.

Toute la science et la pratique du contrepoint consistent dans l'application de ces quatre règles et dans la variété de leurs combinaisons (6).

On remarquera que, d'après la doctrine des auteurs du XIIIe siècle, aucune note de l'échelle musicale n'a une fonction particulière, et toutes sont indépendantes l'une de l'autre. Il n'en est pas de même dans la tonalité moderne où, à la considération des intervalles, il faut ajouter celle des rapports obligés de ces intervalles entre eux et l'étude du rôle nécessaire de chaque note dans la gamme; par exemple, la première note se nomme tonique, la cinquième dominante, la septième note sensible, et ces noms indiquent la fonction que ces notes remplissent dans leur succession, eu égard à l'harmonie.

Dans le plain-chant, il n'y a pas de *tonique*, parce qu'il n'y a aucune note qui porte plus qu'une autre le sentiment du repos, et caractérise ainsi la tonalité; il n'y a pas de *dominante* dans le sens que donne à ce mot la théorie moderne, parce qu'aucune note n'y joue un rôle essentiel dans l'échelle tonale; enfin, il n'y a pas de sensible, parce qu'aucune note n'a de tendance nécessaire vers une autre.

Ces faits étant reconnus, voyons comment a lieu l'application des quatre règles du contrepoint. Examinons surtout les différences que peut présenter l'accompagnement, suivant qu'on considérera le chant comme appartenant à la tonalité moderne ou à la tonalité du plain-chant.

Prenons pour exemple l'intonation psalmodique du deuxième ton :

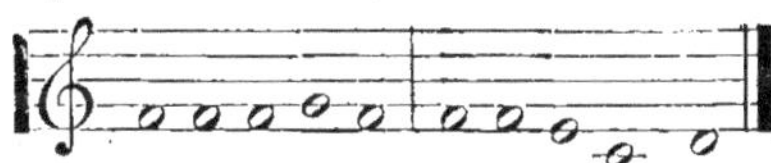

Au point de vue de la tonalité actuelle, ce chant paraît être en *ré* mineur; mais l'absence de note sensible sur la pénultième dérange toute l'économie de la gamme, et si l'on veut absolument, comme l'exigerait la tonalité, faire acte de cadence parfaite sous la note *ut*, on produit alors un effet bizarre et choquant. Aussi, entraînés par le caractère propre de l'acte de cadence parfaite, les chantres de beaucoup d'églises en sont-ils venus à hausser d'un demi-ton la note *ut*, et à remédier à la dureté de l'harmonie par une altération du chant lui-même.

Toutes ces difficultés disparaissent si, échappant à toute préoccupation du ton de *ré* mineur, qui n'existe pas dans la tonalité ancienne, on se borne à chercher l'application des quatre règles du contrepoint à cette mélodie du deuxième mode ecclésiastique.

On doit commencer (dit la première règle) *par une consonnance parfaite*, c'est-à-dire par la quinte, l'octave ou l'unisson. La quinte étant impossible en cette circonstance parce que la note *si* bémol qui la produirait est étrangère aux sons qui composent ce mode, il y a nécessité de commencer par l'octave grave.

Pour accompagner la note *sol*, on peut employer l'intervalle de quinte, pour *fa* l'octave, pour *mi* la tierce, pour *ut* la quinte, et pour *ré* l'octave, consonnance parfaite indispensable au commencement et à la fin de chaque pièce.

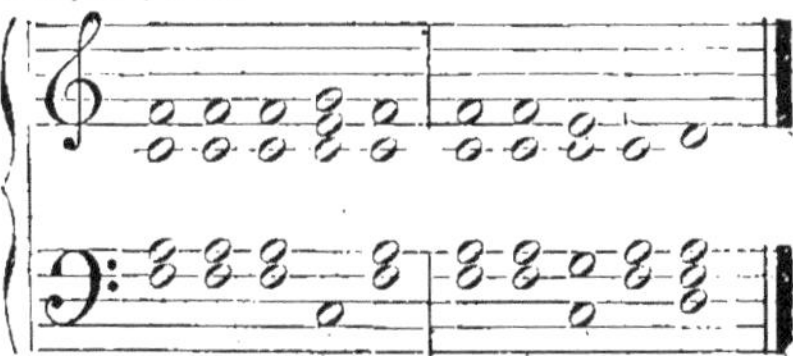

Je demande pardon à ceux de mes lecteurs qui sont versés dans la science du contrepoint, de traiter cette question d'une manière aussi élémentaire; mais je désire la rendre claire pour tout le monde, et d'ailleurs, beaucoup des plus instruits n'ont peut-être jamais réfléchi aux combinaisons particulières d'harmonie qui pouvaient être employées dans l'accompagnement du plain-chant.

(6) Nous croyons devoir rapporter ici le passage du traité inédit de Philippe de Vitry dont notre article n'est que le commentaire. Après avoir défini les diverses espèces d'intervalles, il s'exprime ainsi :

« Modo dicendum est quomodo et qualiter istæ species supradictæ ordinari debeant in contrapuncto, id est nota contra notam, prænotando quod, quando cantus ascendit, discantus debet e converso descendere; quando vero cantus descendit, discantus debet ascendere, et hæc regula generalis est semper observanda, nisi per species imperfectas sine aliis rationibus evitetur. Considerando, ut supra dictum est, quomodo et qualiter sunt tredecim species et non plures nec potiores, secundum doctores sed etiam secundum magistrum Octonem in hac scientia quondam expertissimum. Tamen alii magistri adjungunt istas quatuor species, videlicet, decimam, duodecimam, tertiam decimam et quintam decimam; sunt tamen ad bene esse et ad voluntatem... Istarum autem specierum tres sunt perfectæ, scilicet unisonus, diapente alio nomine quinta, et diapason alio nomine octava. Et dicuntur perfectæ quia perfectum et integrum sonum important auribus audientium et cum ipsis omnis discantus debet incipere et finiri; et nequaquam duæ istarum specierum perfectarum debent sequi una post aliam in discantu, in diversis lineis vel spatiis, id est quod duo unisoni, duæ quintæ, duæ octavæ, neque duæ aliæ species perfectæ non debent sequi una post aliam. Sed bene duæ diversæ species imperfectæ tres aut etiam quatuor sequuntur una post aliam, si necesse fuerit. Quatuor autem sunt imperfectæ scilicet ditonus, alio nomine tertia perfecta, tonus cum diapente alio nomine sexta perfecta, semiditonus alio nomine tertia imperfecta, et semitonium cum diapente alio nomine sexta imperfecta. Et dicuntur imperfectæ quia non tam perfectum sonum important ut species perfectæ, quia interponuntur speciebus perfectis in compositione. Aliæ vero species sunt discordantes et propter earum discordantiam ipsis non utimur in contrapuncto, sed bene eis utimur in cantu fractibili, in minoribus notis, ubi semibrevis vel tempus in pluribus notis dividitur, id est in tribus partibus, tunc una illarum trium partium potest esse in specie discordanti... » (*Ars contrapuncti* magistri PHIL. DE VITRIACO).

Je ferai encore remarquer que je n'ai en vue que l'accompagnement des voix par l'orgue. Je parlerai plus tard de l'accompagnement vocal, du faux-bourdon et du contrepoint fleuri, dans lesquels on observe bien les mêmes règles, mais en ayant égard à l'étendue des voix qui impose une disposition spéciale des parties.

Prenons actuellement un autre exemple, celui de l'intonation psalmodique du quatrième mode :

Il est impossible de rattacher cette mélodie à aucun ton de la musique moderne. Aussi, est-elle si embarrassante à accompagner, qu'on omet ordinairement de chanter ce ton en *faux-bourdon*. Quant aux organistes qui sont obligés d'y ajouter l'accompagnement, ils ne s'en tirent qu'avec force fausses relations et modulations étrangères à la tonalité. Rien n'est plus simple cependant que de trouver la basse de ce chant, si l'on veut s'en tenir à l'observation des quatre règles rapportées plus haut, et surtout ne chercher aucun rapprochement avec la tonalité moderne.

Voici l'accompagnement naturel de ce chant :

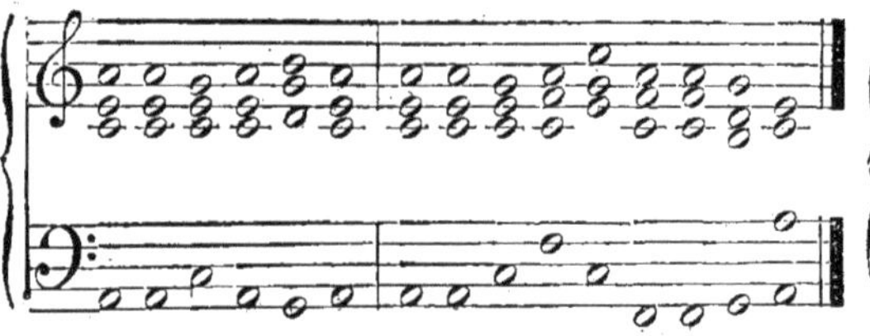

Je sais que ces marches d'accords paraîtront étranges à beaucoup de personnes, offenseront le goût et l'oreille des musiciens ; il n'en est pas moins vrai qu'elles sont exactement conformes aux règles du contrepoint, tel qu'il a été enseigné depuis le XIIe jusqu'au XVIe siècle. Aujourd'hui, on enseigne encore au Conservatoire ces mêmes règles, et on en exige l'application des élèves qui suivent le cours de contrepoint. Seulement, comme on a perdu le sentiment de l'ancienne tonalité, on accommode le mieux qu'on peut ces règles avec la tonalité moderne. Cette étude est toujours un exercice utile, mais elle ne repose dans la musique actuelle sur aucun principe certain. On oblige par exemple l'élève, dans la classe de contrepoint, à s'astreindre à de certaines règles, et il ne peut ouvrir un cahier de musique des maîtres les plus en vogue sans y trouver à chaque ligne dix infractions aux lois qu'on veut lui imposer. C'est que la plupart des prescriptions de contrepoint sont en contradiction avec la tonalité actuelle, tandis que les quatre règles essentielles que nous avons données d'après les anciens auteurs sont au contraire en rapport parfait avec la tonalité ecclésiastique et qu'en s'écartant de ces règles, on altère nécessairement cette tonalité.

Je me souviens qu'au Conservatoire on faisait accompagner la phrase suivante :

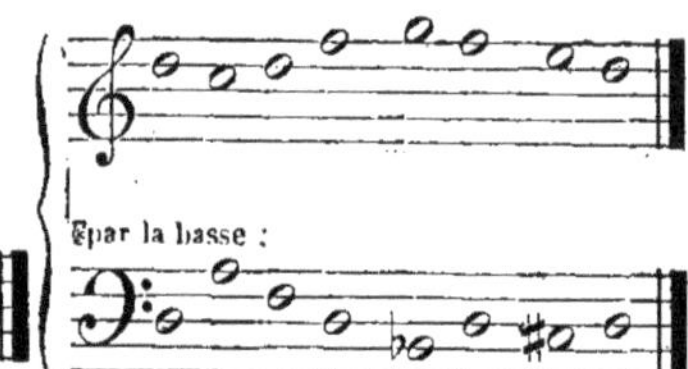

Les règles du contrepoint sont observées dans cet accompagnement, mais le sentiment de la tonalité moderne y est établi par les notes *la*, *si* bémol, *ut* dièse de la basse, qui altèrent le caractère de la mélodie. La note *la*, en produisant une sorte de cadence sur la dominante, qui fait désirer dans le chant la note sensible *ut* dièse qui ne peut s'y trouver ; le *si* bémol introduit sans nécessité, sans qu'il y ait relation de triton, est une note étrangère à l'échelle du premier mode ; enfin, l'*ut* dièse, en déterminant le ton de *ré* mineur de la musique moderne, achève de dénaturer cette phrase, dont l'accompagnement naturel est celui-ci :

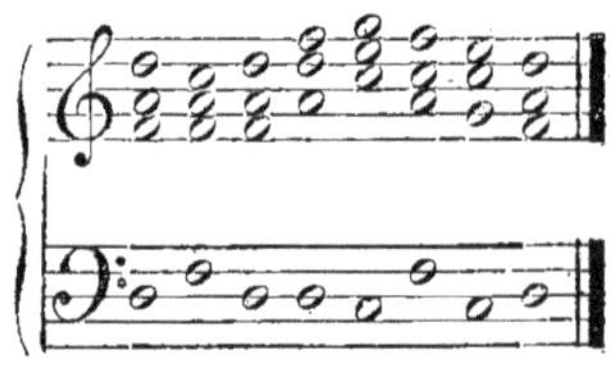

On peut cependant, dans les finales, faire entendre la note qu'on nomme sensible dans la musique moderne, et qui, dans le plain-chant, est seulement employée par euphonie, et ne modifie pas la tonalité; mais cette note ou demi-ton haussant n'est usitée en tous cas que dans les parties intermédiaires ; par exemple, si la phrase que nous venons de citer termine une pièce de chant, on peut alors l'accompagner de la manière suivante :

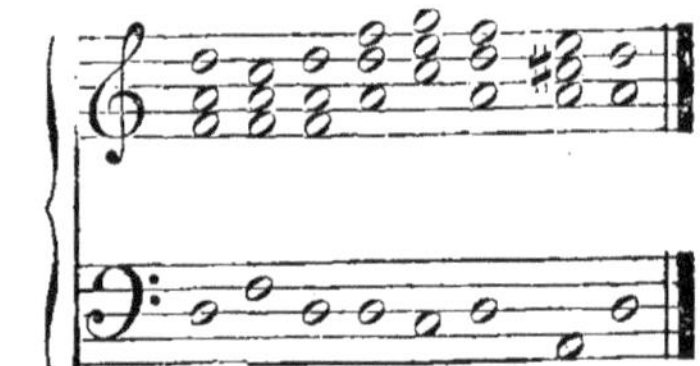

Dans ce cas, il y a emploi de la musique feinte, mais uniquement par euphonie, et à peu près comme dans la langue française on emploie le *t* dans *va-t-il*, au lieu de *va-il*, le *d* dans *dorer*, au lieu de *orer*, etc., etc.

Le goût et l'expérience sont seuls juges des cas dans lesquels on peut employer la musique feinte, c'est-à-dire rendre parfait un intervalle imparfait; ce que, par un pressentiment peut-être du rôle que remplirait plus tard cette modification de la tonalité, on appelait *colorer*.

Appliquées à l'accompagnement de la gamme moderne, les règles du contrepoint donnent le résultat suivant, que je tire du traité de Nicolas de Capoue.

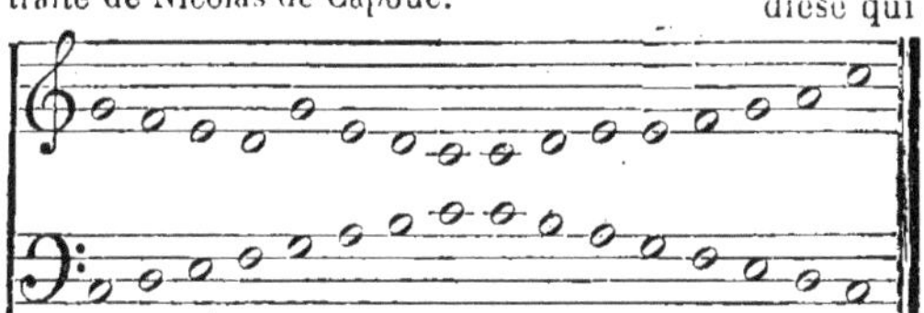

La différence qu'on remarque tout d'abord entre cet accompagnement et celui qu'on ferait aujourd'hui, c'est l'absence complète de note qui détermine la tonalité d'*ut* majeur; le *si* ou note sensible n'apparaît nulle part dans la partie d'accompagnement; la cinquième note de l'échelle, qu'on nomme dominante dans la musique, porte ici indifféremment l'accord de *sol* ou celui de *mi;* le mouvement contraire y est observé le plus possible, et c'est même pour le maintenir plus longtemps que l'auteur n'hésite pas à monter sur l'octave à la cinquième note, défaut qu'il aurait pu éviter de la manière suivante :

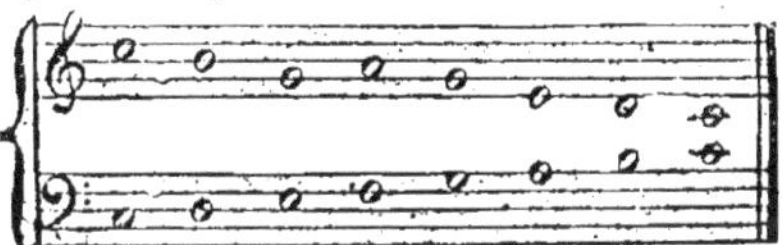

On peut déjà voir, par les explications précédentes, en quoi consistent les premiers principes de l'accompagnement du plain-chant. Non-seulement il n'y faut employer, comme l'ont reconnu tous les maîtres modernes, que les accords consonnants, mais il faut encore que ces accords soient toujours en harmonie parfaite avec la tonalité, et ne fassent pas intervenir dans chaque mode des cordes étrangères à leur échelle naturelle. Ainsi, dans le premier mode, les accords naturels sont ceux de *ré* avec tierce mineure, d'*ut* avec tierce majeure, de *fa*, de *sol* avec tierce majeure et non pas avec tierce mineure, à moins que la relation de triton existant dans la mélodie n'oblige à y faire entendre le *si* bémol, mais c'est là l'exception et non la règle. Par exemple, le chant de la psalmodie du premier en G doit se terminer sur l'accord de *sol* majeur de la manière suivante :

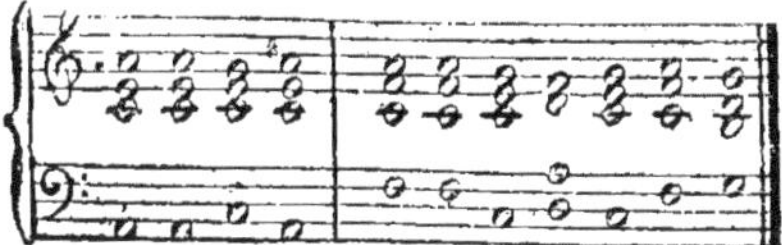

au lieu de la fausse relation qu'on établit ordinairement,

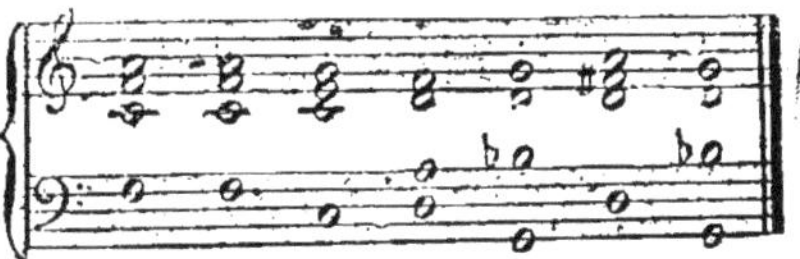

et qui fait entendre les notes *si* bémol et *fa* dièse qui n'ont aucun rapport avec le premier mode.

Le second mode a une étroite affinité avec le premier, et il emploie les mêmes accords, dont la marche et la variété sont déterminées par la marche du chant lui même.

En général, les accords qu'on peut placer sous une mélodie du chant ecclésiastique sont ceux-là même qui sont fournis par les cordes naturelles de chaque mode.

Ainsi, l'échelle musicale étant celle-ci :

sol, la, si, ut, ré, mi, fa, sol, la, si, si ♭, *ut*, etc.

ces notes sont les seules qui puissent figurer dans les accords, et, partant, les demi-tons intermédiaires, *ut* dièse, *fa* dièse, *sol* dièse, n'y doivent pas apparaître, si ce n'est dans les deux circonstances déjà indiquées, savoir :

1° Quand il s'agit d'éviter la relation de triton;

2° Quand, par euphonie, on veut faire sur la note pénultième un acte de cadence parfaite.

Comme exemple de la première exception, on peut citer une phrase qui revient souvent dans le *Lauda Sion :*

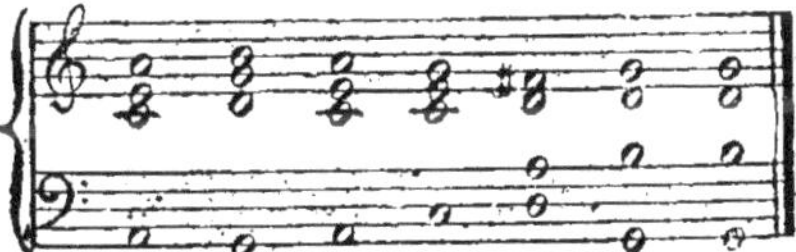

Pour la seconde exception, on peut citer beaucoup de finales des premier et deuxième tons, quelques unes des troisième, septième et huitième, comme dans la fin de l'antienne suivante : *Sacerdos*, etc., des vêpres de la fête du Saint-Sacrement qu'on peut accompagner ainsi :

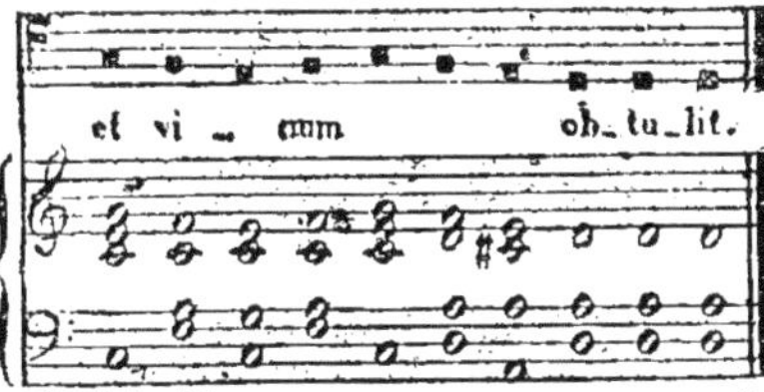

Je dois faire remarquer que cette seconde règle, ou exception, n'est pratiquée dans la musique que depuis le XIII° siècle, et que son application n'est, dans aucun cas, indispensable.

J'invite les organistes à donner aux réflexions que je viens de présenter une attention sérieuse; s'ils veulent prendre la peine de graver dans leur esprit les règles ancien nes du contrepoint et d'en chercher l'application sans jamais altérer la tonalité ecclésiastique, ils trouveront dans cette recherche une foule de ressources et de combinaisons nouvelles ou plutôt abandonnées, et dont l'emploi serait du plus heureux effet dans l'accompagnement du chant ecclésiastique.

M. Th. Nisard :

Ce n'est pas ici le lieu d'examiner si le plain-chant est *harmonique* ou *inharmonique* de sa nature. Cette question trouvera sa place dans d'autres articles. Ce dont il s'agit en ce moment, c'est de savoir quelle est la meilleure manière d'accompagner les cantilènes de la liturgie catholique.

On a beaucoup écrit sur cette matière importante; toutefois on serait fort embarrassé de citer un seul ouvrage où ce sujet se trouve exposé nettement, et avec les principaux détails qu'il comporte.

Je ne dirai rien des méthodes où l'accompagnement du chant ecclésiastique repose sur l'harmonie moderne. Malgré l'obstination des organistes les plus renommés, il est clair qu'en associant deux tonalités essentiellement différentes, on imite l'architecte qui mettrait des colonnes *grecques* dans une cathédrale *gothique*. Et si, des considérations générales on voulait passer à des considérations plus directes, plus spéciales, plus intimes, les arguments se présenteraient en foule pour condamner, je ne dirai pas l'emploi des accords les plus passionnés de l'art moderne dans l'harmonisation du plain-chant, mais même l'usage du simple accord de la septième sur la dominante.

Qu'est-ce, en effet, que cet accord de septième sur la dominante? c'est la base de notre tonalité moderne. Retranchez-le, et la musique, telle que nous l'entendons de nos jours, n'existe plus.

La présence de cet accord suppose une gamme unique, majeure ou mineure, ayant une dominante toujours placée à une quinte au-dessus de la tonique. Elle suppose bien d'autres idées auxquelles je ne veux pas m'arrêter, parce que celle que je viens d'émettre me paraît à la portée des intelligences les plus étrangères aux graves questions de tonalité musicale.

Or, si l'on emploie la septième sur la dominante en accompagnant le plain-chant, il faut que cet accord soit placé sur la cinquième note de chaque gamme grégorienne, ou bien, il faut qu'on le fasse entendre sur la dominante réelle des échelles du plain-chant.

Dans le premier cas, l'harmonie sera en opposition formelle avec les deuxième, troisième, quatrième, sixième et huitième modes ecclésiastiques. En effet, dans le deuxième mode, la dominante est à une tierce mineure au-dessus de la tonique; dans le troisième, à une sixte mineure; dans le quatrième, à une quarte; dans le sixième, à une tierce majeure; dans le huitième, à une quarte.

Ce simple exposé ne démontre-t-il pas, jusqu'à l'évidence, que l'accord de septième sur la dominante, c'est-à-dire sur la cinquième note de chaque gamme grégorienne, est une monstruosité qui dénature tout et que rien ne justifie?

Dans le second cas, l'absurdité n'est pas moindre. Autant vaudrait dire que la septième sur la dominante a sa fondamentale sur la tierce, sur la quarte et sur la sixte d'une gamme musicale. Cela n'est pas soutenable; mais les artistes, qui suivent plutôt le caprice de leur imagination que les règles du bon goût, n'en persistent pas moins à propager la plus singulière de toutes les erreurs. On dirait que ce qui frappe l'oreille n'est soumis à aucune règle positive; et, parce que l'on a proclamé que plus la musique procure d'émotions, plus aussi elle atteint son but, on croit remplir cette condition sensualiste en bouleversant tous les principes.

Les travaux d'archéologie musicale qui honorent le XIXe siècle apporteront peut-être un remède à cet oubli des notions esthétiques les plus vulgaires. Je le désire. Pour mon compte, je n'ai pas honte d'avouer que si l'ignorance des monuments de l'art a pu m'égarer comme beaucoup d'autres, l'étude consciencieuse de ces mêmes monuments a trouvé en moi un esprit docile. Les noms les plus célèbres n'ont point justifié, à mes yeux, ce que je regarde depuis longtemps comme une grande aberration de l'intelligence humaine.

Mais, dira-t-on, avant le XVIIe siècle, époque où fut créée la tonalité moderne, n'y a-t-il pas eu plusieurs systèmes d'harmonie appliqués au plain-chant? Et, parmi ces systèmes, quel est celui qui mérite de fixer l'attention de l'artiste chrétien?

Cette question est grave, et je vais tâcher d'y répondre.

Il me semble que tout, dans les inventions humaines, commence par des tâtonnements et des essais que la science et l'art ne doivent pas prendre pour des résultats définitifs.

Le monde musical ressemble au monde géographique. De part et d'autre, on peut dire : l'*ancien* et *le nouveau monde*.

En musique, l'ancien monde musical a une histoire connue qui s'étend depuis Pythagore jusqu'à Palestrina. Le plain-chant appartient à cette période historique : il forme une espèce de transition entre la musique des Grecs et celle des modernes; toutefois, avant le XVe siècle, il n'y a que de grossières tentatives harmoniques dont il faut tenir compte, dont il faut même étudier avec soin le caractère fondamental, mais qu'il serait impossible de faire revivre d'une manière absolue dans la pratique actuelle (7).

(7) Si, par hasard, il se rencontrait quelque écrivain qui, trompé par la beauté des mélodies du moyen âge, voudrait en inférer que l'harmonie de cette époque a été à la hauteur de ces mêmes mélodies, nous répondrions par un témoignage positif que le célèbre Tinctoris nous a laissé dans son livre *De arte contrapuncti* : — « Si visa auditaque referre liceat, dit il, nonnulla vetusta carmina ignotæ auctoritatis, quæ apocrypha dicuntur, in manibus aliquando habui, *adeo inepte, adeo inscite* composita,

D'abord, les Grecs (et non les barbares du Nord), imaginent des suites harmoniques de *quinte* et d'*octave* par mouvement semblable. Pour eux, la *quinte*, l'*octave* et leurs redoublements sont des intervalles tellement parfaits, qu'ils ne semblent former qu'un son avec celui qui les engendre. Et dès lors, si la quinte et l'octave ne forment qu'un son, pourquoi n'emploierait-on pas de longues suites de ces intervalles par mouvement direct? Telle est l'origine de la *symphonie*.

Mais la *symphonie* n'admettait point de variété, et l'oreille humaine en est avide. De là, chez les Grecs mêmes, l'emploi de la *diaphonie*, c'est-à-dire, de deux chants simultanés où les parties font entendre des dissonances combinées avec les intervalles parfaits de quinte, d'octave ou de leurs redoublements. La musique de la première pythique de Pindare, découverte par le P. Kircher, et traduite avec tant de bonheur par M. Vincent, membre de l'Institut, est, sous ce rapport, un monument dont on ne saurait trop apprécier l'importance : il met un terme à toutes les discussions soulevées jusqu'à nos jours, sur l'emploi de l'harmonie, proprement dite, chez les anciens Hellènes.

La *symphonie* et la *diaphonie* furent un héritage que recueillirent les premiers chrétiens occidentaux; c'est du moins ce que nous apprend saint Isidore de Séville. On a cru longtemps que, par les mots *consonnances* et *dissonances*, saint Isidore n'avait eu en vue que des successions purement mélodiques, et non des intervalles dont les deux termes sont entendus simultanément. Le doute n'est plus permis aujourd'hui sur le sens qu'il faut donner aux définitions de l'évêque de Séville. Les *consonnances* et les *dissonances* dont il parle étaient de vrais éléments harmoniques : les sons qui composaient ces éléments ne s'écrivaient point à la suite les uns des autres, mais bien les uns au-dessus des autres. L'idée de *simultanéité* résulte évidemment de ce simple détail qui avait échappé à l'attention des archéologues; et ce détail, c'est saint Isidore qui me le fournit : « *Agnoscat autem*, dit-il, *diligens lector, quod consonantiæ consonantiis* SUPERPOSITÆ *alias consonantias effecerunt.* » (GERBERTI *Scriptores*, I, p. 25.)

Boèce n'est pas moins explicite quant à la simultanéité des sons dans les consonnances ou les dissonances. Cet auteur, comparant les sons à des cordes d'instrument, métaphore qui est encore en usage dans notre langage musical, dit que deux cordes, dont l'une est plus grave que l'autre, doivent être frappées simultanément pour former des intervalles de consonnance ou de dissonance : *Duo nervi, uno graviore, simul pulsi*, etc. (*De musica*, lib. I, cap. 28.)

Cette expression qui rappelle les définitions d'Aristide Quintilien et de Nicomaque, prouve le maintien de l'harmonie proprement dite chez les premiers chrétiens de l'Occident. Saint Grégoire le Grand a favorisé, sinon pratiqué lui-même, la symphonie et la diaphonie. C'est Guy d'Arezzo qui nous l'apprend dans son *Micrologue* : *Cum ergo*, dit-il, *tritus adeo diaphoniæ obtineat principatum, ut aptissimum supra cæteros obtineat locum, videmus a Gregorio non immerito plus cæteris vocibus adamatum : etenim multa melorum principia et plurimas repercussiones dedit, ut sæpe si de ejus cantu triti* F *et* c *subtrahas, prope medietatem tulisse videaris.* (Cap. 18, *apud* GERBERTI *Scriptores*, tom. II, p. 22.)

Et comment voudrait-on que l'emploi des rudiments harmoniques n'ait pas été admis dans les mélodies grégoriennes, puisque des chanteurs romains, qui étaient de zélés propagateurs des doctrines de l'illustre pontife, apprirent aux Français du VIIIe siècle l'art de *diaphoniser* les cantilènes liturgiques : *Similiter erudierunt Romani cantores supradictos cantores Francorum in arte organandi.* Le chroniqueur anonyme d'Angoulême, en parlant ainsi des artistes envoyés à Charlemagne par le Pape Adrien, confirme singulièrement le témoignage de Guy d'Arezzo que nous avons rapporté il n'y a qu'un instant. On pourrait citer d'autres textes non moins formels, non moins concluants contre les musicologues modernes, qui regardent le plain-chant comme *inharmonique* de sa nature; mais, je le répète, ce n'est pas de cela qu'il s'agit dans cet article. Si j'ai cité quelques documents positifs où il est question de l'harmonie européenne des premiers siècles de l'Eglise, c'est plutôt pour avoir l'occasion de montrer que, malgré son origine grecque, elle s'est modifiée en s'établissant dans l'Europe occidentale (8).

La première modification qu'on y remarque a rapport à la classification des éléments harmoniques. Chez les Grecs, ils étaient de trois espèces. Il y avait les intervalles formant des consonnances parfaites (σύμφωνοι); ceux d'où résultaient les agrégats dissonants (διάφωνοι); et enfin la réunion de deux sons qui n'étaient ni consonnants ni dissonants (παράφωνοι). Dès l'origine du moyen âge, cette classification n'existe plus : les intervalles *paraphoniques* rentrent dans la catégorie des intervalles soit consonnants, soit dissonants.

En second lieu, les compositions symphoniques, c'est-à-dire exclusivement formées de consonnances parfaites par mouvement semblable, tendent constamment à disparaître du domaine de l'art; l'oreille les trouve trop

ut multo potius aures offendebant quam delectabant; NEQUE, quod satis admirari nequeo, QUIDPIAM COMPOSITUM NISI CITRA ANNOS QUADRAGINTA EXSTAT, QUOD AUDITU DIGNUM AB ERUDITIS EXISTIMETUR..... » Ces paroles remarquables ont été écrites en 1476 ou en 1477, par un homme qui était bon juge en cette matière, et dont personne ne déclinera la compétence.

(8) Dans tout ce qui précède, je me trouve en contradiction avec M. Fétis, qui assigne à l'harmonie une origine barbare ; et avec M. Danjou qui prétend qu'avant le VIIe siècle, l'idée de l'harmonie n'existait pas. (*Revue de musique religieuse*, année 1847, p. 411).

dures, trop peu variées, trop enfantines; elle veut que la pluralité des parties musicales d'un morceau engendre la pluralité réelle des chants qui s'harmonisent ensemble; elle veut que ces chants s'entrelacent avec toutes les ressources de la peinture, où il y a autre chose que des couleurs fortes, tranchantes, posées les unes contre les autres sans nuance ni fusion.

La *diaphonie* remplissait ce but; on s'y attacha avec une préférence marquée. Le nom d'*organum* lui fut substitué du temps de saint Grégoire lui-même ou un peu plus tard, et prévalut, peut-être parce que l'idée de dissonances qu'impliquait le mot *diaphonie*, n'offrait plus rien de désagréable aux contrapuntistes de ces époques reculées.

En troisième lieu, tout en admettant les dissonances comme notes de passage, comme liaisons, comme ombres au tableau musical, les anciens compositeurs conservèrent les consonnances parfaites de l'ancien système grec; l'art moderne a imité la conduite des contrapuntistes du moyen âge, et il le fallait bien. Seulement, les modernes, abstraction faite de toute question de tonalité, ont poussé plus loin que leurs devanciers l'art d'enchaîner les intervalles parfaits de l'harmonie consonnante. Au moyen âge, quand la science harmonique fut arrivée aux perfectionnements relatifs de la diaphonie, on continua d'enchaîner les intervalles parfaits par *mouvement semblable;* les modernes permettent également ces successions, mais à une condition essentielle : c'est qu'elles se réaliseront *par mouvement contraire*. On le voit : la grande loi de la variété dans l'harmonie a reçu ici sa dernière application dans le système des modernes. Alors même qu'il est impossible d'obtenir cette variété dans les *accords* d'une composition où il n'y a que des consonnances parfaites, on l'exige dans le *mouvement* des voix qui exécutent ces intervalles. C'est le dernier mot de la science sur cette partie du contrepoint.

Or, pourquoi reviendrait-on, de nos jours, à la manière d'accompagner le plain-chant avec des intervalles parfaits par mouvement direct? Ne serait-ce pas faire rétrograder l'art sans profit pour la tonalité grégorienne? N'est-il pas évident que cette tonalité n'a rien à gagner à une pareille résurrection de l'harmonie primitive? Mais, d'un autre côté, pourquoi l'accompagnateur grégorien s'abstiendrait-il de faire entendre des dissonances à la manière des *diaphoniastes* et des *déchanteurs?* Je sais bien que je m'écarte ici du sentiment de tous les archéologues qui ont écrit sur cette matière; je m'écarte même de la pratique des grands artistes du XVIe siècle. Pourquoi dissimulerais-je la hardiesse de la réforme que je propose? N'est-il pas plus utile d'établir cette réforme sur des bases solides, d'invoquer les monuments qui la justifient, et de faire taire ainsi tous les préjugés qui pourraient lui être hostiles?

Le principal argument qui s'offre en ma faveur, c'est l'autorité même de la *diaphonie* ou de l'*organum*. Ceux qui veulent l'emploi exclusif des consonnances dans l'harmonisation du plain-chant s'appuient sur le dogme de la symphonie antique. Mais, à côté de cette symphonie, n'y avait-il pas la diaphonie, qui triompha de sa rivale? De part et d'autre, il s'agissait de ce que nous appelons ***contrepoint simple de note contre note;*** c'est là une remarque importante qu'il ne faut point perdre de vue. Or, lorsque l'on interdit les dissonances dans une harmonie grégorienne de note contre note, on proscrit ce que les plus grands défenseurs de la tonalité liturgique se sont efforcés de mettre en œuvre, et de substituer aux éléments monotones de la symphonie.

D'ailleurs, je regarde l'application *exclusive* de l'harmonie purement consonnante au plain-chant comme un obstacle à toute bonne exécution de ce chant lui-même. Si, dans certaines circonstances, on ne considère pas quelques notes des mélodies grégoriennes comme des sons transitionnels et formant dissonances, on est aussitôt contraint de faire entendre un accord particulier pour chaque note; c'est, du reste, ce qui se pratique partout; mais aussi, voyez comme le plain-chant s'alourdit sous le pesant manteau dont on l'affuble! La naïveté et le coloris de certains groupes mélodiques, l'allure pieusement joyeuse et vive de plusieurs cantilènes du culte, tout disparaît, tout s'altère, tout s'empreint d'un caractère barbare et grossier..., grâce aux lourds placages harmoniques dont on accable, innocemment sans doute, le chant de saint Grégoire.

Je demande donc que l'harmonisation de ce chant donne droit d'asile aux dissonances; mais, pour que l'on ne se méprenne pas sur la portée véritable de ma réclamation, je vais entrer ici dans quelques détails pratiques : je les crois nécessaires.

I. — Il ne faut pas d'abord que l'on s'imagine, avec quelques personnes, que la dissonance de septième soit un accord de septième sur la dominante.

II. — Hucbald, moine de Saint-Amand, au Xe siècle, nous apprend, qu'au temps où il écrivait, on n'admettait, dans la diaphonie, que les intervalles dissonants de seconde. Guy d'Arezzo, au commencement du XIe siècle, constate le même fait doctrinal; mais il faut avoir soin de remarquer ici, que, à l'époque où vivaient ces deux maîtres, la diaphonie se réalisait généralement par des suites d'intervalles de quarte, et qu'on n'interrompait ces suites que pour éviter la relation du triton qui existe entre le *fa* ♮ et le *si* ♮. Dans ce cas, l'accompagnement organal commençait par former unisson avec la mélodie et se maintenait sur cette première note jusqu'à ce que le chant fût arrivé à la distance d'une quarte supérieure. Alors, les deux parties continuaient à se mouvoir d'après la règle générale, sauf à reprendre encore la marche exceptionnelle à l'aspect du monstre appelé *triton*. On conçoit que, dans le parcours de l'unisson à la quarte, l'organum et le chant pouvaient réaliser des intervalles de seconde et de tierce. Ce système restreint n'avait donc besoin, à la rigueur, que d'une seule dissonance, celle de seconde; si elle n'en admettait pas d'autres, cela dépendait uniquement du système et non de la tonalité. Ceci me semble hors de doute. Mais puisque rien ne s'oppose, dans la tonalité du plain-chant, à l'emploi de la tierce, de la quarte, de la quinte, de l'octave et de leurs dérivés, pourquoi n'augmenterait-on pas aussi le nombre des notes de passage? pourquoi l'intervalle de septième et celui de neuvième, par exemple, seraient-ils rejetés? pourquoi encore s'interdirait-on l'usage de la consonnance formant une quarte au-dessus de la basse? Huchald et Guy d'Arezzo l'employaient; c'était même le fond de leur tissu harmonique. Les compositeurs du XVIe siècle l'évitaient, non comme un élément contraire à la constitution tonale du plain-chant, mais seulement parce qu'elle était pour leur oreille d'une trop faible sonorité (9). De nos jours, la sensation que produit l'intervalle de quarte placée au-dessus de la basse, dans l'accord de quarte et sixte, par exemple, est bien loin d'être désagréable, et je ne vois pas de raison plausible pour l'exclure de l'harmonie grégorienne.

D'après ce qui précède, l'accompagnement du plain-chant, tout en restant conforme aux exigences les plus impérieuses de l'antique tonalité, révèle à l'artiste chrétien des horizons nouveaux. En vain dirait-on que l'école de Palestrina ne concevait point l'harmonie grégorienne de note contre note comme nous la concevons : l'école de Palestrina, qui a été grande et magnifique (ce sera l'aveu de tous les siècles futurs), s'est attachée à mettre le sceau de la perfection sur chaque partie de l'art de ses devanciers; mais cette immense entreprise ne lui a point permis d'étudier et d'approfondir cet art sous le rapport des lois philosophiques de la tonalité. A son insu, elle préparait à la musique des voies nouvelles, en prouvant qu'il n'y avait plus rien à faire dans les sentiers suivis jusqu'alors. Grande et belle mission qui nous rappelle involontairement que toute décadence, que toute transformation est toujours assise, dans l'histoire de l'humanité, au chevet de la puissance qui est arrivée à son comble ou de la civilisation qui a usé tous ses ressorts!

Je ne me flatte pas de voir mes idées, fruit cependant d'une étude consciencieuse des monuments de l'art, adoptées de sitôt par les artistes chrétiens. Mais je ne crains pas de le dire : ou elles finiront par prévaloir, ou bien la tonalité du plain-chant finira elle-même par n'être plus qu'une lettre morte. De toutes parts, on veut que le plain-chant soit accompagné par l'orgue. Nos oreilles, avides d'harmonie, ne conçoivent plus l'exécution des cantilènes liturgiques sans l'auxiliaire solennel d'un accompagnement quelconque. Or, l'harmonie qu'on emploie pour cet accompagnement froisse deux intérêts. Ceux qui aiment que l'on respecte la tonalité grégorienne comme un principe inviolable, ne peuvent accepter les fantaisies capricieuses de l'art moderne appliquées à un ordre d'idées musicales qui leur sont incompatibles. Ceux qui ne connaissent point les exigences de cette tonalité et dont on sature les oreilles d'accords de note contre note d'une lourdeur désespérante, et cela sous prétexte de nécessité tonale, se demandent si c'est bien là le dernier mot de ce qu'on appelle la classique harmonie qui convient au plain-chant.

Placée entre ces deux écueils, la tonalité grégorienne ne peut lutter longtemps : il faut qu'elle fasse naufrage, et, disons-le, malgré les travaux actuels en faveur de la restauration du plain-chant, malgré les efforts que l'on tente de nos jours pour connaître l'art antique dans tous ses détails et asseoir ainsi cette restauration sur des bases solides, on n'arrivera peut-être pas à sauver le plain-chant de la ruine dont il est menacé.

Parmi les causes diverses et nombreuses qui préparent la ruine prochaine du chant liturgique, nous en avons signalé deux, relatives à l'accompagnement du plain-chant qui fait le sujet spécial de cet article : elles sont beaucoup plus sérieuses qu'on ne le pense. D'une part, c'est l'harmonie moderne qui défigure le caractère distinctif des mélodies grégoriennes; de l'autre, c'est une harmonie qui est lourde, qui se meut avec peine, qui rebute nos oreilles par ses pénibles accords.

Maintenant que j'ai exposé le plan général de mes idées sur l'accompagnement du plain-chant, je vais essayer de les réduire en pratique, et d'offrir aux lecteurs du *Dictionnair. de plain-chant* un recueil de préceptes aussi complet que possible.

Il est inutile de faire observer ici que tout ce que je vais dire s'applique indistinctement à l'harmonisation vocale et instrumentale du chant liturgique, soit que la mélodie se trouve placée à la basse, soit qu'elle domine à la partie supérieure, soit enfin qu'elle occupe une position moins saillante entre le dessus et la basse. J'ai dit ailleurs qu'à l'exemple de Grétry, j'avais coutume de comparer le chant à une statue, et l'accompagnement à un piédestal. Beaucoup d'artistes se plaisent à poser le piédestal au-dessus de la statue; pour mon compte, je ne crains pas d'avouer que j'aime le contraire : *Trahit sua quemque voluptas......*

§ I.

La première chose que doit connaître l'harmonisateur du plain-chant, c'est la nature des diverses échelles musicales qui servent de types aux mélodies religieuses.

Ces échelles sont au nombre de huit, et constituent ce que l'on nomme les huit modes du plain-chant.

(9) Voir le *Saggio* du Père Martini, tome Ier, pp. 98-99.

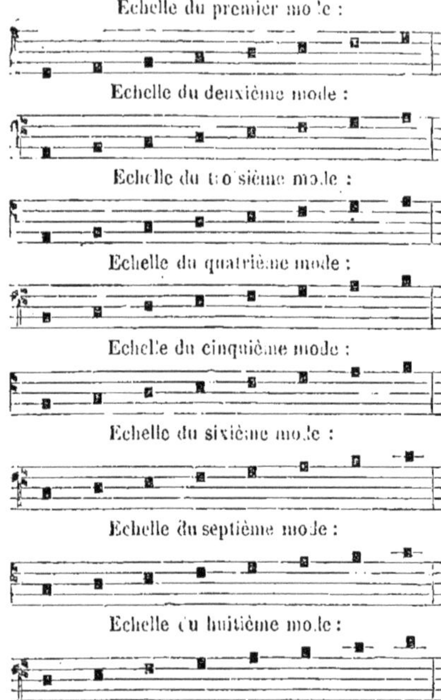

Je n'entrerai point ici dans d'autres détails touchant ces huit gammes, parce qu'on les trouvera, dans ce *Dictionnaire*, à l'article Modes. Je dirai seulement que les morceaux écrits dans le premier et le deuxième mode, finissent toujours par la note *ré*, qui en est la *tonique*. Ceux du troisième et du quatrième mode se terminent par la note *mi*. Ceux du cinquième et sixième mode ont pour finale la tonique *fa*. Ceux enfin du septième et du huitième mode ont pour dernière note la tonique *sol*.

Par un procédé dont Guy d'Arezzo explique fort bien les motifs dans son *Micrologue*, certains morceaux de nos éditions de livres de chant sont transposés à une quinte supérieure. Ainsi, lorsque l'on voit que la note *la* termine une pièce de mélodie liturgique, on peut être sûr qu'elle est du premier mode ou du deuxième. Quand la note *si* se trouve à la fin d'un morceau, c'est encore une transposition du troisième mode ou du quatrième. Lorsque la note *ut* est finale d'un chant, celui-ci, malgré sa transposition, appartient au cinquième ou au sixième mode. Quelques auteurs nomment neuvième, dixième, onzième, douzième, treizième et quatorzième modes, les premier, deuxième, troisième, quatrième, cinquième et sixième modes transposés. C'est notamment la méthode des éditeurs du *Graduale romanum* qui a paru chez M. Lecoffre en 1851; mais cette divergence ne doit pas effrayer l'accompagnateur grégorien.

Ainsi, nous voilà bien fixés sur la corde finale de chacun des huit modes du plain-chant :

Ré, pour les premier et deuxième modes naturels; *la*, pour ces mêmes modes transposés.

Mi, pour les troisième et quatrième modes naturels; *si*, pour ces mêmes modes transposés.

Fa, pour les cinquième et sixième modes naturels; *ut*, pour ces mêmes modes transposés.

Sol, pour les septième et huitième modes.

Si donc un morceau finit par la note *ut*, il est écrit dans le cinquième ou dans le sixième mode; s'il finit par la note *ré*, il est dans la modalité du premier ou du deuxième ton, et ainsi des autres. La corde finale d'une cantilène liturgique mérite, on le voit, une attention toute particulière, puisqu'une fois connue, elle établit clairement qu'un morceau ne peut appartenir qu'à deux modes bien déterminés.

Il ne s'agit donc plus que de choisir entre ces deux modes, et ce choix est d'une extrême simplicité, même pour un artiste entièrement étranger aux épineuses questions de la musique plane.

La dominante doit nécessairement intervenir ici, car elle suffit souvent pour lever le doute.

Mais qu'est-ce que la dominante dans le plain-chant ? Est-ce une note qui se trouve toujours à une quinte au-dessus de la finale, comme dans les gammes actuelles ?

Pas le moins du monde, et c'est-là une des graves erreurs que j'ai reprochées, au commencement de cet article, aux harmonistes qui emploient la septième sur la dominante dans l'accompagnement du plain-chant. C'est ce qui a fait avancer à M. Danjou qu'il n'y a « rien de plus compliqué, de plus difficile, de plus incertain que le moyen de faire coïncider l'harmonie moderne avec la tonalité ancienne. » (*Revue de Mus. relig.*, année 1847, p. 406.) M. Danjou aurait dû dire que la chose est impossible, et c'eût été une assertion logiquement vraie, logiquement incontestable.

On va s'en convaincre.

Dans les mélodies du plain-chant, le mot *dominante* a la même signification que dans l'harmonie actuelle. Et en effet, d'un côté comme de l'autre, mais sous un aspect différent, la dominante est une note sur laquelle, dans un ton donné, la mélodie s'appuie le plus fréquemment, et vers laquelle elle aspire quand elle ne se repose pas sur la tonique. La dominante occupe une place uniforme dans la musique moderne, parce que celle-ci n'a réellement qu'une seule gamme tonale modifiée par la modalité majeure ou mineure. Mais, dans le plain-chant, c'est tout autre chose : il y a huit gammes bien distinctes, bien différentes l'une de l'autre, en sorte que l'on n'aura pas de peine à comprendre que cette différence radicale de huit échelles mélodiques entraîne après elle des changements dans la position de la dominante.

Et c'est ce qui a lieu, comme on peut s'en assurer par les deux tableaux suivants.

1er mode. Dominante : *la* ; tonique } *Ré.*
2e mode. Dominante : *fa* ; tonique }
3e mode. Dominante : *ut* ; tonique } *Mi.*
4e mode. Dominante : *la* ; tonique }
5e mode. Dominante : *ut* ; tonique } *Fa.*
6e mode. Dominante : *la* ; tonique }
7e mode. Dominante : *ré* ; tonique } *Sol.*
8e mode. Dominante : *ut* ; tonique }

Transposition des six premiers modes :

1er mode. (IXe) Domin. : *mi* ; tonique } *La.*
2e mode. (Xe) Domin. : *ut* ; tonique }
3e mode. (XIe) Domin. : *sol* ; tonique } *Si.*
4e mode. (XIIe) Domin. : *mi* ; tonique }
5e mode. (XIIIe) Domin. : *sol* ; tonique } *Ut.*
6e mode. (XIVe) Domin. : *mi* ; tonique }

Or, tout morceau de plain-chant qui finit par *ré*, et dans lequel la mélodie tend vers l'octave de cette note en faisant de fréquents retours sur le *la*, est du premier mode.

2° Tout morceau qui finit par *ré*, et dans lequel la mélodie, tendant à descendre vers le *la* grave, fait de fréquents retours sur le *fa*, est du deuxième mode.

3° Tout morceau qui finit par *mi*, et dans lequel la mélodie fait de fréquents retours sur l'*ut*, est du troisième mode.

4° Tout morceau qui finit par *mi*, et dans lequel la mélodie fait de fréquents retours sur le *la* supérieur qu'elle franchit à peine, est du quatrième mode.

5° Tout morceau qui finit par *fa*, et dans lequel la mélodie fait de fréquents retours sur l'*ut* supérieur, tout en s'élevant souvent jusqu'au *fa*, octave de la finale, est du cinquième mode.

6° Tout morceau qui finit par *fa*, et dans lequel la mélodie fait de fréquents retours sur le *la*, tout en se portant vers l'*ut* grave, est du sixième mode.

7° Tout morceau qui finit par *sol*, et dans lequel on remarque de fréquents retours de la mélodie sur le *ré*, qu'elle excède souvent d'une quarte, est du septième mode.

8° Tout morceau qui finit par *sol*, et dans lequel la mélodie part du *ré* grave pour faire de fréquents retours sur l'*ut* supérieur, est du huitième mode.

Dans les modes transposés, les finales *la si, ut*, équivalent à *ré, mi fa* ; et les dominantes ou retours fréquents de la mélodie sur les notes *la, fa, ut, la, ut, la*, se traduisent par : *mi, ut, sol, mi, sol, mi*.

Bien que les détails précédents soient fort incomplets, ils donneront à l'harmoniste grégorien une idée suffisante des gammes et des compositions liturgiques qu'il doit accompagner.

§ II.

Lorsque, indépendamment des indications qui se trouvent en tête de chaque morceau dans beaucoup d'éditions des livres de chant, on se sent capable de déterminer avec prestesse la modalité d'une mélodie grégorienne, absolument comme le ferait un bon musicien du *ton* et du *mode* d'une pièce de musique actuelle, il faut aborder (mais seulement alors) la question de la transposition des huit modes du plain-chant.

Si les voix dont se composent nos lutrins étaient plus variées et plus nombreuses qu'elles ne le sont, on pourrait exécuter les morceaux de plain-chant comme ils sont écrits, c'est-à-dire, de cette manière :

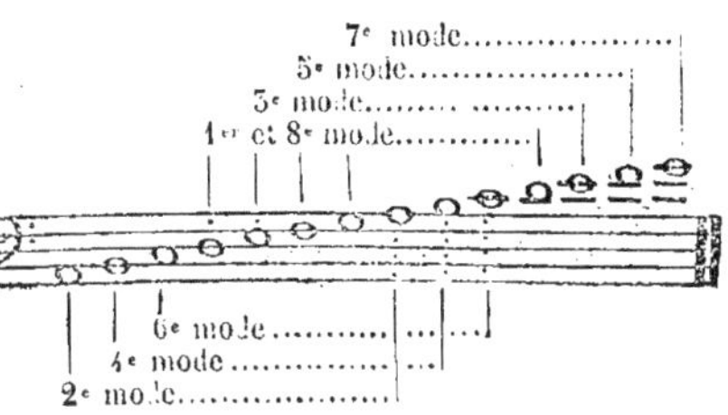

A coup sûr, une semblable exécution donnerait une grande puissance esthétique aux cantilènes de musique religieuse. Et, en effet, l'intonation devenant grave ou aiguë en raison des modes, et chaque mode possédant le secret de faire naître en nous un sentiment spécial, ainsi que l'affirment tous les musiciens du moyen âge, l'oreille se trouverait comme fascinée sous l'empire de ces belles mélodies, échos de la Grèce, dans lesquelles il suffisait de changer d'*harmonie* et d'*instruments accordés d'une manière différente*, pour exciter aussitôt les émotions les plus inattendues et les plus merveilleuses. — « *Quondam legitur*, dit Guy d'Arezzo, *quidam frenеticus, canente Asclepiade medico, ab insania revocatus. Et item alius quidam sonitu citharæ in tantam libidinem est incitatus, ut cubiculum puellæ quæreret effringere dementatus; moxque, citharedo mutante modum, voluptatis pœnitentia ductus, dicitur recessisse confusus* (10). » C'est d'ailleurs ce qu'atteste un précieux manuscrit de la Bibliothèque impériale de Paris, qui, dans un *tonarium*, exhibe en tête de chaque mode grégorien une figure assez grossièrement peinte, à la vérité, mais on ne peut plus intéressante, en ce sens qu'elle en exprime, avec une charmante naïveté, les effets moraux et la puissance esthétique.

Mais à quoi bon nous appesantir sur ce point? De nos jours, le personnel des *chœurs* de nos églises est bien restreint, ou s'il en existe qui soit un peu convenable, c'est presque toujours au profit des grosses voix taurines, pour nous servir d'une expression de Jean Diacre, historien du xe siècle. (*Voir* VOX TAURINA.)

Donc, les mélodies du plain-chant doivent être appropriées au genre de voix que possède chaque église, et de là, nécessairement, résulte pour l'accompagnateur l'obligation de transposer chaque morceau. Si l'accompagnateur est organiste, cette transposition exige une assez grande habileté et quelque-

(10) *Micrologi* cap. 14. Saint Basile rapporte des faits semblables dans son homélie *De legendis libris gentilium.*

fois une longue pratique. Il faut donc que celui-ci s'y familiarise tout d'abord, et pour arriver à ce but, les exercices les plus persévérants ne doivent pas l'effrayer, jusqu'à ce qu'il soit capable de transposer, à livre ouvert et dans tous les tons, toute espèce de cantilènes liturgiques.

Parvenu à ce point, l'harmonisateur grégorien s'enquerra des diverses méthodes de transposition adoptées dans nos églises. Or, la plus accréditée de toutes, bien que le célèbre Nivers lui ait opposé, sous Louis XIV, des inconvénients plus ou moins réels, consiste à placer à l'unisson la dominante des différents modes du plain-chant. Le choix de cet unisson dépend entièrement de la voix des chantres que l'on doit accompagner. Ici, on traduit les huit dominantes par la note

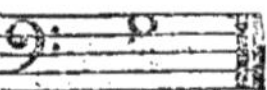

ailleurs par la note

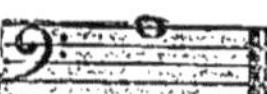

Dans d'autres églises enfin, cette dominante *unissonique* est un peu plus haute ou un peu plus basse. Au résumé, ce n'est là qu'une affaire de convention.

§ III.

J'arrive à une remarque assez importante, selon moi, mais dont on n'a pas assez tenu compte dans les ouvrages qui ont le même but que cet article.

L'exécution des mélodies liturgiques ne se réalise pas toujours avec le même mouvement. Il y a des morceaux qui se chantent très-lentement ; d'autres se vocalisent assez vite ; souvent même il en est qui s'exécutent d'une manière très-rapide.

Les méthodes d'accompagnement du plain-chant pèchent en ne distinguant pas cette variété temporaire. Il est clair, cependant, que le degré de lenteur ou de vitesse que l'on donne à chaque note d'une mélodie doit exiger une différence quelconque dans l'harmonisation de cette mélodie elle-même. Si le chant s'exécute avec un mouvement modéré, le contrepoint de note contre note pourra parfaitement lui convenir, sauf quelques exceptions. Si la mélodie est chantée vivement, ce genre d'accompagnement cessera d'offrir la même convenance, parce que chaque accord, s'y succédant avec rapidité, produira plus de secousses que d'harmonie : l'accompagnement, comme nous l'avons dit, ne fera qu'embarrasser l'allure prompte et légère du chant. Si, enfin, la cantilène religieuse revêt le caractère de l'*adagio*, l'harmonie de note contre note pourra paraître un peu nue, et l'oreille sera peut-être en droit de désirer alors des combinaisons plus variées de contrepoint.

Supposer un accompagnement uniforme pour les morceaux de chant liturgique, soumis à des mouvements *lents*, *modérés* ou *vifs*, c'est tout confondre, et c'est ce que je combats sans hésiter. Donc, pas de système unique, pas de méthode absolue, pas de théorie exclusive ; mais, au contraire, appropriation judicieuse d'une harmonie toujours convenable à la tonalité des mélodies grégoriennes.

Tel est le point de vue nouveau où il faut se placer, si l'on veut comprendre parfaitement les règles que je vais donner.

§ IV.

Et d'abord, le fond de tout accompagnement du plain-chant étant l'harmonie consonnante de note contre note, poussée à sa dernière perfection par les maîtres de la fin du xve siècle et de tout le siècle suivant, il est nécessaire de commencer par l'exposition des principes de cette harmonie.

Les anciens avaient coutume d'initier les élèves à la théorie du contrepoint par les règles relatives à l'enchaînement des simples intervalles harmoniques de deux sons.

Après avoir insisté sur la nature de chaque intervalle, ils posaient comme un axiome, qu'il fallait seulement admettre : 1° les consonnances parfaites d'*unisson*, de *quarte*, de *quinte*, d'*octave* et de leurs répliques ; 2° les consonnances imparfaites de *tierce mineure*, de *tierce majeure*, de *sixte mineure* et de *sixte majeure* avec leurs dérivés.

Antoine de Cousu, le célèbre auteur de *La Musique universelle*, dont un incendie n'a épargné que deux exemplaires d'épreuves typographiques, va nous guider dans l'emploi de ces intervalles (11). En offrant à nos lecteurs une analyse du second livre de son ouvrage, nous croyons être utile à l'art classique, puisque de Cousu avait le dessein, comme il le dit lui-même (page 75), de *rendre à la musique la plus haute perfection dont elle est capable.*

Voici donc, en substance, les préceptes contenus dans *La Musique universelle.*

I. Il ne faut pas mettre immédiatement de suite deux consonnances parfaites de même espèce, ni en montant ni en descendant. Exemples de ces successions défendues :

Unissons. Octaves. Quartes. Quintes.

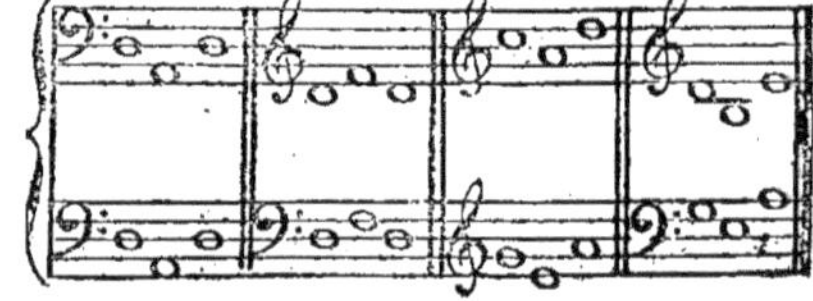

(11) *La Musique universelle, contenant toute la pratique et toute la théorie.* 1 vol. *incomplet* de 208 pages in-folio. On ignorait jusqu'à présent le véritable nom de l'auteur de ce livre. M. Ch. Gomart, dans ses *Etudes Saint-Quentinoises* (in-8°, 1851, pp. 305-307), a prouvé par des actes notariés, que ce nom n'est pas *Jean Cousu*, ni même *Jean du Cousu*, comme je l'ai avancé dans ma brochure sur la *Notation proportionnelle du moyen âge* (1847, p. 22), mais bien *Antoine de Cousu*, qui naquit à Amiens vers les dernières années du xvie siècle, devint chanoine de Saint-Quentin avant 1636, et mourut le 11 août 1658, comme l'indique sa pierre tombale.

« Si les Parties demeurent sur vne mesme chorde, sans monter ou descendre, il n'importe pas de mettre, deux, trois, ou plusieurs Octaves l'vne après l'autre, et ainsi des autres Consonances parfaites ; parce que tant qu'il y en a sur vne mesme chorde, ou sur vne (*sic*) espace, elles ne sont estimées que pour vne (p. 102). »

II. On peut mettre de suite deux consonnances parfaites de différente espèce, de cette manière :

1° La quinte après l'unisson par mouvement contraire, l'une des deux parties se mouvant par degré conjoint ; ou bien par mouvement oblique, l'une des deux parties restant en place. Exemples :

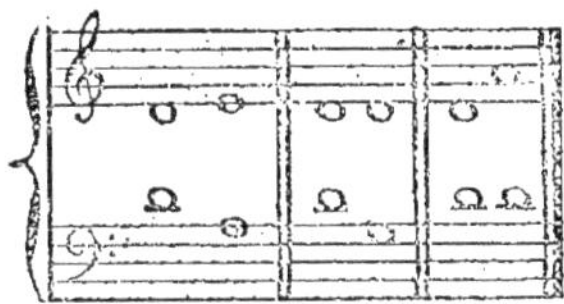

2° L'unisson après la quinte. Et, dans ce cas, l'une des deux parties reste en place ; ou si les deux parties font mouvement, la grave fait un saut de quarte, et l'aiguë descend d'un degré diatonique. Exemples :

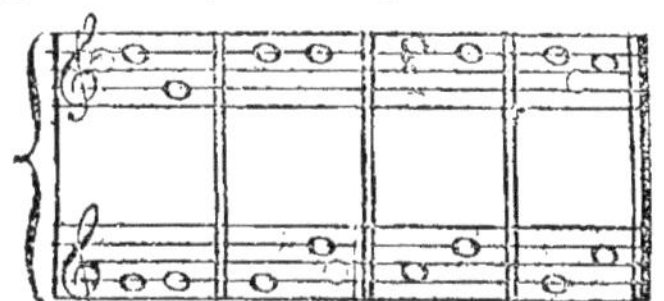

3° La quinte après l'octave par tous les mouvements ; mais quand on emploie les mouvements *contraire* ou *semblable*, il faut que l'une des deux parties monte ou descende *d'un seul degré*. Exemples :

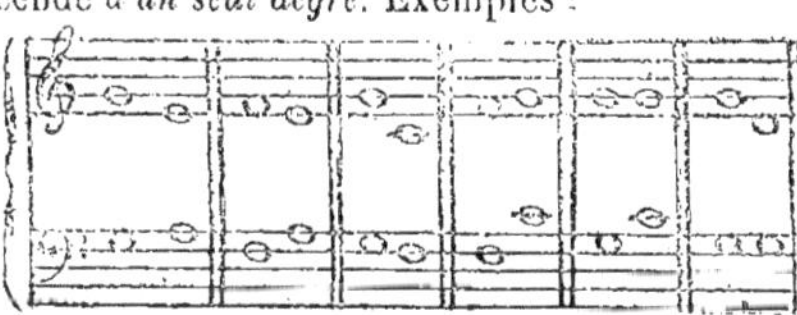

4° L'octave après la quinte, en observant les conditions précédentes. Exemples :

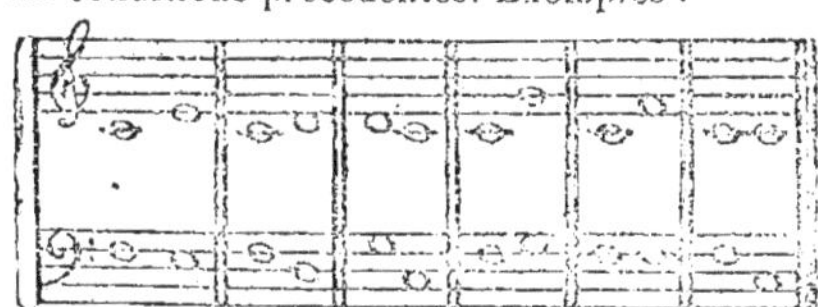

5° L'unisson après l'octave et l'octave après l'unisson, l'une des deux parties restant en place. Exemples :

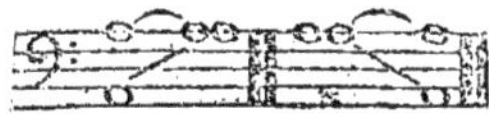

6° La quarte après la quinte et la quinte après la quarte ; mais il faut que l'une des deux parties reste en place. Exemples :

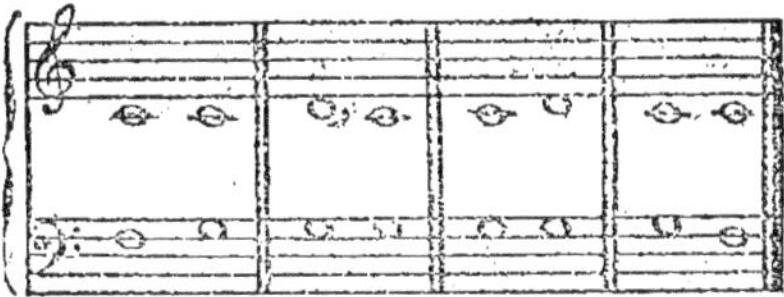

III. On peut mettre de suite plusieurs consonnances imparfaites l'une après l'autre, mais il ne faut pas qu'elles soient de même espèce.

On permet cependant de faire entendre de suite, soit en montant, soit en descendant, *deux tierces mineures* ou *deux sixtes majeures* par degré conjoint, car alors ces deux tierces ou ces deux sixtes ont entre elles la différence d'un *comma* (p. 115).

Si les deux parties faisaient le mouvement du demi-ton majeur (12), la succession de deux sixtes majeures serait interdite. Exemples défendus :

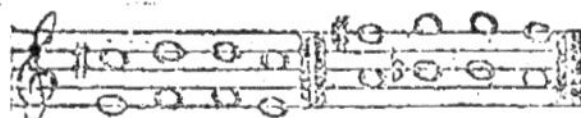

On permet de faire deux tierces mineures l'une après l'autre, lorsque les parties, montant ou descendant ensemble par l'intervalle du demi-ton majeur, sont suivies d'une octave. Exemples :

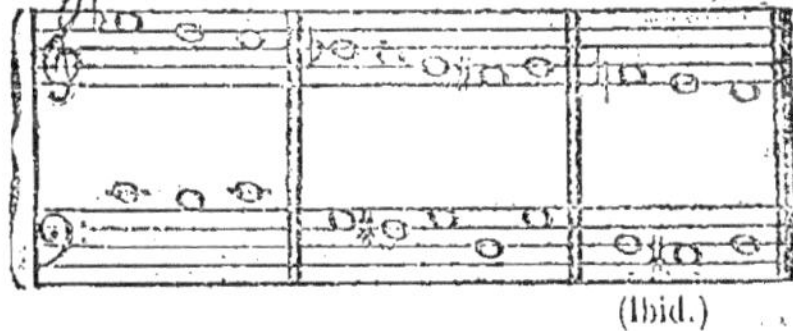

(Ibid.)

Il ne faut jamais placer deux tierces majeures ou mineures, ni deux sixtes majeures ou mineures l'une après l'autre, quand les parties procèdent par saut ou mouvement séparé, parce que cela produirait de mauvaises relations harmoniques. Exemples défendus :

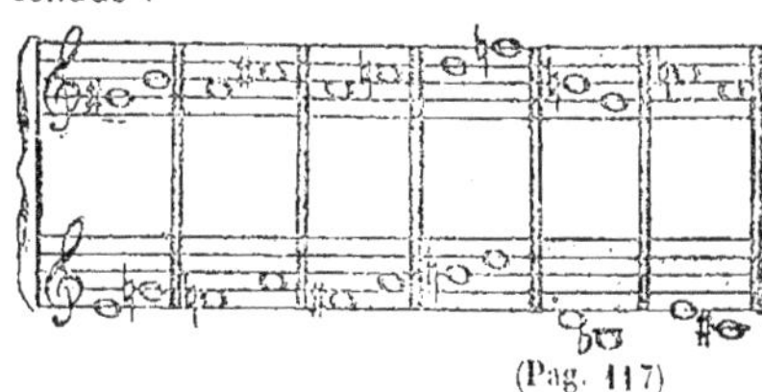

(Pag. 117)

(12) Le demi-ton majeur se trouve naturellement dans l'échelle diatonique :

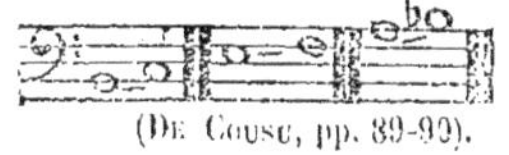

(De Couse, pp. 89-90).

IV. Quand on veut entremêler des intervalles de *tierce* et de *sixte*, il faut faire attention aux règles suivantes :

1° Si les parties procèdent par mouvement contraire, la tierce devra être majeure si la sixte est mineure, et *vice versa*. Exemple :

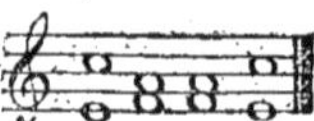

2° Quand l'une des parties reste en place, on mettra la tierce majeure avant ou après la sixte majeure, et la tierce mineure avant ou après la sixte mineure. Exemples :

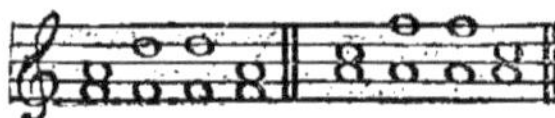

3° Quand les parties descendent, l'aiguë par saut mélodique de quinte, et la grave par intervalle conjoint, on mettra la tierce majeure ou mineure après la sixte majeure, — de cette manière : la tierce *majeure*, lorsque la partie descendra d'un ton, et la tierce mineure, lorsque cette partie descendra d'un demi-ton. Exemples :

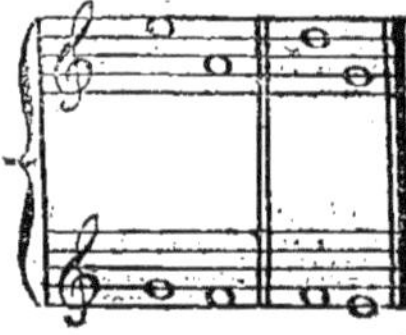

Et l'on mettra aussi la tierce mineure après la sixte mineure. Exemples :

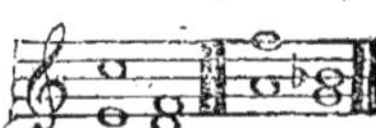

4° Quand les parties montent, savoir la grave par saut mélodique de quinte, et l'aiguë par intervalle conjoint, on mettra, après la sixte majeure, la tierce majeure si la partie supérieure monte d'un ton, et la tierce mineure si la partie supérieure ne monte que d'un demi-ton. Exemples :

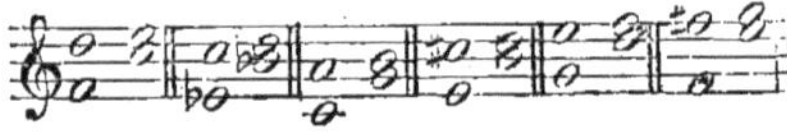

V. Pour aller d'une consonnance *parfaite* à une consonnance *imparfaite*, on doit observer les règles qui suivent :

1° Quand les deux parties montent ou descendent ensemble, il sera bon que l'une procède par mouvement conjoint. Cette partie sera la grave quand elle monte, ou l'aiguë lorsqu'elle descend. Exemples :

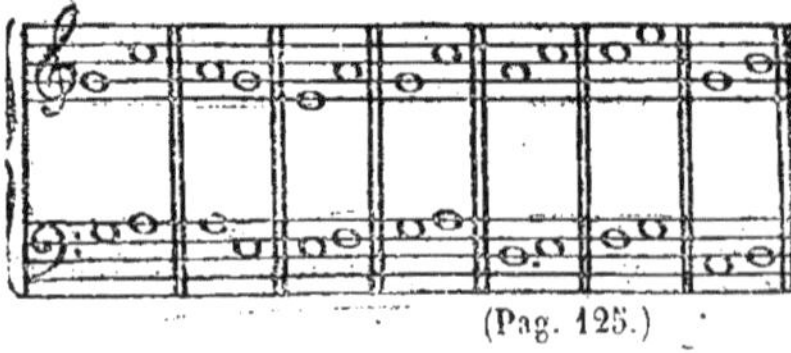

(Pag. 125.)

2° Si les deux parties montent ou descendent ensemble par mouvement séparé, l'une des deux fera un saut mélodique de tierce mineure ou majeure (le saut de tierce majeure n'est pas aussi bon). La partie qui doit parcourir l'intervalle de tierce est la grave quand elle monte, ou l'aiguë quand elle descend. Exemples :

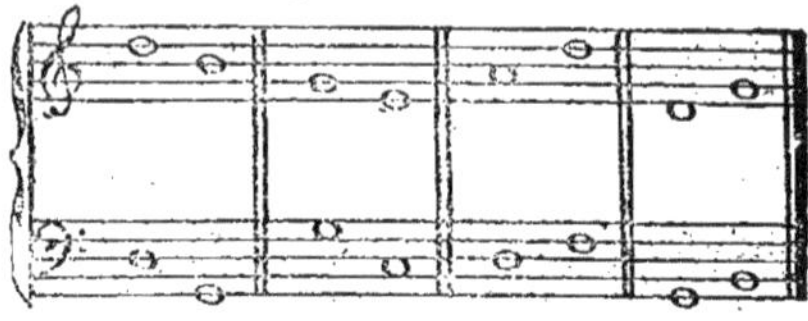

VI. Manière d'aller d'un consonnance *imparfaite* à une consonnance *parfaite*.

1° Quand les parties montent ou descendent ensemble par degrés disjoints, *on évitera* d'aller d'une consonnance imparfaite (majeure ou mineure) à une parfaite.

2° Il est permis d'aller d'une tierce à l'unisson par mouvement *contraire* ou *oblique;* mais il faut que la tierce soit mineure. Exemples :

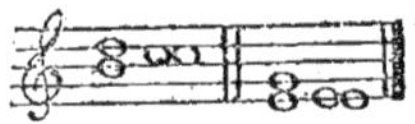

3° Si l'on veut faire entendre un unisson après une tierce majeure, on doit employer le mouvement semblable, et faire mouvoir la partie supérieure par degré conjoint mineur, et la partie grave par intervalle disjoint de quarte. Exemples :

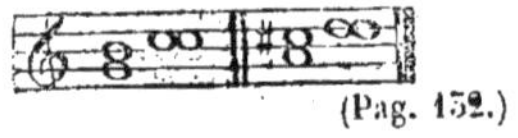

(Pag. 132.)

4° La tierce majeure peut être suivie de l'octave par mouvement contraire. Exemples :

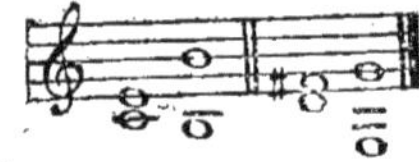

5° Il est défendu d'aller d'une tierce majeure ou mineure à une quinte, quand les parties marchent par mouvement semblable et degré disjoint.

6° Mais quand les parties descendent ensemble par mouvement séparé, à savoir : la grave par intervalle de quinte, et l'aiguë par celui de tierce mineure, on peut aller à la quinte. Exemples :

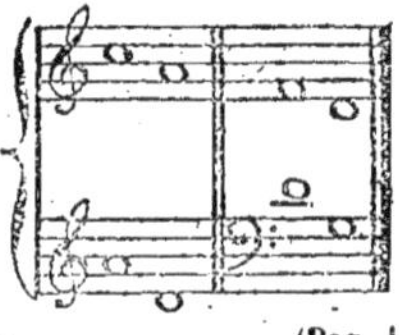

(Pag. 128.)

7° Quand les parties montent ense

il est permis d'aller de la tierce à la quinte, à savoir : la partie aiguë par saut, et la grave par degré conjoint et *mineur, autant que possible.* Exemples :

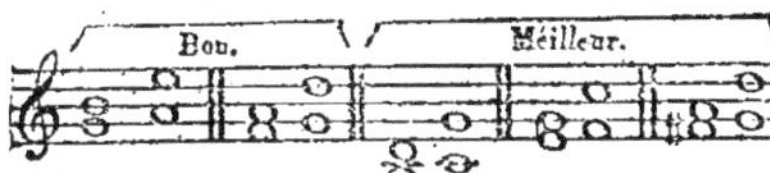

8° On ira encore de la tierce à la quinte, quand les parties descendront ensemble, à savoir : la grave par saut ou degré disjoint, et l'aiguë par degré conjoint, lequel sera meilleur s'il est d'un demi-ton. Exemples :

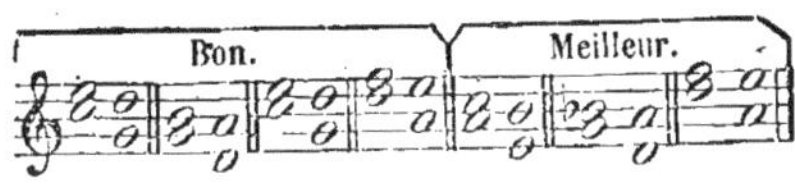

(Pag. 133.)

9° Pour aller de la tierce à la quinte par mouvement oblique, il faut que la tierce soit majeure. Exemples :

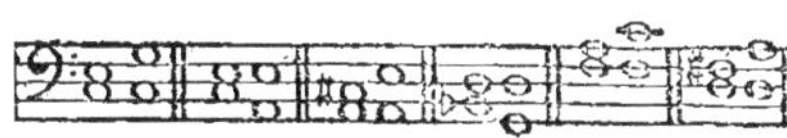

10° Par mouvement contraire et degrés conjoints, si l'intervalle de tierce est suivi de l'intervalle de quinte, celui de tierce devra être mineur, particulièrement à deux parties. Exemples :

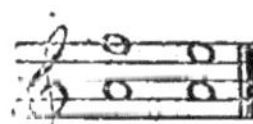

11° On évitera d'aller de la sixte à la quinte par mouvement semblable, lors même que les deux parties procéderaient par degré conjoint.

12° La sixte mineure peut être suivie de la quinte par mouvement oblique. Exemple :

13° Il faut également éviter d'aller de la sixte à l'octave, quand les parties montent ou descendent ensemble *par quelque intervalle que ce soit.* Il y a cependant des auteurs qui l'approuvent, quand l'une des parties fait un mouvement de demi-ton majeur; mais « cela n'est point supportable, et il n'en faut point user, si ce n'est à cinq, et à plus de parties. » (P. 127.)

14° La sixte majeure peut être suivie de l'octave par mouvement contraire ou oblique. Exemples :

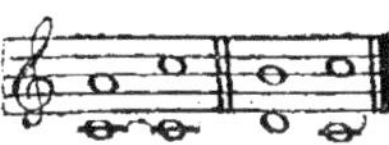

VII. Exemples de l'emploi de la fausse quinte à deux parties :

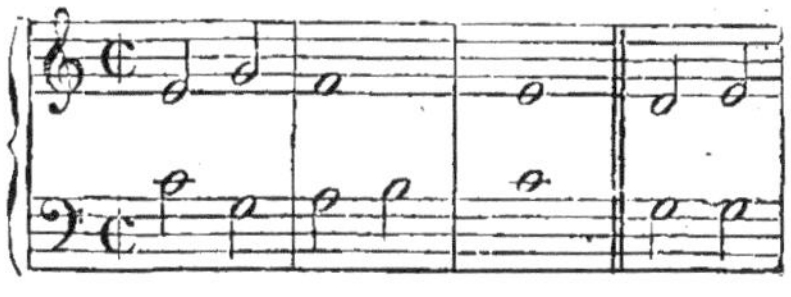

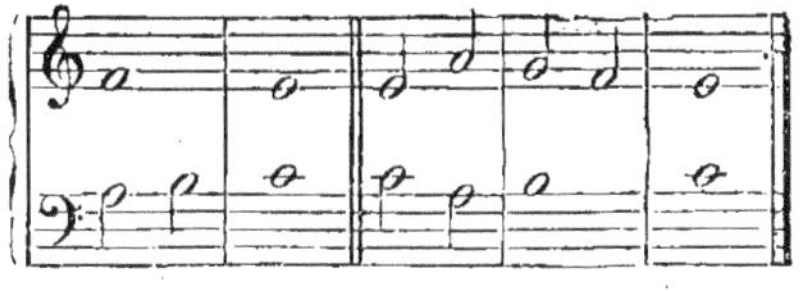

(Pag. 146.)

VIII. Antoine de Cousu termine en faisant observer que le contrepoint simple à deux parties doit commencer par une consonnance parfaite ou l'unisson, et doit finir par l'unisson ou l'octave (une double octave serait trop éloignée).

Au chapitre 30 du troisième livre de sa *Musique universelle*, il donne des exemples des diverses terminaisons ou cadences à l'unisson et à l'octave pour les contrepoints à deux parties. Voici ces exemples :

Cadences à l'unisson.

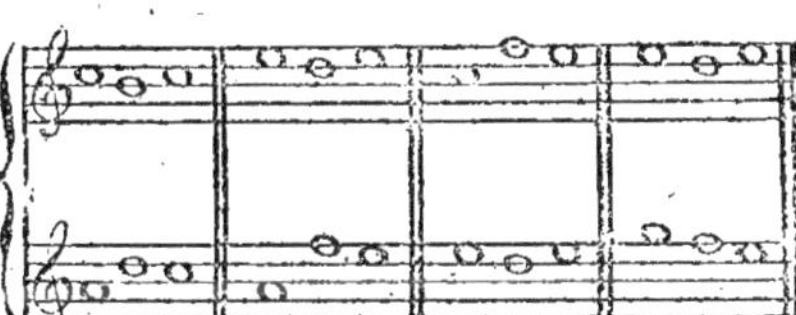

Cadences à l'octave.

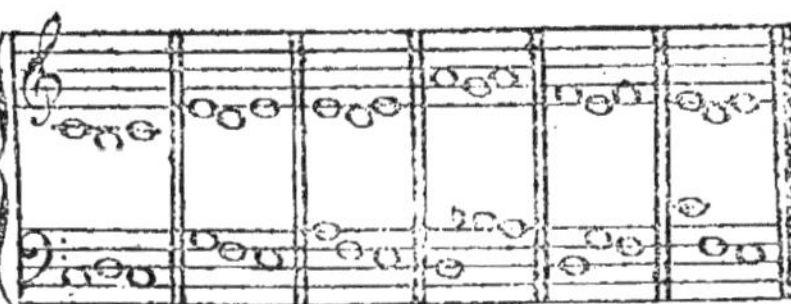

IX. Enfin, il insiste sur la nécessité que doit s'imposer tout contrapuntiste intelligent de donner aux parties *un beau procédé*, c'est-à-dire de beaux chants (p. 99), et de les faire marcher, autant que possible, par mouvement contraire. L'exemple qu'il donne à la page 134 fera comprendre cette dernière règle :

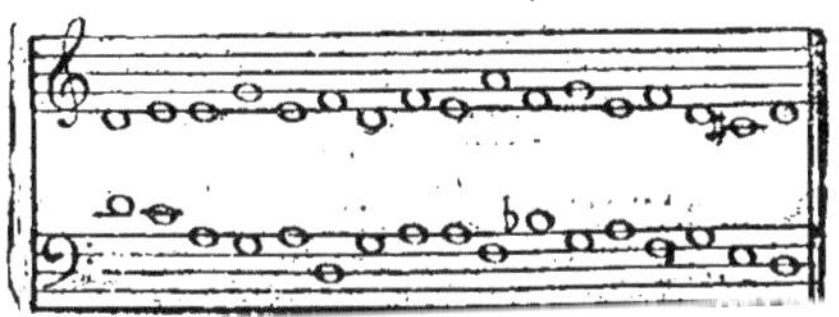

§ V.

Nous allons maintenant compléter les préceptes d'Antoine de Cousu par quelques citations empruntées à d'autres théoriciens.

Tinctoris, dans le troisième chapitre du premier livre de son ouvrage intitulé : *Liber de arte contrapuncti* (13), recommande d'éviter le plus possible l'emploi de l'unisson : *Unisonus, propter ejus modicam dulcedinem, accuratissime est evitandus* (P. 54 *bis*). Ceci doit s'entendre du contrepoint à deux parties; et, même dans ce cas, on peut sans crainte commencer et finir un morceau par l'intervalle dont il vient d'être parlé.

Il suit à peu près la même méthode qu'Antoine de Cousu, dans les règles qu'il donne pour la succession légitime des intervalles harmoniques. L'exposé de ces règles nous montre que, à l'époque où écrivait cet auteur, et grâce à l'influence de Jean Dunstaple, Egide Binchois, Guillaume Dufay, Jean Okeghem, Jean Régis, Antoine Busnois, Firmin Caron et Guillaume Faugues, l'art était arrivé à une grande perfection.

Ce n'est plus le temps où l'on enseignait qu'il fallait éviter, *autant que possible*, la succession de deux consonnances parfaites par mouvement semblable : *Debemus binas consonantias perfectas seriatim conjunctas ascendendo vel descendendo, prout possumus, evitare* (14). La période de l'élaboration harmonique est passée; le contrepoint est assis sur des bases solides, et les détails que nous en donne Tinctoris méritent d'autant plus de fixer notre attention, qu'ils jettent quelque lumière sur les travaux d'ailleurs si consciencieux d'Antoine de Cousu.

Ainsi, dans les règles concernant l'emploi légitime de deux consonnances parfaites qui se succèdent, Tinctoris permet, et avec raison, qu'une quinte soit suivie d'un unisson, les parties faisant un saut mélodique de tierce par mouvement contraire de la quinte à l'unisson; ce que ne dit pas Antoine de Cousu. Exemple :

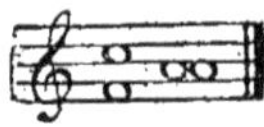

Tinctoris permet que la même chose ait lieu, mais en sens inverse et très-rarement (*rarissime*), pour aller de l'unisson à la quinte. Ex. :

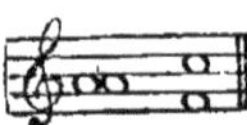

Dans les successions de la quinte allant à l'octave, il n'indique pas toutes les formules de l'auteur moderne. Il omet celle-ci :

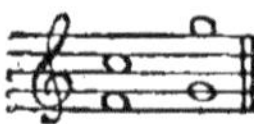

qui contient deux octaves cachées par mouvement semblable, mais il mentionne cette autre :

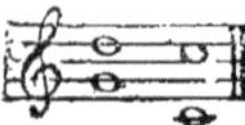

laquelle n'est pas moins fautive, rigoureusement parlant, que la précédente.

Quant à la quarte, Tinctoris dit que, rejetée du contrepoint (*a contrapuncto rejicitur*), son emploi n'est tout au plus admis que dans les cadences et les faux-bourdons.

Il indique d'autres formules que de Cousu pour l'octave succédant à l'unisson et l'unisson succédant à l'octave. Exemples :

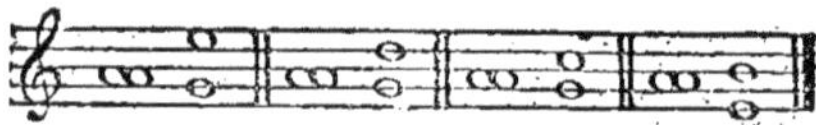

A l'époque où vivait cet auteur, les tierces et les sixtes majeures étaient appelées tierces et sixtes *parfaites*; les deux autres étaient nommées *imparfaites*. La sixte n'était pas encore regardée comme un intervalle agréable en lui-même : « Apud antiquos *discordantia* reputabatur, et, ut vera fatear, aurium meorum judicio, per se audita, hoc est sola, plus habet asperitatis quam dulcedinis. » (Cap. VII, p. 59 *bis*.)

Quoi qu'il en soit, Tinctoris entre dans quelques détails intéressants au sujet du mélange des intervalles de tierce et de sixte.

On peut employer, dit-il, deux tierces de suite, lorsque les parties procèdent par mouvement ascendant ou descendant de seconde (A), de tierce (B), de quarte (C) et de quinte (D). Exemples :

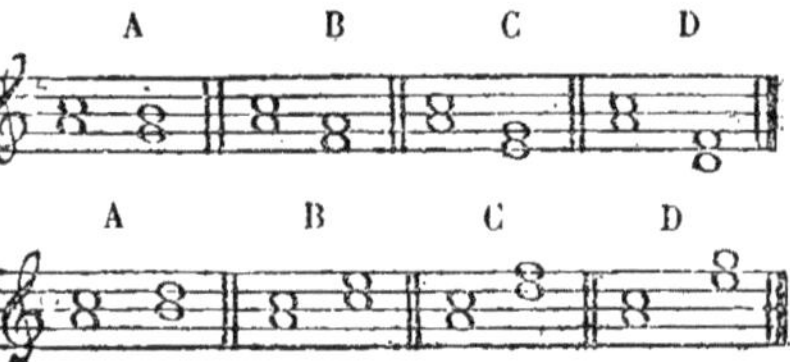

On peut faire entendre, d'après Tinctoris, la sixte après la tierce dans les cas suivants :

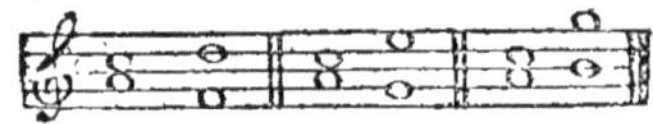

et la tierce après la sixte :

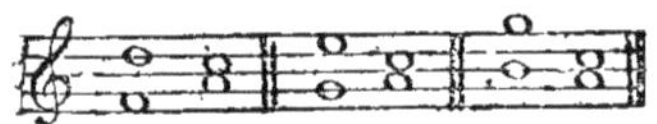

En ce qui concerne les consonnances parfaites, se résolvant sur les consonnances imparfaites, Tinctoris enseigne que l'on peut aller :

1° De l'unisson à la tierce, de cette manière :

(13) Ouvrage terminé le 11 octobre de l'année 1477 et encore inédit. La bibliothèque du Conservatoire de musique de Paris en possède une copie sous le n° 6145

(14) JOANNES DE MURIS, *De discantu*. (Apud GERBERTI *Scriptores*, tom. III, p. 306).

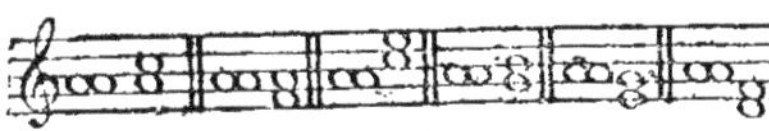

2° De l'unisson à la sixte :

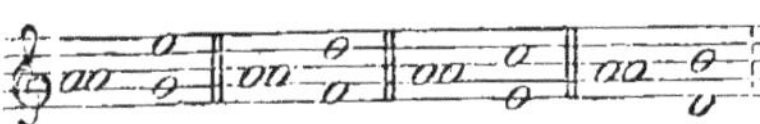

3 De la quinte à la tierce :

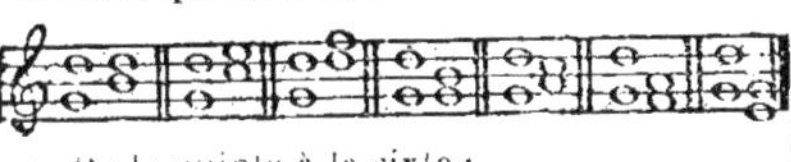

4 De la quinte à la sixte :

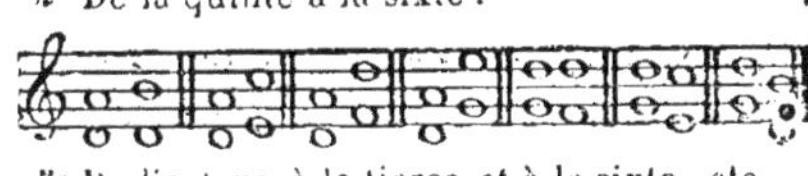

5° De l'octave à la tierce et à la sixte, etc.

Tous ces préceptes sont excellents, et il est facile d'en déduire ceux qui ont rapport aux consonnances imparfaites suivies de consonnances parfaites.

Après Tinctoris et de Cousu, auteurs dont les ouvrages sont à peu près introuvables, je ne puis m'empêcher d'analyser les règles du *Contrapunto osservato*, telles qu'on les trouve dans le livre intitulé : *Miscellanea musicale* d'Angelo Berardi (*parte seconda*, p. 104 et suiv.) On sait que le P. Martini, excellent juge en fait d'érudition musicale, avait beaucoup d'estime pour Berardi de Sainte-Agathe, qu'il appelle : *autore diligente raccoglitore delle Regole di Contrappunto de' primi maestri* (15). (*Saggio*, tome 1er, p. XXIII, note 1.)

Or, voici ce qu'enseigne Berardi :

1° On va d'une consonnance parfaite à une autre parfaite par mouvement *contraire*.

2° On va d'une consonnance imparfaite à une parfaite par les mouvements *contraire* ou *oblique*.

3° On va d'une consonnance parfaite à une imparfaite, comme on voudra.

4° On va d'une consonnance imparfaite à une autre imparfaite, également comme on voudra.

5° On doit commencer et finir par une consonnance parfaite. Finir par une consonnance parfaite est *une règle infaillible*; commencer de même est *une règle plus louable*

(15) Berardi fut maître de chapelle de la basilique de Ste-Marie *in transtevere*, à Rome, en 1593. Voyez *Il perche musicale* de cet auteur, p. 14

(16) Les fausses relations à éviter sont, comme le dit le P. Martini, celles d'octave superflue (A), d'octave diminuée (B), de triton (C), de fausse quinte (D), et de quarte altérée (E). Exemples :

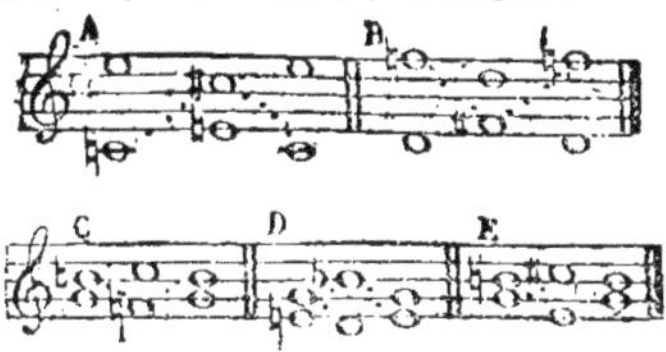

6° Après la sixte majeure, il faut immédiatement la tierce ou la quinte sur la même note du plain-chant :

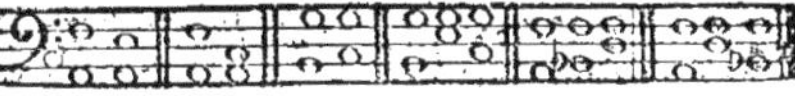

7° Après l'unisson, la sixte majeure est interdite, mais la sixte mineure est supportable.

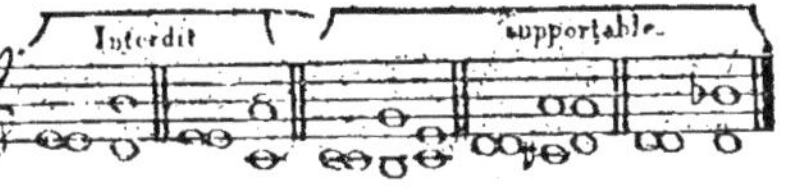

8° On ne peut faire deux sixtes majeures de suite, quand le plain-chant et le contrepoint marchent par mouvement semblable. Lorsque deux sixtes se suivent, il faut que l'une soit majeure, et l'autre, mineure. Exemples :

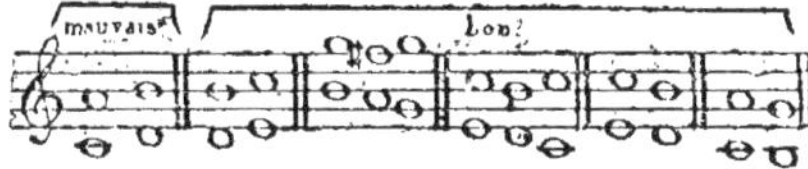

9° Sont également défendues deux tierces majeures ou deux tierces mineures par mouvement semblable. Il faut que l'une des deux soit majeure, et l'autre, mineure.

10° On ne doit pas aller de la sixte à l'octave, ni de l'octave à la sixte par mouvement oblique. Exemples :

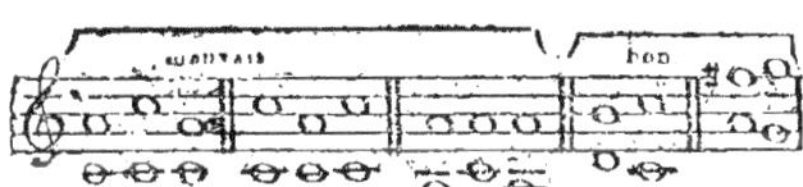

11° Il est défendu d'aller de la quinte à la sixte, et de la quinte à la tierce par mouvements *contraire* et *semblable*, QUAND IL Y A *FA* CONTRE *MI*, parce qu'alors il existe une fausse relation (16). Exemples :

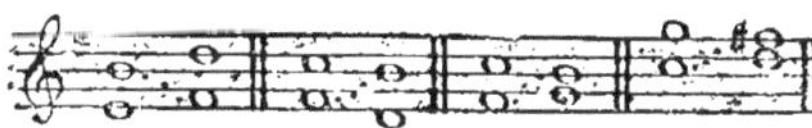

Si l'on veut éviter ces fausses relations.

Il est inutile de faire remarquer ici que, dans l'harmonie rigoureuse, les parties ne peuvent pas réaliser *mélodiquement* des successions dans lesquelles existent ces relations mauvaises. Ainsi, on ne chantera jamais :

ut ♯ — *fa* ♮. || *si* ♮ — *fa* ♮, etc.

On évitera même de faire exécuter, par les parties des sauts mélodiques qui ne leur sont pas naturels Pour cette raison, dit Ornithoparcus (*Musicæ activæ micrologus*, in-4°, 1517 et 1519; lib. IV, cap. 4), on aura soin de ne pas faire franchir des intervalles disjoints de quinte par le dessus, ni de sixte par la basse.

On ira même jusqu'à interdire, dans la même partie, tout ce qui pourrait ressembler à des suc

il faut avoir recours aux accidents musicaux de cette manière :

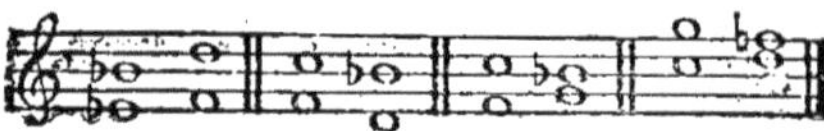

12° Sont prohibés, par mouvement semblable ou oblique, les intervalles où se rencontre *fa* contre *mi* par consonnances imparfaites. Exemples :

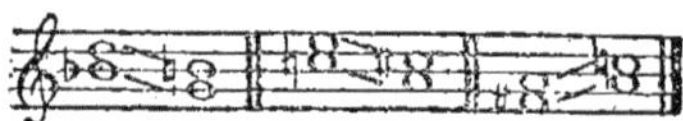

Pour qu'elles soient bonnes, ces successions doivent être modifiées de cette manière :

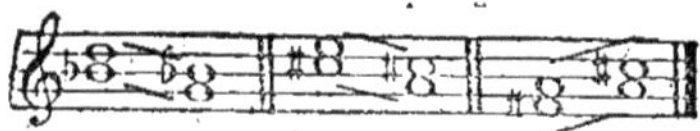

ce qui n'est pas toujours possible.

13° Il est défendu d'aller de l'unisson à la quinte, et de la quinte à l'unisson, lorsque les parties montent ou descendent par mouvement contraire et saut de tierce disjointe. Exemples :

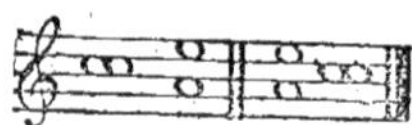

14° Après la sixte majeure, on peut faire entendre la quinte *par licence poétique*; la sixte mineure est préférable. Exemples :

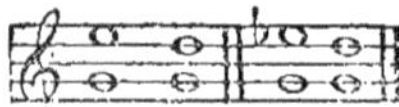

Tel est, en substance, l'enseignement de Berardi de Sainte-Agathe. Je laisse aux lecteurs le soin de le comparer aux prescriptions harmoniques qui précèdent.

Etienne Vanneo, auteur d'un livre très-rare, in-fol., imprimé à Rome en 1533, sous le titre de : *Recanetum de musica aurea*, va maintenant nous fournir quelques détails précieux sur le contrepoint à deux parties.

Cet écrivain est surtout remarquable par les explications qu'il donne sur la manière de réaliser les cadences.

Tout contrepoint de note contre note à deux parties, dit-il, se termine rigoureusement (*arctissimum præceptum*) par trois sortes de cadences, savoir : ou à l'unisson, ou à la quinte, ou à l'octave. Et ce qu'il dit ici de ces trois intervalles s'entend également de leurs répliques.

Les cadences à l'unisson doivent être précédées d'une tierce mineure. Exemple :

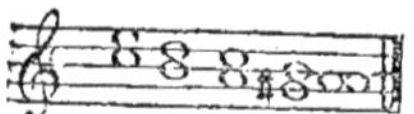

Il a soin d'avertir qu'il indique ici le dièse en faveur des ignorants et des jeunes élèves : *tyronibus ac rudibus adolescentibus*. (Lib. III, cap. 14.)

Les cadences à la quinte doivent être précédées d'une tierce majeure (17) :

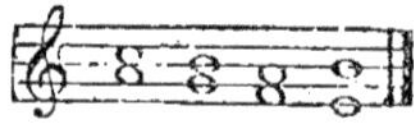

Les cadences à l'octave doivent être précédées d'une sixte majeure. Exemples :

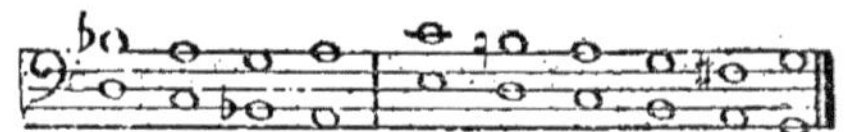

Dans aucune cadence, même à plus de deux parties, la sixte ne peut se faire entendre au-dessus ou au-dessous de la dernière note, parce que c'est un intervalle peu sonore et peu agréable : *Parum resonat parumque venustatis habet, tanta est ejus imbecillitas.*

« Les cadences, dit-il, ne doivent pas être prodiguées; il faut en être avare, car c'est leur petit nombre dans un même morceau qui en fait le charme, comme aussi l'on doit s'attacher à ne pas toujours les placer sur la même corde. Le sens du texte dirigera le compositeur dans le choix de ces repos qui sont, au fond, une sorte de ponctuation musicale. » (Cap. 40.)

Vanneo a soin d'indiquer lui-même les cordes de chacun des huit modes du plain-chant, qui peuvent recevoir une cadence (18). Les voici :

Premier mode.

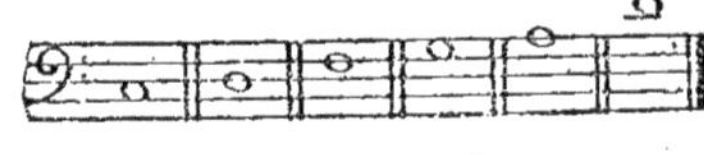

Deuxième mode.

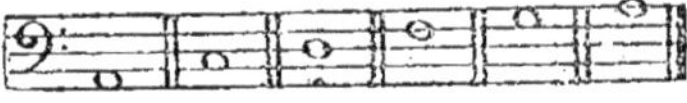

Troisième mode.

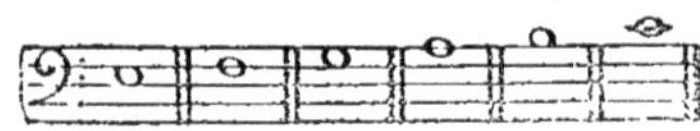

cessions chromatiques, comme : *ut* ♮, — *ut* ♯ etc. Cependant, aux cadences, une partie faisant entendre un *ut* ♯, par exemple, pourra le *bécarriser* ensuite. C'est ce que l'on voit dans l'excellent faux-bourdon du *De profundis* et du *Dies iræ*, en usage dans le diocèse de Paris, et que l'on doit à l'abbé Homet, musicien du XVIIIe siècle.

(17) C'est aussi ce qu'enseigne César Crivellati dans ses *Discorsi musicali* (Viterbe, in-8°, 1624), p. 18?).

(18) Le P. Antoine Parran, dans son *Traité de la Musique théorique et pratique*, etc. (Paris, 1639 et 1646), consacre le chapitre cinquième de la quatrième partie de son livre, à tout ce qui concerne les cadences ; il en détermine même le nombre et la place dans chaque mode du plain-chant, mais il n'est pas aussi clair que Vanneo; voilà pourquoi nous avons préféré la doctrine de ce dernier auteur.

Quatrième mode.

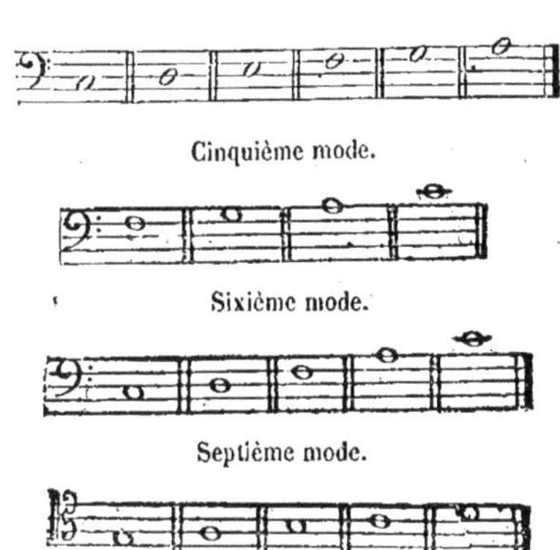

Cinquième mode.

Sixième mode.

Septième mode.

Huitième mode.

Après ces indications, Vanneo intime aux contrapuntistes grégoriens l'ordre de ne jamais faire d'autres cadences que celles qui viennent d'être mentionnées. Ses paroles sont trop originales, pour n'être pas citées textuellement : — « Conaberis igitur.... non alias cadentias nisi eas tantum, quas attribuendas præcepimus inviolabiliter, nec extra illas in universo cantilenæ contextu vagandum erit, ut imperiti ac penitus hujus artis ignari solent, suis ineptiis jactabundi, qui rebus suis rectius consulerent, si doctiores audirent. »

Après un semblable langage, il est impossible qu'on s'avise jamais de violer la règle.

Zarlino, le plus célèbre des didacticiens du XVIe siècle, indique les cadences suivantes dans la troisième partie de ses *Institutions harmoniques* :

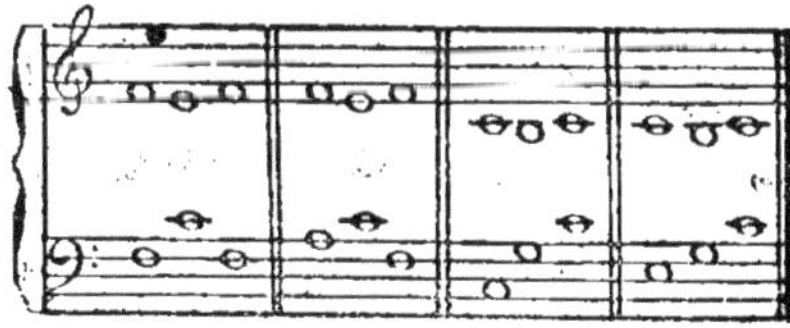

Mais il fait judicieusement observer que ces cadences ne s'emploient guère dans les compositions à deux voix ; et même lorsque l'on voudra s'en servir, dit-il, il faudra les placer au milieu, et non à la fin de la composition, à moins d'y être contraint par la nécessité : « Ma queste cadenze non si usano molto di lungo nelle compositioni di due voci.... ; et quando le vorremo porre, sempre le porremo nel mezzo, et non nel fine della cantilena ; et quando la necessità a ciò fare ne astringesse. » — Or, la nécessité dont parle ici Zarlino n'a lieu que dans le contrepoint canonique.

Cet auteur donne encore des exemples de cadences à la tierce et à la sixte :

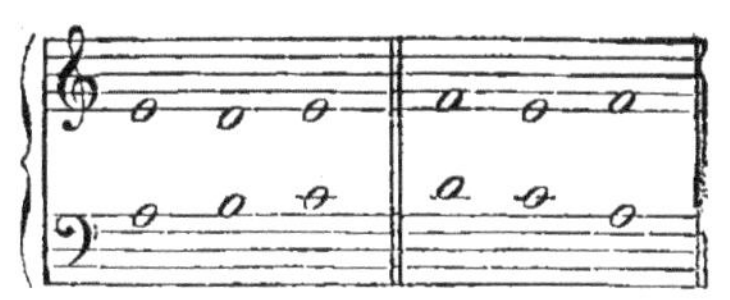

Ce sont, ajoute-t-il, des cadences improprement dites, qu'il faut n'employer que dans le courant d'un morceau, et seulement lorsque la ponctuation annonce une simple suspension dans l'enchaînement des idées.

§ VI.

Après avoir exposé les règles du contrepoint simple à deux parties, autant du moins que le comportent les limites d'un article de dictionnaire, il est temps que nous abordions le contrepoint rigoureux de même espèce, à trois et à quatre parties.

Supposons un instant que nous vivons, non pas au XIXe siècle, mais à la fin du XVe. A cette époque, il y avait un maître célèbre en Italie qui attirait autour de lui une foule d'élèves de toutes les contrées de l'Europe. Or, mêlons-nous à la foule de ces élèves, et voyons comment l'habile professeur leur enseignait le contrepoint à plusieurs parties.

« *De compositione diversarum partium contrapuncti.*

« Cantilenarum quæ tribus aut quatuor consonis partibus componuntur contrapunctus hoc ordine consideratur : quum Tenor et Cantus octauam inuicem seruauerint, Contratenor in quintam supra Tenorem : aut in octaua sub Tenore deductus : quam optime ac suauiter concordabit. Quod si his tribus coniunctis partibus alium in cantilena Contratenorem in acutum coaptare tentaueris : in tertiam supra Tenorem. vel (quod suauiori attinet harmoniæ) in quintam poteris collocare. Verum si in tertiam supra Tenorem fuerit dispositus : ad grauiorem Contratenorem : decimam concordabit. Si autem in quintam ab ipso tunc Baritonante per duodecimam distabit. Baritonans enim intelligitur pars seu processus grauior in compositione cantilenæ qui et Contratenor grauis dicitur a *uari* quod est graue, *u* mutata in *b*, quasi grauiorem cantans cantilenæ partem : cuius considerationis hoc proponitur exemplar :

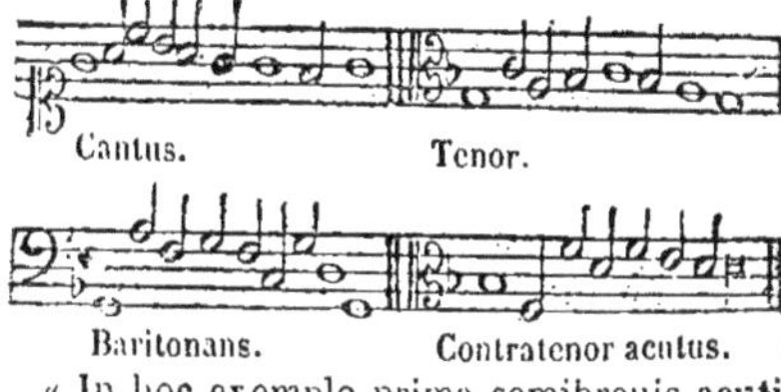

Cantus. Tenor.

Baritonans. Contratenor acutus.

« In hoc exemplo prima semibreuis acuti Contratenoris in tertiam supra Tenorem constituta per decimam distat intensa a prima Baritonantis et per sextam remissa est sub prima cantus. Ab hac autem distat prima Baritonantis per quintamdecimam in graue. Atque ita ex utrisque bona deducitur concordia. Ultima uero semibreuis acuti contratenoris Tenorem superuadit acumine per quintam : distans ab ultima Baritonantis per duodecimam sub ultima cantus per diatessaron est remissa : qua re harmonica inde provenit concordia. Verum quum Baritonans fuerit remissus per quintam sub Tenore : et cantus per sextam aut octauam ab ipso distet Tenore in acumen. acutus tunc Contratenor in tertiam supra Baritonantem ductus concordabit. Ut ex prima sequentis exempli semibreui percipitur. Suauiore tamen consistentia mediabitur : si in octauam supra Baritonantem commemoretur : ut in ultima hujus exempli notula pernotatur (19) : »

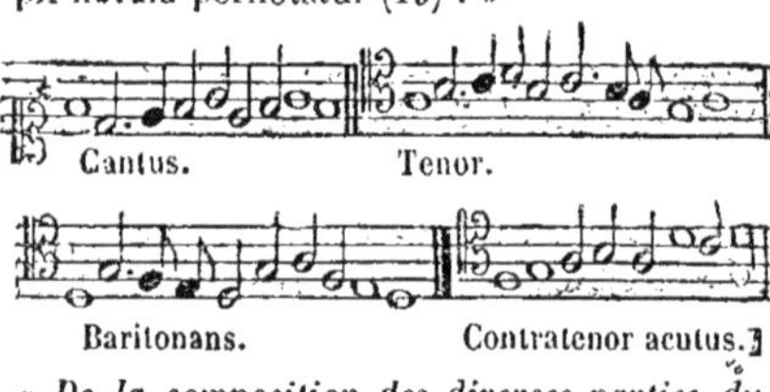

« *De la composition des diverses parties du contrepoint.*

« Voici comment on envisage le contrepoint des morceaux à trois ou à quatre parties.

« Lorsque le ténor et le chant font entre eux une octave, on placera le contraténor à une quinte au-dessus ou à une octave au-dessous du ténor, ce qui produira une excellente et suave harmonie.

« Que si, à ces trois parties, vous voulez en ajouter une quatrième à l'aigu, vous la mettrez à une tierce, ou mieux encore, à une quinte au-dessus du ténor; si vous choisissez la tierce, cette quatrième partie sera distante d'une dixième de la partie la plus grave; si vous choisisez la quinte, il y aura intervalle de douzième entre la partie supérieure et l'inférieure qu'on appelle aussi contraténor grave ou *baryton*. (Ce dernier mot vient de *bari* dont on change la première lettre et qui signifie *grave*). Exemple :

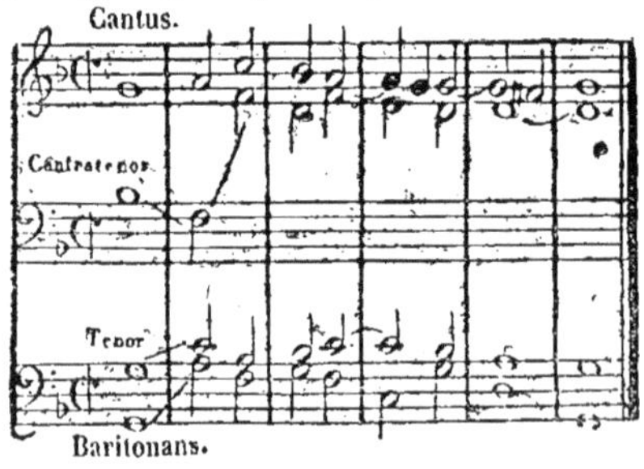

« Dans cet exemple, la première ronde du contraténor est à la distance d'une tierce au-dessus du ténor, d'une dixième au-dessus du baryton, et d'une sixte au-dessous du chant. Le chant et le baryton sont à un intervalle de quinzième. De cet ensemble naît une bonne harmonie.

« La dernière ronde du contraténor est placée à la distance d'une quinte au-dessus du ténor, d'une douzième au-dessus du baryton et d'une quarte au-dessous du chant : ce qui produit encore un ensemble harmonieux.

« Mais si le baryton est à la distance d'une quinte au-dessous du ténor, alors le chant se trouvera à une sixte ou à une octave au-dessus du ténor, et le contraténor à une tierce au-dessus du baryton, comme on peut le voir dans la première consonnance de l'exemple suivant. Il est cependant préférable de placer le contraténor à une octave au-dessus du baryton, ainsi qu'on le peut voir à la dernière note de cet exemple : »

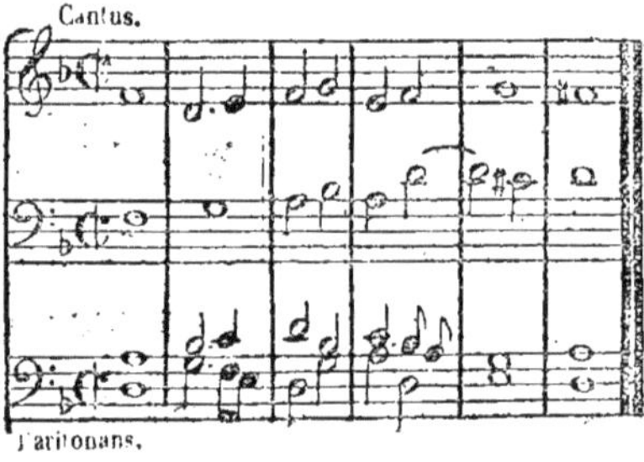

On me permettra de ne pas prolonger davantage cette citation, qui est curieuse sous plus d'un rapport, mais dont l'utilité pratique est fort contestable. La méthode de Gafori ne lui est pas d'ailleurs personnelle: c'est celle que l'on trouve, ou à peu près, dans tous les écrits sur le contrepoint qui ont paru depuis Francon de Cologne, à la fin du XIe siècle, jusqu'au XVIIIe.

L'enseignement réel que l'on peut tirer de tout ce fatras, c'est que les anciens commençaient par ajouter une seconde partie à un chant donné; et qu'ensuite ils y adaptaient plusieurs autres parties selon leur convenance.

Les règles concernant la succession des intervalles deviennent moins rigoureuses, à mesure que le nombre des parties augmente.

A l'appui de cette assertion, nous citerons les faits suivants:

1° A trois parties, on peut mettre la quarte après la quinte (et non *vice versa*), bien que les parties qui forment les deux intervalles montent ou descendent ensemble :

(19) *Musice utriusque cantus pratica excellentis* Franchini Gafori *Laudensis libris quatuor modulatissima.*

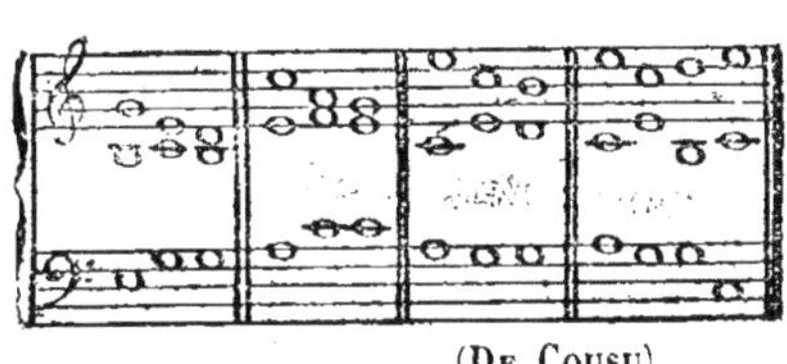

(De Cousu).

2° A deux parties, il est interdit de mettre l'une après l'autre des consonnances imparfaites de même espèce, quand ces consonnances procèdent par mouvement semblable et par saut. A quatre parties, cette prohibition existe pour la partie supérieure et la basse; mais de Cousu permet aux deux parties intermédiaires de réaliser deux consonnances imparfaites de même espèce par mouvement semblable et saut mélodique de quinte ou de quarte. Exemple :

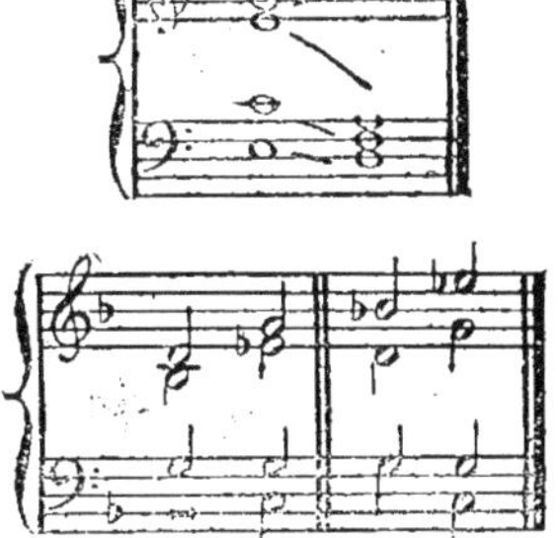

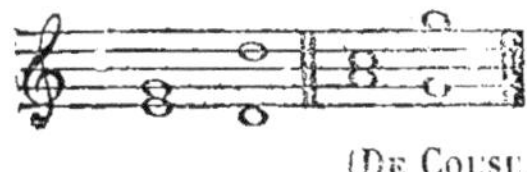

3° On a vu *qu'une tierce majeure* peut être suivie d'une quinte par mouvement contraire ; à quatre parties, il est permis de placer une quinte après *une tierce mineure* :

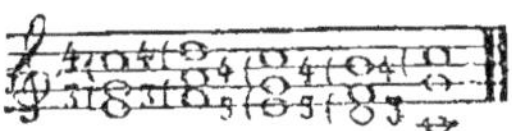

(De Cousu.

A plusieurs parties, l'emploi de la quarte devient fréquent, surtout lorsque l'on place cet intervalle au-dessus d'une tierce. Exemple :

Complétons maintenant tout ce qui précède en répondant brièvement aux trois questions que voici :

Première question. — Par quelles consonnances doit commencer un accompagnement de chant grégorien à plusieurs parties ?

Deuxième question. — Quel en doit être le tissu harmonique, après le premier accord ?

Troisième question. — Par quelles consonnances doit-il finir ?

(20) De Cousu, pp. 146 150.

Réponse à la première question.

A trois parties, on commence par la quinte et l'octave, ou encore par la tierce (majeure ou mineure) et la quinte.

A quatre, il est permis de commencer par l'octave, la quinte et la tierce ; ou par les seules consonnances parfaites, si l'on veut, en mettant trois parties à l'unisson, ou deux à l'octave contre la basse, et l'autre à la quinte ou à la douzième ; ou bien encore deux en quinte avec la basse qui est avec l'autre en unisson ; ou enfin deux en unisson, avec une octave et l'autre en tierce majeure ou mineure (20).

Ces formules sont d'une grande correction harmonique; toutefois, nous n'oserions affirmer que les anciens n'en aient pas employé d'autres.

Réponse à la deuxième question.

Le P. Martini se contente de dire que toutes les notes de la basse doivent porter tierce, quinte et octave ; excepté celles qui montent ou descendent d'un demi-ton soit naturel, soit accidentel, lesquelles prennent alors la sixte au lieu de la quinte. Exemple :

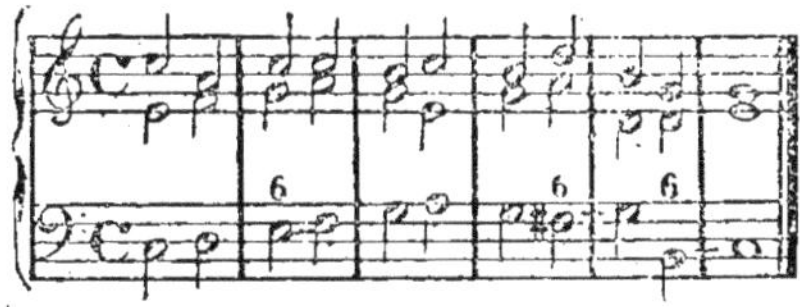

Et, en effet, à trois et à quatre parties, l'accompagnement du plain-chant, tel que le concevaient les auteurs du XVe et du XVIe siècle, doit offrir un mélange d'accords parfaits pris dans l'état direct et le premier renversement. Mais pour obtenir ce résultat et éviter toute faute, on doit s'assujettir à la méthode qui a été indiquée plus haut pour le contrepoint rigoureux à deux parties.

Je vais essayer de faire comprendre la marche qu'il faut suivre dans cette opération.

Supposons d'abord que l'on veuille harmoniser à trois parties le fragment mélodique que voici :

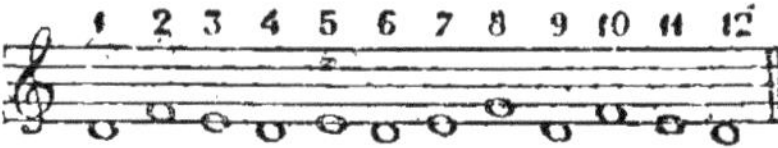

Après avoir constaté qu'il appartient au 2e mode grégorien, je commencerai par lui adapter une seconde partie.

Où placerai-je cette seconde partie ? Cela dépend absolument de la position qui sera dévolue au chant lui-même. Si la mélodie doit être au milieu du trio, évidemment la seconde partie s'ajoutera au-dessus du chant et la basse au-dessous. Si le chant doit être à la partie supérieure, la seconde partie et la basse devront nécessairement s'écrire toutes deux au-dessous du plain-chant. Si la mélodie est placée à la basse, ce sera le contraire. Mais, dans la deuxième hypothèse, par exemple, si je commence par composer la seconde partie, il faudra la rapprocher le plus possible du chant, pour laisser un terrain suffisant à la basse.

Ces explications paraîtront peut-être puériles, mais je les crois nécessaires. Lorsque l'élève, à force de travail et d'étude, comprendra bien toutes les règles du contrepoint, lorsqu'elles lui seront devenues familières, alors il pourra composer d'*un seul jet*, comme cela doit être, les différentes parties harmoniques, si nombreuses qu'elles soient.

En attendant, mettons-nous à la portée de l'élève, puisque c'est le seul moyen de lui être utile.

Nous choisirons l'hypothèse qui place le chant au médium.

1° Pour la première note, on pourra employer l'harmonie de quinte et d'octave, comme il a été dit à la question précédente.

2° Au-dessus de la seconde note, je puis mettre une tierce majeure : c'est une consonnance parfaite qui est suivie d'une consonnance imparfaite par mouvement semblable; rien ne s'y oppose.

3° Au-dessus de la troisième note, je placerai une sixte : c'est une tierce suivie d'une sixte, ou, en d'autres termes, ce sont deux consonnances imparfaites par mouvement contrairé.

4° Au-dessus de la quatrième note, j'écrirai une octave : l'octave, après la sixte, est une consonnance imparfaite se résolvant, par mouvement contraire, sur une consonnance parfaite. Cette succession est permise, mais il faut alors que la sixte soit majeure; par conséquent, l'*ut* doit être *diésé*.

5° Au-dessus de la cinquième note, je mettrai une sixte mineure; au-dessus de la sixième, une sixte majeure; au-dessus de la septième, une sixte mineure. Et, en agissant ainsi, je suivrai les règles qui permettent d'aller d'une consonnance parfaite à une imparfaite par mouvement contraire, et qui ordonnent de mélanger les sixtes consécutives, de telle sorte que l'une soit majeure lorsque l'autre est mineure.

6° Au-dessus de la huitième note, je poserai un unisson. Il faut éviter cet intervalle; mais je l'emploie ici par mouvement contraire après la sixte, et par une sorte de nécessité.

7° Au-dessus de la neuvième note, j'emploierai une quinte. On peut aller de l'unisson à la quinte par mouvement contraire, lorsque, comme le dit Berardi de Sainte-Agathe, les parties ne franchissent pas d'intervalle de tierce disjointe. Or, ici, cette défense est respectée.

8° Au-dessus de la dixième note, j'établirai une sixte d'après cette règle : « Lorsque deux parties font une sixte après une quinte, et qu'elles montent ensemble par mouvement séparé, il faut que la partie grave fasse un saut mélodique de tierce mineure. »

9° Au-dessus de la onzième et de la douzième note, je poserai une sixte majeure et une octave, pour me conformer à ce qui sera dit plus loin dans la réponse à la troisième question.

Ce qui précède donne le résultat suivant :

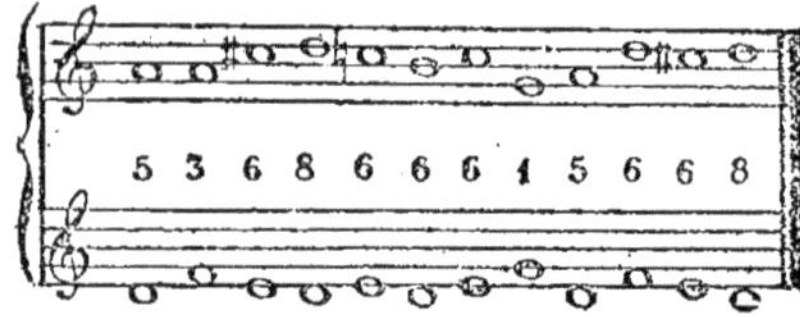

J'arrive à la composition de la basse; mais, avant de commencer ce travail, il faut savoir que les chiffres qui vont être placés au-dessus de cette partie doivent être soumis à une certaine loi de sympathie consonnante.

Les chiffres ou intervalles qui sympathisent sont, d'une part, **1**, **3**, **5**, **8** et leurs répliques, et, de l'autre, **1**, **3**, **6**, **8**, également avec leurs redoublements. D'où il suit que **5**, **6** et leurs redoublements, sont les seuls intervalles qui soient incompatibles.

Mais la compatibilité harmonique ne consiste pas seulement dans les intervalles posés les uns au-dessus des autres, et représentés par des chiffres au-dessus de chaque partie; elle exige encore que les intervalles **1**, **5**, et leurs répliques **8**, **12**, **15**, etc., ne se trouvent pas successivement, par mouvement semblable, dans deux consonnances superposées et immédiates qui *montent* ou *descendent* ensemble.

En vertu de cette double loi, et tout en me conformant aux règles relatives à la succession des intervalles, je créerai ma basse de la manière suivante :

1° Au-dessous de la première note, je mettrai l'octave. J'ai dit plus haut le motif de ce choix.

2° Au-dessous de la deuxième note, j'adopterai une tierce (21).

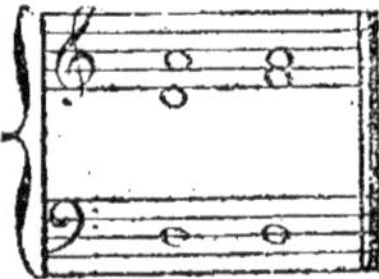

Les deux parties extrêmes forment deux intervalles de quinte sur la même corde. Ceci est permis.

La basse forme avec le chant une consonnance parfaite, suivie d'une consonnance imparfaite par mouvement oblique, — ce qui est encore légitime.

3° Au-dessous de la troisième note, je placerai une quinte. De la tierce à la quinte par mouvement semblable, la succession est permise et même excellente quand la partie supérieure descend, comme ici, par degrés de seconde mineure.

Les intervalles que forment la partie supérieure et la basse ne sont pas moins satis-

(21) Je dis *tierce* et non *dixième*, pour simplifier.

faisants, puisque c'est une consonnance parfaite suivie d'une consonnance imparfaite par mouvement contraire. Exemple :

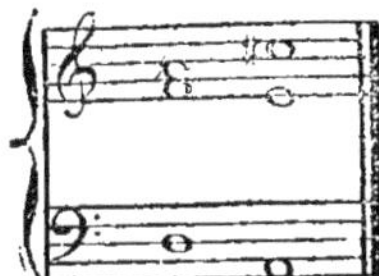

4° Au-dessous de la quatrième note, une tierce mineure ne fera pas mauvais effet :

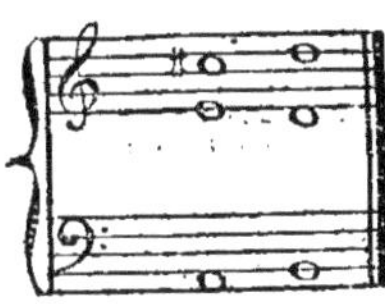

En analysant ce fragment, on voit que la basse forme, avec le chant, un intervalle de quinte suivi de celui de tierce mineure, par mouvement contraire et sans fausse relation; et, avec la partie supérieure, deux tierces par mouvement semblable, dont l'une est majeure et l'autre mineure, conformément à la règle.

5° Au-dessous de la cinquième note, je ferai réaliser par la basse un intervalle de tierce majeure avec le chant, et d'octave avec la partie de soprano. De part et d'autre la succession est légitime : car, en effet, d'un côté, deux tierces, dont l'une est mineure et l'autre majeure, peuvent se suivre par mouvement semblable; et, en second lieu, lorsqu'une dixième se résout sur l'octave par mouvement contraire, elle doit être mineure, et c'est ce qui s'observe ici :

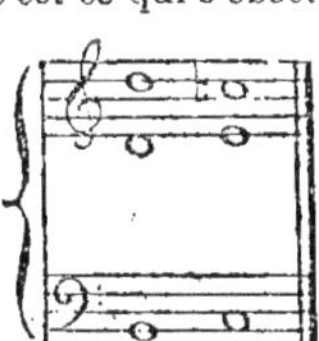

6° Au-dessous de la sixième note, j'établirai un intervalle de quinte.

Or, une consonnance imparfaite, suivie d'une consonnance parfaite par mouvement contraire, offre un enchaînement conforme aux lois du contrepoint le plus rigoureux.

Il en est de même de l'intervalle de tierce que la basse réalise avec la partie supérieure : c'est encore une succession légitime de consonnance parfaite se résolvant sur une consonnance imparfaite par mouvement contraire.

Je ne pousserai pas plus loin les explications. Le mécanisme de la composition du contrepoint simple de note contre note et à plusieurs parties, doit être maintenant une opération des plus élémentaires.

Voici, du reste, le fragment mélodique complétement harmonisé. On pourra s'assurer, en continuant l'analyse, que le contrepoint en est rigoureusement exact :

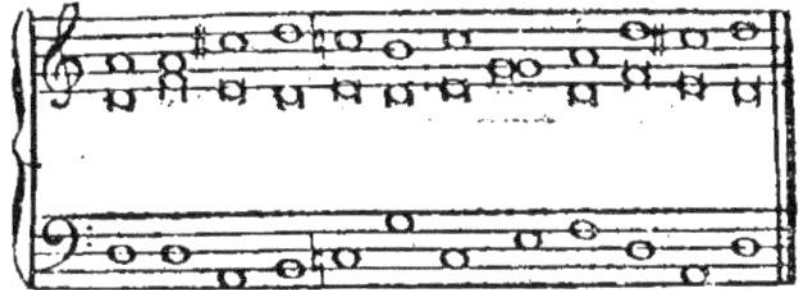

Il y aurait bien des choses à dire encore sur le sujet qui m'occupe en ce moment; mais, au risque d'être très-incomplet, je vais terminer ma réponse à la deuxième question par une simple remarque relative à l'accord de tierce et sixte.

Les compositeurs du XVIe siècle employaient souvent cet accord avec *triton* ou avec *fausse quinte*, et quelquefois même avec ces deux phénomènes réunis.

A. Quand on veut faire usage de l'accord de tierce et sixte avec triton, les notes de l'accord doivent être disposées dans leur ordre naturel; la tierce ou sa réplique doit être mineure, et la sixte ou sa réplique, majeure. La basse doit descendre d'un ton; le ténor doit monter d'un ton, et l'alto d'un demi-ton. Le soprano ou discantus monte d'un ton. Exemple :

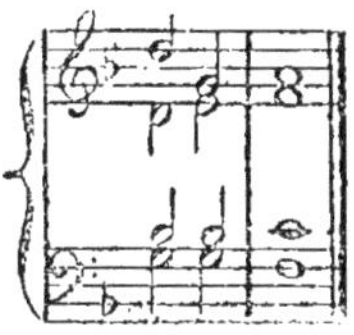

(De Coussemaker, p. 143.)

Le soprano peut monter d'une quarte juste, mais alors le ténor doit descendre d'un demi-ton. Exemple :

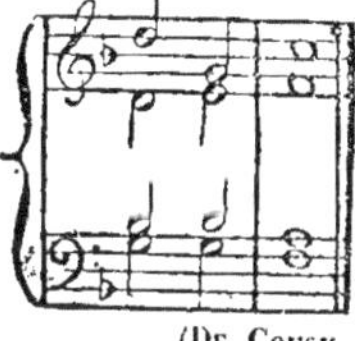

(De Coussemaker, *ibid.*)

On peut aussi doubler la tierce. Dans ce cas, voici quelle sera la résolution de l'accord :

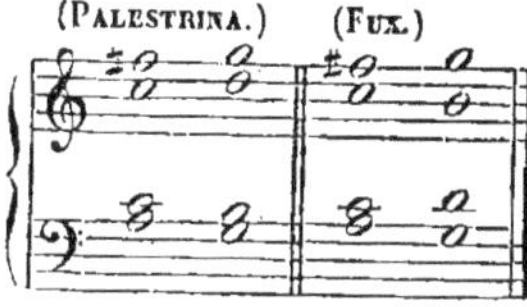

B. Lorsque l'on veut employer l'accord de tierce et sixte avec fausse quinte, il faut observer ce qui suit :

Les notes de l'accord seront ainsi disposées : au-dessus de la basse, le ténor fera une sixte majeure; l'alto, l'intervalle de dixième mineure, et le soprano, celui de dix-septième également mineure.

A la résolution de l'accord, la basse descendra d'un ton;

Le ténor montera d'un demi-ton;

L'alto montera d'un demi-ton ;

Le soprano descendra d'un demi-ton.

Exemple :

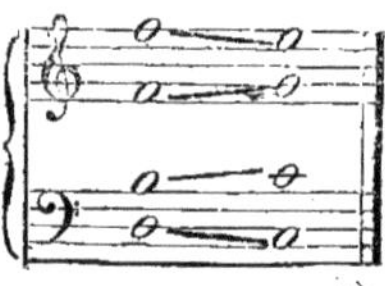

On trouve encore, dans les compositions musicales du XVIe siècle, les versions suivantes du même accord :

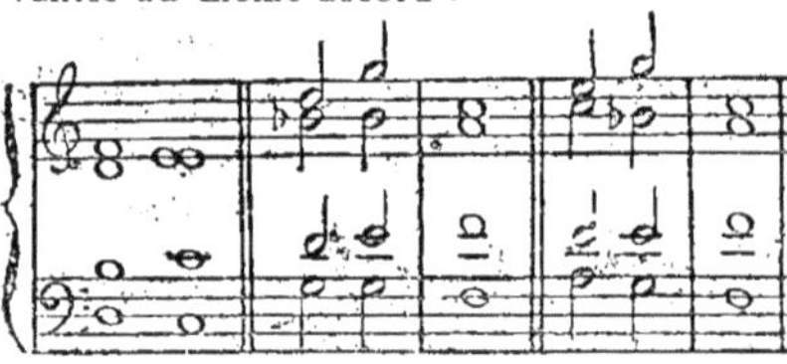

C. Lorsque l'on voudra se servir de l'accord de tierce et sixte offrant le double phénomène du triton et de la fausse quinte, on aura égard aux points suivants.

Le ténor est placé à la distance d'une tierce mineure au-dessus de la basse. L'alto réalise un intervalle de sixte majeure au-dessus de cette même basse, et le soprano redouble à l'octave supérieure la partie du ténor.

La résolution se fait de cette manière : la basse descend d'un ton; le ténor monte d'un ton; l'alto monte d'un demi-ton, et le soprano descend d'une seconde mineure. Exemples :

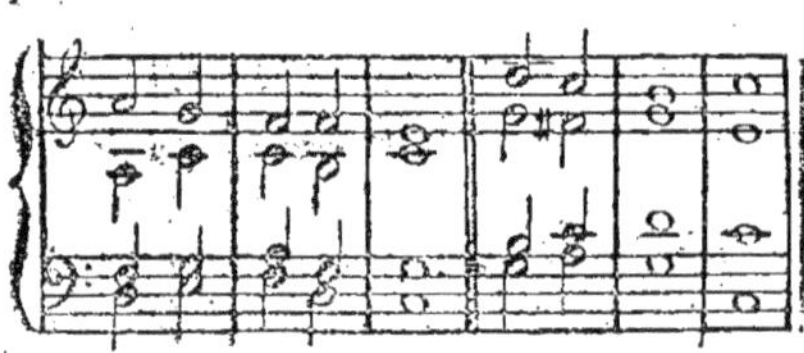

L'emploi convenable du premier renversement de l'accord parfait, soit avec triton, soit avec fausse quinte, soit avec triton et fausse quinte réunis, dénote toujours un excellent harmoniste palestrinien. Il ne faut donc jamais laisser échapper l'occasion de le mettre en œuvre.

Il est certain que cet accord, ainsi modifié, présente, à sa résolution, des tendances *appellatives* dont aucun auteur moderne n'a parlé. Je signale ce fait, parce que l'on a coutume de dire sans cesse que, dans l'harmonie tonale du plain-chant, les notes de chaque accord ont toutes une marche libre et indépendante. Or, cette assertion n'est pas aussi vraie qu'on voudrait bien le faire croire.

Réponse à la troisième question.

Il s'agit ici des cadences. Comme à deux parties, ces cadences ont lieu non-seulement à la fin, mais encore au milieu des morceaux de chant grégorien. C'est ce dont il faut bien se souvenir, ainsi que des cordes tonales que Vanneo leur assigne dans chaque mode.

Les cadences à deux parties sont la base de celles qui se réalisent en trio, en quatuor, etc. Ce que nous allons dire n'est donc qu'en manière de complément.

1° Addition d'une troisième et d'une quatrième partie aux cadences à l'unisson, à la tierce, à l'octave, etc. :

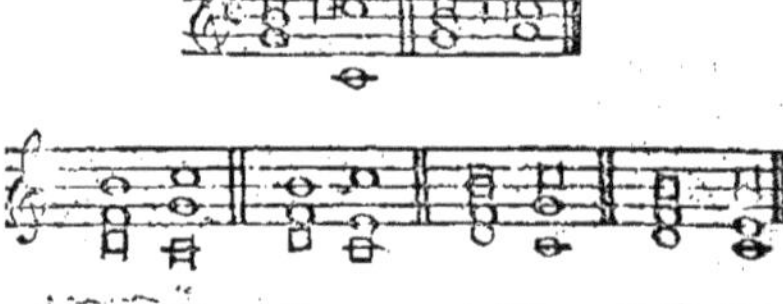

2° Addition d'une quatrième partie aux mêmes cadences :

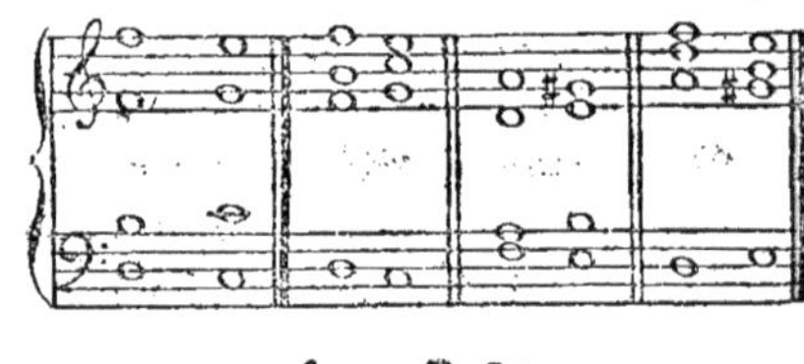

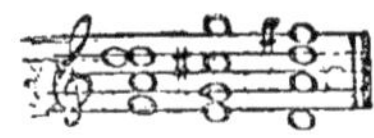

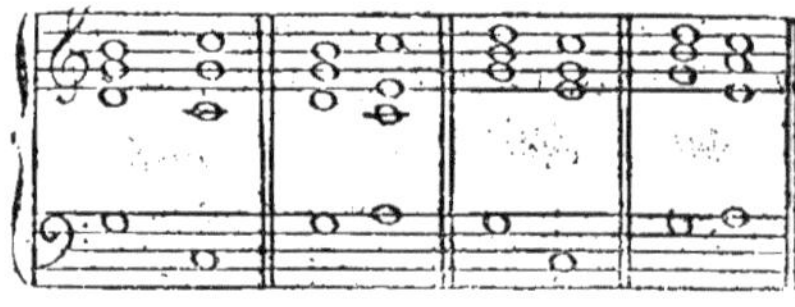

3° Cadence dite *plagale*. Cette sorte de cadence a été fort usitée au moyen âge. Exemples :

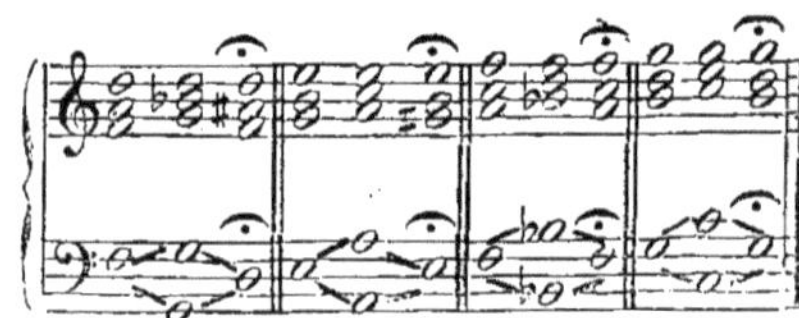

Dans les finales des troisième et quatrième modes, on se sert utilement de cette espèce de cadence. Ainsi, au lieu de :

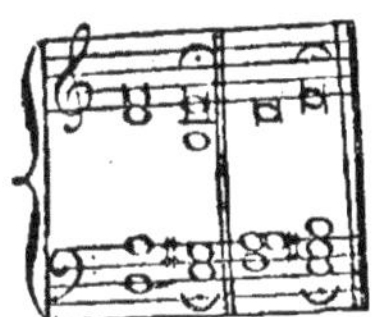

on pourra faire usage de l'harmonie suivante :

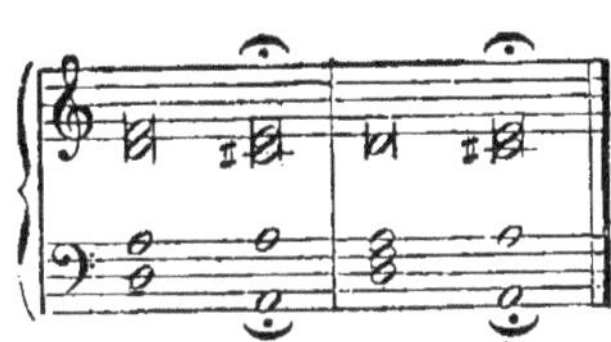

Nous terminerons notre réponse à la troisième question par une remarque dont on ne tient pas compte dans la pratique actuelle, et qui a cependant une grande importance. « Composant à plusieurs parties, dit le P. Parran (p. 52 de son *Traité de la mvsiqve théoriqve et pratiqve*), il ne faut jamais faire finir une partie par la tierce mineure *à la fin d'une pièce;* ains par la majeure. »

§ VII.

On connaît maintenant la physionomie purement consonnante de l'harmonie de note contre note que les maîtres du XVIe siècle appliquaient au plain-chant.

Les compositions musicales de toutes les époques anciennes prouvent, en outre, que l'emploi des notes de passage peut légitimement modifier cette harmonie, sans en changer la nature. Il me serait facile de citer ici des exemples de faux-bourdons psalmodiques, rigoureusement écrits en contre-point de note contre note et dans lesquels certaines parties exécutent çà et là des notes d'agrément qui forment de vraies dissonances. On peut voir l'ouvrage intitulé : *Cantvs ecclesiasticvs officii maioris hebdomadæ a Ioanne Gvidetto Bononiensi.... in lucem editus*, Romæ, in-f°, MDCXIX ; les faux-bourdons qui s'y trouvent sont composés suivant cette méthode.

J'ai insisté sur l'admission de l'accord de quarte et sixte dans l'harmonie du plain-chant ; Palestrina en a fait un usage fréquent.

On voit aussi, dans les chefs-d'œuvre de ce *prince de la musique religieuse*, des combinaisons harmoniques qui autorisent l'emploi des accords de septième. Exemple :

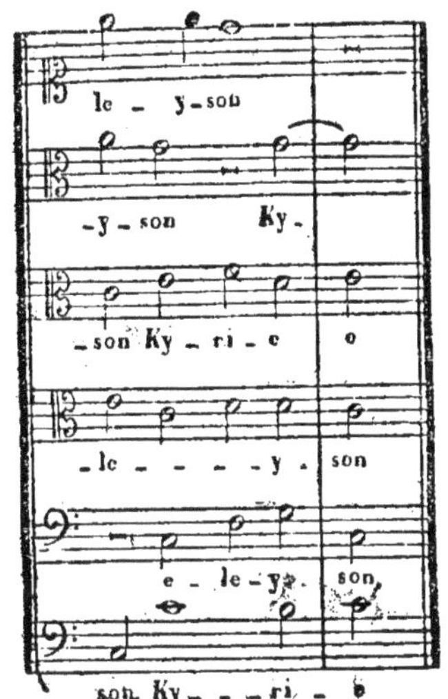

C'est-à-dire :

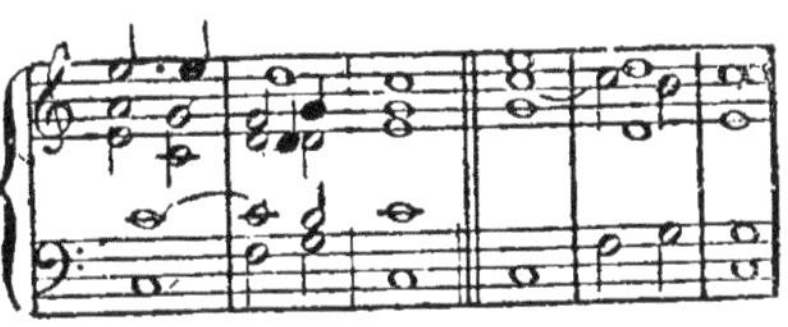

Palestrina se sert même d'accords qui ressemblent beaucoup à ceux que nous appelons *accords de septième sur la dominante*.

Exemples :

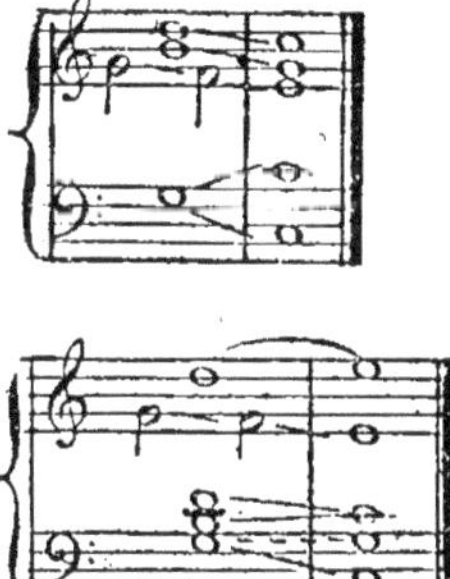

Il double même quelquefois la tierce majeure de ces accords : l'une des deux tierces monte comme si elle était note sensible ; l'autre fait un saut descendant de tierce mineure pour réaliser sa vraie résolution tonale. Et c'est en cela que cet accord se distingue essentiellement de celui que nous posons sur la dominante. Exemple :

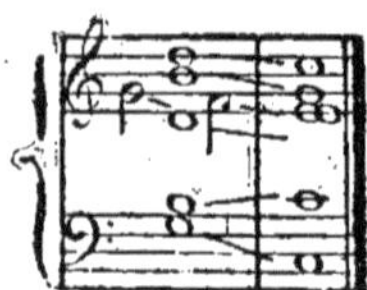

Dans d'autres endroits de ses ouvrages, Palestrina semble mettre en œuvre un véritable accord de septième sur la dominante; mais il faut remarquer avec soin que cet accord n'est que le produit d'une note de passage qui forme septième et vient s'intercaler entre deux accords tout à fait consonnants. Exemple :

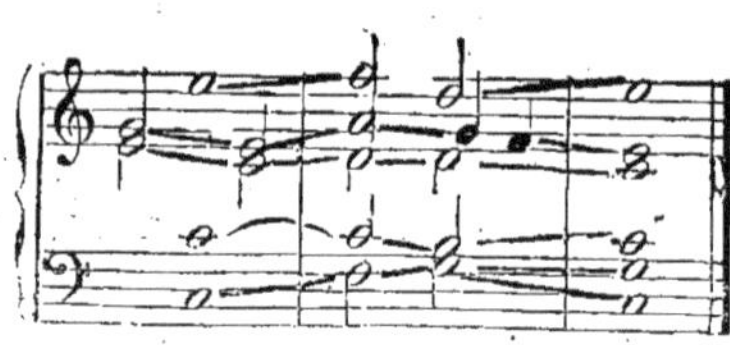

Rien ne s'oppose, du moins je le crois fermement, à ce que l'on admette toutes ces combinaisons harmoniques dans le plain-chant, pourvu toutefois qu'on s'astreigne aux conditions suivies par le grand maître et qui, seules, peuvent en autoriser l'usage dans l'ancienne tonalité.

Il me semble que l'accompagnement des mélodies liturgiques, enrichi de tous ces accords sur lesquels l'art n'était point encore fixé, doit désormais offrir un champ plus vaste, plus varié, plus riche. Je désire que le génie chrétien en fasse un légitime usage et en rehausse dignement la pompe de nos saints mystères.

Je n'ajouterai plus qu'un mot.

On se souvient des trois mouvements principaux auxquels est soumise toute exécution du plain-chant.

Lorsque celui-ci est réalisé *modérément*, chaque note peut porter un accord, et il en résulte une plénitude harmonique qui ne manque point de charme ni de majestueuse austérité.

Mais si le chant religieux reçoit, selon les circonstances, un mouvement *vif* ou *très-lent*, cette manière d'accompagner n'est plus alors aussi satisfaisante. Dans le premier cas, l'harmonie devient lourde; dans le second, elle semble pauvre.

Pour remédier à ce double inconvénient, nous conseillons d'employer les notes de passage, dans l'harmonie, lorsque le mouvement de la mélodie est très-lent: et nous voudrions que ces notes de passage fussent prises dans le chant lui-même, lorsque celui-ci est d'un mouvement vif et précipité.

Exemple extrait d'un *Ave verum* harmonisé par mon savant ami M. Joseph Boulenger, l'un des meilleurs élèves de la classe d'orgue du Conservatoire de musique de Paris, et depuis longtemps organiste de la cathédrale de Beauvais. Ce fragment appartient à la catégorie des morceaux mélodiques qui se chantent très-lentement :

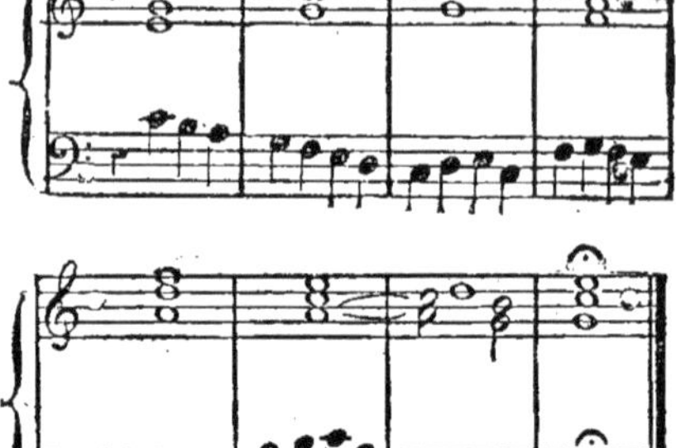

Autre exemple où le chant est supposé d'un mouvement vif. La main gauche ne fait qu'une note que l'on peut redoubler à l'octave inférieure; le reste est exécuté par la main droite; chaque accord doit avoir la même durée que le groupe mélodique qu'il accompagne :

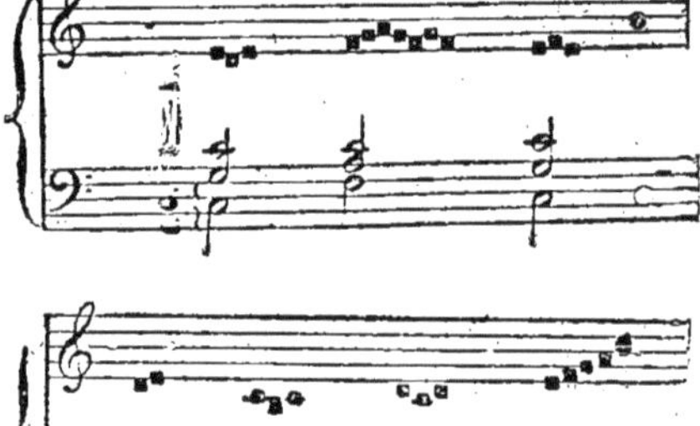

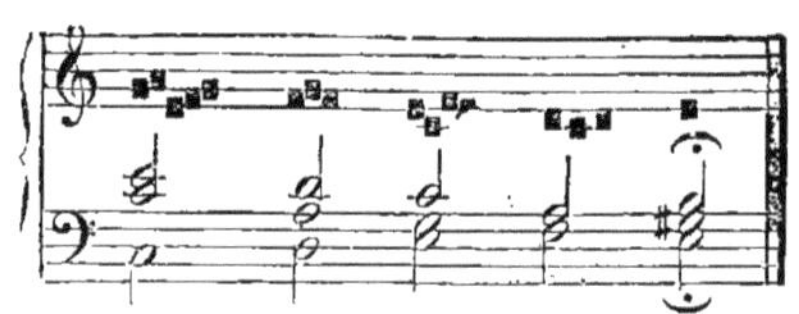

Je crois en avoir dit assez pour montrer aux accompagnateurs grégoriens la route qu'ils ont à suivre. Je vais, dans un dernier paragraphe, jeter un coup d'œil rapide sur quelques systèmes d'accompagnement du plain-chant; cette revue, bien qu'incomplète, ne sera pas sans intérêt pour les lecteurs de ce dictionnaire.

§ VIII.

N° 1. — *Accompagnement du plain-chant intercalé au milieu de l'harmonie.*

Nous n'insisterons pas beaucoup sur cette manière d'harmoniser les mélodies religieuses, parce qu'elle nous semble contraire au but que doit atteindre un accompagnement. En effet, que se propose-t-on lorsque l'on accompagne un chant, sinon de le soutenir, de le fortifier et de l'embellir?

D'après ce principe incontestable, on conçoit le système qui place le plain-chant à la basse et celui qui le pose à la partie supérieure. D'un côté comme de l'autre, la cantilène religieuse est saisissable à l'oreille des chantres et des fidèles qui peuvent la suivre. Mais que signifie un chant noyé dans un accord? où est-il? qui peut le comprendre?

Appliquée au contrepoint vocal sur le plain-chant, la méthode qui place la mélodie au ténor peut avoir ses avantages; mais réalisée sur l'orgue, en manière d'accompagnement instrumental, elle est moins satisfaisante.

Voici un exemple qui mettra nos lecteurs à même de s'assurer de la valeur du jugement que nous venons d'émettre.

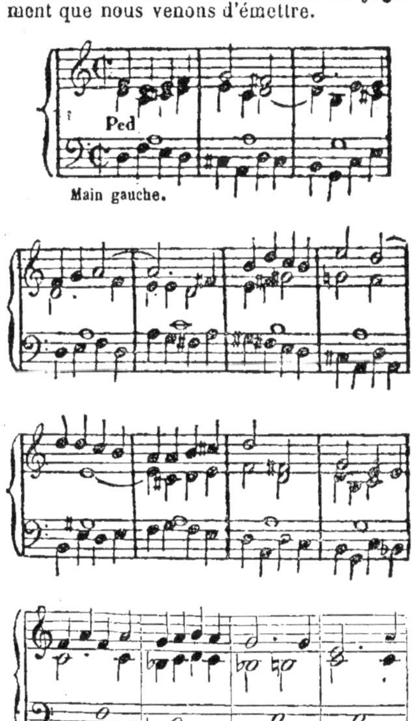

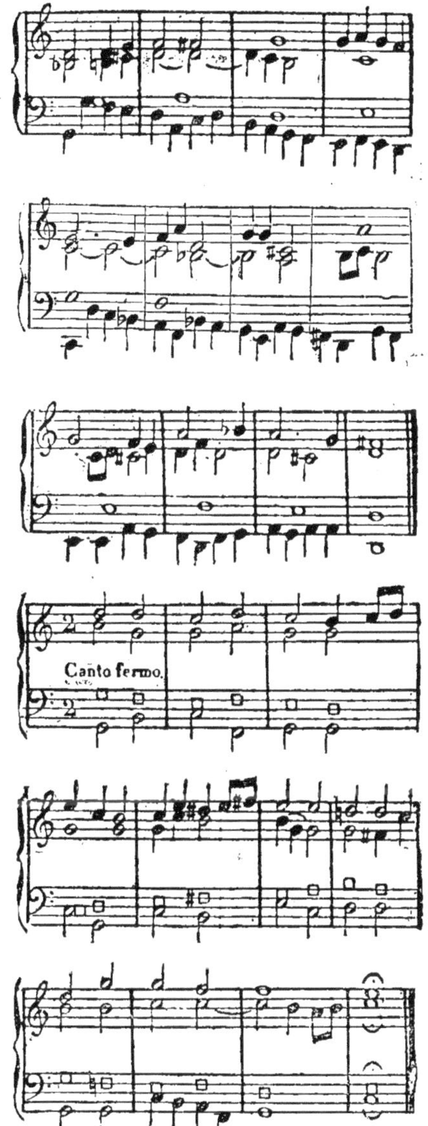

La méthode qui place le chant au milieu des parties ne doit pas être mise en usage par les *organistes* qui n'auraient pas une expérience solide; car elle présente d'extrêmes difficultés d'improvisation, qui ne sont point compensées par les résultats.

N° 2. — *Système de M. Boély.*

M. Boély, anciennement organiste de Saint-Gervais et de Saint-Germain-l'Auxerrois à Paris (cette dernière église aurait dû regarder comme un honneur insigne de conserver un homme aussi éminent !), M. Boély, disons-nous, est un musicien qui cultive son art avec la conscience d'un véritable artiste. Il est peu d'organistes qui puissent lui être comparés pour la science et pour la modestie, deux grandes qualités qui se trouvent rarement ensemble de nos jours. Lorsqu'il donne, sur son instrument, l'intonation d'un plain-chant, il place la mélodie à la basse, comme tous ses autres confrères ; mais fidèle aux saines traditions, il se garde bien de placer, au-dessus de cette mélodie, de monotones successions de sixtes qui fatiguent l'oreille la plus robuste. Sous ses doigts, le chant sert de base à de simples mais magnifiques combinaisons de contrepoint fugué. L'exemple suivant que nous empruntons aux œuvres de ce savant artiste, justifiera pleinement nos éloges ; c'est le *Pange lingua* arrangé pour le grand orgue :

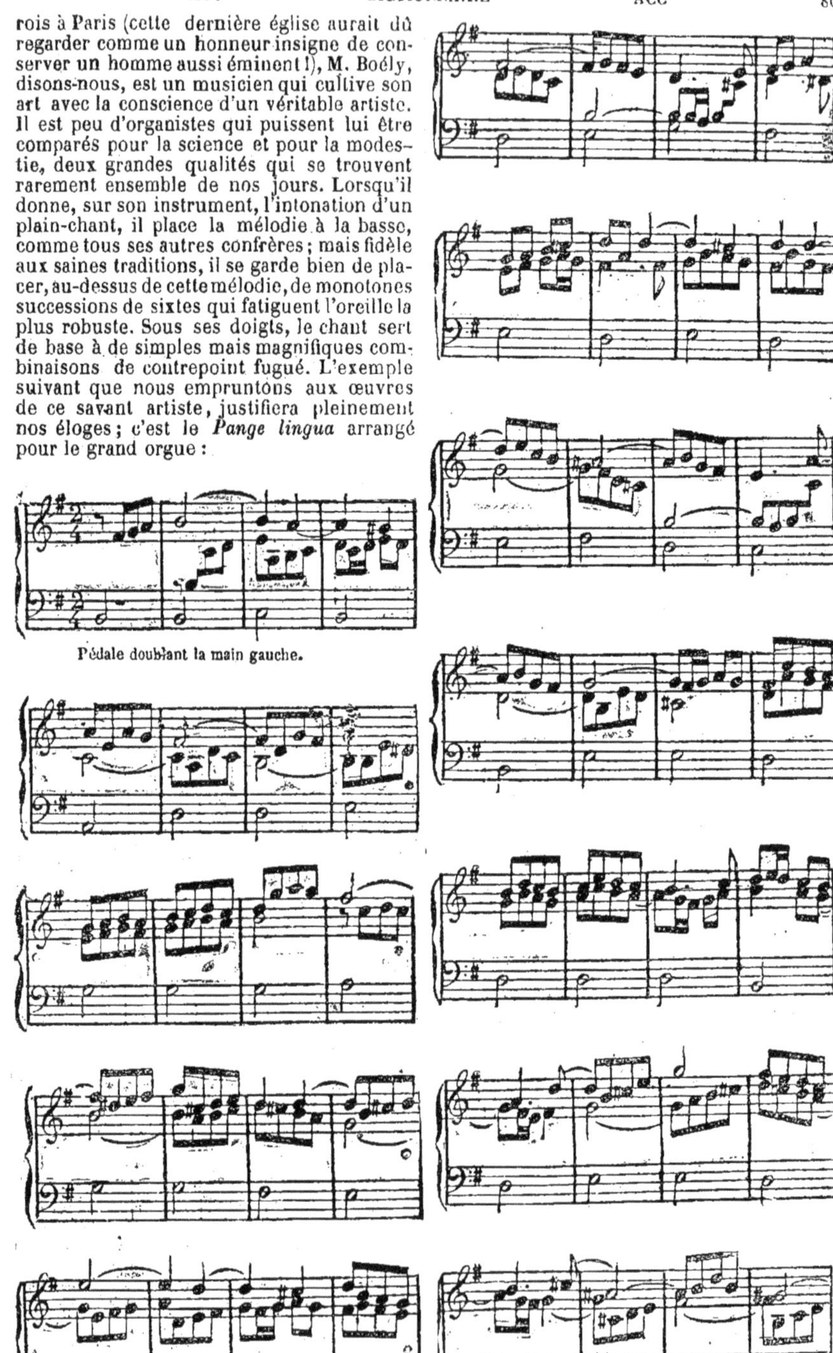

Pédale doublant la main gauche.

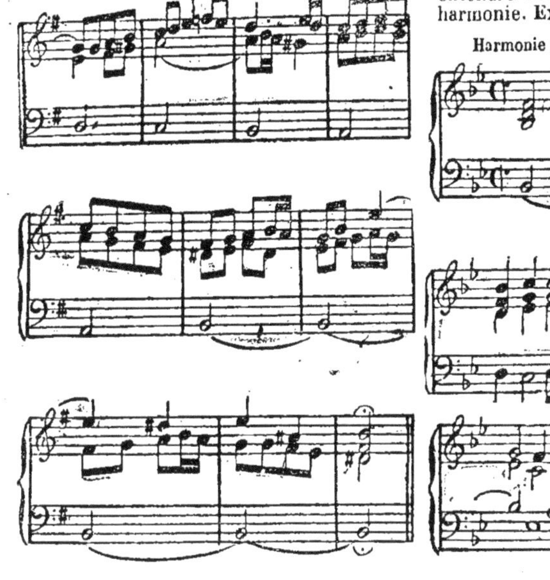

Il est inutile de dire que les accompagnements semblables à celui que nous venons de citer ne conviennent qu'au grand orgue, et qu'on se méprendrait sur les intentions de M. Boély, si l'on donnait à son travail une autre destination.

N° 3. — *Système de Justin-Henri Knecht.*

Knecht, savant organiste allemand, dans la seconde moitié du XVIIIe siècle, est auteur d'une *Méthode d'orgue* qui a paru à Leipsick, en 1795 et 1796, sous le titre de : *Vollstændige Orgelschule für Anfænger und Geübtere*, et que Jean Martini, surintendant de la musique de Louis XVIII, a traduit, sans indiquer la source de son travail, dans l'*Ecole d'orgue* (In-folio, Paris, chez Imbault).

On trouve dans cet ouvrage de nombreuses prescriptions pour l'accompagnement du plain-chant. Sans entreprendre ici des détails analytiques qui nous mèneraient trop loin, il suffira d'établir les points suivants :

Knecht place le plain-chant à la main droite ; les chants posés à la basse, dit-il, s'écartent trop de leur harmonie ; ils n'admettent pas autant de richesses harmoniques, et ne sont ni aussi distincts ni aussi appréciables, que lorsqu'ils sont exécutés par la partie supérieure.

Après avoir montré que l'on doit, pour l'accompagnement du chant ecclésiastique, employer des accords consonnants *directs* ou *renversés* (ce qu'il n'observe pas toujours), il ajoute que cet accompagnement est susceptible de six variations.

La première variation consiste à faire entendre sous un même chant une autre harmonie. Exemple :

Harmonie primitive.

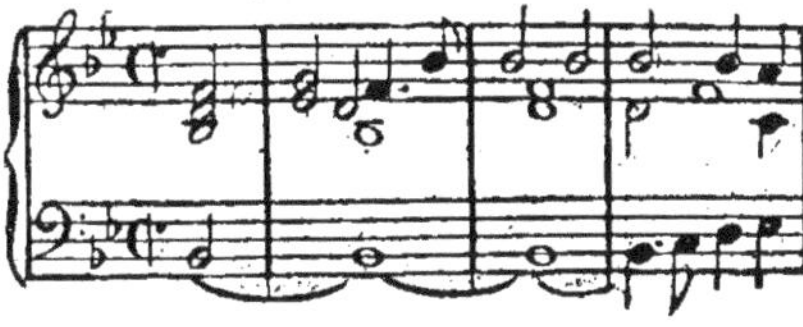

Variation.

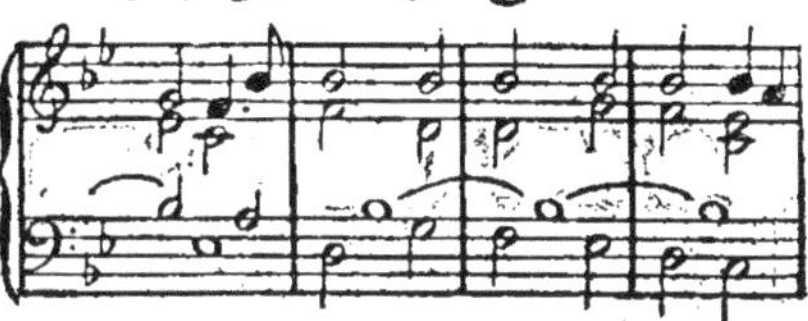

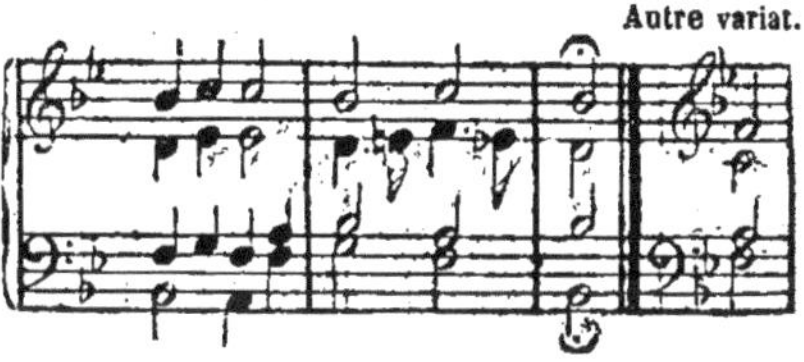

Autre variat.

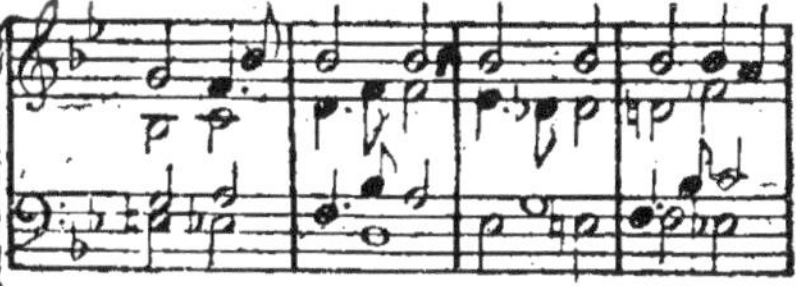

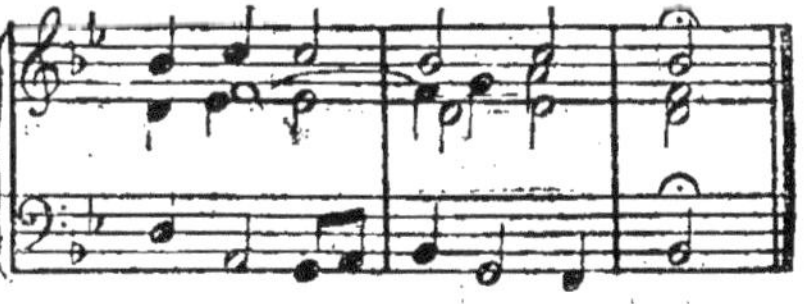

D'après la deuxième variété qu'admet, selon Knecht, l'accompagnement du plain-chant, on orne la basse et les parties intermédiaires avec différents passages de goût et d'élégance. Exemple :

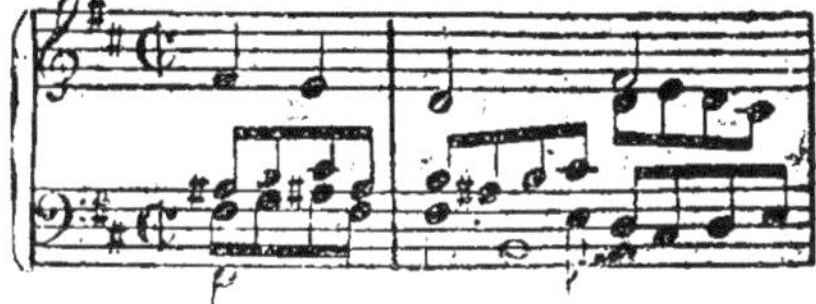

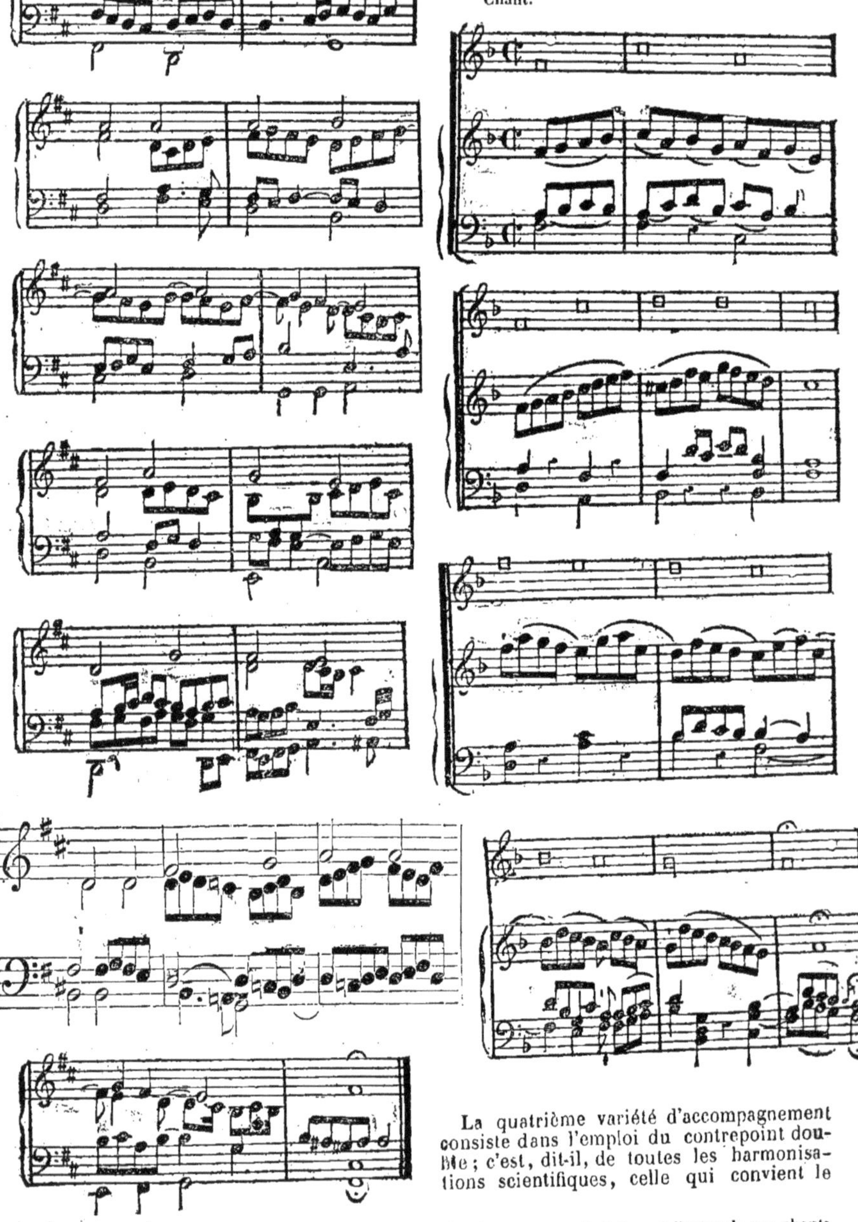

On réalise la troisième variété en ajoutant des agréments à la mélodie elle-même. Exemple :

La quatrième variété d'accompagnement consiste dans l'emploi du contrepoint double ; c'est, dit-il, de toutes les harmonisations scientifiques, celle qui convient le

(22) C'est le chant de l'hymne des vêpres des dimanches de l'Avent (*Statuta decreto Dei*, dans le parisien ; *Creator alme siderum*, dans le romain). Knecht n'a respecté ni l'un ni l'autre de ces chants dans l'exemple que nous venons de lui emprunter.

mieux aux mélodies religieuses. Exemple :

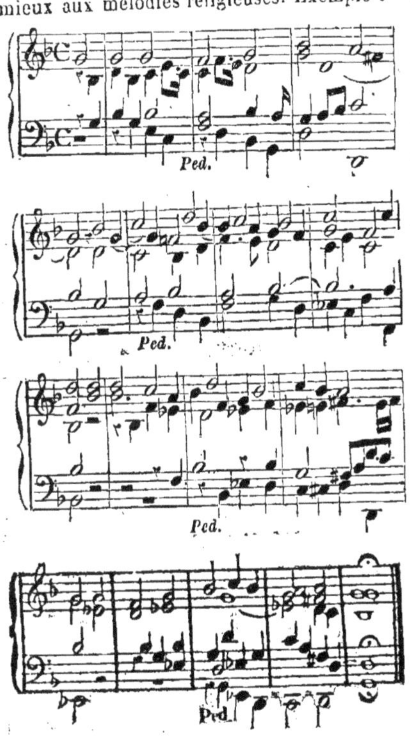

Dans la cinquième variété, on travaille le chant en manière de canon ; dans la sixième, on prend la mélodie pour sujet de fugue. On peut voir, dans l'ouvrage de Knecht ou dans celui de son traducteur Martini, les immenses difficultés que présentent ces deux dernières variétés d'accompagnement.

N° 4. — *Système du P. Lambillotte.*

Le P. Lambillotte s'est beaucoup occupé de musique religieuse, et, en particulier, de celle qui convient à l'orgue. Il mérite, sous ce dernier rapport, de fixer un instant notre attention. A vrai dire, il n'a rien imaginé de fondamental ni de complet sur la théorie de l'accompagnement du plain-chant ; mais il a simplement copié certaines formules anciennes qui, seules, ne peuvent donner une idée pratique de la science de l'accompagnement.

Ces formules se trouvent dans l'ouvrage intitulé : *Musée des organistes célèbres*, 2 vol. in-folio, Paris, Schonenberger (tom. II, p. 4 et suiv.).

Après avoir déclaré qu'il laisse aux organistes le soin de transposer les gammes grégoriennes selon le genre des voix, et observé que l'harmonisation la plus simple est celle qui convient le mieux à la tonalité antique, il donne les accompagnements suivants sous la mélodie placée à la main droite :

Premier mode.

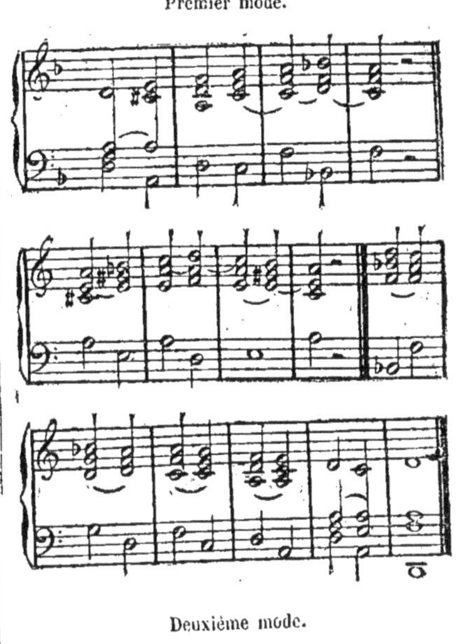

Deuxième mode.

Il a les mêmes formules et les mêmes modulations que le précédent.

Troisième mode.

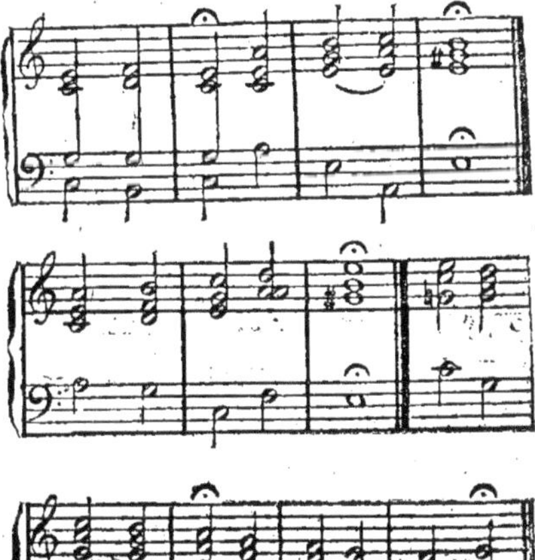

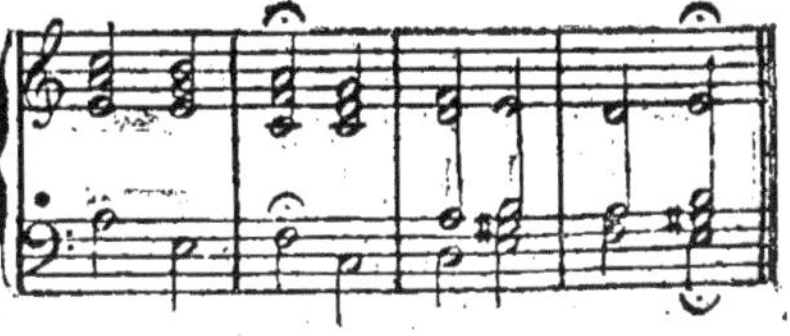

Ce mode est celui qui se prête le moins à notre harmonie moderne.

Quatrième mode.

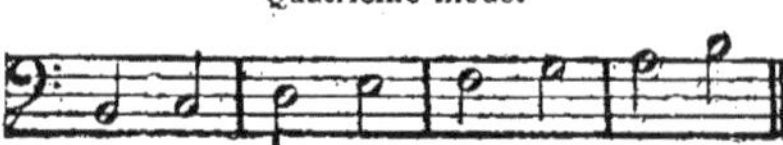

Voir l'harmonie du mode précédent.

Cinquième mo'e.

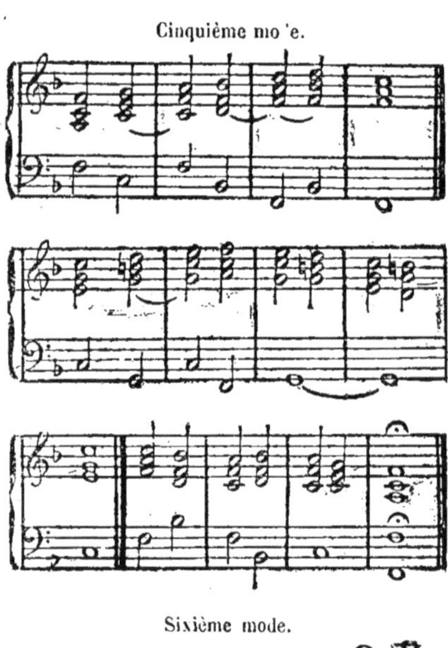

Sixième mode.

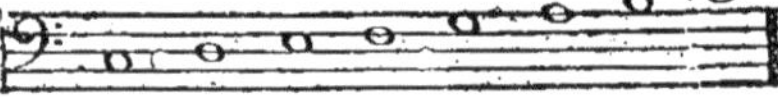

Voir l'harmonie du ton précédent.

Septième mode.

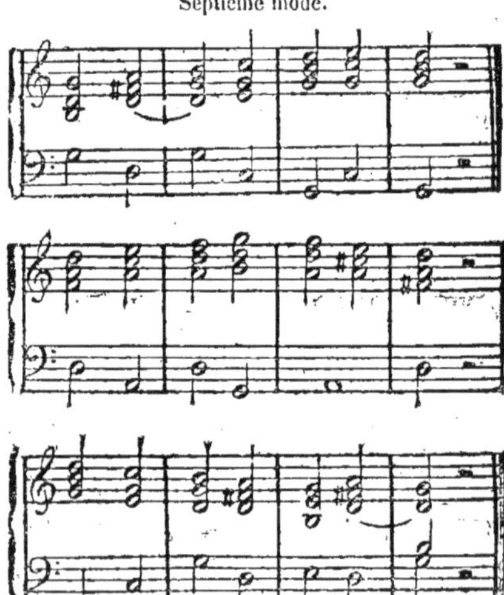

Huitième mode.

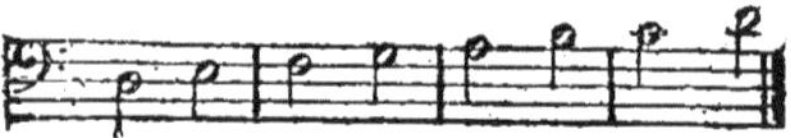

Voir l'harmonie du ton précédent.

Dans tous ces exemples, les deux tonalités se trouvent confondues comme s'il s'agissait d'une seule et même chose.

N° 5. — *Système de M. Sébastien Stehlin.*

L'ouvrage de M. Stehlin, auquel nous allons emprunter un exemple pratique, a paru à Vienne en 1842, sous le titre de : *Tonarten des Choralgesangs...*, 1 vol. in-fol. de 64 pages. Le plain-chant y est placé à la main droite, comme cela se pratique du reste dans toute l'Allemagne catholique, la Belgique, l'Italie, le nord de la France, la Lorraine et l'Alsace. L'harmonie qu'il emploie appartient à la tonalité moderne. Nous regrettons que l'auteur ait mal traduit les différentes mélodies ecclésiastiques dont il présente l'accompagnement. Dans les exemples qu'il donne, on voit, en effet, que les notes carrées du plain-chant sont exprimées tantôt par des blanches, tantôt par des noires, quelquefois même par des croches. Les mélodies elles-mêmes ne sont pas des plus conformes aux bonnes éditions du chant grégorien. On en jugera par le fragment suivant qui se trouve à la page 35 du livre de M. Stehlin : c'est l'*Introït* de la Messe des morts.

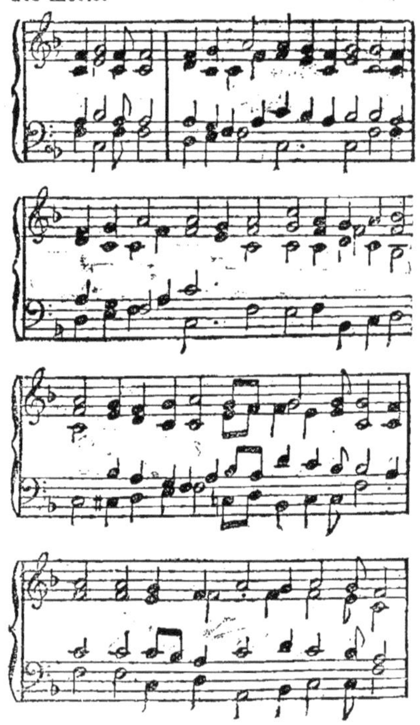

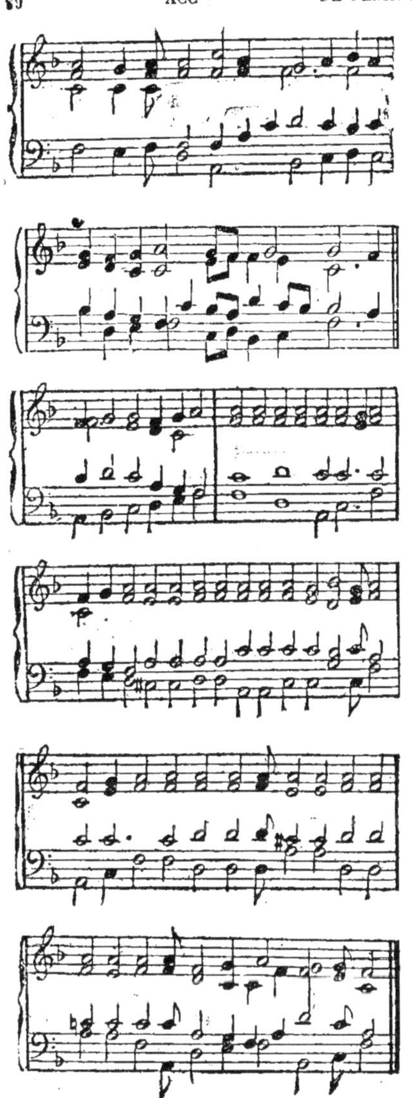

N° 6. — *Système de M. Miné, dans lequel le plain-chant est placé à la main droite.*

M. Miné a voulu tenter en faveur du plain-chant placé à la partie supérieure, des travaux analogues à ceux qu'il avait antérieurement publiés pour la mélodie ecclésiastique posée à la basse. *L'Organiste accompagnateur, Recueil de messes solennelles et des principales fêtes de l'année, d'après le rite parisien*, tel est le titre de l'ouvrage auquel je vais emprunter une citation. On pourra se convaincre que M. Miné ne s'est pas suffisamment pénétré de la véritable harmonie qui convient au chant ecclésiastique. Ses accompagnements sont remplis de successions d'octaves par mouvement semblable, de fausses relations et d'accords mal enchaînés ou mal choisis.

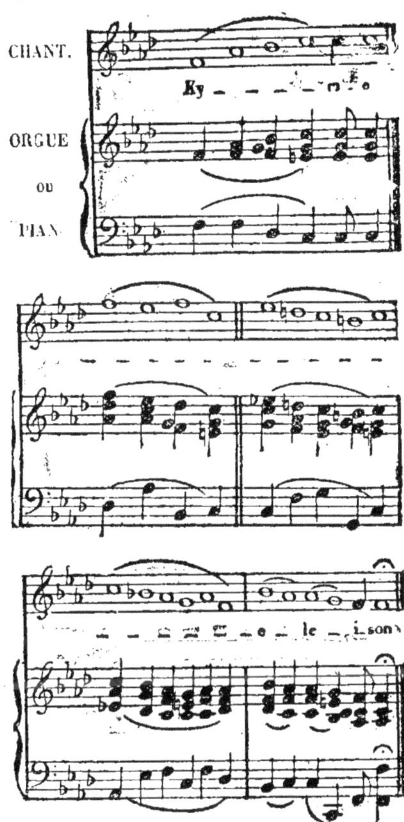

N° 7. — *Examen d'un système qui n'exige de l'organiste accompagnateur aucune notion de musique.*

Il existe un ouvrage souverainement ridicule sur la manière d'accompagner le plain-chant placé à la basse, sans qu'il soit nécessaire, pour le réaliser, de connaître une seule note de musique. Plusieurs personnes ayant été trompées par le titre de cette misérable production, nous regardons comme un devoir de prémunir nos lecteurs contre une œuvre qui est le fruit du charlatanisme le plus étonnant qu'on ait jamais vu.

L'ouvrage en question est intitulé : *Manuel simplifié de l'organiste, ou Nouvelle méthode pour exécuter sur l'orgue tous les offices de l'année, selon les Rituels parisien et romain, sans qu'il soit nécessaire de connaître la musique*, par Miné, organiste de Saint-Roch; Paris, librairie encyclopédique de Roret, prix : 3 fr. 50 c.

Ce *Manuel* contient une introduction de 6 pages. Le reste du volume est consacré à l'application du système NOUVEAU de M. Miné. A la fin, se trouve un supplément qui renferme les *Leçons d'orgue de Kegel*, gravées en notation microscopique.

L'auteur dit, avant de commencer l'explication de son système : « J'espère avoir trouvé un problème qu'on n'avait jamais cherché à résoudre : l'art de jouer de l'orgue d'une manière régulière sans être musicien (*pag.* 5). »

« L'avantage inappréciable, ajoute-t-il, de pouvoir jouer sur l'orgue la musique d'église, sans qu'il soit nécessaire de connaître les principes de l'art, est le résultat d'un procédé fort simple qui consiste :

1° A donner l'intelligence du clavier;

2° A enseigner la lecture et l'application de la musique sur le clavier par le moyen de deux sortes de signes, les chiffres et les lettres (*Ibid.*). »

Et d'abord M. Miné suppose un clavier de quatre octaves et demie, divisé en deux parties distinctes. La première, qui commence à la dernière touche grave et finit à la quinzième inclusivement, est affectée à la main gauche. Chacune des touches blanches de cette partie du clavier porte un chiffre d'ordre depuis 1 jusqu'au nombre 15; les touches noires portent le même chiffre que la touche blanche précédente; seulement on le barre pour le distinguer. — La seconde partie du clavier, qui est exclusivement affectée à la main droite, s'étend depuis la lettre A jusqu'à la lettre Q : simple, si elle désigne une touche blanche; barrée, si elle indique une touche noire.

Ces chiffres ou lettres se posent sur chaque touche, soit au moyen d'étiquettes; soit au moyen de l'écriture (encre de Chine pour les touches blanches; encre blanche gommée pour les touches noires).
(*Voyez* ci-contre, exemple n° 1.)

On conçoit qu'il faut pour ces chiffres et ces lettres une notation correspondante; c'est là, en effet, tout le secret MERVEILLEUX de M. Miné. La main gauche fait le chant dont les notes sont représentées par les chiffres; la main droite réalise un accompagnement composé de deux notes, indiquées par deux lettres. Si, à la main droite, une note se répète deux ou plusieurs fois de suite, on se contente de la désigner une première fois : une simple barre transversale continue ensuite cette désignation.

Maintenant, donnons un exemple d'application de ce singulier système; il suffira, pour démontrer jusqu'à l'évidence qu'il est cent fois plus difficile de se servir du procédé de M. Miné que du système ordinaire. (*Voyez* ci-contre, exemple n° 2.)

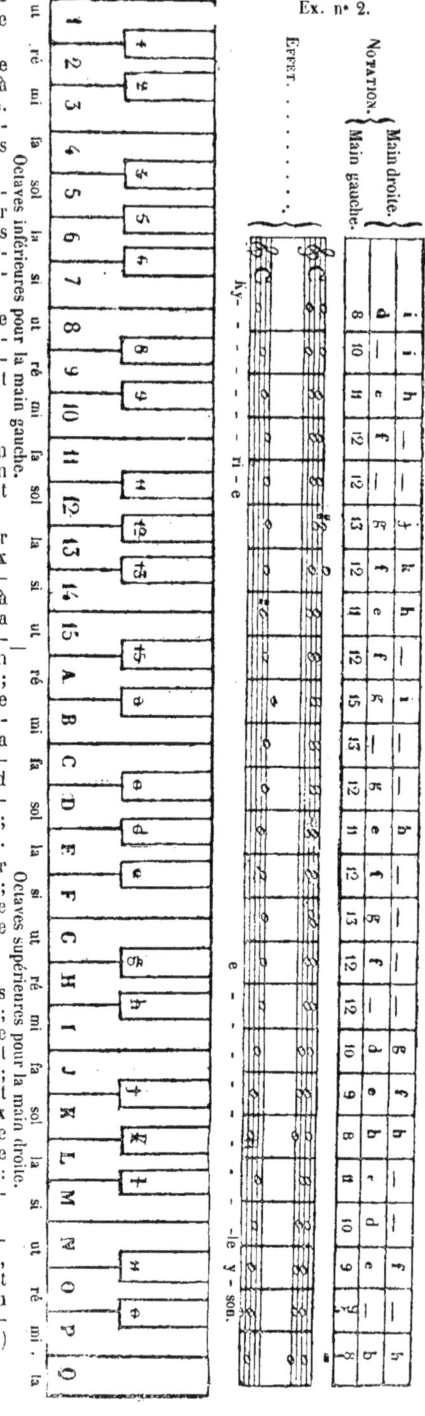

ACCORD. — Dans son acception générale, le mot *accord* signifie l'ensemble de plusieurs voix ou de plusieurs instruments se mariant entre eux. Dans la théorie musicale, le mot *accord* exprime l'union de plusieurs sons combinés selon les règles de l'harmonie.

L'union de deux sons se désigne ordinairement par le nom d'*intervalle*.

Les accords se divisent en accords *consonnants* ou *parfaits*, et accords *dissonants*.

— Réunion de plusieurs sons qui s'accordent ensemble, et plaisent ou déplaisent à l'oreille par leur simultanéité. Saint Isidore de Séville, qui écrivait dans les dernières années du VIe siècle ou au commencement du VIIe, est le premier auteur européen qui parle de la simultanéité des sons. « *Harmonica musica*, dit-il, *est modulatio vocis, et concordantia plurimorum sonorum et coaptatio* (*Sent. de musica*, cap. 6). » Un manuscrit du XVe siècle, inconnu à tous les bibliographes et qui se trouve à la Bibliothèque impériale de Paris, est le plus ancien monument où l'on rencontre le mot *accord*, pris dans le sens de cet article. Michel de Menehou, maître des enfants de chœur de l'église Saint-Maur-des-Fossez-lez-Paris, vers le milieu du XVIe siècle, a aussi fait usage de cette expression pour indiquer l'harmonie de plusieurs sons simultanés (23). On divise les accords en *consonnants* et *dissonants*, en *fondamentaux* et *dérivés*, en *altérés* et non *altérés*, etc. (TH. NISARD.)

ACCORDER.— C'est mettre tous les tuyaux ou toutes les cordes d'un instrument respectivement à leur ton juste.

ACCOUPLEMENT.—Mécanisme au moyen duquel on fait agir ensemble deux ou plusieurs claviers de l'orgue, soit à l'unisson, soit à l'octave.

ACTE DE CADENCE. — On donne le nom d'acte de cadence à la préparation d'accords au moyen de laquelle la terminaison ou cadence finale est amenée.

ACTION. — Le mot *actio*, action, signifiait *spectacles*, représentations des théâtres. On lit dans *Collect. concil. Hispan.*, tom. IV, an 1585, pag. 360 : « Decernit hæc synodus et mandat, ut in ecclesiis choreæ, saltationes, ACTIONES, et profani cantus prohibeantur. » (*Apud* DU CANGE.)

ACTION. — Expression des mouvements de l'âme par l'attitude et les mouvements du corps. L'action, ainsi entendue, convient au chanteur profane : celui qui se trouve dans le sanctuaire doit se contenter d'exprimer le chant avec noblesse, et conserver toujours une attitude religieuse, grave et austère. Agir autrement, c'est prostituer la maison de Dieu.

(TH. NISARD.)

ACUITÉ. — Modification du son par laquelle on le considère comme *aigu* ou *haut*, par rapport à d'autres sons, qu'on appelle *graves* ou *bas*. Ce mot, qui n'est point français, a été proposé à la langue musicale par M. Castil-Blaze ; mais il est bon de dire que Brossard enregistre cette expression dans son *Dictionnaire* comme *nouvellement inventée* de son temps. La proposition de M. Castil-Blaze n'est donc pas chose récente, ainsi qu'il semble l'insinuer. Au surplus, elle a rencontré peu de partisans. La raison en est simple. Nous avions le mot *élévation* qu'aucun sens moral n'empêche de substituer à la place de celui d'*acuité*. (TH. NISARD.)

ACUTÆ CLAVES, — *ACUTÆ VOCES*. — Anciennes expressions qui indiquaient l'étendue des sons compris entre

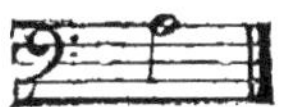 et 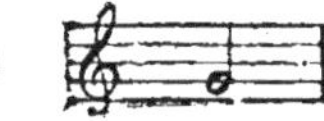

ADAGIO, *adv. italien*.— « Ce mot écrit à la tête d'un air désigne le second, du lent au vite, des cinq principaux degrés de mouvement distingués dans la musique. *Adagio* signifie *à l'aise*, *posément*, et c'est aussi de cette manière qu'il faut battre la mesure des airs auxquels il s'applique.

« Le mot *Adagio* se prend quelquefois substantivement, et s'applique par métaphore aux morceaux de musique dont il détermine le mouvement ; il en est de même des autres mots semblables. Ainsi l'on dira : un *Adagio* de Tartini, un *Andante* de S. Martino, un *Allegro* de Locatelli, » etc.

(J.-J. ROUSSEAU.)

— L'*Adagio* convient parfaitement à l'expression des choses calmes, pieuses ou tristes. La musique doit en être simple et d'une harmonie extrêmement correcte, car les moindres fautes y seraient remarquées sans peine à la seule audition. Il en est de même de l'exécution des pièces composées dans ce mouvement : le chanteur ou l'instrumentiste doit constamment s'efforcer de soutenir la mélodie par une expression sensible et touchante, élégante et naturelle. L'*Adagio* est l'écueil des médiocrités.

(TH. NISARD.)

ADAGIO ADAGIO, c'est-à-dire *très-adagio*, d'un mouvement très-lent.

ADAGIO ASSAI. — Mouvement plus lent que l'*Adagio*, suivant les uns, et, suivant les autres, *Adagio* modéré.

A DORIO AD PHRYGIUM.—Proverbe par lequel les Grecs faisant allusion à leurs modes dorien et phrygien, indiquaient qu'un orateur passait d'un objet à un autre sans transition.

AD LIBITUM. — Mots latins qui signifient *à volonté*. Lorsqu'on les trouve placés sous un trait de vocalisation ou sous un *point d'orgue*, ils indiquent qu'on peut jouer ou chanter ce qui est écrit, ou le supprimer si on le juge à propos. On trouve quelquefois aussi l'expression *ad libitum* employée au commencement d'une partie d'accompagnement ; elle signifie alors que cette partie n'est pas indispensable.

AD VIDENDUM. — Sorte de contrepoint non improvisé, mais écrit, que les Italiens avaient opposé au contrepoint dit *alla mente*.

(23) Voir l'article *Menehou* dans la *Biographie universelle des Musiciens*, par M. Fétis.

Ad videndum signifie : à voir ainsi qu'il est noté sur le livre.

AEVIA. — Formule qui provient des voyelles du mot *Alleluia*, comme *evovae* de *sæculorum amen*.

A FA IN RE. — C'était, suivant Lebeuf, une manière de chanter les psaumes à voix directe, en abaissant seulement la voix à la tierce mineure à la fin de chaque verset qui ne finit pas par un monosyllabe ou un mot hébreu indécliné. Cette psalmodie s'appelle *à fa in re*, dit cet auteur, parce que la dominante est censée être le *fa*, et que la terminaison se fait sur le *ré*. C'est ce qui s'observe aux psaumes que l'on intercale dans les Prèces (*sic*). « Si le verset finit par un monosyllabe comme *quæ in cis sunt*, ou par un mot hébreu non décliné comme *muri Jerusalem;* alors on ne fait aucune inflexion, et on finit tout droit. » (*Traité pratique sur le ch. ecclés.*, p. 178.)

AFFETTUOSO. — Mot dont on se servait autrefois pour avertir l'instrumentiste ou le chanteur qu'ils devaient employer une expression douce et mélancolique. Bien qu'il n'ait aucun rapport direct avec le mouvement d'un morceau, cependant on l'emploie quelquefois pour désigner un mouvement moyen entre l'*andante* et l'*adagio ;* on s'appuie, en ce cas, sur la signification d'*affettuoso* (affectueusement, avec tendresse), qui exclut la rapidité.

AFFINAUX. — Les théoriciens nomment *tétracorde des affinales* les cordes réunies des quatre premiers modes plagaux, à savoir *a b c d :* 1° à cause de leur affinité avec les quatre voix du tétracorde des finales de *f g;* 2° parce que les neuvième, dixième et douzième modes y prennent leurs finales, et enfin parce que les quatre premiers plagaux y prennent leurs confinales, c'est-à-dire les plus basses voix de leurs octaves. Quant à nous, dans notre théorie de la transposition des *modes*, nous nommons modes affinaux les quatre derniers mode des douze formés par les douze espèces d'octaves, à cause de l'*affinité* qu'ils ont avec les premiers. On voit effectivement qu'ils y prennent leurs octaves, le neuvième dans le deuxième, le dixième dans le troisième, le onzième dans le sixième, le douzième dans le septième. Et c'est là la raison pour laquelle ils peuvent être transposés ou réduits les uns dans les autres tout en ayant leurs caractères distinctifs.

AFFINITÉ DES TONS, ou des SONS. — Les anciens et les modernes donnent une signification différente à cette expression. Pour les anciens, voyez ce que nous disons à l'article AFFINAUX; pour les modernes, ils entendent par *affinité des sons* la tendance qu'ils ont les uns vers les autres. La note *sensible* a, entre autres, de l'affinité avec la tonique; le *quatrième* degré en a avec le troisième.

AGADA. — Espèce de flûte des Egyptiens et des Abyssins, qui se joue avec un bec à anche.

AGALI KEMAN. — Instrument à archet des Turcs, qui a quelque ressemblance avec notre violoncelle.

AGENT. — Terme très-employé par les anciens contrapuntistes. Lorsque de deux notes formant consonnance, l'une se mouvait pour faire dissonance avec l'autre qui restait immobile, celle qui se mouvait s'appelait l'*agent*, et celle qui restait s'appelait le *patient*. *Voyez* Martini, *Storia della Musica*, tom. 1er, p. 217; Eximeno, *Regole della musica*, p. 186, etc.

AGGRAVER LA FUGUE. — « C'est doubler la valeur de chacune des notes qui forment le sujet; de sorte qu'une phrase qui d'abord a été présentée en blanches et en noires, se trouve composée de rondes et de blanches, ce qui retarde la marche du sujet et la rend par conséquent plus grave. On n'emploie guère ce moyen que dans les fugues d'école : ses résultats sont peu satisfaisants, l'oreille ne pouvant plus suivre aussi facilement le dessin d'une phrase qui se traîne plutôt qu'elle ne marche. »

(CASTIL-BLAZE.)

AGITATO, adjectif italien pris adverbialement qui signifie : *avec agitation*, *avec trouble*. Comme l'agitation ne peut exister sans la vitesse, le mot *allegro* (avec vitesse) est toujours sous-entendu lorsqu'il n'est pas à côté de celui d'*agitato*.

AGNUS DEI. — L'une des parties de la messe chantée, soit en plain-chant, soit en musique. L'*Agnus Dei* se place entre le *Pater* et la Communion. Comme le *Kyrie*, le *Gloria*, le *Credo*, le *Sanctus*, l'*Agnus Dei* a son chant propre à chaque degré de fête, ou à chaque temps, et de différent mode, ainsi que l'observe Poisson (*Traité du chant Grégorien*, p. 196). Cet auteur blâme les compositeurs de chants d'église, entre autres Dumont, qui ont adapté la même formule mélodique et la même modulation à toutes les parties du sacrifice : « Comme si, dit-il, ces Pieces totalement différentes les unes des autres, étoient susceptibles des mêmes tournures. Le même Chant répété tant de fois, dans une même Messe, n'est bon qu'à ennuyer et à dégoûter de l'Office ».

Quelques pages plus loin, il remarque que les *paroles* de l'AGNUS DEI *sont de nature à inspirer les sentimens de la plus tendre piété*, (p. 205), ce qu'oublient trop souvent les auteurs de messes en musique qui, sous prétexte que l'*Agnus Dei* est le dernier morceau de leur œuvre, croient devoir la terminer par des accents pleins d'éclat et où se réunissent toutes les forces vocales et instrumentales.

L'*Agnus Dei* des messes de *Requiem* diffère de celui des messes ordinaires, en ce que dans le premier, le *Dona eis requiem*, auquel on ajoute la dernière fois *Sempiternam*, est substitué au *Miserere nobis* et au *Dona nobis pacem*.

AGOGÉ. — Ce mot, dans la musique des Grecs, exprimait ou la marche des intervalles ou le mouvement rhythmique.

1. Euclide divise la *Chrèse* en quatre par-

ties égales qu'il nomme *agogé, plocé, pertcia* et *tone*.

Aristide Quintilien subdivise l'*agogé* en directe, rétrograde et tortueuse. L'*agogé directe* avait lieu, lorsque le chant procédait du grave à l'aigu. Dans l'*agogé rétrograde*, la mélodie descendait de l'aigu au grave. Il y avait *agogé tortueuse* lorsqu'une phrase de chant se dessinait d'une manière oblique

II. Selon Aristide Quintilien l'agogé rhythmique consistait dans la lenteur ou la vitesse du mouvement. (Th. Nisard).

AGONS MUSICAUX. — Luttes musicales ou concours entre plusieurs instrumentistes ou chanteurs pour une place ou un prix proposé.

AGRÉMENTS. — On donne le nom d'*agréments*, ou mieux encore celui d'*ornements*, à une multitude de petits détails d'exécution qui servent à donner du piquant à la mélodie

Il est certain que le plain-chant a malheureusement servi de thème aux fantaisies et aux fioritures des chantres. Certains ordres religieux le maintenaient pourtant dans sa gravité. Le chant des Chartreux était triste et traînant (24); l'ordre de Cîteaux s'attachait à une grande simplicité; mais l'ordre de Cluny aimait la variété. (Voy. *Traité hist. sur le chant ecclésiast.*, par l'abbé Lebeuf, p. 66.)

Notker Balbulus a écrit un alphabet des signes explicatifs (*litteræ explicativæ*) des ornements du chant, lesquels ont été, pour la première fois, élucidés avec bonheur par M. Th. Nisard, dans ses *Etudes sur les anciennes notations musicales de l'Europe*.

AIGLE. — C'est un registre secondaire dont le but est de faire planer un aigle en présence d'un soleil. C'est une inutilité. Ce registre se trouve dans l'orgue, du reste excellent, de l'église de la garnison, à Berlin. (*Man. du fact. d'org.*)

Aigle de choeur. — Grand pupitre où l'on place le livre de chant sur lequel le chœur doit chanter, et qui est surmonté d'une figure d'aigle. C'est ce qu'on appellait *cantarium, cantatorium, cantorum pluteus*. On lit dans le rituel Ms. de Saint-Etienne de Toulouse : *His peractis, pergunt ordine quo supra ad chorum, et in ingressu chori cantor existens ante magnum cantatorium incipit cantare antiphonam* Asperges me, Domine; *et sacerdos vadit ad aspergendum... et finita antiphona, in cantatorio parvo dicit*, etc. (*Ap.* Du Cange.)

AIGU. — Le son a deux qualités principales qui sont d'être *grave* ou *aigu*. Un son est aigu par rapport à un son plus grave. Un son est d'autant plus aigu qu'il est produit par des vibrations plus rapides.

— Pris adjectivement, ce mot se dit d'un son élevé de l'échelle musicale; pris substantivement, il s'emploie pour indiquer la partie élevée d'une voix ou d'un instrument. C'est dans ce dernier sens que l'on dit : Cette voix passe facilement du grave à l'aigu.

AIR. — Nom générique par lequel on désigne toute pièce de musique pour une voix seule. « Saumaise, dit J.-J. Rousseau, croit que ce mot vient du latin *æra*, et Burette est de son sentiment, quoique Ménage le combatte dans ses *Etymologies de la langue française*.

« Les Romains avaient leurs signes pour le rhythme ainsi que les Grecs avaient les leurs; et ces signes, tirés aussi de leurs caractères, se nommaient non-seulement *numerus*, mais encore *æra*, c'est-à-dire, nombre, ou la marque du nombre, *numeri nota*, dit Nonnius Marcellus. C'est en ce sens que le mot *æra* se trouve employé dans ce vers de Lucile :

Hæc est ratio? Perversa æra! Summa subductæ improbè!

« Et Sextus Rufus s'en est servi de même.

« Or, quoique ce mot ne se prît originairement que pour le nombre ou la mesure du chant, dans la suite on en fit le même usage qu'on avait fait du mot *numerus*, et l'on se servit du mot *æra* pour désigner le chant même; d'où est venu, selon les deux auteurs cités, le mot français *air*, et l'italien *aria* pris dans le même sens.

« Les Grecs avaient plusieurs sortes d'*airs* qu'ils appelaient *nomes* ou *chansons* Les nomes avaient chacun leur caractère et leur usage, et plusieurs étaient propres à quelque instrument particulier. »

La musique moderne a aussi des *airs* dont la forme est très-variée.

L'auteur de l'*Entretien des musiciens* (Auxerre, 1643) donne au mot *air* une signification particulière, et qu'il n'est pas aisé de définir; *air*, suivant lui, serait synonyme de mouvement et de vivacité. Voici comment il s'exprime :

« Les Picards en ce pays ici sont les plus estimés en la composition approchant beaucoup de l'*air* de Provence, car comme l'on dit que nous avons la teste proche du bonnet (25), on dit aussi d'eux qu'ils ont la teste caude (p. 151). » Il dit aussi dans un autre endroit, en s'adressant à un confrère maître de chapelle : « Ne faictes plus de musique si triste; contentez le public, en meslant

(24) Tristesse du chant des Chartreux. *Inundatio vocis*. Statuta antiqua Cartusiensis ordinis, part. I, cap. 39 : « Quia boni monachi officium est plangere potius quam cantare, sic cantemus voce, ut planctus, non cantus delectatio sit in corde : quod gratia præveniente potest fieri, si ea, quæ cantando delectationem afferunt, amputentur, ut est fractio et inundatio vocis, et geminatio puncti, et similia, quæ potius ad curiositatem attinent, quam ad simplicem cantum. (Varias intelligo vocis inflexiones, quas vulgo *roulades* appellamus.) » Apud Du Cange.

(25) Gantez, comme on sait, était provençal.

l'*art* avec l'*air* (p. 269). » Dans ce dernier passage, le mot *art* paraît s'appliquer à une qualité des compositeurs du Nord, tandis que le mot *air* n'est appliqué par lui qu'aux compositeurs méridionaux. *Art* effectivement implique l'idée d'une combinaison, d'un calcul artificiel ; *air* signifierait quelque chose de spontané, de vif et de naturel. Cette interprétation justifierait l'étymologie du mot *air* que M. Paulin Paris, dans son *Romancero français*, fait dériver du verbe *ire;* c'est dans ce sens qu'il dit *l'air d'une chanson*, un *bel air*. Les Espagnols disent aussi : *Musica ayrosa, ô de buen ayre: buen ayre de la canturia*. (Cerone, p. 238 liv. cap. 26.)

AJOUTÉE ou Acquise, ou Surnuméraire *adj. pris substantivement*. — « C'était, dans la musique grecque, la corde ou le son qu'ils appelaient Proslambanomenos.

« Sixte ajoutée est une sixte qu'on ajoute à l'accord parfait et de laquelle cet accord ainsi augmenté prend le nom. »

(J.-J. Rousseau.)

AL, dans l'aphabet de Romanus, signifiait que la voix devait s'élever aux plus hautes notes du mode.

A LA MI RE. — Résultat de la combinaison des quatre premiers hexacordes superposés dans leur ordre, et se rencontrant au degré du second *la* de l'échelle des sons, comme on peut le voir dans le tableau que nous donnons aux mots Muances et Solmisation. En d'autres termes, cela signifiait que le second A de l'échelle des sons était, dans le système des muances, appelé tantôt *la*, tantôt *mi*, tantôt *re*, selon qu'il était solfié suivant la propriété de *nature*, suivant la propriété de *bémol*, ou suivant la propriété du *bécarre*.

— A la mi re, a mi la, ou simplement A, sixième son de la gamme diatonique et naturelle, ou la dixième corde de l'échelle diatonico-chromatique.

ALIQUOTES. — Expression géométrique qui, employée en musique, désigne les sons concomitants ou secondaires qu'un corps sonore, mis en vibration, fait entendre en même temps que le son principal. En effet, quand une corde vibre, l'ouïe ne perçoit d'abord qu'un seul son; mais pour peu qu'on y prenne garde, on distingue plusieurs sons secondaires : d'abord la quinte, puis la tierce, puis l'octave et la double-octave.

ALLA BREVE. — « Terme italien qui marque une sorte de mesure à deux temps fort vite, et qui se note pourtant avec une ronde ou une blanche par temps. Elle n'est en usage que dans la musique d'église et les solféges. Elle répond assez à ce que l'on appelait en France du *Gros-fa*. »

(J.-J. Rousseau.)

ALLA CAPELLA. — Cette expression signifie la même chose qu'*alla breve*, par la raison toute simple qu'on n'emploie ce mouvement que dans les églises ou *chapelles*.

ALLA FRANCESE. — Mots italiens qui veulent dire *à la française*, et que les Allemands inscrivaient en tête de certains morceaux, vers la fin du dernier siècle, pour indiquer un *staccato* d'un mouvement modéré.

ALLA MENTE. — On appelle en Italie contrepoint *alla mente* un contrepoint improvisé sur le plain-chant, genre monstrueux et barbare qu'on a nommé en France *chant sur le livre*. Le savant auteur des *Mémoires sur Palestrina*, l'abbé Baini, ayant consacré une partie de ses travaux à l'analyse des formes que ses compatriotes ont données aux divers genres de musique, nous lui emprunterons ce qu'il a écrit sur le contrepoint *alla mente*. Puis, nous ferons suivre son article de quelques réflexions. — Dans la musique purement vocale, dit-il, la composition *alla mente*, c'est-à-dire une improvisation chantée à une ou plusieurs parties sur une mélodie donnée du chant grégorien, est un style qui remonte très-haut. J.-B. Doni en fixe l'origine entre les XIIe et XIIIe siècles; il semble pourtant qu'on peut la reculer jusqu'au XIe, car le moine Hucbald, fort habile musicien, dans sa *Musica enrichiriadis*, parle d'harmonies à trois et à quatre parties composées sur le plain-chant et formées de consonnances successives de quintes, de quartes et d'octaves. Le seul livre de chœur suffisant à cet effet, il n'était certainement pas besoin d'écrire de telles compositions. Elles pouvaient donc être nommées, et elles étaient en effet des compositions *alla mente*.

De même, d'autres contrepoints *alla mente* beaucoup plus compliqués que ceux d'Hucbald furent enseignés dans le chant mesuré par Francon de Cologne, écrivain du XIe siècle; et d'autres encore dans la seconde moitié du XIIIe par Elie de Salomon, et par le célèbre Marchetto de Padoue. Jean de Muris se plaignait des contrepoints *alla mente* de son temps, vers 1320; aussi dans sa *Somme*, s'appliqua-t-il à en indiquer de plus réguliers. Le Pape Jean XXII, dans le décret daté d'Avignon, 1322, prohiba entièrement les contrepoints modernes *alla mente* et ne permit, dans les solennités, que ceux dont l'usage remontait au IXe siècle. Le contrepoint *alla mente* moderne se maintint cependant en dépit de la prohibition pontificale et se pratiquait même dans la chapelle papale dès le commencement du XVe siècle sous le nom de *plain-chant majeur*.

Dans le XVIe siècle, alors que tous les chanteurs étaient, comme on sait, en même temps compositeurs, ce contrepoint servit non-seulement à mettre en lumière toutes les ressources possibles de l'art, mais encore dépassa bientôt les limites de la modération. Il ne se contenta plus d'orner le seul plain-chant : il prétendit ajouter mélodie à mélodie dans la musique figurée et devint ainsi la chose la plus impertinente, la plus ridicule et la plus complétement digne d'être oubliée. D. Nicolas Vicentino s'étudia à signaler les principaux défauts des contrepoints *alla mente* qui figuraient dans le plain-chant, afin de rendre ce genre de composition plus régulier et plus agréable. Ses efforts furent inutiles. De son côté, Zarlino ne tarda pas à morigéner ces musiciens qui se glorifiaient poser, à l'improviste ou *alla mente*, une nouvelle partie dans les œuvres à plusieurs voix de la musique figurée, et prétendit que cela ne pouvait se faire que dans les compositions à deux voix, en ajoutant à la première une partie d'improvisation; il dicta des règles sages à suivre, proposa de beaux exemples à imiter. Mais rien ne put arrêter le mauvais goût des exécutants, qui, n'ayant en main qu'une véritable pauvreté, la revêtirent d'inventions de plus en plus étranges. Les frères Nanini, Rocco Rodio, Antonio Brunelli et Adriano Banchieri, qui depuis prirent à tâche de réformer ce genre de composition improvisée, eurent beaucoup de mal et fort peu de résultats.

Le contrepoint *alla mente* s'étant généralisé vers la fin du XVIe siècle, tant sur les mélodies du plain-chant que sur les compositions de la musique figurée, les instrumentistes se piquèrent aussi d'en faire l'essai. La nouveauté ne déplut pas, et passa bien vite de l'essai à l'exécution, des académies particulières à la musique d'église. Les compositeurs n'eurent plus besoin de mesurer leurs forces dans les œuvres de musique vocale. Les soins par lesquels Zacconi s'étudia à préciser l'extension et la nature des divers instruments d'après la nature et l'étendue des voix furent jugés complétement inutiles. On regarda comme trop incommode de transcrire toutes les parties de l'harmonie; il suffisait d'un seul exemplaire de la partie grave de la composition à exécuter, pourvu que les instrumentistes accompagnassent les chanteurs suivant leur caprice et leur plaisir. Agostino Agazzari écrivait pour la justification des compositeurs : « Ah! s'il fallait placer et classer toutes les œuvres qui se chantent dans l'année, dans une seule église de Rome, où l'on fait profession de *concerter*, on n'aurait pas assez de la bibliothèque d'un légiste ! »

Cependant, tant que les instrumentistes se maintinrent dans certaines bornes, la nouvelle méthode fut supportée. Mais la manie de se distinguer finit bientôt par tout perdre. Les concertations de musique dégénérèrent bientôt en horribles cacophonies. Une lutte scandaleuse s'alluma entre les instrumentistes et les chanteurs. Chacun s'efforçait de se montrer le plus téméraire, et tous ensemble représentaient une armée en déroute. On voulut remédier à un aussi grand mal en chiffrant la musique et en marquant des signes de dièse, de bémol et de bécarre les accords simultanés de la musique vocale et leur succession; mais, dans ces repaires de serpents, tout se changeait en venin. Les compositeurs se virent donc contraints de guérir le mal par l'amputation. Le silence fut imposé aux instrumentistes; les maîtres commencèrent au XVe siècle à écrire la partie de chaque instrument, laquelle servit d'introduction au chant, en ménageant aux chanteurs un repos au milieu et une conclusion à la fin, comme on peut le voir dans plusieurs compositions d'Emilio del Calvaliere, d'Agostino Agazzari, de Domenico Allegri, de Gio. Francesco Anerio, de Girolamo Kasperger, de Camillo Cortellini, de Stefano Landi, de Claudio Monteverde et autres.

En sorte que cette capricieuse manière de jouer *alla mente* prit fin vers **1625** presqu'entièrement, après avoir duré un peu moins de quarante années. Je dis presque entièrement, car on trouve quelques traces, bien que rares, de cette instrumentation *alla mente* jusqu'en **1674**. Le frère de D. Bonifacio Graziani qui avait été maître de chapelle du Jésus et du séminaire romain, fit alors imprimer à Rome par le successeur de Mascardi les ***Inni vespertini***, œuvre posthume dudit Graziani qu'il dédia à Benoîte-Henriette-Philippine, duchesse de Brunswick et de Lunebourg. On y lit, p. 59, l'avertissement suivant : « Si le virtuose professeur veut joindre les symphonies aux hymnes, il pourra les tirer facilement de la basse continue des mêmes hymnes. » — Cette basse était exactement chiffrée. Ce fut, à ma connaissance, termine Baini, la dernière étincelle du contrepoint *alla mente* dans la musique instrumentale. (***Memorie storico-critiche della vita et delle opere di G. Pierluigi da Palestrina***; Roma, in-4°, 1828, t. Ier, p. 121 et suiv.)

—Maintenant, sans nous arrêter à relever les détails erronés qui fourmillent dans cette citation, nous ferons observer que le contrepoint *alla mente* remonte beaucoup plus haut que ne le pense Baini. Les anciens Grecs, en *magadisant* certaines de leurs mélodies, nous en offrent l'origine. Les *symphonies* et les *diaphonies* dont parlent saint Isidore de Séville et Hucbald n'étaient pas autre chose que des contrepoints *alla mente*. Ceci est tellement vrai que Remi d'Auxerre, contemporain d'Hucbald, nous donne, dans les manuscrits de ses ouvrages, des exemples en neumes des différents genres de *symphonies*, dans lesquels les mélodies seules sont indiquées, la notation des parties harmoniques étant parfaitement inutile. L'instrument appelé *organistrum*, et qui semble avoir été pour les premiers chrétiens occidentaux un perfectionnement des magadis des anciens Grecs, permettait d'improviser les symphonies à la quinte et à l'octave par mouvement semblable. Quant à la *diaphonie* primitive, elle était d'une telle facilité d'exécution, les règles en étaient si claires, qu'il était également facile de l'improviser.

Nous remarquerons en second lieu que Francon de Cologne, Marchetto et Jean de Muris n'ont point enseigné le contrepoint *alla mente*, mais le contrepoint écrit appelé ***Res facta*** par les anciens et notamment par Tinctoris.

En troisième lieu, ce n'est pas contre le contrepoint *alla mente* que Jean XXII a lancé son décret; mais, d'une part, contre l'accouplement, dans le même morceau, des paroles inconvenantes françaises et des textes liturgiques; et, d'autre part, contre les novateurs du XIVe siècle qui employaient plus de trois semi-brèves pour un temps, d'où il résultait des roulades indécentes et par trop mondaines. (TH. NISARD.)

Nous n'ajouterons plus qu'un mot : le P. Martini dans son *Saggio di contrapunto* (part. 1, p. 57) fait mention d'un *Introït alla mente* à quatre parties, chanté à Rome en 1747 par les chanteurs de la chapelle pontificale, avec une perfection admirable. Voici ce que dit M. Fétis sur cette allégation du P. Martini : « Il faut se rendre au témoignage d'un tel maître ; mais on ne peut expliquer ce phénomène qu'au moyen de la tradition qui indiquait aux chanteurs ce qu'ils devaient faire, et par l'habitude qu'ils avaient de chanter ensemble. Quels que fussent ces avantages, on peut croire qu'un pareil contrepoint n'aurait pu soutenir un examen approfondi. » (*Traité du contrepoint et de la fugue*, part. 1re, p. 122.)

ALLA MILITARE, *à la militaire*, c'est-à-dire, d'un mouvement de marche militaire.

ALLA PALESTRINA, ou *à la Palestrina*, se dit d'un style de musique d'église qui a été perfectionné, dans le XVIe siècle, par le célèbre Palestrina, compositeur de l'école romaine.

Jean-Pierluigi da Palestrina a exercé une telle influence sur son siècle, et ses œuvres sont d'une élévation et d'une perfection si rare, que le nom de cet illustre compositeur a servi à caractériser désormais le genre de musique dans lequel il a constamment trouvé de sublimes inspirations. On désigne donc par ces mots : style *alla Palestrina* un contrepoint fugué, à plusieurs parties sans accompagnement, dans lequel on prend pour motif, soit une phrase du plain-chant, soit un sujet d'invention ; et qui poursuit son évolution à travers les différentes parties, qui se reproduit ensuite au moyen d'entrées nouvelles et imprévues, et qui cède enfin le pas à un autre motif développé et traité de la même manière. On peut faire sans doute du contrepoint fugué sur des motifs qui n'appartiennent pas à la tonalité du plain-chant; mais l'expression *alla Palestrina* ne doit s'appliquer qu'aux compositions écrites suivant les modes ecclésiastiques, sans quoi il est évident que le mot impliquerait contradiction.

Nous avons, par exemple, entendu qualifier par les mots *alla Palestrina*, les compositions sacrées de Bortnianski, maître de chapelle de la musique impériale de Saint-Pétersbourg, que M. Berlioz a fait connaître dans les concerts de la Société philharmonique ; mais rien ne ressemble moins au style *alla Palestrina*, que ces œuvres d'ailleurs remarquables à certains égards.

De ce que le style *alla Palestrina* repose pour l'ordinaire sur une phrase de plain-chant, il ne faut pas en conclure absolument que le plain-chant doit être harmonisé. Ici, la phrase de plain-chant n'est prise que comme thème, comme sujet, sur lequel le compositeur se livre à tous les caprices de son inspiration, sans sortir pourtant des règles du contrepoint rigoureux ; c'est de l'art tout aussi raffiné que la musique moderne ; la seule différence qu'il y ait, et sans doute elle est fort importante, c'est que tout cet artifice harmonique y repose sur la tonalité grégorienne.

Nous croyons devoir reproduire ici un passage emprunté au *Traité de contrepoint et de fugue* de M. Fétis. « Enfin parut Palestrina, maître admirable qui, sans rien inventer, sut tout s'approprier, parce qu'il perfectionna tout, et qui dans un genre aride et sec, sut mettre tant de sagesse, de clarté, de richesse, et même de grâce, qu'il fixa le genre, lui donna son nom, et devint le modèle d'une perfection que ses contemporains et ses successeurs se sont efforcés d'égaler, mais à laquelle nul n'est parvenu. A leur apparition, ses ouvrages excitèrent le plus vif enthousiasme ; à peine se trouve-t-il aujourd'hui quelques hommes instruits, capables d'apprécier leurs beautés. Il ne faut accuser personne de ces vicissitudes. Depuis longtemps l'art a pris une autre direction ; une plus noble carrière s'est ouverte (26) ; en un mot : l'ORGANISATION MUSICALE DES HOMMES A CHANGÉ. Dès qu'il fut reconnu que la musique a des accents pour la douleur, la gaieté, l'amour ou la jalousie, le besoin d'émotions se fit sentir, on les rechercha, et l'on devint moins sensible aux charmes d'une harmonie dont le plus grand mérite est la pureté, et d'un travail mécanique qui n'a que celui de la difficulté vaincue. Toutefois, ne croyons pas que ce genre de mérite soit incompatible avec celui de l'expression. Considéré comme étude, le style de Palestrina est encore excellent dans la musique d'église ; il est même préférable à tout autre. Pourvu que cette étude soit faite en temps opportun, le jeune compositeur y puisera une fa-

(26) Quelle est cette *plus noble carrière?* Est-ce celle que l'art parcourt depuis que l'*accent passionné*, l'expression terrestre et mondaine ont été substitués à l'*onction calme et pénétrante* de la tonalité ancienne? Je ne m'amuserai pas à réfuter M. Fétis par lui-même ; je pourrais produire plus de dix citations où l'auteur montre que l'art est descendu du ciel pour établir son règne sur la terre. Je ne puis pourtant m'empêcher de dire que j'ai peine à concilier ce passage avec les paroles si éloquemment chrétiennes que je lis dans l'*Esquisse de l'histoire de l'harmonie* du même écrivain, p. 44 : « Le dramatique s'était introduit dans la musique religieuse, et avait pris la place du ton grave, solennel et dévot des œuvres de Palestrina. Alors commença le contre-sens de cette expression mondaine appliquée aux choses saintes.... l'on alla à l'église pour avoir des émotions, au lieu d'y aller pour prier avec recueillement. »

Mais les meilleurs esprits n'échappent pas aux contradictions suivant le point de vue auquel ils se placent à certains moments donnés. Dans les lignes qui donnent lieu à cette note, M. Fétis montre qu'il a été vaincu par la tonalité moderne. Permis sans doute de dire que l'art a pris une autre direction, *que l'organisation musicale des hommes a changé*. Mais cela ne prouve nullement que l'art est devenu plus *noble*. Dites qu'il a agrandi sa sphère, qu'il a multiplié ses ressources, mais ce qu'il a gagné en étendue, ne l'a-t-il pas perdu en hauteur ?

cilité, une élégance qu'il n'aurait jamais sans elle. » (P. 122.)

L'auteur énumère ensuite les divers conditions du style *alla Palestrina;* mais comme cette énumération se trouve jointe à l'analyse de divers exemples puisés dans les œuvres du chef de l'école romaine, il nous est impossible de les reproduire. D'ailleurs, ce qui précède suffit pour donner une idée du style *alla Palestrina*, et c'est tout ce que l'on doit demander à un dictionnaire, qui ne saurait être une collection de divers traités sur chaque question.

ALLA ZOPPA (*à la boiteuse*).—C'est le nom d'un espèce de contrepoint dans lequel on met toujours et dans chaque mesure, contre le sujet donné, une blanche entre deux noires. « Quand on vient, dit Brossard, à exécuter ce contrepoint, il semble que ces fréquentes syncopes faisant *sautiller* la voix, la fassent marcher en *chancelant* ou en *boitant.* »

Exemple :

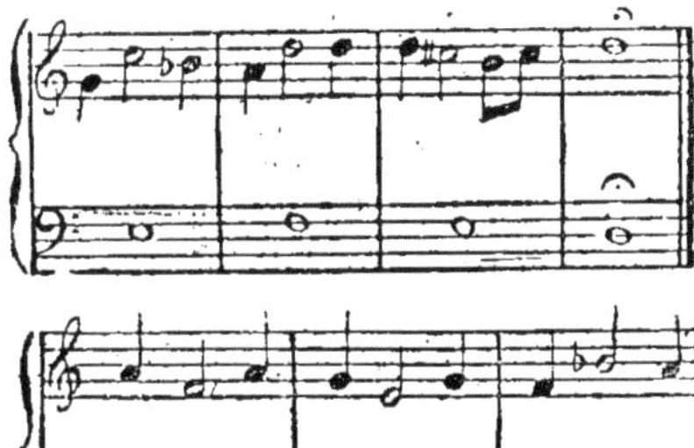

ALLEGRETTO, c'est à dire un peu moins vite qu'*Allegro.*

ALLEGRO. — Ce mot italien, écrit à la tête d'un air, indique, du vite au lent, le second des cinq principaux degrés de mouvement distingués dans la musique italienne. *Allegro* signifie *gai*, et c'est aussi l'indication d'un mouvement gai, le plus vif de tous après le *presto.* Mais il ne faut pas croire pour cela que ce mouvement ne soit propre qu'à des sujets gais; il s'applique souvent à des transports de fureur, d'emportement et de désespoir, qui n'ont rien moins que de la gaieté. (J.-J. ROUSSEAU.)

ALLEGRO ALLEGRO. — Mouvement une fois plus vif que celui d'*Allegro*

ALLELUIA. — Saint Isidore de Séville, au livre Ier, chapitre 13 des *Offices ecclésiastiques*, fait les réflexions suivantes :

« Chanter les louanges, c'est-à-dire *Alleluia*, est un chant des Hébreux. Ce mot signifie *louange de Dieu.* L'apôtre saint Jean, dans l'*Apocalypse*, rapporte que, par une révélation de l'Esprit-Saint, il avait vu et entendu la céleste armée des anges chantant *Alleluia* d'une voix formidable comme le tonnerre. On ne doit donc point douter que lorsque ce mystère de louanges est célébré avec une foi et une dévotion convenables, les anges ne s'y unissent. L'*Alleluia*, comme l'*Amen*, n'est jamais traduit de la langue hébraïque en langue latine; non qu'on ne puisse absolument les traduire l'un et l'autre, mais, comme disent les docteurs, parce qu'on respecte leur antiquité à cause de leur autorité sainte (27). »

C'est pourquoi saint Augustin appelle l'*Alleluia*, CELEUSMA, cri des matelots qui de loin s'appellent et se répondent : *adsit nobis tutela Christi gratia*, CELEUSMA *nostrum dulce cantemus* ALLELUIA, *ut læti et securi ingrediamur ad felicissimam patriam.* (S. AUG. *De Cant. nov.*, c. 2. *apud* GERBERT., *de Cantu*, t. I, p. 60.) Et Sidoine Apollinaire constate cet usage par les vers suivants :

Curvorum hinc chorus helciariorum
Responsantibus Alleluia ripis
Ad Christum levat amnicum CELEUSMA ;
Sic, sic psallite, nauta, vel viator.

Alleluia est donc en quelque sorte le cri de guerre de l'Eglise militante aspirant à devenir Eglise triomphante. Ce qui est certain, c'est que l'*Alleluia* a été également un cri de guerre terrestre, comme le témoignent plusieurs auteurs (*Voy.* entre autres CONSTANTINUS, *de Vita S. Germani*, lib. Ier, cap. 19, *ap. Surium*, tom IV.; ADON de Vienne, *in Chronico, ubi de eodem S. Germano*, et ORDERIC VITAL, lib. XII. p. 887, *ap.* DU CANGE).

On doit d'autant moins négliger de constater de pareils usages ou ces significations symboliques, que les uns comme les autres ont souvent déterminé le caractère et pour ainsi dire la physionomie mélodique de certains chants. La liturgie parle à nos sens par la magnificence des figures et des images; mais si elle parle à nos sens, c'est pour les élever, en les chargeant de transmettre à notre intelligence et de faire pénétrer jusqu'à notre âme la grâce des mystères dont ces images et ces figures ne sont que l'enveloppe.

L'*Alleluia* étant moins un chant proprement dit qu'une formule d'introduction ou de terminaison de la plupart des chants d'Eglise, nous en traiterons aux divers lieux où il est question d'une pièce dont il fait partie. Nous nous contenterons ici de mentionner les significations et les applications diverses que les liturgistes ont données au mot *Alleluia.*

(27) Laudes, hoc est *Alleluia* canere, canticum est Hebræorum. Cujus expositio duorum verborum interpretatione consistit, hoc est, LAUS DEI. De cujus mysterio Joannes in Apocalypsi refert, Spiritu revelante vidisse et audisse vocem cœlestis exercitus angelorum, tanquam vocem validorum tonitruum dicentium *Alleluia.* Ex quo nullus debet ambigere, hoc laudis mysterium, si digna fide et devotione celebretur, angelis esse conjunctum. *Alleluia* autem, sicut et *Amen* de Hebræa in Latinam linguam nequaquam transfertur, non quia interpretari minime queant, sed, sicut aiunt doctores servatur in eis antiquitas propter sanctiorem auctoritatem. (S. ISIDORUS, *De ecclesiast. offic.*, lib. I, c. 13.)

1° *Alleluia dominical*, *Alleluia dominicalia, quæ diebus dominicis cantantur*, dit Honorius d'Autun (lib. IV, *cap.* 48).

2° *Alleluia duplex*, double, celui qui est dit deux fois. (*Ap.* DURANDUM, lib. VI, cap. 89.)

3° *L'office alléluiatique*, *officium alleluiaticum*, anciennement en usage dans l'église d'Auxerre, office retrouvé par l'abbé Lebeuf lorsqu'il était chanoine et sous-chantre de cette église, et envoyé par lui à Carpentier, continuateur du *Glossaire* de Du Cange.

4° *Alleluiatica antiphona, alleluiaticus psalmus, responsorium alleluiaticum*; antienne, psaume, répons alléluiatique; *alleluiatica gaudia*, etc. A l'égard des psaumes, saint Augustin distingue le psaume octonaire (*octonarium*), le psaume alphabétique et le psaume *alléluiatique*. Ce dernier est celui qui a l'*alleluia*), soit au commencement, soit au milieu, soit à la fin. (S. AUGUST. *in psal.* CV *et* CXVIII, *apud* GERBERTUM, *de Cantu*, t. Ier, p. 56.)

5° *Alleluyarium*, livre, comme nous dirions *Alléluiaire*, de même que nous disons *Antiphonaire*.

6° *Alleluia fermé* (*clausum*), autrement dit les obsèques alléluiatiques, *alleluiaticæ exsequiæ*. On appelait ainsi la cessation du chant de l'*Alleluia* dans l'office à certaines époques. Nous citons Du Cange : « Quando in sacris liturgiis desinit cantari. — *Regula Magistri*, cap. 28 : *A Pascha usque ad Pentecosten non licet jejunare, quia sabbatum Paschæ claudit tristitiæ jejunia et aperit lætitiæ* Alleluia, *et sabbatum Pentecostes claudit* Alleluia *et aperit jejunia, sed ecclesiis clauditur* Alleluia; *nam monasterio quasi in peculiari servitio Dei* Alleluia *usque ad Epiphaniam per modum psalmorum constitutum aperta a servis Dei psallitur Domino.* — Vetus placitum sub Guillelmo I rege Angliæ apud Seldenum ad Eudmerum, pag. 199 : *Ab illa die qua clauditur* Alleluia *usque ad octavas Paschæ*, etc. — Petrus de Fontaines in Consilio a nobis edito, cap. 5, § 6 : « *Sairemens cesse dès le commencement de l'Avent, duskes à lendemain de la Teffaigne, et deske l'*Alleluia *clost jusques à la quinzaine de Pasques.* »

Une lettre insérée dans le *Mercure de France* du mois de décembre 1726, fait connaître les cérémonies singulières qui avaient lieu dans quelques églises à l'occasion de l'*Alleluia fermé* (*Alleluia claudendo*). « Inter statuta Tullensis ecclesiæ sæculo XV, in unum collecta, statutum 15 inscribitur : *Sepelitur Alleluia*, atque modo illius sepeliendi, hæc addit : *Sabbato Septuagesimæ in nona conveniant pueri chori feriati in magno vestiario, et ibi ordinent sepulturam* Alleluia. *Et expedito uno* Benedicamus *procedant cum crucibus, tortiis, aqua benedicta et incenso, portantesque glebam ad modum funeris, transeant per chorum et vadant ad claustrum ululantes usque ad locum ubi sepelitur : ibique aspersa aqua et dato incenso ab eorum altero, redeant eodem itinere.* Ludicra hæc pompa, inquit auctor epistolæ laudatæ, in memoriam revocat consuetudinem alteram multo magis jocularem. In quadam ecclesia cathedrali, non longe Parisiis distante, choralis puer, si vera est narratio, turbinem, vocabulo *Alleluia* aureis characteribus exarato, circumvolutum per plana chori sola versabat verbere ad usque integram a choro expulsionem. Hæc ibi de exsilio vocis *Alleluia.* » Ce qui veut dire que l'enfant de chœur fouettait un sabot sur lequel le mot *Alleluia* était tracé en lettres d'or, et le faisait tourner sur le pavé jusqu'à ce qu'il l'eût chassé de l'enceinte du chœur. De là l'expression proverbiale : *fouetter l'Alleluia* (28).

7° L'*Alleluia* qui est appelé *Baha*, c'est-à-dire celui qui se chante avec une neume ou *jubilus*, et en répétant la lettre *a, a*, en faisant une certaine modulation. On avait donné à cette répétition modulée le nom de *séquence* (S. UDALRIC, lib. I *Consuet. Cluniac.*, c. 11). Aussi voyons-nous que la séquence n'était à l'origine que la modulation prolongée de la dernière syllabe de l'*Alleluia.* C'est ce qui faisait dire à Amalaire : *Jubilatio quod cantores sequentiam vocant;* et à Durandus que « l'*Alleluia* est *court* dans le langage ordinaire, et *long* dans la neume; la joie exprimée par le chant étant plus considérable que celle qu'on peut rendre par le discours : *Est enim* ALLELUIA *modicum in sermone et multum in neuma; quia gaudium illud majus est quam possit explicari sermone.* » (*Ration.*, lib. IV, c. 20, n. 6.)

8° *Alleluie* en français. On lit dans le *Mirac. ms. B. M. V.*, lib. III :

> Il n'est sequense, n'alleluie,
> Bele note, ne Kyriele,
> Tant soit plaisans, ne tant soit bele,
> Que trop n'anuit, s'ele trop dure.

9° *Alleluia*, pris dans le sens de jubé, d'ambon, *pulpitum*, où l'*alleluia* est chanté d'ordinaire.

— Dans la musique d'église on cite plusieurs fameux *Alleluia*, notamment celui de Hændel, que les élèves de Choron exécutaient avec un ensemble et un entraînement merveilleux.

ALLELUIA. — Expression hébraïque; cri de joie que l'Eglise laisse échapper sans cesse dans ses chants de fêtes. Louez Dieu avec effusion de cœur : telle est la signification de ce mot mystique. La musique qui convient à l'*alleluia* doit donc respirer la joie, l'effusion de l'âme, et une reconnaissance vive, généreuse, en rapport avec les innombrables bienfaits que Dieu ne cesse de nous prodiguer; mais il faut en même temps que cette joie, cette effusion et cette reconnaissance soient empreintes de ce caractère grave et majestueux dont la religion sait si bien ennoblir tous ses accents. « Le compositeur doit éviter d'être d'une longueur démesurée dans ses mélodies sur l'*alleluia*, à moins qu'il ne veuille imiter les Qobtes, tribu de l'Egypte centrale, qui emploient plus

(28) *Voy.* QUITARD, *Proverbes.*

de vingt minutes à chanter une seule fois ce mot. » (VILLOTEAU, *Etat actuel de l'art musical en Egypte*, p. 300, édit in-8°.) (TH. NISARD.)

— Cerone (*De las curiosidades y antiguallas en musica*) : « La grand'messe et les vêpres sont à peine commencés qu'on désire en voir la fin. Pour abréger le temps, les chantres estropient souvent les passages les plus importants du plain-chant, et ils raccourcissent à leur fantaisie la plupart des neumes, particulièrement dans l'*Alleluia*, qu'ils regardent comme une mélodie trop longue, fort ennuyeuse et inutile, qui ne sert qu'à les retenir à l'église une demi-heure de plus.

« Qu'ils apprennent, ces mercenaires, que ce n'est point ainsi qu'on chante les louanges adressées à la Divinité. Il est bon de leur rappeler que les paroles chantées dans l'Église romaine ont toutes un sens profond et mystérieux.

« Lorsque le Pape Grégoire composa la neume de l'*Alleluia*, il ne céda point à une fantaisie de musicien ; ses idées étaient nettes et précises, car il n'était point tourmenté par les douleurs de la goutte ou la digestion pénible d'un dîner trop succulent; il écrivit sous l'inspiration du Saint-Esprit, et c'est ainsi qu'il a pu trouver des chants dignes de la majesté du Très-Haut.

« Cette neume exprime la joie ineffable des fidèles dont l'âme est transportée dans les cieux, et qui n'ont plus d'autre désir que la vie éternelle. Cette neume se trouve sur une seule et dernière syllabe d'un chant, pour montrer que les louanges de Dieu ne peuvent s'exprimer autrement que par cette espèce d'exclamation variée.

« Alleluia est un mot hébreu qui signifie louange angélique, sentence brève qui excite à la joie.

« Pierre d'Auxerre donne ainsi l'explication d'*Alleluia* : AL signifie *Altissimus*; LE *Levatus est in cruce*; LU *Lugebant Apostoli ob mortem sui Domini*; IA *Jam surrexit, non est hic*. Saint Augustin dit que ALLE signifie le Père, LU le Fils, IA le Saint-Esprit.

« Ximénès de Arias, dans son *Lexicon*, prétend que le mot *Alleluia* est traduit par *laudate Dominum*. L'interprétation la plus générale est celle-ci : *Laudate, pueri, Dominum*. » (Cité dans l'*Encyclopédie pittoresque de la musique*, in-4°, 1835, p. 113.)

— « Le chant de l'*Alleluia*, doit être aussi orné que celui du Graduel. On fait une Neume aussi à cette Piece, tant après l'*Alleluia* répété par le Chœur, qu'après le verset. Cette Neume est aussi toujours d'un Chant propre à chaque Piece.

« A Meaux on ne fait point de Neume après *Alleluia*.

« Dans le Romain on ne dit qu'une fois *Alleluia* avant le verset, et on ne fait la Neume qu'après la répétition d'*alleluia* qui se fait après le verset.

« A Auxerre, deux Chantres députés chantent *alleluia* avec periélése, les Choristes répètent de même *alleluia*, et le Chœur chante seulement la Neume. On fait la même chose pour la fin du Verset. Les usages sont très-variés sur ce point. » (POISSON, *Traité du chant grég.* page 137.)

ALL'OTTAVA, ou simplement 8va (A L'OCTAVE), indique qu'il faut chanter ou jouer à l'octave supérieure de ce qui est écrit. Les mots 8[a] *bassa* désignent l'octave basse ou inférieure. Cette transposition s'arrête à l'endroit où le compositeur a écrit *loco*.

ALPHABET. — La musique et la parole étant basées sur des lois identiques, et les tonalités n'étant autre chose que les divers idiomes ou dialectes du langage musical, on ne doit pas être étonné que le mot *alphabet* ait été employé pour désigner l'échelle des sons, comme les lettres ont été employées pour désigner les noms des notes. Jumilhac remarque fort bien (part. II, chap. 11) que de même que *les alphabets de grammaire ont été ainsi nommés à cause de leurs deux premières lettres* ALPHA BÉTA, la *gamme* a été appelée *Gamma* à cause du Γ (*Gamma*) par lequel elle commence. On trouvera au mot *gamme* des citations remarquables de plusieurs auteurs, et qui prouvent que cette analogie d'*alphabet* et de *gamme*, ou *échelle*, ou *système*, a été reconnue à toutes les époques. On peut donc dire l'*alphabet* des sons, de même qu'on s'est servi des lettres comme équivalents des notes.

Boèce, saint Grégoire, Hermann Contract, et autres, ont eu recours aux lettres de l'*alphabet* pour leurs systèmes de *notation*, ou simplement pour échelonner les intervalles du système.

— « Les Anciens n'avoient point donné de noms aux Notes ou Sons du Chant : ils avoient seulement emprunté pour les distinguer les noms des sept premières lettres de l'*alphabet*, appelant la première note A, la seconde B, etc., de cette sorte A, B, C, D, E, F, G. Si une Piece de Chant montoit plus haut que le G, ils redoubloient les mêmes notes dans le même ordre, par les mêmes lettres formées autrement; ce qui remplissoit deux Octaves dans leur système, et fournissoit un grand champ pour les pieces les plus étendues, ou lorsque des voix chantoient à l'Octave l'une au dessus de l'autre.

« Comme pour cette *antiphonie* il falloit quelquefois pousser plus loin que la seconde Octave, on doubloit les lettres à la troisième Octave, mais toujours dans le même ordre, afin que les Sons fussent toujours concordans......

« Depuis qu'on a inventé les petites lettres romaines, la distinction des Octaves est devenue plus aisée à marquer en employant différens caractères.

Premier Alphabet.

A, B, C, D, E, F, G.

Second Alphabet.

a, b, c, d, e, f, g.

Troisième Alphabet.

aa, bb, cc, dd, ee, ff, gg.

« Au lieu de doubler les lettres, on pourroit

mettre un autre caractère, comme l'Italique, *a, b, c, d, e, f, g.*

« C'est de cette ancienne maniere de désigner les notes du Chant, qu'est venue la coutume de marquer dans les Breviaires les Terminaisons des différentes Psalmodies par des lettres.

« Dans la plus ancienne Musique, au lieu de notes on se servoit de lettres grecques placées au-dessus des paroles qu'on devoit chanter. Ces lettres étoient tantôt droites, tantôt renversées ou différemment tournées. On s'est servi ensuite de même des lettres latines. »(*Traité théorique et pratique du chant appelé grégorien*, Paris, 1750, par POISSON, pag. 35-36.)

AL SEGNO. — « Ces mots écrits à la fin d'un *air* en rondeau, marquent qu'il faut reprendre la première partie, non tout à fait au commencement, mais à l'endroit où est marqué le renvoi. » (J.-J. ROUSSEAU.)

ALTÉRATIF (SIGNE). — On donne ce nom au dièse, au bémol et au bécarre. Les signes *altératifs* furent inventés, dit-on, par Timothée le Milésien, contemporain d'Alexandre le Grand, et Olympe de Mycène. Ce qu'il y a de certain, c'est qu'ils étaient employés ou du moins avaient leurs équivalents plusieurs siècles avant. J.-C.

ALTÉRATION. — On appelle ainsi les changements que les intervalles de la gamme diatonique subissent par l'adjonction des dièses et des bémols. Il est évident que les mots *altération*, *sons altérés*, ne peuvent s'appliquer qu'à l'ordre diatonique dans lequel, après avoir *chanté par nature*, on avait à *chanter par bémol*. La note ainsi bémolisée représentait un intervalle *altéré*, en ce sens qu'elle avait perdu sa propriété *naturelle*, et qu'elle n'appartenait plus à l'ordre diatonique. Mais il ne saurait en être ainsi dans notre système musical qui repose sur l'échelle diatonique, doublée en quelque sorte de l'échelle chromatique. Les notes affectées du *dièse* ou du *bémol*, *si bémol*, *mi bémol*, *ut dièse*, *fa dièse*, et autres, ne peuvent être considérées comme des intervalles *altérés*, puisqu'ils sont distincts par eux-mêmes, et qu'ils font partie de l'échelle tonale. Ainsi, lors même que le dièse ou le bémol accidentel se présente dans le ton *d'ut*, dont la gamme se compose d'intervalles naturels, l'on ne peut pas dire que ce dièse ou ce bémol soit un intervalle *altéré*, puisqu'il appartient momentanément à la gamme du ton dans lequel on module, puisqu'il a sa valeur propre, notre tonalité ayant la propriété d'assimiler toutes les gammes majeures ou mineures à un même type majeur ou mineur. D'où il suit que les mots *altération*, *sons altérés*, n'ont plus de sens et devraient disparaître de notre langue musicale, du moins quant à ce qui tient à notre tonalité. Il en est ainsi des formules par lesquelles on a jusqu'à ce jour voulu caractériser les fonctions du dièse et du bémol : *Le dièse sert à hausser la note d'un demi-ton ; le bémol sert à baisser la note d'un demi-ton* Le dièse et le bémol ne haussent ni ne baissent la note, qui reste toujours la même ; seulement ils en indiquent une autre, savoir un intervalle chromatique, placé entre deux intervalles diatoniques; mais cet intervalle chromatique compte pour lui-même dans l'échelle des sons. « En réalité, dit M. Fétis, il n'y a dans la musique ni *fa* dièse, ni *si* bémol, ni toute autre note de ce genre; il n'y a que des sons différents d'intonation qui servent à construire toutes les gammes possibles et leurs deux modes. On n'appelle ces sons *fa* dièse, *ut* dièse, *si* bémol, *mi* bémol, etc, que parce que *fa*, *ut*, *si*, *mi*, etc, disparaissant de la gamme où ces sons s'introduisent, ils remplacent ces notes et s'associent à leur nom. » (FÉTIS, *Gazette musicale*, 10 mars 1850.)

Nous savons bien que ce que nous disons ici se rapporte à la tonalité moderne; mais on ne peut éclaircir certaines questions de la tonalité ancienne qu'en rectifiant certaines notions de la théorie actuelle.

ALTERNATIF (CHANT). — « La ville d'Antioche étant en proie aux ariens par la perfidie de Léonce, son évêque, deux illustres membres de cette grande Eglise, Diodore, qui fut plus tard évêque de Tarse, et Flavien, qui monta depuis sur le siége épiscopal de la même ville d'Antioche, s'opposèrent, avec une générosité et une vigilance infatigables, à ce torrent d'iniquités. Voulant prémunir le peuple contre la séduction des hérétiques, et l'affermir dans la solidité de la foi par les pratiques les plus solennelles de la liturgie, ils pensèrent que le moment était venu de donner une nouvelle beauté à la psalmodie. Jusqu'alors, les chantres seuls l'exécutaient dans l'église, et le peuple écoutait leur voix dans le recueillement. Diodore et Flavien divisèrent en deux chœurs toute l'assemblée sainte, et instruisirent les fidèles à psalmodier, sur un *chant alternatif*, les cantiques de David (29). Ayant ainsi séduit saintement le peuple par cette nouvelle harmonie, ils passaient les nuits, dans de saintes veilles, aux tombeaux des martyrs, et là, des milliers de bouches orthodoxes faisaient retentir des chants en l'honneur de Dieu (30). Théodoret rapporte, à la suite de ce récit, que le chant alternatif, qui avait commencé de cette manière à Antioche, se répandit de cette ville jusqu'aux extrémités du monde (31).

«L'Eglise de Constantinople suivit l'exemple de celle d'Antioche, peu d'années après; elle y fut provoquée, pour ainsi dire, par l'insolence des ariens. Ces hérétiques, suivant l'usage de toutes les sectes, cher-

(29) Hi primi psallentium choros duas in partes diviserunt; et Davidicos hymnos alternis canere docuerunt. (THEODORETI *Hist. Eccles.*, lib. II, cap. 24.)

(30) Iidem, divinarum rerum studiosis ad martyrum basilicas congregatis, una cum illis pernoctare consueverant, Deum hymnis celebrantes. (*Ibidem.*)

(31) Quod quidem tunc primum Antiochiæ fieri cœptum, inde ad reliquos pervasit, et ad ultimos usque terrarum fines perlatum est. (*Ibidem.*)

chant tous les moyens d'intéresser la multitude, imaginèrent de s'approprier le *chant alternatif* que les orthodoxes avaient récemment inauguré à Antioche. Comme, sous le règne de Théodose, ils avaient perdu les églises dont ils jouissaient à Constantinople, ils étaient réduits à faire leurs assemblées sous des portiques publics. Là, ils se divisaient en chœurs et psalmodiaient alternativement, insérant dans les cantiques sacrés certaines sentences qui exprimaient leurs dogmes impies. Ils avaient coutume de faire ces assemblées aux fêtes les plus solennelles, et en outre le premier et le septième jour de chaque semaine. Ils en vinrent même à ajouter des cantiques entiers qui avaient rapport à leur querelle avec les catholiques; un de ces chants commençait ainsi : *Où sont maintenant ceux qui disent que trois sont une puissance unique?* Saint Jean Chrysostome, craignant avec raison que quelques-uns de son peuple, séduits par ces nouvelles formes liturgiques, ne courussent risque d'être pervertis, exhorta les fidèles à imiter ce *chant alternatif*. En peu de temps, ils ne tardèrent pas à surpasser les hérétiques, et par la mélodie qu'ils mettaient à exécuter ces chants, et par la pompe avec laquelle l'Eglise entière de Constantinople, marchant avec des croix d'argent, et portant des cierges, inaugurait ce nouveau mode de psalmodie.

«En Occident, le *chant alternatif* des psaumes avait commencé dans l'Eglise de Milan, vers le même temps qu'on l'établissait à Antioche, et toujours dans le même but de repousser l'arianisme par la manifestation d'une nouvelle forme liturgique. Saint Augustin, ayant été témoin de cette heureuse innovation, nous en a laissé un récit que nous placerons ici dans son entier. Voici donc comme il s'exprime au neuvième livre de ses *Confessions :* « Que de fois, le « cœur vivement ému, j'ai pleuré au chant « de vos hymnes et de vos cantiques, ô mon « Dieu, lorsque retentissait la voix douce- « ment mélodieuse de votre Eglise! Ces « paroles s'insinuaient dans mes oreilles; la « vérité pénétrait doucement dans mon « cœur; une piété affectueuse s'y formait « avec chaleur, et mes larmes coulaient et « mon bonheur était en elles. C'était depuis « très-peu de temps que l'Eglise de Milan « avait adopté ce moyen de produire la con- « solation et l'édification, en unissant par « des chants les cœurs et les voix des fidèles. « Il n'y avait guère plus d'un an que Justine, « mère du jeune empereur Valentinien, « séduite par les ariens dont elle avait em- « brassé l'hérésie, avait poursuivi votre servi- « teur Ambroise de ses persécutions. Le peu- « ple fidèle veillait jour et nuit dans l'église, « prêt à mourir avec son évêque. Ma mère, « votre servante, toujours la première dans « le zèle et dans les veilles, était là, vivant, « pour toute nourriture, de ses oraisons. « Moi-même, froid encore, puisque je n'avais « pas ressenti la chaleur de votre Esprit, « j'étais ébranlé par le spectacle de cette « cité plongée dans le trouble et la conster- « nation. Alors il fut ordonné que l'on « chanterait des hymnes et des psaumes, « suivant la coutume des églises d'Orient, « dans la crainte que le peuple ne succombât « au chagrin et à l'ennui. Cet usage a été « retenu jusqu'aujourd'hui, et dans toutes « vos bergeries, par tout l'univers, l'exemple « en a été suivi. »

«Il est à remarquer ici que saint Ambroise n'institua pas seulement le *chant alternatif* des psaumes dans l'Eglise de Milan, mais qu'il fit aussi chanter les hymnes qu'il avait composées, *Hymni et psalmi*, ce qui est confirmé non-seulement par le témoignage de Paulin, diacre, dans le récit qu'il nous a laissé de la vie de son saint évêque, mais encore par les paroles mêmes de saint Ambroise : « On prétend que je séduis le peu- « ple au moyen de certaines hymnes que j'ai « composées. Je n'en disconviens pas : j'ai « en effet composé un chant dont la puissance « est au-dessus de tout : car, quoi de plus « puissant que la confession de la Trinité? « A l'aide de ce chant, ceux-là qui à peine « étaient disciples sont devenus maîtres. » En effet, dans les hymnes qu'il a composées, et dont la forme a servi de modèle à tous les hymnographes des siècles suivants, saint Ambroise s'est attaché toujours à confesser énergiquement la foi du mystère de la Trinité.

« Telle est l'histoire de l'introduction du *chant alternatif* dans les diverses églises d'Orient et d'Occident : fait important dans les annales de la liturgie, et qui confirme une fois de plus, par les circonstances dans lesquelles il s'accomplit, cette maxime que nous avons exposée en commençant, que la liturgie est la prière à l'état social. » (*Institutions liturgiques*, par le R. P. Dom Prosper GUÉRANGER, abbé de Solesmes, t. Ier, pp. 101-105.)

ALTERNER. — C'est chanter alternativement un psaume ou une hymne, verset par verset, strophe par strophe, en se répondant des deux côtés du chœur.

ALTISTA ou ALTISTE. — Chanteur qui exécute la partie *d'alto*.

ALTITONANS, expression latine qui a la même signification que le mot italien *alto*.

ALTO. — Nom qu'on donnait autrefois à la voix de *castrat* qui correspondait à la voix grave de femme appelée *contralto* ou aux ténors élevés des chœurs; dans ce dernier cas, *l'alto* était synonyme du mot français haute-contre. (FÉTIS.)

ALTO, ALTUS, ALTISONANS. Nom de la *haute-contre* ou du *contratenor*, appelée aussi *contra*.

ALTO CONCERTANTE. — Alto qui chante une partie principale.

ALTO RIPIENO. — Alto de remplissage ou de chœur.

AMBITUS. — Les fondateurs du chant ecclésiastique ayant approprié les différents modes aux diverses espèces d'octaves, et ces modes mêmes étant déterminés par les cordes essentielles qui en varient la mélodie et le caractère, avaient donné le nom *d'ambitus* à l'espace compris entre les limites dans lesquelles la modulation devait se renfermer. Ils avaient permis, pour les besoins du chant, que la mélodie pût s'étendre à un degré au-dessus ou au dessous de l'octave, ce qui faisait neuf degrés que le chant pouvait parcourir. Au delà de ces limites, le mode devenait *mixte*, en ce qu'il participait de la nature d'un mode différent. *L'ambitus* était donc la *circonférence*, *l'étendue*, la *capacité*, le *champ* dans lesquels la médolie *ambiante*, pour ainsi parler, devait se renfermer. Nous nous servons de ces expressions, du reste consacrées la plupart dans le langage des théoriciens, pour exprimer aussi bien que possible des mots tels qu'*ambitus* qui n'ont pas d'analogue dans la langue.

AMBON, PULPITUM, LECTRITUM, TRIBUNAL ECCLESIÆ, JUBÉ. — Suivant Walafrid Strabon (lib. *De Reb. eccl.*, cap. 6), *ambo ab ambiendo dicitur, quia intrantem ambit et cingit.* Et Durandus (lib. IV *Ration.*, cap. 24 n. 17). *Dicitur autem ambo..... quia gradibus ambitur. Sunt enim in quibusdam ecclesiis duo paria graduum, sive duo ascensus in illam per medium chori, unus a sinistris videlicet versus orientem, quo fit ascensus; aliter a dextris, videlicet versus occidentem, quo fit descensus.* Ugutio : *Ambo pulpitum ubi ex ambabus partibus sunt gradus.* Le Cérémonial des évêques dit : *Ambones, ubi epistolæ et evangelium accantari solent.* Et Benoît III, Pape, dans sa lettre 12, aux évêques : *Qualiter olim sacrorum fuit conjunctus numero clericorum, adeo ut in divinis celebrandis mysteriis more subdiaconorum sanas lectiones conscendens ambonem populo nuntiaret.* On trouve dans Mabillon (t. IV *Analect.*, p. 486) une inscription *in ambone S. Petri :*

Scandite cantantes Domino Dominumque legentes :
Ex alto populis verba suprema sonant.

Et accedens prædictus diaconus ad lectritum sive ambonem, incenset prædictum textum apertum, et postea incipiat legere more unius lectionis prædictum evangelium. (*Ordin. mss. S. Petri aureæ.*)

Il y avait sur l'ambon deux degrés, l'un plus élevé pour la lecture de l'évangile, l'autre plus bas pour l'épître.

Le nom de *pulpitum* a été donné à l'ambon, parce que le lecteur ou le psalmiste pouvait être considéré de tous, comme un livre : *Pulpitum dictum, quod in eo lector vel psalmista positus in publico conspici a populo possit.* (PAPIUS.) (*Apud* DU CANGE, *Ambo*, *Pulpitum*).

On l'appelait aussi *jubé*, à cause des paroles que le diacre faisait entendre : *Jube, Domne, benedicere.*

AMBROSIEN (CHANT). — Sorte de plain-chant dont l'invention est attribuée à saint Ambroise, archevêque de Milan. Ce grand pontife venait de faire construire l'église de Milan (vers l'année 384) ; il voulut se charger lui-même de régler la tonalité et le mode d'exécution des hymnes, des psaumes mes et des antiennes qu'on y récitait (Lettre de saint Ambroise à sa sœur sainte Marceline). Par malheur pour l'art chrétien, on ignore en quoi consistait le système et la structure des mélodies ambrosiennes ; ce qui nous en reste aujourd'hui, ne montre rien d'essentiel qui le distingue du plain-chant grégorien. Un point incontestable toutefois, c'est qu'il renfermait de grandes beautés, au jugement même de saint Augustin que saint Ambroise convertit à la foi catholique. (*Confess.*, lib. IX, cap. 6.)

On dit, mais sans preuves bien réelles, que le chant ambrosien n'avait que les quatre modes authentiques : le premier, le troisième, le cinquième et le septième du plain-chant de saint Grégoire.

On dit aussi que, sage observateur de la quantité, S. Ambroise en conserva le rhythme autant qu'il put. Tout concourt à démontrer, comme je l'ai dit dans mon opuscule sur la *Notation proportionnelle du moyen âge* (Paris, 1847, p. 10), que saint Ambroise et son disciple saint Augustin ont introduit dans l'Eglise le chant métrique, puisque saint Augustin lui-même nous l'apprend dans son ouvrage sur la musique. Le saint docteur ajoute que l'illustre pontife de Milan suivit, en ce point, la coutume des peuples orientaux (*secundum morem orientalium partium*, lib. IX *Confess.*, cap. 7).

Gerbert, se fondant sur le témoignage de Radulphe de Tongres (*De cantu et musica sacra*, tom. I, cap. 5, pag. 252), avance que, dans le chant ambrosien, la psalmodie n'avait point de *médiation*. Or, si l'on s'en rapporte à un beau psautier du XVIe siècle qui se trouve à la bibliothèque de Milan, et aux documents qui nous sont fournis par Camille Perego, dans son ouvrage intitulé : *La regola del canto Ambrosiano* (32), il est certain que, d'après les traditions milanaises, la médiation existe dans la psalmodie ambrosienne, et que celle-ci ne présente guère de différences fondamentales avec la grégorienne.

Il faut donc chercher ailleurs des caractères différentiels entre le chant de saint Grégoire et celui de saint Ambroise.

Indépendamment du caractère métrique que plusieurs auteurs modernes ont reconnu dans les cantilènes de l'évêque de Milan, je crois en avoir découvert un autre qui n'est pas moins fondamental, et dont on ne soupçonnait même pas l'existence.

J'en ai parlé dans ma dissertation sur la *Musique des Odes d'Horace*, insérée dans les *Archives des missions scientifiques*, t. II, p. 98 et suiv., livr. de février 1851.

On enseigne toujours que le moyen âge n'admettait que le genre diatonique. C'est un thème dont on ne sort pas, et c'est à peine si les érudits admettent la pratique d'un autre genre de mélodie pour la musique *profane* de la même époque.

Or, j'ai cité deux passages importants qui

(32) 1 vol. in 4° de 168 pages, imprimé à Milan, dans le cours de l'année 1622. Ce volume se trouve à la Bibliothèque du Conservatoire de musique de Paris, sous le n° 7012.

renversent bien des systèmes sur l'ancienne tonalité.

Le premier est de Réginon de Prum, auteur de la fin du IXe siècle ; il se trouve dans une copie de son ouvrage, que j'ai découverte en tête du fameux Antiphonaire de Montpellier. « Artificialis musica, dit Réginon, in tria dividitur genera : in chromaticum, diatonicum, enarmonicum. Chromaticum dicitur *quasi colorabile*, quod ab illa naturali discedens intensione (*diatonica scilicet*) et in mollius decidens, sicut in choro ludentium mulierum frequenter auditur et in hymno *Ut queant laxis ;* constat autem regulariter per semitonium, et semitonium, et tria semitonia. » (*Fol.* 3, *recto.*)

Donc, au IXe siècle, on admettait déjà dans les chants de l'Eglise un autre genre que le diatonique.

En relisant les *Scriptores* de Gerbert, j'ai vu, dans l'ouvrage de saint Odon, abbé de Cluny, des détails excessivement curieux sur ce que je regardais comme un mystère d'archéologie musicale.

Voici ces détails. « Il y a d'autres genres, dit-il, dont les intervalles musicaux ne se mesurent pas, sur le monocorde, de la même manière que ceux du genre diatonique ; mais nous ne parlons ici que de ce dernier genre, parce qu'il est le plus parfait, le plus naturel et le plus suave, d'après le témoignage des saints et des musiciens les plus instruits... Il y a une chose certaine : c'est que l'emploi du genre diatonique, adopté par saint Grégoire, repose sur la double autorité de la science humaine et de la révélation divine. *Les mélodies de saint Ambroise, homme très-versé dans l'art musical, ne s'écartent de la méthode grégorienne que dans les endroits où la voix s'amollit d'une manière lascive, et dénature la rigidité des intervalles diatoniques.* » (GERBERTI *Script.*, t. I, p. 265.)

Ou ce texte de saint Odon ne signifie rien, ou il veut dire que saint Grégoire adopta le genre diatonique, et saint Ambroise, le chromatique, c'est-à-dire, l'altération de certaines notes comme l'ont enseigné plus tard les didacticiens du moyen âge, en parlant de la musique *feinte* ou *colorée*.

Ainsi, voilà deux différences radicales qui existaient entre le chant de saint Ambroise et celui de saint Grégoire. Dans l'un, abandon complet des règles de l'accentuation latine et adoption du genre diatonique. Dans l'autre, genre chromatique, rhythme, accentuation. Dans l'un, musique grave, sévère, adaptée aux durs gosiers des barbares du nord qui se convertissaient en foule au catholicisme. Dans l'autre, un art plus grec, plus souple, plus élégant, quelque chose de moins austère et de moins âpre.

Saint Grégoire ne pouvait point répudier complétement l'œuvre de saint Ambroise ; aussi ne le fit-il point, et l'Eglise nous a conservé des hymnes et des chants psalmodiques du saint Pape, qui semblent être des imitations des morceaux du même genre dus au génie de l'évêque de Milan. On dirait que l'auteur du chant grégorien a voulu opérer une grande fusion de musique liturgique. Il ne se doutait pas, sans doute, que cette entreprise finirait par nuire à l'ensemble de son œuvre. Les barbares, en effet, se civilisèrent, et leurs oreilles s'habituèrent à goûter les plus beaux effets de la musique. Saint Grégoire, qu'on me permette l'expression, fut absorbé par saint Ambroise. A vrai dire, il était impossible que les aspirations du progrès musical ne s'emparassent point du système ambrosien que l'histoire nous prouve avoir été plus en harmonie avec les tendances des transformations successives de l'art.

Nous demandons pardon de cette digression un peu longue et nous arrivons à l'analyse du livre de Camille Perego.

L'ouvrage de cet auteur est d'autant plus précieux, qu'il est le seul qui existe sur la matière.

Il est divisé en trois traités.

Le premier a pour objet la théorie du plain-chant, expliquée en 18 chapitres (p. 1-21). La solmisation y est fondée sur le système des muances faussement attribué à Guy d'Arezzo.

Le 2e traité, qui s'étend de la page 22 à la page 58, contient 31 chapitres. Perego y reconnaît huit tons, 4 authentes et 4 plagaux (ch. 1er, p. 22). Le chapitre 4 renferme une erreur des plus remarquables, et qu'on ne trouve dans aucun autre auteur. Selon Perego, avant Guy, il n'y avait que les quatre tons authentes, et ce serait au moine d'Arezzo qu'on devrait l'introduction des quatre modes impairs. Voici ses propres paroles qui méritent d'être citées. *Prima di Guido monacho Aretino non erano in uso altri tuoni che gli autentici, a ciascun de quali poi, perche erano molto fatticosi, e poco dilettevoli esso aggiunse il suo plagale*, etc. (P. 23.)

D'après l'analyse qui précède, il est donc évident que l'ouvrage de Perego, loin de nous éclairer sur la véritable tonalité du chant ambrosien, ne peut au contraire que nous induire en erreur sur les points les plus importants de l'histoire de la musique religieuse.

Mais, en revanche, *la Regola del canto ambrosiano* est d'une inappréciable valeur comme livre traditionnel. Il constate quelle était la pratique du chant ambrosien au XVIe siècle, car Perego vivait encore en 1574 ; et, ce qui donne plus de poids aux notions de ce genre qu'il renferme, c'est que l'ouvrage a été publié après la mort de l'auteur par ordre de saint Charles Borromée.

Les renseignements curieux dont nous parlons sont contenus dans le deuxième traité, et dans tout le troisième composé de 38 chapitres (pp. 59 — 161).

Occupons-nous d'abord de la fin du 2e traité. Il y est question de la psalmodie ambrosienne. Le lecteur pourra, par la citation suivante, juger des différences mélodiques qui existent entre cette psalmodie et celle de saint Grégoire, du moins d'après les traditions de l'Eglise de Milan au XVIe siècle.

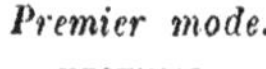

Premier mode.

FESTIVAL.

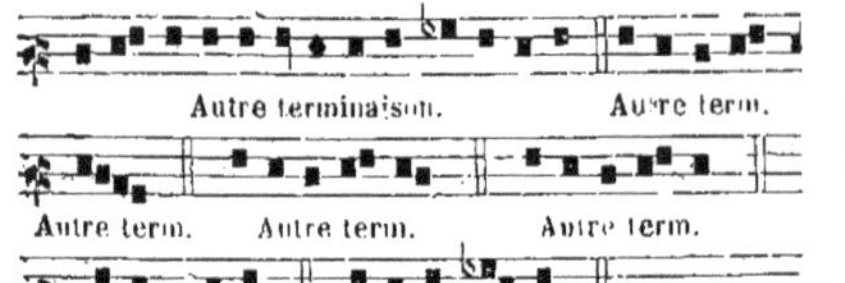

Autre terminaison. Autre term.

Autre term. Autre term. Autre term.

FÉRIAL.

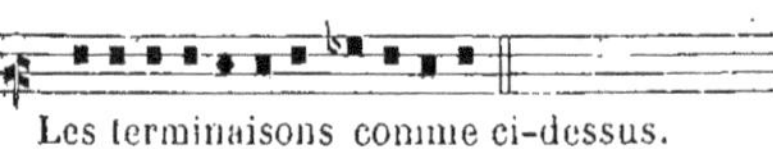

Les terminaisons comme ci-dessus.

Ton étranger.

MAGNIFICAT ORDINAIRE.

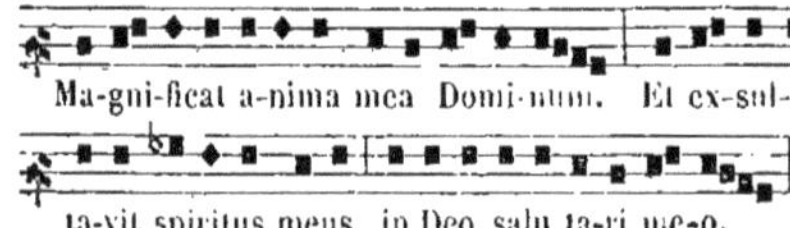

Ma-gni-ficat a-nima mea Domi-num. Et ex-sul-

ta-vit spiritus meus in Deo salu ta-ri me-o.

MAGNIFICAT SOLENNEL.

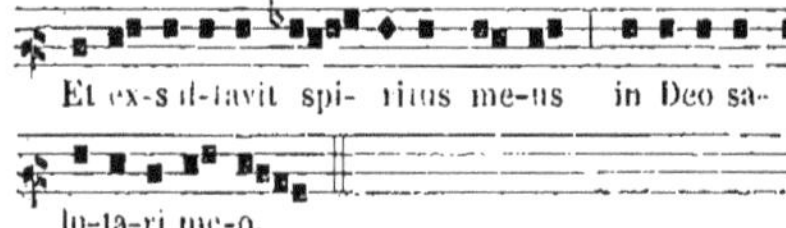

Et ex-s il-tavit spi- ritus me-us in Deo sa-

lu-ta-ri me-o.

GLORIA PATRI DES PSAUMES ET DES CANTIQUES.

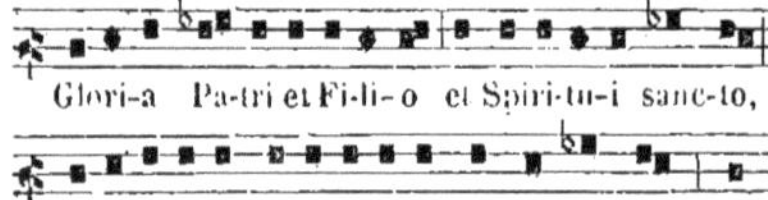

Glori-a Pa-tri et Fi-li-o et Spiri-tu-i sanc-to,

Sicut erat in principi-o et nunc et sem-per, et

Ou :

in sæcula sæ-cu-lorum. A-men. *Evovae.*

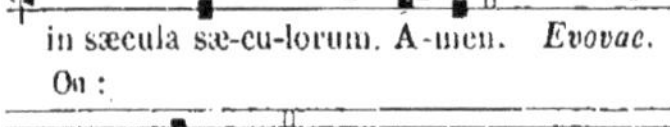

Ou :

Evovae.

Deuxième mode.

FESTIVAL.

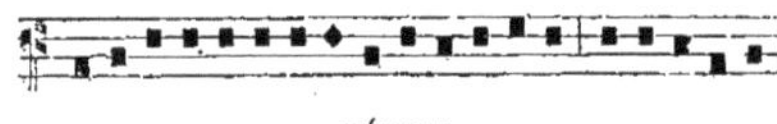

FÉRIAL.

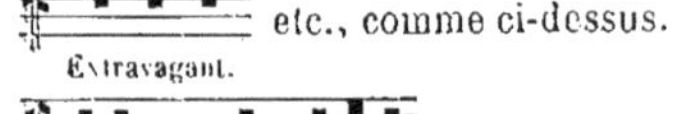

etc., comme ci-dessus.

Extravagant.

etc., comme ci-dess.

MAGNIFICAT ORDINAIRE.

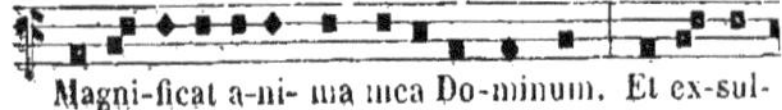

Magni-ficat a-ni- ma mea Do-minum. Et ex-sul-

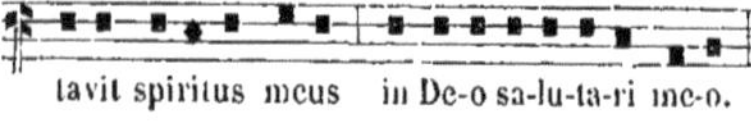

tavit spiritus meus in De-o sa-lu-ta-ri me-o.

MAGNIFICAT SOLENNEL.

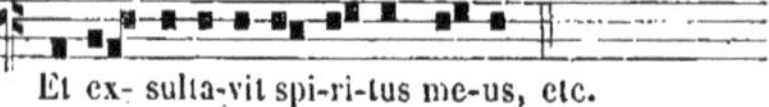

Et ex- sulta-vit spi-ri-tus me-us, etc.

GLORIA PATRI DES MAGNIFICAT ET DES PSAUMES.

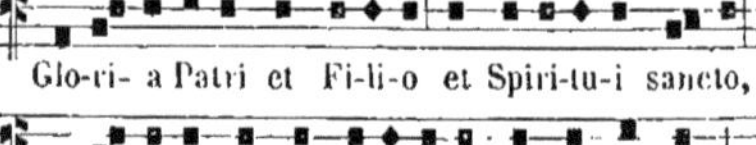

Glo-ri- a Patri et Fi-li-o et Spiri-tu-i sancto,

Si-cut e-rat in prin-ci-pi-o et nunc et semper,

Ou :

Et in sæcula sæculorum. Amen. *Evovae.*

Troisième mode

FESTIVAL.

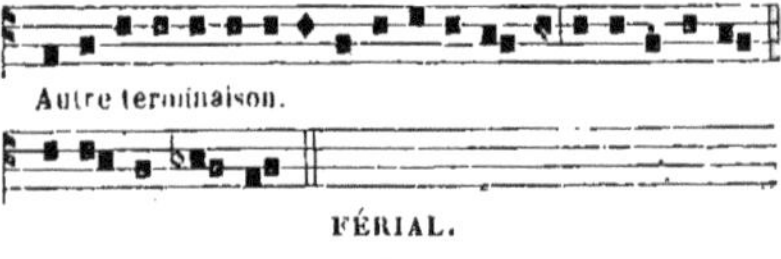

Autre terminaison.

FÉRIAL.

etc., comme ci-dess.

MAGNIFICAT ORDINAIRE.

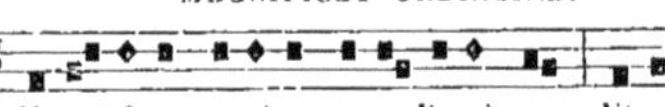

Magni fi-cat a-nima mea Domi-num. Et exsul-

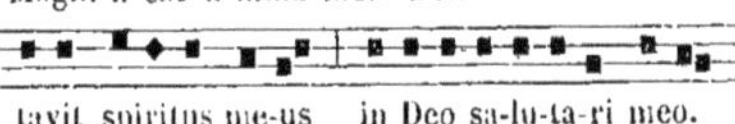

tavit spiritus me-us in Deo sa-lu-ta-ri meo.

MAGNIFICAT SOLENNEL.

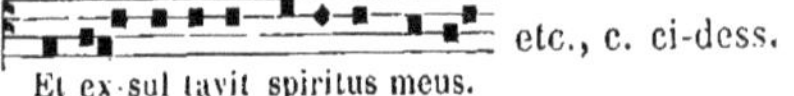

etc., c. ci-dess.

Et ex-sul tavit spiritus meus.

GLORIA PATRI DES CANTIQUES ET DES PSAUMES.

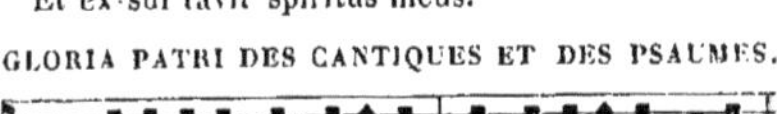

Glo-ri- a Patri et Fi-li-o et Spiri-tu-i sancto.

Si-cut e-rat in prin-ci-pi-o et nunc et semper,

Ou bien :

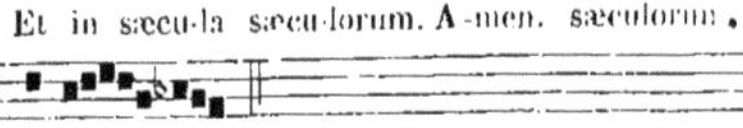

Et in sæcu-la sæcu-lorum. A-men. sæculorum,

A-men.

Quatrième mode.

FESTIVAL.

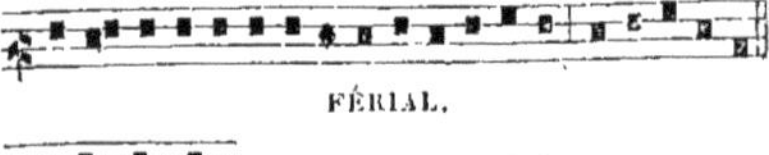

FÉRIAL.

etc., comme ci-dessus.

MAGNIFICAT ORDINAIRE ET SOLENNEL.

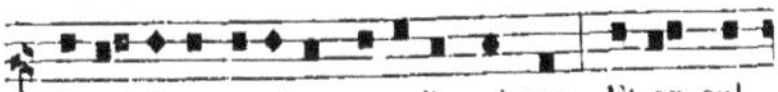

Ma-gni-fi-cat a-nima mea Do-minum. Et ex-sul-

tavit spiritus meus in De-o sa-lu-ta-ri me-o.

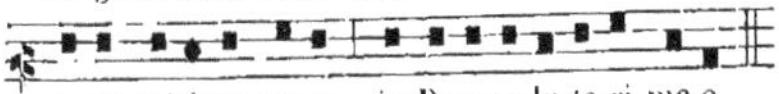

Même chose pour le *Gloria Patri.*

Cinquième mode

FESTIVAL.

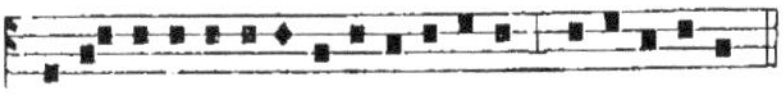

FÉRIAL.

Autre terminaison.

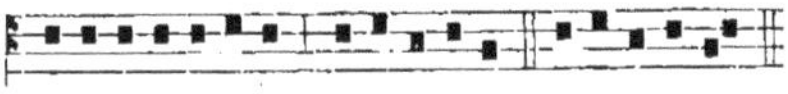

MAGNIFICAT ORDINAIRE.

Ma-gni-ficat a-nima mea Do-minum. Et ex-sul-

tavit spi-ritus meus in De-o sa-lu-ta-ri meo.

MAGNIFICAT SOLENNEL.

Et ex-sultavit spi-ri-tus me-us, etc.

GLORIA PATRI DES CANTIQUES ET DES PSAUMES.

Glori-a Patri et Fi-li-o et Spiri-tu-i sancto,

Sicut e-rat in prin-ci-pi-o et nunc et semper,

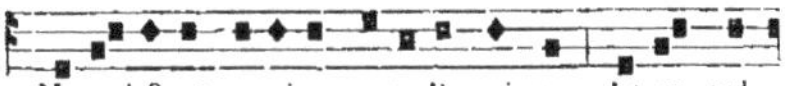

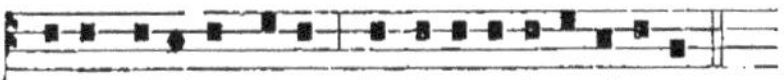

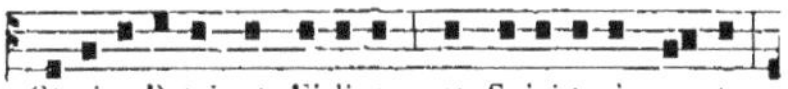

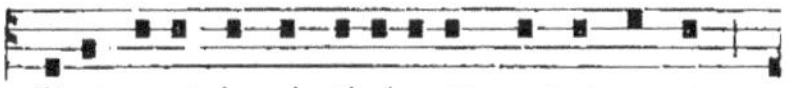

Ou bien :

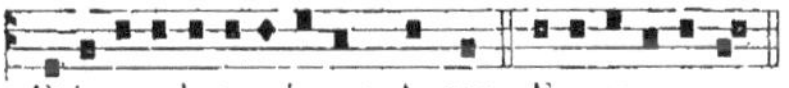

Et in sæcula sæculorum. A-men. *Evovae.*

Sixième mode.

FESTIVAL.

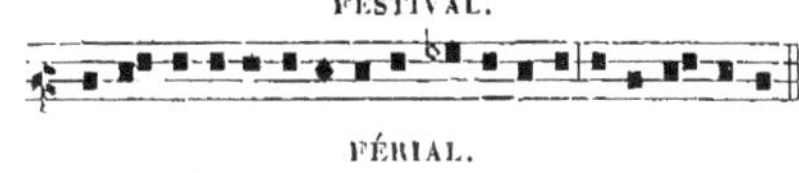

FÉRIAL.

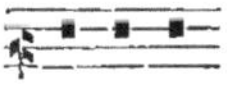

 etc.

MAGNIFICAT ORDINAIRE.

Ma-gni-ficat a-nima mea Do-minum. Et exsul-

tavit Spiritus meus in De-o sa-lu-ta-ri meo.

MAGNIFICAT SOLENNEL.

 etc., c. ci-d.

Et ex-sultavit spi- ritus me-us.

GLORIA PATRI DES CANTIQUES ET DES PSAUMES.

Glori-a Pa-tri et Fi li-o et Spiri-tu-i

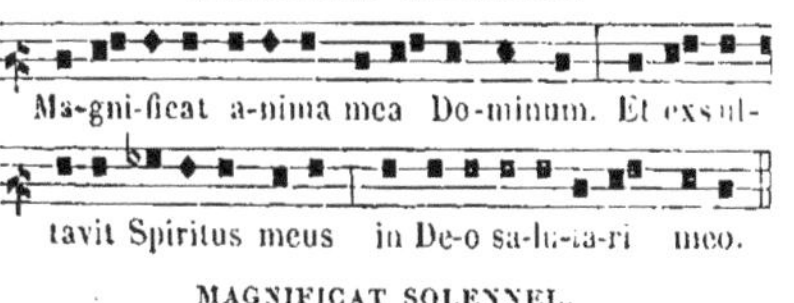

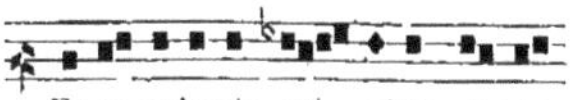

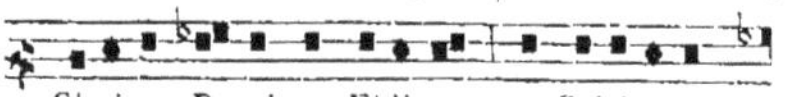

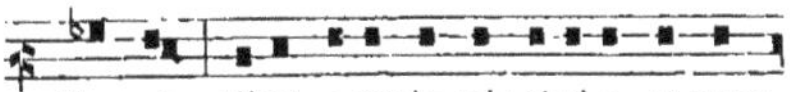

San- cto, Sicut e-rat in prin-ci-pi-o et nunc

et sem-per, et in sæcula sæcu-lo-rum. A-men.

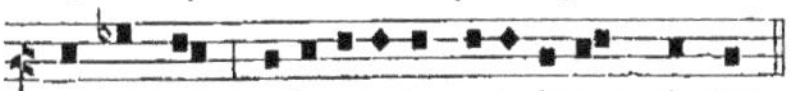

Septième mode.

FESTIVAL.

Autre terminaison. Autre terminais. Autre terminais.

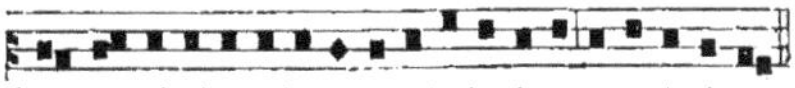

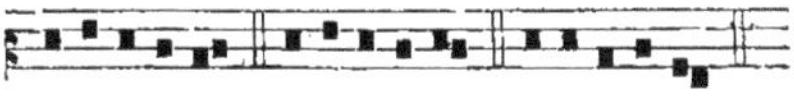

FÉRIAL.

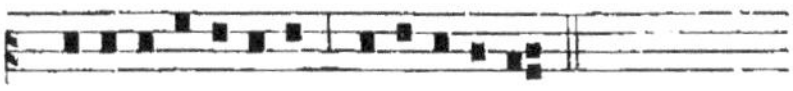

MAGNIFICAT ORDINAIRE

Ma-gni-fi-cat a-nima mea Do-mi- num. Et ex-

sul-tavit spiritus meus in De-o sa-lu-ta-ri me-o.

MAGNIFICAT SOLENNEL.

Et ex-sul-tavit spi- ritus me-us, e.c.

GLORIA DES MAGNIFICAT ET DES PSAUMES.

Glo ri- a Pa-tri et Fi-li- o et Spi-ri-tu-i sancto,

Si-cut e-rat in prin-ci-pi-o et nunc et semper,

et in sæcu la sæcu-lorum. A-men.

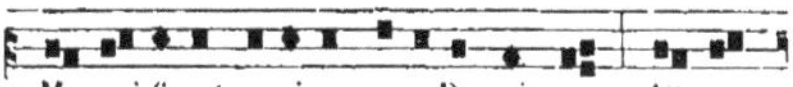

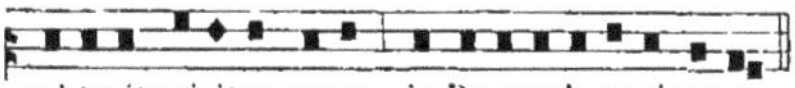

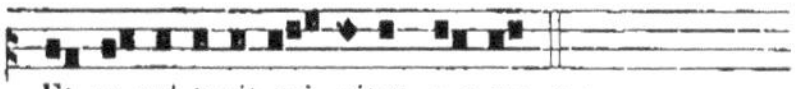

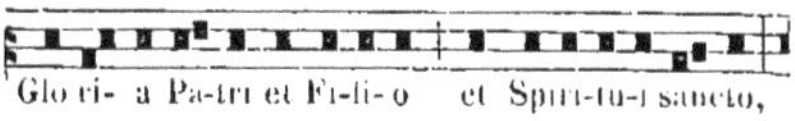

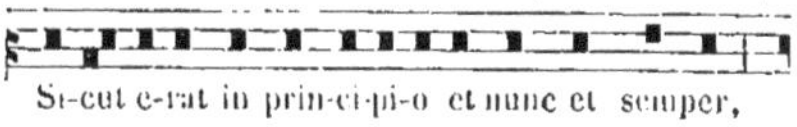

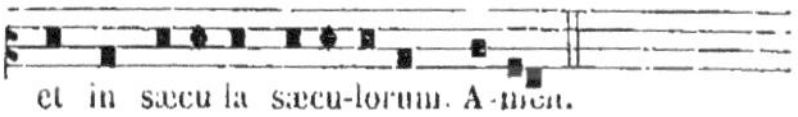

Huitième mode.

FESTIVAL.

FÉRIAL.

MAGNIFICAT ORDINAIRE.

Ma-gni-ficat a-nima me-a Do-mi-num. Et ex s l-

tavit spiritus meus in De-o sa lu ta-ri meo.

MAGNIFICAT SOLENNEL

 etc., c. ci-d.

Et ex- sultavit-spi- ritus me-us.

GLORIA PATRI DES MAGNIFICAT ET DES PSAUMES.

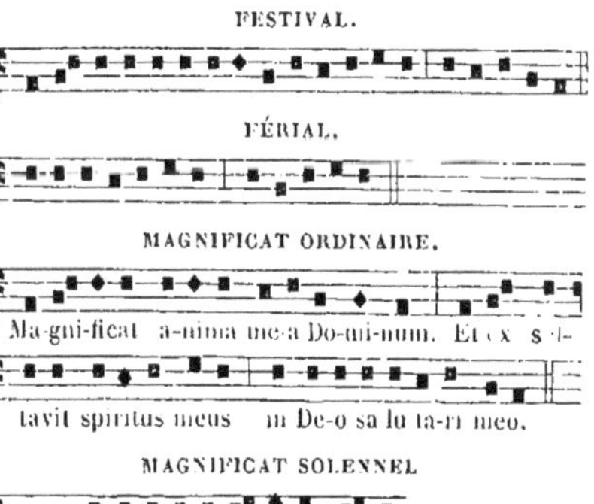

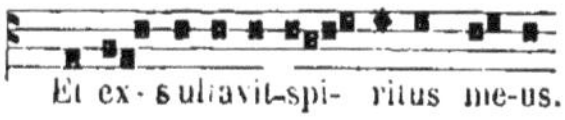

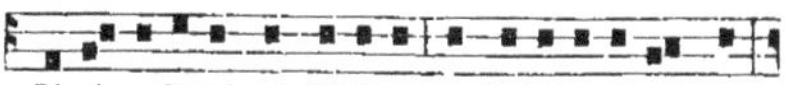

Glori- a Patri et Fi-li-o et Spiri-tu i san-cto,

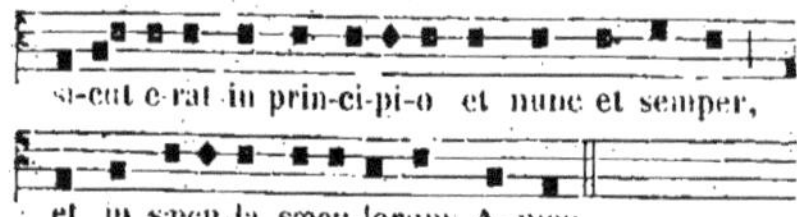

Le troisième traité de Perego est bien plus curieux encore que la fin du deuxième : il donne une foule d'exemples de Leçons, d'Epîtres, d'Evangiles et d'autres mélodies du même genre, qui se chantent, pendant l'année, dans l'église ambrosienne de Milan. Il nous est impossible de les citer ici. Nous ferons seulement observer que le chant ambrosien affectionne les cadences finales sur la quarte inférieure, au lieu de la quinte qui est entrée dans les cantilènes grégoriennes. Ainsi, tandis que nous chantons :

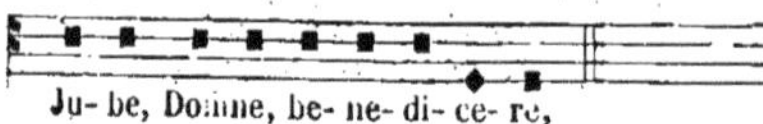

Perego note le même passage de différentes manières qui n'ont rien de commun avec celle dont nous nous servons :

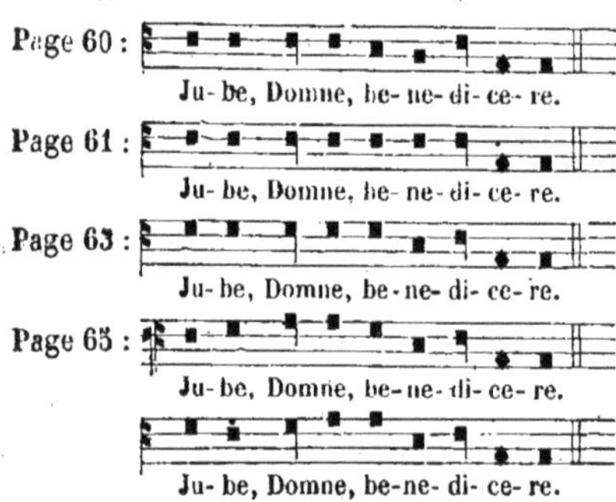

Nous finirons en citant le commencement de la Préface selon le rite de l'église ambrosienne : c'est ce qui nous a le plus frappé dans tout l'ouvrage de Camille Perego (ch. 24, p. 107) :

Do-mi-nus vo-bis-cum.
Et cum spi-ri-tu tu-o.

Sur-sum cor-da.
Ha-be-mus ad Do-mi-num
Gra-ti-as a-ga-mus Do-mi-no De-o nostro.
Dignum et jus-tum est.
Ve-re qui-a di-gnum et jus-tum est, æquum, etc.

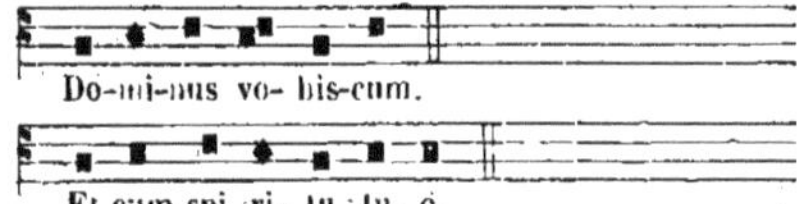

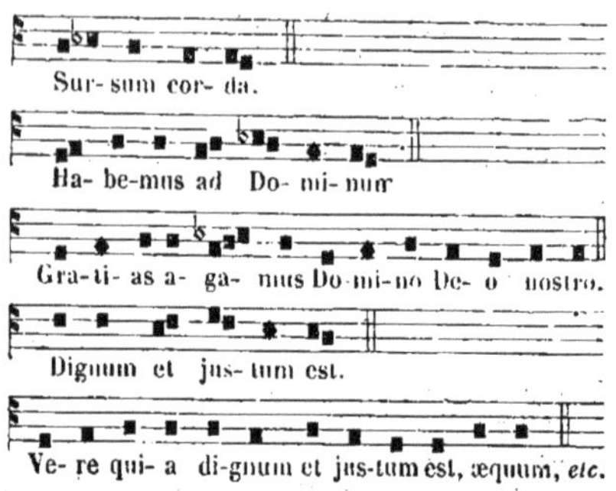

Si les traditions de l'église de Milan sont exactes, et si d'un autre côté, il est vrai, comme le dit Poisson (33), que le chant de la *Préface* ait été composé par saint Ambroise, on avouera qu'il s'est bien altéré en passant dans notre liturgie actuelle.

(Th. Nisard.)

Saint Ambroise, qui gouverna l'Eglise de Milan (374-397), dont il avait fait construire lui-même le temple, réduisit le chant à un type que l'on peut considérer comme la plus ancienne formule de pratique dont l'histoire de l'art dans l'Europe occidentale ait gardé le souvenir.

Après le travail remarquable qui précède, il ne nous reste plus qu'à compléter l'étude du système ambrosien par certaines idées que notre savant collaborateur n'a fait qu'effleurer.

Saint Ambroise s'efforça surtout d'assujettir le chant au rhythme et d'asservir la mélodie à des lois métriques (34). Ce fut lui qui, après saint Hilaire, composa les premières hymnes, sur un mètre réglé, à l'imitation des poésies grecques.

Ainsi se forma le chant ambrosien, divisé, comme dit Jumilhac, « en chant rythmique ou psalmodique, et en chant metrique : et le metrique est de rechef divisé en chant dactylique, en chant trochaïque, et en chant jambique, qui sont ainsi nommez à cause des pieds dont ils sont composez, ou qui ont accoûtumé d'y dominer, quoy qu'ils soient assez souvent entremeslez d'autres sortes de pieds qui ont la mesme valeur (35) : par exemple, le dactylique de spondées, d'anapestes, ou de proceleumatiques ; le

(33) *Traité théorique et pratique du Plain-chant, appelé Grégorien*, p. 23.

(34) Metrici autem sunt et cantus ; quia ita sæpe canimus ut quasi versus pedibus scandere videamur; sicut fit cum ipsa metra canimus..... qualia apud Ambrosium, si curiosus sis, invenire licebit. (Guido, *Microl.* cap. 15, *De commoda componenda modulatione.*)

(35) A ce sujet, Jumilhac cite un passage de Guido dans lequel l'illustre moine fait remonter à saint Ambroise l'espèce de chant qu'il décrit. Voici ce texte : « Item, ut more versuum distinctiones æquales sint, et aliquotiens eædem repetitæ, aut aliqua vel parva mutatione variatæ. Et cum perpulchre fuerint duplicatæ, habentes partes non nimis diversas, et quæ aliquotiens eædem transformentur per modos, aut similes intense et remisse inveniantur. Item ut reciprocata neuma eadem via qua venerat redeat ac per eadem vestigia. Item ut qualem ambitum vel lineam unam facit saliendo ab acutis, talem altera inclinata e regione opponat respondendo a gravibus; sicut fit cum in puteo nos cum imagine nostra contra exspectamus. Item aliquando una syllaba unam vel plures habeat neumas, aliquando una neuma plures dividatur in syllabas. Variabuntur autem eæ vel omnes neumæ, cum alias ab eadem voce incipient, alias à dissimili, secundum laxationis et acuminis varias qualitates. Item ut ad principalem vocem, id est, finalem, vel si quam affinem ejus pro ipsa elegerint, pene omnes distinctiones currant ; et eadem sicut et vox neumas omnes, aut perplures distinctiones finiat aliquando et incipiat : qualia apud Ambrosium, si curiosus sis, invenire licebit. » (Cap. 15 *Microl.*)

trochaïque et le jambique de tribraques : mais alors le chant approche plus du rhythmique que du métrique. » (JUMILHAC, part. III, ch. 2.)

Pour donner une idée aussi exacte que possible du *chant ambrosien*, nous empruntons un second passage au même auteur : « Que si la durée inégale des sons est telle, qu'elle puisse avoir une mesure de son inégalité qui soit certaine; elle produit une differente espece de chant que l'on nomme metrique ou ambroisien, à cause que saint Ambroise en rendit l'usage commun, ordonnant le chant des Hymnes dans l'Eglise comme le plus doux et le plus agreable : et c'est cette espece de chant qui a pour fondement l'inégalité commensurable ou rationnelle, et pour son objet particulier la quantité des sons ou des notes ; à laquelle, et à la cadence de leurs cesures elle a un égard particulier, sans s'arrester ni à la quantité, ni aux accens de la lettre. » (*Ibid.*) Et il cite à l'appui les textes suivants : « Ambrosiana vero musica, cujus notæ inæquales mensuram variant, vocatur mensuralis et nova, Ambrosiana vero ab authore. » (ALSTEDIUS, t. II *Encyclopædiæ*, lib. XX, *de Mus.*, cap. 10.) — « Ambrosius (ut inquit Guido) cum ecclesiastica describeret cantica, in sola dulcedine mirabiliter laboravit. » (FRANCH., lib. III *Music. pract.*, cap. 14.) D'où il suit que, par ces expressions : *mensuralis et nova, et cujus notæ inæquales mensuram variant*, et *l'inégalité commensurable et rationnelle*, etc. : d'où il suit, dis-je, qu'on semble avoir voulu opposer le chant ambrosien au caractère tout différent du chant grégorien dont on a dit : « Choralis ille cantus... quem et Gregorianum omnes, quidam planum, eo quod harmonicis diversarum vocum intervallis careat, firmum etiam nonnulli vocant. » (KIRCHER, *Mus. univ.*, t. I, lib. V, cap. 8.) — « Cantus planus, quoad notulas attinet, simplex ac uniformis est. » (GLAR., lib. III, *Dodec.*, *in proœmio.*) — « Musica Gregoriana vetus et plana in suis notulis æqualem servat mensuram. » (ALST., *loc. cit.*) — « S. Gregorius Magnus cantum plenum instituit, qui de plano procedens, singulas notas brevi temporis æquali mensura dimetitur. » (BONA, *De divin. Psalm.* cap. 17, § 4.) — « Cantus plani notulas æqua temporis mensura musici disposuerunt. » (FRANCH., lib. II *Music. pratic.*, cap. 5.)

Il est probable que les chants métriques, lesquels se sont conservés longtemps, dit-on, dans les églises de Lyon et de Vienne, n'ont pas été sans influence sur le chant figuré dont la mesure, qu'il faut bien distinguer du rhythme musical et même du rhythme poétique, est devenu plus tard un des éléments les plus essentiels.

Venons à la formule sacramentelle par laquelle saint Ambroise régularisa la pratique du chant dans son église. Laissant de côté la division de l'échelle musicale par tétracordes en usage chez les Grecs, il réduisit les anciens modes à quatre séries, composées de huit notes chacune, lesquelles se rapportaient aux quatre modes grecs les plus usités : la première au mode *dorien*, la deuxième au mode *phrygien*, la troisième au mode *éolien*, la quatrième au mode *mixolydien*.

Le tableau suivant présente ces quatre modes dans leur étendue. L'accolade qui unit des groupes de deux notes, indique les intervalles de demi-tons dans chaque échelle :

ré	mi⁀fa	sol	la	si⁀ut	ré		
	mi⁀fa	sol	la	si⁀ut	ré	mi	
	fa	sol	la	si⁀ut	ré	mi⁀fa	
		sol	la	si⁀ut	ré	mi⁀fa	sol

Les quatre modes formulés ainsi par saint Ambroise servirent-ils dans toute l'étendue de leurs octaves aux chants en usage alors dans l'Église, ou bien ces chants fort simples furent-ils renfermés dans l'étendue d'une quinte ? C'est à quoi il est difficile de répondre. C'est pourtant ce qu'insinue Glaréan, nous ne savons au juste sur quel fondement : « Principio cantilenæ adeo simplices apud primores Ecclesiæ, ut vix diapente ascensu ac descensu implerent. Cui consuetudini proxime accessisse dicuntur Ambrosiani. » (*Dodeca.*, lib I, c. 14.)

AMEN. — Selon l'hébreu, *vrai, fidèle, certain ;* selon Eusèbe, *Amen* signifie *fiat, fiat ;* selon Aquila : *fideliter, fideliter.* Saint Paul nous dit (*I Corinth.* XIV, 16) que cette réponse solennelle et fréquente était usitée dans les sacrifices des chrétiens : *Qui supplet locum idiotæ, quomodo dicet* AMEN *super tuam benedictionem.* Saint Chrysostome, dans son Commentaire sur ce passage de saint Paul, désigne l'*amen* comme l'espèce de chant que les Grecs, dès les temps les plus anciens, appellent *acclamation*, et qui se pratique constamment encore aujourd'hui surtout à cause de la réponse du peuple, laquelle doit suivre, et qui, dans toute l'Eglise, se fait le plus généralement par le mot *Amen*, que saint Hilaire appelle une *réponse à un discours pieux.* Saint Justin, dans sa seconde Apologie, exposant le rite chrétien dans la célébration de l'Eucharistie, rapporte que, dès que le prélat qui préside l'assemblée a terminé les prières et les actions de grâces sur le pain et le vin, tout le peuple s'écrie unanimement *Amen ;* et Tertullien condamnant les chrétiens qui fréquentaient les spectacles des Romains, dit : « De la même bouche que vous proférez l'*Amen* en l'honneur du Saint des saints, vous glorifiez le gladiateur. » Saint Jérôme loue la voix retentissante du peuple romain dans ces termes courts, mais significatifs : « La foi du peuple de Rome est vantée par l'Apôtre ; dans quel lieu, en effet, entend-on l'*Amen* résonner comme le tonnerre dans les cieux ! » Et le poëte Ausone rend d'une manière non moins belle la force de ce mot qui retentit dans les psaumes de David, lorsque le peuple répond à la modulation des chants sacrés :

Consona quem celebrant modulata carmina David,
Et responsuris ferit aera vocibus AMEN.

Dans l'ancienne liturgie de Jérusalem, la

peuple, au rapport de saint Justin, répondait *Amen*, d'une voix unanime, à toutes les prières, lectures et exhortations qu'on faisait dans l'Eglise. Dans l'Eglise d'Alexandrie, au rapport de saint Athanase, il en était de même.

D'après la *Liturgie ancienne et moderne*, in-12, Paris, 1752, p. 125, le cardinal Hugues, mort en 1260, disait, dans son *Miroir des prêtres*, que le peuple, et non le prêtre, disait toujours *Amen*. On trouve dans le même ouvrage, p. 258, que saint Grégoire de Nazianze loue sa mère de garder un silence profond dans l'église et de n'ouvrir la bouche que pour répondre au prêtre qui célébrait : c'est l'*Amen* que le peuple répondait à tout ce que le prêtre disait. (*Catalogue des Mss. de M. de Cambis-Velleron*, p. 49; in-4°; Avignon, L. Chambaud, 1770.)

Quelle que soit la pompe avec laquelle les liturgistes conviennent que l'*amen* doive être proféré, rien ne justifie néanmoins l'abus étrange que nos prétendus compositeurs de musique religieuse ont fait jusqu'à ce jour de ce mot dans leurs messes et motets. L'*amen*, répété à satiété à la fin du *Gloria* et du *Credo*, devient trop souvent entre leurs mains un thème banal aux vocalises les plus indécentes, tranchons le mot, aux plus scandaleuses vociférations. La forme fuguée ne fait que rendre plus révoltante encore l'expression de cette syllabe *a,a,a* se promenant en tous sens, de bas en haut et de haut en bas, dans les parties vocales. En entendant ce ridicule charivari, on a peine à se peine à se persuader que l'*amen* soit, suivant les paroles de S. Hilaire, *une réponse à un discours pieux*.

ANCHE. — On nomme ainsi l'appareil vibratoire composé d'un canal recouvert d'une languette flexible, ou simplement d'un tube de roseau aplati par un bout, comme dans le hautbois et le basson.

Anche. — Languette simple ou double qui vibre par l'action de l'air, et dont les battements sont les agents du son dans le *hautbois*, le *cor anglais*, le *basson*, la *clarinette* et le *cor de bassette*. L'anche des trois premiers de ces instruments consiste en deux languettes de roseau, amincies par l'extrémité qui doit être pressée par les lèvres, et ajustées de l'autre sur un petit tuyau cylindrique en cuivre. La clarinette et le cor de bassette ont une anche composée d'une languette unique également en roseau. Pour faire vibrer l'anche d'une manière convenable, il faut qu'elle soit de bonne qualité, qu'on ait des lèvres bien conformées et une bonne poitrine.

Nous avons donné les précédentes significations du mot *anche* pour expliquer pourquoi l'on a nommé ainsi une petite languette de laiton qui s'applique à certains tuyaux de l'orgue.

ANDAMENTO. — Ce mot italien, pris dans le sens musical, n'a point de correspondant en notre langue. Il désigne une partie de la fugue, ou plutôt une des trois espèces de *sujets* que la fugue peut avoir.

Si le *sujet* est d'une juste étendue, s'il n'est ni trop long ni trop court, et qu'il ne s'étende pas hors des cordes du ton, il se nomme proprement sujet, *soggetto*.

S'il est trop court, et qu'il ne consiste qu'en un simple trait de chant, il dégénère en *attacco*, trait fort bon à employer dans le courant de la fugue, mais qui ne suffit pas pour en former le sujet.

Enfin s'il est trop étendu, s'il compose une phrase musicale, qui parcoure toutes les cordes du ton, ou même qui s'étende au delà, et qui contienne deux ou même plusieurs membres ou phrases incidentes, les Italiens lui donnent le nom d'*andamento*, promenade.

Quoiqu'un compositeur puisse y déployer beaucoup d'art, les maîtres le défendent pourtant dans la musique d'église, comme donnant à l'auditeur trop de peine pour en saisir l'ensemble. . . . .

(Ginguené.)

Andamento s'emploie aussi comme synonyme de *mouvement* ; c'est ainsi qu'on dit un *andamento*, lent, modéré, rapide. — Il signifie parfois encore le *caractère*, la *marche* d'une composition musicale.

ANDANTE, participe du verbe italien *andare* (aller). — Ce mot, dit Rousseau, désigne, du lent au vite, le troisième des cinq principaux degrés de mouvement distingués dans la musique. Il caractérise un mouvement marqué sans être gai, et qui répond à peu près à celui qu'on désigne en français par l'adverbe *gracieusement*. On l'emploie assez souvent comme substantif : un *andante* de Haydn.

ANDANTINO. — Diminutif d'*andante*. Son sens littéral est : *allant un peu*. « C'est à tort, dit M. Fétis, que quelques écrivains ont cru que le mouvement *andantino* doit être plus animé que l'*andante*. »

ANGÉLIQUE (Vox angelica). — Walter, dans son *Dictionnaire de Musique*, dit que c'est le facteur Stumme, de Sulzbach, qui a construit ce jeu d'orgue. C'est une espèce de voix humaine sonnant le quatre-pieds, dont on ne fait plus usage aujourd'hui.

ANGLICAN (Chant). — « Selon le rite anglican, dit M. Fétis (*Curiosités historiques de la musique*, Paris, 1830, p. 223), le chant des psaumes et celui des hymnes est seul admis dans les cérémonies du culte. Chaque comté, je pourrais presque dire chaque paroisse, a son livre choral et son chant particulier, et l'organiste ou le chef de musique de ces paroisses ajoute chaque année de nouveaux chants à ceux qui sont déjà connus. Toutefois, il est de certaines pièces de ce genre qui sont devenues célèbres, et dont l'usage général s'est établi. Ces psaumes ou ces hymnes ont été composés par Boyce, Purcell, Hændel, Tallis, Ravenscroft, Battishill, Smith et quelques autres compositeurs anglais. Ils sont écrits à trois ou quatre parties; et sont exécutés par des chœurs peu nombreux; quelquefois même il n'y a qu'une seule personne à chaque partie. L'organiste accompagne avec des jeux de flûte, et fait des ritournelles avec le plain-jeu, ou avec des jeux d'anche. Lorsque le chœur est plus nombreux, l'accompagnement se fait avec le plain-jeu. L'harmonie de tous ces morceaux est assez pure; mais leur caractère ayant beaucoup d'analogie, il en résulte une monotonie fatigante, qui est encore augmentée par les nombreuses répétitions des versets de chaque psaume. Ce qui m'a le plus étonné dans l'exécution de cette musique est le manque absolu de mesure de la part de l'organiste et des chanteurs, bien que les morceaux soient écrits en musique mesurée. J'ignore si ce défaut a pour origine certaines difficultés de prononciation que je ne suis point en état d'apprécier, mais je sais que rien n'est plus désagréable. Il est vraisemblable que quelque motif puissant contribue à maintenir l'usage de ce défaut de mesure, car je l'ai trouvé même à Westminster-Abbey, et M. Attwood, excellent musicien et bon organiste, n'a pu le bannir de la cathédrale de Saint-Paul.

« On conçoit que ce n'est point par de semblable musique d'église que la situation de l'art musical peut s'améliorer en Angleterre. Quant aux églises catholiques, qui sont en petit nombre, le plain-chant est la seule musique qu'on y connaisse. Je dois excepter toutefois la chapelle de l'ambassade de Bavière, où l'on exécute les ouvrages de quelques maîtres allemands et italiens; mais les étrangers fréquentent seuls cette chapelle, et les exécutants sont tous choisis parmi les musiciens allemands, français ou italiens; en sorte que les Anglais ne tirent aucun avantage de ce bon modèle placé au milieu d'eux. »

Comme on le voit, il ne s'agit ici, pour la musique du rite anglican, que du genre de musique appelé *choral* et qui tire son origine du cantique en langue vulgaire chanté en chœur, genre dans lequel il est permis de dire que les Anglais ont toujours été inférieurs aux Allemands. Pourtant, il est juste de reconnaître que depuis que le passage ci-dessus est écrit, l'art musical a fait de notables progrès en Angleterre, et que cette amélioration a dû s'étendre jusqu'à la musique dans les églises.

ANIMATO (*animé*). — Mot italien qui indique l'accélération d'un mouvement donné.

ANNONCER. — C'est porter au célébrant l'intonation du *Gloria*, du *Credo* ou de tout autre chant. C'est le chantre qui est chargé de cette fonction. Ainsi, à Saint-Lô (*S. Laudus*), de Rouen, le samedi saint, à la messe, le chantre venait *annoncer* au prieur le *Gloria in excelsis*, durant lequel on faisait tinter toutes les cloches. (*Voyages liturgiques*, p. 404 et passim.)

Cet usage était établi à Rome. Le Cérémonial de Grégoire X (1271-1276) dit, en parlant des cérémonies du 3e dimanche de l'Avent : *Dicuntur in vespere antiphonæ de laudibus, et primicerius cantabit cum schola.* Puis : *Primicerius prænuntiat primam antiphonam papæ. — Alias vero tres dicunt scholenses; — et canonici S. Petri quintam, quæ est Juste prænuntiant papæ.* (*Vid.* MABILL. *Mus. italic.* t. 1, *ord. rom.* 13, § 12.)

ANNUEL. — Ce mot exprime, dans le rite parisien, un degré de festivité qui correspond au *double de première classe* du rite romain. A Paris, ces degrés de festivité sont ainsi marqués : *annuel*, — *solennel majeur*, — *solennel mineur*, — *double majeur*, — *double mineur*, — *semi-double*, — *simple*.

A Rome, on distingue : le *double de première classe*, — le *double de deuxième classe*, — le *double majeur*, — le *double mineur*, — le *double*, — le *semi-double* et le *simple*.

Ces degrés, comme on voit, se rapportent les uns aux autres. Cependant, « au XIXe siècle, dit M. l'abbé Pascal, (*Dictionnaire de Liturgie*, au mot *Fête*), on s'est créé, dans ce dernier diocèse (Paris), une nuance presque imperceptible de festivité en établissant l'*annuel mineur*. Mieux valait, à notre avis, conserver la classification septénaire, qui offrait le précieux avantage de concorder avec la liturgie purement romaine, sauf les trois premières dénominations. Est-il facile, dans la célébration, de distinguer l'*annuel majeur* de l'*annuel mineur?* »

ANONNER. — « C'est déchiffrer avec peine et en hésitant la musique qu'on a sous les yeux. » (J.-J. ROUSSEAU.)

ANTÉCÉDENT. — Dans le canon, la voix qui commence s'appelle *antécédent*, celle qui l'imite se nomme *conséquent*.

ANTICIPATION. — « Manifestation prématurée, dans une harmonie, d'un son qui appartient à l'harmonie de l'accord suivant. Quelquefois l'anticipation est dans la mélodie; d'autres fois elle est dans les parties qui l'accompagnent. » (FÉTIS, *Dictionn. de musique*, à la suite de la *Musique à la portée de tout le monde.*) —

M. Fétis a donné un très-curieux exemple d'anticipation à la page 15 de son *Esquisse de l'histoire de l'harmonie.* « L'harmonie syncopée que nous voyons s'établir dans le XIVe siècle, dit-il, et qui dès lors devint une sorte de mode parmi les musiciens; cette harmonie, dis-je, qui était une importante acquisition de l'art, conduisit à ces anticipations que les compositeurs, encore inexpérimentés, confondaient avec les retards. On en voit à cette époque de nombreux exemples : François Landino, célèbre compositeur et organiste de Florence, vers le milieu du XIVe siècle, nous en fournit de très-remarquables exemples dans une canzonette italienne dont j'ai publié la première partie en partition dans le premier volume de la *Revue musicale* (année 1827), d'après un manuscrit de la Bibliothèque de la rue Richelieu, à Paris, particulièrement dans ce passage (36) :

(36) Nous simplifions l'exemple donné par M. Fétis; mais ce que nous en donnons suffit pour l'intelligence de ce qu'il faut savoir.

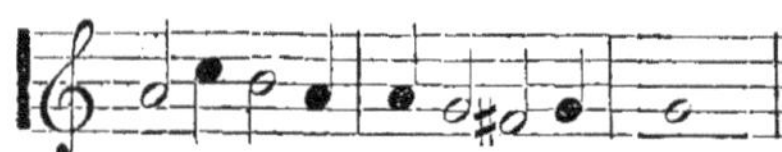

« Le passage normal devrait être :

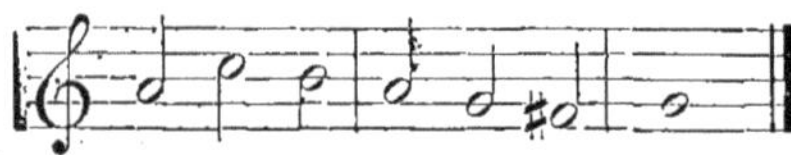

Il suffit d'un coup d'œil pour apercevoir sur quels degrés porte l'anticipation dans l'harmonie qui est conforme à cette mesure ternaire.

« De pareilles anticipations, continue M. Fétis, devinrent plus rares lorsque la théorie de l'harmonie fut assise sur des bases plus solides. Elles avaient presque entièrement disparu dans les plus beaux temps de l'école romaine, au XVIe siècle. Dans la musique moderne, les anticipations ont repris faveur ; on les considère comme une modification simple d'une harmonie naturelle, évidente pour l'oreille. »

ANTICIPER. — Pratiquer dans l'harmonie des *anticipations*.

ANTIENNE. — L'étymologie d'*Antienne* ne se doit pas chercher dans les mots *ante hymnum*, comme plusieurs l'ont fait; elle est dans le verbe grec ἀντιφωνέω (*antiphônéo*), *élever la voix pour répondre*, *échanger des paroles à haute voix;* et *antiphona*, mot latinisé, tiré de ce verbe grec, signifie *un chant alternatif*. Φωνέω (*phônéo*) veut dire *parler*, *chanter*, et la préposition grecque ἀντὶ (*anti*), *en échange*, *alternativement*.

« On attribue (37) le chant alternatif des psaumes et des hymnes, dans l'Eglise grecque, à saint Ignace, martyr, disciple des apôtres, et, dans l'Eglise latine, à saint Ambroise. Théodoret l'attribue à Diodore et à Flavien. Le chant alternatif passa en France avec le chant grégorien. Maintenant le mot *Antienne* se prend, dans une signification plus étroite, pour les traits tirés des psaumes ou de l'Ecriture, qui conviennent au mystère de la fête qu'on célèbre. *Antienne* se dit aussi de ce qu'on chante à l'*Introït*, aux invitatoires et aux processions, aussi bien que d'une petite prière adressée à Dieu ou aux saints, et suivie d'une oraison. » (*Dictionn. universel des sciences ecclésiastiques*, par Dom RICHARD).

Raban Maur a recherché quelle était la première origine des Antiennes : « Ἀντιφωνή, dit-il (*De Instit. cler.*, l. I, c. 33), est un mot grec qui signifie chant alternatif de deux chœurs qui se répondent. »

« Tout le monde sait que *Antiphona* vient de deux mots grecs qui signifient *sons opposés*, parce que, dans l'origine, les antiennes, les psaumes, et généralement tous les chants de l'Eglise, étaient exécutés alternativement par les chantres placés aux deux côtés du chœur. Plus tard, on restreignit la signification du mot *antiphona* à l'*antienne* qui précède chaque psaume, et l'*antienne* cessa d'être coupée en deux parties, dont chacune avait été autrefois chantée par deux côtés du chœur, et ne fut plus conséquemment *antiphonée*, en sorte que son nom perdit sa signification, comme l'ont remarqué Denis de Sainte-Marthe et Guillaume Bessin, dans la préface de l'Antiphonaire de leur édition des œuvres de saint Grégoire. » (FÉTIS, *Orig. du plain-chant*, 2e article, *Revue* de M. Danjou; janvier 1846, p. 14.)

Durandus donne ainsi l'étymologie de l'*antienne* : « L'*antienne informe* le ton de la mélodie du psaume, parce que l'amour *informe* nos œuvres ; et c'est pour cela que son nom vient de ἀντὶ, qui signifie *contre*, et φωνή, qui veut dire *son*, parce que le psaume est entonné sur la mélodie de l'antienne. *Recte igitur secundum ejus tonum melodia psalmi informatur*, *quia dilectio opera nostra informat : et secundum hoc dicitur ab* ἀντὶ *quod est* contra, *et* φωνή *quod est* sonus : *quia psalmus secundum melodiam ejus intonatur*. » (DURAND., lib. IV, c. 2.)

Saint Isidore, en nous disant que les *antiennes* ont d'abord été composées par les Grecs, nous apprend qu'elles étaient chantées alternativement par deux chœurs ; ses paroles sont remarquables : « *Antiphonas Græci primi composuerunt duobus choris alternatim concinentibus quasi duo Seraphim. Apud Latinos autem*, *primus beatissimus Ambrosius antiphonas constituit, Græcorum exemplum imitatus. Ex hinc in cunctis occiduis regionibus earum usus increbuit.* » (S. ISID., lib. I *de Offic. eccles.*, c. 7.)

Mais Ant. Perez, dans ses *Règles de Saint-Benoît*, chap. 9, rentre dans le sens indiqué par Durandus : « Les paroles, dit-il, qui précèdent les psaumes et les cantiques sont appelées *antiennes*, non parce qu'elles sont chantées par deux chœurs alternatifs, mais parce qu'elles sont la clef et l'indicateur de la modulation et du ton sur lesquels le cantique ou le psaume suivant doit être alternativement chanté; car le ton, appliqué à tout le psaume, est tiré du ton de l'*antienne* : *Sententias illas quæ psalmos antecedunt et cantica, usu vocari* antiphonas, *non quia alternatim a diversis choris cantentur ; sed quia sicut claves et indices*, *ad quorum modulationem ac sonum sequens canticum psalmusque alternatim cantatur. Tonus enim totius psalmi ex tono* antiphonæ *sumitur.* »

Radulphe de Tongres dit que « les *antiennes* sont établies pour être chantées avant les psaumes, et c'est pour cela que saint Grégoire adapta des *antiennes* à chacun des psaumes des heures de l'office. Mais quelques-uns se sont avisés, soit dans les Laudes, soit dans les Vêpres, de renverser ce bel ordre. Quant aux cinq petites heures, elles doivent être chantées sous une seule antienne. L'office, dans le rite ambrosien, n'a point d'*antiennes*, et saint Benoît a accordé que, dans les petites congrégations de son

(37) C'est Socrate, historien byzantin.

ordre, le chant des psaumes fût *directané* et *sans antiennes.* » (RADULPHUS TUNGRENSIS, *De canonum observ.*, prop. 10, *apud* GERBERT, *De cantu et mus. sacra*, tom. Ier, p. 234, note *a*.)

Amalaire dit que l'*antienne* est un chant alternatif, qui est commencé par une voix d'un des deux côtés du chœur, et le psaume est chanté par les deux chœurs sur le ton imposé. Quant à l'antienne elle-même, les deux chœurs s'unissent ensemble pour la chanter : *Antiphona dicitur vox reciproca : antiphona inchoatur ab uno unius chori ; et ad ejus symphoniam psalmus cantatur per duos choros. Ipsa enim, id est antiphona, conjunguntur simul duo chori.* (AMALARIUS, lib. IV, *de Off.*, c. 7, apud MARTIN GERBERT, *De cantu et musica sacra*, t. Ier, p. 328.)

Théophilus Raynaldus, à propos des grandes antiennes *O* qui se chantent pendant sept jours avant Noël, cherche comment il arrive que le mot *antienne*, qui indique seulement un chant alternatif, soit employé, par extension, à signifier une pensée ou verset que l'on a coutume de chanter avant le psaume. Cet auteur parle ici de l'usage pratiqué de notre temps, et qui est fort ancien, lequel consiste en ce que le verset appelé *antienne* précède le psaume que l'on va chanter, et prélude en quelque sorte à la mélodie, ce qui est la même chose qu'imposer l'antienne : *Disquirit* Theophilus Raynaldus, Prælud. 11, in *O* parascevasticum septimanis antiphonis majoribus Natale Christi antecurrentibus præfixum, *undenam factum sit ut vox* antiphona, *quæ duntaxat alternam vocem sonat, extensa sit ad significationem hujusmodi sententiæ, vel versiculi decantari soliti ante psalmum concinendum. Loquitur is de usu nostrorum temporum, qui in hoc antiquissimus est, quod versus, qui* antiphona *dicitur, psalmo cantando præmittatur, eique melodiam quasi prælibet ; quod idem est ac antiphonam imponere.* (GERBERT, *ibid.*)

Thomasius, dans la préface pour l'Antiphonaire romain, p. 23, dit que l'*antienne* est un verset ou une sentence intercalaire, qui est chantée ensemble avec les versets du psaume ou du cantique, soit par quelques voix, soit par toutes ensemble réunies dans un chant intercalé, absolument comme cela a lieu quand on chante les répons. Il y a seulement cette différence entre les répons et l'antienne, que dans les répons, le chœur répond à une voix qui chante seule, tandis que, dans les *antiennes*, un chœur chante après l'autre ; de plus, dans le répons, un seul chantre fait entendre sa voix, et le chœur intercale toujours le répons, au lieu que dans les antiennes l'un des deux chœurs chante le verset, et l'autre chœur répète l'antienne. — Thomasius in præfatione ad Romanum Antiphonarium, p. 23 : *Antiphona itaque est versus aliquis* (inquit) *sive sententia intercalaris, quæ una cum psalmi canticique versibus sive aliquot, sive omnino omnibus decantatur intercalari concentu, eodem prorsus ordine quo ecclesiastica responsoria cantantur. Cum ea ratione a responsorio differat, quod in responsoriis chorus uni cantori respondet, in antiphonis vero unus chorus alteri choro succinat ; et in responsorio quidem unus cantor versus intercinat, altercalante semper choro responsorium ; in antiphonis vero chorus alter concinat versum, altero choro antiphonam reciprocante.* (MARTINUS GERBERTUS, *De cantu et musica sacra*, t. I, p. 329, in notula.) « *Hodie aliter*, dit Gerbert, *nam per antiphonas duo junguntur simul psallendo chori, sed non est proprie* ἀντιφωνεῖν, *hoc est per* antiphonas canere, *quia nulla est ibi vocum reciprocatio, seu alternatio.* (*Ap.* GERB., tom. Ier, p. 173.)

Les *antiennes* sont en usage dans l'Eglise grecque. Elles sont placées avant les psaumes, ou plutôt avant les versets des psaumes adaptés à la fête du jour, comme l'observe Goar : *Usus etiam antiphonarum in Ecclesia græca, ante psalmos seu potius ante versiculos psalmorum festo aptos, ut notat Goarus.* (MART. GERBERT, *De cantu et musica sacra*, t. Ier, p. 505.)

Martin Gerbert, parlant de l'office ambrosien, dit : « Ces deux plus grandes premières *diguries* (parties de l'office nocturne) duraient à peine, y compris les hymnes, le temps des Vigiles, malgré l'usage pratiqué dès les temps anciens de réitérer le chant de l'*antienne*, qui consistait à la répéter après chaque verset, usage qui se maintint pendant le moyen âge : *Quæ etiam majores duæ priores diguriæ una cum hymnis vix durarunt vigilias, more etiam canendi antiphono veteribus usitato, ut post singulos versiculos antiphona repeteretur, qui medio ævo obtinuit.* » (*De cantu et musica sacra*, t. Ier, p. 468.)

Le même abbé Gerbert raconte d'après la vie de saint Odon, abbé de Cluny, que, dans l'office de la Vigile de saint Martin, les *antiennes* étaient si courtes, que l'office entier n'égalait pas la durée des nuits d'hiver. On espéra remédier à cet inconvénient en répétant les *antiennes* après chaque verset du psaume. Mais cette répétition causait une fatigue et un ennui considérables; alors les moines prièrent saint Odon, qui eut de la peine à se rendre à leur demande, de leur composer des *antiennes* plus étendues, et un office complet qui remplît les nuits les plus longues, car, il n'avait jamais été d'usage que dans tous les offices et les vigiles nocturnes on intercalât des *antiennes* entre les versets des psaumes que l'on se contentait de chanter en leur temps et lieu, surtout aux fêtes solennelles où l'on avait souvent l'habitude de les *triompher*, c'est-à-dire de les chanter trois fois. Mais il y en avait quelques-unes que l'on répétait après le deuxième ou le troisième psaume, et cet usage subsiste encore de nos jours. (GERBERT, *De cantu et mus. sacra*, t. Ier, p. 333 et 334.)

ANTHAINE. — In lit. remiss. ann. 1413, ex reg. 167 Chartoph. reg., ch. 98 : « une hymne ou anthaine de saint Nicolas, qui se commence : *Nicolai solemnia.* »

ANTOINE, in test. Joan. *Lessilé*, ann. 1382, inter probat. Hist. sab., I, p. 390 : « Pour avoir chacun dimanche, au commencement de la grant messe dudict rectour et de ses successeurs, une *antoine*, verset et oraison ordinaire des mors sur la sépulture de moy. » (*Ap.* Du Cange.)

Dans ses notices sur les manuscrits des bibliothèques d'Italie, M. Danjou signale, dans la bibliothèque de la Minerve (*Casanatenci*), à Rome, un manuscrit du XIe siècle, contenant des hymnes, des tropes, des séquences, et les antiennes *in fractione.* Y aurait-il quelque analogie entre ces antiennes *in fractione* et les *antiphonæ versificatæ* qu'Albéric, suivant l'abbé Lebeuf, attribue au roi Robert, c'est-à-dire ces huit antiennes qu'on chantait autrefois en France au lieu des antiennes romaines aux trois nocturnes du dimanche ? Le même Albéric attribue également au roi Robert l'antienne : *Pro fidei meritis vocitatur jure beatus legem qui Domini meditatur nocte dieque.* (*Voy.* la *Dissertation sur l'état des sciences depuis l'époque de Charlemagne, jusqu'à celle du roi Robert*, en tête du tome II du *Recueil de divers écrits pour servir d'éclaircissements à l'histoire de France*, par l'abbé Lebeuf; Paris, Barois fils, 1738.)

La doctrine constante de l'Eglise a été que les antiennes fussent tirées de l'Ecriture sainte, ainsi que le dit le concile de Braga (*Bracarensis*), II, canon 12 : *Ut extra psalmos, vel canonicarum scripturarum Novi et Veteris Testamenti, nihil poetice compositum in Ecclesia psallatur, sicut et sancti præcipiunt canones.*

Antienne. — Terme de plain-chant, vient du grec ἀντιφωνή (*chant réciproque*), parce que, dans l'origine, cette sorte de morceau liturgique s'exécutait alternativement par deux chœurs. (Maurus, *De Instit. cler.*, lib. I, cap. 33). On comprenait alors, sous ce titre, les hymnes et les psaumes que l'on chantait dans l'église. Saint Ignace, disciple des apôtres, a été selon Socrate, l'auteur de cette manière de chanter parmi les Grecs, et saint Ambroise l'a introduite chez les Latins. Théodoret en attribue l'invention à Diodore et à Flavien. Aujourd'hui la signification du mot *antienne* est restreinte à certains passages courts, tirés de l'Ecriture sainte, qui conviennent à la fête que l'on célèbre.

Dans le rite romain, on chante intégralement l'antienne avant et après le psaume qui lui correspond, à Laudes et à Vêpres, aux offices doubles. (*Voy.* Thomassin, *Préface de l'ancien Antiphonaire romain.*)

Dans le rite parisien, on ne fait qu'*imposer* l'antienne avant le psaume; puis, lorsque le psaume est fini, on la chante en entier.

— Quel doit-être le caractère et la physionomie des antiennes ? — Léonard Poisson va nous l'apprendre.

« Nous entendons ici par *Antienne* un texte qui se chante de suite par tout le Chœur réüni, suivant l'usage présent de l'Eglise, qui a donné ce nom à ces textes ainsi placés : au lieu qu'autrefois *Antienne* signifioit des chants alternatifs où les uns repondoient aux autres, ce que l'on appelloit *Contre-phonie* pour l'opposer à *Homophonie.* C'est à cause de ces Chants alternatifs qu'on a appellés ces textes *Antiennes*, parce qu'elles marquent le Ton et le Chant sur lequel les deux Chœurs doivent chanter alternativement les Psaumes ou les Cantiques.

« Une *Antienne* doit être d'un Chant plus simple ou moins chargé de notes qu'un Répons, surtout quand elle est jointe aux Psaumes.

« On peut un peu plus orner les *Antiennes* des Cantiques *Benedictus* et *Magnificat*, les *Antiennes* séparées de Psalmodie, les Antiennes de Procession, de Station.

« Quoique le Chant des Antiennes doive être plus simple ou moins chargé de notes que celui des Répons, il doit dès son entrée faire sentir de quel Mode il est, parcourir ensuite les notes essentielles de ce Mode d'une manière libre et gracieuse. Si le texte de l'*Antienne* est court, éviter avec adresse d'insister sur la corde finale pour les repos ou les suspensions, afin d'y tomber et s'y arrêter d'une manière frappante à la fin de l'*Antienne.* Si le texte est long et a plusieurs sens finis, on pourra en faire tomber quelqu'un, mais différemment du dernier, si faire se peut, sur la corde finale. En cas de plusieurs chutes sur cette corde, si on ne peut les éviter à cause du texte, il faut les diversifier, et faire en sorte qu'elles ne soient pas toutes de suite : ce seroit faire sentir un discours fini, après lequel on reviendroit une ou plusieurs fois ajouter quelques mots : ce qui auroit très-mauvaise grace.

« Si les textes sont fort courts, il n'est pas nécessaire que le Chant parcourre toute l'Octave du Mode, il suffira de le renfermer dans la Quinte ou même la Quarte de sa finale, tâchant néanmoins de lui faire toucher au moins une fois la corde de sa Dominante, comme on le voit dans l'Antienne : *Nos qui vivimus, benedicimus Domino*, et autres de différens Modes; mais que le commencement soit toujours propre et distinctif selon le Mode qu'on emploie.

« On doit éviter de mettre dans un même Office comme Vêpres et Laudes, plusieurs Antiennes sur le même Mode : que si on y est entraîné par l'exigence du texte, il faut au moins faire, en sorte que la Psalmodie en soit différemment terminée.

« C'est aussi un défaut de moduler les Antiennes suivant le rang qu'elles tiennent dans l'Office, en sorte qu'une premiere Antienne soit toujours du premier Mode; la seconde, du second; la troisiéme, du troisiéme; ainsi des autres : car comme c'est le sens du texte qui doit déterminer dans le choix du Mode, il n'y a pas d'apparence que ces Modes, ainsi disposés, conviennent aux différens textes; néanmoins cela peut arriver, et se trouve en effet quelquefois; mais il ne faut pas s'en faire une règle invariable. Comme tout Mode n'est pas propre à tout texte; tout texte n'est pas susceptible de tout Mode.

On avertit d'avance qu'on doit éviter le même défaut pour les Répons. » (POISSON, *Traité de plain-chant*, partie II, § 4, pp. 116, 118.)

Après avoir cité Poisson, on nous permettra de corroborer les assertions de ce savant auteur par un passage de l'abbé Lebeuf qui vient à l'appui. « Une des causes, dit-il dans son *Traité historique sur le chant ecclésiastique* (p. 48-49), une des causes que dans les bas siécles le Chant perdit d'un côté, pendant qu'il gagnoit de l'autre (38), fut de ce que les Auteurs s'astreignirent servilement à moduler les Antiennes suivant le rang qu'elles tenoient dans l'Office ; en sorte que la première Antienne d'un Office étoit toujours du premier mode, la seconde du second, et ainsi du reste. Ils observérent la même chose pour les Répons ; c'est ce qui les empêchoit souvent d'exprimer les paroles d'une maniére convenable, surtout dans les *Antiennes*, l'expérience prouvant qu'il y a des modes plus ingrats les uns que les autres pour certaines expressions. Jamais les anciens *Symphoniastes* Romains ne s'étoient astreints à cette régle. Mais ils étoient tombés dans un autre défaut, qui est que souvent plusieurs *Antiennes* de suite étoient du même mode. »

Nous finirons cet article par une observation importante ; non-seulement les *antiennes* se lient aux psaumes qui leur sont juxtaposés par l'identité du mode, mais c'est encore leur intonation qui règle la terminaison des cantilènes psalmodiques.

(TH. NISARD.)

ANTIPHONAIRE ou ANTIPHONIER. — Livre qui contient tout le chant de l'office du soir, de la nuit ou du matin. Il a été appelé *Antiphonaire* du nom d'*antiphona*, antienne.

L'Antiphonaire, ainsi que le *Graduel*, est divisé en *propre du temps* et *commun des saints*. Les grands Antiphonaires destinés au chœur contenaient autrefois les chants de *Matines*, de *Laudes*, de *Prime*, de *Tierce*, de *Sexte*, de *None*, de *Vêpres*, de *Complies*, parce que ces offices se chantaient aux différentes heures des offices de la nuit et du jour, et particulièrement dans les ordres monastiques.

Nous mentionnerons en leur lieu les traditions concernant l'Antiphonaire authentique de saint Grégoire, la lutte des deux Antiphonaires romain et ambrosien à Milan, celle des deux Antiphonaires mozarabe et romain à Tolède, l'Antiphonaire apporté à Saint-Gall par le chantre Romanus; enfin les discussions touchant les Antiphonaires de Saint-Gall et de Montpellier.

Chaque diocèse, en France, avait son Antiphonaire; on disait et l'on dit encore l'Antiphonaire de Sens, de Rouen, et quelquefois même l'Antiphonaire de M. de Harlay, de M. de Vintimille, désignant ainsi l'office par le nom du prélat qui en avait ordonné la révision, tant la divergence liturgique était grande, et tant les Français ont tenu de tout temps à conserver la réputation de *réviseurs* et d'*arrangeurs* dont ils jouissaient au temps du moine d'Angoulême : *Correcti sunt ergo Antiphonarii Francorum, quos unusquisque pro suo arbitrio vitiaverat, addens, vel minuens.* Et plus haut : *Gallos corrupte cantare, et cantilenam sanam destruendo dilacerare.*

Dans le dernier sens, le mot *antiphonaire* s'applique à l'office tout entier. Voilà pourquoi Amalaire (lib. *De ord. Antiphonarii*, in prologo), s'exprime ainsi : *Notandum est volumen quod nos vocamus* Antiphonarium *tria habere nomina apud Romanos: quod dicimus* Graduale, *illi vocant* Cantatorium, *qui adhuc juxta morem antiquum apud illos in aliquibus ecclesiis uno volumine continetur sequentem partem dividunt in nominibus. Pars quæ continet responsoria vocatur* Responsoriale*; et pars quæ continet antiphonas vocatur* Antiphonarius.

Nous terminerons par quelques détails sur l'*Antiphonaire* de saint Grégoire empruntés au R. P. abbé de Solesmes : « L'Antiphonaire de saint Grégoire se divisait en deux parties, l'une qui contenait les chants usités dans la messe, et qui est connue depuis longtemps sous le nom de *Graduel;* l'autre, appelée, dans l'antiquité, *Responsorial*, et contenant les répons et les antiennes de l'office, laquelle a retenu le nom d'*Antiphonaire*. Le manuscrit de Saint-Gall, l'un des deux sur lesquels le B. Tommasi a publié le *Responsorial*, porte en tête les vers suivants à la louange de saint Grégoire :

Hoc quoque Gregorius, Patres de more secutus,
Instauravit opus, auxit et in melius.
His vigili Clerus mentem conamine subdat
Ordinibus, pascens hoc sua corda favo.
Quem pia sollicitis solertia nisibus, omni
Scripturæ campo legit et explicuit.
Carmina diversas sunt hæc celebranda per horas,
Sollicitam rectis mentem adhibete sonis.
Discite verborum legales pergere calles,
Dulciaque egregiis jungite dicta Modis.
Verborum ne cura sonos, ne cura sonorum,
Verborum normas nullificare queat.
Quidquid honore Dei studiis celebratur honestis,
Hoc summis jungit milia corda Choris.

(*Instit. liturg.*, t. Ier, p. 173.)

ANTIPHONAIRE ou ANTIPHONIER (en latin *Antiphonarium*). — Livre d'église qui contient les mélodies notées en caractères de plain-chant, des antiennes, des psaumes, des hymnes, etc., qui font partie des petites heures, des vêpres, des complies, des matines et des laudes du culte catholique. C'est du moins le sens actuel de ce mot. M. Fétis, en le définissant *un Recueil* des antiennes notées en plain-chant, est donc inexact. J.-J. Rousseau, copié par M. Castil-Blaze, n'est pas moins fautif lorsqu'il dit que « l'Antiphonaire est un livre qui contient en notes les antiennes et autres chants dont on use dans l'Eglise catholique. » — La définition que nous

(38) Nous ne savons en quoi le plain-chant a gagné au moyen âge; il est incontestable, au contraire, que plus le plain chant s'est éloigné de sa source, plus on l'a corrompu et défiguré. M. l'abbé Lebeuf, entre autres, a mis le comble au mal dont se plaint maintenant, à juste titre, le monde catholique.

en avons donnée plus haut indique assez clairement en quoi celle-ci manque de justesse. Ajoutons que le nom d'*Antiphonaire* vient de ce que les *antiennes* (antiphonæ), jouent le plus grand rôle dans ce livre d'offices.

Le plus ancien Antiphonaire que l'on connaisse est celui de saint Grégoire le Grand; l'illustre pontife lui donna le nom de *centonien* (κεντῶν), ou *composé de fragments* (Flacc. Illyr., *in Præfat. ad Henr.*, et l'abbé Lebeuf, *Traité sur le chant ecclés.*, p. 30), c'est-à-dire de mélodies empruntées aux Grecs, à saint Ambroise, etc. L'original de l'Antiphonaire grégorien existait encore à l'époque de Jean le Diacre (xe siècle), au dire de cet auteur (*Vita Sancti Gregorii*, lib. II, cap. 1, n. 6). On ignore ce qu'il est devenu depuis lors.

Quoi qu'il en soit, il faut constater ici deux points essentiels : le premier, c'est que plus tard le mot *antiphonaire* n'indiqua plus que la collection des Vêpres et offices du soir; l'expression *graduel* fut consacrée à la désignation des chants des messes. En second lieu, d'innombrables altérations s'introduisirent dans les recueils de chants, par l'incurie, l'ignorance ou le caprice des transcripteurs (39). Jean Cotton, écrivain du XIe siècle, se plaignait déjà de son temps des chantres qui défiguraient les belles mélodies grégoriennes : « Hoc certissime novimus quod per quorumdam ignorantiam multoties cantus depravatur, quemadmodum jam plures habemus depravatores quam enumerare possimus. » (*De Musica*, cap. 15.)

Les artistes du moyen âge, chargés de composer le chant de nouveaux offices, ne contribuèrent pas peu à la mutilation des traditions de saint Grégoire; et les abus furent tels, que le Pape Pie V, en vertu des décrets du concile de Trente, ordonna une révision complète de l'*Antiphonaire* et des autres livres de chant ecclésiastique. Son successeur Grégoire XIII (1572-1585), chargea l'immortel Palestrina de cet immense travail. Celui-ci se réserva les corrections du *Graduel;* son élève Jean Guidetti entreprit l'*Antiphonaire;* tous deux travaillèrent avec ardeur pendant plusieurs années.

Malheureusement, en comparant les chants du Graduel avec ceux de l'*Antiphonaire*, Palestrina crut devoir ramener les premiers à la simplicité des seconds. Le Pape partagea les idées du *prince des musiciens*; mais le résultat fut loin de répondre aux espérances que l'un et l'autre avaient conçues; « car, dit M. Fétis, après la suppression de toutes les notes d'ornements qui ont été conçues du premier jet avec le chant, il ne resta plus que des mélodies sèches et monotones. » (*Revue* de M. Danjou, année 1845, p. 408.) — Palestrina s'était fourvoyé par système; découragé, il renonça à une tâche qui n'aboutissait à aucune réforme satisfaisante.

Quant à Guidetti, il ne tarda point à donner une autre direction à son travail, à la suite d'une édition du Graduel et de l'*Antiphonaire*, faite à Venise en 1580 par Leichtenstein (2 vol. in-fol.), et fit paraître un livre intitulé : *Directorium chori ad usum sacrosanctæ Basilicæ Vaticanæ*, etc.; Rome, 1582, dont il a été fait plusieurs éditions.

Une nouvelle édition de l'*Antiphonaire* et du Graduel fut faite sous les pontificats de Clément VIII et d'Urbain VIII (1602-1654). Celle qui vit le jour à Venise, sous Paul V, en 1614 et en 1615, jouit d'une estime que nous ne partageons pas.

Nous citerons aussi l'Antiphonaire de Plantin, célèbre imprimeur à Anvers, et celui de Guillaume Nivers, publié à Paris en 1658, chez Ballard, 1 vol. in-4°.

Par un déplorable malheur, toutes ces éditions et toutes celles qui les ont suivies diffèrent si fort entre elles (40), que tous les hommes de goût proclament à l'envi qu'une révision radicale et *basée sur les plus anciens manuscrits*, est devenue absolument nécessaire.

Il serait à désirer qu'on songeât également à rendre plus corrects les antiphonaires et les graduels à l'usage des différentes églises de France, qui ne suivent pas la liturgie musicale de saint Grégoire; il en est même question dans le diocèse de Paris; mais il ne faut pas se le dissimuler : la seule réforme à faire, dans ce cas, c'est de revenir au romain, lorsque celui-ci sera convenablement (41) restauré; les autres chants n'ayant

(39) Baini, *Memorie storico-critiche della vita e delle opere di Giov. Pierluigi da Palestrina*, etc., tom. II, p. 85.

(40) On pourrait en donner mille preuves. Nous nous contenterons de citer la première antienne des vêpres du premier dimanche de l'Avent, telle qu'on la chante dans beaucoup de paroisses en Belgique, dans le midi de la France et dans le diocèse de Madrid, en Espagne. La plus triste de toutes les vérités ressortira de la comparaison de ces trois versions.

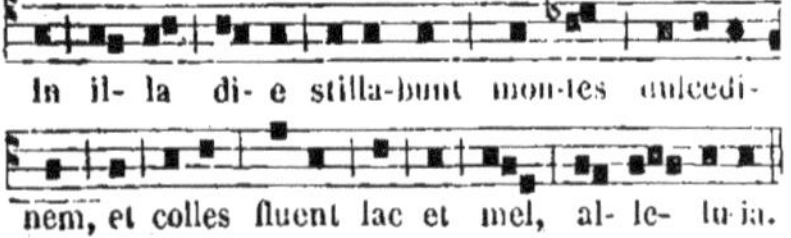

(*Manuale cantorum sive Antiphonale romanum*, etc.; Liége, Plomteux, 1787, in-8°, p. 2.)

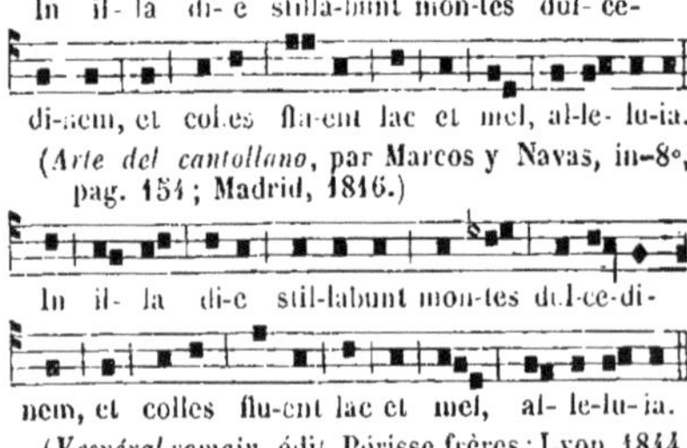

(*Arte del cantollano*, par Marcos y Navas, in-8°, pag. 154; Madrid, 1816.)

(*Vespéral romain*, édit. Périsse frères; Lyon, 1844, in-8°, p. 72.)

(41) *Convenablement*. Nous insistons sur cette condition.

aucune valeur intrinsèque, il ne faut pas en retarder la ruine par d'inutiles replâtrages.

(TH. NISARD.)

ANTIPHONER. — Chanter alternativement certaines parties du chant d'église par deux chœurs ou par les deux ailes du chœur. Les *Kyrie*, les *Gloria*, les *Credo*, les *Sanctus*, les *Agnus Dei*, les *Répons* avec leurs versets, les *Psaumes*, avec le *Gloria Patri*, sont les chants qu'on est dans l'usage d'*antiphoner*.

ANTIPHONIE. — Nom que les anciens donnaient à la consonnance de plusieurs voix chantant à l'octave ou à la double octave, par opposition au chant à l'unisson qui s'exprimait par le mot *homophonie*.

« L'*Antiphonie*, dit Aristote, *est la consonnance de l'octave* (*Probl.*, sect. 19, pr. 39). » Il ajoute: « qu'elle résulte du mélange de la voix des jeunes enfants avec celle des hommes faits, lesquelles voix sont entre elles à la même distance pour le ton, que l'est la corde la plus haute du double tétracorde ou de l'octacorde, par rapport à la plus basse. » Le même philosophe, recherchant ailleurs pourquoi l'*antiphonie* est plus agréable que l'homophonie ou l'unisson, remarque avec soin « que, dans l'*antiphonie*, les voix se font entendre plus distinctement; au lieu que, lorsqu'elles chantent à l'unisson, il arrive nécessairement qu'elles se confondent ensemble, de manière que l'une efface l'autre.» (*Ibid.*, probl. 16, *ap.* JUMILHAC, 2ᵉ édit., 1847, in-fol., *note des éditeurs*, pag. 17 et 18).

L'étymologie du mot *Antiphonie* est la même que celle du mot *Antiphona* que nous avons traduit par *antienne*. L'une et l'autre viennent de ἀντί, *contre* et de φωνή, *voix* ou *son*, *opposition de voix*. Mais, au lieu que dans la signification d'*antienne*, les deux parties du chœur étaient opposées l'une à l'autre en ce sens qu'elles chantaient alternativement, ici, ce sont les voix aiguës qui sont opposées aux voix graves. De là vient peut-être que Salinas observe que les *antiennes* sont appelées *antiphones* parce que, dans l'église de Tolède et de Seguse, aux fêtes solennelles, on chante les *antiennes* une octave plus haut que les psaumes. (Antoine DE COUSU, *La musiq. univ.*, liv. II, ch. 10, p. 85.)

Comme il a été dit en son lieu, les antiennes n'étant plus chantées alternativement par les deux côtés du chœur, le mot *antiphona* a perdu sa signification.

A POCO A POCO (*peu à peu*). — Cet adverbe italien s'ajoute ordinairement aux mots *crescendo* ou *decrescendo*. Il indique alors que la sonorité doit renforcer ou diminuer par degrés.

APODIPNE ou APODEIPNE. — Chansons des Grecs pour l'après-souper. Les Latins les nommaient *postcœnia*.

APOLLONICUM. — Grand orgue perfectionné, inventé par MM. Flight et Robson, à Londres, vers 1824. Cet orgue peut être joué à volonté par un organiste ou au moyen d'un mécanisme fonctionnant par des cylindres notés. Cet instrument a donné naissance en France à l'*orchestrion*.

APOLLONION. — Instrument à clavier inventé par Jean Vœller, à Darmstadt, vers la fin du XVIIIᵉ siècle. Cet instrument était un piano à deux claviers avec plusieurs jeux d'orgue, et surmonté d'un automate qui jouait divers concertos de flûte. (FÉTIS.)

APOTOME.—«Ce qui reste d'un ton majeur après qu'on a retranché un *limma*, qui est un intervalle moindre d'un comma que le semi-ton majeur. Par conséquent l'*apotome* est d'un comma plus grand que le semi-ton moyen.

«Les Grecs, qui n'ignoraient pas que le ton majeur ne peut, par des divisions rationnelles, se partager en deux parties égales, le partageaient inégalement de plusieurs manières.

«De l'une de ces divisions, inventée par Pythagore, ou plutôt, par Philolaüs son disciple, résultait le dièse ou limma d'un côté, et de l'autre l'*apotome*, dont la raison est de 2048 à 2187.

«La génération de cet *apotome* se trouve à la septième quinte *ut dièse* en commençant par *ut naturel*: car la quantité dont cet *ut dièse* surpasse l'*ut naturel* le plus rapproché, est précisément le rapport que je viens de marquer.

«Les anciens donnaient encore le même nom à d'autres intervalles. Ils appelaient *apotome majeur* un petit intervalle que M. Rameau appelle quart de ton enharmonique, lequel est formé de deux sons en raison de 125 à 128.

«Et ils appelaient *apotome mineur* l'intervalle de deux sons en raison de 2025 à 2048: intervalle encore moins sensible à l'oreille que le précédent.

«Jean de Muris et ses contemporains donnent partout le nom d'*apotome* au semi-ton mineur, et celui de *dièse* au semi-ton majeur. Ce mot est dérivé du verbe grec ἀποτέμνω [*abscindo*, — je retranche].»

(J.-J. ROUSSEAU.)

APOSIOPESIS, ou PAUSE GÉNÉRALE. — Terme usité dans l'ancienne musique grecque.

APPASSIONATO. — Mot italien dont les compositeurs se servent pour indiquer une expression passionnée dans l'exécution d'un passage ou d'un morceau de musique.

APPEL, APPELLATION. — Cette propriété dont parle M. Vincent dans son beau travail sur la musique grecque, « propriété remarquable de produire une sorte d'*appel* sur les notes de repos, ou, en d'autres termes, de faire éprouver, et, pour ainsi dire d'inspirer à l'oreille le désir et le besoin d'entendre ces dernières notes sur lesquelles les premières doivent se *sauver* et se *résoudre*, » est un attribut de la musique moderne et dont le plain-chant était dépourvu. C'est ce que nous expliquons au mot ATTRACTION et en plusieurs autres endroits de ce livre.

APPOGIATURE (du verbe italien *appogiare*, — *appuyer*), est un ornement mélodique qui consiste en une petite note sur laquelle on appuie avant d'attaquer la note principale. Cette petite note peut se placer au-dessus ou au-dessous de la note principale avec laquelle elle doit toujours former un intervalle conjoint. Quand la note principale peut se diviser en deux parties égales, l'*appogiature* prend toujours la moitié de sa valeur; lorsqu'elle peut se diviser en trois, l'*appogiature* en prend les deux tiers. Exemple :

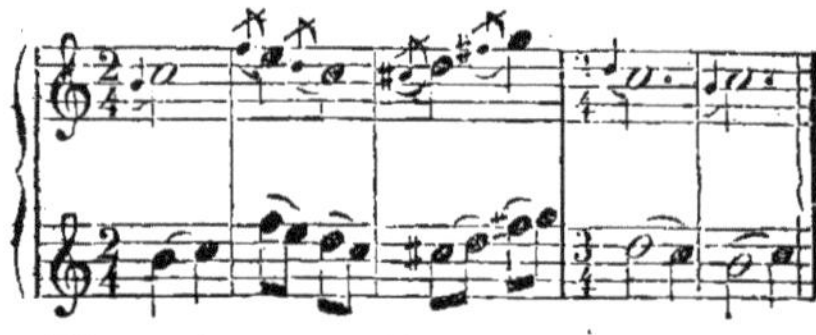

L'*appogiature* ne s'écrit pas toujours; les compositeurs laissent alors à l'exécutant le soin de la placer partout où l'expression et la grâce du chant l'exige.

L'*appogiature* se désignait autrefois par le mot *aspiration*.

« Dans la notation en neumes, il y avait aussi, dit M. Th. Nisard, l'ornement mélodique correspondant à notre *appogiature* : c'était la *plique* ascendante ou descendante qui, des neumes, passa dans la notation proportionnelle noire du moyen âge et dans la notation carrée du plain-chant. La seconde note de cette plique, qui était une ligature binaire, était très-brève. Guido d'Arrezzo la nomme, en conséquence, *nota liquescens*, dans son *Micrologue*. Marchetto de Padoue donne des détails que Gerbert a tronqués, dans le 3ᵉ vol. de ses *Scriptores* (pp. 181-182), mais qui n'en sont pas moins intéressants. On les chercherait vainement ailleurs. Ils prouvent jusqu'à l'évidence que, dans la plique, c'est la deuxième note, et non la première, comme le croit M. de Coussemaker, qui doit être *coulée*. La première est l'*appogiature*, c'est-à-dire, celle des deux notes qui doit être *appuyée*. L'autre est la petite note, la *note liquescente* de Guido d'Arezzo, ou la *vibratio* dont parle Jérôme de Moravie, dominicain du XIIIᵉ siècle. »

A PRIVAT (Faire l'office). — Usage anciennement établi à Saint-Jean et à Saint-Just de Lyon. Nous citons l'auteur des *Voyages liturgiques*, p. 69 et 70: « Quand il arrive qu'un Chanoine-Comte ou un Semi-prébendé marqué pour chanter l'*Invitatoire*, ou une Leçon, ou un Répons, manque de se trouver à l'église, on attend un moment ou deux sans rien dire, (car dans cette Eglise il n'est pas permis de faire l'un pour l'autre,) et aussitôt tout le Clergé se lève, et s'en va derrière le grand Autel dans la Conque ou Abside achever le reste de l'Office en psalmodiant seulement, fût-ce au jour de Pâques même. Cela s'appelle faire le reste de l'Office *à privat*. Si c'étoit à la grande Messe, ceux des hautes chaises resteroient au Chœur; mais ceux du second et du troisième bancs, c'est-à-dire les Chantres ou Subformaires avec les petits Clergeons iroient chanter le reste de la Messe dans la Conque ou Abside derrière l'Autel, et le prêtre chanteroit la *Préface* et le *Pater* d'un ton médiocre et fort lugubre. Dès lors le défaillant est non-seulement privé de toutes distributions durant quinze jours, mais il lui est défendu d'entrer dans l'Eglise avec son habit de Chœur; ce qui est un interdit. Voilà quel est le châtiment de ceux qui manquent à remplir leur devoir dans les Offices divins à Saint-Jean de Lyon. »

APYCNI. — « Les anciens appellaient ainsi dans les genres épais trois des huit sons stables de leur système ou diagramme, lesquels ne touchaient d'aucun côté les intervalles serrés; savoir, la proslambanomène, la nète synemménôn, et la nète hyperboléon.

« Ils appellaient aussi *apycnos* ou *non épais* le genre diatonique, parce que dans les tétracordes de ce genre la somme des deux premiers intervalles était plus grande que le troisième. » (J.-J. Rousseau.)

ARCHICHANTRE. — Dignité ecclésiastique, directeur des chantres.

ARCHIPARAPHONISTE. — Paraphonista. — Ugutio : Antiphonos *qui est sonus*; unde paraphonista, *dicitur præcentator*, *quasi* parans sonum. On nommait *paritonus*, *cantor qui parat tonos*. (Melius ex cath. in Amalth., *qui parit tonos*.)

Ordo romanus de schola cantorum : *Et statuuntur per ordinem acies duæ, paraphonistæ quidem hinc inde a foris, infantes ab utroque latere infra per ordinem.*

Tunc ascendentes in pulpitum duo ex paraphonistis, imponunt antiphonam.

Archiparaphonista, quartus scholæ (*Ordo romanus.*)

Archiparaphoniste. — Dans les anciens Cérémoniaux, l'archiparaphoniste, *archiparaphonista*, est désigné sous le nom de préchantre, *præcentor*. C'était lui qui devait entonner l'*Introït* de la messe, au moment où le Pape sortait de la sacristie pour célébrer le saint sacrifice : *Archiparaphonista, in cæremonialibus antiquis, etiam præcentor vocatur : ad quem pertinebat missæ Introitum intonare ad signum egressionis Papæ e sacrario.* (Gerbert, *De cantu et musica sacra*, t. Iᵉʳ, p. 306.) Il partageait les autres offices avec les paraphonistes et les primiciers, conformément aux dispositions de l'Ordre romain : *Alia officia cum paraphonistis ac primiceriis partita habebat, juxta præscriptum Ordinum romanorum.* (Ibid.)

ARCHIVES DES BACH. — Il était d'usage, dans la famille des Bach, de rassembler les compositions de chacun de ses membres, et cela de père en fils, et dans toutes les branches. On nommait cette collection les *Archives des Bach*. Charles-Philippe-Emmanuel Bach, dit M. Fétis (*Biogr. des music.*), possédait cette intéressante collection vers la fin du XVIIIᵉ siècle. Elle a passé, en 1790, entre les mains de M. Georges Pœlchau, de Berlin. — On sait que lorsque la famille des Bach fut devenue trop nombreuse pour pouvoir habiter en un même lieu, et fut contrainte de se disperser dans plusieurs contrées, tous ceux qui portaient le nom de Bach avaient coutume de se réunir une fois par an à jour fixé pour conserver entre tous les membres de la famille un lien de souvenir et d'affection. Ces réunions avaient lieu à Erfurt, Eisenach ou Arnstadt. On y compta plusieurs fois jusqu'à cent vingt musiciens de ce nom rassemblés. Leurs principales occupations étaient les banquets et les exercices de musique. Ils mêlaient dans ces exercices le sacré et le profane, et ils improvisaient même à plusieurs parties. Ils appelaient ces improvisations du nom de *quolibets*. On ne sera pas surpris qu'une famille qui tenait tant à ses traditions et dont on a dressé l'arbre généalogique, ait eu l'idée de réunir les œuvres de tous ses membres dans ses *archives*.

ARIA DI CHIESA. — On donnait ce nom à de véritables airs qui étaient composés sur des paroles tirées de l'Ecriture sainte et qui étaient chantés dans les églises. Une des plus célèbres de ces compositions est sans contredit l'*aria di chiesa* de Stradella, que les concerts historiques de M. Fétis ont remis en vogue. Il est impossible de porter plus loin la hauteur de la pensée, la noblesse de la mélodie, la puissance de l'expression et de l'accent. Ce morceau date de 1680 et il étonne par la hardiesse des modulations, quoique le style appartienne en tout aux formes de cette époque. Bien entendu que nous nous plaçons au point de vue de l'auteur qui n'a nullement prétendu se rapprocher de la tonalité du plain-chant, et qui a composé ce chef-d'œuvre comme il aurait pu écrire un morceau dramatique.

ARMARIUS. — Nom que l'on donnait dans les couvents au religieux chargé de la garde des livres d'offices.

ARMER LA CLEF. — « C'est y mettre le nombre de dièses ou de bémols convenables au ton et au mode dans lequel on veut écrire de la musique. » (J.-J. Rousseau).

ARRANGER. — C'est mettre à la portée d'un ou de plusieurs instruments ce qui a été composé pour un très-grand nombre de parties. C'est aussi changer la nature d'un morceau en l'adaptant à un autre but ou à d'autres exécutants. D'après cette double définition, on voit combien l'expression *arranger* est impropre. Agir ainsi, en effet, ce n'est point *arranger*, c'est *déranger*, comme l'a fort bien observé un musicographe. Mais que dirons-nous de ceux qui, par un abus déplorable, adaptent des compositions profanes, dramatiques même, aux textes sacrés de la liturgie pour en faire des messes et des motets? Peut-on rien concevoir de plus scandaleux et de plus contraire à la décence, à la gravité et au caractère de la musique religieuse? (Th. Nisard.)

ARSIS et THESIS. — « Termes de musique et de prosodie. Ces deux mots sont grecs. *Arsis* vient du verbe αἴρω, *tollo*, j'élève, et marque l'élévation de la voix ou de la main ; l'abaissement qui suit cette élévation est ce qu'on appelle θέσις, *depositio*, *remissio*.

« Par rapport donc à la mesure, *per arsin* signifie en *levant* ou *durant le premier temps ; per thesin en baissant* ou *durant le dernier temps*. Sur quoi l'on doit observer que notre manière de marquer la mesure est contraire à celle des anciens ; car nous frappons le premier temps et levons le dernier. Pour ôter toute équivoque, on peut dire qu'*arsis* indique le *temps fort*, et *thesis* le *temps faible*.

« Par rapport à la voix, on dit qu'un chant, un contrepoint, une fugue, sont *per thesin*, quand les notes montent du grave à l'aigu ; *per arsin*, quand elles descendent de l'aigu au grave. Fugue *per arsin* et *thesin*, est celle qu'on appelle aujourd'hui fugue renversée ou contre-fugue, dans laquelle la réponse se fait en sens contraire ; c'est-à-dire, en descendant si la guide a monté, et en montant si la guide a descendu. » (J.-J. Rousseau.)

Arsis et thesis. — Ces deux mots peuvent s'entendre de trois manières, ou dans le sens de rhythme, ou dans le sens de mesure, ou dans celui de mouvement mélodique.

Dans le sens de rhythme, le son étant envisagé comme mouvement, il a, en tant que mouvement, deux périodes, la période d'émission, la période de terminaison, l'élan et la chute : c'est ainsi qu'Hermann Contract a pu dire : « *Flatus* (le souffle, la voix, l'aspiration musicale) *habet duas partes*, arsim et thesim, *hoc est* elevationem *et* depositionem. » (Gerberti *Scriptores*, t. II, p. 140.)

De même, Priscianus, grammairien du IVe siècle : « *In unaquaque parte orationis* arsis *et* thesis *sunt, non in ordine syllabarum, sed in pronuntiatione; velut in hac parte* natura; *ut quando dico* natu, *elevatur vox et est* arsis *in* tu; *quando vero* ra, *deprimitur vox, et est* thesis. » (Cité par M. Vincent, *Notices et extraits des manuscrits de la Bibliothèque du roi et autres bibliothèques*, t. XVI, Paris, 1847, Impr. roy., seconde part.; 1 fort vol. in-4°, § XV, p. 48 et suivant.)

Et saint Isidore de Séville : « Arsis *est vocis elevatio, id est initium*; thesis, *vocis positio, hoc est finis*. » (Lib. III *Orig.*, c. 19.)

Dans ce sens de rhythme, l'*arsis* et la *thesis* sont la *systole* et la *diastole* : « Systole *est cordis thoracisque contractus inter exspirandum;* Diastole, *dilatatio seu elevatio thoracis, quæ fit cum spiritum attrahimus.* »

Dans le sens de mesure, *arsis* et *thesis* signifient l'élévation et l'abaissement de la main ou du pied pour marquer la mesure, le temps fort et le temps faible. C'est ainsi que Glaréan a dit : *Ut in poematis non parum lucis affert decora carminis cæsura; multum enim ornatus luculenta* arsis *et* thesis ; *ita in cantu si defuerit concinna vocum mensura, et in cantantium cœtu æqua omnium acceleratio, unica fuit confusio.* (Glaréan, lib. III *Dodecach.*, cap. 7.)

Dans le sens mélodique, l'*arsis* et la *thesis* signifient, suivant Gémiste Pléthon, théoricien grec, cité par M. Vincent (*Notices*, ibid., p. 237) : la première, l'emploi d'un son aigu succédant à un son grave; la seconde, l'emploi d'un son grave succédant à un son aigu; suivant Martianus Capella : « Arsis *est elevatio*, thesis *depositio vocis ac remissio*. » (*Notices*, p. 202.)

Suivant Remy d'Auxerre : « Arsis, *id est, elevatio, et* Thesis, *id est depositio et remissio vocis.* » (GERBERT. *Script*., t. I, p. 83.)

Suivant Tinctoris : « Arsis *est vocum elevatio*, Thesis, *est vocum depositio.* » C'est dans le même sens que l'on dit une fugue *per arsin et thesin*, c'est-à-dire celle dont la réponse se fait en sens contraire.

M. Th. Nisard a donné une quatrième signification aux mots *arsis* et *thesis*, en les appliquant à l'élévation et à l'abaissement des signes neumatiques eux-mêmes, ce qui va de soi, puisque ces signes ne sont que l'expression de la mélodie. Il y était autorisé par le 16e chapitre du *Micrologue* de Guido d'Arezzo.

ARTICULER. — C'est, dit M. Fétis, faire entendre distinctement les paroles dans le chant et rendre les notes avec précision et netteté, soit avec la voix, soit avec un instrument.

ARTIFICIELS (TONS). — Réginon de Prum donne ce nom aux quatre modes plagaux, et celui de *naturels* aux quatre authentiques.

ASCENDANT, ASCENDANTE. — Adjectif qui se dit d'un intervalle qui doit se résoudre en montant d'un degré majeur ou mineur.

ASCIOR, ASOR, ASUR ou **HASUR.** — Instrument des Hébreux qui avait dix cordes. Dom Calmet et Kircher veulent que ce soit la même chose que la cithare. On ne sait rien de positif à cet égard.

ASPIRATION. — Terme qui signifiait autrefois la même chose que notre mot actuel d'*appogiature*. Lorsque, dans un morceau de musique, on trouvait la lettre A, on faisait entendre la note immédiatement au-dessus de celle qui était notée; et quand on trouvait la lettre V, c'était la note immédiatement au-dessous qu'il fallait faire entendre.

ASPIRER. — Prendre la respiration en chantant. Pour peu que cette respiration soit bruyante ou même sensible, il en résulte un effet désagréable. Il y a des auteurs qui cherchent à établir des règles indiquant l'endroit d'un morceau de plain-chant où le chantre doit respirer. Ils se fondent non sur l'effet désagréable qui est produit par le bruit, mais sur l'inconvénient de scinder certaines paroles qui forment entre elles un sens grammatical. Toutes ces règles sont excellentes. (TH. NISARD.)

ASSAI. — Adverbe augmentatif qu'on trouve assez souvent joint au mot qui indique le mouvement d'un morceau de musique. Ainsi *presto assai, largo assai*, signifient *fort vite, fort lent.* — Au temps de Brossard, on n'était pas encore d'accord sur la signification de ce mot : « Selon quelques uns il veut dire BEAUCOUP, et selon d'autres que la mesure et les mouvements ne doivent avoir rien d'outré, mais demeurer dans une sage *médiocrité de lenteur* et de *vitesse*, selon les différents caractères qu'il faut exprimer. »

ASSEURER LE CHANT. — Expression qui avait la même signification que *prévoir*. FIRMARE CANTUM, *psalmos, hymnos*, etc., *dicuntur qui, priusquam in ecclesia cantent, in cantu sese exercent, ut recte cantare discant; Galli dicerent :* ASSEURER SON CHANT. — Liber ordinis S. Victoris. Paris. Ms., cap. 22 : *Quando autem in claustro novitius sedet, debet* firmare *psalterium suum et cordetenus ad verbum reddere.* — Cap. 31 : *Fratribus, quibus injunctum est cantum suum quotidie* firmare *et reddere, debet armarius singulis libros in quibus cantant, specialiter assignare...... Similiter his qui psalmos et hymnos suos* firmare *habent, psalteria et hymnarios, prout opus fuerit, distribuat. Ex quo autem armarius alicui fratri aliquem librum ad aliquem* firmandum *et reddendum specialiter assignaverit, ea illa hora qua id facere habet, nemo illum accipiat*, etc. — Rursum : *Si vero quibus specialiter assignati de cantu libri sunt, et psalteria et hymnarii, postquam lectiones suas* firmaverint, *non debent eos, sive in die, sive in nocte, abscondere, sed in communi servatorio cum cæteris communibus libris reponere.* — Infra : *Fratribus quidem injunctum est* cantum suum firmare; *debet armarius, vel aliquis de senioribus, quibus abbas in capitulo jusserit assistere, qui et eos, si erraverint, corrigant, et lectiones eorum, quando reddere voluerint, audiant.* — Denique : *Qui psalmos suos* firmant *vel cantant, submissa voce legant, ne alios disturbent.* (*Vide* Bernardi *Ordinem cluniac.*, part. I, cap. 27.)

ASSIATIM ou ***ASIATIM***, ou ***ASCIATIM***. — Adverbe qui signifiait qu'on devait chanter en prononçant distinctement, en faisant sentir la division des périodes et *distinctions* avec des pauses convenables. — *Ordinar.*, Ms. 1, PETRI AUREÆVALLIS. *Singuli fratres conveniant in choro ad laudes Deo dignas persolvendas, non cursim ac festinanter, sed* assiatim *et tractim, et cum pausa decenti.* — *Concilium Basiliense*, sess. XXI : *Laudes divinas per singulas horas, non cursim ac festinanter, sed* asiatim *ac tractim, ac cum pausa decenti*, etc. — *Sed legendum videtur* asciatim...... *ab* asciare, *vel* ascia. (*Ap.* DU CANGE.)

ASSONANCE. — Ancien synonyme de *consonnance*.

ATHENA. — Sorte de flûte des Grecs, dont on dit que le Thébain Nicophèle se servit le premier dans les hymnes à Minerve (POLLUX, *Onomasticon*, lib. IV et X). Il y avait aussi une espèce de trompette appelée *athena*. (CASTILHON).

ATTACARE. — Verbe italien qui a la même signification que le mot *attaquer*.

ATTACA SUBITO. — Mots italiens qui indiquent qu'il faut attaquer un morceau tout de suite.

ATTACCO. — Ce mot italien signifie une petite partie de la fugue, trop peu étendue pour en former le sujet principal, et qui, par la même raison, n'est pas astreinte aux règles strictes du *sujet*. Les parties répondantes peuvent répéter l'*attacco* sur la corde qui leur plaît, et quoiqu'il soit d'une valeur et d'un effet très-inférieur au *sujet* proprement dit, il fait cependant un bon effet quand il est employé à propos, et que les imitations en sont adroitement distribuées dans les différentes parties.

Il est le contraire de l'*andamento*, qui est, comme nous l'avons dit, un trait trop étendu pour former un *sujet*, tandis que, pour former l'*attacco*, trois ou quatre notes suffisent..... (Ginguené).

ATTAQUER. — Commencer un morceau de musique, soit vocale, soit instrumentale, avec hardiesse et précision.

ATTRACTION. — Voici encore un terme qui ne se rapporte pas au plain-chant et qui n'a de signification que dans la tonalité moderne, mais qu'il est pourtant utile de définir pour faire sentir la différence de la constitution du plain-chant et de celle de la musique.

La constitution du plain-chant étant basée sur l'ordre diatonique, et l'ordre diatonique se composant d'intervalles pour ainsi dire abstraits et absolus, entre lesquels il n'existe aucune *appellation* ni *affinité*, il n'y a pas *d'attraction* des uns vers les autres, c'est-à-dire cette tendance qui porte invinciblement l'oreille à désirer la résolution d'une note sur une autre. Voilà pourquoi, dans le plain-chant, chaque intervalle ou degré fait naître l'idée de repos, et ne saurait en aucun cas être regardé comme élément de transition.

La constitution de la tonalité moderne reposant au contraire sur la dissonance naturelle, la note sensible, la modulation, la transition, c'est-à-dire sur un système où l'élément de repos est sans cesse mêlé à l'élément du mouvement et de l'agitation, il s'ensuit que chacun de ces intervalles a des affinités avec les autres, est appellatif des autres, et que par les lois mystérieuses des rapports des sons, il détermine dans certains intervalles correspondants une tendance analogue à celui qu'il a en soi. Ainsi, que le quatrième degré *fa* soit mis en rapport avec le septième degré *si*, à l'instant le sentiment du ton d'*ut* se produit irrésistiblement, de telle sorte que le *si*, obéissant à sa propre *attraction*, se porte vers l'*ut*, et le *fa*, obéissant à une attraction en sens contraire, se porte vers le *mi*. L'attraction est la grande loi de la tonalité moderne, par opposition au repos qui est l'élément de la tonalité ecclésiastique.

— Pour rendre complétement notre pensée sur un point aussi délicat que celui-ci, il est nécessaire d'ajouter que tout ce qui précède doit s'entendre plutôt de l'*attraction* harmonique que de l'*attraction* mélodique. Il est certain que, dans le plain-chant, les intervalles sont abstraits et absolus, en ce sens que leur caractère est de porter virtuellement repos ; toutefois, à les considérer sous le rapport mélodique seulement, c'est-à-dire des groupes, des périodes qui concourent à former la phraséologie grégorienne, on ne peut dire qu'il en est ainsi, car alors il serait fort indifférent d'employer tels ou tels de ces intervalles, et la notion de la mélodie disparaîtrait, puisque la mélodie ou se compose d'une succession de sons ayant une certaine relation les uns entre les autres, ou n'existe pas. Mais cette relation, qui suppose une correspondance, une parenté entre les sons, est fort éloignée de cette *attraction*, laquelle implique nécessairement l'idée d'une résolution, d'une absorption d'un élément dans un autre. Ainsi nous ne nions pas une *affinité*, une *appellation* entre les intervalles mélodiques du plain-chant ; nous sommes loin de prétendre que la belle définition de S. Jean Damascène : *La musique est une suite de sons qui s'appellent*, ne s'applique pas également au chant grégorien ; mais on ne doit jamais perdre de vue que ces lois d'*affinité*, d'*appellation*, ou même d'*attraction*, si l'on veut employer ce mot, sont d'une tout autre nature que celles qui régissent les rapports des intervalles dans la tonalité mondaine.

AUBADE. — Aubades de Calène. — Aubade est une sorte de concert que l'on donne le matin au point du jour, à l'*aube* du jour. On l'appelle *aubade* par opposition au mot *sérénade* qui est le concert du soir, le *nocturne*. Dans le midi de la France les *aubades* se donnent avec les galoubets et les tambourins. (M. Honnorat prétend que plusieurs font dériver le nom de *galoubet* de *gal*, gai, et *oubet*, diminutif de *aube*, *petite aube*.) Aux fêtes de ville, on est réveillé au chant du coq par le rhythme rauque et nourri des tambourins et les sons aigus et mordants du galoubet. Il y a de véritables virtuoses sur cet instrument. La farandole serpente dans les rues ou sous les ombrages, aux lueurs des torches, aux accents de cette musique champêtre, et rien ne peut donner une idée de cet entraînement.

Mais les *aubades* appelées *aubades de Calène* qu'on donnait le soir (le soir, remarquons bien, et non le matin) durant un mois avant les fêtes de Noël, avaient un caractère tout particulier. Leur origine est toute religieuse, bien que les exécutants s'y permissent quelques airs profanes. Mais enfin les Noëls étaient souvent composés sur des airs vulgaires, et ce qu'il faut surtout remarquer dans ces fêtes, c'est le caractère de foi naïve qui se trahissait jusque dans les réjouissances et qui faisait de ces solennités des fêtes de famille. L'abbé Marchetti, dans son *Explication des usages et coustumes des Marseillois* (Marseille, Brebion, 1683, in-12), va nous donner une idée des *aubades de Calène*. Il faut savoir que l'ouvrage est écrit en dialogue entre deux personnages, Polihore et Philopatris.— «Polihore.—J'avois envie de savoir pourquoi la grand'bande de vos violons se promène le mois de décembre par les rues durant le silence de la nuit, et sonne aux portes de vos maisons les plus beaux airs du temps, ce que vous appelez en votre patois *les aubades de Calène*. — Philopatris. Cette coustume n'a rien de profane que les airs de la cour que nos violons y mêlent, au lieu des airs sacrez et spirituels, qui sont les seuls qu'il leur est permis d'employer, pour ne rien faire qui soit indigne de la sainteté du temps et de la Feste à laquelle on nous convie de nous préparer par ces aubades (42). Vous savez de quelle sorte fut annoncée aux Juifs la naissance du Sauveur du Monde, la joye que les Anges en témoignèrent, et les Cantiques que ces Bien-heureux Esprits firent lors retentir. Ces aubades sont des représentations et des images, quoyque grossières, de cette harmonie angélique, qui nous advertissent de joindre à leurs hymnes et à leurs applaudissemens, les transports de la joye que cette Feste nous donne.—POLIHORE. Vous feriez donc bien mieux de faire cela le matin que le soir, puisque les Anges ne célébrèrent avec cette allégresse la naissance de ce Roy de gloire que depuis le minuit. Autrement vous avez plus de sujet de leur donner le nom de serenades que celuy d'aubades. — PHILOPATRIS. Dans le dessein que nous avons non seulement de représenter à nostre peuple l'harmonie des anges lors de cette Feste, mais de l'advertir par là de se preparer à une si grande solemnité, le soir que tout le monde veille encore, est beaucoup plus propre à cela que le matin; auquel temps cet advertissement seroit inutile, à cause que toute la ville se trouve lors ensevelie dans le sommeil. Cette difference pourtant ne nous oblige point, comme vous croyez, à changer le nom d'aubades en celuy de serenades; tant s'en faut pour montrer que cette harmonie est une image et une expression de celle des anges qui fut entendue le matin et non pas le soir, le nom d'aubades convient beaucoup mieux à ce que nous voulons exprimer que ne feroit celuy de serenades que vous auriez envie de lui donner... » etc. (P. 198-200.)

Cette citation d'un livre aussi rare que curieux nous apprend deux choses: l'une qu'il y avait à Marseille une *grand'bande de violons de cour;* l'autre la raison pour laquelle les *aubades* de Calène étaient données le soir plutôt que le matin, sans cesser d'être appelées *aubades.* — Quant à l'origine de *Calène*, on la trouvera à l'article NOEL, où nous revenons sur ce sujet.

AUGMENTÉ, ÉE. — Adjectif qui se joint au nom d'un intervalle, lorsque la note supérieure est élevée ou lorsque la note inférieure est baissée par l'effet de *dièses*, de *bémols* ou de *bécarres*, qui n'appartiennent ni au ton, ni au mode du morceau ou du passage. (FÉTIS.)

AUTHENTIQUE (AUTHENTICUM). — On appelait ainsi un livre ecclésiastique où étaient contenus, dans l'ordre où ils devaient être chantés, les antiennes et les répons. Du Cange cite Cap. 27, *Guidonis Discipl. Farfensis*, où on lit : *Item alleluia, audivit Herodes, et cætera sicuti capitula sunt in* AUTHENTICO. — Et au chap. 40 : *Dicant unam antiphonam per ordinem, sicut insertæ sunt in* AUTHENTICO. — De même au chap. 41 : *Responsoria decantent eo ordine, sicuti in festivitate ejus ex* AUTHENTICO *decantatæ sunt.*

AUTHENTIQUES ou **AUTHENTES.** — Les modes *authentiques* sont ceux qui sont formulés par les gammes suivantes :

ré	mi	fa	sol	la	si	ut	ré		
	mi	fa	sol	la	si	ut	ré	mi	
		fa	sol	la	si	ut	ré	mi	fa
			sol	la	si	ut	ré	mi	fa	sol

Ils ont été appelés *authentiques* ou *authentes*, soit à cause de l'*authenticité* de l'autorité avec lesquelles ils ont été promulgués par saint Ambroise, et conservés par saint Grégoire; soit à cause de ce qu'ils ont été empruntés à l'ancienne théorie grecque; soit enfin parce que leurs gammes sont le produit de la *division harmonique* suivant laquelle la quinte se trouve en bas et la quarte au-dessus.

Rousseau fait aussi remarquer que, dans les modes authentiques, la finale est la corde la plus grave.

AVICINIUM (du latin *avis*, oiseau, et *cano*, je chante : chant d'oiseau). — C'est un registre que l'on trouve encore dans quelques orgues anciens, mais que le bon goût a fait proscrire des orgues modernes. Ce jeu consiste en une cuvette d'étain que l'on remplit d'eau et dans laquelle on plonge le bout de trois, quatre ou cinq petits tuyaux de doublette, dont le pied recourbé se trouve dans un petit sommier placé tout près de la cuvette. Lorsque l'air souffle dans ces petits tuyaux, l'eau s'agite à sa surface, et il en résulte un son qui imite fort bien le gazouillement des oiseaux. (*Fact. d'org.* Roret, t. III, p. 509.)

B

B.—Cette lettre indique le second degré de l'échelle dans les notations boétienne et grégorienne. Dans cette dernière, le B majuscule signifie le *si* grave, le *b* minuscule, l'octave de ce premier *si*, et le *bb* redoublé ou superposé la double octave.

Lettre qui, par sa forme arrondie ou carrée, indique que le *si* doit être altéré par le *bémol* ou laissé dans son ton naturel, ce que marque le *bécarre.* — Pour comprendre ceci, il faut dire que, chez les Grecs, les tétracordes, c'est-à-dire les systèmes composés de quatre intervalles consécutifs, devaient être rangés dans l'ordre suivant : un demi-ton et deux tons consécutifs, comme :

si⁀ut ré mi
mi⁀fa sol la.

Ce qui faisait deux tétracordes conjoints, car le *mi*, dernier degré du premier tétracorde, et le *mi*, premier degré du second tétracorde, se confondaient dans l'unisson. Le *la* était appelé la *mèse*, le milieu, parce qu'elle séparait les deux tétracordes graves

(42) Subito facta est cum Angelo multitudo militiæ cœlestis, laudantium Deum et dicentium : *Gloria in altissimis Deo, et in terra pax hominibus bonæ voluntatis.*

des deux tétracordes aigus, c'est-à-dire les deux tétracordes appelés des principales et des moyennes, des deux autres tétracordes appelées des séparées et des aiguës. Comme on le voit ici :

si⌒ut ré mi⌒mi⌒fa sol la—si⌒ut ré mi⌒mi⌒fa sol la
conjonction séparation conjonction

Il s'ensuivait que lorsque, pour les besoins du chant, on voulait opérer la conjonction là où existait la séparation, il fallait prendre la *mèse la* pour point de départ d'un nouveau tétracorde conjoint avec le second, de cette manière :

si⌒ut . ré mi⌒mi⌒fa sol la⌒la si⌒ut ré
conjonction conjonction

Mais, dans ce dernier tétracorde, l'ordre essentiel était interverti, c'est-à-dire que le demi-ton devant se trouver entre le premier et le second degré, se trouvait entre le second et le troisième. On fut donc obligé d'altérer le *si* pour remettre le demi-ton à sa place et donner ce qu'on appelait une *bonne suite* à ce tétracorde, de sorte que ce tétracorde se présentait ainsi :

la⌒si *b* ut ré.

Il fut appelé tétracorde *synemménon*, c'est-à-dire des *ajoutées*, des *appliquées*, des *conjointes*.

Donc, plus tard, suivant que la lettre B s'appliquait au *si* altéré ou au *si* naturel, elle prit la forme de *b* rond ou *mol*, ou de *b* carré ou dur ♮. Voilà l'origine du *bémol* et du *bécarre*. De là les expressions : chanter par *b mol*, par *b carre* ou *dur*, par *nature*, et hexacorde *mol*, hexacorde *dur*, hexacorde de *nature*.

Les Allemands, qui ont conservé l'usage des lettres grégoriennes, ont substitué l'H au B, lorsque le B doit signifier le *si* naturel.

— La lettre B est interprétée ainsi dans l'alphabet significatif des ornements de chant de Romanus : *Secundum litteras quibus adjungitur, ut bene, id est multum extollatur, vel gravetur sive teneatur, belgicat.*

— BT, dans le même alphabet, signifiait, selon M. Nisard, qu'il fallait accentuer très-lentement la note ou la ligature surmontée de ces deux lettres.

BAGUETTE.—Marque de distinction dont les chantres se servaient pour frapper les causeurs, ceux qui n'avaient pas une posture convenable, et ceux qui chantaient faux ou qui précipitaient le chant. C'est peut-être ici le lieu de faire connaître un usage établi à Tours dans l'église de Saint-Martin. « Le 12 de May, jour de la Subvention de Saint Martin, en reconnoissance de ce que la ville de Tours, assiegée au IXᵉ siècle par les Normans et Danois, fut délivrée par les mérites de S. Martin, et de ce que les Chanoines de S. Martin allèrent chercher dans les bois et les cavernes les Moines de Marmoutier qui avoient échappé à la fureur de ces Barbares, les retirèrent dans le Cloître de S. Martin, et pourvûrent abondamment à tous leurs besoins ; ces religieux viennent tous les ans à pareil jour processionnellement à l'Eglise de S. Martin, ayant des *baguettes* blanches à la main (originairement des bâtons pour se soutenir), qu'ils quittent en entrant dans l'Eglise et qu'ils reprennent à la sortie. Après avoir chanté dans la Nef une Antienne de S. Martin, le Verset et l'Oraison, ils vont au travers du Chœur au tombeau de S. Martin, où ils demeurent quelque tems en prières ; quatre Commissaires du Chapitre les conduisent dans un lieu préparé pour les recevoir, où on leur sert les raffraîchissemens dont ils ont besoin, et ils reçoivent chacun un petit gâteau qu'ils emportent avec eux en marque d'union et de confraternité, et pour conserver la mémoire de l'hospitalité qu'ils reçurent d'eux dans une si pressante nécessité. Ils chantent solennellement Tierces, et ensuite la Messe avec le Clergé de Saint-Martin, qui occupe la droite du Chœur, et les Moines de Marmoutier la gauche avec l'ordre de sept chandeliers. Le Chantre de l'Eglise de S. Martin commence l'*Introït*, dont l'Orgue et la Musique chantent chacun la moitié. Le Chantre des Religieux chante le Verset et recommence l'*Introït*, que les Moines continuent ; et le Chantre de l'Eglise le *Gloria Patri*, et reprend l'*Introït* pour la troisième fois, que la Musique poursuit ; et ainsi du reste de la Messe qu'on chante à trois chœurs. Après Sextes, les Religieux s'en retournent à leur Monastère dans le même ordre qu'ils sont venus. » (*Voyages liturgiques de France*, 1718, p. 131, 132.)

Quoique l'usage de ces *baguettes* ne se rapporte pas aux fonctions des chantres, nous avons cru devoir le mentionner ici, à cause de son analogie, et de quelques autres détails qui peuvent intéresser le chant d'église.

A Notre-Dame de Chartres on faisait à Vêpres la procession aux fonts pendant toute la semaine de Pâques. « Tous ceux du Clergé de l'Eglise Cathédrale qui ne sont ni Prêtres ni Diacres, fussent-ils Chanoines, y portent une *baguette* blanche en main, aussi bien que le Soû-chantre qui marche à la tête des jeunes Chanoines. Et cela, dit-on, pour marquer les habits blancs que les nouveaux baptisez portoient pendant l'Octave. En allant et en revenant, on y chante le quatrième et le cinquième Psaume de la Férie. » (*Ibid.*, p. 231 et 232.)

Aux processions qui se faisaient à Rouen, le chantre, précédé des deux curés des églises de Saint-Denis et de Saint-Vigor, marchait selon l'ordinaire au milieu des chantres, ayant en ses mains des *baguettes* blanches pour guider la marche des chapelains tant en allant qu'en revenant. « Ces baguettes que ces deux Curés portoient autrefois pour guider la marche de la Procession, n'étoient pas singulières à l'Eglise de Rouen. Nous en avons vu aussi à Lyon, *ad defendendam* ou *custodiendam processionem*, pour maintenir la marche de la Procession, pour faire laisser le passage libre, pour empêcher la confusion. » Mais ce ne sont pas seulement les curés qui s'en servent, les autres ecclésiastiques en dignité en portent également, et jusqu'aux bedeaux qui, à Saint-Agnan d'Orléans, ont des *baguettes* ou bâtons en main pour faire faire place à la procession : *habentes virgas vel baculos in manibus ut præparent viam processioni.* Toutefois, comme toutes ces choses dégénèrent ou se transforment, on a raccourci ces *baguettes*, et on les a réduites à une longueur de deux pieds ou deux pieds et demi. Enfin on les a enjolivées et on les a surmontées de fleurs, soit au haut, soit au milieu.

BAHA. — Vocalise, neume ou *jubilus* qui se fait sur la dernière lettre de l'*Alleluia* comme nous l'avons dit dans l'article *Alleluia : Baha cantatur a choro alternatim ad modum sequentiæ.* (*Ordin. vetus ms. eccl. Camerac. ad missam dominicæ* 1. *in Adventu, alleluia sine baha.*)

BALER, BALLER. — Danser, se mouvoir de droite à gauche, produire avec le corps des mouvements rhythmés. Que les danses aient été introduites dans les cérémonies de l'Eglise, c'est ce dont ne peuvent douter ceux qui connaissent l'expression proverbiale usitée à Sens : *Tel jour le préchantre balle*, et les danses auxquelles prenaient part, non-seulement les enfants, les hommes et les femmes du peuple, mais encore les ecclésiastiques et les religieuses mêmes aux jours des Innocents et de la fête des Fous. Mais, sans parler ici des abus criants qui avaient déshonoré les cérémonies les plus augustes du culte chrétien, et provoqué les condamnations les plus rigoureuses des conciles, qui ne sait que les processions qui se font autour du chœur de l'église, dans les nefs latérales avec des thuriféraires marchant en cadence et dont les mouvements sont réglés par des rites, ne sont en réalité, comme le mot latin l'indique (*chorea*, d'où *chorialis, chorista, choriste*), des chœurs ambulants, représentant dans leurs évolutions symboliques des danses mystiques et sacrées (43)? Nous ne saurions dire précisément en quoi consistait l'espèce de danse pratiquée une fois l'an à Sens par le préchantre. Nous nous contenterons de citer le statut du Chapitre de cette ville, relatif à celui qui était revêtu de cette dignité : *Sciendum quod die inventionis B. Stephani ad processionem in navi ecclesiæ, apud S. Colombam in die S. Lupi, dum cantatur in choro :* O venerandum antistitem, *præcentor in his duobus locis, in chirotecis et annulis cum baculo debet ballare, et non plus per annum.* Ainsi, c'était pendant la procession que cette espèce de saltation avait lieu. (*Ap.* Du Cange.)

« . . . . Ubi omnes consurrexere, duo chori fiunt in medio cœnaculo, alter virorum, alter feminarum, cuique suus incentor præficitur, honore præstans et canendi peritia. Deinde ca tant hymnos in laudem Dei compositos, variis metrorum carminumque generibus, nunc ore uno, nunc alternis, *non sine decoris et religiosis gestibus*, atque accentibus, *modo stantes, modo prorsum retrorsumque gradum moventes*, utcumque res postulat. Deinde postquam uterque chorus seorsum explevit se his deliciis, velut amore ebrii, unum chorum faciunt promiscuum ad imitationem olim illius instituti in rubri sinus littore post mirandum prodigium. . . » (Philo, *De vita contemplativa*, sub fin.)

BANDE. — Nom que quelques symphoniastes donnent à la portée des quatre lignes du plain-chant. (*Voy.* les *Principes pour apprendre le plain-chant*, imprimés à Avignon, chez Cl. Delorme, 1742, in-12, p. 2.)

BAPTÊME (bénédiction) **DES CLOCHES.** — On rapporte que le Pape Jean IV, qui occupait le siége apostolique vers le milieu du VIIe siècle, ordonna le premier qu'on imposerait un nom aux cloches en les bénissant, et commença lui-même, en donnant son nom à la grande cloche de l'église de Saint-Jean-de-Latran ; « ce qui, dit un auteur, a toujours été observé depuis, et ne doit pas paroître nouveau et sans exemple, puisque Jacob après la vision qu'il avait eue de l'échelle mystérieuse, dont il est parlé dans le vingt-huitième chapitre de la *Genèse*, prit la pierre qui lui avoit servi pour reposer sa tête, et en fit une espèce d'autel, répandant de l'huile dessus comme pour la consacrer, et lui donna le nom de *Béthel*, c'est à dire maison de Dieu. » (*Recueil curieux et édifiant sur les cloches de l'Eglise;* Cologne, 1757, p. 63.)

« L'Eglise a été dirigée par trois motifs dans cette imposition de noms au *baptême*, ou pour mieux dire à la bénédiction des cloches : 1° pour mieux distinguer chaque cloche, par le nom d'un saint donné par le parrain ou la marraine, lesquels autant qu'il est possible doivent être choisis parmi les personnes les plus vertueuses et les plus qualifiées du pays ; 2° pour marquer les différentes heures de l'office divin ; 3° parce que c'est une très-louable manière d'appeler le peuple à l'église que de le convoquer au nom d'un saint ou d'une sainte. » (*Ibid.*, p. 68 et 69.)

Le nom de *baptême* appliqué à la cérémonie de la bénédiction des cloches sembla venir de ce qu'autrefois, au rapport d'Yves de Chartres, on *baptisait* les églises, au lieu de dire qu'on les bénissait. Baronius, l'auteur des *Cérémonies religieuses*, et M. de la Combe, dans son *Dictionnaire canonique*, assurent que la cérémonie de bénir les cloches fut introduite sous le pontificat du Pape Jean XIII, soit parce que ce Pape bénit le premier les cloches, et consacra cet usage en donnant son nom à celle de Saint-Jean-de-Latran, en l'année 965, ainsi que Baronius le rapporte, soit parce que l'empereur Othon, après son couronnement, donna lui-même son nom à la grosse cloche de Saint-Jean-de-Latran, comme M. de la Combe

(43) Voir ce que Lebrun-Desmarettes dit de la *révérence faite à la mode des Dames* à certaines cérémonies par les enfants de chœur, les chantres, les chanoines, les cardinaux au Pape, les ambassadeurs au roi de France, et de la révérence *in ambitu* (en rond). (*Voyages liturgiques*, pp. 49, 50, et 359).

l'affirme. Il est toutefois certain que cet usage est beaucoup plus ancien, puisqu'on trouve la formule de cette bénédiction dans les Rituels antérieurs d'un siècle à Jean XIII, avec ce titre : *Ad signum ecclesiæ benedicendum* ; et que Charlemagne, dans son capitulaire de l'an 789, défend de baptiser les cloches : *ut clocas non baptizentur*. Ce qui, dans le cas où l'on ne devrait pas regarder comme certaine l'institution de cet usage au VIIe siècle, par le Pape Jean IV, démentirait néanmoins l'allégation de ceux qui se contentent de faire remonter son introduction au Pape Jean XIII, en 972. Il est parlé dans Alcuin, disciple de Bède et précepteur de Charlemagne, de la cérémonie du baptême des cloches comme d'un usage antérieur à l'an 770 (*Catalogue raisonné des mss. de M. de Cambis-Velleron*, in-4°, p. 195, 196; Avignon, L. Chambaud, 1770); et Létald, moine du Xe siècle, la signale comme une coutume ancienne, mais qui n'avait pas encore le caractère de l'universalité. La prétendue introduction de cette cérémonie par le Pape Jean XIII doit donc s'entendre dans le sens d'un simple règlement qui prouve seulement que cet usage, d'une origine déjà ancienne, était tombé en désuétude, et que Jean XIII voulut le faire revivre.

En l'an 1029, le roi Robert, faisant faire la dédicace de l'église de Saint-Agnan d'Orléans, la dota, entre autres présents royaux, de cinq cloches qu'il avait fait baptiser, et dont la plus grosse, qui pesait 2,600 l., fut appelée de son nom; d'où l'on peut inférer que le capitulaire de Charlemagne, cité ci-dessus, ou fut de nul effet, ou fut de peu de durée. En faisant connaître ce qui regarde les cloches de Saint-Agnan, le moine Helgaud observe que l'on employait l'huile et le chrême dans la cérémonie de la bénédiction des cloches, ce qui montre qu'elle s'est toujours faite avec beaucoup de solennité.

Au reste, voici de quelle manière s'exprime l'auteur du *Recueil curieux et édifiant sur les cloches de l'Eglise* (p. 63-65), sur cette expression impropre, mais fort usitée et fort ancienne, ainsi qu'on le voit, du *baptême* des cloches :

« La bénédiction des cloches ne peut raisonnablement être appelée *baptême*. Ce qui a donné lieu à cette façon de parler populaire est le rapport qu'il y a entre les cérémonies que l'on observe au baptême et celles qu'on observe en bénissant les cloches. En effet, on lave la cloche, on fait sur elle des onctions avec l'huile des infirmes et avec le saint-chrême. On la bénit sous le nom d'un saint ou d'une sainte, et dans quelques diocèses, ceux qui ont fait faire la cloche, ou d'autres fidèles députés à cet effet, nomment à l'officiant le saint ou la sainte dont elle doit porter le nom, ce qui fait que le peuple les appelle parrain et marraine. Mais ce ne sont pas les cloches seules; les autels, les temples, les calices et la plupart des autres choses que l'Eglise bénit et consacre, sont lavés avec l'eau bénite, et ensuite oints avec les saintes huiles et portent le nom d'un saint. La cérémonie de leur bénédiction ne s'ap elle pas pour cela un *baptême*. Le terme de *baptême*, selon la signification grammaticale, peut, à la vérité, s'appliquer à tout ce qui est lavé, mais par l'usage de l'Eglise il est déterminé à signifier le sacrement de la régénération. Car les cloches par elles-mêmes sont incapables d'aucune grâce justifiante, comme celle qui se donne au *baptême*, et si on observe à leur bénédiction à peu près les mêmes cérémonies qu'à ce sacrement, ce n'est que pour les rendre propres à la fin pour laquelle elles sont employées par l'Eglise, comme toutes les autres choses dont on vient de parler, et qu'elle bénit et consacre aussi avant que de s'en servir aux fonctions sacrées.

« Au reste, le terme impropre de *baptême* d'une cloche, au lieu de celui de bénédiction, est d'autant plus excusable dans la bouche du peuple, que le savant Alcuin s'en sert dans son livre des divins offices, et cite pour cela le Rituel romain. Mais cet illustre précepteur du saint roi Charlemagne étoit trop éclairé pour entendre par là autre chose qu'un *baptême* de consécration, par lequel une chose est dédiée à Dieu, et non pas un baptême de justification, comme celui qui se donne aux hommes. »

Grimaud, dans sa *Liturgie sacrée* (p. 175), s'exprime à peu près de la même manière; suivant lui, c'est par un *abus de mots* que la bénédiction des cloches a été appelée *baptême*. Ainsi, il est bien évident que ce nom n'est venu que de l'analogie qui existe entre le baptême des enfants et les diverses aspersions que l'on fait sur la cloche et le nom que l'on donne à celle-ci. Toutes les cloches célèbres portent le nom de leurs parrains ou de leurs marraines. « Quand on les bénit, dit le P. Mersenne, on a coustume de leur imposer un nom en l'honneur de quelque saint, comme l'on voit aux cloches de Notre-Dame de Paris, dont la plus grosse s'appelle *Marie*, et sa compagne *Jacqueline;* à la grosse de Saint-Jean-de-Latran, que Jean XIII nomma *Jean-Baptiste*, au rapport de Baronius, en l'an 968 ou environ, lorsque cette cérémonie fut instituée; à la grosse de Notre-Dame de Rouen, que l'on appelle *George d'Amboise*, et à celles qui sont pendues dans les tours et les clochers de toutes les églises. » (*De l'Harmonie universelle; des Instruments de percussion*, p. 3, in-fol., Ballard, 1636.)

Cette cloche de *George d'Amboise* était nommée ainsi, parce qu'elle avait été donnée par le cardinal de ce nom, archevêque de Rouen. Les autres cloches de la même église se nommaient *Marie, Robin de l'Huys, les Saint-Benoît*, etc., etc.

A Saint-Maurice de Vienne, les grosses cloches étaient nommées *Baudes*, du nom de la plus considérable, qui était appelée *Bauda*. Dans cette église, les trois mots *cantores et baudes*, signifiaient que la fête devait être célébrée avec la plus grande solennité.

A Gand, il y avait une cloche qui s'appelait *Rolland;* ce fut celle que Charles-Quint fit casser, parce qu'elle servait à convoquer les assemblées populaires.

L'inscription de la cloche de Saint-Jacques de la Boucherie, à Paris, était ainsi conçue :

« En 1671, j'ai été nommée Marie-Thérèse, par MARIE-THÉRÈSE D'AUTRICHE, reine de France, et par Henri-jules DE BOURBON, duc d'Anguyen, prince du sang.

« Refondue en 1780, et bénite par Messire Nicolas MOREL, prêtre, docteur de la Faculté de théologie de Paris, vicaire général du diocèse de Montpellier, et curé de cette paroisse; et nommée de nouveau Marie-Thérèse, par M. Jean-Baptiste-Nicolas LE-ROY, avocat au parlement, ancien commissaire des pauvres, et ancien marguillier de ladite paroisse, et par demoiselle Marie-Henriette BOURJOT, épouse de M. Claude-Nicolas LIAUTAUD, négociant, ancien marguillier de ladite paroisse, qui m'ont conservé ces noms par respect pour mes premiers marraine et parrain.

« Jean-Baptiste WATRIPON, Laurent-François-Augustin MOREL, Claude PAULMIER, et Alexandre DE ROUSSY, tous marguilliers en charge de ladite paroisse de Saint-Jacques de la Boucherie en l'année 1780. »

La question du *baptême* des cloches a été parfaitement traitée par un autre auteur, dont nous rapporterons encore les paroles :

« La cérémonie que l'Eglise a instituée pour bénir les cloches ne doit point être comparée au *baptême*, comme se le persuadent tant de chrétiens superstitieux et peu instruits, et quoique l'Eglise y emploie l'eau, l'huile des infirmes et le saint chrême, ce n'est point un sacrement, mais une simple bénédiction, qui, comme toutes celles qui sont observées dans l'Eglise, a pour objet de *séparer de tout usage profane ce qui est consacré au service du Seigneur*, et d'attirer par la prière, des grâces intérieures, non sur cette matière, incapable d'en recevoir l'impression, mais sur ceux qui, dans la suite, avertis par le son de ces cloches, des instants destinés aux exercices de religion, se rendront assidûment au temple. Les fidèles doivent donc envisager cette bénédiction comme une espèce de dédicace : elle a, en effet, un rapport sensible avec celle de nos temples. C'est par l'onction que les principales colonnes de nos églises ont été consacrées au culte du Seigneur; c'est aussi par des onctions multipliées, et dans l'intérieur et à l'extérieur des cloches, que l'Eglise les destine à rassembler les fidèles qui doivent prendre part à ce culte.

« Cette seule réflexion suffit pour répondre à toutes les questions que peut suggérer l'esprit d'ignorance et de superstition. Pourquoi, par exemple, comme au *baptême*, impose-t-on des noms aux cloches au moment de leur bénédiction? Parce que le même esprit de religion, qui fait consacrer nos temples sous l'invocation des amis de Dieu, inspire à l'Eglise d'intéresser les saints à cette nouvelle offrande qu'elle fait au Seigneur. Elle permet donc qu'on grave sur les cloches les noms de quelques saints, et en même temps elle sollicite leur protection, non pour ces instruments matériels, mais pour nous... Mais l'Eglise, en leur imposant des noms, est bien loin de les assimiler aux enfants qu'elle présente à Jésus-Christ dans le sacrement de *baptême*. C'est aussi très-improprement qu'on nomme *parrains* et *marraines* les personnes qui sont choisies pour imposer le nom aux cloches qu'on va bénir. Il n'y a dans cette cérémonie ni promesses à faire, ni engagements à prendre. Dans l'administration du sacrement de *baptême*, les parrains et les marraines représentent l'enfant, deviennent sa caution devant Dieu, et en présence de l'Eglise contractent l'obligation étroite de veiller sur sa foi et sur ses mœurs, de pourvoir à son éducation, et souvent à sa subsistance. Mais dans la bénédiction des cloches, les personnes distinguées qu'on choisit pour les nommer sont les représentants de tous les fidèles, pour faire à Dieu, avec l'Eglise, et par Jésus-Christ, l'offrande de ces vases qu'on destine au service de son temple » (44), etc., etc.

Si nous avons cité ce passage tout au long, c'est qu'il exprime parfaitement ce caractère particulier que la religion communique à tout ce qu'elle touche, cette destination en vertu de laquelle *elle sépare de tout usage profane ce qui est consacré au service du Seigneur*. L'Eglise a des bénédictions pour une foule de choses à l'usage des hommes, les aliments, les vêtements, les édifices, les armes, etc.; mais elle prête plus spécialement à certains objets un caractère en rapport avec cette destination dont nous venons de parler, caractère qui les rehausse ou les avilit, suivant qu'ils se montrent fidèles à cette même destination ou qu'ils la méconnaissent pour prêter un concours sacrilége à des solennités mondaines et profanes, sorte d'apostasie qui ne rejaillit pas seulement ici sur une personne ou une chose isolée, mais sur une institution tout entière. Telle est la destination des chants sacrés, de la liturgie, de l'orgue, de l'architecture chrétienne, et enfin des cloches du temple si bien nommées les *trompettes de l'Eglise militante*. Cette destination, étant le rapport exact entre la chose même et l'usage auquel elle est consacrée, est à elle seule une beauté morale, une poésie qui donne lieu à ces interprétations mystiques, à ces sens spirituels, à ces harmonies sublimes que l'imagination des Pères, des poëtes, des écrivains et des peintres religieux ont su tirer de tout temps de l'ensemble des cérémonies du culte. Cette même destination fixe irrévocablement les fonctions de toute chose à l'objet auquel elle s'applique; d'où résulte un cachet et comme un sceau incommunicable.

BARRE. — Ligne perpendiculaire qui coupe à angle droit les lignes horizontales de la portée du plain-chant pour la sépara-

(44) Voir l'*Ordre des cérémonies qui doivent être observées pour la bénédiction d'une cloche*, dans le *Traité des cloches* de J.-B. Thiers, édition de 1781.

tion des périodes où l'on fait un petit repos. Ces repos ne doivent avoir lieu que quand le sens le permet.

— Dans les éditions ordinaires de livres de plain-chant, la musique de chaque mot est suivie d'une barre, en sorte qu'il est impossible à un chantre qui ne connaît pas le latin, de faire convenablement les repos dont il est ici parlé.

Les éditions de livres de chœur qui se publient depuis quelques temps ont, sous ce rapport, un immense avantage sur les anciennes : les barres qui n'indiquent pas les repos en ont disparu complétement ; le *Graduel* et l'*Antiphonaire* imprimés à Paris, en 1851 et en 1852, sont les seuls qui n'ont pas subi cette heureuse modification typographique. Dans un but fort louable sans doute, les éditeurs de ces livres ont souvent mis plusieurs barres pour séparer en petits groupes les longues tirades de notes qui n'appartiennent qu'à une seule syllabe. Ce but aurait pu être atteint, ce nous semble, par de simples ligatures. (TH. NISARD.)

BARYPYCNE. — Mot grec forgé de βαρύς, bas, et de πυκνός, son pressé, condensé, demi-ton. Lorsque, dans un tétracorde, le demi-ton est en bas, comme dans *mi⁀fa, sol, la*, on dit que le chant est de l'espèce *barypycne* ; tel est le troisième mode du plain-chant.

BARYTON. — On appelle *baryton* la partie grave dans une composition. Ce mot vient de βαρύς, comme le précédent, et de τονός, ton. Gaffori s'est donc trompé quand il a dit : *Baritonante enim intelligitur pars seu processus gravior in compositione cantilenæ, qui et* contra-tenor gravis *dicitur, a* vari, *quod est* grave [v *mutata in* b] *quasi graviorem cantans cantilenæ partem.* (*Mus. practica*, lib. III, cap. 11.)

Nous aimons mieux citer le même auteur quand il décrit les fonctions du *baryton* : *Tenorem vero qui cantum sustinet et a baritonante sustinetur, fundamentum relationis dicunt ; namque ab acuto cantu, et graviore baritonante circumscriptus est, medium obtinens locum ; quare ipsum concorditer conspiciunt, observant et venerantur. Trahit enim amborum concordiam ad seipsum ac sui ipsius ad alios confert, neque decet ipsum garrulis fractionibus diminui, quippe qui ad reliquos singulis notulis concordius tenet.* (*Ibid.*, cap. 15.)

Il existait anciennement un instrument appelé *Baryton*.

Dans la musique actuelle, on nomme *baryton* la voix qui tient le milieu entre le ténor et la basse. Voilà donc maintenant encore un mot qui ment à son origine, puisqu'il ne *sonne* plus la partie grave.

BAS-CHŒUR. — Le chœur est divisé en deux parties, l'une où se placent les chanoines, l'autre où se placent les chantres et les clercs. C'est cette dernière partie qui est appelée le *bas-chœur*.

BASSE (VOIX).

Bassus alit voces, ingrassat, fundat et auget.

(MERLINUS, poeta Mantuanus.)

Les fonctions de la voix de basse dans un chœur sont parfaitement exprimées dans ces quelques mots. On distinguait la voix de *basse-taille* qui était la voix moyenne, moins grave que la *basse-contre*.

BASSE CHIFFRÉE. — Ce qu'on appelle *basse chiffrée* consiste en certains chiffres que l'on met au-dessus de la partie de la basse dans un accompagnement pour orgue, par exemple, ce qui permet à l'organiste de soutenir les voix en bonne harmonie sans qu'on ait la peine d'écrire les parties du chant sur la partie destinée pour l'orgue.

— « Cette partie surmontée de chiffres, dit M. Fétis, prit en Italie le nom de *partimento*, et en France celui de *basse chiffrée*.

« Si l'on écrivait un chiffre pour chaque intervalle qui entre dans la composition d'un accord, il en résulterait une confusion plus fréquente pour l'œil de l'organiste que la lecture de toutes les parties réunies en notation ordinaire, et le but serait manqué. Au lieu de cela, on n'indique que l'intervalle caractéristique. Pour l'accord parfait, par exemple, on n'écrit que 3, qui indique la tierce. Si cette tierce devient accidentellement majeure ou mineure par l'effet d'un ♯ ou d'un ♮, on place ces signes à côté ou en avant du chiffre ; si elle devient mineure par l'effet d'un ♭ ou d'un ♮, on use du même procédé. Lorsque deux intervalles sont caractéristiques d'un accord, on les joint ensemble ; par exemple, l'accord de *quinte et sixte* s'exprime par $\frac{6}{5}$. Les intervalles diminués se marquent par un trait diagonal qui barre le chiffre de cette manière 7̸. Quant aux intervalles augmentés, ils s'expriment en plaçant à côté du chiffre le ♯, ou le ♭, ou le ♮ qui les modifie. Lorsque la note sensible est caractéristique d'un intervalle, on l'exprime par ce signe +.

« Chaque époque, chaque école ont eu des systèmes différents pour chiffrer les basses. Ces différences sont de peu d'importance ; il suffit que l'on s'entende et que l'organiste ou l'accompagnateur soit instruit des diverses méthodes. » (*La Musique mise à la portée de tout le monde*, 1re sect., ch. 10.)

La *basse chiffrée* est un excellent exercice pour les élèves. Le professeur leur dicte une basse chiffrée, et ils doivent remplir les parties vides au moyen des indications qu'elle contient.

BASSE CONTINUE. — La *basse continue* est une sorte de basse qui, ainsi que son nom l'indique, se poursuit sans *discontinuation*, tandis que la basse d'accompagnement usitée dans les anciennes compositions était souvent interrompue. L'invention de la *basse continue* est attribuée à L. Viadana par les uns ; les autres disent seulement qu'il l'a perfectionnée. Lui-même, dans cette fameuse préface qu'on cite beaucoup, et qu'on ne donne jamais en entier (si ce n'est Kiesewetter dans son *Hist. de la mus. occidentale*), en parle comme d'une chose usitée de son temps (1600 ou 1601). Nous regrettons de ne pouvoir donner cet important morceau historique qui prouverait : 1°, que

Viadana ne prétend nullement à l'honneur de l'invention de la basse continue, ni de l'accompagnement, ni de la basse chiffrée ; seulement il se déclare inventeur d'un nouveau genre de composition qu'il appelle *concertante;* 2° qu'il n'enseigne ni n'explique nullement les règles de l'accompagnement, pas plus que la manière de jouer d'après des chiffres ; car cette préface, qui n'est autre chose que le traité tant de fois cité, ne contient à ce sujet, que des avis utiles à l'organiste et au directeur de la musique pour l'exécution des *concerti* ; 3° qu'il ne se sert nullement de chiffres ; on ne trouve en effet dans la partie d'orgue que des ♯ ou des ♭ qui sont encore fort rares, pour indiquer la tierce majeure, ou mineure ; il est certain qu'il en aurait parlé si c'eût été une innovation ; 4° qu'il fallait que les organistes auxquels il demandait d'accompagner ses *concerti* sur la partie d'orgue, ce que l'on appelle improprement jouer la *basse continue*, fussent depuis longtemps familiarisés avec l'accompagnement pour pouvoir le faire sur une partie aussi vague.

La *basse continue* se jouait avec les chiffres marqués au-dessus des notes sur l'orgue, le clavecin, l'épinette, le théorbe, la harpe, etc., ou sans chiffres sur la basse de viole, le théorbe, le serpent, etc ; d'où les Italiens, selon Brossard, la désignaient seulement par les noms de *leuto*, *archileuto*, *partitura*, *organo*, *tiorba*, *spinetto*, *clavicembalo*, *basso viola*, *fagotto*, *violone*, etc., etc. — « Il vous faudra trois voix, un dessus, une haute-contre, et une basse, qui seront accompagnées d'une basse de viole, d'un théorbe, et d'un clavecin pour les basses continues, avec deux dessus de violon pour jouer les ritournelles. » (MOLIÈRE, *Le Bourgeois gentilhomme*).

M. Fétis a exposé fort savamment l'origine et les progrès de la *basse continue* dans plusieurs de ses ouvrages, notamment dans son *Esquisse de l'histoire de l'harmonie*, Paris, 1841, p. 46 et suiv.

BASSE FONDAMENTALE, CONTRAINTE. — Bien que ce sujet n'entre guère dans le plan de notre travail, nous donnerons pourtant un idée de la basse fondamentale et de la basse contrainte.

La *basse fondamentale* est, comme son nom l'indique, la note la plus grave de certains accords. Elle était dans la pensée de son inventeur, Rameau, un moyen de vérification de la régularité de l'harmonie. Ce système, aujourd'hui abandonné, a néanmoins contribué beaucoup à fonder la théorie actuelle de la science, et n'a pu être, comme le dit M. Fétis, que l'ouvrage d'un homme supérieur. (*Voy. Esquisse de l'hist. de l'harmonie*, ou le *Traité de la théorie de l'harmonie* du même auteur.)

On nommait *basse contrainte* une basse qui reposait sur une seule formule se reproduisant sans cesse, tandis que les parties supérieures variaient sans cesse l'harmonie et le chant. Les Italiens l'appelaient *basso ostinato*. (Voir l'article CONDUCTUS.)

BASSE NOTE. — Une messe chantée en *basse note* était une messe célébrée sans appareil, et sans chant, ou *voce submissa*. Une messe, un office chantés en *haute note*, étaient une messe ou un office célébrés avec une certaine pompe et avec un appareil musical. « Le sermon fini, la messe fut chantée en *haute note* par monsieur le révérendissime cardinal de Pelué, à la fin de laquelle les chantres entonnèrent ce motet : *Quam dilecta tabernacula tua.* » (*Satyre Ménippée.*)

Cette expression *basse note* avait fini par passer dans le langage ordinaire, et elle était employée lorsqu'on voulait répandre une chose confidentiellement, en tapinois, dans l'ombre. « Il y faisait beau voir M. le lieutenant..... s'en courir sur un cheval turc, pour prendre Mante par le guichet, et dire aux habitants en *note basse* et courte aleine : « Mes amis, sauvez-moy, etc. » (*Satyre Ménippée*). Mme de Sévigné loue son cousin de Bussy d'avoir défendu Benserade et Lafontaine contre un méchant factum. « Je l'avois déjà fait en *basse note*, dit-elle, à tous ceux qui vouloient louer cette noire satyre. » (*Lettre du 14 mai* 1686). Et dans une autre lettre du 30 juillet 1689, elle dit encore : « Ensuite on dîna, on fit briller le vin de saint Laurent, et en *basse note*, entre M. et Mme de Chaulnes, l'évêque de Vannes et moi, votre santé fut b[illegible]e, etc... ».

BASSON. — Jeu d'orgue qui a quelque analogie avec l'instrument d'orchestre dont il porte le nom. C'est un jeu d'anches qui consiste ordinairement en une tige surmontée de deux cônes réunis par leur base, mais on en fait aussi qui ont la forme et la longueur d'une trompette de très-menue taille. (*Manuel du fact. d'org.*)

BATARDE (OCTAVE). — On appelait *octave batarde* ou de *mauvaise espèce* celle qui se fait par une fausse quinte dans la division harmonique *si fa si*, et celle qui se fait par une fausse quarte dans la division arithmétique *fa si fa*. Il suit de là que, des sept octaves diatoniques, il n'y en a que six qui aient leur quinte juste, et six également qui aient leur quarte juste; par conséquent il n'y a que six modes authentiques et six modes plagaux, les premiers produits de la division harmonique, les seconds produits de la division arithmétique.

On appelle *régulières* les douze octaves qui peuvent être divisées harmoniquement et arithmétiquement.

BATON DU CHANTRE. — Anciennement signe distinctif des préchantres, des chantres, des capiscols ou scolastiques, des maîtres de chœur. Le bâton était long, en forme de bourdon.

Honorius d'Autun donne la raison pour laquelle les chantres ont la tête recouverte d'un bonnet de laine (capuchon), et un bâton dans les mains : *Cantor, qui cantum inchoat, est tubicina qui signum ad pugnam dat..... Cantores capita pileolis tegunt, baculos vel tabulas manibus gerunt ; quia prœliantes caput galeis tegunt, armis bellicis se protegunt.* (Lib. I, cap. 74.)

Du Cange cite un texte du même Honorius

d'Autun (lib. I, cap. 24), duquel il résulte que ceux qui mangeaient l'agneau pascal étaient considérés comme s'acheminant vers la céleste patrie, et que c'était pour cela qu'ils avaient un bâton entre les mains. Le texte se termine ainsi : *Secundum hunc morem Cantores in officio Missæ Baculos tenere noscuntur, dum verus paschalis agnus benedicetur.* Adde cap. 74 : *Hinc forte manavit, ut cantores et præcentores in ecclesiis, dum sacrum peragitur officium, baculos argenteos teneant.*

D'un autre côté, Jumilhac s'exprime ainsi : « C'est aussi pour ce mesme sujet et sur ce modelle que les premiers Chrestiens et les plus illustres Eglises de l'Orient et de l'Occident ont établi un chantre d'office, et lui ont mis un *baston* en main pour marquer qu'elles ne l'ont pas estimé moins necessaire à la conduite du chant, qu'est le Doyen ou l'Abbé au gouvernement du chapitre ou du monastere. » (JUMILHAC, part. IV, chap. 6.)

Dans l'église de Saint-Michel, à Dijon, les chapiers se promènent non-seulement dans le chœur, mais encore dans une partie de la nef, ainsi que cela s'observe à Saint-Erbland de Rouen, et c'est apparemment afin de maintenir le chant et de faire taire ceux qui y manquent, comme aussi pour imposer silence aux causeurs. C'est de là sans doute que vient l'usage du *bâton* entre les mains des chantres. Au Puy en Velay, et en l'église de Saint-Chaffre (*Sancti Theofredi*), abbaye de l'ordre de Saint-Benoît, au diocèse du Puy, le chantre n'a point d'autre *bâton* qu'une baguette, dont les chantres frappaient les causeurs, ceux qui étaient immodestes, et ceux qui chantaient faux ou précipitaient le chant.

Le préchantre ne portait jamais le *bâton* aux premières Vêpres, ni à Matines, mais bien à la grand'messe et aux secondes Vêpres. Autrefois, entre autres usages établis en l'abbaye de Saint-Denis, comme de chanter la messe en grec à certains jours solennels, et à certains autres de chanter seulement l'épître et l'évangile en grec et en latin, le chantre portait à son bâton un mouchoir dont il s'essuyait. « Aux Crosses des Evêques et des Abbés, aux *bâtons* des Chantres et aux Croix Processionnalles, il y avoit des mouchoirs pendus, et il y en a encore aujourd'hui au *bâton* des Chantres de Saint-Denis, et à la Croix processionnalle des Jacobins et de beaucoup d'Eglises de campagne, afin que ceux qui les portoient pussent s'en essuyer et s'en moucher, les hommes n'ayant alors ni haut-de-chausses, ni poches ; mais on mettoit tout aux *bâtons* ou à la ceinture, comme font encore les Prêtres célébrants et quelques Religieux leurs mouchoirs, et ces derniers leur chapelet, leurs clefs.... On attachoit encore ce mouchoir sur la manche ; de là vient que le *manipule*, qui, originairement était un mouchoir, est encore attaché sur la manche... » (*Voyag. liturg.*, pp. 271, 272.)

A Rouen, le chantre officiait en chappe avec son *bâton* à la grand'messe des fêtes doubles, triples, et aux obits solennels. Il gouvernait le chœur. Il *annonçait* au célébrant le *Gloria in excelsis* et le *Credo*. Pendant le *Gloria*, il avertissait deux chapelains pour chanter le graduel au jubé... Quatre chanoines y chantaient l'*Alleluia* et accompagnaient au chœur le chantre durant le reste de la messe jusqu'à la communion.

Une des peintures qui ornaient les chapelles du cloître de Saint-Maurice de Vienne, représentait une procession de tout le clergé de l'église cathédrale avec ses habits et ornements. Les chanoines y ont la chasuble et l'aumusse par-dessus (comme à Rouen en hiver), et le précenteur, le chantre, le capiscol ou scolastique, et le maître de chœur y sont représentés avec de longs *bâtons* pour marque de leurs dignités ou fonctions.

A Lyon, pour les processions qui se font en ville, telles que les processions de la Fête-Dieu et des Rogations, on porte des *bâtons* ou cannes de la longueur d'environ huit pieds, *ad defendendam processionem*, dit l'Ordinaire de Saint-Paul de cette ville. Il y en a habituellement deux ou trois pour chaque clergé. L'un de ces *bâtons* est porté par le maître des enfants de chœur, et l'autre par un des plus anciens perpétuels, pour faire garder le rang et l'ordre dans la marche de la procession.

Les *bâtons* servaient aussi à s'aider à marcher, soit lorsque la procession avait à franchir une montagne rude à monter, soit lorsque le pavé était irrégulier et incommode. (Voy. *Voyages liturgiques*, passim.) A Angoulême, encore aujourd'hui, dans les grandes solennités, ce sont trois chanoines titulaires qui chantent l'office au lutrin à la place des chantres, lesquels, pour ces jours-là, se placent entre le lutrin et les chanoines, pour être à portée de soutenir le chant ; et le chanoine qui occupe le rang du milieu entre ses deux confrères, porte un *bâton* d'argent surmonté de la figure de saint Pierre, patron de l'église cathédrale.

— L'abbé Lebeuf, dans sa description de l'église de l'abbaye de Rosche, ou La Roche du doyenné de Châteaufort, parle d'une tombe gravée en lettres capitales gothiques « où l'on ne peut presque lire que ces mots : *Magister Dionisius cantor hujus ecclesiæ*. Il tient en main un bâton dont on ne peut voir que le couronnement. » (*Hist. du dioc. de Paris*, tom. VIII, part. VIII, p. 47.)

BATTANT, BATAIL (latin *batallum*, *batillus*, *batellus*). — C'est le *batant* de la cloche, appelé ainsi parce qu'il *bat* frappe l'airain. — *Ap.* DU CANGE : *absconditis omnium campanarum* batallis. — Vetus charta apud Guesnaium in *Annalibus Massiliensib.*, anno 1266, n. 41 : Batallia *campanarum etiam ab aliquis ecclesiis auferebat.* — Statuta synodi Biturrens., ann. 1369, apud Mart., tom. V *Anecdot.*, col. 660 : *Item, simili modo ordinatur quod de cætero in aurora diei pulsetur tribus ictibus cum* batallo *majoris campanæ*, etc. — Charta Joannis episcopi Ambian., ann. 1345, in *Tabular. episcopat.* : *Post primum pulsationem incontinenti* batellus *grossæ campanæ ter vel quater* *tignietur, ad designandum quod sit obitus duplex.*

Le *battant* est désigné quelque fois sous le nom de *tintinnabulum; Et ut ad illam missam populus convocari possit, tintinnabulum grossæ campanæ ter tangatur.* (*Obituarium ms. eccl. Morin.*, fol. 42.)

BATTRE, REBATTRE. — Verbe qui s'applique à la *dominante* dans le plain-chant, c'est-à-dire sur laquelle la voix appuie le plus, que l'on *bat*, que l'on *rebat*.

BÉCARRE. — Le mot de *bécarre* se compose ainsi que celui de *bémol*, de deux éléments, d'abord la lettre *b*, ensuite l'épithète de *carre, quarré. Carre* ou *quarre*, ajouté à *b* signifie donc que le *b* doit avoir une forme carrée; or, comme le *b mol*, c'est-à-dire *arrondi*, *adouci*, signifie que le *b* (le *si*) doit recevoir l'*adoucissement* du demi-ton, le *b carre*, ou *quarre*, signifie que cette note doit former un ton entier avec celle qui la précède.

Depuis que la série des intervalles chromatiques est venue s'intercaler dans la série des intervalles diatoniques, le signe de *bécarre* (♮) a été affecté à toute note qui, par l'adjonction du *bémol* (♭) s'était transformée en un intervalle de demi-ton, et qui revient à sa signification naturelle d'un ton. N'oublions pas aussi de dire que le *bécarre* signifiait quelquefois le *dièse* dans l'ancienne musique.

BEFFROI. — Le *beffroi* est une tour, un clocher, un lieu élevé où il y a une cloche, dans une place frontière où l'on fait le guet, et d'où l'on sonne l'alarme quand les ennemis paraissent (*specula*). Du Cange fait dériver ce mot du saxon ou allemand *bell*, qui signifie cloche, et *freid*, qui signifie paix. On l'appelle diversement, dans la basse latinité, *belfredus, berfredus, berefridus, verfredus, bilfredus, balfredus, belfreit, belfragium, beaufroi*, et *beffroi*. Nicot fait dériver ce mot de *bée* et *effroi*, parce qu'il est fait pour béer et regarder, et ensuite donner l'effroi. Pasquier croit que c'est un mot corrompu, qu'il est dit simplement pour effroi, et que sonner le beffroi, n'est autre chose que sonner l'effroi.

— « *Beffroi*, dans les coutumes d'Amiens et d'Artois, est une tour où l'on met la bancloque, *campana bannalis* (la cloche commune), c'est-à-dire la cloche à ban, ou la cloche destinée à convoquer les habitants d'une ville. La charte de l'affranchissement de Saint-Vallery, accordée en 1376 par Jean, comte d'Artois, porte ceci : *Item, nous avons ordonné et accordé eschevinage, ban-cloque, grande et petite pilori, scel et banlieue aux maires, eschevins et commune de Saint-Valery.* Ainsi le droit de *beffroi* étoit un privilége, et Charles le Bel, en 1322, l'ôta à la ville de Laon avec plusieurs autres, pour la punir d'un sacrilége que les habitants commirent dans l'église. — *Beffroi* se dit aussi de certaines cloches qui sont dans les lieux publics, qu'on ne sonne qu'en certaines occasions, comme de réjouissances, d'alarmes et d'incendies, *maximum cymbalum.* Il y a trois *beffrois* à Paris, celui de l'Hôtel-de-ville, du Palais et de la Samaritaine. Quand il naît un fils de France, on ordonne de tinter le beffroi pendant vingt-quatre heures. » (*Recueil curieux et édifiant sur les cloches de l'Eglise;* Cologne, 1757, in-12, p. 7 et 8.)

B FA MI, ou B FA SI. — Résultat de la combinaison des quatre premiers hexacordes superposés dans leur ordre et se rencontrant au degré du second B ou *si* de l'échelle des sons. Le tableau des muances et des hexacordes montre que ce même B était tantôt appelé *fa*, tantôt *mi* ou *si*, selon qu'il était solfié suivant la propriété de bémol, ou suivant la propriété de bécarre.

BEMOL (♭). — Le mot de *bémol* se compose de deux éléments, la lettre *b* et l'épithète *mol, rond, adouci*, dont on a fait un seul mot *bémol. Mol* (*rond*) signifie donc à la fois que la lettre *b* doit être *adoucie, arrondie*, et que le son *b* (le *si*) doit recevoir, comme disaient les anciens auteurs, l'*adoucissement* du demi-ton, par opposition à carré, c'est-à-dire à la lettre *b* carrée (♮) et à *dur*, qui signifie l'intervalle d'un ton entier, plus dur en effet que l'intervalle de demi-ton.

Depuis que la série des intervalles chromatiques est venue s'intercaler dans la série des intervalles diatoniques, on a marqué par le *bémol* tout intervalle de demi-ton se portant sur le degré inférieur, en sorte que l'origine du mot a cessé d'être sensible au premier coup d'œil.

BÉMOLISER. — « Marquer une note d'un *bémol*, ou armer la clef par *bémol : Bémolisez ce mi.* Il faut *bémoliser* la clef pour le ton de *fa.* » (J.-J.-ROUSSEAU.)

BI. — Syllabe dont quelques musiciens étrangers se servaient autrefois pour prononcer le son de la gamme que les Français appellent *si*.

BICINIUM. — Chant à deux voix. De même que la *monodie*, autrement *latercisinium*, est le chant d'un seul, ou de deux chantant, soit alternativement, soit conjointement. C'est ainsi que le mot *bicinium* est employé chez saint Isidore (lib. VI, *Orig.*, cap. 19 *Glossæ arabicæ*), et chez Durandus (lib. I, *Ration.*, cap. 1, et 18). — Gloss. Ælfrici saxonicum : *Bicinium*, t v e g a sang. E x t v a, duo et sang, cantus. (*Ap.* DU CANGE).

BISCANTUS, *chant double.* — Ce n'était autre chose que le déchant, *discantus*, que certains auteurs ont appelé *biscantus.*

BOBISATION ou BOCÉDISATION. — « Il paraît que ce fut un musicien belge, qui, le premier, imagina de faire disparaître les difficultés de la solmisation par la méthode des hexacordes; peut-être même y en eut-il deux qui essayèrent cette réforme, car les anciens auteurs nomment tantôt Anselme de Flandre, tantôt Hubert Waelrant. Il est hors de doute que celui-ci proposa, vers le milieu du XVIe siècle, de substituer à la gamme de six notes et aux noms attribués à Guido, sept autres syllabes qu'il écrivit : *bo, cé, di, ga, lo, ma, ni.* Cette nouvelle méthode qu'on appelle *bobisation* ou *bocédisation*, fut adoptée dans quelques écoles des Pays-Bas, et prit, à cause de cela, le nom de *solmisation belge*. Elle n'eut point de succès chez les autres nations de l'Europe, et l'on continua de solfier par l'ancienne méthode en France, en Italie et en Allemagne.

« Environ cinquante ans après, Henri de Putte ou de Put, autre Belge, essaya une réforme de même genre en Italie, mais également sans succès. Waelrant n'avait enseigné sa méthode que par la pratique; de Putte publia son système dans un livre latin, qui parut à Milan en 1599. Au reste, ni à cette époque, ni à aucune autre, les Italiens n'adoptèrent la solmisation par sept syllabes; et lors même que la tonalité eut changé, lorque des modulations multipliées eurent augmenté à l'infini les embarras de la méthode des hexacordes, c'est encore de celles-ci qu'ils faisaient usage. A peine y a-t-il vingt-cinq ans qu'ils ont, à ce sujet, des idées plus raisonnables.

« La bocédisation de Waelrant fut introduite en Allemagne au commencement du XVIe siècle par Calwitz, qui, taisant le nom de l'inventeur, donna l'invention pour sienne. Il ne réussit point à la mettre complétement en crédit; car si les Allemands comprirent la nécessité d'une gamme de sept notes, ils ne tardèrent point à désigner les degrés de cette gamme par des lettres, au lieu de syllabes.

« En Espagne et en France, des réformes semblables furent proposées par Pierre de Urena et Jean Lemaire, adoptées par quelques musiciens et repoussées par d'autres, comme dans le reste de l'Europe. Ce sujet fut celui d'une guerre presque générale entre les professeurs : guerre qui durait encore au commencement du XVIIIe siècle; car, en 1716, un savant musicien (Buttstett) écrivit un gros livre intitulé : *Ut re mi fa sol la, tota musica*, c'est-à-dire toute la musique contenue dans *ut re mi fa sol la;* et, l'année d'après, un autre musicien (Mattheson), fort savant aussi, fit de cet ouvrage une amère réfutation dans un écrit dont le titre renfermait un jeu de mots : *Ut re mi fa sol la todte* (*nicht tota*) *musica* (non toute la musique, mais la musique morte dans *ut re mi fa sol la*). » (*Revue et Gazette musicale* du 27 octobre 1839, p. 4 6).

Lichtenthal mentionne deux autres inventions du même genre, la *bobisation* de Dan. Hitzler, qui se faisait par les syllabes *la, be, ce, de, me, fe, ge*, et la *damenisation* du compositeur Graun, qui avait lieu au moyen des syllabes : *da me, ni, po, tu, la, ba.*

BOMBARDE. — C'est le plus grand de tous les jeux d'anches de l'orgue. Les bombardes de trente-deux pieds prennent le nom de contre-bombardes.

BONNE SUITE. — Cette expression de *bonne suite*, qu'on rencontre fréquemment dans les anciens auteurs, et notamment dans Jumilhac, signifiait que la relation de *fa* à *si* devait être maintenue dans un rapport de quarte juste, conséquemment qu'il fallait bémoliser accidentellement le ***si;*** mais, par cette altération, l'ordre diatonique se trouvait momentanément troublé; alors que faisait-on? on substituait mentalement l'intervalle *fa* à l'intervalle *si b*, on disait ***mi fa***, pour dire *la si; ut re mi fa*, pour ***fa sol la si*** *bémol;* par cette substitution, l'infraction accidentelle aux lois de l'ordre diatonique était sauvée. On peut donc dire que ce qu'on appelait *bonne suite* était une *fiction* au moyen de laquelle, à l'aide des muances, on rétablissait en apparence l'ordre diatonique violé par le fait.

« Cette suite de voix (sons) est en quelque façon semblable à celle que les lettres ont en Grammaire (45) : car tout ainsi que quand elles y sont bien ordonnées et qu'elles se suivent bien, elles sont propres à former les dictions et les syllabes; et qu'au contraire, lorsqu'elles ne sont pas dans l'ordre et la suite convenable, elles ne peuvent produire aucune syllabe ny diction qui soit d'usage : De mesme, quand les voix sont bien ordonnées et se suivent bien, elles ne manquent jamais de faire melodie; et au contraire de faire du discord, lors qu'elles ne sont point dans l'ordre et la suite convenable. Leur suite est donc bonne, et elles sont propres à produire de la melodie, quand elles joignent ou composent ou divisent les consonances, et pour ce sujet sont appelées en grec *Emmeles* (46) et *Concinnæ* en latin. Mais si leur suite n'est pas bonne en joignant ou composant ou divisant les consonances, elles ne peuvent produire aucune melodie, et sont nommées *Ecmeles*, ou bien *Inconcinnæ* (47). » (JUMILHAC, part. II, ch. 2, p. 33.)

BOUCHE DES TUYAUX D'ORGUE. — On nomme bouches, dans les jeux d'orgue expressifs à tuyaux, un petit cône recouvert d'une hémisphère percée d'un trou, dans lequel le son de l'anche se modifie, comme la voix dans la bouche de l'homme. (*Fact. d'org.* Roret, t. III, p. 526.)

Dans l'orgue, les *jeux à bouche* sont ainsi nommés parce qu'ils parlent au moyen de leur *bouche*, qui est construite d'une façon à produire le son convenable à la portée du tuyau. (*Ibid.*, t. Ier, n° 109.)

(45) Quidam est circa concinnum et inconcinnum ordo, qualis est circa litterarum compositionem in sermocinando; non enim ex litteris quomodolibet compositis, fit syllaba, sed alio quidem, alio non. (ARISTOXENUS, lib. II *Harm. elementorum*).

(46) In quibus quæ junctæ efficere melos possunt ἐμμελεῖς dicuntur; ἐκμελεῖς autem quibus junctis effici non potest. (BOETIUS, lib. V *Mus.*, cap. 5).

Emmelis autem sunt quæcumque consonæ non sunt, possunt aptari tamen recte ad melos, ut sunt hæ quæ consonantias jungunt, vel quæ diapente ac diatessaron dividunt, ut tonus, cæteræque simplices earum partes; sicut enim æquisonæ junguntur quodammodo ex consonantibus ut diapason ex diatessaron ac diapente; ita consonantiæ ex his, quæ *emmeles* sont vocantur, ut eadem diapente, et diatesseron tonis, cæteris que posterius dicendis proportionibus. *Ecmeles* vero sunt quæ non recipiuntur in consonantiarum conjunctione. (*Ibid.*, cap. 10 et 11.)

(47) Sunt enim concinni soni quicunque conjuncti invicem auribus accommodantur. Inconcinni vero, qui e converso se habent. (FRANCH. GAF., lib. I *Harm. instr.*, cap. 2)

BOUCHÉ (Jeu). — Les tuyaux d'orgue sont ouverts ou bouchés.

« Il y a deux espèces de *jeux bouchés.* Ce sont ceux qui le sont, entièrement et les tuyaux à cheminée. Ceux-ci tiennent le milieu entre les tuyaux bouchés et les tuyaux ouverts. Les tuyaux bouchés parlent toujours une octave plus bas que ceux qui sont ouverts, quoiqu'ils aient la même hauteur. Ainsi le seize-pieds bouché sonne le trente-deux pieds ouvert, ou est à son unisson; le huit-pieds bouché sonne le seize-pieds; le quatre-pieds bouché sonne le huit-pieds, etc.

« Tous les jeux bouchés s'appellent *bourdons,* quand ils appartiennent au fond de l'orgue; de même ceux qui sont à cheminée....... Les bourdons portent ordinairement le nom de leur son : ainsi on appelle le seize-pieds bouché, *bourdon de trente-deux pieds,* parce qu'il parle à l'unisson du trente-deux pieds ouvert. Le huit-pieds bouché porte le nom de *bourdon de seize pieds,* pour la même raison; et le quatre-pieds bouché s'appelle *bourdon de huit pieds.* Cependant celui-ci est bien souvent nommé *bourdon de quatre pieds* ou *petit bourdon,* parce que c'est le plus petit de tous. Il est à l'unisson du huit-pieds ouvert. » (*Man. du fact. d'org.*, de l'Encycl. Roret, t. Ier, nos 117, 118, 119.)

BOURDON. — C'est le nom qu'on donne aux jeux bouchés de l'orgue, quand ils appartiennent à ce qu'on appelle *fonds d'orgue.* Les *bourdons* portent le nom de leur son; ainsi le seize-pieds bouché est appelé *bourdon de trente-deux pieds,* parce qu'il résonne à l'unisson du trente-deux-pieds ouvert.

BOURDON. — Basse continue qui résonne toujours sur le même ton, comme sont communément celles des airs appelés *musettes.* (J.-J. Rousseau.)

Bourdon (Baton de chantre). — Du Cange cite : « Vetus cæremoniale ms. Beatæ Mariæ Deauratæ Tolosanæ, ubi de tribus Rogationum processionibus : *Interim congregabuntur presbyteri ac etiam propheta* (hoc est cantor).... *qui portat reliquias et bordonem.* — Regulæ seu Statuta S. Martialis Lemovic.: *Die Ascensionis Domini deferantur quatuor* bordones *in processione.* »

BOURNOBILES. — Les Bournobiles, dit Villoteau, « étaient, pour l'ordinaire, des sonneurs ou des bedeaux qui, les veilles de grandes fêtes, et surtout pendant les avents et pendant le carême, allaient la nuit revêtus, par-dessus leurs habits, d'une tunique de toile grossièrement peinte, chacun dans les rues de sa paroisse, et s'arrêtaient à la porte des particuliers dont ils recevaient des gratifications, etc. Là, ils tintaient quelques coups d'une clochette qu'ils tenaient à la main, et criaient aussitôt : *Réveillez-vous, gens qui dormez et priez pour les fidèles trépassés!* Ensuite ils chantaient les litanies dans lesquelles ils avaient soin de ne pas oublier le nom du patron du maître de la maison et le répétaient trois fois; puis ils chantaient quelques hymnes qu'ils faisaient précéder ou suivre par quelques tintements de leur sonnette. » (*État actuel de la musique en Egypte, p.* 232.)

BOUTTE-HORS. — Nom d'une sonnerie qui était la *sonnerie de Sextes* parce que *Sextes* se disaient après la grand'messe. On la sonnait à l'*Agnus Dei* pour indiquer que les fidèles auraient bientôt à sortir. En effet, la messe finissait anciennement au moment où l'antienne de la communion était chantée. C'était alors que les enfants de chœur s'en allaient. Cette *sonnerie du boutte-hors* ou *de Sextes* était ainsi nommée dans une pancarte de l'an 1476, qui était placardée contre la muraille dans le chapitre. (*Voy. Liturg.*, Notre-Dame de Rouen, p. 369.)

BRAILLER. — « C'est excéder le volume de la force, comme font au lutrin les marguilliers de village, et certains musiciens ailleurs. » (J.-J. Rousseau.)

BRANLE (Grand). — Le grand branle (*magnum tripudium*) était une danse que l'on dansait à Marseille aux fêtes de saint Eloi et de saint Lazare. Il paraît pourtant que cette danse n'était pas exclusivement propre à cette localité, ou du moins qu'elle avait quelques rapports avec d'autres danses usitées dans le nord; car on lit dans le *Cartulaire de Lorraine,* au registre portant pour titre : *Liber omnium,* dont un exemplaire imprimé (in-4° gothiq.) a paru dans le Catalogue de la bibliothèque du comte Emmery, pair de France, sous le n° 1142, et qui enfin a été reproduit dans les *Mémoires de la Société des Sciences, Lettres et Arts de Nancy,* 1818, p. 47 : « Sans mettre en obly que la françoise et l'allemande, la haie pied rompu, estourdion, bergeronnette, le hault barrois et dance de Champagne estoit *tripudiée* et *branslée* qu'il ne se failloit rien. »

La danse était de fondation le dimanche des *burcs* ou *brandons* (*burarum*) à Amiens. « Les farces et les branles, dit M. C. Leber, s'alliaient fort bien dans les plaisirs de ce temps. » (*Monnoies des évêques, des innocents et des fous*, p. 18, note de M. Leber.)

BRÈVE. — Nom d'une figure de note dans l'ancienne musique. La forme graphique de cette note était quadrangulaire sans aucun trait : *quadrangularis sine aliquo tractu*, selon l'expression de Francon de Cologne. Exemple :

■

L'origine de cette note carrée mérite d'être connue.

La notation actuelle du plain-chant et de la musique mesurée a eu la séméiologie neumatique pour point de départ. Or, les éléments fondamentaux qui servaient de base aux neumes, étaient le *point,* l'*accent aigu* et l'*accent grave* (48). Le *point* neumatique a été traduit de deux manières : par une note carrée (■) ou par une note en forme de losange (◆).

(48) « Le *circonflexe* n'est pas un accent primitif. » (*De l'accentuation dans les langues indo-européennes,* etc., par Louis Benloew; Paris, in-8°, Hachette, 1847, p. 293).

A l'époque de la création, en Europe, d'une notation mesurée, vers le XIe siècle, les artistes, pour exprimer les longues, les brèves ou les semi-brèves, se servirent des signes ▜, ■, et ◆, qui, dans le plain-chant, avaient une tout autre destination.

La note carrée à queue (▜) exprima la longue; la note carrée sans queue (■), la brève; et la note losange (◆), la semi-brève.

Pour mettre un peu d'ordre dans l'exposition de la théorie de ces signes, il faut que je fasse remarquer ici, qu'avant d'arriver aux formes actuelles, la notation musicale de l'Europe, formée par les neumes, traversa deux grandes périodes historiques connues sous les noms de *notation carrée noire* et de *notation carrée blanche*.

Dans la première période, la brève avait la forme et la couleur que j'ai indiquées plus haut. Dans la seconde, la brève conserva la même forme, mais cessa d'être noircie (□).

La première période se divise en *ars antiqua* et *ars nova*.

Les règles de l'*ars antiqua* se trouvent expliquées dans le ms. de Jérôme de Moravie (Bib. imp. de Paris, fonds de Sorbonne, n° 1817), dans les traités de Francon de Cologne (Gerberti *Scriptores*, tom. III), de Jean de Garlande (ms. cité de Jérôme de Moravie), et d'Aristote (Bibl. imp., supplém. latin, ms. n° 1136, e. œuvres complètes du Vénérable Bède, Bâle, 1563, ou Cologne, 1612 [49]).

Francon de Cologne, célèbre écolâtre de la fin du XIe siècle (50), a exercé une si puissante influence sur la propagation des doctrines de l'*ars antiqua*, qu'on lui a longtemps attribué l'honneur de les avoir inventées.

Dans ce système, aucun signe armant la clef n'indique la valeur des notes; toute mesure peut être à deux ou à trois temps, mais chaque temps est ternaire, c'est-à-dire qu'il se divise en trois parties égales, ou, si l'on veut, en trois semi-brèves (51).

La brève (■) peut avoir deux valeurs différentes sans changer pour cela de figure : elle peut être droite (*recta*) ou altérée (*altera*).

La brève droite vaut un temps; la brève altérée en vaut deux.

1° La brève est droite, quand elle suit ou précède isolément une longue :

■ ▜

▜ ■

2° Lorsque deux brèves sont entre deux longues, ou même lorsque deux brèves précèdent une longue, la première est droite, et la seconde altérée :

■ ■ ▜

▜ ■ ■ ▜

à moins que la première brève ne soit suivie d'un signe appelé *signum perfectionis* ou *di-*

(49) Cet Aristote est sans doute un surnom d'école. Quel a pu être cet auteur? on ne sait..... Tout ce qu'il y a de certain, c'est qu'on a eu le tort de le confondre avec le Vénérable Bède. Le traité dont il est ici question ne peut pas être de Bède, comme semble l'insinuer M. Fétis dans sa *Biographie universelle des musiciens*, puisqu'on y trouve des exemples [illegible], et la prose *Veni, sancte Spiritus*, attribuée à Hermann Contract, qui vivait dans la première moitié du XIe siècle, ou au Pape Innocent III, qui naquit vers 1161 et mourut en 1216. M. Bottée de Toulmon, de regrettable mémoire, est le premier qui ait signalé au monde savant le nom véritable de l'auteur du ms. 1136, lequel, après avoir été la propriété de l'abbé de Tersan, a été longtemps dans les mains de M. Fétis, qui en a fait cadeau à la Bibliothèque impériale. M. Bottée de Toulmon s'appuyait, dans sa démonstration, sur quelques passages fort positifs du *Speculum musicæ* de Jean de Muris. Depuis lors, les preuves se sont accrues, et il n'est plus possible de révoquer en doute la découverte de M. de Toulmon.

(50) M. de Coussemaker prétend que l'auteur de l'*Ars cantus mensurabilis* attribué, jusqu'à présent, à l'écolâtre de Liége n'a pas vécu antérieurement au XIIe siècle (*Hist. de l'harmonie au moyen âge*, in-4°, 1852, p. 145), contrairement à l'opinion du savant Gerbert et des illustres auteurs de l'*Histoire littéraire de la France* (tom. VIII, p. 121 et suiv.). Un examen plus approfondi de l'ouvrage de Francon de Cologne et la comparaison de la doctrine qu'il renferme, lui ont démontré que les deux autres mss. qui se trouvent à la Bibliothèque impériale (fonds de Saint-Victor, n° 812, au commencement, et n° 813, fol. 270) sont : le premier, de la fin du XIe siècle ou des premières années du siècle suivant; et le second, du XIIe siècle. Suivant M. de Coussemaker, ces deux traités ont ainsi vu le jour bien longtemps avant l'écolâtre de Liége, et, à moins de donner à l'*Ars cantus mensurabilis* une antiquité fabuleuse, ridicule, impossible, on est bien obligé d'en placer la rédaction à la fin du XIIe siècle et de lui assigner pour auteur un autre Francon.

Malheureusement pour M. de Coussemaker qui a construit *tout l'édifice de son livre* sur cette thèse, je trouve qu'on peut lui objecter des faits historiques fort graves et fort embarrassants :

1° Le ms. 812 contient, entre autres choses, un exemple commençant par ces mots : *Li ai fait houmage pour.....* C'est un magnifique *triplum* ou trio dont j'ai retrouvé tout le texte et toute la musique. Jean de Muris cite le commencement de ce morceau dans son *Speculum musicæ* (lib. VII, cap. 7), et le donne comme un chef-d'œuvre d'un certain *Petrus de Cruce* qu'il loue en ces termes : *Ille valens cantor Petrus de Cruce qui tot pulchros et bonos cantus composuit mensurabiles, et* ARTEM FRANCONIS *secutus est.....* J'ai aussi retrouvé, de cet auteur, plusieurs des compositions que cite Jean de Muris.

2° Le ms. 813 est tout simplement un abrégé de la doctrine de Francon; il existe dans un autre manuscrit de la même bibliothèque, qu'aucun écrivain sur la musique n'a connu et qui finit par ces mots : *Explicit abbreviatio magistri Franconis, edita a Johanne dicto* BALOCE.

Je pourrais ajouter d'autres preuves. Pour une note, celles qui précèdent me paraissent suffire.

Je dirai, en terminant, que les fragments d'exemples qui se trouvent dans Francon et qui sont indéchiffrables dans les *Scriptores* de Gerbert, ont tous été découverts *in extenso*, paroles et musique, par l'auteur de cet article. Lorsque le gouvernement le voudra, douze *trios* et quatre *quatuors* de Francon seront livrés à la science.

(51) A l'article SEMI-BRÈVE, nous verrons que *Petrus de Cruce* dont il vient d'être fait mention à la note précédente, est le premier compositeur qui ait attribué au temps ternaire plus de trois semi-brèves, comme le remarque Jean de Muris. Ce fait, inconnu à tous les bibliographes de la musique, peut fournir une subdivision à la période de l'*ars antiqua*.

visio modi. Chaque brève devient alors droite :

3° Trois brèves entre deux longues ou trois brèves avant une longue, sont droites :

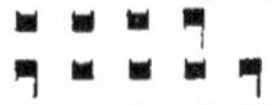

Ici encore, le signe de division peut modifier la règle. Par exemple, au lieu de :

on peut rencontrer :

Dans ce cas, les deux premières brèves sont droites, et la troisième est altérée.

4° Lorsqu'il y a plus de trois brèves avant une longue, ou entre deux longues, il faut les diviser par groupes de trois, et regarder chaque brève comme droite.

Si le *dernier* groupe ne contient que deux brèves, la première est droite, et la seconde, altérée ; exemple :

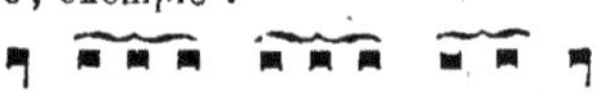

Si, après le *dernier* groupe ternaire, il ne reste qu'une seule brève, cette brève est droite et ne vaut ainsi qu'un temps.

Dans l'*ars nova*, de notables innovations viennent agrandir le domaine de la sémiologie du chant mesuré. Philippe de Vitry, évêque de Meaux, qui mourut en 1361 (52), peut être ici regardé comme chef d'école (53). Il composa un traité de musique, dans lequel on voit s'accroître le nombre des figures de notes (la *minime* (♦), la *semi-minime* (♦) et la *fuse* ou *dragme* [♦]), et où l'on trouve un principe que nous, modernes, nous nous étonnons de ne pas rencontrer dans l'*ars antiqua*. Ce principe vient compléter l'idée du temps musical. La brève est toujours l'expression de cette idée : mais, à côté du temps musical parfait, c'est-à-dire partagé en trois parties égales, apparaît le temps imparfait, divisible en deux parties adéquates ; en d'autres termes, l'*ars nova* ajoute l'élément du *temps binaire* à celui du *temps ternaire* qui, seul, avait été employé jusque-là, pour des raisons mystiques, dans la *musique mesurable* du moyen âge. De plus, Philippe de Vitry emploie un signe pour indiquer la *perfection* ou l'*imperfection* du temps, et par conséquent, de la brève. Ce signe, c'est le cercle entier O pour le temps ternaire, et le demi-cercle C pour le temps binaire.

On peut voir, dans le VIIe livre du *Speculum musicæ* de Jean de Muris (Bibl. impér., anc. f. latin, ms. n° 7207, fol. 292 recto), plusieurs autres manières en usage aux XIIIe et XIVe siècles, pour marquer la *perfection* ou l'*imperfection* du temps musical. Marchetto, de Padoue, à la fin de son *Pomerium musicæ mensuratæ* (54), en indique aussi quelques-unes qui méritent de fixer l'attention des érudits ; l'art y paraît moins avancé, sous ce rapport, que dans l'ouvrage de Philippe de Vitry et dans les livres des contemporains de cet homme célèbre. Enfin, je trouve dans un petit abrégé (ms. de la Bibl. imp.), relatif à l'exposition des règles de l'*ars antiqua* et de l'*ars nova*, ces paroles remarquables : *Rubeæ* (notæ scilicet) *ponuntur duabus de causis : vel quia canuntur de alio modo vel tempore quam in genere ; vel quia dicuntur in octava.....*

De même que la brève chantée avait son signe graphique dans la notation carrée noire, de même aussi le silence équivalent à la brève avait le sien : il consistait en une barre verticale placée entre deux lignes de la portée, de cette manière :

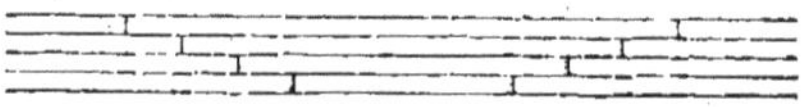

Lorsque la pause brève équivalait à une brève *chantée* et *altérée*, elle se notait comme la pause longue imparfaite, c'est-à-dire, qu'au lieu d'occuper un seul intervalle dans une portée, elle remplissait deux interlignes, comme on peut le voir dans l'exemple suivant :

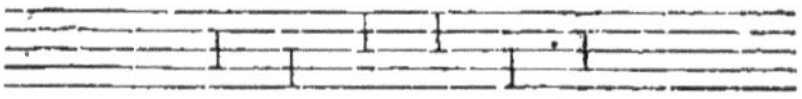

La valeur de la pause brève *droite* et *altérée* se révèle donc à l'œil des chanteurs, sans aucune ambiguïté et par la seule forme du signe. Seulement, les copistes du moyen âge n'étaient pas toujours très-soigneux ni très-exacts ; et il arrive, dans beaucoup de circonstances, que l'archéologue se trouve quelque peu embarrassé, en présence de petits traits menus que le temps a rendus presque imperceptibles, ou qui semblent jetés sur le parchemin avec une négligence désespérante. Ajoutons que la pause brève droite peut facilement se confondre avec le signe de la *division du mode*, ou avec celui de la *séparation des syllabes* (separatio syllabæ [55]).

La traduction des brèves simples *isolées*, dans la notation carrée noire, ne présente aucune difficulté, car il y a unanimité parfaite dans la théorie et dans l'emploi de cette sorte de notes au moyen âge. Il n'en est pas de même de l'interprétation de la brève isolée *avec plique*. Rappeler ici toutes les opinions des modernes sur la signification de cette figure de sémiologie musicale ancienne, serait une entreprise qui dépasserait les limites que je veux donner à cet article. J'en ai parlé ailleurs (56), et les articles APPOGIATURE et CANON, de ce *Dictionnaire*, contiennent même, si je ne me trompe, des détails qui ont rapport au sujet que je traite en ce mo-

(52) *Gallia christiana*, tom. VIII, p. 1636.

(53) *De nova arte quam Philippus de Vitriaco nuper invenit*, — lit-on en tête d'un précieux traité manuscrit de la Bibliothèque impériale, inconnu à tous les archéologues et bibliographes. (TH. N.)

(54) GERBERTI *Scriptores*, tom. III, pp. 186-188.

(55) Et non pas *Septio syllabæ*, comme dit M. de Coussemaker. Le *v.* de *Sevtio*, dans le manuscrit 1812 (F. de Saint Victor, Bib. impér.) le seul qui contient ce mot, offre l'abréviation *par* ou *per*.

(56) Voir mes *Etudes sur les anciennes notations musicales de l'Europe*, ainsi que la *Préface* et les *pièces préliminaires* de ma copie de l'*Antiphonaire de Montpellier*. (Bibl. impériale, supplément latin, ms. grand in-fol., n° 1307.)

ment. Qu'il me suffise donc de résumer ici mon opinion sur la valeur de la plique brève *isolée*.

Cette plique brève était de deux sortes : l'une ascendante (▙), et l'autre descendante (▛). *Et nota*, remarque Francon de Cologne, *istas plicas similem habere potestatem et similiter in valore regulari, quemadmodum simplices supradictæ* C'est-à-dire, qu'elles sont *droites* ou *altérées*, comme les notes brèves ordinaires, suivant la position qu'elles occupent, ainsi qu'il a été dit plus haut.

Aristote, en rangeant la plique dans la classe des ligatures binaires (ms. **1136** du suppl. latin de la Bibl. imp.), a établi d'une manière évidente qu'elle doit être traduite par *deux notes*, dont l'une est *réelle* (in corpore), et l'autre *coulée* et *de petite valeur* (in membris, id est in plica vel in flexione). Suivant Marchetto qui ne faisait, en général, qu'exposer la doctrine de Francon de Cologne, bien qu'il vécût à l'époque de l'*ars nova*, la petite note de la plique brève droite valait à la *troisième* partie de cette brève, si le temps était parfait, et la *quatrième* partie, si le temps était imparfait. (Gerberti *Script.*, tom. III, p. **181**.) Marchetto nous apprend encore que cette petite note doit se placer, dans la traduction des pliques, *après* (et non *avant*) la note réelle, puisqu'il dit, en parlant de l'appogiature de la plique longue imparfaite, qu'elle se fait à la *quatrième partie* de son *dernier temps :* « SUI ULTIMI TEMPORIS QUARTA PARS. » Ceci est d'une évidence mathématique, et ne souffre pas le moindre doute. M. de Coussemaker s'est donc trompé en traduisant toujours la plique par *une petite note suivie d'une note réelle*. C'est le contraire qui est vrai. Et, à défaut du passage formel de Marchetto, l'estimable auteur de l'*Histoire de l'harmonie au moyen âge* n'aurait-il pas dû s'apercevoir que son système confond la *plique* avec la *propriété opposée?* Or, cela est grave. Les mensuralistes du moyen âge n'étaient pas assez riches en formules pour se permettre l'inutile plaisir de représenter une même chose de deux manières essentiellement opposées.

Mais il est un point que les théoriciens du moyen âge ont laissé dans une obscurité véritable, et que les modernes sont loin d'avoir résolu.

On va me comprendre. Aristote enseigne que la petite note de la plique se fait à une seconde, à une tierce, à une quarte ou à une quinte, au-dessus ou au-dessous de la note réelle (J. de Muris, *Speculum musicæ*, fol. 283 recto). Mais comment faire ce choix? là est toute la difficulté, et j'avoue qu'elle est fort sérieuse. Marchetto de Padoue est le seul auteur ancien qui nous ait laissé des règles sur ce détail important de la notation carrée noire, dans le IIIe livre de son *Pomerium* (*apud* Gerb *Script.*, tom. III, pp. **181-182**); mais, par malheur, le texte de Marchetto est ici tellement défiguré, tellement tronqué, qu'il est impossible d'en tirer aucun parti. Il serait bien temps de publier une édition exacte des œuvres de Marchetto, lesquelles peuvent passer à bon droit pour les plus importantes peut-être du XIIIe siècle, au point de vue musical. En attendant, j'ai fait un travail assez considérable sur la position de la petite note de la plique, d'après l'Antiphonaire de Montpellier; on sait que les pliques y sont traduites par des lettres, comme toutes les autres figures de neumes, avec l'addition d'un petit signe qui peint à l'œil la forme de la plique elle-même. Or, il résulte de ce travail les faits suivants qu'il est possible d'énoncer plus brièvement que je ne le fais ici :

1° C'est la note réelle de la plique, comparée à la note réelle qui la suit, qui règle la position de la petite note de passage.

2° Les deux notes réelles étant à l'unisson, la petite note se fait à une seconde supérieure ou inférieure, suivant que la plique est ascendante ou descendante. Exemples :

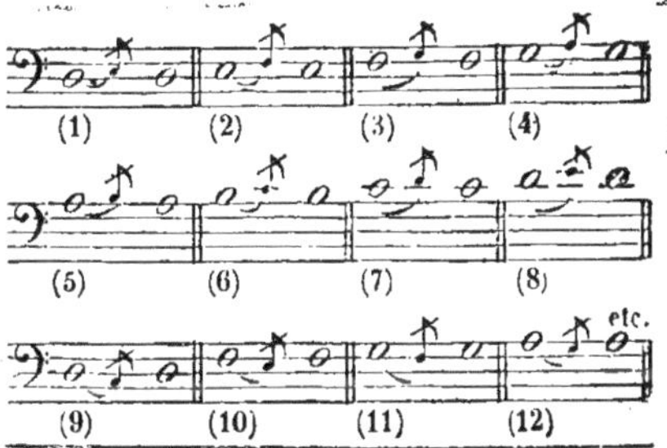

3° Si les deux notes réelles sont à la distance d'une seconde, d'une tierce, d'une quarte ou d'une quinte, la petite note de la plique se fait toujours à l'unisson de la seconde note réelle, lorsque la plique est ascendante avec ces intervalles ascendants, ou descendante avec ces mêmes intervalles descendants ; exemples :

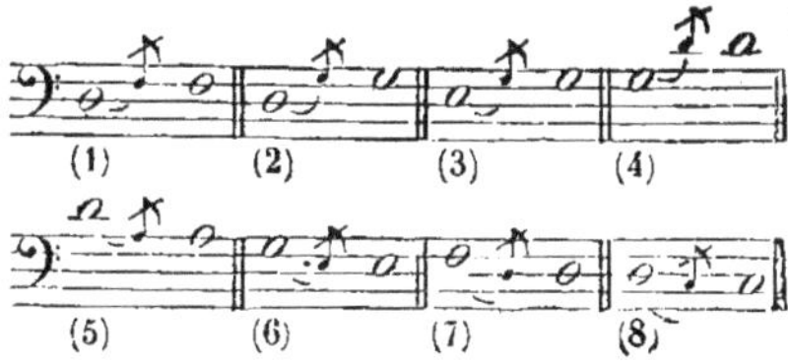

(57) Ms. de Montpellier, fol. 152 v., 5[e] ligne
(58) Fol. 117 r., 7[e] lig.
(59) Fol. 14 r., 2[e] lig.
(60) Fol. 28 r., 1[re] et 2[e] lig.
(61) Fol. 33 r., 2[e] lig.
(62) Fol. 41 r., 5[e] lig.
(63) Fol. 35 r., 2[e] lig.
(64) Fol. 57 r., 2[e] lig.
(65) Fol. 99 r., 3[e] lig.
(66) Fol. 67 r., 4[e] lig.
(67) Fol. 67 r., 6e lig.
(68) Fol. 29 r., 4e lig.
(69) Fol. 117 r., 7e lig.
(70) Fol. 33 r., 10e lig.
(71) Fol. 21 r., 7e et 8e lig.
(72) Fol. 43 r., 1re lig.
(73) Fol. 66 r., 10e lig.
(74) Fol. 30 r., 4e lig.
(75) Fol. 99 r., 8e lig.
(76) Fol. 99 r., 1re lig. -- Fol. 100 r., 6e lig.

4° Si les deux notes réelles montent et que la plique soit descendante, ou si la plique est ascendante tandis que les deux notes réelles descendent, l'Antiphonaire de Montpellier fournit alors ces deux règles :

Dans le premier cas, la petite note se réalise à une seconde au-dessous de la première note réelle ; exemples :

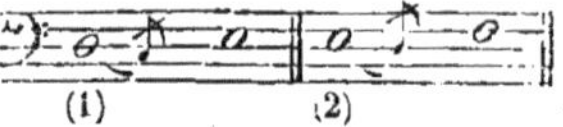

Dans le second cas, la petite note de la plique se fait à une seconde supérieure de la première note réelle ; exemples :

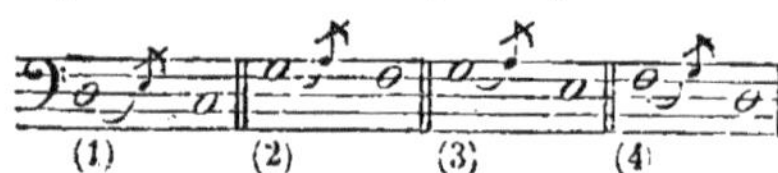

Les lecteurs me pardonneront ces détails, mais ils me semblent offrir un immense intérêt. C'est peut-être la première fois qu'on offre à l'érudition musicale une thèse appuyée sur de pareils résultats archéologiques. Toutefois, je ne dois point dissimuler que l'Antiphonaire de Montpellier offre quelques exceptions aux règles générales qu'il m'a fournies et que je viens de synthétiser ; or, pour le dire en passant, c'est là une des preuves qui militent, selon moi, contre son origine grégorienne. Je désire être ici dans l'erreur.

Les ligatures offrent souvent des figures de pliques. Celles-ci ne sont pas alors *fort difficiles à distinguer*, comme l'affirme M. Fétis dans le 1er vol. de sa *Biographie universelle des musiciens* (p. CLXXXVIII).

D'abord, dans les ligatures, les pliques affectent toujours la dernière note : *Et hoc a parte finis*, dit Francon de Cologne. Quand une dernière note de ligature a une queue ascendante ou descendante à droite, c'est toujours une plique.

Perne a cru que la plique pouvait se trouver au commencement ou au milieu des ligatures. C'est là une énorme méprise (83).

Or, comment distinguer la plique brève à la fin des ligatures ?

Rien n'est plus simple. Toute dernière note oblique d'une ligature, ayant une queue ascendante ou descendante à sa droite, est brève pliquée. Exemples :

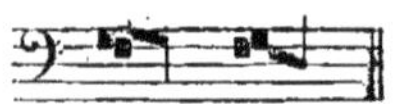

Le ms. 812 (Bibl. impériale, f. de S.-Victor) mentionne un autre cas où la note finale d'une ligature peut être brève pliquée : c'est celui où cette note, quoique de forme carrée, aurait une queue ascendante à sa gauche (84). Exemple :

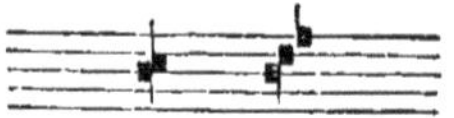

Dans les ligatures sans pliques, les notes brèves de la notation carrée noire se reconnaissent aux signes suivants :

1° La première note d'une ligature était brève, quand elle avait une queue descendante à gauche, et que la seconde note descendait ; ou quand elle n'avait pas de queue, et que la seconde note montait.

2° Toutes les notes placées entre la première et la dernière d'une ligature étaient brèves. Il n'y avait qu'une seule exception à cette règle : c'était lorsque la première note de la ligature avait une queue ascendante à gauche : alors, *les deux premières notes étaient semi-brèves ;* les suivantes, s'il y en avait, étaient invariablement brèves, jusqu'à la dernière exclusivement.

3° La dernière note d'une ligature sans plique était brève dans deux circonstances. D'abord, lorsqu'elle était carrée et *posée sur le côté droit supérieur* de l'avant-dernière note, de cette manière :

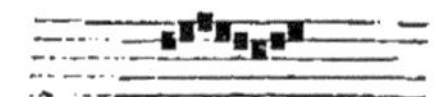

En second lieu, lorsque cette dernière note faisait partie d'une figure oblique ascendante ou descendante. Exemple :

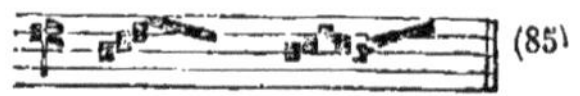
(85)

C'est dans la première moitié du XVe siècle que l'on fit usage de la notation carrée blanche, ainsi nommé parce que les signes de la séméiologie musicale y étaient représentés par de simples contours :

⊓ □ ◇, etc.

Les plus anciens auteurs connus qui nous donnent des détails pratiques sur cette espèce de notation, sont Gafori, Adam de Fulde et Tinctoris.

La doctrine qui réglait la valeur de la note brève (□), dans cette notation, était absolument semblable à celle des anciens : *Brevis est nota*, dit Tinctoris, *in tempore perfecto trium semibrevium, et in imperfecto duarum. Diciturque brevis, eo quod respectu longæ brevis sit. Forma etenim ipsius qua-*

(77) Ms. de Montpellier, fol. 60 r., 1re lig.
(78) Fol. 32 r., 12e lig. — 26 v., 11e lig.
(79) Fol. 109 r., 10e lig.
(80) Fol. 32 r., 5e lig. — 38 v., 4e lig.
(81) Fol. 33 r., 3e lig.
(82) Fol. 18 v., 12e lig. — 22 v., 10e lig. — 154 r. 6e lig.
(83) *Tables de la notation des* XIe, XIIe, XIIIe *et* XIVe *siècles*, etc., par PERNE, — ms. conservé à la bibliothèque de l'Institut.

(84) M. de Coussemaker a mal copié cette figure de note brève pliquée dans son *Histoire de l'harmonie au moyen âge*, p. 280, n° 35, et il l'a mal expliquée, p. 194.

(85) Ces règles sont données d'après le système de Francon de Cologne. A l'article MODE, j'expliquerai les principes qui déterminaient la valeur temporaire des notes dans les ligatures d'après les ouvrages d'Aristote et de Jean de Garlande. M. de Coussemaker s'est complétement trompé dans l'exposition de ces principes.

drata est nullam penitus recipiens caudam, ut hic: ▭ (86).

La pause de la brève n'a pas subi de modification.

Il n'y a plus de pliques, soit isolées, soit ligaturées.

Dans les ligatures, la brève y est déterminée par les règles suivantes :

1° Dans toute ligature où la dernière note est plus élevée que l'avant-dernière, la première est breve, si elle est carrée et n'a pas de queue (87).

2° Dans les ligatures où la dernière note est plus élevée que l'avant-dernière, la première est brève, si, ayant une queue ascendante à gauche, elle fait partie d'une double note oblique (88).

3° Dans une ligature, dont la dernière note est moins élevée que l'avant-dernière, la première est brève; si, carrée ou oblique, elle a une queue descendante à gauche (89).

4° Toutes les notes intermédiaires conservent, dans les ligatures, la valeur qui leur est attribuée dans l'ancien système. Il n'y a qu'une exception, et c'est absolument celle qui a été indiquée dans les ligatures de la notation carrée noire (90).

Cette exception peut influer sur la valeur des ligatures qui n'ont que deux notes, et dont la première a une queue ascendante à gauche, comme on l'a vu précédemment.

Si la ligature binaire ne tombe pas sous cette exception, ou si elle a plus de deux notes, la dernière est toujours *brève*, lorsqu'elle est plus élevée que l'avant-dernière (91).

Voici, maintenant, comment Antoine de Cousu s'exprimait, dans la première moitié du XVIIe siècle, la manière de reconnaître la brève dans les ligatures.

« Toute première Note, qui a la queüe en bas du costé gauche, est Brefue, quand la Note suivante descend (92). »

« Toute Note du milieu qui n'a point de queüe, est brefue, exceptée la Maxime, et la seconde Semibrefue (93). »

« Toute derniere Note quarrée qui n'a point de queüe, et qui monte, est Brefue (94). »

Antoine de Cousu fait observer, dans le 29e (en réalité le 30e) chapitre du 1er livre de son ouvrage, que la dernière note d'une ligature est brève, si elle fait partie d'un corps oblique descendant.

Il est facile de juger, par ces deux citations, des progrès que la science musicale a réalisés quant au placement de la brève dans les ligatures, depuis Tinctoris (fin du XVe siècle) jusqu'à de Cousu.

Adam de Fulde résume fort bien la doctrine des scribes de la notation carrée blanche, en disant : *Omnis circulus perfectum tempus, et omnis semicirculus imperfectum tempus designat* (95). C'est-à-dire : « Quels que soient les signes que l'on pose après la clef, en tête d'un morceau, pour désigner la mesure du mode ou *mœuf*, du temps et de la prolation, la brève vaut toujours trois semibrèves, lorsqu'il y a un cercle, et deux semibrèves, lorsqu'il n'y a qu'un demi-cercle. »

Quant au *point*, désigné à l'origine sous le nom de *division du mode* ou *signe de perfection*, les auteurs, relativement modernes, le remplacèrent d'une manière assez peu uniforme.

D'abord, on admit six espèces de points : *Punctum additionis*, *divisionis*, *perfectionis*, *alterationis*, *imperfectionis et transpositionis* (96). Dans la seconde moitié du XVe siècle, on se contenta d'en reconnaître trois seulement : celui de *division*, celui d'*addition* ou d'*augmentation*, et celui de *perfection* (97). La même doctrine se retrouve dans le *Dodecachordon* de Glaréan (Bâle, in-fol., 1547). Sébald Heydn, au chapitre 7 du 1er livre de son ouvrage : *Musicæ, id est artis canendi libri duo*, Norimbergæ, in-4°, édit. de 1537, admet aussi trois points musicaux : celui d'*addition*, celui d'*altération*, et celui de *distinction* ou de *division*. Antoine de Cousu reconnaît quatre espèces de points : « *le poinct de perfection, le poinct de division, le poinct d'altération, et le poinct d'augmentation.* »

Cette diversité n'est qu'apparente : au fond, il y a uniformité parfaite de doctrine.

Cette doctrine peut s'analyser de la manière suivante par rapport à la brève :

1° Le point d'*addition* se pose au côté droit du corps de la brève, et augmente celle-ci de la moitié de sa valeur :

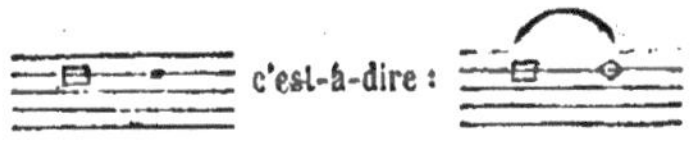

2° Le point de *division* se pose aussi à gauche du corps de la brève, mais un peu plus haut. Exemple :

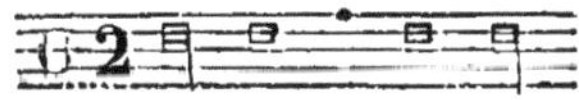

C'est-à-dire :

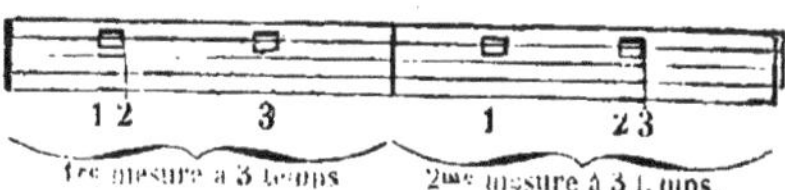

3° Le point d'*altération* s'écrit de la même manière que le précédent, et double de valeur la *seconde* brève qui suit. Exemple :

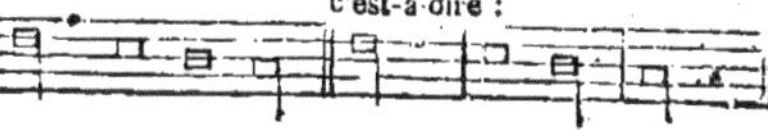

(86) *Tractatus de notis ac pausis*, cap. 4 (ms. de la bibl. du Conservatoire de musique de Paris, n° 6145).
(87) Ibid., cap. X, reg. 2.
(88) Ibid., cap. X, reg 3.
(89) Ibid., cap. X, reg. 7.
(90) Ibid., cap. XI.
(91) Ibid., cap. XII, reg. prima.
(92) *La Musique universelle*, p. 41.
(93) Ibid., p. 42.
(94) Ibid., p. 43.
(95) *Musicæ* 3a part., ap. GERBERTI *Scriptores*, t. III, p. 362. Cet ouvrage a été terminé le 5 novembre 1490.
(96) ADAM DE FULDE, *ibid.*
(97) Ibid. ;—TINCTORIS, *Super punctis musicalibus*, cap. 1 (ms. 6145 de la bibl. du Conservatoire de musique de Paris, p. 47).

Sauf la diversité des noms, la chose est absolument la même que dans la doctrine de la notation carrée noire.

Enfin, dans le *Traité de mvsiqve* de LaVoye-Mignot, imprimé à Paris dans la première moitié du XVII siècle, on ne trouve plus que des ligatures de deux notes. La brève n'est pour rien dans ces ligatures, et l'auteur dit en parlant du point : « Il faut obseruer que le point qui est mis apres la notte, augmente toujours de la moytié la valeur de laditte notte apres laquelle il est posé : si bien qu'vne notte de deux mesures suiuie d'vn point, comme ◻ vaudra trois mesures........ » (1re partie, ch. 7.)

Dans le plain-chant, on fait usage d'une note carrée noire sans queue. C'est le point de la notation en neumes, lequel est toujours ainsi traduit, à moins qu'il ne fasse partie d'une série de points neumatiques descendants; dans ce cas, on le traduit par une note en forme de losange. Exemple :

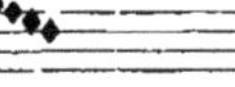

(TH. NISARD.)

BUFFET D'ORGUES. — C'est le grand corps de menuiserie qui paraît à l'extérieur et qui contient toutes les machines et les tuyaux dont se compose l'instrument. (*Fact. d'orgues*, Encycl. Roret, t. III, p. 516.) — « Dans le courant du XVII siècle et au commencement du XVIII, on se donna beaucoup de peine et l'on fit de grandes dépenses pour la décoration extérieure de l'orgue ; on garnit tout le buffet de statues, de vases ou de figures d'animaux (98). Souvent on orna les tuyaux en montre de peintures et de dorures ; les bouches en furent converties en têtes de lions. On voit encore de ces tuyaux peints et dorés dans l'orgue de Gonesse, près de Paris. Dans celui de la cathédrale de Tours, il s'en trouve qui sont à facettes triangulaires, et d'autres qui forment des colonnes torses. Mais on a été plus loin, on a converti en un véritable théâtre de marionnettes l'instrument destiné, par sa puissance et sa majesté, à contribuer aux solennités du culte divin. Dans ce ridicule spectacle, les figures d'anges jouaient un grand rôle. On leur mettait à la main des trompettes qu'elles se portaient à la bouche pour les faire sonner; d'autres frappaient sur des tambours, des timbales et des carillons. Au milieu de ce chœur céleste s'élevait un grand ange qui battait la mesure. Autour d'eux s'agitaient des étoiles argentées; la lune et le soleil brillant d'or, tournaient sur des axes qui mettaient en mouvement une multitude de grelots et de sonnettes pendant que des coucous, des rossignols et autres oiseaux mêlaient leurs chants à ces bruits confus, et qu'un aigle planait au-dessus.

« Seidel rapporte que dans certains orgues on trouve un registre destiné à faire éprouver une petite mystification aux personnes qui, par désœuvrement, s'amusent à tirer les registres : quand elles touchent à un certain bouton dont l'étiquette peut exciter leur curiosité, une grande queue de renard leur saute à la figure!... A la tribune de l'orgue de la cathédrale de Barcelone, on voit une tête de Maure suspendue par son turban. Lorsque les jeux les plus doux se font entendre, la figure frémit; mais si les sons augmentent de force, ses yeux roulent dans leurs orbites, ses dents s'entre-choquent, et toute sa face est en proie à d'horribles convulsions. Le mécanisme qui produisait ces effets a été supprimé.

« L'orgue de la cathédrale de Beauvais, qui datait du temps de François Ier, était surmonté dit-on, d'une figure colossale de saint Pierre, qui, le jour de la fête patronale, donnait au peuple la bénédiction en agitant la tête et en roulant les yeux. On concevra cette fantasmagorie à une époque où l'on faisait tomber de la voûte des cathédrales des étoupes enflammées pour figurer la descente du Saint-Esprit sur les apôtres le jour de la Pentecôte ; mais on croira difficilement que de nos jours on ait placé dans l'un des plus beaux instruments qui existent, et aux portes de la capitale, des cylindres de papier remplis de pois secs pour imiter le bruit de la grêle! Hâtons-nous de dire que l'habile facteur à qui l'on doit cet orgue magnifique n'est point complice de ce larcin fait à l'Olympe de l'Opéra.» (*Manuel du fact. d'org.*, Encyc. Roret, t. Ier, *Notice historique*.)

C

C. — Cette lettre indique le troisième degré de l'échelle dans les notations Boétienne et Grégorienne. Dans cette dernière, le C majuscule signifie le *si* grave, le c minuscule l'octave de ce premier *si*, et le cc minuscule redoublé ou superposé, la double octave.

Lettre qui, dans l'alphabet que Romanus a tracé pour marquer les ornements du chant, signifiait *cito, celeriter*.

Lettre qui désigne la finale des onzième et douzième modes de l'Église, c'est-à-dire les troisième et quatrième transposés à une quinte supérieure.

C se marquait sur la ligne jaune de la

(98) Dans le *Parnasse satyrique* du sieur Théophile (Elzévir, 1660, pet. in-12, p. 190), on trouve les singes (*monnins*, en provençal *mounins*) du buffet d'orgues mentionné dans une épigramme contre une vieille fille :

Sa robe mal faite et mal mise,
Ne plus ne moins qu'une valise
Sous la croupe d'un postillon,
Luy fait aussi mauvaise morgue
Que ces monnins qui sont à l'orgue
Qui vont brelans au carillon.

portée musicale de Guido d'Arezzo pour indiquer l'*ut*.

— C. Cette lettre était, dans nos anciennes musiques, le signe de la prolation mineure imparfaite, d'où la même lettre est restée parmi nous celui de la mesure à quatre temps, laquelle renferme exactement les mêmes valeurs de notes. (J.-J. Rousseau.)

— C, posé au commencement de la ligne après la clef et les accidents, signifie la mesure à quatre temps, et C barré ₵, signifie la mesure à deux temps.

M. Castil-Blaze a proposé d'indiquer la mesure à quatre temps par le chiffre 4, et la mesure à deux temps par le chiffre 2. Cette méthode est plus claire en effet, car il y a beaucoup de musiciens qui ne savent guère se rendre compte de la signification du C ouvert et du C barré, et les confondent l'un avec l'autre : cela est d'ailleurs conforme à la manière de marquer les mesures à *deux quatre*, à *six huit*, à *trois huit*; $\frac{2}{4}$, $\frac{6}{8}$, $\frac{3}{8}$, ce qui signifie que la première se compose de deux noires au lieu de quatre, la seconde de six croches au lieu de huit, la troisième de trois croches au lieu de huit encore.

Mais cela a l'inconvénient de faire perdre l'origine du C ouvert et du C barré. Dans le système ancien de perfection et d'imperfection, le cercle entier ou fermé O représentait la *perfection*, c'est-à-dire la mesure ternaire, et le cercle ouvert C représentait l'*imperfection* ou la mesure binaire. Il en est résulté que la mesure binaire, soit à 4 temps, soit à 2 temps, a retenu le C, ou demi-cercle, signe du binaire, ouvert dans le premier cas, fermé dans le second. Quelquefois, dans les canons fermés à deux parties, on trouve un C ouvert et un C barré l'un au-dessus de l'autre. Ce signe indique qu'une des parties chante la note telle qu'elle est marquée, et que l'autre double toutes les valeurs réelles et de silence.

Enfin, si l'on trouve C1, C2 placé au-dessous des lignes, cela signifie *canto primo*, *canto secundo*, et si le C est accompagné d'un B, il signifie avec la basse, *col basso*.

C, *sol*, *fa*, *ut*. — Résultat de la combinaison des cinq premiers hexacordes superposés dans leur ordre et se rencontrant sur la corde du second C de l'échelle générale des sons. Dans la solmisation par les muances, le C était nommé tantôt *sol*, tantôt *fa*, tantôt *ut*, selon qu'il était solfié suivant la propriété de bémol, suivant la propriété de bécarre, ou suivant la propriété de nature.

CACOPHONIE. — Union discordante de plusieurs sons mal choisis ou mal accordés. Ce mot vient de *κακός*, *mauvais*, et de *φωνή*, *son*. (J.-J. Rousseau.)

CADENCE. — Le mot *cadence* vient de *cadere*, *tomber*. La *cadence*, soit rhythmique, soit harmonique, était toujours une véritable chute, dans le premier cas, du temps faible sur le temps fort; dans le second cas, de la dominante sur la tonique.

Cadence était encore le battement de gosier ou de doigts que l'on exécutait, soit avec la voix, soit sur les instruments, sur la pénultième note d'une phrase musicale : l'origine du mot *cadence* est encore ici la même.

Dans le plain-chant, on appelle *cadence* l'inflexion qui se fait à la fin d'une période ou d'un membre de phrase; quand la cadence a lieu à la fin de la mélodie, elle s'appelle *cadence finale*, et elle fait sentir la tonique du mode. Cette *cadence* est toute différente de celle de la musique moderne, qui est la résolution d'une modulation par les accords de sous-dominante, de sixte et quarte, et de dominante.

La *cadence* est encore une certaine harmonie de rhythme, soit dans le chant, soit dans les mouvements.

Mais revenons aux cadences de plain-chant : — « *Quelle est la nature, le nombre et le lieu des cadences.*

« I. Les cadences ne sont autre chose que certains sons ou notes qui sont propres à diviser chaque mode ou piece de chant en divers membres, et à en faire (99) la distinction et le terme, à cause que la voix y tombe plus doucement et y repose plus naturellement qu'elle ne fait pas sur les autres sons ou notes du mesme mode.

« II. Le nombre des principales cadences de chaque mode est ordinairement de trois; dont la premiere et la plus considerée est appelée finale, parce que c'est celle qui l'acheve et le termine; la seconde est la dominante, que les autres notes par leurs fréquens retours vers elle reconnoissent comme pour leur maistresse. La troisiéme est la mediane ou mediante, qui se rencontre au milieu de la quinte de chaque mode, et à la tierce au dessus de la finale. Outre ces trois principales cadences il y en a d'autres qui sont moindres, lesquelles l'on a aussi accoûtumé d'employer, lors que les pieces de chant sont un peu longues; sçavoir les notes qui sont à la seconde dans les

(99) Est etiam consideranda distinctio in tonorum modulationibus quam Guido voluit intelligi; quantum in quolibet cantu continuatim quoadusque vox quieverit pronuntiantur. Hæc enim per *neumas* sane declaratur : *neuma* enim est vocum seu notularum unica respiratione congrue pronuntiandarum aggregatio. *Neuma* græce, latine *nutus* solet interpretari. Describunt enim notatores in antiphonis, et nocturnis responsariis et gradualibus ipsam certa linea in modum pausæ cantilenas terminantis omnia linearum intervalla complectente, dividentem distinctiones; qua quidem innuunt vocis usus respirationem. (Franchinus, lib. i *Mus. practicæ*, cap. 8.) — Quemadmodum in metris sunt litteræ et syllabæ, partes et pedes, ac versus : ita et in harmonia sunt *phtongi*, id est *soni*, quorum duo vel tres aptantur in syllabas, ipsæque solæ, vel duplicatæ neumam, id est partem constituunt cantilenæ, et pars una, vel plures distinctionem faciunt, id est congruum respirationis locum, etc. (Guido Aretinus, cap. 15 *Micrologi*.) — Illud autem quis non intelligat, quod de vocibus quasi syllabæ, et partes, et distinctiones, vel versus fiunt, quæ omnia inter se mira suavitate concordant, tantum sæpe concordiores quantum similiores. (Guido in prologo *Antiphonarii*, cap. 9 seu ultimo.)

tons impairs; et aux tons pairs les notes qui sont à la quarte au dessous la finale : ou selon Franchin (100) toutes les notes par lesquelles le mode peut estre decemment et regulierement commencé...

« III. Les cadences du plain-chant sont ordinairement placées aux endroits de la lettre où sont les points, les deux points, ou les virgules, c'est à dire, sur les dernieres notes qui precedent les points et les virgules; afin de mieux accorder ensemble les incisions, les membres, et les periodes du chant avec ceux de la lettre, et la signification de ceux-là avec le sens de ceux cy. Ce qui, toutefois, n'empesche pas qu'il ne s'en rencontre assez souvent en d'autres endroits de la lettre, lors que ses articles ou ses membres sont un peu longs, et que les virgules ou les points sont trop éloignez les uns des autres.

« IV. Quant aux cadences des chants métriques, et aux cadences des hymnes, et des proses qui sont en plain-chant, elles sont placées à la fin ou à la clôture de chaque vers, et à leurs cesures, quand ils en ont, soit qu'il y ait du sens, soit qu'il n'y en ait pas, soit que la cesure se trouve à la fin de la diction, soit qu'elle se rencontre au milieu...

« V. Les cadences pareillement des chants rythmiques dans la psalmodie, sont à la mediation ou cesure, et à la fin ou terminaison de chacun des versets. Celles des mesmes chants dans les leçons, capitules, epistres, evangiles ou autres choses semblables sont pareillement aux mediations, et aux terminaisons de leurs versets, ou periodes; c'est à dire sur les derniers accens et syllabes, qui precedent immediatement les points, ou les deux points.

« VI. Et quoy que toutes ces sortes de cadences puissent être facilement discernées par ceux qui sont un peu versez dans la pratique du chant, neantmoins il ne sera pas inutile d'y mettre des marques, soit au plain-chant, soit au chant metrique... afin que ceux qui n'ont pas le discernement si prompt ou qui l'ignorent, puissent d'abord et sans hesiter les reconnoistre, et y faire les pauses ou silences convenables avec une plus grande uniformité. » (JUMILHAC, *La science et la prat. du plain-chant*, part. V, chap. Ier.)

CALTUDIA. — Sorte d'instrument de musique en usage dans le moyen âge. Nous ne le mentionnons ici que parce que dans une prose de la Transfiguration, *ex cod.* 92. *S. Martial. Lemov. ann. circiter* 6 0, *fol.* 236, on lit : *Sempiterna virtute cluit cuncta Dominus regens creata, cujus in* caltudia *resonemus organica*. (*Ap.* DU CANGE.)

CAMPANA. — Mot latin et provençal, qui signifie *cloche*. Les cloches ont été appelées ainsi de la province de *Campanie*. On lit dans Honorius d'Autun (lib. I, cap. 142) : *Signa, quæ nunc per campanas dantur, olim per tubas dabantur. Hæc vasa primum in Nola Campaniæ sunt reperta, unde sunt dicta. Majora quippe vero dicuntur* campanæ *a Campaniæ regione; minora* nolæ, *a civitate Nola Campaniæ*. Et dans Johannes de Janua : *Campana dicitur a Campania provincia, quia ejus usus primum ibi repertus est* (vel potius in ecclesiam introductus). *Inde* campanula *et* campanella, *ambo diminut. Inde etiam* campanarius, *qui facit campanas*, campanaria *ejus uxor, vel quæ campanas facit, et hoc* campanile, *turris in qua morantur campanæ*. (*Ap.* DU CANGE.)

CANON. — Le canon est une composition qui repose sur une imitation rigoureuse de deux ou de plusieurs parties les unes à l'égard des autres, de telle sorte que le caprice du compositeur se trouve limité à l'obligation étroite de se soumettre aux règles de l'espèce. Ces règles sont :

1° Imiter exactement les intervalles, quels qu'ils soient, dans la résolution du canon.

2° Donner aux parties qui résolvent le canon les mêmes valeurs de notes, et la même étendue dans le repos qu'à celle qui le propose.

3° Ne faire de repos à une voix qu'après l'entrée de l'autre. (*Voyez* FÉTIS, *Traité du contrepoint et de la fugue*.)

Autrefois, ainsi que le remarque Zarlino, on mettait à la tête des *fugues perpétuelles* (qui n'étaient que des imitations canoniques, car la fugue tonale n'existe que depuis la création de la dissonance naturelle), certains avertissements qui marquaient de quelle manière il fallait chanter ces sortes de fugues, et ces avertissements étant les règles de l'espèce (κανόνες), s'appelaient *canoni* ou *canone* en italien. De là est venu notre nom de *canon*, qui veut dire *règle*, dans lequel, comme nous l'avons dit, l'imitation est rigoureuse, tandis qu'elle est périodique dans la fugue tonale. (*Voy.* BROSSARD, au mot *Canone*.)

« Le canon, selon M. Fétis, remonte à la seconde moitié du XIVe siècle. Il consistait à répéter exactement, dans une partie, la mélodie d'une autre voix, en commençant l'imitation un peu après l'entrée de la première partie, de manière à former une harmonie entre les deux voix; on trouve un exemple assez grossier de cet artifice de l'art d'écrire dans le Traité anonyme de musique, daté de 1375, dont le manuscrit a appartenu à M. Roquefort; mais le plus ancien essai régulier de cette nouveauté est dans le *Benedictus* de la messe de Dufay, *Ecce ancilla Domini*, publié par M. Kiesewetter. Dans la suite, le canon a pris une grande importance et les musiciens des XVe et XVIe siècles en ont fait une des principales conditions de leurs ouvrages » (*Résumé philos. de l'Hist. de la musique*, par M. FÉTIS, pp. CC et CCI.)

Suivant M. Th. Nisard, le canon remonte à une époque beaucoup plus reculée. Dans son *Examen critique des chants de la Sainte-Chapelle*, publié par le *Correspondant* (n° du 25 août 1850), cet écrivain avait fait allusion à un exemple d'imitation canonique donné par Jean de Garlande (*Ms. de Jérôme de Moravie*).

(100) Debent insuper distinctiones ipsæ secundum Guidonem fieri et terminari, ubi sæpe et condecentius tonus ille, in quo fuerint, poterit regulariter sortiri primordia. (FRANCHINUS, lib. I *Musicæ pract.*, cap 8.)

M. de Coussemaker en a publié le *fac-simile* avec une traduction dans son *Histoire de l'harmonie au moyen âge* (Paris, in-4°, 1852, page 53 [101]). Ce fragment n'est pas le seul que les monuments nous aient conservé. Le ms **H.** 196 de la bibliothèque de la Faculté de médecine de Montpellier, que M. Nisard a signalé le premier à l'attention des savants, contient environ trois cents motets-chansons des XIe, XIIIe et XIVe siècles, à deux, trois et quatre voix. Parmi ces compositions qui, toutes, sont du plus haut intérêt, et comblent une lacune de plusieurs siècles dans l'histoire de l'art, il y en a beaucoup où l'artifice du canon musical, appelé *repetitio diversæ vocis* par Jean de Garlande, est mis en œuvre avec une véritable élégance. Voici un curieux spécimen de ce genre, que M. Nisard a bien voulu traduire pour ce *Dictionnaire*, et qui se trouve au fol. 392 recto du ms. 196 ; nous regrettons que la gravure n'ait pas respecté le travail du traducteur, et qu'elle ait défiguré toutes les longues en les représentant avec un trait descendant à gauche, au lieu de la mettre toujours à droite (▜) ou même qu'elle ait mis quelquefois ce trait à droite, mais ascendant : ce qui est contre toutes les règles en usage avant le XVe siècle.

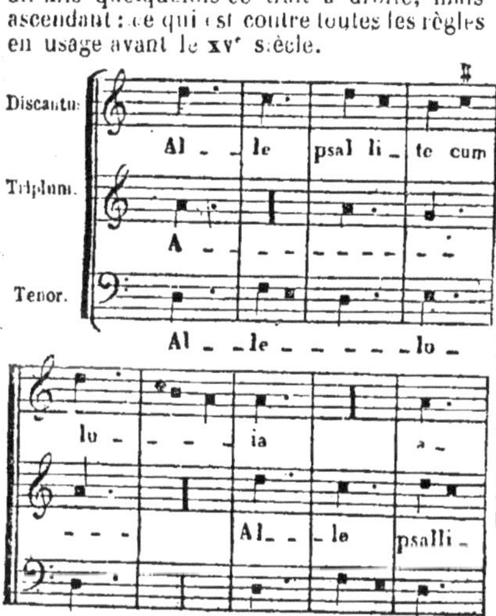

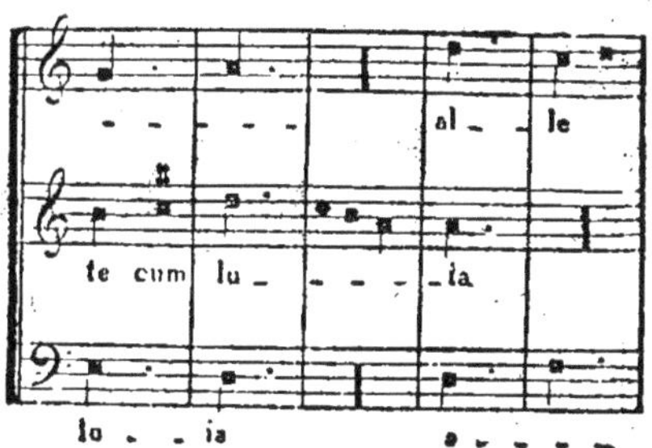

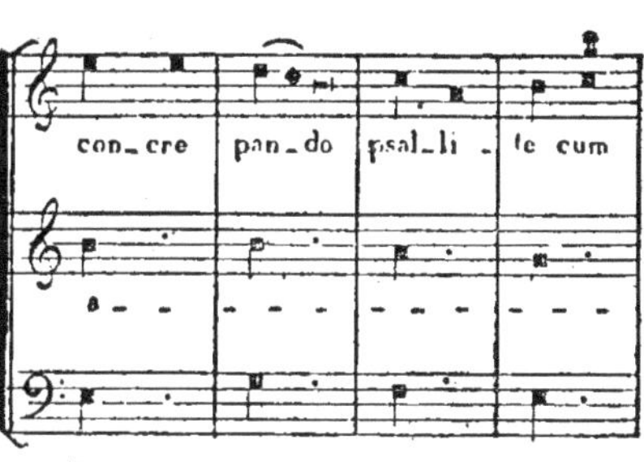

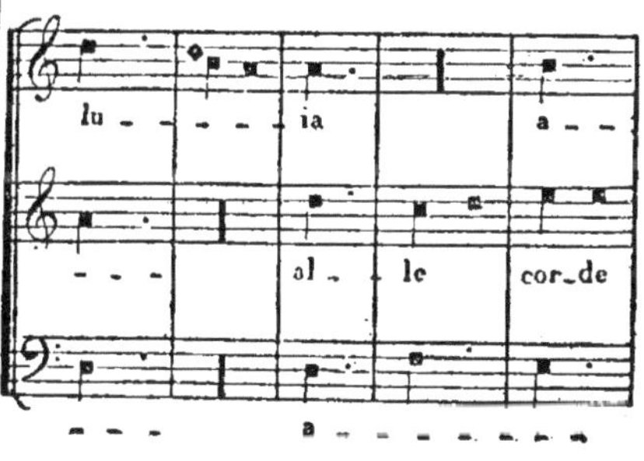

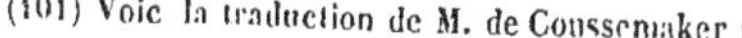

(101) Voir la traduction de M. de Coussemaker :

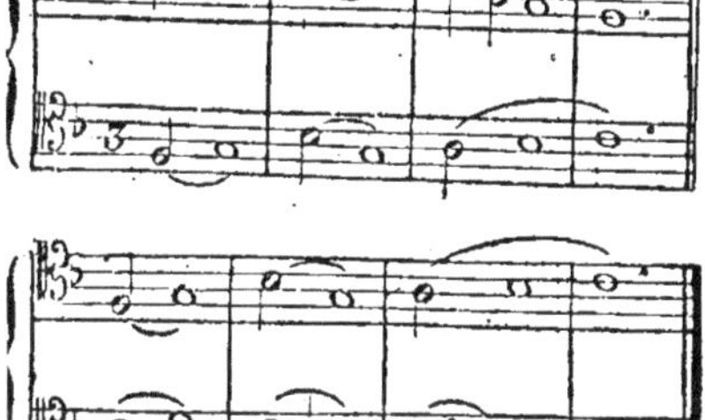

M. Th. Nisard pense qu'il faut traduire ainsi :

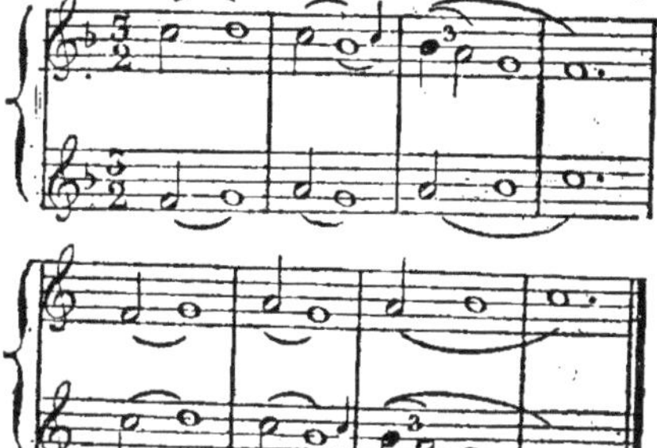

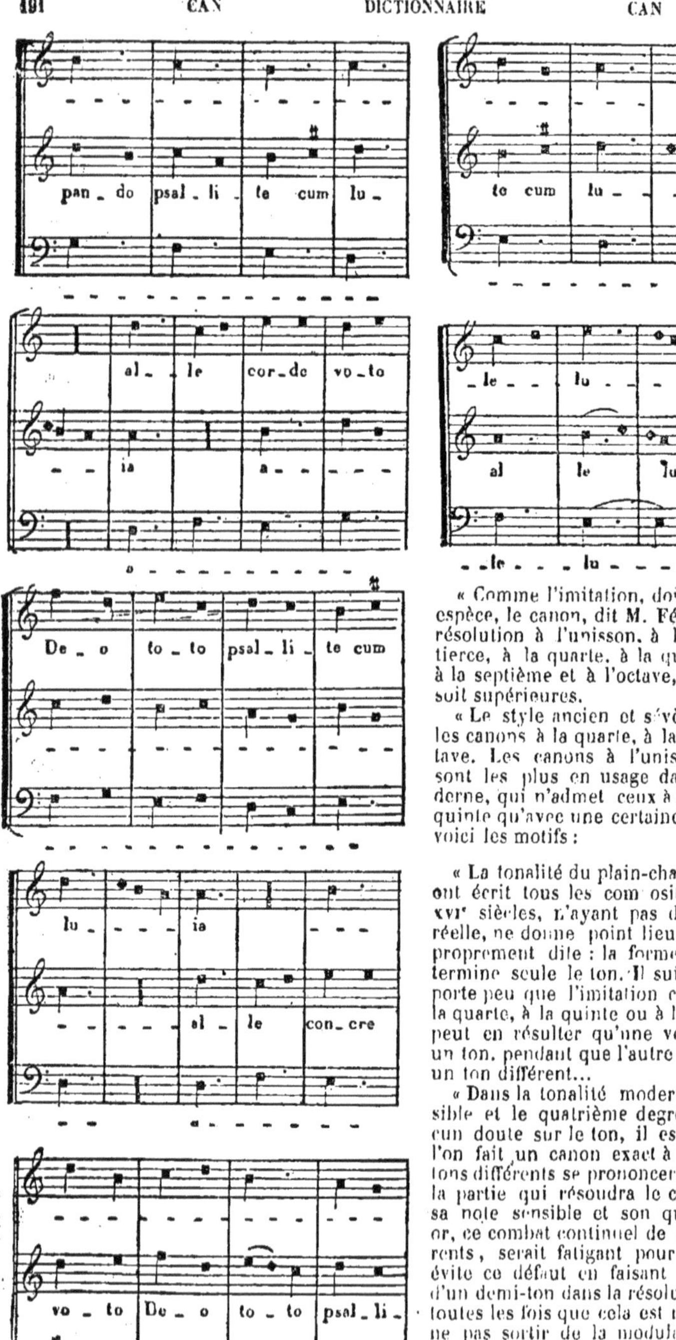

« Comme l'imitation, dont il n'est qu'une espèce, le canon, dit M. Fétis, peut avoir sa résolution à l'unisson, à la seconde, à la tierce, à la quarte, à la quinte, à la sixte, à la septième et à l'octave, soit inférieures, soit supérieures.

« Le style ancien et sévère n'admet que les canons à la quarte, à la quinte et à l'octave. Les canons à l'unisson et à l'octave sont les plus en usage dans le style moderne, qui n'admet ceux à la quarte et à la quinte qu'avec une certaine restriction dont voici les motifs :

« La tonalité du plain-chant, dans laquelle ont écrit tous les compositeurs des XVe et XVIe siècles, n'ayant pas de note sensible réelle, ne donne point lieu à la modulation proprement dite : la forme des chants détermine seule le ton. Il suit de là qu'il importe peu que l'imitation canonique soit à la quarte, à la quinte ou à l'octave, car il ne peut en résulter qu'une voix module dans un ton, pendant que l'autre modulerait dans un ton différent...

« Dans la tonalité moderne, la note sensible et le quatrième degré ne laissant aucun doute sur le ton, il est évident que si l'on fait un canon exact à la quinte, deux tons différents se prononceront à la fois, car la partie qui résoudra le canon aura aussi sa note sensible et son quatrième degré; or, ce combat continuel de deux tons différents, serait fatigant pour l'auditeur. On évite ce défaut en faisant une altération d'un demi-ton dans la résolution du canon, toutes les fois que cela est nécessaire, pour ne pas sortir de la modulation principale. Cette altération se fait en ajoutant un dièse ou en supprimant un bémol, lorsque le canon est à la quarte supérieure ou à la quinte inférieure, et en supprimant un dièse ou en ajoutant un bémol, lorsqu'il est à la quinte supérieure ou à la quarte inférieure. » (Fétis, *Traité du contrepoint et de la fugue.*)

Après ces règles générales du canon, nous en mentionnerons quelques espèces : « Le *canon circulaire*, qui, après avoir parcouru les douze tons majeurs ou mineurs du système, se trouve au point où il a commencé, et semble ainsi décrire un cercle parfait ;

Le *canon perpétuel*, qui ne diffère du canon ordinaire que par les dernières mesures, disposées de manière que le canon recommence par une voix, pendant que l'autre achève sa résolution. Le *canon circulaire* est nécessairement *perpétuel ;*

Le canon *par augmentation* ou *par diminution* dans la valeur des notes, qui se fait par des tâtonnements et des modifications de mesure en mesure ;

Le canon appelé *polymorphos*, ce qui signifie *beaucoup de formes ;* c'est celui dont le sujet est susceptible de plusieurs résolutions, soit à des intervalles différents, soit à des distances diverses, soit à volonté par un mouvement direct et contraire, soit enfin par augmentation ou par diminution ;

Le canon employé comme accompagnement du plain-chant. Mais ce genre rentre dans les règles du contrepoint fleuri à l'égard du plain-chant. Il faut mentionner encore les canons formés d'un très-grand nombre de voix et qui ne sont guère que des objets de curiosité, car ils sont dépourvus de chant, et ne roulent que sur un accord parfait. On cite deux canons de Valentini, le premier à trente-six voix, distribuées en neuf chœurs, et le second à quatre-vingt-seize parties en vingt-quatre chœurs. Dans ces canons, deux voix entrent toujours ensemble, par un mouvement contraire, à la quinte et à l'octave supérieure. Il faut ajouter que Valentini a écrit deux gros volumes in-folio sur ces puérilités, sous le titre de *Canoni nodo di Salomone a 96 voci*, Rome, 1631, in-fol., et de *Canoni musicali*, Rome 1655, in-fol. (Fétis, *ibid.*, passim.) Il ne faut pas confondre avec ces subtilités les canons de Vallerano (Paolo Augustini), de Nanini, de Porta, de Palestrina, qui sont donnés en exemple dans le Traité de M. Fétis.

Pour répondre à la curiosité des lecteurs, nous mentionnerons ici le genre de canon appelé *énigmatique* : « C'est un canon dont on n'écrit souvent que le sujet ou antécédent, en indiquant par quelque signe ou devise, le nombre de voix dont le canon se compose, et la manière de le résoudre. Un canon écrit ainsi s'appelle *canon fermé* ou *énigmatique*. Lorsqu'il est résolu et mis en partition, on lui donne le nom de *canon ouvert*. Ces sortes d'énigmes furent en vogue pendant presque toute la durée des XVIe et XVIIe siècles ; c'étaient des espèces de défis que les compositeurs faisaient aux musiciens les plus habiles, et chacun les enveloppait d'autant d'obscurité qu'il pouvait ; l'un faisait consister son mérite à cacher le sens de son énigme, et l'autre attachait sa gloire à la deviner. » (Fétis, *ibid.*)

Voici quelques-unes de ces énigmes : *Clama ne cesses, — Otia dant vitia.* L'une et l'autre faisait connaître que le conséquent répond à toutes les notes de l'antécédent, en supprimant les silences.

En voici trois qui sont significatives en ce que les lettres forment les mêmes mots, soit qu'on lise de gauche à droite, ou de droite à gauche. C'est le canon rétrograde qu'on exécutait à rebours en retournant le livre :

Signa te signa temere me tangis et angis.
Signa te signa temere me tangis et angis.
Roma tibi subito motibus ibit amor.
Roma tibi subito motibus ibit amor.
In girum imus noctu ecce ut consumimur igni.
In girum imus noctu ecce ut consumimur igni.

Crescit eundo. — Ascendo ad patrem meum. — Ces deux devises signifient que chaque fois que le canon recommence, il hausse d'un ton.

Decrescit eundo. — Sed post vesperas declinat. — A chaque reprise, le canon baisse d'un ton.

Nigra sum, sed formosa. — Cæcus non judicat de colore. — Le conséquent doit convertir en blanches les notes noires de l'antécédent.

De minimis non curat prætor. — Le conséquent ne doit chanter ni les blanches ni les noires de l'antécédent, mais seulement les rondes et les notes d'une grande valeur.

Qui se exaltat humiliabitur ; — Qui se humiliat exaltabitur ; — Contraria contrariis curantur ; — Qui non est mecum contra me est. — La réponse doit être l'opposé de l'antécédent, c'est-à-dire que si celui-ci monte, le conséquent doit descendre, et *vice versa*.

Respice in me ; ostende mihi faciem tuam. — Le conséquent exécute les notes de l'antécédent dans le sens inverse, comme si l'un et l'autre se regardaient.

Vous jeûnerez le Quatre-Temps. — Le conséquent répond après la valeur de quatre temps, c'est-à-dire de quatre mesures ɔ ou C, etc., etc.

Cherubini s'était amusé à résoudre tous les canons qui servent de vignettes à l'*Histoire de la musique* du P. Martini. On en trouve de fort curieux à la fin du Traité de M. Fétis, dont nous avons extrait tous ces détails. On en trouve également beaucoup dans le *Dictionnaire de musique* de l'*Encyclopédie méthodique*.

Mais tout cela n'est pas de l'art. Ce sont des exercices utiles sans doute, puisqu'ils servent à familiariser les élèves avec les combinaisons de la science ; malheureusement on leur persuade trop, et ils sont trop enclins à se persuader eux-mêmes que c'est là le vrai but de leurs études, et qu'ils sont de grands génies parce qu'ils ont appris à retourner un sujet de cent manières, tandis que toutes ces choses ne devraient être regardées, comme dit M. Fétis, que comme ces semelles de plomb que les anciens attachaient aux pieds des coureurs pour les rendre plus agiles, lorsqu'ils se trouvaient tout à coup débarrassés de ce poids incommode. Ce n'est pas que toutes ces formes ne soient belles lorsqu'on sait les faire servir d'encadrement à une belle idée. On sait le parti que Rossini a tiré du canon dans plusieurs de ses ouvrages, nommément dans *Moïse*. Il est vrai que Rossini a usé d'une grande liberté de style, qu'il s'est contenté de poser une phrase principale qui s'entrelace dans toutes les parties chantantes, tandis que le P. Martini, Cherubini et autres, ont su faire autant de phrases qu'il y a de parties, et qui sont autant d'accompagnements les unes à l'égard des autres. Reste à savoir si ces tours de force valent une belle idée mélodique traitée avec plus de négligence et de laisser-aller.

Tous les grands compositeurs anciens ont fait des canons, des énigmes, comme les grands poëtes ont pu faire des jeux de mots et des logogriphes. Et il est arrivé souvent qu'on a plus parlé d'un homme à cause de ses énigmes et de ses logogriphes qu'à cause de ses belles œuvres. Kiesewetter fait à ce sujet les réflexions suivantes : « Je crois devoir pourtant justifier ces grands maîtres (Ockenheim entre autres) d'un mérite si réel, du reproche qu'on leur adresse de n'avoir produit que des canons et des énigmes. Cette inculpation, qui semble d'abord assez fondée, vient de ce qu'on les juge uniquement d'après les livres élémentaires, les compilations, et même d'après les grands et savants traités des théorididactic ens qui les ont suivis, ceux des Allemands surtout, qui n'ont cherché à recueillir, dans les œuvres de ces maîtres, que des amphigouris harmoniques, si bien qu'on a fini par s'imaginer à tort qu'ils n'avaient jamais fait autre chose. En effet, on n'a connu l'inimitable Ockenheim, c'est ainsi que l'appelle Baïni, que par un canon d'une exécution impossible, portant le titre de *Fuga trium vocum in Epidiatessarum*, ou par la messe *Ad omnem tuum*, du reste fort ridicule, et dans la notation de laquelle il n'y a pas de clef. Ce sont là les seuls échantillons que Glaréan nous donne de ce maître, dans son *Dodecachordon*. Le même Glaréan ne nous allègue autre chose en faveur du génie d'Ockenheim, si ce n'est qu'il a pris plaisir *à faire dériver plusieurs parties d'une seule*; il cite même à sa louange un *Garritum quemdam triginta sex vocum* qu'il déclare ne pas avoir vu. Par cette dénomination, il ne faut pas se représenter un motet à trente-six voix effectives, mais bien un *canon circulaire* comme ceux qui ont été déterrés depuis par les amateurs de ces sortes de compositions. On n'a, il est vrai, conservé de ce maître qu'un petit nombre de productions, et très-peu de bibliothèques peuvent se vanter d'en posséder (102). » M. Kiesewetter renvoie ici à des fragments d'Ockenheim, qu'il donne dans ses planches, et à des morceaux de la messe *Gaudeamus*, qui, suivant lui, attestaient la supériorité de ce maître sur son prédécesseur Dufay.

CANTABILE. — « Adjectif italien, qui signifie *chantable*, *commode à chanter*. Il se dit de tous les chants dont, en quelque mesure que ce soit, les intervalles ne sont pas trop grands, ni les notes trop précipitées, de sorte qu'on peut les chanter aisément sans forcer ni gêner la voix. » (J.-J. ROUSSEAU.)

CANTAR, CANTA, CANTAT. — Mot provençal qui signifie *chantrerie* ou *anniversaire pour les morts*. De là le mot latin *cantare*, substantif; car il n'est employé que dans les archives du midi, d'Aix, de Marseille, de Digne, etc. (*Voy.* le *Dictionnaire provençal* d'Honnorat, et Du Cange.)

CANTARIUM. — C'est ce que les historiens appellent *theca*, une sorte de cassette où l'on déposait l'Antiphonaire authentique, pour qu'il fût à portée d'être consulté. Eckeardus le Jeune dit, dans la vie de Notker Balbulus : « Erat Romæ ministerium quoddam et theca ad Antiphonarii authentici publicam omnibus adventantibus inspectionem repositorii, quod a cantu nominabant *cantarium*. Tale quidem ipse apud nos, ad instar illius circa aram Apostolorum, cum authentico locari fecit, quem ipse attulit, exemplato Antiphonario, in quo usque hodie, si quid dissentitur, quasi in speculo error ejusmodi universus corrigitur. » (EKKEARDI JUN., lib. *De Cas. monast. S. Galli*, apud MELCH. GOLDAST, *Rerum alamannicarum scriptores*; Francf., in-fol., 1606, t. I, p. 60.)

— « Recolo me legisse in commentariis rerum Moscovitarum non audere Moscovitas Evangelium tangere, nisi prius laverint manus, seque signo crucis munierint, et inclinato capite honorem ei exhibuerint; quorum tametsi schismaticorum reverentiam par esset omnes orthodoxos imitari. Morem, qui nunc viget collocandi super pulvinar librum Missalem, antiquum esse colligo ex ordine Romano, in quo statuitur ut perlecto Evangelio accipiat subdiaconus pulvinar et Evangelium a diacono, cum que præcedat. In eodem libro inter ea quæ portantur ante pontificem euntem ad stationem, nominatur *cantatorium*, quod nihil aliud esse conjicio quam librum seu potius tabulam, in qua scriptum erat responsorium canendum post epistolam; nam infra ait : *Postquam legerit subdiaconus epistolam, ascendit cantor cum cantario et dicit responsorium.* » (*Rerum Liturgicarum libri duo* auctore JOANNE BONA; Parisiis, M.DC.LXXII, l. I, c. 25, p. 275.)

Incipit liber quod cantatorium dicitur, lit-on dans un manuscrit de l'abbaye de Saint-Gall. (*Ap.* DU CANGE.)

On lit dans l'Ordinaire romain : *Postquam legerit, cantor cum* cantatorio *ascendit* (in ambonem) *et dicit responsorium gradualem.* (*Ibid.*)

(102) « Petrucci n'a imprimé que fort peu de choses d'Ockenheim. » (*Hist. de la musique occidentale, époque Ockenheim*).

Ainsi, on appelait *cantatorium* le livre *graduel*, parce que ce livre contient les versets qu'on chantait sur les degrés, sur le lieu élevé nommé aussi *cantatorium*.

CANTATA. — Mot latin qui signifiait *messe chantée* dans certains pays.

Apud Du Cange : Charta Swecica, ann. 1414 apud Schefferum ad chronicon. Archiepiscop. Upsaliensium, p. 252 : *Ut vicarius perpetuus... præsentibus quatuor vicariis et quatuor parvulis choralibus, annis singulis cantatas dicere teneatur, videlicet primum de B. Virgine in crastino Nativitatis ejusdem, secundum de omnibus sanctis*, etc.

CANTATE. — Sorte de petit drame à voix seules, qui, à l'origine, comportait un accompagnement de clavecin. La *cantate* avait succédé, au XVIe siècle, à de petites pièces de chant à couplets, pour voix seules, avec accompagnement de clavecin, de luth ou de théorbe, qui avaient remplacé les madrigaux à quatre ou cinq voix, et des pièces instrumentales appelées *ricercari* qui, comme les madrigaux, se distinguaient par des combinaisons imitatives et canoniques. Il y avait des cantates sacrées, dont le sujet était les louanges de quelque saint. Elles étaient chantées dans les églises, et avaient quelque ressemblance avec les oratorios.

Carissimi est le premier compositeur qui ait écrit des *cantates*.

« La cantate est un petit poëme qui, à le considérer sous le rapport littéraire, n'a point de caractère bien déterminé : néanmoins c'est le plus souvent le récit d'un fait simple et intéressant, entremêlé de réflexions ou de l'expression de quelques sentiments. Du reste, elle peut être de tous les genres et de tous les caractères, sacré, profane, héroïque, comique, et même bouffon ; admettre un seul ou plusieurs personnages ; et l'on conçoit qu'il est des cas où elle rentre dans le genre de l'oratorio : telles sont la *Passion* de Ramler, la *Création* d'Haydn, et autres.

« La cantate tire son origine du drame lyrique. On fait remonter l'époque de son invention au commencement du XVIIe siècle (vers 1620). Poliaschi, de Rome, Loreti Vittorii, de Spolète, et B. Ferrari, de Reggio, appelé Ferrari du Théorbe, à cause de son habileté sur cet instrument, sont les premiers auteurs que l'on cite comme ayant acquis quelque réputation en ce genre. On nomme, après eux, T. Merula, Graziani, Bassani, et surtout Carissimi. Vers le milieu de ce même siècle, M.-A. Cesti, son élève, qui perfectionna le récitatif, L. Rossi, Legrenzi, et enfin, le célèbre A. Scarlatti, qui surpassa tous ses prédécesseurs, autant par la fécondité que par l'éclat de son génie. Au commencement du XVIIIe, on remarque Fr. Gasparini, Giov. et Ant. Bononcini ; le célèbre B. Marcello, qui a composé plusieurs cantates très-estimées ; Pergolèse, dont l'*Orphée* est cité comme un chef-d'œuvre ; Vivaldi, connu par ses œuvres de violon ; enfin, le baron d'Astorga et le célèbre N. Porpora, qui ont laissé l'un et l'autre des recueils qui sont comme ce qu'il y a de plus classique en ce genre.

« Nous avons malheureusement à faire sur la cantate la même réflexion que sur les madrigaux : c'est encore une espèce de composition abandonnée et négligée depuis près de deux générations, au point que les amateurs instruits sont les seuls qui daignent étudier les chefs-d'œuvre que nous ont laissés les générations précédentes. » (Sommaire de l'*Hist. de la Musique*, placée en tête *du Dictionnaire des musiciens*, par Choron.)

CANTATRICE. — On appelait du nom de *cantatrices* des femmes dont la profession était de chanter des lamentations aux cérémonies des obsèques. Saint Chrysostome et saint Jérôme parlent de cet usage comme était pratiqué dans la Judée : *Hic mos*, dit ce dernier (in cap. IX *Jerem.*) *usque hodie permanet in Judæa, ut mulieres, sparsis crinibus, nudatisque pectoribus, voce modulata omnes ad fletum concitent.* Ces femmes étaient nommées *tubicines* ou *tibicines*, parce que leurs fonctions les assimilaient aux anciennes *pleureuses* qui mêlaient leurs cris au son des trompettes dans les funérailles ; plus tard, des *compteuses*, *computatrices*, parce qu'elles faisaient l'énumération des vertus, des dignités, des richesses, etc., du défunt. Les textes suivants que nous empruntons à Du Cange prouvent qu'elles ont été l'objet de plusieurs excommunications : « Synodicon Nicotiense, cap. 20 : *Quia morbus quidam pestifer et infidelitati vicinus valuit in his partibus, ut videlicet in exsequiis mortuorum, in domibus, ecclesiis, et cœmeteriis, tubicines, quæ lugubre canunt, quas* cantatrices *vocant, advocentur, quæ non solum turbant divina, verum etiam provocant seu excitant alios verbis vanis ac cantibus et paganorum ac Judæorum ritui consonis, ad plorandum, verberandum, et lacerandum seipsas : hoc ne fiat de cætero, districtissime et sub excommunicationis vinculo prohibemus*, etc. — Excommunicantur eæ in concilio Nemosiensi, ann. 1208, cap. 4 : *Et cantatrices in funeribus defunctorum sive in ecclesia, sive in cœmeteriis, seu alibi — Lamentatrices* appellantur in concilio Marciacensi, ann. 1326, cap. 23, ubi et interdicuntur. »

On lit dans Boncompagnus, de Bologne, qui vécut en 1213, dans l'*Ars dictaminis*, lib. I (sub fine) : *Ducuntur Romæ quædam feminæ pretio nummario ad plangendum super corpora defunctorum, quæ* computatrices *vocantur, ex eo quod sub specie rhythmica nobilitates, divitias, formas, fortunas et omnes laudabiles mortuorum actus computant seriatim. Sedet namque Computatrix aut interdum recta, vel interdum proclivis, stat super genua, crinibus dissolutis, et incipit præconia laudum voce variabili juxta corpus defuncti narrare, et semper in fine clausulæ, Ho! vel Hi! promit voce plangenti. Et tunc omnes astantes cum ipsa flebiles voces emittunt. Sed* computatrix *producit lacrymas pretii, non doloris.* Cette profession est prohibée dans les Statuts de Milan, 1re part., cap. 470.

On trouve des peintures de *cantatrices* et de *compteuses* sur certains tombeaux, notamment sur le mausolée d'Anne de Bourgogne, morte en 1232, duchesse de Bedfort, dans l'église des Célestins de Paris.

Un autre article de Du Cange nous apprend que l'on donnait le nom de *reputatio* à la lamentation plus ou moins harmonieuse de ces femmes, et qu'elles étaient nommées aussi *reputatrices* et *reputantes*, « quod defunctorum gesta reputarent seu narrarent. » Il cite les constitutions de Frédéric, roi de Sicile : *Quoniam Raputationes* (Reputationes) *cantus et soni, qui propter defunctos celebrantur, animos astantium convertunt in luctum, et movent eos quodammodo ad injuriam Creatoris, prohibemus* Reputantes *funeribus adesse, vel aliæ mulieres quæ earum utuntur ministerio, nec in domibus seu ecclesiis, vel sepulturis, vel alio quocunque loco, nec pulsentur circa funebria guidernæ vel guitenæ, vel tympana, vel alia solita instrumenta, quæ ars magis ad gaudium quam ad tristitiam adinvenit, pœna unciarum auri quatuor mulctandis iis qui eas admiserint circa hoc, et ipsis* Reputatricibus *similiter : quæ* Reputatrices, *si pœnam solvere propter paupertatem non possint, ne pœnalis prohibitiæ eludatur, fustibus cædantur per civitatem et terram ubi prohibita tentaverunt.*

CANTILENA (*Cantilène*). — Mot employé, pendant le moyen âge, pour désigner tout morceau de musique religieuse, comme on peut le voir dans la lettre que le Pape Paul Ier écrivit à saint Remi, évêque de Rouen et frère du roi Pépin le Bref (*Vita S. Remig., episcop. Rotomag, apud Bolland*, XIX *jan.*). On donnait aussi à ce mot une extension plus générale, en l'appliquant à toute espèce de musique; c'est ainsi que les artistes du moyen âge disaient : *Ter terni sunt modi* (intervalla scilicet) *quibus omnis cantilena contexitur*. (GERBERTI, *Script.*, tom. II, p. 150.) (Th. NISARD.)

CANTIQUE. — « Les Patriarches, et les autres personnes éminentes en dignité, en vertu et en piété, à leur imitation, ont pareillement honoré Dieu, et luy ont consacré leur langue par des Cantiques spirituels. Et il est remarquable que, dans l'Ecriture (103), leur application à l'art de chanter fait partie de leurs louanges. La sage et généreuse Debbora, après la défaite des Chananéens, fit éclater sa reconnoissance envers Dieu par un (104) Cantique plein d'ardeur et de piété. La naissance de Samuel en fit chanter un autre à (105) Anne, sa mère, pour rendre grâces à celuy qui donne aux femmes stériles la joye d'une heureuse fécondité. Il n'y a rien de plus connu dans l'Eglise que les Pseaumes de David; ils sont une preuve de son zèle à employer sa voix aux louanges divines, et un modelle aussi bien qu'un motif pour l'imiter dans ce saint exercice. Les Docteurs et les Pères de l'Eglise employent aux Préfaces de leurs commentaires sur ces Pseaumes et en d'autres endroits toute leur éloquence pour nous en déclarer l'excellence, et les grands avantages que les âmes fidelles en reçoivent. Le bel ordre qui s'observoit dans leur chant, et la multitude des chantres, et des instruments qui y estoient destinez (106) par le mesme Roy, et par le sage Salomon, son fils et son successeur, font voir l'estime qu'ils faisoient de cet art, et la grande habitude que leurs peuples avoient dans sa pratique. Mais le commandement exprès qui en avoit esté fait à ces Roys de la part de Dieu (107) est un évident témoignage de l'estat qu'il en fait luy mesme, combien il agrée ce saint exercice, et la vénération que nous devons avoir pour cette institution divine. Il seroit trop long de faire icy mention des (108) Cantiques d'Isaye, d'Ezéchias, et des autres justes de l'ancienne loy, ce qui en a esté dit peut suffire.

« Il reste seulement à voir ce qui s'est pratiqué dans le christianisme à l'égard du présent sujet. Il a esté cy dessus parlé de Marie, sœur de Moyse, qui célébra le premier Cantique qui se lise dans l'Ancien Testament. Voicy une Marie beaucoup plus relevée en dignité et en grâce, qui, ayant conçeu dans son chaste sein le Sauveur du monde, en glorifia Dieu par le premier Cantique (109) que nous lisions dans le nouveau, qui est si merveilleux que l'Eglise nous le fait chanter tous les jours, afin que, répétant les paroles de cette incomparable Vierge, nous participions aussi à sa dévotion et à son (110) esprit. Saint Zacharie, à son imitation, en chanta (111) un autre à la naissance du Précurseur du mesme Sauveur, et les saints anges imitèrent pareillement celle qui estoit devenue leur Reyne par le mystère de l'Incarnation, en honorant par un Hymne la naissance (112) que le Sauveur prit de cette incomparable Vierge. Le saint vieillard Siméon chanta semblablement son Cantique (113), lorsqu'elle le luy présenta au temple, et le Sauveur mesme daigna authoriser l'exercice du chant, lorsqu'avec les Apostres

(103) In peritia sua requirentes modos musicos. (*Eccli.* XLIV, 5.)

(104) Cecinerunt que D b ra et Barac filius Abinoem in illo die dicentes. (*Judic.*, V, 1.)

(105) *I Reg.*, II. 1.

(106) *Reg.* et *II Paralipom.*

(107) Constituit quoque Ezechias Levitas in domo Domini cum cymbalis, et psalteriis, et cy haris, secundum dispositionem David Regis et Gad Videntis et Nathan prophetæ : siquidem DOMINI PRÆCEPTUM FUIT per manum prophetarum ejus. (*II Paralipom.*, XXIX, 25.)

Dixitque angelus eis : Pax vobis, nolite timere : etenim cum essem vobiscum, per voluntatem Dei eram : ipsum benedicite, et cantate illi. (*Tobiæ* XII, 18.)

(108) *Isaiæ* V et XXVI, et XXXVIII, 10.

Tunc cantavit canticum hoc Domino Judith, dicens. (*Judith* XVI, 1, etc.)

(109) *Lucæ* I, 46.

(110) Sit in singulis spiritus Mariæ, ut exsultent in Deo. (AMBROSIUS *in Lucam.*)

(111) *Luc.* I, 68.

(112) *Luc.* II, 14.

(113) *Luc.* II, 28.

il dit un **Hymne** (114) aprés l'institution du très-saint Sacrement, immédiatement avant que d'entrer dans le cours de sa sainte Passion. Car cet Hymne ne consistoit pas dans une seule prière, mais dans une prière récitée avec chant et dans un Cantique d'action de grâces (115). Il ne se contenta pas mesme de nous en avoir donné l'exemple, il voulut encore en instruire les Apostres, leur en ordonner la pratique (116), et en faire le commandement à toute l'Eglise en leur personne; d'où vient que saint Paul recommande si fort aux Chrestiens de s'entretenir dans la ferveur par des Pseaumes et des Cantiques spirituels; (117) et que l'Eglise observe cette sainte discipline dès sa naissance, ainsi que Philon mesme et Pline le neveu l'ont écrit (118), desquels le témoignage ne peut estre suspect, d'autant que l'un estoit juif, l'autre payen, et tous deux ennemis du nom chrestien. Depuis, l'Eglise a toujours continué de pratiquer ce moyen d'honorer Dieu, sans qu'aucune chose ait pu interrompre le cours de ce saint exercice (119), qui luy est un prélude, et un essay de ce qu'elle doit faire un jour dans le ciel avec les anges et les saints. C'est pourquoy les Pères ont appellé le chant de l'Eglise l'employ des anges, l'œuvre de Dieu (120) et l'office divin. Par où il est aisé de voir combien ceux-là se trompent qui en jugent bassement, et qui ne le regardent que comme le partage d s Ecclésiastiques du commun, et de ceux qui ont plus de voix que d'esprit; et combien ceux qui y sont occupez y doivent apporter d'attention et de ferveur, afin de s'acquitter dignement d'un si saint ministère. » (JUMILHAC, *Science et pratique du Plain-Chant*, part. I, chap. 3)

CANTIQUE. — Le cantique, dans son acception la plus étendue, est toute espèce de poésie qui se chante, et, dans un sens restreint, c'est un poëme composé en langue vulgaire sur un sujet de religion ou de morale.

Pour découvrir l'origine de ce genre de poésie et sa destination primitive, il faut remonter aux époques bibliques et jusqu'à Moïse, auquel nous devons les deux premiers cantiques dont il soit fait mention dans l'histoire. Ce sont le *Cantemus Domino : gloriose enim magnificatus est* (*Exode*, XV),

(114) Et hymno dicto exierunt in montem Olivarum. (*Matth.* XXVI, 30.)

(115) Hymni cantus sunt continentes laudes Dei : si sit laus, et non sit Dei, non est hymnus : et si sit laus, et Dei laus, et non cantetur, non est hymnus. Oportet ergo, ut sit hymnus, habeat hæc tria : et laudem et Dei laudem, et canticum. (AUGUST. *in psal.* CXLVIII.)

Modulata laus est hymnus, ut quidem arbitror : cum cantione psalmus est psalmodia. (GREGOR. NAZIANZ. *Carmine iambico*, 15.)

Hymnus est cantus cum laudantium, seu carmen lætitiæ et laudis. (ISID., lib. VI, *Orig.*, cap. 10.)

(116) De hymnis et psalmis canendis cum et ipsius Domini, et apostolorum habeamus documenta, et exempla, et præcepta, *etc.* (AUGUSTIN., epist. CXIX, cap. 18.)

(117) Loquentes vobismetipsis in psalmis, et hymnis, et canticis spiritualibus cantantes et psallentes in cordibus vestris Domino. (*Ad Ephes.* V, 19 ; *ad Coloss.* III, 16.)

(118) Therapeutæ non solum contemplantur; sed etiam cantica et hymnos in laudem Dei componunt vario metrorum genere, rythmisque concinnantes in augustiorem et religiosam speciem. *Et infra :* Nonnulli ex his vix tertio quoque die famem reliniunt, attenti magis ad disciplinarum scientiam : nec desunt, qui prælaute accepti epulo sapientiæ copiose præbentis sua placita perdurant duplum ejus temporis, et vix sex o die degustant cibum necessarium, assueti, sicut cicadæ, rore vivere; canticis, opinor, solantes inediam. *Et longe infra versus finem :* Tum assurgens præses hymnum in laudem Dei primus canit, aut recens a se compositum, aut desumptum ab aliquo veterum, *etc.* (PHILO, *Vita contemplativa sive supplicum virtutibus.*)

Christiani soliti sunt stato die ante lucem convenire carmenque Christo quasi Deo dicere secum invicem. (PLINIUS, II, lib. X, epist. 97, *ad Trajanum.* LUCIANUS *in Philopatr.*)

(119) Gratos nos illi exhibentes, rationalesque pompas, et hymnos illi celebramus atque decantamus, *etc.* (JUSTINUS *martyr. in oratione ad Antoninum Pium.*)

* CLEMENS ALEXAND., *Oratione ad gentes.*

* Sonant inter duos psalmi et hymni, et mutuo provocant, quis melius Deo succinat. (TERTULLIANUS, *ad Uxorem*, lib. II, in fine.)

* BASILIUS, epist. 69.

* Diei ortus psalmum resultat, psalmum resonat occasus. Mulieres Apostolus in ecclesia tacere jubet; psalmum etiam bene clamant. Hic omni dulcis ætati, hic utrique aptus est sexui ; hunc senes rigore senectutis deposito canunt, hunc veterani tristes in cordis sui jucunditate respondent; hunc juvenes sine invidia cantant lasciviæ, hunc adolescentes sine lubricæ ætatis periculo, et tentamento concinunt voluptatis. Juvenculæ ipsæ sine dispendio matronalis psallunt pudoris, puellulæ sine prolapsione verecundiæ cum sobrietate gravitatis hymnum Deo inflexæ vocis suavitate modulantur : hunc tenere gestit pueritia, hunc meditari gaudet infantia, quæ alia declinat ediscere; psalmum reges sine potestatis supercilio resultant, psalmus regibus cantatur ab imperatoribus, jubilatur a singulis. Certant clamare singuli quod omnibus proficit. Psalmus virtutum organum est, quod sancti Spiritus plectro pangens propheta venerabilis cœlestis sonitus facit in terris du cedinem resultare. (AMBROS., *præfat. in psalmos.*)

(120) Psalmus angelorum opus est; cœleste munus atque administratio, incensum spirituale. Psalmus tu nium illuminatio, ac corporum sanctificatio. In hoc nunquam, fratres, exercere desistamus; et domi et extra in viis, et dormientes et excitati loquentes nobismetipsis, in psalmis et hymnis et canticis spiritualibus. Psalmus piorum gaudium : hic otiosiloquium exterminat, risum reprimit, judicium suggerit, animam in Dei laudem excitat, cum angelis choros agit. (S. EPHREM. t. I, pag. 13.)

* Ubique credimus divinam esse præsentiam, et oculos Domini in omni loco speculari bonos et malos : maxime tamen hoc sine aliqua dubitatione credamus, cum ad opus divinum assistimus. (S. BENEDICTUS, cap. 19 *Regulæ.*)

* Ad horam divini officii mox ut auditum fuerit signum, omnia cum festinatione curratur, cum gravitate tamen. *Et paulo infra :* Ergo operi Dei nihil præponatur. (S. BENEDICT., cap. 43 *Regulæ.*) *Item :* Festinent se prævenire ad opus Dei. (cap. 22.)

* Ex regula nostra nihil operi Dei præponere licet. Quo quidem nomine laudum solemnia, quæ Deo quotidie in oratorio persolvuntur, Pater ideo Benedictus voluit appellari, ut ex hoc clarius aperiret, quam nos operi illi velit esse intentos. (BERNARD., *Serm.* 47 *in cantica.*)

composé pour célébrer le passage miraculeux de la mer Rouge par les Hébreux, sauvés de la poursuite de l'armée de Pharaon, et qui fut chanté par ce législateur et par tout le peuple, auxquels répondait le chœur des femmes d'Israël ayant à leur tête la prophétesse Marie, sœur d'Aaron, accompagnant leurs voix d'instruments de musique, et même de danses religieuses, devenues, depuis, partie intégrante du culte hébraïque; et celui du chap. XXXII du *Deutéronome: Audite, cœli, quæ loquor; audiat terra verba oris mei*, où Moïse, peu de temps avant de mourir, rappelle au peuple israélite assemblé les bienfaits dont Dieu l'a comblé et les maux par lesquels il a châtié son ingratitude. Après ces deux cantiques, les plus anciens et les plus célèbres de l'antiquité, l'Ancien Testament nous offre ceux de Debora, *Qui sponte obtulistis de Israel animas vestras...* (*Juges*, V); de la prophétesse Anne, *Exsultavit cor meum in Domino* (*I Rois*, II, 1); de Judith, *Incipite Domino in tympanis....* (*Judith*, XVI); d'Isaïe, *Confitebor tibi, Domine....* (XII, 1); du roi Ezéchias, *Ego dixi : In dimidio annorum meorum...* (*Isaïe*, XXXVIII, 10); d'Habacuc, *Domine, audivi vocem tuam, et timui* (III, 1); des trois enfants dans la fournaise, *Benedicite, omnia opera Domini Domino* (*Daniel*, III, 57); celui des Lévites, *Surgite, benedicite Domino Deo vestro...* (*II Esdras*, IX) et le *Cantique des cantiques* de Salomon, qui, d'après la version des Septante, en avait composé cinq mille. Il faut ranger aussi sous cette dénomination générale les *Psaumes* du roi David, qui furent écrits pour être chantés, et l'étaient en effet. Dans les *Paralipomènes* (liv. I, chap. XVI et XXV) on voit que le Prophète royal avait établi deux cent quatre-vingt-huit chefs d'orchestre pour diriger quatre mille musiciens, divisés en vingt-quatre classes, lesquelles devaient se succéder de semaine en semaine pour le service du temple. Asaph, Héman et Idithun étaient les chefs de cet immense corps de musiciens, chargés d'exécuter devant l'Arche d'alliance les cantiques inspirés au Roi-Prophète par l'Esprit-Saint. Le chant était accompagné des accords des instruments de musique et de chœurs de danse formés par des troupes d'hommes, de femmes, de garçons et de filles, portant tous un vêtement uniforme, et chantant le même air en dansant le même pas avec une gravité pleine de modestie. Ces divins cantiques, auxquels rien n'est comparable dans aucune littérature, étaient encore, cinq cents ans après la mort de David, chantés dans le temple de Zorobabel par les Israélites de retour de la captivité; et même aujourd'hui ils retentissent dans les synagogues des juifs et dans les églises chrétiennes, comme la plus magnifique louange des œuvres de Dieu et l'aveu le plus éclatant de la misère de l'homme.

Le Nouveau Testament renferme trois beaux cantiques, qu'on est convenu d'appeler *évangéliques*, parce qu'ils sont tirés des écrits des évangélistes. Ce sont le Cantique de Zacharie, *Benedictus Dominus Deus Israel..* (*Luc*, I); celui de la sainte Vierge, *Magnificat...* (*Ibid*, I); et celui de Siméon. *Nunc dimittis...* (*Ibid.*, II). Tous ces cantiques, épars dans les Livres saints, constituent le plus admirable monument de poésie lyrique élevé à la gloire d'une religion et à l'honneur d'un peuple.

Les nations païennes à leur tour, sous l'influence des deux nobles sentiments qui sont la base des sociétés humaines, connurent aussi le *Cantique*, et l'employèrent à offrir des hommages publics à la Divinité, et à exciter les dévouements à la patrie. Orphée fit servir la poésie et la musique au culte divin; et c'est aux hymnes religieux, aux cantiques sacrés par lesquels il adoucit, comme par enchantement, les mœurs des hommes en leur inspirant le respect des dieux et l'amour de la vertu, qu'il doit la juste célébrité de son nom, parvenu seul jusqu'à nous, à travers tant de siècles, entouré de la gloire d'un génie pieux et civilisateur. A Athènes, dans les fêtes religieuses des Panathénées, un chœur de jeunes hommes chantait des vers en l'honneur de Minerve, déesse protectrice des peuples confédérés de l'Attique. « Point de ville, qui, dans le courant de l'année, ne solennise quantité de fêtes en l'honneur de ses dieux; point de fête qui ne soit embellie par des cantiques nouveaux; point de cantique qui ne soit chanté en présence de tous les habitants, et par des chœurs de jeunes gens tirés des principales familles. » (*Voyage du jeune Anacharsis*, t. VII, p. 51.) L'auteur de ce savant ouvrage qui, dans son 27e chapitre sur la musique des Grecs, a observé que les anciens poëtes étaient tout à la fois musiciens, philosophes, législateurs, ajoute que l'harmonie phrygienne fut destinée aux cantiques sacrés, dont la plupart appelés *nomes*, c'est-à-dire lois ou modèles, étaient divisés en plusieurs parties renfermant une action, et que les danses étaient comprises parmi les cérémonies religieuses. On sait qu'Alcée, après avoir célébré la liberté et maudit les tyrans dans des vers que les armées chantaient en allant au combat, consacra les accents de sa lyre à la louange des dieux de la patrie, et que ce fut à la faveur de l'enthousiasme excité par un chant martial que Solon, auquel les temples devaient déjà de beaux cantiques religieux, entraîna les Athéniens dans l'île de Salamine, au mépris du décret qui condamnait l'orateur assez hardi pour en proposer la conquête Quand Auguste, l'an de Rome 737, ordonna de célébrer les Jeux séculaires institués en l'honneur de Phébus et de Diane, il chargea le plus fameux poëte lyrique de l'empire, Horace, de composer le cantique qui devait faire partie de cette solennité, consacrée par des sacrifices. Ce poëme fut chanté par trois chœurs, l'un représentant le peuple, l'autre les jeunes hommes et un autre les jeunes filles, forme prescrite par les pages sacerdotales des Livres sibyllins.

Il est si naturel à l'homme de traduire ses plus vives impressions par le chant, de l'adapter, dans une forme solennelle, aux grandes circonstances de la vie publique, soit comme un hommage suprême à la Divinité, soit comme moyen d'encourager aux importants devoirs de l'existence sociale, que le *Cantique* se retrouve même chez les peuples barbares. Tacite, décrivant les mœurs des Germains, en constate l'usage dans le culte des divinités adorées parmi eux. « Ils chantent, dit-il, dans des vers antiques, qui sont leur seule histoire et toutes leurs annales, le dieu Tuiston et son fils Mann, source et fondateurs de leur nation » : *Celebrant carminibus antiquis quod unum apud illos memoriæ et annalium est, Tuistonem deum et filium Mannum, originem gentis conditoresque.* (Cap. 2.) Ces anciens cantiques « étaient des pièces de poésie faites à la louange des dieux et des héros, et destinées à perpétuer le souvenir des principaux événements. Ces espèces de romances n'étaient point écrites, et ne faisaient que passer de bouche en bouche. Cependant le soin que l'on avait de les apprendre aux jeunes gens, l'usage non interrompu de les chanter en certaines occasions, enfin la mesure des vers (car elles étaient sans doute rimées), devaient les préserver longtemps de toute altération considérable. Il semble qu'au VIIIe siècle depuis Jésus-Christ on n'avait pas encore oublié totalement ces vieilles chroniques orales des Germains, puisque, au rapport d'Eginhard, Charlemagne écrivit, c'est-à-dire fit mettre par écrit, pour les transmettre à la postérité, ces cantiques barbares et très-anciens, où l'on célébrait les actions et les guerres des anciens rois. » *Barbara (id est Germanica [Pertz]) et antiquissima carmina, quibus veterum regum actus et bella canebantur, scripsit memoriæque mandavit.* (*Vita Karoli imperatoris.*) Nous croyons devoir avertir qu'à la suite des observations que nous avons empruntées à l'*Histoire de la littérature* de M. Schlegel, nous avons modifié l'interprétation que son traducteur a donnée des trois derniers mots du texte d'Eginhard, auquel il fait dire que Charlemagne *se donna même la peine d'apprendre* ces chants nationaux des Germains, ce que n'a pas voulu faire entendre son biographe. L'historien romain nous apprend encore d'autres détails curieux concernant ce peuple. « On prétend aussi qu'ils ont leur Hercule, et c'est le premier des héros qu'ils chantent en marchant au combat. Ils ont un autre chant, appelé *bardit*, par lequel ils s'animent au combat, et qui leur est un présage de victoire ou de défaite; ils tremblent ou font trembler selon qu'ils ont entonné le bardit. C'est moins une suite de paroles que le cri du courage. Ils cherchent à produire des sons durs et des murmures brisés, en plaçant leurs boucliers devant leurs bouches, afin que la voix plus pleine et plus grave s'enfle par la répercussion. » *Fuisse apud eos et Herculem memorant, primumque omnium virorum ituri in prælia canunt. Sunt illis hæc quoque carmina, quorum relatu, quem barditum vocant, accendunt animos, futuræque pugnæ fortunam ipso cantu augurantur : terrent enim trepidantve, prout sonuit acies. Nec tam voces quam virtutis concentus videntur ; affectatur præcipue asperitas soni et fractum murmur, objectis ad os scutis, quo plenior et gravior vox repercussa intumescat.* Il fallait que le chant du *bardit* fût bien terrible, si l'on en juge par l'idée que l'empereur Julien donne de leurs chants les plus gracieux. « J'ai vu moi-même, dit-il dans le *Misopogon*, avec quelle complaisance les barbares d'au delà du Rhin goûtent leur musique sauvage, dont les airs, aussi durs que les paroles, ressemblent au cri de certains oiseaux. » Si ces paroles de Julien prouvent l'incontestable infériorité de la musique stridente, de l'idiome dur des Germains, et le juste dédain qu'il en avait conçu, en les comparant aux langues harmonieuses des Romains et des Grecs et à la belle mélodie de leurs chants, elles confirment, du moins, l'usage de la poésie chantée chez ce peuple, dont les arts valaient moins que les mœurs, mais qui n'en avaient pas moins deviné, par un instinct naturel, deux puissants ressorts de civilisation dans la poésie et la musique, desquelles ils se servaient non-seulement pour honorer les dieux et la mémoire des héros de la patrie, mais encore pour se consoler, par des chansons, de leurs infortunes : *Cantilenis infortunia sua solantur.*

Les Gaulois, l'un des peuples les plus religieux de l'antiquité païenne, durent employer aussi le *Cantique* dans l'exercice du culte, par cet invincible penchant de la nature qui porte les hommes rassemblés autour des autels à unir leurs voix pour chanter la puissance et les bienfaits de l'Être suprême. Les *Commentaires* de Jules César rapportent, du moins, que les druides obligeaient ceux qui voulaient se vouer au ministère sacerdotal à apprendre de mémoire une grande quantité de vers, qui contenaient probablement les croyances religieuses de la nation : *Magnum ibi numerum versuum ediscere dicuntur.* Un peuple qui possédait un sacerdoce professant les dogmes fondamentaux de l'immortalité de l'âme, des récompenses et des châtiments après la mort ; ayant des doctrines sur les astres et leur mouvement, la grandeur et l'étendue de l'univers, la nature des choses, la grandeur et le pouvoir des dieux immortels, objets de l'enseignement de la jeunesse exclusivement confiée à sa direction; administrant la justice, en même temps qu'il présidait aux choses divines ; formant, avec les chevaliers, le conseil suprême de la nation, dans lequel se traitaient les grands intérêts du pays, et employant les caractères grecs dans les actes de l'autorité publique, comme dans les affaires privées : un tel peuple présente, dans son organisation et l'état de ses connaissances, les signes d'une civilisation assez remarquable, pour que l'on soit en droit de conjecturer que la poésie et la musique furent chez lui, comme chez les Germains, consacrées au culte des dieux et à célébrer les grands événements qui influaient sur ses destinées. Si les druides, ainsi que les prêtres d'Isis en Egypte, dérobaient leurs mystères sacrés au vulgaire, il est difficile d'admettre qu'en présence des initiés des cantiques n'aient pas été chantés devant leurs autels, comme un solennel hommage aux divinités protectrices de la patrie. Quoi qu'il en soit, ce qui est certain, c'est que, avant même que le christianisme eût pénétré en Amérique, les Péruviens avaient des cantiques destinés aux solennités religieuses, au rapport de Garcilaso, qui y puisa des renseignements pour composer l'histoire des Incas. « Comme de son temps, dit M. Schlegel, les Péruviens avaient déjà perdu l'intelligence des *Quissos* ou franges, qui tenaient lieu de livres à cette nation, les seuls mémoires dont il se servit furent les *Cantiques* anciens, que sa mère, princesse du sang des Incas, lui avait fait apprendre par cœur pendant sa jeunesse. »

Chez les nations chrétiennes, les Cantiques sacrés de la Bible, admis dès l'origine du christianisme dans la liturgie de l'Eglise, furent longtemps les seuls que l'on chanta dans les temples, parce qu'ils étaient reproduits dans une langue parlée par tout le monde, ou, du moins, comprise de tous. Mais ils ne suffirent plus en France ni en Allemagne, lorsque, sous les princes Carlovingiens, commença le mouvement de décadence qui produisit, dans la vie intellectuelle, plus de deux siècles de ténèbres. Les troubles et les guerres qui mirent la confusion dans l'Etat, affaiblirent par contre-coup les études ; la langue latine, jusqu'alors parlée en France, se corrompit, et cette corruption enfanta ces milliers de patois romans qui se localisèrent avec d'autant plus de facilité, que la belle langue, laissée par les Romains sur le sol gaulois comme un monument de leur conquête, avait disparu des relations sociales, et n'avait, toute mutilée, trouvé d'asile que dans les monastères et les écoles du clergé séculier. Cette époque de perturbation générale fut un temps d'arrêt, ou, pour mieux dire, un pas rétrograde dans la marche de la civilisation française, mais aussi le point de départ du travail de formation de notre langue nationale. Tant que la langue latine servit aux manifestations journalières de la pensée, le peuple put, dans les églises, associer les mouvements de son âme aux sentiments exprimés par les prières et les chants du culte public ; la langue le tenait en communication constante avec la religion, et les enseignements divins captivaient sans effort l'attention d'une assemblée qui pouvait comprendre ce qu'elle entendait. Il n'en fut plus ainsi au IXe siècle, quand le latin cessa d'être intelligible pour la généralité des habitants. Alors il devint absolument nécessaire, pour instruire le peuple des choses de la religion et le maintenir dans le recueillement au pied des autels, de suppléer à son ignorance par un moyen approprié à l'état de ses lumières. L'idiome populaire fut donc, par la force de la situation générale, admis dans les temples pour la prédication de la parole de Dieu. Puis les évêques, par une condescendance aussi paternelle qu'éclairée, permirent que cette innovation, imposée par le malheur des temps, s'étendît à quelques autres compositions en langue vulgaire, destinées à interpréter aux fidèles certaines lectures et chants liturgiques, afin de faire entrer les assistants dans l'esprit de la solennité du jour, et de les occuper ainsi de pensées pieuses qui, se gravant dans leur mémoire à l'aide du chant, pouvaient, même hors du temple, exercer sur les esprits une influence salutaire au milieu des sollicitudes de la vie sociale. Telle fut l'origine du *Cantique* en langage populaire, de l'*Eptre farcie* et du *Noël*. Un écrivain monastique du XIIe siècle, Lambert, prieur de Saint-Vast d'Arras, cité par l'abbé Lebeuf dans son *Traité historique et pratique sur le chant ecclésiastique*, constate positivement l'existence du *Cantique* en idiome vulgaire, comme une tradition des temps antérieurs à celui où il vivait. Dans une pièce de vers latins, composée en 1194, il dit que la nuit de Noël les fidèles se consolaient de l'obscurité de la nuit par l'innombrable luminaire qui éclairait l'église, et qu'ils la passaient à en faire retentir la voûte, d'une voix de tonnerre, par des cantiques, suivant l'usage des Gaulois :

Lumine multiplici noctis solatia præstant,
Moreque Gallorum carmina nocte tonant.

On voit, dans ces vers, apparaître à la fois le *Cantique populaire*, considéré en général, et le *Noël*, qui n'est autre chose que cette sorte de cantique adaptée à une solennité particulière.

A l'époque où la langue vulgaire était introduite dans les églises de France, des faits analogues se produisaient sur divers points de l'Europe, où les mêmes causes avaient amené des effets identiques. Florent, moine de Worcestre, mort en 1118, parlant de l'éducation des enfants du roi Alfred (IXe siècle), à l'occasion de la fondation de l'Université d'Oxford par ce monarque, dit que, entre les diverses connaissances qu'on leur enseigna dans leurs études littéraires, ces jeunes princes apprirent avec soin des *Psaumes* et des *Cantiques* en langue saxonne : *Inter cætera præsentis vitæ studia, psalmos et saxonica carmina didicere* (*Voy.* l'abbé Martin, GERBERT, *De cantu e musica sacra*, t. Ier, p. 348.) Méthodius, archevêque de Hongrie, apôtre des Slaves ou Moraves et des Bulgares, ayant, en 894, converti au christianisme le duc de Bohême Borzivof, traduisit beaucoup de *Cantiques* dans la langue slave, et s'en servit pour propager la religion chrétienne : *Multas cantilenas in linguam sclavonicam traduxit, christianamque religionem propagavit.* (*Ibid.*)

Au xe siècle, saint Adalbert, évêque de Prague, composa aussi, en forme de *Litanie*, un fameux *Cantique* en la même langue, ainsi que la notation. L'historien de sa vie, qui a mis en latin ce cantique, rapporte qu'Adalbert le présenta publiquement, écrit sur parchemin en caractères slaves avec les notes de musique, au prince Boleslas Ier, au clergé et aux ordres de l'Etat, et que le saint évêque chanta à haute voix devant toute l'assemblée cette hymne, attendue de tout le monde avec la plus vive impatience : *Celebre apud Bohemos canticum S. Adalberti, sæculo x episcopi Pragensis, lingua sclavica notis musicis instructum, in Litaniæ quemdam modum, quod ab auctore ejus vitæ fuit latine translatum, membranam Sclavicis litteris et notis musicis exaratam Boleslao principi, clero, cæteris etiam ordinibus palam ostendisse S. virum, hymnumque desideratissimum alta voce præcinuisse*, au rapport de Ziegelbaur dans son *Histoire littéraire de l'ordre de Saint-Benoît*. (*Ibid.*) L'abbé M. Gerbert, à qui nous empruntons cette citation, a publié un fragment de ce cantique populaire, accompagné de la notation qu'y a jointe Mathias-Benoît Boleluczky dans sa *Rose de Bohême* ou Vie de saint Woytieck, connu sous le nom de Adalbert, évêque de Prague. Le voici d'après l'interprétation latine de son historien, avec une traduction française. Ceux qui voudraient le lire en langue slave, et connaître l'air composé par Boleluczky, pourront avoir recours à l'ouvrage de l'abbé Gerbert (t. Ier, p. 348).

O Domine, miserere!
Jesu Christe, miserere!
Salus es totius mundi :
Salva nos, et percipe,
O Domine, voces nostras!
Da cunctis, o Domine,
Panem, pacem terræ.
Kyrie eleison!
O Seigneur, ayez pitié de nous !
Jésus-Christ, soyez-nous miséricordieux !
Vous êtes le salut du monde entier :
Sauvez-nous, et entendez,
O Seigneur, nos voix (suppliantes)!
Donnez à tous, ô Seigneur,
Le pain, la paix de la terre.
Kyrie eleison!

Le même écrivain, après avoir observé qu'il n'était pas rare dans le moyen âge de faire, à la messe, chanter en langue vulgaire des pièces dont le but était d'interpréter aux fidèles le sujet de l'Epître et des Séquences, ajoute, d'après Mesler, auteur d'une *Histoire des hommes illustres de l'abbaye de Saint-Gall*, que le moine Rapert, dans sa vieillesse, avait mis en vers allemands la vie de saint Gall pour le peuple, qui devait chanter ce cantique, les jours de fêtes, dans l'église : *Sod. Meslerus*, De viris illustribus San-Gallensibus, *Rapertum monachum seniorem testatur composuisse rithmice, lingua tamen germanica, vitam sancti Galli, et publice in ecclesia decantandam populo dedisse*. Gerbert, en traitant ce sujet, constate aussi un des faits les plus imposants que puissent offrir les fastes des armées chrétiennes. « Les Polonais, dit-il, avant d'attaquer leurs ennemis sur le champ de bataille, avaient coutume de chanter la *Bogarodzika*, en l'honneur de la Mère de Dieu, cantique célèbre dans la nation, et qu'ils tenaient de leurs ancêtres. » Ce cantique, en langue vulgaire, est attribué par quelques anciens chroniqueurs, et notamment par Bielski, à saint Adalbert. D'après ces écrivains, cet évêque l'aurait composé pour animer les armées polonaises à repousser les agressions des peuples idolâtres qui les entouraient, et afin d'attirer sur elles la protection de la sainte Vierge. Les nombreuses et éclatantes victoires que leur assura cette puissante intercession avaient perpétué chez ce peuple illustre, aujourd'hui si malheureux sous la domination des souverains schismatiques de la Russie, de si grands souvenirs de reconnaissance, que le roi Jean-Casimir, 1656, crut répondre au sentiment public et honorer son règne en plaçant la Pologne sous la protection spéciale de la Mère du divin Sauveur. C'est depuis lors que, dans les Litanies de la sainte Vierge, aux titres nombreux sous lesquels elle est invoquée, les Polonais ajoutent, par un hommage touchant, celui de *Reine de la Pologne*. La *Bogarodzika*, quoique tombée en désuétude depuis l'invasion du luthéranisme dans ce royaume, n'en est pas moins un monument remarquable de l'influence des cantiques en langue vulgaire chez une nation slave conquise au christianisme. Aussi avons-nous multiplié nos recherches pour offrir à nos lecteurs une pièce devenue fort rare, et qui eut autrefois toute la célébrité d'un hymne militaire et d'un pieux chant national. Un officier polonais émigré, M. Valentin Sewruk, professeur à Paris, a bien voulu, sur notre demande, nous en donner une copie, à laquelle il a joint une traduction littérale. Ce cantique est extrait de la Chronique de Martin Bielski, faisant partie de la *Collection des historiens polonais*, en quatre volumes, publiée par le Jésuite François Bohomelec à Varsovie, en 1764, sous ce titre : *Zbiór Dzieiopisów polskich*.

I.

Bogarodzica, Dziewica, Bogiem sławiona,
Maria, u twego Syna Ilo podyna,
Matko zwolona;
Maria, zi'ci nam, spuść'ci nam,
Kyr elejson twego syna,
Chrzciciela zboz y czas,
O ty z głosy, napełnij mys'li człowiecze,

I.

Mère de Dieu, Vierge, par Dieu glorifiée,
Marie, du Seigneur, ton Fils,
Mère par la volonté de Dieu ;
Marie obtiens-nous, fais descendre pour nous
La miséricorde du Seigneur, ton Fils.
De Jean-Baptiste au temps salutaire (121),
Ecoute les voix, remplis les pensées des hommes.

(121) Ce vers semblerait indiquer que ce cantique fut composé au temps de l'*Avent*.

Slysz modlitwe, jenze cie prosimy,
To dac' raczy, tegoz' prosimy :
Daj na swiecie zboz'ny pobyt
Po zywocie rajski przebyt.
Kyrie elejson.

II.

Narodzit sie dla nas Syn Boz'y
Wto wejrzyj cztowiecze zbozny,
Jz' przez trud, Bóg swoj lud
Odjat diabtu z straz'y.
Przydat nam zdrowia wiecznego :
Staroste skownat piekielnego.
Smierc' podjat, wspominat cztowieka pier-[wszego.
Jenze trudy ciérpiat bez'mierne,
Jeszcze byt nie przyspiat za wierne
Aze sam Bog zmartwychstat.

III.

Adamie, ty Bozy Kmieciu,
Ty siedzioz u Boga w wiecu,
Domiesc' nas swe dzieci gdzie Kroluja Anieli :
Tam rados'c', tam mitos'c', tam widzenie
Twórca anielskie bez kon'ca :
Tu sie nam zjawito diable potepienie.

IV.

Ni srebrem ni ztotem nas z piekta odkupit,
Swa moca zastapit
Dla ciebie cztowiecze dat Bog przebic sobie
Bok, rece, nodze, obie;
Krew swieta szta z boku na zbawienie tobie.
Wierzze w to Cztowiecze, iz Jezus Chryst [prawy
Ciérpiat za nas rany
Swa krew swieta przelat, za nas Chrzéscijany.

V.

Juz' nam czas, godzina, grzechow sie kajaci,
Bogu chwata daci,
Ze wszemi sitami Boga mitowaci.
Maria, Dziewica, pros Syna swego,
Krola niebieskiego,
Aby nas uchowat ode wszego ztego.
Wszyscy Swieci proscie,
Nas grzesznych wspomozcie,
Bys'my z wami przebyli
Jezu Chrysta chwalili.
Tegoz nas domiesci, Jezu Chryste mity
Bys'my z toba byli,
Gdzie sie nam raduja juz niebieskie sity.
Amen, Amen, Amen, Amen,
Amen, Amen. Amen, tako Bóg daj,
Bys'my poszli wszyscy w Raj,
Gdzie kroluja Anieli.

Exauce notre prière, car nous t'en conjurons;
De daigner t'accorder nous te prions
Donne-nous ici bas un heureux passage,
Après cette vie, le séjour au Paradis.
Kyrie eleyson!

II.

Il est né pour nous le Fils de Dieu.
A cela pense, homme qui crois en Dieu,
Que par la Passion Dieu son peuple
A arraché au pouvoir du diable,
Nous a acquis la vie éternelle.
Il a enchaîné le prince de l'enfer,
Il a subi la mort, il a relevé le premier homme.
Il a supporté des souffrances sans mesure,
Et il n'a hâté la délivrance des fidèles,
Que lorsque lui-même Dieu ressuscita.

III.

Adam, toi serviteur de Dieu,
Tu es assis auprès de Dieu au conseil des justes.
Place-nous, tes enfants, où règnent les anges.
Là joie, là amour, là jouissance (vue)
Du Créateur angéliques sans fin :
Ici nous menace du démon la damnation.

IV.

Il ne nous a, ni avec de l'argent, ni avec de l'or, [rachetés de l'enfer,
Il nous a délivrés par sa puissance.
Pour toi, homme, un Dieu se laissa percer
Côté, mains, pieds tous les deux,
Son sang sacré a coulé de son côté pour ton [salut.
Crois donc à cela, homme, que Jésus-Christ [vraiment
A souffert pour nous des blessures,
A versé son sang sacré, pour nous Chrétiens.

V.

Il est temps pour nous, il est l'heure de dé-[plorer nos péchés,
De donner gloire à Dieu,
D'aimer Dieu de toutes nos forces.
Vierge Marie, prie ton Fils,
Le roi céleste,
Qu'il nous préserve de tout mal.
Saints, priez tous,
Assistez-nous, pécheurs,
Afin que avec vous nous soyons
Pour louer Jésus-Christ.
Accordez-nous aussi, Jésus-Christ bien-aimé,
Qu'avec la foi nous soyons (un jour)
Où se réjouissent de nous déjà les célestes puis-[sances.
Amen, Amen, Amen, Amen,
Amen, Amen, Amen, que Dieu le fasse!
Que nous entrions tous dans le Paradis,
Où règnent les Anges!

Ce cantique national de la Pologne catholique fut chanté encore, et pour la dernière fois, lorsque le roi Jean Sobieski menait ses légions au combat contre les Turcs, dans cette dernière lutte entre la civilisation chrétienne et le sensualisme ottoman qui fut signalée par la célèbre victoire remportée sous les murs de Vienne, et sauva l'Europe de la domination des Osmanlis. Nous tenons d'un respectable prêtre polonais M. Pierre Semenenko, résidant à Paris au presbytère de l'église de l'Assomption, qu'à l'occasion du soulèvement de la Pologne contre la tyrannie du gouvernement russe, la *Bogarodzica* fut réimprimée et répandue avec profusion dans les provinces et dans tous les corps de l'armée polonaise, pour animer les cœurs à la défense de la patrie. C'était là un beau signe de ralliement pour cette noble nation catholique, et pour ses guerriers, marchant, précédés de l'étendart de la croix, contre les troupes de l'oppresseur schismatique de la terre des Jagellon et des Casimir, et combattant avec une intrépidité digne d'un meilleur sort *pro aris et focis :* antique et glorieux souvenir de l'enthousiasme religieux et militaire qu'excita ce chant sur le berceau de la monarchie polonaise, qui s'est toujours honorée d'être l'avant-garde du catholicisme contre les peuples dissidents de l'Europe orientale. Nous voudrions pouvoir donner aux lecteurs l'*air* de ce cantique fameux, parce qu'il n'est pas connu en France, et qu'il présente tout l'intérêt d'un monument dans l'histoire de la musique religieuse. Nous en devons la communication à madame la comtesse Grokolska, aussi distinguée par son amour pour les arts que par sa piété et sa bienfaisance, qui relèvent le beau nom qu'elle porte. Cette mélodie est tirée d'un recueil de *chants historiques*, conservé dans la Bibliothèque polonaise, rue de la Saussaie, n° 3, portant ce titre : *Spiewy Historyczne Boga Rodzica.*

Les réformateurs allemands qui avaient, avant de se séparer de l'Eglise romaine, apprécié la puissance des cantiques en langue vulgaire sur l'imagination du peuple, s'emparèrent de ce moyen d'influence au profit de leurs doctrines nouvelles, et se firent par ce moyen un grand nombre d'adeptes. Jean Hus en composa lui-même, et nous en avons vu un célèbre de ce malheureux hérétique. Mais celui à qui on en doit le plus, c'est Luther. Quand sa défection fut consommée, il attira auprès de lui plusieurs musiciens qui adoptaient ses idées d'innovations, et les fit travailler sous ses yeux aux chants de sa nouvelle liturgie. Lui aussi, bon poëte allemand et musicien distingué, se mit à l'œuvre de son côté avec toute l'ardeur d'un chef de secte, et composa beaucoup de cantiques, ainsi que les mélodies au nombre de plus de vingt, selon quelques auteurs. (Voy. *Biographie universelle des Musiciens*, par M. Fétis.) Il a consigné dans ses écrits l'aveu de l'importance qu'il attachait aux cantiques populaires chantés dans le temple. « Je voudrais, dit-il, que nous eussions un grand nombre de cantiques en langue vulgaire, pour que le peuple les chantât après la messe, ou bien au *Graduel*, au *Sanctus* et à l'*Agnus Dei*. — Il en est beaucoup qui sont d'un caractère grave. Je dis ceci, afin de stimuler les poëtes allemands, et les décider à écrire pour nous des poëmes sur des sujets de piété. On pourrait, après la Communion, chanter le Cantique connu : *Que Dieu soit loué et béni, qui nous a nourris de sa chair.* Après celui-là, cet autre a du mérite : *Maintenant prions le Saint-Esprit* ; de même celui-ci : *Un petit enfant digne de louange.* » *Cantica velim esse nobis vernacula quamplurima, quæ populus sub missa cantaret, vel juxta* Gradualia, *item juxta* Sanctus *et* Agnus Dei.— *Nam multas invenias (cantilenas), quæ aliquid gravis spiritus sapiant. Hæc dico, ut si qui sunt poetæ germanici,exstimulentur, et nobis poemata pietatis componant.Placet illam cantari post* Communionem: Gott sey gelobett und gebenedeyet, der uns selber hoct gespeiser. *Præter illam, valet:* Nu bitten wir den heilingen Geist. *Item* : Ein kindelein so lobelich. (Lutheri *Opera*, t. II, p. 560 ; *Formula missæ et communionis pro Ecclesia Wirtembergensi.*) En détournant ainsi à l'usage de sa secte des cantiques allemands qui avaient cours, avant lui, parmi le peuple, et que le clergé permettait qu'on chantât dans les églises, Luther constate, sans s'en douter, la condescendance de l'Eglise catholique, qui sait, selon les temps, se relâcher avec sagesse de la sévérité de sa discipline dans la vue d'un plus grand bien, et à l'exemple du divin Maître, se fait petite avec les petits pour les instruire, les moraliser et les rendre dignes des bienfaits de la Rédemption. Bientôt Luther renonça à être, en ce point, le plagiaire des pratiques catholiques, pour en devenir l'imitateur, et nous devons convenir, pour rester impartial, que ses productions, comme poëte et comme musicien, révèlent une belle imagination, un esprit tourné au grand et le secret d'élever l'âme par la puissance de l'harmonie, dont il trouvait la source dans une sensibilité ardente et un génie vigoureux. Il faut dire aussi, pour être juste, que le charme saisissant de ses mélodies, d'un ton généralement grave et noble, vient de ce qu'il les a composées dans la tonalité ecclésiastique, c'est-à-dire sous l'influence du chant grégorien ou plain-chant auquel son oreille était accoutumée, et dont il était d'ailleurs capable d'apprécier la beauté simple et majestueuse. Voici un des plus beaux cantiques de ce hardi et violent *réformateur.* C'est une imitation, selon M. Cahen, traducteur juif des écrits de l'Ancien Testament, du XXVIe chapitre d'*Isaïe*, et dont Meyerbeer, dit-il, a tiré un si beau parti dans *les Huguenots.* Nous pensons, au contraire, que ce cantique a été inspiré à Luther par le XLVe *Psaume de David : Deus noster refugium et virtus.* Il est du moins certain qu'il est marqué comme le *Psaume* XLVIe, suivant une autre manière de compter, dans le livre conservé à la bibliothèque Mazarine, intitulé : *Psalmen und Gleistliche lieder D. M. Lutheri, und anderer frommen Christen*, etc., *Strasburg, anno* 1622, enregistré, sous le n° 23,364, avec une traduction latine du titre ainsi conçue : *Psalmi et cantiones sanctæ D. Martini Lutheri, et aliorum piorum Christianorum, secundum anni tempora directæ*, Argentorati, 1622. Il faut, pour se bien pénétrer de la mélodie de ce cantique, l'étudier avec sa notation originale et sa physionomie native, c'est-à-dire sans les ornements qu'y a ajoutés M. Meyerbeer. Voici le texte allemand, que nous accompagnons d'une traduction qui nous a été fournie par M. Frank, libraire à Paris.

Psalmen XLVI.

D. Martinus Luther.

I.

Ein veste Burg ist unser Gott,
Ein gutte Wehr, und Wafen :
Er hilft uns frey auss aller Noth,
Die uns jetzt hat betroffen.
Der alt bose Feind,
Mit ern t ers jetzt meint,
Gross Macht und viel List

Psaume XLVI.

D. Martin Luther.

I.

Notre Dieu est une ferme citadelle,
Une bonne défense, une bonne arme ;
Il nous délivre de tout mal
Qui a pu nous atteindre.
Le vieux malin ennemi
Est bien forcé de le prendre au sérieux.
Grande puissance et force ruse,

Sen grausam Rustumgist.
Auf Erd ist nicht sein gleichen.

II.

Mit unsrer macht ist nichts gethan
Wir sind gar bald versohren :
Es streist fur uns der rechte Mann,
Den Gott hat selbs erkohren.
Fragst du wer der ist?
Er heifft Jesus-Christ
Der Herz Sebaoth
Und ist kein andrer Gott
Das Feld muss er behalten.

III.

Und wann die Welt voll Teuffel wer
Und wölt uns gar verschlingen :
So forchten wir uns nicht so sehr
Es soll uns doch gelingen.
Der Furst dieser Welt
Wie sawr er sich stellt
Thut er uns doch nicht;
Das macht er ist gericht,
Ein Wortlein kan ihn fallen.

IV.

Das Wort sie sollen lassen stahn,
Und kein danck dazzu halen :
Er ist bey uns woll auf dem plan
Mit seinem Geist und Gaben.
Nemen sie den Leibs, Gut, Ehr,
Kind und Weib lass fahren dahin :
Sie habens kein gewin
Das Reich muss uns doch bleiben.

V.

Ehr sey dem Fatter und dem Sohn,
Und auch dem heylgen Geiste :
Als es im anfang was und nun.
Der uns sein Gnade leiste.
Dass wir uberal
Hic im Jammersthal.
Von sunden abstahan.
Und seinen Willen thun.
Wer das begert spreche : *Amen.*

C'est là son armure terrible;
Sur terre il n'est pas son pareil.

II.

Notre force, à nous, ce n'est rien,
C'en est bientôt fait de nous;
Le vrai juste combat pour nous
Que Dieu lui-même a choisi.
Si tu demandes quel il est,
Il s'appelle Jésus-Christ,
Le Seigneur Sabaoth;
Et point n'est d'autre Dieu :
Le champ de bataille doit lui rester.

III.

Et quand le monde serait plein de diables,
Et voudrait tous nous engloutir,
Nous ne le craindrions pas tant,
Bien certain de triompher.
Le prince de ce monde,
Quelque mal qu'il se donne,
Ne peut rien nous faire;
Cela fait qu'il est jugé,
Avec un mot on le renverse.

IV.

Ce mot, vous pouvez le laisser de côté,
Et n'y point recourir;
Il (le diable) est avec nous dans l'arène
Avec son esprit et ses dons.
Prenez votre corps,
Vos biens, votre honneur,
Votre femme et votre enfant :
Laissez aller tout cela qui est sans profit pour vous,
L'empire (la victoire) vous restera.

V.

Gloire soit au Père et au Fils,
Et aussi au Saint-Esprit,
Comme c'était dans le commencement,
Maintenant et toujours !
Qu'il nous donne sa grâce;
Que partout ici,
Dans la vallée de misères,
Nous nous abstenions de pécher,
Et fassions sa volonté.
Et quiconque ainsi pense, dise : *Amen !*

Il nous tombe, en ce moment, sous la main le numéro du 7 novembre 1851 du journal l'*Univers religieux*, qui publie, à l'article *Variétés*, sous ce titre ironique : *La Marseillaise qu'on chante toutes les nuits à Copenhague*, la traduction d'un *Cantique* plein d'onction et de charme, que chantent les gardiens de nuit dans les rues de cette ville, capitale de la monarchie danoise. Le correspondant qui l'adresse à ce journal attribue, d'après les renseignements fournis sur les lieux, cette belle composition à un évêque catholique, ce qui la fait remonter à une époque fort ancienne. Le pieux usage de ces chants nocturnes n'est pas, toutefois, particulier à Copenhague : on les retrouve encore dans d'autres contrées de l'Europe. « Dans la plus grande partie de l'Allemagne catholique, dit M. Du Lac, auteur de cet article, et même en Souabe et autres pays protestants, on conserve encore ces chants traditionnels, qu'on entend chaque fois que l'horloge sonne les heures depuis le soir jusqu'au matin. En ces contrées ils ne sont, pour la plupart, conservés que par la tradition orale ; mais en Danemark...., quelques-uns de ces chants ont été imprimés. Nous pouvons l'affirmer du moins de l'un d'eux, qui date de très-loin, et, par conséquent des temps les plus catholiques. S'il a été altéré, comme nous le croyons, ce n'est certainement que dans quelques détails. »

Qu'on ne s'étonne pas de voir le *Cantique* d'un ancien évêque orthodoxe chanté encore aujourd'hui dans un royaume luthérien ; le catholicisme y a laissé de fortes traces dans plusieurs des rites sacrés, comme l'attestent les Rituels des Eglises du Danemark. « On y voit encore, par exemple, l'aube et une espèce de petit vêtement rouge, orné d'une croix en or, sur le ministre célébrant ; on y *chante* l'Epître devant l'autel ; on prononce, dans certains cas, toutes les prières en latin, les évêques, dans les mêmes cas, portent des chapes dorées, » etc. (*Ibid.*) La pratique constante du chant des gardiens de nuit de Copenhague suffirait pour donner une haute idée du caractère religieux de ce peuple, si l'on ne savait d'ailleurs combien les mœurs y sont pures et d'une simplicité antique. Cette pièce se compose de dix strophes, une pour chaque heure, et toujours terminées par ce refrain :

Baag og beed,
Thi tiden gaaer;
Jaenk og Ktrar,
Du beed ei naar.

C'est-à-dire :

Veillez et priez, car le temps marche ; pensez-y, vous ne savez quand il s'arrêtera.

Nous regrettons de ne pouvoir donner le texte original ni la mélodie de ce curieux cantique. Voici du moins la traduction qu'en a donnée le correspondant de ce journal ; elle est assez exacte pour qu'on puisse apprécier le mérite de cette composition, dont le ton grave et la ravissante simplicité ne peuvent qu'exciter un vif intérêt.

VIII heures.

L'ombre commence à voiler la terre et le jour décline ; ce moment nous rappelle les ténèbres de la mort. O doux Jésus ! éclairez-nous à chaque pas que nous faisons vers le cimetière, et accordez-nous une mort heureuse.

Veillez et priez, car le temps marche ; pensez-y ! vous ignorez quand il s'arrêtera.

IX heures.

Voilà le jour qui précipite ses pas, il va disparaître ; la nuit avance et déroule ses ombres. Pardonnez-nous, ô Dieu bon ! pardonnez nos péchés pour l'amour des plaies de Jésus. Préservez la maison royale et tous les habitants de ce royaume des attaques de ses ennemis.

Veillez et priez, etc.

X heures.

Si vous voulez savoir le temps, époux, filles et garçons, il est à peu près le temps où l'on va se mettre au lit. Recommandez-vous donc à Dieu ; soyez prudents, prenez vos précautions, songez à la lumière et au feu : notre horloge vient de sonner dix heures.

Veillez et priez, etc.

XI heures.

Dieu, notre Père, nous préserve tous, grands et petits ! Bon ange, notre hôte, garde nos remparts. Dieu lui-même gardera la ville, notre maison, notre logis, toutes nos vies, toutes nos âmes.

Veillez et priez, etc.

Minuit.

C'est à minuit que notre Sauveur naquit, pour consoler ce vaste univers, qui, autrement, serait perdu. Notre horloge vient de sonner minuit. Recommandez-vous donc aux soins de Dieu avec la langue, avec les lèvres, et du fond de votre cœur.

Veillez et priez, etc.

I heure.

Aidez-nous, ô doux Jésus ! à porter patiemment notre croix dans ce monde. Il n'y a d'autre Sauveur que vous. Notre horloge vient de sonner une heure. Daignez étendre votre main sur nous, ô consolateur des hommes !

Veillez et priez, etc.

II heures

A vous Jésus, ô doux enfant qui nous avez tant aimés, vous qui êtes né dans les ténèbres de la nuit, à vous soient rendus l'honneur, l'amour et les louanges. Que votre Saint-Esprit nous éclaire éternellement, afin que nous puissions vous conserver toujours.

Veillez et priez, etc.

III heures.

Maintenant la nuit noire allonge ses pas ; elle s'éloigne et le jour approche. Dieu, préservez-nous de ceux qui cherchent notre perte. Notre horloge vient de sonner trois heures. O Père des miséricordes, venez à notre secours, octroyez-nous votre grâce.

Veillez et priez, etc.

IV heures.

C'est à vous, Dieu éternel, qu'appartient toute gloire dans les chœurs des anges ; c'est vous qui êtes notre gardien à nous tous qui sommes sur la terre. L'horloge sonne. Que les actions de grâces soient rendues à Dieu pour la bonne nuit. Songez maintenant à bien employer le temps.

Veillez et priez, etc.

V heures.

O Jésus, *étoile du matin*, nous recommandons du fond de notre cœur notre roi à vos soins ; soyez sa lumière et sa défense. Notre horloge vient de sonner cinq heures. Venez, doux soleil, éclairer notre maison et notre logis.

Veillez et priez, car le temps marche ; pensez-y, vous ne savez quand il s'arrêtera.

L'auteur de cette traduction trouve dans les mots : *Etoile du matin*, appliqués au divin Sauveur, un indice des modifications que la Réforme a dû faire subir à ce *cantique* dans quelques-unes de ses parties. Il est au moins certain que l'Eglise romaine ne les adresse ordinairement qu'à la sainte Vierge Marie dans les litanies qu'elle a consacrées en son honneur. Mais, tel qu'il existe aujourd'hui, ce chant édifierait même dans une bouche catholique, tant les idées en sont pures et les sentiments suaves.

Le moyen âge est l'époque où les *cantiques* se sont le plus multipliés. Le poëte chrétien, après avoir chanté les grands mystères du christianisme, demandait des inspirations nouvelles à l'hagiographie, à la légende. Il célébrait les actions des saints, les vertus et les sacrifices de ces héros de la religion, dans le but d'inspirer le désir de les imiter ; ou bien racontait quelque histoire, plus ou moins authentique, dont l'objet était d'exciter à la vertu et d'éloigner du vice par l'attrait des récompenses ou l'horreur des châtiments éternels. Qui n'a lu, au moins une fois dans sa vie, le cantique sur *Geneviève de Brabant*, le chant sur le *Juif errant*, sujets légendaires d'un mérite littéraire très-contestable assurément, mais d'un intérêt si saisissant et à la fois si moral, que jusqu'à nos jours ils ont conservé leur empire sur les imaginations dans les classes populaires, et font encore les délices du laboureur de nos campagnes et de l'artisan de nos villes ? Mais les *Vies des Saints*, qui offraient des modèles pour tous les âges, tous les sexes, toutes les conditions, devinrent surtout une mine riche et abondante où le poëte religieux puisa d'intarissables sujets d'édification, des enseignements précieux et de continuels encouragements aux devoirs de la vie chrétienne pour toutes les situations sociales. Aussi, voyait-on peu de paroisses qui n'eussent un *cantique* en langue vulgaire consacré à leur saint patron, comme à celui dont les actions et la pénitence leur étaient proposées pour exemple ; et il n'y avait si humble hameau qui n'eût sa légende, versifiée dans l'idiome local par quelque poëte rustique pour chanter les vertus et les miracles du bienheureux protecteur que l'Eglise leur avait donné, et invoquer son assistance dans leurs besoins particuliers ou dans les calamités publiques. La musique, à son tour, ajoutait ses harmonies à celle du rhythme poétique, et c'est ainsi que le *cantique* a fait naître une foule de mélodies recherchées aujourd'hui des connaisseurs.

Nous pouvons fournir, dans un exemple, la double preuve de ce que nous avançons. Monteux était, au commencement du XIVe siècle, une obscure paroisse du comtat Venaissin, qui plus tard prit pour patron un de ses concitoyens, mort en odeur de sainteté, le bienheureux *Gence* ou *Gens*, dont les hagiographes ne font pas même mention. Eh bien, quoique ce saint soit aussi peu connu que l'était, de son temps, l'humble localité où il vit le jour, sa mémoire s'est perpétuée dans le lieu de sa naissance, sa légende existe, des cantiques ont été, dès le moyen âge, composés à sa louange, qui, de nos jours encore, retentit chaque année à sa fête, et souvent au foyer du laboureur, sous les accents d'une belle mélodie ancienne. La légende de saint *Gens* a été recueillie par le fameux Peiresc, et se trouve (Registre L., t. II, f° 291-315) parmi les nombreux manuscrits de ce savant, que possède, en grande partie, la bibliothèque publique de la ville de Carpentras. Elle a été écrite en latin par Bernardin Alfan ou Alphant, membre de la famille des Bornarel ou Bournareau, de laquelle était saint *Gens*, et natif, comme lui, de Monteux, aujourd'hui petite ville du canton de Carpentras. Cet Alfan paraît avoir appartenu à un ordre religieux militaire, et était seigneur de la paroisse Saint-Martin (Saint-Martin-la-Brasque?), près de Monteux, à en juger par la suscription de ce document, ainsi conçue : ***B. A. G. A. A, cruciate Jesu Christi militie equite torquato, Sammartineeque pone Montillienses parochie Domino authore et exscriptore.*** D'après cette légende, le bienheureux s'appelait *Gence-Géminien Bornarel.* Il naquit sur le territoire de Monteux, dans le comtat Venaissin, de parents d'une humble condition; Géminien Bornarel, son père, était bouvier, et sa mère, Imberte ou Raimberte, était une paysanne aussi. Son penchant pour la piété et les austérités de la vie solitaire le détermina à prendre l'habit religieux de l'ordre de Saint-François d'Assise, sous lequel il se sanctifia par toutes les vertus des saints anachorètes qu'il prit pour modèles, et qu'il pratiqua avec ferveur dans l'ermitage où il s'était retiré. Voici le commencement de cette pièce, dont nous sommes les premiers, croyons-nous, à signaler aux érudits l'existence :

Votiva Legenda beati Gentii ex Geminiano Geminiani Bornarelli, Recolecti minoris Observantie Anachorete Franciscani, Montilliensiumque Patroni, Indie Mexicanensium caractere quippocama iicon descripta.

Montilliensi divo Gentio Geminiano Bornarello Alleluya Montilliense debetur; nec ulli magis quam mihi viro Montilliensi ejusque in Bonarellis consanguineo; quas lubens suspicio partes et compotum. Elogii rusticitatem mordeat si quis, sciat cum sanctis me rusticismium (sic), *magis quam cum venustis jucundismium* (sic) *optare.*

Fuit itaque Geminianus beatus natione Gallus, patria apud Cavaros, Comitatensi Venayscino papali Montilliensium in castro, Clementinis bullis et sancti hujus incunabulis celebri, Bornarello bubulco patre, Imberta aut Raimberta rustica matre nostrates natus, etc.

Suivant l'auteur de cette légende, saint Gens serait né sous le pontificat de Clément VII (Robert de Genève), compétiteur d'Urbain VI, vers la fin du XIVe siècle. Il aurait pris l'habit du tiers-ordre de Saint-François sous Benoît XIII (Pierre de Lune), et aurait connu la célèbre Colette Boilet, lorsqu'elle vint demander à ce Pape l'autorisation de réformer les Religieuses de Sainte-Claire (1406). Mais quelque intéressant que soit pour nous ce document, il en contient un autre qui fixe particulièrement notre attention, par le rapport qu'il a avec le sujet que nous traitons ici. C'est un *Cantique* provençal, dans le dialecte du Comtat, en l'honneur de saint Gens, dont il renferme l'histoire merveilleuse d'après les traditions populaires du pays, et qui nous paraît avoir été composé vers le milieu du XVe siècle. Alfan assure que de son temps il était chanté dans les processions que l'on faisait pour obtenir de la pluie par l'intercession de saint Gens : ***Durat et adhuc nymphalium loco inveteratus mos, ut albis stollis vellate teniateque virgines nostræ in expetendis pluviis clerum precedant, cavaricis ritmis satis indigesto carmine hoc, quem semper experiere propitium Gentium beatum sic invocant.*** Voici des extraits de ce monument curieux, où il ne faut pas chercher le talent poétique, mais qui reflète bien la foi naïve des siècles passés.

Monseigné san Gén, ami de Diou,
Ouzel dou céou, prégas à Diou,
Prégas à Diou lou Pairé
Qué nous mandé d'aïgue dou céou
Qué abéouré lou terraïré.

. . . .

Tu siés fou, poblé dé Monteux,
Qué non té convertissés pas,
Quan ton fou prèche et dis perqu
Cause ton dé malhusas.

. . . .

A montéou you n'anaray pas,
Per so qu'ély m'an descassa.
Aquo ney bén la vérita.
Véla qué San Gén sé lévavo,
Cau boy magé s'én ananaro;
A qui son habitage a fach.
Aquo ney bén la vérita.

. . . .

Done Bornarelle agachavo
Lou luey mourré qué li mostravo
Lou benhaurat Sant-Espérit,
Et quantéquan éou ly a dich :
Lou mourré, Done, qué vézez
S'apelle boy magé désert.

. . . .

San Gén per lou bosch s'én anavo,
Tous ley boyers qu'éou natrobavo
Son arayré éou ly garavo.
Quan navie un pau labora
Et son arayre avié planta

Lou diablé le ly a desferra.
Aquo ney bén la vérita.

San Gén ou bosch magé anet,
Aqui son habitagé fet :
Nostre Segnour et Nostre Damo
Un buou, une vaquo ly mandavo
Per samenar un pau dé bla
Per lou bon San Gén solagea.
Aquo ney bén la vérita.

Un jour que cou naguet disna,
Son bestiary vou abéoura :
Lou loup la vaquo avyé mangea,
Aquo neij bén la vérita.
Don San Gén fou bén estona ;

Son buou tout soul vay abéoura.
San Gén lou dextre de l'araijré
Sur la teste dou loup va trayré
Après l'aver bén estaca
Aubé lou buou que avié leyssa,
Lou bon san lou fay labora.
Aquo ney bén la vérita.

Lou loup non vou pas labora,
Qué l'avijé pas acostuma ;
Don San Gén si l'aguylhonavo
Tan qué la cueisse l'y sounavo,
Don lou loup bén for nén bramavo.
Aquo ney bén la vérita.

. . . .

San Gén sa gleise fabrégeavo,
Lou diablé si l'y ajudavo ;
E quan ly agué prou ajuda,
Leij quatre pilons accaba,
Lou diablé vou estré paga.
San Gén la croux ly va mostran,
E lou diablé va descassan.
Aquo ney bén la vérita.

. . . .

Lou grand diablé un gros pet na fach,
E, per despié d'un tan préfach
A tombat tout so qué avié fach
Aquo ney bén la vérita.

Quan San Gén son cros fabrivo,
Lou gros diablé lou regardavo,
E, quan nagué près d'acaba,
Lou diablé ly vou ajuda ;
May San Gen non lou voly pas.
Aquo ney bén la vérita.

Lou fin diablé San Gén prégavo
Que aumens, quan lou san sé pousavo,
Eou lou leissessé trabalha
Per ensens lou cros accabar.
San counéguet sa finesse,
E ly diguet : besti mauvèse,
Crey mé qu'you té gardaray bén,
Qué à mon cros tu non faras rén ;
Sén tu you l'acabaray bén.

Adon lou bon san séy ségnat
De la sante et véraye croux
Qué na porta Nostre-Segnour ;
E lou diablé sés analiscat.
Aquo ney bén la vérita.

. . . .

Trés ans yste dé plovina,
Qué lou gran non pou germina
Encamba non fach spigua,
E incaro mens ingrana.
Aquo ney bén la vérita.

. . . .

Montéou s'ané bén prépara
Per Monseigné San Gén cerca
Qué din son terrayré n'es pas.
Nen prégue Done Bornarello
Què voguessé prendré la péns
De son benhaura fils cerca,
E dedin Montéou lou ména,
Qué ello non ly perdri pas.
Aquo ney bén la vérita.

. . . .

Dins l'Avesca dé Carpentra,
Aubé son rameou à la man,
Son fils ello nen va cercan ;
Dins san-Sufren elle a préga.
Aquo ney bén la vérita.

Ey cin plagues saginolhet,
E cin Pater aqui diguet,
Cin Pater, cinq Ave Maria
A la Viergé na présenta ;
A sante Anna tambén a préga
Qué son fils liague a révéla.
Aquo ney bén la vérita.

A la Vierge dou pon dé Serro,
Qué tous ley bons segrets révélo
Au Barroux nen voli ana
Nostre Dame Bruno troba.
May tant avan ne'n ané pas ;
Car quan faguet à l'horatori,
Trobo dou Sant Eprit la glori
Que son fils l'y a révéla.

Regarde aquéou morre deilà,
Pauréte Done Bornarelle,
Que tan siés triste é plorarelle,
A qui ton fils tu trobaras
D'éou auras tout cé que vodras
Aquo ney bén la vérita.

. . . .

Mon char fils, you ay tan suza,
Tan bestenta, tan camina,
Qu'you voudriou bén un pou mangea
E un pou beure, si vous pla.
San Gén son bestiari a larga,
E la taule ly a ha bouta,
So pan que avyie ly ha dona.
Ni vin, ni aygue n'avié pas
Per sa mayré désaltéra.
E per aquo éou s'es léva,
Sly doux detz ou roc a coigna,
Duas fons dou rocas nan cola,
Dé vin et daïgne nan raja.
Aquo ney bén la vérita.

Done Bornarelle vou pas
Béouré de vin, qué l'amo pas.
A l'aïgue se vay amorra
E la fon dé vin a manca.
May la fon d'aïgue rajara
Tant qué lou mondé durara.
A quo ney bén la vérita.

Quan delà San-Rafé ou fuguet,
Incar bén qué fussé de nuech,
Tout lou mondé bén connéguet
Que lou bon San nés arriba ;
Car ley campanes an sona
Senso res ley fairé sona.
Aquo ney bén la vérita.

. . . .

Jamay non fuguet tan dé bla ;
Ley plus marris an trénténa.

. . . .

Velà qué San Gén sé lévavo,
Sé lévavo, s'agenouilhavo ;
Lou céou la terre regardavo,
E dins ley nivous sé lévavo.

. . . .

Son sébourcé na fabrica,
Dedin tout viou sès interra ;
E quan son armo s'en anavo,
E qu'y néblos éle sé lévavo,
Dé néblos un gran verlholon
L'emporte én paradis préfon.

. . . .

Senso res l y fairé sona,
Trés jours ley campane an sona
Ley clas de Monseigne San Géu.
Aquo ney bén la vérita.

Alhouro ley gén dé Mountéou,
Aubé la Sante vraye Croux,
Sé son trésque ben prépara,
E ly son anas trésque tous,
E tous leis ans ly anaran.
Aquo jamay non manquara.

Jusque ey pichos enfans dé lach,
E qué jamaij non an parla,
Saludon l'armo de San Gén :
Adiou sia, Monseigne San Gén.

. . . .

Lou loup son bon mestré ploravo,
E sur sa tombo sé vioutavo.

Ce *Cantique*, dont nous venons de reproduire tous les fragments conservés dans la légende, étant tombé en désuétude à cause peut-être de sa longueur, plusieurs autres ont été, à diverses époques et même récemment encore, composés en l'honneur du même saint, et toujours dans l'idiome qu'il avait parlé durant sa vie, comme le plus usité dans les classes populaires de ces contrées. Au nombre de ceux-ci, nous devons signaler le plus ancien, pour la mélodie remarquable à laquelle il a donné lieu.

On peut juger par cet exemple, de la quantité innombrable de *Cantiques* enfantés par l'inspiration chrétienne, et de combien de nouveaux *airs* dut s'enrichir la musique religieuse. Presque tous les diocèses avaient leur recueil particulier de *Cantiques*, comme on le voit par les *Cantiques de Marseille*, *de l'Ame dévote*, qui jouirent autrefois d'une grande vogue, et qu'on retrouve encore aujourd'hui dans quelques familles, comme un monument de la piété de nos pères. Un grand nombre d'auteurs se sont exercés dans ce genre de poésie avec plus ou moins de succès, depuis le plus obscur rimailleur jusqu'à Fénelon et Racine, et depuis les temps les plus anciens de notre littérature jusqu'au moment où nous écrivons. Une nomenclature complète serait difficile à établir, et, dans tous les cas d'une étendue démesurée : nous renvoyons nos lecteurs à un Dictionnaire des poëtes français. On y verra que le *Cantique* s'est perpétué sans interruption parmi nous dès le premier travail de formation de notre langue ; qu'à toutes les époques il a trouvé des interprètes des croyances catholiques pour ranimer la foi, entretenir l'innocence des mœurs, et fortifier le règne de Dieu dans les âmes par l'exercice des vertus chrétiennes ; et que, depuis qu'il est né aux pieds des autels, il ne cesse d'accomplir à travers les siècles sa mission de moralisateur religieux, d'éducateur populaire.

L'on ne sera donc pas surpris que, dans cette foule de poëtes qui ont consacré parfois leur talent à la propagation des vérités chrétiennes et des principes de la morale catholique par ces chants religieux, le clergé ait fourni son contingent, et que, aux diverses époques, des ecclésiastiques se soient livrés à ce genre de poésie sacrée : à leurs yeux, le *Cantique* est, hors des temples, comme un écho de l'enseignement de la chaire évangélique ; et aussi conserve-t-il sous leur plume, sinon plus d'art et plus d'éclat, du moins un caractère plus sensible d'autorité magistrale et de tendre charité. Mais parmi les membres du clergé qui, dans le dernier siècle, ont écrit des *Cantiques*, nul n'est moins connu aujourd'hui, et ne mérite plus de l'être, que le fameux P. Bridaine. Tout le monde sait les succès merveilleux des prédications de l'éloquent et saint missionnaire ; mais on ignore généralement qu'il fit des pièces de vers, et que son zèle ingénieux avait cherché un auxiliaire dans la poésie pour graver plus doucement dans les âmes, à l'aide de chants pieux, les vérités consolantes ou terribles qu'il enseignait du haut de la chaire. Peu satisfait des *Cantiques* dont on se servait alors, et qui ne pouvaient s'adapter au plan qu'il avait conçu des exercices d'une mission, il se mit à en composer lui-même de nouveaux qui répondissent mieux à ses vues, et concourussent plus efficacement à lui faire atteindre le but qu'il se proposait. Rien n'est plus authentique. M. Philippon de la Madeleine, dans le XIVe volume de sa *Petite encyclopédie poétique*, lequel contient un *Dictionnaire des poëtes français*, range le célèbre missionnaire dans ce nombre, comme *auteur de Cantiques spirituels*. Mais ce que M. Philippon ne dit pas, et ce que la tradition constante des diocèses du midi de la France, qui furent les premiers et les plus habituels théâtres de ses travaux apostoliques, nous apprend, c'est que Bridaine écrivit ses *Cantiques spirituels* non-seulement en vers français, mais aussi en vers provençaux. On croit même que ceux-ci précédèrent les autres, supposition qui a beaucoup de vraisemblance. Car le saint homme, qui plus tard étonna d'admiration l'élite de la capitale réunie dans l'église Saint-Sulpice, prêcha même devant le roi, auquel il dit avec une apostolique franchise : *Sire, je ne vous fais point de compliment, parce que je n'en ai pas trouvé dans l'Evangile.* Ce saint prêtre s'était particulièrement voué à l'instruction religieuse du peuple des campagnes, et sans doute, pour s'en faire mieux entendre, il se servait de leur idiome maternel ou patois dans ses *Cantiques*, comme dans ses sermons. Un autre fait plus certain, c'est que Bridaine composa les mélodies de ses *Cantiques*, pour éviter l'inconvénient d'une dissonance choquante entre des *airs* mondains et des paroles chrétiennes, fâcheux exemple qu'avait donné, entre autres, l'abbé de l'Attaignant dans son recueil de *Cantiques*, où la première pièce est sur l'*air* du *Menuet d'Exaudet*. Le grave et prudent missionnaire, qui avait compris l'inconvenance et le danger de cet assortiment adultère, s'affranchit du joug de cette bizarre et blâmable routine. Il voulut, selon l'esprit de l'Eglise, que la musique des *Cantiques* fût chaste et religieuse comme les pensées qu'ils exprimaient ; que le musicien et le poëte s'inspirassent l'un et l'autre des vérités divines, pour parler la même langue et produire les mêmes effets; que la mélodie ne fût qu'une interprétation harmonieuse et fidèle de l'idée chrétienne, et que l'alliance des deux arts concourût, dans une part égale, à élever les âmes, à en épurer les émotions, et à augmenter la foi et le recueillement. C'est ce qu'on éprouve aux *Cantiques* de Bridaine, où les vers et la musique sont d'une ravissante simplicité et d'une onction pénétrante. A ces accords graves et touchants, quelquefois naïfs, mais sans trivialité, on se sent transporté dans un monde nouveau, et l'on est forcé de se recueillir dans de saintes pensées. C'est que l'esprit de Dieu animait le prêtre chrétien quand il composait ces mélodies, et qu'il avait profondément médité, aux pieds des autels, sur la misère de l'homme, la vanité de ses désirs, et le sort qui l'attend dans une autre vie. Aussi, elles ont en général tant d'harmonie, la tonalité en est si belle, qu'on les gâterait si on voulait les chanter *en parties*. Ces cantiques sont épars en beaucoup de diocèses évangélisés autrefois par le P. Bridaine, mais surtout dans le midi de la France, où on les chante encore sur la musique composée aussi par lui, et que la tradition religieuse a conservée. Nous allons en transcrire ici quelques-uns, qui donneront à nos lecteurs une idée du talent de ce fameux missionnaire pour la versification, et nous fourniront l'occasion surtout de faire connaître une de ses mélodies, que l'on trouvera dans l'*Appendice*. Reproduire aujourd'hui ces compositions diverses, c'est honorer la mémoire du vénérable Bridaine, et offrir à beaucoup de personnes l'attrait d'une double révélation.

Le Cantique suivant a été composé pour la messe de première communion; il serait à souhaiter qu'il fût adopté dans toutes nos églises. La mélodie qui l'accompagne est regardée par d'éminents compositeurs de musique comme une fort belle chose.

A l'Introït.

Pleins d'un respect mêlé de confiance,
Qu'excite en nous, Seigneur, votre présence,
Connaissant qu'à vos yeux nous sommes criminels,
Nous cherchons un asile aux pieds de vos autels.

Au Confiteor.

C'est devant vous, Dieu saint, Dieu redoutable,
Que tout mortel doit s'avouer coupable.
Ah! d'un vif repentir voyant nos cœurs touchés,
Daignez, par votre grâce, effacer nos péchés.

Quand le prêtre monte à l'autel.

Vous ne voyez en nous aucun mérite,
Mais tout le Ciel pour nous vous sollicite;
Seigneur, prêtez l'oreille à tant d'intercesseurs,
Et rendez-vous aux vœux qu'ils font pour les pécheurs.

Au Gloria in excelsis.

Gloire au Très-Haut, gloire à l'Etre suprême,
Gloire à son Fils, à l'Esprit saint de même;
Paix sur la terre à l'homme, animé par la Foi,
Qui d'un juste devoir se fait la douce loi!

A l'Epître.

Eclairez-nous d'une lumière pure,
Pour pénétrer le sens de l'Ecriture;
Ou plutôt augmentez dans nos esprits la Foi,
Et soumettez nos cœurs à votre sainte loi.

A l'Evangile.

Nous recevons avec un cœur docile
Les vérités que contient l'Evangile;
Et nous voulons, Seigneur, jusqu'au dernier moment,
Faire ce qu'il ordonne et fuir ce qu'il défend.

Au Credo.

Avec respect et d'une foi soumise,
Nous écoutons ce qu'enseigne l'Eglise;
Par elle vous parlez, suprême Vérité;
Notre raison se rend à votre autorité.

A l'Offertoire.

Nous vous offrons le sang d'une victime,
Qui seule peut expier notre crime;
Et, quoique votre bras soit levé contre nous,
Elle peut désarmer votre juste courroux.

Par elle encor nous venons reconnaître
En vous, Seigneur, notre souverain maître:
Pour honorer en vous une immense grandeur,
Le prêtre, à cet autel, vous offre un Dieu sauveur.

Agréez donc un si grand sacrifice,
Et rendez-vous à tous nos vœux propice;
Le sang que votre Fils répandit sur la croix
Vous parle ici pour nous, écoutez-en la voix.

Nous avouons notre entière impuissance
A vous marquer notre reconnaissance;
Mais dès que votre Fils veut bien souffrir pour nous,
Un don si précieux nous acquitte envers vous.

A la Préface.

Pour célébrer dignement vos louanges,
Nous nous joignons au concert de vos anges.
Ces heureux habitants du céleste séjour
Viennent tous à l'envi vous faire ici leur cour.

Que par leurs chants nos voix soit animées,
Chantons: Saint, Saint, Saint le Dieu des armées;
Que la terre et les cieux annoncent sa grandeur,
Et béni soit celui qui vient de la part du Seigneur.

Depuis le Sanctus jusqu'à l'Elévation.

Ce Dieu sauveur parmi nous va descendre,
C'est son amour qui l'oblige à s'y rendre.
Quel amour surprenant! à la voix d'un mortel,
Il obéit sans peine et se rend sur l'autel.

Venez, Seigneur, hâtez-vous de paraître
Pour nous servir de victime et de Prêtre.
Nos vœux sont exaucés, Jésus descend des cieux,
Mais, sous un voile obscur, il se cache à nos yeux.

A l'Elévation.

Ah! le voilà! Mortels, en sa présence,
Prosternez-vous: adorez en silence,
Adorez avec foi le corps d'un Dieu sauveur,
Adorez en tremblant le sang du Rédempteur.

Eh! quoi, Seigneur, pour notre nourriture,
Vous nous offrez une chair aussi pure!
Quoi! le sang précieux qui fut versé pour tous
Doit encore servir de breuvage pour nous!

Ciel! quel amour! un tel excès m'étonne,
Aux vifs transports mon âme s'abandonne:
Venez, peuples, venez aux pieds de cet autel,
Jurez à ce bon maître un hommage éternel.

Au Memento des morts.

Dans des brasiers un peuple saint soupire;
Daignez, Seigneur, finir un tel martyre.
Hâtez vous, descendez dans ce sombre séjour,
Tarissez y les pleurs, montrez-y votre amour.

Au Pater.

Père puissant, que chacun vous bénisse.
Qu'à votre voix l'univers obéisse.
Pardonnez, ô Seigneur, nos crimes, nos forfaits,
Et de l'esprit malin éloignez tous les traits.

A l'Agnus Dei.

Agneau divin, vous êtes la victime
Qui de ce monde avez porté le crime.
Achevez votre ouvrage, adorable Sauveur,
Lavez dans votre sang les taches de mon cœur.

Ah! que ce sang offert à votre Père
Apaise enfin sa très-juste colère :
Désarmez-la, Seigneur, faites que désormais
Avec lui nous ayons une éternelle paix.

Au Domine, non sum dignus.

Moi, m'approcher de votre sainte Table!
J'en suis indigne, hélas! je suis coupable.
Du pain de vos enfants je n'ose me nourrir;
Mais d'un seul mot, Seigneur, vous pouvez me guérir.

Que dis-je, ô Dieu! ma faiblesse est extrême;
Pour la guérir, j'ai besoin de vous-même.
Médecin charitable, entrez donc dans mon cœur,
Et venez par vous-même en bannir la langueur.

Au temps de la Communion.

Puisque mon Dieu jusqu'à moi veut descendre
Quelle faveur n'en dois-je pas attendre?
O prodige! ô miracle! ô mystère d'amour!
L'auteur de tous les biens en moi fait son séjour.

Aux doux transports dont mon âme est saisie,
Je reconnais la source de la vie.
Oui, c'est vous, ô mon Dieu, qui dans ce sacrement,
Pour me changer en vous, me servez d'aliment.

Doux aliment, trésor inestimable,
Je vous possède, ô bonheur ineffable!
Vous êtes tout à moi, pur et céleste époux,
Et mon cœur vous répond que je suis tout à vous.

Après la Communion.

Plein d'un respect et d'un amour extrême,
J'adore en vous la majesté suprême :
Quoiqu'un voile à mes yeux cache votre grandeur,
Vous n'en êtes pas moins mon souverain Seigneur.

Divin Jésus, quelle reconnaissance
Peut égaler votre magnificence?
Je viens de recevoir le plus grand des bienfaits :
Qu'avec moi tout le ciel vous en loue à jamais.

Je dois, Seigneur, devant vous me confondre,
A vos bontés je ne saurais répondre :
Acceptez, ô mon Dieu, pour marque de retour,
Mon âme, mes désirs, mon cœur et mon amour.

A la fin de la Messe.

C'en est donc fait, l'auguste sacrifice
A mes soupirs ouvre le Ciel propice;
Les oracles divins se trouvent accomplis,
La grâce est descendue, et mes vœux sont remplis.

Dans la mélodie du *Cantique* qu'on va lire, l'art se laisse peut-être un peu apercevoir ; mais, quoique d'une couleur différente de celle qui précède, elle n'en est pas moins remarquable, en ce sens qu'elle conserve le caractère grave et religieux du sujet.

Pendant la Communion.

Le Ciel enfin à mes vœux est propice,
Je suis admis au festin du Seigneur.
Voici, voici l'auguste sacrifice.
Où je reçois cette insigne faveur.

Déjà pour moi l'hostie est consacrée,
Pour mon salut elle vient s'immoler;
La Table sainte est aussi préparée,
Et, convié, je cours pour m'y placer.

Divin Agneau, suprême nourriture,
O quel bonheur, quelle félicité!
Le peuple hébreu vous reçut en figure,
Moi, plus heureux, c'est en réalité.

Mais il est vrai que pécheur trop coupable
A votre aspect j'ai frémi, j'ai tremblé;
Guérissez-moi, médecin charitable,
De tous les maux dont je suis accablé.

Dans cet espoir, Seigneur, je vous adore,
Et je reçois votre don ravissant;
Je viens à vous pour vous offrir encore
Tous les transports d'un cœur reconnaissant.

Festin sacré, douceurs délicieuses,
Sainte union, céleste volupté!
Par vous, égal aux âmes bienheureuses,
Je suis nourri de la Divinité.

O vains plaisirs, ô frivoles richesses,
Ne venez pas rompre de si doux nœuds.
Monde, réserve à d'autres tes caresses,
Les biens du ciel sont les seuls que je veux.

Honneur et gloire, universel hommage,
Au bien-aimé qui règne dans mon cœur!
Par son amour il devient mon partage,
Et pour toujours il fera mon bonheur.

Ne chantons plus que la reconnaissance,
Je suis nourri de Jésus en ce jour :
Ciel! prête-moi ta sublime éloquence,
Pour annoncer sa gloire et son amour.

Uni de cœur, d'actions, de pensées
Au Saint des saints que j'aimerai toujours,
Je vais pleurer mes offenses passées,
Pour le servir le reste de mes jours.

De peur qu'enfin la noire ingratitude
Ne pervertisse, ô Dieu, ces sentiments,
Que votre loi soit mon unique étude,
Ou de ma mort avancez les moments.

Les éditeurs des *Cantiques de Saint-Sulpice*, ainsi appelés parce qu'ils sont surtout en usage dans cette paroisse de Paris, ne se doutaient guère probablement, lorsqu'ils ont admis le *Cantique* suivant dans leur recueil, qu'ils donnaient une composition du Père Bridaine, qui a passé du midi au nord de la France avec une des plus exquises mélodies qui soient échappées de sa plume.

Cantique pour l'Elévation et la Bénédiction du Saint-Sacrement.

Sur cet autel,
Ah! que vois-je paraître?
Jésus, mon Roi, mon divin maître,
Sur cet Autel.
Sainte victime,
Vous expiez mon crime
Sur cet Autel.

De tout mon cœur,
Dans ce sacré mystère,
Je vous adore et vous révère
De tout mon cœur.
Bonté suprême,
Que toujours je vous aime
De tout mon cœur.

Dans quelques autres recueils de *Cantiques* publiés à Paris, on trouve aussi un autre *cantique* du missionnaire languedocien : nous le revendiquons pour lui ; *cuique suum*. L'*air* qui l'accompagne fait voir à quelle variété de tons le talent musical de Bridaine pouvait se plier. Rien de plus tendre et de plus pieux que ces aspirations de l'âme chrétienne pour la communion.

O jour heureux pour moi!
Mon bonheur est extrême :
Jésus, mon divin Roi,
Veut enfin dans moi-même
Venir;
Quel plus doux plaisir!

Eh quoi! divin Sauveur,
Moi, vile créature,
Recevoir dans mon cœur
L'auteur de la nature :
O cieux,
Quel bien précieux!

Je le vois, votre amour
Vous fait donner vous-même :
Par un juste retour,
Grand Dieu, que je vous aime.
Mon cœur,
Soyez plein d'ardeur.

Mon aimable Jésus,
Dans l'amour qui me presse,
Hélas! je n'en puis plus.
Que je brûle sans cesse
Pour vous;
Rien ne m'est plus doux.

Ah! point d'iniquité,
Point en moi de souillure;
Le Dieu de pureté
Demande une âme pure :
Seigneur,
Lavez bien mon cœur.

O quel péché plus noir,
Quel crime détestable,
Que de vous recevoir
Avec un cœur coupable?
La mort,
Plutôt qu'un tel sort.

Donnez-moi les vertus,
O Dieu tout adorable,
Qui me rendent le plus
A vos yeux agréable :
Jamais
Point d'autres souhaits.

Que je suis affamé
De vous, vrai pain de vie!
Que dans vous transformé
Moi-même je m'oublie;
Venez,
Et dans moi régnez.

En voici un enfin destiné à être chanté au sermon, exercice qui laisse à regretter une lacune dans le recueil des *Cantiques de Saint-Sulpice*. Celui que le Père Bridaine a composé pour cette circonstance prouve quelle importance il attachait à préparer, par des chants religieux, les fidèles à entendre la parole divine. La mélodie qu'il y a adaptée est une de ses plus heureuses inspirations; et nous n'avons entendu nulle part, sur ce sujet, des accords aussi purs, aussi saisissants et aussi dignes de la majesté de nos sanctuaires.

Avant le Sermon.

Je viens à vous, Seigneur, instruisez-moi;
L'homme, sans vous, ne nous peut rien apprendre :
Vous seul pouvez enseigner votre Loi;
Vous seul pouvez nous la faire comprendre.

Embrasez donc d'une céleste ardeur
Celui qui vient expliquer l'Evangile;
Faites aussi, mon Dieu, que l'auditeur
Vienne l'entendre avec un cœur docile.

A l'Ave Maria (même air).

Je vous salue, ô Mère de mon Dieu,
Vierge bénie entre toutes les femmes!
Que soit béni en tout temps, en tout lieu,
Votre cher Fils, le Sauveur de nos âmes!

Protégez-nous parmi tous nos malheurs,
Reine du Ciel, ô très-sainte Marie;
Dès maintenant priez pour les pécheurs,
Mais plus encore à la fin de leur vie.

Après le Sermon (même air).

Esprit divin, vous qui par vos ardeurs
Faites germer la divine semence,
Vivifiez celle qui dans nos cœurs
Est répandue en si grande abondance.

Ne souffrez pas que ce précieux grain
Tombe sur nous comme en un champ stérile;
Faites plutôt qu'un jour ce don divin
Rende notre âme en fruits heureux fertile.

Nous bornons ici nos citations des *Cantiques* et des mélodies de Bridaine. Elles suffisent pour montrer la supériorité de ces chants sur ceux que le mauvais goût du siècle a introduits dans la plupart des églises par la déplorable connivence du clergé. Les *Cantiques* de ce saint missionnaire du XVIIIe siècle se distinguent par le naturel, une simplicité élégante, mais dépourvue de recherche et de toute prétention d'auteur; et sa musique, qui n'est que le reflet d'une pensée pieuse, d'un sentiment chrétien, se recommande par un caractère grave et des formes mélodiques d'une couleur si religieuse, qu'on ne peut les entendre sans être profondément touché et porté, malgré soi, au recueillement : c'est-à-dire que le but est atteint; aussi nous n'hésitons pas à les proposer pour modèles. Les recueils de *Cantiques* qui ont cours aujourd'hui, même ceux qui sont le plus en vogue, n'offrent pas en général, à beaucoup près, l'assemblage de ces diverses sortes de mérites. Rendre justice au zèle de leurs auteurs, c'est, pour la plupart, le seul éloge qu'on en peut faire. Tantôt ce sont des idées communes, exprimées d'une manière plus commune encore, sans respect pour la grammaire et pour les règles de la versification; tantôt ce sont des efforts qui visent trop à l'effet, montrent évidemment une préoccupation personnelle, et font voir que l'auteur écrit plutôt avec son esprit qu'avec son cœur, ce qui ôte toute onction à ses paroles. Ce défaut se fait sentir trop souvent dans le *Recueil de Saint-Sulpice*, où, hormis quelques pièces de poésie chrétienne d'un mérite littéraire incontestable, et empruntées à Racine, Jean-Baptiste Rousseau ou autres poëtes de talent du siècle dernier, l'on trouverait difficilement une douzaine de cantiques qui puissent mériter à la fois l'approbation des gens de goût et des personnes pieuses qui cherchent, dans les chants religieux, les émotions de la conscience, les attendrissements du cœur. Tels qu'ils sont cependant, ils l'emportent de beaucoup sur les *Cantiques* à l'usage des sectes protestantes de Paris, dont rien n'égale la sécheresse et le défaut de talent. Mais ce qu'on ne saurait blâmer trop sévèrement dans ceux que l'on chante dans nos églises, ce sont les *airs* qu'on y a ajustés : *airs* presque tous profanes, empruntés à des romances, à des chansons ou à des pièces dramatiques modernes, et faisant, par la légèreté de leurs allures ou par les souvenirs qu'ils réveillent dans beaucoup d'auditeurs, un déplorable contraste avec les idées et les sentiments chrétiens auxquels ils ont été adaptés, et dont ils présentent, pour ainsi dire, la caricature, au lieu de la traduction. Il y a là une indécente anomalie, qui ne blesse pas moins la piété que les convenances générales. On a employé des *airs* connus, dira-t-on, pour que les *Cantiques* fussent plus facilement appris, et faire oublier plus tôt les cantilènes profanes pour lesquelles ils ont été composés. C'est là une explication, ce n'est point une justification. Les chansons ne sont point effacées des mémoires, et loin que les *airs* des *Cantiques* les aient fait tomber en désuétude, ils en rappellent le souvenir ; et il y a, de plus, le scandale d'entendre retentir aux pieds des autels de la religion des accents frivoles ou lascifs, primitivement destinés à servir d'interprète à des passions qu'elle condamne. Si l'on était décidé à mettre à contribution la musique profane, il eût fallu du moins choisir dans ces compositions les morceaux qui expriment un sentiment religieux ou une pensée morale sous une forme grave et noble, de manière à éviter l'inconvénient d'unir des choses disparates. Mais il y avait mieux à faire. Il fallait rechercher les anciennes mélodies religieuses, demander à des siècles d'une foi plus ardente et d'un goût plus sévère ces chants où le compositeur s'inspirait de la ferveur de sa piété, de son respect pour les sanctuaires que Dieu honore de sa présence, et dont les chastes et harmonieux accents firent les délices de nos pères et la gloire de ces artistes chrétiens. La religion, les bienséances, la piété, l'art lui-même, eussent applaudi et gagné à la restauration de ces anciennes et vénérables renommées musicales dans les temples catholiques, qui furent la source et le théâtre d'une célébrité consacrée par l'estime des contemporains et l'admiration des théoriciens modernes, qui, en petit nombre, ont conservé les saines traditions ou le sentiment de la musique religieuse. Il y a là une mine riche et abondante, à laquelle il est regrettable qu'on n'ait pas songé. La musique même des chansons de ces temps-là est souvent si simple et si noble, qu'on serait tenté de dire qu'elle a quelque chose de plus religieux que celle qu'on entend ordinairement dans nos églises ; de sorte que l'on pourrait l'adapter à des *Cantiques*, sans crainte d'offenser le goût, ni la piété. La raison en est que la musique alors était assez généralement dans la tonalité ecclésiastique à laquelle l'oreille était habituée, et qu'aussi l'expression des sentiments humains, le langage de la passion avaient un caractère plus grave, plus contenu, imposé à la fois par la décence publique et le respect de soi-même. Aujourd'hui la musique s'est affranchie de ces utiles entraves, uniquement occupée à plaire à l'imagination, et à séduire les sens : elle est plus savante, plus élégante, plus ornée sans doute ; mais aussi elle est presque complétement sensualiste ; et voilà pourquoi nous en blâmons l'usage, particulièrement dans les *Cantiques*, où elle fait d'ordinaire l'effet d'un contre-sens déplorable.

Il vaudrait mieux, à notre sens, ne point chanter de *Cantiques* dans les églises, que de les affubler d'*airs* efféminés, sautillants, animés, pour ainsi dire, d'une gaieté bachique, qui sont plutôt une dégradation qu'un hommage pour les tabernacles divins. Les *Cantiques* en langue vulgaire n'ont jamais été admis par l'Eglise catholique comme partie intégrante du culte public : elle ne fait que les tolérer, et à condition que la musique sera grave, décente, religieuse comme les paroles, et sera un auxiliaire utile à la piété, et non une cause de dissipation d'esprit pour les fidèles et d'avilissement pour le temple saint. On a fini par sentir la nécessité de mettre un terme à ce scandale ; et, depuis quelques années, des personnes éclairées et amies de la religion, au nombre desquelles se trouvent des ecclésiastiques, ont entrepris, à Paris, de composer tout exprès pour les *Cantiques* des *airs* nouveaux, pour les substituer à ceux empruntés aux modernes chansons et romances profanes. Cette tentative est digne d'éloges ; et, n'eût-elle d'autre résultat que d'expulser de la maison de Dieu des compositions musicales qui la déshonorent, ce serait déjà un progrès honorable pour le nom de ceux auxquels on le devra. C'est un premier pas fait dans une meilleure voie, mais il n'a que l'importance d'un essai. Car on s'abuserait beaucoup, si, pour avoir fait autrement, l'on croyait avoir pleinement satisfait aux légitimes exigences de l'esprit chrétien. Ces louables efforts d'amélioration attestent plus de zèle et de bonne volonté que de vrai talent, et, surtout d'intelligence des secrets de la mélodie catholique. C'est une musique composée par des hommes religieux, mais ce n'est pas de la musique religieuse : elle ressemble à une honnête matrone, qui ne se prodigue pas dans le monde et ne dédaigne pas de lui plaire ; dont le langage est toujours convenable, le sourire pudique, mais qui fait consister sa religion dans le soin de rester inattaquable aux yeux de la morale. Il n'y a point là ce parfum de sanctuaire, ce souffle céleste, ce *mens divinior* enfin, qui excite dans l'âme des sentiments supérieurs aux émotions de la vie humaine, et la détache, aux accents d'une harmonie angélique, des vanités de la terre, pour diriger constamment ses plus vives aspirations vers le ciel, cette éternelle et véritable patrie des âmes. On obtiendra ces effets, lorsque, le talent supposé d'abord, on aura eu soin de s'abreuver aux sources antiques, d'étudier les modèles consacrés par l'estime des siècles où la foi inspirait les arts, de rechercher, d'après eux, la tonalité la mieux assortie au chant des *Cantiques* ; mais, surtout, quand on aura renoncé aux ornements et aux succès de la musique de salon, si incompatible avec l'austérité du dogme catholique et la majesté de nos temples.

Le *cantique* en langue vulgaire est destiné à se perpétuer dans l'Eglise catholique parmi les peuples occidentaux, depuis que la langue latine a cessé d'être leur langue nationale. Il est donc à souhaiter qu'il surgisse un poëte éminent, un grand musicien, qui consacrent leur talent à la composition de ces chants religieux, devenus presque nécessaires pour le grand nombre des fidèles illettrés. Cette œuvre présente à des littérateurs, à des artistes chrétiens, une ample moisson de gloire. Après les sujets liturgiques, nous n'en voyons pas de plus dignes d'exciter l'intérêt, de plus susceptibles de favoriser l'inspiration, et d'assurer une belle et durable renommée. Si les grands compositeurs de musique d'église ont conquis une célébrité glorieuse, qui les a rendus les objets d'une sorte de culte pour la postérité, la perspective offerte aux futurs auteurs de *cantiques* peut encore tenter une noble ambition. Reproduire en beaux vers, interpréter par des mélodies vraiment religieuses, la doctrine évangélique; célébrer les grandeurs et les miséricordes du Dieu sauveur et restaurateur de l'humanité déchue; enseigner à l'homme son néant et ses immortelles destinées; être l'instituteur religieux de l'enfance, le guide de l'âge mûr, le consolateur de la vieillesse; encourager les justes dans leurs épreuves; détourner les coupables des voies de perdition; exciter aux vertus, parce qu'elles font la noblesse de l'âme; flétrir les vices qui la dégradent; charmer les douleurs par la vue des mérites et des récompenses; adoucir les amertumes du trépas par la certitude d'une vie d'éternelle félicité par delà le tombeau; moraliser enfin ses semblables, pour les rendre plus heureux en les rendant plus sages, et cela avec des flots d'une poésie divine et d'une harmonie céleste : il y a là aussi, pour le poëte et le musicien, tout l'honneur d'une sorte d'apostolat, toute l'importance d'un sacerdoce évangélisant par les arts, une mission civilisatrice, la plus haute et la plus pure qui puisse être réservée au dévouement laïque. Lorsque tant de poëtes et d'artistes, plus avides de célébrité que d'estime, contribuent, par des talents que Dieu leur donna pour un plus digne usage, à amollir les mœurs publiques, à éteindre le sentiment religieux dans les cœurs, en surexcitant les mauvais côtés de la nature humaine, puisse-t-il s'élever au moins deux hommes animés du génie chrétien, qui s'emparent du *cantique* pour en faire un instrument de moralisation, de perfectionnement et de salut. La religion ne sera pas ingrate pour eux : car, si elle a dans le ciel des récompenses pour toutes les vertus, elle a aussi sur la terre des bénédictions pour tous les services qu'elle inspire, et des palmes pour toutes les gloires qu'elle consacre.

(L'abbé A. Arnaud.)

CANTORES et BAUDES. — Trois mots au moyen desquels on marquait les fêtes solennelles dans l'église de Saint-Maurice de Vienne, d'après un vieux manuscrit où sont consignées les anciennes pratiques de cette même église. *Cantores* étaient le préchantre et les chantres qui y tenaient le chœur; *Baudes* signifiait les grosses cloches, dont la plus grosse se nommait *Bauda*. (*Voy. liturg.*, p. 12). Ce mot *Bauda* ne venait-il pas de l'instrument appelé *Baudosa*, dont il est parlé dans un auteur que Du Cange désigne ainsi : *Aimericus de Peyrato, abbas Moisiacensis, in Vita Caroli M. in cod. ms.* 1343 *Bibl. Regiæ.* Voici les vers de cet Aimeric Du Peyrat :

Quidam *Baudosam* concordabant,
Plurimas cordas cumulantes ;
Quidam triplices cornu tonabant,
Quædam foramina includentes,
Quidam choros consonantes,
Duplicem cordam perstridentes.
Quidam taborellis rusticabant,
Grossum sonum præmittentes.
Quidam cabreta vasconizabant,
Levibus pedibus persaltantes.
Quidam liram et tibiam properabant,
Alios tactu præcedentes.
Quidam harpam alte pulsabant,
Prolixas virgulas sic gerentes.
Quidam rebecam arcuabant,
Mulieres vocem confingentes, etc.

CANTUS ANTIPHONUS. — Une des quatre espèces de chant en usage anciennement dans l'Eglise; les autres s'appelaient *Cantus directus*, *Cantus responsorius* et *Tractus*, comme on le verra ci-après.

Cantus antiphonus. — C'était une manière de chanter une antienne à deux chœurs.

Cantus directus. — Seconde espèce de chant usité anciennement. Elle avait lieu lorsque tout le chœur chantait ensemble, comme ne faisant qu'un chœur. « C'est ainsi, dit Grandcolas, qu'à Milan, après le capitule de Laudes, il y a un psaume qui est appellé *psalmus directus :* ce n'est point à deux, mais à un seul chœur. Cela se voit aussi dans la règle de saint Benoît qui permet de chanter, les dimanches à Laudes, le psaume LXVI sans antienne, mais en droiture (cap. 12, c. 17): *Sine antiphona in directum*, et de même les psaumes de Complies: *Qui psalmi directanei sine antiphona dicendi sunt.* » (*Commentaire historique sur le Bréviaire romain ;* Paris, 1727, t. Ier, p. 117.)

Cantus responsorius. — Troisième espèce de chant usité dans l'Eglise ancienne. Elle consistait dans le chant des répons, « lorsqu'on répétait ou reprenait, dit l'auteur cité (*Ibid.*) ce que le chantre ou le lecteur avait dit ou chanté seul : *Quod uno canente chorus consonando respondet*, dit saint Isidore (lib. I *De offic.*, c. 1), comme faisaient les esséniens dont parle Philon, et les premiers Chrétiens, au rapport de Tertullien; et cette manière de chanter se trouve dans tous les Pères. Saint Ambroise dit (*Epist. ad Marcell.*, 4) : « On a lu le psaume *Deus venerunt gentes*, et nous y avons répondu : *Matutinis horis lectum est, quod summi animi dolore respondimus : Deus venerunt.* » Saint Augustin dit aussi souvent qu'on avait répondu au psaume qu'on avait ouï chanter : *In hoc psalmo quem cantatum audivimus, cui cantando respondimus.* (*In psal.* LXI.) Ce qu'il répète ailleurs : *Brevis est psalmus quem modo cantato audivimus, et cantando respondimus.* (*In psal.* XCIX.) Saint Chrysostome remarque aussi qu'un seul ayant chanté le psaume, toute l'assemblée y répondait en le chantant : *Et is qui psallit, solus psallit, etiamsi omnes respondendo resonent, tanquam uno ore vox fertur.* (Homil. 6, *in Cor. I.*) Tout le chœur répondait à ce que le chantre avait chanté le premier; on reprenait ainsi dans un psaume le verset à chaque verset du psaume *Venite.* » (*Comment. hist.*, p. 118.)

TRACTUS. — C'était la quatrième espèce de chanter dans l'ancienne Eglise. *Tractus* veut dire *trait*, d'un trait. « C'était, dit toujours le même liturgiste, quand le psaume se chantait tout de suite, sans interruption, sans reprise et sans réclame : *Tractim dicere*, comme on fait encore à la messe au temps de la Septuagésime, que les chantres chantent seuls le trait, sans être interrompus ni accompagnés par le chœur ; et c'était de cette manière que les moines chantaient les psaumes, comme nous l'avons rapporté de Cassien : ce qui est aussi prescrit dans les règles ds saint Sérapion et de saint Macaire. » (*Ibid.*, p. 118.)

CANTUS FIRMUS (en italien CANTO FERMO). — Ces mots s'appliquent au chant grégorien, à cause de son caractère soutenu, grave, égal, plane. A l'époque où les premiers et informes essais de l'harmonie furent appliqués au chant d'église, on appela *cantus firmus* le chant principal, la partie principale, celle qui servait à composer les autres dans tout contrepoint qui n'était pas de la classe des *conductus.* Cette partie était encore appelée *tenor* parce qu'elle *soutenait* le chant. En Italie on a également donné le nom de *canto fermo* à toute espèce de basse simple et figurée qui sert de sujet à un contrepoint.

CAPISCOL. — Le nom de *capiscol, cabiscol, capiscolus*, dérivé de *caput scholæ*, était l'une des nombreuses dénominations sous lesquelles était désigné autrefois le *préchantre* ou premier chantre. Cette appellation était surtout usitée dans les chapitres cathédraux du midi de la France. Les articles de ce *Dictionnaire*, aux mots CHANTRE, PRÉCHANTRE, PRIMICIER, ECOLATRE, fourniront des détails plus étendus sur les attributions et le rang de ce dignitaire ecclésiastique.

« Le chancelier est l'intendant ou maître des écoles, et est par conséquent ce qu'on appelle dans les autres églises capiscol, écolâtre, ou scholastique. C'est lui qui a soin de faire la table chronologique qui se met au cierge pascal, et de faire la matricule, ou d'y commettre quelqu'un en sa place. C'est aussi à lui de faire prévoir les leçons des Matines aux enfants de chœur et aux clercs (et même aux trois sous-diacres chanoines qui chantent les leçons du premier nocturne aux Matines des grandes fêtes); et il les doit tous entendre quand il en est requis. » (*Voyages liturgiques. — Dignités de la cathédrale de Rouen*, p. 356.)

CAPITULE. — Le *capitule* est une leçon brève qui se dit en place d'une leçon ordinaire. *Sicut ad vigilias noctis*, dit Radulphe de Tongres (*De canon. observ.*, prop. 13), *leguntur lectiones magnæ, ita ad Laudes et Vesperas, et ad quinque parvas Horas, dicuntur parvæ lectiones, quas Benedictus appellat in sua Regula* lectiones; *communi tamen usu sæculi appellantur* capitula. Les *capitules* sont appelées *lecticulæ*, parce que, suivant Durandus (lib. V *Rational.*, cap. 2, n° 50), ce sont de *brèves leçons ;* mais le même liturgiste ajoute qu'on les appelle aussi *capitules*, parce qu'elles sont prises des *chapitres des Epîtres : Eo quod ut plurimum de capitibus Epistolarum illorum dierum, quibus dicuntur, sumuntur.* On nomme *capitula Dominicalia* les capitules que l'on chante les jours de dimanche ; et *capitella* de petits capitules.

A propos d'un manuscrit sur vélin, in-4°, intitulé *Capitula*, on lit ce qui suit dans le *Catalogue des manuscrits de M. de Cambis-Velleron* (Avignon, L. Chambaud, 1770) : « Il (ce manuscrit) contient les *capitules;* ce sont les briéves et courtes leçons; elles sont appelées *capitules*, parce qu'elles sont prises du commencement de quelques chapitres de l'Ecriture, et ainsi *capitulum* est comme qui dirait *parvum caput*, petite partie d'un chapitre. On le nomme aussi *capita* et *principia*, le commencement du changement des heures ; car les *psaumes* sont ordinairement les mêmes dans toutes les heures ; mais les *capitules* sont différents et changent souvent. Ils étaient autrefois invariables à toutes les heures, comme ils le sont encore à Prime et à Complies ; on les disait ordinairement pour mémoire, et en quelques endroits au milieu du chœur. Le Vénérable Bède prétend que la coutume de réciter plusieurs fois le jour, c'est-à-dire à toutes les parties de l'office divin, des *capitules* ou *petits chapitres* de la sainte Ecriture, vient des Israélites qui, du temps d'Esdras, lisaient quatre fois le jour quelque chose des livres de la Loi. Les *capitules* se disaient debout après les *pseaumes*, pour renouveler la ferveur. » (P. 543.)

CAPREA. — Espèce de chant que l'abbé Lebeuf nous a fait connaître, et qui tirait son nom très-probablement de la ressemblance du mouvement et de la rapidité dont il était exécuté avec les bondissements des chèvres.

Nous allons citer le passage de l'abbé Lebeuf où il est question du *caprea;* le lecteur remarquera qu'il y est fait mention de deux ou trois autres espèces de chants, non moins bizarres que celui-ci :

« Vers l'an 1072, il y eut à Fécamp un moine appelé Guillaume, qui composa du chant d'une espèce tout extraordinaire. Ce chant ne fit pas beaucoup de progrès et nous reconnoissons qu'il n'exista que par la résistance que les moines de Glaston, en

Angleterre, firent à Turstin, leur abbé, venu de Caen, qui vouloit les forcer à substituer ce nouveau genre de mélodie en place du chant grégorien. (Henricus DE KNYGTON, *Canon. Lycester*, l. II *De eventib. Angliæ.*) Dans le même siècle et un peu après, parut un chantre nommé Aribon ou Cirin, qui inventa un nouveau mouvement dans le chant, qu'il appela *caprea*, à cause de la vitesse dont il était exécuté. (*Anonym. Mellisens. Bernardi*; PEZ, in *Supplem. ad. Bibliothecam Morianam.*) A l'entendre parler, sa verve étoit plus impétueuse qu'il n'auroit voulu : il se sentoit obligé de chanter ce qui se présentoit à son idée, et il bénissoit Dieu de la nouvelle fureur qu'il lui avoit inspirée, car il paroît dire que ces chants s'exécutoient avec autant de célérité qu'ils avoient été prompts à lui venir dans l'esprit. Ce chant-là paroît avoir été bien différent du chant grégorien. Mais aussi, rien n'oblige de croire que l'inventeur eût eu dessein de l'introduire dans les offices divins. Il pouvait s'être borné à chanter ou faire chanter à la maison et en particulier, selon sa nouvelle méthode. Deux auteurs, Jean de Sarisbery, évêque de Chartres (*Policratici*, lib. I, c. 6), et Aelred, abbé en Angleterre (*Specul. charitat.*, l. II), font la description d'une espèce de chant qui paroît bien différent du grégorien; mais ils ne disent pas non plus que l'on s'en servît dans les offices de l'Eglise. Ce chant n'étoit peut-être usité que dans les assemblées profanes. Ces sortes de chants, assez semblables à ceux de l'invention d'Aribon, dont j'ai parlé ci-dessus, étoient apparemment les mêmes que l'on appeloit *figmenta*, à cause que le chant d'église n'y entroit pour rien, et dont les auteurs étoient appelés *cantores figmentarii*. (*Voy.* le *Munerat. tractatu de concordia grammatic. et mus.*, ad calcem *Martyrol.* USUARDI, edit. 1490.) C'est ce qu'on appela du nom de *res factæ*, lorsque ces sortes de chants se furent fait entrée dans les églises, car ils n'y furent admis que fort tard. » (*Traité histor. et pratiq. sur le chant ecclés.*, p. 71-73.)

CARILLON. — On ne connaît pas au juste l'origine de l'instrument composé de cloches, appelé *carillon*. Le P. Amyot dit que « les Chinois sont peut-être le seul peuple de l'univers qui se soit avisé de fondre d'abord une première cloche pour en tirer ce son fondamental sur lequel ils devaient se régler pour avoir douze autres cloches qui rendissent exactement les douze semi-tons qui peuvent partager l'intervalle entre un son donné et celui qui en est la réplique, l'image, c'est-à-dire l'*octave*; et, *enfin, de former un assortiment de seize cloches pour en tirer tous les sons du système qu'ils avaient conçu, et servir d'instrument de musique;* car il ne faut pas croire qu'il s'agit ici de cloches comme celles qui sont suspendues à nos tours (122). » Le P. Amyot ignorait-il que les cloches *suspendues à nos tours* en un certain nombre forment un instrument de musique? Quoi qu'il en soit, si ce qu'il dit est vrai, les Chinois auraient eu l'idée des carillons. Mais pour ce qui regarde l'Europe, tout ce que nous savons, c'est qu'il existait des carillons au moins au XVe siècle. La coïncidence de cette époque avec celle des premiers développements de l'orgue ferait supposer, avec de grandes probabilités, que l'orgue a donné naissance au carillon. Les claviers *à la main* et les claviers de *pédales* de l'orgue auront certainement fait imaginer, par la suite, d'appliquer aux cloches les mêmes moyens. Les progrès de l'harmonie, à la même époque, auront de plus contribué à multiplier les instruments de cette sorte. Cette invention a été successivement perfectionnée; on en fit un instrument purement mécanique, en y adaptant un cylindre pointé comme celui d'un orgue de Barbarie ou d'une serinette; de cette manière, le carillon joue des airs et des préludes avant que l'heure sonne : on en voit de semblables dans plusieurs villes : celui de Malmédy, dans les Ardennes, est surtout remarquable par le caractère à la fois mélancolique et sauvage de sa mélodie. Mais vint le temps où les sonneurs de cloches aspirèrent à devenir des artistes. Et cela eut lieu en effet; il s'est trouvé de grands harmonistes, de grands improvisateurs, des musiciens de génie, dit-on, que le sort a condamnés à faire pendant toute leur vie le rude métier de carillonneur, à frapper deux ou trois fois le jour un clavier de deux octaves et demie à trois octaves, à faire la basse avec les pieds, de manière à jouer deux ou trois parties distinctes.

Au nombre des plus célèbres, on m'a cité le nommé Potthoff, né à Amsterdam en 1726, devenu aveugle par suite de la petite vérole à l'âge de sept ans, et qui, à treize, fut nommé *campaniste* de la maison de ville. Ce Potthof fut en même temps un organiste célèbre. Le *Dictionnaire des musiciens* de Choron et Fayolles nous apprend qu'en 1738 il concourut avec vingt-deux rivaux, pour la place d'organiste à l'église de Western. On procéda, dans cette occasion, avec tant de scrupule et d'impartialité, que les musiciens furent obligés de donner leur avis, avant qu'ils connussent le nom de l'individu qui venait de jouer. En 1760, Potthoff obtint la place d'organiste à la vieille église. Les concerts que Locatelli donna alors à Amsterdam exaltèrent son imagination, lui fournirent de nouvelles idées, et servirent à perfectionner son goût. En 1772 ou 1773, le savant docteur Burney l'entendit à l'orgue et au carillon. Chaque touche de cet orgue exigeait, pour la faire baisser, un poids de deux livres; l'artiste joua néanmoins avec autant de légèreté que sur un clavecin. Il exécuta deux fugues à l'inverse avec beaucoup de variations.

Mais au carillon, ce fut bien autre chose. Burney qui en avait été étonné à l'orgue,

(122) *De la musique des Chinois*, par le P. AMYOT, p. 43.

même après tout ce qu'il en avait entendu dire dans le reste de l'Europe, rapporte qu'il ne put revenir de sa surprise en le voyant, dans son clocher, exécuter avec ses deux poings des passages qu'on ne pouvait jouer que difficilement avec les dix doigts : trilles, batteries, traits rapides, arpéges, il surmonta toute espèce de difficultés.

Il commença par le chant d'un psaume qui faisait les délices de leurs *hautes puissances*, et qu'elles lui demandaient toutes les fois qu'il y avait *carillon*, c'est à dire, les mardis et les vendredis. Il fit ensuite des variations sur ce thème avec autant de goût que d'imagination ; après quoi il improvisa pendant un quart d'heure, persuadé que c'était le meilleur moyen de plaire au célèbre voyageur. Il n'exécutait jamais à moins de trois parties, et trouvait des effets d'une harmonie ravissante. Burney termine en disant qu'il n'entendit jamais plus de variétés dans un si court espace de temps, ni produire des effets plus surprenants de *piano*, de *crescendo* et de *forte*, sur un instrument qui paraissait si peu susceptible de s'y prêter. Après ce terrible exercice, l'artiste était obligé de se coucher, et souvent il n'avait pas la force d'articuler une seule parole (123).

On ne manquera pas de demander comment il était possible d'exécuter des traits rapides sur des instruments dont les vibrations se prolongent longtemps, d'observer les nuances, de faire des *piano* et des *forte*, enfin de trouver des cloches parfaitement justes et bien accordées entre elles.

Nous répondrons que dans les pays où l'art de fabriquer les carillons a été très-perfectionné, comme en Hollande, on a imaginé de se servir, au lieu de battants de fer, de battants de bois, qui donnent beaucoup de douceur au son, et que l'on enveloppe dans des morceaux de drap, pour étouffer les vibrations, ainsi que dans le clavecin et le piano on étouffe les vibrations des cordes. Quant à la justesse des diverses cloches, on l'obtient facilement par les procédés, soit du moule, soit du polissage. Enfin, pour ce qui est de la diversité des timbres, on l'obtient également en variant la matière dont on compose les cloches (124).

Le carillon de l'hôtel de ville d'Amsterdam dont nous venons de parler avait coûté des sommes énormes aux Etats de Hollande. Il avait trois octaves complètes, avec les demi-tons au clavier des mains et deux octaves à celui des pédales. Les timbres des cloches étaient purs et argentins, et l'accord en était parfait. Nous ne pouvons à ce sujet nous empêcher de mentionner la fameuse horloge de la cathédrale de Saint-Jean de Lyon, située dans la croisée qui est du côté de l'Evangile. Cette horloge qui, croyons-nous, ne fonctionne plus aujourd'hui, a été décrite avec détail par l'auteur des *Voyages liturgiques de France* (p. 41). Nous lui empruntons les passages suivants : « Un coq qui termine le dôme bat des ailes, et haussant le col à la façon des coqs naturels, chante pour avertir que l'heure va sonner.

« Aussitôt après, les anges qui sont dans la frise du dôme sonnent sur les cloches le chant de l'hymne de saint Jean-Baptiste : *Ut queant laxis*.

« Durant cette harmonie, un ange ouvre la porte d'une chambre et salue la Vierge ; et d'abord le lambris de cette chambre s'entrouvrant, le Saint-Esprit descend sur elle, et le Père Eternel étant plus haut, et ayant donné sa bénédiction pour signifier qu'après le consentement de la Vierge le mystère de l'Incarnation a été accompli, le Saint-Esprit retourne au ciel, le lambris se rejoint, l'ange s'en va et ferme la porte, et le carillon étant fini l'heure sonne. »

Suit le reste de la description du monument.

L'église de Saint-Maclou à Rouen, ville si renommée par ses belles sonneries, possédait un *carillon* composé de huit cloches parfaitement accordées ensemble, et qui, au premier coup des grands offices des fêtes solennelles, sonnait dans son entier l'hymne qui devait y être chantée.

On lit dans l'*Histoire de la terre et comté de Sebourg*, par Pierre Leboucq (Valenciennes, Bruxelles, 1645, in-4° p. 189), que « le clocher de ce village situé à deux lieues de Valentienne, est garni de 18 cloches, rendans un accord de *carillon* fort harmonieux et esclatant, ayans eu leur ton de monsieur maistre Nicolas Desquenes, bachelier en théologie et pasteur de Sebourcq, grand musicien et componiste, lequel maintenoit tous les dimanches et festes solemnels la musique en son église, secondé et assisté de monsieur maistre Gaspard Rombault, premier chapelain de ce lieu lequel a fort travaillé à enseigner la jeunesse à lire et à escrire et signament la musique, pour les rendre asseurez de leurs parties. » (*Notice sur les collections musicales de la bibioth. de Cambrai*, par M. DE COUSSEMAKER, p. 163).

Si l'on a peu écrit sur l'orgue, en revanche on a beaucoup écrit sur les cloches. Nous n'avons cité que les auteurs les plus connus. La construction des carillons a aussi été le sujet de traités importants. Le plus estimé est celui de Tisscher : *Verhandeling van de Klokken en het Klokkespel* (Dissertation sur les cloches et sur le carillon). On a même imprimé une biographie des plus célèbres carillonneurs sous ce titre : *De naaman en Woonplasten van de Kosters, Voorzangers, Klokkenisten en Organisten van de Laastste in de Geheele-unie;* Amsterdam, 1767.

On trouve également dans le *Correspondant* du 5 juillet 1831, et dans la *Gazette musicale* du 5 février 1837, deux articles fort curieux, l'un sur le carillon de Malmédy, l'autre sur le carillon de Delft. N'oublions pas de mentionner ici un ravissant poëme de

(123) *Revue musicale*, t. IV, p. 268-270.

(124) *Harmonie universelle*, du P. MERSENNE; *Des instruments de percussion*; prop. 21; Paris, 1636, Cramoisy.

Schiller intitulé : *La Cloche*, dont un de nos plus aimables poëtes, M. Emile Deschamps, a doté la France. On sait les belles pages que les cloches ont inspirées à Chateaubriand, et comme on l'a dit, avec *quelle sensualité d'oreille* M. Victor Hugo s'est complu, dans son roman de *Notre-Dame*, à peindre l'effet des cloches du vieux Paris.

Nous ne voulons pas terminer cet article sans donner l'exposé du système pendule ou d'horloge de M. Castil-Blaze, que M. N. David fera suivre d'autres renseignements également curieux. M. Castil-Blaze a fait connaître son horloge dans deux recueils fort répandus: la *Revue de Paris* et le *Dictionnaire de la conversation*, au mot *Pendule*. Nous citerons l'un et l'autre.

« Il m'est venu dans la tête, dit le spirituel écrivain de la *Revue de Paris*, de fournir en trois mois trente-deux millions d'élèves à nos écoles de solfége; s'ils ne sont pas assez habiles pour attaquer une fugue à livre ouvert, ils auront du moins l'oreille formée aux intervalles de la gamme, ils sauront caser les demi-tons à leur place, et ces avantages, qui demandent quelquefois des mois d'étude, seront appréciés par les maîtres. C'est en plein vent que j'établis mon école préparatoire. Mes élèves travailleront à toute heure; la musique, lancée au travers de leur troupe nombreuse, les saisit partout, à table, au lit, à la promenade : assis, marchant, courant, galopant, la gamme les assiégera à toute heure et les forcera d'acquérir de la science, quand même ils voudraient échapper aux bienfaits qu'elle leur promet. La machine à vapeur, le chemin de fer, n'ont pas une allure plus constante et plus rapide. On pense bien que je ne puis pas suffire à tant de travaux, qu'il me faut absolument une armée de répétiteurs; oui sans doute j'aurai recours à leur aide; ils me serviront avec un zèle, une exactitude imperturbables. Ces répétiteurs sont les horloges, les pendules, les coucous (même.....» Quant à l'exposé du système, nous l'emprunterons au *Dictionnaire de la conversation*. C'est toujours M. Castil-Blaze qui parle, mais ici sous le pseudonyme de *Pavoyère*.

« Depuis trop longtemps les pendules et les horloges parlent pour ne rien dire; leur langage manque tout à fait de précision et devient inintelligible à deux époques de la journée. Trois, quatre, cinq, six coups peuvent être comptés aisément, si l'on a l'attention portée vers l'horloge, et si l'on attend qu'elle frappe l'heure. Mais si une longue série de dix, de onze, de douze coups arrive à l'improviste, on se trompe aisément sur leur nombre, le moindre bruit dérange votre calcul, et vous êtes fort étonné d'arriver à quatorze ou de rester à onze lorsque le marteau a réellement frappé douze coups. Il ne suffit pas de bien compter, il faut encore en avoir la conviction, ce qui est très-rare. Midi ou minuit et demi, une heure, une heure et demie du matin ou du soir, sont exprimés chacun par un coup, dont l'identité parfaite ne permet de faire aucune distinction. Si un aveugle ou bien un malade dont l'état exige qu'on le préserve du contact de la lumière s'éveille après minuit, il restera dans une incertitude complète à l'égard de l'heure, jusqu'au moment où l'horloge frappera deux coups. Il saura bien que c'est deux heures, mais est-ce deux heures de nuit ou de jour? La cloche ne s'explique point à cet égard. Le quart, la demie, le troisième quart de chaque heure, se répètent vingt-quatre fois pendant la journée, et ne présentent jamais l'indication, même incertaine, du moment auquel ils se rapportent. Un quart sonne; on sait que c'est un quart, voilà tout; mais est-ce le quart de deux heures, de trois heures du matin ou du soir? c'est ce que l'horloge ne peut vous dire au moyen de son bruit tout à fait insignifiant. Les géomètres ont cherché vainement jusqu'à ce jour des combinaisons variées pour rectifier ce langage, dont ils ont toujours reconnu l'imperfection.

« Le problème qui les occupait depuis trois cents ans vient d'être résolu, dans son ensemble et dans tous ses détails, par un musicien. Le système de M. Castil-Blaze prévoit tout, répond à tout, et chaque fois que son horloge parle, ne fût-ce que pour sonner un quart, elle indique l'instant précis de la journée que ce même quart est appelé à marquer. M. Castil-Blaze y parvient en donnant une couleur sonore à chaque coup qui doit frapper l'oreille, et cette différence fait reconnaître à l'instant l'heure qui vient de sonner, quand même on se serait trompé sur le nombre de coups qui auraient passé. Il suffit d'entendre le dernier coup pour acquérir la certitude que c'est onze heures du matin ou de la nuit qui viennent de se faire entendre. Ce système présente quatre-vingt-seize combinaisons, car la journée se compose de vingt-quatre heures différentes, et non de deux fois douze heures, comme on l'a fait pour les anciennes horloges. Cette journée commence à une heure du matin pour finir à minuit. L'horloge marque cette première heure en frappant un coup sur le *la* le plus grave de la voix de basse; deux heures sont marquées par la répétition de ce même *la* suivi du *si*. La même marche diatonique est employée successivement en montant, et donne, pour huit heures du matin : *la si ut ré mi fa sol la;* pour midi, *la si ut ré mi fa sol la si ut ré mi*. Le soleil est alors arrivé à son apogée, à son zénith; l'horloge l'a suivi en montant; cet astre va descendre, l'horloge suivra sa marche en descendant aussi, et la douzième qu'elle a montée par fragments va être distribuée par le même système, mais à l'inverse, pour marquer d'une manière claire et pittoresque les heures du soir. Ainsi, elle dira *mi* aigu, dernier coup de midi, pour exprimer une heure du soir; *mi ré*, pour marquer deux heures du soir, et, suivant la même marche, elle dira : *mi ré ut si la sol fa mi*, octave, pour frapper huit heures du soir; et enfin la douzième complète *mi ré ut si la sol fa mi ré ut si la* pour sonner minuit. Voilà pour les heures de jour et de nuit : voici comment les quarts sont exprimés : le premier quart appartient à l'heure qui vient de sonner; il la touche, pour ainsi dire, encore avec la main ; ce quart est marqué par la même note qui caractérise cette heure, mais elle est frappée à l'octave haute. Le second quart, ou demi-heure, participe également de l'heure qui vient de passer et de celle que l'on attend; il tient par la main l'heure sonnée et tend l'autre main à l'heure qui va venir, il l'appelle. Ce quart sera marqué par la note déjà répétée à l'octave pour le premier quart, laquelle sera suivie de la note qui caractérise la note suivante. Exemple : quatre heures du matin ont sonné en articulant la quarte *la si ut ré;* le quart donnera un *ré* à l'octave, la demie donnera ce même *ré* suivi d'un *mi;* puisque c'est le *mi* grave qui doit ensuite marquer la cinquième heure, cette demie de quatre heures du matin a déjà appelé le coup de cinq heures, que l'on attend, en frappant le petit *mi*, note qui caractérise cinq heures. Le troisième quart, qui appartient tout à fait à l'heure à venir, l'appellera avec plus d'instance en répétant la note qui la caractérise ; ce troisième quart sera sonné *ré mi mi*, à l'octave. Cinq heures sonneront après au grave et seront exprimées par la quinte *la si ut ré mi*. Je vais citer un second exemple pour les heures du soir : deux heures ont sonné, le marteau a frappé *mi ré;* le quart répétera *ré* à l'octave, la demie dira *ré ut*, le troisième quart *ré ut ut*, appelant ainsi l'*ut*, qui va marquer la troisième heure du soir, laquelle sera exprimée ensuite par cette tierce descendante *mi ré ut*. Les quarts et la demie qui suivent minuit et midi, points d'arrivée et de départ de l'ascension et de la descente des heures, présentent une exception : une heure après midi répète le dernier coup de midi, qui est le *mi;* par conséquent le *mi* appelant le *mi*, le quart, la demie, le troisième quart, seront exprimés par cette même note frappée à l'octave, et l'horloge dira *mi-mi mi-mi mi-mi*. même observation pour le *la* grave qui exprime une heure du matin, après avoir frappé le douzième coup de minuit. »

En choisissant la gamme de *la*, M. Castil-Blase a voulu partir du point marqué par le diapason et donner aux chanteurs comme aux instrumentistes le moyen de s'accorder pour leurs concerts improvisés. Cette douzième ascendante et descendante adaptée aux horloges monumentales comme aux pendules formera l'oreille des enfants, qui connaîtront parfaitement l'intonation des intervalles musicaux avant d'avoir pris les premières leçons de solfége. La cloche la plus grave accordée sur le ton du diapason réglé, après avoir été discuté par l'Institut et le Conservatoire, sera un étalon invariable qui doit fixer à jamais ce méridien sonore pour toute la France. On voit que M. Castil-Blaze se sert de douze cloches graves et de douze cloches aiguës pour composer le clavier de son horloge. Cependant, s'il s'agissait de l'établir dans un palais, et de la faire cadrer avec une riche façade, il la ferait parler au moyen de trompettes animées par un jeu d'orgues très-puissant. Ces trompettes seraient embouchées par des statues représentant des anges, des génies, ou, ce qui vaudrait mieux encore, par les douze heures personnifiées.

Rien de plus ingénieux que ce système et de plus propre, ce nous semble, à former l'oreille du peuple au sentiment de la tonalité. Mais M. Castil-Blaze ne nous dit pas dans quel mode les cloches seront accordées; si elles sonneront en majeur ou en mineur. Il nous semble que les premières douze heures, celles qui marquent la période ascendante de la journée, pourraient être en mode majeur, et les douze dernières, celles de la période descendante, en mode mineur. L'appareil serait plus considérable et plus coûteux. Cependant la considération en vaut la peine. Nous cédons la parole à M. N. David.

« Il serait certainement à désirer que l'oreille musicale des masses voulût bien adopter la réforme proposée par M. Castil-Blaze, malgré les innombrables difficultés que ce savant maître ne semble pas y voir, tout entier qu'il est sans doute à l'enthousiasme de sa création. Toutefois il ne faut pas croire que jamais rien n'ait été tenté pour sortir de la banale ornière, et que notre siècle soit appelé à l'honneur de revendiquer seul un système nouveau pour faire sonner les heures aux carillons des églises. Nous n'en voulons pour preuve que le carillon de la cathédrale de Reims, peu connu des touristes et des esthéticiens, qui, dans la visite obligée faite par l'artiste et l'archéologue à cette merveille des merveilles, auront sans doute oublié, non-seulement les heures, mais encore la manière dont elles sonnent. Il ne sera pas sans intérêt pour les lecteurs, et pour M. Castil-Blaze lui-même, de parcourir les détails suivants, dont l'exactitude est aussi complète que possible.

« Le carillon de Notre-Dame de Reims est placé en plein air au milieu de la croisée du monument. Il se composait d'une cloche assez grosse destinée à sonner l'heure, et de douze petites cloches fondues en 1754. Son mécanisme n'est pas très-compliqué, eu égard à ses résultats. Dans son état actuel, il a pour moteur un tambour autour duquel sont distribuées des clavettes qui accrochent des fils de fer correspondant à chaque timbre et faisant agir les marteaux qui doivent successivement indiquer toutes les parties de l'heure. Les airs du carillon reproduisent, selon les offices de l'année, les hymnes et les proses chantées dans l'église aux grandes fêtes. Ces hymnes, exécutées avec assez de précision, précèdent le tintement de l'heure; lorsque le vent s'engouffre dans les féeriques ciselures du monument chrétien, les marteaux du carillon, vacillants ou stationnaires, changent, non pas l'hymne elle-même, mais son *harmonie*, sa *couleur*, son *expression;* au milieu des nuits d'hiver, quand des rafales de neige viennent se briser contre ces obstacles séculaires, et que l'heure vient à sonner, précédée de son musical prologue, on se sent pris d'une sorte de tristesse vague, d'aspiration vers un monde meilleur, qui font rêver aux concerts séraphiques. Parfois aussi, sujet à des dérangements qui révèlent une œuvre humaine, le carillon, par des *decrescendo* et des ralentissements de mesure, où l'on cherche en vain le thème qu'il exécute d'ordinaire, désenchante l'auditeur et lui fait maudire une illusion caressée. — Les demi-heures sont invariablement précédées de la prose en l'honneur de la Vierge :

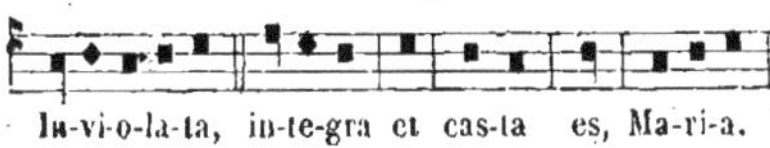

« Le quart avant l'heure répète le ton du verset :

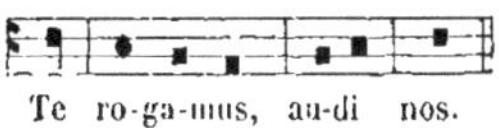

« Le quart après l'heure répète le ton du verset :

Fi-li De-i.

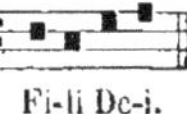

« Il y a encore une autre particularité à noter pour la sonnerie de la demi-heure : évidemment *Inviolatâ integra*, etc., ne caractériserait pas suffisamment cette subdivision de l'heure; voici ce que l'artiste a imaginé : l'heure sonne gravement et exactement le nombre de coups qui la représente; la demi-heure sonne, *mezzo-voce*, un coup de plus que l'heure qui la précède; ainsi, à deux heures et demie, elle sonne trois heures, mais clairement et d'une voix argentine qu'il est impossible de confondre avec les trois heures qui la suivront. Cela ne laisse pas que d'occasionner un certain embarras à l'étranger et à l'ignorant; mais il n'est pas un Rémois qui ne sache faire cette distinction, par l'habitude plus encore que par l'oreille; il n'y a pas un enfant qui n'ajuste *suo modo* aux quarts des paroles qui les désignent; ainsi, la mémoire encore chargée de l'heure qu'il a entendue, au lieu de : *Fili Dei*, il dira :

Mi-di un quart.

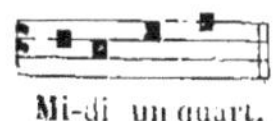

et avec un peu moins de facilité, à l'autre verset :

Voi- là mi-di moins un quart.

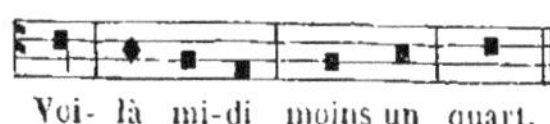

En une journée, l'intelligence la plus rebelle est familiarisée avec la sonnerie du carillon de Notre-Dame de Reims, tout hétéroclite qu'elle paraisse au premier abord.

« Il y a encore, dans l'intérieur de la cathédrale, une sorte de cabinet de style arabesque qui renferme l'*horloge du chœur*. Le mécanisme qui fait mouvoir cette horloge a été probablement détaché par son auteur du système de l'admirable horloge de Strasbourg. Deux anges placés près d'une cloche frappent alternativement les diverses heures, tandis qu'un autre ange qui est au sommet tourne successivement la tête du côté de l'ange qui vient de frapper la cloche. A chaque sonnerie, douze figures de dix pouces de hauteur, qui représentent, dit-on, les douze apôtres, se meuvent sur un plateau dans la direction de la roue qui indique la division des heures. Au milieu de cette caisse de 34 pieds de hauteur, sur dix de largeur, est un globe creux qui figure la lune et marque exactement ses phases.

« Puisque nous en sommes sur les carillons de la ville de Reims, signalons aussi un de ces carillonneurs antiques dont la race s'éteint de jour en jour. Le sonneur de l'église Saint-Remy tinte deux cloches, tout en carillonnant avec cinq autres simultanément. Dans sa *furia*, ce moderne Quasimodo exécute des airs d'église d'une façon qui prouve un certain sentiment de l'harmonie; aussi, lors de la treizième session du congrès scientifique de France, tenue à Reims en 1845, il offrit aux membres de la section d'archéologie de leur donner un échantillon de son savoir-faire, le fier carillonneur qu'il était! Mais on se borna à lui voter des remercîments :

Ces gens assurément n'aiment pas la musique.

« Ce type n'est pas le seul que nous ayons rencontré dans nos voyages en France. A Joinville (Haute-Marne), nous ne fûmes pas peu agréablement surpris, en arrivant dans cette obscure bourgade, d'entendre un carillon *frappé*, — pour mieux dire, *touché*, — avec autant de talent que fait Listz sur le piano; nous n'avons à reprocher au carillonneur de Joinville que les airs infiniment trop mondains qu'il exécutait sur les clochettes de son église. Cela jurait quelque peu du haut d'un édifice chrétien, mais le mérite de l'artiste n'en était pas moins réel, et quand il l'aura voulu, il aura modifié plus dignement tout ce qu'avait de choquant le choix des cantilènes hasardées que nous avons entendues en 1840. » (N. DAVID.)

CARRÉE. — Figure de notes qui équivalait à la brève, et qui valait trois ou deux de nos rondes, selon que la mesure était sous l'empire de la *perfection* ou de l'*imperfection*. — La carrée est usitée encore dans quelques morceaux de musique religieuse. Elle ne vaut que deux rondes.

CARTABELLE. — C'est une espèce d'*ordo* ou d'*index* indiquant pour chaque jour la classe de la messe et l'office du jour, et dont chaque organiste et chaque chantre doit être pourvu.

CARTELLES. — « Grandes feuilles de peau d'âne préparées, sur lesquelles on entaille les traits des portées, pour pouvoir y noter tout ce qu'on veut en composant, et l'effacer ensuite avec une éponge; l'autre côté qui n'a point de portées peut servir à écrire et barbouiller, et s'efface de même, pourvu qu'on n'y laisse pas trop vieillir l'encre. Avec une *cartelle* un compositeur soigneux en a pour sa vie, et épargne bien des rames de papier réglé ; mais il y a ceci d'incommode, que la plume passant continuellement sur les lignes entaillées, gratte et s'émousse facilement. Les *cartelles* viennent toutes de Rome ou de Naples. »

(J.-J. ROUSSEAU.)

CASCAVEOU, ou CASCAVEL. — Mot provençal qui signifie *grelot*, *sonnette*. C'est aussi le nom, selon notre très-savant et très-regrettable ami, feu M. Requien, directeur du musée d'Avignon, que l'on donne aux environs du pont du Gard, à la jonquille, probablement, dit M. Honnorat (*Dictionnaire provençal*), à cause de la ressemblance de cette plante avec un grelot.

Quoi qu'il en soit, voici en partie l'article de Du Cange qui expliquera comment nous avons dû céder à un sentiment patriotique, en insérant le mot CASCAVEOU dans notre *Dictionnaire*.

« CASCAVELLUS, CASCAVIELLUS, campanula, nola, vox Hispanica : *cascavel*, sonalium, neubrigensia (Gallice *grelot*, *sonnette*, crotalum, Provincialibus *cascavau*). — Statuta Ecclesiæ Massiliensis, ann. 1235 : *Indumenta canonicorum et aliorum clericorum sint honestati congruentia clericali ; nec utantur sotularibus, vel sellis pectoralibus, vel calcaribus deauratis, aut* CASCAVELLIS ; scilicet equorum collo appensis, ut olim erat in usu, atque etiamnum videmus in mulis vectoriis et clitellariis. — Inventarium ornamentorum abbatis S. Victoris Massiliensis, ann. 1358 : *Item in extremitate pandentis mitræ sunt sex parvæ catenulæ cum sex longis* cascavellis *argenteis deauratis*, etc. »

CASTRAT. — *Castrat* (125), en italien *castrato*, ou tout simplement *musico ;* car par une espèce d'euphémisme, les Italiens désignaient souvent le premier chanteur parmi les *castrats : il primo musico*.

Castrat est le nom qu'on donne aux chanteurs que l'on a soumis, dans leur enfance, à une opération douloureuse, pour leur conserver la voix aiguë de soprano ou de contralto, opération qui s'oppose à la mue de la voix, laquelle a lieu chez les enfants à l'âge de treize ou quatorze ans.

MM. Anders et Bottée de Toulmon ont traité l'un et l'autre ce sujet délicat, de manière à ne nous laisser autre chose à faire que citer leurs propres paroles, ou analyser ce qu'ils ont écrit sur cette matière.

« La *castration*, dit M. Anders, s'est pratiquée chez les peuples les plus anciens. Quelques auteurs, se fondant sur un passage d'Ammien Marcellin, attribuent l'introduction de cet usage barbare à Sémiramis ; un fragment d'un écrivain grec anonyme, trouvé dans la bibliothèque de l'Escurial et publié par M. Heeren, le met sur le compte d'une reine, nommée Lyttuse, dont il n'est fait mention dans aucune histoire. Quoi qu'il en soit de ces assertions plus ou moins hasardées, il est certain que la coutume est originaire de l'Orient. . . . . »

Nous voyons, en effet, que les *châtrés* ou eunuques étaient connus en Orient, du temps de Joseph qui fut vendu à Putiphar, un des premiers eunuques de Pharaon. Les Grecs schismatiques, comme nous le verrons plus loin par une citation de Gerbert, ne se faisaient aucun scrupule d'élever les eunuques aux dignités hiérarchiques, usage que le canon de Nicée réprouva.

« La mutilation des hommes, avec une destination musicale, appartient donc aux temps modernes; mais il est difficile de préciser l'époque à laquelle on doit la rapporter. »

Forkel, Burney, Ern. Gerbert, etc., ont répété à l'envi que le Père Girolamo Rosini de Pérouse avait été le premier *castrat* admis en 1601 à la chapelle pontificale. Ils se sont trompés sur le sens d'un passage d'Adami da Bolsena où il est dit (p. 189 des *Osservasioni per ben regolare il coro dei cantori della capella pontificia*) à propos de ce même Girolamo Rosini : *Questo fu il primo soprano d'Italia*. Ainsi, comme l'observe M. Bottée de Toulmon, ces auteurs ont cru que le *castrat* dont il est question était le premier en date, au lieu de dire qu'il fut le premier en talent. Le passage d'Adami da Bolsena signifierait tout au plus, en forçant le sens du mot *primo*, que ce Girolamo Rosini fut le premier Italien qui fit ce service dans la chapelle pontificale, puisqu'avant lui, la partie de soprano était chantée par des Espagnols que l'on nommait *falsetti*. Mais cet usage barbare remonte beaucoup plus haut : « En effet, reprend M. Anders, Balzamon de Constantinople nous apprend, dans son *Commentaire sur le concile de Trules*, que de son temps, c'est-à-dire au XIIe siècle, le chant d'église se composait de voix de castrats (126). De plus, l'histoire de l'Eglise russe nous conserve un

(125) *Castrare plane dici censeo a* castus; *quia castrando vis libidinis exstinguitur*. (VOSSIUS.) — (Bulla Greg. IX P. anno 1230, apud MURATOR, tome II, *Antiq. Ital. medii ævi*, col. 35. — Charta anno 1443, t. IV. *Hist. occid.*, col. 470.)

(126) Gerbert a donné le texte de Balzamon dans un petit paragraphe, que l'on trouve dans le *De cantu et mus. sacr.*, sous le titre de *Castratio vocis causa* (t. II, p. 75). « Quando ob gratiosam vocem adolescentulos castrandi usus in Occidente cœperit, nihil habeo quod ad hoc medium ævum notem. Dubium non est quin ex Oriente hæc corruptio venerit, quam in suis etiam improbat Theodorus Balsamon, ut tamen prodat contra veterem observantiam, communem eam suo tempore fuisse inter cantores : *Nota*, observat ad canonem Trullanum, *quod olim cantorum ordo non ex eunuchis solum, ut hodie fit, constituebatur, sed ex iis qui non erant ejusmodi*. Hinc accidit nimia, quam in Græcis schismaticis damnat Humbertus, in evehendis eunuchis ab ordinem hierarchium facilitas, prævaricat oque *Nicæni* canonis. »

fait curieux et qui jusqu'ici n'a été cité dans aucune histoire de la musique ; c'est que, en 1137, un castrat nommé Manuel, venant de Grèce avec deux autres chanteurs, s'établit à Smolensk pour y organiser le chant. Si l'on ajoute à ces témoignages celui de Socrate, qui fait mention d'un nommé Brison, eunuque, préposé à l'enseignement des chanteurs des hymnes, on peut avec beaucoup de vraisemblance faire remonter le chant des *castrats* jusqu'au IVe siècle de notre ère, quoique peut-être ce fait, qui plus tard devint général, ne se présentât qu'exceptionnellement. »

On voit ensuite, dans la notice biographique d'Orland de Lassus, par M. Delmotte (Valenciennes, 1836, p. 301), que Jean Landschreihr était *surveillant* de six *castrats* de la chapelle du duc de Bavière (1569 [127]), et, cinquante ans plus tard, on trouve les *castrats* répandus dans les chapelles des différentes cours. Peut-être, suivant l'opinion des deux écrivains ci-dessus nommés, pourrait-on tirer quelques inductions sur les chanteurs espagnols à voix de fausset, d'où il résulterait que la *castration*, déjà pratiquée en Espagne depuis longtemps, était une cause des succès de ces chanteurs ; c'est ce qu'il serait facile à déduire également de ce qu'Adami da Bolsena a écrit à ce propos. Quoi qu'il en soit, au commencement du XVIIe siècle, l'Italie était comme l'officine où se pratiquait cette honteuse opération, et, chaque année, elle dotait les autres parties de l'Europe d'une multitude de ces chanteurs à voix artificielle. Il est donc fort probable que Girolamo Rosini n'a pas été le premier *castrat* de l'Italie ; mais ce qui est hors de doute, et ce qui est confirmé par ce qui a été dit plus haut de l'Église orientale, d'après le témoignage de Balzamon, c'est que l'usage de la *castration* n'a pris son origine ni dans les Etats du Pape, ni dans les autres parties de la Péninsule.

Nous allons continuer à exposer le résultat des recherches de M. Anders.

« De l'église, l'emploi des *castrats* passa au théâtre, dès que l'opéra commença à prendre de plus grands développements. L'admission des femmes sur la scène étant alors défendue, les rôles de femmes, étaient dans l'origine joués par de jeunes garçons ; mais cela présentait de graves inconvénients. D'abord ces enfants étaient peu faits à l'expression des sentiments de leurs rôles, et puis le changement de voix, qui accompagnait en eux l'âge viril les rendait bientôt incapables de continuer leur emploi. L'opéra fut donc obligé de recourir aux *castrats*, et l'on voit, dans un discours du célèbre voyageur Pietro della Valle, écrit en 1640, qu'à cette époque les *castrats* étaient répandus sur tous les théâtres lyriques de l'Italie.

« En possession de ce double poste musical, les *castrats* eurent la vogue ; non-seulement ils charmèrent le public de leur nation, mais ils se firent rechercher à l'étranger et envahirent tous les pays. Aucune chapelle considérable, aucun théâtre de quelque importance ne crut pouvoir se passer de ces voix, qui firent l'admiration d'un peuple renommé pour être le plus musicien du monde. On les paya fort cher, et plusieurs amassèrent une fortune considérable. C'est ainsi que le célèbre Caffarelli, en se retirant, acheta un duché en Italie, et prit le titre de *Duca di Santo-Dorato ;* il y bâtit une maison, et fit mettre au-dessus de l'entrée l'inscription : *Amphion Thebas, ego domum.* On sait que Farinelli devint le favori de Philippe V, roi d'Espagne, et, suivant quelques auteurs, il monta à la dignité de premier ministre, qu'il conserva sous les deux successeurs de ce roi. Beaucoup d'autres, sans être devenus ducs ou ministres, n'en n'ont pas moins efficacement travaillé à leur fortune.

« A côté des admirateurs enthousiastes de ces voix artificielles, il n'a pas manqué de philanthropes qui ont fait entendre le cri de réprobation de l'humanité ; aussi la *castration* fut-elle à plusieurs reprises sévèrement défendue dans les Etats du Pape même. » Ici M. Anders fait remarquer que, malgré les défenses réitérées de la cour romaine, on ne continuait pas moins d'admettre dans la chapelle pontificale, des chanteurs victimes de cet usage barbare. Mais il ne faut pas oublier d'une part, que la musique du temps, réclamait impérieusement des voix aiguës; que les femmes n'avaient pas accès dans le sanctuaire : *Mulier absit a choro ;* enfin que des parents avides, dans la vue de succès brillants et des avantages de la fortune, ne craignaient pas de faire un honteux trafic de leur propre enfant, lorsqu'ils découvraient dans sa voix des qualités remarquables ; ils saisissaient même le moindre prétexte pour les livrer au fer de l'opérateur. Il est certain que la chapelle pontificale était placée dans l'alternative ou de renoncer à la plupart des chefs-d'œuvre de ses compositeurs, ou d'accepter le concours des castrats, dont jusqu'alors les prohibitions les plus sévères n'avaient pu diminuer le nombre.

« Et si nous ajoutons que plusieurs chanteurs, à l'époque de la mue, se sacrifièrent eux-mêmes volontairement, pour conserver leur voix, on aura une idée des difficultés que présentait l'abolition d'une coutume si fortement enracinée.

« Ce ne fut, continue M. Anders, qu'à l'époque de l'occupation de l'Italie par les Français, que les mesures les plus sévères furent prises à cet égard, et depuis lors, cette mutilation honteuse a complétement cessé. Le comte Orloff, qui a longtemps demeuré en Italie, et qui, parcourant le pays en tout sens, a fait des recherches à ce sujet, dit n'avoir trouvé aucune trace qui indiquât la continuation de l'usage barbare, dont les représentants commençaient même à être fort rares, la scène n'en conservant qu'un seul,

(127) M. Barrée de Toulmon dit 1593.

Veluti, et l'Église n'en ayant guère, vers 1827, que cinq ou six à Rome et à Naples, si bien que l'institution des *castrats* semblait toucher à sa fin.

« Néanmoins, s'il faut en croire des renseignements plus récents, une tentative de réorganisation se serait effectuée, et l'on aurait formé pour eux une école de chant dans l'établissement *degli Orfanelli*, qui renferme plusieurs jeunes gens des diverses contrées de l'Italie, privés de leur virilité par maladie ou *accident* (128). La direction de l'école est, dit-on, confiée à un *castrat* romain. Espérons que la philosophie du siècle fera justice de pareils essais et en arrêtera le développement.

« Après cette notice succincte, il nous reste à dire quelques mots sur le mérite de la voix des *castrats*.

. . . .

« Quelques écrivains se sont vivement élevés contre ces voix factices et en ont trouvé l'effet désagréable. Il est probable que les sentiments philanthropiques entrent pour beaucoup dans ce jugement, auquel on peut opposer celui des plus grands compositeurs et connaisseurs, qui ont parlé avec enthousiasme du chant des castrats, et qui lui ont reconnu des effets que nulle voix au monde ne saurait égaler. Tous ceux qui ont entendu Crescentini, si admirable dans le rôle de *Romeo*, ne peuvent trouver assez d'expressions pour décrire ce qu'ils ont éprouvé aux accents inimitables de ce chanteur. On raconte que Napoléon lui-même, d'ailleurs peu sensible, ne put, en l'écoutant, retenir ses larmes, non plus que toute sa cour et tout l'auditoire. Nous finirons par ajouter un fait que personne ne pourra contester : c'est que la décadence des célèbres écoles de chant de l'Italie date de l'absence des *castrats*. C'est donc une perte pour l'art ; mais qui osera la déplorer ? Aucun art, quel qu'il soit, n'osera s'enrichir par un outrage à l'humanité; et nous n'hésitons pas à souscrire aux paroles d'un auteur connu : « Si un pareil usage, dit M. le « comte Orloff (*Histoire de la musique*), de« vait revenir; si, oubliant l'esprit philoso« phique du siècle, nous devions revoir de « nouveau impuni le plus affligeant des at« tentats, quelque vif que soit le goût que « nous avons pour l'harmonie, quelque ar« dent que soit notre amour pour elle, nous « ne balancerions pas à dire que nous préférerions voir disparaître cet art du nombre « de ceux qui font le charme de la vie, plu« tôt que de voir outrager encore à ce point « la morale, l'humanité et la nature. »

Nous ne terminerons pas cet article sans consigner ici une réflexion qui appartient en propre à M. Bottée de Toulmon, et qui donne beaucoup à penser. « Une des raisons, suivant lui, qui ont contribué à maintenir cette horrible coutume, a dû être l'énorme difficulté de la notation en usage au XVIe siècle. C'est à cette époque où elle est la plus compliquée...... Il fallait une intelligence fort avancée pour être musicien lecteur, et d'un autre côté, l'effet musical réclamait des voix aiguës. »

On est tenté de se demander, en effet, s'il n'aurait pas mieux valu admettre les voix de femmes dans l'église, plutôt que de sanctionner, du moins indirectement, par l'emploi des castrats, un usage si solennellement réprouvé et par les condamnations des Papes, et par l'humanité. C'est ici le cas de déplorer cette force des choses établies, qui se perpétuent, lorsqu'elles sont favorisées par la vanité et l'appât du gain, malgré les censures de l'Eglise et les protestations unanimes. — (*Voir l'Encyclopédie des gens du monde*, au mot *Castrat ;* la *Revue musicale*, 9e année, n° 30, et *Les puys de palinods au moyen âge*, par M. Bottée de Toulmon, p. 13.)

Voici comment s'exprime Burney sur les *castrats* d'Italie :

« Je me suis enquis par toute l'Italie de l'endroit *principalement* où l'on dispose les garçons à les faire chanter *par castration ;* mais je n'ai jamais pu obtenir un renseignement certain. A Milan, l'on m'a dit que c'était à Venise ; — à Venise, que c'était à Bologne ; — mais à Bologne, on me nia le fait, et je fus renvoyé à Florence. De Florence on me renvoya à Rome, et de Rome à Naples.

« L'opération est certainement contre les lois aussi bien que contre nature, et les Italiens en sont si honteux, que chaque province rejette le fait sur quelque autre.

« Le docteur Cirillo me dit que cette pratique est *absolument* défendue dans les conservatoires, et que les jeunes *castrati* venaient de Leccia dans la Pouille. Ils sont néanmoins amenés à un conservatoire pour faire essayer leur voix avant d'*être castrati*, et alors, si l'essai est favorable, s'il y a *probabilité* de voix, les *parents* les ramènent chez eux pour procéder à cette barbare mutilation ou opération.

« La loi frappe *de mort* quiconque exécute cette opération, et d'excommunication ceux qu'elle concerne, à moins qu'elle ne soit faite sous prétexte, comme cela arrive souvent, de quelque maladie, et avec le consentement de l'enfant; et il y a des exemples de l'opération faite à la requête de l'enfant lui-même. Tel fut le cas de Grassetto à Rome.

« Mais quant à ces examens et ces essais de la voix, mon opinion est que cette cruelle opération est trop souvent faite sans aucun

(128) « En Italie, et surtout dans le royaume de Naples, on n'était jamais embarrassé pour cacher ces sortes de spéculations sous le prétexte d'un accident quelconque. Une blessure, disait-on, survenue au jeune Broschi, à la suite d'une chute de cheval, n'avait été jugée guérissable par le chirurgien qu'au moyen de la castration. Il n'y avait pas un *castrat* italien qui n'eût à conter sa petite histoire toute semblable. La mutilation ne produisait pas toujours les effets qu'on avait espéré...... » (Voy. *Biogr. univ. des mus.* de M. Fétis, art. *Broschi*, autrement dit *Farinelli*.)

essai, ou du moins sans des probabilités suffisantes de bonne et belle voix, autrement on ne trouverait pas, dans chaque grande ville d'Italie, un si grand nombre de *castrati* sans voix ou avec une voix loin d'être assez belle pour compenser la perte qu'ils ont soufferte. »

Enfin M. Adrien de la Fage, dans une lettre datée de Naples, 13 mars 1850 (*Gazette mus.* du 9 juin même année), rendant compte d'une messe composée par M. de Liguori, neveu de saint Alphonse de Liguori, fait mention d'un *castrat*, élève de Crescentini, « qui en avait d'abord espéré quelque chose et l'avait traité en bon confrère.... » mais, « sa voix n'a jamais pu acquérir la justesse d'intonation, et c'est dommage, car si elle manque de force, son timbre n'est pas sans agrément. *Il est maintenant le seul de son espèce.* Un autre *musico*, nommé Tarquinio, qui est revenu pensionné de la cour de Dresde, où il a chanté pendant une vingtaine d'années, ne se fait plus entendre depuis que sa voix a faibli. Je l'ai entendu autrefois; il possédait une belle voix et était loin d'être sans talent. Quant à celui dont je parle (l'élève de Crescentini), il donnerait une bien faible idée de ces voix si justement vantées, jadis si communes en Italie et aujourd'hui perdues; et il ne faut pas hésiter à le dire, toutes réserves faites sous le point de vue moral, perdues au grand détriment de l'art musical. »

M. Anders avait préparé un grand travail sur les castrats, tant de l'antiquité que des temps modernes; il est à regretter que ses occupations à la bibliothèque Richelieu et sa mauvaise santé ne lui permettent pas de le mener à bonne fin.

CATHEMERINON. — Tel est le titre du premier recueil d'Aurèle Prudence, personnage consulaire et le plus ancien compositeur d'hymnes chrétiennes. Il naquit en 348, à Calahorra en Espagne, et mourut après l'an 407. Ce prince des poètes chrétiens, dit D. Guéranger, a grandement mérité de la liturgie, par les belles hymnes dont il a enrichi les offices divins, tant de l'Eglise romaine que de l'Eglise gothique d'Espagne. Le *Cathemerinon*, ou collection des prières quotidiennes, renferme les suivantes : AD GALLICINIUM. — *Ales diei nuntius.* — HYMNUS MATUTINUS. — *Nox et tenebræ et nubila.* — ANTE CIBUM. — *O crucifer bone, lucisator.* — POST CIBUM. — *Pastis visceribus, ciboque sumpto.* — DE NOVO LUMINE PASCHALIS SABBATI. — *Inventor rutili, dux bone luminis.* — ANTE SOMNUM. — *Ades, Pater supreme.* — HYMNUS JEJUNANTIUM. — *O Nazarene lux Bethlem, verbum Patris.* — POST JEJUNIUM. — *Christe, servorum regimen tuorum.* — OMNI HORA, — *Da, puer, plectrum, choreis ut canam fidelibus.* — CIRCA EXSEQUIAS DEFUNCTI. — *Deus ignee, fons animarum.* — VIII KALENDAS JANUARIAS. — *Quia est quod arctum circulum.* — DE EPIPHANIA. — *Quicunque Christum quæritis.*

Suivant M. Fétis, les hymnes de Prudence qui ont été introduites dans l'Antiphonaire sont les suivantes : 1. *Ales diei nuntius.* — 2. *Lux ecce surgit aurea.* — 3. *Corde natus ex parentis.* — 4. *Salvete, flores martyrum.* — 5. *Jam mœsta quiesce querela.* — L'hymne *Corde natus ex parentis* est un fragment d'un poëme plus étendu, destiné à être chanté à toutes les heures du jour (sans doute le *Da puer, plectrum*, etc., dont il a été parlé ci-dessus); c'est le plus ancien exemple du mètre trochaïque employé pour les hymnes de l'Eglise. A l'égard de l'hymne *Jam mœsta quiesce querela*, je l'ai trouvée, continue M. Fétis, notée dans un recueil de proses et d'hymnes du *Musæum Britannicum* (n° 6, 9, 91). Le chant qui a été conservé dans l'Antiphonaire romain en usage au diocèse de Munster, pour l'hymne de la sainte Croix, *Crux, ave, benedicta*, est si remarquable par sa forme mélodique, que je crois devoir le donner ici :

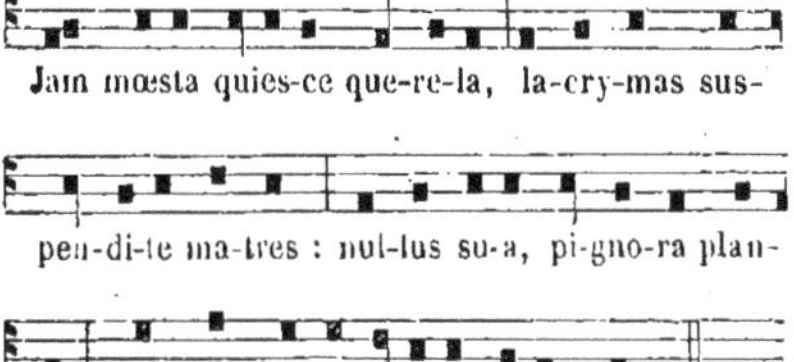

« Je n'oserais affirmer que cette mélodie remonte au temps où Prudence a écrit son hymne; mais elle me fournit l'occasion de faire une remarque..... à savoir qu'il est évident, par le caractère du chant des hymnes, que ce chant n'a point la même origine que les autres pièces de l'Antiphonaire et du Graduel. En effet, si l'on examine avec attention les mélodies anciennes des hymnes et des proses, on y reconnaît un caractère de chant populaire qui me fait croire que ce genre de pièces n'ayant pas été destiné à l'office divin dans l'origine, mais plutôt aux fidèles, soit pour chanter en particulier, soit pour leurs assemblées, les poëtes chrétiens ont adapté à leurs textes religieux des airs connus de tout le monde ou faciles à apprendre et à retenir. Telle paraît être la mélodie que l'on vient de voir. » (*Revue de mus. relig.*, Origines du plain-chant, — janvier 1847, p. 7 et 8.)

CÉCILE (Sainte). — *Mercure de France*, janvier 1732. — DE SAINTE CÉCILE. — « Tant de saints ont chanté en public les louanges du Seigneur, que le nombre en est inexprimable. Il y a eu aussi des saints qui ont écrit sur le chant ecclésiastique, d'autres qui ont su jouer des instruments. Les uns ont perfectionné le chant ou la musique dans la spéculation ; les autres y ont donné de nouveaux accroissements dans la pratique. Tel saint fabriquait lui-même des instruments de musique; tel autre donnait des règles pour s'en servir. N'est-ce pas là ce que font les musiciens de nos jours?

« La chose étant ainsi, ils devaient donc choisir pour leur patron un saint de quelqu'une des espèces que je viens d'indiquer. Mais au lieu de prendre ce parti, et se fonder sur une histoire bien avérée, ils se sont arrêtés à une légende telle quelle, et ils ont été déterminés à l'occasion d'un mot unique, dont ils n'ont pas pris la peine de se donner l'intelligence. S'il est vrai que ce choix est proportionné aux lumières qu'on avait il y a cent ou six vingt ans, il ne s'ensuit pas de là qu'il doive toujours subsister.

« On ne peut guère douter que les musiciens et les chantres inférieurs des églises canoniales n'aient été portés à se choisir un jour de fête, lorsqu'ils ont vu que les autres professions en avaient. Il y eut un temps, comme tout le monde le sait, que les prêtres (129) avaient pour fête patronale le jour de saint Jean l'Evangéliste, les diacres le jour de saint Etienne, les sous-diacres un autre jour voisin de la fête de Noël. Le reste du chœur se joignit apparemment à ces derniers. Mais depuis qu'on eut déclaré, dans le xve siècle, une guerre ouverte à cette fête du bas chœur, il y eut du partage dans le choix du jour qui passerait pour la solennité patronale. En certains pays on s'arrêta à saint Grégoire, Pape, en l'honneur duquel on trouvait un office propre tout notédans les anciens Antiphoniers. En d'autres, où l'on ne put goûter le choix de la Saint-Grégoire, parce qu'elle tombe en carême, on choisit les sept frères martyrs, enfants de sainte Félicité, par une raison assez frivole (130).

« Quoi qu'il en soit, il n'y a guère plus de cent ans que les musiciens, ou chantres gagés, étaient partagés, selon les pays, sur le choix de leur fête patronale, et qu'ils reconnaissaient différents saints pour leurs patrons. Dans la Flandre, où la musique a fleuri plus qu'en certaines autres provinces du royaume, l'on ne connaissait point encore sainte Cécile pour patronne des musiciens il y a cent cinquante ans. Si elle avait été représentée comme telle, et avec un jeu d'orgues, vers l'an 1580, Molanus, célèbre docteur de Louvain, qui marqua dans le livre qu'il fit imprimer alors sur les images, toutes les figures symboliques qu'on ajoutait aux statues des saints, n'aurait pas oublié sainte Cécile; cependant il ne dit pas un mot de cette sainte; ce qui est une marque qu'il ne l'avait encore vue représentée en aucun endroit.

« Je me crois donc assez fondé pour avancer que ce n'est que depuis un siècle, ou un peu plus, que les musiciens se sont réunis à choisir cette sainte pour leur patrone. L'office propre qu'on chantait presque partout en son honneur depuis plusieurs siècles aura gagné alors leurs suffrages, et les aura déterminés à ce choix. Ceux d'aujourd'hui croient qu'il a été fait avec tant de maturité et de délibération par leurs prédécesseurs, qu'il est difficile de les en faire revenir. L'habitude dans laquelle ils sont de voir sainte Cécile représentée avec un jeu d'orgues, fait qu'ils continuent de croire qu'elle était de la profession, ou au moins qu'elle aimait les instruments musicaux : cependant, à considérer les choses dans leur origine, on reconnaîtra que ce jeu d'orgues n'a été ajouté aux figures de cette sainte que depuis que les musiciens se sont mis sous sa protection. C'est ainsi qu'ils prennent l'effet pour la cause et la cause pour l'effet. Je ne vous dirai pas en quelle province ce choix a d'abord été fait. Il y a apparence que c'est en Italie. Les honneurs qu'on prétend rendre à sainte Cécile par la musique y sont même poussés jusqu'à un point qui pourra vous réjouir. Dans une ville de cette vaste partie de l'Europe, l'une des églises paroissiales porte le nom de sainte Cécile. Le clergé n'en est pas fort nombreux, parce qu'il y a dans la même ville cinquante-cinq autres paroisses. Une personne grave, qui m'a honoré de son amitié dans sa vieillesse, m'a dit qu'elle entra dans cette église l'an 1669, à son retour de Rome; c'était un dimanche au soir. Elle y trouva le curé qui disait Vêpres tout seul; mais le son de sa voix était admirablement secondé par un grand nombre de petits oiseaux qui faisaient dans la tribune des orgues un gazouillement très-agréable. S'étant informé de l'origine de cette musique, on lui dit que ces oiseaux étaient nourris là comme dans une volière, où ils faisaient un concert jour et nuit pour honorer sainte Cécile, et que la paroisse n'ayant pas assez de revenu pour y faire chanter l'office, excepté le jour de la fête patronale, on se contentait durant le reste de l'année des services de ces petits musiciens. Vous pouvez croire qu'en dédommagement, il n'y a rien d'épargné le 22 novembre, et que tous les enfants de sainte Cécile tiennent à honneur de se réunir ce jour-là dans ce lieu.

« On est persuadé, en Italie plus qu'ailleurs, de la vérité de tout ce que les légendes du Bréviaire renferment; et les musiciens, qui ne se piquent pas d'être grands critiques en fait d'histoire, s'en rapportent volontiers à la croyance de ceux qui les ont élevés. Soit que ce soit en Italie ou dans les provinces méridionales de la France que le choix ait été fait d'abord de sainte Cécile pour patronne des musiciens, il est constant qu'il est très-mal fait. Je ne songeais rien moins qu'à vous prier de rendre cette lettre publique, lorsque l'on m'a fait voir une lettre circulaire, imprimée en forme d'affiche de la part du maître de musique de l'église cathédrale du Mans, par laquelle tous les musiciens du royaume sont invités à mettre en musique les paroles jointes à cettre lettre, destinées à servir de motet à la messe solennelle de la fête de sainte Cécile; et comme si le sujet était le plus heureux du monde, on y ajoute les mêmes clauses et conditions qui sont ordinairement proposées pour les pièces d'éloquence

(129) Quelques personnes assurent que dans les plus bas siècles, les prêtres ont choisi la Transfiguration pour leur fête patronale.

(130) Auxerre.

ou de poésie qui subissent l'examen des différentes académies établies dans le royaume, et qui sont honorées d'un prix de conséquence. La pièce musicale sera examinée (on ne dit pas par qui), et celle qui sera trouvée la meilleure dans le genre de musique qu'on demande, sera chantée préférablement aux autres dans l'église du Mans, et l'auteur sera récompensé d'une croix d'or. J'ai appris aussi que, dans l'église d'Evreux et dans les autres de la Normandie, on a fait dans le siècle dernier quelque chose de semblable, ou au moins en produit des programmes ou avis imprimés en 1667 et 1668. Et encore de nos jours à Evreux, lorsqu'il arrive qu'un maître de musique qui a du renom s'y rend au 22 novembre, pour faire chanter une musique de sa façon à la fête de sainte Cécile, on lui fait présent d'une médaille d'argent, qui représente d'un côté l'image de cette sainte et de l'autre les armes du chapitre.

« Sainte Cécile étant ainsi devenue le sujet des chefs-d'œuvre de musique, on ne peut pas attendre que l'effet du mauvais choix se manifeste plus évidemment, et il paraît que le temps est venu de combattre le fondement de ce choix.

« Comme toutes choses sont sujettes à vicissitude sur la terre et que tous les jours on avance dans la connaissance de l'histoire, on a découvert que le choix de sainte Cécile pour patronne des musiciens n'est appuyé que sur un fondement ruineux, c'est-à-dire sur des auteurs qui attribuent à cette sainte des faits qu'il leur a plu d'imaginer pieusement, ou sur un texte historique mal entendu, et pris à contre-sens, en cas qu'il soit véritable, et c'est ce qu'il est besoin de développer. Que disent, sur la légende de cette sainte, les historiens reconnus pour les plus éclairés de nos jours? M. de Tillemont (131) déclare que les contradictions qui se trouvent dans ses Actes en donnent une idée assez désavantageuse, qu'ils ne sont composés que de miracles extraordinaires et d'autres choses qui ont peu d'apparence de vérité; que, quoiqu'ils soient assez anciens pour avoir été vus par le Vénérable Bède, il ne croit pas cependant qu'il y ait moyen de les soutenir. Le P. Garnier, Jésuite, dont on a quelques ouvrages sur l'antiquité ecclésiastique qui sont fort estimés, combat ces Actes, par l'endroit de Préfet Almaque, dont ils font mention, outre plusieurs autres fautes dont il reconnaît qu'ils sont pleins. M. Baillet (132) assure qu'ils n'ont presque aucune autorité, qu'ils sont difficiles à soutenir dans presque toutes leurs circonstances, soit pour les temps et les lieux, soit pour les grands discours et les grands miracles qu'ils contiennent. Il est vrai que dans un autre endroit (133) il dit que ces Actes n'ont rien de choquant ou de scandaleux dans ce qu'ils ont d'incroyable; mais il ajoute aussitôt qu'ils n'ont rien d'authentique que dans ce qu'ils paraissent avoir de plus noble. Le public peut croire d'avance que le jugement des savants Bollandistes ne se trouvera pas beaucoup différent lorsque le temps sera venu qu'ils seront obligés de s'expliquer : on peut même, sans trop hasarder, conclure de ce que leurs prédécesseurs ont dit au 14 avril sur saint Valérien et saint Tiburce, et au 15 mai, sur saint Urbain, que ceux de leurs confrères à qui il appartiendra de traiter les saints du 22 novembre ne s'éloigneront pas extrêmement de ce qu'a dit le P. Garnier, et même il peut se faire qu'avec le temps, il leur vienne de nouvelles lumières pour impugner encore plus fortement les Actes de sainte Cécile et les faire abandonner généralement.

« C'est donc le peu de fond qu'il y a à faire sur cette pièce qui a porté les évêques qui ont fait réformer leurs bréviaires à en retrancher cette légende. Il y en a qui n'ont assigné à sainte Cécile aucune leçon propre et qui ont tout renvoyé au commun, ou l'ont réduit en simple commémoration, comme on vient de faire à Langres. D'autres ont permis qu'on insérât à Matines un fragment du Sacramentaire de saint Grégoire, où il est dit simplement que Cécile a été fortifiée par la grâce de Dieu, de manière que rien n'a pu ébranler sa foi et sa vertu, ni le penchant de l'âge, ni les caresses du siècle, ni la faiblesse du sexe, ni la cruauté des tourments; cet éloge n'ayant pu fournir qu'une seule leçon fort courte, c'est ce qui a été cause que l'office du 22 novembre a été réduit à trois leçons, dont deux sont de la sainte Ecriture. Par là toutes les antiennes et répons propres, qui étaient dans les Antiphoniers précédents, ont été rejetés, et par conséquent l'antienne *Cantantibus organis* ôtée de l'office. Or, comme il n'y avait que cet endroit de la prétendue histoire de la sainte qui, après bien des siècles, avait déterminé les musiciens et joueurs d'instruments à la choisir pour patronne, il est bon de faire quelques réflexions dessus, afin d'en montrer la faiblesse et de faire voir que, quand même il serait bien avéré, il prouverait seulement qu'il y avait autrefois des instruments de musique dans les noces chez les Romains, ce que personne ne révoque en doute et qui n'a nulle liaison avec l'usage qu'on a fait de ce texte.

« Ce texte dit donc simplement que Cécile fut promise à un jeune homme appelé Valérien; que le jour des noces étant venu, elle parut vêtue d'habits éclatants en or, par-dessous lesquels elle portait le cilice ; que les instruments de musique faisaient retentir dans la salle où était le lit nuptial toutes sortes d'airs convenables à

(131) *Hist. eccl.*, tome III, p. 689.
(132) *Vies des Saints.*
(133) *Ibid.*

une telle conjoncture; mais que Cécile, sans y faire attention, ne s'appliquait intérieurement qu'à Dieu seul, à qui elle disait du fond de son âme : « Seigneur, que « mon cœur et mon corps soient conservés « sans tache, afin que je ne sois pas con« fondue. » *Cujus (Dei) vocem audiens Cæcilia virgo clarissima absconditum semper Evangelium Christi gerebat in pectore....... Dominum fletibus exorans, ut virginitas ejus ipso conservante inviolata permaneret. Hæc Valerianum quemdam juvenem habebat sponsum : qui juvenis in amore virginis perurgens animum, diem constituit nuptiarum. Cecilia vero subtus ad carnem cilicio induto, desuper auratis vestibus tegebatur. Parentum vero tanta vis et sponsi circa illam erat exæstuans, ut non posset amorem cordis sui ostendere, et quod solum Christum diligeret indiciis evidentibus aperire. Quid multa? Venit dies in quo thalamus collocatus est. Et cantantibus organis, illa in corde suo soli Domino decantabat dicens : Fiat cor meum et corpus meum immaculatum, ut non confundar; et biduanis ac triduanis jejuniis orans commendabat Domino quod timebat. Invitabat angelos precibus, lacrymis interpellabat apostolos, et sancta omnia Christo famulantia exorabat, ut suis eam deprecationibus adjuvarent suam Domino pudicitiam commendantem* (134).

« Après avoir ainsi exposé l'endroit des Actes de sainte Cécile qui a déterminé le choix des joueurs d'instruments et des musiciens, je puis conclure hardiment que cette sainte n'a été choisie par eux pour patronne que parce qu'on lit que lorsqu'il fut question de la marier, il y avait des instruments à la fête. De sorte que, sans faire attention que l'histoire de cette sainte, telle qu'elle est, la représente comme mariée malgré elle, et comme ayant une répugnance marquée à entendre cette mélodie, et songeant plutôt aux choses spirituelles, on la prend pour protectrice des symphonies et des concerts qui se font au moins avec autant d'appareil que celui qui, selon les mêmes Actes, paraissait lui être à charge. En effet, le langage de l'historien laisse à penser qu'il en était de la musique à son égard comme des beaux habits dont elle était parée; et c'est avec raison qu'il prétend faire son panégyrique, lorsqu'il dit qu'elle n'avait pas plus d'attache à l'un qu'à l'autre. Une légère attention sur ce contraste suffit, ce me semble, pour détromper bien des gens, touchant la justesse prétendue du choix fait par les musiciens. Ce n'était pas un privilége particulier à sainte Cécile d'avoir des joueurs d'instruments à ses noces; c'était la coutume de son temps, comme ce l'est encore aujourd'hui. Il n'y a guère de saints, parmi ceux qui ont été mariés, qui ne se soient trouvés dans de semblables circonstances. Pourquoi donc choisir plutôt sainte Cécile qu'une autre? Est-ce à cause que la musique des instruments a paru lui déplaire, ou au moins ne faire aucune impression sur ses sens?

« Je prévois bien, Monsieur, que mes réflexions ne feront pas plaisir à un grand nombre de musiciens. Etant accoutumés à juger de la vérité et de l'antiquité des choses, par ce qu'ils en voient de leurs jours, ils diront que le choix de sainte Cécile pour patronne de leur profession ne peut être que bon et ancien, puisqu'il est si étendu. J'avoue qu'il n'est que trop étendu; mais aussi il faut convenir qu'il a été fait dans un temps où l'on tenait pour véritables les Actes qui portent son nom, et où l'on croyait qu'un seul mot dans l'office, pourvu qu'il eût rapport à la musique, de loin ou de près, directement ou indirectement, suffisait pour se fixer et s'arrêter. Dispensez-moi d'entrer en explications de certaines autres professions qui n'ont pas été plus heureuses, et de vous citer l'origine du choix d'un grand nombre de confréries. Après tout, quoique les Actes de sainte Cécile soient faux, la sainte n'en est pas moins réelle et véritable. Quoiqu'on ne sache point même en quel pays elle a été martyrisée, et qu'il soit incertain si c'est à Rome ou dans la Sicile, il n'en est pas moins constant que cette sainte est une véritable martyre. Et puisque son nom est dans le canon de la messe, il en faut conclure qu'elle est une des plus anciennes martyres de l'Eglise romaine. C'est tout ce qui peut faire son éloge, sans que pour cela la musique doive s'y intéresser plus qu'à une autre sainte, par les raisons péremptoires que j'ai apportées.

« En abandonnant le choix qui a été fait si mal à propos dans ces derniers temps, il est nécessaire de le remplacer par quelque autre saint qui puisse être proposé avec fondement au corps des musiciens et à leurs agrégés. On se fatiguerait en vain à chercher pour cela un saint de la première antiquité, puisque la musique, dans le sens qu'ils veulent qu'on l'entende, est assez nouvelle dans l'Eglise. Il serait question de découvrir l'introduction des instruments dans l'usage des offices divins, et de trouver quelque saint personnage qui se soit plu à en jouer. Le siècle de Charlemagne fournit un saint Arnold, du duché de Juliers; mais la profession de simple joueur de violon qu'il exerça n'est pas proportionnée à tout ce que la musique renferme. En descendant quelques siècles plus bas, on trouve un saint Dunstan, archevêque de Cantorbéry, en Angleterre. Les auteurs de sa Vie le représentent comme un personnage qui se plaisait dans sa jeunesse à jouer de toutes sortes d'instruments, du psalterion, de la guitare, des orgues, et toujours pour la louange de Dieu. *Quamvis omnibus artibus philosophorum magnifice polleret, ejus tamen multitudinis quæ musicam instruit, eam videlicet quæ instrumentis agitatur speciali quadam affectione scientiam vindicabat*, sicut

(134) Je tire ce texte d'un manuscrit de six cents ans.

David psalterium sumens, citharam percutiens, modificans organa, cymbala tangens (135). Et plus bas, ils rapportent que lorsque Athelme, archevêque de Cantorbéry, l'eut produit auprès du roi Ethelstan, ce fut sa parfaite habileté à jouer de tous les instrument qui lui concilia l'amitié du roi et de toute la cour. *Cum videret dominum regem sæcularibus curis fatigatum, psallebat in tympano, sive in cithara, sive alio quolibet musici generis instrumento : quo facto tam regis quam omnium corda principum exhilarabat.* Et afin que par le mot *psallebat*, on ne puisse entendre des airs profanes, il est dit un peu plus haut du même saint : *Sicut David ergo noster symphonista vasa cantici habuit, quia usum illorum nonnisi in divinis laudibus expendit.*

« Mais si l'on ne veut point recourir à l'Angleterre pour y choisir un saint protecteur de la musique, et si l'on est bien aise de ne pas déplacer la fête des chantres de la saison où elle se trouve aujourd'hui, on peut prendre un saint de notre France qui est assez célèbre, dont la fête arrive le 18 novembre, qui est le jour auquel il décéda à Tours, l'an 942. C'est saint Odon. Il avait eu à Paris pour maître de musique le fameux Remi d'Auxerre, cet homme généralement versé en toutes sortes de sciences. Il avait appris sous lui à connaître les différentes combinaisons des harmonies consonnantes, affinales, etc., par le moyen du monocorde, qui servait alors à instruire les commençants ; et il devint par la suite si habile dans la musique ecclésiastique, qu'il fut jugé digne d'être grand chantre de l'Eglise de Tours, où il composa plusieurs pièces de chant. Il est vrai qu'il ne resta point dans cet état ; s'étant fait religieux, il devint abbé de Cluny ; mais il aima toujours les mélodies ecclésiastiques, et il en composa jusqu'à la fin de sa vie. Ce saint appartient plus particulièrement à l'Eglise de France, puisqu'il a été membre d'une des plus illustres Eglises du royaume (136), où l'on s'est toujours appliqué à faire l'office avec majesté.

« Quelque musicien versé dans l'histoire pourra dire que, puisqu'il est à propos de se départir du mauvais choix fait de sainte Cécile, il vaut autant que dans chaque pays les musiciens ou chantres de profession se choisissent un saint patron particulier, et que peut-être se trouvera-t-il peu de provinces où il n'y ait des saints qui ont été amateurs du chant, ou qui ont eu quelque rapport avec l'exercice de cette science. Je ne parle point de l'Eglise de Lyon, où l'on connaît un saint Nicier, évêque, qui s'est distingué dans le chant ecclésiastique, et qui même l'a enseigné à de jeunes enfants ; cette Eglise peut bien célébrer une fête de chantres de plain-chant, mais non pas de musiciens, parce qu'elle n'en a jamais admis, dans le sens qu'on entend aujourd'hui le nom de musiciens. L'Eglise de Clermont a eu un saint Gal et un saint Priet, évêques, qui ont cultivé particulièrement la science du chant, excités par l'avantage qu'ils avaient d'être doués d'une belle voix. L'Eglise de Paris a eu aussi pour prélat un saint qui pourrait très-bien être choisi pour patron de la musique de cette capitale du royaume ; c'est saint Germain. Le poëte Fortunat, qui a écrit son éloge en vers, fait une description si pompeuse de la manière dont on célébrait l'office dans son église cathédrale, qu'on dirait que ce saint y aurait établi le contre-point et le faux-bourdon, quoique cela ne soit pas. Il est seulement vrai de dire qu'il anima le chant et qu'il le régla. Mais puisque ce sont les mouvements que se donnent des particuliers de l'Eglise du Mans qui m'excitent à vous écrire, ne peut-on pas leur dire qu'ils cherchent bien loin ce qu'ils ont chez eux-mêmes. Ils ont en effet saint Aldric qui, de préchantre de l'Eglise de Metz, fut fait leur évêque au IXe siècle. Il n'était point de ces préchantres simplement porteurs de bâton et de chape : l'histoire de sa vie, publiée au tome III des *Mélanges* de M. Baluze, dit de lui que dès sa jeunesse : *Cantum Romanum atque grammaticam sive divinæ Scripturæ seriem humiliter discere meruit, quibus pleniter atque doctissime instructus est.* Il semble qu'un évêque du Mans, qui est un saint et qui a su parfaitement le plain-chant, ayant été modérateur du chœur d'une célèbre église, mériterait mieux que sainte Cécile d'être le patron des chantres et des enfants de chœur de l'église du Mans, puisque c'est un personnage à qui l'on peut appliquer à la lettre ce passage de l'Ecriture, ou il est dit de David : *Stare fecit cantores contra altare et in sono eorum dulces fecit modos* (137).

« Ce texte est clair et sans obscurité. Il n'en est pas de même du passage des Actes de sainte Cécile. Quand même ces Actes seraient véritables, les musiciens auraient tort de croire, sur le simple fondement de ce qui y est contenu, qu'il y aurait eu des orgues dans le sens que nous l'entendons, à la fête de son mariage ; parce qu'il est indubitable qu'*organa*, dans l'antiquité, signifie un assemblage de plusieurs sortes d'instruments.

« Mais n'est-ce pas agir d'une manière insupportable et abuser visiblement des orgues d'aujourd'hui, que de mettre cet instrument entre les mains de sainte Cécile ? C'est vouloir tromper les peuples de gaieté de cœur, et abuser de la crédulité des simples, que de la représenter en faction devant un clavier. Il me paraît que c'est prétendre leur persuader que cette sainte est bien choisie pour patronne, en supposant comme vrai ce qui cependant est faux : savoir qu'elle faisait métier de toucher de cet instrument, tandis que c'est tout le contraire, et que le jeu d'orgues n'a été joint à

(135) OSBERNUS, *sæculo* V *Benedictino.*
(136) Tours.

(137) *Eccli.* XLVII, 11.

la figure que pour marquer que les musiciens l'ont choisie pour leur protectrice. Ce n'est pas le choix qui suppose les orgues; ce sont les orgues qui présupposent le choix, et qui en sont le signe et la marque. Dans les *Chroniques latines*, imprimées in-folio à Nuremberg, l'an 1493, avec des figures, sainte Cécile est représentée avec un peigne de fer à la main. Il peut se faire que cette sainte, ayant été représentée de la même manière sur quelques murailles ou sur quelque vitrage, l'on ait pris par la suite cet instrument de martyre pour un jeu d'orgues. On se méprend quelquefois plus grossièrement à des peintures, lorsqu'elles sont à demi effacées. Tout au plus ce qui était permis, depuis le choix fait par les musiciens, était de représenter un jeu d'orgues aux pieds de sainte Cécile, de la manière qu'on met quelquefois des armoiries ou des hiéroglyphes sous certaines statues. Mais ce qui aurait été convenable, pour couper court, eût été de laisser sainte Cécile au monastère des filles avec les Agnès, les Luce et les Agathe, et que les musiciens eussent porté leur dévotion particulière vers un saint, sans craindre que la sainte leur fût moins propice. Il ne tiendra qu'à eux de le faire après tout ce que j'ai dit sur la fausseté des Actes qui portent son nom, et sur l'incongruité du choix, quand même ces Actes seraient véritables. Il ne dépendra que d'eux de s'attacher à un saint qu'ils puissent véritablement regarder comme le prototype ou le modèle de leur profession. Je me suis contenté d'en indiquer quelques-uns, sans prétendre avoir épuisé tous ceux que l'histoire ecclésiastique pourrait fournir. Je passe sous silence le peu de solidité qu'il y aurait de choisir saint Vincent, martyr, précisément à cause que dans le verset d'un des répons de son office on lit : *Dantur ergo laudes Deo altissimo, et resonante organo vocis angelicæ modulata suavitas procul diffunditur*, ou de s'arrêter à sainte Ysoïe ou Eusébie, abbesse d'Haimage en Flandre, dont il est écrit qu'elle règne dans le ciel, *ubi organizans canticum, immaculatum sponsum agnum sequendo tripudiat*. Le peu de fondement de ce choix sauterait aux yeux, et je ne crois pas que jamais on y pense.

« Au reste je ne me déclare point ennemi de la musique ni des instruments. Tant s'en faut, je puis dire comme le cardinal Bona : *Et musicam amo, et pudet me plerosque ecclesiasticos viros totius vitæ cursu in cantu versari, ipsum vero cantum (quod turpe est) ignorare* (138). J'aime la musique, j'aime le plain-chant, j'aime ceux qui s'y connaissent véritablement; mais je demanderais volontiers à toute l'école de Sainte-Cécile un secret pour empêcher de jamais parler de ces matières-là, et de s'ériger en maîtres de psalmodie, eux qui ne peuvent et ne pourront jamais distinguer un semi-ton d'avec un ton, ainsi qu'ils le font voir en plein chœur, par une triste expérience de tous les jours; et je m'en rapporte à vous, Monsieur, pour décider s'ils ne sont pas dans le même cas que ces docteurs en lecture, qui ne sauraient distinguer une lettre voyelle d'avec une lettre consonne. Ce ne sont pas là, Monsieur, les chantres de l'Eglise chrétienne, dont je serais près à faire l'apologie; mes arguments en faveur de la musique sont toujours pour appuyer des sujets qui lui font honneur. Si l'on entreprenait de bannir ceux-ci de nos églises et d'en exclure toute sorte de musique, je serais le premier à m'y opposer, en représentant que dans toutes les choses établies au vu et au su des supérieurs, il ne faut retrancher que ce qui est abusif. Mes raisonnements donc contre la confrérie de Sainte-Cécile ne doivent pas être suspects; ce n'est que pour le mieux que j'exhorte ceux qui sont enrôlés à considérer le défaut qui est dans leur choix; afin que si, dans quelque ville du royaume, ils sont heureusement d'assez bon goût pour y choisir un autre patron, en même temps qu'on y réforme le Bréviaire, la justesse de leur nouveau choix puisse ensuite s'étendre ailleurs, de la même manière que l'incongruité de l'ancien s'était fait place à la faveur de la fable et de la fiction. Je suis, etc. — Ce samedy, 20 octobre, fête de saint Aderald, chanoine de votre Eglise. « (*Mercure de France*, janvier 1732, pp. 23 à 46.)

Cécile (Sainte). — Une tradition constante et universelle confère à sainte Cécile le titre de patronne des musiciens. Sur quoi se fonde cette tradition? C'est ce qu'on est fort embarrassé d'établir. Aujourd'hui des savants disputent à la sainte cette qualité de musicienne qui devrait, selon eux, justifier les honneurs et le culte dont elle est l'objet. Autrefois, d'autres savants contestaient l'authenticité des Actes de la legende concernant sainte Cécile, et jusqu'à l'authenticité de son martyre. Cette tradition, pour être obscure, en est-elle moins respectacle? Nous ne le pensons pas. Il est des choses que le génie catholique, que l'instinct des populations a consacrées et que nous devons admettre, si ce n'est à titre de vérité historique, du moins à titre de symbole. Et quel plus touchant symbole que celui qui représente sous les traits d'une vierge cette muse céleste, chaste, pure, qui préside aux chants de nos cérémonies et qui réunit toutes les voix en une seule voix, tous les cœurs en un seul cœur, en un seul élan d'amour vers la divinité?

Nous mettrons néanmoins sous les yeux du lecteur les opinions relatives au culte de sainte Cécile, en même temps que nous ferons connaître les fondations, confréries et associations auxquels cette dévotion a donné naissance. On lit dans le *Dictionnaire des sciences ecclésiastiques* par le P. Richard et autres religieux dominicains : « On ne sait rien de certain touchant sainte Cécile, sinon que son culte est fort ancien. Il y avait une église à Rome sous son nom du

(138) *De div. psalmodia*, cap. 17, § 3 num. 1.

temps du Pape Symmaque, à la fin du ve siècle. Elle est marquée avec sainte Agathe, sainte Luce et sainte Agnès dans tous les martyrologes, et les Grecs comme les Latins font sa fête le 22 novembre. Pour le reste, ses Actes ne sont point vraisemblables, ni pour les longs discours, ni pour les miracles qu'ils renferment, ni pour les circonstances des temps, des lieux, des personnes. Il n'y a nulle apparence, par exemple, à ce qu'ils disent de la violence de la persécution durant laquelle sainte Cécile souffrit le martyre, puisque cela arriva, selon cette supposition, sous l'empereur Alexandre, qui était très-favorable aux chrétiens. C'est ce qui a porté plusieurs auteurs à mettre le martyre de la sainte sous les empereurs Marc-Aurèle, Commode, et d'autres sous Dioclétien, mais sans fondement. » (*Voyez* Bosius, *Acta sanctæ Cæciliæ;* — Surius; — Tillemont, *Mém. ecclés.*, t. III, pp. 689 et 690; — Baillet, 22 novembre). Nous avons lu dans un autre ouvrage (dont nous avons perdu l'indication) *que ses Actes, sauf le fait de son martyre, et la circonstance qui y a donné lieu, ne sont pas admis par les savants, qui les regardent comme apocryphes.*

Ainsi, comme on le voit, dans la première de ces deux citations, le martyre de la sainte est révoqué en doute.

Passons maintenant aux discussions qui ont trait à la réputation de sainte Cécile en tant que musicienne. Nous ne prétendons nullement, on le pense bien, soutenir l'authenticité historique de la légende de sainte Cécile, en présence des témoignages exposés ci-dessus, mais cette légende étant admise par la liturgie, il faut montrer que loin de la prendre telle quelle est, c'est-à-dire ne prouvant absolument ni pour ni contre la qualité de musisienne chez sainte Cécile, l'esprit critique a voulu lui donner à toute force une interprétation formelle dans le sens négatif, comme s'il ne suffisait pas qu'elle laissât la question indécise et vague, et qu'il fallût encore la taxer de menteuse.

On lit dans la légende le passage suivant : *Venit dies in quo thalamus collocatus erat et cantantibus organis, illa in corde suo soli Domino decantabat.* Ce qui veut dire que le jour de ses noces étant venu, tandis que les instruments jouaient, la sainte adressait intérieurement ses chants à Dieu seul. Voici maintenant l'interprétation de M. Bottée de Toulmon : « Ces mots : *Illa in corde suo soli Domino decantabat*, en opposition avec le premier membre de la phrase, prouvent d'une manière irrécusable que bien loin de prendre part à la musique, elle y était étrangère; qu'elle s'en était isolée pour être tout entière à la pensée du Seigneur. » M. Bottée de Toulmon me permettra de ne pas être de son avis. Ces mots : *Illa in corde suo soli Domino decantabat*, mis en opposition avec le premier membre de la phrase, prouvent purement et simplement que sainte Cécile chantait en vue de Dieu, alors que les instruments jouaient de leur côté. On peut même admettre assez naturellement que, loin d'être *étrangère* ou insensible à cette musique, elle s'y associait seulement, comme toutes les personnes pieuses, en reportant à Dieu les accents de son cœur.

M. Bottée de Toulmon se préoccupe trop de la qualité de musicienne chez sainte Cécile, et pas assez de sa qualité de sainte. Dans une circonstance aussi grave, la sainte ne pouvait se livrer exclusivement à son goût pour la musique; c'était vers Dieu que se dirigeaient toutes ses pensées : *Illa in corde suo soli Domino decantabat.* Ce texte qui paraît *formel* à M. Bottée de Toulmon, dans le sens que sainte Cécile n'aurait été nullement musicienne, ne prouve donc absolument rien, sinon qu'elle était sainte et qu'elle chantait.

Dans son ardeur à poursuivre ce texte destiné, suivant lui, à ruiner la réputation de sainte Cécile en tant que musicienne, M. de Toulmon recherche si, à travers la tradition liturgique, ce même texte se serait conservé pur, intact; s'il n'avait pas subi quelque changement, quelque altération à l'aide desquels on aurait cherché à établir que cette réputation était justifiée.

L'écrivain croit en effet découvrir cette altération. Après avoir constaté qu'à partir de l'an 709 la liturgie présente constamment cette phrase : *Cantantibus organis*, etc., etc., il arrive à l'année 1525. C'est ici la date de la fraude; M. Bottée de Toulmon ne dit pas le mot, mais il laisse entendre la chose. Ecoutons-le : « On rencontre pour la première fois, dans la première leçon de l'office de sainte Cécile d'un Bréviaire imprimé à Cracovie en 1525 : *Tu autem. R. Cantantibus organis, Cæcilia virgo in corde suo*, etc., et ensuite dans le même Bréviaire, AD LAUDES, Antiph. : *Cantantibus organis, Cæcilia Domino decantabat*, etc. Le signe *R.* que l'on trouve plus haut a servi en quelque sorte de ponctuation; on a supprimé ce qui précédait, puis le deuxième membre de la phrase : *Illa in corde suo, soli*, et sainte Cécile se trouve naturellement chanter les psaumes à la louange de Dieu, au son des instruments. Après la version que nous venons de citer ou une autre semblable qui lui serait antérieure, la tradition actuelle devient fort raisonnable, etc., etc. » Ce qui revient à dire : prenez un texte, supprimez-en deux ou trois membres de phrase essentiels, de manière à lui faire rendre par cette suppression un sens tout opposé à celui qu'il présentait primitivement, et le tour est fait. Est-ce d'une pareille supercherie que la liturgie de l'Eglise se serait rendue coupable? Il n'en est pas ainsi, et ce qui paraît à M. Bottée de Toulmon une suppression n'en est pas une. Il n'y a pas suppression, puisque M. Bottée établit lui-même que le Bréviaire en question contient le texte entier dans la première leçon de l'office de la sainte. Mais de s'imaginer que la différence remarquée entre cette première leçon et l'antienne de *Laudes* doit être attribuée à l'intention de dénaturer le texte pour lui donner un autre sens, c'est là une grave erreur. Il arrive journellement en effet, dans le Bréviaire romain, qu'un texte, présenté dans son entier à une certaine partie de l'office, reparaît ensuite dans une antienne de *Laudes* ou de *Vêpres* abrégé et réduit à ses expressions caractéristiques. Si c'est là une altération, le Bréviaire tout entier est altéré. Que signifie d'ailleurs l'interprétation que M. Bottée de Toulmon donne à la lettre *R* qu'il appelle un *signe?* « Le signe *R*, dit-il, a servi en quelque sorte de ponctuation. » Ici, j'avoue que je ne comprends plus le critique. La lettre *R* indique purement et simplement la RÉPONSE du chœur, *cantantibus organis*, etc., aux paroles du diacre ou de l'officiant : *Tu autem, Domine, miserere nobis.*

Donc cette contradiction entre le texte de l'antienne et le texte de l'office n'existe pas. Elle n'existe que dans l'imagination de M. Bottée de Toulmon, qui s'est, qu'on me pardonne cette expression, *butté* contre ce texte, pour en forcer le sens et en conclure que sainte Cécile n'était pas musicienne, puisqu'au lieu de chanter avec les instruments, elle chantait intérieurement, *in corde suo*, et pour Dieu seul, *soli Deo.* Mais, encore un coup, sainte Cécile était pieuse, était sainte avant tout; et si elle chantait, ce n'était pas pour le vain plaisir d'unir sa voix aux sons des instruments, c'était pour élever ses accents et son cœur à son Créateur. La légende ne dit pas qu'elle fût autrement musicienne; elle dit qu'elle chantait, voilà tout. Cela suffit pour justifier la tradition.

J'ai bien envie de chicaner M. Bottée de Toulmon sur la traduction qu'il a donnée du texte contre lequel il se déchaîne avec tant d'acharnement; non que j'accuse cette traduction d'infidélité, mais parce qu'elle n'est pas tout à fait irréprochable, à cause de ces expressions élastiques, de ce *parce detortum* dont parle Horace, qui est si propre, si l'on n'y prend garde, à modifier le vrai sens et mener loin l'interprétation. « Lorsqu'elle fut entrée dans la chambre conjugale et que les instruments de musique commencèrent à jouer, elle se recueillit pour chanter dans le fond de son cœur les louanges de Dieu. » Passons *sur la chambre conjugale*, bien qu'il ne soit question ici que du jour des noces : *venit dies in quo thalamus collocatus erat.* Passons également sur ces mots : *les instruments de musique commencèrent à jouer*, bien que les expressions *cantantibus organis* excluent l'idée de commencement, et supposent au contraire un acte en voie d'accomplissement; je m'arrête à ces deux expressions : *elle se recueillit*, et *chanta les louanges de Dieu.* Par ces deux expressions, le traducteur montre à quel point il est préoccupé de l'idée de mettre sainte Cécile à part, de l'isoler de ce qui l'entoure, et de lui faire chanter autre chose que ce que les instruments jouaient : or, le latin dit tout uniment : *cantantibus organis, illa in corde suo soli Domino decantabat.* Mot à mot : « les instruments jouant, elle dans son cœur à Dieu seul chantait. » Et comme il n'est guère probable qu'elle s'isolât au point de chanter d'autres accents que ceux qu'elle entendait, ce qui supposerait un tour de force prodigieux et digne des plus rares organisations musicales, on peut dire qu'elle unissait intérieurement ses accents à ceux des instruments et qu'elle les adressait au Seigneur.

Mais j'arrive à l'argument final, sans réplique, par lequel M. Bottée de Toulmon termine son argumentation et couronne l'édifice des prétendues preuves qu'il a si artificiellement élaborées. Cet argument, c'est saint Adhémar qui le lui fournit. Le saint, dans son traité *De laude virginum*, vers 709, dit, chap. 22, qu' « elle apportait une oreille inattentive *(surdis auribus auscultabat)* à l'harmonie de cinquante instruments et de quinze voix. » *Surdis auribus auscultabat;* c'est sur ces trois mots que M. Bottée de Toulmon a appuyé son opinion. C'est là « la vraie raison, » dit-il. Je n'ai pas le loisir de vérifier le texte de saint Adhémar; je m'en rapporte pleinement à M. de Toulmon, qui n'aurait pas d'ailleurs manqué d'exhiber d'autres textes s'il en avait trouvé. Il résulte des paroles de saint Adhémar que sainte Cécile aurait fait la sourde oreille à une musique composée de cinquante instruments et de quinze voix. Pourquoi pas, si cette musique n'était pas bonne? pourquoi n'aurait-il pas été permis à sainte Cécile de faire ce que fait M. Bottée de Toulmon, lorsqu'il entend une musique ennuyeuse? Et puis, et c'est ici qu'il serait peut-être bon de connaître le texte de saint Adhémar, qui sait si sainte Cécile ne se trouvait pas dans une de ces circonstances où sa sainteté s'absorbait tellement en Dieu, qu'elle prêtait une oreille inattentive aux choses de la terre (138*)?

Encore une fois, il ne s'agit point ici de rechercher la vérité historique sur sainte Cécile, au sujet de laquelle on ne sait rien; il ne s'agit que de la tradition touchant la réputation musicale de la sainte. Or, cette tradition, la légende ne la confirme ni ne l'infirme; elle reste ce qu'elle est, avec l'obscurité de son origine d'un côté, et de l'autre, avec cette sorte de prestige que donnent la durée et l'universalité; et M. Bottée de Toulmon n'a pas songé qu'en s'attaquant à cette légende, qu'en en discutant toutes les expressions, il lui prêtait une autorité tout autre que celle qu'elle a en réalité; M. Bottée de Toulmon termine sa petite dissertation en protestant qu'il n'a nullement l'envie de *prêcher une croisade contre sainte Cécile.* Dans ce qui précède, nous avons eu bien moins encore le désir de *prêcher une croisade* contre M. Bottée de Toulmon. Il est auteur de travaux trop sérieux, on lui doit des dé-

(138*) Dom Caffiaux montre très-bien, avec son érudition bénédictine, que la réputation musicale de sainte Cécile est chose fort récente, qui ne s'appuie que sur un monument pictural mal interprété. AU FOND, feu M. Bottée de Toulmon me semble être dans le vrai. (TH. N.)

couvertes trop précieuses, personnellement il nous honorait d'une amitié trop encourageante, et plusieurs fois il nous a aidé de conseils trop éclairés pour que nous soyons animés d'une autre pensée que celle de rétablir la vérité; par cela même que M. Bottée de Toulmon a acquis le droit d'être cru lorsqu'il se prononce sur certaines questions, il a acquis aussi le droit d'être réfuté sérieusement lorsqu'il se trompe. Cette double assertion est justifiée par l'usage que nous avons fait de son excellente brochure sur *les puys de palinods*. Nous lui avons emprunté toute la partie vraie, celle qui se rapporte aux puys de musique, comme on peut le voir en son lieu. La partie fausse, ou, si l'on veut, paradoxale, beaucoup moins considérable, celle qui a trait à sainte Cécile, nous l'avons combattue. Grâce à ses recherches, nous savons maintenant que *si les puys d'amour étaient sous l'invocation de l'immaculée conception de la sainte Vierge, les puys de musique étaient sous celle de sainte Cécile* (139). Or, ces assemblées existaient à Paris, à Rouen, à Evreux, probablement au Mans. Celle de Paris, qui s'intitulait: *Confrérie de madame saincte Cécile*, fut fondée dans l'église des Grands-Augustins par *les musiciens zélateurs et amateurs de musique* de la capitale, et les statuts en furent approuvés le 18 mai 1575, par lettres patentes de Henri III. M. B. Bernhard, à qui l'on doit un travail du plus grand intérêt sur la *corporation des ménétriers de la ville de Paris*, annonce qu'il publiera les statuts encore inédits de l'association dont nous parlons dans une collection complète sur les joueurs d'instruments au moyen âge. Il pense que la confrérie de Sainte-Cécile de la capitale doit son origine à celle établie en 1571 à Evreux, par *les chantres clerz de l'église cathédrale et autres dévots habitans de cette ville, dans le but d'apprendre la musique.*

En Italie, la dévotion à sainte Cécile avait aussi donné naissance à des associations sur lesquelles on trouve quelques détails dans l'article suivant de M. S. Morelot (*Revue de la Musique religieuse*, de M. Danjou). Bien qu'à l'exemple de M. Bottée de Toulmon, M. S. Morelot, dans l'analyse du texte de la légende, ait un peu trop oublié la qualité de sainte chez sainte Cécile, pour rechercher celle de musicienne (140), son article nous a paru satisfaire à la fois l'artiste et le chrétien. Nous le citerons presque en entier :

« On ne pourrait assigner le temps ni le lieu où l'invocation de sainte Cécile devint un attribut distinctif de la profession de l'art musical. Néanmoins tout porte à croire que ce culte prit naissance à Rome, près du tombeau de la sainte, sur lequel le Pape Pascal Ier avait fondé, au IXe siècle, un monastère dans lequel l'office divin était célébré nuit et jour. Cette dernière circonstance a fait croire à quelques auteurs que ces chants, qui retentissaient continuellement dans le lieu consacré par le martyre de sainte Cécile, étaient l'origine de l'opinion qui en faisait la patronne de la musique, supposition qui n'a aucune valeur, parce qu'il faudrait l'étendre à tous les saints (et ils sont nombreux) dont le tombeau a été entouré de pareils honneurs. La célèbre confrérie qui se forma dans la capitale du monde chrétien, vers la seconde moitié du XVIe siècle, est le plus célèbre exemple d'une association de musiciens établie sous ce patronage; pourtant elle ne s'y soumit d'une manière authentique que postérieurement à sa fondation, ainsi que l'atteste le Pape Pie VIII, dans son bref de 1830, *Bonum est confiteri Domino*, adressé à cette congrégation (141).

« On lira sans doute avec plaisir quelques détails sur cette société, au sujet de laquelle un de ses membres, M. l'abbé Alfieri, compositeur et écrivain distingué, a publié, au mois de mars dernier, une notice pleine d'intérêt (142). D'après les traditions de la confrérie, suivies par l'auteur, sa fondation remonte au pontificat de saint Pie V. C'était sous le prédécesseur de ce Pape, Pie IV, qu'une congrégation de cardinaux, dans laquelle figurait saint Charles Borromée, avait réglé les conditions auxquelles on pouvait admettre dans le service divin la musique figurée, dont certains abus scandaleux, qui en paraissaient comme inséparables, provoquaient le bannissement aux yeux de beaucoup de juges éclairés. On sait comment le génie de Palestrina fit triompher la cause de la vraie musique sacrée, et comment cet illustre maître sut travailler à sa manière à cette réforme de l'Eglise, dont la discussion avait rempli une session tout entière du concile de Trente, et pour laquelle le Souverain Pontife d'alors déployait toute l'énergie de son caractère. Saint Pie V, qui lui succéda, acheva cette œuvre, en ce qui concerne la liturgie, par la publication du Bréviaire et du Missel romain. Ainsi l'origine de la congrégation de Sainte-Cécile, qui se forma sous le règne de ce dernier pontife par la réunion de tous les compositeurs et chanteurs de Rome, se rattache à cette grande entreprise de la restauration du culte divin, dont les bases furent posées par le concile de Trente, et l'exécution procurée par plusieurs Papes, à laquelle concoururent la sainteté et le génie, saint Pie V et

(139) *Des puys de palinods au moyen âge*, par M. Bottée de Toulmon, p. 5. — *Voy.* Puys de palinods.

(140) D'ailleurs, les deux critiques ne sont pas d'accord : et ce que le premier regarde comme une modification introduite après coup pour justifier la tradition, et qui la rend tout à fait *raisonnable*, selon lui, est absolument insoutenable aux yeux du second.

(141) Qui (Gregorius XIII) S. concilii Tridentini decreto.... inhærens,.... suam tribuit auctoritatem ut hic in Urbe, musicorum societas seu congregatio institueretur, *quæ postea in S. Cæciliæ patrocinio posita ejus nomen adepta est.*

(142) *Brevi notizie storiche sulla congregazione ed accademia*, etc.

saint Charles Borromée, comme Nanini et Palestrina.

« En 1583, cette confrérie, qui s'était rapidement étendue, fut solennellement et canoniquement érigée par le Pape Grégoire XIII. On croit que cette faveur fut accordée à la sollicitation de Palestrina, qui jouissait d'une haute considération auprès du pontife. La perte des archives de la congrégation a fait disparaître le bref d'institution; mais son existence est affirmée par des actes postérieurs émanés de l'autorité pontificale. L'intention de Grégoire XIII, attestée par le bref précité de Pie VIII, fut d'assurer l'exécution du décret du concile de Trente relatif à la musique (143), en soumettant les maîtres de chapelle, les chanteurs et les instrumentistes à un examen dont le jugement était remis à la nouvelle congrégation. Tous les musiciens qui aspiraient à remplir quelque fonction dans les églises de Rome ou à professer publiquement leur art, devaient se soumettre à cette épreuve. Les chantres de la chapelle pontificale en étaient seuls exempts.

« Nous ne nous arrêterons point à faire le détail de tous les priviléges, confirmations, indulgences, que les Papes ont accordés à la congrégation, et que l'on peut voir dans l'ouvrage de M. Alfieri. C'est que cette société n'est point seulement une réunion d'hommes qui cultivent l'art par état ou par distraction. Fondée par l'idée chrétienne, objet d'une commune édification, la congrégation de Sainte-Cécile est aussi une société de secours mutuels. Il est intéressant de savoir que, dès le XVIe siècle, la charité chrétienne a exécuté toute seule le programme que l'on s'efforce de réaliser de nos jours, et qui a présidé à la récente formation de l'*Association des artistes musiciens*, connue du public par ses magnifiques concerts.

« Quant à l'influence de la congrégation sur les destinées de l'art, si nous en jugeons par la liste des noms qui se sont successivement inscrits sur ses listes, elle est loin d'avoir été stérile. Tout en reconnaissant qu'elle n'a point empêché la musique sacrée de se perdre, à Rome comme partout ailleurs, dans le flot envahissant de la musique dramatique, il est permis de se demander si une société qui compte Palestrina, les deux Nanini, L. Vittoria, les deux Anerio, etc., au nombre de ses fondateurs, qui a eu Roland de Lassus pour affilié, et qui jusqu'à nos jours n'a cessé de délivrer ses diplômes aux fidèles conservateurs du grand style de l'école romaine, que nous espérons bien n'être point descendue tout entière dans la tombe avec l'abbé Baïni; il est permis de se demander si une pareille société n'a pas été pour quelque chose dans ce merveilleux attachement aux traditions qui a fait si longtemps de cette école une protestation glorieuse contre l'invasion du style profane partout triomphant. Au reste, la congrégation de Sainte-Cécile, loin de protéger exclusivement le maintien de ces traditions sous l'empire desquelles elle fut créée, a ouvert ses portes aux représentants des divers styles que le progrès des temps a amenés avec lui. C'est ainsi que l'on y trouve Foggia et Carissimi à côté de Grég. Allegri, les Scarlati et les Durante près de F. Bai, Paër et Zingarelli après G. Janacconi, le maître du sévère Baïni. Ce genre d'illustration s'est encore accru dans ces derniers temps par la fondation d'une Académie distincte de la congrégation, bien que dépendante d'elle, et dont les registres témoignent de l'adhésion de presque toutes les notabilités musicales de l'Europe.

« Ce fut seulement dans les premières années du XVIIe siècle que la congrégation des musiciens de Rome se plaça sous le titre de sainte Cécile; elle joignit à l'invocation de cette sainte celles de la sainte Vierge, du titre de la Visitation, et de saint Grégoire le Grand. Le motif de ces derniers choix est facile à pénétrer; quant au premier, il mérite quelques explications, d'autant plus qu'une erreur fort accréditée a fait perdre de vue la véritable cause du culte spécial dont sainte Cécile est l'objet.

« La mémoire de cette sainte est célèbre dans l'Eglise romaine qu'elle a honorée par son martyre, arrivé, selon les uns, à la fin du IIe siècle, et selon d'autres, dans le IIIe ou le IVe. Nous lisons dans ses Actes que cette jeune vierge, qui appartenait à l'une des plus illustres familles de l'ancienne Rome, convertit son époux Valérien, auquel elle persuada, dès le premier jour de ses noces, de vivre dans la continence, et le conduisit au martyre avec son beau-frère Tiburce. Quant à l'opinion d'après laquelle cette sainte aurait été dans l'usage de chanter en s'accompagnant d'un instrument, voici sur quoi elle est fondée.

« L'office de sainte Cécile, au Bréviaire romain, est composé de fragments empruntés à ses Actes. La première antienne des Vêpres est ainsi conçue : « Cantantibus or« ganis Cæcilia Domino decantabat dicens : « Fiat cor meum immaculatum ut non con« fundar. » *Au son des orgues (ou des instruments), Cécile chantait au Seigneur ces paroles: Que mon cœur soit sans tache, afin que je ne sois pas confondue.* Le même texte se retrouve dans le premier répons de l'office nocturne, et c'est celui de tout l'office qui est devenu le plus populaire, comme l'attestent les proses composées au moyen âge en l'honneur de la sainte, et dans lesquelles il se trouve paraphrasé (144). Or, ce passage, le seul sur lequel est fondé le culte décerné à sainte Cécile par les musiciens, si on le considère dans le texte de ses Actes, signifie purement et simplement que, pendant la cérémonie de ses noces, qui était accompagnée du son des instruments, suivant l'usage de toute l'antiquité, la vierge chrétienne demandait

(143) Sess. XXIV, *De observ. et evit. in celebr. missæ.*

(144) Voir, par exemple, le beau Graduel du XIIe siècle, in-folio, conservé à la Bibliothèque royale. Il est écrit en notation lombarde et servait à l'usage de l'église de Sainte-Cécile d'Albi.

à Dieu de préserver son cœur et ses sens des atteintes de l'amour profane, en se servant pour cela des paroles du Psalmiste citées plus haut. Le texte ne laisse aucun doute : « Le jour est venu ; on prépare le lit nuptial, et pendant que résonnaient les instruments de musique, elle chantait dans son cœur, etc. » *Venit dies in quo thalamus collocatus est; et cantantibus organis, illa in corde soli Domino decantabat*, etc.

« Ce n'est pas là, du reste, le seul exemple d'erreurs de cette nature dans le choix des patrons des confréries. Mais que l'on remarque à ce sujet combien sont admirables et poétiques les méprises les plus évidentes du génie populaire. Certes l'art musical compte dans le ciel des protecteurs pour lesquels il a été, plus que pour sainte Cécile, une réalité de leur vie terrestre : saint Augustin, qui a écrit le livre *De musica;* saint Ambroise, qui a introduit le chant dans l'église de Milan; saint Grégoire, qui a réglé celui de l'Eglise romaine auquel son nom est demeuré affecté, et tant d'autres qui ont enrichi le répertoire ecclésiastique de leurs inspirations ou fait des règlements pour en assurer la bonne exécution. Au lieu de ces graves et historiques personnages, le génie catholique du peuple, toujours porté vers l'idéal, a donné pour patronne à l'art musical une jeune chrétienne, qui vraisemblablement n'offrit point à Dieu d'autres hymnes que ceux de la virginité et du martyre, mais dont la céleste figure apparut comme celle d'une muse inspiratrice de l'art chrétien. *Elle n'entoure point son front de lauriers périssables* (145), comme les déesses de l'Hélicon; elle ne foule point d'un pied léger les coteaux du Parnasse, dans ces danses sacrées que le pinceau de Lesueur a représentées avec tout le génie de l'antiquité; sa démarche est grave comme celle d'une vierge chrétienne; sa beauté toute intérieure n'attire que ceux dont l'âme est à la hauteur de la foi chrétienne, de cette foi qu'elle sait inspirer à ceux qui l'approchent; ses palmes sont celles du martyre, et elle demande à ses serviteurs la sainte virginité du cœur et des sens. Tel est l'idéal de la musique chrétienne, telle que l'ont comprise nos pères dans la foi : une gravité calme et pleine de cette tristes e douce et souriante qui est le caractère de l'expression chrétienne, une voix qui ignore le langage des passions terrestres et n'a d'accents que pour Dieu seul, un art enfin qui, pour fuir la corruption inséparable des choses humaines, habite une sphère inaccessible aux joies même légitimes de ce monde. En réfléchissant sur ces considérations, on se persuadera que ce n'est point à tort que l'opinion populaire a assigné à l'art musical la protection de sainte Cécile, et on aimera ce symbolisme, si fréquent au moyen âge, qui détourne en mystiques allusions les faits les plus positifs de l'histoire. C'est ainsi que Dante fit de Béatrix la personnification de la théologie catholique; le procédé du grand poëte lui était indiqué et en quelque sorte imposé par le génie populaire, auquel tout poëte est forcé d'obéir.

« Cette même opinion a donné naissance à l'usage, si souvent reproduit par les peintres, de représenter sainte Cécile chantant et jouant de l'orgue. Le tableau que Raphaël a consacré à ce sujet, et qui est placé dans la cathédrale de Bologne, est célèbre entre tous (145*). La sainte, revêtue d'une robe d'étoffe d'or, la même sans doute qui fut trouvée sur elle lors de la découverte de son corps par le Pape Pascal Ier, est entourée de saint Paul, saint Jean l'Evangéliste, sainte Madeleine et saint Augustin. Elle tient dans ses mains une de ces orgues portatives dont tant de modèles subsistent dans les sculptures du moyen âge; à ses pieds gisent confusément des tambours, des flûtes et des violons, symboles de cette musique profane qui, selon l'enseignement des Pères, n'offre que des dangers à l'âme chrétienne. Mais au-dessus de sa tête paraît un chœur d'anges, dont les chants l'ont déjà ravie en extase, et dans cette contemplation céleste, l'instrument muet s'échappe de ses mains.

« Ce tableau nous offre un admirable symbole du triomphe de la musique chrétienne. Dans la région inférieure, nous apercevons les débris de l'art sensuel et païen dont le règne est détruit dans l'âme fidèle. Plus haut, la musique spirituelle, que saint Paul recommande aux chrétiens, est représentée par sainte Cécile et par l'instrument sacré qu'elle tient dans ses mains. Mais cette musique cesse à son tour de se faire entendre aux approches de la musique éternelle, du mystique *Alleluia* dont elle n'est qu'un écho affaibli, et que répète le chœur angélique placé au sommet du tableau. Les saints assistent à ce spectacle, comme pour consacrer la légitimité de la musique chrétienne : Paul et Jean, les deux plus sublimes théologiens de la loi nouvelle; Madeleine, la pécheresse repentie et pardonnée; Augustin, le grand docteur qui versait des larmes au son des cantiques sacrés. Ainsi, dans l'Eglise catholique, le chant s'allie avec les mystères les plus augustes de la foi, il crie miséricorde avec la pénitence, élève l'âme aux plus hautes pensées, et glorifie Dieu sans cesse sur la terre et dans le ciel. »

Un artiste éminent, dont les chrétiens et les musiciens regrettent également la perte (C. Urhan, mort en...), avait coutume, à deux époques de l'année, le 23 novembre, fête de sainte Cécile, sa patronne dans le ciel, et le 27 mars, jour de l'anniversaire de la mort de Beethoven, son modèle sur la terre, de faire célébrer une messe basse dans l'église de Saint-Vincent de Paul, pendant laquelle, assisté de quelques-uns de ses confrères, il exécutait des compositions de son choix. Ce

(145) O musa tu che di caduchi allori
Non circondi la fronte in Elicona...
(*Gerusal. liber.* I, 2.)

(145*) Cette manière de représenter sainte Cécile vient selon Dom Caffiaux (*Hist. manuscrite de la musique*, Bibl. impériale) de ce que les peintres ont pris un peigne en fer pour un petit orgue. (Tr. N.)

fut à l'occasion de la solennité de sainte Cécile de l'année 1833 que l'auteur de ce *Dictionnaire* publia l'article suivant; nous le reproduisons en partie, en y laissant subsister quelques traits caractéristiques de la biographie d'Urban, lesquels ne seront pas déplacés dans un livre de ce genre:

La fête de sainte Cécile. — « Parmi les artistes musiciens de la capitale, et au nombre des plus habiles exécutants, il en est un qui, depuis nombre d'années, est premier violon à l'Opéra; malgré cela, il n'a jamais jeté les yeux sur la scène. Ne lui parlez pas non plus des décors d'une pièce nouvelle; je doute qu'il ait jamais regardé cette légion de diables qui veut barrer le chemin des enfers à Orphée, et jeté les yeux dans la perspective de la cathédrale de Palerme. Cet artiste aime *passionnément* la musique (si je puis me servir de ce terme en parlant d'un homme dont les pensées et les désirs n'ont pas d'objet terrestre), mais la musique est pour lui la parole, la voix de son âme, le *verbe*. Cet artiste est entouré de toutes les séductions de l'art; il est jeté, par sa position, dans toutes les solennités musicales, dans toutes les folies du siècle, et cet artiste vit en anachorète. Il contribue, par le moyen de ses organes, à l'action qui se passe autour de lui, mais son âme est ailleurs. Ceux qui ont été assez favorisés pour pénétrer dans sa retraite ont pu juger, aux diverses peintures qui en couvrent les murs blanchis, au genre de livres en petit nombre dont se compose sa bibliothèque, à la situation même de ce réduit qui domine tout un faubourg de Paris, que l'artiste a su trouver le moyen de réaliser pour lui une autre existence toute contemplative, une sorte de vie monastique, extatique, dans le silence de laquelle viennent se perdre tous les bruits de ce monde où sa condition le force de se mêler. Cet artiste a une réputation faite : il est à la fois compositeur et instrumentiste distingué. Il est rare qu'un concert commence et s'achève sans qu'on l'y voie figurer. C'est qu'il se fait *tout à tous* : c'est qu'il est bon, charitable. Un de ses confrères, chanteur, compositeur, instrumentiste, acteur, peu importe, veut-il donner une séance pour se faire connaître, ou bien pour se procurer quelques ressources pécuniaires, il peut en toute assurance aller frapper à la porte de l'artiste dont je parle; il n'a pas à craindre un refus de sa part; il peut compter sur lui. Aussi, quelle que soit la manière dont ses croyances, ses opinions, ses habitudes, soient jugées par ses confrères, tous l'estiment, le respectent; il est chéri de tous. Il a su à la fois, par sa conduite simple et droite, par son bon esprit, désarmer la jalousie et le ridicule. Cet artiste, plusieurs de mes lecteurs l'ont déjà deviné, c'est Chrétien Urhan (Chrétien est son nom de baptême : il est bien nommé).

« Or, Urhan, qui n'a besoin ni d'agrandir sa renommée, ni d'augmenter le modeste revenu que lui procurent ses occupations journalières, Urhan donne régulièrement deux concerts dans l'année ; l'un, le 27 mars, jour de l'anniversaire de la mort de Beethoven; l'autre le 22 novembre, jour de la fête de sainte Cécile, patronne des musiciens. Un prêtre, ami des arts, et qui cultive la musique dans un but élevé (146), célèbre une messe basse dans la petite église de Saint-Vincent de Paul, pendant laquelle Urhan et ses amis exécutent, dans le sanctuaire, un morceau de musique instrumentale, un quintette, un septuor, d'un caractère soit de tristesse, soit de jubilation, approprié à la circonstance. C'est là ce que Urhan appelle *son concert*. Le public est prévenu par une affiche et une simple annonce de journal que tel jour, à telle heure, telle solennité doit avoir lieu dans tel local. Cette partie du public qui ne s'imagine pas qu'on puisse lui faire entendre de bonne musique *gratis*, et qui juge du mérite d'une séance musicale d'après le prix du billet d'entrée, cette partie du public se garde bien de mettre les pieds à Saint-Vincent de Paul, et elle fait fort bien. Mais on y voit paraître de véritables artistes, des gens du monde sérieux, des personnes pieuses. Si la prière ne se trouve pas sur toutes les lèvres, du moins un sentiment, un souvenir religieux pénètre dans tous les cœurs, et, en sortant de là, on jouit du plaisir qu'on vient d'éprouver, comme si l'on avait fait une bonne action. La porte est ouverte à tous, riches et pauvres, grands et petits. Il n'y a pas de distinction de places, pas de privilèges. C'est toujours la maison de Dieu où l'égalité règne. La sainteté du lieu commande le silence, la décence; le respect éloigne les perturbateurs. Nul n'est tenté de donner la moindre marque d'approbation ou de désapprobation. Le zèle et le talent font tous les frais de la séance : un sentiment de dignité tient lieu de police : l'auditoire n'a pas le droit d'exiger autre chose que ce qui lui est présenté. Les uns prient, les autres sont émus, ou plutôt tous prient, car tous sont émus. Voilà, je le répète, les solennités qu'Urhan a fondées et qu'il nomme *ses concerts*.

« Jamais la foule n'avait été plus nombreuse à l'église de Saint-Vincent de Paul, que le samedi 22 novembre dernier, fête de sainte Cécile. Mais aussi ce n'était point un quintette, un septuor; c'était un concerto de Beethoven pour violon, violoncelle et piano ; composition empreinte d'une religieuse suavité, d'une délicieuse onction, et parfaitement exécutée par MM. Vaslin, Alkan et Urhan. L'orchestre, composé de vingt-six exécutants, était dirigé par M. Habeneck. Quel calme, quelle pureté, quelle limpidité dans cette introduction instrumentale ! Puis comme les divers solos s'enchaînent avec grâce, comme les parties concertantes s'entrelacent et se groupent dans un tout harmonique et charmant ! Et cet adagio dont l'instrumentation imite les sons de l'orgue,

(146) M. l'abbé Bardin.

non ces effets tonnants du grand orgue, comme on en trouve dans les symphonies du même maître, mais ces sons flûtés, mystérieux et un peu sourds, que l'on obtient au moyen des jeux de fonds ! Et cette polonaise, d'une mélodie si exquise et si fraîche, qui vient après ! Mon Dieu ! quel génie il faut avoir pour inonder l'âme pendant si longtemps de semblables délices, et cela, sans effets gigantesques, sans secousses, sans soubresauts ! Comme tout cela est neuf, senti, je dirai même pensé ! Oui, c'est bien là une musique pour la fête de sainte Cécile, vierge et martyre, des accents chastes, une harmonie extatique, pleine d'inspiration et de prière !

« Tout porte à croire que le zèle du fondateur ne s'en tiendra pas là, et de même que le concerto a succédé au quintette, la symphonie succédera au concerto. Je crois l'avoir dit l'hiver dernier : la symphonie en *ut mineur*, exécutée auprès du catafalque, produirait un effet imposant. Quel hymne plus majestueux, quel chant de mort et d'immortalité à la fois à chanter sur le tombeau de Beethoven ! Ces accents, d'un sens si vague qu'on s'y perd comme dans la plénitude de l'infini, et qu'on écoute comme une voix mystérieuse qui raconterait les mystères du ciel, recevraient une signification du voisinage d'un cercueil ; et il siérait aux artistes du Conservatoire, après avoir célébré dans le sanctuaire de l'art la gloire du grand musicien et du poëte, de venir célébrer dans le temple de Dieu la glorification du chrétien. L'*allegro*, où les angoisses d'une grande âme sont dépeintes avec tant d'énergie, dirait les épreuves que le grand homme a rencontrées sur le chemin de la vie ; l'*adagio*, si sublime, si religieux, exprimerait le calme et la noble résignation avec lesquels il envisagea la mort ; le *scherzo*, tour à tour empreint d'un sentiment si profondément douloureux et si riche d'effets fantastiques, et qui se lie par une transition merveilleuse à ce *finale* où l'on dirait que le ciel s'ouvre dans son immensité, signalerait le temps d'expiation exigé pour l'homme au delà de la tombe, après lequel il vient s'associer au bonheur des élus. Vienne donc le 27 mars, et attendons tout des efforts d'Urhan. »

Nous ne terminerons pas cet article sur la patronne des musiciens, sans signaler aux lecteurs l'*Histoire de sainte Cécile* par le R. P. Dom Guéranger, abbé de Solêmes ; Paris, Lecoffre, 1849, 1 vol. de 450 pages.

CENTON (Antiphonaire). — On donne en général le nom de *centon* à tout ouvrage composé de pièces prises de tous côtés, à des fragments de poëtes réunis en un tout suivi. C'est ce que fit saint Grégoire en composant son Antiphonaire, qui fut appelé *Antiphonaire centon*. Sans doute il fit un choix des airs populaires qui lui semblèrent les plus beaux, les plus suaves, et il les adapta aux textes de la liturgie.

« Saint Grégoire, dit son historien, semblable dans la maison du Seigneur à un nouveau Salomon, pour la componction et la douceur de sa musique, compila un Antiphonaire en manière de *centon*, avec une grande utilité pour les chantres. *Deinde in domum Domini, more sapientissimi Salomonis, propter musicæ compunctionem dulcedinis, Antiphonarium centonem, cantorum studiosissimus nimis utiliter compilavit.* » (Joann. Diac. in *Vita S. Gregorii*, lib. ii, cap. 17.)

Il est donc probable qu'une foule de nos chants religieux ont été chantés par les Romains, même dans leurs cérémonies païennes. Ce peuple avait en effet un grand nombre de chants nationaux.

« Ces expressions *compilavit centonem* (du moine d'Angoulême) font voir, dit M. l'abbé de Solêmes, que saint Grégoire ne peut être considéré comme l'auteur proprement dit des morceaux qui composent son *Antiphonaire*....... mais il est permis de croire que saint Grégoire ne se borna pas à recueillir des mélodies : il dut non-seulement corriger, mais composer lui-même plusieurs chants dans son *Antiphonaire*, par un travail analogue à celui qu'il avait accompli sur le Sacramentaire. Ce ne peut être qu'en qualité de correcteur éclairé et même de compositeur, que Jean Diacre le loue sur l'onction et la douceur de sa musique. Il nous serait impossible de préciser aujourd'hui avec certitude dans le détail les morceaux de l'Antiphonaire grégorien qui appartiennent proprement au grand pontife dont nous parlons. » (*Inst. liturg.*, tom. Ier, pp. 171 et 172.)

On ne conçoit pas qu'un homme aussi érudit et aussi sensé que feu M. le conseiller Kiesewetter, de Vienne, ait pu dire que les premiers régulateurs du chant étaient pénétrés d'une si grande horreur pour tous les restes du paganisme, qu'ils n'avaient voulu s'approprier rien de ce dont les païens avaient fait usage, quand il est si avéré que saint Grégoire employa les cantilènes connues de son temps, que les rhythmes des hymnes étaient mesurés sur ceux des anciens poëtes, et qu'en une foule de choses, telles que la forme des habits des prêtres et des lévites, les Chrétiens avaient imité les anciens Romains.

CENTONISER. — Composer un ensemble de chants recueillis de part et d'autre. C'est ce que fit saint Grégoire en composant son Antiphonaire. *Centonisans Gregorius Antiphonarium edidit.*

« Saint Grégoire, en composant l'Antiphonier, n'avait fait que compiler, c'est-à-dire prendre des chants de tous côtés, qu'il avait réunis ensemble et desquels il avait fait un volume. C'est ainsi que l'on doit entendre le terme de *centon* et de *centoniser*, dont Jean Diacre se sert dans sa Vie. Comme on avait chanté dans l'Eglise latine aussi bien que dans la grecque longtemps avant lui, il choisit ce qui lui plut davantage dans toutes ces modulations : il en fit un recueil qu'on appella *Antiphonarium centonem*. Le fond de ces chants était l'ancien chant des

Grecs, il roulait sur leurs principes. L'Italie l'avait pu accommoder à son goût; l'usage y avait fait des changements avec le temps, comme il arrive en une infinité de choses. Le saint Pape y corrigea, y ajouta, y réforma. En un mot, quoiqu'il n'eût fait que lui donner un nouvel ordre, l'ouvrage passa sous son nom et communiqua par la suite au corps du chant d'église, le nom de chant grégorien. » (LEBEUF, *Traité hist. sur le chant ecclésiastique*, chap. 3, pp. 30 et 31.)

CHANT. — Nous allons commencer par donner en leur entier deux admirables chapitres de Jumilhac, les 8ᵉ et 9ᵉ de la première partie de sa *Science et pratique du plain-chant ;* puis nous citerons un chapitre non moins remarquable de Léonard Poisson, sur le même sujet.

JUMILHAC. — CHAPITRE 8. — « *De quatre choses auxquelles on doit principalement avoir égard dans la pratique du chant.* — I. La différence que saint Augustin met entre le chant de l'homme (146*) et celuy des oiseaux, consiste en ce que celuy-cy est produit par le seul instinct de la nature, ou par la seule imitation ; mais celuy-là ajouste l'art et (147) la raison, tant à l'instinct et à la disposition naturelle que l'homme a pour le chant, qu'à l'imitation par laquelle il se peut former. De sorte qu'afin que le chant soit accomply, et merite mesme le nom d'action humaine, il ne doit pas estre moins conduit par l'art et par la raison, par leurs regles et par leurs preceptes, que toutes les autres actions de l'homme le sont par les autres arts et par les autres sciences, comme le discours, la poësie, la maniere de compter, de raisonner, et autres choses semblables.

« II. Comme donc pour s'exercer parfaitement dans tous les autres arts (148), il y a de certains principes et de certaines regles ausquelles l'on a accoûtumé de reduire tout ce qui les concerne, soit en general, soit en particulier ; et que dans la pratique l'on y a une singuliere attention, sans laquelle il n'est pas possible d'en conduire les ouvrages à leur perfection : aussi est-il necessaire d'observer une pareille methode en celuy du chant (149). C'est pourquoy l'on a reduit à quatre principaux articles tout ce qui peut appartenir à sa parfaite pratique, dont le premier regarde la difference de ses sons et de ses intervalles, leur harmonie, et leur bonne suite, leur justesse et leur douceur. Le second article concerne le temps ou la mesure des mesmes sons. Le troisieme, le ton ou le mode des pieces de chant, et la maniere ou le son de voix auquel elles doivent estre commencées ou chantées. Le quatrieme, les diverses cadances des mesmes modes, et les pauses ou silences qu'il y faut observer. Les deux premiers articles regardent de plus près les sons et les intervalles, dont la piece est composée ; et les deux autres regardent immediatement le corps de la mesme piece, et la distinction de ses membres.

« III. Ces quatre differens articles ont chacun leurs regles et leurs preceptes, qu'il est necessaire d'entendre et d'observer ponctuellement (150) afin de pouvoir chan-

(146*) « Qui tibijs aut cythara, vel hujusmodi instrumentis canunt, distant à luscinia, quod in istis artem quamdam esse video, in illa vero solam naturam. » (AUGUST., lib. I *Musicæ*, cap. 4.)

(147) « Ars est ratio quædam, etc., et quisquis ratione uti non potest, arte non utitur, licet imitatione assequatur ; ut Pica, Psittacus, Corvus, etc. » (AUGUST., *ibidem*.)

* « Quæ casu, vel ex consuetudine et habitu fieri contingit, licet eadem etiam facere certa via et ratione. » (ARISTOT., l. I *Artis rhetor.*, cap. 1.)

* « Nihil credimus esse perfectum, nisi ubi natura cura juvatur. » (QUINTILIAN., lib. XI *Instit.*, c. 3, non longe ab initio.)

(148) « Omnis ars, omnisque disciplina honorabiliorem naturaliter habet rationem, quam artificium, quod manu atque opera exercetur, multo enim majus atque aptius est scire quod quisque faciat, quam ipsum illud efficere, quod sciat. Est enim artificium illud corporale, quod serviens famulatur ; ratio vero quod domina imperat : et nisi manus secundum quod ratio canit operatur, frustra sit. In tanto igitur præclarior est scientia musicæ in cognitione rationis, quam in opere efficiendi atque actu, in quanto mente corpus superatur, quod scilicet rationis expers sine ratione degit ; illa vero imperat, a que ad rectum deducit ; quod nisi ejus pareatur imperio expers opus rationis titubabit. Unde fit ut speculatio rationis operandi actu non egeat ; manuum vero nulla sint opera, nisi ratione ducantur. » (BOET., lib. I *Musicæ*, cap. 34.)

* « Nulla res sine arte valet, et comitatur semper artem decor. » (QUINTIL., lib. I *Institutionum*, cap. 4, non longe a principio.)

(149) « Qui disciplina recte excultus est cantare bene potest. » (PLATO, II *De legibus*.)

* « Omnem ordinatum arte concentum, quamquam vocis suavitas deest, 7° legum divus Plato longe meliorem putat, quam cum est sine ordine. » (FRANCHIN., l. III *Musicæ practicæ*, cap. 1.)

* « Cur numeris, modulis, canticis denique omnibus concinendi generibus oblectari omnes consuevere ? An quod motibus naturalibus oblectari datum est omnibus a natura ? Indicium, quod pueri nuper editi his adeo moveri, oblectarique possunt ; modis tamen adjectitiis canticorum ut delectemur, efficere assuescendi ratio potest. Sed enim numeri propterea mulcent, quia ratum ordinateque computandi numerum habent, moventque nos pro sua æquabili ratione ordinate. Motus enim naturæ familiarior est ordinatus, quam inordinatus : itaque hic secundum naturam magis esse probatur. Argumentum, quod cum ORDINATE ET LABORAMUS, ET BIBIMUS ET COMEDIMUS, NATURAM VIRESQUE NOSTRAS ET SERVAMUS ET AUGEMUS. Contra, inordinate cum agimus, depravamus naturam atque de suo statu dimovemus. » (ARISTOT., sect. 19, problem. 38.)

(150) « Quoniam necessaria quædam ad utilitatem cantantium tractare proponimus, necesse est ut subtilissimas regulas summopere subjectas intelligere studeamus. » (BEDA in *Musica practica*.)

* « Igitur qui disciplinam nostram petit has regulas sæpe meditetur, donec vi et natura vocum cogni a ignotos et notos cantus suaviter cantet. » (GUIDO ARETINUS initio *Micrologi*.) Et suivant le manuscrit de Saint-Evroult : « Igitur qui disciplinam nostram petit, aliquantos cantus notis nostris descriptos addiscat, hasque regulas sæpe meditetur, donec vi et natura vocum cognita, ignotos et notos cantus suaviter cantet. » (Chap. 1ᵉʳ du *Micrologue* p. 2 du manuscrit de Saint-Evroult.)

ter non seulement parfaitement, mais mesme raisonnablement, et en homme (151). Car comme pour bien faire un discours il est necessaire d'avoir non seulement l'intelligence du sujet qu'on veut traitter, mais aussi de s'appliquer et de prendre garde à la signification, à la pureté, à la varieté, et à l'elegance des mots, à leur suite, et leur construction, à leur accent et à leur quantité, à l'ordre et à la distinction des periodes, à leurs liaisons, et à leur cadence, au ton de la voix, et au maintien du corps, aux gestes et aux autres mouvements du corps, avec lesquels le tout doit estre prononcé; et que l'attention à toutes ces choses et autres semblables qui conviennent à un Orateur, luy sont necessaires pour persuader et pour imprimer dans l'esprit et dans le cœur de ceux qui l'écoutent les sentiments et les mouvements conformes à son dessein.

« IV. De mesme l'application que chacun est obligé d'avoir aux differents points de l'art du chant, et le soin qu'on doit apporter pour en observer exactement les regles, n'est pas moins necessaire pour rendre le chant parfait, et luy donner la vigueur et l'energie qu'il demande, afin de produire l'intelligence et les affections qui sont renfermées, soit dans la lettre, soit dans le chant. Enfin tout ce qui se fait sans art et sans addresse est toûjours imparfait et penible, et au contraire rien ne facilite ni ne perfectionne tant nos exercices, que la bonne methode et l'observation des regles.

« V. Or afin que cette attention aux divers points et aux regles du chant ne parroisse pas plus difficile dans la pratique qu'elle n'est en effet, il n'y a qu'à se souvenir qu'elle n'est point d'une autre nature que celle que l'on a aux preceptes des autres arts et des autres sciences; et partant comme l'attention actuelle à laquelle l'on s'assujettit quand on commence à pratiquer les autres arts, a coûtume dans la suite du temps et de l'exercice de se changer en une ferme habitude, qui ne donne pas moins de facilité à les pratiquer parfaitement, que si l'on agissoit purement par nature. Aussi en arrive-t-il de mesme à l'égard de l'application qu'il est necessaire de donner à l'art et à la science du chant; car elle ne manque pas de produire une bonne habitude, qui rend le chant le plus parfait aussi facile que s'il estoit naturel.

Chapitre 9. — « *Combien il est necessaire d'établir les mesmes principes, et de garder les mesmes regles dans la pratique du chant.* — I. C'est une chose assez connuë, qu'il faut observer les preceptes d'un art pour bien faire l'ouvrage qui en est le but et l'objet. Mais il n'est pas moins clair que quand plusieurs y doivent travailler ensemble : il faut qu'ils ayent les mesmes regles, et qu'ils les gardent avec uniformité, autrement au lieu de s'entr'aider, ils ne font que s'incommoder les uns les autres, et s'estre un mutuel empeschement et un obstacle. Or il n'y a rien en quoy l'importance de cette maxime se fasse sentir plus vivement, que dans l'exercice du chant : car si ceux qui chantent ensemble ne conviennent (152) dans les mesmes regles et les mesmes pratiques, et qu'ils ne se rendent exacts et attentifs à les bien garder, il est impossible que le chant ait l'accord et l'harmonie qu'il doit avoir, et qui est sa proprieté inseparable, et qu'il n'arrive de l'alteration dans la suite de ses notes et de leur mesure, dans le ton et dans le temps de ses silences; et qu'on ne tombe enfin dans le discord, qui est la chose du monde qui choque davantage. Ainsi le chant estant renversé à l'égard de ce qui luy est plus essentiel, il perit et cesse d'estre, ou s'il en reste quelque chose, ce n'est plus qu'une confusion de voix qui donne de la peine et du chagrin à ceux qui chantent, et blesse les oreilles de ceux qui écoutent.

« II. On peut confirmer cette verité par l'exemple des autres exercices ou plusieurs personnes agissent conjointement, comme quand des ouvriers traisnent ensemble quelque fardeau : car s'ils ne suivent dans leur marche le mesme chemin, et n'observent dans leur pas une pareille distance, un temps égal et un semblable repos, la difficulté du travail les fatigue incontinent, et s'ils le continuent, elle leur devient insupportable. Ainsi lors que ceux qui chantent ensemble ne gardent pas dans leurs sons, et dans leurs intervalles une égalle distance, un mesme temps, un pareil repos et un semblable ton de voix, il ne se peut faire qu'un chant si mal (153) concerté ne leur soit penible, desagreable et ennuyeux.

« III. Que si l'accord est si necessaire pour la perfection du chant et pour le soulagement de ceux qui chantent, il ne l'est pas moins pour la satisfaction de ceux qui écoutent. Il faut que l'harmonie et la douceur du chant attire et entretienne leur attention (154), afin qu'ils puissent concevoir les sentiments qui repondent au sens de la

(151) « Intelligere debemus, ut humana ratione, non quasi avium more cantemus; nam et meruli, et psittaci, et corvi, et picæ, et hujusmodi volucres sæpe ab hominibus docentur sonare quod nesciunt. Scienter autem cantare, non avi, sed homini divina voluntate concessum est. » (August. expositione 2 *in psal.* xviii.)

(152) « Est enim absurdum a concentu universo discrepare, et singulis rhythmis minime tribuere consentanea. Horum igitur concentuum formæ certis legibus necessario sunt definiendæ, et utrisque congruenter attribuendæ. » (Plato, vii *De legibus.*)

(153) « Illud quoque quis non defleat, quod tam gravis est in sancta Ecclesia error, tamque periculosa discordia; ut quando divinum celebramus officium, sæpe non Deum laudare, sed inter nos certare videamur : vix denique unus concordat alteri non magistro discipulus, nec discipuli cum discipulis. » (Guido Aretinus in pro'ogo prosaico *Antiphonarii.*)

(154) « Ita quisque, ut audit, movetur. » (Quintilianus, lib. xi *Institut.*, cap 3, in initio.)

* « Hoc etiam in auribus facilius advertitur, nam quidquid jucunde sonat, illud libet, atque ipsum auditum illicit : quod autem per eumdem sonum

lettre et au mode du chant. Le dereglément et l'alteration du chant produit communément un effet bien contraire (155). Il blesse également leurs oreilles et leur esprit; il les jette dans la distraction, et le dégoust; il les porte au murmure et au mépris.

« IV. Comme les ecclesiastiques font une profession plus particuliere du chant de l'Eglise, et qu'il fait la principalle et la plus ordinaire occupation de toute leur vie, il leur importe extremement de bien sçavoir les regles et les preceptes d'une chose dont l'ignorance ne leur serait pas moins honteuse (156) que scandaleuse et dommageable. On a dressé cet ouvrage pour en instruire ceux qui les ignorent, et pour les aider à rendre leur chant aussi parfait (157) à l'exterieur, qu'il le doit estre dans l'interieur à l'égard du cœur et de la disposition de la volonté. Car le sacrifice de leurs levres ne peut estre accepté et receu favorablement de Dieu (158) ni donner de l'édification aux peuples, si outre la foy, l'attention, la reverence et les autres conditions dont il doit estre interieurement accompagné, ils ne prennent soin de l'orner en mesme temps de toute la decence qu'il demande au dehors. Ce sacrifice est spirituel, mais pourtant le corps y a part. Il commence dans le cœur, mais il s'acheve par la langue : et comme dans l'un et l'autre il est œuvre et service de Dieu, il faut aussi qu'il se fasse d'une maniere digne de Dieu, comme parle l'Apostre.

« V. Aussi l'Eglise a toûjours eu un soin particulier du chant, comme d'une chose qui est la plus importante et la plus considerable dans le culte exterieur. D'où vient que ceux qui d'ancienneté ont esté preposez à la conduite du chant et des ceremonies ont plûtost pris la qualité de Chantre que celle de Ceremoniaire, pour marquer par là que l'application au chant estoit la principale partie de leur devoir et de leur charge. Ce n'est pas qu'il ne faille faire beaucoup d'estat des ceremonies : il faut au contraire en avoir l'estime qu'elles méritent. Il faut les pratiquer avec toute l'exactitude possible : mais il faut reconnoistre que le chant est encore plus considerable, en ce qu'il est plus commun et plus frequent, plus exposé à la connoissance de ceux qui sont dans l'Eglise, et plus capable d'exciter dans leurs cœurs de saintes affections. Car on chante quasi toûjours dans la celebration de l'office divin, au lieu que l'on ne fait que bien rarement des ceremonies, et quelquefois seulement à de certains versets. De plus le chant est entendu de chacun, et si l'on y commet des manquemens d'ignorance, de precipitation, de pesanteur, de negligence, d'affectation, de discord, et autres semblables, chacun s'en apperçoit, l'on en est mal edifié : mais quant aux ceremonies, elles ne sont ordinairement veuës que d'un petit nombre de personnes qui sont autour de l'autel, ou du chœur; et si l'on y commet quelque faute, il y en a peu qui soient capables de la reconnoistre, ou qui apportent assez d'attention pour la remarquer : enfin le chant a bien plus de pouvoir que les ceremonies pour s'insinuer dans les cœurs, et (159) y faire naistre de pieux sentimens; ainsi que S. Augustin témoigne dans ses Confessions qu'il l'avoit éprouvé luy mesme, en sorte que lors qu'il entendoit chanter des Hymnes et des Cantiques dans l'Eglise, ces sons agreables frappoient son cœur (160), aussi bien que ses oreilles, et y excitoient de si forts et de si tendres mouvements de devotion, qu'il en versoit des larmes.

« VI. Par où il est facile de juger de quelle consequence est le chant, et combien il est à souhaitter que ceux qui y sont employez, y apportent la diligence, l'attention, et l'exactitude requise, afin que les fidelles ne soient pas privez du fruit et de l'utilité qu'ils en peuvent tirer. Pour cet effet il faut se donner la peine d'apprendre les preceptes

bene significatur, nuntio quidem aurium, sed ad solam mentem refertur. » (Aug., l. II *De ordine*, cap. 11.)

* « Quæ melius cantantur, melius adhærent nostris sensibus. » (Ambros., serm. 7 *in psal.* CXVIII.)

(155) « Auditus sonorum concinnitate mulcetur et absurditate offenditur. » (Aug., l. VI *Mus.*, cap. 2.)

* « In sono versuum dimensio quædam numerorum delectat, quo perturbato delectatio illa exhiberi auribus non potest, imo nec sine offensione audiri. » (Aug., l. II *Mus.*, cap. 3.)

(156) « Pudet me plerosque ecclesiasticos viros totius vitæ cursu in cantu versari; ipsum vero cantum, quod turpe est, ignorare. » (Cardinalis Bona, *De divina Psalmodia*, cap. 17, § 3.)

(157) « Tam nobilis est tamque utilis recte canendi disciplina, ut qui ea caruerit ecclesiasticum officium congrue implere non possit. Quidquid enim in lectionibus decenter pronuntiatur; ac quidquid de Psalmis suaviter in ecclesia modulatur, hujus disciplinæ scientia ita temperatur, ut per eam omne Dei servitium impleatur. » (Rabanus Maurus, *De institut. clericorum*, lib. III, cap. 24.)

(158) « Si ergo concors et decens fuerit modulatio nostra, nos ipsos delectabit, et audientes ædificabit, et Deo suavis et grata erit, qui unanimes habitare facit in domo. » (Augustin. serm. *De utilitate et cantu psalmorum juxta milleloquium, verbo* Psalmus *et* Psallere; et Dionisium Carthus., sermone 5, *in Dom. 2 Adventus.*)

(159) « Est igitur cantus ecclesiasticus plenus majestate, et nescio quam vim animos in Deum concitandi possidet, præsertim cum decore et studio requisito peragatur. Neque quidquam ad animam tranquillandam efficacius inveniri posse puto, quam monachos aut clericos cantantes dictos hymnos et cantica, unisona illa alternarum æqualium vocum symphonia, constanti tenore, servata temporis et mensuræ proportione requisita, auscultare. » (Kirch., tom. I *Musurgiæ univers.*, lib. VII, cap. 3.)

* « Princeps et primaria illa in musica educatio, quæ in modulorum concentumque rationibus versatur, efficacissime in interiores animi partes influit, et venustate quadam animum vehementissime tangit, eumque adeo eodem venustatis decore afficit, si in ea accurate elaboret et instituatur, sin minus, contra. » (Plato, lib. III *De republica.*)

(160) « Quantum flevi in hymnis et canticis tuis, suavesonantis ecclesiæ tuæ vocibus commotus acriter, voces illæ influebant auribus meis, et liquabatur veritas tua in cor meum, et ex ea æstuabat affectus pietatis, et currebant lachrymæ, et bene mihi erat cum eis. » (Aug., lib. IX *Confess.*, cap. 6.)

et la veritable pratique du chant : car l'on ne peut pas les observer sans les sçavoir, et l'on ne doit en cecy jamais se fier ni au seul chant naturel, ni à la seule imitation ; parce que l'un et l'autre est trompeur, et ceux qui se conduisent ainsi, sans se rendre attentifs aux regles, sont comme des aveugles qui marchent (161) sans guide, et ils commettent une infinité de manquemens dont ils ne s'apperçoivent pas, ils s'en forment ensuite une mauvaise habitude qui corrompt l'harmonie et la douceur du chant, et qui par conséquent en enerve toute la force. Car si la maxime des plus sages Philosophes est veritable, que le seul changement d'un genre, ou d'une espece de chant en un autre genre ou espece, quoy que legitime, cause insensiblement de l'alteration (162) et de la corruption dans les mœurs, quel désordre n'apporta pas et dans les bonnes mœurs et dans la pieté le chant qui est alteré et corrompu par le mauvais usage et par la mauvaise coustume? C'est donc un des principaux sujets pour lequel les divins Cantiques de l'Eglise ne produisent point ces excellents effets dont l'on a cy-dessus parlé : et partant il est du devoir de ceux qui sont occupez en ce ministere angelique de se bien instruire de la science et de la pratique du chant, et d'en observer soigneusement les moindres regles, afin de se rendre capables de recevoir eux mesmes, et de donner aussi au peuple de la devotion et de l'edification en chantant ou recitant comme il faut les divins offices. C'est ce que leur recommande le Concile d'Aix la Chapelle tenu l'an 816, par les soins et en presence de Loüis le Debonnaire (163); en ces termes : *Que l'on établisse dans l'Eglise des personnes pour lire, chanter et psalmodier, qui rendent à Dieu les loüanges qui luy sont deuës, non avec superbe, mais avec humilité; qui par la douceur de leur lecture et de leur chant charment les doctes, et instruisent les moins doctes ; et qui en lisant ou en chantant ayent à cœur l'édification du peuple, non la tres vaine opinion dont il pourroit les flatter. Que s'il s'en rencontre quelques-uns qui ne puissent pas le faire avec science, qu'ils se fassent instruire par les maistres; et lors qu'ils seront bien instruits, qu'ils s'estudient d'accomplir ces choses, afin que ceux qui les entendent soient edifiez.* »

POISSON. — PARTIE II. — CHAPITRE 6. — *De la manière de bien chanter.*

« Le plain-chant étant employé pour l'office divin, doit être chanté avec gravité, avec décence et piété; observant néanmoins pour la gravité, de la proportionner à la dignité de la fête; en sorte que, conformément aux saints canons, on chante plus gravement dans les solennités que dans les offices communs. Comme on doit éviter la précipitation, il faut aussi éviter une lenteur excessive qui ferait disparaître presque toute la mélodie.

« Il faut en chantant faire attention à la valeur des notes; cette valeur se marque par la mesure.

« La mesure est ce qui règle le temps qu'on doit demeurer sur chaque note. Ce temps se partage en *frappés* et en *levés* qui se font ordinairement de la main, ce qui s'appelle *battre la mesure.*

« Il y a deux sortes de mesures, dit M. Ozanan : la *binaire* qui se fait de deux temps égaux et la *ternaire* qui se fait de trois temps égaux. La binaire est celle qu'on emploie pour le pur plain-chant. La ternaire est employée quelquefois dans les proses et les hymnes, ce qu'on appelle chanter en *triple.*

« On trouve quelquefois sur une même corde et sur une même syllabe plusieurs notes qui font une durée de chant sur cette syllabe et qui sont comme une *tenue* dans la musique ; on doit alors, sans couper les sons, insister avec un petit tremblement sur ces mots autant que la mesure aura de *frappés* et de *levés*, et on ne doit point articuler les deux notes jointes ensemble sur la même corde, sous lesquelles il n'y a qu'une syllabe, c'est une grossièreté dans le chant. Les anciens avaient beaucoup de ces notes multipliées sur une même corde et sur une même syllabe, c'est ainsi qu'ils faisaient la *tenue*. Les réviseurs du chant romain ont retranché presque toutes ces tenues, et ont été suivis de quelques modernes : néanmoins quand ces tenues ne sont pas trop fréquentes, elles donnent de la beauté et de la majesté au chant.

« Au sujet de ces notes l'une auprès de l'autre sur la même corde et sur la même syllabe, s'il n'y en a que deux, il faut observer que si la seconde était une reprise de chant on doit les séparer en les articulant

(161) « Non ergo debamus quasi cæci sine ductore procedere, sed singulorum sonorum, omniumque positionum et elevationum diversitates proprietatesque alte memoriæ commendare. » (GUIDO, cap. 3 prologi prosaici.)

(162) « Atque hic maxime illud est retinendum, quod si quoquo modo per parvissimas mutationes hinc aliquid permutaretur, recens quidem minime sentiri; post vero magnam facere differentiam, et per aures ad animum usque delabi. » (BOETIUS, lib. I *Mus.*, cap. 1.)

« Assentior Platoni, nihil tam facile in animos teneros atque molles influere, quam varios canendi sonos; quorum vix dici potest, quanta sit vis in utramque partem. *Et paulo infra.* Quamobrem ille quidem sapientissimus Græciæ vir, longeque doctissimus, valde hanc labem veretur, negat enim mutari posse musicas leges sine mutatione legum publicarum. » (CICERO, lib. II *De legibus.*)

(163) « Tales ad legendum, cantandum et psallendum in ecclesia constituantur, qui non superbe, sed humiliter debitas Deo laudes persolvant, et suavitate lectionis ac melodiæ, et doctos demulceant, et minus doctos erudiant; plusque velint in lectione vel cantu populi ædificationem, quam popularem vanissimam adulationem. Qui vero hæc docte peragere nequeunt, erudiantur prius a magistris; et instructi hæc adimplere studeant, ut audientes ædificent. » (*Conc. Aquisgranense*, lib. I, cap. 133.)

et en respirant après la première avant de chanter la seconde.

Exemple, dans le répons de l'Ascension à Sens, VIRI GALILÆI, *sur ce mot* VENIET.

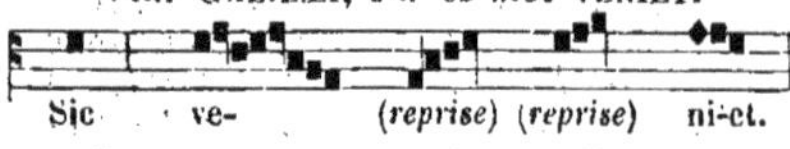

Sic ve- *(reprise)* *(reprise)* ni-et.

« On trouve souvent de pareilles reprises de chant dans les différents *Kyrie* de la messe, dans les neumes des Graduels et des *Alleluia*, comme il est aisé d'en remarquer aussi dans les neumes des antiennes.

« Pour peu qu'on ait de goût, on sent naturellement ces reprises de chant.

« La mesure du plain-chant est toujours à deux temps égaux, et soit qu'on chante gravement ou rondement, les notes se doivent frapper avec égalité de temps. Lorsqu'on rencontre des notes brèves, on les coule en ne leur donnant qu'un demi-temps, et afin que la mesure ne soit pas rompue, la voix donnera l'autre demi-temps à la note qui précède la brève. Il faut peser sur les notes doubles ou à queue deux temps ; faire les petits repos, ou respirer aux points, aux virgules et où le sens peut être suspendu, ce qui doit être marqué par de grandes barres qui traversent les quatre lignes, ou par des points à côté de la note. On a comme forcé à ces repos dans le nouveau Graduel de Sens en les marquant par deux notes ; il y en a aussi plusieurs semblables dans le Graduel de Paris, souvent on a mis un petit point après la note pour marquer le repos.

« A Sainte-Geneviève de Paris, les chanoines réguliers font ce qu'ils peuvent pour éviter les repos; s'ils chantent à deux, l'un continue pendant que l'autre respire. C'est une nouvelle et mauvaise méthode; les anciens de cette congrégation conviennent de la nouveauté.

« Pour ne pas défigurer la mélodie, on doit éviter d'assommer pour ainsi dire les notes, comme ceux qui poussent leur voix avec effort et la font tomber lourdement dessus les notes, de manière qu'ils représentent presque des coups de massue : pour éviter de tels défauts, on doit avoir soin que le son de la voix soit le plus naturel qu'il est possible ; il faut aussi prendre garde de ne point faire de mouvements ni de postures extraordinaires des lèvres, de la langue et du gosier ; modérer sa voix, en sorte qu'on puisse chanter longtemps sans se lasser. C'est à quoi manquent la plupart de ceux qui chantent la Passion, ils emploient dans le haut toute la force de leur poumon, et ils tombent tout essoufflés sur la teneur ou le chant mitoyen, où n'étant plus en état d'appuyer comme il faut, ils perdent leur ton et ne frappent les notes de la voix basse qu'imparfaitement, et par là sont bientôt déroutés. Il faut donc chanter toujours d'une même force et ne pousser point en des endroits plus qu'en d'autres. On doit aussi prononcer exactement et distinctement, ayant grand soin d'éviter tout ce qui peut nuire à la bonne prononciation, comme les coups de gosier, les aspirations, les tremblements affectés. Quoiqu'il soit quelquefois gracieux de faire de légers tremblements, il faut les faire les plus simples qu'il est possible, et les rendre très-rares ; il ne convient guère de faire de tremblements qu'aux voix qui chantent seules. On doit aussi regarder comme un défaut de fredonner les notes, comme certains qui gâtent toute la noblesse et la gravité du chant par ces fredonnements ridicules qui ne montent et descendent que par ricochets, supposent des demi-notes et souvent encore moins dans les différents degrés de la voix pour suivre le chant dont ils ne font, pour ainsi dire, qu'un badinage, s'imaginant faussement qu'ils donnent de l'agrément au chant qu'ils défigurent, au lieu de parcourir les notes d'une manière non gênée, douce, gracieuse et sans effort.

« Pour bien chanter le plain-chant de l'Eglise, dit M. Nivers, il n'y faut rien ajouter, ni diminuer, mais simplement chanter ce qui est dans le livre.

« Il blâme ceux qui veulent fredonner, comme étant contre la bienséance et la gravité que requiert le service divin, mais encore ils détruisent, dit-il, l'essence du plain-chant, qui doit être simple et uni.

« C'est suivant ces règles qu'on chantait autrefois à Sens, et pour cela on n'a pas besoin de ces grosses voix qui font beaucoup de bruit, mais qui gâtent souvent tout, en assommant le chant, en ne prononçant pas la plupart des mots, ou en n'en articulant pas la moitié. Ce qui ne doit point plaire à des oreilles aussi délicates que l'étaient celles de Charlemagne. On sait que les chantres romains chantaient avec plus d'agrément, de délicatesse et de légèreté que les Gaulois, qui s'imaginaient mieux chanter parce qu'ils avaient de plus grosses voix. Dans la dispute qu'ils eurent en présence de l'empereur, ce prince jugea en faveur des Romains.

« Pour donner de la bonne grâce à un office, il faut en chanter toutes les parties sur la même mesure, éviter de couler ou de peser plus sur une pièce que sur l'autre, excepté les proses et les hymnes qui ont une mesure qui leur est propre et particulière : il faut aussi que toutes les voix soient toujours extrêmement unies, que l'une ne devance pas l'autre, ni que l'autre ne se fasse pas traîner ; qu'on frappe tous en même temps la même note également dans un parfait accord et de concert, par conséquent s'écouter tellement les uns les autres, que tous se suivent si bien, qu'ils chantent tous en même temps syllabe pour syllabe et note pour note : afin de parvenir à cet accord, on doit prêter l'oreille à ceux qui gouvernent le chœur : les choristes n'ayant été vraisemblablement établis que pour insinuer l'uniformité du ton et maintenir l'accord des voix dans tout le chœur, pourquoi ils vont d'un bout à l'autre pendant que le chœur chante, et doivent se reposer quand le chœur ne chante pas. Si quelqu'un bat la mesure, on doit y être attentif et s'y conformer. C'est ce qui s'est toujours pratiqué à Sens aux solennités et dans les églises où l'on s'applique à bien chanter.

« Cette union des voix pour la divine psalmodie est recommandée par saint Nicet, évêque de Lyon ou de Trèves, en des termes si énergiques, que l'on ne peut mieux désigner les défauts et donner des règles plus parfaites et en moins de mots. *Vox omnium vestrum*, dit-il, *non dissona debet esse, sed consona. Non unus insipienter protrahat, aut unus humiliet, alter vocem extollat, sed innitatur humiliter unusquisque vocem suam intra sonum chori concinentis includere, non extrinsecus extollentes*, etc. (*Spic.*, tom. III, c. 3. *De psalmodiæ bono.*) « Que tous « les vos voix s'unissent dans un parfait « accord : que personne ne traîne indécem« ment après les autres, qu'on n'entende pas « l'un chanter d'un ton plus bas, l'autre « d'une voix élevée au-dessus des autres ; « mais que chacun s'efforce avec docilité « de conformer sa voix au ton du chœur et « de s'y renfermer. »

« Ce saint, après avoir rapporté l'exemple des trois jeunes Hébreux dans la fournaise, qui, dit l'Ecriture, louaient Dieu d'une même bouche, ajoute : *Et nos utique omnes quasi ex uno ore eumdemque Psalmorum sonum, eamdemque vocis modulationem æqualiter proferamus.* « De même, tous tant que « nous sommes, efforçons-nous de chanter « d'une même voix, et de prononcer comme « d'une seule bouche le chant des saints « cantiques. »

« Le cinquième concile général appelé Quinisexte (canon 75), a aussi défendu le désordre dans le chant, les grands cris, les efforts de voix et tout ce qui ne convient point à l'office divin, et a ordonné qu'on chantât avec une grande attention, avec componction et avec piété intérieure et extérieure : voici les termes du canon : *Eos qui in ecclesiis ad psallendum accedunt, volumus nec inordinatis vociferationibus uti, et naturam ad clamorem urgere; nec aliquid eorum, quæ Ecclesiæ non conveniunt, et apta non sunt, addiscere; sed cum magna attentione et compunctione psalmodias Deo, qui est occultorum inspector, offerre. Pios enim et sanctos fore filios Israel sacrum docuit oraculum.*

« Pour chanter suivant l'esprit de ce canon, il ne faut point que les voix soient forcées ni en haut ni en bas; et pour cela il faut prendre un ton qui tienne comme le milieu de la portée des voix qui composent le chœur. (Le mot de ton se prend ici pour le point de l'étendue de la voix qu'il faut choisir pour chanter à son aise, et pour aller, sans se forcer, jusqu'à la plus haute et jusqu'à la plus basse note de ce que l'on veut chanter.) Quoique les voix ne soient pas toutes d'une même étendue, il y a pourtant certain point que l'on peut prendre, où tous les chantres d'une même église pourront chanter sans se forcer. Et c'est ce point-là qu'il faut tâcher de trouver lorsque l'on commence un office. Ordinairement dans les églises où il y a des orgues, on rencontre plus aisément ce ton, parce que l'orgue le donne. Il faut ensuite conserver ce ton ou son pour toutes les dominantes des différentes pièces, ce que quelques-uns appellent chanter à l'unisson.

« Cet unisson se trouvera en ne perdant point d'idée le son de la dominante du premier psaume, ou même de l'entrée de l'office, si elle est bien donnée. Supposé, par exemple, qu'on ait chanté sur la corde *la*, qui est la plus commune, il faut chanter du même ton ou son *la*, *fa*, *re*, *ut*, qui sont les quatre dominantes des huit modes ; ensuite chercher le son des autres notes par rapport à cette dominante.

« M. Nivers, dans sa *Dissertation sur le chant grégorien* (c. 12, p. 23), n'est pas d'avis qu'on garde l'unisson; il croit que les auteurs qui en ont écrit se sont abusés : il soutient que de vouloir s'y assujettir est une erreur en fait de chant. L'expérience prouve le contraire. Il n'est pas vrai que de garder l'unisson, ce soit la cause certaine des désordres et des confusions qui arrivent dans l'exécution du chant. Cela serait si, en mettant toutes les dominantes sur le même son, on laissait les semitons disposés comme dans la pièce précédente, qui serait d'un mode différent. Tout le monde s'aperçoit que pour peu qu'on varie sur le ton du chœur, les voix se dérangent et font perdre toute la grâce d'un office. L'autorité prétendue de saint Bernard regarde la composition du chant et non l'exécution. Les règles générales que donne M. Nivers pour passer d'un mode à l'autre ne sont bonnes qu'à embarrasser les chantres et à défigurer l'office. En effet, l'oreille serait-elle contente d'entendre un psaume chanté au ton ordinaire et commun du chœur, et ensuite entendre le psaume suivant une tierce mineure plus haut ou plus bas, comme le prescrit cet auteur dans ses prétendues règles. Après, dit-il, le 2ᵉ, 3ᵉ et 8ᵉ tons, les dominantes du 5ᵉ et du 7ᵉ doivent être d'une tierce mineure plus basses que celle du 2ᵉ, du 3ᵉ et du 8ᵉ. Mais après ces 5ᵉ et 7ᵉ tons ainsi bas, les dominantes du 2ᵉ, du 3ᵉ et du 8ᵉ, doivent être d'une tierce mineure plus hautes que celles des 5ᵉ et 7ᵉ tons.

« Quiconque voudra faire l'essai de ces règles chantera tantôt plus haut, tantôt plus bas d'une tierce mineure, ce qu'il est bien certain qu'on ne saurait souffrir dans un chœur un peu réglé.

« Ces règles ne peuvent avoir lieu que dans les églises où l'on chante les psaumes en faux-bourdon; cela est à propos pour rendre les accords sensibles et s'accommoder aux différentes voix qui composent le chœur, mais cela ne produirait qu'un mauvais effet dans un chœur où on ne fait usage que du chant simple et uni.

« L'unisson est donc la seule manière de bien chanter et de bien soutenir un office : on évite par là un désordre fort commun, et par lequel des pièces sont chantées excessivement haut, et d'autres si bas qu'à peine les entend-on.

« On doit avouer que le faux-bourdon, invention assez moderne, renverse nécessairement tout ce bel ordre, parce qu'en chantant à l'unisson, les basses ne pourraient se faire entendre. Aussi, après un psaume qui a fait beaucoup d'éclat, on en entend un autre qui n'a plus qu'un air de tristesse, outre l'inconvénient dont nous avons déjà parlé, du peu d'accord du chant des antiennes qui suivent le psaume chanté en faux-bourdon.

« Pour bien soutenir le ton du chœur, il faut aussi éviter de chanter avec nonchalance, ce qui est le plus souvent la cause de ce que le chœur tombe, aussi bien que quand on prend un ton forcé, ou trop haut, ou faux, c'est-à-dire, qui ne frappe pas à plein sur la dominante du chœur ou le ton du chœur.

« Dans le chant des psaumes il faut faire une petite pause à la médiation, prendre garde qu'une partie du chœur ne commence point un verset que l'autre partie n'ait totalement fini, et qu'on évite de trop prolonger la voix à la médiation et à la terminaison, comme si au mot *meo* on disait *meaux*, ainsi que le remarque un certain auteur d'une méthode de chant.

« Quand dans la psalmodie un verset est long, on peut et même on doit faire de petits repos aux virgules et aux endroits où le sens peut être suspendu, en évitant néanmoins que ces repos soient aussi longs que ceux de la médiation. Quand on psalmodie gravement comme on le fait à Notre-Dame de Paris, à Prime et à Tierce, particulièrement les dimanches et aux jours solennels, ces petits repos sont très-fréquents et absolument nécessaires pour la respiration. Exemple : *Deprecatus sum faciem tuam*, (petit repos) *in toto corde meo*, * (médiation), *miserere mei*, (petit repos) *secundum eloquium tuum.* Autre exemple : *Manus tuæ fecerunt me, et plasmaverunt me : * da mihi intellectum, et discam mandata tua.* Il faut être attentif à ne pas couper les mots pour respirer, à ne pas faire de contre-sens, comme c'est encore un défaut de respirer ou de faire un repos à tous les mots. Une faute qu'on entend presque tous les jours est de couper la phrase où il ne convient pas, on entend dire : *Abraham et semini*, puis après avoir respiré on dit : *ejus in sæcula.* C'est ignorance dans ceux qui n'entendent pas le latin, c'est inattention dans ceux qui l'entendent, il faut donc dire *Abraham*, c'est après ce mot qu'il faut respirer, puis dire de suite : *et semini ejus in sæcula.*

« Après le psaume, toutes les voix doivent se réunir pour reprendre toutes ensemble l'antienne, qui aura une mesure proportionnée à la psalmodie, c'est-à-dire, si la psalmodie a été grave, que l'antienne se chante gravement, ou si on a psalmodié rondement, il faut que l'antienne se chante de même et toujours avec un parfait accord : l'exemple d'églises célèbres qui ne suivent pas cette méthode ne peut servir de règle ou de modèle.

« Pour les répons après l'intonation, il faut que toutes les voix ensemble prennent la suite jusqu'au verset ; après le verset qui se termine par une cadence, que toutes les voix réunies prennent de concert la réclame, c'est ce qui en fera sentir la beauté. Il y a quelques églises où le verset d'un répons se chante plus gravement que le corps du répons, cela arrive surtout quand ce sont les enfants de chœur qui chantent ce verset : cela ne fait pas un mauvais effet.

« Ceux qui chantent les leçons, les capitules, les oraisons, doivent s'efforcer de les chanter sur le ton du chœur ; c'est, dans l'office nocturne, ce qui servira beaucoup à conserver le ton du chœur.

« Dans les processions, il faut chanter très-lentement pendant la marche, être très-attentif à chanter une suite de mots qui forment un sens ; après un repos de quelques pas, on reprend avec la même gravité la suite de la pièce de chant. Ces repos sont ou doivent être marqués par des points, des virgules, ou par de grandes barres perpendiculaires qui les indiquent, ou par des points à côté de la dernière note du mot sur lequel on peut faire le repos. On peut faire des repos plus considérables entre les répons et leurs versets, entre ces versets et leurs réclames. Il en sera de même entre les différentes pièces.

« Si on chante des psaumes aux processions, la psalmodie en sera très-lente, on fera un grand repos à la médiation et un plus grand entre chaque verset. Si on chante des hymnes, on fera des pauses entre chaque strophe.

« Enfin que tout se chante avec ordre, de concert, et que partout on soit extrêmement attentif à une telle union de voix, qu'il semble qu'on n'en entende qu'une. Ce bel accord produira une mélodie agréable, fera entendre le sens des paroles, entretiendra l'esprit, nourrira le cœur et animera la piété.

« Nous ne pouvons mieux finir . . . . que par un ancien statut de Cîteaux, que saint Bernard donne comme une méthode abrégée de la manière de bien chanter, et rapportée par le cardinal Bona. *Psalmodiam non nimium protrahamus, sed rotundè et viva voce cantemus. Metrum et finem versus simul intonemus et simul dimittamus. Punctum nullus teneat, sed statim dimittat. Post metrum, bonam pausam faciamus. Nullus ante alios incipere, et nimis currere præsumat, aut post alios pneuma trahere, vel punctum tenere. Simul cantemus, simul pausemus, semper auscultando. Quicunque incipit antiphonam, aut psalmum, hymnum, responsorium, alleluia, unam aut duas partes solus dicat, aliis tacentibus : et ab eo loco, quo ille dimittit, alii incipiant, non repetentes quod ille jam dixit* (164). *Monemus vos, dilectissimi, ut sicut reverenter, ita et alacriter Do-*

(164) Il est clair que la défense de répéter regarde les intonations. La cathédrale d'Auxerre con-

mino assistatis, non pigri, non somnolenti, non oscitantes, non parcentes vocibus, non præcidentes verba dimidia, non integra transilientes, non fractis et remissis vocibus muliebre quiddam de more sonantes, sed virili sonitu et affectu voces Spiritus sancti depromentes. Viros enim decet virili voce cantare, et non more femineo tinnulis vel falsis vocibus veluti histrionicam imitari lasciviam; et ideo constituimus mediocritatem in cantu servari, et ut gravitatem redoleat, et devotio conservetur.

« Ne traînons pas trop la psalmodie, mais chantons rondement et d'une voix animée. Commençons ensemble et finissons de même chaque verset. Qu'aucun ne prolonge les finales, mais que chacun s'arrête d'une manière grave et sans traîner. Qu'il y ait une pause sensible après chaque médiante. Que personne ne commence avant les autres ou n'aille plus vite : que personne non plus ne traîne après les autres en insistant sur la finale (ce qui ferait disparaître le petit intervalle qui doit être entre chaque verset.) Chantons tous ensemble, faisons les pauses ensemble, en nous prêtant l'oreille les uns aux autres. Celui qui commence une antienne ou un psaume, une hymne, un répons, un *Alleluia*, doit chanter seul un ou deux mots; que les autres ne reprennent qu'à l'endroit où a fini l'intonation, sans répéter ce que le premier a déjà chanté. (Les intonations des psaumes et des hymnes ont leurs règles particulières.)

« Nous vous avertissons, nos chers frères, de vous présenter devant le Seigneur pour chanter ses louanges, avec autant de joie que de respect : n'y soyez point avec un air paresseux, ou endormi, ou nonchalant, ne chantant qu'à demi-voix ; donnez-vous de garde de couper les mots, ou de n'en prononcer que la moitié, ou d'en passer d'entiers : évitez de chanter d'une manière molle, efféminée, négligée et comme du nez seulement ; mais prononcez d'un ton mâle et avec affection les paroles du Saint-Esprit. Il convient à des hommes de chanter d'une voix pleine, et de ne pas imiter les chantres de théâtre par une voix aigüe et contrefaite qui ressemblerait à celle des femmes. C'est pour cela que nous avons ordonné de garder un juste milieu dans le chant, afin qu'il ne sorte point de la gravité qui convient au service divin, et que la dévotion soit conservée et nourrie. »

Les Instituta Patrum de modo psallendi sive cantandi, dont l'abbé Gerbert donne un extrait dans son traité *De cantu et musica sacra*, t. Ier p. 350, d'après un manuscrit de Saint-Gall, contiennent des règles générales à observer dans le chant suivant le caractère des diverses parties de l'office.

CHANT DES RELIGIEUSES. — Les religieuses de l'abbaye de Fontevrault (*Fons Ebraldi*), abbaye chef d'ordre, ainsi que celles de l'abbaye de Saint-Amand de Rouen, avaient un chant, et c'étaient elles qui chantaient l'office, du moins en partie. Notons d'abord, pour ce qui regarde l'abbaye de Fontevrault, que l'abbesse était supérieure générale, non-seulement de toutes les religieuses, mais encore de tous les religieux de l'ordre. Un ordinaire ou règlement, fait sous leur première abbesse, et qui datait de 1115, portait en substance, entre autres articles : qu'on chantera la cloche tant que durera la lecture avant Complies; — que les religieuses qui chanteront les versets feront l'inclination en rond de toutes parts, *gyrent in circuitu*;..... — que la nuit de Noël, après les nocturnes, et avant que la messe ne fût commencée, toutes les religieuses et pensionnaires sortiraient de l'église, iraient au dortoir et au cloître se laver, puis reviendraient à l'église pour chanter la messe, dont elles ne devaient entonner l'*Introït* que lorsque le *Confiteor*, y compris l'*Indulgentiam*, aurait été dit par le prêtre, et qu'elles l'auraient répété elles-mêmes.

Les religieuses de Saint-Amand de Rouen, ordre de Saint-Benoît, appelées quelquefois les *Amies de Dieu de Saint-Léonard*, étaient anciennement consacrées et bénies par l'évêque. Elles sortaient, il y a environ deux siècles et demi, pour assister aux processions générales des Rogations avec tout le clergé, comme faisaient les religieuses de Vienne en Dauphiné et autres. Le jour de saint Léonard, elles sortaient pareillement pour chanter l'office de sa fête dans une chapelle de leur dépendance et voisine de leur monastère. Il en était de même pour les jours de l'enterrement des abbés et des prieurs de Saint-Ouen, de Sainte-Catherine du Mont, et depuis, de Saint-Julien et de Saint-Lô (*S. Laudus*), avec lesquels elles étaient associées, et elles y chantaient le premier nocturne. Aussi, en retour, à la mort de l'abbesse, les religieux des maisons que nous venons de nommer avaient-ils coutume de venir chanter chacun un nocturne de l'office des Morts, tandis que les religieuses en chantaient les Laudes. Elles chantaient tous les jours à deux heures du matin les matines *à notes*, faisaient maigre toute l'année et gardaient un silence rigoureux. (*Voyag. liturg.*, pp. 108-110, 388-389.)

Les *Filles-Dieu* qui, à dater de 1345, obtinrent de Clément VI l'autorisation de prendre le voile sous la règle de saint Augustin,

tredit tous les jours ce statut ; dans cette église deux chantres commencent le répons graduel, et les deux choristes répètent l'intonation, après quoi le chœur poursuit.

Par un autre abus dans quelques églises, pour ne pas répéter, quand l'antienne est le premier verset du psaume, le choriste commence au mot qui suit l'intonation de l'antienne, comme à l'office du dimanche *Dixit Dominus*, le choriste au lieu de commencer le psaume, dit de suite : *Domino m.o.* * Ce qui fait voir que dans ces églises on n'a pas pensé que l'intonation seule des antiennes n'est pas de l'office. On doit savoir que cette intonation se fait seulement pour insinuer le ton de la psalmodie au choriste. C'est pourquoi lorsqu'on ne fait que réciter l'office, il n'y a point d'intonation d'antiennes. C'est ce qui s'observe dans les églises les mieux instruites des bons usages.

chantaient aussi dans leur paroisse l'office divin selon l'usage de Rouen, et l'ont retenu jusqu'à la fin. En conséquence, elles se servaient des mêmes livres que les ecclésiastiques du diocèse. (*Ibid.*, p. 409.)

—Dans son livre des *Monnaies des Evêques, des Innocents, des Fous*, etc., M. Rigolleau cite des détails que nous ne saurions répéter ici sur la manière dont les religieuses célébraient les fêtes des Innocents et des Fous. Il ajoute que, par le registre de la visite faite en **1245**, dans le diocèse de Rouen, par l'archevêque Odon, les vierges consacrées au Seigneur « se permettaient dans ces jours de fête une joie trop vive et des chansons trop gaillardes. » *Nimia jocositate et scurrilibus cantibus utebantur, utpote farsis, conductis, notulis*, etc. Le même archevêque, probablement Odon Rigaud, faisant en **1256**, la visite de l'abbaye de la Sainte-Trinité de Caen, dit, dans son procès-verbal, que le jour de la fête des Innocents, les jeunes religieuses chantaient leurs leçons avec farces : *juniores in festo Innocentium cantant lectiones suas cum farsis.* Mais peut-être ce mot *farce* doit-il être interprété seulement par le mélange de couplets en langue vulgaire et de vers latins.

CHANT LITURGIQUE. — I. — *Quelle fut l'institution du chant liturgique.* — Si ce que nous lisons dans les écrits des Pères des premiers siècles de l'Eglise, touchant l'origine et les développements du chant ecclésiastique, nous démontre suffisamment que ses inventeurs avaient moins songé à créer un *art* qu'à trouver un moyen d'entretenir la discipline, la piété et l'enthousiasme religieux dans les assemblées des fidèles, il est certain aussi qu'un examen attentif de la constitution de ce même chant ecclésiastique est bien propre à nous confirmer dans cette opinion.

Il est peu probable, en effet, que saint Ambroise et, plus tard, saint Grégoire le Grand, se soient préoccupés sérieusement de la théorie de la musique grecque, car la constitution que le chant d'église reçut entre leurs mains se réduit à une formule d'une extrême simplicité en comparaison du système de la musique ancienne, si compliqué et si confus, à cause de ses divisions, de ses trois genres, de ses quinze modes, et surtout de sa *Seméiographie*, c'est-à-dire de ses **1,620** signes de notation, les uns droits, les autres retournés, obliques, tronqués, etc... de manière à effrayer l'imagination la plus ardente et à rebuter l'esprit le plus intrépide. Saint Grégoire ne parut pas non plus tenir compte du livre important que Boèce écrivit, vers la fin du ve siècle ou vers le commencement du vi[e], sur la musique des Grecs. Enfin il est de toute évidence que le principal but des premiers réformateurs du chant fut d'en régulariser l'emploi dans les assemblées et les cérémonies des chrétiens, et de l'adapter aux formes de la liturgie. Il n'est pas moins évident que la pensée de continuer ou de compléter la science musicale des anciens ne pouvait entrer dans leur esprit, par la raison que cette étude présentant d'immenses difficultés, elle ne pouvait que s'opposer à la rapide propagation de ce qu'ils regardaient comme un puissant moyen d'action sur les hommes. En cela, ils ne furent pas mus, comme quelques-uns l'ont à tort supposé, par l'horreur que leur inspirait tout ce qui se rattachait aux souvenirs du paganisme, puisqu'ils n'hésitèrent pas à s'emparer, pour leurs hymnes et leurs cantiques, de certains chants populaires, des *nomes* ou airs sacrés qu'une longue tradition avait perpétués, dont l'origine était probablement fort ancienne, et auxquels ils donnèrent une nouvelle destination. Mais, encore une fois, ils n'envisagèrent pas tant la musique ou le chant comme un objet des connaissances humaines sur lequel s'exerce l'activité de l'intelligence, que comme un langage propre à exprimer des sentiments et des émotions unanimes, à exalter l'âme et à fortifier la foi ; ils ne s'occupèrent pas d'une science, mais seulement d'une partie du culte.

Telle fut en réalité, l'institution du chant ecclésiastique, institution toute religieuse, toute liturgique, et Cajétan le dit formellement : « Il est constant en effet que le chant forme une partie essentielle du culte divin : et c'est pour donner plus de solennité à ce culte que l'Eglise a voulu l'adopter. » *Constat namque quod sonus inter divina pars divini cultus est, et pro solemnitate divini cultus adhibetur ab ecclesia* (Super D. Thomæ, 2-2, q. 91, art. 2 [165].)

Cette institution fut conforme à celle du chant et de la musique dans l'ancienne Loi. Elle avait, comme l'exprime le concile de Trente, son précédent et son type dans la sainte Ecriture : *habetque in primis exemplum et fundamentum in sacra Scriptura.* (Session XXIII, cap. 18 [166].)

Il y a pourtant cette différence remarquable que, sous l'ancienne Loi, toutes sortes d'instruments de musique étaient admis dans le temple, tandis que, depuis la naissance du christianisme, un usage presque général veut que la plupart des instruments soient bannis de l'église, à l'exception de l'orgue,

(165) On citerait une foule d'autorités sur ce point, celles de saint Clément, de saint Ignace, de saint Justin, de saint Basile, de saint Chrysostome, de saint Jérôme, de saint Ambroise, de saint Augustin. On peut ajouter celle de Denys l'Aréopagite : « Sanctam psalmorum modulationem, dit-il, omnibus sacris mysteriis conjungi. » (*Constit.*, cap. 3, De cœlesti hierarchia.) — Raban Maur donne une autre raison : « Propter carnales autem in Ecclesia, non propter spirituales, consuetudo cantandi est instituta : ut qui verbis non compunguntur, suavitate modulamini moveantur. » (*Inst. Clericor.*, lib. II, d'après saint Isidore, cité par MABILLON, *Liturg. gallic.*, p. 398.) (TR N.)

(166) « Cum ergo tanta hujus disciplinæ in Veteri Testamento inveniatur auctoritas : cumque eam tam religiosi viri in Ecclesia sanxerunt. » (*De cant. et music. sacr.*, tom. Ier, pag. 242.)

Il est indubitable qu'en tant que faisant partie du culte divin, cette institution a été inspirée par le

et encore dans certains pays cet instrument est l'objet d'une pareille prohibition. Dès le XIIIe siècle saint Thomas nous donne la raison de cette différence : les flûtes, dit-il, et tout autre instrument artificiel, la cithare par exemple, ne sont pas suivant la règle. Les instruments de cette espèce, loin de faire naître dans l'âme une salutaire disposition, procurent à l'esprit un plaisir sensuel. Dans l'Ancien Testament, de pareils instruments étaient en usage, parce que le peuple étant plus grossier et plus charnel, il pouvait être excité par ce moyen. Leur emploi était conforme aux promesses terrestres de la Loi, et ils figuraient de cette manière quelque chose de matériel (167). » Saint Thomas ajoute encore : « Les instruments de musique étaient bannis de l'église pour chanter les louanges de Dieu, afin d'éviter toute ressemblance avec le culte judaïque. » ***Instrumenta musica non assumere ecclesiam in divinas laudes, ne videatur judaizare.*** » Saint Aelrède, abbé du XIIe siècle, avait la même idée lorsqu'il s'écriait : « D'où vient, je vous prie, que, tandis que les symboles et les figures ont déjà disparu, d'où vient, qu'on voit dans l'église tant d'instruments, tant de cymbales ? Pourquoi, je vous le demande, ce terrible frémissement de soufflets, qui imite plutôt le fracas du tonnerre, que la douceur de la voix. » ***Unde, quæso, cessantibus jam typis et figuris, unde in ecclesia tot organa, tot cymbala? Ad quid, rogo, terribilis ille follium flatus, tonitrui potius fragorem quam vocis exprimens suavitatem.*** (D. AELREDI *Speculo charitatis*, lib. II, cap. 22.)

Cette exclusion des instruments artificiels, sauf quelques cas particuliers, ne frappe pas l'orgue. Entre l'infinité d'autorités que nous pourrions invoquer sur ce point, nous nous bornerons aux suivantes. Le Cérémonial des évêques, après avoir interdit à l'orgue des chants profanes et lascifs, et tous autres qui ne se rapportent pas à l'office divin, ajoute : « On ne doit admettre aucun instrument de musique, l'orgue excepté. » *Nec alia instrumenta musicalia, præter organum, addantur.* (Lib. I, c. 28.) Saint Charles Borromée, dans le premier concile de Milan, décréta que l'orgue seul pouvait trouver place dans l'église. *Organo tantum in ecclesia locus sit : tibiæ, cornua, et reliqua musicæ instrumenta excludantur.* (T. XVI *Concil.* LABB., p. 296.)

Le cardinal Bellarmin, après avoir agité plusieurs questions relatives à la discipline du chant et de la musique d'église, conclut ainsi : « Il résulte de tout ce que j'ai dit, que les orgues doivent être conservées dans les églises, pour fortifier les âmes faibles, et qu'on doit difficilement permettre d'y introduire d'autres instruments. » *Ex quibus omnibus illud efficitur, ut organa propter infirmos in ecclesiis retinenda sunt, ita non facile alia instrumenta esse introducenda.* (Lib. I, *De bonis operibus in particulari*, cap. 17.) C'est la pensée du cardinal Cajétan, que nous avons vu s'élever contre la voix éclatante de l'orgue : « On peut cependant tolérer au besoin l'usage des orgues déjà fort répandu, pour remédier au trop grand éloignement que les hommes ont pour le culte divin et afin de les attirer vers les choses saintes, par l'attrait même de la musique. » *Potest tamen per accidens tolerari jam extensa consuetudo organorum, propter nimiam elongationem hominum, a divino cultu, ut vel sic allecti divinis intersint.* (*Comment. in D. Thom.* 2-2, q. 91.)

Cette institution a non-seulement son type et sa base dans l'ancienne Loi, comme parle le concile de Trente, mais encore, suivant l'opinion des plus célèbres Pères de l'Église, elle émane directement du fait du fondateur du christianisme. Les textes sur lesquels les saints Pères s'appuient sont ceux, où saint Matthieu et saint Marc racontent que, dans la nuit qui précéda sa passion, Jésus-Christ, après avoir mangé avec ses disciples, entonna un cantique d'actions de grâces, avant de se rendre à la montagne des Oliviers. *Et hymno dicto*, dit Estius (*In script in-fol.*, p. 502) *id est cantato, hymnus proprie cantum significat ;* saint Augustin s'exprime de la même manière : « Le chant étant absent, absent est l'hymne. Le chant est si bien l'essence même de l'hymne, que, sans lui, l'hymne ne peut pas se réciter. Mais l'hymne accompagnée du chant constitue vraiment la louange de Dieu. » *Ubi non est cantus, non est hymnus. Cantus ita est de ratione hymni, ut, nisi cantetur, hymnus non dici potest. — Est autem hymnus laus Dei cum cantico.* C'est encore saint Augustin qui dit que le Sauveur des hommes fit un commandement du chant à ses apôtres et à toute l'Eglise en leurs personnes : *De hym-*

Saint-Esprit. C'est ce que décréta un concile de 1028 cité par Gerbert; il s'adresse aux hérétiques :

« Mais qui peut douter un instant que vous ne soyez possédés de l'esprit immonde, en vous entendant mépriser et mettre, pour ainsi dire, au rang des superstitions ce que le Saint-Esprit lui-même a dicté et institué, je veux parler de l'usage de chanter dans la sainte Eglise. Car l'ordre ecclésiastique a emprunté cette forme mélodique, non pas aux sectes des jongleurs et des baladins, mais aux Pères de l'Ancien et du Nouveau Testament. — « Quis autem dubitet vos immundo spiritu agitari, dum hoc, quod per Spiritum sanctum prolatum atque institutum est, id est usum psallendi in sancta Ecclesia, abjicitis et quasi superstitiosum errori cultum imputatis. Sumpsit ergo hanc modulandi formam ordo ecclesiasticus non ex ludicris et jocularibus insectationibus, sed ex Veteris et Novi Testamenti Patribus. » (*Ibid.*, p. 246).

« (167) Dicendum quod neque fistulas ad disciplinam est adducendum, neque aliquod aliud artificiale organum : puta citharam, et si quid tale alterum est. Hujusmodi enim musica instrumenta magis animum movent ad delectationem quam per ea formetur interius bona dispositio. In Veteri autem Testamento usus erat talium instrumentorum, tum quia populus erat magis durus et carnalis, unde erat per hujusmodi instrumenta provocandus : sicut et per promissiones terrenas : tum etiam quia hujusmodi instrumenta corporalia aliquid figurabant. » (S. THOM., 2-2, quaest. 91, art. 2).

nis et psalmis canendi, cum et ipsius Domini et apostolorum habeamus documenta et exempla et præcepta. (S. Aug. *in epist.* 119, cap. 18.) Et saint Chrysostome dit à son tour, en parlant de Jésus-Christ : « Il chanta une hymne, pour nous apprendre à en faire autant : *Hymnum cecinit, ut et nos similiter faciamus.* » (*In Matth.*)

S'il pouvait subsister quelque doute sur la vérité de nos principales assertions, savoir que le chant n'a été institué par l'Église chrétienne que dans un but de discipline et d'édification, et que la pensée d'art est restée presque entièrement étrangère à son établissement, il suffirait de pénétrer le véritable sens des paroles qui s'y rapportent dans les écrits des apôtres, des Pères et des écrivains ecclésiastiques ; ce sens est purement spirituel et n'a trait qu'aux sentiments de piété, d'adoration que le chant peut exprimer. C'est ainsi que saint Paul a pu dire aux Colossiens : « Que le Verbe du Christ habite en vous et vous remplisse de sa sagesse infinie, en vous instruisant et en vous émouvant vous-mêmes, en chantant du fond de vos cœurs sanctifiés par la grâce, des psaumes, des hymnes et des cantiques spirituels à la louange de Dieu : *Verbum Christi habitet in vobis abundanter in omni sapientia, docentes et commoventes vosmetipsos psalmis, hymnis et canticis spiritualibus, in gratia cantantes in cordibus vestris Deo.* » (*Coloss.* III, 16 [168].) — Et saint Augustin : « Quand je me rappelle les larmes que m'ont fait verser les chants de ton église, alors que je commençais à peine à recouvrer la foi, maintenant encore je me sens ému, non pas tant par le chant en lui-même, que par les paroles qui l'accompagnent, surtout lorsqu'elles sont chantées par une voix pure et que la mélodie est bien appropriée à leur caractère; je ne cesse pas de reconnaître l'immense utilité de cette institution : *Cum reminiscor lacrymas meas quas fudi ad cantum ecclesiæ tuæ, in primordiis recuperatæ fidei meæ, et nunc ipso commoveor non cantu, sed rebus quæ cantantur, cum liquida voce et convenientissima modulatione cantantur, magnam instituti hujus utilitatem rursus agnosco.* » Il continue encore : « Aussi ces voix pénétraient dans mon oreille, et ta vérité se répandait dans mon cœur. — J'ai pleuré en entendant tes hymnes et tes cantiques, profondément ému par les voix suaves qui faisaient retentir ton église. — Je suis amené à louer l'usage du chant dans l'église, parce que la musique, en charmant l'oreille, réveille dans les âmes faibles, le zèle de la piété : *Voces igitur illæ influebant auribus meis et eliquabatur veritas tua in cor meum. — Flevi in hymnis et canticis tuis, suave sonantis ecclesiæ tuæ vocibus commotus acriter. — Adducor cantandi consuetudinem approbare, in ecclesia, ut per oblectamenta aurium infirmorum animus in affectum pietatis assurgat.* » (*Confess.*, l. IX, cap. 6.) — Et saint Bernard : « De même que les discours éloquents nous font plaisir, ainsi la mélodie des psaumes nous charme et nous captive. Le chant dans l'église réjouit l'esprit des fidèles, dissipe l'ennui, aiguillonne la paresse, et excite les pécheurs au repentir : *Sicut orationibus juvamur, ita psalmorum modulationibus delectamur. Cantus in ecclesia mentes hominum lætificat, fastidiosos oblectat, pigros sollicitat, peccatores ad lamenta excitat.* » (*De modo bene vivendi*, tom. V, cap. 52 [169].) — Et saint Grégoire de Nazianze : *Psalmodia est præludium cœlestis gloriæ.* (*Orat.* 40.) — Et le cardinal Bellarmin : « Mais il nous est tantôt agréable, tantôt pénible de chanter les louanges de Dieu ; car nous ne sommes pas toujours disposés à goûter tout ce qu'il y a de suave dans le Seigneur ; ce n'est que lorsque, aidés par la grâce de Dieu, et préparés par la méditation, notre intelligence s'élève, et que notre cœur brûle d'amour : *Nobis autem nunc dulce est canere Deo, nunc laboriosum, quoniam non semper gustamus quod suavis est Dominus; sed tum solum cum ex gratia Dei, et præcedente meditatione, assurgimur ad cognitionem, et accendimur ad amorem.* » (*Explic. psalm.* CXXXIV.)

Mais aucun écrivain n'établit mieux que saint Justin martyr la différence entre le chant à l'usage des simples fidèles et le chant à l'usage des profanes (*insipientes*). Ses paroles méritent d'être rapportées : « Un chant simple et naturel ne convient point aux profanes; pour leur plaire, le chant doit être accompagné d'instruments froids et inanimés ainsi que de danses. Voilà pourquoi l'Eglise interdit les chants qui sont soutenus par des instruments de cette espèce, et assaisonnés d'agréments profanes. Mais un chant simple et sans ornements est admis dans les églises ; car, en y mêlant un certain plaisir, il fait pénétrer dans le cœur la chaleur du sentiment qui anime les paroles. Il apaise les désirs impurs et la concupiscence de la chair. Il chasse les mauvaises pensées que suggèrent en nous des ennemis invisibles; il arrose notre esprit, afin qu'il produise une riche moisson des biens du Seigneur ; il donne du courage et de la grandeur d'âme aux soldats de la piété, et les soutient dans l'infortune : les âmes pieuses y puisent un remède salutaire contre les douleurs et les chagrins dont la vie est semée : *Simpliciter canere insipientibus non convenit ; sed instrumentis inanimatis, et crotalis cum saltatione canere. Quocirca in ecclesiis, non usus carminum per ejus generis instrumenta, et alia insipientibus congruentia, receptus est ; sed simplex*

(168) Il dit aussi aux Ephésiens : *Loquentes vobismetipsis in psalmis et hymnis, et canticis spiritualibus, cantantes et psallentes in cordibus vestris Domino.* (*Eph.*, V, 19.)

(169) Saint Isidore parle de la même manière : « Psallendi utilitas tristia corda consolatur, gratiores mentes facit, fastidiosos oblectat, inertes excitat, peccatores ad lamenta invitat. » (Lib. I. *Sent.*, cap. 7.)

cantio in eis manet. Excitat hæc enim cum voluptate quadam animum ad flagrans ejus quod carmine celebratur desiderium; affectiones et concupiscentias carnis sedat; cogitationes malas inimicorum, quos cernere non est, suggestione oborientes amolitur; mentem ad fructificationem divinorum bonorum rigat: pietatis decertatores generosos et fortes per constantiam in rebus adversis efficit: omnium rerum, quæ in vita tristes et luctuosæ accidunt, piis affert medicinam. » (*Respons. ad quæst.* 107.)

Il ne s'agit donc, dans tout cela, que du chant envisagé comme moyen d'attirer la grâce, d'entretenir le recueillement et l'onction. Mais si les fondateurs et les propagateurs du chant d'église dédaignèrent de s'occuper du chant sous le rapport scientifique, objet trop mondain pour le but qu'ils se proposaient, on ne peut qu'admirer la sagacité avec laquelle ils définirent son essence, ses rapports cachés et cette secrète affinité qu'il a avec le cœur humain. Nous ne croyons pas que la science moderne ait dit, de la nature du chant des choses plus vraies et plus profondes, que les observations suivantes. Je cite encore saint Augustin : « Toutes les affections de notre âme, en vertu d'une affinité secrète, correspondent aux divers modes de la voix et du chant : *Omnes affectus spiritus nostri, pro sua diversitate habent proprios modos in voce atque cantu, quorum occulta familiaritate excitantur.* » (*Confess.*, l. x, c. 33.) — Un autre théologien dit à son tour : « En vertu d'une force et d'une puissance qui lui sont propres, la musique pénètre et émeut l'esprit de l'homme; et, lorsqu'elle est admirablement appropriée aux paroles, par le sentiment intime de la louange de Dieu, elle remue les fibres les plus secrètes du cœur, et fait redescendre dans l'homme la grâce de l'Esprit-Saint qu'il avait perdue : *Movet intus musica vi quadam et potentia naturali spiritum hominis; et cum decenter convenit cum verbo, vel sensu divinæ laudis, concutit penetralia cordis et illam, quam accepit homo, in eo ressuscitat gratiam Spiritus sancti.* » (Rupertus, *Comment. in lib. Reg.*, l. v, c. 23.) — « Le chant, en effet, agit sur l'esprit, dit Richard de Saint-Victor, et, par l'effet de sa puissance, il le rend propre à recevoir les inspirations du ciel : *Agit quippe cantus in spiritum, cumque potentissime efficiens, ad cœlestes influxus recipiendos idoneum efficit.* » (*De contemplat.*, lib. v, c. 17.) — Et saint Jean Chrysostome : « Notre nature trouve tant de charmes dans les cantiques et dans les vers, et elle a pour ces choses des penchants si irrésistibles, que même les enfants, suspendus à la mamelle, sèchent leurs larmes et oublient leurs douleurs, dès qu'ils les entendent : *Nostra enim natura usque adeo delectatur canticis et carminibus, et tantam cum eis habet necessitudinem, ut vel infantes ab uberibus pendentes, si fleant et afflictantur, ea ratione, sapiantur.* » (*In psal.* xli.) — Suivant le cardinal Bona : « Ce genre de plaisir est parfaitement approprié à la nature de notre âme : *Hoc genus delectationis est animæ nostræ valde cognatum et familiare. — O immensam musicæ suavitatis efficaciam!* s'écrie-t-il; *quam dulci tyrannide in omnes microcosmi potentias dominaris!* » (*De div. psalmodia*, de cantu ecclesiast.)

Ainsi l'Eglise avait parfaitement compris combien le chant est naturel à l'homme et combien grande est la puissance de ce ressort pour maîtriser toutes nos facultés. Ce n'est pas, comme certains auteurs l'ont soutenu, que la musique et le chant soient religieux de leur essence. Le caractère sacré ou profane que la musique présente dépend entièrement de la destination qu'on lui affecte, c'est-à-dire de ce qu'on l'applique à élever l'âme aux choses spirituelles, ou à la tourner vers les choses terrestres. Mais ce qu'il y a d'admirable, c'est que l'Eglise, en s'emparant du chant, non dans le but d'en faire un art, mais seulement comme d'un élément spirituel, en s'appropriant un objet qui avait toujours fait partie du rite musical, sauva l'art et la science d'une ruine certaine; ce chant, en effet, tout borné qu'il était alors à la récitation des psaumes et des cantiques, devint bientôt le type sur lequel s'exerça l'intelligence humaine, et d'où sortit, par la suite, notre système moderne, de telle sorte qu'aujourd'hui les immenses progrès que la musique a faits dans tous les genres, et les futurs développements qu'elle nous promet, ne sont autre chose que les jets divers et puissants dus à ce premier germe, en apparence si chétif. Je dis que de cette manière l'Eglise sauva l'art tout entier, l'art sacré et l'art profane; car, dans le temps de cette conflagration générale à laquelle l'Europe était en proie par suite de l'irruption des barbares, en quel lieu la musique eût-elle pu trouver un asile, si ce n'est dans les temples et les assemblées des fidèles? Nous voyons avec bonheur que ce grand fait, loin d'être contesté, a reçu, de nos jours, les plus éclatants témoignages, non-seulement de la part des écrivains spéciaux, mais encore de ceux-mêmes qui, par la nature des spéculations de leur intelligence et par leur intervention dans le maniement des affaires publiques, semblent le plus étrangers à la musique (170)

(170) « Un examen approfondi de l'histoire de la musique démontre que cet art n'a eu d'existence chez les Européens que par l'Eglise. » (*Curiosités de la mus.*, Lettre 5e *sur la musique en Angleterre*), par M. Fétis, pag. 221.) — « L'art n'avait plus rien à faire dans le monde (au ive siècle); il se réfugia dans l'Eglise; ce fut elle qui le sauva, mais en le transformant. » (*Résumé philos. de l'hist. de la mus.*, par le même, pp. 148 et 153) — « Un sommeil de mort s'était emparé des esclaves et de leurs oppresseurs; les moines seuls semblaient avoir conservé quelque activité dans l'intelligence. » (*Ibid.*, p. 187.) — « La sagesse catholique, dit M. l'abbé Gerbet, a recueilli et développé les grandes vues de l'antique sagesse, qui attachait à cet art tant d'importance dans l'ordre pratique. Tous les anciens législateurs avaient senti sa puissance morale, et l'avaient sanctionnée dans leurs codes. Cette pensée ne s'est pas

C'était un beau spectacle de voir l'Eglise se servir du chant, comme d'une arme spirituelle, pour triompher de la férocité des peuples barbares; du chant, c'est-à-dire de cet élément qu'il est si facile d'employer comme moyen de corruption, et la puissance de cet élément était ici d'autant plus grande et d'autant plus admirable, qu'il était dégagé de toute formule de système artificiel et scientifique; car on ne saurait trop le redire: « Il ne s'agissait plus de reconstituer la science (en général) sur ses vraies bases, mais de faire pénétrer, par la prédication évangélique, dans ces intelligences neuves et droites, les croyances qui pouvaient seules adoucir leur caractère farouche et soumettre à l'ordre moral la force dévastatrice (171). » Et c'était encore un éclatant hommage que l'Eglise elle-même rendait à cette vertu merveilleuse que tous les philosophes ont attribuée à la musique, et qui nous est du reste attestée par l'antique tradition, témoin l'exemple d'Osiris et celui de la civilisation des anciens habitants de l'île de Cynèthe (172). »

Pour régulariser l'emploi du chant, considéré en tant qu'instrument de prédication et de civilisation, l'Eglise l'érigea en enseignement pratique, et cet enseignement subsiste encore dans le monde catholique, sur les bases de son institution. Mais, par cela même que le plain-chant fut le générateur de notre musique, il est rigoureusement vrai de dire que l'Eglise a été conservatrice de notre art moderne, comme il est vrai de dire que la religion en fut le berceau, et c'est ainsi qu'à côté de cet enseignement permanent, invariable, universel du chant grégorien, on vit s'élever, grâce à l'essor que prirent les conceptions de l'esprit humain aux époques d'activité intellectuelle, un autre enseignement qui s'étend, se dilate et se développe incessamment, suivant les transformations successives que l'art a dû subir.

Il serait superflu de mentionner ici, par ordre chronologique, tous les pontifes et docteurs qui, depuis les apôtres jusqu'à saint Ambroise, s'occupèrent de la pratique du chant dans l'Eglise chrétienne. Il suffit, comme nous l'avons fait, de prouver que son institution remonte réellement jusqu'aux apôtres eux-mêmes (173), et de citer Philon, contemporain des apôtres, qui nous apprend, dans son livre des *Ordonnances ecclésiastiques*, que « en l'Eglise d'Alexandrie, c'était la coutume de chanter des hymnes et des poésies sacrées; qu'un d'entre les chantres se levait pour en chanter les premières strophes et les versets, et que les autres chantres les finissaient alternativement. » On peut encore signaler, comme ayant pris une part active à la propagation du chant dans la primitive Eglise, saint Basile, saint Athanase, le Pape Damase, saint Hilaire, saint Ignace, martyr, Flavien, évêque du IVe siècle, etc.....

II. — Le but de l'école des chantres, instituée à Rome par saint Grégoire, était de répandre le chant liturgique dans le monde entier. Suivant le Vénérable Bède, un moine anglais avait été formé dans la doctrine des chantres de cette école : *qui a successoribus discipulorum B. papæ Gregorii fuerat cantandi sonos edoctus.* (Lib. IV, c. 18.) C'était Austin ou Augustin, chargé d'établir dans sa patrie les rites adoptés par le Siége apostolique ; et saint Agathon, voulant maintenir les traditions du chant romain dans la même nation, envoya un nouveau maître : *ut cursum canendi annuum, sicut ad sanctum Petrum Romæ agebatur edoceret.* (*Ibid.*) Enfin l'abbé Gerbert prouve, par de nombreux témoignages, que le chant grégorien s'est maintenu dans cette nation jusqu'à la malheureuse réforme qui, comme le dit le P. Lambillotte, avec son culte, est venue anéantir les cérémonies, la liturgie et les rites anciens : *Unde palam [est quanta cura] in Anglia sit conservata propagataque disciplina cantus romani.* (GERBERT, *De cantu*, t. Ier, p. 260.)

« L'Allemagne, comme l'Angleterre, continue le P. Lambillotte (*De l'unité dans les chants liturgiques*, in-fol.), reçut avec respect les leçons qui lui venaient de Rome, et cent ans après Grégoire le Grand, Grégoire II faisait promettre aux légats qu'il envoyait aux cités allemandes de donner aux plus

perdue dans le catholicisme......... Les législateurs de la chrétienté, les Papes transformèrent cet art en un des instruments les plus actifs de la civilisation européenne; l'introduction du chant grégorien dans l'empire de Charlemagne fut une législation. » — M. Guizot a dit la même chose dans son *Histoire générale de la civilisation en Europe.* Il n'y a qu'à combiner entre eux deux passages de ce livre pour se convaincre que le fait dont je parle n'a point échappé à ce publiciste. Après avoir dit, p. 24 de la 2e leçon : « Je ne crois pas trop dire en affirmant qu'à la fin du IVe siècle, et au commencement du Ve, c'est l'Eglise chrétienne qui a sauvé les arts et les lettres; c'est l'Eglise avec ses institutions, ses magistrats, son pouvoir,.... qui a conquis les barbares, et qui est devenue le lien, le moyen, le principe de civilisation entre le monde romain et le monde barbare..... » Il ajoute, p. 31 de la 5e leçon : « L'ordre spirituel embrassait alors tous les développements possibles de la pensée humaine; il n'y avait qu'une science, la théologie, qu'un ordre spirituel, l'ordre théologique; toutes les autres sciences, l'arithmétique, *la musique même*, tout rentrait dans la théologie. »

(171) *Coup d'œil sur la controverse chrétienne*, par M. l'abbé GERBET, p. 71.

(172) « Nullum est tam immite, tam asperum pectus, quod non musicis sonis capiatur. In cujus rei typum fabulantur poetæ a Cadmo fistula canente deceptum Typhœum; nam ut explicat Nonnus in Dionysiacis (*circa fin. lib.* I) etiam stolidissimi et furiosissimi musica afficiuntur. » (Card. BONA, *De divina psalmodia.* De cant. ecclesiast.)

(173) « Catholica autem Ecclesia principio ejusmodi psalmodiæ hymnorumque canendorum inde sumpto, ad hunc usque diem consuetudinem eam retinet, et sacris cantilenis operatur. [Morem autem Antiphonorum, hoc est alternis per responsionum carminum concinendorum, ecclesia antiquitus jam inde ab apostolis accepit. » (NICEPH., lib. XIII, cap. 8.)

dignes le pouvoir de célébrer et de chanter l'office d'après la forme et suivant la tradition romaine : *his sacrificandi sive etiam psallendi ex figura et traditione sanctæ apostolicæ Ecclesiæ Romanæ ordine tradetis potestatem* (*Instit. liturg.*, t. Ier, p. 186.) Les Eglises de France suivaient aussi à cette époque le noble exemple des pays catholiques ; nous voyons en effet, vingt ans environ après la mort de Grégoire II, le Pape Etienne, second du nom, recommander à Chrodegang, le saint évêque de Metz, de former un clergé régulier parfaitement exercé aux mélodies romaines : *Romana imbutum cantilena.* En même temps, pour assurer le fruit de ses exhortations, il envoyait au roi Pépin le Bref, père de Charlemagne, douze maîtres des plus habiles pour établir le chant romain dans tous les pays de la Gaule, afin, dit-il, que les fidèles unis dans la même foi, le fussent aussi par la manière de chanter les louanges du Seigneur : *essent etiam unitæ unius modulationis traditione.* Un peu plus tard, le Pape Adrien se préoccupe encore de cette grave matière ; c'est d'après son conseil que l'empereur Charlemagne ordonne aux monastères de suivre avec exactitude les mélodies du chant romain : *ut cantum Romanum pleniter et ordinaliter peragant.* Ce grand monarque, se conformant ensuite aux désirs du Pontife, décrète en ses Capitulaires que, pour l'enseignement du chant ecclésiastique, on suivra la méthode et l'usage de l'Eglise romaine ; puis il ordonne de faire venir de Metz les chantres romains qui s'y trouvaient, ceux-là sans doute que, sous le règne précédent, nous avons vus envoyés d'Italie par le Pape Etienne II : *ut cantus discatur, et secundum ordinem et morem Romanæ Ecclesiæ fiat, et ut cantores de Metis revertantur.* (*Capitul. Car. Mag.*, an. 805 ; *De cantu.*) Charlemagne s'est chargé lui-même de nous apprendre que son désir fut accompli chez tous les peuples de son empire : *Nos..... Reverendissimi papæ Adriani salutaribus exhortationibus parere intentes... fecimus..... ut apostolicæ sedis traditioni in psallendo adhæreant.* (Baluze, ann. 789.)

Ainsi, saint Grégoire s'était proposé de répandre dans tout l'Occident la liturgie et le chant romain. Cependant comme chaque grande nation avait sa liturgie particulière, appropriée à ses mœurs, à ses usages, à ses traditions, le grand réformateur crut devoir agir avec une sage lenteur et se conformer aux nécessités locales, attendant du temps la consommation de son œuvre. On pouvait compter, en effet, sans parler de la liturgie orientale et de ses subdivisions, la liturgie ambrosienne, la liturgie grégorienne, les liturgies gothique ou mozarabe, britannique, monastique, ou bénédictine, et enfin la liturgie gallicane ou celle des Gaules.

La liturgie gallicane est-elle d'origine orientale, ainsi que l'auteur des *Institutions liturgiques* le prétend ? D'après cet auteur, outre certaines analogies qu'elle présente avec les rites des Eglises d'Orient, c'est encore de l'Orient que sont venus les premiers apôtres des Gaules. Saint Trophime comme saint Crescent, saint Sidoine Apollinaire et saint Grégoire de Tours, ont raconté les pompes du rite gallican dont un savant bénédictin, D. Mabillon, a décrit la splendeur dans un livre spécial. D'un autre côté, un pontife de l'Eglise, le poëte Venance Fortunat, parle avec détail, dans un éloge de saint Germain et de son clergé, des cérémonies de l'Eglise de Paris au VIe siècle, de la psalmodie, de l'emploi des flûtes, des trompettes, de plusieurs autres instruments de musique, pour accompagner les chants sacrés (174). Il nous apprend qu'à son époque tous les fidèles sans exception chantaient dans les églises ; *plebs psallit et infans*, tandis qu'aujourd'hui les chants ne sont plus que pour les chantres dont les voix, comme on sait, sont tellement graves, qu'elles ressemblent, ainsi qu'on l'a dit, aux beuglements des taureaux, *voces taurinæ*, d'où il suit que le peuple ne peut se mettre en unisson avec les chantres et qu'il se trouve par là privé de pouvoir célébrer les louanges du Seigneur, ce qui n'était pas certes dans l'institution primitive du chant grégorien, qui était à cette époque un art populaire.

Mais le moment était venu où l'Eglise de France allait abandonner ses traditions propres, la liturgie gallicane, pour adopter, du moins en grande partie, la liturgie romaine. Voici de quelle manière ce grand fait se passa.

La race carlovingienne, en retour de l'appui qu'elle avait trouvé dans le Saint-Siége, pour arriver à la puissance souveraine, avait fondé l'indépendance temporelle des Pontifes et leur avait fourni les moyens d'opérer la réformation du clergé. Sans cesse en butte aux violences des Lombards que les empereurs d'Orient étaient impuissants à réprimer, les Papes cherchèrent leur force dans les bras des Franks. Pépin le Bref, qui régna depuis 751 jusqu'à 768, se prêta à cette alliance; il donna asile, en 754, au Pape Etienne II, persécuté par Astolphe, roi des Lombards, et l'envoya chercher par saint Chrodegang, évêque de Metz. Cet évêque, toujours préoccupé des soins de son Eglise,

(174) Pervigiles noctes ad prima crepuscula jungens,
 Construit angelicos turba verenda choros.
Gressibus exertis in opus venerabile constans,
 Vim factura polo, cantibus arma movet.
Stamina psalterii lyrico modulamine texens,
 Versibus orditum carmen amore trahit.
Hinc puer exiguis attemperat organa cannis,
 Inde senex largam ructat ab ore tubam.
Cymbalicæ voces calamis miscentur acutis,
 Disparibusque tropis fistula dulce sonat.
Tympana rauca senum puerilis tibia mulcet,
 Atque hominum reparant verba canora lyram.
Leniter iste trahit modulus, rapit alacer ille,
 Sexus et ætatis sic variatur opus.
. . . .
Pontificis monitis clerus, plebs psallit et infans,
 Unde labore brevi fruge replendus erit.

vit à Rome les cérémonies du culte, et ordonna à son retour, qu'on introduisît dans sa cathédrale le chant et l'ordre des offices de la métropole du monde chrétien.

De son côté, le Pape Etienne, étant entré en France, fit tous ses efforts pour obtenir du roi qu'il en fût de même pour toute la France, ce que le roi accorda ; « en sorte que l'ordre de la psalmodie ne fut plus différent entre ceux que réunissait l'ardeur d'une même foi, et que ces deux Eglises (l'Eglise de Rome et celle de France) réunies ensemble dans la lecture sacrée d'une seule et même sainte loi, se trouvaient réunies aussi dans la vénérable tradition d'une seule et même mélodie (175). » De plus, le moine de Saint-Gall nous apprend dans sa Chronique qu'à la demande de Pépin, le Pape Etienne lui envoya douze chantres, qui, est-il dit, comme douze apôtres, devaient établir dans la France les saines traditions du chant grégorien. (*Voy.* Dom Prosper Guéranger, *Institutions liturgiques*, t. Ier, pp. 244-247.)

Quelque temps après, Remedius, frère de Pépin, et archevêque de Rouen, envoie à Rome quelques moines pour y être instruits dans le chant ecclésiastique. Le successeur d'Etienne II, Paul Ier, écrit à Pépin que ces moines ont été placés sous la discipline de Siméon, le premier chantre de l'Eglise de Rome, et qu'on les gardera jusqu'à ce qu'ils soient parfaitement exercés dans le chant ecclésiastique.

Dans une autre occasion, le Pape écrit au roi : « Nous vous envoyons tous les livres que nous avons pu trouver, savoir, l'*Antiphonaire*, le *Responsorial*, la *Dialectique* d'Aristote, les livres de saint Denys l'Aréopagite, la géométrie, l'orthographe, la grammaire, et une horloge nocturne. » (Pauli I, epist. 25, *apud Gretserum.*)

Telle était, à l'époque dont nous parlons, la sollicitude des Pontifes romains, pour tout ce qui devait contribuer à la civilisation des nations de l'Occident.

Mais apparaît bientôt une de ces majestueuses figures historiques qui résument tout un siècle, toute une civilisation. Charlemagne monte sur le trône en 768 ; quatre ans plus tard, en 772, le Pape Adrien occupe le Siége apostolique, et ce dernier insiste aussitôt auprès de Charles pour l'engager à suivre les exemples de son père Pépin, en propageant la liturgie romaine.

Aussi, lisons-nous dans les livres écrits sous la dictée de Charlemagne : « Pour obéir aux salutaires exhortations du révérendissime Pape Adrien, nous avons fait que plusieurs églises de cette contrée, qui autrefois refusaient de recevoir dans la psalmodie la tradition du Saint-Siége apostolique, l'embrassent maintenant en toute diligence, et adhèrent, dans la célébration des chants ecclésiastiques, à cette Eglise, à laquelle elles adhéraient déjà par le bienfait de la foi. C'est ce que font maintenant, comme chacun sait, non-seulement toutes les provinces des Gaules, la Germanie et l'Italie, mais même les Saxons et autres nations des plages de l'Aquilon, converties par nous, moyennant les secours divins, aux enseignements de la foi (176). »

Malgré ces soins, l'usage des mélodies grégoriennes, contenues dans les Antiphonaires d'Etienne II et de Paul Ier, n'avait pas tardé à se corrompre. Jean Diacre, dans sa *Vie de saint Grégoire le Grand*, n'hésite pas à attribuer ce mauvais effet à la dureté des oreilles des Gaulois et à l'aspérité sauvage de leur gosier

Il fait en un mot de l'organisation musicale de nos aïeux un portrait fort peu flatté.

« Entre les diverses nations de l'Europe, les Allemands ou les Franks ont été contraints d'apprendre et de réapprendre la douceur du chant, mais ils n'ont pu la garder sans corruption, tant à cause de la légèreté de leur naturel, qui leur a fait mêler du leur à la pureté des mélodies grégoriennes, qu'à cause de la rudesse qui leur est propre. Leurs corps d'une nature alpine, leur voix retentissant en éclats de tonnerre, ne peuvent reproduire exactement l'harmonie des chants qu'on leur apprend; parce que la dureté de leur gosier *buveur* et farouche, au moment même où ils s'efforcent de rendre l'expression d'un chant mélodieux, par ses inflexions violentes et redoublées, lance avec fracas des sons brutaux qui retentissent confusément, comme les roues d'un chariot sur des degrés ; en sorte qu'au lieu de flatter l'oreille des auditeurs, ils la bouleversent en l'exaspérant et en l'étourdissant (177). »

Un autre écrivain, le moine d'Angoulême,

(175) « Quæ dum a primis fidei temporibus cum ea perstaret in religionis sacræ unione, ut ab ea paulo distaret, quod tamen contra fidem non est, in officiorum celebratione, vener. mem. genitoris nostri illustrissimi Pipini regis cura et industria, sive adventu in Gallias sanctissimi viri Stephani Romanæ urbis Antistitis, est ei etiam in psallendi ordine copulata, ut non esset dispar ordo psallendi, quibus erat compar ardor credendi, et quæ unitæ erant unius sanctæ legis sacra lectione, essent etiam unitæ unius modulationis veneranda traditione, nec sejungeret officiorum varia celebratio, quas conjungeret unicæ fidei pia devotio. » (*Contra synodum Græcorum*, De imagin., lib. I.)

(176) « Quod quidem et nos, collato nobis a Deo regno Italiæ, fecimus, sanctæ Romanæ Ecclesiæ fastigium sublimare cupientes, reverendissimi papæ Adriani salutaribus exhortationibus parere nitentes : scilicet ut plures illius partis Ecclesiæ, quæ quondam Apostolicæ sedis traditionem in psallendo suscipere recusabant, nunc eam cum omni diligentia amplectantur ; et cui adhæserant fidei munere, adhæreant quoque psallendi ordine. Quod non solum omnium Galliarum provinciæ, et Germania, sive Italia, sed etiam Saxones, et quædam Aquilonaris plagæ gentes, per nos, Deo annuente, ad fidei rudimenta conversæ, facere noscuntur. » (*Contra Synodum Græcorum*, De imagin., lib. I.)

(177) « Hujus modulationis dulcedinem inter alias Europæ gentes, Germani, seu Galli, discere crebroque redi cere insigniter potuerunt : incorruptam vero tam levitate animi, qua nonnulla de proprio

n'est pas plus indulgent pour les Franks de cette époque, ainsi que nous allons le remarquer dans un instant.

On voit que Charlemagne avait fort à faire pour instruire les Français de son siècle dans le chant romain ; car il avait à lutter, d'un côté, contre leur manie incorrigible de tout changer, de tout dénaturer, et cela *de proprio*, manie qu'on leur a si souvent reprochée, et, de l'autre, contre les organisations les plus ingrates. Cependant l'auguste civilisateur ne se découragea pas. Rien n'est plus connu que cette chronique nous représentant Charlemagne assistant à Rome aux cérémonies des fêtes de Pâques, et appelé à prononcer dans une querelle entre les chantres romains et les chantres français. Les uns placent cette anecdote en 774, les autres en 787. Le fait est qu'à ces deux époques Charlemagne se trouvait à Rome, et qu'en 776 il est dit qu'il partit pour l'Italie dans le but d'apaiser les troubles de la Lombardie. Il y a pourtant des raisons de penser, que la dispute dont il s'agit eut lieu à la date la plus éloignée, c'est-à-dire en 774, puisque nous allons voir qu'à partir de ce moment le Pape envoya à diverses reprises des chantres à Charlemagne pour faire l'éducation des Franks.

Il ne faut pas perdre de vue qu'à ce fait, fort intéressant en lui-même, se lie une question importante, celle de savoir de quelle manière a été découverte la véritable notation de saint Grégoire, différente de cette autre notation qui consistait dans l'emploi des sept premières lettres A, B, C, D, E, F, G, faussement attribuée à ce Pape. Nous reproduirons donc cette chronique dans tous ses détails :

« Le très-pieux roi Charles, revenant du duché de Bénévent, célébrait à Rome les fêtes de Pâques avec le Saint-Père, lorsque, durant ces solennités, il s'éleva une contestation entre les chanteurs de France et les chanteurs romains. Les Franks se vantaient de chanter mieux et plus agréablement que leurs adversaires. Ceux-ci se prétendaient beaucoup plus savants dans le chant ecclésiastique, instruits qu'ils étaient par le Pape saint Grégoire ; ajoutant que les Franks avaient corrompu le chant, et avaient détruit la saine mélodie en la mutilant. Cette dispute fut portée en présence du seigneur roi Charles. Les Franks, forts de la présence du roi Charles, se déchaînaient sans mesure contre les chanteurs romains. Les Romains se prévalant de l'autorité de la grande doctrine (*magnæ doctrinæ*), affirmaient que les Franks étaient des insensés, des rustres, des gens incultes, de vraies brutes, et ils mettaient fort au-dessus de la rusticité de ceux-ci la doctrine de saint Grégoire. Et comme des deux parts cette altercation n'était pas sur le point de finir, le très-pieux roi Charles, s'adressant à ses chanteurs, leur dit : « Répondez sans détour, quel est le plus « pur et le meilleur, ou la source vive, ou les « ruisseaux qui coulent au loin. » Tous répondirent unanimement que l'eau de la source était la plus pure, et que, quant aux ruisseaux, ils étaient d'autant plus troubles et souillés d'immondices, qu'ils s'en éloignaient davantage. Et le seigneur roi Charles leur dit : « Remontez donc à la source de « saint Grégoire, car il est manifeste que « vous avez corrompu la mélodie ecclé« siastique. » Le seigneur roi se hâta donc de demander au Pape Adrien des chanteurs capables de régénérer le chant en France. Celui-ci lui donna Théodore et Benoît, très-savants chanteurs de l'église de Rome, instruits par saint Grégoire, et il leur remit des Antiphonaires que saint Grégoire avait lui-même notés en *notes romaines*. Le seigneur roi Charles, de retour en France, dirigea l'un des chanteurs sur Metz, et l'autre sur Soissons, ordonnant que dans toutes les villes du royaume tous les maîtres d'école allassent collationner leurs Antiphonaires sur ceux de ces chantres et apprissent d'eux l'art du chant. De cette manière furent corrigés tous les Antiphonaires des Franks, que chacun avait dénaturés suivant son caprice par des additions ou des retranchements, et tous les chanteurs de ce pays apprirent la *note romaine*, que l'on nomma depuis la note française, à l'exception toutefois des trilles, des sons perlés, liés ou détachés, que les Français ne surent jamais rendre, brisant les sons dans leur gosier par une grossièreté qui leur était naturelle, au lieu d'en faire sentir la douceur. Cet enseignement se propagea principalement dans la ville de Metz, de telle sorte que l'église de Metz l'emporta autant sur les autres églises de France, que l'école de cette ville fut elle-même surpassée par l'école romaine. Les mêmes chanteurs romains exercèrent également les Franks dans l'art d'*organiser* (ce qui n'est pas l'art de toucher l'orgue, comme l'ont pensé certains commentateurs, mais bien l'art de chanter en parties). Le seigneur roi Charles emmena en outre en France des maîtres de grammaire et de calcul, et il ordonna que l'étude des lettres se répandit dans toutes les provinces. Avant lui, en effet, les Franks avaient été privés du bienfait de l'enseignement des arts libéraux (178). »

Gregorianis cantibus miscuerunt, quam feritate quoque naturali, servare minime potuerunt. Alpina siquidem corpora, vocum suarum tonitruis altisone perstrepentia, susceptæ modulationis dulcedinem propria non resultant ; quia bibuli gutturis barbara feritas, dum inflexionibus et repercussionibus mitem nititur edere cantilenam, naturali quodam fragore, quasi plaustra per gradus confuse sonantia rigidas voces jactat, sicque audientium animos, quos mulcere debuerat, exasperando magis ac obstrependo conturbat. » (JOAN. DIAC., *in Vita S. Gregorii*, lib. II, cap. 7.)

(178) « Reversus est (e ducato nempe Beneventano) rex piissimus Carolus, et celebravit Romæ Pascha cum domno Apostolico. Ecce orta est contentio per dies festos Paschæ inter cantores Romanorum et Gallorum. Dicebant se Galli melius cantare et pulchrius quam Romani. Dicebant se Ro-

Ekkehardus Junior, moine de Saint-Gall, dans sa Vie d'un autre moine de Saint-Gall, Notker *Balbulus*, c'est-à-dire le Bègue (ainsi surnommé à cause de sa prononciation vicieuse), continue d'enregistrer les faits et gestes de Charlemagne relativement à la propagation du chant ecclésiastique.

Le chroniqueur de ce moine dit que, si son défaut de langue le rendait lent à parler, en revanche, il était prompt et subtil d'esprit. Il ajoute qu'il se trouvait au monastère de Saint-Gall, en compagnie de deux autres religieux appelés Tutilon et Rupert, disciples comme lui de Marcel, lesquels ne le cédaient en rien à Notker dans la connaissance de l'art du chant et de la musique, et que leurs talents, loin de les rendre jaloux et envieux les uns des autres, avaient été l'occasion d'une amitié telle que ces trois hommes vénérables présentaient l'image de la plus touchante harmonie, qu'ils ne se quittaient pas, ne pouvant vivre les uns sans les autres, n'ayant qu'une seule pensée, une seule volonté, une seule âme, de même qu'aujourd'hui, poursuit l'historien, ils n'ont qu'une même pensée, une même inspiration, un même cantique dans le ciel. Notre second chroniqueur, Ekkehardus Junior, commence par nous raconter l'aventure de Charlemagne à Rome. Ce grand roi était, suivant son expression, *offensé de la dissonance* qu'il avait remarquée entre le chant romain et le chant gallican, et il voulut mettre un terme à ce désordre. La narration de ce fait est à peu près telle que nous la connaissons. Il parle de deux clercs fort érudits, dont il ne fait pas connaître les noms, mais qui sont probablement Théodore et Benoît qui, ayant été donnés au roi par le Pape Adrien Ier, rappelèrent l'Eglise de Metz aux traditions d'une suave mélodie, et rétablirent dans son intégrité le chant romain dans toute la France. L'historien nous apprend ensuite qu'après un certain laps de temps, les chanteurs venus de Rome moururent, et que le roi s'étant aperçu de la différence qui existait entre le chant des églises de France et celui de l'église de Metz, lesquels s'étaient finalement corrompus l'un par l'autre, s'écria : ***Il est temps de retourner de rechef à la source!*** En ce temps-là les prélats et les maîtres de l'abbaye de Saint-Gall étant dénués de ressources, avaient un grand désir de régler leur chant d'après un Antiphonaire authentique, et de conformer leurs mélodies au rite romain.

« Nous aurons soin, dit le chroniqueur, d'instruire la postérité de la manière dont ce but fut poursuivi. L'empereur Charlemagne, envoyant de nouveau à Rome, sollicita le Pape de lui donner encore deux habiles chanteurs. Le Pape eut égard à ses instances et chargea ces deux chanteurs d'emporter deux Antiphonaires authentiques et des livres traitant des sept arts libéraux : ce fut ainsi que l'empereur acquit la certitude que les Français, avec leur légèreté habituelle, avaient dénaturé le chant. L'un de ces chanteurs s'appelait Pierre et l'autre Romain; tous les deux, versés dans les sept arts libéraux, se rendaient à Metz comme leurs devanciers. Or, il advint que nos deux chantres étant parvenus jusqu'au septième bourg du lac de Côme, ils furent exposés à respirer un air fatal aux habitants de Rome, ce qui fit que Romain, saisi tout à coup par la fièvre, put à peine arriver à Saint-Gall. Comme ils avaient avec eux les deux Antiphonaires, Romain, malgré la résistance de Pierre, *Petro renitente, vellet, nollet*, en apporta un dans cette abbaye. Au bout d'un temps fort court, ce dernier, avec l'aide de Dieu, releva de maladie. Pierre, de son côté, alla trouver l'empereur qui, s'étant déjà enquis de Romain, envoyait en toute hâte auprès de lui pour lui faire dire, qu'en cas de convalescence, il eût à demeurer à Saint-Gall pour y instruire les moines. En même temps, Char-

mani doctissime cantilenas ecclesiasticas proferre, sicut docti fuerant a sancto Gregorio papa ; Gallos corrupte cantare, et cantilenam suam destruendo dilacerare. Quæ contentio ante domnum regem Carolum pervenit. Galli vero, propter securitatem regis Caroli, valde exprobrabant cantoribus Romanis. Romani vero propter auctoritatem magnæ doctrinæ, eos stultos, rusticos et indoctos, velut bruta animalia, affirmabant, et doctrinam sancti Gregorii præferebant rusticitati eorum. Et cum altercatio de neutra parte finiret, ait domnus piissimus rex Carolus ad suos cantores : « Dicite palam, quis purior « est, et quis melior, aut fons vivus, aut rivuli ejus « longe decurrentes? » Responderunt omnes una voce fontem, velut caput et originem, puriorem esse : rivulos autem ejus, quanto longius a fonte recesserint, tanto turbulentes, et sordibus ac immunditiis corruptos. Et ait domnus rex Carolus : « Revertimini vos ad fontem sancti Gregorii, quia mani« feste corrupistis cantilenam ecclesiasticam. » Mox petiit domnus rex Carolus ab Adriano papa cantores, qui Franciam corrigerent de cantu. At ille dedit ei Theodorum et Benedictum, Romanæ Ecclesiæ doctissimos cantores, qui a sancto Gregorio eruditi fuerant, tribuitque Antiphonarios sancti Gregorii, quos ipse notaverat nota Romana. Domnus vero rex Carolus, revertens in Franciam, misit unum cantorem in Metis civitate, alterum in Suessionis civitate, præcipiens de omnibus civitatibus Franciæ magistros scholæ Antiphonarios eis ad corrigendum tradere et ab eis discere cantare. Correcti sunt ergo Antiphonarii Francorum, quos unusquisque pro arbitrio suo vitiaverat addens vel minuens, et omnes Franciæ cantores didicerunt notam Romanam, quam nunc vocant notam Franciscam, excepto quod tremulas, sive tinnulas, sive collisibiles vel secabiles voces in cantu non poterant perfectæ exprimere Franci, naturali voce barbarica frangentes in gutture voces potius quam exprimentes. Majus autem magisterium cantandi in Metis civitate remansit. Quantumque magisterium Romanum superat Metense in arte cantilenæ, tanto superat Metensis cantilena cæteras scholas Gallorum. Similiter erudierunt Romani cantores supradicti cantores Francorum in arte organandi. Et domnus rex Carolus iterum a Roma artis grammaticæ et computatoriæ magistros secum adduxit in Franciam, et ubique studium litterarum expandere jussit. Ante ipsum enim domnum regem Carolum, in Gallia nullum studium fuerat liberalium artium. » (*Caroli Magni Vita per monachum Engolismensem*, ap. Duchesne, t. II.)

lemagne faisait remercier en ces termes les religieux de l'hospitalité qu'ils avaient donnée à Romain : « Saints du Seigneur, en moi seul vous avez conquis quatre couronnes : Romain était voyageur et vous l'avez recueilli en mon nom; il était malade et en mon nom vous l'avez visité; il avait faim en moi et en moi vous lui avez donné à manger; il a eu soif et en mon nom vous lui avez donné à boire. » (*De casibus Sancti Galli*, cap. 4, ap. *Scriptores rerum Alemanniæ medii ævi;* Francfort, 1606.)

Dans la suite, lorsque Pierre et Romain, ainsi séparés, étaient réciproquement, grâce à la renommée, mis au courant des succès l'un de l'autre, excités par une louable émulation, ils s'efforçaient, à l'exemple de ceux de leur nation, de se surpasser tous les deux et de se faire une réputation glorieuse. Ce qui est digne de souvenir, c'est que le monastère de Saint-Gall, comme l'église de Metz, se sont ressentis de cette émulation, et que dans l'un et l'autre lieu les progrès des autres sciences égalèrent ceux du chant.

Pierre composa des chants de jubilation que l'on nomme les séquences de Metz, et Romain en écrivit aussi suivant la manière gracieuse de Rome; ce sont ces derniers que le saint personnage Notker ajusta sur les paroles que nous connaissons; s'inspirant de certaines cantilènes, les unes dérivées des modes *phrygien* et *dorien*, les secondes d'origine latine, Romain en imagina quelques-unes de lui-même. Enfin, comme s'il eût été permis d'élever le couvent de Saint-Gall au dessus de l'église de Metz, il eut soin d'inaugurer dans ce monastère tout ce qui faisait la splendeur du chant dans l'Eglise latine. Il existait effectivement à Rome une cassette (*theca*) destinée à recevoir un Antiphonaire authentique, qui devait être ainsi étalé publiquement, pour que tout le monde pût en prendre connaissance, et qui était appelé *cantarium*, du mot *chant*. Il apporta une cassette semblable à Saint-Gall et la fit placer avec son Antiphonaire authentique auprès de l'autel des Apôtres, afin que, s'il s'élevait quelque dissentiment sur la manière de chanter, toute erreur pût s'y contempler comme dans un miroir (*quasi in speculo*) et s'y confondre elle-même (179). Le premier il eut l'idée d'ajouter quelques lettres de l'alphabet à cet exemplaire, au moyen desquelles le chanteur pût se guider : ce furent ces mêmes lettres dont Notker le Bègue donna l'explication à son ami Lampertus. Martianus Capella s'efforça, de son côté, d'en décrire l'utilité. Ce fut de là que le chant romain commença à se répandre dans presque toute l'Europe, et que, principalement, l'Allemagne apprit à chanter selon la méthode que des hommes très-habiles, Romain, Notker et une foule d'autres, mirent en vigueur, en se conformant aux traditions de saint Grégoire.

De là vient aussi ce qu'on a appelé l'*usage*, savoir l'habitude de conserver un même rite dans les chants divers. Bernon, autre moine de Saint-Gall, devenu ensuite abbé d'Auge, marcha sur les traces de ces hommes, et il adressa, sur cet *usage*, à l'évêque de Cologne, Peregrinus, une *somme* dans laquelle il a fait preuve d'une très-grande sagacité d'esprit.

J'ai dû poursuivre cette citation jusqu'au bout pour ne pas priver le lecteur des détails historiques qu'elle renferme. Ajoutons maintenant que certains renseignements, contenus dans ce texte d'Ekkehard Junior, moine de Saint-Gall, ont mis sur la voie de la découverte de la véritable notation de saint Grégoire, et que c'est dans cet abbaye de Saint-Gall même qu'une copie du Graduel authentique de ce Pape a été trouvée. On ne saurait douter que cette copie ne soit celle apportée par Romain et qu'il plaça dans une *theca*, sur l'autel des Saints-Apôtres. L'examen des caractères prouve qu'elle a été écrite dans le VIIIe siècle, sous le pontificat d'Adrien Ier. Elle peut être regardée comme le monument le plus ancien qui nous reste des chants de l'Eglise romaine. Or, la notation de ce Graduel consiste uniquement dans l'emploi des *neumes*, c'est-à-dire se compose de points, de petits crochets, de traits, de virgules, de lettres de directions différentes, qui devaient, par leur position, rendre sensible le degré du son, et, par leur forme, indiquer le mouvement du chant vers le grave ou l'aigu. Quant aux lettres latines qui figurent dans cet exemplaire, au-dessus et au-dessous des *neumes*, elles n'ont aucun rapport avec les lettres dites grégoriennes. Ce sont ces lettres dont Notker a donné l'explication dans son épître à son ami Lampert; elles désignaient simplement des modifications dans l'exécution du chant. Ainsi *a* signifiait *altius*, *c*, *citius*, etc.; de même qu'aujourd'hui nous écrivons, *p.*, *piano*, *f.*, *forte*, *m. v.*, *mezza voce*, etc. . . . . Il est donc à croire que les prétendues lettres de saint Grégoire ne sont pas de son invention, puisque le manuscrit en question n'en offre aucune trace; on peut présumer que cette sorte de notation aurait été trouvée dans l'intervalle qui s'étend depuis la mort de saint Grégoire jusqu'au IXe siècle. Mais nous ne devons pas abandonner ce sujet sans nous demander comment il se fait qu'un manuscrit du VIIIe siècle, conservé dans cette célèbre abbaye de Saint-Gall, soit resté aussi longtemps ignoré, et qu'il n'ait été découvert que de nos jours.

Quelques mots d'explication suffiront.

Nous avons vu tout à l'heure les deux narrations du moine d'Angoulême et du moine de Saint-Gall. Dans la première, il est dit que les deux chanteurs, Théodore et Benoît, donnés par le Pape Adrien Ier à Charlemagne, furent dirigés l'un sur Metz, et l'autre sur Soissons. Jusqu'ici il est clair que ce renseignement ne pouvait mettre sur la voie de la découverte du Graduel de saint

(179) C'est cette *theca* dont on peut voir l'extérieur gravé dans l'*Antiphonaire de Saint-Gall*, publié par le R. P. Lambillotte, pl. IV. — Paris, Ve Poussielgue-Rusand, 1851.

Grégoire, puisque cette découverte a eu lieu dans le couvent de Saint-Gall. De plus, il est bon de savoir que la version du moine d'Angoulême est bien plus connue parmi les écrivains que celle du moine de Saint-Gall; autre raison de se trouver pendant longtemps privé de guide pour venir à bout d'une semblable découverte. Et quant au petit nombre d'auteurs qui ont connu cette seconde version, comme ils n'ont fait attention qu'au passage où il est question de Pierre et de Romain, sur le compte desquels le chroniqueur s'étend longuement, ils en ont conclu que les récits des deux moines se contredisaient, que l'un était la réfutation de l'autre, et peut-être ont-ils fini par croire à la fausseté de tous les deux. Or, il suffit de lire tout simplement les narrations des deux chroniqueurs, dans leur entier toutefois, pour se convaincre qu'elles se concilient parfaitement; que si le moine d'Angoulême se borne à parler de Théodore et de Benoît, le moine de Saint-Gall, de son côté, indique clairement les deux chanteurs parmi plusieurs autres, après quoi il continue en quelque sorte le récit interrompu par l'autre auteur; qu'en un mot, ces deux témoignages, loin de se détruire, se fortifient l'un par l'autre et concordent de tout point : car il faut bien se garder de prendre au pied de la lettre l'assertion du moine d'Angoulême, savoir que Théodore et Benoît avaient été instruits dans le chant par saint Grégoire lui-même, ce qu'il faut entendre, ainsi que le fait très-bien observer l'abbé Gerbert, dans ce sens qu'ils avaient été élevés, non par la personne de saint Grégoire, mais suivant la doctrine et la méthode de ce Pontife : tout cela n'a été éclairci que fort tard, et c'est d'après ces indications qu'on a eu l'idée de faire des recherches dans l'abbaye de Saint-Gall, lesquelles ont eu pour résultat, comme on l'a vu, la découverte du Graduel apporté par Romain.

De pareilles erreurs viennent de ce que les historiens ont trop souvent l'habitude de se copier les uns les autres, et d'accepter certaines assertions sur la foi de leurs devanciers. Il arrive que l'un d'eux, ayant mal compris une partie d'un texte, faute de l'examiner dans toute son étendue, le lègue tout tronqué à ses successeurs, qui le reçoivent à leur tour sur parole, pour le transmettre de même à d'autres. Les plus fausses opinions se perpétuent de cette manière, acquièrent force de loi, et retardent indéfiniment la manifestation de la vérité, jusqu'à ce qu'enfin un dernier venu ait l'idée de remonter à la source. De quoi s'agit-il le plus souvent? d'une ligne omise, d'un mot dont on n'a pas pesé la valeur. Alors seulement le voile tombe et la lumière se fait.

A l'exemple de saint Grégoire, Charlemagne ne dédaigna pas d'enseigner le chant aux enfants. Il composa plusieurs hymnes, entre autres le *Veni, creator spiritus*. L'historien de sa vie, Eginhard, raconte qu'il assistait régulièrement aux offices de jour et de nuit qui avaient lieu dans la chapelle de son palais. Jamais il ne se permettait de faire entendre sa voix, comme il appartient aux prêtres; il se contentait de chanter à voix basse, et seulement dans les moments où les laïques pouvaient se joindre au chœur; mais il se réservait le soin de désigner les leçons que ses clercs devaient lire, et il n'en souffrait aucun dans sa chapelle qui ne sût lire et chanter convenablement.

Ce grand homme mourut en 814. Alors la liturgie romaine était répandue dans tout l'Occident, à l'exception de l'Espagne, qui devait pourtant la subir dans un temps peu éloigné. Les églises de Lyon et de Paris purent à peine sauver quelques débris des antiques formes gallicanes : l'église seule de Milan conserva son rite ambrosien.

Ne terminons pas ce qui a rapport à Charlemagne sans raconter un fait extrêmement curieux, qui est relatif à ce même rite ambrosien maintenu avec vénération dans l'Eglise de Milan. Dans son zèle pour étendre dans tout l'Occident le chant grégorien, Charlemagne voulut contraindre l'Eglise de Milan à l'adopter. Trouvant une grande opposition dans le clergé et dans le peuple milanais, qui voulaient rester fidèles à leurs usages, Charlemagne en appela au jugement de Dieu.

« On indique, dit le R. P. abbé de Solêmes, qui reproduit le récit de Landulphe, historien de l'Eglise de Milan, un jeûne, des prières, pour obtenir de Dieu qu'il veuille décider sur la préférence qu'on doit donner à l'un des deux Sacramentaires grégorien ou ambrosien. Les deux livres, liés et scellés, sont déposés sur l'autel de saint Pierre; celui des deux qui s'ouvrira sans qu'on y touche sera préféré. Les portes de l'église demeurent fermées durant trois jours. Après cet intervalle on revient consulter le Seigneur; tout à coup les portes de la basilique s'ouvrent d'elles-mêmes. On avance vers l'autel; les livres y sont encore immobiles et fermés. On gémit, on prie de nouveau. Soudain les deux Sacramentaires s'ouvrent à la fois avec un grand bruit. Alors un cri se fait entendre dans l'assemblée : « Que « l'Eglise universelle loue, conserve, garde « dans leur intégrité le mystère grégorien « et le mystère ambrosien (180). »

Tel est le récit de Landulphe, historien des évêques de Milan, copié par Beroldus et dom Mabillon, lesquels ont été copiés à leur tour par l'auteur que je viens de copier moi-même. Voici maintenant une autre version du même prodige : elle est de Durand de Mende. Cet écrivain commence son récit par une assertion qui paraît au moins exagérée. Il avance que l'empereur Charlemagne avait ordonné que dans toutes les provinces on livrât aux flammes les livres ambrosiens, et qu'il contraignait par des menaces et des supplices même, les ecclésiastiques de tout l'Occident à adopter l'office

(180) *Antiquitates Italiæ*, t. IV, p. 831, *apud* Dom Guéranger, *Instit. liturg.*, t. Ier, p. 198.

grégorien. Cette accusation est démentie formellement par d'autres écrivains qui affirment que, dans tout le cours de sa vie on ne peut reprocher à ce grand prince un seul trait d'injuste sévérité. Durand poursuit en disant que le bienheureux Eugène, confesseur de Charlemagne, se rendant au concile convoqué pour décider cette grande question du rite et du chant ecclésiastiques, trouva les membres du concile dispersés pour trois jours, et qu'il s'adressa au Pape pour les rassembler sur-le-champ. Le concile étant ouvert de nouveau, l'avis unanime des Pères fut que les livres ambrosiens et grégoriens seraient placés sur l'autel de saint Pierre, que les portes de l'église seraient fermées, et que l'on supplierait Dieu par d'ardentes prières d'indiquer, au moyen d'un signe évident, celui des deux dont il fallait se servir. Le lendemain, ayant pénétré dans l'église, on trouva l'un et l'autre Missels ouverts sur l'autel, ou, comme d'autres le rapportent, les feuilles du Missel grégorien détachés du livre et disséminées de toutes parts, tandis que le Missel ambrosien demeurait intact à la place où il avait été mis. D'où l'on conclut que l'office grégorien devait être répandu par tout le monde connu, et que l'office ambrosien devait être observé seulement dans l'Eglise où il avait pris naissance.

Bien que ce ne soit pas ici le lieu de parler du rite mozarabe ou gothique, le fait ou plutôt le prodige (car c'en est un encore qui se lie à l'abolition de ce rite en Espagne) offre tant d'analogie avec celui que je viens de raconter, il est de plus si frappant, si dramatique même, que je ne dois pas le passer sous silence. D'ailleurs, ce qui me reste à dire continue ma narration des progrès du chant liturgique en Occident. Notons d'abord que plusieurs villes d'Espagne ayant été conquises par Charlemagne, dès les premières années du IXe siècle, elles étaient devenues colonies françaises, et que la liturgie et le chant romain s'y étant établis, les Espagnols les désignèrent naturellement sous le nom de liturgie et de chant gallicans. Du reste, rappelons-nous que, dès que le chant romain fut adopté en France, la désignation de *note française* fut substituée à celle de *note romaine*. Déjà, en 1068, le rite et le chant romains avaient remplacé le rite et le chant mozarabes, dans toute la province de Catalogne. Ce succès fut dû à une femme ; la princesse Adelmodis, Française de naissance, épouse de Raymond Béranger, comte de Barcelone, s'entendit à cet effet avec le cardinal Hugues le Blanc, légat du Pape Alexandre II, qui fit décider cette mesure dans un concile tenu à Barcelone.

Cependant dans toutes les autres contrées de l'Espagne une forte opposition se manifestait contre l'application de cette mesure. Ce fut encore une princesse française qui opéra le dernier et définitif triomphe du chant romain, qu'il me reste à faire connaître. Constance de Bourgogne avait épousé, en 1080, Alphonse VI, et elle se servit de l'influence qu'elle exerçait sur son mari pour le porter à seconder les vues du Saint-Siége. Richard, cardinal, abbé de Saint-Victor-les-Marseille, est député, en qualité de légat de Grégoire VII, vers les Eglises d'Espagne, pour cette importante mission. Il fait deux fois le voyage, et, en 1085, appuyé par Alphonse, il fait décréter, dans un concile tenu à Burgos, l'abolition de la liturgie gothique dans tous les royaumes soumis à ce prince. L'Eglise de Tolède résistait seule encore. Le 25 mai de cette année 1085, jour de la mort de l'illustre Pontife Grégoire VII, Alphonse entrait victorieux à Tolède. Il nomme Bernard, abbé de Sahagun, Français de nation, au gouvernement de l'Eglise de cette cité. Mais dès que, de concert avec le légat Richard, il veut parler de l'adoption du rite gallican, c'est-à-dire romain, le clergé et le peuple de Tolède commencent à murmurer tout haut. On fixe un jour. Le roi, le primat, le légat et une grande multitude du clergé et du peuple se rassemblent; une longue altercation s'élève par suite de la résistance du clergé, de la milice et du peuple, qui s'opposaient à ce que l'office fût changé. De son côté, le roi conseillé par la reine, éclate en menaces terribles. Enfin, la résistance de la milice fut telle qu'on en vint à proposer un combat singulier pour terminer la discussion. Deux chevaliers, étant choisis, l'un par le roi pour l'office gallican, l'autre par la milice et le peuple, pour l'office de Tolède, s'arment, baisent le crucifix, font le signe de la croix, et se précipitent l'un sur l'autre. La lutte fut acharnée. Il y eut un moment où l'on put croire que le chevalier du roi serait vainqueur, car on le vit porter un terrible coup de lance contre son adversaire; heureusement pour lui, celui-ci para le coup, et la lance se brisa contre sa cuirasse. Le chevalier du peuple sut profiter de son avantage, et, à l'instant où il vit le champion du roi déconcerté par la rupture de sa lance, il lui enfonça la sienne dans la poitrine. Ce résultat fut accompagné des acclamations de la foule. Mais le roi, toujours stimulé par la reine, ne renonça pas pour cela à son dessein, et dit que le duel n'était pas régulier. Le chevalier qui avait combattu pour le rite et le chant mozarabes, s'appelait Jean Ruizius, de la famille de Matanco, qui a existé longtemps et qui habitait près de Pisorica.

« Le roi n'ayant pas voulu reconnaître la manifestation de la volonté divine dans l'issue du duel, et une grande sédition s'étant élevée dans le peuple, on convint d'allumer deux bûchers sur la place publique, et de placer sur l'un l'Antiphonaire de Tolède, et sur l'autre l'Antiphonaire gallican. Après un jeûne indiqué par le primat, le légat et le clergé, après les prières récitées dévotement par tous, le livre de l'office gallican s'élance hors du bûcher, tandis que le livre de l'office de Tolède demeure intact, aux yeux de toute l'assemblée chantant les louanges du Seigneur, ce qui semblait signifier que le rite gallican devait se répandre en tous lieux, à l'exception de l'Eglise de Tolède, où le rite mozarabe devait continuer à régner. Mais le roi, plus que jamais obstiné dans sa résolution, et loin de se laisser effrayer par le miracle ou toucher par les supplications, menaçant des supplices et de la mort quiconque oserait lui résister, ordonna que le rite gallican serait suivi dans toute l'étendue de son royaume. Ce que voyant, tous se mirent à pleurer et à gémir, et c'est de là que vint le proverbe : *Quand veulent les rois, s'en vont les lois : quo volunt reges, vadunt leges* (181). »

Ce récit diffère en deux ou trois points de celui qui est fait par les historiens. J'ai cru pouvoir me permettre ces petites divergences, ayant eu entre les mains un Missel intitulé : *Missa gothica seu mozarabica et officium itidem gothicum*, etc.; *Angelopoli, typis seminarii Palafoxiani*, 1770, *pet. in-fol.*, contenant deux gravures qui précèdent, l'une la première partie, l'autre la deuxième partie du livre. C'est d'après ce document que nous avons pu désigner le vrai nom du combattant (Ruizius) pour le peuple dans le fameux duel.

Ainsi le prodige de Milan et celui de Tolède ne forment au fond qu'une même tradition. Le chant grégorien doit se répandre par toute la chrétienté, tandis que le chant ambrosien et le mozarabe doivent être conservés aux lieux où ils ont pris naissance. Ce qui n'empêcha pas le rite romain d'envahir les Eglises qui revendiquaient un rite particulier. Le moyen âge a ses Tyrtée, ses Orphée, ses Linus.

Ces fastes, ces légendes, ces traditions populaires ont toutefois leur sens. Dans l'antiquité, c'est le triomphe de la civilisation sur la barbarie; dans le moyen âge, c'est le triomphe de l'unité sur les existences séparées des nations. N'était-ce rien que de donner aux nations, opposées entre elles d'intérêts, ayant chacune son individualité propre, ses usages, ses mœurs ; n'était-ce rien que de leur donner une langue commune, c'est-à-dire un moyen de communication, non-seulement pour les choses spirituelles et qui regardent le culte que l'on doit à Dieu, mais encore pour les besoins de la vie temporelle ? L'Eglise s'était constituée l'institutrice des peuples ; elle allait porter elle-même la lumière dans les contrées encore enveloppées des ténèbres de la barbarie, et lorsqu'elle les avait éclairées, elle les absorbait dans l'unité de sa doctrine et de sa discipline. Suivant les magnifiques paroles de Grégoire VII, l'Eglise ne pouvait consentir à *allaiter ses enfants à diverses mamelles et d'un lait différent, afin qu'il n'y eût point de schisme parmi eux, car autrement elle ne serait point appelée mère, mais scission* (182). Quant à moi, j'avoue que lorsque je parviens à me soustraire aux mesquines préoccupations de notre époque, qui a perdu le sens des véritables grandes choses ; lorsque, par la pensée, je me transporte à ces temps reculés où le christianisme répandait au loin sa féconde lumière, et où les nations, haletantes, épuisées après de longues tourmentes, se tournaient vers cet astre bienfaisant, pour se réchauffer et se dilater à son foyer universel, je ne conçois pas, je l'avoue, de spectacle plus sublime, plus ravissant sur la terre que ce concert unanime des mêmes louanges, des mêmes prières, des mêmes accents, proférés dans la même langue, sur les mêmes modes et jusque sur les mêmes intonations, qui, aux mêmes jours, aux mêmes heures, au même instant, s'échappaient sur tous les points du globe, de toutes les poitrines chrétiennes, pour s'élever au trône du même Dieu.

Alphonse VI ne se contenta pas de porter le dernier coup au chant mozarabe en le supprimant dans son dernier asile, l'Eglise de Tolède; il ordonna, en 1091, l'abolition des caractères gothiques dans l'Ecriture, ceux que l'évêque Ulphilas avait donnés aux Goths au ve siècle, et les remplaça par les caractères romains, tels qu'ils étaient en

(181) « Verum ante revocationem (legati Richardi) clerus et populus totius Hispaniæ turbatur, eo quod Gallicanum officium suscipere a legato et principe cogebantur; et statuto die, rege, primate, legato, cleri et populi maxima multitudine congregatis, fuit diutius altercatum, clero, militia et populo firmiter resistentibus, ne officium mutaretur, rege a regina suaso, contrarium minis et terroribus intonante, ad hoc ultimo res pervenit, militari pertinacia decernente ut hæc dissensio duelli certamine sedaretur. Cumque duo milites fuissent electi, unus a rege, qui pro officio Gallicano; alter a militia et populis, qui pro Toletano pariter decertarent, miles regis ilico victus est, populis exultantibus, quod victor erat miles officii Toletani. Sed rex adeo fuit a regina Constantia stimulatus, quod a proposito non discessit, duellum indicans jus non esse. Miles autem qui pugnaverat pro officio Toletano, fuit de domo Matantiæ prope Pisoricam, cujus hodie genus exstat.

« Cumque super hoc magna seditio in populo oriretur, demum placuit, ut liber officii Toletani, et liber officii Gallicani in magna ignis congerie ponerentur. Et indicto omnibus jejunio a primate et legato, et clero, et oratione ab omnibus devote peracta, igne consumitur liber Officii Gallicani; et prosiliit super omnes flammas incendii, cunctis videntibus et Dominum laudantibus, liber officii Toletani, illæsus omnino a combustione incendii alienus. Sed cum rex magnanimus, et suæ voluntatis pertinax executor, nec miraculo territus, nec supplicatione suasus noluit inclinari, sed mortis supplicia et direptionem minitans resistentibus, præcepit ut Gallicanum officium in omnibus regni sui finibus servaretur. Et tunc cunctis flentibus et dolentibus inolevit proverbium : *Quo volunt reges, vadunt leges*. Et tum Gallicanum officium tam in psalterio quam in aliis nunquam antea susceptum, fuit in Hispaniis observatum, licet in aliquibus monasteriis fuerit aliquanto tempore custoditum, et etiam translatio psalterii in plurimis ecclesiis cathedralibus et monasteriis adhuc hodie recitetur. » (*Concil.*, tom. X, p. 481, edit. Labbe.; *apud* GERBERT, *De cantu et musica sacra*, t. Ier, p. 259.)

(182) His itaque fulta præsidiis Romana te cupit scire Ecclesia, quod filios quos Christo nutrit, non diversis uberibus, nec diverso cupit alere lacte, ut secundum apostolum sint unum, et non sint in eis schismata : alioquin non mater, sed scissio vocaretur. » (LABB., tom. X, p. 144.)

usage de son temps. Charlemagne, nous l'avons vu, avait opéré une réforme semblable. Nous voyons que les mêmes traditions reparaissent à certains intervalles; que les mêmes faits se reproduisent à mesure que les nations s'éclairent, et qu'elles entrent dans telle phase de la civilisation, parcourue déjà par d'autres. C'est que tout se lie, tout s'enchaîne dans la civilisation; ainsi, en faisant une réforme dans la liturgie, on en faisait une semblable dans le chant, dans la langue, dans la prosodie, dans la grammaire, dans l'écriture, et dans une multitude d'usages qu'il est impossible d'énumérer: ainsi tout marche ensemble, non pas précisément du même pas, car il faut avoir égard aux conditions des choses de ce monde, à une foule de causes diverses, qui peuvent accélérer le mouvement des uns, retarder le mouvement des autres; mais enfin, un peu plus tôt, un peu plus tard, chacun a son tour. En un mot la civilisation est une.

Louis le Pieux hérita de la sollicitude de Charlemagne pour le chant ecclésiastique. Il envoya à Rome un diacre de l'Eglise de Metz, Amalaire, surnommé *Symphotius*, à cause de son goût pour la musique, pour en rapporter un nouvel exemplaire de l'Antiphonaire, sur lequel on devait conférer les livres français. Le Pape Grégoire IV venait de disposer du dernier qui lui restait en faveur d'un nommé Vala, moine de Corbie; ce qui obligea Amalaire de se rendre dans cette abbaye, où il confronta les livres français avec le dernier Antiphonaire venu de Rome. Après cette vérification il fut en état de composer son livre *De ordine Antiphonarii*. Son ouvrage était une compilation des deux rites latin et messin. « Là, dit naïvement l'auteur, où j'ai cru devoir suivre l'office romain, j'ai mis un R à la marge; là où j'ai suivi l'office de Metz, j'ai mis un M; enfin là où j'ai cru me permettre de m'en rapporter à mon propre sens, j'ai mis les deux lettres I C; comme pour demander indulgence et charité. » Accordons l'un et l'autre au vénérable compilateur. Il avait oublié qu'à Rome, et plus récemment à Saint-Gall, les Antiphonaires de saint Grégoire avaient été placés sur les autels des Saints-Apôtres, pour servir de règle invariable d'après laquelle les erreurs des copistes, les erreurs plus grandes des chanteurs et les corrections surtout des symphoniastes devaient être rigoureusement rectifiées. Quoi qu'il en soit, ce que nous avons dit des progrès du chant romain dans l'église de Metz, à l'abbaye de Saint-Gall et autres lieux, annonce que l'œuvre de saint Grégoire, au temps dont nous parlons, s'était considérablement propagée en Europe, et surtout en Allemagne.

Nous ne pousserons pas plus loin cette esquisse de la propagation du chant liturgique dans les diverses contrées de l'Europe. Ce qui nous resterait à ajouter ne serait qu'une répétition de ce que nous avons à dire aux articles SÉQUENCE, PROSE, TROPE, etc. On peut lire au long la continuation de cette histoire dans le premier volume des *Institutions liturgiques* du R. P. Guéranger, à qui nous avons fait beaucoup d'emprunts, et que nous mettrons encore à contribution quand il s'agira de montrer les altérations que les églises particulières ont fait subir aux mélodies grégoriennes, et la confusion déplorable que les novateurs ont substituée à ce bel ensemble.

CHANT MAJEUR. — Le siége du demi-ton, par rapport à la corde finale, détermine si le chant est *majeur* ou *mineur*. La tierce *majeure* est composée de deux tons consécutifs. La tierce *mineure* est composée d'un ton et d'un demi-ton, ou bien d'un demi-ton et d'un ton; et, pour le dire en passant, dans le premier cas elle prend le nom de *mineure droite* et dans le second cas elle prend le nom de *mineure inverse*. Supposons pour finale la corde *ré*, nous appellerons le chant, *chant mineur*, parce qu'au-dessus du *ré*, il y a *mi*, qui forme un ton, et qu'au-dessus de *mi*, il y a *fa*, qui forme un demi-ton. Si au contraire nous supposons que *fa* est corde finale, nous dirons que le chant est *majeur*, puisqu'au-dessus du *fa* il y a *sol* ou l'intervalle d'un ton, et que du *sol* à *la* il y a encore un ton, ce qui forme une *tierce majeure*. Les chants de l'Eglise qui appartiennent aux quatre premiers modes sont *mineurs*, parce que leurs cordes finales sont *ré* et *mi*, lesquelles sont suivies à l'aigu d'une tierce mineure droite ou inverse. Au contraire les chants qui sont des cinquième, sixième, septième et huitième modes sont *majeurs*, parce que leurs finales, savoir *fa* et *sol*, sont suivies de deux tons consécutifs ou d'une *tierce majeure*. Nous nous servons ici de l'explication des derniers symphoniastes, parce que, pour nous accoutumer à nos tons *majeur* et *mineur*, elle est plus claire que les mots *Oxypicne* et *Barypycne* dont on se servait anciennement. Mais nous n'en faisons pas moins toutes nos réserves contre une théorie qui ne tendrait à rien moins qu'à substituer la tonalité moderne à celle du plain-chant. Les symphoniastes, qui les premiers ont employé ces formules, ne se sont pas aperçus qu'ils cédaient à l'influence de la musique, et qu'ils favorisaient son empiétement dans le système des modes ecclésiastiques.

Dans la transposition des modes, les onzième et douzième tons, ou troisième et quatrième affinaux, sont rapportés soit aux cinquième et sixième tons, ayant pour finale *fa*, soit aux septième et huitième tons, ayant pour finale *sol*. Ils sont aussi *chants majeurs*, puisque leur finale s'élève de deux tons comme *fa* et *sol*; *ut ré mi*. Les pièces écrites dans ces tons étaient appellées *oxypycnes*, parce qu'elles ont le demi-ton à l'aigu du tétracorde : *ut ré mi fa*, *sol la si ut*. Pour que le chant de *fa* fût *oxypycne*, il fallait bémoliser le *si* : *fa sol la si bémol*. *Oxypycne* vient de deux mots grecs qui signifient πυκνὸς, son condensé, pressé, *demi-ton*, et ὀξύς, aigu.

CHANT MINEUR DROIT et CHANT MINEUR INVERSE. — Pour connaître tout de suite si un chant appartient au *mineur droit* ou au *mineur inverse*, il faut considérer la position du demi-ton à l'égard de la corde finale. Prenez *ad libitum* pour finale la corde *ré* ou la corde *mi*. Ces deux cordes sont suivies l'une et l'autre à l'aigu d'une tierce mineure, c'est-à-dire d'un intervalle composé d'un ton et demi. Si la corde que vous choisissez est *ré*, vous voyez qu'au-dessus de la finale il y a un ton puis un demi-ton. Dans ce cas, la tierce est mineure simplement, ou *mineure droite*, parce que, disent les auteurs, le demi-ton, qui est la vie et l'âme du chant, se trouve dans la région supérieure. Prenez au contraire *mi* pour corde finale, vous voyez qu'il est suivi immédiatement d'un demi-ton, lequel est suivi à son tour d'un ton. Dans ce cas la tierce est *mineure renversée*, et le chant en prend le nom de *mineur inverse*. Les chants de l'Eglise qui appartiennent aux premier, deuxième, troisième et quatrième modes sont *chants mineurs :* le premier et le deuxième sont appelés *chants mineurs droits*, parce que leur corde finale étant *ré*, elle est suivie immédiatement à l'aigu d'un ton, puis d'un demi-ton. Le troisième et le quatrième sont *chants mineurs inverses*, parce que leur corde finale étant *mi*, elle est suivie immédiatement à l'aigu d'un demi-ton, puis d'un ton. Voilà à quoi se réduit la théorie des *chants mineurs droits et inverses.*

Les quatre autres modes de l'Eglise, savoir les cinquième, sixième, septième et huitième modes, appartiennent au chant majeur.

Les maîtres du moyen âge, qui avaient conservé la terminologie grecque, avaient donné aux pièces qui se terminaient par les cordes finales *ré* le nom de *mésopycne*, parce que le demi-ton se trouve placé dans le milieu du tétracorde. Exemple : *ré mi fa sol. Mésopycne* vient de πυκνὸς, son pressé, condensé, c'est-à-dire *demi-ton*, et de μέσος, *medius*, mitoyen. Les chants *mésopycnes* étaient, d'après ce que nous avons dit plus haut, *chants mineurs droits* ou *directs.*

Les mêmes maîtres avaient appelé *barypycnes* les pièces se terminant sur le *mi* ayant le demi-ton à leur finale, au *bas* du tétracorde : βαρὺς effectivement veut dire *bas*, qui tient le bas. Ces pièces appartenaient au *chant mineur inverse.*

Enfin ils avaient nommé *oxypicnes* les pièces finissant sur le *fa* et sur le *sol* ayant le demi-ton au-dessus de la tierce finale, ou à l'aigu du tétracorde : *fa sol la si bémol* ou *sa*, — *sol la si ut.* Ὀξὺς en effet, veut dire aigu, haut, qui tient le haut.

Dans la transposition des modes, le dixième et le onzième, ou le premier et deuxième affinaux, ayant *la* pour corde finale, étaient rapportés aux deux premiers ayant *ré* pour corde finale. Leurs chants étaient *chants mineurs droits* ou *mésopycnes*, puisque *la* comme *ré* procède en montant par un ton et un demi-ton. Les onzième et douzième modes ou troisième et quatrième affinaux, ayant *ut* pour corde finale, étaient rapportés aux septième et huitième, lesquels ont, les premiers *fa* pour corde finale, et, les seconds *sol.* Or les tétracordes de *sol* et d'*ut* montent par deux tons suivis d'un demi-ton.

Du reste, on doit appliquer ici l'observation que nous avons faite au mot Chant majeur et que nous répétons au mot Tierce.

CHANT SUR LE LIVRE. — Ce que l'on appelait de ce nom en France au XVIIe siècle n'était autre chose qu'un reste du *déchant*, car ce dernier subsista longtemps encore après que la musique écrite se fût introduite dans les églises ; il s'est même conservé longtemps, à ce qu'il paraît, pour les jours non solennels, surtout dans les églises qui n'avaient pas de chœur musical. Ainsi que le déchant, *le chant sur le livre* était improvisé. En Italie, il était appelé *contrapunto di mente.* « Dans les premières années de ce siècle (le XVIIe), dit M. Fétis, Scipion Ceretto en donnait les règles, et le P. Martini dit même qu'il entendit dans sa jeunesse un contrepoint de cette espèce à quatre parties, fort bien improvisé à Rome, sur le chant d'un graduel. » (*Revue de la musique religieuse*, publiée par M. Danjou, mai 1847, p. 181.)

A ce sujet, nous croyons devoir donner presque en son entier une dissertation aussi curieuse qu'elle est peu connue, sur le *chant sur le livre*, et que nous avons de fortes raisons d'attribuer à l'abbé Lebeuf. Quand nous disons qu'elle est peu connue, c'est que, d'une part, nous ne l'avons vue citée par aucun auteur, et que les savants contemporains qui ont manié tant de volumes, et compulsé tant de textes, n'en ont fait nulle mention ; quand nous disons qu'elle est curieuse, ce n'est pas qu'elle témoigne de profondes recherches, ni, puisqu'il faut le dire, d'un jugement bien sain ; c'est au contraire parce que nous ne pouvons la considérer autrement que comme une des preuves les plus frappantes de cet esprit mesquin, destructeur, propre à notre nation ; de cette manie de tout corrompre, de tout dénaturer, de tout mutiler, qui ne date pas seulement d'un siècle, mais qui remonte, suivant des historiens dignes de foi, à l'époque où l'intelligence de nos pères s'ouvrait aux premières lueurs de la civilisation. Sous ce rapport, nous osons présenter cette pièce comme un monument historique, une découverte, une vraie curiosité, et comme un document on ne peut plus instructif. On y verra sans contention d'esprit, et sans effort d'imagination, avec quelle insouciance de l'institution du plain-chant, des beautés que renferment les textes sacrés, comme des chants qui les accompagnent, du sens liturgique, les auteurs du *chant sur le livre* font bon marché des traditions grégoriennes. Quant à nous, nous ne pouvons qu'admirer la naïveté et la candeur d'ignorance, ainsi que la sérénité de vandalisme avec lesquelles des gens graves, respectables à tant de titres, ont prétendu substituer aux mélodies séculaires de l'Eglise, aux cantilènes sacrées, je ne sais quel art *raffiné*, disent-ils, qui loin de tenir du plain chant, le détruit, de leur propre aveu, qui, de leur propre aveu encore, ne tient guère plus de la musique ; art *raffiné*, qui n'est en réalité que le produit hybride d'un accouplement monstrueux. Bien aveugle serait celui qui ne verrait pas aujourd'hui que ce *chant sur le livre,* qui se perpétue encore dans quelques paroisses, est une des principales causes de l'état de dégradation dans lequel le chant ecclésiastique est tombé, et que rien n'a plus contribué chez les populations à pervertir le goût, à fausser l'oreille, et à surexciter chez les chantres une vanité qui ne peut être comparée qu'à leur ignorance.

Les pages qu'on va lire renferment donc, nous l'espérons, un utile enseignement; elles montreront que les premiers démolisseurs qui ont osé porter la main sur l'arche sainte sont des gens élevés et nourris dans le sanctuaire, et qu'ils sont d'autant plus dangereux, qu'ils ne savent pour la plupart ce qu'ils font. Elles montreront que les véritables réformes ne sont pas celles qui substituent des éléments nouveaux aux anciens, mais celles qui expulsent les nouveautés, pour réintégrer à leur place les choses sanctionnées par le temps, et dont l'origine se confond avec l'institution fondamentale.

. . . .

« *Chanter sur le livre, savoir le chant sur le livre, apprendre à chanter sur le livre.* — Le vulgaire mal informé n'est pas à la portée d'entendre ce langage. Il n'est point question ici de chanter dans un livre ouvert, ce que ce livre ouvert présente aux yeux; mais DE CHANTER DEVANT UN LIVRE OUVERT TOUTE AUTRE CHOSE QUE CE QUI EST NOTÉ. *Chanter sur le livre* est donc composer sur les notes qui sont imprimées dans un livre ouvert, des accords qui correspondent à ces notes; *chanter sur le livre* est travailler sur un canevas que le livre ouvert présente; c'est BRODER sur un fond d'étoffe exhibé et représenté à la vue par un livre noté, qui est ouvert. Cette BRODERIE est ce qu'on appelle le *chant sur le livre;* ce n'est point le chant du livre, non plus que la toile n'est pas la tapisserie ; le *chant du livre* n'en est que le fondement, le soutien et le support. Il n'y a qui que ce soit qui ne convienne que le *chant du livre* est du plain-chant tout pur. Ce sont des livres de plain-chant qu'on ouvre et qu'on expose à la vue des musiciens : et au moment qu'on commence à faire sonner une note du livre de plain-chant, un musicien qui sait les règles du *chant sur le livre,* c'est-à-dire qui sait faire des accords, tire du fond de sa science un, deux, trois ou quatre sons, concordant plus ou moins en nombre, suivant la lenteur dont les notes du plain-chant sont battues ; et ainsi en continuant jusqu'au bout de la pièce notée en plain-chant, il accompagne de FLEURS MUSICALES ce que chantent ceux qui suivent les notes du livre de plain-chant. Comme les voix de taille et celles d'au-dessus sont les plus flexibles et les plus maniables, c'est à ces voix qu'on a réservé la pratique de ces accompagnements, et les voix basses chantent seules les notes du livre de plain-chant. Il est bon de remarquer que dès lors que les basses commencent à chanter ce que le livre de plain-chant représente aux yeux, il est nécessaire que ces basses quittent la manière commune, ordinaire et primitive de chanter le chant ecclésiastique ou grégorien, et qu'elles appuient également sur toutes les notes, parce qu'il faut une uniformité permanente dans le fondement pour pouvoir bâtir dessus, et que pour l'exécution des accompagnements il ne faut point un sable mouvant et sujet à varier, mais du solide et du réglé, sur lequel ceux qui bâtissent puissent compter. Dans la route ordinaire du plain-chant, on s'arrête plus en certains endroits qu'en d'autres, à cause de l'expression du discours. On fait sentir le partage du sens (183) ; on respire, ou bien l'on pèse sur les notes qui correspondent à l'endroit des *incisum* du texte, des virgules et des deux points. C'est ce que de très-anciens maîtres du chant ecclésiastique appellent *tenere punctum*, faire le point ou la pause. Mais dans le chant du livre exécuté de manière qu'il en résulte *le chant sur le livre*, il n'y a aucun point à tenir, c'est-à-dire qu'on ne doit pas plus rester sur une note que sur une autre ; il n'y doit avoir de traînement en aucun endroit, toutes les notes doivent être également mesurées ; on y fait abstraction des pauses que les points parsemés dans les discours sembleraient exiger, ou des demi-pauses que les virgules, les demi-périodes et les *incisum* paraissent dicter naturellement. C'est une manière de débiter le chant qui le rend si uniformément mesuré, qu'on peut dire aisément, combien de notes il faut pour remplir l'espace d'un quart d'heure ou d'une demi-heure, en comptant celles d'une minute. Cette uniformité de temps pour chaque note du chant, qui sert de fondement aux accompagnements, donne un mouvement qui ressemble au battement réglé et constant que font certains ouvriers ; c'est ce qui fait qu'alors on dit que c'est la note qu'on bat, d'où est venu le proverbe *qu'un bon basse-contre doit savoir bien battre sa note.* Mais en voilà suffisamment pour faire comprendre l'origine de trois mots destinés à signifier la même chose. Je ne m'astreins point à ce qui se lit dans le *Dictionnaire* de Furetière, parce que je ne trouve point que l'auteur, ou ceux qui le servaient, eussent fait là-dessus toutes les recherches nécessaires Par ce qui vient d'être dit en dernier lieu, on doit comprendre pourquoi le chant dont je parle a été appelé contrepoint, *contrapunctum.* Il est incompatible avec les temps, allongements ou traînements que les points demandent : par point, on entend toute division, section et séparation de texte, de

(183) *Nous avons changé tout cela.*

sens, de phrase. Les basses y procèdent tout de suite, sans pause, sans inégalités : c'est un chant ennemi des points du plain-chant, et par conséquent il a été bien nommé *contrapunctum*, comme l'appelle l'Antiphonier de Paris. Ce n'est pas avec moins de raison que d'autres depuis quelques années lui donnent le nom de *Fleuretis*. A l'envisager du côté de l'accompagnement, c'est un nom très-expressif, puisque tout ce que les voix claires et supérieures font entendre, est une espèce DE FLEURS MUSICALES DONT ELLES ORNENT LE PARTERRE DU PLAIN-CHANT. Mais le nom le plus impliqué et le plus obscur, est celui de *chant sur le livre*. Cependant il ne laisse pas d'avoir sa cause et son principe, dans la chose même. Toute équivoque qu'est cette expression, toute susceptible qu'elle est d'un sens puérile et ridicule, on peut dire, avec les philosophes qu'elle n'est point *sine fundamento in re*. Dans les siècles où la science des concordances des sons ne faisait que commencer à se produire, les maîtres chantres rédigeaient ces concordances par écrit, et donnaient à chaque chantre subalterne sa partie toute dressée. Chacun avait, pour ainsi dire, ses morceaux tout taillés, et, dans l'exécution, tel et tel s'en tenait à son rôle (184). Personne n'était obligé de tirer de son propre fond les accompagnements; il n'y avait qu'à chanter ce qu'on trouvait noté devant soi, proportion gardée pour les intervalles des concordances. Il y a à la bibliothèque de Saint-Victor de Paris des livres du XIIIe et du XIVe siècle où l'on voit les différentes parties qui devaient accompagner le plain-chant. On se contentait alors de rendre note pour note dans toutes les parties, au lieu qu'on a bien *raffiné* depuis ce temps-là, et que souvent pour une note de la basse, un dessus en dit quatre ou huit qui l'accompagnent, ou qui lui servent de consonnances. On n'est pas venu tout à coup à ce point de perfection; on a syncopé peu à peu les notes de l'accompagnement, deux pour une, ensuite 4, 8 ou 16 pour une; après quoi on s'est fait des règles par l'usage, et on les a enseignées aux autres. A la suite des temps, je veux dire dans le dernier siècle, cette science des accords et des consonnances a tellement été goûtée que, par la fréquente répétition des mêmes pièces de chant ecclésiastique sur lesquelles on l'appliquait, on l'a aisément retenue, les uns par routine, les autres par principes. De là est venu que les plus habiles dans la science des consonnances n'ont plus voulu qu'on leur donnât leur partie par écrit; ils se sont crus capables de la faire eux-mêmes à l'ouverture du livre et ils l'ont faite (185). C'est ce qui s'est appelé par autonomase *chanter sur le livre* comme les savants et non pas sur sa partie écrite comme les ignorants, et ce dernier usage a enfin prévalu.

« Maintenant, que ce *chant sur le livre* soit une espèce de musique ou une espèce de plain-chant, c'est ce qu'il n'est pas difficile de déterminer après tout ce qui vient d'être dit. En deux mots, le *chant sur le livre* est un chant qui accompagne la note du livre de plain-chant, mais qui l'accompagne avec ornement, avec fleurs et figures de musique. Bien plus, il faut que chaque chantre qui exécute ce chant le tire de son propre fonds, suivant les règles des accords ou consonnances harmoniques. C'est autant qu'il en faut pour conclure avec certitude que le *chant sur le livre* est une véritable espèce de musique. On peut même dire hardiment que c'est l'espèce la plus difficile à apprendre et l'une des plus scientifiques. Il est vrai qu'il y a une partie qui, A LA RIGUEUR, peut porter le nom de plain-chant; c'est la partie la plus basse, la partie fondamentale; mais c'est encore une question de savoir si ce n'est pas du PLAIN-CHANT DÉGÉNÉRÉ, qui devient cette partie fondamentale. Ces basses chantent véritablement des notes d'un livre de plain-chant. Mais ce n'est plus le mouvement libre et aisé du plain-chant qu'elles suivent, ce n'est plus un mouvement réglé rhythmiquement par la suite du discours, par la liaison des phrases et des parties périodiques du texte qui demandent un mélange de brèves, de communes et de longues, et qui exigent des pauses et des respirations de temps en temps. C'est un mouvement *aveugle*, sans cessation, sans interruption, et *d'une égalité contraire à l'établissement du chant ecclésiastique appelé grégorien ;* un mouvement qui ne convient guère qu'à de grosses voix, et non à des voix légères et aisées ; un mouvement enfin, pour la pratique duquel il faut être beaucoup plus imperturbable dans la reddition des sons sur chaque corde, que dans le mouvement varié du chant simple appelé plain-chant.

« La question la plus curieuse de celles qui ont été proposées dans le *Mercure* n'est pas véritablement celle qui regarde l'antiquité du nom, mais celle qui concerne l'antiquité de la chose, je veux dire du *chant sur le livre*. Si ce n'est pas depuis un grand nombre de siècles qu'on s'est appliqué dans la pratique à cette science des accords, c'est au moins depuis six cents ans qu'on a commencé à introduire quelques consonnances simples dans certaines modulations des offices divins ; de là on est venu jusqu'à admettre une troisième partie, puis une quatrième, c'est ce qu'on appelait alors *duplum, triplum, quadruplum*. Mais c'est un sujet que je traite ailleurs d'une manière fort étendue dans un commentaire latin que j'ai préparé sur la bulle *Docta sanctorum*, que le Pape Jean XXII publia pour réprimer les abus et les excès où cette science avait été portée dans l'usage ecclésiastique. Ceux qui pourraient croire que je me suis mépris ici en appelant contrepoint le *chant sur le livre*,

(184) Pauvres siècles! où chaque chanteur était obligé d'exécuter la note écrite qu'il avait devant les yeux, et n'osait *tirer de son propre fond les accompagnements*.

(185) Ce que c'est que d'être entreprenant! *Audaces fortuna juvat.*

y trouveront un jour de quoi se convaincre que le contrepoint n'est qu'une suite du *discantus* augmenté et embelli, et que le *discantus*, dont plusieurs anciens ont parlé, n'était que le *chant sur le livre*, encore tout naissant, et pour ainsi parler dans le berceau. C'était la plus simple organisation ou animation d'accords qui pût être faite; cependant, dès ses commencements, elle trouva des adversaires, et elle continue encore à en avoir, puisque certaines églises très-célèbres ne l'ont point voulu admettre, à cause qu'insensiblement elle pourrait conduire du simple au triple, au quadruple, et ensuite à un corps parfait de musique qui *a ses inconvénients comme il a ses agréments.*» (Voy. *Mercure de France*, mai 1729, pp. 846-855.)

Après avoir lu ce factum, on peut dire : *Habemus confitentem reum.* Ainsi, dans le *chant sur le livre*, il n'est pas question de chanter ce que le livre présente aux yeux : bagatelles que tout cela! mais, *de chanter, devant un livre ouvert, tout autre chose que ce qui y est noté;* il s'agit de *broder sur un fonds d'étoffe exhibé et présenté à la vue par un livre qui est ouvert.* Voilà ce qui s'appelle *les fleurs musicales, dont des voix claires ornent le parterre du plain-chant.* Il y a évidemment ici plus qu'une tendance au genre bucolique : il y a quelque tentative de calembour. Et puis avec quelle placidité, cet aimable réformateur démolit le plain-chant pièce à pièce! comme il le livre de gaieté de cœur à ses bourreaux! Ne dites pas que le *chant sur le livre* offre un reste du plain-chant, ce n'est plus que du *plain-chant dégénéré*, et le *mouvement* du *chant sur l livre est un mouvement aveugle, sans cessa tion, sans interruption et d'une égalité contraire à l'établissement du chant ecclésiastique, appelé grégorien.* Trêve à tout commentaire. Celui qui a écrit cela ne peut être qu'un ecclésiastique très-vertueux et très-digne, qui, renfermé dans sa cellule, s'est donné l'innocente distraction de rêver un *art raffiné*, pour cette église où il allait prier chaque jour. Ce n'est certes pas un homme du monde, ni un philosophe, ni un incrédule; celui-ci aurait eu la conscience de ce qu'il faisait, et son respect pour ce que respectaient ses semblables l'eût sauvé d'une profanation.

Il ne sera peut-être pas sans intérêt de mettre en regard de la dissertation due à la plume du rédacteur ecclésiastique du *Mercure de France* l'opinion d'un laïque, d'un homme savant et religieux sans doute, mais à qui aucun de ceux qui l'ont connu n'a été tenté de donner l'épithète de dévot. Voici comment s'exprime Choron, au sujet du *chant sur le livre*, dans son *Sommaire de l'histoire de la musique*, en tête du *Dictionnaire des musiciens.*

« C'est relativement au contrepoint sur le plain-chant que l'école française mérite de graves reproches. Elle n'en possède point d'écrits, et cela n'est pas étonnant; les maîtres de chapelle français connaissent si peu le plain-chant, que j'ai vu des plus expérimentés, soi-disant, se tromper sur l'indication des tons. En outre, on n'enseigne point en France à écrire en ce genre; mais, au lieu de cela, on pratique dans les cathédrales un contrepoint qui se fait à la première vue, et que l'on appelle *chant sur le livre.* Pour en avoir une idée, figurez-vous quinze ou vingt chanteurs de toutes sortes de voix, depuis la basse jusqu'au soprano le plus élevé, criant à tue-tête, chacun selon son caprice, sans règle ni dessein, et faisant entendre à la fois sur un plain-chant exécuté par des voix rauques tous les sons du système, tant naturels qu'altérés : vous commencerez à concevoir ce que peut être le contrepoint sur le plain-chant, appelé en France *chant sur le livre.* Mais ce que vous aurez sans doute plus de peine à comprendre, c'est qu'il se trouve des prévôts de chœur, des maîtres de chapelle assez dépravés pour admirer, pour maintenir au sein des églises un aussi horrible et aussi scandaleux charivari. En vérité, ces gens-là *font de la maison de Dieu une caverne de voleurs; c'est*, on peut le dire, *l'abomination de la désolation dans le lieu saint.* »

Il est juste de dire, en finissant, que le même abbé Lebeuf a modifié beaucoup son opinion sur le *chant sur le livre* dans son *Traité sur le chant ecclésiastique* (Paris, 1741), sans toutefois l'abandonner entièrement. Nous nous ferons un devoir de le citer. Aux pages 109-111, il examine « s'il est toujours expédient, en essayant une pièce de plain-chant, de se régler, pour y laisser telles ou telles notes, sur l'effet qu'elles feront lorsqu'on composera dessus ces pièces du contrepoint, fleuretis ou chant, qu'on appelle *chant sur le livre.* Sauf meilleur avis, continue-t-il, je pense qu'en composant du plain-chant, il faut n'avoir d'autre dessein que faire du beau en soi, faire quelque chose qui soit agréable, indépendamment des accords dont ce fonds de plain-chant sera susceptible ou non. Je ne dis point ceci sans fondement; j'ai quelques exemples à apporter pour appuyer ma proposition. Il n'y a personne parmi ceux qui croient avoir l'oreille délicate qui ne sente que, dans le second vers de l'hymne de complies, le chant que voici :

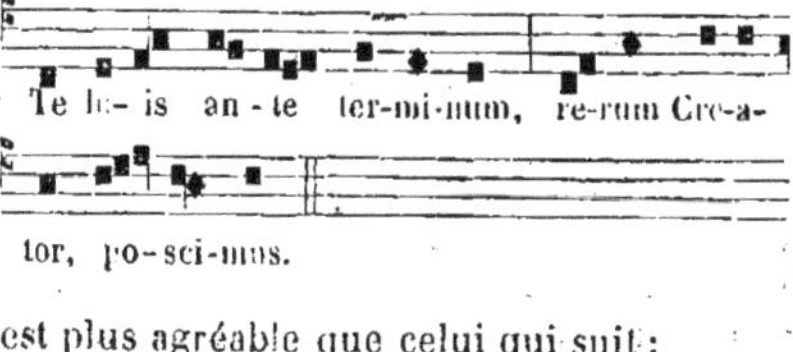

est plus agréable que celui qui suit :

Te lu cis an-.e ter-mi-num, re-rum Cre-a-
tor, po-sci-mus.

« La première manière l'a emporté dans

le peuple il y a longtemps, parce qu'elle est plus gracieuse et plus ornée.

« Les sçavans dans l'art du fleuretis ou *chant sur le livre* préfèrent la seconde manière de chanter *poscimus*, par les raisons de leur art, dont la principale est que les accords sont plus aisés à faire sur

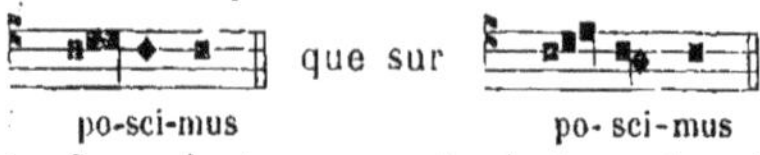

« Je ne doute pas que la chute sur le *sol*, qui finit le premier vers de l'*Ave maris stella* dans le chant parisien, n'ait eu la même origine, et que c'est parce qu'on a voulu éviter le *sol* dièze entre deux *la* dans le *chant sur le livre* ou fleuretis qu'on s'est déterminé, dans le dernier siècle, à ôter le dernier *la* de ce vers qui était dans les anciens Antiphoniers. Mais on a eu beau à faire et à rendre le fond sur lequel le fleuretis s'exécute, plus propre à admettre aisément ce fleuretis, l'oreille demande toujours que le vers finisse par *la*, et le peuple chante toujours le *sol* entre deux *la* à la fin du premier vers de chaque strophe et le chantera toujours.

« Il est inutile que je fatigue ici le lecteur par une citation de plusieurs autres exemples. On est assez convaincu que le chant grégorien se verroit dénué de plusieurs beautés, si un compositeur de ce chant se faisoit une règle d'en arranger et distribuer les sons, de manière que les accords fussent toujours très-faciles à faire dessus. On convient aussi assez que ce qui paroît bon dans l'instant de l'accompagnement, et relativement à cet accompagnement, ne se trouve plus si bon lorsqu'il est chanté séparément. Ainsi il faut en conclure que comme on chante plus souvent certaines pièces en pur plain-chant sans accords, et que dans un diocèse il y a beaucoup plus d'églises où l'on se passe de *chant sur le livre* ou fleuretis qu'il n'y en a où on l'exécute, il est plus à propos que la composition d'un plain-chant admette les agréments de certains progrès de chant, quoique moins susceptibles d'un accord aisé à faire, que de se passer de ce chant plus naturel et plus agréable, à dessein de faciliter l'exécution de l'accord. »

CHANTS RELIGIEUX (des Arméniens). — « Les chants qui nous ont toujours semblé devoir le plus appeler l'attention des observateurs sont les chants religieux. Ces sortes de chants ont au-dessus des autres le mérite de prendre plus fortement et de conserver plus longtemps l'empreinte du caractère national, parce qu'ils sont moins exposés aux changements continuels que font subir aux autres l'inconstance du goût public, la versatilité de la mode, et quelquefois même les caprices des artistes. Ils n'empruntent pas non plus, comme le font très-souvent les chants de la société, une physionomie et des parures étrangères. Au contraire de ceux-ci, qui prêtent leurs attraits aux relations d'amitié des hommes entre eux et les rapprochent les uns des autres par le plaisir, de quelque nation qu'ils soient, les chants religieux, plus sévères, ont pour but de détacher l'homme de l'homme pour l'unir à Dieu, et conséquemment de lui inspirer de l'éloignement pour tout ce qui pourrait altérer ou vicier sa nature propre; ils sont l'expression de l'âme dégagée des vanités du monde, et pénétrée de son néant autant que de la grandeur et de la puissance de son créateur, dont elle implore la bonté; ils la font enfin connaître dans toute sa candeur originelle.

« Que l'on compare entre eux les chants religieux des divers peuples, et qu'on les examine ensuite séparément, on apercevra bientôt la différence frappante qui les distingue les uns des autres, et l'on reconnaîtra sans peine l'étroite affinité qui existe entre le caractère de la mélodie de chacune de ces espèces de chants, et le caractère qui est propre à la nation de celui qui en fut l'inventeur.

« Il n'y a peut-être pas de nation dont les chants religieux rendent plus sensible cette affinité que ceux des Arméniens; la mélodie plutôt gaie que triste de ces chants ne respire cependant point cette gaieté qui naît du plaisir; elle exprime celle du bonheur qu'éprouvent des gens naturellement actifs et industrieux, qui se plaisent dans le travail et n'ont jamais connu l'ennui(186).

« Nous ne croyons pas qu'il soit possible de rendre avec plus d'énergie et de peindre avec plus de vérité les heureuses dispositions des Arméniens, que ne le fait la mélodie de leur chant, ni de donner une idée plus juste de leur caractère et de leurs mœurs, que celle qui résulte du sentiment que cette mélodie nous fait éprouver. . . . .

« Les Arméniens attribuent l'origine de leur musique actuelle à une découverte miraculeuse que fit, l'an 364 de Jésus-Christ(187), un de leurs premiers patriarches, nommé Mesrop(188). Nous ne répéterons point en détail tout ce qui nous a été rapporté à ce sujet, puisque cela est déjà connu et qu'on le trouve en grande partie dans le *Thesaurus linguæ armenicæ antiquæ et hodiernæ* de Schroder, dissert., pag. 32 et suiv. (Amstelodami, 1711, in-4°). Cette découverte, dont nous allons donner en peu de mots l'histoire

(186) « Pour bien juger de la nature et du caractère du chant religieux des Arméniens, il ne faut s'arrêter ni à l'art ni au goût avec lesquels la mélodie en est composée, parce que ces choses-là sont pour l'ordinaire acquises ou empruntées. Ce n'est uniquement que l'impression que produit sur les sens et dans l'âme l'effet général de tout l'ensemble de cette mélodie qu'il faut consulter, si l'on ne veut pas s'exposer à prononcer plutôt selon ses préjugés que d'après les sentiments que l'on a éprouvés. »

(187) « Suivant cette tradition, la musique actuelle des Arméniens daterait encore d'une époque plus éloignée que celle du chant syriaque inventé par saint Ephrem, laquelle était déjà antérieure à celle du chant ambrosien : cette musique aurait aujourd'hui 1448 ans d'existence; par conséquent, elle serait la plus ancienne de toutes les diverses espèces de musiques qui ont succédé à l'ancienne musique des Grecs. »

(188) « Le patriarche Mesrop eut son siége patriarcal à Wagharchapat, une des principales villes de l'Arménie. »

abrégée, ressemble beaucoup à celle de saint Yared chez les Ethiopiens, rappelée plus haut. Mesrop, désirant que les prières et les chants de l'église se fissent en langue haïcane, qui est l'ancienne langue propre des Arméniens, s'était appliqué sans succès, pendant plusieurs années, à découvrir des caractères qui pussent exprimer parfaitement la prononciation et le chant de cette langue, et remplacer les premiers, dont l'usage s'était entièrement perdu depuis que les Grecs et les Perses avaient conquis l'Arménie et y avaient rendu leur langue dominante. Il entreprit alors différents voyages, afin de consulter sur son projet les hommes les plus savants de son siècle; mais ce fut avec aussi peu de fruits. Enfin Dieu mit un terme à ses longues et pénibles tentatives, en lui envoyant, pendant qu'il dormait, un ange qui lui révéla les caractères qu'il avait tant cherchés (189). Aussitôt Mesrop, pénétré de l'esprit de Dieu, se mit à composer les chants religieux qui depuis n'ont pas cessé d'être en usage jusqu'à ce jour (190). » (*De l'état actuel de l'art musical en Egypte*, par VILLOTEAU. *Voy.* la *Description de l'Egypte*, édit. Panckoucke, tom. XIV, *Etat moderne*, pp. 324 à 329.)

CHANTER A NOTES, ou CUM CANTU. — On se servait anciennement de ces expressions, par opposition aux suivantes : chanter *voce submissa*, *sub silentio*.

Les religieuses de Saint-Amand de Rouen « chantaient, tous les jours à deux heures de nuit, les Matines *à notes*, et faisaient maigre durant toute l'année, etc... » (*Voy. liturg.*, p. 389.)

« Durant le neuvième répons (à la nuit de Noël, à Saint-Maurice de Vienne), l'archidiacre se revêtait, dans la sacristie, des plus beaux ornements. Deux sous-diacres en aube portaient devant lui les deux chandeliers ; un troisième sous-diacre en tunique portait l'encensoir, et un quatrième sous-diacre, aussi en tunique, portait le livre des Evangiles; et ils allaient ainsi tous cinq au jubé, où la Généalogie était chantée *cum cantu* par l'archidiacre. » (*Voyages liturgiques*, p. 14.)

CHANTER DE MEMOIRE, ou PAR COEUR. Un ancien usage particulier à l'église de Saint-Jean de Lyon, comme à Saint-Maurice de Vienne, comme à Notre-Dame de Rouen, était de chanter tout l'office sans livre, c'est-à-dire que les officiants et les chantres devaient savoir l'office par cœur. On nous a assuré qu'à Lyon, les prêtres appelés à la dignité de chanoines ne pouvaient être reçus qu'à la condition de subir un examen où ils devaient prouver qu'ils pouvaient se passer de livre pour le chant des offices. Aussi ne voyait-on dans le chœur de l'église de Saint-Jean de Lyon ni pupitre, ni forme, ni aigle (lutrin); tout y était chanté de mémoire, même les capitules ; cependant, comme il y a toujours quelque adoucissement aux prescriptions les plus rigoureuses, si l'officiant craignait de se tromper, il était autorisé à cacher dans la manche de son surplis un petit bréviaire, ou un bout de papier sur lequel était tracée, en totalité ou en partie, la leçon qu'il avait à réciter.

A l'égard de Rouen, voici ce qu'on lit relativement au collége de chantres appelé *Collége d'Albane*, parce qu'il avait été fondé par Pierre de Cormieu, cardinal d'Albe, précédemment archevêque de Rouen : « Il leur (aux chantres) est défendu PAR DES STATUTS de hanter les tavernes, les jeux de paulme, de boules, et autres lieux publics, et brelans ou berlans; d'amener des chiens à l'église, sous peine d'amende pécuniaire; de louer leurs chambres du collége, *et de porter des Bréviaires ni aucuns livres au chœur, ni de lire pendant l'office*, et de ne point commencer un verset que l'autre côté n'ait entièrement achevé de chanter le sien. »

Ces chantres étaient donc obligés de savoir le Psautier et le chant par cœur : aussi n'y avait-il qu'un livre pour les leçons et un second pour les capitules et les collectes. Les grands chanoines eux-mêmes qui chantaient quatre ou cinq répons aux fêtes semi-doubles et au-dessus, et qui portaient chapes aux fêtes doubles et triples, étaient tenus, aussi bien que les musiciens, de graver dans leur mémoire tout ce qu'ils avaient à chanter, à moins qu'ils ne chantassent la messe sur le livre. (*Voyag. liturg.*, pp. 43 et 278-279.)

On voit néanmoins qu'à Rouen la règle de *chanter de mémoire* admettait quelques exceptions. C'est sans doute pour cela qu'on voyait au fond du chœur de l'église de Notre-Dame un aigle en cuivre, autour duquel les enfants chantaient même sans livre. A Vienne, il y avait neuf lutrins dans le chœur; mais ces neuf lutrins n'étaient-ils pas postérieurs au temps où l'on *chantait de mémoire* dans cette église? C'est ce qui est probable. Ce qui est certain, c'est que les *recordations* se faisaient encore tous les samedis pour le bas chœur, en 1524. (*Voyages liturg.*, p. 9.)

Les anciens moines de Saint-Ouen, de Rouen, chantaient de mémoire tout l'office comme dans la cathédrale. Mais, après la

(189) « On pense aussi qu'un savant appelé *Niercès* contribua beaucoup à la découverte de ces mêmes caractères. Les Arméniens ne font pas une grande différence entre les signes prosodiques et ceux du chant. On sait que, chez les anciens Grecs et même chez les Romains, la grammaire faisait une partie de la musique: il se pourrait qu'il en fût de même chez les Arméniens, et que leurs caractères musicaux fussent du même genre que ceux qu'Isocrate inventa pour rétablir aussi la prosodie, ou l'accentuation des mots de la langue grecque, qui commençait déjà à se corrompre de son temps. Ce qu'il y a de certain, c'est que les Arméniens comprennent au nombre de leurs signes musicaux presque tous leurs signes prosodiques et ceux des divers accents de mots. »

(190) « Il y a cependant encore quelques autres chants religieux, dont les Arméniens font honneur à *Sahak*. Peut-être celui-ci est-il le même que Schroder nomme le *patriarche Isaac*, et qui s'occupa à perfectionner et à propager la découverte de Mesrop. »

réforme de la congrégation de Saint-Maur, cet usage disparut.

CHANTER *PER ROTULOS*. — *Chanter per rotulos, par rôles (rouleaux)*, était une manière de chanter usitée dans les églises qui avaient adopté l'usage de *chanter de mémoire*, comme l'église de Lyon, et celle de Vienne en Dauphiné.

L'oraison de la messe étant finie, le célébrant, les prêtres assistants et les diacres allaient s'asseoir des deux côtés de l'autel; le célébrant lisait l'épître sur un petit pupitre de fer placé à côté de lui, tandis que le sous-diacre chanoine chantait l'épître, tête nue, d'un ton médiocre, à la première stalle levée du premier rang du haut du chœur, et du côté droit, étant assis sur ce qu'on appelait la *miséricorde* (191).

Pendant le chant ou plutôt la récitation de l'épître, deux enfants de chœur ayant, dès la fin de l'oraison, déposé leurs chandeliers au pied du râtelier, allaient à l'autel quérir les tablettes d'argent où étaient enchâssés le Graduel et l'*Alleluia* sur du vélin, les présentaient à un chanoine et à trois perpétuels. Ceux-ci venaient se placer aux premières hautes chaises du côté droit près du crucifix, au côté de l'épître, et, appuyés sur leurs stalles, chantaient le *Graduel;* après quoi ils cédaient leurs places à quatre autres, auxquels ils remettaient ces deux tablettes pour chanter l'*Alleluia* et le verset; cela fait, ils allaient reprendre leurs places. C'est ce qui, dans l'église de Saint-Jean de Lyon, s'appelait *chanter per rotulos*. Le précenteur occupait la première place du côté de l'épître, et le chantre la première place du côté de l'évangile, près du crucifix, ayant l'un et l'autre leurs bâtons d'argent à côté d'eux. (*Voyag. liturg.*, p. 54.)

CHANTER *VOCE SUBMISSA*, *SUB SILENTIO*. — On se servait de cette expression, dans les anciens chapitres, pour indiquer que la leçon ou la psalmodie devait être chantée d'un ton médiocre, de manière pourtant à être entendue : *Voce submissa, ita ut possit a circumstantibus audiri.*

On disait aussi *canere sub silentio*, et même *silenter legere*, mais néanmoins sur un ton à être entendu : *Lectio mensæ silenter legatur, ita tamen ut audiatur.*

« Cette façon de chanter *voce submissa* se distinguait de la manière ordinaire, en ce qu'on ne faisait sentir aucune intonation déterminée. Ainsi l'on disait : *Voce submissa, scilicet sine nota*, par opposition aux expressions *chanter à notes*, *chanter cum cantu*. Ces deux dernières expressions avaient, sans doute, la même signification que celle de *chanter alta voce*. *Et Deo gratias in præsenti capella missam alta voce, tam pro rege, puella Deo digna, et regni hujus prosperitate et pace, celebrari, die Veneris quinta Maï anno quo supra* (1430). » (Voy. *Procès de condamnation et de réhabilitation de Jeanne d'Arc*, par M. Jules QUICHERAT, tom. V, p. 165. — Voy. aussi *Voyages liturgiques*, pp. 14-111-208-389.)

Cette manière de chanter d'un ton médiocre dispensait, pour la psalmodie, de dire l'antienne; *dicere psalmos voce submissa sine antiphona*. On disait aussi *cantare submissius quam in crastino.*

CHANTEUR DE MINNE (en allemand *Minne Sanger*). — « Les *chanteurs de minne* ou d'amour furent contemporains et imitateurs de nos troubadours. Suivant l'un d'eux, Eschibach, les bonnes traditions sont venues de la Provence en Allemagne :

Von Profanz in Tüsche land
Die rechten mere uns Sind gesannt.

« La rudesse germanique dénaturait, à la vérité, la copie de nos institutions; car dans la fameuse guerre de Wartburg, lutte des *chanteurs de minne*, qui eut lieu en 1206 à la cour d'Hermann, landgrave de Thuringe, les biens des vaincus appartenaient aux vainqueurs. Les idées de civilisation qui avaient inspiré les réunions où les concurrents briguaient une violette d'or étaient donc bien différentes de la pensée barbare qui avait institué ces luttes acharnées, où le vainqueur opprimait son rival en s'enrichissant de ses dépouilles. Malgré les améliorations que l'on apporta dans les règlements de ces assemblées, elles s'éteignirent peu à peu et se confondirent dans celle des maîtres chanteurs. » — (BOTTÉE DE TOULMON, extr. de sa brochure intitulée : *Des puys de Palinods au moyen âge*, p. 7.)

CHANTRE. — « Cantores autem sunt qui Dei laudatores repræsentant prædicatores, alios ad Dei laudes excitantes : eorum namque symphonia plebem admonet in unitate unius Dei perseverare. » (DURANDUS, *Ration. divin. offic.*,) cité par M. Danjou, *Revue de mus. relig.*, mars 1845, p. 120.)

Laissons parler d'abord l'abbé Lebeuf :

« Je ne peux mieux finir ce que j'avois à dire touchant l'estime que les anciens faisoient du chant, qu'en nommant quelques-uns des maîtres qui l'enseignoient. Ces maîtres étoient des gens savants et distingués : c'étoient les chantres ou préchantres même des églises cathédrales, ou au moins les sous-chantres, et à leur défaut quelqu'autre dignité. Guy, préchantre de l'Eglise du Mans, ne dédaigna pas de montrer le chant aux enfants; et il succéda dans l'évêché de cette Eglise au fameux Hildebert. Saint Gérald, né en Quercy, moine de Moissac, et depuis archevêque de Bragues, s'étoit fait un devoir d'enseigner le chant aux religieux qui ne le savoient pas. Il vivoit sur la fin du XIe siècle. (Voy. *Analect.*, t. III, p. 335; *Miscellan.* BALUZ, t. III, p. 179.)

« Comme dans beaucoup d'églises les chantres ou préchantres furent élevés à l'épiscopat, il se forma de là une coutume par laquelle les évêques se faisoient un honneur

(191) Plaque de bois grande comme les deux mains sur laquelle les chanoines et les chantres sont appuyés durant le chant des psaumes et des hymnes, et sont censés être debout.

de chanter seuls certaines pièces de chant à l'Office. Je ne parle point d'intonation d'antienne, ce qui est une minutie; mais de quelque chose de plus considérable. A Sens, où le chant a toujours beaucoup fleuri, l'archevêque devoit chanter le premier répons de l'année qui était *Aspiciens*, après la première leçon de matines du premier dimanche de l'Avent. En Normandie, le célébrant, quel qu'il fût, le Jeudi saint, devait chanter à l'autel la première antienne de Vêpres, *Calicem*. Or, primitivement une antienne ne s'entonnoit pas seulement, elle se disoit tout entière pour donner le ton au pseaume. A Beauvais (*ex. Cod. reg.* 3573), le premier distique du *Gloria, laus*, des Rameaux étoit chanté par l'évêque. A Evreux, le sixième répons de matines de presque toutes les grandes fêtes aussi par l'évêque. A Saintes (*Pontif. Xanton*, manuscript.), c'étoit à l'évêque à chanter à la bénédiction des huiles cette strophe entière : *Consecrare tu dignare, rex cœlestis patriæ, hoc olivum signum vivum contra jura dæmonum.* Voyez encore ce que dit Durand, évêque de Mende, à l'article de la fête de la Toussaint.

« Il ne faut pas s'étonner après cela de voir que, selon la règle du maître, ce fût à l'abbé à chanter l'invitatoire de matines. A Auxerre et ailleurs, encore de nos jours, ce sont les premières dignités qui le chantent aux grandes fêtes. Dans la fameuse abbaye de Saint-Tron (*Chron. S. Trudon., spicileg.*, T. VII, pag. 352), aux Pays-Bas, c'étoit aussi anciennement la coutume que l'abbé chantât un répons à matines des fêtes annuelles.

« De là vint la coutume ancienne par laquelle les évêques faisoient l'office de chantres aux obsèques des rois (*Martyrol. univ.* de M. Chastelain, p. 811). On lit qu'à la translation de saint Magloire l'an 1315, l'évêque de Laon célébrant la messe, l'abbé de Saint-Germain-des-Prés et l'abbé de Sainte-Geneviève tinrent chœur, et que pour chanter l'*Alleluia*, l'abbé de Saint-Denis se joignit à eux avec l'évêque de Sagonne; et, comme dit un poète de ce temps-là, ils chantèrent,

L'Alleluia mout hautement,
Et bien, et mésurément. »

(*Traité pratique sur le chant ecclésiastique*, par l'abbé Lebeuf, page 27 à 29.)

Chantre. — Le chantre, selon saint Isidore, est celui qui est chargé de chanter, de dire les bénédictions, les louanges, le sacrifice, les répons, et de tout ce qui concerne l'art du chant : *Ad psalmistam pertinet officium canendi, dicere benedictiones, laudes, sacrificium, responsoria, et quidquid pertinet ad peritiam canendi.* Durand de Mende, expliquant ce passage de la célèbre lettre à Luitfrid, dit que les *bénédictions* sont ici le *Benedicamus Domino;* les louanges, l'*Alleluia*, ou le *Christus vincit* ou le *Christus regnat*; le sacrifice, c'est *l'Offertoire;* le répons est l'office de la messe, et généralement tout ce qui se chante. (Gerbert, *De cantu et musica sacra*, t. Ier, p. 302, 303.) Honorius d'Autun (lib. I, cap. 6) compare les chantres à des apôtres. *Cantores, qui choros regunt, sunt apostoli, qui Ecclesias laudes Dei instruxerunt.* Et on lit dans les lois alphonsines (*Leges alfonsinæ*, part. I, tit. VI, l. 5) : « Chantre, tanto qui ere decir como cantar : y pertenece a su oficio de comenzar los responsos, y los hymnos, y los otros cantos, que se hubiere de cantar : tam bien en las procesiones, que se hicieren en el coro, como en las procesiones que se fieren fuera del coro : y el debe mandar a quien lea, o cante, las cosas que fueren de leer, o cantar, y a el deben obedecer los acolitos, y los lectores, y los psalmistas. »

Le *chantre* est aussi ancien que le culte religieux et public. L'Eglise judaïque, sous le règne de David, avait quatre mille chantres, qui, dirigés par des chefs et des présidents, chantaient les louanges du Seigneur dans le temple de Jérusalem. Dès que le développement du culte public, dans l'Eglise chrétienne, eut produit une gradation hiérarchique dans les diverses fonctions, l'emploi de *chantre* devint un ministère spécial, et fut élevé même à la dignité d'un des ordres mineurs dans la hiérarchie ecclésiastique, et distinct de celui de *lecteur : Si quis episcopus, vel presbyter, vel diaconus, vel subdiaconus, vel lector, vel cantor, vel ostiarius*, etc. (Concil. *in Trullo*, can. 4.) Le Pape Innocent III (lib. I, c. 1, *Myster.*) compte les chantres parmi les six ordres de clercs (192). Quand la fonction de chantre cessa d'être attachée à l'un des ordres mineurs pour être confiée à des laïques, le titre resta, dans les chapitres cathédraux et autres, comme une dignité capitulaire, conférant des devoirs, des droits et une préséance; dans celui de Paris, le chantre est le second dignitaire. Il avait autrefois la juridiction sur tous les maîtres et maîtresses d'école de la ville, des faubourgs et de la banlieue, ainsi que sur toutes les personnes qui dirigeaient des pensions, et même sur les répétiteurs de l'Université. Encore aujourd'hui, dans plusieurs chapitres des diocèses de France, le chanoine-chantre, aux grandes solennités, préside au chant des offices devant le lutrin, et porte quelquefois un grand bâton d'argent, insigne de sa dignité.

Voici quelques détails sur la dignité de chantre :

Le concile de Laodicée, tenu l'an 360, ordonne (canon 15) *qu'il n'y aura que les chanoines-chantres qui sont aux hautes chaires et qui lisent dans les livres, qui chanteront dans l'église.* (Grandcolas, t. Ier, p. 192.)

— « Le *chantre* des églises cathédrales de Rodez, du Puy-en-Velay et de la collégiale de Brioude, se servaient de mitres à la grand'messe du chœur, ainsi que les chanoines. » (*Voyag. lit.*, 147.)

— « Injonction à M. le chantre d'assister et de résider actuellement au chœur sous peine, etc. » (*Ibid.*, p. 211.)

— « Obligation des chantres et sous-chantres. » (*Ibid.*, pp. 211-212.) Cette disposition existait pour les rubriques *annuel*, *double*, etc.

— « Le jour de Pâques et le jour de la Pentecôte, entre None et Vêpres, tout le clergé allait (jusqu'à la fin du XVIIe siècle) quérir processionnellement M. le chantre chez lui, et par reconnaissance et par civilité il leur présentait à boire ; faute de quoi cela s'est aboli. C'était pourtant un honneur quasi-épiscopal, et un des plus beaux qu'une dignité de chapitre pût avoir. » (A Saint-Aignan d'Orléans.) [*Ibid.*, p. 209.]

— « A l'installation des chanoines de cette église (Saint-Pierre-en-Ponet) le chantre fait toucher au nouveau chanoine l'Antiphonaire qui est sur l'aigle au milieu du chœur, pour lui marquer qu'il est obligé de chanter. » (P. 215.) Nous verrons tout à l'heure l'opinion de Bordenave à ce sujet.

— « Le *préchantre*, comme le doyen des chanoines, prenait double portion au chapitre de la cathédrale de Paris. *Qui bene præsunt, duplici honore digni sunt.* Aussi ne pouvaient-ils s'absenter du chœur. » (*Ibid.*, p. 259.)

— « Guillaume de Flavecourt, archevêque de Rouen, fonda le collége du Saint-Esprit pour six chantres ou chapelains, tint plusieurs conciles dont nous avons les canons, et il mourut le 6 avril l'an 1306. » (*Ibid.*, p. 270.)

— « A Rouen, il y avait quatre colléges de chapelains des *chantres*, dont l'un, nommé d'*Albane*, fut fondé par Pierre de Cormieu, cardinal d'Albe, précédemment archevêque de Rouen, pour dix chantres dont quatre seraient prêtres, trois diacres et trois sous-diacres, qui devaient demeurer ensemble dans une même maison ou sous un même toit et vivre en communauté : il n'y a pas cinquante ans qu'on y vivait encore de la sorte, avec lecture durant les repas. » (*Ibid.*, p. 279.)

— « A Rouen, quand un chanoine voulait sortir du chœur, il en demandait la permission au doyen, et les ecclésiastiques au chantre. » (*Ibid.*, p. 283.)

— « L'Ordinaire de l'église cathédrale de Rouen porte (pour les processions des Rogations) : *Nota quod qualibet die trium dierum processionis religiosi S. Audoeni tenentur mittere per suos servitores ad domum cantoris ecclesiæ Rotomagensis vel ejus locum tenentes, hora prandii, unum panem magnum, unam glanam boni vini, honestum ferculum piscium, et unum magnum flaconem de pinguedine lactis, sicque in duobus primis diebus reportantur vasa, et in tertia die dimittuntur, ex pertineat cantoris.* » (*Ibid.*, p. 344.)

— A Rouen, « M. le chantre officie en chape, avec son bâton, à la grand'messe des fêtes triples et doubles et aux obits solennels. Il doit faire taire ceux qui causent dans le chœur et il a droit de correction légère sur ceux du clergé, qui est spécifiée jusqu'à un soufflet. Il avait le droit de tenir ou de faire tenir écoles de chant. » (*Ibid.*, pp. 355-356.)

— « Le sixième jour après l'Ascension, on fait à Rouen lecture des anciens statuts du chapitre général de la cathédrale qui commence tous les ans le jour de l'Assomption. Les chanoines, les chantres, les chapelains, les habitués et enfants de chœur étaient obligés d'y assister. » (*Ibid.*, p. 371.)

— « Jamais le prieur de Saint-Lô (S. Laudus) de Rouen n'encensait les autels et ne chantait soit l'évangile, soit l'homélie, soit le capitule, soit l'oraison aux grandes fêtes, qu'il n'eût deux porte-chandeliers pour lui éclairer. C'était le chantre qui lui présentait et lui tenait le Collectaire : *Cantore sibi de libro ministrante.* » (*Ibid.*, pp. 393-394.)

Les chanoines sont-ils tenus de faire l'office? — « Quelques-uns croient que les chanoines ne sont point tenus de chanter indifféremment avec les autres prébendiers du chœur, attendu leur qualité, et qu'ils satisfont à leur office et au précepte de l'Eglise, en disant bas leurs versets, et même en écoutant les autres qui chantent.

« Mais, d'autre part, on dit que les chanoines de leur institution doivent psalmodier au chœur, sur peine de péché et qu'ils offensent mortellement toutes les fois qu'ils sont en cela négligents, et l'on confirme cette assertion par la disposition du droict commun, l'authorité des conciles, décisions des docteurs et par la raison.

« Car nous lisons ès saints canons (193) *ut quilibet clericus Ecclesiæ deputatus, qui ad quotidianum psallendi officium Matutinis vel Vespertinis horis ad ecclesiam non convenerit, deponatur a clero.* Le Pape Grégoire, dans ses décrétoires, et le Pape Boniface s'accordent à dire que la seule présence ne donne pas les distributions, mais l'assistance à l'office, duquel le chant fait au chœur la meilleure partie. Le Pape Clément déclare pareillement (194) *ut horis debitis, in cathedralibus, regularibus et collegiatis Ecclesiis, horæ canonicæ per clericos devote psallantur* : sans distinguer les chanoines des autres clercs ou ministres de l'Eglise.

« De même les saints conciles obligent les chanoines à chanter au chœur. Le concile de Basle déclare mesme que les contrevenants doivent être punis par le chapitre. Le concile de Trente, pour retrancher toute réplique, déclare qu'ils soient contraints de chanter au chœur de l'église eux-mêmes, et non par des substituts en leur place. Voici ses propres termes : *Omnes canonici divina per se, et non per substitutos, compellantur obire officia, atque in choro ad psallendum instituto, hymnis et canticis Dei nomen reverenter, distincteque laudare* (195).

« La décision de nos docteurs canonistes n'est pas moins expresse. Guimier, en ses

(192) Amalaire met les chantres au huitième ordre dans l'église : *Septem gradus sunt ordinatorum, octavus cantorum, nonus et decimus auditorum utriusque sexus.* (Lib. III *De Eccl. offic.*, cap. 5.)

(193) Can. *Si quis presbyter*, 92.

(194) *Missar. et aliis divinis officiis*, in *Clementinis*.

(195) Concil. Trident., sess. II, IV, cap. 12, *De reform.*, circa f.

notes sur la sanction pragmatique, enseigne que ne chanter point au chœur avec les autres mansionaires est un péché et même un larrecin. Zecchius (196) discourant en sa *République*, sur les offices divins, escrit que les chanoines qui ne psalmodient point au chœur, pèchent s'ils prennent la distribution ordinaire. Soto (197) plaint la condition des chanoines qui demeurent au chœur muets. Enfin il exhorte un chacun à prendre garde de ne point dire son office ailleurs qu'au chœur, en chantant sa partie avec les autres. Comme Azor est encore d'opinion que les chanoines ne satisfont pas à l'obligation qu'ils ont de réciter leur office, s'ils ne chantent au chœur (198). Et ensuite il propose : *An sibi acquirant eos fructus quos distributiones quotidianas appellant, si in choro non cantent?* et répond que non : D'autant que tels fruits sont donnés aux chanoines, *Ratione cantus in choro, et non ratione solius præsentiæ; at quod datur ob causam, ea non secuta, minime debetur.* Bref tous les docteurs sont de tels avis.

« Et la raison nous dicte cela mesme. Car sans doute une vertu unie a bien plus de force qu'une divisée : un aide mutuel n'est pas peu, et le frère soulagé du frère chante avec beaucoup plus de facilité. D'ailleurs il est fort séant et utile que la parole, passant du cœur aux lèvres, soit énoncée par la voix, et que les chanoines par icelle louent et recognoissent leur créateur. Car la psalmodie étant un des principaux instruments, au moyen duquel ils peuvent communiquer l'ardeur de leurs affections, il est raisonnable qu'ils tirent du dedans de leur âme au dehors ce qu'ils y ont, et qu'ils en fassent voir le fond et passer en autruy ce qui est en eux. De plus, la psalmodie, augmentant les mouvements de l'âme, l'échauffe et l'enflamme en telle façon, que ses désirs, prenant comme des ailes, l'enlèvent toujours plus haut, dressent leur vol au ciel, maintiennent un doux accord de l'âme avec Dieu, séparent l'esprit de la terre, le dépouillent des sens, font oublier à l'homme l'amour des créatures et celuy de soy-mesme, pour l'attacher à celuy de son créateur, et le font éloigner des tempestueux exercices du monde, pour aller fondre dans le sein de cette tranquillité céleste, dans le port de cette béatitude éternelle, qui est de ne penser qu'à Dieu et de ne désirer que luy. Que si la voix d'un seul chantre opère en luy et ès escoustans cet effet admirable, combien plus grand deviendra-t-il, quand les voix de plusieurs chanoines animés d'un mesme chant, d'un mesme vœu, d'un mesme désir, élèveront, par un commun effort, leurs affections au ciel et les attacheront par un commun désir de charité au principe de leur félicité. Et quoy! les chanoines seront-ils au chœur, pour n'y servir que de nombre. Voudroient-ils estre enveloppez dans ce proverbe : *παρὼν ἀποδημεῖ, id est, præsens abest vel peregrinatur?* Quel honneur pour eux d'estre accomparez aux jettons qui ne valent que pour remplir une place? Certes l'on n'a point accoutumé de soudoyer les soldats pour tenir leurs bras croisés, ni de salarier les ouvriers d'une vigne pour s'asseoir et ne rien faire ; mais pour travailler et mettre les mains à la besogne.

« Pour moy j'estime l'opinion de Garcia, de Suares, de Moneta et de Bonacina, la plus probable, et je dis avec eux que les chanoines sont tenus absolument, *justo cessante impedimento*, de chanter au chœur les pseaumes, hymnes et autres choses qui s'y disent alternativement, ou sont respondues à l'hebdomadier, sur peine de restitution de fruits. » (*De l'estat des églises cath. et colleg.*, par Jean de Bordenave; Paris, 1643, p. 196-201, passim.)

CHANTRE dans les églises protestantes. — « Chez les réformés on appelle *chantre* celui qui entonne et soutient le chant des psaumes dans le temple ; il est assis au-dessous de la chaire du ministre sur le devant. Sa fonction exige une voix très-forte, capable de dominer sur celles de tout le peuple, et de se faire entendre jusqu'aux extrémités du temple. Quoiqu'il n'y ait ni prosodie ni mesure dans notre manière de chanter les psaumes, et que le chant en soit si lent qu'il est facile à chacun de le suivre, il me semble qu'il serait nécessaire que le chantre marquât une sorte de mesure. La raison en est que le chantre se trouvant fort éloigné de certaines parties de l'église, et le son parcourant assez lentement ces grands intervalles, sa voix se fait à peine entendre aux extrémités, qu'il a déjà pris un autre ton et commencé d'autres notes ; ce qui devient d'autant plus sensible en certains lieux, que le son arrivant encore beaucoup plus lentement d'une extrémité à l'autre que du milieu où est le chantre, la masse d'air qui remplit le temple se trouve partagée à la fois en divers sons fort discordants qui enjambent sans cesse les uns sur les autres et choquent fortement une oreille exercée ; défaut que l'orgue même ne fait qu'augmenter, parce qu'au lieu d'être au milieu de l'édifice, comme le chantre, il ne donne le ton que d'une extrémité.

« Or, le remède à cet inconvénient me paraît très-simple ; car comme les rayons visuels se communiquent à l'instant de l'objet à l'œil, ou du moins avec une vitesse incomparablement plus grande que celle avec laquelle le son se transmet du corps sonore à l'oreille, il suffit de substituer l'un à l'autre, pour avoir, dans toute l'étendue du temple, un chant bien simultané et parfaitement d'accord. Il ne faut pour cela que placer le chantre, ou quelqu'un chargé de cette partie de sa fonction, de manière qu'il soit à la vue de tout le monde, et qu'il se serve d'un bâton de mesure dont le mouve-

(196) Lœlius Zecchius, *De Republ. Eccles.*, c. 2, 4.
(197) Soto, *De Inst. et jure*, l. x, q. 5, art. 4.
(198) Azorius, 1 parte, *Instit. moral.*, l. x, c. 11, q. 5

ment s'aperçoive aisément de loin, comme, par exemple, un rouleau de papier : car alors, avec la précaution de prolonger assez la première note pour que l'intonation en soit partout entendue avant qu'on poursuive, tout le reste du chant marchera bien ensemble, et la discordance dont je parle disparaîtra infailliblement. On pourrait même, au lieu d'un homme, employer un chronomètre dont le mouvement serait encore plus égal dans une mesure si lente.

« Il résulterait de là deux autres avantages : l'un que, sans presque altérer le chant des psaumes, il serait aisé d'y introduire un peu de prosodie, et d'y observer du moins les longues et les brèves les plus sensibles ; l'autre, que ce qu'il y a de monotonie et de langueur dans ce chant pourrait, selon la première intention de l'auteur, être effacé par la basse et les autres parties, dont l'harmonie est certainement la plus majestueuse et la plus sonore qu'il soit possible d'entendre. » (J.-J. Rousseau.)

CHANTRERIE. — Mot qui veut dire école des chantres, ou maîtrise; il est employé dans ce sens par Poisson, *Traité du chant grégorien*, p. 80.

Chantrerie, en latin *cantare, cantate, cantoriolium, cantagium*. — Office solennel pour les morts, service anniversaire pour les morts.

Apud Du Cange : in ch. Ludov. XI. pro cul. *de Clery* ann. 1471 (ex reg. 185. *Chartoph. reg.*, ch. 622) : *A la charge.... de faire par chacun an après nostre décès, à tel jour qu'il aura esté, une* CHANTRERIE *de trois grands messes.*

Capitula general. mss. S. Victoris Massil., *Item statuimus et ordinamus, quod illi qui facere faciunt cantaria sive anniversaria teneantur die cantaris facere fieri cantare, et quod de summa legata pro cantari, illud teneantur expendere in pitanciis conventus.* Pluries ibidem legitur.

Voilà pour Marseille, voici pour Digne :

Nova Gall. Christ., tom. III, col. 1126, ex Necrologio Ecclesiæ Diniensis : *Eodem die obiit Dominus Nicolaus episcopus.... ideo dicta die fiendum est cantare pro anima sua.*

Et pour Aix :

Statuta ecclesiæ Aquensis, mss. : *Quando mandatum est cantare...... si pro illo cantari debeat de sero, officium mortuorum celebrari, quod illi qui non interfuerint in illo officio, medietatem perdant eleemosynæ eis fiendæ, nec tantum* (*f.*, totum) *habere sperent, ne detur laicis materia cantaria non faciendi : in crastinum vero si in cantari fuerint, medietatem eleemosynæ habeant et non ultra.* Judicium anni 1441 inter canonicos et clericos beneficiatos eccl. aquensis ex archivis ejusdem : *Item ordinamus ut supra, quod distributiones pecuniarum pro cantaribus in tabula anniversariorum descriptis non dentur canonicis seu clericis qui non interfuerint eisdem, sed solum illis qui die statuta in dicta tabula missas pro animabus illorum qui dicta cantaria reliquerint, celebraverint, ministrentur.*

Il est évident que, dans les trois précédentes citations, le mot *cantare* est la traduction du mot provençal *cantat* (*cantar, cantá*, suivant le *Dictionnaire provençal* d'Honnorat, *absoute, service pour les morts.*) Et Du Cange le dit : *Etiamnum provinciales Cantat vocant missam quæ cantatur die obitus quotannis recurrente.* Nous avons entendu nous-même de vieux prêtres provençaux qui avaient l'habitude de franciser certains mots patois, et qui disaient : Il y a aujourd'hui un *chanté* (un *chanter*).

Chantrerie. — Signifie aussi la dignité et les fonctions de chantre.

Ap. Du Cange : Charta math. de Montemor. ann. 1230, in *Chartul. Campan.* ex Cam. Comput. Paris, fol. 355. r° col. 2. : *Ponimus etiam in ista parte..... patronatum præpositurœ, thesaurariæ et cantariæ S. Johannis de Nogento.*

CHAPELLE DE MUSIQUE. — On peut faire remonter au temps de Clovis les premiers commencements d'une chapelle de musique. Après sa conversion, ce prince eut des *prêtres domestiques* pour célébrer tous les jours devant lui les saints mystères, auxquels il assistait dès le matin. Sidoine Apollinaire raconte que les rois goths avaient aussi cette coutume. Si des rois ariens et voisins de Clovis avaient toujours avec eux, et dans leur palais, des prêtres domestiques, ne doit-on pas présumer que ce prince ne se montrât plus assidu aux exercices de piété ? Aussi voyons-nous, par une lettre de saint Remy, que ce saint exhorte Clovis à porter un grand respect à ses prêtres. Quant à ce joueur d'instruments envoyé en France par Théodoric, roi des Ostrogoths en Italie, comme nous l'apprenons par les lettres de Cassiodore, il n'est pas sûr qu'il ait été demandé par Clovis pour les besoins de sa chapelle. Comme il ne paraît rien dans cette lettre qui donne lieu de le présumer, et que d'ailleurs les historiens rapportent que les rois avaient de ces sortes de joueurs d'instruments pour les divertir pendant les repas, nous n'osons pas nous servir de ce témoignage. « Nous vous envoyons, dit Théodoric dans sa lettre à Clovis, un joueur d'instruments habile dans son art, il pourra vous donner du plaisir par la douceur de sa voix et l'adresse de ses mains; et nous croyons qu'il vous sera d'autant plus agréable, que vous l'avez demandé avec beaucoup d'empressement. *Citharedum arte sua doctum pariter destinavimus expetitum, qui ore manibusque, consona voce cantando, gloriam vestræ potestatis oblectet, quem ideo fore credimus gratum, quia ad vos magnopere judicastis expetendum.* »

Théodoric, un des fils de Clovis, et roi d'Austrasie, eut aussi une chapelle et des prêtres domestiques comme son père. Ce prince étant allé dans l'Auvergne, qui était unie au royaume d'Austrasie, avait été touché de la modestie et de la beauté de la voix de saint Gal que Quintien, évêque d'Auvergne, avait fait sortir du monastère de Cournon pour le mettre dans son église. Quant à saint Gal, il était fils de George, sénateur romain, qui tirait sa naissance d'Evectius Epagatus, martyr. L'évêque Quintien accorda saint Gal à Théodoric, qui le mena en Austrasie et le garda avec lui dans son palais, où ce jeune chantre, par la douceur de sa voix et la pureté de ses mœurs, devint si agréable au roi et à la reine, qu'ils le chérissaient comme un fils.

Les prêtres de la chapelle ne se contentaient pas de chanter dans l'intérieur. Nous voyons qu'à la translation des restes mortels de la reine Clotilde, femme de Théodoric, les prêtres accompagnant le convoi *chantoient par les chemins.*

Sous Childebert, autre fils de Clovis, la musique royale fut vraisemblablement établie dans l'église cathédrale de Paris, ainsi que le témoigne Christophorus Broverus, interprète de Fortunat, évêque de Poitiers. Ce dernier parle de cette musique comme d'une nouveauté : *Institutum quoddam recens psalmodiarum.*

On ne peut guère douter que saint Germain n'ait été le chef de la chapelle de Childebert, comme le même Venance Fortunat a été au service de la reine Radegonde en qualité de prêtre domestique.

Chilpéric, ayant eu un fils, fit délivrer les prisonniers dans toute l'étendue de ses Etats. « Il n'y a pas lieu de douter que ce ne soit Chilpéric, dit un auteur, qui a donné commencement à cette louable coutume que nous lisons dans les formules de Marculphe, que les rois ordonnaient, à la naissance de leurs enfants, de mettre en liberté trois hommes et trois femmes esclaves, dans chaque lieu qui appartenait au fisc, » et cette coutume s'est perpétuée jusque vers les derniers temps de la monarchie; mais ce qui doit exciter principalement notre intérêt, c'est que « tout contribue à persuader que Chilpéric se servit de ses prêtres domestiques pour cette action de piété. Ce fut également par leur ministère qu'il fit porter devant lui quantité de reliques, voulant entrer dans la ville de Paris. »

Gontran assistait très-souvent à l'office divin qui se célébrait dans son oratoire. Il avait accoutumé d'y entendre Matines, et le plaisir qu'il prenait à faire chanter pendant ses repas des répons et des hymnes par des diacres et des clercs, doit faire supposer qu'il mêlait volontiers sa voix à celle de ses prêtres, à l'exemple de l'empereur Théodose le Jeune, qui se rendait dès le matin dans son oratoire pour y chanter alternativement les hymnes et les répons avec ses sœurs et ses ecclésiastiques. *Nam primo ipso diluculo*, dit Socrate, *una cum sororibus suis, hymnos et responsoria alternatim dicebat.*

Quant à Gontran, il ne faut pas oublier que ce fut dans ce même oratoire, où il se rendait un jour avec une escorte moins nombreuse qu'à l'ordinaire, qu'on aperçut un homme caché et feignant de dormir dans le dessein de l'assassiner; ce n'était pas la première fois que son goût pour les offices religieux avait exposé la vie de ce prince. Une autre fois, étant à Châlons où l'on célébrait la fête de saint Marcel, tandis qu'il se disposait à s'approcher de la sainte table, on surprit un homme armé de deux couteaux qui le guettait pour mettre fin à ses jours. Gontran ne voulut pas qu'on fît mourir cet assassin, parce qu'on l'avait arrêté dans l'église.

Il est à croire que, parmi les prêtres domestiques de Gontran, il y en avait de très-considérables en dignité.

Theutarius était prêtre domestique de Childebert, et peut-être le chef de son oratoire.

Leupéricus était prêtre domestique de Brunehaut. Nous lisons dans la Vie de saint Berthaire qu'il « était *archichapelain* de Frédégonde et de Clotaire II, qu'il avait soin dans leur palais de quantité de reliques, et qu'après s'être acquitté très-longtemps de cette fonction, il avait été fait évêque de Chartres. Je suis persuadé que le nom d'*archichapelain* n'était pas encore usité, pour signifier le chef des prêtres domestiques de nos rois; mais l'auteur qui a écrit cette Vie exprime l'emploi de saint Berthaire par le nom qu'il voyait que portaient ceux qui en avaient un semblable de son temps (199). »

Saint Rustique fut chef de la chapelle de Clotaire II, et l'historien de la Vie de saint Didier, évêque de Cahors, lui donne le nom d'abbé de l'oratoire du palais royal.

Maurinus, chantre de Clotaire *cantor in palatio regis laudatus*; saint Sulpice, également chef de la chapelle de ce roi Clotaire; Warimbertus, abbé de Saint-Médard, et plus tard évêque de Soissons, très-probablement aussi avaient été prêtres domestiques de Clotaire.

Pour ce qui est du mot de *chapelle*, il est très-croyable que ce fut sous le règne de Dagobert qu'on commença de désigner ainsi, non-seulement ce qui renfermait les reliques des saints, mais aussi les lieux où elles étaient honorées; et du nom de *chapellains*, les prêtres qui avaient soin de les porter à la suite du prince, puisque nous voyons dans des titres de ce temps-là que le mot de *capella* y est pris dans ce sens, et que Marculphe s'en sert dans ses formules.

Ainsi Aiglibert, évêque du Mans, était *archichapelain* du roi Thierry. Il est désigné de la même façon dans le privilége accordé par Thierry à lui et aux évêques du Mans. Il y est appelé le premier des évêques, *archicapellanus et princeps episcoporum.*

Quoi qu'il en soit, le chant, en France, retomba dans la barbarie depuis les fils de

(199) « Plusieurs prebstres s'appellent chapelains pour ce que les roys de France vouloient porter la chappe de saint Martin en la bataille, par devotion, et ceux qui gardoient la dicte chappe étoient nommez chappelains. L'office d'iceux avec la garde de ceste chappe estoit d'appaiser l'ire de Dieu par prieres qu'ils luy faisoient, et à saint Martin, dedans une petite case, ou tente couuerte de peaux ou l'on chantoit la messe : depuis ce temps-là, les lieux ordonnez pour celebrer la messe furent appellez chapelles, *à cappa.* » (*Le Thresor de l'Eglise catholique*, par F. Noël TAILLE-PIED; Paris, Nic. Boufons, 1586, in-24, p. 95-96.)

Clovis, et ce ne fut plus que lorsque le Pape Etienne II vint trouver Pépin, que la chapelle royale fut instruite au chant et aux cérémonies romaines par les chantres et les chapelains du Pape.

Tout le monde sait que deux chantres furent envoyés à Rome par les ordres de Charlemagne pour s'instruire des véritables règles du chant. Nous-même, nous rapportons cette histoire en son lieu. Mais on ne sera pas fâché de trouver ici une version particulière de ce fait que nous trouvons dans les *Antiquités de la chapelle royale* de Dupeyrat, et qu'il rapporte d'après le moine de Saint-Gall.

« Le moine de Saint-Gall raconte que Charlemagne, voulant rétablir au chant de l'Eglise une même et semblable harmonie par tout l'empire, envoya en France douze chantres excellents. Ces chantres du Pape complotèrent ensemble de diversifier tellement le chant, que jamais les Français ne pourroient apprendre d'eux une même harmonie. Si bien qu'après avoir été honorablement reçus en la cour de Charlemagne, dès qu'ils furent envoyés en divers lieux, ils enseignèrent les François si diversement et avec tant de corruption en la façon de chanter, que l'empereur ayant passé les fêtes de Noël et des Rois une certaine année en la ville de Trèves et en celle de Metz, où il prit un extrême plaisir à cette façon de chanter à la romaine; et l'année suivante passant les mêmes fêtes à Paris et à Tours, et n'oyant rien de semblable à l'harmonie de l'année précédente à Metz, voire même ayant voulu curieusement ouïr les autres qu'il avait envoyés en divers lieux et les trouvant tous différents et discordants les uns des autres, il en fit sa plainte au Pape Léon, successeur du Pape Adrien. Le Pape condamna les uns au bannissement, les autres à la prison perpétuelle; et il manda à Charlemagne qu'il craignoit, en lui envoyant d'autres chantres de Rome, qu'aveuglés de même envie, ils ne lui jouassent de mêmes tours (*sic*). Mais que si l'empereur vouloit envoyer à Rome deux clercs de sa chapelle, hommes d'esprit et d'entendement, et qui pussent se comporter de manière à ne point laisser juger qu'ils fussent de la chapelle de Charlemagne, il l'assuroit que, moyennant la grâce de Dieu, ils apprendroient en bref à chanter parfaitement à la romaine; ce qui fut fait par Charlemagne : *Misit de latere suo duos ingeniosissimos clericos*, dit l'abbé de Saint-Gall; et quelque temps après le Pape lui renvoya ces deux ecclésiastiques fort bien instruits au chant de Rome, dont il retint un auprès de sa personne et envoya l'autre à Metz.

« C'est d'après cet exemple que Leidrad, ancien chapelain de Charlemagne, archevêque de Lyon, régla dans cette ville l'*ordre de psalmodier* conformément à ce qui se pratiquoit à la cour de Charlemagne, et y institua une compagnie de chantres et un corps de lecteurs. »

Le même moine de Saint-Gall rapporte que les veilles de chaque fête, époques où Charlemagne avait l'habitude d'assister à Matines, le *maître chantre, magister* SCHOLÆ, indiquait à chacun de la chapelle les respons qu'il devait chanter la nuit à Matines. « *Fuit consuetudo*, dit-il, *ut magister scholæ designaret pridie singulis quod responsorium cantare debeant in nocte.*

Il semble que les officiers de Charlemagne sussent tout l'office divin par cœur, et qu'ils fussent tous très-experts, du moins à chanter et à lire promptement; car on lit encore dans le moine de Saint-Gall : *Nullus in basilica doctissimi Caroli lectiones cuiquam recitandas injunxit, nullus ad terminum, vel ceram imposuit, vel saltem unguibus quantulumcunque signum impressit; sed cuncti omnia quæ legenda erant, ita sibi nota facere curarunt, ut quando inopinato legere juberentur irreprehensibiles apud eum invenirentur.*

Selon le même chroniqueur, Charlemagne faisait signe avec le doigt ou avec une baguette à celui qu'il désirait entendre chanter ou lire; et il lui faisait ensuite entendre avec un bruit du gosier quand il voulait qu'il cessât.

La chapelle de Charlemagne avait un officier qui remplissait, sous l'archichapelain, les mêmes fonctions que plus tard les deux sous-maîtres de la chapelle de musique, et qui était appelé *paraphonista, qui in medio cantantium*, dit le moine de Saint-Gall, *levato peniculo, ictum ei qui non caneret minabatur.* Le même est appelé *phonascus* par d'autres auteurs, *id est, vocis pronuntiationisque magister et moderator, qui vocem intorquere, remittere, lenire et exasperare docet.*

La chapelle de plain-chant, qui avait déjà existé sous les première et deuxième races, comme on vient de le voir, fut instituée sous François Ier, en même temps que celle de musique, en 1543.

Mais de 1543 à 1557 il n'y eut point de maître de chapelle de plain-chant en titre d'office. Seulement un chantre de la chapelle de musique était commis par le roi pour avoir la surintendance sur les officiers de la chapelle de plain-chant.

Le premier chantre de musique qui eut cette surintendance fut (1543 à 1548) Guillaume Gallicet, chantre et chanoine ordinaire de la chapelle de musique. Il est ainsi qualifié de *chanoine* par les comptes des menus plaisirs du roi, pour lesdites années.

De 1550 à 1560, cette surintendance fut occupée par Anne Trialier, chantre, chanoine de la chapelle de musique.

A partir de 1562 la chapelle de plain-chant eut des maîtres en titre d'office. Ce furent : Félix de Varmond, pour cette même année 1562; J.-B. Bencyveny, pour 1570; Nicolas Fumée, pour 1574 à 1577, et Nicolas Brulart, abbé de Saint-Martin d'Autun, pour 1577 à 1585.

La chapelle de plain-chant était composée d'un maître, douze chantres, un clerc de chapelle, et un muletier pour porter les coffres.

Ces chantres chantaient tous les jours, à la suite de la cour, les sept heures cano niales ou réglées.

Disons un mot des enfants.

Dans les comptes des menus plaisirs de François Ier et de Henry II, les enfants attachés à la chapelle de musique sont appelés *pages*. — Dans un compte pour l'année 1558, ils sont appelés les *petits chantres de la chapelle du roi*. Plus tard, sur l'état de la musique, ils sont appelés *enfants*.

Fortunat décrivant la psalmodie nouvellement introduite de son temps en la cathédrale de Paris par saint Germain, les appelle *infantes;* Victor Uticensis, *infantuli;* saint Jérôme, *adolescentuli;* le même Fortunat, en un endroit, *chorales*.

L'état de la chapelle de musique portait deux précepteurs de grammaire pour les enfants, à l'imitation de l'ordonnance de Charlemagne, laquelle enjoignait *ut scholæ legentium puerorum fiant, psalmos, horas cantus, computum, grammaticam per singula monasteria, vel episcopia discant.*

La chapelle impériale de Sainte-Sophie à Constantinople étoit organisée sur le même modèle. Un officier appelé *protopsalte* étoit chargé de la direction des chantres.

Il y avait également à l'église Sainte-Sophie, un *protopsalte* ayant sous ses ordres deux officiers, l'un le *domestique du premier chœur*, l'autre *le domestique du second chœur*, qui peuvent être comparés aux deux sous-maîtres de la chapelle de musique française.

Mais toutes ces chapelles avaient pris pour type l'ancienne école de Rome, appelée *schola cantorum*, qui avait un chantre de musique nommé *primicerius*, ou *prior scholæ cantorum*, et sous lui quatre autres, nommés *primus*, *secundus*, *tertius*, *quartus scholæ*; les trois premiers étaient nommés *paraphonistæ*, et le quatrième *archiparaphonista*, dont l'office était de soumettre au Pape ce qui était nécessaire touchant les chantres.

Emoluments des chantres de la chapelle de plain-chant. — Guillaume Gallicet, chantre et *chanoine* ordinaire de la chapelle de musique, chargé sous Henri II de la surintendance des officiers de la chapelle de plain-chant, avait pour cette charge, d'après les comptes des menus plaisirs du roi, *sept vingt livres de gages par an.*

Les chantres de la chapelle de plain-chant avaient également *sept.vingt livres chacun;* le clerc de chapelle *soixante livres*, le muletier pour porter les coffres, *huit vingt livres.*

Emoluments des sous-maîtres de la chapelle de musique. — Sous François Ier, toujours d'après les comptes des menus plaisirs du roi, Claude de Servisi, sous-maître de la chapelle de musique, avait 600 livres de gages; son collègue Louis Aurant, n'en avait que 300. Sous Henri II, le même Claude de Servisi avoit 700 livres; mais ses deux collègues, Rousseau et Belin, seulement 300 livres chacun.

Sous Henri IV et Louis XIII, la chapelle-musique était composée, outre le maître, de cinquante officiers servant par semestre; savoir : huit chapelains et quatre clercs de chapelle, pour le ministère de l'autel; deux maîtres de musique, appelés *sous-maîtres*, pour composer des motets et battre la mesure; deux joueurs de cornets, huit basses-contre, huit tailles, huit hautes-contre; deux dessus *mués*, six enfants de chœur, et deux précepteurs de grammaire pour les enfants.

Sous Louis XIV le nombre des sous-maîtres fut porté à quatre, au nombre desquels était le fameux Michel de La Lande, et le corps de la musique augmenté de plus de quatre-vingts musiciens. Mais en 1761, la musique *de la Chapelle* fut réunie à celle de la *Chambre*, et placée sous les ordres du grand aumônier, pour ce qui concernait le service de la Chapelle.

Des réductions importantes furent opérées sous Louis XV.

Voici, suivant l'abbé Oroux, les noms des maîtres de la chapelle-musique depuis 1543 jusqu'en 1760. Nous mettons à la suite les noms des sous-maîtres donnés par Du Peyrat depuis François Ier jusqu'à Louis XIII.

MAITRES DE LA CHAPELLE-MUSIQUE.

D: 1543 à 1547. — François de Tournon, cardinal archevêque de Lyon.

1547 à 1553. — Paul de Carrette, évêque de Cahors.

1553 à 1584. — Jean de la Rochefoucault. —

1584 à 1589. — François de la Rochefaucault, évêque de Clermont.

1591 à 1601. — Philippe du Bec, archevêque de Reims.

1601 à 1621. — Christophe de l'Estang, évêque de Carcassonne.

1621 à 1632. — Jean-François de Gondi, premier archevêque de Paris.

1632 à 1665. — Cyrus de Villers-la-Faye, évêque de Périgueux.

1665 à 1710. — Charles Maurice le Tellier, archevêque de Reims.

1710 à 1716. — Melchior de Polignac, archevêque d'Auch, cardinal.

1716 à 1732. — Louis de Breteuil, évêque de Rennes.

1732 à 1760. — Louis Gui Guerapin de Vauréal, évêque de Rennes.

SOUS-MAITRES DE LA CHAPELLE-MUSIQUE.

1543 à 1545. — Claude de Servisi et Louis Aurant.

1547 à 1553. — Le même Claude de Servisi; Hilaire Rousseau; Guillaume Belin.

Depuis 1577. — Didier Leschenet; Nicolas Milot; Ducaurroy; Garnier. Et sous Louis XIII, à l'époque où Du Peyrat écrivait: Formé et Picot.

Nous avons suivi pour l'ancienne histoire de la chapelle-musique divers auteurs, entre autres Du Peyrat et l'abbé Oroux. Les lecteurs qui désireraient avoir de plus amples détails sur les règnes de Louis XIV, Louis XV, Louis XVI, de l'empereur Napoléon, de Louis XVIII et de Charles X, pourront consulter la *Chapelle-musique* de M. Castil-Blaze, publiée en 1832, ouvrage fort spirituel, mais malheureusement fort léger.

Nous aimons mieux citer la page suivante de l'éloquent auteur des *Institutions liturgiques*.

« Une des causes, dit le R. P. abbé de Solêmes (*Inst. liturg.*, t. Ier, p. 209 et suiv.), qui maintinrent la liturgie romaine-parisienne dans un état si florissant, fut l'influence de la cour de nos rois d'alors, dont la chapelle était desservie avec une pompe et une dévotion merveilleuses. Charlemagne, Louis le Pieux, Charles le Chauve, trouvèrent de dignes successeurs de leur zèle pour les divins offices dans les rois de la troisième race. A leur tête nous placerons Robert le Pieux et saint Louis. Le premier, monté sur le trône en 996, régla tellement son temps, qu'il en donnait une partie aux œuvres de piété, une autre aux affaires de l'Etat, et l'autre à l'étude des lettres. Chaque jour, il récitait le Psautier et enseignait aux clercs à chanter les leçons et les hymnes de l'office. Assidu aux offices divins, et plus zélé encore que Charlemagne, il se mêlait aux chantres, revêtu de la chape et tenant son sceptre en main. Le XIe siècle, si illustre par la réédification de tant d'églises cathédrales et abbatiales, s'ouvrit alors sous les auspices de ce pieux roi, qui fonda lui-même quatorze monastères et sept églises. Comme il était grand amateur du chant ecclésiastique, il s'appliqua à en composer plusieurs pièces, d'une mélodie suave et mystique, que l'on chercherait vainement aujourd'hui dans les livres parisiens, d'où elles furent brutalement exclues au XVIIIe siècle, mais qui régnèrent, dans toutes les églises de France, depuis le temps de Robert jusqu'à la régénération gallicane de la liturgie. Ce pieux prince, qui se plaisait à enrichir les offices de Paris des plus belles pièces de chant qui étaient en usage dans les autres églises, envoyait aux évêques et aux abbés de son royaume les morceaux de sa composition, que leur noble harmonie, plus encore que son autorité, faisait aisément adopter partout. Etant allé par vœu à Rome, vers l'an 1020, et assistant à la messe célébrée par le Pape, lorsqu'il alla à l'offrande, il présenta, enveloppé d'une étoffe précieuse, son beau répons en l'honneur de saint Pierre, *Cornelius centurio*. Ceux qui suivaient le Pontife à l'autel accoururent incontinent, croyant que ce prince avait offert quelque objet d'un grand prix, et trouvèrent ce répons écrit et noté de la main de son royal auteur. Ils admirèrent grandement la dévotion de Robert, et, à leur prière, le Pape ordonna que ce répons serait désormais chanté en l'honneur de saint Pierre. (TRITH., *Chronic. Hirsaug.*, t. Ier, p. 141.)

« Robert lia une étroite amitié avec le grand Fulbert, évêque de Chartres, si célèbre à tant de titres, mais aussi par les admirables répons qu'il composa en l'honneur de la nativité de la sainte Vierge. La fête de ce mystère fut en effet établie en France sous le règne de Robert, qui rendit un édit portant obligation de la solenniser. Ces trois répons sont tout à fait, pour le chant, dans le style du roi Robert. Il est probable que Fulbert les lui avait communiqués, pour les répandre par ce moyen dans tout le royaume. On les trouve dans tous les livres liturgiques de France antérieurs au XVIIIe siècle, même dans ceux de la Provence et du Languedoc. Tel est le mode de propagation qu'employait Robert pour les chants qu'il affectionnait; il les faisait exécuter dans la chapelle de son palais ou dans l'abbaye de Saint-Denis, puis dans l'Eglise même de Paris, et de là ils passaient aux autres cathédrales. »

Voici maintenant quelques détails sur *la chapelle* de Saint-Pétersbourg. Nous les empruntons aux *Soirées de l'orchestre* de M. Berlioz, pp. 268-271.

« Je ne puis comparer à l'effet de l'*unisson* gigantesque des enfants de Saint-Paul que celui des belles *harmonies* religieuses écrites par Bortniansky pour la chapelle impériale russe, et qu'exécutent à Saint-Pétersbourg les chantres de la cour, avec une perfection d'ensemble, une finesse de nuances, et une beauté de sons dont vous ne pouvez vous former aucune idée. Mais ceci, au lieu d'être le résultat de la puissance d'une masse de voix incultes, est le produit exceptionnel de l'art; on le doit à l'excellence des études, constamment suivies par une collection de choristes choisis.

« Le chœur de la chapelle de l'empereur de Russie, composé de quatre-vingts chanteurs, hommes et enfants, exécutant des morceaux à quatre, six et huit parties réelles, tantôt d'une allure assez vive, et compliqués de tous les artifices du style fugué, tantôt d'une expression calme et séraphique, d'un mouvement extrêmement lent, et exigeant en conséquence une pose de voix et un art de la soutenir fort rares, me paraît au-dessus de tout ce qui existe en ce genre en Europe.

On y trouve des voix graves, inconnues chez nous, qui descendent jusqu'au *contre-la*, au-dessous des portées, clef de *fa*. Comparer l'exécution chorale de la chapelle Sixtine de Rome avec celle de ces chantres merveilleux, c'est opposer la pauvre petite troupe de racleurs d'un théâtre italien du troisième ordre à l'orchestre du Conservatoire de Paris.

« L'action qu'exerce ce chœur et la musique qu'il exécute, sur les personnes nerveuses, est irrésistible. A ces accents inouïs, on se sent pris de mouvements spasmodiques presque douloureux qu'on ne sait comment maîtriser. J'ai essayé plusieurs fois de rester, par un violent effort de volonté, impassible en pareil cas, sans pouvoir y parvenir.

« Le rituel de la religion chrétienne grecque interdisant l'emploi des instruments de musique et même celui de l'orgue dans les églises, les choristes russes chantent en conséquence toujours sans accompagnement. Ceux de l'empereur ont même voulu éviter qu'un chef leur fût nécessaire pour marquer la mesure, et ils sont parvenus à s'en passer. S. A. I. Mme la grande-duchesse de Leuchtenberg m'ayant fait un jour, à Saint-Pétersbourg, l'honneur de m'inviter à entendre une messe chantée à mon intention dans la chapelle du palais, j'ai pu juger de l'étonnante assurance avec laquelle ces choristes, ainsi livrés à eux-mêmes, passent brusquement d'une tonalité à une autre, d'un mouvement lent à un mouvement vif, et exécutent jusqu'à des récitatifs et des psalmodies non mesurées avec un ensemble imperturbable. Les quatre-vingts chantres, revêtus de leur riche costume, étaient disposés en deux groupes égaux debout de chaque côté de l'autel, en face l'un de l'autre. Les basses occupaient les rangs les plus éloignés du centre, devant eux étaient les ténors, et devant ceux-ci les enfants soprani et contralti. Tous, immobiles, les yeux baissés, attendaient dans le plus profond silence le moment de commencer leur chant, et à un signe, fait sans doute par l'un des chefs d'attaque, signe imperceptible pour le spectateur, et sans que personne eût donné le ton ni déterminé le mouvement, ils entonnèrent un des plus vastes *concerts à huit voix* de Bortniansky. Il y avait dans ce tissu d'harmonie des enchevêtrements de parties qui semblent impossibles, des soupirs, de vagues murmures comme on en entend parfois en rêve, et de temps en temps de ces accents qui, par leur intensité, ressemblent à des cris, saisissent le cœur à l'improviste, oppressent la poitrine et suspendent la respiration. Puis tout s'éteignait dans un *decrescendo* incommensurable, vaporeux, céleste; on eût dit un chœur d'anges partant de la terre et se perdant peu à peu dans les hauteurs de l'empyrée. Par bonheur, la grande-duchesse ne m'adressa pas la parole ce jour-là, car, dans l'état où je me trouvais à la fin de la cérémonie, il est probable que j'eusse paru à S. A. prodigieusement ridicule.

« Bortniansky (Dimitri Stepanovich), né en 1751 à Gloukoff, avait 45 ans, lorsque, après un assez long séjour en Italie, il revint à Saint-Pétersbourg et fut nommé directeur de la chapelle impériale. Le chœur des chantres, qui existait depuis le règne du czar Alexis Michaïlowich, laissait encore beaucoup à désirer quand Bortniansky en prit la direction. Cet homme habile, se consacrant exclusivement à sa nouvelle tâche, mit tous ses soins à perfectionner cette belle institution, et c'est dans ce but qu'il s'occupa principalement de compositions religieuses. Il mit en musique quarante-cinq psaumes à quatre et à huit parties. On lui doit, en outre, une messe à trois parties et un grand nombre de pièces détachées. Dans toutes ces œuvres on trouve un véritable sentiment religieux, souvent une sorte de mysticisme qui plonge l'auditeur en de profondes extases, une rare expérience du groupement des masses vocales, une prodigieuse entente des nuances, une harmonie sonore, et, chose surprenante, une incroyable liberté dans la disposition des parties, un mépris souverain des règles respectées par ses prédécesseurs comme par ses contemporains, et surtout par les Italiens, dont il est censé le disciple. Il mourut le 28 septembre 1825, âgé de soixante-quatorze ans. Après lui, la direction de la chapelle fut confiée au conseiller privé Lvoff, homme d'un goût exquis et possédant une grande connaissance pratique des œuvres magistrales de toutes les écoles. Ami intime et l'un des plus sincères admirateurs de Bortniansky, il se fit un devoir de suivre scrupuleusement la marche que celui-ci avait tracée. La chapelle impériale était déjà parvenue à un degré de splendeur remarquable, lorsque en 1836, après la mort du conseiller Lvoff, son fils, le général Alexis Lvoff, en fut nommé directeur.

« La plupart des amateurs de quatuors et les grands violonistes de toute l'Europe connaissent ce musicien éminent, à la fois virtuose et compositeur... Depuis qu'il dirige le chœur des chantres de la cour, tout en suivant la même voie que ses devanciers en ce qui concerne le perfectionnement de l'exécution, il s'est appliqué à augmenter le répertoire, déjà si riche, de cette chapelle, soit en composant des pièces de musique religieuse, soit en se livrant à d'utiles et savantes investigations dans les archives musicales de l'Eglise russe, recherches grâce auxquelles il a fait plusieurs découvertes précieuses pour l'histoire de l'art. »

CHAPELLE PONTIFICALE. — (D'après Baini, *Memorie storico-critiche della vita e delle opere di Giovanni Pierluigi da Palestrina;* Roma, 1828.) — Il est indubitable que jusqu'à la translation du Saint-Siége à Avignon, faite par Clément X l'an 1305, il exista à Rome une école de chantres gouvernée par un primicier. Il est non moins certain que cette école et le primicier ne suivirent pas les pontifes avignonnais et se maintinrent à Rome dans l'exercice des saintes cérémonies accoutumées. C'est ce qui résulte de la bulle d'Innocent VI, *Speciosus forma,* du 31 janvier 1355, relative au couronnement de Charles IV comme roi des Romains, et d'Anne, son épouse, sacrés dans l'église de Saint-Pierre au Vatican par le cardinal Pierre, évêque d'Ostie, cérémonie où durent intervenir le primicier et l'école des chantres. Par conséquent, les Souverains Pontifes durent avoir et eurent en effet de leur côté, à Avignon, un corps de chantres pour les solennités qui s'y célébraient, comme on le voit dans les Vies des Papes avignonnais de Baluze; et l'école de Rome avec son primicier dut perdre beaucoup de son lustre antique, car l'éloignement, pendant 70 ans et plus, de la cour des Souverains Pontifes, en condamnant à l'inaction les personnes préposées à Rome au service des Papes, fit disparaître par cela même tous les genres de distinction qui étaient attachés à l'exercice de leurs fonctions.

Grégoire XI ramena le Saint-Siége à Rome, où il fit son entrée le 17 janvier 1377, et où le suivit la cour d'Avignon. Deux chapelles pontificales se trouvèrent alors en présence. D'une part, l'école de Rome, fidèle à son chant grégorien et aux très-simples harmonies de ce chant, connues depuis tant de siècles et nommées dans les derniers temps *chant romain,* pour les distinguer des deux manières des compositeurs et figuristes modernes; nom (celui de *chant romain*) que leur donne entre autres en 1301 Giacomo Gaetano *delli Stefaneschi* dans l'ordinaire de l'Eglise romaine lorsqu'il dit : *Primicerius et schola cantabit introitum et Kyrie eleison cantu romano;* d'autre part, les chanteurs d'Avignon, non-seulement riches de leurs consonnances de quarte, de quinte et d'octave, conformément à l'autorisation qu'ils en avaient reçue de Jean XVII, second Pape avignonnais, mais, qui plus est, infatués de leur fameux *faux-bourdons*, et possédant à fond tous les artifices (*cabale*) des motifs vulgaires, des *hoquets*, des *déchants lubriques*, des *triples*, des *quadruples*, des *quintuples*, et des diverses mesures du rhythme. Par suite, deux personnages furent en opposition, le primicier de l'école romaine, et le chef des chanteurs avignonnais.

Ce qui en advint, on l'ignore; mais, dès ce moment, on vit disparaître le nom de l'école romaine et du primicier, auquel le maître de la chapelle du Pape est substitué. A peine vingt ans sont écoulés après le retour de Grégoire XI, Angelo, abbé du monastère de Sainte-Marie de Rivaldis et maître de la chapelle du Pape, se trouve inscrit le premier parmi les témoins du testament que fit à Rome, le 11 août 1397, le cardinal Philippe d'Alençon du sang royal des Valois de France, *præsentibus ibidem venerabili Patre domino Angelo abbate monasterii S. Mariæ de Rivaldis, magistro capellæ D. N. Papæ prædicti*, c'est-à-dire Boniface IX. Que ce Père abbé Angelo ait été le premier maître de la chapelle succédant à l'ancien primicier, on ne saurait l'affirmer, et, bien que le peu de temps écoulé entre sa maîtrise et l'arrivée de Grégoire XI rende la chose probable, il convient néanmoins, faute de documents, de la laisser dans le doute; mais on peut tenir comme incontestable que Grégoire XI, à peine rentré à Rome, s'empressa d'abolir les mots de primicier et d'école des chantres, dénominations vieillies à la cour papale; qu'il réunit les chanteurs chapelains de cette école avec les chanteurs avignonnais; qu'il leur donna pour chef un haut personnage ecclésiastique, peut-être même le primicier de l'école romaine, comme il est raisonnable de le penser, ou peut-être, à défaut de primicier, cet abbé Angelo qui pouvait être le chef des chanteurs avignonnais, recommandé qu'il était d'ailleurs par l'amitié du cardinal d'Alençon; peut-être encore quelque autre, qu'il est indifférent de pouvoir indiquer. Il est enfin constant que Grégoire XI donna au supérieur des deux chapelles apostoliques, ainsi réunies en une, le nom de maître de chapelle du Pape, suivant l'usage alors établi dans tous les ordres de sciences, d'art et de fonctions.

Le savant écrivain examine ensuite la différence fondamentale des prérogatives et des fonctions du primicier et du maître de chapelle; puis il donne les noms des maîtres depuis 1397 jusqu'en 1574. (*Voy.* t. Ier, pp. 262-270.) Sixte-Quint, poursuit l'auteur, pour mettre un terme aux rivalités de prééminence qui s'élevaient de temps en temps entre l'évêque maître de chapelle, et l'évêque sacristain, destitua en 1586 le titulaire alors existant, Antonio Boccapaoule, et, par la bulle *In suprema*, donnée le 1er septembre de la même année, conféra au collége des chapelains-chanteurs l'honneur incomparable de choisir dans son sein le maître de chapelle, auquel maître restaient attachés à toujours tous les droits et priviléges créés jusque-là et qui pouvaient à l'avenir être créés en faveur de ce titre, pourvu qu'ils n'eussent rien de contraire aux décrets du saint concile de Trente ou qu'il ne leur eût pas été dérogé expressément. Conformément à la bulle de Sixte-Quint, Jean-Antoine Merlo, Romain, fut élu maître pour l'année 1587, dans le chapitre général des chantres-chapelains; genre d'élection qui s'est répété le 28 décembre de chaque année depuis lors jusqu'à nos jours.

On a supposé qu'entre 1564 et 1566 Palestrina fut nommé maître de chapelle par Pie IV. C'est une erreur. Malgré son mérite incomparable de compositeur, son état civil, plus encore que sa naissance, s'opposait à cette élévation. S'il eût été prêtre, à l'exemple de Léon X, qui avait fait évêque et puis maître de chapelle *Carpentras* (ainsi surnommé à cause de la ville où il était né), autrement dit Elzéar Genêt, Pie IV aurait pu honorer Palestrina de la même manière; mais, comme il était marié, il ne put recevoir que le titre de compositeur de la chapelle pontificale.

C'est, du reste, grâce à cette organisation de la chapelle pontificale sous un chef, haut dignitaire ecclésiastique, d'abord élu par le Pape, puis annuellement élu par les chanteurs-chapelains au sein de leur collége, que s'est conservée pure, dans la chapelle, la musique religieuse, en général altérée partout ailleurs par les invasions successives de la musique profane; que la musique de Palestrina vit et vivra toujours dans cette chapelle, tandis que dans toutes les autres elle est comme ensevelie.

On compte encore à Rome d'autres chapelles musicales, dont on peut voir le détail dans l'ouvrage dont nous venons de donner un extrait; telles sont les chapelles de Saint-Jean de Latran, la chapelle *Julia*, celle de Sainte-Marie-Majeure, la chapelle du Vatican, que plusieurs confondent avec la chapelle Sixtine ou pontificale. Le travail que nous allons reproduire, et que nous avons publié nous-même en 1834 dans l'*Univers religieux*, d'après un musicien qui avait été à même de suivre les cérémonies de la chapelle pontificale et de s'entretenir avec le savant abbé Baini, nous fait connaître des particularités intéressantes, tant sur le style de la musique de cette chapelle que sur Baini lui-même.

De la chapelle Sixtine a Rome. — I. — Un des collaborateurs de la *Gazette musicale de Paris*, M. Joseph Mainzer, a publié il y a quelque temps une notice fort étendue sur la chapelle Sixtine. Bien que les opinions religieuses et musicales de cet écrivain ne soient pas en tout conformes aux nôtres, nous croyons intéresser nos lecteurs en leur présentant la substance de son travail. Bien entendu que nous nous réservons la faculté de modifier les observations de l'auteur dans le sens qui nous paraîtra le plus convenable et le plus juste sous le double rapport que nous venons d'indiquer.

L'auteur commence par établir la nécessité de pénétrer l'esprit et le sens des cérémonies religieuses pour pouvoir comprendre les anciens chants exécutés à la chapelle Sixtine : sans cette condition, il est impossible de saisir les beautés de cette musique. En outre, le style dans lequel elle est écrite exige qu'on y soit préparé. C'est un style antique comme l'usage des églises elles-mêmes, d'origine orientale comme les habits solennels des évêques et des patriarches. Le sentiment de la musique moderne est donc insuffisant pour mettre à même de juger un art semblable. Et ce n'est pas une tâche facile de rendre l'esprit de ces chants compréhensible, pour ceux surtout qui ne sont pas profondément initiés aux mystères de la musique, et qui ne sont pas familiarisés avec les principes fondamentaux de cette science. On remarque trois différentes sortes de chants religieux exécutés à la chapelle pontificale. La première ou plain-chant, *cantus firmus*, tel qu'on le trouve noté dans le Rituel grégorien. Les chanteurs du Pape exécutent ce chant de deux manières : d'abord à une seule voix, ensuite à deux voix, en chœur, de telle sorte que le soprano et le ténor chantent la mélodie, et que l'alto avec la basse exécutent à l'octave la tierce de la mélodie. Mais, comme ce plain-chant grégorien n'est pas calculé comme un chœur à deux parties, on peut aisément se figurer à quels effets curieux d'harmonie cela doit donner lieu. Cependant on ne peut nier que de tels chants ne portent un caractère singulièrement original, antique, et en même temps des plus religieux, caractère qui est encore augmenté par la suppression fréquente de la note sensible. A tout cela se joint cette singularité que, parvenus à la dernière note, les chanteurs, au lieu de donner la tierce ou l'unisson, terminent tout à coup par un accord parfait ; et cet accord final est généralement majeur, même lorsque le morceau entier est écrit en mineur. Les chanteurs attaquent cet accord final avec beaucoup de force, de manière que l'auditeur est singulièrement frappé de ce dernier effet. C'est dans ce style qu'on exécute les graduels, les offertoires et les hymnes, comme en général tous les chants qui varient suivant chaque dimanche ou chaque jour de fête. Il en est de même des morceaux intermédiaires du cinquantième psaume, qu'on chante dans les trois derniers jours de la semaine sainte. Ces morceaux consistent en ce que, suivant le Rituel, on chante alternativement un verset du psaume en plain-chant. C'est encore à ce style qu'appartiennent les chants qu'on exécute le jeudi saint dans la grande salle attenante à la chapelle Sixtine, pendant que le Pape lave les pieds à douze de ces nombreux pèlerins qui, partis des contrées les plus lointaines, comme l'Arabie, l'Arménie ou la Judée, se rendent à Rome vers cette époque.

Le premier mode, celui qui consiste à exécuter le plain-chant à une seule partie, est usité pour célébrer la *Passion* et les *Lamentations*, et même, dans ce dernier cas, avec une seule voix de soprano ou d'alto.

La seconde espèce de chant est celle où une mélodie quelconque, placée sur les paroles, est exécutée en harmonie simple par tous les chanteurs à la fois. C'est le style le moins compliqué, et, dans cette déclamation simultanée, les accords exprimant tour à tour le sens varié des paroles, tantôt faciles comme les sons d'une harpe, tantôt semblables à un orage qui s'avance par degrés, finissent par arriver à l'accentuation la plus forte et la plus impétueuse. On nomme ce style, *stilo all' organo*, ou à la manière de l'orgue. Dans ce style, on s'attache à reproduire fidèlement les accents du langage. Ce genre n'est ni le plus élevé, ni le plus noble parmi les différentes sortes de musiques religieuses. Cependant, comme c'est celui qui agit avec le plus de force sur les organes extérieurs et sur la sensibilité de l'homme, c'est à lui principalement que la chapelle du Pape est redevable de son immense renommée. C'est dans ce style, le plus simple de tous, que les chanteurs pontificaux ont coutume d'exécuter leurs chants les plus religieux, leurs chants de déploration, ceux de la semaine sainte, le *Stabat mater*, le *Miserere* et les *Lamentations*. C'est dans ce genre encore qu'ont été composés ces morceaux aussi sublimes que simples, ces *Improperia* (Reproches) de Palestrina, qu'on exécute dans la matinée du vendredi saint. Il est difficile de rien entendre de plus touchant et de plus riche d'effet que ces *Reproches*. Cette composition consiste en deux chœurs, autrement dit quatre voix en chœur et quatre voix récitantes.

Toute cette cérémonie, le sujet en lui-même, la présence du Pape au milieu du corps des cardinaux, le mérite d'exécution des chanteurs qui déclament avec une intelligence et une précision admirables, tout cela forme un des spectacles les plus imposants et des plus touchants de la semaine sainte.

La troisième espèce de style usité à la chapelle Sixtine est celle où l'une des quatre voix composant les chœurs chante d'abord un thème quelconque, qui est ensuite répété tour à tour en imitation par chacune des autres voix, et continué jusqu'à la fin en traits figurés. Le thème est ordinairement un plain-chant qu'une des voix exécute souvent en entier, pendant que les autres brodent les motifs par des traits d'imitation et de fugue. C'est ainsi qu'est composé le beau chant de carême de Palestrina, *O crux, ave, spes unica*, dans lequel une des voix exécute le plain-chant comme il est écrit dans le livre des chants grégoriens, tandis que les autres voix l'accompagnent de mélodies tout à fait particulières à chacune d'elles. Dans ce chant, chacune des parties doit naturellement avoir la marche mélodique qui lui est propre. Aussi toutes paraissent être isolées et indépendantes les unes des autres. Ainsi, par exemple, dans les morceaux à trois, quatre, six, ou même huit voix, on entend se présenter de front autant de mélodies différentes qui paraissent n'avoir entre elles rien de commun, et pourtant cet étrange assemblage de mélodies, que chaque partie du chœur semble exécuter par l'effet d'une inspiration momentanée, ne cesse pas un seul instant de produire à l'oreille un effet agréable et conforme aux plus strictes lois de l'harmonie. Il est naturel que, dans cette exécution simultanée de plusieurs mélodies entièrement distinctes, aucune ne captive l'auditeur préférablement à l'autre. A peine l'oreille a-t-elle suivi un chant, qu'aussitôt il s'en présente un autre, dont le premier ne semble plus être que l'accompagnement. L'oreille de l'auditeur s'intéresse alternativement à chacune des voix, sans qu'aucune d'elle puisse captiver exclusivement son attention. On concevra de même qu'une réunion aussi multiple de mélodies doit faire presque entièrement disparaître l'accentuation des temps forts et des temps faibles, et, par suite, le sentiment d'une mesure bien exacte. Là où il n'y a point de mesure il ne peut, par conséquent, exister aucun de ces groupes de mesures qui rendent la structure rhytmique si compréhensible dans la musique moderne. Plus ces différentes mélodies sont indépendantes les unes des autres, plus elles sont artistement enchaînées entre elles, et plus aussi elles font à l'oreille l'effet d'une espèce de brouillamini qui n'a aucun caractère décidé, et qui pourtant ne cesse jamais d'être satisfaisant sous le rapport de l'harmonie. Ce style est le plus riche, le plus favorable au déploiement de la science, et c'est le plus usité à la chapelle pontificale. C'est ainsi que sont écrits tous les motets, les messes et les hymnes de Palestrina, Orlando Lasso, Vittoria, Siciliani, Nanini, Moralès, et d'un nombre considérable de compositeurs, leurs contemporains. Le chanteur du Pape, Pierluigi, né à Palestrina, près de Rome, et nommé ensuite, pour cette raison, Palestrina, s'acquit dans cette manière d'écrire une telle réputation, qu'on le surnomma le père de la musique religieuse, *princeps musicæ*. Après lui, on nomma ce style, le plus sévère et le plus élevé de tous, le style *Alla Palestrina*, ou bien encore *a capella*, parce que les compositions de ce genre étaient écrites pour les chapelles des princes, mais surtout pour celle du Pape.

Les chants de la chapelle Sixtine consistent donc dans ces trois manières différentes, dont la dernière (*a capella*) est la plus usitée. C'est dans ce style que les compositeurs et les chanteurs se montrent avec le plus d'éclat. En effet, outre que les chanteurs n'ont, pour ces compositions, de point d'appui ni dans les paroles du texte placées en lignes parallèles, ni dans les accents mélodiques ou rhythmiques, pour l'entrée de telle ou telle voix, ils ont encore cette difficulté de plus, qu'ils exécutent ces compositions sur un seul grand livre, où les parties sont séparées, à la vérité, mais où elles sont notées avec les signes primitifs et sans aucune division de mesure.

Ce sont pourtant de semblables compositions qu'un artiste, dont nous déplorons aujourd'hui la perte, était parvenu à faire exécuter à Paris avec une perfection et un ensemble inconcevables. On peut dire maintenant que Palestrina, Hændel, Marcello et tant d'autres sont morts pour nous en même temps que Choron, car Choron était seul capable de les ressusciter.

II. — Un des plus savants théoriciens de notre siècle, l'abbé Baini, à la fois chanteur du Pape et compositeur, est aujourd'hui directeur de la chapelle Sixtine. L'abbé Baini est une sorte de phénomène musical à notre époque; il ne connaît, pour ainsi dire, que les œuvres d'Annimuccia, de Palestrina, de Moralès; il est complétement étranger aux productions contemporaines; il est si peu familiarisé avec les grands musiciens du siècle dernier, qu'il lui est arrivé un jour d'appeler Mozart *un jeune homme de belles espérances;* Haydn, Graun, Hændel, Gluck, ne lui sont connus que de nom. Eh bien! cet homme qui, pour ce qui regarde la musique, n'est pas sorti du XVe et du XVIe siècle, cet homme *moyen âge* a néanmoins subi dans ses compositions l'influence moderne. On peut en juger par son *Miserere* dont nous parlerons, parce qu'il signale le grand changement, qui s'est opéré dans le style de la chapelle Sixtine, changement sur lequel nous avons ci-dessus appelé l'attention des lecteurs. Quoique l'abbé Baini soit plus que tout autre versé dans l'ancien style *alla capella*, le style de son siècle ou du moins celui du siècle précédent, le style de son professeur Jannacconi, a trouvé accès dans son *Miserere*. En effet, au lieu du style pur *alla capella*, ou de celui dans lequel ont été composés les *Miserere* d'Allegri, de Bei ou de Léo, on trouve plutôt dans l'œuvre de Baini ce plan musical, ce style qui consiste à varier la mélodie, selon le caractère et le changement des paroles, à chaque verset. Quelquefois, et ce cas est bien rare, il est simple comme Allegri; mais il arrive plus souvent que, lorsqu'il veut peindre le sens des paroles par des traits fugués et des imitations strictes, il se rapproche de l'école de Scarlatti, le Sébastien Bach de l'Italie.

« Je n'ai pas seulement, dit M. Joseph Mainzer, entendu exécuter le *Miserere* de Baini, je l'ai lu très-attentivement, et je l'ai étudié en détail avec Baini lui-même, qui a bien voulu m'éclairer de ses observations orales. Je pourrais soutenir hardiment qu'il a épuisé dans cette composition tout ce que l'art connaît de plus difficile, et que son œuvre doit le faire regarder comme un maître et un artiste de premier ordre. Assurément ce travail, qui, comme chef-d'œuvre de l'art, renferme peut-être autant de science qu'aucune autre production de la chapelle pontificale, mérite bien l'honneur d'être placé entre ceux de Bei et d'Allegri. Et pourtant, continue M. Mainzer, malgré ma profonde estime pour Baini, malgré l'attachement que je lui porte, comme savant et comme artiste, je n'hésite pas à affirmer que le jour où un décret pontifical a autorisé la réception de son *Miserere*, la chapelle Sixtine a fait le premier pas vers sa décadence. Si, en effet, nous trouvons dans cette œuvre une profusion de science telle que, sous ce rapport, les ouvrages de Bei, d'Allegri et de Leo ne sont plus que des jeux d'enfants, on regrette de ne pas y rencontrer également cette simplicité, ainsi que ce cachet d'innocence et de piété qui pendant tant de siècles avaient attiré l'admiration de l'Europe. »

Jusqu'à Baini, la peinture des sons avait été inconnue dans la chapelle Sixtine. Le caractère des fêtes religieuses, l'esprit et le sens des fêtes, voilà quelles étaient les seules ressources des compositeurs pour produire la couleur fondamentale de leur musique, couleur que, depuis la première jusqu'à la dernière note, il était impossible de méconnaître. De là cette différence essentielle entre une messe de carême et une autre destinée à célébrer un jour de réjouissance, tel que Pâques, la Pentecôte, etc. Baini, au contraire, ne s'attache pas, comme le faisait Allegri, à peindre le deuil ou la contrition, mais il reproduit le changement des idées suivant le sens des paroles. On voit par là que Baini, ainsi que nous le disions tout à l'heure, a subi l'influence du siècle où il écrivait, et cet homme dont la vie tout entière a été divisée en deux parts, l'une consacrée à la théologie et à la casuistique qui lui est nécessaire comme confesseur, et l'autre à celle de la musique, science qu'il a travaillée comme compositeur et comme historien, cet homme qui n'a jamais vu ni entendu un opéra quelconque, qui se croirait perdu si jamais il éprouvait la tentation d'en voir un seul, cet homme a pourtant écrit ses compositions dans un style dramatique, en reproduisant sans cesse le sens des paroles et des sentiments, comme aurait pu le faire un compositeur d'opéras, si ce n'est que ce dernier aurait employé des couleurs plus brillantes et plus profanes.

L'abbé Baini a publié sur la vie de Palestrina un grand ouvrage remarquable par les richesses qu'il contient relativement à l'histoire de la musique, indispensable à tout homme qui veut s'occuper de l'état de l'art à l'époque où vivait ce prince de la musique catholique; il est intitulé : *Memorie critiche della vita e delle opere di Pierluigi da Palestrina*, *Roma*, 1820. Il plaît à M. Joseph Mainzer de qualifier de *puerilité religieuse* le sentiment qui a porté Baini à dédier son livre à la sainte Vierge. Le critique devrait se rappeler que des hommes moins pieux par état que le directeur actuel de la chapelle Sixtine, se sont parfois montrés aussi *faibles d'esprit*. Ainsi Haydn, ainsi Beethoven, ont dédié, l'un à la sainte Vierge, l'autre à Dieu même, plusieurs de leurs belles œuvres. Quel malheur que d'aussi grands génies n'aient pas songé à se faire passer pour des esprits forts !

Après cela, il est difficile de comprendre, il est vrai, comment Baini a pu, sur la demande du roi de Prusse, consentir à écrire des chants pour le nouveau Rituel de l'Eglise protestante. Pour l'en récompenser, le roi de Prusse lui envoya la médaille d'or et lui fit en même temps présent de la planche en cuivre du portrait de Palestrina, que le monarque avait fait faire par les meilleurs artistes sur plusieurs anciens portraits de ce grand maître. Baini ajouta cette belle gravure à son ouvrage, auquel elle sert de frontispice, et aujourd'hui il ne se montre pas médiocrement reconnaissant pour toutes ces marques de faveur. Le roi de Prusse est l'objet constant de ses prières, et il forme les vœux les plus ardents pour que Dieu consente à éclairer un jour ce souverain, afin qu'il abandonne la voie de l'erreur pour entrer dans celle de la grâce, et qu'avant de mourir son retour à la lumière, ajoute un peu ironiquement M. Mainzer, l'empêche de devenir victime d'une damnation éternelle.

La vie de Baini ressemble à celle de la plupart des grands compositeurs de l'Italie. Ils vécurent presque tous dans les cloîtres, ou adoptèrent le genre de vie qu'on y mène. Il suffit de nommer entre autres, le P. Martini et le P. Mattei, le maître de Rossini. L'abbé Baini vit dans une retraite absolue; l'innocence et la simplicité de ses mœurs le rendent difficilement accessible. M. Joseph Mainzer raconte qu'il l'a sollicité à plusieurs reprises de lui accorder une copie de son *Miserere*, mais le monde ne contient pas de trésor capable de le faire céder à une pareille demande, attendu qu'il a écrit cet ouvrage pour la chapelle pontificale, et que dès lors il a cessé d'en être propriétaire.

Mozart, encore enfant, avait trouvé le moyen d'éluder cette défense à l'occasion du *Miserere* d'Allegri. M. de Stendhal donne à ce sujet quelques détails qui ne sont pas dépourvus d'intérêt. « Mozart et son fils, dit-il, se rendirent à Rome pour la semaine sainte. On pense bien qu'ils ne manquèrent pas d'aller, le soir du mercredi saint, à la chapelle Sixtine, entendre le célèbre *Miserere*. Comme on disait alors qu'il était défendu aux musiciens du Pape, sous peine d'excommunication, d'en donner des copies, Wolfgang se proposa de le retenir par cœur. Il l'écrivit, en effet, en rentrant à l'auberge. Ce *Miserere* étant répété le vendredi saint, il y assista encore, en tenant le manuscrit dans son chapeau, et y put faire ainsi quelques corrections. Cette anecdote fit sensation dans la ville. Les Romains, doutant un peu de la chose, engagèrent l'enfant à chanter ce *Miserere* dans un concert. Il s'en acquitta à ravir. Cristofori, qui l'avait chanté à la chapelle Sixtine, et qui était présent, rendit, par son étonnement, le triomphe de Mozart complet.

« La difficulté de ce que faisait Mozart est bien plus grande qu'on ne se l'imaginerait d'abord. Mais je supplie qu'on me permette quelques détails sur la chapelle Sixtine et sur le *Miserere.*

« Il y a ordinairement dans cette chapelle au moins trente-deux voix, et ni orgue ni instrument pour les accompagner ou les soutenir..... Le *Miserere* qu'on y chante deux fois pendant la semaine sainte, et qui fait un tel effet sur les étrangers, a été composé, il y a deux cents ans environ, par Gregorio Allegri, un des descendants d'Antonio Allegri, si connu sous le nom du Corrége. Au moment où il commence, le Pape et les cardinaux se prosternent. La lumière des cierges éclaire le jugement dernier que Michel-Ange peignit contre le mur auquel l'autel est adossé. A mesure que le *Miserere* avance, on éteint successivement les cierges; les figures de tant de malheureux, peints avec une énergie si terrible par Michel-Ange, n'en deviennent que plus imposantes, à demi éclairées par la pâle lueur des derniers cierges qui restent allumés. Lorsque le *Miserere* est sur le point de finir, le maître de chapelle, qui bat la mesure, la ralentit insensiblement, les chanteurs diminuent le volume de leurs voix, l'harmonie s'éteint peu à peu, et le pécheur, confondu devant la majesté de son Dieu, et prosterné devant son trône, semble attendre en silence la voix qui va le juger.

« L'effet sublme de ce morceau tient, ce me semble, à la manière dont il est chanté et au lieu où on l'exécute. La tradition a appris aux chanteurs du Pape certaines manières de porter la voix qui sont du plus grand effet, et qu'il est impossible d'exprimer par des notes. Leur chant remplit au plus haut point la condition qui rend la musique touchante. On répète la même mélodie sur tous les versets du poëme; mais cette musique, semblable par les masses, n'est point exactement la même dans les détails. Ainsi elle est facilement comprise, et cependant elle évite ce qui pourrait ennuyer. L'usage de la chapelle Sixtine est d'accélérer ou de ralentir la mesure sur certains mots, de renfler ou de diminuer les sons suivant le sens des paroles, et de chanter quelques versets entiers plus vivement que d'autres.

« Voici maintenant ce qui montre la difficulté du tour de force exécuté par Mozart, en chantant le *Miserere.* On raconte que l'empereur Léopold Ier, qui non-seulement aimait la musique, mais encore était bon compositeur lui-même, fit demander au Pape, par son ambassadeur, une copie du *Miserere* d'Allegri, pour l'usage de la chapelle impériale de Vienne, ce qui fut accordé. Le maître de la chapelle Sixtine fit faire cette copie, et on se hâta de l'envoyer à l'empereur, qui avait alors à son service les premiers chanteurs de ce temps-là. Malgré leurs talents, le *Miserere* d'Allegri n'ayant fait à la cour de Vienne d'autre effet que celui d'un fauxbourdon assez plat, l'empereur et toute sa cour pensèrent que le maître de chapelle du Pape, jaloux de garder le *Miserere*, avait éludé l'ordre de son maître et avait envoyé une composition vulgaire.

« L'empereur expédia sur-le-champ un courrier au Pape, pour se plaindre de ce manque de respect; et le maître de chapelle fut renvoyé, sans que le Pape, indigné, voulût même écouter sa justification. Ce pauvre homme obtint pourtant d'un des cardinaux qu'il plaiderait sa cause et ferait entendre au Pape que la manière d'exécuter ce *Miserere* ne pouvait s'exprimer par des notes, ni s'apprendre qu'avec beaucoup de temps et par des leçons répétées des chantres de la chapelle qui possédaient la tradition. Sa Sainteté, qui ne se connaissait pas en musique, put à peine comprendre comment les mêmes notes n'avaient pas, à Vienne, la même valeur qu'à Rome. Cependant elle ordonna au pauvre maître de chapelle d'écrire sa défense pour être envoyée à l'empereur, et avec le temps il rentra en grâce. »

III. — Ce n'est guère qu'à la chapelle pontificale que le voyageur qui visite Rome peut espérer d'entendre de la musique religieuse. On n'exécute dans les autres églises de la capitale du monde chrétien autre chose que de la musique d'opéra sur des paroles sacrées. Il est juste de dire aussi que les cymbales et les grosses caisses y jouent un rôle important. On doit pourtant citer encore la chapelle du Vatican, ou plutôt l'église Saint-Pierre : il faut bien la distinguer de celle du Pape. Les artistes qui y sont attachés ne chantent que dans l'église Saint-Pierre, et principalement dans la chapelle Clémentine, qui forme le chœur des chanoines du Vatican. Ils sont sous la direction de Fioravanti. Rien n'est moins déterminé que le style de leur exécution. Tantôt ils font entendre des chants antiques comme ceux de la chapelle Sixtine, tantôt les douces mélodie des opéras de Fioravanti, empreintes d'un certain vernis religieux. Ils chantent cependant dans le carême des *Miserere* assez bien faits, qui expriment un sentiment religieux sévère, quoique traités dans les formes modernes. Des voyageurs, à qui il a été impossible de pénétrer jusqu'à la chapelle pontificale, ayant confondu ce chœur avec celui des chanteurs du Pape, ont accrédité sur la chapelle Sixtine un grand nombre de critiques plus mal fondées les unes que les autres. Ce même chœur n'assiste qu'aux solennités de l'église Saint-Pierre; mais lorsque le Pape officie en personne, ou même lorsqu'il est présent à la cérémonie, ce chœur doit faire place aux chanteurs pontificaux. Ceux-ci vont partout où se trouve le Saint-Père et ne marchent jamais sans lui. Ils sont les accompagnateurs inséparables du Pape, et dans toutes les cérémonies ils se tiennent à ses côtés. Ils vont avec lui au Vatican ou au palais Quirinal, suivant que le Pape réside dans l'une ou l'autre de ces deux habitations. Ils se rendent avec lui à Sainte-Marie-Majeure ou à Saint-Jean de Latran, et même à l'étranger, à Vienne, à Prague ou à Reims.

Quelque vive que soit, abstraction faite de la pompe extérieure, la jouissance que peut éprouver un connaisseur pour ces chants antiques, il faut convenir que les cérémonies en elles-mêmes et la magnificence pontificale ne contribuent pas médiocrement à l'impression magique produite par ces chanteurs. Toutes les solennités de l'Eglise catholique sont très-heureusement calculées pour l'effet. Prenons pour exemple le couronnement du Pape, et choisissons le moment où, entouré des cardinaux, des évêques et de ses chanteurs, il est porté dans sa loge au-dessus du portique de l'église Saint-Pierre. Des flots de peuple et de soldats sont répandus sur les degrés qui, au milieu d'une quadruple rangée de colonnes, conduisent à la plus vaste et la plus magnifique église du monde. Les chanteurs du Pape commencent une hymne; tout le monde se prosterne, et il se fait un silence solennel. Ces chants, qui dominent une innombrable multitude, ressemblent, même pour celui qui n'est pas doué d'une imagination d'artiste, à un chœur d'esprits célestes. Alors la triple couronne est posée sur le front du Pape, qui entonne l'oraison : *Sancti apostoli tui.* Aux mots : *benedictio Dei Patris*, il se lève de son trône, bénit le peuple à trois reprises, et soudain tout le monde se relève; la musique se fait entendre, les tambours battent aux champs; le peuple pousse des acclamations et des cris de joie, les cloches résonnent, et le canon gronde du haut du fort Saint-Ange.

Une cérémonie non moins belle et tout aussi rare, qui fournit encore l'occasion d'entendre les chanteurs du Pape, est celle où Sa Sainteté, quelques semaines après son couronnement, va prendre possession de l'église de Saint-Jean de Latran, en sa qualité d'évêque de Rome. C'est dans cette journée qu'a lieu la fameuse cavalcade célèbre dans le monde entier. Mais notre objet n'est pas de décrire cette cérémonie. On conçoit que cet éclat, cette magnificence, ne peuvent manquer d'ajouter prodigieusement à l'effet des chants.

Ainsi que cela résulte de tout ce que nous avons dit jusqu'ici, on n'entend, au service divin célébré en présence du Pape, résonner aucun instrument de musique, sans excepter l'orgue même. Certains jours de fête seulement, quand le Pape officie en personne dans l'église Saint-Pierre, et au moment où, vers le milieu de la messe, il élève la sainte hostie en présence du peuple à genoux, le silence pieux de la foule est interrompu par de simples accords de trompettes et de tambours qui retentissent de l'extrémité opposée à l'autel dans l'immense vaisseau de l'église avec un effet surprenant.

Il ne nous reste plus qu'à ajouter quelques mots sur le personnel de la chapelle Sixtine. On y compte en tout de trente à trente-cinq chanteurs, composés en partie de prêtres séculiers, de moines ou de laïques, en partie d'hommes, en partie de *castrats*. Ces derniers ont pendant longtemps été l'objet de reproches amers contre la cour de Rome. Pour nous, nous avouons que cette question est encore enveloppée d'obscurités. Le Pape a plusieurs fois hautement publié des ordonnances contre un usage qui semble avoir pour principe un attentat à la nature. Mais on peut demander si ces ordonnances ont toujours été fidèlement exécutées? « Il faut voir ces malheureux êtres, dit M. Joseph Mainzer, objets de mépris pour l'humanité, après que, grâce à leur vieillesse, ils ont été congédiés de la chapelle Sixtine, se traîner de fête en fête, où pour un modique salaire ils lancent leur air de bravoure qu'ils appliquent à toutes les cérémonies. Il faut les entendre, avec leurs interminables cadences, faire des trilles à effrayer les assistants. Il faut les voir, ces infortunées créatures, mutilées au moral comme au physique, errer de lieu en lieu, trop heureux lorsqu'il leur reste le dernier coin d'un couvent, où, ignorées du monde, elles puissent enfin manger en paix le pain de la charité. »

La chapelle pontificale ne pourrait rien perdre de sa réputation si, au lieu de *castrats* on y introduisait des voix de femmes ou de garçons. C'est M. J. Mainzer qui fait cette observation, et l'on comprend qu'il n'y a qu'un écrivain appartenant à la religion qu'il professe qui puisse s'exprimer ainsi. Pour ce qui est des femmes, elles remplaceraient très-facilement les voix de *castrats*, mais la fameuse maxime : *Mulier taceat in ecclesia*, s'oppose à leur admission dans la chapelle. Du reste, on ne sait pas, continue M. Mainzer, jusqu'à quel point elles s'accommoderaient de la discipline qui règne actuellement parmi les chanteurs du Pape, dont chaque faute, chaque retard, chaque intonation fausse, enfin la plus légère erreur, sont relevés par un *punctator* et punis d'une amende pécuniaire.

Les chanoines allemands ont aussi banni les voix de femmes de leurs cathédrales; mais au moins ils y ont introduit des voix de garçons. Il faut avouer que la mue des voix est une source constante d'embarras pour ceux qui dirigent les chœurs; mais il n'est rien qui puisse remplacer le charme et la beauté d'une voix de garçon. Ces voix ne sont, il est vrai, remarquablement belles que lorsqu'elles commencent à se modifier à l'approche de la mue. Dans tous les cloîtres, sur les bords du Danube, on entend des chœurs de garçons d'un mérite supérieur. M. Mainzer n'hésite pas à mettre à côté de la chapelle Sixtine le chœur des garçons de la synagogue juive, à Vienne, telle qu'elle était composée en 1827. A cette époque où, après quelques années pendant lesquelles Vienne, par ses productions, ses théâtres, son opéra italien et ses musiciens de tous genres, avait paru devenir une Athènes musicale, les jouissances de l'art étaient tellement épuisées, que cette synagogue était le seul lieu où il fût possible à un étranger de trouver, sous le rapport de l'art, une source de jouissances musicales. Elle possédait un chanteur polonais qui, entouré de seize enfants, accompagné par une seule basse-taille, faisait entendre des chants religieux au plus haut point, quoique dans le style italien; il entraînait son auditoire par un accent admirable de piété et d'édification. Celui qui aura entendu ce chœur unique de garçons ne pensera pas assurément à regretter les *castrats*

En publiant ce dernier article, nous nous sommes abstenus de reproduire de vieilles déclamations dont la cour de Rome est trop souvent l'objet. Nous avons seulement osé réclamer une réforme que la conscience universelle demande hautement. Toutefois, c'est avec la plus grande circonspection que nous avons abordé ce sujet.

CHAPIER. — Les chapiers sont des chantres revêtus d'une chape, qui se promènent dans le chœur pendant certaines parties de l'office.

« Les *chapes*, dit M. l'abbé Pascal dans sa *Liturgie catholique*, sont principalement affectées aux chantres. Aussi les trouve-t-on nommées dans quelques auteurs anciens: *cappæ* ou plutôt *cappæ chorales*. Honoré d'Autun écrivait, dans le XIIe siècle, que les *chapes* sont les habits propres aux chantres, *cappa propria est vestis cantorum*. Mais c'était seulement aux solennités qu'on s'en servait. De là les expressions usitées dans quelques vieilles rubriques: *Festa in cappis*, fêtes à *chapes*..... La *chape*..... n'étant pas essentiellement un habit sacerdotal, tout clerc peut s'en revêtir. Aujourd'hui même, dans la plupart des églises, ce sont des laïques faisant fonction de chantres qui portent des *chapes*. On ne peut sur cela jeter aucun blâme, comme il est advenu quelquefois de la part des personnes qui n'ont aucune connaissance de l'antiquité. Il n'est pas d'ailleurs nécessaire que la *chape* soit bénite, ce qui prouve qu'elle n'est pas proprement un habit sacerdotal. La couleur des chapes doit être conforme à la fête qui est célébrée et au temps...... »

Quant aux fonctions des *chapiers*, on va en juger par les citations suivantes:

« L'église de Saint-Michel (de Dijon), dit l'auteur des *Voyages liturgiques* (p. 156), est une paroisse où les chapiers se promènent non-seulement dans le chœur, mais encore dans une partie de la nef, comme il s'observe aussi à Saint-Erbland de Rouen; et cela apparemment afin de maintenir le chant et reprendre ceux qui y manquent, comme aussi afin de faire taire les causeurs, et c'est peut-être pour cela que les chantres ont des bâtons en main.....

« Les chapiers aux matines des semi-doubles (à Notre-Dame de Rouen; *ib.*, p. 359) apprennent des sous-chantres le commencement de l'antienne et le ton du psaume. C'est pour cela que chaque chapier va devant lui un peu avant la fin du psaume lui faire inclination. Alors le sous-chantre se lève de sa place, et lui dit par exemple: *Respice, de octavo*; ou, *Impleat, de quarto*, sous-entendant *tono*. Et ce chapier a soin, à la fin du psaume, d'aller annoncer le commencement de l'antienne à celui qui la doit imposer, et d'entonner le psaume quand il en est temps. En l'imposant, il se tourne du côté du chœur dont il est; et il est bien raisonnable qu'il se tourne vers ceux à qui il annonce ou impose le psaume.....

« Dans l'église paroissiale de Saint-Herbland (de Rouen), proche le parvis de l'église cathédrale, aux fêtes solennelles, les chapiers se promènent non-seulement dans le chœur, mais encore dans la nef, tant pour gouverner et maintenir le chant, que pour faire taire les causeurs; et j'y ai vu encenser aussi bien tout le peuple que le clergé, c'est-à-dire parfumer toute l'église. » (*Ibid.*, p. 418.)

« Les chapiers n'observent point en cette église (de Saint-Martin de Tours) de se promener de symétrie; mais ils s'arrêtent l'un ou l'autre où ils jugent à propos, quand on détonne, ou quand on chante trop vite. » (*Voy. liturg.*, p. 426.)

Il en est de même à Châlons-sur-Saône: « Dans l'église cathédrale les chapiers ne se promènent point de symétrie, l'un étant au milieu du chœur pendant que l'autre est au bout; et point du tout pendant l'hymne, ni durant le *Magnificat;* alors ils sont appuyés avec leurs chapes sur leurs stalles au milieu du second rang. » (*Ibid.*, p. 153.)

Enfin, dans l'église de Saint-Etienne de Bourges: « A Vêpres, les deux chapiers saluent d'abord l'autel par une inclination profonde au haut du chœur: puis s'étant retournés, chacun salue son côté du chœur par une inclination médiocre, et au bas du chœur, ils saluent aussi par une inclination médiocre M. le doyen; et au bout du premier tour encore de même. Tous les chanoines et autres ecclésiastiques les saluent aussi d'abord quand ils passent pour aller au bas du chœur, comme aussi quand ils commencent à se promener au premier verset du premier psaume de Vêpres. Ils ne se promènent que durant les psaumes, et non pendant l'hymne ni le *Magnificat*, non plus qu'à la messe. » (*Ibid.*, p. 142.)

CHEVROTTER. — « C'est, au lieu de battre nettement et alternativement du gosier les deux sons qui forment la cadence ou le trille, en battre un seul à coups précipités, comme plusieurs doubles croches détachées à l'unisson; ce qui se fait en forçant du poumon l'air contre la glotte fermée, qui sert alors de soupape: en sorte qu'elle s'ouvre par secousses pour livrer passage à cet air, et se referme à chaque instant par une mécanique semblable à celle du tremblant de l'orgue. Le chevrottement est la désagréable ressource de ceux qui, n'ayant aucun trille, en cherchent l'imitation grossière; mais l'oreille ne peut supporter cette substitution, et un seul chevrottement au milieu du plus beau chant du monde suffit pour le rendre insupportable et ridicule. » (J.-J. ROUSSEAU.)

CHIFFRER. — « C'est écrire sur les notes de la basse des chiffres ou autres caractères indiquant les accords que ces notes doivent porter, pour servir de guide à l'accompagnateur. » (J.-J. ROUSSEAU.)

CHOEUR. — Morceau d'harmonie complète à trois, quatre parties ou plus, chanté à la fois par toutes les voix, avec ou sans accompagnement.

« Le *chœur*, dans la musique française, dit J.-J. Rousseau, s'appelle quelquefois *grand chœur*, par opposition au *petit chœur* qui est seulement composé de trois parties, savoir : deux dessus et la haute-contre qui leur sert de basse. On fait de temps en temps entendre séparément ce *petit chœur*, dont la douceur contraste agréablement avec la bruyante harmonie du grand.

« Il y a des musiques à deux ou plusieurs *chœurs* qui se répondent et chantent quelquefois tous ensemble. »

CHOEUR, *chorus*. — Autrement *Sancta*. — *Pars ecclesiæ*, dit Du Cange, *in qua clerus constitit ac concinit*. — *Chorus est consensio cantantium in choro*. (Saint AUGUSTIN.) — *Ubicunque chorus est, ibi diversæ cordæ unam vocem efficiunt cantici : sic diversæ voces cum simul fuerint congregatæ, chorum Domini efficiunt*. (Saint JÉRÔME.)

Plusieurs font dériver le mot *chœur* tantôt de *couronne*, tantôt de *concordia*, *concorde*, *union*, car sans union et sans concorde on ne peut chanter avec ensemble. D'autres le tirent du mot grec χαρά, qui en latin veut dire joie, allégresse, sentiment propre à l'Eglise triomphante. Enfin d'autres prétendent que ce mot *chœur* vient de *corona*, *couronne*, parce que les anciens se rangeaient en couronne autour de leurs autels, et chantaient ainsi les psaumes en formant un seul *chœur*. Mais le Pape Damase ordonna que le *chœur* fût divisé en deux ailes et que tous les fidèles réunis dans l'église chantassent les psaumes alternativement et par versets ; bien que, dans quelques églises particulières, cette manière de chanter fût déjà introduite, d'après la tradition qu'en avait laissée saint Ignace, évêque d'Antioche, vers l'an 106 de l'ère chrétienne. On prétend que ce saint, étant en prière et en extase, avait eu une vision dans laquelle les anges et les esprits des justes lui étaient ainsi apparus divisés en deux chœurs et se répondant dans leurs chants.

« Chorus ab imagine dictus est coronæ, et ex eo ita vocitatus..... chorus enim proprie multitudo canentium est. » (*Ibid.*, lib. I, *De eccl. offic.*, cap. 3.) — « Chorus dicitur a concordia canentium, sive a corona circumstantium. Olim namque in modum coronæ circa aras cantantes stabant ; sed Flavianus et Diodorus episcopi choros alternatim psallere instituerunt. » (HONORIUS AUGUSTOD.. lib. I, cap. 140.) Honorius d'Autun ne fait pas mention du Pape Damase.

On nommait *chorus major* (*haut chœur*) les stalles supérieures occupées par les chanoines, et *bas chœur*, le lieu où sont les clercs.

Il y avait, dans l'antiquité, un instrument appelé *chorus*. *Laudate eum in timpano et* CHORO. (*Ps.* CL.)

CHOEUR. — «On donne ce nom tantôt à l'endroit de l'église où se chantent les offices, tantôt au clergé qui les chante : il s'agit ici surtout de cette seconde signification. Dans son acception la plus étendue, « le chœur, dit saint Augustin, est une réunion de personnes qui chantent ensemble : *Chorus est consensio cantantium*. » (*In Ps.* CXLIX.) « Si nous chantons en chœur, ajoute-t-il, nous chantons pour le cœur. Quand, au nombre des chanteurs, il y en a un qui chante faux, il offense l'oreille, et trouble le chœur. » — « Le chœur, selon saint Isidore, est tout le peuple assemblé pour l'office divin ; et on l'appelle *chœur*, parce que, dans le principe, on se tenait debout en forme de couronne autour des autels, et qu'on chantait dans cette position. » *Chorus est multitudo in sacris collecta, et dictus chorus, quod initio in modum coronæ circa aras starent, et ita psallerent*. (GERB., *De cantu et musica sacra*, t. Ier, p. 290.) Ailleurs le même écrivain ecclésiastique s'exprime ainsi à ce sujet : « Le chœur est ainsi appelé de l'image d'une couronne qu'il représente, et dont il a tiré son nom : c'est ce qui a fait dire à l'*Ecclésiastique* que le prêtre se tient debout devant l'autel, et que ses frères forment une couronne tout autour. Le chœur, à proprement parler, c'est la multitude des fidèles chantant ; chez les Juifs, il ne pouvait se composer de moins de dix chanteurs, tandis que parmi nous le nombre n'est pas déterminé, et il y en a indifféremment tantôt peu, tantôt beaucoup plus. (*Ibid.*) En effet, dit Gerbert, le chœur se compose de tous ceux qui chantent, soit de chantres spécialement choisis pour cette fonction, soit de la foule aussi des fidèles qui font entendre leurs voix. C'est ce qui se pratiquait du temps de saint Isidore, suivant la coutume antique ; mais, toutefois, ce fut toujours, dans l'église, le ministère particulier des membres du clergé, qui occupaient une place plus rapprochée de l'autel, laquelle aujourd'hui se nomme le chœur. »

«Les chœurs, dans l'Eglise d'Orient comme dans celle d'Occident, ont constamment été divisés, de même que de nos jours, en deux côtés, celui de droite et celui de gauche, c'est-à-dire que le clergé placé du côté de l'Epître formait un chœur, et celui qui était du côté de l'Evangile formait l'autre, chantant tour à tour. Dans les livres liturgiques des Grecs, qui ont rapport au chant ecclésiastique, il est souvent fait mention du *domestique* du chœur de droite et du *domestique* du chœur de gauche, qui étaient des chantres supérieurs, chargés de présider au chant ecclésiastique, et de diriger les deux chœurs. Goar, après avoir parlé des diverses fonctions de l'Eglise, venant à celles des chantres, dit : « Le premier chantre est placé entre les deux chœurs de droite et de gauche. C'est lui qui commence le chant, et il est suivi par les autres chantres. » (*Ibid.*, p. 291.)

« Le chœur des chantres occupait, dès les temps anciens, une place particulière dans l'église, ce que l'abbé Martin Gerbert a vu lui-même à Rome dans celle de Saint-Clément, décrite par dom Mabillon. Ce savant Bénédictin dit que cette église fort ancienne avait deux chœurs, l'un sous l'abside et derrière l'autel pour les prêtres, et appelé, à cause de cette destination spéciale, *presbyterium*, et l'autre devant l'autel où se tenait le corps des chantres, qui étaient assis tout autour sur des stalles de marbre ayant tout juste la largeur du corps d'un homme. Le sieur de Moléon, dans ses *Voyages liturgiques*, dit avoir remarqué dans l'église de Notre-Dame, à Rouen, une place affectée, du côté de l'Epître, à un clerc revêtu de la chape, qui, aux fêtes simples et aux féries, dirigeait pendant la messe le chant du chœur. On a vu depuis, et nous voyons trop souvent de nos jours les musiciens, par la faute du clergé, envahir le chœur, y faire entendre une musique plus digne du théâtre que des temples chrétiens, et ne prendre la place des chantres de l'église que pour flatter et distraire l'esprit des fidèles par les accents d'une mélodie qui ne respire que le sensualisme. Quand donc le clergé comprendra-t-il que les chants qui retentissent dans nos églises ne doivent pas ressembler à ceux de l'Opéra, et que rien ne saurait remplacer la grave majesté du chant grégorien ? »

(L'abbé A. Arnaud.)

« Le mot de *chœur*, dont l'Ecriture se sert si souvent, se prenait, chez les profanes, pour des bandes de danseurs ; mais il a été employé par les Chrétiens pour marquer ceux qui chantaient les louanges de Dieu. Il paraît que les Juifs dansaient en chantant, puisque le roi David et les chantres qui l'accompagnaient dansaient devant l'arche au son des instruments (200). Théodoret dit qu'il y avait des Chrétiens en Egypte, tels que les Mélétidens, qui dansaient en chantant dans leurs assemblées, et les Arméniens réunis dansent même à Rome pendant leur liturgie, et en certains jours de procession en Espagne et en Flandre on y danse encore....

« On ne sait en quel temps précisément a commencé le chant à deux chœurs. L'historien Socrate rapporte que saint Ignace d'Antioche ayant entendu en une vision des anges qui chantaient alternativement les louanges de Dieu, institua cette manière de chanter à Antioche, d'où elle se répandit dans toute l'Eglise, *in hymnis alterna voce decantatis*. (Lib. VI, cap. 8.) Théodoret dit que ce furent Flavien et Théodore, prêtres d'Antioche vers l'an 350, qui firent les premiers chanter les psaumes de David à deux chœurs. (Lib. II, cap. 19.) Peut-être n'ont-ils que renouvelé ou rétabli cette pratique, qui avait été en usage dans le temps des apôtres, et du vivant de saint Ignace, et qu'ils la rétablirent durant la persécution des ariens. Flavien fut depuis évêque d'Antioche et Diodore évêque de Tarse. » *Hi primi*, dit Théodore, *psallentium choros in duas partes diviserunt, et Davidicos hymnos alternis canere docuerunt ; quod Antiochiæ fieri cœptum, ad ultimos terrarum fines perventum est*. (Lib. II, cap. 24.) Il est vrai qu'en peu de temps le chant à deux chœurs se répandit dans l'Eglise, puisque saint Basile, l'ayant rétabli dans son Eglise de Césarée en Cappadoce, répondit à ceux de Néocésarée (Epist. LXIII *ad Neocesar.*), qui se plaignaient de cette nouveauté, qu'il avait suivi l'exemple des Eglises d'Egypte, de Libye, de la Thébaïde, de la Palestine, de l'Arabie, de la Phénicie, de la Syrie et de plusieurs autres, et que dans toutes ces églises, les grandes fêtes, le peuple venait avant le jour dans l'église pour chanter à deux chœurs qui se répondaient l'un à l'autre : *In duas partes divisi alternis succinentes psallent*.

« En peu de temps le chant passa d'Orient en Occident. Saint Ambroise est le premier qui fit chanter à Milan pour désennuyer le peuple, qui passait les nuits dans l'église durant la persécution de l'impératrice Justine, suscitée par les ariens. Saint Augustin est témoin oculaire de cet établissement. *Tunc hymni et psalmi ut canerentur secundum morem Orientalium institutum est, et ex illo... per cætera orbis*. (Lib. IV *Confess.*, cap. 9.) Paulin, dans la Vie de saint Ambroise, marque la même chose. Ce fut pour lors qu'on commença à introduire des veilles, des hymnes et des antiennes dans la psalmodie, ou l'office de l'église à Milan : *In hoc tempore primum antiphonæ, hymni ac vigiliæ in ecclesia Mediolanensi cœperunt*. . .

« Saint Isidore de Séville dit que le chant à deux chœurs a été fait à l'imitation des séraphins, qui chantaient l'un après l'autre : *Alter ad alterum*. (*De offic.*, lib. I.)

« Peu à peu les moines prirent le chant à deux chœurs. Saint Paulin semble le marquer dans sa lettre à Victricius, évêque de Rouen : *Ubi quotidiano psallentium per frequentes ecclesias et monasteria concentu... et cordibus delectamur et vocibus*. — Sidoine Apollinaire (Lib. V, ep. 17; l. IX, ep. 3) parle d'office chanté par les moines et les clercs ensemble : *Vigilias quas alternante multitudine monachi clericique psalmicines concelebraverant*. Il loue aussi Fauste, évêque de Riez, d'avoir transporté dans son église l'office et le chant qui s'observaient à Lérins. Dans la Vie de saint Agricole, évêque d'Avignon, qui avait été moine à Lérins, il est dit qu'il faisait chanter à deux chœurs dans son église, comme on faisait dans les monastères : *Horas canonicas eodem modo quo solerent in monasteriis, alternis videlicet*

(200) « Quant à David, s'il dansa et sauta un peu plus que l'ordinaire bienséance ne requérait devant l'arche de l'alliance, ce n'était pas qu'il voulust faire le fol, mais tout simplement et sans artifice il faisoit ces mouvements extérieurs, conformes à l'extraordinaire et des mesures d'allégresse, qu'il sentoit en son cœur. » (S. François de Sales, *Introduction à la vie dévote*, III part., chap. 5.)

cantibus voluit recitari. Saint Benoît, dans sa règle, suppose le chant à deux chœurs, ordonnant que l'esprit soit attentif à ce que la bouche chante dans l'office, *ut mens nostra voci concordet*. Il parle de chanter en droit, *directaneus psalmus*, certains psaumes. Il ordonne à ceux qui viennent tard à l'office de ne pas se mettre avec le chœur : *non sociari choro psallentium*. Amalaire assure que saint Benoît avait pris beaucoup d'usages de saint Ambroise : *Consuetum morem sancti Ambrosii in nonnullis ecclesiasticis elegisse*, ce qui peut s'entendre du chant et des hymnes que ce saint évêque avait établis à Milan. Dans la règle de Saint-Fructueux, il est ordonné de chanter à deux chœurs, *Surgentes per choros recitent psalmos*.

« Mais beaucoup de moines faisaient difficulté de prendre le chant, persuadés de ce que dit saint Jérôme, *monachi est plangere* : un moine ne doit s'occuper qu'à pleurer, et non à chanter. Saint Fructueux, que je viens de citer, ne parle que de réciter à deux chœurs....., etc.

« Les peuples chantaient autrefois avec le clergé avant que les chanoines eussent élevé des murs autour du chœur pour se défendre du froid, car le chœur était autrefois tout ouvert. Durand s'en plaint, et dit que cela ne faisait que commencer de son temps, et qu'il y avait encore bien des églises où ces murs n'étaient pas. (Lib. I, *Ration.*, XIII, num. 35.) *In primitiva Ecclesia peribolum seu parietem qui circuit chorum, non elevatum fuisse nisi usque ad appodiationem* (jusqu'au coude; on pouvait s'appuyer dessus) : *Quod adhuc in quibusdam ecclesiis observatur, ut populus videns clerum psallentem inde sumeret bonum exemplum....* » (*Commentaire hist. sur le Bréviaire romain*, par GRANDCOLAS ; Paris, 1727, t. Ier, pp. 105 à 120, *passim*.)

CHOEUR. — Instrument d'invention grecque, attribué à Philamne. Il était composé de simple peau, et de deux baguettes de roseaux de fer (de fer creux) dont la première servait à condenser l'air intérieurement, et la seconde à produire le son extérieurement. On fait remonter cet instrument à cent vingt ans avant Jésus-Christ. — Il ne doit donc pas être confondu avec celui dont parle David au ps. CL : *Laudate eum in tympano et choro;* puisque David vivait neuf cent quatre-vingt sept ans avant ce Philamne. (Voy. *El melopeo*, de CERONE, p. 248).

CHORAL. — Le *choral*, ou cantique propre aux églises protestantes, tire son origine de l'ancien cantique en langue vulgaire, en usage de temps immémorial dans l'Eglise latine, de même que le mot *choral* n'est autre que l'ancien adjectif *choralis* (*liber choralis, cantus choralis*) pris substantivement.

Le *choral* est proprement un *motet* en langue vulgaire. On voit par là que le protestantisme n'a fait en ceci que s'approprier un chant appartenant à l'Eglise catholique, bien qu'il soit juste de reconnaître que les luthériens allemands aient donné à ce chant une gravité, une majesté, une allure lyrique et biblique, inconnues généralement à nos compositeurs de musique religieuse. C'est ce qu'a fort bien remarqué M. Leclercq, dans un intéressant article inséré dans l'*Univers* à la date du 27 juin 1851 (201).

Les différences caractéristiques des chants de l'Eglise catholique et des chants de l'Eglise réformée tiennent à une conception différente de la liturgie. Dans le catholicisme, la parole de Dieu découle du prêtre et se répand sur le peuple. Le prêtre a mission d'instruire et d'enseigner; le peuple écoute, accepte et se soumet. De là un chant consacré, traditionnel, commun à tous les fidèles et auquel les fidèles n'ont pas le droit de rien changer. Dans le protestantisme, au contraire, chacun ayant le droit d'examiner, de fixer sa croyance, d'interpréter à sa manière la sainte Ecriture, tout procède du peuple. Chez les protestants, ce que l'on nomme le laïque n'existe pas dogmatiquement. Tout individu exerce un sacerdoce, et le culte public est basé sur le culte de la famille, tandis que, dans le catholicisme, le culte de famille n'est que le prolongement du culte public. Le chef d'une maison protestante fait matin et soir la prière en présence des membres de sa famille et des domestiques, puis une lecture de la sainte Ecriture, qu'il explique et commente à sa façon, puis enfin entonne des cantiques. A certains jours, les familles s'assemblent au temple, et voilà la communauté. Les chants de cette communauté ne peuvent donc être que des cantiques composés par des gens de toutes les classes, qui se sont livrés à leurs seules inspirations. Aussi le nombre en est-il très-considérable. On connaît des recueils qui ne contiennent pas moins de deux mille à trois mille cantiques, et l'on pourrait évaluer à plus de soixante mille la collection complète de ces chants.

Dans le *Sommaire de l'histoire de la musique* placé en tête de son *Dictionnaire des musiciens* (Paris, 1810), Choron s'exprime ainsi qu'il suit sur les Allemands : « Quant aux diverses branches de styles et première-

(201) « Nos cantiques français, que l'on nous dit faciles, sont dans la plupart de leurs traits inabordables pour la masse des voix, ou bien ils tombent dans la trivialité des ponts-neufs. Nos chansons intitulées romances sont l'antipode de toute musique religieuse, soit savante, puisque la science y fait complétement défaut; soit traditionnelle, puisque cela ne ressemble à rien de ce qu'on n'a jamais dû chanter à l'église; soit populaire, puisque les masses sont incapables de rendre avec ensemble, justesse et facilité, leurs formules capricieuses et langoureuses, leurs modulations chromatiques, leurs notes accidentelles, et leurs sauts d'intervalles périlleux. Ces trois caractères de science, c'est-à-dire d'harmonie intéressante et correcte, de tradition, de popularité, devraient caractériser sinon en totalité au moins en partie, les chants que l'on exécute à l'église en dehors du chant grégorien. C'est ce qu'ont fait les Allemands, et il faut le dire, les luthériens, en donnant à leurs chants les allures du plain-chant et quelque chose de l'inspiration biblique. »

ment du style d'église, ils ont reçu d'Italie le chant grégorien ; ils en ont composé de particuliers à plusieurs parties en faux-bourdon, qu'ils nomment *chorals*, qui sont chantés par toute la masse du peuple et qui sont du plus bel effet ; ce genre ou emploi du genre leur appartient, et il serait à désirer que les autres nations les imitassent. » Choron semble dire ici que le *choral* est de l'invention des Allemands. Nous ne contestons pas leur mérite dans ce genre de cantique ; mais nous avons dit et nous allons prouver qu'ils n'ont fait que s'emparer de l'ancien cantique en langue vulgaire. De ce qu'ils ont retenu une seule forme des chants d'Eglise, il ne s'ensuit pas qu'ils l'aient inventée. Et, quant au souhait qu'exprime l'écrivain en finissant, nous ne voyons pas ce que les *autres nations*, c'est-à-dire les nations catholiques, l'Espagne, le Portugal, l'Italie, la France, gagneraient à abandonner le plain-chant, bien plus mélodique et bien plus varié que le chant *choral*, lequel, malgré de grandes beautés, manque généralement d'onction et se fait remarquer par une roideur et une monotonie fatigantes.

Nous ne partageons pas davantage l'opinion du savant historien de la musique occidentale, feu M. Kiesewetter, qui dit (XIVe époque) que « depuis la réformation qui eut lieu en Allemagne vers le XVIe siècle, il se forma, par l'introduction du chant du peuple dans l'église, un genre nouveau *essentiellement original*, savoir le choral métrique. » Ce prétendu genre *essentiellement original* se distingue au contraire par l'absence de toute originalité, puisque, ainsi que nous venons de l'observer, il repose uniquement sur ce qu'il est le *seul* chant en usage dans l'église protestante. Du reste, M. Kiesewetter semble avoir répondu d'avance à cette allégation, car, dans la IXe époque de son *Histoire*, il dit que « les chorals qui furent composés par des musiciens allemands très en vogue sur les textes métriques de Luther, sont pour la plupart dans le système des modes ecclésiastiques et en reçoivent leur désignation. » Mais ce que nous reconnaissons volontiers avec M. Kiesewetter, c'est que « l'usage d'accompagner les chorals avec l'orgue et l'émulation qui se manifesta parmi les organistes pour le faire avec plus ou moins de variété et de talent, contribuèrent sans doute à l'amélioration de l'harmonie et du contrepoint, et furent cause de l'ardeur qu'ils déployèrent dans cette étude. Aussi depuis cette époque et principalement dans le XVIIe siècle, l'Allemagne put se vanter de posséder les plus grands maîtres sur l'orgue. » (*Hist. de la musique occidentale*, XIVe *epoque*.)

Mais revenons à l'origine du *choral*. Nous avons dit qu'il était né du cantique vulgaire ; effectivement nous voyons qu'au XIVe siècle, d'autres disent même au XIIe, on avait traduit en langue vulgaire des chants de l'Eglise, entre autres le *Veni Creator*, le *Te Deum*.

Quant vint Luther, il adopta cette forme de chant populaire pour les cérémonies de son culte. Le premier livre de cantiques évangéliques publié par Luther et Walther parut en 1524 sous ce titre : *Enchiridion*, ou bien : *Quelques cantiques chrétiens et psaumes conformes à la pure parole de Dieu, tirés de la sainte Ecriture, pour être chantés dans l'église, comme c'est déjà l'usage à Wittemberg*. Ce premier recueil comprenait huit cantiques. Mais peut-être sera-t-on bien aise de trouver ici quelques détails sur l'œuvre musicale et liturgique de Luther.

« Bien qu'il ne fût pas un savant musicien, dit M. Fétis dans sa *Biographie des musiciens*, Luther possédait des connaissances assez étendues sur la musique pour cultiver cet art avec fruit. Non-seulement il était en état de chanter des *chorals* à première vue, mais il pouvait lire avec facilité toute espèce de musique. Il consacrait à cet art toutes les soirées qu'il passait au milieu de ses enfants et de ses amis. Ils chantaient alors de beaux motets de Senfel, de Josquin et d'autres grands maîtres : Luther faisait venir pour les exécuter des musiciens exercés et organisait chez lui de petits concerts.

« A moins de se montrer injuste (dit le « pasteur Rambach, dans son excellent livre « intitulé : *De l'influence de D. Martin Luther « sur le chant d'église* (Hambourg, 1813), « on est forcé d'avouer que personne n'était « plus apte que Luther à organiser noble- « ment et d'une manière utile le chant re- « ligieux et le service divin. Réunissant « l'imagination à la sensibilité, la persévé- « rance à l'amour du peuple, le goût et la « connaissance théorique et pratique du « chant à beaucoup d'autres qualités qui se « rencontrent rarement ensemble, il était « plus capable qu'aucun autre de faire pour « le chant d'église ce qu'il fit en effet. »

« Dans sa liturgie, il insiste sur la nécessité de retrancher les antiennes et cantiques de la Vierge, l'offertoire, les chants de vigile et de la messe des Morts, qu'il considérait comme contraires à l'esprit évangélique. Les proses furent aussi supprimées par lui ; il les estimait peu, et les considérait comme ne faisant point essentiellement partie du culte. En général, il ne conserva des anciennes pièces de chant que ce qui contenait les louanges de l'Eternel, et l'expression de la reconnaissance pour ses bienfaits.

« Luther ne fit pas disparaître absolument les chants latins de l'office divin, il n'approuvait même pas ceux qui le firent ; mais en beaucoup d'endroits il remplaça par de simples chorals en langue vulgaire, en faveur du peuple, des pièces plus longues et plus difficiles. Au reste, il n'y eut point en cela d'innovation ; car Mélanchthon a fort bien remarqué, dans son *Apologie de la confession d'Augsbourg*, que l'usage du chant allemand par le peuple, dans le culte, est fort ancien. M. Henri Hoffmann a prouvé, dans son intéressante *Histoire des chants d'église jusqu'au temps de Luther* (Breslau, 1832, in-8°), que ces chants existaient avant le XIIe siècle, et en a rapporté des exemples.

« Convaincu de la nécessité d'une réforme dans le chant d'église, et voulant surtout lui donner une assez grande simplicité pour que le peuple pût lui-même chanter les psaumes et les cantiques dans l'office divin, il choisit dans les anciennes mélodies religieuses du culte catholique celles qui répondaient à ses vues, et composa lui-même d'autres chants, devenus des modèles qu'on a imités depuis lors. Les chants anciens qu'il conserva sont ceux des hymnes qu'il traduisit du latin : ainsi la mélodie du cantique *Der du bist Drei in Ewigkeit*, etc., est la même que celle *O beata lux trinitas;* celles de *Christum Wir sollen loben Schœn*, et de *Komm, Gott schœpfer, heiliger Geist*, sont les mêmes que celles de *Veni, Creator spiritus*, et *De ortus cardine*. A l'égard des hymnes *Veni, Redemptor* (*Num Komm der Heiden Heiland*) et *Te Deum laudamus* (*Herr Gott, dich loben Wir*), Luther y fit de notables changements. Les chants composés par Luther se divisent en deux classes : 1° ceux des traductions en prose de la Bible ; 2° ceux des cantiques versifiés. Les premiers se distinguent par une mélodie simple, plusieurs syllabes étant placées sur la même intonation, ce qui leur donne de l'analogie avec l'ancienne psalmodie. Des modulations plus variées, plus fortes, plus expressives, caractérisent au contraire la seconde classe... plus intéressante, et par elle-même et parce qu'elle est encore en usage dans les temples de l'Allemagne protestante. On n'est pas d'accord sur le nombre de cantiques dont les mélodies lui appartiennent. Türk n'en compte que seize, dans son livre *Des principaux devoirs d'un organiste;* d'autres le portent jusqu'à vingt et même davantage. Mais il en est plusieurs qu'on lui a attribués et qui ne sont pas de lui. »

A partir de Luther, l'usage du choral s'étendit dans toutes les parties de l'Allemagne protestante; et ici l'auteur d'un travail remarquable sur les chorals, Koch, dans *Geschichte des Kirchenlieds und Kirchengesangs* (Stuttgart, 1847, 2 vol.), constate, comme nous, que cette première époque manque d'originalité et d'individualité propre, et qu'elle se base sur les anciennes mélodies grégoriennes. A cette époque appartiennent Jean Walter, George Rhaw, Louis Senlf, Martin Agricola, etc., etc.

Plus tard, le choral se plia aux formes de la musique moderne sans rien perdre de sa gravité et de la noblesse de son caractère. Mais il faut surtout voir ce qu'est devenu le *choral* entre les mains de J.-S. Bach, qui, s'emparant de plusieurs de ces chants pour ses compositions d'orgue, en a fait des mélodies sublimes enchâssées dans un travail harmonique prodigieux. — Nous croyons devoir reproduire ici en partie deux articles que M. Fétis a publiés, le 6 et le 13 janvier 1850, dans la *Gazette musicale* de Paris, sur le volumineux ouvrage de M. Charles de Winterfeld, intitulé : *Le chant de l'Eglise évangélique et ses rapports avec la composition* (*Der Evangelische Kirchengesang und sein Verhæltniss zur Kunst des Tonzatzes* (Leipsick, Breitkopf et Hærtel, 1843-1847, 3 vol. in-4°, formant ensemble 1765 pages de texte et 641 pages de musique).

« Le premier volume de l'ouvrage de M. de Winterfeld est divisé en deux livres; le premier a pour objet le chant choral dans la première moitié du XVIe siècle; l'autre, ses modifications et additions dans la seconde moitié de ce siècle. Chacun de ces livres est subdivisé en plusieurs sections. Dans la première, l'auteur se livre à des recherches sur les sources du chant choral, qu'il trouve, comme la plupart des savants qui se sont occupés de cet objet, dans les anciennes mélodies du culte catholique, dans les chants populaires et dans les travaux de quelques musiciens, dont plusieurs furent les amis et collaborateurs de Luther.

« Dans la première section du premier livre, M. de Winterfeld se livre d'abord à l'examen de la tonalité du chant de l'Eglise catholique, qui fut originairement celle du chant du culte protestant, et comme la plupart des écrivains sur ce sujet, il en établit l'analogie avec les modes de l'ancienne musique des Grecs; analogie qui se manifeste par l'identité des espèces d'octaves qui, dans l'une et dans l'autre musique, constituent la différence des modes. Mais, de même que Glaréan et la généralité des auteurs modernes de traités de plain-chant, il n'a pas vu qu'une différence essentielle existe entre les deux tonalités, et qu'elle consiste en ce que les mélodies du chant de l'église sont caractérisées par les espèces de quintes et de quartes dont les combinaisons régulières et symétriques déterminent la position de la dominante et de la finale, et donnent lieu aux formes particulières du chant qu'on remarque dans chaque ton, et qui sont autant de types pour toutes les mélodies de chacun de ces tons. C'est ce que j'ai clairement établi dans mon *Traité élémentaire du plain-chant*, d'après les auteurs du moyen âge, et surtout d'après Tinctoris, l'écrivain le plus instruit sur cette matière.

« La deuxième section de ce livre présente des recherches curieuses et pleines d'intérêt sur les chants populaires que les premiers réformateurs ont fait entrer dans leur liturgie mélodique. Toutefois, il me semble que M. de Winterfeld n'a pas donné assez d'attention sur ce sujet aux ressources que lui offrait l'excellent ouvrage du savant professeur de l'université de Breslau, M. Henri Hoffmann, intitulé : *Histoire des chants de l'Eglise allemande jusqu'au temps de Luther* (202), où l'on trouve les renseignements les plus précieux sur les anciens chants religieux des peuples allemands, depuis le XIIe siècle. Je crois que la dissertation de Jean-Barthélemie Rederer sur l'introduction du

(202) « *Geschichte des deutschen Kirchenliedes bis auf Luther's Zeit.* Breslau, 1832, in-8°. »

chant allemand dans l'Eglise évangélique luthérienne (203) lui aurait fourni des documents qu'il me paraît avoir négligés.

« Le grand intérêt de l'ouvrage commence lorsque l'auteur aborde la formation des premiers livres chorals, au temps même des travaux de Luther, c'est-à-dire depuis 1517 jusqu'en 1550. Ses recherches sur les compositeurs de mélodies de ce temps attestent une érudition solide, et l'on trouve dans cette partie du livre de curieux renseignements sur Jean ou Hans Walter, Louis Senlf, Arnold de Bruck, Henri Finck, Georg. Raw, Martin Agricola, Balthasar Resinarius, B. Ducis, Sixt Dietrich, Lupus Hellinck, Wolff Heinz, Jean Stahl, Thomas Stolzer, Georges Forster, Etienne Mahu, Vogelhuber, Jean Weinmann, Hauck et Kugelmann. Toutefois, c'est plutôt comme harmonistes que M. de Winterfeld les fait connaître que comme inventeurs de chants; car tous les extraits de leurs ouvrages qu'il publie nous font voir d'anciennes mélodies travaillées avec soin en contrepoint; mais ces mélodies elles-mêmes, nous ne les trouvons ici qu'environnées de tout leur cortége d'accompagnement. En cela, comme dans toute la musique de cette époque, il est donc évident que le travail harmonique tenait la première place dans l'opinion des compositeurs, et que l'invention des mélodies n'était à leurs yeux que de peu de valeur. Beaucoup de ces mélodies étaient anciennes; quelques-unes même remontent jusqu'au XIIe siècle; d'autres sont prises dans les airs populaires; d'autres, enfin, appartiennent au temps même de la réformation. Mais celles-ci semblent être plutôt l'ouvrage de théologiens et de poëtes que celui de musiciens renommés. Ceux-ci n'étaient pas, à proprement parler, des compositeurs; c'étaient des *contrepointistes*. Il est regrettable que M. de Winterfeld, qui accorde une si large part, dans son ouvrage, aux morceaux de musique dont les mélodies chorales sont la base, n'ait pas fait des comparaisons de celles-ci, abstraction faite de toute harmonie. Il cite beaucoup de textes, mais n'en fait pas connaître le chant. C'est une lacune évidente dans un travail spécial aussi volumineux. Purger, d'ailleurs, les mélodies de toutes les altérations que le temps y a introduites, et les ramener à leur pureté primitive, eût été un beau travail que je m'attendais à trouver dans un livre dont l'étendue est si considérable (204).

« Dans le deuxième livre du premier volume, on trouve un examen du chant de l'Eglise évangélique pendant la seconde moitié du XVIe siècle, particulièrement du chant des psaumes et cantiques des calvinistes. Après avoir établi cette vérité déjà connue, que le chant des psaumes, particulièrement en France et à Genève, a été tiré originairement des chants populaires et mondains, l'auteur se livre à l'analyse des travaux harmoniques de Goudimel, de Claudin le jeune et de Samuël Marschal sur les mélodies définitivement adoptées par la secte des réformés calvinistes. Il y a lieu de s'étonner qu'il ait négligé, dans cette période, les travaux de Jean Marbeck, organiste de Windsor, qui fut l'auteur du premier livre de chant choral à l'usage des calvinistes d'Angleterre et qui le publia en 1550.

« La deuxième section de ce livre est consacrée au chant des sectaires de Wiclef et de Jean Huss, connus autrefois sous le nom d'*utraquistes*, parce qu'ils admettaient la communion sous les deux espèces, et qu'on a appelés plus tard *Frères bohêmes*, *Frères de l'unité*, *Frères de la pureté*, *Frères moraves*, et qu'on désigne maintenant souvent sous le nom de ***Herrnhutistes***, parce que le siége principal de la direction de leur culte est dans la petite ville saxonne de ***Herrnhut***, bâtie pour eux en 1722, par le comte Zuigendorf. On sait quel enthousiasme fanatique la condamnation et le supplice de Jean Huss, en 1415, firent naître en Bohême par les prédications de Jérôme de Prague, son disciple, les excès des hussites, et les guerres qui en furent la suite. On a peu de renseignements aujourd'hui sur les formes du culte de ces sectaires dans les premiers temps, et ce n'est qu'en 1531 qu'on trouve leur premier livre de chants, imprimé à Prague, en langue bohême, par Georges Wylmschwerer, dont il a été fait ensuite plusieurs autres éditions dans le XVIe siècle, tant en langue originale qu'en allemand. La plus belle et l'une des plus rares est celle qui a paru sous ce titre : ***Kirchengeseng darinnen die Heubtartickel des Christlichen glaubene Kurtz gefasset und aussgeleget sind***, etc., sans nom de lieu, 1566, in-4°. Le chant noté qu'on trouve dans ce cantional est plus souvent tiré du chant de l'Eglise catholique que de celui des réformés luthériens et calvinistes. La partie de l'ouvrage de M. de Winterfeld, qui concerne ce chant, est faite avec beaucoup de soin et un grand luxe d'érudition. La troisième section, relative aux livres de mélodies chorales, publiés dans le XVIe siècle, est riche en détails critiques et bibliographiques; enfin les quatrième, cinquième et sixième sections fournissent de curieux renseignements sur les musiciens allemands les plus distingués qui ont employé les mélodies chorales dans leurs compositions, dans la dernière moitié de ce siècle. Parmi ces artistes, ceux dont le talent a eu le plus d'éclat et dont la réputation s'est maintenue jusqu'à nos jours sont Jacques Meiland, David Wolkeinstein, Sithus Calvisius ou Cahlwitz, Jérôme, Jacques et Michel Prætorius, David Scheidmann, Joa-

(203) « *Abhandlung von Einführung des deutschen Gesangs in die evangelisch lutherische Kirche*, etc. Nuremberg, 1759, in-8°. »

(204) « Cette lacune de l'ouvrage de M. de Winterfeld a été comblée par M. le baron de Tucher, dans son excellente collection intitulée : *Trésor des chants de l'Eglise évangélique appartenant aux premiers siècles de la réformation* (*Schatz des evangelischen Kirchengesanges im erstem Jahrhundert der Reformation*; Leipsick, Breitkoph et Hærtel, 1842, 2 vol. grand in 8°). Je n'ai que des éloges à donner à ce beau travail. »

chim Decker, Jean Hassler, Melchior Vulpius ou Wolff, Joachim de Burgk, Jean Steverlin, Jean Eccard et Adam Gumpeltzhaimer. Des spécimens de leur style, extraits de leurs ouvrages, remplissent 160 pages de musique à la fin du premier volume.

« Le second volume a pour objet le chant choral en lui-même et dans ses rapports avec la composition de la musique dans le XVIIe siècle. Le premier est consacré aux travaux des musiciens allemands du XVIIe siècle, qui continuèrent de suivre la route tracée par les maîtres du XVIe, et qui introduisirent peu de nouveautés dans leur style; parmi les plus célèbres, on remarque Thomas Walliser, Bodenchatz, Martin Zeuner, André Herbst, Melchior Franck, Conrad Matthæi et Christophe Kaldenbach. D'excellentes notices sur les chantres Jean Cruger, Jacques Hentze et Jean-Georges Ebeling, remplissent la dernière section du premier livre de ce volume.

« Mais au second livre un intérêt tout nouveau attache le lecteur sérieux. M. de Winterfeld y examine avec beaucoup de savoir l'influence que le goût récent de l'Italie, et particulièrement de l'école vénitienne, exerça sur la direction des travaux des musiciens allemands dès le commencement du XVIIe siècle. Ici cependant je ferai au savant écrivain le reproche de prolixité exagérée qui fatigue l'attention la plus soutenue, et je ne puis m'empêcher de blâmer son penchant aux détails qui n'ont et ne peuvent avoir d'intérêt. Au point de vue élevé où il s'était placé dans ce livre, Henri Schutz, Hermann Schein, Rosemüller, Hammerschmidt, les deux Ahle et Jean Erasme Kindermann, devaient attirer toute son attention, parce qu'ils furent les chefs de la nouvelle école qui faisait alliance des nouveautés harmoniques et du style d'expression avec la gravité du choral. Mais qu'importe la longue suite de noms obscurs mêlés à ceux-là? Quelle instruction réelle pouvons-nous tirer des longs développements où M. de Winterfeld se laisse entraîner à leur égard! Quelques lignes suffisaient pour les mentionner, au lieu des longues pages qui leur sont consacrées. D'ailleurs, le savant auteur se laisse encore aller dans cet ouvrage à des excursions hors de son sujet, qui grossissent inutilement les volumes. Ainsi, il emploie soixante-dix grandes pages in-quarto à disserter sur les musiciens qui ont mis en musique les chansons spirituelles de Rist, et y parle encore longuement d'artistes qui ont déjà fixé son attention dans d'autres parties de l'ouvrage, par exemple, Hammerschmidt, Jacques Praetorius et Scheidmann. Les chansons spirituelles n'ont aucun rapport avec le chant choral; on n'aperçoit donc pas ce qui a pu déterminer M. de Winterfeld à traiter ce sujet dans un livre dont le plan était fort étendu pour son objet principal. D'ailleurs, en supposant qu'il eût fallu dire quelque chose de ces chansons spirituelles de Rist, qui eurent de la vogue dans le XVIIe siècle, quelques pages auraient suffi pour faire connaître les compositeurs qui se sont exercés sur ces poésies et dont les mélodies ont eu le plus de succès populaires, tels que Jean Schop, Michel Jacoby et Martin Colerus.

« Le même penchant aux développements surabondants a fait consacrer par M. de Winterfeld une centaine de pages aux livres de mélodies chorales, publiés dans le XVIIe siècle. Ces livres ont, en général, bien moins d'intérêt que ceux du XVIe siècle; quelques-uns seulement sont recherchés par les savants qui s'occupent de ce sujet, à savoir : ceux de Sohr, de Vopelius, de Martin Janus, de Dedekind, de Melchior Teschner, de Nicolas Hass et de Meyer. Réduite au quart de son étendue, cette partie du livre que j'analyse aurait pu satisfaire à toutes les exigences des érudits et des bibliographes.

« Il n'en est pas de même de la dernière section du second livre de ce volume, où M. de Winterfeld avait à considérer les rapports de l'art de jouer de l'orgue avec le chant choral; car la gloire des organistes allemands repose avant tout sur les préludes des mélodies de cette espèce, sur l'art de les varier dans de belles pièces à deux et à trois claviers, et sur les conclusions, qui se terminent quelquefois par de très-belles fugues. Mais une bizarrerie qui frappe d'étonnement, ce même auteur, si prodigue partout de digressions et de détails, est ici d'une concision parcimonieuse. A l'exception de Samuel Scheid et de Jean Pachelbel, qui ont fixé son attention, mais pas autant qu'on pourrait s'y attendre, il ne mentionne en passant qu'Élie-Nicolas Ammerbach, Bernhard Schmidt et Jacques Paix, qui appartiennent au XVIe siècle. Cependant, si les deux géants de l'orgue allemand, Gaspard de Kerl et Froberger, à l'époque dont il s'agit, appartenaient au culte catholique, il y avait d'autres grands artistes en ce genre qui pouvaient soutenir le parallèle avec Scheid et Pachelbel, car Buttsted, Buxtehude, Bruhns, Reinke et Zachau, furent tous des organistes de premier ordre qui, dans le cours du XVIIe siècle, écrivirent d'excellents préludes et des mélodies chorales variées.

« Le deuxième volume de l'ouvrage de M. de Winterfeld est accompagné de 204 planches de musique gravées, qui renferment une multitude de fragments de différents genres pour l'éclaircissement du texte. Parmi ces morceaux, il en est qui ont beaucoup d'intérêt pour l'histoire de l'art.

« Fidèle à ses penchants d'excursions dans des parties de l'art qui ne tiennent que d'une manière très-indirecte à son sujet, l'auteur du grand travail que j'examine emploie le premier livre du troisième volume à faire l'examen des tendances contraires à la direction donnée à l'art par le chant choral, lorsque l'art du chant véritable s'introduisit en Allemagne au commencement du XVIIIe siècle.

« M. de Winterfeld tire son principal argument de l'influence qu'exerça alors cet art d'un chant moins lourd et moins syllabique, de la publication de certains livres de mélodies mondaines avec basse continue, qui parurent dans les premières années de ce siècle, et qui étaient destinés à remplacer, dans les familles, les véritables livres chorals. D'abord, ces mélodies furent placées sur des paroles de psaumes ou de cantiques. Le premier qui publia un livre de ce genre fut Jean-Anastase Freylinghausen, né en 1670, près de Wolfenbuttel. La première édition parut en 1704, sous le titre de *Livre de chant spirituel;* les éditions s'en multiplièrent rapidement. Des formes mélodiques plus gracieuses et plus gaies que les anciennes mélodies chorales en firent le succès. Le style dramatique eut cependant une bien plus grande influence sur le goût du public allemand pour les mélodies ornées, que les livres de chant du pasteur d'une petite ville; et si la musique prit dès lors une direction indépendante du chant choral, c'est surtout à cette cause puissante qu'il faut l'attribuer. M. de Winterfeld est obligé de le reconnaître, et cette considération le conduit à présenter, dans son livre, une partie de l'histoire de l'opéra allemand, et à donner des morceaux assez étendus sur Keiser, Handel, Mattheson, Telemann, Graun et Sœlzel. On voit que nous sommes loin du chant choral. Cependant ces auteurs ont écrit de grandes compositions dont ce chant est la base : M. Winterfeld en donne de longues analyses et des extraits dans les planches de musique de ce volume. Cette partie de l'ouvrage n'a pas moins de *deux cent cinquante-cinq* pages.

« Le deuxième livre de ce volume et le dernier de l'ouvrage a pour objet les derniers rapports du chant choral avec la musique, dans le XVIIIe siècle. Les grands ouvrages de Jean-Sébastien Bach, de quelques artistes de la même famille, et d'Homilius remplissent la première section. La diversion opérée par les odes de Gellert et par la musique qu'y appliquèrent plusieurs compositeurs renommés de la seconde moitié du XVIIIe siècle, sont l'objet de la deuxième section. On voit que c'est encore là une excursion hors du sujet. Des considérations renfermées dans quelques pages auraient suffi sans ce luxe de développements.

« La troisième et dernière section fournit l'indication et l'analyse des livres de mélodies chorales publiées dans le cours du XVIIIe siècle. Ce temps est celui où le caractère du chant primitif s'affaiblit et s'altère de plus en plus; on a donc en général peu d'estime pour les recueils qui ont vu alors le jour; cependant ceux de Stœrl, de Dretzel, de Reimann et de Kuhnau sont assez recherchés. Près de trois cents pages de musique, renfermant beaucoup de choses curieuses et d'un haut intérêt, complètent ce volume et terminent l'ouvrage. »

CHORÉVÊQUE (*Chorepiscopus*), évêque et intendant du chœur. — C'est l'expression consacrée par le canon 9 du concile de Cologne de 1260. « Ce canon, dit Grandcolas, oblige le chantre (chorévêque) à résider ponctuellement au chœur, et d'assister à tous les offices, afin qu'il soit d'exemple aux autres, et qu'il puisse exiger la même ponctualité et la même assiduité d'un chacun. » (*Commentaire historique sur le Bréviaire romain;* Paris, 1722, tom. Ier, p. 116.)

CHORIAL, CORIAL, CORIAULX, CURIAUX. — Anciens mots qui sont aujourd'hui exprimés par le mot *choriste.* — Nous empruntons au Glossaire de Du Cange les divers textes qui établissent ces locutions : « Litt. remiss., ann. 1452, in Reg., 181, Chartoph. Reg., chap. 165 : *Ung nommé Chappo-nay chorial de l'église de S. Jehan de Lyon, etc.* — Aliæ ann. 1457, ex Reg., 189, ch. 176 : *Jehan Ales, que on dist estre Corial et teneur en l'église de Nostre-Dame de Chartres*, etc. » *Voy.* Du Cange, v° *Choralis.* — Et encore : « *Coriaulx*, pueri symphoniaci, apud Acher., tom. V *Spicil.*, p. 632. — *Curiaux*, in Ch. Joan, ducis brit. ann. 1433, ex Bibl. Reg. : *Voulons qu'il y ait quatre curiaux pour ayder au divin office, qui pareillement seront subgiz et obéiront au dit Doyen.* — Ceremon. ms. eccl. Brioc. : *Item les petits enffens, c'est assavoir les petitz Cureaulx, ne doivent pas seoir ne estaller es chaeses haultes ne basses, mes ils doivent estre en estant ès petiz releiz de cueur en maniere de Station.* » (*Ibid.*)

CHORION. — « Nome de la musique grecque, qui se chantait en l'honneur de la mère des dieux, et qui, dit-on, fut inventé par Olympe Phrygien. » (J.-J. Rousseau.)

CHORISTE. — « Chanteur non récitant et qui ne chante que dans les chœurs.

« On appelle aussi choristes les chantres d'église qui chantent au chœur. *Une antienne à deux choristes.*

« Quelques musiciens étrangers donnent encore le nom de *choriste* à un petit instrument destiné à donner le ton pour accorder les autres. » (J.-J. Rousseau.)

En Italie on donne le nom de *choriste*, *corista*, au petit instrument appelé *diapason.*

CHORO RIPIENO. — On donne en Italie ce nom à un chœur d'accompagnement dont les parties doublent le mouvement, tantôt des voix réelles, tantôt des autres dans le contrepoint. Les *voix réelles* sont celles qui ont un mouvement particulier dans le passage d'une harmonie à une autre. « Ce n'est, dit M. Fétis (*Traité du contrepoint et de la fugue*, 1re part., p. 60), que postérieurement au XVIe siècle qu'on a imaginé de faire usage du *choro ripieno.* C'est à cette invention qu'est due celle de l'orchestre accompagnateur. On n'emploie le mot de *voix réelles* que pour désigner celles d'une composition à plus de quatre parties. »

CHORUS. — « Faire *chorus*, c'est répéter en chœur, à l'unisson, ce qui vient d'être chanté à voix seule. » (J.-J. Rousseau.)

CHRESES ou CHRÉSIS.—«Une des parties de l'ancienne mélopée, qui apprend au compositeur à mettre un tel arrangement dans la suite diatonique des sons, qu'il en résulte une bonne modulation et une mélodie agréable. Cette partie s'applique à différentes successions de sons appelées par les anciens, *Agoge, Euthia, Anacamptos.* » (J.-J. ROUSSEAU.)

CICADA. — « Certus musicus seu musicæ modus, lit-on dans Du Cange, quem Gall. *Cadenæ* nuncupamus. » MARTEN., *De div. officiis antiquæ Eccl.*, p. 105, ex antiquo rituali eccl. S. Martini Turon. : « Post cantant presbyteri in cappicis seriùs. *Deus in adjutorium*, et chorus dicit *Gloria Patri;* postea incipiunt antiphonas duo insimul in CICADIS, et cum alleluia et neuma finiuntur. »

CIRCONVOLUTION. — « Terme de plain-chant. C'est une sorte de périélèse, qui se fait en insérant, entre la pénultième et la dernière note de l'intonation d'une pièce de chant, trois autres notes; savoir, une au-dessus et deux au-dessous de la dernière note, lesquelles se lient avec elle, et forment un contour de tierce avant que d'y arriver ; comme, si vous avez ces trois notes *mi*, *fa*, *mi*, pour terminer l'intonation, vous y interpolerez par circonvolution ces trois autres *fa, re, re*, et vous aurez alors votre intonation terminée de cette sorte, *mi, fa, fa, re, re, mi*, etc. » (J.-J. ROUSSEAU).

CIRCONVOLUTION. — Nom que l'abbé Lebeuf donne aux périélèses; ce qui voulait dire que le chant avant d'arriver sur la finale faisait une espèce de circonvolution sur la tierce, « parce qu'on tourne en quelque manière autour de la dernière note avant que de la faire sonner. » (*Traité sur le ch. ecclésiast.*, p. 227.) A l'article PÉRIÉLÈSES, nous citerons les passages de Lebeuf et de Poisson sur cet ornement du chant gallican.

CLARELLA. — Dans *la Dissertation sur l'état des sciences dans les Gaules, depuis Charlemagne jusqu'au roi Robert*, l'abbé Lebeuf dit que l'on donna, vers la fin du IXᵉ siècle, à certaines séquences de cette époque les noms de *Frigdora*, d'*Occidentales*, et de *Clarella*, lesquels, ajoute-t-il, *sont restés à deviner*.

Dans cette incertitude de renseignements, nous nous bornerons à transcrire le petit article que Du Cange a consacré au mot *Clarella*. « In vetustissimo ms. S. Benedicti ad Ligerim legitur, prosa Clarellæ : qua posteriori voce an designetur auctor prosæ, an tonus seu musices modus, quo decantari debebat, divinandum. Forte a *Clarasius* vel *Claro* quod una cum tubis decantatur. »

CLAS (GLAS, sonnerie pour les morts). — En Provence, on dit *sonnar leï grands classes, leis pichous classes;* de *classicum, classis et claxum. Proprie classicum est concentus et concordia omnium instrumentorum simul sonantium sive sint tubæ et cornua in bello, sive sint campanæ.* (JOAN. DE JANUA.) — « Cum campana sonantur, *quasi per Classica milites ad prælium incitantur.* » — HONORIUS d'Autun *In gemma animæ*, lib. I, cap. 73). — FLORENTIUS WIGORN. ann. 1139 : *S. Oswaldi reliquias, albis induti, tota sonanti classe,.... extulimus.* — *Macceriæ insulæ Barbaræ*, tom. Iᵉʳ, p. 133 : *Quando breve defuncti fratris in Capitulo pronuntiatum fuerit, Verba mea, pro eo cantetur et Classis pulsetur.* (Ap. DU CANGE).

CLAVIER. — On distingue, sur l'orgue, deux sortes de claviers : les claviers à la main et les claviers de pédale. Quand on dit tout simplement *clavier*, on entend toujours un clavier à la main.

« Le clavier de l'orgue est une machine contenant un certain nombre de touches, disposées selon les principes de l'harmonie, sur lesquelles on appuie avec les doigts pour mettre en mouvement quantité de pièces dont l'effet est de faire rendre du son aux tuyaux des différents jeux de l'orgue, en ouvrant le passage au vent qui les fait jouer. L'orgue a ordinairement plusieurs claviers (à la main) qu'on place en amphithéâtre les uns au-dessus des autres; il est des orgues où il y en a jusqu'à cinq, et il est rare qu'il n'y en ait qu'un. » (*Man. du facteur d'org.*, Encycl. Roret, t. Iᵉʳ, n° 311.)

Quand un orgue a plusieurs claviers, on les compte à partir du plus bas. Le premier est dit de *positif*, le deuxième du *grand orgue*, le troisième du *récit*, le quatrième de l'*écho*.

Le clavier « est composé de quatre octaves ou quatre gammes, et quelquefois plus dans les dessus. On nomme la première octave celle qui commence à gauche, par les basses. La suivante s'appelle seconde octave ; ensuite vient la troisième, et enfin la quatrième qui est la dernière à droite. Ainsi, pour distinguer les touches, on dit, par exemple, premier *ut*, second *ut ;* c'est la première touche à gauche et l'*ut* son octave plus haut, c'est-à-dire la huitième touche ne comptant point les feintes. On appelle *feintes* les dièses et les bémols. On dit le second C *sol ut* dièse, le troisième E *si mi* bémol, etc., ce qui signifie l'*ut* dièse de la seconde octave ; l'E *si mi* bémol de la troisième octave, etc. On dit de même second *sol*, troisième *sol*, ce qui désigne le *sol* de la seconde octave, celui de la troisième, etc. Les tuyaux portent le même nom que les touches ; ainsi l'on dit : le premier *ut* d'un tel jeu ; c'est le plus grand tuyau de ce jeu, etc. » (*Man. du fact. d'org.* Roret, t. Iᵉʳ, p. 186).

Le *clavier de pédales* est celui qu'on touche avec les pieds et dont le mouvement fait ouvrir les soupapes du sommier des pédales.

CLEF. — « La clef, ainsi appelée par métaphore, parce qu'elle ouvre comme la porte d'une pièce de chant, est une figure placée à la tête de chaque ligne de chant pour en faire connaître la disposition.

« Il y a deux figures de clefs : la première, qui sert pour les chants les plus bas, s'appelle double, parce qu'elle a une petite note derrière. Cette clef se met sur la première ou la seconde ligne ou barre d'en haut, et on appelle toujours *fa* la note qui est sur la corde ou ligne de cette clef ; c'est pourquoi on l'appelle clef de *fa*. Il faut ensuite en montant ou en descendant nommer les notes relativement à ce *fa*. Ainsi en descendant après le *fa*, on dira *mi, re, ut, si, la*. On peut figurer cette clef autrement si l'on veut, pourvu qu'elle soit distinguée des autres, cela suffit.

« La seconde figure de clef est simple et elle peut être placée sur les quatre lignes ou barres : mais la note qui sera ou devra être placée sur la ligne de cette clef sera toujours *ut*; toutes les autres notes seront placées et auront leur nom et leur son relativement à cet *ut*.

Différentes figures des clefs.

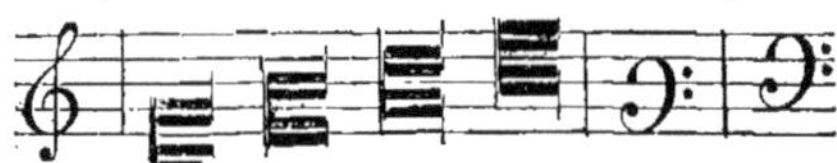

« On trouve quelques livres où la clef double est descendue jusqu'à la troisième barre, cela est inutile, puisque la clef simple à la première barre d'en haut produit le même effet.

« Les anciens avaient encore une clef qu'on appelle de G *re sol*, qui servait pour les chants très-hauts et très-étendus. Quand les espaces de la dernière clef, c'est-à-dire de celle qui était posée sur la dernière barre d'en bas, étaient remplies et qu'on devait aller encore plus loin, on employait cette clef qui a toujours *sol* sur la ligne. On la trouve dans les anciens Graduels sénonais, pour la prose du jour de Pâques, *Fulgens præclara*; et pour la prose de la Nativité de saint Jean-Baptiste, *Gaude caterva*. Cette clef n'est plus en usage que dans la musique.

« Avant l'invention de ces figures appelées clefs, on se servait des lettres F et C : F pour marquer la clef de *fa*, qu'on appelait la clef d'F *ut fa* : C pour marquer la clef d'*ut*, qu'on appelait la clef de C *sol ut*. » (POISSON, *Traité du chant grégorien*, 1re part., pp. 50 et 51.)

— Dans la portée musicale de Guido d'Arezzo, deux des lignes étaient tracées dans l'épaisseur du vélin, et portaient, l'une la lettre D, ou *clef* de *re*, l'autre la lettre A, ou clef de *la*

L'échelle ou bien les quatre lignes inventées par Guido, pour donner aux notes une place fixe, n'aurait servi qu'à montrer les notes qui montent et qui descendent, sans indication des tons et des semi-tons nécessaires pour former la mélodie, si en même temps on n'avait trouvé une figure ou un signe qui, en fixant telle note sur telle corde, en aurait fait dépendre la suite et l'arrangement de toutes les autres. C'est ce qui donna lieu à l'invention des *clefs*.

Guido ne laissa pas incomplète une réforme aussi importante, car des deux lignes qui étaient tracées dans l'épaisseur du vélin, l'une portait la lettre D, qui était la *clef* de *re*, et l'autre la lettre A qui était la *clef* de *la*. Il y avait une troisième ligne tracée en encre rouge sans *clef* qui était pour la note *fa* et une quatrième en encre jaune pour l'*ut*. Mais la *clef* ne s'appliquait alors qu'aux signes neumatiques; elle a traversé sous différentes formes tous les systèmes de notation

La clef qui est usitée dans la musique sous le nom de *clef* de *sol* n'est plus en usage dans le plain-chant. Les *clefs* de *fa* et d'*ut* avaient été précédées de deux signes qui en tenaient lieu. Ces signes étaient les lettres F et C. L'une indiquait la ligne sur laquelle était posé le *fa*, l'autre la ligne de la note *ut*, de là vient que lorsqu'on se servit des clefs de *fa* et d'*ut*, on appela la première *clef* de F *ut fa* et la deuxième *clef* de C *sol ut*.

Dans la musique, les trois *clefs* de *fa*, d'*ut* et de *sol*, sont d'un usage journalier et se rapportent au diapason et à l'étendue des voix comme des instruments. Ainsi la *clef* de *fa* est affectée aux parties de basse, la *clef* de *sol* aux parties les plus élevées, et la *clef* d'*ut* aux parties intermédiaires. Mais comme entre le grave et l'aigu le chant à parcourir pour les parties intermédiaires comprend l'étendue ou la portée de plusieurs espèces de voix différentes on se sert de quatre *clefs* d'*ut*, lesquelles se placent sur les quatre premières lignes à partir de celle du bas ; de cette manière, les divers diapasons auxquels les voix correspondent diffèrent de l'un à l'autre d'un intervalle de tierce, et chaque voix est maintenue dans l'étendue de sa portée, sans qu'il soit nécessaire de recourir trop souvent aux lignes qui excèdent cette même portée, c'est-à-dire aux lignes additionnelles.

Autrefois, les trois clefs dont il s'agit s'élevaient jusqu'au nombre de huit, à cause des diverses places qu'elles occupaient sur les lignes. Ainsi la *clef* de *sol* se posait sur la première et deuxième ligne à partir d'en bas. On a supprimé avec juste raison la plus basse, attendu qu'elle faisait double emploi avec la *clef* de *fa*, quatrième ligne.

La *clef* de *fa*, troisième ligne, s'est maintenue plus longtemps. Elle servait aux parties de baryton ou de basse-taille. Mais aujourd'hui on peut la considérer comme à peu près abandonnée : c'est sur la *clef* de *fa*, quatrième ligne, que s'écrivent indifféremment les parties de baryton et de basse. Ainsi le nombre des *clefs* se réduit maintenant aux deux de *fa* et de *sol* et aux quatre d'*ut*. Comme dans le plain-chant, la substitution d'une *clef* à une autre est admise dans la musique. Lorsque, par exemple, une partie de violoncelle s'élève tellement vers l'aigu qu'elle exigerait, pour être notée au-dessus de la portée, un trop grand nombre de fragments de lignes ou de lignes additionnelles, on remplace la *clef* de *fa*, quatrième ligne, par la *clef* d'*ut* quatrième ligne.

Exemples des trois clefs usitées dans la musique.

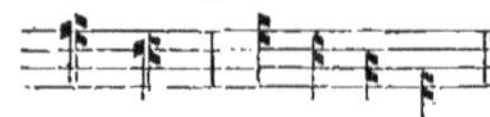

CLERGEON. — Nom qu'on donnait aux

enfants de chœur dans certaines églises de France, comme à Lyon, à Saint-Maurice de Vienne. Dans cette dernière église, les *clergeons* étaient au nombre de dix; ils n'avaient pas même de rebord de siége pour pouvoir s'asseoir et restaient debout pendant tout l'office. Ils s'en allaient de chez eux à l'église et de l'église chez eux tête nue, suivant ce qui est dit dans le Sacramentaire de saint Grégoire : *Nullus clericus in ecclesia stat operto capite (nisi habeat infirmitatem) ullo tempore.* En hiver, ils portaient seulement la calotte. Suivant l'auteur des *Voyages liturgiques*, « les enfants (ceux de l'église de Vienne) ont la soutane noire comme tous les ecclésiastiques qui sont un peu réguliers. Leurs surplis, aussi bien que ceux des chanoines et des chantres, sont extrêmement courts avec un revers de dentelle autour du cou et par-dessus, à peu près comme ces collets ronds de manteaux ou brandebourgs; les manches sont closes comme celles des chanoines de Lyon, etc., etc. » (*Voyages lit.*, p. 8 et 48.)

CLIVUS, signe de notation neumatique. — « Signe composé au moyen duquel on exprimait des groupes de sons liés. La ligature de seconde, de tierce, de quarte et même de quinte descendante, se nommait *clivus.* La longueur seule du signe déterminait l'espèce de l'intervalle. » (Th. Nisard, *Monde catholique, Etudes sur la mus. relig.* III.)

CLOCHE, *clocur*, *campana*, *nola*, *signum* (205), etc. — L'orgue et les cloches confondent en quelque sorte leur destination et présentent, dans leurs fonctions et jusque dans leur histoire, des analogies frappantes que nous ne devons pas passer sous silence. La cloche, voix du dehors, avertit, appelle et réunit les Chrétiens dans la maison de Dieu; l'orgue, voix intérieure, accompagne les hymnes sacrées et réunit les Chrétiens dans les mêmes accents. Ces deux voix, loin de se mêler et de produire entre elles la moindre confusion, résonnent alternativement ou simultanément sans jamais troubler la tranquille et majestueuse harmonie de la cathédrale. L'une emplit toutes les parties de l'édifice; l'autre s'épand dans les airs, plane sur les cités et va, prolongeant ses vibrations jusqu'aux extrémités de l'horizon, pénétrer dans les habitations les plus reculées. Cassiodore a comparé l'orgue à une vaste tour composée de tuyaux, et Walafrid Strabon, de même qu'Honorius d'Autun ont donné au clocher le nom de *clangorium* où résonnent les *trompettes ecclésiastiques*, *tuba ecclesiastica*, et suivant l'expression du concile de Limoges, des *clameurs métalliques*, *metallinis clangoribus.* Partout où l'orgue est situé au-dessus du grand portail, et le clocher au-dessus de l'orgue, on pourrait dire que le clocher est une tour sonore ayant à sa base l'orgue du dedans et l'orgue du dehors à son sommet.

Que la cloche soupire en notes plaintives et lentes pour annoncer une agonie, qu'elle éclate en glas funèbres pour annoncer un trépas, qu'elle s'élance en volées pour saluer un jour de fête, ou bien qu'elle donne le signal de l'incendie ou de la révolte, elle n'en proclame pas moins l'idée catholique de son origine et de son institution. La religion qui a trouvé une voix pour parler au peuple à toutes les heures de la nuit et du jour, pour le convoquer au saint lieu, pour réveiller dans l'âme de la multitude un même sentiment, une même émotion; la religion a forcé le peuple à recourir à cette voix dans les nécessités publiques, et alors même que la multitude, dans ses emportements aveugles, secoue et brise le joug des lois, la prière et l'émeute s'expriment par le même organe. C'est cet organe que le peuple écoute quand la religion lui parle, c'est cet organe qu'il invoque encore lorsqu'il veut faire entendre au loin sa clameur terrible. Ainsi le temple est toujours le centre de la cité, il la domine toujours; toujours il préside à toute manifestation; il est l'intermédiaire entre toutes les intelligences, toutes les volontés, toutes les passions, et, la cloche est aussi, comme l'orgue, la voix de la multitude : *vox populi.* Il n'est pas jusqu'à ces expressions : *patriotisme de clocher*, que l'usage de la politique et des salons ont rendu ridicules, qui ne renferment un sens profond. La cloche établit un lien de parenté entre les habitants du village ou du hameau, quels qu'ils soient, pauvres ou riches, vassaux ou seigneurs. La cloche élève chaque jour la voix pour tous en commun, pour chacun en particulier. Il n'en est pas un seul dont elle n'ait raconté une joie ou une douleur; pas un seul dont elle n'ait annoncé la naissance, le baptême, le mariage, l'agonie, la mort. Ses sons ont quelque chose de sympathique et de pénétrant qui répond comme la voix d'une mère; elle est la parole amie qui rattache les jeunes générations aux anciennes, et qui fait d'une cité une seconde famille.

Bien que Cerone dise que la cloche est un instrument plutôt ecclésiastique que musical (Cerone, ch. 21, liv. II), les musiciens ont toujours mis les *cloches* au nombre des instruments de percussion. Cette considération, mais plus encore celle de leur destination, nous fait un devoir d'en parler ici en détail, ainsi que de toutes les choses essentielles qui s'y rapportent.

(205) *Signum*, dont le vieux français a fait *saint*, *sains*, *sins*.

Et la Roine mult grant joie li fist,
Li seint sonnerent tout contreval paris,
Nez dex tonant ni poit on aoir.
(*Roman de Garin*).

De la cité est issus Anseïs,
Sonnent les cloches et seint parmi la cit,
Procession ont fait au fil Garin.
(*Ibid.*)

Les clers et les Prevoires à fez trestous mander,
A grant procession sont au devant a.é,
Et ont fait les Sains de la vile soner.
(Roman de *Parise la duchesse.* Ms.)

Sins. ap. Beslium in Comit. P.c av. p. 65. Voy. Du Cange, *Cloca*, *Campana*, *Signum*, etc.

Pendant longtemps, on a attribué l'invention des cloches aux Italiens. On prétendait qu'elles tiraient leur origine de la petite ville de Nole, dans la Campanie, et que c'était à cause de cela qu'on les avait appelées en latin : *nolæ* et *campanæ* (206). On donnait le nom de *nolæ* aux cloches les plus petites, et celui de *campanæ* aux grandes. Walafrid le Louche, dans son traité intitulé : *De rebus ecclesiasticis* (cap. 5), Anselme, évêque d'Havelbourg; Honoré d'Autun, Guillaume Durand, Binefeld, Jean Funger, le président de Selve, Pierre Messie, le président Duranti, le cardinal Duperron, Grimaud, Souchet et une foule d'autres auteurs s'expriment à cet égard dans le même sens et quelquefois dans les mêmes termes.

Néanmoins, malgré d'aussi nombreux témoignages, on peut affirmer qu'il existait des cloches longtemps avant qu'il y eût une province de Campanie et une ville de Nole. Quinze cents ans avant Jésus-Christ, le grand prêtre Aaron portait au bas de sa robe de couleur d'hyacinthe des grenades entremêlées de sonnettes d'or, qui sonnaient quand il entrait dans le sanctuaire et quand il en sortait. C'est ce que l'on peut voir dans les livres de l'*Exode* et de l'*Ecclésiastique* (207). Ces sonnettes étaient au nombre de cinquante suivant saint Prosper; au nombre de soixante-douze suivant saint Jérôme; mais saint Clément d'Alexandrie les porte à un nombre égal à celui des jours de l'année, c'est-à-dire qu'il était de trois cent soixante-six. Or, ces sonnettes étaient une figure symbolique; elles faisaient partie du vêtement du grand prêtre, afin, dit saint Cyrille d'Alexandrie, de marquer la prédication de l'Evangile qui devait retentir par toute la terre (208); afin, dit saint Jérôme, que le grand prêtre, entrant dans le saint des saints, comprît qu'il devait être toute voix, que toute sa vie il devait parler, sans quoi il mourrait aussitôt (209); afin, dit encore le même saint, que tous ses pas, tous ses mouvements, toutes les facultés de son âme et les parties de son corps portassent les hommes à penser à Dieu, et qu'il donnât des preuves de sa science, de son érudition et de la vérité dont son esprit était rempli (210); afin, dit saint Grégoire le Grand, de faire voir qu'un prêtre est obligé de se faire entendre par la voix de la prédication, de peur que son silence n'offense le souverain juge qui le regarde (211).

Jusqu'ici il n'a été question que de sonnettes ou de petites cloches. Il faut prouver qu'il y avait de grandes cloches longtemps avant qu'on leur donnât le nom de *nolæ* et de *campanæ*.

Plaute fait mention d'une cloche dans un de ses distiques :

Nunquam ædepol, temere tinniit tintinnabulum,
Nisi quis illud tractat aut movet, mutum est, tacet.

Strabon raconte, au sujet des cloches, l'anecdote suivante :

« Un joueur de harpe, dit cet écrivain, ayant vanté publiquement son talent aux habitants de l'île d'Iasso, dans la Carie, ceux-ci lui fixèrent un jour pour se faire entendre; mais il arriva que pendant le temps qu'ils l'écoutaient, la cloche qui les avertissait de se rendre au marché du poisson vint à sonner; aussitôt ils le quittèrent tous, à l'exception d'un seul qui était extrêmement sourd. Dans cette circonstance, le joueur de harpe se crut obligé de remercier très-humblement cet homme de l'honneur qu'il lui faisait et de louer son goût pour la musique. Mais celui-ci venant à lui demander si la cloche avait sonné, le joueur de harpe lui répondit que oui ; sur quoi le sourd le quitta aussitôt et s'en alla au marché du poisson (212). »

Pline rapporte qu'il y avait des cloches attachées au haut du tombeau du roi Porsenna; on les entendait de fort loin quand elles étaient agitées par les vents (213). Une épigramme de Martial prouve que, du temps de ce poëte, il y avait à Rome des cloches qui marquaient l'heure de l'ouverture des

(206) La première, dit Cerone (*loc. cit.*), fut faite à l'imitation de la petite clochette appelée *nicolina* parce que l'inventeur de cette dernière fut saint Nicolinus, évêque de Nole, contemporain des bienheureux saint Augustin et saint Jérôme. Ainsi le premier qui se servit des cloches dans l'église fut ce Nicolinus.

(207) *Ad pedes tunicæ per circuitum, quasi mala punica facies ex hyacintho et purpura cocco bis tincto, mixtis in medio tintinnabulis, ita ut tintinnabulum, sit aureum et malum punicum; et vestietur ea Aaron in officio ministerii, ut audiatur sonitus quando ingreditur sanctuarium in conspectu Domini, et non moriatur.* (*Exod.* XXVIII, 33, 34, 35.) — *Cinxit Aaron tintinnabulis aureis plurimis in gyro, dare sonitum in incessu suo, auditum facere sonitum in Templo in memoriam filiis gentis suæ.* (*Eccli.*; XLV, 10 et 11.) Josèphe dit, dans ses *Antiquités judaïques* : « Ima vestis ornabatur limbo, a quo tintinnabula, aurea dependant. » (Lib. III, cap. 8.)

(208) *De adorat. in spir. et veritat.*, lib. II, p. 387.

(209) « Idcirco tintinnabula vesti apposita sint, ut cum ingreditur pontifex in sancta sanctorum, totus vocalis incedat, statim moriturus si hoc non fecerit. » (S. JEROM., *epist. ad Fabiol.*, De veste sacerd.)

(210) « Tanta debet esse scientia et eruditio pontificis Dei, ut et gressus ejus, et motus et universa vocalia sint, veritatem mente concipiat, et toto eam habitu resonet et ornatu; ut, quidquid agit, quidquid loquitur, sit doctrina populorum. Absque tintinnabulis enim et diversis coloribus et gemmis, floribusque virtutum, nec sancta ingredi potest, nec nomen antistitis possidere. » (*Ibid.*)

(211) « Ut voces prædicationis habeat, ne superni spectatoris judicium ex silentio offendat. » (*In Pastoral.*, II part., cap. 4.)

(212) STRAB., *Geog.*, liv. XIV. — PLUTARQUE (*Sympos.*, liv. IV, quæst. 5) parle aussi de cette cloche du marché au poisson.

(213) « In summo orbis æneus et petasus unus, ex quo pendent excepta catenis tintinnabula, quæ vento agitata longe sonitus referunt, ut Dodonæ olim factum. » (PLIN., *Hist. natur.*, lib. XXXVI, cap. 13.)

bains (214). Les prêtres de la déesse Syrienne avaient des cloches, au dire de Lucien (215). Porphyre raconte que certains philosophes des Indes s'assemblaient au son d'une cloche, soit pour les heures de la prière, soit pour les heures des repas (216); et Suétone assure qu'Auguste fit mettre des sonnettes autour de la couverture du temple de Jupiter Capitolin (217).

Or, comme les derniers auteurs dont on vient d'invoquer le témoignage vivaient avant la fin du IVe siècle, époque à laquelle un poëte latin, Rufus Festus Avienus, désigna un des premiers les cloches sous le nom de *nolæ;* comme aussi le mot *campanæ* n'a guère été introduit que vers le VIIIe siècle, il est évident que l'usage des cloches a de beaucoup précédé ces deux mots. Il est probable que les noms de *campanæ* et *nolæ* sont venus, non de l'opinion que les cloches tirent leur origine de la Campanie, opinion dont nous avons démontré la fausseté, mais de la qualité de l'airain de ce pays, que Pline et Isidore de Séville regardent comme supérieur à l'airain des autres pays. C'est là le sentiment de François Bernardin de Ferrare, qui ajoute que les cloches ont bien pu être appelées *campanæ*, à cause de *Campus*, nom d'un habile fondeur de cette contrée.

Selon toutes les apparences, les écrivains qui font venir les cloches de la Campanie et de la ville de Nole ont été induits en erreur sur ce point par une mauvaise interprétation d'un passage d'Isidore de Séville, donné par Walafrid le Louche. Celui-ci aurait appliqué aux cloches le mot *campanæ* qui, dans le texte d'Isidore, désignait une machine propre à peser des fardeaux.

Une autre erreur est celle qui attribue l'invention des cloches à saint Paulin, évêque de Nole. Cette erreur est déjà réfutée par ce qui précède. Le plus sage parti est donc de dire avec Polydore Virgile qu'on ne sait point au juste quel est l'inventeur des cloches : *Quod licet recens inventum non sit, Mosis enim temporibus ejus usus erat... .... auctor latet* (218).

Mais bien que les Juifs et les païens eussent des cloches avant la venue du Messie, nous ne voyons pas que les Chrétiens s'en soient servis pendant les trois premiers siècles de l'Eglise. Ils s'assemblaient alors pour prier et chanter en commun, pour lire les livres de l'Ecriture sainte, pour offrir à Dieu le saint sacrifice, pour participer aux mystères sacrés, pour subvenir aux nécessités les uns des autres; mais ce n'était point au son des cloches. Ce son les aurait infailliblement décelés et exposés à la fureur des persécutions. Il fallait donc qu'ils eussent un autre signal pour indiquer l'heure et le lieu de leurs assemblées. Se réunissaient-ils au bruit de certains instruments de bois de la forme de nos *cresselles*, comme l'a pensé Amalaire? ou bien se servaient-ils de certaines tables de bois ou de trompettes de corne, comme le dit Walafrid? Ces deux opinions ne sont guère admissibles, et parce qu'elles ne paraissent pas appuyées sur des preuves satisfaisantes, et surtout parce qu'un pareil instrument eût également trahi le mystère de leurs réunions. On ne saurait admettre plus raisonnablement que l'on avait recours, suivant quelques-uns, au ministère d'un courrier, appelé *cursor*, qui allait de porte en porte avertir les chrétiens de se rendre à l'office. C'est encore une fausse interprétation d'une épître de saint Ignace, qui a accrédité cette erreur. Mais il est très-vraisemblable que des diacres et des diaconesses allassent avertir secrètement un certain nombre de chrétiens, qui transmettaient l'avertissement à d'autres; de telle sorte que leurs assemblées pussent avoir lieu avec une certaine régularité. C'est là le sentiment de Vossius (219); mais pour en revenir aux cloches, il est constant qu'elles ne furent pas en usage dans les trois premiers siècles.

A partir de l'époque de Constantin, nouvelles incertitudes. Des auteurs, tels que Baronius, François Bernardin de Ferrare, et les auteurs du Rituel de Beauvais de 1637, disent bien, mais sans préciser l'année, que lorsque ce prince eut rendu la paix à l'Eglise, on éleva publiquement de grandes cloches pour convoquer le peuple dans les temples. Mais nul témoignage contemporain n'en fait foi. Eusèbe, qui a écrit quatre livres sur la vie de Constantin ainsi que son panégyrique, et qui a fait une longue énumération des églises que cet empereur fit bâtir, ainsi que des présents dont il les enrichit, Eusèbe garde le plus profond silence sur les cloches. Il est hors de doute qu'alors on se servait d'un instrument convenu pour assembler le peuple à l'église, mais rien n'établit que ce fussent des instruments d'airain ou de bois. L'opinion qui attribue l'introduction des cloches au Pape Sabinien, successeur immédiat de saint Grégoire le Grand, ne repose pas sur des fondements plus solides que celle qui fait remonter cet usage à saint Paulin, évêque de Nole. Toutefois, pendant que les savants se disputent ici l'honneur de désigner celui auquel on doit cet ornement de nos temples, voilà saint Grégoire de Tours qui vient prouver qu'avant Sabinien les heures des offices

(214) *Redde pilam, sonat æs Thermarum....* etc. (*Epig.*, lib. XIV, 163.)

(215) In dialog. *De sacerdot. deæ Syriæ.*

(216) *De abstin. animal.*, lib. IV.

(217) SUET., *In Octav. August.*

(218) POLYD. VIRG., *De rerum inventor.*, lib. III, cap. 18.

(219) « Admodum est verisimile conventus hosce indici solere, non quidem ligni pulsatione, quod Amalarius putabat, sed per ministras vel ministros qui bus id annuntiaretur. » (*Comment in Epist. Plinii de Christ.*)

étaient marquées par le son des cloches (220). L'usage des cloches aura donc commencé entre saint Paulin et le Pape Sabinien, et l'auteur de cette institution sera resté inconnu. Or, saint Grégoire de Tours vivait avant Sabinien, car celui-ci ne fut élu Pape que le 1er septembre 604, et Grégoire de Tours mourut en 596.

Ce n'est pas tout; les règles de saint Césaire, archevêque d'Arles, de saint Benoît, de saint Aurélien, tous trois plus anciens que Grégoire de Tours, font mention des cloches employées pour les offices spirituels. Elles sont désignées par le mot *signa*, lequel signifiait une cloche, suivant le cardinal Bona et la plupart des commentateurs et interprètes de la règle de saint Benoît. Il y avait donc des cloches avant le pontificat de Sabinien, mais ce n'a été que dans l'Occident. Il est hors de doute que, chez les Orientaux, l'usage n'en a pas été connu avant le VIIe siècle. Le livre des miracles de saint Anastase, martyr de Perse, mort, selon Baronius, en 627, en fait foi. Le second concile de Nicée, tenu en 787, rapporte que, tandis que le corps de ce saint martyr approchait de Césarée, tous les habitants de cette ville allèrent processionnellement au-devant, avec des croix, après s'être rassemblés dans l'église de Notre-Dame la Neuve, *au battement des bois sacrés* (221). S'il y avait eu des cloches à Césarée, on se serait assemblé au son de ces instruments. Anastase le Bibliothécaire confirme cette observation quand il dit, dans la traduction latine du second concile de Nicée : *Orientales ligna pro campanis percutiunt.* Remarquons ici que l'on se servait d'une expression caractéristique pour désigner cet instrument de bois : on l'appelait *symbolum. Cum advenerit tempus vesperi, pulsato* SYMBOLO, *congregamur in ecclesiam... Circa horam sextam, pulsato* SYMBOLO, *congregamur in Nartheum* (222).

Mais, en 865, les Orientaux commencèrent à avoir des cloches. Les historiens de Venise nous apprennent que ce fut Ursus Patriciacus, doge de cette république, qui envoya les premières à l'empereur Michel (223). Quoique ces cloches fussent destinées à l'église de Sainte-Sophie de Constantinople, il y a apparence qu'on en fit ensuite pour plusieurs autres églises de l'Orient. Michel Ptellus, précepteur de l'empereur Michel Ducas, fait le plus bel éloge de l'harmonie de ces instruments. « Vous ne serez pas seulement charmé par les yeux, dit-il, et par le spectacle de toutes les choses visibles; le carillon sacré viendra, pendant la nuit, vous plonger dans des extases divines (224). »

On ne voyait pas de cloches à Jérusalem avant que Godefroy de Bouillon se fût rendu maître de cette ville en l'an 1099, et y eût rétabli le culte du vrai Dieu. Mais les cloches qu'il y apporta furent, ainsi que le rapporte Platina, détruites quatre-vingt-huit ans après, lorsque Saladin reprit Jérusalem aux Chrétiens. Plusieurs auteurs prétendent qu'il n'y avait guère que les Maronites et les Caloyères du mont Athos qui avaient des cloches dans le Levant, et que les prélats d'Orient, à l'exception de ceux qui étaient latins, ne s'en servaient point, de même, qu'ils ne faisaient pas usage d'anneaux, de mitres et de crosses. A la place de cloches, ils employaient des tables de bois, du moins à partir du VIIe siècle, tandis que les Occidentaux ne s'en servaient jamais, si ce n'est pendant les trois derniers jours de la semaine sainte. Encore, parmi les églises des Maronites, ne faut-il compter que le monastère de Cannubin, résidence ordinaire du patriarche des Maronites. Nous avons, sur ce point, le témoignage du P. Dandini : « Je fus conduit au monastère de Cannubin, dit ce religieux, où je fus reçu avec de grands témoignages de joie et au son de trois cloches considérables, *qui sont là par un privilége tout particulier* (225). »

Depuis la prise de Constantinople par Mahomet II, c'est-à-dire depuis 1452, il n'y a presque point eu de cloches dans toute l'étendue de l'empire ottoman. Selon Jean Boehme, les Turcs n'en avaient point, et ne permettaient pas même aux Chrétiens d'en avoir (226). Des auteurs assurent, d'après les chroniques et les histoires de cette nation, que ces infidèles, après la prise de Constantinople, se saisirent de toutes les cloches pour en faire des canons (227). C'était, comme le remarque l'écrivain que je viens de citer, *un effet de la politique des Turcs*, d'avoir ôté les cloches aux Chrétiens de leur obéissance, par la raison que le son en était propre à exciter des séditions dans le peuple (228).

« Le Grand Seigneur et tous les princes d'Orient, dit un écrivain ecclésiastique, ont donné bon ordre que cette invention de

(220) Saint Grégoire de Tours dit en parlant de saint Grégoire, evêque de Langres : « Commoto signo sanctus Dei, sicut reliqui, novus ad officium dominicum consurgebat. » (*De vitis patr.*, c. 7.) — Il dit encore en parlant de saint Nicet, archevêque de Lyon : « Quod presbyter audiens, jussit signum ad vigilias commoveri. » (*Ibid.*, cap. 8.) — Et dans son *Histoire de France* : « Dum per plateam præterirent, signum ad Matutinas motum est. » (Lib. III, cap. 15.)

(221) *Conc. Nic.*, act. 4.

(222) Apud Leon. Allatium, *De recentior. Græc. empl. observ.* 1, p. 106.

(223) Ex Baronio, ad ann. 865, n. 101. — Goar, *Not. ad Euchol. Græc.*, p. 560.

(224) « Sed non omni ex parte oculis delectaberis, nec in omnibus visibilibus gaudebis : excitabit enim te media nocte sacrum tintinnabulum, et sacris incumbes pavimentis. » (Orat. nondum edita, ad CONSTANT. MONOMACH.)

(225) *Voyage au mont Liban*, chap. 15.

(226) *De omnium Gent. moribus*, lib. II, cap. 2.

(227) « Campanæ omnes bombardarum usui (teste Magio) fuerunt destinatæ. » (Ange ROCCA, *Comment. de Campanis*, c. I.)

(228) « Campanarum usum a Turcis vetitum esse

cloches ne fût reçue en leur pays. Aussi ne voit-on point les troubles et séditions si ordinaires, comme en tout l'empire d'Occident. Car non-seulement le son des cloches est propre à merveilles pour mettre en armes un peuple mutin, à la mode qu'on les sonne, ains aussi pour effrayer les esprits doux et paisibles, et mettre les fols en furie, comme fit celui qui sonna le tocsin à Bourdeaux, pour inciter davantage le peuple; aussi fut-il pendu au battant de la cloche (229). »

Il est arrivé plusieurs fois que l'autorité s'est vue forcée de faire enlever les cloches pour éviter des séditions. Charles-Quint, entre autres, fit casser à Gand une cloche surnommée *Rolland*, parce qu'elle servait à convoquer des assemblées et à émouvoir les peuples; il voulut cependant qu'on en laissât un lambeau, qui produisait un son rauque et désagréable, afin de rappeler aux habitants la punition de leur révolte.

Il paraît, au reste, que la raison politique n'entrait pas seule dans la défense que faisaient les Turcs de se servir de cloches sur les terres de leur domination; il y avait encore une autre raison tirée de leur philosophie et de leur théologie. Ils prétendaient que le son des cloches faisait peur aux esprits qui errent dans l'air et les prive du repos dont ils jouissent.

Nous avons dit que dans les églises d'Orient où l'usage des cloches était interdit, on employait des instruments de bois, que les prêtres frappaient pour assembler les fidèles. Nous nous serions abstenu de faire ici la description de ces machines, si elles ne nous avaient semblé présenter certaines analogies avec l'instrument rustique appelé *Jerova i Salamo*, connu de temps immémorial chez les Russes, les Cosaques, les Tartares, les Polonais, les Lithuaniens, et surtout dans les monts Karpathes et les solitudes de l'Oural (230), instrument qui tient dans ces contrées le même rang que la cornemuse dans d'autres pays, et qui avait fourni à plusieurs artistes septentrionaux, et notamment à l'infortuné Joseph Gusikow, ce virtuose doué d'une organisation extraordinaire, l'idée de l'instrument nommé *Holz und stroh* (bois et paille). L'instrument destiné à remplacer les cloches dans les églises du Levant était composé de deux planches longues de dix pieds, épaisses de deux doigts et larges de quatre, bien unies avec le rabot, sans fente ni brisure. Un prêtre, ou tout autre ministre, les tenait de la main gauche par le milieu, et tenant un marteau de bois dans la main droite, il les battait tantôt d'un côté, tantôt de l'autre, tantôt de près, tantôt de loin, avec une si grande adresse et une telle variété qu'il imitait un concert de musique (231).

Les Grecs avaient un autre instrument de bois plus considérable que celui dont nous venons de parler. Il était attaché avec des chaînes de fer au haut des tours et des clochers. Cet appareil avait la même destination que les cloches; c'est ce que prouve l'inscription que l'on lisait sur celui du monastère de Saint-Denis au mont Athos On y lisait, par demande et par réponse :

— *Unde es, o lignum?*

— *Scito me in medio sylvæ : postea scindor et delabra absumor. Nunc pendeo in domo Domini : manus tractant me piorum diaconorum, et malleo me percutientibus voces emitto ut omnes in templo Domini conveniant, ut remissionem inveniant peccatorum* (*Ibid.*, p. 104). « O bois, d'où sors-tu? — Apprends que je crois au milieu des forêts : ensuite je suis ordinairement consumé après avoir été mis en pièces et renversé. Mais ici je suis suspendu à la maison du Seigneur; mis en mouvement par les mains des diacres pieux et frappé par le maillet, je produis des sons afin de convoquer tout le monde dans le temple de Dieu, et que tous reçoivent le pardon de leurs péchés. »

Il serait difficile de dire au juste quel fut le signal dont se servirent les religieux d'Occident pour marquer la célébration de leurs offices durant le temps qui s'écoula entre la paix de l'Eglise, sous Constantin, et le VIe siècle. Mais on peut affirmer que depuis cette dernière époque, l'usage des cloches devint général dans les couvents. Aussi en est-il fait expressément mention dans la plupart des anciennes règles; dans celles de saint Benoît, celles de saint Césaire et de saint Aurélien, tous les deux archevêques d'Arles, tant pour les religieux que pour les religieuses, comme dans celles de saint Maurice en Valais, de saint Isidore de Séville, de saint Donat, archevêque de Besançon, de saint Fructueux, archevêque de Brague en Portugal et plusieurs autres.

A l'égard des autres églises, il y a lieu de croire que l'usage des cloches y est au moins aussi ancien que dans les couvents, et qu'il y date du VIe siècle. Les cloches, en effet, ainsi que le remarque fort bien Albert,

Græcis constat, eo quod campanarum sonus nimiam securitatem et auctoritatem præ se ferat, et valde ad conjuratorum aut seditiosorum animos, quamvis longe lateque dispersos, contra Turcam de improviso congregandos existat idoneus. » (*Ibid.*, p. 3.)

(229) BOUCHEL, *Somme bénéficiale*, v° *Cloches*.

(230) Voir la *Gazette musicale de Paris*, 3e année, p. 460 et suiv.

(231) « Id est, lignum binarum decem pedarum longitudine, duorum digitorum crassitudine, latitudine quatuor, quam optime dedolatum, non fissum aut rimosum, quod manu sinistra medium tenens sacerdos, vel alius, dextra malleo in eodem ligno, cursim hinc inde, transcurrens modo in unam partem, modo in alteram, prope, vel eminus ab ipsa sinistra ita lignum diverberat, ut ictum, nunc plenum, nunc gravem, nunc acutum, nunc crebrum, nunc extensum edens, perfecta musices scientia auribus suavissime moduletur. » (ALLATIUS, pp. 102 et 103.)

comte de Carpe`, sont les instruments les plus propres à convoquer les Chrétiens aux assemblées religieuses ; il n'est ni fanfares de trompettes, ni voix humaine si éclatante et si forte qu'elle soit, ni plaques de fer ou d'airain, et, à plus forte raison, ni tables de bois, qui puissent approcher du son qu'elles font entendre. Voilà la seule raison pour laquelle l'Eglise les a préférées à tous les autres moyens d'appeler les hommes en un même lieu (232). Les cloches font en quelque sorte partie du temple et s'identifient avec l'édifice dont elles sont, comme nous l'avons dit, la voix extérieure; elles ont déterminé, ainsi que l'observe M. Boisserée, une des formes de l'architecture chrétienne. Ce sont les cloches qui, vers le IXe siècle, ont donné naissance à ces tours merveilleuses qui élèvent dans la nue leurs flèches hardies, et qui semblent porter au ciel les concerts qui s'en exhalent par de nombreux soupiraux (233). C'est l'orgue du dehors.

Aussi les cloches sont presque toujours désignées, dans les conciles, dans les Rituels et dans le langage des écrivains ecclésiastiques, par des expressions figurées, singulièrement caractéristiques. Saint Jean Climaque les compare à des « trompettes spirituelles au son desquelles les frères se lèvent et s'assemblent visiblement pour aller à l'office de la nuit, tandis que nos ennemis invisibles s'assemblent invisiblement (234).» Le concile provincial de Cologne, en 1536 (235), Grimauld, dans le *Traité des cloches* qui fait suite à sa *Liturgie* (236), le Rituel de Chartres de 1581, les appellent les *trompettes de l'Eglise militante;* et les Rituels de Reims (237) et de Beauvais (238) disent qu'elles sont comme les *messagères du peuple de Dieu.*

Que les cloches, ainsi que l'orgue, aient passé des usages anciens dans l'Eglise, c'est ce qui ne saurait être mis en doute. La religion s'est approprié, en les perfectionnant et les sanctifiant, une foule de choses dont l'antiquité avait consacré l'usage, mais qui n'ont reçu en définitive leur véritable destination que sous l'empire de la législation chrétienne. La plupart des auteurs qui ont traité des cloches, entre autres le cardinal Pierre Damien, Guillaume Durand, le président de Salve, Duranti, Rocca, Beuvelet, le synode d'Arras, en 1025, les Rituels de Clermont, de 1656, d'Evreux, de 1606 et de 1621, de Bourges, de 1666, rattachent l'origine de cette destination à la tradition des deux trompettes d'argent que Dieu commanda à Moïse pour annoncer au peuple le moment de quitter un lieu, et pour lui marquer les festins, les fêtes, les calendes et les heures des sacrifices (239).

Historiquement, l'usage des cloches est peut-être basé sur un passage de Josèphe où il dit que les trompettes de l'ancienne Loi étaient, par l'une de leurs extrémités, semblables à des sonnettes : *Desinebat in extremitatem campanulæ similem, quemadmodum tubæ* (240). Quoi qu'il en soit, l'Eglise rappelle sans cesse les deux trompettes de l'ancienne Loi dans les cérémonies de la bénédiction des cloches.

Mais de quelque façon que cet usage ait pris naissance dans les temps modernes, il n'en est pas moins vrai qu'il est devenu universel comme l'usage de l'orgue, et que ces deux instruments, ces deux voix du temple, présentent, quant à leur antiquité, à leur universalité et à leur destination, des caractères singulièrement analogues. La cloche est commune aux catholiques, aux protestants, et même à quelques nations infidèles. Il y en a au Japon. « Les bonzes, ou *prêtres*, qui ont charge des temples dédiés à leur *Amida*, ont diverses cloches, avec lesquelles ils avertissent le peuple à certaines heures du jour pour faire oraison. A quoi personne ne manque; ains se mettent tous à genoux et lèvent les mains au ciel quelqu'espace de temps (241). » Il y en avait aussi chez les Lapons de la communion luthérienne : « L'Eglise du pays de Rounala a été bâtie aux dépens de trois frères lapons..... Ces trois hommes..... animés du zèle d'augmenter la religion, achetèrent de leur propre argent une cloche pour la même église;..... on a construit tout auprès de petits bâtiments, afin d'y mettre des clo-

(232) Voici comment s'exprime Albert à ce sujet (l. VII, *in Erasm.*, sub fin.) : « Nonne vides magnam campanarum opportunitatem ? Non enim sine aliquo tinnitu aut bombo admoneri potest populus, ut conveniat ad rem sacram peragendam, audiendamve sanctam concionem; quibus de causis et Dominus in testamento veteri jussit tubas duc iles confici ex argento, quibus sacerdotes canerent ad convocandum populum ad rem divinam et alia munia peragenda. Dominus quoque Jesus in Evangelio prædicens multa futura cum ipse Filius hominis venerit judicaturus mundum universum. Inter cætera, inquit, se missurum angelos suos cum tubis et voce magna ad congregandos electos a quatuor ventis et a summis cœlorum usque ad terminos eorum. Cum igitur necessarium sit aliquod tale instrumentum construi, nullum certe commodius reperiri potuisset ipsis campanis, ad quas pulsandas non est opus magna arte, vel industria, earumque bombus longe lateque diffunditur. Ita ut etiam valde distantes illo excitari possint, suavis est et jocundus, alacritatemque et lætitiam spiritalem attestatur fidelium. »

(233) *Voir* la *Description de l'église de Cologne*, par M. Sulpice BOISSERÉE.

(234) *Grad.* 18., al. 19.

(235) « Benedicuntur campanæ ut sint tubæ Ecclesiæ militantis, etc., etc. » (Tit. *De constit.*, cap 14.)

(236) « Les cloches sont les trompettes de l'Eglise militante, par lesquelles le peuple chrétien est appelé à la prière, etc., etc. » (*Liturgie sacrée*, 1666; *Des cloches*, p. 177.)

(237) *Voir* l'exhortation qui se fait après la bénédiction des cloches.

(238) Tit. *Benedic. campan.*

(239) *Num.* x.

(240) Liv. III *Antiquit. Jud.*, cap. 2.

(241) *Histoire ecclésiastique des isles et royaumes du Japon*, par le P. SOLIER, liv. I, chap. 10, n° 170 — *Voir* aussi liv. X, chap. 22, n° 171.

ches (242). » Chez les zwingliens du canton de Zurich, le peuple, au rapport de Slavaterus, s'assemblait le dimanche à un triple signal donné par les cloches : *Diebus dominicis tribus signis, quæ campanis dantur, convocatur plebs* (243). Le même auteur nous apprend ensuite que dans les campagnes on sonnait la cloche pour annoncer les décès, non, dit-il, qu'il en doive revenir quelque chose au défunt, mais pour engager les habitants à assister aux funérailles, ou afin que chacun étant averti du sort qui l'attend, il se prépare à la mort : *In agro pulsantur campanæ, non quod ad defunctum aliqua inde utilitas redeat, sed ut homines vel ad funus frequentes adsint, vel suæ sortis admoniti, ad mortem se mature præparent* (244). Il est assez singulier que cet usage, établi dans la campagne, ne s'étendait pas à la ville de Zurich. C'est ce qui résulte de ces paroles de Hospinier : *Ne campanarum pulsu funera plangant* (245).

Les calvinistes de Montbelliard avaient des cloches en 1543 (246). Le prince de qui ils dépendaient alors s'étant refusé à l'abolition de cet usage dans les enterrements, ils consultèrent Calvin à ce sujet, qui leur répondit *que la cloche n'était pas un sujet digne de contestation* (247). Mais le synode de Dordrecht, en 1574, jugea apparemment la chose plus digne d'attention, car il les supprima tout à fait, mais seulement pour les funérailles (248). Enfin, avant la révocation de l'édit de Nantes, les protestants français avaient des cloches dans tous leurs temples.

Les diverses intentions pour lesquelles on sonne les cloches sont exprimées dans les prières que l'Eglise récite à la cérémonie de leur bénédiction. Ces intentions sont les suivantes : 1° pour honorer l'incarnation du Verbe; c'est ce que l'on nomme l'*Angelus;* 2° pour avertir les fidèles de se rendre aux instructions qui se font dans l'Eglise ; 3° pour augmenter leur dévotion ; 4° pour les inviter à accompagner le saint sacrement lorsqu'on le porte aux malades; 5° pour inviter les anges à se joindre aux prières des fidèles; 6° pour chasser les malins esprits; 7° enfin, pour dissiper les tonnerres, les orages et les tempêtes, non que le son des cloches soit doué d'une vertu naturelle pour produire ces effets, mais parce qu'une vertu divine leur est communiquée par la consécration.

L'Eglise déploie une grande solennité dans la cérémonie de la bénédiction des cloches, et les prières qu'elle récite à cette occasion sont fort belles et fort touchantes.

Les divers usages auxquels la cloche est employée sont exprimés dans ces deux vers où la cloche parle elle-même :

Laudo Deum verum, plebem voco, congrego clerum,
Defunctos ploro, pestem fugo, festa decoro.

CLOCHE. — On donne ce nom à Reims, d'une manière générale, au *couvre-feu* et au *réveil*, qui sont sonnés par la même cloche pendant dix minutes à peu près, l'été, à neuf heures du soir et six heures du matin ; l'hiver à huit heures et six heures et demie. Les habitudes modernes n'ont influé en rien sur cette antique tradition. Nous avouons hautement notre préférence sur ce point : le son du tambour, assourdissant et monotone, est loin de faire naître dans l'âme les sentiments qu'inspire cette cloche grave et solennelle qui nous convie à saluer une nouvelle aurore ou à reposer en paix à l'ombre du monument chrétien. (N. DAVID.)

CLOCHER. — Tour où l'on met les cloches. En latin, *campanarium*, *campanile*, *turris ecclesiæ*, *clangorium*, ubi clangunt *tubæ ecclesiasticæ*, comme disent Walafrid Strabon et Honorius d'Autun. La cloche est aussi appelée *clanga.*

CLOQUEMAN. — Celui qui sonne les cloches. On lit dans Du Cange : *Cloquemannus, presbyter cui campanarum Ecclesiæ cura, easque pulsare incumbit; ita etiamnum appellatur in Ecclesia Ambianensi.* — Statuta mss. capituli S. Audomari : *Cloquemannus qui in Vigiliis et Commendationibus tenebitur solemniter pulsare, habebit quatuor solidos Parisienses. Item cum ad Præpositum pertinet ponere Custodes, scilicet majorem et minorem et Campanarium gallice* cloqueman, *custodire, vel facere custodire periculo suo jocalia, Reliquias*, etc.

COLLECTAIRE. — Livre d'église qui contient des collectes. En latin, *collecta*, *collectarium*. Voici ce qui s'observait à Lyon, au *Magnificat* des doubles de première classe : « Le sous-diacre thuriféraire, après avoir encensé le crucifix au jubé, les dignités et le chœur, va prendre derrière l'autel le *Collectaire* ou le livre des oraisons, il l'apporte à l'officiant qui est au milieu du chœur, en faisant une inclination au haut du chœur avec un autre chanoine (ou perpétuel selon les fêtes), qui, ayant détaché un cierge du ratelier, va avec le porteur de *Collectaire* proche l'officiant, qu'ils saluent tous deux par une révérence, *conversi ad invicem;* puis le porte-cierge met sa main droite entre l'officiant et le cierge, afin d'en faire réfléchir toute la lumière sur le livre. L'oraison étant finie, ils baisent chacun de son côté le prêtre à l'épaule (*ad scapulas*, comme il est marqué dans les anciens Ordinaires), et ayant fait une révérence, ils vont tous deux derrière l'autel s'il n'y a point de procession : s'il y en a, le porteur de collectaire se range du côté droit contre le rebord ou banc d'en bas. Tous les enfants de chœur ou clergeons, assemblés comme en peloton derrière l'officiant, chantent le *Benedicamus Domino*, et le chœur ayant répondu *Deo gratias*, la procession va, sans croix ni chandeliers, faire sta-

(242) SCEFFER, *Hist. de la Laponie*, chap. 8.
(243) *De ritib. et instit. Ecclesiæ. Tigurinæ*, c. 9.
(244) *Ibid.*, cap. 32.
(245) *Apud* GRELSER, lib. I *De funere Christ.*, c. 9.
(246) *Præf. in historiam sacramentariam.*
(247) « De campanæ pulsu nolim vos pertinacius reclamare, si obtineri nequeat, ut princeps remittat, non quia probem, sed quia rem contentione non dignam arbitror. » (*Apud* GRELS., *De fun. Christ.*, cap. 9.)
(248) « Compulsiones campanarum tempore sepulturæ defunctorum, omnino tolli debent. » (*Ibid.*, cap. 47.)

tion *ad sanctum Stephanum*, ou à Sainte-Croix, ou à quelque chapelle de leur grande église.» (*Voyages liturgiques*, p. 62.) — A Saint-Lô de Rouen : « Jamais le prieur n'encensait les autels, et ne chantait, soit l'Evangile et l'homélie, soit le capitule, soit l'oraison aux grandes fêtes, qu'il n'eût deux porte-chandeliers pour lui éclairer. C'était le chantre qui lui présentait ou lui tenait le *Collectaire*, *Cantore sibi de libro ministrante.* » (*Ibid.*, p. 394.)

COLLECTE. — La collecte est une prière que l'on fait à haute voix, d'ordinaire à la fin de l'office, comme pour réunir tous les vœux et toutes les prières qui ont été faits pendant sa célébration : elle est ainsi appelée, dit le *Micrologue* (*De observat. eccles.*, cap. 3), *eo quod sacerdos, qui legatione fungitur pro populo, ad Dominum omnium petitiones ea oratione colligat atque concludat.* (*Voy.* d'autres citations dans Du Cange.)

COLLEGE. — On nommait anciennement collége de chantres une maison ou corps de bâtiment attenant à une église ou en dépendant, où les chantres diacres, ou prêtres, vivaient en communauté, soumis à des statuts, obéissant à une même discipline.

L'auteur des *Voyages liturgiques* (Paris, 1718), dans sa description de Notre-Dame de Rouen, s'exprime ainsi : « Il y a aussi quatre colléges de chapelains et de chantres, dont l'un nommé d'Albon fut fondé par Pierre de Cormieu, cardinal d'Albe (qui avait été auparavant archevêque de Rouen) pour dix chantres, dont quatre seraient prêtres, trois diacres et trois sous-diacres, qui devraient demeurer ensemble dans une même maison, ou sous un même toit, et vivre en communauté. Il n'y a pas cinquante ans qu'on y vivait encore de la sorte avec lecture durant les repas. » (P. 178.)

COMMA. — Ce mot signifie proprement *retranchement*, *incisum*, petit intervalle qui se trouve dans quelques cas entre deux sons produits, sous le même nom, par des progressions différentes.

Les mathématiciens distinguent trois espèces de comma :

1° Le *mineur*, dont la raison est 2025 à 2048 ou $\frac{23}{2048}$.

2° Le comma *majeur*, dont la raison est de 80 à 81 ou $\frac{1}{81}$. C'est le comma ordinaire, et il est la différence du ton majeur au ton mineur.

3° Enfin le comma *maxime*, qu'on appelle *comma de Pythagore*, a son rapport 2524288 à 531441, et il est l'excès du *si dièse* produit par la progression triple comme 12e quinte de l'*ut* sur le même *ut* élevé par ses octaves au degré correspondant. (*Dict.* de J.-J. Rousseau rectifié par les annotations manuscrites de feu M. Loyer.)

COMMUNE. — Figure de note autrement appelée *carrée* ou simple et qui est représentée par un point carré.

COMMUNION. — «La dernière partie de la messe est celle qu'on appelle Communion, parce qu'on la chante pendant la Communion, ou peu après. C'est une espèce d'antienne d'action de grâces. De toutes les pièces de chant grégorien, à la messe, suivant les anciens, elle doit être la plus légère et la plus coulante. Elle doit être composée comme une antienne un peu chargée, et elle peut se terminer par une finale préparée comme celle d'un répons.

« Dans les églises où, pendant la communion du peuple, on chante un psaume, on doit le chanter du mode de la communion, en prenant la modulation ordinaire des psaumes.

« S'il arrive, par la correction des Missels, qu'un offertoire soit changé en communion, ou une communion en offertoire, il faudra charger pour l'un et décharger pour l'autre, afin que chaque pièce conserve le goût propre à la place qu'elle occupe. Il en doit être ainsi des autres pièces. On peut consulter les nouveaux livres Graduels de Sens et d'Auxerre, on y trouvera qu'on a tâché d'observer toutes ces règles, soit dans les nouvelles compositions, soit dans les anciennes imitées ou réformées ; excepté quelque pièce furtive d'un autre auteur, ce qu'il est aisé de discerner (248 *).

« Il y a peu d'églises où il n'y ait quelque pièce pour laquelle on a quelque prédilection ; on fait bien de la conserver, sinon quant au texte, du moins quant au chant, par une imitation régulière.

« Pour réussir dans l'application des règles dont nous parlons, nous ne saurions trop le dire : il faut bien se donner de garde d'imiter la licence de ceux qui font plus d'attention à une certaine ressemblance de chant qu'à sa nature (saint Bernard, *Tract. de cantu*, I) ; qui au hasard séparent ce qui doit être uni, unissent ce qui doit être séparé, et confondant tout, font du chant comme il leur vient dans l'idée, au lieu de se conformer aux vraies règles. Ils commencent, ils terminent, ils abaissent, ils élèvent, ils suivent et ils arrangent les notes selon leur fantaisie, ce qui fait qu'il y a certains chants misérables, qui n'ont la propriété d'aucun mode, et qu'on peut également terminer en C et en G. *Sunt quidam miserrimi cantus, nullius maneriæ habentes proprietates, qui æque terminari possunt in C et in G*, comme il est dit dans le traité du chant attribué à saint Bernard.

« On doit aussi, suivant ce traité, éviter de trop étendre le chant ; c'est pourquoi, comme nous l'avons déjà dit, il n'y a qu'à se renfermer dans l'étendue de l'octave. Selon ce traité (*Ibid.*, VI), il n'est pas à propos que les chants passent la portée des voix médiocres et communes, qui peuvent parcourir huit ou neuf notes : on peut néanmoins aller jusqu'à dix, et c'est, dit l'auteur de ce traité, le meilleur sentiment ; mais il

(248*) Le mieux serait de ne pas *corriger* ni *réformer* les Missels, et de ne pas substituer une communion à un offertoire, et *vice versa.*

faut que toutes les notes de l'octave aient toujours entre elles un rapport réciproque, soit en montant, soit en descendant; c'est sur elles que le chant doit être plus fréquent, et ne s'étendre aux notes ultérieures, soit en haut, soit en bas, que comme par échappée. On doit donc rejeter, dit le même auteur, ces chants trop étendus (*Ibid.*, VII), difficiles à noter, plus difficiles à chanter, pour lesquels il faut ajouter de nouvelles lignes, ou changer souvent de clefs, qui font rompre les veines à force de crier et qui ennuient d'une manière outrée, montant tantôt jusqu'aux nues, descendant tantôt jusqu'aux abîmes; puisqu'il est plus clair que le jour, dit-il expressément, qu'un chant est mal fait et contre les règles quand il est si bas qu'on ne peut l'entendre comme il faut, ou si haut qu'on ne peut trouver de voix pour le chanter.

« Ces observations ne doivent pas néanmoins faire rejeter certains chants étendus, qui vont quelquefois jusqu'à onze et douze notes, comme l'ancien répons de la Trinité, *O beata Trinitas;* le répons *Duo seraphim* du Romain et du Parisien; le répons *Christus* du Parisien au samedi saint; la prose *Lauda Sion*, qui a douze notes d'étendue, la plupart des Graduels du sixième mode dont les versets sont du cinquième. » (*Traité du chant appelé Grégorien*, par Léonard Poisson; Paris, 1750, pp. 146-148.)

COMPAIR (MODE OU TON). — Chaque ton authentique ou principal, engendrant son plagal ou collatéral par le renversement à la quarte inférieure :

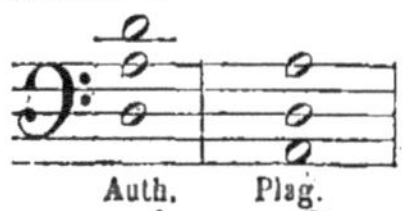

il est évident, comme l'observe Poisson, qu'il n'y a, à proprement parler, que six tons, mais dont chacun est double. Or, chacun de ces six tons, savoir chaque authentique et le plagal qui en est dérivé, forment deux tons *compairs*. « Chaque note finale est donc pour deux modes, dit Poisson, et tous ces modes sont deux à deux et sont *compairs*; mais ils sont d'une octave différente.....

« Les *compairs*, continue-t-il, ne se distinguent donc point l'un de l'autre par leur note finale, ni par le rapport du demi-ton à cette finale qui est la même pour tous les deux; mais on les discerne par leurs octaves (*ambitus*) qui ont une progression et une composition différentes; ce que l'on trouvera facilement si l'on fait attention que le premier des deux *compairs* a toujours la division harmonique (par la quinte), et le second la division arithmétique (par la quarte). Le premier se termine toujours à la plus basse note de son octave, et le second a toujours une quarte au-dessous de sa finale. Ainsi la différence de la progression et de la composition saute aux yeux, suivant la règle:

Impar habet supra, sed par depressus habetur.

ou :

Vult descendere par sed scandere vult modus impar.

« C'est de cette différente composition que naissent les dominantes de chaque mode. » (*Trait. du chant grég.*, 1re part., pp. 77 et 82.)

COMPAIR, *corrélatif de lui-même*. — « Les tons compairs dans le plain-chant sont l'authente et le plagal qui lui correspond. Ainsi le premier ton est compair avec le second; le troisième avec le quatrième, et ainsi de suite : chaque ton pair est compair avec l'impair qui le précède. » (J.-J. Rousseau.)

COMPOSITEURS DE PLAIN-CHANT. — (*Voy.* Poisson, *Traité du chant grégorien*, chap. préliminaire, pp. 2-10.)

— ... « Les uns, sans aucun égard aux anciens maîtres, peut-être même sans les avoir jamais connus, n'ont travaillé que d'après les nouveaux : encore leur travail n'a-t-il consisté qu'à les copier servilement, ou tout au plus à les imiter sans goût et avec aussi peu de choix des auteurs, qu'ils se sont proposés, que des chants dont ils avaient besoin pour les ouvrages dont ils étaient chargés. Les autres, plus hardis encore, et plus indépendants, n'ont cherché ni modèles ni guides : ils se sont persuadés que leur génie seul leur suffisait; et se flattant de pouvoir tout faire par eux-mêmes, ils n'ont rien ou presque rien voulu produire que de leur propre fonds. Mais si l'on compare ces pièces nouvelles avec celles des anciens, si l'on en juge selon les lois d'une composition régulière, si on les pèse au poids de la belle nature et du bon goût, combien ne paraîtront-elles pas inférieures aux anciennes, et combien ne les feront-elles pas regretter à toute personne équitable?

« Il en est du chant, proportion gardée, comme des autres ouvrages d'esprit, dont les vraies règles et le bon goût ne se puisent, chacun dans leurs espèces, que chez les auteurs qui en sont regardés comme les grands maîtres; et ces auteurs ne se trouvent pas tous, à beaucoup près, parmi les modernes; il faut remonter plus haut. Les derniers compositeurs de chant s'y sont trompés; ils ont négligé les anciens, et il est arrivé de leur méprise, qu'en péchant par le principe, ils n'ont donné, pour la plupart, que des ouvrages informes.

« Il y a plus de vingt-cinq ans que, m'étant trouvé engagé d'abord par une des plus grandes églises du royaume, et ensuite par une autre des plus célèbres, à travailler à la composition de leur chant, je consultai soigneusement les anciens, et je m'y attachai. Après les avoir bien médités, je trouvai leurs principes si raisonnables, leurs règles si sages, leur méthode si naturelle, que mille fois je me suis étonné qu'on les eût abandonnés, au point où nous le voyons depuis plus d'un siècle.

« Je ne prétends pas toutefois que tous leurs ouvrages soient absolument exempts de fautes : je ne suis pas leur admirateur ni leur disciple jusqu'à cet excès; je veux dire seulement que les fautes y sont plus rares; que les plus anciennes pièces sont ordinairement les plus correctes pour l'expression et la liaison des paroles, et qu'elles l'emportent de beaucoup sur la plupart des nouvelles par la majesté de leur chant, son goût et sa régularité, et c'est ce qui me fait croire qu'on a eu tort de négliger les anciens.

« Mais ce premier défaut, quoique déjà considérable, n'est pas le seul. L'ignorance du texte, celle des règles de la composition, l'amour de la nouveauté, l'attachement à son goût personnel et à ses usages particuliers, la précipitation, l'intérêt peut-être et la vanité sont encore des inconvénients qui ont achevé de défigurer le chant et de le corrompre presqu'entièrement.

« De toutes les églises qui ont donné des bréviaires nouveaux, les unes à la vérité se sont pressées davantage d'en faire composer les chants et les autres moins : mais chacune d'elles aspirait à voir finir cet ouvrage, à quelque prix que ce fût, et cherchait de toutes parts les moyens de satisfaire l'empressement qu'elle avait de faire usage des nouveaux bréviaires. De là cette foule de gens qui se sont offerts pour la composition du chant. Tout le monde a entrepris d'en composer et s'en est cru capable. On a vu jusqu'à des maîtres d'école entrer en lice. Parceque leur profession les entretient dans l'habitude du chant, et qu'en effet ils savent ordinairement mieux chanter que les autres, ils se sont mêlés aussi de composer. N'est-il pas étonnant que les pièces de pareils auteurs aient été adoptées par des personnes qui sans doute n'étaient pas si ignorantes qu'eux ? Car, pour savoir bien chanter, ces maîtres d'école n'en ignoraient pas moins la langue latine, qui est celle de l'Eglise ; et dès là chacun voit combien de bévues un tel inconvénient entraîne nécessairement après lui. « Je ne puis m'em-
« pêcher, dit le célèbre M. Rollin, de remar-
« quer en passant, que parmi nous les musi-
« ciens qui composent le chant des hymnes
« et des motets, n'entendent pas le latin et
« ignorent la quantité des mots; d'où il arrive
« souvent que sur des syllabes qui sont brè-
« ves et sur lesquelles on devrait couler lé-
« gèrement, on insiste et on s'arrête long-
« temps, comme si elles étaient longues. C'est,
« dit-il, un défaut considérable et contraire
« aux plus communes règles de la musique. »

« On a donc choisi pour composer les chants nouveaux ceux que l'on a crus les plus habiles, et l'on s'est reposé entièrement sur eux de l'exécution de ce grand ouvrage. Une entreprise de si longue haleine demandait un temps qui lui fût proportionné, et on les pressait. Pour répondre à l'empressement de ceux qui les avaient choisis, ils ont hâté leurs travaux. Leurs pièces, à peine sorties de leurs mains, ont été pres que aussitôt chantées que composées. Tout a été reçu sans examen, ou avec un examen très-superficiel ; et ce n'a été qu'après l'impression, sans en avoir fait l'essai, et qu'après les avoir autorisées par un usage public, qu'on s'est aperçu de leurs défauts, mais trop tard et lorsqu'il n'était plus temps d'y remédier.

« On vit alors avec regret, ou qu'on s'était trompé dans le choix des compositeurs de chant, ou qu'on les avait trop pressés. On ne put se dissimuler les défauts sans nombre, et souvent grossiers, d'ouvrages qui naturellement devaient plaire par l'agrément de leur nouveauté, et qui n'avaient pas même ce médiocre avantage. Qui pourrait tenir en effet contre des fautes aussi lourdes, aussi révoltantes que celles, dont ils sont remplis pour la plupart ? Je veux dire des fautes de quantité, surtout dans le chant des hymnes ; des phrases confondues par la teneur et la liaison du chant, qui auraient dû être distinguées et qui le sont par le sens naturel du texte; d'autres mal à propos coupées ; d'autres aussi mal à propos suspendues ; des chants absolument contraires à l'esprit des paroles : graves, où les paroles demandaient une mélodie légère ; élevés, où il aurait fallu descendre ; et tant d'autres irrégularités, presque toutes causées par le défaut d'attention au texte.

« Qui ne serait encore dégoûté d'entendre si souvent les mêmes chants, beaux à la vérité par eux-mêmes mais trop imités, presque toujours estropiés, et pour l'ordinaire aux dépens du sens exprimé dans le texte, aux dépens des liaisons et de l'énergie du chant primitif, tels que ceux de tant de répons, graduels et d'*Alleluia?*

« Que dire encore des expressions outrées ou négligées, des tons forcés, du peu de discernement dans le choix des modes, sans égard à la lettre ; de l'affectation puérile de les arranger par nombres suivis, en mettant du premier mode la première antienne et le premier répons d'un office ; la deuxième antienne et le deuxième répons du deuxième mode, comme si tout mode était propre à toutes paroles, et à tout sentiment ? Quand cela se trouve sans nuire à l'exigence du texte, à la bonne heure. Affectation encore aussi déplacée dans ceux qui se sont aheurtés à conserver les mêmes chants dans les mêmes places, sans avoir pris garde si les anciens convenaient aux nouveaux textes, si les mêmes liaisons, la même ponctuation, les mêmes repos, la même énergie et la même tournure de l'ancienne pièce pouvait s'ajuster sur la nouvelle.

« Tout cela nous fait voir que de tant de compositeurs de chant, qui y ont travaillé, les uns n'en savaient pas même les premières règles et que les autres ne les possédaient pas encore assez, bien loin d'en connaître la perfection. Je ne parle pas de ceux que leur ignorance de la langue latine rendait absolument incapables de composer ; ils auraient dû n'y jamais penser ; ni de ces misérables plagiaires, qui n'ont eu d'autre talent que de piller indifféremment de toutes parts pour agencer à leurs pièces et pour y coudre à tort et à travers tout ce qui leur est tombé sous la main. De tels auteurs n'en méritent pas le nom. Je ne parle pas non plus de ces maîtres de musique, d'ailleurs habiles, que le goût de leur science ou l'usage de leurs églises a rendus dédaigneux du plain-chant, ou qui n'en ont composé qu'en vue du contrepoint, sans faire assez d'attention que le contrepoint est une invention des siècles d'ignorance, par conséquent de nouvelle date ; qu'il n'est qu'accidentel au plain-chant et qu'il ne doit point influer dans sa composition simple ; je parle de ceux qui, sachant la langue, étaient d'ailleurs instruits jusqu'à un certain point des règles de la composition du plain-chant ; en combien de rencontres leur chant ne se sent-il pas de leur humeur et de leur imagination, qu'ils ont plus écoutées et plus suivies que les règles qu'il connaissent ?

« Les uns, naturellement vifs et gais, paraissent n'avoir eu pour guide que les caprices d'une imagination féconde en sons et pleine de saillies. Parce que d'ailleurs ils avaient du goût pour le chant, ils ont cru pouvoir en composer ; et parce que leur composition plaisait à leurs oreilles, ils l'ont jugée propre à charmer celles des autres et bonne à paraître en public ; mais la conséquence n'est pas toujours juste ; l'expérience nous prouve que pour bien composer du chant il ne suffit pas d'en avoir la théorie et de le bien chanter ; il ne suffit pas même d'avoir l'esprit rempli d'un bon chant, il faut de plus un don naturel, un certain génie qui n'est pas donné à tous, et sans lequel néanmoins on ne réussira jamais à mettre en pratique la théorie : on a vu d'excellents musiciens pour l'exécution absolument ineptes à la composition; comme pour être bon poëte, ce n'est pas assez de posséder parfaitement les règles de la poésie, il faut surtout ce qu'on appelle le goût et le génie poétique : *Nascimur poetæ*.

« D'autres, d'un tempérament sombre et mélancolique, n'ont pas manqué de communiquer à leurs chants la rudesse de leur humeur ; lors même qu'ils n'ont fait qu'imiter les anciennes pièces, loin de conserver la douceur de leur mélodie ils en ont tiré des chants durs, qu'ils ont pourtant eu le crédit de faire recevoir comme bons, quoiqu'ils n'eussent fait autre chose que de gâter les anciens en leur communiquant une dureté qui les rend presque méconnaissables. Ne pourrait-on pas leur appliquer ce qu'on lit, dans le *Spectacle de la nature*, de certains mauvais musiciens dont parle l'auteur de cet ouvrage, et dire que, comme il est une musique baroque, il est aussi un plain-chant baroque, qui n'est point rare en ce siècle non plus que dans ceux qui l'ont immédiatement précédé ?

« Il en est d'autres, enfin, d'un caractère froid et indolent, dont les chants sont extrêmement négligés et sans âme, c'est-à-dire privés de cette mélodie qui sait heureusement exprimer les sentiments du cœur, qui sait le réveiller à propos et le piquer, l'affliger ou le réjouir, l'abattre ou le relever, selon la diversité des objets que le texte veut qu'elle lui représente. Cette sorte de chant au contraire, languissant et sans force, ne donne aucun attrait pour des paroles qui pourtant sont esprit et vie; et il arrive qu'après les avoir chantées on se sent moins ému que si l'on s'était contenté de les lire. Saint Augustin, cependant, reconnaît que le chant doit être comme l'âme du texte sacré ; et ce n'est qu'à cette condition qu'il en approuve l'usage ; afin, dit-il, d'inspirer par les oreilles des mouvements de piété aux âmes plus faibles, en les y élevant par les doux accents d'un chant agréable : *ut per oblectamenta aurium infirmior animus in affectum pietatis assurgat.*

« Pour procurer un tel bien et éviter les défauts dont nous venons de parler, il faut consulter ce qu'il y a partout de meilleurs chants, surtout les anciens; mais quels anciens, et où les trouver ? car des anciens les plus connus, il n'y a plus guère parmi nous que le romain avant sa réforme, et le gallican. Il serait avantageux sans doute d'avoir dans leur pureté les chants anciens jusqu'au delà du temps de saint Grégoire le Grand. Mais où trouver le chant de ces siècles reculés dans sa pureté, et comment le reconnaître, depuis le mélange qu'y ont introduit les Italiens et les Gaulois, les uns et les autres ayant confondu l'italien et le gallican dès les IXe, Xe et XIe siècles, comme l'a si judicieusement remarqué M. Lebeuf dans son *Traité historique du chant de l'Eglise.*

« On ne peut donc se mieux fixer pour les anciens, qu'à ceux du siècle de Charlemagne et des deux siècles suivants. C'est dans ce qui nous reste des ouvrages de ce temps qu'on trouve les vrais principes du chant grégorien. Il faut les étudier et se remplir de leurs mélodies; car ces premiers maîtres tenaient leur chant des Romains, et les Romains le tenaient des Grecs. Il ne faut cependant pas croire pour cela, que tous ces ouvrages soient également parfaits; ils ont leurs défauts, et qui se sont multipliés par les divers changements qu'ils ont soufferts pour avoir été si souvent remaniés ; et sans une judicieuse critique, il ne serait presque pas possible de les reconnaître.

« Or, cette critique consiste principalement à découvrir la première simplicité de ces anciennes pièces, et à savoir les dépouiller de tout ce que les mains étrangères y ont fourré de difforme et de superflu. Car c'est particulièrement au caractère d'une simplicité noble et en même temps gracieuse, qu'on les reconnaît et qu'on distingue ces pièces originales d'avec les imitations qui en ont été faites. Plus les compositions de chant approchent de leur première origine, plus elles sont simples et presque syllabiques, surtout celles des antiennes ; plus aussi leurs progrès sont doux, mélodieux, naturels ; au lieu que les compositions postérieures sont surchagées de notes, et que leurs progrès sont durs, guindés, et pour me servir de l'expression de M. Lebeuf, cahoteux, et par là toujours difficiles et désagréables. Prenez, en effet, dans l'Antiphonier romain, ou dans tout autre antiphonier antérieur au xe siècle, les antiennes de Noël, de Pâques, de l'Ascension, de la Pentecôte et des autres anciens offices de l'année : comparez-les, avec les antiennes des offices postérieurs, comme celles de la sainte Trinité, de la sainte Eucharistie, et vous serez frappé de la différence de composition ; les premières étant fort simples et les autres trop chargées et trop modulées. Prenez encore l'office du Saint-Sacrement, tel qu'on le donna dans le XIIIe siècle : ceux qui le firent avaient assurément du goût pour la belle mélodie, mais ils n'en avaient aucun pour les bien adapter ; et d'ailleurs, il paraît même qu'ils ne savaient pas le latin. Ils ne composèrent donc rien de nouveau ; ils choisirent seulement tout ce qu'ils trouvèrent de plus beau dans les autres offices de l'année et voulurent l'appliquer au texte qu'on leur avait fourni : mais ils l'asservirent aux notes qu'ils avaient empruntées des anciens, au lieu qu'ils auraient dû asservir les notes à l'exigence du texte, et ils auraient évité tant de contre-sens qu'on y trouve presque partout.

« Quand donc on trouve des pièces de chant qui se ressemblent, en les examinant de près, on discernera facilement les originales de celles qui ne sont qu'imitées à ces marques non équivoques. Les plus anciennes sont ordinairement simples, mélodieuses, coulantes ; elles sont aussi comme on l'a déjà dit, plus correctes pour l'expression et la liaison des paroles; elles sont encore plus variées et plus diversifiées; ce qui est une perfection qu'on ne doit pas négliger. Tel est l'esprit du véritable chant grégorien. Il ne doit être ni lourd ni précipité, c'est-à-dire ni trop chargé de notes, ni trop déchargé ; car sous prétexte d'éviter le trop grand nombre de notes, il ne faut pas non plus donner dans l'extrémité opposée, comme il est arrivé à quelques auteurs depuis la réforme, qui les ont tellement retranchées, qu'ils ont fait de leur chant comme un squelette qui n'a plus que les accouples Chaque pièce, doit avoir dans ses différentes parties, des proportions relatives entre elles et relatives au tout. Tout ce qui est pesant ou confus, dur ou mal assorti comme le sont presque tous les répons graduels du moyen âge, quelquefois les antiennes du corps de l'office, les traits, les *Alleluia*, et tant d'autres pièces qui se perdent, pour ainsi dire, dans la multitude des notes; tout ce qui est trop nu ou trop décharné, tout cela n'est point le vrai chant grégorien.

« Aussi a-t-il fallu enfin y revenir, et c'est ce qu'on a tenté depuis deux siècles. On a commencé par corriger le chant romain que nous appelons le romain moderne : et quelques églises ont suivi cet exemple, comme celle de Paris. Car il est aisé de reconnaître que tous les chants des différentes églises viennent du romain ; qu'à peu de choses près, c'était partout le même chant avant les nouveaux bréviaires, et que les changements qui s'y trouvaient et qui venaient des différentes mains par lesquelles ils avaient passé, n'ont jamais altéré le fond jusqu'à le rendre méconnaissable.

« Plusieurs églises donc, après la correction du romain moderne, corrigèrent aussi le leur. On le déchargea alors dans la plupart de cette multitude de notes, sous lesquelles il était comme accablé surtout dans les livres Graduels : il devint par là plus coulant et le texte plus intelligible. On revint alors du mauvais goût qui avait fait mépriser la quantité ; et excepté peut-être les seuls Chartreux, personne aujourd'hui n'est plus touché de la réponse attribuée à saint Grégoire : *Qu'il est indigne de la parole de Dieu de l'assujettir aux règles de la grammaire*. Non qu'on observe ou qu'on doive observer la quantité, suivant la rigueur des règles de la poésie, mais seulement suivant les règles d'une prononciation grave, pesée et exacte. »

CONCENTOR. — Cochantre, ou chantre accompagnant et suppléant.

CONCERT SPIRITUEL. — « Concert qui tient lieu de spectacle public à Paris, durant les temps que les autres spectacles sont fermés. Il est établi au château des Tuileries; les concertants y sont très-nombreux et la salle est fort bien décorée. On y exécute des motets, des symphonies, et l'on se donne aussi le plaisir d'y défigurer de temps en temps quelques airs italiens. » (J.-J. ROUSSEAU.)

Ce qu'on entendait par *concert spirituel* ou *concert de musique spirituelle*, était, si nous ne nous trompons, la musique livrée à ses propres forces, consistant en voix et en instruments, et dégagée de l'action, de la scène, du spectacle, des accessoires du théâtre.

SUR LE CONCERT SPIRITUEL. (Extrait des *Curiosités de la musique* de M. FÉTIS, Paris, 1830, in 8°., pp. 325-340.) — « Autrefois il n'y avait point de représentation à l'Opéra le 2 février, jour de la Purification de la Vierge, le 25 mars, fête de l'Annonciation, depuis le dimanche de la Passion jusqu'à celui de *Quasimodo* inclusivement, les jours de l'Ascension, de la Pentecôte et de la Fête-Dieu, le 15 août, fête de l'Assomption de la Vierge, le 8 septembre, jour de la Nativité, le 1er novembre, fête de la Toussaint, le 8 décembre, jour de la Conception, le 24 et le 25 décembre, veille et jour de Noël. Un musicien de la chambre et de la chapelle du roi, nommé Philidor, conçut, en 1725, le projet de remplacer ces représentations par des *concerts spirituels*, c'est-à-dire des concerts où l'on n'exécuterait que de la musique instrumentale. Son idée fut goûtée, et il obtint le privilége d'établir ce concert au château des Tuileries, sous la condition de payer à l'Opéra une somme de six mille livres par an. Le premier concert eut lieu le dimanche de la Passion, 18 mars 1725. (Voir les deux articles du *Mercure de France*, à la suite.) Il commença par une suite d'airs de violon de Lalande, suivie d'un caprice du même auteur, et de son *Confitebor*, On joua ensuite un concerto de Corelli, intitulé *la Nuit de Noël*, et le concert finit par le *Cantate Domino* de Lalande. Il avait commencé à six heures du soir et finit à huit, laissant l'assemblée, qui avait été très-nombreuse, dans le ravissement de ce qu'elle venait d'entendre.

« En 1728, Philidor céda son privilége, qui fut successivement exploité par l'Académie royale de musique en 1734; par Royer, en 1741; par Caperan, en 1730; par Mondonville, en 1755; par d'Auvergne, en 1762; par Berton, en 1771; par Gaviniès et Le Duc, en 1773, et enfin par Legros, qui s'en chargea en 1777, et qui le garda jusqu'à ce que les événements de la révolution eussent détruit cette institution.

« Les frères Besozzi, qui firent un voyage à Paris en 1735, furent les premiers musiciens étrangers qui se firent entendre au concert spirituel. Ces artistes célèbres, qui firent pour les instruments à vent la révolution que Corelli avait faite pour le violon, excitèrent l'enthousiasme, dans les duos de hautbois et de basson qu'ils exécutèrent alors. Leur exemple a été suivi depuis par les instrumentistes les plus habiles, tels que Bertrand, Heisser, Rodolphe, Viotti, Jarnowick, etc., et par les chanteurs les plus renommés, comme Farinelli, Caffarelli et David. La réputation de ce concert devint même si bien établie que nul ne croyait avoir mis le sceau à la sienne s'il ne s'y était fait entendre. Si quelque musicien se distinguait dans son art, ses amis l'obligeaient en quelque sorte à se rendre à Paris pour s'y faire entendre au concert spirituel; eux-mêmes l'accompagnaient pour jouir de son succès, et bientôt son nom, inconnu jusqu'alors, se répandait en Europe. Il résultait de l'intérêt qu'on prenait à cet établissement, que les étrangers et les habitants les plus distingués des provinces abondaient à Paris dans la quinzaine de Pâques, et que cette saison était la plus brillante pour la capitale.

« Cependant, malgré le goût que toute la nation manifestait pour le concert spirituel, et quoiqu'on y eût entendu des virtuoses étrangers qui eussent dû servir de modèle, il ne paraît pas qu'on eût songé, avant 1770, à sortir de la mauvaise route où l'on était en France, tant pour le choix de la musique que pour le mode d'exécution. Voici ce que dit Burney sur ce sujet :

« J'allai à cinq heures au concert spirituel (le 14 juin 1770), le seul amusement « public qui soit permis dans les jours de « grande fête. Le premier morceau fut un « motet de Lalande, *Dominus regnavit*, « composé à grand chœur et exécuté avec « plus de force que d'expression. Le style « était celui du vieil opéra français, et me « parut fort ennuyeux, quoiqu'il fût couvert « d'applaudissements par l'auditoire. Il y « eut ensuite un concerto de hautbois, exé« cuté par Besozzi, neveu des célèbres bas« son et hautbois de ce nom, à Turin. Je « suis forcé de dire, pour l'honneur des « Français, que ce morceau fut très-applaudi. « C'est faire un pas vers la réforme que de « tolérer ce qui devrait être adopté. Après que « Besozzi eut achevé son morceau, made« moiselle Delcambre cria *l'Exaudi Deus* « avec toute la force de poumons dont elle « était capable, et fut aussi bien accueillie « que si Besozzi n'eût rien fait. Vint « ensuite *Traversa*, premier violon du prince « de Carignan, qui joua fort bien un con« certo qu'on goûta peu. Madame Philidor « chanta un motet de la composition de son « mari; mais, quoique ce morceau fût d'un « meilleur genre pour le chant et pour l'harmo« nie que ceux qui avaient été chantés précé« demment, il ne fut pas applaudi avec l'en« thousiasme qui ne laisse pas de doute sur « le succès. Le concert se termina par un « *Beatus vir*, motet à grand chœur, mêlé de « *solos*. Le chanteur qui récitait ceux de hau« te-contre *beugla* aussi fort qu'il aurait pu « le faire si on lui eût mis le couteau sur la « gorge. Je n'eus pas de peine à m'aperce« voir, par la satisfaction qui régnait sur « toutes les physionomies, que c'était la « musique que les Français sentaient et qui « leur convenait le mieux. Mais le dernier « chœur mit le comble à leur plaisir. De ma « vie je n'ai entendu un tel *charivari*. J'a« vais souvent trouvé que les chœurs de nos « oratorios sont trop fournis et trop bruyants; « mais, comparés à ceux-ci, c'est une mu« sique douce et mélodieuse, telle qu'il la « faudrait pour inviter au sommeil l'hé« roïne d'une tragédie. »

« L'arrivée de Gluck et de Piccini en France, en 1774 et en 1776, opéra dans le goût français une réforme nécessaire, et l'administration de Legros améliora considérablement le concert spirituel. Le choix de la musique fut mieux fait; des encouragements furent donnés aux jeunes artistes et aux compositeurs, et Legros prit pour principe d'accueillir tout ce qui se présentait à lui, de faire essayer les compositions nouvelles et les artistes soit chanteurs, soit instrumentistes, et de ne rejeter que ce qui était reconnu médiocre ou mauvais, sans distinction de noms. Il obtint de Louis XVI la permission de transporter le concert dans la grande salle des Tuileries, aujourd'hui la *salle des Maréchaux*. Elle fut décorée avec luxe; on y construisit des loges; ce qui n'avait point eu lieu jusqu'alors, les spectateurs n'ayant eu précédemment que des chaises et des banquettes pour s'asseoir; un orgue fut ajouté à l'orchestre, celui-ci devint plus nombreux. Ce ne fut que peu de temps avant les événements de 1789 que le concert fut transporté dans le local où est maintenant la salle de spectacle, aux Tuileries, et c'est là qu'il a pris fin en 1791.

« Dans les trente dernières années du XVIIIe siècle, Paris n'avait point été borné aux concerts spirituels; une autre entreprise d'un genre analogue avait été fondée vers 1775 par M. de La Haye, fermier général, et par le baron d'Ogni fils, surintendant des postes, sous le nom de *Concert des amateurs*. Le local choisi fut l'hôtel de Soubise ou de Rohan, rues de Paradis et Vieille-rue-du-Temple, au Marais. On n'y entrait point en payant à la porte comme au concert spirituel, mais au moyen d'une souscription, dont les personnes les plus distinguées de la cour et de la ville faisaient les frais. Il était dirigé par Gossec, et le fameux chevalier de Saint-Georges en était le premier violon. Ce fut à ce concert qu'on entendit pour la première fois des symphonies avec instruments à vent, telles que celles de Toelsky, de Van Malder, de Vanhall, de Stamitz et enfin de M. Gossec, qui, le premier, commença à y mettre du grandiose et du brillant. Mais toutes ces compositions disparurent devant les immortelles symphonies de Haydn, qui furent apportées en France pour la première fois en 1779 par Fonteski, violoniste polonais, qui depuis a été attaché à l'orchestre du Théâtre-Français et à celui du Concert des amateurs.

« En 1780, ce concert fut transporté rue Coq-Héron, dans la galerie dite *de Henri III* ce fut alors qu'il prit le titre de *Concert de la loge Olympique*. L'orchestre présenta à cette époque la réunion la plus extraordinaire qu'on ait vue de talents du premier ordre. Les violonistes comptaient dans leurs rangs Viotti, Mestrino, Lahoussaie, Gervais, Bertheaume, Fodor, Jarnowick, Guénin, les deux Blasius, etc.; parmi les basses se trouvaient les deux Duport, les deux Jeanson, les deux Levasseur et l'Anglais Crosdill, lorsqu'il était à Paris; enfin on trouvait dans les instruments à vent Rodolphe pour le cor, Rault et Hugot pour la flûte, Salentin pour le hautbois, Ozi et Devienne pour le basson; Navoigille aîné, l'un des meilleurs chefs d'orchestre qu'il y ait eu en France, dirigeait celui-là. Ce fut là que les symphonies de Haydn furent exécutées dans leur style véritable, et qu'elles obtinrent tout le succès qu'elles méritaient. Les directeurs de ce concert avaient fait un arrangement avec ce célèbre musicien, pour qu'il en composât un certain nombre pour leur usage : ce sont celles qui, dans les premières éditions, portent le titre de *Répertoire de la loge Olympique*. Les événements de la révolution ont détruit ce bel établissement, dont les concerts de Feydeau et ceux de la rue de Cléry n'ont été que de faibles copies, quoiqu'ils aient obtenu le plus grand succès en 1796 et en 1802. Ce succès fut dû surtout aux grands artistes qui y jouèrent des solos et qui y chantèrent. Rode, Kreutzer, F. Duvernois, Garat et Madame Barbier-Valbonne s'y firent admirer; mais quoique l'orchestre fût fort bon, il n'égalait pas celui du concert de la loge Olympique.

« Cependant la formation du Conservatoire de musique avait ouvert une nouvelle source de prospérité à cet art en France. Les premières années avaient été employées à préparer des moyens d'exécution pour des concerts, qui prirent d'abord le titre modeste d'*Exercices des élèves du Conservatoire*. Ces exercices, qui finirent par remplacer tous les autres concerts, acquirent bientôt une grande importance, et devinrent le rendez-vous des artistes, des amateurs et des étrangers de distinction. La symphonie y fut exécutée avec un feu, une verve de jeunesse qu'on ne trouvait point ailleurs. Les symphonies de Mozart et de Beethoven, devant lesquelles l'orchestre du concert de la rue de Cléry avait reculé, y firent pour la première fois leur apparition devant un public français, et ne furent bientôt plus que des jeux faciles pour la jeunesse ardente et studieuse qui peuplait cette école célèbre. Les solos d'instruments étaient aussi dignes d'elle ; mais, quoique plusieurs chanteurs remarquables y aient été formés, jamais l'exécution des masses chantantes ne fut complétement satisfaisante, et jamais cet orchestre bouillant ne sut se former à l'accompagnement. Les concerts du Conservatoire étaient célèbres dans toute l'Europe, mais dans un genre spécial : celui de la symphonie et du solo instrumental. Ils avaient cependant produit un grand bien, même sous le rapport du chant : c'était d'avoir fait connaître quelques chefs-d'œuvre des compositeurs allemands et italiens, dont l'existence était ignorée auparavant.

« En 1805, l'administration du Théâtre-Italien entreprit de rétablir les concerts spirituels, et débuta par les litanies de Durante, un offertoire de Jomelli et quelques morceaux de la *Création* de Haydn. Quoiqu'on y employât les meilleurs chanteurs français et italiens, l'exécution fut très-faible, et le succès ne répondit pas aux espérances qu'on avait conçues. Néanmoins on ne se rebuta pas : de nouveaux efforts, plus ou moins heureux, se reproduisirent chaque année, et les concerts spirituels continuèrent d'être exploités par les diverses administrations du Théâtre-Italien, tantôt au Théâtre-Louvois, tantôt à l'Odéon, ensuite à Favart, et enfin à Louvois de nouveau. Ce n'est que depuis trois ou quatre ans que l'administration de l'Académie royale de musique les a transportés dans le local de l'Opéra, en essayant de les établir sur une plus grande dimension. Mais le laisser-aller qui se faisait apercevoir dans toutes les parties de cette administration se manifestait encore dans ces concerts, qu'il était cependant facile de rendre intéressants. A la vérité quelques instrumentistes fort habiles s'y sont fait entendre, surtout dans les concerts du vendredi saint et du jour de Pâques (car ceux du lundi et du mercredi de la semaine sainte sont ordinairement sacrifiés et n'attirent personne), mais nulle variété dans le choix de la musique, nul soin dans l'exécution. Quelques versets du *Stabat* de Pergolèse, un ou deux airs de *la Création* de Haydn, l'*Ave verum* de Mozart et quelques morceaux de l'oratorio de Beethoven, *Le Christ au Jardin des Oliviers*, composent à peu près tout le répertoire des concerts spirituels depuis dix ou douze ans ; ajoutez à la monotonie de ce répertoire les vices d'une exécution négligée, et vous aurez une idée du genre de divertissement qu'on y offre au public. Ce n'est pas tout : les chanteurs italiens quon réunit à ceux de l'Opéra, sentant qu'ils n'ont plus la tradition de la musique sacrée, et ne voulant pas compromettre leur réputation, ne chantent ordinairement que des morceaux extraits des opéras qu'on entend habituellement au théâtre, et par là faussent l'institution. Enfin, quoiqu'on ait la faculté de choisir parmi les symphonies de Beethoven, de Spohr et de Mozart des ouvrages ou complétement inconnus, ou rarement entendus, l'on s'obstine à ne point sortir du cercle de sept ou huit symphonies ou ouvertures qui reparaissent à tour de rôle, malgré le désir que témoigne le public d'entendre du nouveau.

« Il y a toujours du succès à espérer d'une chose spéciale à laquelle on donne la physionomie qui lui est propre, et dont on ne néglige aucun détail : celui qu'obtiennent les exercices des élèves de M. Choron en est une preuve convaincante. Je voudrais donc que l'administration de l'Opéra, qui a de si beaux moyens à sa disposition, voulût donner à ses concerts spirituels l'aspect austère qui leur convient, et commençât par en exclure toute musique profane, à moins qu'elle ne participât du style sacré par l'époque à laquelle elle appartiendrait, comme les madrigaux du XVIe, du XVIIe et du commencement du XVIIIe siècle. Je voudrais, si l'on n'est point au courant des sources où l'on peut puiser, qu'on s'adressât à quelque musicien instruit qui, sans doute, se ferait un plaisir de donner tous les renseignements désirables. Les bibliothèques du Roi et du Conservatoire regorgent de chefs-d'œuvre de tous les temps. Les admirables compositions de Handel, de Marcello, de Jean-Sébastien Bach, de Leo, de Mozart, de Jomelli, de Haydn, de Cherubini et de Palestrina même offriraient une source inépuisable de variété. Le goût qui présiderait au mélange de toutes ces choses éviterait la monotonie. Mais après qu'on aurait fait de bons choix, il faudrait bien se persuader que l'exécution fait tout en musique, et que ce n'est pas avec une répétition de quelques heures qu'on peut en obtenir une satisfaisante. Il ne faudrait rien négliger pour rendre les masses imposantes : la réunion de toutes les ressources de l'Opéra et du Théâtre-Italien ne serait pas surabondante. Le style sacré a besoin d'une majesté qu'on ne peut obtenir que par des orchestres et des chœurs très-nombreux. D'ailleurs, il est une vérité qui a frappé tous les musiciens observateurs : c'est que, par la disposition de l'orchestre sur le théâtre, une partie du son se perd dans le cintre et dans les coulisses ; aussi celui de l'Opéra, malgré le nombre considérable de ses musiciens, produit-il bien moins d'effet que ne le fait celui du Conservatoire dans les mêmes ouvrages. »

Concert au château des Tuileries. — « Le roi ayant permis au sieur Philidor, musicien ordinaire de la musique de la chapelle de Sa Majesté, de donner, dans son château des Thuilleries, des concerts composés de musique spirituelle, on a destiné le grand salon, ou salle des Suisses (qui est la première pièce qu'on trouve avant que d'entrer dans les appartements) pour faire exécuter ces concerts, lesquels sont composés de motets à grands chœurs, et de symphonies françoises et italiennes des meilleurs auteurs. Ce salon a été décoré, par les soins du sieur Philidor, d'une manière très-convenable; on a construit, pour placer les symphonistes et ceux qui doivent chanter, une espèce de tribune en amphithéâtre, appuyée contre le mur qui est du côté des appartements, élevée de six pieds sur trente-six de face et neuf de profondeur. Cette tribune où l'on monte par un petit perron, et qui peut contenir au moins soixante personnes, est fermée par une balustrade rehaussée d'or, dont les balustres, en forme de lyre, sont posés sur un socle peint en marbre. Tout le mur sur lequel la tribune est adossée, est décoré d'une perspective de très-bon goût, qui représente un magnifique salon, et qui offre un point de vue fort agréable ; cette peinture a été faite sur les dessins de M. Berin, dessinateur ordinaire du cabinet du roi, par le sieur Le Maire, peintre fort entendu dans ces sortes d'ouvrages. Ce salon est éclairé par douze lustres et par quantité de girandoles garnies de bougies.

« Le dimanche 18 de ce mois, le sieur Philidor fit exécuter le premier concert, qui commença à six heures du soir, et finit à huit, avec l'applaudissement de toute l'assemblée. Il serait très-difficile de trouver ailleurs un plus parfait assemblage de voix et de joueurs d'instruments, puisque les meilleurs sujets de la musique du roi, de l'Académie royale de musique, et autres excellents maîtres, au nombre de soixante, composent ce magnifique concert, dont l'exécution admirable, et qui attire un si grand concours, est entièrement due au sieur Philidor.

« Le concert dont nous parlons est ordinairement composé de deux grands motets, et de deux suites d'airs de violons, *concerti* et airs italiens. Le premier commença par une suite d'airs de violons de M. de La Lande, d'un caprice du même auteur et de son *Confitebor*. On joua, après, la nuit de Noël, *concerto* de Correlli, et le concert finit par le *Cantate Domino*. Les autres motets qui furent chantés le reste de la semaine, sont, *Quare fremuerunt; Exaltabo te, Deus; Exsurgat Deus;* le *Miserere; Dominus regnavit*, et *Dixit Dominus*, tous motets de M. de La Lande.

« Les récitants du concert sont les sieurs Francisque, Dominique, Le Prince, Grane et l'abbé Ducros, tous de la musique du roi ; mademoiselle Antier, les sieurs Muraire, Cuvillier, Cochereau, Dun, Le Mire et Dubourg, de l'Académie royale de musique. Les chœurs sont composés de tout ce qu'il y a de meilleurs sujets de la musique du roi, de l'Académie royale de musique, et des principales églises de Paris, où il y a des chœurs de musique ; il en est de même de ceux qui composent la symphonie.

« Il n'y a point eu de concert le dimanche des Rameaux.

« Le lundi et mardi on a chanté le *Dixit Dominus*, *Dominus regnavit*, et *Deus noster refugium*, motet de M. de La Lande. On n'a point donné de concerts les trois jours des Ténèbres, mais seulement le samedi, veille de Pâques ; on y a chanté le *Regina cœli* et *O filii et filiæ*, etc. Le concert doit commencer le lundi de Pâques et continuer jusqu'au samedi suivant. » (*Mercure de France*, mars 1725, pp. 614-617.)

— « Nous avons dit dans le *Mercure* de mars 1725, p. 614, et dans celui de décembre 1727, 2e vol., p. 2941, quelles étaient la disposition et la décoration de la salle du concert du château des Thuilleries. Elle est présentement totalement changée. Au lieu de six rangs de gradins, qui s'élevaient extrêmement, dont les appuis étaient d'une hauteur incommode, et qui n'occupent qu'un des côtés et une partie du fond de cette salle, on a fait régner tout autour avec symétrie trois rangs de gradins d'une portion d'octogone régulier. On a construit dans deux côtés de cet octogone, au-dessus des gradins, deux tribunes qui couvrent deux angles de cette salle, et dont les arcades servent à lier les ornements qui surmontent ces gradins.

« La perspective qui ne remplissait que l'étendue de l'orchestre est présentement accompagnée de morceaux d'architecture qui remplissent carrément les deux autres angles de la salle, et viennent se joindre aux deux extrémités des gradins.

« On a pratiqué six escaliers qui distribuent commodément à tous les gradins, que des consoles partagent en divisions de quatre et cinq places.

« On monte aux deux tribunes par deux escaliers extérieurs à la décoration de la salle, et de ces mêmes tribunes, dans les appuis desquels on a fait deux portes, on peut descendre dans toutes les parties des gradins, pour éviter la difficulté de traverser le parquet lorsqu'il est rempli, et qu'on est arrivé trop tard.

« On a observé de construire solidement sur de forts rouleaux toute la partie des gradins qui occupe le passage des appartements, afin de les rendre mobiles, et de dégager entièrement ce passage en cas de besoin.

« La porte de cette espèce d'amphithéâtre se trouve à présent placée dans le milieu, et en présente d'un coup d'œil toute la disposition dont le public a paru très-content.

« Dans un des panneaux à gauche, qui décorent cette salle, on a mis cette inscription :

Sic Davidis aula sonabat.

« Tous les rapports qu'elle renferme ont paru justes et sensibles.

« Le 1er de ce mois, fête *de la Toussaint*, le concert spirituel recommença dans cette salle; on y joua plusieurs pièces de symphonies choisies, et très-exécutées ; on chanta après le motet, *Benedixit, Domine*, de M. Couperin, organiste du roi. Les sieurs Le Clerc et Blavet jouèrent séparément des *concerts* sur le violon et la flûte, qui furent très-goûtés. Le concert fut terminé (à cause de la veille des morts) par le *De profundis* de feu M. de La Lande.

« Le 3, on donna le divertissement de la *chasse au cerf*, mis en musique par M. Morin, dans laquelle la demoiselle Antier et le sieur Tribon chantèrent quelques récits, qui firent beaucoup de plaisir. La demoiselle Le Maure chanta ensuite avec beaucoup de justesse la cantate du printemps, mise en musique par M. Burette ; le *Magnus Dominus*, motet de M. de La Lande, termina le concert.

« Le 8, on chanta l'*Union de la musique italienne et française*, divertissement mis en musique par M. Battistin. La demoiselle Antier chanta la cantate d'*Alphée* et d'*Aréthuse*, de M. Clerambaut, et on finit par le motet *Notus in Judæa*, dans lequel les demoiselles Antier et Le Maure, et le sieur Tribon, chantèrent avec beaucoup d'applaudissements.

« Le 10 et le 15, on chanta les *Amours de Silène*, divertissement bachique de M. Mouret, qui fut fort goûté et applaudi, de même que les récits que chantèrent la demoiselle Antier et le sieur Chassé. La demoiselle Le Maure chanta la cantate d'*Orphée* avec de grands applaudissements, et on finit par le motet, *Quare fremuerunt*, etc.

« Le 17, on donna le même divertissement, qui fut chanté le 8, avec la même cantate et le même motet. Les sieurs Leclerc et Guignon jouèrent deux *concerto* séparément, qui charmèrent tout le monde, et la demoiselle Le Maure chanta seule un morceau d'un divertissement de M. Blamont, qui fut très goûté et applaudi.

« Le 22, une nouvelle cantate intitulée : *Le berger fidèle*, fut chantée par la demoiselle Le Maure; elle est de la composition du sieur Rameau. Les sieurs Leclerc et Guignon s'attirèrent de nouveaux applaudissements dans le *concerto* qu'ils jouèrent, et on finit par le motet *Magnus Dominus* de feu M. de La Lande. » (*Mercure de France*, novembre 1728, pp. 2507-2511.)

On sera peut-être curieux de voir de quelle manière Mozart, dans une lettre écrite à son père, et datée de Paris, 3 juillet 1778, jour où il eut la douleur de perdre sa mère, alors auprès de lui, rend compte d'une symphonie qu'il avait faite pour le *concert spirituel*.

Remarquons bien que Mozart veut ménager à son père la triste nouvelle. Il se contente de lui dire que le sort de sa mère *est entre les mains de Dieu*. Aussi, dans le but de distraire l'esprit de celui auquel il s'adresse, insiste-t-il avec une tendre affectation sur les choses de son art, son avenir, ses espérances. On ne sait ce que l'on doit le plus admirer, de la force de caractère du grand artiste ou de sa religieuse résignation. Voici cette lettre :

« J'ai fait une symphonie pour l'ouverture du Concert spirituel; elle a été exécutée et a reçu une approbation unanime. Le *Courrier de l'Europe* en a, je crois, parlé : donc elle a réussi. — J'avais très-peur aux répétitions, car jamais je n'ai rien entendu d'aussi mauvais ; vous ne pouvez vous figurer de quelle manière ma pauvre symphonie fut exécutée deux fois de suite ; mais tant de morceaux sont en répétition que le temps manque. Je me couchai donc, la veille de l'exécution, de mauvaise humeur et rempli de crainte. Le lendemain, je résolus de ne pas aller au concert ; cependant le beau temps qu'il fit le soir changea ma résolution. J'y allai donc, résolu, si l'exécution n'était pas meilleure que la répétition, de sauter dans l'orchestre, d'arracher le violon des mains de M. La Houssaye, premier violon, et de diriger moi-même. Je priai Dieu pour que tout allât pour le mieux, et la symphonie commença. Raff était à côté de moi. Au milieu du premier *allegro* était un passage que je savais devoir plaire : le public fut transporté, et les applaudissements furent unanimes. Comme j'avais prévu cet effet, j'avais ramené ce passage à la fin par un *da capo*. L'*andante* plut aussi beaucoup, mais surtout le dernier *allegro*.

Comme on m'avait dit qu'ici les *allegros* commencent avec tous les instruments et à l'unisson, je commençai le mien par huit mesures *piano* pour deux violons et de suite *forte*. Le *piano* fit faire *chut*, ainsi que je l'avais prévu ; mais dès la première mesure du *forte*, les mains firent leur devoir. De joie j'allai, après ma symphonie, au Palais-Royal, où je pris une bonne glace ; je dis le chapelet que j'avais fait vœu de dire, et je m'en retournai à la maison. . . . . .
. . . . Adieu. Prenez soin de votre santé, ayez confiance en Dieu. Ma bonne mère est entre ses mains. S'il veut encore nous la laisser, nous le remercierons de sa bonté ; s'il veut la rappeler à lui, nos cris, nos pleurs, notre désespoir, seront inutiles. Soumettons-nous plutôt à sa volonté sainte, et persuadons-nous bien qu'il fait tout pour notre bonheur. »

Où trouver une résignation plus touchante, un mélange plus naïf de piété dans la joie, d'enjouement dans la douleur? Mais remarquez ceci : après avoir dit que sa symphonie a obtenu une approbation unanime, Mozart ajoute : « Le *Courrier de l'Europe* en a, *je crois*, parlé : donc, elle a réussi. » *Je crois!* il n'en est pas bien sûr. Quelque ami, quelque flatteur lui aura dit que le *Courrier de l'Europe* (249) a fait mention de sa symphonie. Mais il n'a pas vu, lui, l'article qui le concerne. Or, j'ai été curieux de rechercher cet article sur Mozart dans la poudreuse collection du *Courrier de l'Europe*, et voici ce que j'ai trouvé dans la correspondance française du numéro du vendredi 26 juin 1778 : « Le Concert spirituel du jour de la Fête-Dieu commença par une symphonie de M. Mozart. Cet artiste qui, dès l'âge le plus tendre, s'était fait un nom parmi les clavecinistes, peut être placé aujourd'hui parmi les plus habiles compositeurs. » — Voilà l'article tout entier : pas un mot de plus, pas un mot de moins. Et, sur cette mention, Mozart s'écrie, en parlant de la symphonie : *Donc elle a réussi!*

Comme on l'a vu dans un passage de la lettre à son père, le compositeur indique certaines intentions qu'il a voulu suivre dans sa symphonie pour plaire au public français. Je me suis donc mis à feuilleter plusieurs partitions des symphonies de Mozart pour chercher celle de 1778. Il en a écrit, en tout, trente-trois. De ce nombre, dix-sept seulement sont connues. Si la symphonie en question n'est pas du nombre de celles qui sont restées inédites, il est plus que probable qu'elle n'est autre que la symphonie en *mi bémol* qui porte le n° 1. En effet, conformément aux renseignements donnés par Mozart, le premier allegro contient un passage gracieux, que l'auteur a ramené par une coda à la fin de la seconde reprise, alors que cette reprise semblait être arrivée à sa conclusion. Mais la présomption la plus certaine se tire de l'allegro final, dont le début est confié à deux parties de violons, ou bien à une partie de violons et à la partie d'alto, l'une qui expose le motif pendant huit mesures, l'autre qui exécute un accompagnement en forme de batterie ; le piano est suivi de la répétition du même motif avec le concours de tout l'orchestre. Ainsi, Mozart, à l'âge de vingt-deux ans, aurait composé et fait exécuter à Paris sa première symphonie (250).

— Les *concerts spirituels* abondent toutes les années à Paris pendant le Carême et la première quinzaine de Pâques. La *Société des concerts* donne régulièrement trois concerts supplémentaires (en dehors de l'abonnement), les jours du vendredi saint, de Pâques et du dimanche de *Quasimodo*. Ces concerts sont réputés *spirituels*, mais on peut voir, par la confrontation des programmes, qu'ils ne diffèrent en rien des concerts ordinaires.

CONCERTS PIEUX (EN ÉGYPTE). — « Les concerts pieux n'admettent point d'instruments de musique ; ils s'exécutent ordinairement la nuit chez les riches particuliers, à l'occasion de la fête du maître de la maison ou de l'anniversaire de sa naissance, ou en réjouissance de quelque événement heureux arrivé chez lui.

« Nous avons été plusieurs fois témoins de ces différentes sortes de concerts. Ils se composent de trois parties qu'on appelle *aldt*, et qui durent un tiers de la nuit. Le premier *aldt* commence par des chapitres du Koran ; que des foqahâ récitent en

(249) Feuille hebdomadaire française qui s'imprimait à Londres (1777-89) et publiait des correspondances de France et d'Allemagne. Il ne faut pas confondre *le Courrier de l'Europe* avec *le Courrier de l'Europe et des spectacles*, qui ne parut que sous l'Empire.

(250) La lettre et le passage qu'on vient de lire faisaient partie d'un article que l'auteur de ce *Dictionnaire* a publié le 4 février 1844 dans la *France musicale*.

forme de psalmodie; ensuite on chante des *mouchahat* (251); puis viennent les *qasâyd* (252) et enfin des *adouâr* (253).

« Le plus beau concert de ce genre que nous ayons entendu fut exécuté, dans la nuit du 4 au 5 de moharram de l'an 1215 de l'hégire (254), chez O'sman, aghâ, en actions de grâces de sa convalescence d'une opthalmie dont il avait beaucoup souffert pendant treize jours. Nous y fûmes conduit par le cheykh El-Fayoumy, qui y avait été invité. La première partie du concert commença par le second chapitre du Qorân (255), qu'une douzaine de *foqarâ* récita d'une manière qui différait peu du chant.

« Ensuite d'autres *foqahâ* chantèrent des *mouchahat*, puis des *qasâyd*, auxquels succédèrent des *adouâr*, ou des couplets que chacun reprenait à son tour. La seconde partie débuta par des *qasâyd* divisés en petites portions de deux ou trois vers, qui fûrent chantés successivement par chacun des *foqahâ* et l'on finit par un chant en chœur général, c'est-à-dire un chant exécuté à l'unisson par tous les *foqahâ*.

« La troisième partie commença par des *moâlat* (256). Les quatre premiers vers furent récités par un des *foqahâ*, et le cinquième ou le dernier fut chanté en chœur par tous les autres en forme de refrain.

« Après on exécuta en chœur des *tesbyh*, qui sont des airs plus gais et d'une mesure à trois temps assez vive; puis on chanta le *dâreg*, qui n'est autre chose que le *mouchah* précipité. Enfin, on termina par une espèce de grand air accompagné d'une tenue en forme de bourdon; et lorque cet air fut achevé, on adressa des compliments à chaque personne de la société en particulier et nominativement.

« Nous observâmes dans ce concert, de même que dans tous les autres, que les *foqahâ* abusaient des ornements et des broderies; qu'ils prolongeaient les syllabes autant et beaucoup plus que ne le font quelques chanteurs européens. Nous remarquâmes aussi qu'on leur fit répéter jusqu'à dix à douze fois les passages qui plaisaient davantage (257) et qu'à chaque répétition on applaudissait avec des transports d'enthousiasme et par des acclamations de joie. Il ne nous convient point de blâmer d'une manière absolue le goût de toute une nation; mais nous nous rappellerons toujours la contrariété insupportable que nous avons été forcés de dissimuler en cette circonstance, pour ne pas manifester combien notre goût, formé par l'habitude de la musique européenne, faisait trouver déraisonnables, extravagants, et les chants que nous entendions, et plus encore les applaudissements dont on les encourageait (258). »

(251) « Les *mouchahat* sont des poëmes mis en chant et soumis à la mesure musicale. »

(252) « Les *qasâyd* sont des poëmes dont le chant n'est soumis qu'à la mesure des vers. »

(253) « *Adouâr*, singulier: *dour*, couplet. »

(254) « Cette époque répond à la nuit du 27 au 28 floréal de l'an IX de la République, ou à la nuit du 17 au 18 mai 1801. »

(255) « C'est le *Sourat el Baqarah*, ou chapitre de la Vache, que les foqahâ divisent en quatre parties qu'ils se partagent entre eux. »

(256) « Singulier, *môal*. Chaque môal n'est que d'un couplet, composé de cinq vers, dont quatre finissent par une rime semblable et dont le cinquième a une rime différente. »

(257) « Nous ignorons si, lorsque les Orientaux assistent à nos concerts ou à nos spectacles, et qu'ils entendent demander à nos virtuoses de chanter de nouveau l'air qu'ils viennent d'exécuter, ils éprouvent, en les voyant applaudir avec transport, les mêmes impressions et les mêmes sentiments dont nous avons été émus, en entendant redemander et applaudir certains passages du chant des *foqahâ*; mais, si cela est, ils ne doivent pas assurément emporter chez eux une idée trop favorable de notre goût et de notre raison. »

(258) Nous trouvons dans le journal manuscrit de l'auteur, sous la date du 7 fructidor an VII, la description d'un concert donné à Rosette à l'occasion de la fête de la naissance de Mahomet. Bien que la description de cette cérémonie paraisse étrangère aux usages religieux, nous croyons devoir la donner ici, à cause de la singularité des détails qu'elle renferme.

« Le général Danmartin étant parti, ce soir on s'est occupé à célébrer la fête de la naissance de Mahomet. L'ordre a été donné de faire des décharges d'artillerie et d'illuminer la ville. Ce qui a donné un air de vie et de gaieté à Rosette, que nous n'y avions point encore vu. Nous parcourûmes avec le général, les plus belles rues de la ville et nous revînmes à la maison de Badontga, un des commandants turcs, où se devait donner un concert à la mode du pays par les chanteurs et musiciens de la ville. D'abord nous entendîmes un violon, qui jouait des airs aussi étranges que désordonnés. Après succéda une autre musique formée par cinq ou six hautbois, deux gros tambours, comme nos tambours de musique militaire française, et quatre espèces de petites timbales rondes, qui avaient tout au plus 8 pouces de diamètre, que ces gens-là battaient avec assez d'adresse; ils étaient deux et en avaient chacun deux bien accordées à la quinte l'une de l'autre; ils frappaient parfaitement bien ensemble, et d'accord sur ces timbales, en passant alternativement d'une de ces timbales accordée à la quinte au-dessus à celle accordée à la quinte au-dessous. Sur cette espèce d'accompagnement ils jouaient indifféremment toutes sortes d'airs du même genre des premiers. Ce que j'ai pu remarquer dans le style de cette musique, c'est que les Grecs et les Turcs chantent ou exécutent rarement la note pure et simple de leurs airs, qui sont assez rapprochés de nos airs champêtres européens, mais qui sont rendus d'une manière confuse, par les tremblements, les roulades, les broderies bizarres, dont ils surchargent leur musique; j'ai aperçu des fortés, des pianos et des silences, qu'ils exécutent avec une espèce de spasme, qui est sans doute le genre d'expression favorite de ce pays, où ces sortes d'exercices sont extrêmement libres et indécents. Leur chant rarement s'arrête à la note d'un ton; ils semblent tourner autour de la dominante et s'attacher avec plus de plaisir à la note sensible qu'aux autres, et terminent souvent leurs cadences par la deuxième note du ton, avant de terminer par la tonique naturelle. Je n'ai pas aperçu qu'ils modulassent; leurs airs sont presque tous des airs à couplets, tels qu'ont dû être de tout temps les chansons historiques ou morales et commémoratives de tous les peuples. Ces musiciens, si on peut les nommer ainsi, ont coutume de préluder (avant d'exécuter), soit au chant, soit sur les instruments, et c'est par la perfection de ce

Chants, cérémonies, usages et préjugés relatifs aux enterrements parmi les Egyptiens. — « Il y a des gens en Egypte dont la principale profession est de chanter devant le corps des morts qu'on porte en terre ; on les appelle *moqry*. Ils reçoivent ordinairement de ceux qui les emploient une gratification de dix à quinze pârats. La mélodie d'aucun de leurs chants ne nous a paru lugubre et analogue aux sentiments qu'inspire la circonstance pour laquelle ils sont destinés ; la mesure en est plutôt vive que lente ; et la manière leste, ainsi que le ton d'indifférence avec lesquels ces chants sont rendus, nous avaient fait deviner, avant qu'on nous l'eût dit, qu'ils étaient payés, et que ceux qui les exécutaient couraient après leur salaire. Il est vraisemblable néanmoins que ces *moqry* réservent les chants qu'ils estiment davantage pour ceux qui les récompensent le mieux ; et si cela est, comme nous avons cru nous en apercevoir, leur goût ne paraît pas autant à dédaigner dans le choix qu'ils en font que dans le caractère qu'ils leur donnent......

« Ces chants se répètent continuellement depuis que le mort est enlevé de chez lui jusqu'au lieu de sa sépulture.....

« Aux enterrements des gens opulents, le cercueil est précédé d'un groupe d'enfants ; un d'entre eux, placé au milieu, porte le livre du Qorân sur un petit pliant. Ces enfants chantent tous ensemble des prières sur un ton assez gai, et d'un mouvement léger ; chacun d'eux reçoit pour cela deux *pârats* ou *medins* (259). Devant eux est un certain nombre de chantres appelés *moqry*, dont nous avons déjà parlé ; ceux-ci chantent d'autres prières sur un ton moins vif et moins gai que les précédents. En avant de ces derniers est encore une autre compagnie de *moqry*, chantant encore d'autres prières sur un autre ton, et d'une autre mélodie ; en avant de ceux-ci s'en trouvent encore d'autres; enfin, quelquefois il y a dix à douze de ces compagnies de *moqry*. Derrière le cercueil sont les pleureuses gagées, ayant la tête ceinte d'une espèce de fichu brun ou noir, roulé et noué d'un seul nœud par derrière, ou bien tenant dans leur main ce bandeau élevé en l'air, et l'agitant : toutes poussent confusément des cris ; mais le plus grand nombre d'entre elles semblent plutôt singer ridiculement la douleur que l'imiter. Leurs cris, quoique très-aigus et très-perçants, ont un ton trop soutenu et trop assuré pour exprimer l'angoisse de la douleur; leurs mouvements sont trop décidés et trop délibérés pour annoncer l'abattement de la tristesse; en un mot, elles ont plutôt l'air de se moquer du mort et de ceux qui les payent, qu'elles n'ont l'air de pleurer. Cependant elles ne cessent d'appeler le défunt par les noms les plus tendres, et de vanter ses bonnes qualités morales et même physiques. Si c'est un homme elles crient, *Yâ alhhony, yâ khay, yâ habyby*, etc. (ô mon frère ! ô mon bien-aimé ! ô mon ami ! etc., etc.) ; s'il est marié, *Yâ a'rys, Terouh, mâ terga'ch* (ô mon époux, tu t'en vas, et tu ne reviendras plus !); si c'est une femme, elles disent, *Yâ olhkty, yâ-habyty, yâ setty*, etc., etc. (ô ma sœur! ô mon amie! ô ma maîtresse! etc., etc.); si elle est mariée, *Yâ a'rousty*, etc., etc. (ô mon épouse! etc.); si c'est un enfant, *Yâ oualad*, etc. (cher enfant ! etc.), si c'est une fille, *Yâ benty*, etc. (ô ma fille ! etc.), en ajoutant mille autres expressions de tendresse et de regrets les plus touchants, mais tout cela d'un ton si forcé et si froid, que cela serait regardé, avec raison, comme la plus impertinente mystification par une personne vivante et de bon sens, à laquelle cela s'adresserait.

« Mais les proches parents du mort, pénétrés d'une douleur réelle, sa femme, sa mère, sa sœur, sa fille, etc., restent à la maison et le pleurent amèrement, en se tenant assises ou par terre. A l'instant où il vient de trépasser, elles s'en vont sur les terrasses qui dominent leur maison, crier : *Yâ hagmety* (ô quel malheur!), et expriment les motifs de leurs regrets de la manière la plus déchirante. Les autres parentes, qui ne touchent pas de si près le défunt, viennent pleurer avec elles et leur donner des consolations ; elles vont s'asseoir, non par terre, mais sur le divan. On fait venir aussi quelquefois dans la maison des pleureuses, pour y chanter des cantiques funèbres, en s'accompagnant du *daraboukkeh*, du *târ*, du *bendyr*, du *req*, du *deff* ou du *mazhar*. Le deuil dure onze mois ; et pendant les huit premiers jours, les plus proches parents ne sortent pas de chez eux. » (*De l'état actuel de l'art musical en Egypte*, par VILLOTEAU, dans la *Description de l'Égypte ;* Etat moderne, tom. XIV, pp. 207 à 216.)

CONCERTATION DE MUSIQUE. — On donnait le nom de concertation aux diverses pièces de chansons, motets, etc., qui étaient exécutées aux solennités des puys de musique institués en l'honneur de sainte Cécile. Quelquefois le mot *concertation de musique* s'appliquait à la cérémonie elle-même : *Le vingt-troisième jour de novembre par chacune année... sera célébré un puy ou concertation de musique en la maison des enfants de chœur, etc.* (*Puy de musique érigé à Evreux en l'honneur de madame sainte Cécile.*)

CONCERTO D'ÉGLISE. — Nous emprunterons à un des auteurs du *Dictionnaire de musique* de l'*Encyclopédie méthodique*, Ginguené, les passages de son article *Concerto*, les plus propres à nous donner une idée de ce qu'on appelait *Concerto d'Eglise*.

Concerto. — « Ce mot et celui de *sonate*

prélude qu'on juge de l'habileté de celui qui exécute. »

(259) « *Parah* ou *medin*, c'est la même chose. On nomme ainsi en Egypte une petite pièce de monnaie, qui équivaut à neuf deniers de notre monnaie. »

n'existaient pas encore à en Italie la fin du XVIe siècle. Plus anciennement, et dès le temps de Boccace, on se servait pour exprimer à peu près la même chose des mots *concento* et *suono*. Mais *concertare* et *concertanti* s'entendirent d'abord de l'union des instruments avec la voix dans les motets et dans les madrigaux. Ce ne fut que dans le XVIIe siècle que les pièces à plusieurs parties instrumentales commencèrent à s'appeler *concertos*, et les solos, *sonates*. Les premiers morceaux composés ainsi pour des instruments furent nommés en Italie *ricercari* et *fantasie*. Les instrumentistes, d'abord appelés seulement pour accompagner et renforcer les parties vocales des madrigaux et des motets, à l'unisson des voix, crurent enfin que la poésie et les chants pouvaient être supprimés sans que l'effet musical y perdît beaucoup. Les vers, s'ils étaient bons, devenaient inintelligibles par les fugues, les imitations et la multiplicité des parties; et le chant, souvent exécuté sans grâce et sans justesse, leur parut devoir être avantageusement suppléé par l'exécution instrumentale. Ainsi la musique vocale perdit non-seulement son empire, mais elle fut bientôt presque entièrement bannie des concerts. On se mit à composer pour les instruments sans voix, et les *ricercari* prirent la place des motets et des madrigaux.

« Le *concerto*, purement instrumental, soit pour l'église, soit pour la chambre, ne paraît avoir existé que vers le temps de Corelli. On en donne l'invention à Torelli, son contemporain, mais peut-être sans preuves suffisantes. C'est ainsi qu'on a toujours attribué à Quagliati l'honneur d'avoir introduit le premier la musique concertante (*musica concertata*) dans les églises de Rome, en 1606; tandis que Michel de Montaigne entendit à Vérone une musique de cette espèce en 1580. Or, quelle apparence qu'on ignorât à Rome une chose connue à Vérone (260)? Au reste, Torelli, qui était un excellent violon, composa beaucoup de musique pour cet instrument et laissa entre autres un recueil intitulé : *Concerti grossi con una pastorale per il santissimo natale*, contenant douze grands concertos à huit parties, qui ne furent publiés qu'après sa mort, en 1709. Mais ce n'en fut pas moins au célèbre Arcangelo Corelli que les *concertos* pour le *violon*, l'*alto* ou *tenor*, la *basse* ou *violoncelle*, durent sinon leur naissance, du moins leur plus grand éclat.....

« Vivaldi, qui vint ensuite, rechercha moins dans les siens le chant et l'harmonie que des traits brillants, difficiles et quelquefois bizarres. Ce fut lui qui mit à la mode les *concertos imitatifs*, tels que ceux qui sont connus sous les titres des *Saisons*. Son *concerto* du *Coucou* fut longtemps exécuté avec admiration dans tous les concerts. Il y a aussi parmi ses œuvres des pièces intitulées : *Stravaganze*, Extravagances, qui firent les délices de tous ceux qui préféraient la multitude et la rapidité des notes à la beauté des sons. La forme du grand *concerto*, qu'on appela d'abord *concerto grosso*, fut fixée par Stamitz et Tartini. » (GINGUENÉ.)

De son côté, feu M. Kiesewetter dit dans son *Histoire de la musique occidentale* (époque Monteverde) que « les concertos d'église furent inventés par Ludovico Viadana, et essayés pour la première fois en 1596 ou 1597, d'après ce que Viadana dit lui-même. L'idée lui en vint par la remarque qu'il avait faite en certaines occasions *de l'insuffisance des chanteurs quant au nombre, lesquels se donnaient beaucoup de mouvement pour mal exécuter à deux ou trois qu'ils étaient une composition à un plus grand nombre de voix; ensuite, par le désir de fournir aux chanteurs des compositions à plusieurs parties, parmi lesquelles ils pourraient choisir celles qui leur conviendraient le mieux, et s'en tirer ainsi avec honneur.* »

CONCORDANCE. — C'est le nom que Francon avait donné à ce que nous appelons *consonnance*. Il divisait les *concordances* en trois sortes : les *parfaites*, savoir l'unisson et l'octave; les *imparfaites*, les tierces majeures et mineures; les *moyennes*, la quarte et la quinte.

Au temps de Jean de Muris, la quarte avait disparu du nombre des consonnances. Celles-ci étaient, les parfaites : l'unisson, la quinte et l'octave; les imparfaites : la tierce majeure et mineure et la sixte majeure. Pourquoi la sixte mineure ne faisait-elle pas partie des consonnances? On n'en sait rien, dit M. Fétis, mais il paraît que tous les maîtres étaient d'accord sur cette partie de la doctrine. (Voy. *Esquisse de l'harmonie*, p. 17.)

CONCORDANT, ou BASSE-TAILLE, ou BARYTON. — « Celle des parties de la musique qui tient le milieu entre la taille et la basse. Le nom de *concordant* n'est guère en usage que dans les musiques d'église, non plus que la partie qu'il désigne. Partout ailleurs cette partie s'appelle basse-taille et se confond avec la basse. Le concordant est proprement la partie qu'en Italie on appelle *tenor*. » (J.-J. ROUSSEAU.)

— « Le *concordant* est proprement la partie qu'en Italie on appelle *baritone*. Le *tenor* est proprement la *taille*. Il y a dans la voix de taille deux espèces de timbres très-distincts, l'un plus aigu, l'autre plus grave. Le *concordant* est l'espèce de voix qui, formée des sons graves de la taille et des sons aigus de la basse, semble les réunir l'un et l'au-

(260) Voici le texte de Montaigne : « Nous fusmes voir le dosme (de Vérone)..... Il y avoit des orgues et des violons qui les accompagnoient à la messe. » (MONTAIGNE, *Voyage en Italie*, Paris, 1774, in-4°, p. 85.) Il est très-probable au contraire qu'à Rome, ni les orgues ni les violons ne se faisaient entendre dans les églises.

tre. C'est ce qui lui a fait donner le nom de *concordant*. Il n'est pas plus exact de dire que le *concordant* ne soit employé que dans la musique d'église; beaucoup de chanteurs, sur nos théâtres, n'ayant pas une basse-taille décidée, sont regardés comme des *concordants*. » (FRAMERY.)

CONCOURS D'ORGUE. — « Assemblée de musiciens et de connaisseurs autorisés, dans laquelle une place vacante de maître de musique ou d'organiste est emportée, à la pluralité des suffrages, par celui qui a fait le meilleur motet, ou qui s'est distingué par la meilleure exécution. » (J.-J. ROUSSEAU.)

Pour les organistes qui se présentent au *concours*, ils doivent être sévèrement examinés sur la manière dont ils accompagnent le plain-chant, en évitant tout mélange des deux tonalités ecclésiastique et mondaine, sur leur habileté à traiter un sujet de fugue, et surtout sur la convenance de leur style. Un organiste dont le jeu serait l'écho des théâtres et des concerts en plein vent devrait être honteusement éconduit, quelle que fût d'ailleurs son habileté. Mieux vaudrait cent fois choisir un jeune élève encore peu expérimenté, mais qui aurait au moins le sentiment des convenances chrétiennes, et qui d'ailleurs se formerait peu à peu.

Nous pensons intéresser le lecteur en mettant sous ses yeux le programme d'un *concours* qui eut lieu le siècle dernier, en 1727, dans la cathédrale de Hambourg, sous la présidence du célèbre Mattheson, qui posa lui-même les conditions. Nous empruntons cette pièce au savant et consciencieux livre *De l'orgue*, de M. Joseph Régnier, qui l'a tirée de Becker (*Rathgeber fur Organisten*). Y aurait-il aujourd'hui, en France, se demande M. Régnier, seulement deux candidats capables de suffire aux conditions d'un pareil concours ?

« L'an 1727, 8 octobre. MM. les candidats pour la place d'organiste à la cathédrale de Hambourg, voudront bien :

« 1° Improviser un prélude en se servant d'un jeu modéré, en commençant au positif dans le ton mineur de *si*, et terminant en majeur de *sol*. Ce qui durera trois ou quatre minutes environ.

« Un prélude servant (surtout dans le service protestant) à conduire d'un ton à l'autre. Il ne devra se trouver dans cette improvisation rien d'étudié ni de préparé.

« 2° Exécuter de leur mieux au grand manuel le thème suivant de fugue, de manière à ce que les parties intermédiaires se fassent sentir et que ce ne soient pas toujours les extrémités.

Allabreve.

C d | e d c | h c | d | a h | c | c e d c | h ||

« On observera que 1° dans cette composition doivent être à peu près contenues et reconnaissables les huit notes initiales du choral suivant (*an Wasser flüssen Babylon*, ou, *Super flumina Babylonis*); 2° que la réponse ne sente pas l'affectation ; 3° qu'un contre-sujet chromatique soit intercalé de manière à doubler la fugue ; autrement elle serait trop simple ; 4° que le thème principal puisse se renverser de deux manières ; 5° que les mouvements direct et contraire puissent se rencontrer et s'harmoniser ; 6° que de gracieux divertissements soient intercalés, etc., etc.

« Ce n'est pas que ce programme doive gêner quelqu'un qui aurait de meilleures idées, mais il est là pour guider ceux qui pourraient se laisser trop emporter.

« Traiter le plus dévotement possible, en y adaptant quelques variations et le reproduisant sur deux claviers, l'un doux et l'autre fort, avec une harmonie pure et distincte à trois parties, le chant ci-dessus indiqué. On accorde de onze à douze minutes pour cela, comme pour la fugue.

« Accompagner avec pureté et justesse avec la basse générale un air de chant qui sera indiqué, et y faire sentir l'emploi de la pédale d'Untersatz, comme au manuel le bourdon.

« Tirer de ce chant une courte modulation et en faire une imitation sur le grand jeu, de manière à en faire une sortie (*Postludium*) sous la forme d'une chaconne (contredanse antique), ou d'une improvisation libre.

« Ces deux derniers articles prendront au plus onze minutes. Donc l'épreuve de chaque candidat ne durera pas une demi-heure : *Que Dieu daigne la bénir* (*Gott gebe seine Gnade dazu*).

« Le même jour *cinq* candidats ont pu satisfaire à ce programme : c'étaient *maîtres* (magister), Lustig, Me Raubach, Me Brutt, Me Reimers et Me Schwentzer. Invité par le chapitre à émettre mon avis (*mein videtur*), je portai ainsi la parole :

« Magnifique doyen, et vous révérendissimes et savantissimes messires,

« Le révérend chapitre a fait l'honneur à mon humble personne de m'adjoindre à la commission d'examen, et me demande lequel des cinq concurrents me semble l'avoir emporté sur les autres; quoique chacun de ces messieurs puisse individuellement faire honneur à un orgue, je dois néanmoins prononcer en faveur du talent de Me Brutt, qui incontestablement a le mieux exécuté. Au reste je souhaite que le résultat de cette élection soit la gloire de Dieu et de l'Eglise et la satisfaction du chapitre. »

CONDUIS, CONDUIT, CONDUCTUS, CONDICTUS. — Citons d'abord l'article de Du Cange : « *Conductus*, canticorum species, nostris etiam *conduis*. Reg. Visitat. Odonis archiep. Rotomag. ab ann. 1248. ad ann. 1269. ex Cod. Reg. 1245. fol. 358, v°: *In festo S. Johannis et Innocentium nimia jocositate et scurrilibus cantibus utebantur* (moniales monasterii Villaris) *utpote farsis, Conductis, motulis; præcepimus quod honestius et cum* *majori devotione aliasse haberent.* » (*Mirac. B. M. V.* mss. lib. II.)

De bien chanter estoit si duis
Que chansonetes et conduis
Chante si aff.i iemei t, etc.

« Condictus, Henricus a Gandavo scribit Gerardum Monachum sancti Quintini in Insula, edidisse Antiphonas et Responsoria pro festo S. Elizabethæ Turingicæ, iis que hymnos adjecisse Petrum Canonicum S. Autberti Kamerae, et composuisse etiam *Cantica, quæ vulgo Condictus vocant.* »

Voilà les deux articles de Du Cange. Mais Du Cange ne donne pas la définition de Jérôme de Moravie, qui suit : *Conductus est super metrum cantus multiplex consonans qui etiam secundarias recipit consonantias* (cap. 25 ou 26 [?]). Ainsi le *conductus* était un chant mesuré ou du moins rhythmé à plusieurs parties harmoniques, et nous allons voir bientôt qu'il n'en pouvait être autrement. Mais auparavant citons l'article de Ginguené, dans le *Dictionnaire de musique* de l'*Encyclopédie méthodique.*

« Conduit, *s. m.*, en latin *conductus*, ancien synonyme de *motet.* — C'étaient des morceaux de musique à plusieurs parties, différents de la musique d'église, en ce que celle-ci avait toujours pour basse le plain-chant, qui formait la partie principale sur laquelle était dessinée l'harmonie des autres parties; au lieu que, dans le *conductus* et le *motettus*, le compositeur créait lui-même un chant qui servait de fondement au contre-point.

—« Francon, dans son traité *De musica mensurata*, chap. 5, après avoir donné des préceptes pour mettre des parties sur le plain-chant, ajoute : *In conductis aliter est operandum; quia qui vult facere* conductum *primum cantum invenire debet pulchriorem quam potest, deinde uti debet illo ut de tenore, faciendo discantum.* Et dans le chapitre suivant : *Et nota quod in his omnibus idem est modus operandi, excepto in* conductis ; *quia in omnibus aliis primo accipitur cantus aliquis prius factus, qui tenor dicitur, eo quod discantum tenet, et ab ipso ortum habet. In* conductis *vero non sic, sed fiunt ab eodem cantus et discantus.*

« Peut-être cette espèce de musique fut-elle appelée *conductus* à cause de la partie de chant qui servait de sujet, de thème, de guide au contre-point, et qui conduisait les autres parties.

« Ce mot se rencontre souvent dans les écrivains du XIIIe siècle. Eudes, archevêque de Reims, vers l'an 1250, parle des *conduits* et des *motets* comme d'un genre léger, badin et peu digne des solennités de l'Eglise; sans doute parce que n'étant pas composés sur le plain-chant, ces morceaux de musique offraient déjà des inflexions et des modulations qui paraissaient étrangères à la gravité et à la simplicité du culte. Il se vante d'avoir réformé cet abus. *In festo S. Joanni et Innocentium nimia jocositate et scurrilibus cantibus utebantur, utpote farsis* conductis, *motulis præcepimus quod honestius et cum majori devotione alias se haberent.* »

Nous avons cité un article en entier, parce que c'est le seul à notre connaissance qui ait été publié dans un *Dictionnaire de musique.* Ni Brossard, ni Rousseau, ni Castil-Blaze, ni Lichtenthal, n'ont parlé du *conductus.* Mais le *conductus* n'était pas, croyons-nous, appelé ainsi à cause du thème, du sujet qui servait *de guide au contre-point* et qui *conduisait les autres parties*, comme le dit Ginguené. Nous pensons que la signification vraie de ce mot était que le *conductus* était chanté lorsqu'on *reconduisait* un personnage soit dans la représentation des mystères, soit dans les cérémonies bizarres tolérées dans l'Eglise au moyen âge. La *prose de l'âne* était un *conductus.* Elle était intitulée : *Conductus ad tabulam.* Le mystère de Daniel, publié par M. Danjou, dans les 3e, 4e et 5e livraisons de la *Revue de mus. relig.*, année 1848, donne, suivant nous, une grande clarté au mot *conductus*, et nous craignons que cet habile écrivain n'ait pas été assez explicite quand il entend (*p.* 73, *loc. cit.*), *sous le nom de* CONDUCTUS, *ces chœurs qui se livrent à des réflexions qu'ils suggèrent aux spectateurs*, Notre interprétation nous semble pleinement justifiée par les formules applicatives qui se trouvent entre les diverses scènes du mystère. A la page 8 on lit : *Conductus reginæ venientis ad Regem;* p. 12 : *Conductus Danielis venientis ad Regem;* p. 17, la reine se retire du palais, la formule porte : *Tunc relicto palatio referent vasa satrape et Regina discedet. Conductus reginæ.* Ainsi la reine est accompagnée, *reconduite* à sa sortie. Il en est de même à la p. 18, où on lit : *Conductus referentium vasa ante Danielem;* p. 25 : *Conductus Daniel*, etc., etc.

CONDUCTUS (*Conduit*). — Mot qui désignait, dans la musique mesurée du moyen âge, la partie principale d'un contrepoint. Lorsque les compositeurs prenaient pour point de départ un fragment de mélodie connue et populaire, ce fragment se nommait *tenor :* « Primo accipitur cantus aliquis prius factus, qui TENOR dicitur. » (Francon, *Ars cant. mensur.*, cap. 11.) En général, ce fragment était emprunté à l'Antiphonaire : — *Primo accipe tenorem alicujus antiphonæ*, dit Egidius de Murino, auteur du XIVe siècle, *vel responsarii, vel alterius cantus de antiphonario* (Cf. l'*Histoire de l'harmonie au moyen âge*, par M. de Coussemaker, p. 29.) — Ce fragment, une fois adopté et soumis à un rhythme bien déterminé, se répétait invariablement autant de fois qu'on le jugeait nécessaire et suivant la longueur du morceau de contrepoint. Il n'y a pas de ténor qui ait eu plus de succès, au moyen âge, que le *Flos filius ejus* qui termine le beau répons, en vers hexamètres, de Fulbert, évêque de Chartres :

Stirps Jesse virgam produxit, virga que florem,
Et super hunc florem requiescit Spiritus almus :
Virgo, Dei genitrix, virga est : flos, filius ejus.

Cependant, on voit quelques ténors empruntés à des chansons mondaines; le ms.

H, 196, de la Faculté de Medecine de Montpellier en contient quelques-uns de ce genre, entre autres : *Non ueul mari* (fol. 373, *recto*), *De fors Compiegne*, (fol. 371, *recto*), *Trese nouuellle, muere, muere France* (fol. 369, *recto*), etc., etc. Ces derniers ténors, qui servaient de *basses* aux contrepoints les plus religieux, sont moins anciens que ceux dont j'ai parlé un peu plus haut; mais quoi qu'il en soit, qu'il s'agisse d'un ténor liturgique ou d'un ténor mondain, il n'est pas exact de dire, avec un auteur moderne, qu'on l'ajustait tant bien que mal au-dessous de la mélodie principale. En ce cas, c'est le ténor qui était la principale partie; c'est sur lui qu'on établissait le contrepoint, à peu près comme, dans nos écoles modernes, on donne aux élèves une basse ou une partie, que ceux-ci s'efforcent d'harmoniser correctement et d'une manière élégante, s'il est question de contrepoint fleuri.

Quand, au contraire, le compositeur voulait imaginer un chant nouveau qui pût servir de ténor, ce chant pouvait constituer alors une mélodie complète et se nommait *Conductus* (conduit); mais il fallait que cette témérité de l'artiste fût rachetée par un chant aussi beau que possible : *In conductis vero....., fiunt ab eodem cantus et discantus* (Francon, cap. 11). *Qui vult facere conductum, primo cantum invenire debet pulchriorem quam potest; deinde uti debet illo, ut de tenore, faciendo discantum ut dictum est prius* (Id., *ibid.*). Dans nos vieux recueils de poésies, il y a beaucoup de parties notées que l'on regarde à tort comme des mélodies originales, car ce ne sont que des parties d'accompagnements.

Tout morceau qui est intitulé *Conductus* suppose nécessairement une ou plusieurs parties de contrepoint *mesuré*, mais constitue une mélodie originale. (Th. Nisard.)

CONFESSEUR. — Le premier concile de Tolède donne le nom de *confesseur* aux psalmistes et aux chantres, parce que, dit Grandcolas, « chanter les louanges de Dieu est le confesser : *Confitemini Domino quoniam bonus est psalmus*, ce qui est iesté aux oraisons du Vendredi saint, où l'on prie pour les chantres qui sont appelés confesseurs : *Oremus pro lectoribus, officiariis confessoribus*. Ce qui montre qu'aussitôt que l'on eût admis le chant dans l'Église, il fallut établir des chantres pour le régler. On les voit établis dans le concile de Laodicée, canon 15. Il est le quatrième des ordres mineurs dans le canon 11 du quatrième concile de Carthage. On les appelait chantres, psalmistes ou confesseurs. » (*Commentaire historique sur le Bréviaire romain*, par Grandcolas; Paris, 1727, tom. Ier, p. 108.)

CONFINAL, voix ou cordes confinales. — On nomme cordes *confinales* les plus basses voix des octaves des modes plagaux, savoir, *la, si, ut, ré*, ou *a, b, c, d*. Comme, dans les modes plagaux, la quarte se trouve toujours placée au-dessous de la quinte, puisque les plagaux sont le produit de la division arithmétique, et qu'ils ont par conséquent leur finale à la quarte au-dessus de la plus basse corde de l'octave, on a nommé *confinale* cette même corde basse, parce qu'elle *confine* en quelque sorte avec les finales des authentiques *ré, mi, fa, sol*, ou *D, E, F, G*, qui sont aussi les finales des plagaux. Ainsi A est *confinal* de D; B est *confinal* de E ; C est *confinal* de F; D est *confinal* de G. On peut remarquer de plus que les deux tétracordes A, B, C, D et D, E, F, G, présentent deux quartes de même espèce.

C'est tout ce que l'on peut dire ici des modes *confinaux*. Il faut voir à l'article Modes l'application de ces principes à la théorie de la transposition des modes.

CONJONCTION. — Il y a *conjonction* ou *synaphe* entre deux tétracordes lorsque le point de départ de l'un est la fin du tétracorde qui le précède ; en d'autres termes, lorsque le premier degré d'un tétracorde est à l'unisson avec le dernier degré de celui auquel il succède. *Tetrachordum conjunctum est, cujus principium est præcendentis tetrachordum finis.* (Stapulensis, lib. iv *Music. element.*) Exemple :

Si ut re mi (*conjonction*) mi fa sol la.

Ces deux *tétracordes* forment deux *tétracordes conjoints*.

— *Sinaphe est, quam conjunctionem dicere possumus, quoties duo tetrachorda unius termini mediatas continuet atque conjungit.* (Boet., lib. i, *Music.*, c. 24.) — *Est autem conjunctio duorum tetrachordorum consequenter ordineque modulatorum et specie similium communis phtongus.* (Euclides *in Musica*.)

CONNEXE. — On donne le nom de modes *connexes* aux modes *mixtes*, c'est-à-dire à ces chants qui, comme dit Poisson, excèdent leur octave dans leur étendue, entrent d'un mode dans l'autre, de telle manière que leur composition est un mélange de l'authente et du plagal. Il est bien entendu que les modes *connexes* ne peuvent être que *compairs*, c'est-à-dire produits d'une seule gamme divisée soit harmoniquement par la quinte, ce qui engendre l'authentique, soit arithmétiquement par la quarte, ce qui engendre le plagal.

CONSÉQUENT. — Dans le canon, on nomme *conséquent* la voix qui imite la première voix, à laquelle on donne le nom d'*antécédent*.

CONSONNANCE. — La consonnance n'est autre chose qu'un accord de plusieurs voix (*sons*) dissemblables; ou bien un agréable mélange du son grave et de l'aigu, qui touche doucement et uniformément l'oreille. *Consonantia est dissimilium inter se vocum in unum redacta concordia.* (Boet., lib. i *Mus.*, cap. 3.) — *Consonæ sunt (voces) quæ simul pulsa suavem permixtumque inter se conjungunt sonum.* (Boet., lib. iv *Mus.*, cap. 1.) — *Consonantia est acuti soni, gravisque mixtura suaviter uniformiterque au-*

ribus accidens. (*Ibid.*, lib. I, cap. 8 et 28.) — « Les consonnances se composent donc des voix qui estant jointes rendent un son composé et entremeslé, toustefois suave et agréable, ainsi que celuy de la quinte ou bien celuy de la quarte. » (*Voy.* JUMILHAC, part. XI, chap. 11, p. 33.) — *Consonæ autem sunt quæ compositum, permixtumque, suavem tamen afficiunt tonum, ut diapente et diatessaron.* (BOET., lib. V *Music.*, c. 10.)

Les premières compositions à deux ou plusieurs parties ayant été d'abord destinées aux voix, les musiciens n'ont voulu y employer que des intervalles agréables, et d'une intonation facile et naturelle. Ces intervalles furent appelés *consonnances.* Nous savons bien que, selon les notions plus ou moins justes que nos anciens se faisaient des éléments de l'harmonie, ils donnaient le nom de *consonnances parfaites* à ces intervalles qu'un sentiment plus épuré a fait ranger plus tard au nombre des *consonnances imparfaites*, et *vice versa.* Par la même raison, ils se permettaient des successions d'accords tels que l'accord de quarte et de quinte, qu'un meilleur sentiment de la tonalité a fait rejeter depuis. Mais il n'en est pas moins vrai que, eu égard aux habitudes de leur oreille, et de l'état d'imperfection de la science à leur usage, ils avaient établi en principe que les voix devaient procéder par intervalles naturels et consonnants.

Nous n'entrerons pas ici dans le détail des changements successifs que la théorie a subis relativement à ce qui constituait les consonnances et les dissonances. Nous nous bornerons à dire que les intervalles que l'expérience et les progrès de la tonalité ont fait admettre au nombre des consonnances sont la tierce majeure et mineure, la quarte, la sixte majeure et mineure, la quinte et l'octave. Les deux dernières sont appelées *consonnances parfaites*, parce que les intervalles dont elles se composent font naître la sensation de repos absolu. La tierce et la sixte, qui ne donnent cette sensation que dans un degré moindre, ou qui, la sixte surtout, l'excluent en plusieurs cas, ne sauraient être rangées parmi les *consonnances parfaites;* et, quant à la quarte, bien qu'elle ait pendant longtemps été mise au nombre des consonnances parfaites, soit parce qu'elle était, disait-on, l'expression du sacré quaternaire des pythagoriciens, soit parce qu'étant le produit du renversement de la quinte, elle concourt avec la quinte à former l'octave, laquelle se compose d'une quinte et d'une quarte: *ut sol sol ut;* elle a été placée au nombre des consonnances imparfaites, et il faut ajouter que les théoriciens l'ont exclue du contrepoint de note contre note, et ne l'ont tolérée dans certaines espèces de contrepoint que par exception, à cause de son défaut d'aplomb, et de l'allure en quelque sorte boîteuse qu'elle prête à l'harmonie.

Ce qui caractérise donc les consonnances parfaites, ce n'est pas le plus ou moins d'agrément qu'elles procurent à nos organes, car il y a des dissonances dans notre tonalité, qui sont d'un effet délicieux à cause du vif désir d'une résolution qu'elles font naître dans l'oreille; c'est la douceur, le bien-être qu'elles nous apportent par le sentiment du repos, de la pleine satisfaction de notre sens auditif.

Quelques théoriciens, il est vrai, ont mis la tierce majeure ou mineure au nombre des consonnances parfaites, en faisant observer que ces consonnances pouvaient être altérées sans perdre leur qualité de consonnances. D'autres également, pensant que cette qualité de consonnance parfaite impliquait le sens d'un intervalle harmonieux, ont mis les tierces et les sixtes au-dessus de la quinte et de l'octave. Cela prouve qu'à considérer certains éléments sous un seul aspect, on trouve facilement des raisons pour les préférer à d'autres. Nous ne croyons pas pourtant que ces considérations puissent détruire le principe que nous établissons ici, et que nous avons proclamé nous-même un des premiers, savoir que la qualité de consonnance parfaite est inhérente surtout à la plénitude du sentiment de repos que la quinte et l'octave font naître, exclusivement à tout autre, dans nos perceptions. Ce qui n'empêche pas que, considérées au point de vue purement harmonique, la quinte et l'octave n'aient une certaine nudité qui ne se rencontre pas dans la tierce et la sixte. Mais, quant à l'octave, elle est, à proprement parler, moins une consonnance qu'une équisonnance, comme l'observe Beda : *Diapason, non consonantia, sed æquisonantia* (*in Music. theoric.*,) et après lui, Jumilhac. Et pour ce qui est de la quinte, bien qu'elle se présente avec cette nudité dont je viens de parler, à cause que l'accord n'étant pas complet, elle laisse l'oreille indécise entre le sentiment d'un ton majeur ou d'un ton mineur, pourtant elle nous paraît devoir, autant que tout autre accord composé de deux sons, satisfaire l'oreille, en ce qu'elle fait entendre les deux cordes fondamentales de l'octave.

Il est certain que l'incertitude de la théorie, relativement à la fixation des consonnances parfaites et imparfaites, a tenu pendant longtemps aux notions imparfaites et à la fois incomplètes que l'on avait de la tonalité. Depuis que l'analyse des divers éléments propres aux deux tonalités à notre usage, celle du plain-chant et celle de la musique moderne, ont montré que la dissonance reposait sur la transition d'un ton à un autre, au moyen d'intervalles qui ne pouvaient s'associer entre eux que passagèrement et qu'à la condition de se résoudre sur une consonnance, et que cette transition, cette dissonance, étaient, dans l'ordre moral, l'expression du trouble, de l'agitation du cœur humain, de l'accent passionné de l'âme, tandis que la consonnance était l'expression du calme, du repos, on a compris que la dissonance avait dû être sévèrement bannie de tout chant religieux et particulièrement du plain-chant, et qu'elle n'était propre qu'à l'air mondain. Par la même raison, on a divisé en consonnances parfaites et imparfaites celles qui réalisaient le plus complétement le sentiment de repos, et celles qui ne le produisaient qu'à un degré inférieur. En dehors de cette considération, les théoriciens se sont escrimés de cent manières dans le but d'établir des règles de la perfection ou de l'imperfection des consonnances, règles arbitraires, les unes fondées sur les divisions mathématiques des sons, les autres sur les rapports symboliques des intervalles avec le mouvement des planètes, les lois cosmogoniques de l'univers, etc., etc. On peut se faire une idée de ces tergiversations par le passage suivant de Jumilhac : « Il faut encore remarquer icy que ces qualitez de parfaites et d'imparfaites attribuées aux consonnances, le sont plûtost par rapport ou comparaison des unes aux autres, que non pas absolument en elles-mesmes : vû que les imparfaites ne laissent pas d'avoir leur façon de perfection, et que les parfaites n'ont pas la leur avec égalité; car la quinte est beaucoup plus parfaite que la quarte, et le diapason ou l'octave surpasse tellement l'une et l'autre, qu'il n'y a qu'elle seule qui mérite absolument le nom ou la qualité de parfaite. De quoy les philosophes et musiciens apportent plusieurs raisons, etc. » (*Science et pratiq. du pl.-ch.*, part. II, chap. 7, pp. 49 et 50.) — Tout cela est vrai sans doute, mais dans un sens secondaire. Il n'y a qu'une règle fixe, celle que nous avons donnée, qui est celle du sentiment plus ou moins complet d'un ton, d'où résulte le sentiment plus ou moins complet du repos.

Ce que nous avons dit des consonnances en général s'applique indistinctement aux intervalles simples et aux intervalles composés.

CONSONNANT. — On appelle intervalles consonnants, tous intervalles qui entendus simultanément donnent lieu à un accord également consonnant, c'est-à-dire qui fait naître la sensation du repos, par opposition aux intervalles et aux accords dissonants qui sont les éléments de ce qu'on appelle transition en musique. Les intervalles qui donnent lieu à des accords consonnants sont la tierce majeure et mineure, la quarte, la sixte majeure et mineure, la quinte et l'octave. Ces deux dernières forment des consonnances parfaites; les autres forment des consonnances imparfaites.

CONSTITUTION. — Depuis que le mot de tonalité, par suite de l'analyse à laquelle ont été soumis les éléments des différents systèmes musicaux, notamment du système grégorien, et de celui de la musique moderne, a pris une extension qu'il n'avait pas auparavant, le mot de *constitution* a été appliqué aux éléments *constitutifs* des échelles et des gammes de ces divers systèmes. Ainsi pour caractériser en quoi consiste le plain-chant, en quoi consiste la musique, on dira : la *constitution* du chant grégorien repose sur les modes ecclésiastiques qui sont autant de transformations de l'échelle diatonique : — la *constitution* de la musique moderne est basée sur l'harmonie de la dissonance naturelle ; le premier est *constitué* au point de vue de l'expression religieuse, puisqu'il manque de l'élément de la transition, de la modulation, de l'accent passionné ; la seconde est *constituée* au point de vue du sentiment humain, de la lutte des passions représentée par le drame, puisqu'elle possède l'élément de la transition, de la modulation, et qu'elle met en jeu les fibres de la sensibilité.

CONTRA. — « Nom qu'on donnait autrefois à la partie qu'on appelait plus communément *altus*, et qu'aujourd'hui nous nommons *haute-contre.* » (J.-J. ROUSSEAU.)

CONTRALTO. — Mot italien, au pluriel *contralti*, signifiait *haute-contre*. On l'applique aujourd'hui aux voix qui tiennent le milieu entre la voix aiguë de femme et celle de ténor.

CONTRATENOR.—Ou simplement *contra*, autrement dit *haute-contre*. Dans le contrepoint ancien on donnait le nom de *contraténor* à la partie de taille.

CONTREBASSE. — Instrument qui avec les basses ou violoncelles accompagne le plain-chant et a remplacé le serpent et l'ophycléide.

CONTRE-CHANT. — « Nom donné par Gerson et par d'autres à ce qu'on appelait alors communément *déchant*, ou *contrepoint.* » (J.-J. ROUSSEAU.)

CONTREPHONIE.—Chant qui s'exécutait alternativement par les deux côtés du chœur, et qui était ainsi opposé à ce quon nommait *homophonie.*

CONTREPOINT.—Si l'on se rappelle que la figure originaire de la notation, même de la notation neumatique, est le *point*, on comprendra l'expression technique de *contrepoint*, qui veut dire *punctus contra punctum*, par contraction *point contre point*, pour signifier la simultanéité de plusieurs parties harmoniques marchant *note contre note.* Cette expression de *contrepoint* fut substituée vers le commencement du XVe siècle à la dénomination originaire de *déchant*, laquelle était trop vague, et qui resta affectée à l'harmonie improvisée à plusieurs voix, à laquelle les théoriciens donnèrent le nom caractéristique de *sortisatio* pour l'opposer à celui de *contrapunctus*.

En parlant du DÉCHANT, de l'ORGANUM DUPLUM, TRIPLUM, QUADRUPLUM ou de l'organisation à plusieurs parties, nous faisons connaître les différentes espèces de *contrepoint*, en même temps que nous donnons une idée des divers aspects sous lesquels il se présente dans l'histoire de l'harmonie, en analysant aussi les contrepoints appelés ALLA MENTE, CHANT SUR LE LIVRE, AD VIDENDUM, FLEURETIS, PLAIN-CHANT MUSICAL, etc., nous faisons voir toutes les grossièretés auxquelles ce genre de musique a donné lieu, et combien il s'était corrompu depuis que Jean de Muris en avait donné les règles, car la plupart de ces monstruosités subsistaient naguère à Paris, et se perpétuent encore dans certaines localités. Les règles de Jean de Muris, qui sont un progrès remarquable pour le temps, du moins sous le rapport de l'harmonie, portaient qu'on devait éviter les consonnances parfaites par le même mouvement, soit en montant soit en descendant, que tout contrepoint doit commencer et finir par une consonnance parfaite, et qu'on ne doit point employer deux tierces majeures par mouvement conjoint, soit en montant, soit en descendant. Ces règles subsistent encore.

En l'état actuel de la science, le contrepoint se divise en deux classifications : le *contrepoint simple* et le *contrepoint double;* l'un et l'autre basés sur les consonnances et où les dissonances n'apparaissent que comme dissonnances artificielles ou retards de consonnances.

Le *contrepoint simple* est une composition musicale dans laquelle, dit M. Fétis, un chant quelconque, procédant par notes égales, est accompagné par d'autres voix auxquelles il sert successivement de voix supérieure, de voix intermédiaire ou de basse. En sorte qu'un chant étant donné, l'art du contrapuntiste consiste : 1° à mettre une basse sous un chant, 2° à mettre un chant sous une basse; conditions qui se compliquent en raison du nombre de voix employées. (Voir *Traité de contrepoint et de la fugue*, par Fétis, p. 1.)

Le *contrepoint simple* se divise en plusieurs sortes, 1° en contrepoint simple, proprement dit, qui se subdivise en contrepoint simple de première espèce, de note contre note; de deuxième espèce, de deux notes contre une; de troisième espèce, de quatre notes contre une; de quatrième espèce, de deux notes syncopées contre une; de cinquième espèce, le contrepoint fleuri, qui est une sorte de résumé des espèces précédentes, et qui se distingue par la liberté de ses allures et l'élégance de ses formes. 2° En contrepoint simple à trois voix ; ce contrepoint est considéré comme composition parfaite, parce qu'elle contient l'harmonie consonnante complète, qui ne comprend que des accords de tierce et quinte ou de tierce et sixte; il se subdivise aussi en plusieurs espèces. 3° En contrepoint simple à quatre voix, dont l'harmonie peut et doit toujours être complète, car elle ne se compose que de tierce, quinte et octave, ou de tierce, sixte et octave, ou des retardements de ces intervalles ; on en compte encore quatre espèces. Ces retardements donnent lieu au contrepoint syncopé, c'est-à-dire retardé dans l'un de ses intervalles, et qui doit néanmoins donner une harmonie aussi complète que le contrepoint de note contre note, soit que la syncope produise des dissonances, soit qu'elle ne donne que des consonnances. 4° En contrepoint à cinq, six, sept et huit voix, sur lequel il est nécessaire de faire quelques observations ; et d'abord, la bonne disposition des clefs pour les diverses parties, a une grande influence sur la liaison des intervalles dans l'harmonie.

En second lieu, quand la composition est à huit voix, elle peut former un ou deux chœurs à volonté. Cette dernière disposition est favorable aux compositions dialoguées. De plus, d'après ce qui a été dit plus haut, savoir : que l'harmonie se complète toujours à quatre voix, on comprend que dans un contrepoint qui excède ce nombre de voix, on donne le nom de *voix réelles* à celles qui ont un mouvement particulier dans le passage d'une harmonie à une autre, et qu'on ait recours à un chœur d'accompagnement appelé en Italie *choro ripieno* doublant les parties tantôt des voix réelles, tantôt d'une autre.

Nous nous contenterons de mentionner ici quelques espèces de contrepoints appelés *conditionnels* ou de fantaisie, et dans lesquels on s'imposait les conditions les plus bizarres, telles que de n'employer que le mouvement conjoint, c'était le contrepoint *alla diritta*, de se l'interdire en ne faisant qu'un *contrapunto saltando* (contrepoint sauté), de se servir du même trait d'un bout à l'autre du contrepoint auquel on donna les noms de *perfidiato, ostinato,* d'*un sol passo*. Ceux qui seraient curieux de voir à quel point le caprice, ainsi que parle M. Fétis, avait multiplié ces conventions puériles, peuvent consulter l'ouvrage de Berardi : *Documenti armonici*, Bologne, 1687, où l'auteur donne une foule de détails sur les compositions de cette espèce. Mais nous ne voulons pas laisser ignorer que François Soriano, maître de chapelle de Saint-Pierre à Rome a publié un recueil de *cent dix contrepoints conditionnels* depuis trois jusqu'à huit voix, sur l'*Ave Maris Stella*, sous le titre de *Canoni ed obblighi di cento e dieci sopra l'Ave Maris Stella à 3, 4, 5, 6, 7, 8 voci;* Rome, 1610, in-fol.

Passons au *contrepoint double*. Ce contrepoint repose sur le *renversement*, c'est-à-dire sur la faculté de transporter aux voix basses ce qui se trouve aux voix aiguës et réciproquement. On conçoit dès lors, qu'outre le rapport direct des sons, le compositeur doit considérer encore celui qui naîtra de l'ordre interverti. Il ne fera plus une opération *simple*, mais une opération *double*.

« Le renversement, dit M. Fétis, appliqué au contrepoint, peut s'opérer de trois manières : 1° en changeant les voix d'octaves, c'est-à-dire en transportant à la basse ce qui était au-dessus, et réciproquement au-dessus ce qui était à la basse. Cette opération s'appelle *contrepoint double à l'octave*; 2° en transportant à la dixième inférieure ce qui était au-dessus, et à l'octave supérieure ce qui était à la basse, ce qu'on appelle un *contrepoint double à la dixième*; 3° en plaçant à la douzième ou double quinte ce qui était à l'une des parties, et à l'octave ce qui était à l'autre, opération qu'on désigne par le nom de *contrepoint double à la douzième*. On dit aussi plus simplement *contrepoint à l'octave, à la dixième, à la douzième.* » (Fétis, *ibid.*, liv. III, p. 2.)

Pour ce genre de contrepoint, il y a certaines règles fondamentales dont il ne faut pas s'écarter, telles sont les suivantes : 1° éviter toute dissonance; 2° ne se servir que de la tierce, de la sixte et de l'octave; 3° ne faire ni deux tierces ni deux sixtes consécutives; 4° n'employer que les mouvements contraire et oblique.

Le contrepoint double à l'octave se fait à deux, à trois ou à quatre voix; cependant on ne doit pas donner à ces deux dernières espèces les noms de *triple* ou de *quadruple*, comme font certains auteurs, parce que, comme l'observe l'écrivain que je cite, quel que soit le nombre des parties, la combinaison reste la même, puisqu'elle consiste à écarter de l'harmonie les mêmes intervalles, et à rester dans certaines limites, à trois voix ou à quatre, comme à deux.

Après le contrepoint double à la dixième, que l'on appelle aussi *contrepoint mixte* lorsqu'on le renverse tantôt à la dixième et tantôt à l'octave, et après le contrepoint à la douzième, viennent les contrepoints doubles par mouvement contraire, rétrogade, ce dernier désigné par les auteurs du XVIIe siècle par le mot *cancrizans*, c'est-à-dire *en écrevisse;* (il y a des exemples de ce contrepoint, qu'on lit à reculons, et en renversant le livre pour lire à rebours); et enfin le contrepoint double appelé *inverse contraire.* C'est dans cette espèce que l'on fait usage de plusieurs gammes montantes et descendantes en sens inverse, l'une desquelles a reçu des auteurs italiens qui ont traité de la tonalité du plain-chant, le nom de *gamme par ♮ jacente*, parce que le septième degré représenté par ♮ est immuable et reste dans le même état que dans le ton primitif; l'autre appelé par ♮ *mol*, parce que le septième degré *b* est opposé à la note sensible de l'autre gamme qui monte ou descend en sens contraire.

C'est dans Zarlino (chap. 56 du IIIe liv. des *Institut. harmoniques*) que l'on trouve les premiers exemples du contrepoint double, fondé sur la considération du renversement des intervalles, et qui, un siècle et demi plus tard, a mis Rameau sur la voie du système de la basse fondamentale par l'idée du renversement des accords. Dans son *Esquisse de l'histoire de l'harmonie*, M. Fétis remarque fort bien à ce sujet « que le renversement à l'octave, dont les conséquences sont toutes conformes à la tonalité, ne s'est pas présenté le premier à l'esprit des musiciens, et que les contrepoints doubles à la dixième et à la douzième, bien moins naturels, sont ceux dont parle Zarlino. Il est aussi digne de remarque que les exemples de ces compositions conditionnelles, fournis par le célèbre écrivain, sont les seules qu'on connaît de cette époque, et qu'on n'en trouve pas un seul dans tout ce qui nous est parvenu des maîtres de l'école romaine, antérieurement à la fin du XVIe siècle. » (*Esquisse de l'harmonie*, p. 32.)

Nous voilà en plein dans la belle époque des canons, des imitations, des contrepoints fugués, genre dans lequel les maîtres du XVIe siècle excellèrent. ais ces Marifices, dans lesquels ils se complaisaient, leur firent perdre à tel point le sens des convenances, de la beauté mélodique même, qu'en écrivant leurs compositions sur des thèmes de chansons vulgaires, pendant qu'une partie du chœur, à l'église même, chantait un *Credo* ou un *Miserere*, ils laissaient les autres musiciens continuer les paroles de la chanson qui servait de base à l'harmonie, et dont les paroles étaient telles qu'elles ne peuvent être transcrites ici. (*Ibid.*, p. 33.) Nous avons cité d'autres exemples de ces scandaleux abus dans notre article Alla mente.

Enfin Palestrina vint, qui porta à sa perfection le contrepoint d'imitation fondé sur la tonalité du plain-chant.

Après Palestrina, Monteverde. A partir de ce moment la dissonance naturelle se montre sans préparation dans l'harmonie, et la fugue réelle et tonale se substitue d'elle-même à l'ancien contrepoint canonique et d'imitation. Mais ici, ce que nous aurions à ajouter rentrerait exclusivement dans le cadre de la musique mondaine. Faisons seulement observer, toujours avec M. Fétis, que les conditions rigoureuses de l'ancienne tonalité du plain-chant retinrent pendant longtemps les maîtres et causèrent l'incertitude des élèves. « Aujourd'hui même encore, lorsque les étudiants des écoles de composition sortent de l'étude du contrepoint simple pour aborder celle de la fugue, leurs professeurs éprouvent beaucoup d'embarras pour leur expliquer les motifs du libre emploi des dissonances naturelles dans la fugue, tandis qu'il leur était interdit dans le contrepoint. Il en résulte une sorte de tâtonnement pendant les premiers mois. » (*Ibid.*, p. 40.) Tant il est vrai, comme nous aurons l'occasion de le remarquer cent fois dans le cours de cet ouvrage, que le phénomène du changement de tonalité, si visible, si frappant aujourd'hui, et qui jette une si vive lumière sur les produits et la direction de l'art à la grande époque qui a précédé Monteverde, comme à celles qui l'ont suivi; tant il est vrai, disons-nous, que ce phénomène de la tonalité a rencontré des aveugles, d'abord dans Monteverde, le premier pourtant en qui il s'est manifesté, ensuite dans le savant et respectable auteur du *Saggio del contrapunto*, le P. Martini, et jusque dans des théoriciens recommandables de notre époque, Kiesewetter, par exemple. Nous verrons aussi que le même aveuglement a frappé, dans l'ordre liturgique, les symphoniastes qui, avec les meilleures intentions sans doute, se sont donné la mission de corriger le chant grégorien, d'après les suggestions de leur oreille façonnée aux conditions de la tonalité profane, ce qu'ils ignoraient les premiers.

Toutefois, nous ne prétendons pas appliquer ce reproche à la citation suivante sur le contrepoint, que nous empruntons à Poisson.

« Comme toutes les voix ne peuvent aller à l'octave parfaite au-dessus ou au-dessous, cela a fait inventer différents accords. Ce chant s'appelle *contrepoint*, *fleuretis*, *déchant*, en latin *discantus*, ou enfin *chant sur le livre*. On l'appelle *contrepoint* parce qu'autrefois les compositeurs mettoient au lieu de notes des points contre des points. Les anciens ignoroient le contrepoint, dit M. Ozanan, et s'attachoient seulement à la mélodie et au mouvement, sans se mettre en peine de l'harmonie, si ce n'est qu'ils faisoient quelquefois de longues tenues pendant que les autres voix cheminoient en forme d'une musette ou d'une vielle. La musique ancienne a ignoré le contrepoint, dit aussi M. Rollin : on prétend que c'est un titre incontestable de préférence pour la moderne ; ce célèbre auteur n'en convient pas, il paroît même insinuer le contraire . . . . M. Lebeuf, dans son *Traité historique sur le chant ecclésiastique*, parle assez au long de ces innovations dans le chant grégorien, comme de l'*organisation* du chant, du *faux-bourdon*, du *contrepoint*, ou du *déchant*.

« L'organisation du chant consistoit à insérer de temps en temps des accords à la tierce. . . . .

« On observoit la même chose à toutes les intonations qui se faisoient par plusieurs voix, et aux finales des versets qui indiquoient la réclame du chœur. De là vient l'origine des cadences....

« Ces différentes innovations, surtout le contrepoint, furent poussées à l'excès, et corrompirent le chant grégorien de telle façon, que le Pape Jean XXII, dans sa bulle *Docta sanctorum*, crut devoir réprimer cette licence qui faisait mépriser les vrais principes du chant. Ces nouveaux auteurs, dit-il (*Extrav. com.*, lib. III, tit. 1), « ignorent « sur quoi ils bâtissent, ils méconnaissent « les tons qu'ils ne savent pas distinguer « les uns des autres ; même ils les confon- « dent. » *Nonnulli novellæ scholæ discipuli dum... novis notis intendunt, fingere suas, quam antiquas cantare malunt... adeo ut interdum Antiphonarii et Gradualis fundamenta despiciant, ignorent super quo ædificant, tonos nesciant, quos discernunt, imo confundunt : cum ex earum multitudine notarum ascensiones pudicæ, descensionesque temperatæ, plani cantûs quibus toni ipsi secernuntur, ad invicem obuscentur : currunt enim, et non quiescunt, aures inebriant et non medentur : gestibus simulant quod depromunt, quibus devotio quærenda contemnitur, vitanda lascivia propalatur.* Tel est le portrait que cette bulle fait du contrepoint, qui par ses notes multipliées et chantées avec rapidité, fait méconnoître la gravité, la beauté, la douceur des progressions du chant. Loin d'inspirer la dévotion, il enivre les oreilles de sons peu modestes et contraires à la piété, il fait perdre tout le fruit du chant, qui est d'exciter la dévotion des fidèles : *Ut fidelium devotio excitetur*, puisqu'il est impossible aux auditeurs d'entendre ce que l'on chante.

« Cette innovation étoit dès ce temps si accréditée, qu'il ne fut pas possible de l'abolir entièrement, et le Pape Jean XXII fut obligé d'user de condescendance. Dans sa bulle, il permet, ou plutôt il n'entend pas empêcher qu'aux solennités on ajoute quelques accords mélodieux, comme de l'octave, de la quinte, de la quarte et semblables sur le chant simple ; à condition toutefois que le chant n'en soit en aucune façon gâté et altéré, mais que ces accords n'aient d'autre effet que de flatter l'oreille, exciter la dévotion et d'empêcher les esprits de s'engourdir en chantant les louanges de Dieu. *Non intendimus prohibere quin interdum diebus Festis præcipue... aliquæ consonantiæ quæ melodiam sapiunt, putò octavæ, quintæ, quartæ, et hujusmodi supra cantum ecclesiasticum simplicem proferantur : sic tamen, ut ipsius cantûs integritas illibata permaneat, et nihil ex hoc de bene memorata musica immutetur; maxime cum hujusmodi consonantiæ auditum demulceant, devotionem provocent, et psallentium Deo animos torpere non sinant.*

« La condition est bien mal observée. M. Lebeuf ne dissimule pas que le contrepoint a été blâmé par de grands hommes.

« Ceux qui chantent comme il y a sur le livre ne chantent autre chose que ce qui est marqué. Ceux qui chantent les accords répètent, comme dans la musique, plusieurs fois les mêmes notes. Mélange bizarre de plain-chant et de musique, qu'on peut justement appeller *cacophonie*.

« Les églises qui ont admis la musique font usage du contrepoint, ce qui fait que le gros du chœur chante le pur plain-chant, et les autres cette espèce de musique dont le plain-chant est la base. Ces différents accords font parfaitement sur l'orgue qui ne doit et ne peut donner que des sons ; mais les chantres, qui tâchent d'imiter l'orgue, ne doivent-ils donner que des sons ? ne doivent-ils pas se nourrir et nourrir les auditeurs, en leur présentant mélodieusement le sens du texte, pour exciter de pieux sentiments ? Le contrepoint n'est propre qu'à empêcher d'entendre le sens de ce que l'on chante, comme l'a judicieusement remarqué Denis le Chartreux (*De vita canonic.*, art. 20).

« Le faux-bourdon a la même origine que le contrepoint, mais il n'a pas toujours les mêmes inconvénients. Quand il est bien exécuté, que toutes les voix, quoique sur différents tons, prononcent ensemble la même syllabe, il a ses agréments et il peut être admis de temps en temps. Il faut cependant convenir qu'il tient moins de la majesté et de la gravité si convenables dans l'office divin, qu'un unisson, ou un accord uni de toutes les voix, une vraie homophonie. On a vu ci-devant combien les anciens faisoient cas de l'unisson. Croira-t-on que le faux-bourdon eût été du goût de saint Athanase (c. 1, p. 20, 21) et de saint Augustin? Qu'on lise ce que dit celui-ci dans ses *Confessions*. Il n'est pas d'avis qu'on bannisse le chant de l'église, mais il lui paroît qu'il seroit plus sûr de s'en tenir à la pratique de saint Athanase, évêque d'Alexandrie, qui faisait chanter les psaumes avec si peu d'inflexion de voix, que c'était plutôt les réciter que les chanter. *Tutius mihi videtur, quod de Alexandrino episcopo Athanasio sæpe mihi dictum commemini : qui tam modico flexu vocis faciebat sonare lectorem psalmi, ut pronuntianti vicinior esset quam canenti.* (*Confess.*, l. x, 33, 2.) Il fallait que cette psalmodie fût bien simple. » (*Traité du chant grégorien*, p. 73 à 76.)

— « Il n'est pas sans utilité, dit M. Barbereau, de signaler ici une erreur assez répandue relativement à la division des études de la composition. On donne en France le nom d'harmonie à cette partie de la théorie qui n'a pour objet que la réalisation des parties supérieures au-dessus d'une basse chiffrée, et qui se compose de quelques formules usées et classiquement invariables, à peu près dénuées de développements analytiques. Quelques-uns pensent que l'étude du contrepoint, sévère ou libre, est destinée à combler les lacunes laissées dans l'éducation musicale par ce travail qu'on veut bien nommer élémentaire. Mais il y a erreur évidente; et ces deux fractions de la science, loin de donner raison de tous les faits qu'elle comporte actuellement, passent sous silence, ou même indiquent comme défendues, la plupart des formes usitées de nos jours, et, par une malencontreuse compensation, retiennent l'élève sur quelques autres qui ne reçoivent d'application que dans le style religieux qui florissait vers le XVIe siècle. » (*Traité d'harmonie*, p. 5.)

— « De jeunes artistes se réunissent dans un Conservatoire ou dans le cabinet d'un maître renommé. Là, on les exerce à la composition musicale, et l'on prend pour sujet d'études un plain-chant qu'on leur apprend à accompagner par une partie de dessus ou de basse. On exige pour cet accompagnement l'observation rigoureuse des règles du contrepoint. Les élèves s'y astreignent; mais, au sortir de la leçon, s'ils vont entendre quelque ouvrage de leur maître, par lequel il a acquis la célébrité dont il jouit, ils s'aperçoivent aussitôt que cette composition semble faite exprès pour rassembler toutes les infractions possibles aux lois dont un instant auparavant on leur demandait l'application. C'est là une inconséquence, mais ce n'est pas la seule. Pour montrer à l'élève le parti qu'on peut tirer de cette science du contrepoint, il faut nécessairement lui apprendre qu'elle a été pratiquée dans toute sa perfection par Palestrina, A. Scarlatti, et quelques autres auteurs; mais en même temps, si l'élève demande à voir ces belles choses et où elles s'exécutent, le maître le renvoie pour les lire à quelque grande bibliothèque; pour les entendre, à la chapelle Sixtine. De sorte qu'à voir l'abandon dans lequel sont tombés ces chefs-d'œuvre, l'élève doit éprouver peu de sympathie pour une science si admirable, mais qui ne sauve pas de l'oubli ceux qui l'ont cultivée avec tant de talent. Si l'élève, de plus en plus curieux, demande ce que c'est que le plain-chant sur lequel on l'exerce, en quoi il diffère de la musique moderne, le maître est forcé d'avouer qu'il n'en sait rien, et il renvoie son élève à M. Fétis ou aux quelques érudits qui se sont occupés de ces vieilleries.

« Ce qui est erreur dès qu'on a pénétré dans une école de contrepoint, est vérité pratique dès qu'on en sort. Il y a plus, c'est que si, dans le même établissement, il y a deux professeurs, on peut être assuré qu'ils ont des opinions différentes et un enseignement contradictoire. » (*Rev. de la musique religieuse*, art. de M. Danjou, novembre 1846.)

CONTRE-SENS. — « Vice dans lequel tombe le musicien quand il rend une autre pensée que celle qu'il doit rendre. La musique, dit d'Alembert, n'étant et ne devant être qu'une traduction des paroles qu'on met en chant, il est visible qu'on y peut tomber dans des *contre-sens;* et ils n'y sont guère plus faciles à éviter que dans une véritable traduction. *Contre-sens* dans l'expression, quand la musique est triste au lieu d'être gaie, gaie au lieu d'être triste, légère au lieu d'être grave, grave au lieu d'être légère, etc. *Contre-sens* dans la prosodie, lorsqu'on est bref sur des syllabes longues, long sur des syllabes brèves, qu'on n'observe pas l'accent de la langue, etc. *Contre-sens* dans la déclamation, lorsqu'on y exprime par les mêmes modulations des sentiments opposés ou différents, lorsqu'on y rend moins les sentiments que les mots, lorsqu'on s'y appesantit sur des détails sur lesquels on doit glisser, lorsque les répétitions sont entassées hors de propos. *Contre-sens* dans la ponctuation, lorsque la phrase de musique se termine par une cadence parfaite dans les endroits où le sens est suspendu, ou forme un repos imparfait quand le sens est achevé. Je parle ici des contre-sens pris dans la rigueur du mot; mais le manque d'expression est peut-être le plus énorme de tous. J'aime encore mieux que la musique dise autre chose que ce qu'elle doit dire, que de parler et ne rien dire du tout. » (J.-J. Rousseau.)

CONTRE-SUJET. — Le contre-sujet, dans la fugue, est une phrase destinée à accompagner le sujet, et à former un contrepoint double, susceptible d'être renversé. Quand on emploie deux *contre-sujets*, on dit que la fugue est à *trois sujets*.

COPULE. — « La *copule*, dit M. de Coussemaker dans son *Histoire de l'harmonie au moyen âge*, p. 60, que Francon de Cologne appelle un déchant rapide et composé de notes unies entre elles (261), était un passage harmonique dans lequel l'une des parties était composée de plusieurs notes qui s'exécutaient rapidement pendant que l'autre faisait une tenue. C'était ce que nous nommons, en harmonie moderne, broderies ou notes de passage. La copule était si utile, suivant Jean de Garlande, que sans elle il n'y avait pas de déchant parfait (262). La copule était *liée* ou *non liée*. La copule liée était celle qui commençait par une longue, et qui continuait par des ligatures dont la première note était brève et la seconde longue, comme dans le deuxième mode (263); mais elle différait de ce mode : 1° dans la notation, parce que ce mode ne commence pas par une longue comme la copule ; 2° dans l'exécution, parce que la brève et la longue imparfaite du second mode se transformaient en brève et en semi-brève dans la copule (264). La copule non liée se faisait à l'instar du cinquième mode; elle en différait aussi dans la notation et dans l'exécution : 1° dans la notation, parce que, dans le cinquième mode, les notes sans paroles pouvaient se lier, tandis que la copule n'était pas liée, quoiqu'elle fût avec paroles; 2° dans l'exécution, parce que le cinquième mode était composé de brèves, et que la copule devait être exécutée plus rapidement.

Cette distinction entre la copule liée et la copule non liée, établie par Francon, n'existe pas pour nous; elle ne repose que sur la différence de notes qui étaient ligaturées dans l'une et simples dans l'autre. Les notes qui composaient la copule étaient liées par le chanteur dans les deux. »

CORDE. — « Il y a encore en cet art d'autres termes dont on use pour exprimer communément des mesures, sons ou voix. Premièrement celui de *cordes*, qui est un des plus anciens qui leur ait esté donné, tant parce que les premiers instrumens du chant ont été composez de cordes, et estimez les plus propres et les plus commodes pour marquer les différens sons, mesme de la voix humaine, qu'à cause que la mesme nous peut aussi donner à connoistre et la mesure des sons par leur battement qui est semblable à celuy du cœur, et le pouvoir qu'ont les mesmes sons pour toucher les cœurs (265). C'est pourquoy les quatre premiers sons qui ont donné commencement au chant, comme aussi les suivans qui ont continué d'accroistre son harmonie, ont esté nommez tétracordes; ainsi qu'il se peut voir dans le système des Grecs, aux tétracordes d'hypaton, de meson, de diezeugmenon, de sinemenon, et d'hyperboleon; ou bien dans la gamme d'Arétin (Guy d'Arezzo) aux tétracordes des graves, des finales, des confinales, des aiguës et des suraiguës. » (JUMILHAC, *La science et la pratique du plain-chant*, part. II, ch. 2, pp. 29 et 30.)

— On remarque, suivant l'idée d'Aurélius Cassiodore, que les *cordes* sont ainsi appelées parce qu'elles remuent les cœurs, comme il le prouve avec beaucoup de grâce par ces paroles *chordæ* et *corda*. Ecoutons F. Gafforio dans sa *Théorie musicale : Cassiodorus in epistola ad Boethium existimat chordam appellatam eo quod facile corda movet.*

CORNEMENT (*Terme d'orgue*). — « Lorsqu'une soupape ne joint pas bien contre ses barres dans la laie d'un sommier, soit qu'il y ait quelque ordure qui la tienne entr'ouverte, ou par quelque autre cause, le vent entre alors dans la gravure en plus grande ou plus petite quantité, selon la grandeur de l'ouverture de la soupape. S'il y a quelque registre ouvert, le tuyau parle continuellement sans qu'on meuve aucune touche du clavier. Cet accident s'appelle *cornement*. On le guérit en remédiant à ce qui tient la soupape entr'ouverte. S'il y a quelque ordure à la soupape, on l'ôte aisément au moyen du ratissoir. » (*Manuel du facteur d'orgues*; Paris, Roret, 1849, t. Ier, p. 154.)

— Une touche reste parfois plus ou moins enfoncée et produit ce qu'on appelle un *cornement*. Cela vient ou d'une ordure introduite dans la *soupape* ou d'un gonflement produit par l'effet de l'humidité. Si ce cornement n'est que passager, il suffit de secouer la touche; si l'accident persiste ou se renouvelle, un petit *ressort à boudin* que l'on peut faire soi-même, avec une corde à piano, sera placée sous la note affectée de manière à la tenir relevée; cette opération, très simple pour le clavier du positif, pourra encore être tentée si le cornement a lieu au second clavier; il faudra alors employer deux ressorts dont l'un sera posé sous la touche correspondante au positif et l'autre prendra son point d'appui sur la note déjà appuyée.

Si ces moyens sont insuffisants, on sera forcé d'enlever provisoirement tous les tuyaux qui correspondent à la note affectée pour ne pas se priver de la jouissance de tout un clavier. Un changement dans la température, lorsqu'il n'y a rien de décroché suffit pour remettre les choses en état; mais on n'a pas toujours le loisir de l'attendre.

Quelquefois une note d'un jeu quelconque cesse de parler. Il faut chercher à quel jeu elle appartient et soulever le tuyau de son

(261) « Copula est velox discantus ad invicem copulatus. » (FRANCON, texte de J. de Moravie, ch. 26.

(262) « Multum valet ad discantum quod discantus nunquam perfecte scitur nisi mediante copula. » (J. DE GARLANDE, *ibid.*)

(263) « Ligata copula est quando incipit a simplici longa, et sequitur per binariam ligaturam cum proprietate et pausatione, ad similitudinem secundi modi. » (FRANCON, *ibid.*)

(264) « Ab ipso tamen secundo modo differt scilicet in notando et proferendo; in notando, quia secundus modus in principio simplicem longam non habet, copula vero habet. In proferendo etiam differt copula a secundo modo : quod secundus profertur ex recta brevi et longa imperfecta; sed copula ista velociter profertur, quasi semibrevis et brevis usque ad finem. » (FRANCON, *ibid.*)

(265) « Chordas autem dictas a corde; quia sicut pulsus est cordis in pectore, ita pulsus chordæ in cythara. » (ISID., *Orig.*, lib. III, cap. 21.)

trou ; si c'est une flûte, ce sera un corps étranger introduit soit dans la *bouche*, soit dans les *lèvres* du tuyau qu'il faut expulser, ce à quoi on parviendra en soufflant avec force dedans. Dans un *bourdon* le *tampon* qui ferme par en haut a pu le déranger ou le remettre à sa place.

Quand un tuyau de jeu d'*anche* se trouve affecté de *mutisme*, on l'enlèvera de son pied et on débarrassera l'anche que le moindre élément d'ordure empêche de vibrer; on verra aussi si à défaut de corps étranger, elle ne serait pas ou trop lâche ou trop serrée.

CORNET. — « Le cornet est un jeu (d'orgue) composé, de mutation, de grosse taille et tout en étoffe. Il consiste en cinq rangées de tuyaux, dont chacune porte un nom différent. La première rangée s'appelle *bourdon*, parce qu'elle est à l'unisson des dessus du bourdon de huit pieds, autrement dit petit bourdon. La deuxième rangée s'appelle *prestant*, attendu qu'elle est à l'unisson des dessus de ce jeu. La troisième rangée s'appelle *nasard*, étant à l'unisson des dessus du nasard, qui sonne la quinte au-dessus du prestant. On nomme *quarte de nasard* la quatrième rangée, comme étant à la quarte au-dessus du nasard, ou à l'octave du prestant. Et la cinquième rangée est appelée *tierce*, puisqu'elle est à l'unisson des dessus de ce jeu qui sonne la tierce majeure sur la quarte de nasard. On voit par là que le cornet n'est autre chose que la répétition des dessus du petit bourdon, du prestant, du nasard, de la quarte de nasard et de la tierce. Ainsi, le premier tuyau, par exemple, sonne *ut*, le second encore *ut*, octave plus haut; le troisième *sol*, une quinte plus haut, le quatrième *ut*, octave plus haut que l'*ut* précédent; et le cinquième *mi*, une tierce majeure plus haut que le dernier *ut*...... Quoique les cinq rangées qui composent le cornet soient à l'unisson des jeux dont nous venons de parler, elles en diffèrent pourtant pour la qualité de l'harmonie, étant de plus grosse taille. Le cornet est un jeu brillant et éclatant qu'on ne met que pour les dessus de l'orgue.

« On met ordinairement plusieurs cornets dans l'orgue; surtout s'il est considérable. On en met un de deux octaves d'étendue dans le positif, lorsqu'il y a une trompette et un clairon. On en met un autre dans le grand orgue, qu'on nomme *grand cornet*, parce qu'on le fait plus gros de taille que les autres. On lui donne deux octaves d'étendue; il commence à la clef de *C sol ut*, c'est-à-dire au milieu du clavier. On en met un autre égal au précédent, et qui répond au troisième clavier, lorsqu'il y a une bombarde sur un clavier séparé. Il y en a un qui est relatif au quatrième clavier s'il y a cinq claviers, ou au troisième s'il n'y en a que quatre. Ce dernier cornet s'appelle *cornet de récit*, auquel on donne plus d'étendue qu'aux précédents. Il commence à la clef d'*F ut fa*, ou au moins au *sol*, un ton plus haut, ce qui fait deux octaves et demie. On le fait d'un peu plus menue taille que le grand cornet. On en pose un autre sur le sommier de l'écho, qui se nomme *cornet d'écho*.

« On peut le faire de la même taille que celui de récit, ou plus petit si l'on veut. On lui donne l'étendue que l'on juge à propos, soit de deux octaves ou deux octaves et demie, ou trois octaves au plus. » (*Nouveau manuel du facteur d'orgues;* Paris, Roret, 1849, t. Ier, pp. 49-50.)

CORRECTION. — « Le zèle infatigable de saint Grégoire ne se borna pas à lui faire entreprendre la réforme des prières et des cérémonies de la Liturgie; il entreprit aussi la correction du chant ecclésiastique, dont la mélodie majestueuse devait ajouter une nouvelle splendeur au service divin. Nous avons vu le Pape saint Célestin instituant le chant des antiennes connues sous le nom d'*Introït* et de *Graduel*, et l'on ne saurait douter que ces morceaux ne fussent composés à l'instar des autres antiennes que nous voyons dès lors en usage, soit dans la psalmodie des heures, soit dans la célébration de la messe. Il y avait aussi, comme nous l'avons vu, des préfaces et autres récits qui ne pouvaient être chantés sans un système de musique quelconque. Nous n'avons point à nous occuper en cet endroit du caractère du chant ecclésiastique; nous devons seulement rappeler en passant au lecteur que tous les hommes doctes qui ont traité des origines de la musique, ont reconnu dans le chant ecclésiastique ou grégorien les rares et précieux débris de cette antique musique des Grecs dont on raconte tant de merveilles. En effet, cette musique, d'un caractère grandiose et en même temps simple et populaire, s'était naturalisée à Rome de bonne heure. L'Eglise chrétienne s'appropria, sans trop d'efforts, cette source intarissable de mélodies graves et religieuses; seulement, le respect dû aux formules saintes, souvent tirées des Ecritures, qu'il fallait réduire en chant, ne permettant pas de les soumettre à une mesure qui en eût souvent altéré la simplicité et quelquefois même le sens, le chant de l'Eglise, quoique puisé dans des modes antiques, n'avait pour thème que des morceaux en prose et d'un rhythme vague et souvent irrégulier : on voyait que les pontifes avaient cherché plutôt à instruire les fidèles par la doctrine contenue dans les paroles sacrées, qu'à ravir leurs oreilles par la richesse d'une harmonie trop complète. Toutefois les besoins du culte avaient donné naissance, dans l'Eglise de Rome, à un grand nombre de pièces de chant, toutes en prose pour les paroles; car, à la différence de celle de Milan et de presque toutes les autres, elle n'admettait pas d'hymnes. Les motifs de la plupart de ces chants étaient inspirés par la réminiscence de certains airs familiers et d'une exécution aisée, qu'une oreille exercée reconnaît encore dans le répertoire grégorien, et qu'il serait facile de rétablir dans leur couleur première.

« Ce recueil de chants appelait aussi une correction, et Dieu, qui avait donné à saint Grégoire cette diction noble et cadencée qui lui permit de retoucher le Sacramentaire de saint Gélase, lui avait donné pareillement le sens de la musique ecclésiastique, à laquelle il devait même attacher son nom. « Grégoire, dit son historien, semblable « dans la maison du Seigneur à un nouveau « Salomon, pour la componction et la dou« ceur de sa musique, compila un Antipho« naire, en manière de centon, avec une « grande utilité pour les chantres (266). » Ces expressions, *compilavit centonem,* font voir que saint Grégoire ne peut être considéré comme l'auteur proprement dit des morceaux qui composent son Antiphonaire; en sorte qu'il en est du chant ecclésiastique comme de toutes les grandes institutions du catholicisme : la première fois qu'on les rencontre dans les monuments de la tradition, elles apparaissent comme un fait déjà existant, et leur origine se perd dans une antiquité impénétrable. Mais il est permis de croire que saint Grégoire ne se borna pas à recueillir des mélodies : il dut, non-seulement corriger, mais encore composer lui-même plusieurs chants dans son Antiphonaire, par un travail analogue à celui qu'il avait accompli sur le Sacramentaire. Ce ne peut être qu'en qualité de correcteur éclairé et même de compositeur, que Jean Diacre le loue sur l'onction et la douceur de sa musique. Il nous serait impossible de préciser aujourd'hui avec certitude dans le détail, les morceaux de l'Antiphonaire grégorien qui appartiennent proprement au grand pontife dont nous parlons ; mais telle était encore, au moyen âge, la reconnaissance des Eglises d'Occident envers le symphoniaste inspiré auquel elles devaient leurs chants, que le premier dimanche de l'Avent, on chantait solennellement les vers qui suivent, avant d'entonner l'introït de la messe *Ad te levavi,* comme une sorte de tribut obligé à la mémoire d'un service si important.

Gregorius Præsul meritis et nomine dignus,
Unde genus ducit, summum conscendit honorem :
Quem vitæ splendore, suæ mentisque sagaci
Ingenio potius compsit quam comptus ab illo est.
Ipse Patrum monimenta sequens, renovavit et auxit
Carmina, in Officiis retinet quæ circulus anni;
Quæ clerus dulci Domino modulamine solvat,
Mystica dum vitæ supplex libamina tractat.
Suaviter hæc proprias servat dulcedo nitelas ;
Si quod voce sonat, fido mens pectore gestet.
Nec clamor tantum Domini sublimis ad aures,
Quantum voce humilis placido de corde propinquat.
Hæc juvenum sectetur amor, maturior ævo,
Laudibus his instans æternas tendat ad Horas.

« Ces vers si expressifs se trouvent, avec quelques variantes, en tête des divers exemplaires de l'Antiphonaire de saint Grégoire qui ont été publiés sur des manuscrits des IXe Xe et XIe siècles, par Pamélius, dom Denys de Sainte-Marthe et le B. Tommasi...

« Pour assurer l'exécution parfaite des chants qu'il avait recueillis et renouvelés avec tant de soin, saint Grégoire établit une école de chantres qui, au temps de Jean Diacre, existait encore. Le saint Pape l'avait richement dotée et lui avait assigné deux maisons dans Rome, l'une sous les degrés de la basilique de Saint-Pierre, l'autre dans le voisinage du palais patriarchal de Latran. « On conserve encore, dans cette « dernière, ajoute l'historien, le lit sur le« quel il se reposait en faisant répéter les « modulations du chant, le fouet dont il « menaçait les enfants et l'exemplaire authen« tique de l'Antiphonaire (267). »

« Le collége des chantres établi par saint Grégoire a traversé les siècles, et après avoir subi diverses modifications et obtenu de grands priviléges du Siége apostolique, il existe encore aujourd'hui à Rome; il fait seul le service du chant à la chapelle papale et dans les basiliques, quand le Souverain Pontife y célèbre les saints mystères. Conformément aux usages de l'antiquité, lorsque les chantres de la chapelle papale tiennent le chœur, l'orgue et les instruments de musique sont interdits.» (*Instit. liturg.*, par D. GUÉRANGER, t. Ier, pp. 170-174.)

CORRIGIUNCULA. — On appelait ainsi une petite cloche que l'on sonnait dans les monastères lorsqu'un religieux devait se donner la discipline ; du mot *correctio.* On lit dans le *Liber revelationum anonymi,* cap. 6 : *Quo perveniens audivi mox sonitum Corrigiunculæ post me factum a fratre illo a quo disciplinas expectabam suscipere. Relictis itaque his quæ ibi videram, nescio quali modo in capitulum confestim deveni; et post, disciplinas, ut prius feceram, accepi sex vicibus, etc.* (Ap. DU CANGE)

COULEURS LITURGIQUES. — De même que les divers degrés de festivité exprimés par les noms d'*Annuels* et de *Solennels majeurs* et *mineurs*, *Doubles* et *Semi-doubles*, etc., comportent des mélodies et des chants ayant divers caractères et comme diverses nuances de pompe, de joie, de tristesse, appropriés à chaque solennité ; de même aussi ces degrés de festivité se distinguent, dans les ornements du culte et les habits sacerdotaux, par des couleurs qui y sont affectées. De sorte que telle ou telle couleur indique telle ou telle fête.

L'auteur d'une dissertation intitulée : *Des couleurs liturgiques* et faisant partie d'un recueil publié dans le siècle dernier, sous le

(266) « Deinde in domum Domini more sapientissimi Salomonis propter musicæ compunctionem dulcedinis, Antiphonarium centonem, cantorum studiosissimus nimis utiliter compilavit. » (JOAN. DIAC. *in Vita S. Gregorii*, cap. 6.)

(267) « Scholam quoque cantorum, quæ hactenus eisdem institutionibus in sancta Romana Ecclesia modulatur, constituit : eique cum nonnullis prædiis duo habitacula, scilicet alterum vero sub gradibus Basilicæ beati Petri apostoli; alterum vero sub Lateranensis Patriarchii domibus fabricavit : ubi usque hodie lectus ejus, in qua recubans modulabatur, et flagellum ipsius quo pueris minabatur, veneratione congrua cum authentico Antiphonario reservatur. » (JOAN. DIAC., *ibidem.*)

titre d'*Observations sur les nouveaux bréviaires et en particulier sur ceux de Montauban et de Cahors* (in-4°, sans lieu ni date), M. l'abbé de La Tour, établit fort bien que : « tous les peuples ont distingué les états, les fêtes, les cérémonies par la diversité des couleurs », et il en conclut que l'Eglise a dû aussi adopter des couleurs et qu'elle a dû avoir son uniforme. (P. 4 et 5.)

« Les lois générales de l'Eglise, poursuit-il, distinguent deux sortes d'offices : l'office courant de l'année, qu'on appelle *office déférie, officium de tempore;* et l'office des fêtes de Notre-Seigneur, de la très-sainte Vierge, des saints. Chaque espèce a deux couleurs propres : les fêtes ont le blanc et le rouge ; les féries, le violet et le vert. Deux choses à honorer dans les saints : la pureté de leur vie et l'héroïsme de leur mort. La pureté ne peut être mieux désignée que par le blanc ; le martyre, que par le rouge ; cette couleur peint l'effusion de leur sang, c'est un trophée à leur gloire. Dans l'office courant, l'Eglise rappelle le passé dont on fait pénitence ; le violet, dans le temps de l'Avent et du Carême, arbore les sombres nuances de la tristesse; l'Eglise envisage l'avenir dont elle attend le bonheur ; le vert désigne l'espérance; on en prend l'agréable couleur le reste de l'année où l'on se nourrit de l'espoir de la félicité éternelle dont la Résurrection, l'Ascension, la descente du Saint-Esprit qu'elle vient de célébrer, lui ouvre les portes. L'office des Morts à qui on consacre le noir, sa couleur, n'est ni fête ni férie ; c'est un hors-d'œuvre, pour ainsi dire, indépendant de l'office du jour qui se dit d'ailleurs, même le jour des Morts. Les prières pour les morts sont très-utiles et très-saintes; c'est une dévotion particulière, et non le culte public, l'hommage journalier que rend à Dieu le corps de l'Eglise. » (P. 3.)

Plus loin notre auteur dit encore : « L'application morale des couleurs aux ornements sacerdotaux n'est point une idée nouvelle. Le savant Pape Innocent III, dans son *Traité des cérémonies de la messe*, la donne pour ancienne et universellement établie. « L'Eglise Romaine, dit-il (l. III, ch. 65), a quatre couleurs : blanc et rouge pour les fêtes, vert et violet pour les féries. » (*Ibid.*, p. 18.) L'écrivain montre que l'application de ces quatre couleurs aux diverses solennités est fondée sur des textes de l'Ecriture; puis il ajoute : « Tous les liturgistes, Gavantus, Durand, Villette, Meratius, etc., suivent la même route ; pourraient-ils s'écarter de celle que l'Eglise, le Pape, la nature, l'usage, ont tracée ? » (P. 19.)

Toutes ces règles sont fort raisonnables ; toutes ces observations sont fort justes ; mais il n'est rien que l'esprit d'innovation n'altère, ainsi que le remarque l'auteur. Cet esprit s'est attaqué aux couleurs liturgiques, comme aux bréviaires, aux offices, aux chants et aux mélodies chrétiennes. Prenant pour point de départ l'analogie qui existe entre le son et la lumière, et se fondant sur cette proposition du cardinal de Cusa : *Color in se multos harmonios continet colores, et cantus harmonicus multas differentias sonorum,* les réformateurs en sont venus jusqu'à rêver un clavier universel, une échelle des couleurs qu'ils prétendaient ramener au type de l'échelle des sons.

« Je ne suis pas l'auteur de cette idée, s'écrie l'abbé de La Tour, qu'on consulte l'*Optique des couleurs* et le *Clavecin oculaire* du P. Castel, Jésuite; on l'y verra développée et exécutée. Il avait fait faire un *ruban universel*, où se trouvaient graduées toutes les couleurs et leurs nuances ; il prétendait qu'on devait faire des étoffes dans ce goût.... il voulait qu'on employât ces étoffes dans les ornements des églises; qu'ayant toutes les couleurs, elles seraient propres à toutes les fêtes. Il croyait encore que les couleurs ayant entre elles, comme les *sons*, une proportion harmonique, on pourrait, en les arrangeant à propos, y noter des airs et des parties; qu'ainsi on pourrait chanter une antienne sur la chape. Ces idées sont risibles sans doute.....

« Les liturgistes modernes ont imaginé d'autres divisions, des couleurs inconnues à toute l'Eglise; ce n'est pas sur le caractère de l'objet de la fête qu'on établit leur destination, c'est sur le degré de solennité. A M., on en fait deux classes : les *solennels* et au-dessus ont une couleur; les *doubles* et au-dessous en ont une autre. Ailleurs, on distingue, comme dans le blason, les métaux et les couleurs ; l'*or* est pour les *annuels*, l'*argent* pour les *solennels*, l'*azur* pour les *doubles*, *gueules* pour les *semi-doubles*, *sable* pour les *simples*, le *vair*, le *contre-vair* pour les féries. Les ornements sont une espèce d'écusson, et la richesse des métaux convient à la solennité. Quelques églises prennent pour modèle l'*arc-en-ciel*, les couleurs primitives, le bleu, le rouge, l'orange, qui répondent aux festivités... Quelques autres églises ont partagé les couleurs, comme les parties du Bréviaire, selon les saisons : le *vert* pour le printemps, c'est la couleur des campagnes ; le *jaune* convient à l'été, voilà les moissons qui jaunissent; l'automne a droit sur le *rouge*, la liqueur bachique coule alors à grands flots ; le triste hiver doit se contenter du sombre *violet*, tout au plus par grâce un peu de *blanc* quand il neige.... Le beau monde change d'habits à chaque saison, et les nouveaux rubricains sont certainement des gens du beau monde; ils font aussi relier leur bréviaire selon les saisons, et lui donnent un habit de maroquin vert, jaune, rouge, violet; ils ont ainsi un directoire sur la couverture.... » (P. 2, 3, 4.)

Voilà tout ce que nous avions à dire sur les rapports des couleurs et des mélodies appliquées à la distinction des degrés de festivité. Ce n'est donc qu'à titre de curiosité et de simple digression que nous transcrivons ce qui suit touchant le système auriculaire et oculaire, ou, comme dit fort bien l'écrivain, *la musique des couleurs et l'op-*

tique des sons du P. Castel, dont il a été parlé plus haut et sur lequel quelques lecteurs peut-être désirent avoir d'autres éclaircissements. « On a toujours reconnu en général une analogie marquée entre les sons et les couleurs; mais cette relation n'avait été que fort légèrement traitée jusqu'à nos jours, que le P. Castel en a fait les plus savants développements. Kircher avait dit : *Le son est le singe de la lumière ;* il en suit les règles ; et Adrien Turnèbe (*Animad.*, liv. XIX, c. 29) en avait donné une explication ingénieuse. Il est, dit-il, un genre de musique appelé *chromatique*, du mot *chroma* qui signifie *couleur*, parce que les couleurs ont beaucoup de rapport avec les sons. De même qu'entre l'*ut* et le *si* d'un ton qui forme la septième, il y a cinq tons intermédiaires, on trouve aussi entre le noir et le blanc, qui sont les deux couleurs extrêmes, cinq couleurs intermédiaires qui répondent aux cinq tons de la gamme ; ces deux échelles des sons et des couleurs se ressemblent. Voilà le germe de la musique des couleurs ou de l'optique des sons... La *chromatique*, dit Rousseau, est une musique qui procède toujours par demi-tons en montant ou en descendant, soit dans le ton majeur, soit dans le ton mineur. Cette musique pourrait encore se diviser en quarts de tons ; celle-là est inconnue parmi nous et serait peu goûtée ; nos organes ne vont pas jusqu'à sentir des gradations si subtiles (268).

« Je ne sais si le P. Castel a pris cette idée dans Turnèbe ou dans quelque autre, ou s'il la doit à son génie. Kircher, Newton, avaient fait de grandes découvertes, telles que la proportion de la réfraction de la lumière et des sons, avec la différente longueur des cordes, etc. Mais le P. Castel, dans son *Optique des couleurs*, et dans plusieurs dissertations, l'a poussée plus loin que personne ; il l'a même portée à l'excès en voulant réaliser cette musique oculaire, et prétendant qu'elle devait donner autant de plaisir que la *musique sonore*, au moyen d'un clavecin très-artistement arrangé, où, au clavier ordinaire des sons, répondait un clavier plus élevé des couleurs ; chaque couleur analogue à chaque touche. A l'extrémité de la touche était placé un fil d'archal, au bout duquel on voyait un petit livre dont les feuilles étaient des rubans ou des morceaux de papier de la couleur requise. Ce livret demeurait fermé; mais à mesure qu'on faisait baisser une touche, le fil d'archal correspondant se levait et faisait ouvrir son livre qui présentait la couleur, et on entendait un son: l'un s'offrait à l'œil, l'autre frappait l'oreille, et leur union faisait apercevoir à l'esprit l'analogie de ces deux objets. Ce petit jeu de livre qui s'ouvrait et se fermait faisait d'abord rire, mais bientôt ennuyait et déplaisait même, parce qu'il faisait diversion à la mélodie et à l'harmonie de l'air qu'on jouait. L'analogie de la progression de l'harmonie des couleurs avec celle des sons que personne ne conteste, formait, selon l'auteur, un vrai concert très-piquant et très-agréable, ce que personne n'a senti. Comment ces petites marionnettes sautillantes exciteraient-elles cette sensation vive, cette harmonie moelleuse, cette mélodie coulante, ce tableau des passions, de sentiments, de mouvements qu'on trouve dans la bonne musique ! Ce clavecin ingénieux est tombé avec son inventeur.

« Le nombre des couleurs, aussi bien que celui des sons, est infini; mais enfin ces dégradations de nuances deviennent imperceptibles, et sont perdues pour les yeux comme pour les oreilles. Chaque auteur les divise et multiplie à sa manière; rien n'est certain dans ce détail. Le P. Castel croyait en distinguer jusqu'à douze cents ; il devait avoir un bon microscope. Pour les faire sentir, il fit faire des rubans pour chacune des couleurs qu'il croyait primitives, et de la combinaison desquelles résultaient toutes les couleurs intermédiaires. Dans le ruban rouge, par exemple, au moyen du mélange gradué des fils, on montait de la nuance la plus claire jusqu'à la plus foncée, d'où on descendait par les mêmes degrés; ainsi du bleu, du vert, du jaune. Pour avoir une échelle générale, une gamme de toutes les couleurs, il avait fait faire un ruban extrêmement long où toutes étaient réunies, comme si on eût cousu l'un à l'autre tous les rubans particuliers de degré en degré, l'une produisant l'autre, depuis celle qu'il appelait *ut* ou la *basse*, jusqu'à la plus haute, ou au *si*. Cette espèce de *gamme* en ruban, va plus loin que le *clavier*. Le clavier ne donne que des demi-tons ; le ruban donne jusqu'à un vingtième de ton, ce qu'aucun instrument ni à vent ni à corde, ne pourrait exécuter, ni aucune oreille distinguer. L'oreille a moins de finesse que les yeux et n'a point de microscope *acoustique*, comme les yeux en ont un *oculaire*. D'ailleurs le clavier procède d'octave en octave, et après avoir parcouru tous les demi-tons, en commence une autre et monte par les mêmes degrés. Ce ruban général n'est qu'une octave dont les intervalles sont infiniment divisés, puisque chaque couleur primitive n'est qu'un ton.... etc., etc. » (P. 6 et 7.)

Ce système, si ingénieux qu'il puisse être, et tout en reposant sur une base vraie qui est l'identité des lois générales du son et de la lumière, n'en est pas moins radicalement faux dans ses applications, en ce qu'il suppose une corrélation exacte entre les phénomènes de l'oreille et les phénomènes de la vue. Les sons, combinés dans un certain ordre musical, et selon les lois d'une syntaxe qui n'est autre que ce que nous nommons *tonalité*, parlent un véritable langage à l'homme, langage qui, pour être plus mys-

(268) Il s'agit effectivement ici de *tonalités* fondées sur les petits intervalles, inappréciables à notre oreille et basées sur l'institution de la parole, comme on le verra à l'art cle TONALITÉ.

térieux et pour avoir d'autres fonctions que le langage habituel, n'est ni moins puissant ni moins expressif. Et c'est ici le cas de rappeler la belle définition de M. de Montlausier : « La musique est la parole de l'âme sensible, comme le langage est la parole de l'âme intellectuelle. » Les couleurs, au contraire, ne peuvent que récréer l'œil un instant, sans rien dire à l'esprit. Physiquement même, leurs fonctions sont bien plus bornées, car elles ne font que manifester la surface extérieure des objets, tandis que le son révèle la nature intime des corps. Il n'y a donc pas à rêver une corrélation parfaite entre deux ordres de faits absolument différents, et c'est contre un écueil de ce genre que viennent se briser les esprits systématiques.

Après cette digression que nous n'avons pas besoin de justifier dans un livre où nous avons tâché d'introduire autant de variété que le sujet en comporte; après cette digression on nous permettra une observation qui, nous le reconnaissons, eût été plus convenablement placée au mot ANNUEL, où nous énumérons les diverses appellations par lesquelles le langage liturgique désigne les différentes festivités. Nous avons vu tout à l'heure, par les premières citations empruntées à l'auteur des *Observations sur les nouveaux Bréviaires*, combien peu les nouveaux liturgistes avaient respecté la tradition ecclésiastique dans le choix des couleurs adaptées par l'Eglise aux solennités du culte. Nous adresserons un reproche analogue à certains maîtres de chapelle dont nous ne contestons d'ailleurs ni le zèle ni l'habileté. N'est-ce pas, nous ne dirons pas bouleverser, mais anéantir entièrement l'ordre des degrés de festivités, que de faire chanter, dans les annuels et solennels, aux accords de l'orgue d'accompagnement, des *Kyrie*, des *Gloria*, des *Credo*, des *Sanctus*, des *Agnus Dei* en musique, et de réduire le rôle du plain-chant aux versets du graduel, de l'offertoire et de la communion? La musique a donc ici le pas sur le chant grégorien, et ce qui le prouve, c'est qu'aux doubles, aux semi-doubles et aux simples, le rôle du plain-chant s'accroît en importance de tout ce qu'on veut bien retrancher à la musique. En sorte que, pour l'artiste chrétien qui se plaît à admirer avec quelle merveilleuse harmonie l'Eglise a su combiner les costumes, les couleurs, les chants avec le sens et l'esprit et la pompe de chaque fête, plus on s'élève dans la gradation des solennités, et plus la confusion et l'arbitraire remplacent ce bel ordre. Ce n'est qu'aux dimanches ordinaires qu'on peut en apercevoir quelques traces, et encore autant que la musique veut bien le permettre. Et remarquez bien que les maîtres de chapelle dont nous parlons, ne traitent pas mieux les œuvres des maîtres que la liturgie. Que diraient Haydn, Mozart, Cherubini, Lesueur, Hummel, etc., s'ils entendaient leurs grandes compositions chorales et orchestrales ainsi déchiquetées : un *Kyrie* de l'un accolé à un *Gloria* de l'autre; un *Credo* de l'école allemande suivi d'un *Sanctus* et d'un *Agnus* de l'école italienne ou française; et tout cela vociféré par des voix lourdes et en nombre évidemment insuffisant! et l'orchestre, dont le musicien a combiné les sonorités, tracé les dessins pour renforcer l'effet des voix ou pour contraster avec elles, l'orchestre remplacé par un orgue d'accompagnement! Voulez-vous faire de la musique, rien que de la musique? soit, mais dites-la franchement, et surtout faites-la bonne, faites-la avec goût. Qu'est-ce qu'un système bâtard, à la fois réprouvé par l'esprit de l'Eglise et par les musiciens dignes de ce nom?

Nous conjurons humblement Nosseigneurs les évêques, messieurs les curés, les vicaires, tous les ecclésiastiques qui ont autorité et action dans le temple du Seigneur de méditer les paroles suivantes; il est difficile d'entendre un langage plus éloquent, mais l'éloquence n'est ici que la vérité qui a conscience d'elle-même : « L'affaiblissement de la piété est une suite inévitable de ces vicissitudes du culte. En voyant ces variations, ces variétés, ces incertitudes, on ne sait que penser. Il faut à l'homme un objet fixe, une règle constante, une conduite uniforme : la stabilité arrête ses pensées et ses entreprises; le changement ouvre un champ libre à son inconstance, il donne l'essor à son imagination, et la liberté à son caprice. Si les lois de l'Etat, l'étiquette de la cour, la discipline des armées, le protocole des palais, souffraient les mêmes atteintes, on prendrait tout pour un jeu de théâtre. L'esprit de la comédie est devenu le goût dominant, et, par le plus grand malheur, il influe sur la religion et gagne le sanctuaire. A des yeux frivoles, les choses saintes sont une espèce de scène que chacun traite à son gré; l'office divin, un drame où on exerce ses talents; on fait des hymnes comme des ariettes, on coupe les psaumes comme des stances, on fabrique des légendes comme on construit une fable, on distribue des canons comme des sentences; les allusions de l'Ecriture sont des parodies. A la place du chant grégorien, on chante une musique d'opéra; la décoration change de même.... L'empire de Thalie ne connaît plus de bornes. Que devient l'esprit de foi, de prière, de respect dans le service divin, la ferveur et l'onction de la piété? L'Eglise, pour prévenir ce désordre, avait tout réglé dans la liturgie, jusqu'à une syllabe, une note, un geste, une attitude, avec défense d'y jamais rien changer; à l'exemple de Dieu même qui, dans la loi de Moïse, entre dans le plus petit détail. Il n'est rien où l'Eglise ait porté plus loin l'attention et l'exactitude. De là le nom d'*Heures canoniales* donné à l'office divin, du mot *canon*, qui veut dire *règle*, parce que rien n'est plus réglé ni moins arbitraire; de là le nom de *chanoines*, *canonici*, parce que personne ne doit être plus attaché à la régularité du service que les ministres qui en sont chargés par état. »

(*Du culte des saints*, p. 7, dans le recueil intitulé : *Observations sur les nouveaux Bréviaires*, déjà cité.) Et nunc intelligite !...

On nous saura gré de mettre à la suite de cet article une citation empruntée à Thomassius, sur les diverses de mélodies appropriées aux festivités.

« Tres ordines melodiæ in tribus distinctionibus temporum habeamus, v. g. in præcipuis solemnitatibus toto corde et ore omnique affectu devotionis; in dominicis diebus et maioribus festivitatibus, sive natalitiis sanctorum, in quibus plebes laborant partim vel totaliter, multo remissius, privatis autem diebus ita psalmodia moduletur nocturnis horis, et cantus de die, ut omnes possint devote psallere et intente cantare sine strepitu vocis, cum affectu absque defectu Omni tempore, æstate vel hyeme, nocte ac die, solemni sive privato, psalmodia semper pari voce, æqua lance, non nimis velociter, sed rotunda, virili, viva et succincta voce psallatur. Syllabas, verba, metrum in medio et in fine versus, id est (*in marg.* arfos, dyesis, thesis) initium, medium et finem simul incipiamus et pariter dimittamus. Punctum æqualiter teneant omnes. » *Et paulo post* : « Ergo cum quidquid agitur pro defunctis, totum flebili et remissiori debet fieri voce, ut nihil ibi resonent verba, nisi devotum mœrorem et humilitatem. In hymnis *Te Deum laudamus, Gloria in excelsis* et *Credo in unum*, sic punctus et pausa fiant, ut intellectus discernatur, et mediocri voce decantentur. Dum hymnus vel responsoria sive antiphonas seu *Alleluia*, *Kyrie eleison*, *Sanctus* ac *Agnus Dei*, quæcumque pulchra, suavia ac dulcia et iocunde sonant : in his punctum bene discernendo notulas decantemus, et in clausulis pausam faciendo aliquantulum expectemus, et hoc maxime festivis diebus. Caveamus etiam ne neumas coniunctas nimia morositate........, vel disiunctas inepta velocitate coniungamus, sed concorditer pausam ad punctum habeamus; vel sequentias si cantamus sive alternatim, sive una simul concentu, parili voce consona finiatur. Jubilus vero dulci modulamine, bene discretis neumis, deponatur. Omnem igitur cantum sive psalmodiam si morose ac propere psallimus, semper cum facultate vocum et rotunde suavi modulamine peragamus. Responsoria vero et antiphonas, gradualia, tractus, *Alleluia*, offertoria et communiones omnemque gravem cantum remissiori ac velociori processu persolvamus. Festivis namque diebus, in omni cantu punctum et pausam non omittamus. Privatis autem diebus, sic psallamus et cantemus, ut nullus tepidus aut desidiosus aliquem astute cavillando, possit habere excusationem. Si duo simul cantent, syllabas et pausam ad punctum æqualiter incipiant et finiant, et descendat vox infirmiori fortior. Si autem impares sint voces et dissonæ, vilior mutetur, et sic parificentur. Solus, quidquid cantet vel legat, mediocriter inchoet, et tali voce, ut sine strepitu perficiat, et intellectui verba distribuat, ac neumata dulci diaphonia symphoniace terminet, ut ædificentur audientes. Quicumque imponit antiphonam, vel responsorium, aut graduale, tractum, sive *Alleluia*, seu quidquid incipit, duas vel tres syllabas an unam syllabam, et duas aut tres notulas imponat solus tractim, aliis tacentibus, et ab eo loco, quo intonans dimisit, cæteri incohent subsequentes, non repetendo quod ille præcinuit. Similiter observetur cum cantor imponit aliquid vel reincipit, seu quemcumque cantum pronuntiat; chorus concordi melo subsequatur voce unanimi. » (Thomasius, in append. *Lib. respons. et Antiph.*, p. 441, *apud* Gerbert, *De cantu et mus. sac.*, t. Ier, p. 350.)

COUP (Petit, — Grand). — Coup de fer. — Ces trois mots se rapportent à un usage établi dans les églises d'Orient ; on ignore si à l'époque où cet usage était en vigueur, les cloches y étaient connues ; on est même incertain si l'on battait des tables de bois ou des plaques de fer et d'airain. Quoi qu'il en soit, on frappait trois fois, pour assembler les religieux à l'office, bien qu'on ne frappât qu'une fois pour convoquer les autres fidèles.

Voici l'explication de ces trois coups par les religieux : le premier s'appelait le petit coup ; le deuxième, le grand coup ; le troisième, le coup de fer.

Balsamon, qui vivait au xiie siècle, nous apprend (269) que le petit coup signifie les anciennes prophéties que l'on récite aux offices du matin ; que le grand coup marque et la prédication de l'Évangile dont le bruit s'est répandu dans toute la terre, et la lecture des autres livres sacrés, qui se faisait dans les assemblées publiques, et l'*Ordre* ou le *Typique* de saint Sabas de Jérusalem, qu'on lisait dans toutes les églises. Enfin le coup de fer signifie le jugement dernier et la trompette au son de laquelle les morts sortiront de leur tombeau, pour comparaître dans une plus grande et plus nombreuse assemblée.

COUTEAU. — Dans les couvents, on se servait de couteaux sur lesquels étaient notés le chant du *Benedicite* d'un côté de la lame, et de l'autre côté, les *grâces*. Les religieux chantaient ainsi ces deux prières à quatre parties, car il y avait le couteau des soprani, celui des alto, celui des tailles et celui des basses-tailles. M. Sauvageot possède deux couteaux de cette espèce dans sa collection d'instruments du moyen âge. Le *Magasin pittoresque* en a donné les figures. M. Castil-Blaze en parle dans son *Molière musicien*.

COUVRE-FEU. — La pancarte placardée anciennement dans le chapitre de Notre-

(269) *Meditatum de convocatione quæ fit ad sacras monasteriorum ædes per tria signa.*

Dame de Rouen, et dont il est parlé aux articles SONNERIE et BOUTTE-HORS, disait : « Le dernier son de toute la journée s'appelle le SON DE COUVRE-FEU (en latin *ignitegium*), qui se sonne au soir entre sept et huit heures, à une cloche tant seulement, s'il n'y a carillon, et doit avoir six vingt traits. » Ce dernier son était pour la prière et la retraite. Il signifiait qu'il n'était plus permis de sortir de la maison lorsque cette sonnerie avait été entendue, qu'il était l'heure de *couvrir* le *feu* et d'aller se coucher. Le canon 2 d'un ancien concile de la province de Normandie tenu à Caen en 1061, prescrit *ut quotidie sero per signi pulsum ad preces Deo fundendas quisque invitaretur, atque occlusis foribus, domorum ultra vagari amplius vetitum admoneretur.* — Plus tard, dans la même église de Rouen, on sonnait le *couvre-feu* à six heures et demie du soir les samedis et les dimanches, les fêtes chômées et la veille. On tintait d'abord une cloche trois coups à trois différentes reprises, ce qui faisait neuf coups, puis on la sonnait en *branle* ou en *volée* environ l'espace d'un *Miserere*. A certaines grandes fêtes on sonnait un carillon fort harmonieux. On sonnait dix-sept sortes de carillons la veille de l'Epiphanie entre cinq et six heures du soir. Aux autres jours, c'était une cloche plus ou moins grosse selon le grade de la fête qu'on célébrait. Toutefois, le jour que l'archevêque de Rouen rentrait dans sa cathédrale après une absence, on sonnait une cloche bien plus grosse que la fête ne le requérait, pour honorer son retour. (*Voyag. liturg.*, pp. 380 381.)

CRÉCELLE, ou CRESSELLE, ou CRÉCERELLE (*Crepitaculum, pulsatio crepitaculi seu lignei instrumenti, quo pro campanis utuntur hebdomada sancta.* (*Voy.* DU CANGE, au mot *Classicum*, édition de 1842, Paris, Didot.) — Suivant l'auteur du *Recueil curieux et édifiant sur les cloches de l'Eglise* (Cologne, 1757), la *cresselle* « est un petit instrument de bois, qui fait beaucoup de bruit en tournant une manivelle, et avec quoi jouent les enfants : son nom lui est venu d'un oiseau de proie, à cause que sa voix ressemble au bruit de cet instrument. Pasquier croit que c'est le son qu'il fait, qui est cause qu'on l'appelle ainsi. Ménage prétend qu'il vient de *crecarella*, qui est le nom d'un oiseau, dont la voix est fort aiguë, et dont cet instrument imite le bruit. Magius, dans son *Livre des cloches*, dit que les chrétiens grecs se servent d'un certain instrument, qu'ils appellent *symandre*. Ce n'est qu'un ais fort court, sur lequel on frappe avec deux petits maillets de bois, qui font le même effet que la *crécerelle*, et qui en tient lieu quelquefois. La *crécerelle* et autres semblables machines de bois, assez industrieusement imaginées et construites, se sont non-seulement perpétuées jusqu'à présent, mais sont devenues très-nécessaires et très-utiles, pendant les trois derniers jours de la semaine sainte, principalement dans toutes les communautés ecclésiastiques et religieuses, où elles servent de signal, tant pour l'office que pour tous les autres exercices de régularité. » (P. 16-17.)

Dans le midi de la France, où l'usage de la *crécelle* se perpétue encore, on a donné à cet instrument les divers noms de *renet, renaire, reineta*, parce que le bruit de la *cresselle* imite le croassement de la grenouille ; *Cresinetas, tarabast, riga-raga* et *carrin-carrat*, qui sont autant d'onomatopées. Mais tous les noms qui précèdent ne sont que des synonymes du mot *estenebras*, dont l'étymologie de *est* et *tenebras* est évidente, et que le savant auteur du *Dictionnaire provençal Français*, ou *Dictionnaire de la langue d'Oc ancienne et moderne* (Digne, 1846, 2 vol., in-4°), M. Honnorat, définit ainsi : « *Crécelle*, instrument de bois, composé d'un essieu denté, et d'une languette fixée sur un cadre, qui produit un bruit considérable, quand on le fait tourner, et qui remplace les cloches le jeudi et le vendredi de la semaine sainte. »

« A mesme usage (advertir les passans que c'est le lieu sacré et intimider les petits enfans de ne faire alentour aucunes immondices) auraient esté inventées ces *cliquettes*. *Crepitaculis æreis* (dit Columelle) *aut testarum plerumque vulgo jacentium sonitu terretur fugiens juventus.* Ou bien ne plus ne moins qu'aux sacrifices d'Isis, la mode estoit de tourner et retourner ces *cliquettes* et *cresserelles*, afin de monstrer que ce globe mondain se change et rechange par un continuel mouvement..., etc. » (*Le grand aulmosnier de France*, p. 285.)

CROCHE. — « Note de musique qui ne vaut en durée que le quart d'une blanche ou la moitié d'une noire. Il faut par conséquent huit croches pour une ronde ou pour une mesure à quatre temps. »

(J.-J. ROUSSEAU.)

CROQUE-NOTE ou CROQUE-SOL. — « Nom qu'on donne par dérision à ces musiciens ineptes qui, versés dans la combinaison des notes, et en état de rendre à livre ouvert les compositions les plus difficiles, exécutent au surplus sans sentiment, sans expression, sans goût. Un croque-sol rendant plutôt les sons que les phrases, lit la musique la plus énergique sans y rien comprendre comme un maître d'école pourrait lire un chef-d'œuvre d'éloquence, écrit avec les caractères de sa langue, dans une langue qu'il n'entendrait pas. » (J.-J. ROUSSEAU.)

CYMBALUM ou SIMBALUM. — On nommait anciennement ainsi une cloche qui appelait les religieux d'un monastère au réfectoire, et qui est suspendue dans le cloître, *cymbalum refectorii*. *Cymbalum* avait été aussi employé pour la sonnerie des morts. (*Voy.* ce mot dans DU CANGE pour plus de détails.)

D

D. — Cette lettre est le quatrième degré de l'échelle dans les notations boétienne et grégorienne. Dans cette dernière, le D majuscule signifie le *ré* grave, et le D minuscule, l'octave de ce même *ré*.

D, dans l'alphabet de Romanus, pour les ornements du chant, signifiait que le son devait être affaibli, *ut deprimatur*.

Lettre qui désigne aussi la finale des premier et second tons de l'Eglise.

Elle marque aussi le diatessaron ou quarte dans la notation d'Hermann Contract.

Δ (*grec*), dans la notation d'Hermann Contract, signifiait diapente ou quinte; Δ D, octave; Δ S, sixte mineure; Δ T. sixte majeure, dans la même notation.

D était la clef de *ré* dans la portée musicale de quatre lignes de Guido d'Arezzo.

D. — « Cette lettre signifie la même chose dans la musique française que P. dans l'italienne, c'est-à-dire *doux*. Les Italiens l'emploient aussi quelquefois de même pour le mot *dolce*, et ce mot *dolce* n'est pas seulement opposé à *fort*, mais à *rude*. »

(J.-J. ROUSSEAU.)

D, LA, SOL, RE. — Résultat de la combinaison des cinq premiers hexacordes superposés dans leur ordre et se rencontrant sur la corde du second D de l'échelle des sons. Cela signifie que, dans la solmisation par les muances, ce même D était tantôt nommé *la*, tantôt *sol*, tantôt *ré*, selon qu'il était solfié suivant la propriété de bémol, suivant la propriété de bécarre ou suivant la propriété de nature.

DACTYLIQUE. — « Nom qu'on donnait, dans l'ancienne musique, à cette espèce de rhythme dont la mesure se partageait en deux temps égaux. On appelait aussi *dactylique* une sorte de nome où ce rhythme était fréquemment employé, tel que le nome Harmathias et le nome Orthien.

« Julius Pollux révoque en doute si le dactylique était une sorte d'instrument ou une forme de chant; doute qui se confirme par ce qu'en dit Aristide Quintilien dans son second livre, et qu'on ne peut résoudre qu'en supposant que le mot *dactylique* signifiait à la fois un instrument et un air, comme parmi nous les mots *musette* et *tambourin*. »

(J.-J. ROUSSEAU.)

DÉCHANT. — « Le mot *Discantus* porte en lui sa définition; il vient de *dis* deux, et de *cantus*, chant, c'est-à-dire deux chants ou double chant (270). Ce n'est au surplus que la traduction latine du mot grec διαφωνία (271).

« Francon de Cologne (272) et Jean de Muris (273) en donnent encore une autre définition. Suivant ces auteurs, *discantus* serait venu de *di*, de, et de *cantus*, chant, parce que le déchant est formé du chant ou de la mélodie.

« Le déchant n'était originairement qu'à deux parties: la mélodie principale, appelée *ténor*, et la partie d'accompagnement, nommée *déchant* (274). Plus tard, on accompagna le ténor de plusieurs parties, auxquelles on donna le nom de *motet*, *triplum*, ou *quadruplum* (275), suivant qu'il se composait de trois ou de quatre parties.

« Ce qui distinguait le déchant de la diaphonie, c'est que le déchant était un contre-point mesuré, tandis que la diaphonie était un contre-point simple de note contre note, non soumis à la mesure. La diaphonie se trouve quelquefois désignée sous le nom de déchant, mais jamais la musique harmonique mesurée ne se trouve appelée diaphonie (276).

« Cette distinction résulte des explications mêmes des auteurs qui ont écrit sur cette matière et dont les opinions sont à juste titre les mieux accréditées.

(270) « Discantus uno modo dicitur a *dia*, quod est duo et *cantus*, quia duplex vel duo cantus seu duorum cantus. Quia etsi possit esse plurium, magis proprie tamen est duorum. » (JEAN DE MURIS, *Specul. music.*, lib. VII, cap 3.)

(271) « Græce enim διαφωνία, latine *discantus* dicitur a διά, quod est *duo*, et φωνή, *sonus*, quas duplex sonus quia distinctos simul prolatos requirit sonos. Et hæc sonorum simul facta prolatio organum vulgariter appellatur, tum quia ὄργανον græce, duplex modulatio dicitur latine, tum quia vox hominis apte concordans et dissonans suavitatem exprimet instrumenti quod vocant organum. » (JEAN DE MURIS, *Speculum musicæ*, lib. VII, cap. 4.)

(272) « Discantus dupliciter dicitur : primo dicitur discantus, quia diversorum cantus; secundo discantus dicitur, quia de cantu sumptus. » (GERB., *Script.*, t. III, p. 12.)

(273) « Vel potest discantus dici a *dy* quod est de et *cantu*, quia de cantu sumptus, id est de tenore supra quem discantus fundatur. « (JEAN DE MURIS, *Speculum musicæ*, lib. VII, c. 3.)

(274) « In principio, in discantu non erant nisi duo cantus, ut ille qui tenor dicitur, et alius qui supra tenorem decantatur, qui vocatur discantus. » (*Ibid.*)

(275) « Quamvis proprie uni tenori unus respondeat cantus ut sint duo cantus, possunt tamen supra tenorem unum multi fieri discantus ut motetus, triplum, quadruplum. » (*Ibid.*)

(276) « Discantus igitur cum magis proprie duos cantus respiciat quam plures, antiquitus de organo duplo dicebatur, in quo non sunt nisi duo cantus. Unde discantare, erat organizare vel diaphonizare, quia diaphonia discantus est. » (*Ibid.*)

« Le déchant, dit Francon de Cologne, est « un ensemble harmonieux de divers chants, « dans lequel ces divers chants sont ajustés « entre eux proportionnellement par des « longues, des brèves et des semi-brèves, « et représentés dans l'écriture par des fi- « gures diverses (277). »

« Cette explication est confirmée par Jean de Muris, qui ajoute que le déchant simple était celui dont toutes les parties étaient mesurées dans chaque temps (278), par opposition à un autre, l'organum proprement dit, l'organum pur, qui n'était pas mesuré dans toutes ses parties (279).

« Une chose digne de remarque, c'est que la diaphonie ne paraît pas avoir été usitée dans la musique mondaine, du moins on n'a découvert jusqu'à présent aucun monument de ce genre où la diaphonie soit employée, et aucun document écrit n'y fait allusion. La diaphonie est pourtant restée en usage longtemps encore après que le déchant était en pleine vigueur. Jean de Muris, dans sa *Summa musica* (280), divise la diaphonie en diaphonie basilique et diaphonie organique. Jean de Muris, docteur et professeur de Sorbonne, un des plus célèbres écrivains sur la musique du moyen âge, vivait au commencement du XIVe siècle.

« Nous avons vainement cherché dans les auteurs des XIIe et XIIIe siècles l'origine du déchant et le procédé primitivement employé pour le composer; ce que l'on y trouve se rapporte évidemment à une époque plus avancée de l'art.

« Egidius de Murino, écrivain du XIVe siècle, et auteur d'un traité sur le chant mesuré (281), est le seul, à notre connaissance, qui paraît avoir indiqué cette méthode primitive, méthode bien grossière sans doute, mais qui paraît certainement avoir été le premier procédé qu'on ait employé. Voici comment ce procédé se trouve analysé par M. Danjou (282), qui a découvert le traité d'Egidius de Murino :

« Pour ajouter, dit-il, une seconde partie « à un chant, on prenait souvent au hasard « le chant d'un répons ou même quelquefois « d'une autre chanson ; puis modifiant « et altérant la valeur primitive des notes, « prolongeant l'une, diminuant l'autre, on « ajustait ce chant au-dessous de la mélo- « die principale et on formait ainsi une se- « conde partie ou ténor. Si on voulait une « troisième voix ou contraténor, on cher- « chait un troisième chant, qu'on accommo- « dait, tant bien que mal, avec les deux « autres (283). »

(277) « Discantus est aliquorum diversorum cantuum consonantia, in quo illi diversi cantus per voces longas, breves vel semibreves proportionaliter adæquantur, et in scripto per debitas figuras proportionaliter ad invicem designantur. » (Texte de J. DE MORAVIE.)

(278) « Est enim quidam discantus simpliciter qui in omni sua parte cuncto tempore mensuratur. » (J. DE MURIS, *Speculum musicæ*, lib. VII, cap. 10.)

(279) « Organum proprie sumptum cantus non in omni parte sua mensuratur. » (FRANCON, apud GERB., *Script.* t. III, p. 15.)

(280) « Diaphonia est modus canendi duobus modis; et dividitur in basilicam et organicam. Basilica est (modus) canendi duobus modis melodiam, ita quod unus teneat continue notam unam, quæ est quasi basis cantus alterius concinentis; alter vero socius cantum incipit vel in diapente, vel in diapason, quandoque ascendens, quandoque descendens, ita quod in pausa concordet aliquo modo cum eo, qui basin observat. Organica diaphonia est melodia duorum vel plurium canentium duobus modis, ita quod unus ascendat, reliquus vero descendat, et e contra; pausando tamen conveniunt maxime vel in eodem, vel in diapente, vel in diapason. Dicitur autem organica ab organo, quod est instrumentum canendi, quia in tali specie cantus multum laborat. » (GERB., *Script.*, t. III, p. 239.)

(281) « Le nom d'Egidius de Murino et son traité de musique sont restés inconnus jusqu'ici. Ils ont été révélés pour la première fois par M. Danjou qui, dans son voyage musical de 1847 en Italie, en a découvert deux manuscrits : l'un au Vatican, sous le no 5321; l'autre à la même bibliothèque, fonds palatin, sous le no 1377. Le traité d'Egidius de Murino est un des documents les plus intéressants pour l'histoire de la musique mesurée au XIVe siècle. M. Danjou en a fait une copie collationnée sur les deux manuscrits que nous venons de citer; mais il n'a trouvé aucun renseignement sur cet auteur. SPATARO, *Tractato di musica, nel quale si tracta de la perfectione de la sesquialtera producta in la musica mensurata*, Venise, 1531, est le seul qui en parle; il l'appelle *claro musico*. L'ouvrage d'Egidius de Murino est important pour la résolution de certaines difficultés de notation qui résultaient de la perfection et de l'imperfection, de l'augmentation et de la diminution des notes dans les temps et les prolations. On y trouve aussi un chapitre sur la manière de composer les ténors dans des motets. M. Danjou, qui a bien voulu nous communiquer le traité d'Egidius de Murino, nous a autorisé à reproduire ce chapitre. Le traité d'Egidius de Murino finit par quelques renseignements sur les ballades, les vironelles et les rondeaux. » (*Note de M. de Coussemaker.*)

(282) *Gazette musicale de Paris*, 9 janvier 1848.

(283) EGIDIUS DE MURINO, *Tractatus cantus mensurabilis :*

CAP. 4. — *De modo componendi tenores motetorum.* — « Primo accipe tenorem alicujus anthiphonæ, vel responsorii, vel alterius cantus de antiphonario; et debent verba concordare de materia de qua fecere motetum. Et tunc recipe tenorem et ordinabis et colorabis secundum quod inferius patebit de modo perfecto vel imperfecto. Et modus perfectus est quando comparantur tria tempora vel sex pro nota. Et modus imperfectus est quando comparantur duo tempora vel quatuor pro nota. Et quando tenor est bene ordinatus, tunc si vis facere motetum cum quatuor, tunc etiam ordinabis et colorabis contratenorem supratenorem; et quando vis dividere contratenorem, tunc accipe tenorem et contratenorem; si componis cum quatuor, et ordinabis triplum supra, bene ut concordet cum tenore et contratenore. Et si vis ipsum superius concordare, tunc divide tenorem in duas partes vel quatuor, vel tot partes sicut tibi placuerit; et cum feceris unam partem supra tenorem, tunc ipsa pars debet ita esse

« Quand on se rappelle le passage rapporté plus haut, où Francon de Cologne dit que le déchant était composé de diverses mélodies qu'on ajustait entre elles proportionnellement ; quand on rapproche ensuite le procédé d'Egidius de Murino de quelques anciens monuments de déchant avec paroles différentes, on est convaincu que c'est de cette manière qu'ils ont été composés. Tout porte donc à croire que c'est ce procédé grossier qui a donné lieu à la naissance du déchant.

« On ne peut pas dire que ce procédé fût complétement abandonné au XIIe siècle ; puisqu'on le trouve encore en usage au XIVe ; mais on peut assurer du moins, cela résulte et des traités et des monuments, qu'il ne faisait pas partie de la musique artistique telle qu'elle se trouve enseignée dans nos documents inédits et dans les traités de Francon de Cologne, de Jérôme de Moravie, du nommé Aristote, de Jean de Garlande, de Pierre Picard et de plusieurs autres.

« Le déchant était-il une harmonie écrite ou une harmonisation improvisée, appelée plus tard, chez les Français, *chant sur le livre*, et chez les Italiens *contrapunto a mente ?*

« Les opinions se trouvent divisées sur cette question. Doni (284), Baini (285), M. Fétis (286) et quelques autres pensent que c'était une harmonisation improvisée. Quant à nous, nous sommes d'un avis contraire ; nous pensons que le déchant était et n'a pu être qu'une harmonie écrite, et nous espérons le démontrer.

« Voyons d'abord ce que l'on entendait par chant sur le livre. C'était, suivant les auteurs qui ont traité spécialement la matière, un contrepoint improvisé en chantant. Ce contrepoint à deux, trois ou quatre parties se faisait sur le plain-chant qui était pris pour thème, et qui était habituellement exécuté par la voix de ténor. Il a été principalement en usage au XVIe et au XVIIe siècles, en France et en Italie. Mais les Italiens passent pour y avoir été supérieurs aux Français. Zarlino (287), Aaron (288), Zacconi (289), Vicentino (290) et quelques autres en enseignent les principes et les règles.

« On prétend que certains musiciens étaient très-habiles dans ce genre de composition ; cela ne paraîtra pas très-extraordinaire, quand on remarquera qu'il s'agit d'une époque où la plupart des chanteurs de la chapelle papale et des principales églises étaient à la fois compositeurs et chanteurs. En songeant pourtant aux difficultés inhérentes à ce genre de contre-point, il est permis de croire qu'il a été rarement satisfaisant, et que la prétention de la part de médiocrités d'imiter les maîtres a dû produire des monstruosités qui ont motivé son abandon.

« Voyons maintenant si le déchant a pu être une semblable harmonisation. Pour adopter cette opinion, il faut admettre d'abord que les chanteurs des XIIe et XIIIe siècles, quelque instruits qu'ils fussent dans les règles et dans l'art du chant, aient été assez habiles pour improviser le déchant d'après les règles exposées dans nos documents inédits et dans les traités des maîtres précités ; mais en le supposant, il faut admettre ensuite que la partie de déchant était toujours exécutée et ne pouvait l'être que par un seul chanteur ; sans cela, comme le déchant n'était pas une simple diaphonie à

figurata sicut prima pars et sicut alia pars ; et istud vocatur colorare motetos.

« Item potes ibi adjungere aliam subtilitatem et hoc est, si vis, potes eum facere de modo perfecto, id est, comparare super tempora insimul et post tria tempora debet superesse punctus divisionis. Hoc facto, procede ad motetum, id est ad quintum ; et concordabis et colorabis cum triplo et tenore, et cum contratenore si est cum quatuor, et ita fac usque ad finem.

« Postquam cantus est factus et ordinatus, tunc accipe verba quæ debent esse in moteto et divide ea in quatuor partes ; et sic divide cantum in quatuor partes et primam partem verborum compone super primam partem cantus sicut melius potest, et sic procede usque ad finem. — Et aliquando est necesse extendere multas notas super pauca verba, et aliquando est necesse extendere multa verba supra pauca tempora, quousque perveniantur ad complementum.

« Est autem alius modus componendi motetos quam superius dictum est, videlicet, quod tenor vadat supra motetum, et sic ordinabis : accipe tenorem de antiphonario, sicut superius dictum est, quem colorabis et ordinabis, et stat in gamma bassa ; et tu potes eum mittere in gamma alta ; et quando est ordinatus bene, tunc facias discantum sub tenore sicut melius scis. Et potes ipsum colorare et de modo perfecto facere, si vis. Hoc facto, facias triplum concordare super motetum sicut melius scis et potes. Et si vis ipsum facere cum quatuor, tunc debet ibi esse contratenor. Sed oportet quod contratenor sit primo et concordet cum tenore, aliter non possit colorari. Item si vis facere motetum cum quinque, per hunc modum potest fieri : fac primo tenorem, sicut dictum est, et fac discantare subtus tenorem et concordare. Hoc modo fac triplum discantare insuper motetum sicut melius scis. Adhuc potes facere alium discantum qui ibi circumplectatur triplum fulgendo ipsum triplum, et iste quintus cantus vocatur quadruplum, et sic erit motetus totaliter plenus. Et credo quod non possint fieri plures cantus insimul. »

(284) « Tertius gradus ecclesiastici cantus adjecisse videtur concentum, quem vocant extemporaneum (contrapunto a mente) in quo super dictiones, sive syllabas antiphonasque, earum potissimum, quæ ad introitus pertinent, chorus symphonetarum variis consonantiis, secundum cujusque partes, ut vocant, saltuatim quodam modo, accini grato quidem auribus murmure, sed parum, ita me Deus amet, apto ad sententiarum expressionem. Ejus origo inter duodecimum, ac trigesimum Christi Domini sæculum, ut adparet, incurrit ; nec tum publicæ auctoritati, quam privatæ musicorum licentiæ tribuenda. » (*Opera omnia*, t. Ier, p. 275.)

(285) *Memorie della vita e delle opere di G. P. da Palestrina*, t. I, p. 121 et suiv.

(286) *Revue de musique religieuse* de M. DANJOU, t. III, p. 178.

(287) *Istitutioni harmoniche divise in quatro parti*, e c., parte III^a^, cap. 58.

(288) *Il Toscanello in musica*, lib. II, cap. 21.

(289) *Prattica di musica*, lib. II, cap. 34.

(290) *L'antica musica ridotta alla moderna pratica*, etc., p. 83.

intervalles et à mouvements semblables, qu'il était permis au contraire au déchant de faire entendre non-seulement divers intervalles sur une même mélodie, mais aussi des notes de diverses durées, l'improvisation uniforme eût été impossible. On ne saurait prétendre, en effet, que plusieurs déchanteurs aient pu exécuter sur le livre un déchant uniforme.

« Or, il est incontestable que, dans un déchant, chaque partie pouvait être exécutée par plusieurs voix. Jean de Muris le dit du reste en termes formels (291). Le mot déchant, on l'a vu plus haut, ne vient pas de ce que cette sorte d'harmonie était exécutée par deux chanteurs, mais de ce que c'était un double chant dont chaque partie pouvait être chantée par une ou plusieurs voix.

« Mais ce ne serait pas seulement le déchant à deux parties qui aurait été improvisé, les déchants à trois et à quatre parties auraient été composés de même. Ceux qui soutiennent cette opinion doivent aller jusque-là, et ils y vont, puisqu'ils ne font aucune distinction, aucune exception. Nous laissons au lecteur à apprécier s'il eût été possible pour des chanteurs, quelque habiles qu'ils fussent, d'improviser une harmonie à trois et à quatre parties, dont les éléments étaient restreints, il est vrai, mais dont les règles pratiques étaient fort compliquées, comme on le verra. Quant à nous, nous n'hésitons pas à déclarer que cela nous paraît de toute impossibilité. Nous en concluons que le déchant était une harmonie composée d'avance pour pouvoir être exécutée par plusieurs chanteurs, une harmonie écrite, *res facta.* » (*Hist. de l'harmonie au moyen âge*, *par* M. DE COUSSEMAKER, pp. 26-32.)

DÉCHANT, DISCANT, DISCANTUS, quelquefois BISCANTUS. — Le *déchant*, *discantus*, suivant Francon, est la réunion de plusieurs mélodies ajustées les unes sur les autres dans la même proportion, au moyen de *longues*, de *brèves* et de *semi-brèves*, et qui, dans l'écriture, sont représentées par des figures différentes. Suivant le même Francon, le *déchant* n'est autre chose que ce qu'il appelle la *musique mesurée pure et simple*, tandis que l'*organum* forme ce qu'il nomme la *musique mesurée en partie*. « Dividitur autem mensurabilis musica in *mensurabilem simpliciter* et *partim mensurabilem. Mensurabilis simpliciter* est discantus eo quod in omni parte suo tempore mensuratur. *Partim mensurabilis* dicitur organum pro tanto quod non in qualibet parte sua mensuratur. » A l'époque où vivait Francon de Cologne, il y avait trois espèces de *déchant* : tantôt il consistait en un chant continu, *simpliciter prolatus* ; tantôt en un chant tronqué, *truncatus*, interrompu par des pauses ; il portait alors le nom d'*ochetus* ; tantôt enfin en un chant *lié*, *copulatus*, *qui copula nuncupatur*. — Le *déchant*, toujours selon Francon, se fait à une ou plusieurs *lyres* et même sans *lyre*, ce qui signifie, d'après la rectification qui a été apportée à ce passage par feu Bottée de Toulmon, que les diverses parties chantaient tantôt sur les mêmes paroles, comme dans les rondels, et tantôt sur des paroles différentes, comme dans les motets, et tantôt enfin sans paroles.

Le *déchant* ainsi disposé était employé, sauf quelques modifications qu'il ne nous serait pas aisé de saisir aujourd'hui, dans l'exécution des *motetti*, *conducti*, des *cantilenæ* et des *rondellæ*, chansons religieuses et profanes. Le *déchant* devait commencer à l'unisson, à l'octave, à la tierce majeure ou mineure, à la quarte, à la quinte de la partie avec laquelle il marchait pour ainsi dire parallèlement. Les dissonances devaient être entremêlées de consonnances posées d'une manière convenable et de façon que lorsque le *ténor* montait, le dessus devait descendre et réciproquement. Dans la composition à trois voix (*triplum*), l'attention devait se porter sur le *ténor* et le dessus, afin que lorsque la troisième voix se trouvait en dissonance avec le *ténor*, elle s'accordât avec le dessus, et encore réciproquement. — Enfin Francon décrit un *déchant* à quatre et cinq voix dans lequel il faut encore avoir égard aux voix existantes pour ne pas être en dissonance avec l'une quand on est d'accord avec les autres. Les voix ne doivent ni monter ni descendre simultanément, mais plutôt marcher tantôt avec le ténor, tantôt avec le dessus. Il faut ensuite observer la valeur des notes ou des pauses dans toutes les parties de manière à ce qu'aucune n'ait pas plus de longues, de brèves, de semi-brèves qu'elle ne doit en avoir par rapport aux autres, excepté la dernière note ou *punctus organicus*, qui n'est soumis à aucune mesure.—Il est évident que les compositions décrites par Francon différaient entièrement de ce qu'on appela *organum*, de même qu'elles différaient du *déchant* accompagné de *lyres*. Elles doivent d'autant plus passer pour un véritable contrepoint que les voix qui y procédaient par intervalles consonnants et dissonants par mouvements différents étaient assujetties à certaines règles.

On se servait, en France, dans les églises, de ce qu'on appelait un *déchant*, et qui était tout différent de ce qui a été jusqu'à présent désigné sous ce nom. Ce déchant n'était pas mesuré : il était exécuté soit syllabiquement, soit conventionnellement entre les chantres, à la manière d'un chant *mélismatique* sur les sons soutenus du plain-chant. Il y en avait de deux espèces : la première et la plus simple était un ensemble à deux voix, le plus souvent les deux parties marchant à l'unisson. Seulement, dans certains passages, le *déchant* se séparait, une

(291) « Sed aliud est duos cantus et duos cantantes. Nihil enim prohibet in duobus cantibus simul esse cantantes plures tam in tenore quam in discantu. » (JEAN DE MURIS, *Speculum musicæ*, lib. VII, c. 3.)

partie montait, l'autre descendait à tour de rôle. Ce mouvement donnait lieu à des rencontres de tierces qui ne devaient pas être sans agrément. Au surplus, les voix se hâtaient de se réunir et finissaient toujours à l'unisson. Dans la seconde espèce, celui qui exécutait le *déchant*, faisait *ad libitum*, des ornements très-compliqués appelés *fleurettes*. Les véritables théoriciens n'ont pas daigné, dans leurs traités, faire mention de ces espèces de *déchant*. On peut aisément se persuader que les *fleurettes* n'étaient pas plus en rapport avec la dignité du temple et des textes sacrés qu'elles n'étaient conformes aux lois d'une bonne phraséologie et d'une harmonie irréprochable. Si donc un semblable *déchant*, fruit de la convention et de l'improvisation, fut essayé à plusieurs voix à diverses époques, il dut produire par fois un charivari des plus accomplis, et l'on ne comprendrait guère le plaisir et l'édification que les fidèles ont pu en retirer, si l'on ne connaissait à quel point la multitude, principalement en France, est facile à s'extasier devant les harmonies les plus barbares et les mélodies les plus plates. Aussi est-ce en France que le *déchant* a été pratiqué avec le plus d'ardeur. Car bien que des *harmonies simples* fussent déjà en usage à Rome dans la chapelle pontificale, ainsi que le rapporte l'abbé Baini, dans ses *Mémoires sur la vie et les ouvrages de Palestrina* (vol. II, p. 390), on peut dire que l'excellence du sens musical propre aux habitants de ce pays les préserva d'un *déchant* aussi grossier que celui dont on se servait en France et aussi bizarre que celui qui était en honneur chez les Florentins. Il est vrai que le *déchant* improvisé fut importé à la chapelle pontificale par les chantres composant la chapelle que les Papes avaient formée à Avignon, pendant leur séjour en cette ville (1305-1377), et alors que le siége pontifical fut ramené à Rome en 1377 par Grégoire XI. Ces chantres y apportèrent aussi des faux-bourdons, lesquels étaient peut-être supérieurs à ceux de la chapelle-musique des rois de France. Rien ne prouve non plus qu'une semblable parodie de l'art ait été introduite en Allemagne, où l'on ne trouve d'ailleurs aucune trace d'harmonie à une époque même plus récente que le XVe siècle. Le chant populaire, anciennement introduit dans plusieurs diocèses de l'Allemagne et de Bohême n'était qu'un chant simple et grave comme le chant romain. Un *déchant* ou *biscantus* (*sic*) pareil aux échantillons donnés par Gerbert, et qu'il a extraits des bibliothèques des couvents, peut tout au plus avoir été essayé dans les chapelles par quelques frères sans oreille et sans goût. Mais, en France, c'est tout autre chose: le *déchant* y fleurit, s'y propage; c'est son climat. Dans toutes les grandes villes et dans toutes les cathédrales, des chantres et des enfants furent entretenus à cet effet sous la direction d'un maître. Malheureusement, on peut se faire une idée de ce qu'étaient ces chapelles ou maîtrises et de ce qui s'y exécutait en examinant l'état de l'art dans la chapelle-musique du roi. On soupçonne déjà, d'après les renseignements que nous venons de donner sur l'état de la musique en France, que l'existence de la prétendue école française de contrepoint dont tous les historiens ont parlé, et qui, selon eux, devait avoir brillé avant l'école hollandaise, est un fait entièrement controuvé. L'excuse à cette erreur ne peut être admise que grâce à l'obscurité qui a régné jusqu'ici relativement à la longue période qui sépare Guido d'Ockenein (1450) et par la disette où l'on est de documents antérieurs à ce dernier. Cependant, les ténèbres se dissipant peu à peu, il a été permis de jeter un regard explorateur sur cette partie non encore battue de l'histoire de l'art. Et tandis que l'on *déchantait* en France et qu'un marchand y passait pour compositeur, on peut affirmer que l'art musical, pris dans sa véritable acception, était cultivé avec succès et mis en honneur dans les Pays-Bas. — Il est à regretter que les siècles antérieurs ne nous aient pas transmis des exemples d'un *déchant* régulièrement fait, car bien que ce genre de musique fût ordinairement improvisé par les chanteurs, il devait en exister par écrit, même du temps de Francon, ne fût-ce qu'à titre d'études et de modèles. C'est bien au hasard que l'on doit celui que M. Fétis nous a donné, très-bien déchiffré, dans son premier numéro de la *Revue musicale*. C'est une ancienne chanson française à trois voix, attribuée à Adam de Le Hale, surnommé le *Bossu d'Arras*, prêtre et chanteur au service du comte de Provence en 1280, à moins toutefois que ce ne soit l'œuvre d'un amateur de *déchant* qui se serait exercé sur la mélodie laissée par Adam de Le Hale prise comme *ténor*; car les chants notés et fort agréables que M. Fétis a donnés comme tirés d'une pastorale également laissée par Adam, ne sont point en contrepoint, et le manuscrit où il les a découverts doit être de la fin du XIVe siècle, car on y rencontre à chaque page des *semi-minimes*, dont le premier emploi est dû à Philippe de Vitry, qui mourut en 1361.

L'auteur admet les quintes et les octaves consécutives, et l'on doit le lui pardonner; car la théorie, d'après ce que nous en savons, n'avait pas encore prononcé son arrêt contre la suite de deux consonnances parfaites par mouvement direct. Cette composition n'est donc pas merveilleuse, bien que dans son temps elle passât peut-être pour un chef-d'œuvre.

Outre les *déchants* dont nous avons parlé, il y eut encore une espèce de *déchant* particulier à la France, connu sous le nom de *faux-bourdon*. Néanmoins, le mot de *déchant* subsista même après que l'expresion technique de *contrepoint* se fut introduite, et quelque vague que soit cette dénomination, elle resta affectée au chant improvisé à plusieurs voix, à l'occasion duquel les théoriciens créèrent encore le mot de *sortisatio*, en opposition avec celui de *contrepoint*.

On trouve dans Marchettus de Padoue et

dans Jean de Muris (*Script. eccl.*, t. III) un exposé des règles du *déchant* qu'ils nomment aussi *polyphonie*. (*Voy.* l'*Histoire de la musique occidentale* de M. KIESEWETTER, passim.)

Dans son *Résumé de l'Histoire de la musique* (pp. CXCI-CXCIV), ainsi que dans une série d'articles pleins d'intérêt sur les époques caractéristiques de la musique d'église, publiés dans la *Revue de mus. relig.* de M. Danjou, M. Fétis a parlé au long du *déchant*; on nous saura gré de lui emprunter les citations suivantes :

« Vers la même époque (le XIe siècle) l'*organum* prit le nom de *discantus* qui signifie *deux chants*, et que les anciens auteurs français ont traduit par *déchant*. C'est sous ce nom de *discantus* que Francon de Cologne, qui commença à enseigner à Liége en 1083, traite de l'harmonie de son temps. *Discantus* ne fut dabord évidemment le nom que de cette sorte d'harmonie que faisait une voix dans l'accompagnement d'une autre qui faisait entendre le chant. On comprend, en effet, que dès que les voix s'astreignirent à varier les intervalles que font entre eux les sons dans l'harmonie, et à passer de l'un à l'autre par des mouvements divers, il devint bien difficile à des musiciens encore inexpérimentés de rendre l'harmonie plus complète par l'adjonction d'une troisième voix et qu'ils durent encore moins songer à en ajouter une quatrième. Il est vrai que Francon dit qu'il y a concordance dans le déchant quand deux voix *ou plusieurs* peuvent être entendues ensemble et plaire à l'oreille d'une manière continue (*concordantia dicitur esse*, *quando duæ voces vel plures in uno tempore prolatæ se compati possunt secundum auditum*). Dans un autre passage important, il est plus explicite encore, car y parlant de la troisième voix, sous le nom de *triplum* (c. 11, *De discantu et ejus speciebus*), il dit que celui qui veut faire un *déchant* à *triplum*, doit avoir égard au *ténor* (le chant) et au *déchant* (voix qui accompagne), de manière que s'il discorde avec le ténor, il concorde avec le déchant, et *vice versa*. En outre, il procède par concordance, de telle sorte que tantôt le *triplum* monte avec le ténor et tantôt descend avec le *déchant*, et ne se meut pas toujours dans le sens de l'une ou de l'autre de ces parties (292). Cependant, quoique ces indications soient précieuses et soient les signes certains du progrès incessant vers la constitution de l'art harmonique, on doit croire que les préceptes donnés par Francon pour la formation d'une harmonie à trois parties sur le chant, étaient plus connus de son temps par la théorie que par la pratique, ou du moins, qu'ils ne recevaient qu'une application bien rare; car jusqu'à ce jour il n'a pas été trouvé dans les manuscrits de morceau de musique religieuse ou mondaine à trois voix distinctes, qu'on puisse faire remonter à une époque antérieure au XIIIe siècle.

« Au reste, Francon fournit peu de renseignements sur l'emploi des intervalles des sons dans l'harmonie ou *déchant* à la fin du XIe siècle : il nous apprend seulement que cette harmonie pouvait commencer par l'unisson, par l'octave, par la quinte, par la *quarte* (intervalle qui fut proscrit plus tard), par la tierce mineure et par la majeure. Le petit nombre d'exemples qu'il présente de chants harmonisés offrent encore des successions de deux unissons ou de deux quintes; mais nonobstant ces restes des traditions de la diaphonie du IXe siècle, on ne peut méconnaître la pensée d'art qui s'est manifestée dès lors, et déjà il est possible de prévoir l'importance que, l'hamonie va conquérir dans la musique religieuse comme dans la profane.

« Un fait important ressort aussi des exemples que Francon nous présente dans son traité de la musique mesurée : c'est que déjà ce genre de musique avait fait invasion dans l'Eglise dès la seconde moitié du XIe siècle, car nous y voyons l'hymne ancienne *O Maria, mater Dei, flos odoris*, etc., rhythmée musicalement. Toutefois, il y a lieu de croire qu'une telle nouveauté n'était à cette époque qu'une très-rare exception, et que le *discantus* comme l'*organum* consistait alors en une harmonie simple de note contre note. La manière dont les règles sont énoncées dans des ouvrages d'une date postérieure, pour guider dans l'accompagnement ceux qui exécutaient cette harmonie, me persuade même qu'on ne l'écrivait pas, et que les chantres, à l'exemple de ce qui se pratiquait dans l'ancienne diaphonie, improvisaient le *déchant* : usage qui s'est conservé jusqu'au commencement du XVIIIe siècle dans les faux-bourdons de la psalmodie, ainsi que dans ce qu'on appelait en France *chant sur le livre*, et en Italie *contrapunto da mente*. Je vais essayer de justifier mon opinion à cet égard.

« Un manuscrit du XIIIe siècle, qui était autrefois à l'abbaye de Saint-Victor, et qui se trouve maintenant à la Bibliothèque royale de Paris, contient, en vieux langage français, mêlé de mauvais latin, quelques règles pour faire le *déchant*, dont voici quelques-unes, auxquelles j'ajoute les exemples qui manquent dans le manuscrit.

« Quiconque veut déchanter (accompagner
« le chant) doit savoir : 1° ce que c'est que la
« quinte et l'octave : la quinte est la cin-
« quième note et l'octave la huitième. Il doit
« examiner si le chant monte ou descend.

« S'il monte (le chant), il faut prendre l'oc-
« tave; s'il descend, il faut prendre la quinte.

(292) « Qui autem triplum operari voluerit, respicere debet tenorem et discantum, ita quod si discordet cum tenore, non discordet cum discantu, et a converso, et procedat ulterius per concordantias, modo ascendendo cum tenore, vel descendendo cum discantu, ita quod non semper cum altero tantum. »

« Si le chant monte d'une note, comme *ut*, « *ré*, on doit prendre l'octave supérieure, et « descendre de tierce, comme on voit ici (293) :

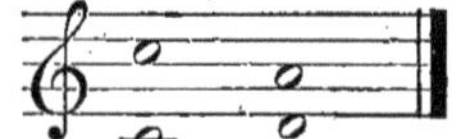

« Si le chant monte de deux notes, comme « *ut, mi*, on doit prendre le déchant à l'octave, « et descendre d'un degré, comme dans cet « exemple (294) :

« Si le chant monte de trois notes (de « quarte) comme *ut, fa*, il faut prendre l'octave, et conserver la même note (295). » Exemple :

« Ces règles empiriques, qui ne sont appuyées par aucun raisonnement, ne pouvaient s'appliquer qu'à la routine des chantres, et ne constituaient certainement pas un enseignement de l'art d'écrire la musique. Quoi qu'il en soit, elles nous révèlent exactement la situation où l'harmonie était parvenue dans la première moitié du XIIIe siècle, et nous pouvons juger, par ce qui vient d'être rapporté, de ce que fut la relation simultanée des sons dans la musique d'église à son origine, de ses transformations et de la situation réelle où elle était parvenue depuis le Ve siècle jusqu'au XIIIe, c'est-à-dire dans l'espace d'environ sept cents ans. »

M. Fétis examine ensuite dans quelles circonstances la diaphonie, puis l'*organum*, puis enfin le *déchant*, ont été en usage dans l'Eglise, et dans quelles autres le plain-chant simple fut conservé.

« C'est sur quoi les auteurs contemporains, dit-il, ne s'expliquent pas. Vraisemblement il n'y a point eu de règle uniforme à cet égard. L'abbé Lebeuf a rassemblé sur ce sujet beaucoup de renseignements et de documents originaux (296); malheureusement ce savant homme n'avait que des notions imparfaites de l'histoire de l'harmonie; il a confondu les choses et les époques. La diaphonie, l'organum et le *déchant* sont pour lui la même chose; enfin il cite indifféremment des autorités du IXe siècle, du XVe et même du XVIe, comme si l'immense quantité de musique d'église, écrite simplement pour les voix, depuis le XIIIe siècle jusqu'à la fin du XVIe, ne démontrait que l'art avait changé de forme, qu'il s'était progressivement régularisé, et que le *déchant* était insensiblement tombé en désuétude, au moins dans les grandes églises. On continua sans doute d'appeler *discantus* la musique régulièrement écrite, bien que très-différente de l'ancien *déchant*, qui s'improvisait au lutrin ; mais ce *déchant* ancien, le seul dont j'ai parlé jusqu'ici, et qui fut longtemps le seul genre de musique d'église connu, ce n'est pas, dis-je, ce *déchant* qui fut frappé par les censures du concile de Trèves en 1227; ce n'est pas de ceux qui le chantaient que le Pape Jean XXII a dit, dans sa bulle donnée à Avignon en 1322 : *Discantus lubricant;* ce n'est pas enfin le *déchant* véritable que le concile de Trente a réprouvé près de deux siècles et demi plus tard, mais bien certaines monstruosités. . . . . qui s'étaient introduites dans la musique sous son nom. L'abbé Baini a très-bien démontré cette vérité (297). Toutes les autorités du XVe siècle citées par l'abbé Lebeuf, concernant les parties de l'office divin où l'on faisait usage du *déchant*, ne sont donc applicables qu'à la musique qui avait pris son nom, et nous n'en pouvons tirer aucune lumière pour l'usage de la diaphonie, de l'organum et du *déchant* proprement dit.

« Que l'usage de ce *déchant* n'ait pas cessé tout à coup dès que la musique écrite s'est introduite dans les églises, et qu'il se soit même conservé longtemps après pour les jours non solennels, surtout dans les églises qui n'avaient pas de chœur musical, cela est incontestable. . . . . . . Dans les premières années de ce siècle (le XVIIe), Scipion Cerretto en donnait les règles, et le P. Martini dit même qu'il entendit dans sa jeunesse un contrepoint de cette espèce, à quatre parties, fort bien improvisé, à Rome, sur le chant d'un graduel. Mais on ne peut donner le nom de *déchant* à ce qui se pratiquait encore en France au temps de l'abbé Lebeuf. Ce qu'il appelle de ce nom n'était que les cadences périélèses, où l'on avait conservé l'habitude d'harmoniser à la tierce la note qui précédait la finale; tout le reste du chant s'exécutait à l'unisson. Cet usage des périélèses était général dans les églises qui avaient des chants particuliers, comme Sens, Lyon, Noyon et Chartres.

« Ainsi que je l'ai dit, on ne peut rien conclure des autorités citées par l'abbé Lebeuf pour la détermination des parties de l'office divin où l'on faisait usage de la diaphonie, de l'*organum* et de l'ancien *discantus*, antérieur au XIIIe siècle; il ne paraît pas que la liturgie ait réglé cet usage d'une manière uniforme. La plupart des exemples de

(293) « Quisquis veult deschanter il doit premiers sauoir quest quins et double : quins ejus est li quinte note et doubles es la witisme, et doibt regarder se li chant monte ou auale : se il monte, nous devons prendre la double note ; se il auale, nous devons prendre la quinte note. Se li chant monte d'une note si comme *ut, ré*, on doibt prendre le deschant du double deseure et descendre deux notes, si comme apert. »

(294) « Se li chans monte 2 notes si comme *ut, mi*, nous devons prendre li deschant en witisme et descendre une note. »

(295) « Se li chans monte III notes *ut, fa*, nous devons prendre la witisme note, et nous tenir au point. »

(296) *Traité historique sur le chant ecclésiastique*, p. 75-94.

(297) *Memorie storico-critiche della vita e delle opere di G.-Pierl. da Palestrina*, t. Ier, p. 162-171 et p. 257-263.

diaphonie et d'organum que j'ai vus étaient des fragments d'hymnes, de proses ou de psaumes, et je ne connais qu'un seul exemple d'antienne (*Miserere mei, Deus*), cité par Guido d'Arezzo, qui soit diaphonisé. A Milan, les Vigiles du jour des Morts, ainsi qu'une partie de la messe de cette commémoration, étaient chantés en diaphonie; ailleurs, particulièrement en Belgique et en France, l'organum était interdit aux messes de *Requiem* et à tout l'office des Morts. Dans quelques églises, les *Alleluia* étaient organisés par quatre chantres, qu'on appelait à cause de cela *organistes de l'Alleluia* : dans d'autres, on n'organisait que la périélèse de l'*Alleluia*, mais les invitatoires étaient *déchantés* en entier. Enfin tout porte à croire que les usages, à cet égard, variaient de diocèse à diocèse. Ce qui est résulté de plus certain des recherches auxquelles je me suis livré à ce sujet, c'est que l'emploi de l'organum et des *déchants* fut beaucoup plus fréquent dans l'Allemagne rhénane, dans les Pays-Bas et en France, qu'en Italie. A Rome, le plain-chant primitif, exécuté dans sa pureté traditionnelle, et chanté avec goût, fut considéré comme la plus belle musique d'église jusqu'à la fin du XIVe siècle. Les églises romaines n'admirent le contrepoint, à la fin de ce siècle, qu'après que Grégoire XI eut quitté Avignon, en 1377, pour réintégrer le siége pontifical dans l'ancienne capitale du monde chrétien.

« Ce furent des chantres français et belges, attachés à la chapelle de ce Pape, qui portèrent en Italie le goût de la musique d'église harmonisée, et qui fondèrent les premières écoles d'où sortirent plus tard tant d'illustres maîtres de chapelle italiens.....

« Il s'agit maintenant, continue notre auteur, de découvrir comment et à quelle époque la mesure et le rhythme se sont introduits dans le *déchant* pour le transformer en musique d'église mesurée.

« Francon nous fournit la plus ancienne indication connue d'un morceau mesuré de musique d'église dans l'ancienne antienne : *O Maria, mater Dei, flos odoris*, et dans d'autres fragments (298) : mais ces indications n'ont pas d'autre importance en elles-mêmes, que de constater l'existence de la musique d'église mesurée vers la fin du XIe siècle. Jusqu'à ce jour, on n'a rien trouvé de cette époque qui soit suivi et complet, à l'exception d'un morceau à deux voix en vers iambiques, qui appartient à la fin du XIe siècle..... A vrai dire, ce n'est qu'à la fin du siècle suivant que les monuments de la musique mesurée, à plusieurs voix, se présentent dans plusieurs manuscrits. L'ancien manuscrit n° 812, du monastère de Saint-Victor, aujourd'hui à la Bibliothèque du roi, nous en fournit qui peuvent être considérés comme étant les plus anciens et les plus authentiques de ces temps reculés. Parmi les motets à deux voix que renferme ce précieux ouvrage se trouve un *Ascendit Christus*, où se remarque un progrès immense sous le rapport de l'harmonie, bien que certaines traditions de la diaphonie s'y fassent encore apercevoir. »

(298) *Musica et cantus mensurabilis*, caput 9.

M. Fétis, analysant ce morceau aussi curieux en lui-même qu'intéressant par son ancienneté, y remarque : 1° que les successions de quinte de la diaphonie y sont encore fréquentes, tandis que les successions de quarte ont disparu, et, à l'égard de l'octave, on ne la fait que par mouvement contraire, conformément à la règle exprimée dans le texte même du manuscrit; 2° qu'en plusieurs endroits, on voit apparaître la quinte mineure ou diminuée, intervalle proscrit, comme l'on sait, dans le plain-chant et à plus forte raison dans l'harmonie; mais, observant que cette pièce est du sixième ton et qu'antérieurement au XIIIe siècle, on n'écrivait pas encore le bémol, nécessaire dans ce ton pour éviter la fausse relation de *fa* à *si*, M. Fétis tire de cette circonstance la démonstration que le morceau appartient au XIIe siècle, ainsi que tout l'ouvrage où il est contenu, bien que, suivant lui, le manuscrit soit du commencement du XIIIe; 3° que ce morceau offre aussi le plus ancien exemple connu du saut de la dissonance, qui a été appelée plus tard la *note changée;* cet exemple se voit au début de la partie qui fait le *déchant* ou contrepoint, dans la suite des notes *fa, mi, ut*, contre *fa* du ténor; *mi*, intervalle de septième contre *fa*, fait un saut descendant de tierce sur la quinte :

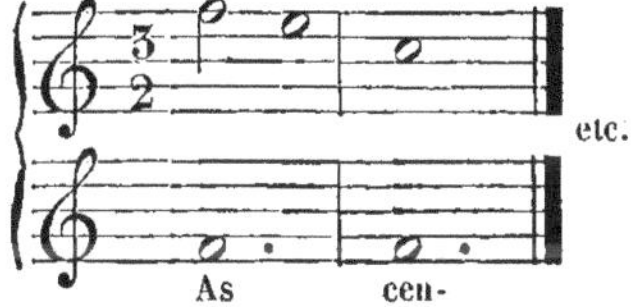

A l'égard de la tierce majeure, M. Fétis observe qu'elle n'y paraît pas une seule fois.

Après quelques autres observations sur la notation de ce morceau, M. Fétis continue ainsi : « Nonobstant la fréquence des successions de quinte et d'octave, le mauvais emploi des dissonances et la monotonie du contrepoint, le morceau (en question) n'en est pas moins d'un immense intérêt, parce qu'il remonte à la date la plus reculée, connue jusqu'à ce jour, de la musique d'église mesurée, et qu'il marque en quelque sorte le point de départ de la musique écrite qu'on appelait *res facta*, par opposition au *discantus, déchant*, qui s'improvisait au lutrin.....

« Près d'un siècle se passe depuis la seconde partie du XIIe (siècle) avant qu'on aperçoive quelque progrès sensible dans la musique d'église écrite à plusieurs parties. Un manuscrit de l'ancien fonds de l'église Notre-Dame de Paris (n° 273, in-4°), actuellement à la Bibliothèque royale nous fournit, dans une antienne à trois voix, un monument certain de la situation pratique de l'art dans la seconde partie du XIIIe siècle, car le manuscrit est daté de l'an 1267, et l'antienne dont il s'agit est conséquemment antérieure de quelques années aux motets du poëte musicien Adam de Le Hale, ou de La Halle..... Ce morceau commence au feuillet **119°** (*verso*) du manuscrit. Le plain-chant, ou *téneure*, qu'on appelait (*ténor*), est à la basse. Les deux autres parties font le contrepoint sur ce chant. Un phénomène très-digne d'attention se fait remarquer dans ce contrepoint; car si l'on compare chaque partie supérieure séparément avec le chant, on n'y voit qu'un très-petit nombre de successions directes de quintes, d'octaves, et d'unissons; en général, les successions d'intervalles présentent des harmonies pures, et le mouvement contraire, plus élégant que tout autre, y apparaît assez fréquemment.

« Sous ce rapport, l'art avait donc fait un incontestable progrès depuis l'époque où avait été écrit le morceau à deux voix, dont on a vu l'analyse........... Cependant, considéré dans son ensemble, ce morceau déchire l'oreille par ses longues successions d'accords de tierce et de quinte, qui rappellent les horreurs de la diaphonie. D'où vient donc ce phénomène? le voici : Arrivés par des progrès imperceptibles à la conception du bon effet de la variété des mouvements, dans la succession des intervalles, les musiciens du moyen âge, dans leur inexpérience des procédés d'un art qu'ils n'entrevoyaient encore qu'à travers des nuages, ne surent d'abord considérer l'effet harmonieux qu'à deux parties, et n'établirent de règles pour faire disparaître les successions de la diaphonie qu'à l'égard du ténor, ou de la partie qui avait le chant. Dans un contrepoint à trois parties, c'était beaucoup pour eux que de partager leur attention entre cette partie du ténor et chacune des deux autres voix. Comparer ensuite celles-ci entre elles et en bannir les mauvaises successions, aurait été un effort trop grand pour leur habileté relative. De là vient que les deux parties d'accompagnement du chant, dans l'antienne que j'offre ici comme spécimen de la musique d'église vers le milieu du XIIIe siècle (298*), forment entre elles de longues suites de quinte, dont l'effet, à l'audition, ne laisse pas apercevoir l'art déjà avancé de l'arrangement de chacune de ces parties à l'égard du chant ou ténor. Il m'a paru que ces observations sont d'assez grande importance pour la conception de l'état véritable de l'art à cette époque de création.

« L'étude attentive des mouvements de la musique des XIIIe et XIVe siècles m'a fait voir qu'il existe une différence très-remarquable entre les chansons mondaines à plusieurs voix, et la musique d'église écrite, ou *res facta*. L'harmonie est en général, plus pure; les mauvaises successions d'intervalles sont plus rares, et les mouvements des voix plus élégants dans les chansons que dans les motets, antiennes ou autres chants ecclésiastiques harmonisés. La rudesse de cette dernière musique, qui restait toujours plus ou moins entachée des habitudes de la diaphonie, l'absence de rhythme, et la monotonie des voix qui servaient d'accompagnement au chant, devaient avoir pour résultat l'introduction dans la musique d'église des formes plus mélodiques de la musique mondaine. Mais à cette tendance naturelle s'associa l'idée la plus bizarre, la plus absurde, la plus monstrueuse qui ait jamais passé par le cerveau humain; car ce ne furent pas seulement les formes de la mélodie des chansons d'amour qu'on imagina d'introduire dans la composition des antiennes ou motets, mais les chansons elles-mêmes avec leurs paroles érotiques en langue vulgaire, faisant entendre à la fois le chant de l'église avec les paroles latines, par la partie du ténor, et, par les autres voix, le chant et les paroles des chansons les plus indécentes. »

Ici, M. Fétis fait une longue digression, à laquelle nous empruntons nous-mêmes de curieux détails au mot Epitre farcie.

Ensuite reprenant son sujet principal, il cite un passage de son *Esquisse de l'Histoire de l'harmonie considérée comme art et comme science systématique;* Paris, in-8°, 1840, brochure tirée à cinquante exemplaires, mais reproduite de la *Revue et Gazette musicale de Paris*, 1839. Voici ce passage : « Nous devons à Jean de Muris de précieux renseignements sur la didactique de l'art à l'époque où il écrivait, c'est-à-dire vers 1360. Son traité *De discantu*, dont je possède un manuscrit et qu'on trouve dans plusieurs grandes bibliothèques, renferme des règles précises sur la qualité des intervalles, sur leur emploi et leurs mouvements dans l'harmonie. »

Nous y voyons que la quarte a disparu du nombre des consonnances. Jean de Muris ne reconnaît pour consonnances parfaites que l'unisson, la quinte et l'octave. Les consonnances imparfaites sont, dit-il, la tierce majeure, la mineure et la sixte majeure. On ne sait pourquoi la sixte mineure n'est pas comptée dans cette catégorie; mais il paraît que tous les maîtres étaient d'accord sur cette partie de la doctrine, car la même division se trouve dans un traité manuscrit sur la musique, daté de 1375, qui a appartenu à Roquefort, et dont la copie, faite par Perne, est dans ma bibliothèque. Quoi qu'il en soit, on voit que les idées s'étaient rectifiées à l'égard de la sixte majeure, et que cet intervalle avait pris sa place naturelle parmi les consonnances.

C'est aussi dans le traité de déchant de Jean de Muris, que se trouve pour la première fois cette règle importante, devenue fondamentale dans l'art d'écrire : qu'on doit éviter de faire deux consonnances parfaites par le même mouvement, soit en montant,

(298*) Nous renvoyons à la *Revue* de M. Danjou ceux de nos lecteurs qui seraient curieux de voir cette antienne.

soit en descendant. Seulement, Jean de Muris semble vouloir affaiblir la rigueur de cette règle en faveur du peu d'habileté des musiciens de son temps, en ajoutant : *autant qu'on le peut*. Voici ses paroles : *Debemus etiam binas consonantias perfectas seriatim conjunctas ascendendo vel descendendo, prout possumus, evitare*. Ici la théorie était plus avancée que la pratique, car dans la plupart des morceaux de ce temps qui sont parvenus jusqu'à nous, on trouve encore des exemples de deux unissons, de deux octaves et de deux quintes consécutives, quoique ces fautes soient devenues plus rares.

Enfin, c'est dans le *Traité du déchant* de Jean de Muris que nous trouvons pour la première fois ces règles, qui sont encore en vigueur dans le contre-point : 1° Que tout contre point doit commencer et finir par une consonnance parfaite : *Sciendum est etiam, quod discantus debet habere principium et finem per consonantiam perfectam ;* 2° qu'on ne doit point employer deux tierces majeures par mouvement conjoint, en montant et en descendant : *Debemus etiam duos ditonos conjunctos, ascendendo, vel descendendo, evitare*. « En résumant, poursuit M. Fétis, ce qui précède concernant l'histoire de l'harmonie dans le XIVe siècle, nous y trouvons les remarquables progrès dont voici l'énumération : 1° Les consonnances sont classées dans leur ordre naturel. La quarte a cessé d'être une consonnance parfaite : la sixte est rentrée dans l'ordre des intervalles consonnants ; 2° l'harmonie consonnante est en général complète : elle est composée de tierce et de quinte et de tierce et de sixte. 3° Les retards des consonnances, produisant les harmonies de quarte et quinte, de septième et tierce, et même de neuvième et tierce, sont introduits dans l'art et y jettent de la variété. 4° Le style syncopé est imaginé et mis généralement en pratique. 5° Enfin, dans ce siècle commence l'usage de l'harmonie à quatre parties. Mais ici se présente une singulière exception à la règle qui prohibe les successions de consonnances parfaites. Ces successions étaient admises quand les accords étaient complets. Jean de Muris exprime l'exception de cette manière : *Item possumus ponere duas quintas cum octava et tertia, et duas octavas cum quinta et tertia per ascensum vel descensum tenoris*. Ceci explique les nombreuses incorrections de ce genre qu'on remarque dans la messe à quatre voix de Guillaume de Machault..... Ces imperfections ne tardèrent pas à disparaître. Avant les premières années du XVe siècle, Guillaume Dufay, Binchois et Dunstaple enseignèrent à écrire avec plus d'élégance.

« Le premier surtout, qui était un des chanteurs de la chapelle pontificale à Avignon, dès 1380, paraît avoir introduit de notables améliorations dans l'harmonie et dans le système des proportions. Quoiqu'il ne soit pas l'inventeur de la notation blanche, comme l'ont cru quelques écrivains modernes, puisqu'on en trouve des exemples avant lui, il est certain qu'il la perfectionna et qu'il en répandit l'usage. Ce n'est pas sans motif que les écrivains du XVe siècle ont signalé Dufay comme le plus grand musicien de cette époque. Le rapprochement de ses compositions avec celles des musiciens qui le précédèrent immédiatement peut seul donner une idée exacte de son mérite. On y trouve les premières imitations bien faites, et même des canons à deux voix, qu'on peut considérer comme les premiers essais de contrepoints conditionnels. La plénitude de son harmonie et la marche naturelle et chantante des parties sont très-remarquables. Lorsqu'il écrit à deux parties seulement, le choix des intervalles et leurs mouvements sont d'une pureté, d'une harmonie naturelle, qui marque un progrès immense dans l'espace de quelques années. Enfin, dans ses morceaux à trois voix, Dufay a le secret de remplir souvent l'harmonie par des successions chantantes. Le premier, on lui voit employer l'artifice du repos d'une voix, pour la faire entrer avec plus d'effet. »

Ici, pour faire sentir la supériorité de Dufay sur ses prédécesseurs immédiats, le critique rapporte un fragment du *Gloria in excelsis* de la messe à trois voix *summæ Trinitatis*, de ce compositeur, tirée du manuscrit de la Bibliothèque royale de Bruxelles n° 5557, puis il continue : « Si l'on compare ce morceau, écrit vers 1380, à ceux que j'ai donnés.......... comme spécimens de la situation de la musique d'église dans la première moitié du XIVe siècle, on sera frappé d'étonnement à la vue des progrès de l'art dans l'espace de quinze à vingt ans.

« Toutes les successions de quintes, ou d'octaves, ou d'unissons, ont disparu, non-seulement contre le ténor, mais entre les parties intermédiaires. Les tierces majeures et mineures sont devenues les meilleurs intervalles du contrepoint ; enfin les différentes qualités que j'ai énumérées précédemment s'y font remarquer partout, tandis que les imperfections fourmillent dans ce qui a été écrit antérieurement à 1360.

« Un fait très-important se manifeste dans cette nouvelle forme de la musique d'église ; c'est la disparition des ornements du chant, employés avec profusion pendant les XIIe et XIIIe siècle, et jusque vers l'année 1370. Evidemment il s'est fait, vers cette dernière époque, une séparation complète entre le système d'art précédemment en vogue et celui de Dufay, de Binchois et de Dunstaple, qui devint à son tour le type de la musique d'église pendant les XVe et XVIe siècles. Est-ce aux trois musiciens dont je viens de citer les noms que cette réforme caractéristique doit être attribuée, ou bien s'est-elle opérée par degrés depuis environ 1360 jusqu'en 1380, et d'autres artistes ont-ils préparé la voie où ceux-là se sont engagés ? Pour résoudre cette question d'une manière absolue, il faudrait que nous connussions quelque chose des œuvres des trois autres musiciens français, nommés *Tapissier*, *Carmen*, et *Césaris*, qui furent les prédécesseurs immédiats de Binchois, de Dufay, et de Dunstaple, et qui durent briller de 1370 à 1380, suivant les renseignements qui nous sont fournis par un poëte à peu près contemporain. Ce poëte, né vers la fin du XIVe siècle, s'appelait Martin le Franc. Contemporain conséquemment des célèbres musiciens dont il s'agit, il a écrit de 1436 à 1439, un poëme intitulé *Le champion des dames*, où l'on trouve la seule mention connue de Tapissier, de Carmen et de Césaris, comme musiciens de mérite, mais où l'on voit aussi que Dufay, Binchois et Dunstaple les surpassèrent. Voici les strophes qui se rapportent à ces faits :

Tapissier, Carmen, Césaris,
N'a pas longtemps si bien chantèrent
Qu'ils ébahirent tout Paris,
Et tous ceux qui les fréquentèrent.
Mais oncques jour ne deschantèrent
En mélodie de tel chois
(Ce m'ont dit ceulx qui les hantèrent)
Que *Guillaume Dufay* et *Binchois*.
Car ils ont *nouvelle pratique*
De faire *frisque concordance*
En haute et en basse musique,
En feinte, en pause et en muance.
Et ont prins de la contenance
Angloise et ensuy Dunstable,
Pourquoy merveilleuse playsance
Rend leur chant joyeux et stable.

« Les perfectionnements dans l'harmonie, dans la feinte (peut-être l'imitation) et dans la *pause* (par quoi l'auteur désigne peut-être le repos des voix), telle est la part attribuée, dans ces vers à Dufay, conjointement avec Binchois; et d'après les derniers vers, il semble qu'ils aient été un peu précédés dans ces améliorations par le musicien anglais *Dunstable*. A l'égard du changement de style par la suppression des ornements multipliés du chant, il n'en est parlé par aucun écrivain, et ce n'est que par les monuments de l'art que nous pouvons constater ce fait important par lequel se caractérise une des époques les plus remarquables de l'histoire de la musique. Or, parmi ces monuments, si nous ne trouvons pas de musique d'église écrite avec pureté avant Dufay, il n'en est pas de même de la musique mondaine. J'ai publié dans la *Revue musicale*, d'après un manuscrit de la Bibliothèque royale (299), la première partie d'une chanson à trois voix, composée par le célèbre organiste François Landino, de Florence, qui fut couronné à Venise par le roi de Chypre en 1364, et qui mourut en 1390. Cette chanson, dont l'harmonie est incontestablement supérieure à la musique d'église antérieure à Dufay, bien qu'inférieure au style élégant de ce maître; cette chanson, dis-je, nous fait voir l'absence d'ornements qu'on remarque dans les œuvres de Binchois, de Dufay et de leurs successeurs. Il y a donc lieu de croire que la réforme, à cet égard, s'est opérée en Italie quelques années avant que ces célèbres musiciens se fissent connaître.

« Les mouvements syncopés se font aussi remarquer dans cette chanson, mais ils y sont employés avec beaucoup moins d'habileté que dans la musique de Dufay; car presque toujours les dissonances s'y produisent par anticipation, tandis que ce grand maître avait très-bien compris que les dissonances de cette espèce ne doivent être que le résultat de la prolongation des consonnances. Bien que les morceaux que nous possédons de Landino se fassent remarquer par des qualités supérieures à celles de la musique temporaire, il n'en est pas moins vrai que tous les musiciens italiens qui vécurent dans le même temps eurent à peu près le même style. Le manuscrit de la Bibliothèque royale d'où j'ai tiré la chanson de Landino en contient 199 italiennes, également à deux et à trois voix, dont les auteurs sont : maître Jacques de Bologne, François Landino, frère Guillaume de France (vraisemblablement Guillaume de Machault), don Donato de Cascia, maître Jean de Florence, Lorenzo de la même ville, S. Gherardello, S. Nicholo del Proposto, l'abbé Vicenzio d'Imola, don Paolo Tenorista de Florence, frère Bartolino, frère Andrea et Jean Toscano.

« M. Danjou a récemment découvert à Ferrare un autre recueil de chansons à trois voix et de motets, dont les auteurs, appartenant à la même époque que ceux du manuscrit de la Bibliothèque royale de Paris, sont : *Magister de Perusio, magister Ægidius, eremitarum sancti Augustini ; magister Zacharius, frater Joannes Janna, Ant. de Caserta, Franciscus de Florentia* (le même que Landino) *Selasses, Philippus de Caserta, Edgardus, Dactalus de Padua* (le même que Jean Dominique Dattolo, qui fut nommé organiste de l'église Saint-Marc de Venise, en 1368) Conrad de *Pistoio*, et *Bartholomeo* de Bologne. Tous ces noms d'artistes et leurs ouvrages nous prouvent qu'il existait en Italie, vers 1360, une école qui avait imprimé à l'art une direction différente de celle qu'il avait eue depuis le milieu du XIIe siècle jusqu'à cette époque. Aux ornements du chant avait succédé dans cette école le style syncopé qui les exclut. Ce fut ce style qu'adoptèrent Dunstaple, Binchois et Dufay, et le dernier se distingua entre ses contemporains, vers la fin du XIVe siècle, par la pureté de son harmonie, par la substitution du retard des consonnances aux incorrectes anticipations des maîtres italiens de Florence, de Bologne et de Venise qui l'avaient précédé, et enfin par l'heureux emploi du repos des voix.

« Le principe de la réforme qui s'opéra dans la musique d'église à la fin du XIVe siècle, et dont Guillaume Dufay fut le principal promoteur, est donc la substitution du style syncopé au style orné, et l'intérêt de ce nouveau genre de musique s'accrut progressivement par les imitations, canons et autres

(299) Tom. Ier, p. 111 et suivantes, année 1827. *Voyez*, pour plus de renseignements, l'article *Landino* (François) dans la *Biographie universelle des musiciens*, t. VI, p. 57 et suiv.

recherches harmoniques qui furent quelquefois poussées jusqu'à l'abus, comme l'avait été précédemment l'usage des ornements. Malheureusement la réforme ne fut pas complète ; car Dufay, ses contemporains et ses successeurs, continuèrent de prendre pour thèmes de leurs messes ou motets tantôt un chant du Graduel ou de l'Anthiphonaire, tantôt une chanson mondaine, comme l'usage s'en était établi précédemment.

« Un immense intervalle sépare la musique d'une facture si naturelle et de si bonne harmonie d'avec les productions de l'art antérieures à 1360. » Nous espérons que les lecteurs ne nous blâmeront pas d'avoir poursuivi ces intéressantes citations un peu au delà de l'époque où le *déchant* se change en forme musicale plus régulière et plus parfaite, nous les engageons même à lire, dans l'auteur cité, les détails instructifs qu'il donne sur les éléments des époques suivantes.

DEDUCTION. — « Suite de notes montant diatoniquement ou par degrés conjoints. » (J.-J. ROUSSEAU.)

Dans le mécanisme de la solmisation grecque, chaque *tétracorde disjoint* formant comme une espèce de système à part, et ayant pour ainsi dire son *ambitus*, sa sphère particulière, il s'ensuivait qu'on ne pouvait passer d'un tétracorde à un autre sans changer la formule inhérente à la nature du premier. Or, c'est aux quatre degrés formant la série tétracordale qu'on a appliqué le mot de *déduction*, car ils se *déduisaient* pour ainsi dire les uns des autres, en ce sens qu'ils appartenaient tous à un même système.

C'est aussi de cette manière qu'il faut entendre le mot *neume*, lorsque Guido recommande de ne jamais joindre le *fa* au *si dans la même neume : Utrumque* ♭ *en* ♮ *in eadem neuma ne jungas. Neume* est un synonyme de déduction.

DEGRÉ. — On appelle degré l'intervalle d'un ton à un autre dans l'ordre diatonique.

DEGRÉS CONJOINTS. — On nomme degrés conjoints ceux qui, soit en montant, soit en descendant, se font d'un son à un autre son immédiat ou par intervalle de seconde.

DEGRÉS DISJOINTS. — On appelle degrés disjoints ceux qui se font par tout autre intervalle qu'un intervalle de seconde, soit en montant, soit en descendant. Ainsi lorsque le chant procède par saut de tierce ou de quarte, il marche par degrés disjoints.

DEMI-PAUSE — « Caractère de musique qui marque un silence dont la durée doit être égale à celle d'une demi-mesure à quatre temps, ou d'une blanche. Comme il y a des mesures de différentes valeurs, et que celle de la *demi-pause* ne varie point, elle n'équivaut à la moitié d'une mesure, que quand la mesure entière vaut une ronde, à la différence de la pause entière qui vaut toujours exactement une mesure grande ou petite. » (J.-J. ROUSSEAU.)

DEMI-SOUPIR. — « Caractère de musique qui marque un silence dont la durée est égale à celle d'une croche ou de la moitié d'un soupir. » (J.-J. ROUSSEAU.)

DEMI-TON. — « Intervalle de musique valant à peu près la moitié d'un ton, et qu'on appelle plus communément *semi-ton.* » (J.-J. ROUSSEAU.)

— On appelle demi-ton l'intervalle qui équivaut à peu près à la moitié d'un ton. Ainsi de *ut* à *ré*, il y a un ton; de *ut* à *ré bémol*, il y a un demi-ton. Dans ce cas, le demi-ton est *chromatique*, parce que la note sur laquelle il porte est altérée, elle est en dehors de l'ordre diatonique. Le demi-ton diatonique est celui qui existe entre *mi* et *fa*, *si* et *ut*. On distingue donc le demi-ton en diatonique et chromatique, en majeur et mineur. Chez les Grecs, le demi-ton majeur pouvait être partagé en deux quarts de ton par une corde enharmonique; le demi-ton mineur, non plus que le ton mineur, ne pouvait être partagé, parce que, selon la doctrine des anciens, la *minorité* de ces intervalles les rendait incapables de recevoir une corde enharmonique. (BROSSARD, au mot *Tetrachord.o*) — *Semitonium est quando tonus in duas, non æquas, sed inæquales partes secatur. Alterum semitonium majus, alterum semitonium minus dici maluerunt.* (BEDA, in *Musica theorica.*)— *Semitonium diatonicum est minus semitonium.* (FRANCH. GAFORI, *Harm. instrument.*, cap. 5, et lib. II, cap. 20.) Les demi-tons majeurs et mineurs regardent les physiciens. Mais il est certain qu'il fallait tenir compte de ces mesures dans les modes grecs, et peut-être dans l'institution première des modes ecclésiastiques.

— *Subsonus, vox musicorum, an hemitonium?* (ORDO, in *Tract. de mus.*, ms. Bibl. Reg.) *Ubi de uno subsono Guidonis, de duobus subsonis Guidonis.*

DESOLATA (La). — On donne ce nom à Rome à une cérémonie qui a lieu le vendredi saint. M. F. Danjou, dans une de ses *lettres d'Italie* (*Voy.* la *Revue de la musique religieuse*, 3e année, 5e livraison, mai 1847), rend compte d'une semblable solennité à laquelle il avait assisté dans l'église Saint-Marcel. « On avait, dit-il, dressé *sur l'autel* un théâtre avec décors et illumination ; la sainte Vierge y était représentée à genoux, le cœur percé de sept flèches (300). On a exécuté un *Stabat* en musique, et, après chaque morceau, le peuple répétait avec le clergé la première strophe, *Stabat mater*, sur un air assez semblable à celui qu'on chante en France, mais avec cette différence qu'on le dit d'un tel mouvement, que le chant de toute une strophe ne durait pas aussi longtemps qu'on en met à dire chez nous le premier vers. Je vous laisse à penser l'effet que produit cette belle et grave mélodie ainsi transformée en rigodon. » —

(300) N'est-ce pas *sept glaives* qu'il faut lire au lieu de *sept flèches? Et tuam ipsius animam pertransibit gladius.* (*Luc.*, II, 35.)

Il serait peut-être curieux de rapprocher de ce passage ce que nous avons dit nous-même, dans la *Sainte-Baume*, de la manière dont les Trappistes chantent le *Salve regina*, qui ne dure pas moins de vingt minutes dans leurs cérémonies les plus simples. Voyez ce que dit à ce sujet M. de Chateaubriand dans la *Vie de Rancé*.

DESSUS. — Partie aiguë de la musique vocale. On distingue les *premiers dessus*, les *seconds dessus*, anciennement appelés *bas-dessus*. Le *dessus* était le *superius* dans l'ancien contrepoint.

— « La plus aiguë des parties de la musique ; celle qui règne au-dessus de toutes les autres.....

« Dans la musique vocale, le *dessus* s'exécute par des voix de femmes et d'enfants.....

« Le *dessus* se divise ordinairement en premier et second, et quelquefois même en trois. La partie vocale qui exécute le second *dessus*, s'appelle *bas-dessus*, et l'on fait aussi des récits à voix seule pour cette partie... »

(J.-J. ROUSSEAU.)

DÉTONNER. — C'est chanter faux après avoir chanté juste ; perdre l'intonation.

— « C'est sortir de l'intonation; c'est altérer mal à propos la justesse des intervalles, et par conséquent chanter faux. »

(J.-J. ROUSSEAU.)

DEUTERUS.—Mot forgé du grec, δεύτερος, comme *protus*, *tritus*, *tetartus*, et qui signifie *du second rang*, *secundarius*. Ce mot *deuterus* désigne les troisième et quatrième modes ecclésiastiques, qui, ayant la même finale *mi*, sont considérés comme composés et doubles. Selon Brossard, les Grecs modernes se servent des mêmes mots pour désigner les modes ecclésiastiques.

DEVIS. — « Le devis, dit M. J. Regnier dans son livre *De l'orgue*, p. 197, est l'exposé de la composition d'un orgue, pièce par pièce, avec le prix de chaque chose en regard, le détail des conditions qui lient le facteur et l'acheteur dans la réception et l'entretien de l'instrument. Le plan est le dessin de sa structure intérieure, et du mécanisme en particulier. »

M. Vallet de Viriville, dans ses *Archives du département de l'Aube et de l'ancien diocèse de Troyes, depuis le* VII*e siècle jusqu'en* 1790 (1841), nous donne de curieux détails sur quelques marchés d'orgues qu'il a relevés dans les diverses paroisses. Un de ces marchés se rapporte à la cloche appelée *Brey hault*. Nous lui emprunterons les suivants. Ce qu'on va lire justifiera l'ancien dicton : — *D'où viens-tu? — Je viens de Troyes. — Qu'y fait-on? — L'on y sonne.*

P. 119. Paroisse Saint-Jean. *Ecclesia parochialis S. Joannis in foro Trecensis*, dépendant de l'abbesse de Notre-Dame aux Nonnains.

Pièce C. XVIIe siècle, 1610, 21 octobre. — Marché passé entre Antoine et Noël Fournier, menuisiers, demeurant à Troyes, pour faire le buffet d'orgues, moyennant la somme de 1,000 liv., signé des parties avec la *marque* d'Antoine Fournier (un rabot).

P. 122. Collégiales de Saint-Etienne, *ecclesia S. Stephani*. Sainte Chapelle des comtes de Champagne.

P. 127. *Pièce E.* XVIe s., 1550, 15 janvier. — Marché passé entre *Jacques Millon, menuisier, demeurant à Troyes et le chapitre pour faire le fût de l'orgue*, LA PLACER ET SOUTENIR, *fournir les bois, les monter*, etc.

Pièce F. XVIe s., 15 janvier 1550. — « Marché passé entre *François Mainfroy, maistre faiseur d'orgues, demeurant à Troyes*, et le chapitre de Saint-Etienne, afin de *les tirer d'où elles sont pour les placer vers la grande porte et faire plusieurs jeux nouveaux.* »

Pièce G. XVIe s., 1551, 21 décembre. — « *Marché des orgues. Contre maistre François des Oliviers, facteur d'orgues* (natif de Lyon, demeurant à Troyes), *dont la montre sera garnie de tuyaux aussi gros que ceux de la montre de l'orgue de Sainte-Geneviève de Paris..... sur laquelle il y aura un saint Estienne se mouvant comme s'il estoit en vie, et deux figures à ses costés tenans chacune une pierre en la main, comme s'ils vouloient le lapider.* »

Pièce H. XVIe s., 30 mai 1573. — « *Marché passé par-devant notaires, entre maistres Sébastien et Françoys les Blanchars, maistres fondeurs de cloches, demeurans à Chaulmont en Bassigny, estans de présent à Troyes, et S. Etienne, pour refaire et refondre d'accord avec les deux aultres, la cloche appelée* BREY HAULT (Brait haut ?). »

Pièce I. XVIIe s., 29 septembre 1617. — Marché entre *J.-B. le Moine, organiste, demeurant à Troyes*, et le chapitre pour *faire aux orgues un jeu de trompette et un jeu de flûtes bouchées*, etc. »

P. 316. « Les comptes des fabriques, ajoute M. de Viriville, nous fournissent aussi de nombreuses révélations sur les instruments de musique, et notamment sur la facture, la construction et la réparation des orgues (liasse 105, dossier 1), qui jouent un double rôle dans l'histoire de l'art, sous les rapports du son et de la forme. Les devis de ces derniers instruments, que j'ai réunis en assez grand nombre, nous font connaître les détails de leur construction mécanique et nous initient souvent, par des descriptions fort curieuses, aux altérations progressives que cette partie importante de l'art religieux subit comme toutes les autres, dans sa partie morale, au fur et à mesure du dépérissement de la foi. En 1551, les chanoines de Saint-Etienne firent marché avec Françoys des Oliviers, *maistre composeur d'orgues*, pour fournir à l'église un orgue neuf de six pieds de *ton* et six pieds de *montre*. Voici textuellement le détail des jeux qui le composaient : « Ung plein jeu de flûtes à 9 trous; ung de haut-bois avec la saqueboutte et le cornet sonnant comme quatre joueurs ; ung de voix humaines contrefaites ; ung de cymballes ; ung de doubles flûtes ; ung de fifre ; ung de doucines ; ung ressemblant à la voix d'un fausset ; ung de harpes ; ung chantant comme pèlerins qui vont à Saint-Jacques, avec une voix tremblant; ung de fiffres d'allemands sonnant comme en une bataille; ung de musettes, sonnant comme un berger estant aux champs; une batterie de sonnettes; 7 marches avec pédales; une voix de rossignol se mouvant et battant des ailes comme s'il estoit en vie; une trompette sonnant comme en une bataille, avec le tabourin, etc., etc. (*Ibid. Pièce G*). L'orgue présentoit en outre, à la partie extérieure, un *mystère* mécanique et à mouvement, dans lequel deux soldats de bois lapidaient un saint Etienne à genoux et autres pièces semblables. (*Ibid. R.*)

DIAGRAMME. — « C'était, dans la musique ancienne, la table ou le modèle qui présentait à l'œil l'étendue générale de tous les sons d'un système, ou ce que nous appelons aujourd'hui *échelle*, *gamme*, *clavier*. » (J.-J. ROUSSEAU.)

DIALOGUE. — « Composition à deux voix ou deux instruments qui se répondent l'un à l'autre, et qui souvent se réunissent. La plupart des scènes d'opéra sont, en ce sens, des dialogues, et les *duo* italiens en sont toujours; mais ce mot s'applique plus précisément à l'orgue; c'est sur cet instrument qu'un organiste joue des dialogues, en se répondant avec différents jeux, ou sur différents claviers. » (J.-J. ROUSSEAU.)

DIAPASON. — « Terme de l'ancienne musique, par lequel les Grecs exprimaient l'intervalle ou la consonnance de l'octave.

« Les facteurs d'instruments de musique nomment aujourd'hui *diapason* certaines tables où sont marquées les mesures de ces instruments et de toutes leurs parties.

« On appelle encore *diapason* l'étendue convenable à une voix ou à un instrument. Ainsi, quand une voix se force, on dit qu'elle sort du diapason, et l'on dit la même chose d'un instrument dont les cordes sont trop lâches ou trop tendues, qui ne rend que peu de son, ou qui rend un son désagréable, parce que le ton en est trop haut ou trop bas.

« Ce mot est formé de διὰ, *par*, et πάσων, *toutes*; parce que l'octave embrasse toutes les notes du système parfait. » (J.-J. ROUSSEAU.)

DIAPASON était le nom grec de l'octave. *Diapason*, dit Ptolémée (lib. III *Harmonic.*, cap. 14), *ambitu primo continetur omnis cantilenæ forma: quare verisimile est diapason vocari, id est per omnia, et non diocto, sicut diapente et diatessaron a numero continentium ipsos sonorum.*

Et Gafori : *Diapason quidem perfectum systema dicitur, quod diatonia disposita omnes suæ continuæ consonantiæ species contineat... hinc perfectum systema minus atque mutabile diapason vocamus, quia ex minoribus ac simplicioribus, diatessaron scilicet ac diapentes diastematibus fiat: mutabile, inquam, quia intensione et remissione per species variatur.* (*Harmon. instrum.*, lib. I, c. 14.)

Et le même : *Diapason est consonantia octo sonorum secundum diatonicum genus compositorum quinque tonis, et duobus semitoniis minoribus ducta. Fit enim ex diatessaron et diapentes commistione, medio ac communi existente conjunctionis termino, quem quidem communem dixero, cum finis diatessaron, fuerit et diapentes principium, aut e converso* (*Mus. pract.*, lib. I, cap. 7.)

On donne aussi le nom de *diapason* à la portée et à l'étendue des voix. Et cette expression rentre dans le sens précédent; ainsi quand on dit qu'une voix de femme chante à un diapason plus haut qu'une voix d'homme, cela veut dire une octave plus haut.

Diapason est aussi le nom que l'on donne à un petit instrument en forme de fourchette qui fait entendre un son modèle d'après lequel on accorde les autres instruments. Ce son fixe n'est pas le même partout; en Italie c'est le *do*, en France c'est le *la*. En Italie on l'appelle *corista*. Autrefois chaque théâtre avait un diapason différent, c'est-à-dire qu'il était plus élevé pour l'un, plus bas pour l'autre, sans doute à cause de la nature des voix et des compositions. Aujourd'hui il est le même partout, tout le monde sait cela; mais ce que tout le monde ne sait pas, c'est que le petit instrument appelé diapason, ce régulateur des instruments et de l'orchestre, a tiré son nom de l'octave qui, d'après ce que nous ont dit plus haut Ptolémée et Gafori, est le système de l'harmonie géométrique, à quoi nous pouvons ajouter l'opinion d'Aristote qui appelle l'octave la *mesure de la mélodie*. On a donc donné à l'octave le nom de diapason, comme comprenant en soi tous les sons, ainsi que le dit Cassiodore, *quasi ex omnibus sonitibus constans* (lib. II *Variarum epistol.*), « ce qui est le sujet pour lequel les facteurs d'orgue, d'épinette, et d'autres semblables instrumens harmoniques ne se servent que du diapason pour regler leur clavier sur une mesme octave; ny les fondeurs de cloches que de leur brochette ou diapason pour faire des cloches de toute sorte de grandeurs; en quoy ils gardent une telle proportion, que pour rendre un tuyau d'orgue ou bien une cloche à l'octave d'un autre, ils donnent au plus grand tuyau ou à la plus grande cloche huit fois autant de poids et de solidité qu'ils en donnent au moindre tuyau ou à la moindre cloche avec le double de leur diamètre. (JUMILHAC, *La science et la prat. du Plaint-Chant*, part. II, chap. 8, p. 51.)

De là viennent sans doute ces locutions en parlant de la dimension d'un orgue, un *huit-pieds*, un *seize-pieds*, un *trente-deux pieds*.

« Paducci affirme (*Arte pratica del contrap.*, I. III, p. 174) que vers 1711 il existait en Italie trois sortes de diapasons : le lombard était le plus haut, le romain plus bas d'une tierce mineure, le diapason vénitien tenait le milieu; depuis, il s'est insensiblement élevé au ton de celui de Milan.... Grande est la confusion entre les diapasons actuels des divers pays d'Europe, en ce qui concerne les orchestres de théâtres. Non-seulement presque chaque ville a le sien, mais dans diverses villes il en existe plusieurs. Par exemple, la capitale de l'Autriche en possède trois, savoir : celui de la cour, semblable à celui de Saint-Pétersbourg, lequel est plus haut que celui de l'Opéra de Paris, mais moins élevé d'un quart de ton que celui de Milan. Le diapason le plus bas de Vienne est d'un demi-ton plus haut que celui de Leipsick. Le diapason de Rome est toujours plus bas que ceux de Milan, de Pavie, de Parme, de Plaisance et de toutes les autres villes de la Lombardie... On remarque que le diapason de chambre (*Kammerton*) s'est sensiblement élevé dans toute l'Europe depuis un siècle environ. Euler, dans son *Tentamen novæ theoriæ musicæ*, etc... (Pétersbourg, 1739), calculait que l'*ut* de la clef de *fa* au-dessous de la portée, donné par le tuyau ouvert de huit pieds, faisait cent dix-huit vibrations par seconde ; en 1771, il lui en trouvait cent vingt-cinq ; les expériences de Sarti, en 1796, lui firent voir qu'il en faisait cent trente et une ; et le docteur Chladni l'a trouvé dans ces derniers temps variant entre cent trente-six et cent trente-huit vibrations. La différence depuis 1739 est donc de près d'un demi-ton.... Chladni proposa un diapason général européen donnant cent trente-huit vibrations. » (Cité dans le livre *De l'orgue* de M. J. RÉGNIER ; Nancy, 1850, pp. 288-289.)

DIAPENTE. — « Nom donné par les Grecs à l'intervalle que nous appelons quinte, et qui est la seconde des consonnances.

« Ce mot est formé de διὰ, *par*, et de πέντε *cinq*, parce qu'en parcourant cet intervalle diatoniquement on prononce cinq différents sons. » (J.-J. ROUSSEAU.)

Diapente uno tono major est (quam diatessaron), cum inter quaslibet voces tres sunt toni et unum semitonium. (GUIDO, cap. 4, *Microlog.*) *Diapente dicitur de quinque, sunt autem in ejus spatio voces quinque, ut a D in A; sed gravis vox ejus tria habet spatia, acuta duo.* (*Ibid.* cap. 6.)

DIAPHONIE. — Isidore de Séville dit que la *diaphonie* est le *contraire* de la *symphonie* qui est, suivant lui, un accord de sons graves et aigus, soit dans la voix, soit dans les instruments. (*Ap.* GERBERT, *Scriptores*, t. Ier, p. 21.) Or la *diaphonie* se compose de voix discordantes et dissonantes : *Cujus (symphoniæ) contraria est diaphonia, id est voces discrepantes vel dissonæ.* (*Ib.*, p. 21.)

Au temps de Hucbald, la notion de la *diaphonie* avait changé. On l'appelle *diaphonie*, dit-il, parce qu'elle consiste, non en une mélodie formée sur une seule voix, mais en un chant harmonieux de sons dissemblables entendus simultanément : *Dicta autem diaphonia, quod non uniformi canore constet, sed concentu concorditer dissono.* (*Ib.*, t. Ier, p. 165.) Et, suivant Jean Cotton, *diaphonie* signifie double son : *Interpretatur autem diaphonia dualis vox vel dissonantia,* (*Ib.*, t. II, p. 263.)

Comme on le voit, dans les deux sens, l'étymologie du mot est la même, c'est toujours διὰ φωνή.

« On distinguait, dit M. de Coussemaker (*Hist. de l'harm. au moyen âge*, p. 14), deux espèces de *diaphonies :*

« Dans la première, le chant était accompagné par une, deux ou trois parties qui le suivaient par mouvement direct à l'octave, à la quinte, à la quarte, à la double octave, à l'octave unie à la quinte ou à l'octave unie à la quarte, avec redoublements de ces intervalles à la partie supérieure ou inférieure.

« Dans la seconde, il n'y avait que deux parties : la mélodie et l'organum ; mais l'organum, au lieu de suivre la mélodie exclusivement par mouvement direct à l'octave, à la quinte ou à la quarte, l'accompagnait par mouvement tantôt direct, tantôt oblique, tantôt contraire, en employant d'autres intervalles que ceux rangés sous le nom de *symphonie*.

« On comptait, on se le rappelle, trois *symphonies* simples : l'octave, la quinte et la quarte ; et trois *symphonies* composées : la double octave, l'octave unie à la quinte, et l'octave unie à la quarte. Ces *symphonies* produisaient autant de *diaphonies*...

« La deuxième espèce de diaphonie se composait d'intervalles plus variés que les autres diaphonies. Ces intervalles pouvaient se mélanger par mouvements direct, oblique ou contraire.

« Ce qui a donné naissance à cette diaphonie, c'est, suivant Hucbald, que le troisième son d'un tétracorde avec le second du tétracorde suivant, formant un intervalle de trois tons entiers, dépassant par conséquent d'un demi-ton la mesure de la quarte, produisait une *inconsonnance* qui était exclue de la diaphonie. Il en conclut qu'il n'était pas permis à la partie organale d'accompagner le chant à la quarte, lorsque, par la disposition de la mélodie, cette inconsonnance devait se rencontrer.

« En outre, lorsqu'une mélodie commençait par la quatrième note d'un tétracorde, la voix organale ne pouvait commencer qu'à l'unisson avec la mélodie et elle devait finir aussi à l'unisson.

« Le reste était abandonné à l'inspiration du musicien, qui devait se conformer toutefois le plus possible aux autres règles de la diaphonie.

« Hucbald donne plusieurs exemples de cette espèce de diaphonie dans les chapitres 17 et 18 de son *Manuel de musique*.

« On y voit l'emploi de l'unisson, de la seconde, de la tierce mineure, de la quarte et de la quinte. On y remarque aussi les trois mouvements, direct, oblique et contraire, qui constituent un des principaux éléments de la musique harmonique moderne.

« Cette espèce de diaphonie, quelle que soit d'ailleurs son origine, est un progrès réel pour l'harmonie. C'est elle qui a fait sortir l'art des stériles et monotones successions d'intervalles semblables ; c'est elle qui a ouvert la voie aux combinaisons multipliées qui ont élevé l'harmonie au point scientifique où elle est arrivée aujourd'hui.

« S'il faut en juger par les ouvrages de Gui d'Arezzo, il ne s'est opéré aucun changement important, aucun progrès remarquable dans la diaphonie pendant les cent trente ans qui se sont écoulés entre Hucbald et le moine de Pompose.

« Les explications et les exemples qu'en donne Gui dans les chapitres 18 et 19 de son *Micrologue*, le seul de ses ouvrages où il en soit parlé, nous la montrent à peu près dans le même état.

« Voici comment il la définit : « La diaphonie, dit-il, que l'on appelle organum, « fait entendre la séparation des voix, lors- « que les voix séparées l'une de l'autre son- « nent différemment en s'accordant ou s'ac- « cordent en sonnant différemment (301). »

« Après avoir dit de quelle manière se pratiquait la diaphonie en usage de son temps, et en Italie sans doute, il en donne un exemple à trois parties composées de la mélodie, d'une partie placée à une quinte supérieure du chant, et d'une autre posée à une quarte inférieure du même chant.

« C'est, comme l'on voit, une des nombreuses diaphonies décrites par Hucbald.

« Il explique ensuite la diaphonie à laquelle il donne la préférence et qui semble être une nouvelle proposée par lui. Car il dit, en parlant de la diaphonie usuelle, qu'elle est dure, tandis que la sienne au contraire est douce (302).

« Il n'admet dans la sienne ni la seconde mineure, ni la quinte; mais bien la seconde majeure, la tierce majeure, la tierce mineure et la quarte. Il considère la tierce mineure comme un intervalle d'une qualité secondaire; quant à la quarte, il lui donne la primauté (303).

« La principale règle de Gui consiste en ce que la partie organale ne pouvait descendre au-dessous de l'ut du premier tétracorde (304).

« Lorsque, par exception, un chanteur voulait descendre au-dessous de cette note, il fallait qu'il eût soin de ne pas faire de repos, mais d'exécuter ces sons inférieurs avec rapidité, et de revenir le plus vite possible à la note posée pour limite (305).

« Dans le chapitre XIX, Gui indique la manière de procéder dans un grand nombre de cas, et il donne des exemples pour chacun d'eux. Ces exemples rentrent, pour la plupart, dans les règles posées par Hucbald dans le chapitre XVII de son *Manuel de musique*.

« Ils sont de peu d'utilité pour nous. Ce qu'il nous importe le plus de remarquer, c'est qu'ils se rapportent presque tous à la diaphonie formée d'intervalles et de mouvements mélangés. Cela indique une tendance à abandonner les successions continues d'octaves, de quintes et de quartes.

« Qu'on ne croie pas d'ailleurs que la diaphonie enseignée par Gui d'Arezzo fût plus douce, ainsi qu'il le prétend, que celle dont il fait la critique comme étant dure. Le contraire est évident.

« Plus on avance, plus on voit diminuer l'emploi de la diaphonie à intervalles et à mouvements semblables, plus celui à intervalles et à mouvements mélangés prend de développement. Cette marche est naturelle. Elle s'explique : d'une part, par la monotonie et par la condition stationnaire à laquelle se trouvait en quelque sorte condamnée la première; de l'autre, par les combinaisons et le progrès dont la seconde était susceptible.

« Vers le milieu du XIe siècle, la diaphonie à intervalles et à mouvements mélangés attirait en quelque sorte exclusivement l'attention des didacticiens. Jean Cotton, qui vécut vers cette époque, ne parle pas de la diaphonie à intervalles et à mouvements semblables, quoiqu'elle fût bien plus simple et plus facile que l'autre, tandis qu'il consacre à celle-ci un chapitre presque entier de son traité. Les règles qu'il pose, les éclaircissements qu'il donne, montrent que d'assez notables modifications s'étaient opérées depuis Gui d'Arezzo.

« Voici d'abord comment il définit la diaphonie : « La diaphonie, dit-il, est un en- « semble de sons différents convenablement « unis. Elle est exécutée au moins par deux « chanteurs, de telle sorte que, tandis que « l'un fait entendre la mélodie principale, « l'autre, par des sons différents, circule « convenablement autour de cette mélodie, « et que, à chaque repos, les deux voix se « réunissent à l'unisson ou à l'octave (306). « Cette espèce de chant, ajoute-t-il, est appe- « lée ordinairement *organum* (307). »

« Jean Cotton commence par déclarer qu'il

(301) « Diaphonia vocum disjunctio sonat, quam nos organum vocamus, cum disjunctæ ab invicem voces et concorditer dissonant, et dissonanter concordant. » (GERB., *Script.*, t. II, p. 21.)

(302) « Superior nempe diaphoniæ modus durus est, noster vero mollis. » (*Ibid.* p. 21.)

(303) « Ad quem (modum diaphoniæ) semitonium et diapente non admittimus; tonum vero et ditonum et semiditonum cum diatessaron recipimus, sed semiditonum in his infirmatum, diatessaron, vero obtinet principatum. » (*Ibid.*)

(304) « A trito enim infimo aut infimis proxime substituto deponi organum nunquam licet. » (*Ibid.*, p. 22.)

(305) « Sæpe autem cum inferiores trito voces cantor admiserit, organum suspensum tenemus in trito; tunc vero opus est, ut in inferioribus distinctionem cantor non faciat, sed discurrentibus cum celeritate vocibus præstolanti trito redeundo subveniat et suum et illius facta in superioribus distinctione repellat. » (*Ibid.*)

(306) « Est ergo diaphonia congrua vocum dissonantia, quæ ad minus per duos cantantes agitur : ita scilicet, ut altero rectam modulationem tenente, alter per alienos sonos apte circueat, et in singulis respirationibus ambo in eadem voce, vel per diapason conveniant. » (*Ibid.* p. 263.)

(307) « Qui canendi modus vulgariter organum dicitur. » (*Ibid.*, p. 264.)

existait de son temps diverses diaphonies, dont chacune avait ses partisans. Il indique, comme la plus facile, celle à laquelle il donne la préférence (308). Il en pose les règles comme suit :

« Lorsque la mélodie montait, la voix organale devait descendre, et réciproquement (309).

« Lorsque le repos de la mélodie se faisait dans les sons graves, l'organum devait prendre l'octave supérieure, et réciproquement (310).

« Mais, lorsque le repos avait lieu sur une note du milieu de l'échelle tonale, l'organum chantait à l'unisson (311).

« L'organum devait suivre le chant, tantôt à l'unisson, tantôt à l'octave, mais plus souvent et plus commodément à l'unisson (312).

« Jean Cotton fait observer que cette diaphonie, qui n'est qu'à deux parties, pouvait se faire à trois ou à quatre (313).

« Telles sont les notions que l'on possède sur la diaphonie en usage dans la première moitié du XIe siècle. Si nous n'avons pu suivre sa marche d'une manière plus précise, c'est, il faut le dire, parce que les auteurs qui ont suivi Hucbald ont attaché, dans leurs écrits, une plus grande importance à la théorie spéculative de la musique qu'à la pratique, surtout en ce qui concerne celle de la diaphonie. Les commentateurs les plus immédiats de Gui d'Arezzo, Guillaume, abbé de Hirschau, en Bavière, dans sa *Musica*, et Aribon, le scolastique, dans son ouvrage qui porte aussi pour titre *Musica*, n'en parlent pas.

« Quelque incomplètes que soient pourtant ces notions, elles servent au moins à constater deux faits importants : d'une part, la prépondérance toujours croissante de la diaphonie à intervalles et à mouvements mélangés sur celle à intervalles et à mouvements semblables; et de l'autre, l'emploi du mouvement contraire, principe qui se trouve posé nettement, et pour la première fois, par Jean Cotton. Ces deux faits ont exercé la plus grande influence sur l'harmonie. » (*Ibid.*, pp. 22-26.)

DIAPTOSE. — « Intercidence, ou petite chute. C'est dans le plain-chant une sorte de périélèse, ou de passage qui se fait sur la dernière note d'un chant, ordinairement après un grand intervalle en montant. Alors, pour assurer la justesse de cette finale, on la marque deux fois en séparant cette répétition par une troisième note que l'on baisse d'un degré en manière de note sensible, comme *ut si ut* ou *mi re mi*. » (J. J. ROUSSEAU.)

La terminaison des antiennes, suivant Lebeuf, se fait par périélèse ou circonvolution, ou par diaptose. « Cette seconde manière de finir l'intonation consiste en ce que la première des deux notes, qu'on ajoute pour faire la cadence, est sur la même corde que la note sur laquelle on finira : de sorte que la seconde qu'on ajoute, et qui est plus longue, se trouve entre deux notes de même son; c'est ce qui forme l'*intercidence*, à la différence de la première manière qui est la circonvolution. » (*Traité prat. sur le chant ecclés.*, par LEBEUF, p. 228.)

DIASTEME. — « Ce mot, dans la musique ancienne, signifie proprement *intervalle*, et c'est le nom que donnaient les Grecs à l'intervalle simple, par opposition à l'intervalle composé qu'ils appelaient *système*. » (J.-J. ROUSSEAU.)

DIASTÈME. — Intervalle d'un ton à un autre, de la musique grecque. Le système se composait d'au moins deux *diastèmes*, et, par conséquent, d'au moins trois sons.

DIATESSARON. — « Nom que donnaient les Grecs à l'intervalle que nous appelons *quarte*, et qui est la troisième des consonnances.

« Ce mot est composé de διά, *par*, et du génitif de τέσσαρες, *quatre*; parce qu'en parcourant diatoniquement cet intervalle on prononce quatre différents sons. » (J.-J. ROUSSEAU.)

Diatessaron est, cum inter duas voces quocumque modo duo sunt toni et unum semitonium. (GUIDO, cap. 4 *Microlog.*) — *Diatessaron sonat de quatuor; nam et quatuor habet voces, et gravior ejus vox quatuor habet spatia, acuta vero tria; ut a* D *in* G. (*Ibid.*, cap. 6.)

DIATONIQUE. — « Le genre diatonique est celui des trois qui procède par tons et semi-tons majeurs, selon la division naturelle de la gamme, c'est-à-dire celui dont le moindre intervalle est d'un degré conjoint; ce qui n'empêche pas que les parties ne puissent procéder par de plus grands intervalles, pourvu qu'ils soient tous pris sur des degrés diatoniques.

« Ce mot vient du grec διά, *par*, et de τόνος, *ton*; c'est-à-dire, passant d'un ton à un autre. » (J.-J. ROUSSEAU.)

DIATONIQUES (SONS ou CORDES). — « Euclide distingue sous ce nom, parmi les sons mobiles, ceux qui ne participent point du genre épais, même dans le chromatique et

(308) « Ea (diaphonia) diversi diverse utuntur. Cæterum h c facillimus ejus usus est, si motuum varietas diligenter consideretur. » (GERB., *Scrip.*, t. II, p. 264.)

(309) « Ut ubi in recta modulatione est elevatio, ibi in organica fiat depositio et e converso. » (*Ibid.*)

(310) « Providendum quoque est organizanti, ut si recta modulatio in gravibus moram fecerit, ipse in acutis canendo per diapason occurrat ; sin vero in acutis, ipse in gravibus per diapason concordiam faciat. » (*Ibid.*)

(311) « Cantui autem in mese vel circa mese pausationes facienti in eadem voce respondeat. » (*Ibid.*)

(312) « Observandum est ut organum ita texatur, nunc in eadem voce, nunc per diapason alternatim fiat ; sæpius tamen et commodius in eadem voce. » (*Ibid.*)

(313) « Animadvertere etiam debes, quod quamvis ego in simplicibus motibus simplex organum posuerim, cuilibet tamen organizanti simplices motus duplicare vel triplicare, vel quovis modo competenter conglobare, si voluerit, licet. » (*Ibid.*)

l'enharmonique. Ces sons, dans chaque genre, sont au nombre de cinq; savoir, le troisième de chaque tétracorde; et ce sont les mêmes que d'autres auteurs appellent *apycni*. » (J.-J. ROUSSEAU.)

DIAZEUXIS. — « Mot grec qui signifie *division, séparation, disjonction*. C'est ainsi qu'on appelait, dans l'ancienne musique, le ton qui séparait deux tétracordes disjoints, et qui, ajouté à l'un des deux, en formait la *diapente*. C'est notre ton majeur, dont le rapport est de 8 à 9, et qui est en effet la différence de la quinte à la quarte.

La *diazeuxis* se trouvait, dans leur musique, entre la mèse et la paramèse, c'est-à-dire, entre le son le plus aigu du second tétracorde et le plus grave du troisième; ou bien entre la nète synnéménon et la paramèse hyperboléon, c'est-à-dire, entre le troisième et le quatrième tétracorde; selon que la disjonction se faisait dans l'un ou dans l'autre lieu : car elle ne pouvait se pratiquer à la fois dans tous les deux.

Les cordes homologues des deux tétracordes, entre lesquels il y avait *diazeuxis*, sonnaient la quinte, au lieu qu'elles sonnaient la quarte quand ils étaient conjoints.» (J.-J. ROUSSEAU.)

DIÈSE. — Le dièse, dans la musique, exprime le demi-ton qui se trouve au-dessus d'un ton naturel, comme *ut dièse*, *ré dièse*. Le signe par lequel il se marque est celui-ci ♯. On le place avant la note.

On dit communément : *Le dièse hausse la note* et *le bémol baisse la note* d'un demi-ton. Ni le *dièse* ni le bémol ne haussent ni ne baissent la note. L'un et l'autre indiquent un intervalle différent. Cette mauvaise locution vient de ce que l'ancienne gamme ne se composant que des intervalles diatoniques, on n'a pu nommer et noter les intervalles chromatiques que par les noms et les notes des intervalles naturels; ainsi parce que le signe de *dièse* précédant le *fa* indique le demi-ton au-dessus du *fa*, on a dit que le dièse haussait le *fa* d'un demi-ton.

Le dièse n'est jamais admis dans le plain-chant et nous pensons même qu'il n'a jamais dû être employé dans le *demi-ton accidentel* et dans cet artifice qu'on nommait *musique* ou *note feinte*. S'il a été employé, il n'a jamais du moins été écrit, et cela pour ne pas violer, même pour l'œil, l'ordre diatonique et déranger la *bonne suite* des intervalles. Poisson en fait la remarque quelque part. Nous l'avons citée en son lieu.

DIESER. — « C'est armer la clef de dièses, pour changer l'ordre et le lieu des semi-tons majeurs, ou donner à quelque note un dièse accidentel, soit pour le chant, soit pour la modulation. » (J.-J. ROUSSEAU.)

DIESIS. — Petit intervalle dans la théorie grecque, qui marquait la différence de deux tons approximatifs comme *ut dièse* et *ré bémol*.

« L'intonation simultanée de deux sons forme ce que l'on nomme en général un *intervalle*, et, en particulier, c'est tantôt un *diésis*, tantôt un *demi-ton*, tantôt un *ton*. Le *diésis* est tantôt la moitié du demi-ton, tantôt le *tiers* (du ton), suivant la doctrine d'Aristoxène. Le *diésis*, tiers de ton, ne se chante que dans le genre enharmonique; le demi-ton se chante surtout dans le genre chromatique; et le ton dans le genre diatonique. Il y a deux sortes de demi-ton, un plus petit que l'on nomme *limma* et un plus grand que l'on nomme *apotome*; et la différence du plus grand demi-ton au plus petit, c'est-à-dire l'excès du premier sur le second, se nomme *comma*. Ainsi, pour parler plus clairement, le son est..... ou bien l'on est convenu d'appeler *son*, le ton d'une corde. L'intervalle est la résonnance simultanée de deux cordes mises ensemble; et le premier intervalle qu'il est possible de chanter et de rendre sensible à l'oreille se nomme *diésis*, de διίημι, qui signifie *passer*, *s'introduire*, parce qu'il est comme la porte d'*entrée* et l'*ouverture* du chant. » (*Notices sur divers manuscrits grecs relatifs à la musique*, par M. VINCENT, p. 291-293, texte de maître Jean Pédiasimus.) — « Le mot *diésis* est exactement le même que celui de δίεσις en grec qui répond au mot latin *divisio* et à notre mot français *division*. Il s'entend d'une portion de *ton* composé de deux *comma*, qui font la moitié juste du demi-ton mineur.—Le *diaschisma*, mot grec διά σχίσμα (scissura) vient de διά et σχίζω, *schizo* (scindo); il signifie *je coupe*, *je romps*, *je divise*, *je déchire*. *Le diaschisma* serait donc littéralement la portion divisée, rompue ou déchirée, etc. Mais ce mot signifie, ainsi que le précédent, un intervalle de deux *comma*, ou la moitié du demi-ton mineur. » (VILLOTEAU, *De l'analogie de la musique avec le langage*, tom. II, p. 15, note.)

DIEZEUGMENON. — « Tétracorde *Diezeugmenon* ou *des séparées*, est le nom que donnaient les Grecs à leur troisième tétracorde, quand il était disjoint d'avec le second. » (J.-J. ROUSSEAU.)

DIMINUÉ. — « Intervalle *diminué* est tout intervalle mineur dont on retranche un semi-ton par un dièse à la note inférieure, ou par un bémol à la supérieure. » (J.-J. ROUSSEAU.)

DIMINUÉ (MODE). — On appelait autrefois *mode diminué* celui dont le chant ne remplissait pas l'étendue de l'octave et se bornait à un seul tétracorde ou à l'espace d'une quinte. Les modes de cette espèce sont appelés aujourd'hui *imparfaits* ou *irréguliers*.

DIMINUTION. — On appelait *diminution* la division d'une ronde ou d'une blanche en notes de moindre valeur.

DIOXIE. — « C'est, au rapport de Nicomaque, un nom que les anciens donnaient quelquefois à la consonnance de la quinte, qu'ils appelaient plus communément *diapente*. » (J.-J. ROUSSEAU.)

DIRECTANÉ (CHANT DIRECTANÉ, CHANT DROIT). — C'est un chant qui se poursuit sur une seule intonation, sans modulation; c'est une prononciation courante en quelque sorte. Cette manière de chanter semble se rapporter à ce que saint Isidore dit du chant de la primitive Eglise : *Primitiva Ecclesia ita psallebat ut modico flexu vocis faceret psallentem resonare, ita ut pronuntianti vicinior esset quam cantu.* (Lib. v *De eccl. offic.*, cap. 5.) Jean de Sarisbury dit qu'un chant de cette sorte fut ordonné dans un couvent de religieuses pour qu'elles ne s'adonnassent trop facilement à la sensualité des modulations : *Proinde quidam venerabilis vir circiter septingentarum monialium Pater, hanc monasteriis suis præscripsit legem, ut omnia earum cantica totius melicæ pronuntiationis exuant modos, et ut sola psalmorum et laudum sint significativa pronuntiatione contentæ. Suspecta equidem fuit sancto viro voluptati cognata mollities, eo quod voluptas parens libidinum est* (Lib. I *Policrat.*, cap. 6). — On lit ailleurs : *Ad luminarium directaneus parvulus, id est, Regina terræ, cantate Deo*, etc. ; et plus loin : *Quotidianis vero diebus ad nocturnos imprimis directaneus dicatur : Miserere mei, Deus*, etc. — Ibidem : *Hymnus vero.* Ter hora trina volvitur, *ad luminarium omni tempore, et festis et quotidianis diebus imprimis directaneus.* (*Regula S. Aureliani ad Virg.*, cap. 40). Il en est de même dans la règle de saint Benoît, dans celle de saint Césaire, évêque d'Arles, ch. 31.

On dit aussi dans le même sens *psalmi directanei*, chanter les leçons de l'office des morts *in directo*.

— *In tono* se dit dans le sens de chanter droit sur un seul ton, et dans le sens contraire, avec inflexion. *Tres psalmi.... in tono dicantur*, voilà pour le second sens. (Joan. Abrinc., *De off. eccl.*, p. 63). — Synod. Limœ, ann. 1582, t. IV *Concil. hisp.*, p. 276 : *Diebus Dominicis et aliis festive colendis cantent missas et vesperas, et intra septimanam, ubi cantari non poterunt, recitentur in tono.*

« La psalmodie mesme qui se fait *tout droit* ou à l'unisson et le reste des offices qui en plusieurs communautez religieuses se font pareillement *tout droit*, ne laissent pas d'appartenir aucunement à la mesme espèce de chant rythmique, ou psalmodique; car les voix n'y estant point continües comme elles le sont dans un simple récit (314) et dans le discours, et n'y estant non plus discrettes comme elles le sont dans le chant, elles participent quelque chose de l'un et de l'autre, et ont quelque ressemblance avec la prononciation des vers, ou des rythmes, côme en effet les versets des pseaumes en ont esté composez (315), de sorte que cette manière de chanter imite celle de la prononciation des vers, ou des rythmes, et tient comme le milieu entre les sons continus et les sons discrets ; n'estant proprement ni un vray chœur ni un simple récit. » (Jumilhac, part. III, ch. 6, p. 131.)

« On a presque partout, dit Poisson (*Traité du chant grég.*, p. 182), abandonné la terminaison toute droite, appelée directanée. »

De son côté, l'abbé Lebeuf s'exprime ainsi (*Traité sur le ch. ecclés.*, p. 51) : « Les chrétiens ayant vu établir parmi eux l'usage de réciter les psaumes à deux chœurs, souhaitèrent que cette récitation fût animée et soutenue de quelques sons mélodieux. On laissa pour les déserts des anachorètes une récitation qui tient plus de la lecture que du chant, et les cénobites l'abandonnèrent même par la suite, pour n'en conserver qu'un simple vestige dans la prononciation *directanée* d'un ou deux psaumes. Ce serait en vain que quelques esprits singuliers, qui goûtent fort cette récitation monotone, s'appuyeroient sur la règle de saint Benoît pour prouver qu'elle a fait partie du chant grégorien ou romain. Rien ne se chante en chant grégorien dans les heures canoniales, qui ne soit lié avec une antienne, sinon les répons, les hymnes et les petits versets. Il n'y a qu'à ouvrir la règle de saint Benoît, et on y voit que ce qui est marqué pour être prononcé de cette manière *directanée*, n'est accompagné d'aucune antienne; et, en effet, s'il y avait une antienne, cette antienne seroit de quelqu'un des modes du chant ecclésiastique, et comme ce mode auroit sa modulation particulière, la psalmodie qui se règle sur l'antienne, auroit par conséquent une modulation composée de plusieurs sons, qui serviroit à l'orner et à en terminer le chant. » Et ailleurs le même écrivain ajoute que « toutes les fois que l'on module les pseaumes, leur modulation est suivie d'une antienne, d'où l'expression de *chanter des psaumes* est devenue identique avec celle de *dire avec antienne*, et, au contraire, *chanter tout droit*, est la même chose que *dire sans antienne*, parce que c'est l'antienne qui désigne le mode de psalmodie, et que c'est pour cela qu'anciennement, afin de le désigner d'une manière qu'on ne pût pas s'y tromper, elle se chantoit en entier avec le pseaume. » (*Ibid.*, p. 184.)

DISCORDANCE.—Au temps de Francon, les dissonances étaient appelées *discordances*. Elles se divisaient en *discordances parfaites* et *imparfaites*. Les parfaites étaient le demi-ton (*semitonus*), le triton, *tritonus*, ou quarte majeure, la septième majeure (*ditonus cum diapente*), la septième mineure (*semi ditonus cum diapente*).

Les *imparfaites* étaient la sixte majeure (*tonus cum diapente*), et la sixte mineure (*semitonus cum diapente*).

(314) « Quum vox ita movetur, ut nullo modo stare videatur, continua vocatur; discreta vero vox in omnibus huic contraria est, nam et stare videtur. Idque genus vocis non loqui, sed cantare potius dicendum est. » (Franch., l. I *Harmon. instrumental.*, c. 2.)

(315) « Quibus numeris consistant versus Davidici, non scripsi, quia nescio. *Et infra* : Certis tamen eos constare numeris credo, illis qui jam linguam probe callent. » (August., epist. 131.) — « Omnes hi mire efferunt carmina Davidis, causasque, quæ ipsum ad condenda carmina pepulerunt, tractant. » (August., *ibid.*, et lib. XVII *De civitate Dei*, cap. 14.) —*Stare fecit cantores contra altare, et in sono eorum dulces fecit modos.* (*Eccli.*, XLVII.)

On applique aussi le mot de *discordance* à un instrument qui n'est pas d'accord, à une voix qui chante faux, enfin à une harmonie qui marche sans ensemble.

DISCORDER. — « Faire perdre l'accord à un jeu, à un orgue. On discorde un orgue lorsqu'on y cause des secousses, qu'on en touche les tuyaux, etc. La poussière, le duvet de la peau des registres, le chaud excessif, le grand froid, etc., discordent l'orgue. » (*Manuel du facteur d'orgues ;* Paris, Roret, 1849, t. III, p. 530.)

DISDIAPASON. — « Nom que donnaient les Grecs à l'intervalle que nous appelons *double octave*.

« Le *disdiapason* est à peu près la plus grande étendue que puissent parcourir les voix humaines sans se forcer ; il y en a même assez peu qui l'entonnent bien pleinement. » (J.-J. Rousseau.)

Disdiapason vero quia majoribus atque compositis diastematibus deductum est, omnesque consonantias, omnes item consonantiarum species continet, diatonica quindecim chordarum dispositione, perfectum, atque majus, et immutabile systema merito nuncupatur. Nihil enim eidem ad totius harmonici modulaminis integritatem deest, nihilque exuberat ; et immutabile quia uni eidemque dispositioni semper inhæret. (Gafori, lib. i *Harmonic. instrum.*, cap. 14.)

DISJONCTION. — « C'était, dans l'ancienne musique, l'espace qui séparait la mèse de la paramèse, ou en général un tétracorde du tétracorde voisin, lorsqu'ils n'étaient pas conjoints. Cet espace était d'un ton et s'appelait en grec *diazeuxis*. » (J.-J. Rousseau.)

Il y a disjonction entre deux tétracordes lorsque le degré final de l'un est séparé d'un degré du degré initial de celui qui le suit. *Disjunctum (tetrachordum) vero cujus primordialis nervus a proximo præcedentis tetrachordi finali nervo uno tono disjungitur.* (Stapulensis, lib. iv *Music. element.*) Exemple :

(Disjonction)

mi fa sol la *si ut re mi*

Ces deux tétracordes sont *disjoints*. *Diazeugsis appellatur quæ et disjunctio dici potest, quoties duo tetrachorda toni medietate separantur.* (Boet., lib. i *Mus.*, cap. 23.) — *Diezeugsis est cum inter duo tetrachorda tonus fuerit medius et sonorum species per diapente inter se consonant.* (Bacchius in *Introduct. ad music.*)

DISSONANCE. — La dissonance est un choc de plusieurs sons qui blessent l'oreille.

Dissonantia vero est duorum sonorum sibimet permixtorum ad aurem veniens aspera injucundaque percussio ; nam dum sibimet misceri volunt, et quodammodo integer uterque nititur pervenire, cumque alter alteri officit, ad sensum insuaviter uterque transmittitur. (Boet., lib. i, cap. 8 et 28.) — *Dissonæ vero (voces) sunt quæ simul pulsæ non reddunt suavem neque permixtum sonum.* (Boet., lib. iv *Mus.*, cap. 1.) — *Dissonantia vero fit cum difissa quodammodo et impermixta ex ambobus vox auditur.* (Nicomachus, lib. i, *Manualis Harmonicus.*)

La dissonance se compose donc de voix « qui ne meslent ou n'unissent point leurs sons, et qui frappent l'oüie d'une manière desagreable : *Dissonæ vero sunt quæ non permiscent sonos, atque insuaviter feriunt sensum.* (Boet., lib. v *Mus.*, cap. 10. — *Voy.* Jumilhac, part. ii, chap. 2, p. 33.)

Comme les consonnances, les dissonances sont simples et composées. Les simples, continue Jumilhac,.... « sont au nombre de dix, savoir : le demy-ton, le ton et les huit intervalles qui n'ont pas une bonne suite, qui sont le triton, la fausse quinte, les deux septièmes la majeure et la mineure, et la fausse octave ; la fausse quarte, la quinte superflüe et l'octave superflüe.

« Pour ce qui est des dissonances composées, comme elles se forment des precedentes et en sont les repliques, elles peuvent être autant multipliées que les octaves ausquelles elles peuvent estre ajoûtées. Par exemple, le ton ou la seconde majeure estant jointe à l'octave fait une neufième, jointe à deux octaves, une seizième ; jointe à trois, une vingt troisième, » etc. (*Ibid.*, p. 32.)

On peut suivre la même progression pour le triton, la fausse quinte, les deux septièmes l'octave diminuée, c'est-à-dire la septième augmentée, l'octave superflue, ou neuvième mineure, ajoutés à deux ou trois octaves.

DISSONANCE ARTIFICIELLE. — Le système de tonalité ecclésiastique excluant le rapport des deux demi-tons ascendant et descendant, *si* et *fa*, il ne pouvait y avoir d'accord dissonant naturel, et l'harmonie était nécessairement consonnante. Dans la masse des compositions écrites sous l'empire de la tonalité ecclésiastique, on ne trouve que deux accords, l'un composé de tierce et quinte, l'autre composé de tierce et sixte. Pour y introduire quelque variété, dit M. Fétis, les compositeurs étaient obligés de faire usage de dissonances *artificielles*, et cela au moyen de la prolongation d'une note de l'accord précédent, *exemple :*

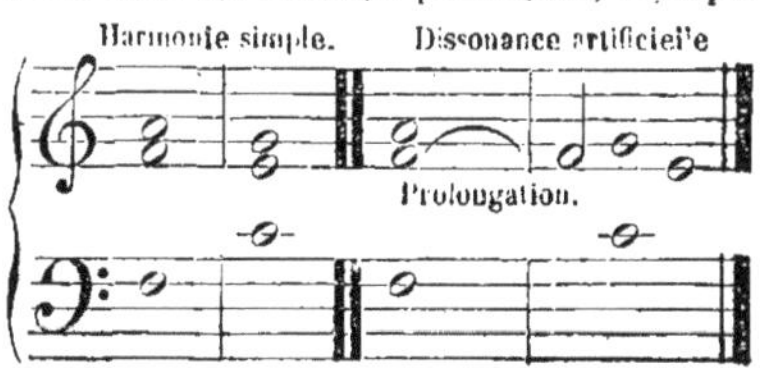

Le *fa* se prolonge sur la moitié de la seconde mesure.

Mais cet artifice, entièrement facultatif, ne changeait rien à la nature de la tonalité.

La dissonance artificielle est fondée sur la syncope : c'est la syncope qui produit la dissonance comme retard de consonnances.

DISSONANCE NATURELLE. — La *dissonance naturelle*, dans la musique moderne, est l'attaque sans préparation du quatrième degré et du septième degré de la gamme, *fa* et *si*, sous la dominante *sol*. Comme ces intervalles *fa* et *si dissonent* entre eux et font sentir un ton nouveau par la tendance du *fa* à descendre sur le *mi* et la tendance du *si* à monter sur l'*ut*, il est évident qu'ils ne peuvent être considérés que comme moyen de *transition* et qu'ils ne sauraient exprimer le repos. C'est aussi l'élément d'expression des passions humaines, du trouble, de l'agitation qui convient à la musique mondaine. Aussi, dès que la *dissonance naturelle* fut sinon trouvée (elle l'était déjà, car cette *dissonance naturelle* n'est autre chose que le *triton* objet d'effroi pour tous les musiciens aussi longtemps qu'ils ont été sous l'empire de la tonalité de plain-chant), dès que, disons-nous, la *dissonance naturelle* fut sinon trouvée, du moins mise en pratique, et qu'elle devint en quelque sorte la clef de voûte du système musical moderne, le drame musical fut trouvé, car le drame musical est l'expression des rapports de l'homme à l'homme. L'ancienne tonalité, au contraire, qui reposait sur l'unité de ton, donnait lieu à un genre de musique qui exprimait les rapports de l'homme à Dieu, puisque dans ce système qui excluait rigoureusement la *dissonance*, chaque intervalle n'étant pas appellatif d'aucun autre, pouvait être pris pour terme de la succession mélodique, conséquemment pour élément du repos; et c'est pour cela même que l'ancien système tonal était si propre à faire naître les idées de permanence, d'immutabilité, d'infini, d'impassibilité au point de vue des sentiments terrestres, idées qui sont le propre de l'expression des choses divines.

A l'article DISSONANCE ARTIFICIELLE, nous expliquons que cet élément n'altère pas le caractère de la tonalité du plain-chant, quoiqu'il soit fort difficile d'admettre que la *dissonance artificielle* n'ait pas de proche en proche fait désirer à l'oreille la dissonance naturelle.

La résolution des dissonances naturelles consiste à faire descendre le quatrième degré et monter la note sensible :

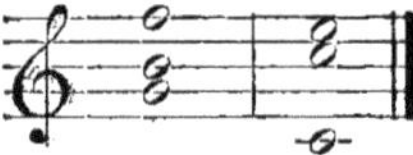

Lorsque la résolution se fait en modulant, la note sensible peut se prolonger au lieu de descendre, mais le quatrième degré descend toujours.

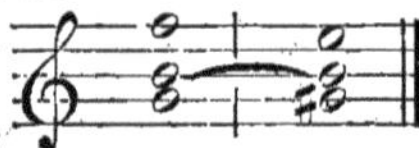

DISTINCTIONS. — On donnait anciennement le nom de *distinctions* à certains repos de chant qui, bien observés, faisaient ressortir et *distinguer* les principales périodes de la mélodie, surtout en faisant en cet endroit certains contrepoints ou peut-être périélèses. (*Voy.* une citation d'une dissertation devenue très-rare de l'abbé Lebeuf, au mot ORGANUM.) *Debent*, dit Gafori, (lib. I *Musicæ practicæ* cap. 8), *insuper distinctiones ipsæ secundum Guidonem fieri, et terminari, ubi sæpe et condeuntius tonus ille, in quo fuerint, poterit regulariter sortiri primordia.*

DISTROPHA, TRISTROPHA. — Signes de notation par les neumes dont l'un signifiait la note double, et l'autre la note triple, ou suivant le P. Lambillotte, le *pressus major* et le *pressus minor*. La valeur du *distropha* et du *tristropha*, nous aurait été enseignée d'après le même savant, par les manuscrits des Chartreux qui « avaient conservé la substance de la phrase grégorienne plus long-temps et plus fidèlement que tous les autres religieux; une règle en effet leur interdisant d'introduire dans le chant ecclésiastique la moindre innovation. » (*De l'unité dans les chants liturgiques*; in-fol., 1851.) Ce sont ces manuscrits qui ont donné la règle suivante : *Quando in cantu multæ sunt notæ simul junctæ, ibi quædam facienda est mora, et quo plures sunt notæ, ibi diutius immorandum, in hac enim mora quasi novus in cantu nascitur decor.* *Voyez*, dans la brochure citée, le *Tableau neumatique* extrait d'un monastère de Murbach, publié pour la première fois sous le titre de *Tabula neumarum transcripta ex codice membranaceo sæculi* XII, *olim in monasterio Ottenburano, ordinis Sancti Benedicti in Suevia inferiori; nunc in bibliotheca Lapspergiana Marisburgi ad lacum Bodasnicum asservato.*

DITHYRAMBE. — « Sorte de chanson grecque en l'honneur de Bacchus, laquelle se chantait sur le mode phrygien, et se sentait du feu et de la gaieté qu'inspire le dieu auquel elle était consacrée. »

(J.-J. ROUSSEAU.)

DITON. — « C'est dans la musique grecque un intervalle composé de deux tons, c'est-à-dire, une tierce majeure. »

(J.-J. ROUSSEAU.)

DIVISION HARMONIQUE et ARITHMÉTIQUE. — La division harmonique est celle par laquelle la gamme d'un mode est constituée par la quinte, et la division arithmétique est celle par laquelle la gamme est constituée par la quarte. Les modes authentiques appartiennent à la première division, les modes plagaux appartiennent à la seconde.

Dans notre article MODES, où nous traitons avec détail de la progression harmonique et arithmétique, nous établissons que, des sept gammes, l'une, celle de *si*, ne peut être divisée harmoniquement et par la quinte juste, l'autre celle de *fa*, ne peut être divisée arithmétiquement et produire sa quarte juste, ce qui réduit à 12 le nombre de modes auxquels les espèces d'octaves donnent lieu.

« Le nombre des modes, dit Jumilhac (part. IV, ch. 11, p. 138), se doit prendre non-seulement des sept especes d'octave, mais aussi de l'une et l'autre de leurs deux divisions, l'harmonique et l'arithmetique; d'autant, ajoute-t-il, que la melodie des modes qui provient de la division harmonique est bien differente de celle qui est produite par les modes qui sont formez de la division arithmetique, à cause de la différente chûte de l'un et de l'autre chant, de la diversité de leurs intervalles, et de leurs cadences et de la varieté de leur phrase. »

Puis notre auteur cite l'autorité de Gléraan :

Verum systemata ipsa cum per diapente, ac diatessaron consonantias medientur omnia, varias ex ipsis accipiunt formas, et velut novas subinde ascensu, et descensu species. Quod in ipsa statim prima diapason formula, quæ ex A *est ad* a *videre licebit, nam si arithmetice mediata fuerit inferiore cantilenæ parte primam diatessaron speciem* sol, re, *frequenter audies, superne vero* la, re, *primam diapente speciem divisam per* fa *in medio ut in hypodorio fieri solet. Sin harmonice divisa fuerit; superne secundam diatessaron speciem* la, mi *audies frequenter ; inferne autem* la, re, *ut in Æolio fieri consuetum est, quod latius prosequi non est necesse, copiose enim ea luculentis item exemplis ostendimus. Sed id ea causa hic referimus, quod cantus ex lapsu qui fit secundum arsin ac thesin plurimum notitiæ nobis præbet.* (*Dodeca*, lib. II, cap. 36.)

DO. — « Syllabe que les Italiens substituent, en solfiant, à celle d'*ut* dont ils trouvent le son trop sourd. Le même motif a fait entreprendre à plusieurs personnes, et entre autres à M. Sauveur, de changer les noms de toutes les syllabes de notre gamme; mais l'ancien usage a toujours prévalu parmi nous. C'est peut-être un avantage : il est bon de s'accoutumer à solfier par des syllabes sourdes, quand on n'en a guère de plus sonores à leur substituer dans le chant. »

(J.-J. Rousseau.)

Lichtenthal dit, en parlant de Gio-Mario Bononcini, qu'il est peut-être le premier qui ait fait mention de la syllabe *do* employée au lieu d'*ut*. Dans son *Musicien pratique*, publié en 1673, Bononcini s'exprime ainsi : « S'avverta che in vece della sillaba *ut*, i moderni si servono di *do*, per essere più risonante. » Nous avons écrit ce petit article en vue de certaines personnes qui solfient le plain-chant en disant *do* pour *ut*. Nous ne savons même si le *do* ne figure pas dans certaines méthodes modernes.

DOIGTER. — « C'est faire marcher d'une manière convenable et régulière les doigts sur quelque instrument, et principalement sur l'orgue ou le clavecin, pour en jouer le plus facilement et le plus nettement qu'il est possible. » (J.-J. Rousseau.)

A la suite de cette définition, Rousseau donne de bons préceptes pour le *doigter*, empruntés à la méthode des professeurs de son temps. Nous ne les répéterons pas ici, parce que, tout en les approuvant en partie, il faudrait les compléter. Nous nous contenterons de renvoyer au *Nouveau Journal* d'orgue de M. Lemmens, publié à Bruxelles, qui contient un nouveau système de *doigter* que les organistes doivent étudier avec le plus grand soin.

DOMESTIQUE, *Domesticus*. — C'était une dignité qui venait après celle du *protopsalte*. Le *domesticus* présidait au chant et commençait les intonations. Il y en avait deux : le premier d'un côté du chœur, le second de l'autre.

DOMINANTE. — La corde nommée *dominante* dans le plain-chant n'a aucun rapport avec ce que l'on nomme *dominante* dans la musique qui est la quinte au-dessus ou la quarte au-dessous de la tonique. Leurs fonctions, dans leurs sphères respectives, sont tout à fait dissemblables. Dans le plain-chant, c'est la note sur laquelle le chant opère le plus souvent son retour, sur laquelle il a son cours, que l'on *rebat*, pour nous servir d'une expression consacrée parmi les symphoniastes. La dominante, comme parle Jumilhac, « est comme la *maîtresse* et la reyne des autres notes modales, elle est le soutien du chant, et, jointe à la finale, elle donne la principale forme et la distinction à chaque mode. »

(Jumilhac, p. 146.)

La dominante n'occupe pas une place fixe dans tous les modes. Néanmoins, dans tous les modes authentiques, elle est la quinte, à l'exception du troisième, second authentique, où elle est sixte, parce que c'est une règle absolue que la dominante ne soit jamais sur la corde variante. Or, dans le deuxième mode, la quinte à partir de la finale étant *si*, on a placé la dominante sur l'*ut*. Dans les tons plagaux, elle est tantôt à la tierce ou à la quarte à partir de la finale.

Suivant une seconde règle, la dominante se trouve toujours dans le tétracorde supérieur.

DOMUS ORGANORUM. — Cette expression signifiait probablement la partie de l'église où les orgues étaient contenues. Du Cange cite ces deux mots dans son article *Organistrum*, et il ajoute : « Dicitur in catalogo episcoporum Frisingensium, in metropoli Salisburgensi : *Ruit ciborium deauratum, et domus organorum*, » etc. Ce qui, pour le dire en passant, fait supposer que l'orgue anciennement devait être placé dans le sanctuaire, non loin du tabernacle où le saint ciboire est renfermé. En effet, dans plusieurs anciennes églises, principalement dans le midi de la France, l'orgue est posé sur une tribune latérale du chœur, au-dessus d'un rang de stalles, du côté de l'Evangile. Nous sommes porté à croire que c'était là sa première place, parce qu'il était plus rapproché du lutrin, et que ce n'est que lorsqu'il s'est accru d'un nombre considérable de jeux et de plusieurs soufflets, qu'il s'est réfugié sur la tribune à l'entrée de l'église.

DORIEN. — « Le mode *dorien* était un des plus anciens de la musique des Grecs, et c'était le plus grave ou le plus bas de ceux qu'on a depuis appelés authentiques.

« Le caractère de ce mode était sérieux et grave, mais d'une gravité tempérée ; ce qui le rendait propre pour la guerre et pour les sujets de religion.

« Platon regarde la majesté du mode dorien comme très-propre à conserver les bonnes mœurs, et c'est pour cela qu'il en permet l'usage dans sa République.

« Il s'appelait *dorien*, parce que c'était chez les peuples de ce nom qu'il avait été d'abord en usage. On attribue l'invention de ce mode à Thamiris de Thrace, qui, ayant eu le malheur de défier les muses et d'être vaincu, fut privé par elles de la lyre et des yeux. » (J.-J. ROUSSEAU.)

— « Le premier, dans l'ordre et l'arrangement des modes, est le dorien ou l'hyperdorien. Il est formé de la quatrième octave de la gamme fondamentale, dont il est la division harmonique; il est mode mineur de l'espèce de chant mésopycne. Il commence son octave au *ré* D d'en bas et la finit au *ré* D de dessus; il a sa dominante à la quinte *la* a, sa finale est le *ré* d'en bas.

Octave. Notes essentielles.

d a D — Octave. Dom. et divis. Octave. | Médiante.

« Le premier mode peut avoir, outre sa finale et sa dominante, ses repos sur le *fa* sa médiante, sur l'*ut* au-dessous de sa finale, quelquefois sur le *mi*, et encore plus rarement sur sa quarte *sol*, excepté pour les terminaisons de psalmodie, afin de les joindre à l'antienne qui les gouverne : enfin il peut aussi avoir un repos sur le *ré* d'en haut, surtout dans le chant des proses.

« Le premier mode est si fécond, que l'on peut y mettre presque tout ce qui n'est pas propre aux six suivants (le huitième à la même fécondité pour qui sait s'en servir).

« Les anciens chantaient beaucoup sur ce mode, surtout les sujets qui demandaient plus de grandeur et de gravité. Platon et Aristote le préfèrent à tous les autres, dit le cardinal Bona. Il présente d'abord une gravité mâle et pompeuse; il convient aux grandes choses, il est modeste, gai, exact, sévère, magnifique, sublime, n'a rien de trop libre ni de trop mou, et est propre à toutes sortes d'affections.

De la transposition du dorien. — « Le dorien ou premier mode peut se transposer à la quarte au-dessus de sa finale, pour lors il aura la division harmonique de la septième octave *sol, ré, sol;* mais comme il faut en qualité de dorien qu'il ait une tierce mineure qui commence à sa finale en montant, pour n'être pas confondu avec le septième mode, qui a invariablement une tierce majeure, on ne peut donner à ce dorien, ainsi transposé, la tierce mineure qu'en mettant le bémol sur la corde B*si* qui en fera un *za*. C'est aussi ce qu'ont fait les anciens, comme on le voit dans le répons ancien *Sedit angelus* de la procession de Pâques qu'on a imité à Paris pour le répons *Quid quæritis viventem cum mortuis*, à la procession des Vêpres, et à Sens pour le troisième répons de l'office de la nuit *Deus*, et mal à propos marqué du septième mode. Ce qui a ébloui et empêché de reconnaître le premier mode, c'est qu'on n'a fait attention qu'à la division de l'octave; une quinte *sol, ré*, puis une quarte *ré, sol*, est ce qui convient au septième mode; mais il fallait de plus faire attention à la tierce terminante, à la tournure du verset qui n'a aucune ressemblance avec les progressions du septième mode : ce verset achève de caractériser ce répons qui est vraiment mésopycne et nullement oxypycne. Si les anciens l'ont transposé, c'est par nécessité; comme ils ne connaissaient que la corde B ou *si* variante, et que la modulation de ce répons exige sa tierce, tantôt majeure, tantôt mineure, on ne pouvait procurer cette variété que par la transposition. »

(POISSON, *Tr. du ch. grég.*, p. 15 et 169.)

DOUBLE. — Le mot *double* exprime dans le rite romain comme dans le rite parisien, un degré de festivité correspondant l'un à l'autre. Ainsi, dans le romain, le *double de première classe*, le *double de deuxième classe*, le *double majeur*, le *double mineur*, le *semi-double* et le *simple*, sont ce que l'on entend à Paris par annuel, solennel, majeur et mineur, *double majeur et mineur*, etc.

DOUBLE-TRIPLE. — « Ancien nom de la triple de blanches ou de la mesure à trois pour deux, laquelle se bat à trois temps, et contient une blanche pour chaque temps. Cette mesure n'est plus en usage qu'en France, où même elle commence à s'abolir. » (J.-J. ROUSSEAU.)

DOUBLETTE. — « Jeu (de l'orgue) à bouche dont le plus long tuyau a deux pieds de long environ, et qui est de même diapason que le principal ou prestant. » (*Manuel du facteur d'orgues;* Paris, Roret, 1849. t. III, p. 532).

DRAME LITURGIQUE. — « Le drame liturgique, dit M. de Coussemaker (*Hist. de l'harm.*, p. 125), a son origine dans les cérémonies du christianisme. Que sont, en effet, l'office de la messe, les fêtes de Noël, de l'Épiphanie, des Rameaux, de la Passion, de Pâques, etc., sinon des drames et des scènes représentant le sacrifice du Rédempteur; la Nativité, l'Adoration des Mages, la Passion, l'office du Saint-Sépulcre, la Résurrection, etc.? Il a fallu peu d'efforts pour développer toutes ces histoires saintes et en former des drames véritables, propres à expliquer au peuple les principaux épisodes évangéliques et les mystères de la religion.

« Les plus anciens drames religieux connus jusqu'ici sont ceux désignés pendant longtemps collectivement sous le nom de *Vierges sages* et *Vierges folles*. Ils se trouvent dans le ms. 1139 de la Bibliothèque impériale de Paris. »

Puis, le savant écrivain cite les passages suivants :

« Le célébrant s'approche du sanctuaire en priant à voix basse le Seigneur de le recevoir dans sa grâce; il confesse humblement ses péchés, monte à l'autel et implore à haute voix les bénédictions de Dieu, qui vient de l'accueillir parmi ses serviteurs. Alors commence la lecture des enseignements de saint Paul, et le chant varié du graduel.

auquel participent tous les fidèles, indique leur diversité et leur assentiment aux paroles de l'Apôtre des gentils. Ainsi préparés à recevoir la parole même de Dieu, ils se lèvent respectueusement pour entendre l'Evangile ; la prédication qui suit leur en prouve de nouveau la vérité, et ils témoignent de leurs convictions en chantant d'une voix unanime le symbole officiel de la foi chrétienne. Edifié sur les dispositions de l'assistance, le prêtre sacrificateur se prépare, par de nouvelles prières, à la célébration du sacrifice ; la consécration fait redescendre le Christ sur l'autel, et l'holocauste du mont Calvaire recommence pour le salut des spectateurs. Le drame n'existe pas moins dans la forme que dans le fond même de la pensée; il est véritablement dialogué par des acteurs indépendants les uns des autres; le célébrant, le diacre, le sous-diacre, les chantres, les simples prêtres et les enfants de chœur, portent chacun un costume différent, et caractérisent profondément leur rôle par une mélopée et un accent qui leur sont propres » (M. Ed. DU MÉRIL, *Origines latines du théâtre moderne*, p. 41.)

« Chaque fête est un anniversaire et se célèbre avec des rites, des chants et des ornements particuliers qui correspondent à son origine. Ainsi, par exemple, on ajoutait autrefois à l'office du jour de Noël le cantique que les anges avaient chanté le jour de la nativité, et, pour en rendre le souvenir plus saisissant, quelques églises latines se servaient des paroles grecques, qu'elles croyaient sans doute plus rapprochées de l'original. » (*Ibid.*, p. 42.)

« Les principales circonstances de la Passion donnèrent même naissance à une série de petits drames qui se représentent encore pendant la semaine sainte dans toutes les églises catholiques. » (*Ibid.*, p. 42.)

« Le jeudi saint, tous les ministres du culte s'approchent de la sainte table, et représentent véritablement la cène ; puis le clergé porte au sépulcre le corps du Rédempteur, et, tant qu'il y demeure, le tabernacle reste ouvert et le sanctuaire vide. » (*Ibid.*, p. 43.)

Le même écrivain décrit ainsi qu'il suit les deux drames liturgiques connus sous les titres de *Vierges sages et vierges folles* et *les Prophètes du Christ*.

Les vierges sages et les vierges folles. (1139 de la Biblioth. impériale.) « Ce mystère, qui commence dans le manuscrit à la dernière ligne du feuillet 53 recto, n'y porte pour titre que : *Sponsus*. Mais comme il a pour sujet la parabole des Vierges sages et des Vierges folles (saint Matthieu, ch. XXV), M. Renouard l'a intitulé : *Vierges sages et Vierges folles*. Ce titre a été adopté par tous ceux qui, après lui, ont parlé de ce drame liturgique.

« Le chœur chante d'abord une sorte de séquence dont la mélodie, qui se répète de deux vers en deux vers, est d'une simplicité grave et touchante. Puis l'archange Gabriel, dans cinq strophes en roman, dites sur la même mélodie, annonce la venue du Christ et raconte ce que le Sauveur a souffert sur terre pour nos péchés. Chaque strophe est terminée par un refrain dont la dernière partie a le même chant que le premier vers de chacune des strophes. Les Vierges folles confessent leurs fautes, supplient leurs sœurs de prendre pitié de leur inexpérience et demandent secours. Ces trois strophes, en latin, ont une autre mélodie que les cinq précédentes. Elles sont terminées comme celles-ci par un refrain triste et plaintif dont les paroles sont en roman. Les Vierges sages refusent de l'huile et invitent leurs sœurs à s'en procurer chez les marchands, qui leur en refusent également et les éloignent. Toutes les strophes changent de mélodie à chaque changement de personnages.

« Ce mystère se termine par l'intervention du Christ qui condamne les Vierges folles. Les paroles prononcées par Jésus ne sont accompagnées d'aucune mélodie, soit que le musicien n'ait pas trouvé de chant qui lui ait paru digne d'être placé dans la bouche du Seigneur, soit que cette absence ait été le fait intentionnel de l'auteur du mystère.

Les Prophètes du Christ (316). — « Le mystère des *Prophètes du Christ* est entièrement en latin et dénote un autre genre de composition que le précédent. Il commence par un chant d'allégresse en l'honneur de la naissance du Christ. Le manuscrit ne porte aucune indication de personnage, mais il est probable que ce chant était entonné soit par le chœur, soit par le préchantre. M. Edelestand du Méril le met dans la bouche du préchantre. Ce chant annonce aux Juifs et aux gentils que la naissance du Christ se trouve prédite par les hommes de leur loi. Il interpelle Isaïe, Moïse, Jérémie, Daniel, David et jusqu'à Virgile, qui répondent par des fragments extraits de leurs écrits, considérés comme prophétisant la venue du Christ, et qui sont, suivant l'auteur du mystère, autant de témoignages en sa faveur. Parmi les personnages interpellés, se trouve la Sibylle qui chante la première strophe du *Judicii signum*.

« La partie la plus importante de ces mystères, continue M. de Coussemaker, au point de vue sous lequel nous les considérons ici, est la musique dont ils sont accompagnés.

« Pour apprécier leur caractère musical, il faut examiner le caractère littéraire et moral des drames liturgiques. Qu'on se rappelle donc que leurs sujets sont puisés dans les principaux faits de l'Ancien et du Nouveau Testament, qu'ils étaient représentés dans

(316) « Ce mystère ne porte pas de titre, ce qui n'est pas rare dans les manuscrits de cette époque, ainsi que le fait observer M. Magnin. Ce savant l'a intitulé *Mystère de la Nativité*. M. E. du Méril lui donne le titre que nous avons adopté. Ce titre nous a paru mieux en rapport avec l'ensemble de ce drame qui, d'ailleurs, a dû être représenté la veille ou le jour même de Noël. »

les églises par des clercs ou des religieux. Remarquons-le, on n'y rencontre ni les passions, ni les intrigues, ni les mouvements scéniques qui jouent le principal rôle dans le drame profane; ce qui y domine, au contraire, c'est le calme et la simplicité des récits, l'élévation et la noblesse des pensées, la pureté des principes moraux. La musique, destinée à traduire de semblables sentiments et à y ajouter une expression plus puissante, devait nécessairement avoir le même caractère. Aussi n'y faut-il pas chercher une musique rhythmée et mesurée si propre à seconder les passions mondaines; mais une musique plane, établie d'après les règles de la tonalité du plain-chant, soumise toutefois à certaines lois de rhythme et d'accentuation qui, comme nous l'avons dit, n'ont rien de commun avec la division exacte des temps.

« Ce qui démontre qu'il en était ainsi, c'est qu'à son origine le drame liturgique ne consistait que dans les offices de certaines fêtes qu'on exécutait et chantait d'une manière plus pompeuse qu'habituellement, en y ajoutant des personnages et des costumes, avec intercalation de séquences et d'autres chants composés expressément pour la cérémonie dramatique. Ces mélodies étaient du plain-chant semblable à celui des pièces liturgiques. Peu à peu ces accessoires prirent un développement de plus en plus considérable et se transformèrent en épisodes et en drames à part, mais ils conservèrent toujours leur caractère littéraire et musical originaire.

« Il ne peut donc pas exister de doute sur la nature de la musique des mystères du manuscrit 1139; c'est du plain-chant. C'est par conséquent en plain-chant et non en musique mesurée que doivent être traduites les mélodies qui les accompagnent. C'est de la même manière qu'il faut traduire la notation des autres drames liturgiques ou religieux. »

M. de Coussemaker examine ensuite les différences du drame religieux et du drame mondain.

« A côté du drame purement liturgique, il en existait un autre empreint du goût de la littérature païenne et formant en quelque sorte le lien entre le drame antique et le drame moderne. Le théâtre de Hroswita porte ce cachet de transition. Les sujets qui y sont traités sont des sujets religieux, mais la forme en est païenne; on y sent un auteur familier avec les auteurs classiques. L'œuvre de Hroswita, publiée en 1847 par M. Magnin, se compose de six pièces : *Gallicanus, Dulcitius, Callimaque, Abraham, Paphnuce, Sapience ou Foi, Espérance et Charité.*

« Ces drames avaient du reste une toute autre destination que le drame liturgique. Tandis que celui-ci était exécuté dans l'église, devant la foule qui puisait à cette nouvelle source la morale et les mystères de la foi, l'autre se jouait dans un monastère, devant des spectateurs choisis, appartenant à la classe lettrée de la société. Ce n'était là ni le drame populaire ni le drame antique; c'était un genre mixte qui ne pouvait avoir qu'une existence passagère, comme tout ce qui est transitionnel. Ce drame ne paraît pas avoir été chanté.

« Le drame mondain et profane n'a pas cessé d'être cultivé au moyen âge. Quoiqu'on n'en ait conservé aucun fragment, de nombreux témoignages ne peuvent laisser de doute sur son existence. D'ailleurs, comme le fait remarquer M. Magnin, « les arts modernes ne doivent pas tous leurs progrès à « une impulsion unique... Le théâtre en particulier a été alimenté durant le moyen « âge par plusieurs sources qu'il importe de « distinguer. Outre l'affluent ecclésiastique, « qui a été ce qu'on peut appeler la maîtresse « veine dramatique pendant les IXe, Xe, XIe et « XIIe siècles, le théâtre n'a pas cessé de recevoir, à des degrés divers, le tribut de « deux autres artères collatérales, à savoir la « jonglerie seigneuriale, issue des bardes et « des scaldes, et la jonglerie foraine et populaire, héritière de la planipédie antique, « incessamment renouvelée par l'instinct mimique qui est un des attributs de notre « nature (317). »

« Et, comme nous l'avons déjà dit, si ces sortes de drames ne sont pas parvenus jusqu'à nous, c'est que l'autorité ecclésiastique non-seulement les a dédaignés, mais a manifesté contre eux en toutes circonstances, et non sans raison, une vive désapprobation. « C'est, ainsi que le remarque fort bien « M. Ed. du Méril, à l'aide de quelques mots « écrits en passant, dans des intentions « toutes différentes, qu'il faut deviner leur « passé. Leurs archives consistent surtout « dans les prohibitions de l'autorité ecclésiastique (318). »

« Il faut arriver au XIIIe siècle avant de rencontrer le drame profane moderne proprement dit. Les pièces de ce genre, composées par les trouvères et jouées par des laïques, sont généralement en vers. Ils ont eu un grand succès.

« Les plus célèbres sont celles d'Adam de la Hale; elles sont intitulées : *Li Jus Adam, ou Jeu de La Feuillée, Li Jus du Pèlerin, Le Geus de Robins et de Marion.* Adam de la Hale fut poëte, acteur et musicien, triple qualité que réunissaient aussi les créateurs du théâtre grec (319). »

« Ces trois pièces, publiées dans le *Théâtre français au moyen âge*, par MM. de Monmerqué et Francisque Michel, sont entremêlées de musique. La première et la seconde y sont accompagnées de la notation musicale, mais la musique n'y forme qu'un très-mince accessoire, puisque, dans l'une, elle se compose d'une chanson, et, dans l'autre, de deux. La musique de Robin et de

(317) *Journal des Savants*, 1846, p. 545.
(318) *Origines latines du théâtre moderne*, p. 28.
(319) M. MAGNIN, *Les origines du théâtre moderne.*

Marion joue un rôle plus important; mais elle n'a pas été publiée par les éditeurs du *Théâtre français au moyen âge*. Cela est d'autant plus regrettable, qu'elle y paraît liée à l'action du drame. Feu Bottée de Toulmon en a donné deux fragments dans sa *Notice sur Adam de la Hale*, considéré comme musicien, insérée dans le même ouvrage.

« Ici la musique a un tout autre caractère que dans le drame religieux. Elle est rhythmée et mesurée; elle est en outre conçue dans la tonalité moderne. » (Voy. *Hist. de l'harm. au moyen âge*, pages 130, 133, 137-141.)

DULCIANA. — « Musici cantus dulcioris species. » (Aimericus de Peyrato, abb. Moissacensis, in *Vita Caroli M.*, in cod. ms. 1343 Bibliothecæ regiæ, f. 81.)

Quidam pelvim modicam tinniebant,
Baculo sonos properantes.
Quidam flotas dulcorabant,
Cæteris cunctis concordantes.
Quidam dulcianam anthoniabant,
Melos suaves concinentes.
Quidam diaphoniam dissonabant,
A dulcissimo discrepantes, etc.

« Vel potius instrumenti musici genus, nostris alias *douçaine* vel *douçcine* et *doulcemer*. » (Vetus poeta, Ms. ex Cod. reg. 7612, pag. 55.)

Cornemuses, flajols et chevretes,
Douçeines, simbales, clocettes.

Comput. ann. 1451, t. II; *Probat. Hist. brit.*, col. 1606; Henri Guillot, joueur de doulcemer, etc., Matth. de Couciaco in *Hist. Caroli VII*, ad ann., 1454, pag. 670 : *Il fut joué au pasté d'un luth, d'un douçaine avec un autre instrument concordant.*

DULCIANA. — « C'est un jeu (d'orgue) d'un diapason étroit, qui a peu de mordant et beaucoup de suavité. On le fait quelquefois en pointe, et on lui donne quatre pieds ou huit pieds. » (*Manuel du facteur d'orgue;* Paris, Roret, 1849, t. III, p. 532.) Les Allemands donnent au *dulciana* le nom de *dulzflôte.*

DUPLICATION. — « Terme de plain-chant. L'intonation par *duplication* se fait par une sorte de périélèse, en doublant la pénultième note du mot qui termine l'intonation; ce qui n'a lieu que lorsque cette pénultième note est immédiatement au-dessous de la dernière. Alors la *duplication* sert à la marquer davantage, en manière de note sensible. » (J.-J. Rousseau.)

DUR. — « On appelle ainsi tout ce qui blesse l'oreille par son âpreté. Il y a des voix *dures* et glapissantes, des instruments aigres et *durs*, des compositions *dures*. La dureté du bécarre lui fit donner autrefois le nom de B *dur*. Il y a des intervalles *durs* dans la mélodie; tel est le progrès diatonique des trois tons, soit en montant, soit en descendant; et telles sont en général toutes les fausses relations. Il y a dans l'harmonie des accords *durs ;* tels que sont le triton, la quinte superflue, et en général toutes les dissonances majeures. La *dureté* prodiguée révolte l'oreille et rend une musique désagréable; mais ménagée avec art, elle sert au clair-obscur, et ajoute à l'expression. » (J.-J. Rousseau.)

DUR. — Sorte d'épithète qu'on appliquait à un intervalle d'un ton entier, *dur* comparativement à l'intervalle de *demi-ton adouci*. On appelle l'hexacorde *dur*, l'hexacorde de la propriété de bécarre, savoir celui où le *si* formait avec le *la* un intervalle d'un ton : *sol la si ut re mi*, que l'on prononçait *ut re mi fa sol la*, dans le système des muances, à cause de la note *si*, dite corde variante ou mobile, parce qu'elle formait tantôt avec le *la* un intervalle *dur*, et tantôt, comme dans l'hexacorde *fa sol la si ut re* également prononcé *ut re mi fa sol la*, un intervalle *mol.*

E

E.—Cette lettre est le cinquième degré le l'échelle dans les notations Boétienne et Grégorienne. Dans celle-ci, l'E majuscule signifiait le *mi* grave, et l'e minuscule l'octave de ce *mi*.

E, dans l'alphabet de Romanus pour désigner les ornements du chant, signifiait *æqualis*, unisson. Il en était de même dans la notation d'Hermann Contract. Lettre qui désigne la finale des troisième et quatrième modes de l'Eglise.

E était encore le second degré du système des cinq voyelles, au moyen duquel, suivant M. Fétis, Guido désigna l'échelle générale des sons.

E LA MI. —Résultat de la combinaison des deux premiers hexacordes superposés dans leur ordre et se rencontrant au premier E de l'échelle des sons. Dans la solmisation par les nuances, ce même E était solfié tantôt *la*, tantôt *mi*, selon qu'il se trouvait dans l'hexacorde de bécarre, ou dans l'hexacorde de nature.

ECHELLE, ou Diagramme. — *Echelle*, dans son sens général, signifie la série successive de tous les sons dont un système musical se compose. Ainsi, l'échelle du plain-chant serait la suivante :

Γ, A, B, C, D, E, F, G, a, b♮, c, d, e, f, g, aa, bb, ♮♮, cc, dd, ee.
sol, la, si, ut, re, mi, fa, sol, la, si ♭, *si* ♮ *ut, ré, mi, fa, sol, la, si b si* ♮ *ut, re, mi.*

Et celle de notre système serait, non la gamme diatonique, mais la gamme chromatique répétée autant de fois qu'il est nécessaire pour correspondre à l'étendue des voix et à la portée des instruments.

Chaque système musical a son échelle

particulière, où les sons sont divisés selon la constitution de ce même système. L'échelle est en quelque sorte l'alphabet propre à chaque idiome musical, c'est-à-dire à chaque tonalité. Les intervalles sont plus ou moins distants les uns des autres, et ils revêtent entre eux des propriétés, des affinités différentes, selon les divers modes propres à la tonalité à laquelle appartient l'échelle, en sorte que dans chaque tonalité on doit distinguer, en premier lieu, l'échelle générale des sons et en second lieu les échelles particulières des divers modes, c'est-à-dire la gamme et ses modifications, telles que la gamme majeure et mineure dans notre tonalité. Les Orientaux divisent leurs échelles par tiers et quarts de tons, la nôtre est divisée par demi-tons, celle du plain-chant fondée sur l'ordre diatonique procède par tons entiers, sauf les deux demi-tons inhérents d'ailleurs à l'ordre diatonique et le demi-ton accidentel. Plus les mœurs sont efféminées chez un peuple, plus son échelle musicale affecte de petits intervalles rapprochés; plus, au contraire un peuple est grave, plus il est attaché aux doctrines religieuses, et plus son échelle tend à multiplier les grands intervalles. Ceci soit dit pour protester contre l'opinion de Rousseau et de plusieurs autres théoriciens, à savoir que la coordination des intervalles dont se compose toute l'échelle musicale est le produit d'une délibération, d'un choix, d'un calcul. Les échelles musicales ne sont pas le fait des hommes, pas plus que les alphabets, pas plus que les langues. Elles sont le produit spontané de mille causes, de mille circonstances de climat, de langage, d'aptitudes, etc. Ce que les hommes y ont mis, ils l'ont mis par instinct, mais ils n'y ont rien mis délibérément. C'est l'œuvre de tous, ce n'est l'œuvre de personne en particulier; c'est l'expression de la civilisation.

On conçoit que l'échelle des Hindous, par exemple, constituée sur quarts de tons et composée de vingt-deux intervalles, présente avec celle du plain-chant ou avec la nôtre des dissemblances telles que l'oreille, éduquée selon les conditions de l'une, est toute déroutée lorsqu'elle est frappée par les intervalles de l'autre. Qu'est-ce que cela, si ce n'est une constitution euphonique absolument différente, par conséquent un autre idiome, un autre langage? Or, en quoi les hommes, les peuples, ont-ils délibéré sur la création de leur langage? pour délibérer sur un langage, il faudrait les connaître tous; pour créer une tonalité, il faudrait les posséder toutes.

Le mot échelle s'applique encore quelquefois à exprimer l'étendue des intervalles que peut donner telle voix ou tel instrument. On dit : Ce ténor a une échelle d'une octave et demie.

Une signification plus usitée du mot échelle est celle qui a été appliquée aux lignes de la portée du plain-chant, que l'on a appelée *l'échelle du chant.* Dans le plain-chant, dit Poisson, les quatre traits suffisent pour neuf notes qui sont l'étendue la plus ordinaire. Dans la musique, l'échelle a cinq traits ou barres horizontales, parce qu'elle a plus d'étendue.

ECHO. — On appelle ainsi, dans l'orgue, un jeu qui est renfermé dans le pied du buffet. Il en résulte que le son en paraît fort éloigné. L'écho se joue par le quatrième clavier.

ECLIPSES DES TONS. — Nom que le P. d'Avella, auteur d'un livre intitulé : *Regole de musica divise in cinque trattati, con lequali sinsigna il canto fermo e figurato*, etc., Roma, 1657, in-fol., donne aux substitutions des demi-tons aux tons dans le plain-chant, appelées *notes feintes.*

ECMELE. – « Les sons *ecmêles* étaient, chez les Grecs ceux de la voix inappréciable ou parlante, qui ne peut fournir de mélodie, par opposition aux sons *emmèles* ou musicaux. » (J.-J. ROUSSEAU).

ECOLATRE. — Le mot *écolâtre* désigne ici, non le prébendier qui, dans les temps modernes, occupait une chaire d'enseignement dans l'école épiscopale, mais le chef lui-même, le directeur de cet établissement ecclésiastique. La latinité du moyen âge l'appelle tantôt *capiscolus*, chef de l'école, tantôt *magiscuola*, maître de l'école, enfin *scholasticus*, *écolâtre* ou intendant de l'école.

Dès le VIIe siècle, et peut-être même avant, cette dénomination s'appliquait à l'ecclésiastique qui était à la tête des chantres, et auquel on donnait les noms soit de *primicier*, *précenteur* ou *préchantre*, pour indiquer sa fonction supérieure dans le chœur, soit de maître de l'école, chef de l'école, quand il s'agissait de définir son autorité sur l'enseignement extérieur donné aux chantres : *Notandum primicerium cantorum, seu præcentorem, etiam priorem seu caput scholæ, indeque dictum capiscolum seu magiscorum, magiscuolam seu magistrum scholæ, fuisse dictum.* (GERBERT, *De cantu et musica sacra*, t. Ier, p. 307.)

La fonction d'écolâtre devint plus importante au VIIIe siècle, quand le roi Pépin, par respect pour les usages de l'Eglise de Rome, auxquels il voulut qu'on se conformât dans un but louable d'uniformité, fit adopter dans ses Etats la version des Septante à la place de celle de saint Jérôme, qui seule y était reçue, et introduisit le chant romain, c'est-à-dire le grégorien, dans les églises des Gaules, comme une science plus parfaite de la tonalité la mieux assortie à la grave majesté du culte catholique. Deux écrivains monastiques, Walafrid Strabon, et, après lui, l'annaliste Sigebert de Gemblours, sont d'accord pour attribuer à ce prince cette importante innovation dans le chant des églises de France. Le premier de ces auteurs, qui vivait au IXe siècle, dit que lorsque le Pape Etienne vint en France solliciter le roi Pépin de protéger le Saint-Siége contre les armes des Lombards, ce pontife, à la demande du monarque frank, propagea par les clercs de sa chapelle le chant romain, qui, de son temps (au IXe siècle), était goûté presque dans toute la France, d'où il se répandit partout... *Cantilenæ vero perfectiorem scientiam, quam pene jam tota Francia diligit, Stephanus Papa cum ad Pipinum, patrem Caroli Magni (imprimis in Franciam) pro justitia S. Petri, a Longobardis expetenda, venisset, per suos clericos, petente eodem Pipino, invexit, indeque usus ejus longe lateque convaluit.* Sigebert, qui composait sa Chronique au commencement du XIIe siècle, constate en peu de mots le même fait, que Pépin donna plus de dignité au culte dans les églises des Gaules, en y introduisant le chant consacré par l'autorité de l'Eglise de Rome : *Pipinus rex Galliarum ecclesias cantibus Romanæ auctoritatis suo studio melioravit* (GERBERT, t. Ier, p. 266.) Charlemagne, en s'occupant avec une ardeur honorable d'établir dans toute l'étendue de son empire ce chant, ainsi que la liturgie romaine, fait lui-même honneur à son père de l'introduction du chant grégorien, et ne se glorifie que d'avoir en ce point suivi son exemple : *Accensi præterea venerandæ memoriæ Pipini genitoris nostri exemplis, qui totas Galliarum ecclesias suo studio Romanæ traditionis cantibus decoravit* (*Ibid.*, p. 268.) Seulement l'impulsion plus vigoureuse donnée à ce plan d'innovation, les vues plus larges et la volonté plus énergique du fils de Pépin, en dépassant les efforts de celui-ci, ont reporté en quelque sorte toute la gloire de cette importante réforme sur le prince dont elle recevait le plus d'éclat. Il en revient toutefois une bonne part aux écolâtres, qui secondèrent avec intelligence et activité les desseins de ces deux rois. En effet, renoncer à ce qu'on a pratiqué si longtemps ; écarter d'anciens souvenirs, pour y substituer des notions nouvelles ; désapprendre ce qu'on sait bien, pour apprendre, sur le même objet, ce que l'on ignore : il y avait là tout le travail d'une nouvelle et pénible étude, toute une révolution à subir et à faire accepter dans l'exécution des offices de l'Eglise, révolution d'autant plus difficile à réaliser, dans un temps où l'instruction était peu répandue, qu'il fallait prendre garde que la génération pour le culte ne fût exposée à souffrir des tâtonnements d'un essai. Ce fut l'œuvre du zèle des écolâtres de triompher de ces difficultés, de vaincre les résistances à la fois par l'autorité de la surveillance et par l'utile leçon de l'exemple, et d'accomplir avec succès ce brusque changement dans des habitudes aussi chères aux clercs-chantres, leurs subordonnés, qu'au peuple lui-même, en général peu disposé à abandonner des usages qui se lient aux impressions religieuses du premier âge de la vie.

Mais ce qui accrut plus considérablement encore l'importance de l'écolâtre, ce fut la nouvelle attribution qu'il reçut dans la restauration des études exécutée par Charlemagne. La fameuse école palatine, fondée dans le palais même du grand empereur, en initiant le souverain aux secrets des sciences et aux jouissances des lettres, lui fit comprendre tout ce qui manquait d'utiles connaissances au clergé de son empire, qu'il voulut élever dans l'opinion par la supériorité des lumières, et à la masse de ses sujets, qu'il entreprit de civiliser par la culture de l'intelligence. Lui-même donna en ce point de si salutaires exemples, qu'aucun clerc n'osait prétendre à demeurer auprès de lui, ni même paraître en sa présence, s'il ne savait convenablement lire et chanter au chœur. Dans l'intérêt des générations naissantes, il ordonna donc que des écoles publiques fussent établies dans tous les monastères et auprès de chaque église cathédrale, pour y donner indistinctement l'instruction aux enfants nobles et aux fils de serfs sur la grammaire, la *musique* et l'arithmétique, comme on le voit dans le livre I des Capitulaires : *Carolus siquidem constituit in singulis monasteriis et episcopiis scholas esse, ubi ingenuorum et servorum filii grammaticam, musicam et arithmeticam docerentur* ; texte qui, pour le dire en passant, fait ressortir, à notre honte, une lacune trop regrettable dans l'enseignement de nos écoles, d'où la musique semble avoir été bannie, tandis qu'il y a mille ans un barbare la rendait obligatoire, comme moyen de perfectionnement de ses peuples. Mais, comme les nombreux devoirs des évêques ne leur permettaient pas toujours d'exercer une action immédiate sur ces établissements, ils en commirent le soin à un ecclésiastique, membre du chapitre de leur église épiscopale (320). Le précenteur ou préchantre, chef du collége des chantres, qui déjà était chargé de la direction de l'école où recevaient l'instruction ceux des clercs qui se destinaient au chant dans l'église, se trouva naturellement désigné, par ses connaissances spéciales et son expérience, à la fonction de chef de l'enseignement public et de directeur général des études. Elles étaient si florissantes quand le Pape Alexandre III vint dans notre pays, en 1161, que ce pontife, qui proclama au nom du concile le droit des chrétiens à la liberté, ordonna que des écoles publiques, sur le modèle de celles de France, fussent érigées dans tous les diocèses de l'univers catholique, non-seulement pour les ecclésiastiques, mais aussi pour les écoliers pauvres. Ainsi l'écolâtre, qui primitivement n'était que le maître de l'école des chantres, leur guide au chœur, dans le chant des offices et la pratique de la liturgie, vit son autorité s'élever aux proportions éminentes d'intendant suprême des études publiques dans chaque diocèse ou dans chaque monas-

(320) Ce fait est confirmé par un monument du moyen âge que nous avons vu à Aix, en Provence... une inscription du Xe siècle, que l'on voit encore dans le cloître de la métropole de Saint-Sauveur, nous apprend qu'un chanoine de cette église était chargé de l'enseignement en général, et en particulier de celui de la musique. (*Notice sur la bibliothèque d'Aix*, par M. E. ROUARD, bibliothécaire; 1831, Paris, chez les libraires F. Didot, Treuttel et Wurtz; Aix, chez Aubin, imprimerie de Pontier.)

tère. Des hommes célèbres furent revêtus de ce titre. Alcuin, précepteur de Charlemagne, fut écolâtre avant de devenir abbé du monastère de Saint-Martin de Tours; le fameux Gerbert, devenu Pape sous le nom de Sylvestre II, après avoir été précepteur de l'empereur Othon III, puis archevêque de Reims et de Ravenne, avait été investi auparavant de l'office d'écolâtre. Il avait le droit d'instituer et de révoquer les maîtres et les maîtresses d'école, à l'exception toutefois de ceux qui, sous les ordres des curés, exerçaient leur profession dans les écoles de charité des paroisses, et devait délivrer *gratuitement* les lettres de permission (*Dictionnaire des sciences ecclésiastiques* de Dom Richard, au mot *écolâtre*). Cet état de choses subsista, sans opposition de la part de l'Université, jusqu'en 1789. La fonction d'écolâtre était une dignité capitulaire fort importante, comme on voit, par les attributions multiples et diverses qu'elle réunissait. On en retrouve à peine aujourd'hui la trace sous le titre de *chantre* ou de *grand chantre* que porte encore un des chanoines dans quelques chapitres, où il n'est, malheureusement, guère plus qu'un vain nom.

(L'abbé A. Arnaud.)

ÉCOLE ROMAINE DES CHANTRES.

Schola cantorum Romæ et alibi instituta. Quale fuerit olim ecclesiastici cantus studium. De cantorum ordinatione in Ecclesia orientiali.

Cap. XX. — Cum in cantu ecclesiastico et clericalis disciplinæ vigor, et Christianæ religionis sacrarumque functionum majestas maximo eluceat, summo semper studio Romani Pontifices, et aliarum ecclesiarum antistites curarunt, ut clerici a teneris annis canendi regulas ediscerent, dato eis magistro, qui, ut scite loquitur Tertullianus lib. *De pallio*, cap. ult., « primus esset informator litterarum et primus edomator vocis. » Ideo Romæ schola cantorum instituta fuit, cujus originem Petrus episcopus Urbevetanus in scholiis ad Vitam Leonis IV sic describit : « Quamvis circa tempora Silvestri Papæ plures fuerint in urbe ecclesiæ, non tamen singulæ clericos vel monachos habebant, qui in illis officia obirent. Presbyteri enim titulis et diaconiis præfecti, suo quisque tantum officio vacabant, illi sacramentis administrandis, hi pauperibus procurandis. Ideoque ordinata fuit schola cantorum, quæ in urbe communis erat, et stationes, processiones, ac festa principalia ecclesiarum urbis sequebatur : qua in schola pueri in cantu, lectione, et moribus sacris instituebantur, in communi vivebant, et primicerium, cujus tunc magna erat in urbe dignitas, præfectum habebant. » Hinc ad reliquas civitates eadem institutio propagata est; nam Leidradus Lugdunensis archiepiscopus ad Carolum Magnum scribens ait : « Habeo scholas cantorum, ex quibus plerique ita sunt eruditi, ut alios etiam erudire possint. » Synodus Valentina sub Lothario, c. 18 : « Ut de scholis tam divinæ quam humanæ litteraturæ, nec non et ecclesiasticæ cantilenæ juxta exemplum prædecessorum nostrorum aliquid inter nos tractetur et si potest fieri, statuatur et ordinetur. » Crodogangus Metensis episcopus in *Regula canonicorum* a Luca Dacherio primum edita tom. I sui Spicilegii, de cantoribus et schola cantorum agit, cap. 50. Primam vero hujus collegii sive scholæ institutionem quidam Hilaro Papæ, alii Gregorio Magno tribuunt, cui etiam debetur ecclesiastici cantus in meliorem formam instauratio. Licet enim, ut diximus, ab initio ecclesiæ

Ecole des chantres établie à Rome et ailleurs. — Quelle fut autrefois l'étude du chant ecclésiastique. — De la discipline des chantres dans l'Eglise d'Orient.

Comme le chant ecclésiastique est un des plus éclatants symboles qui puissent mettre en lumière la puissance de l'organisation hiérarchique du clergé, et la majesté des saintes fonctions de la religion chrétienne, les pontifes romains, et les chefs des autres églises attachèrent toujours une grande importance à ce que les clercs, dès leurs plus jeunes années, apprissent les règles du chant, sous l'inspiration d'un maître qui, suivant l'expression de Tertullien (lib. *De pallio*, cap. ult.) devînt leur premier initiateur littéraire, et leur premier guide dans l'art de dompter la voix. C'est dans ce but que fut établie à Rome l'école de chant, dont l'origine est ainsi décrite par Pierre, évêque d'Orvieto dans ses scholies sur la Vie de Léon IV : « Bien qu'il y eût déjà à Rome plusieurs églises à l'époque du Pape Sylvestre, elles ne possédaient pas toutes des clercs et des moines pour y célébrer les offices. En effet, les prêtres titulaires, et les préposés aux diaconats avaient à s'occuper chacun de ses attributions différentes; les uns pour administrer les sacrements, les autres, pour secourir les pauvres. C'est pourquoi l'on établit l'école de chant qui était commune à toute la ville, et qui suivait les stations, les processions et les principales fêtes de chacune des églises. Dans cette école on apprenait aux enfants le chant, la lecture, les usages sacrés; ils vivaient en commun, et avaient pour chef un primicier dont la dignité était alors très-considérable. » Cette institution se propagea rapidement de Rome dans les autres villes; car Leidrade, archevêque de Lyon, écrivant à Charlemagne, s'exprime en ces termes : « J'ai ici des écoles de chant, où la plupart des élèves se sont si bien instruits, qu'ils pourraient à leur tour former d'autres disciples. » Le synode de Valence, sous Lothaire, chapitre 18, décida « qu'il aurait à s'occuper, suivant l'exemple de ses prédécesseurs, des écoles de littérature sacrée et profane en même temps que de chant ecclésiastique, et que si faire se pouvait, il les asseoirait sur des bases définitives. » — Crodogang, évêque de

usus canendi Romæ fuerit, nescimus tamen quales ante Gregorium fuerint Ecclesiasticæ modulationes, quæ canentium disciplina. Joannes Diaconus in ejusdem Gregorii Vita lib. II, cap. 6, scribit eum constituisse scholam cantorum et ei nonnullis prædiis duo habitacula fabricasse, unum sub gradibus basilicæ B. Petri apostoli, alterum sub domibus patriarchii Lateranensis. Porro cantus ab eo institutus ille est planus et unisonus, quem ab ipso *Gregorianum* nuncupamus, progrediens per certos limites et terminos tonorum, quos modos seu tropos vocant musici, et octonario numero definiunt, secundum naturalem generis diatonici dispositionem. Huic cantui, quo hactenus usa est Ecclesia occidentalis, cum Galli et Germani nonnulla miscuissent, religiosissimus imperator Carolus Magnus ad primigeniam S. Gregorii harmoniam restitui curavit, ut idem Joannes Diaconus ibidem asseverat. In Vita ipsius Caroli a monacho Engolismensi conscripta, cap. 8, inter *Scriptores historiæ Francorum*, prolixe narratur contentio habita Romæ inter Gallos et Romanos cantores, quis melius caneret; quam litem diremit Carolus pro Romanis lata sententia, utpote qui a B. Gregorio instructi fuerant; petiitque ab Adriano Papa cantores, quos misit in Galliam, ut veram cantandi normam docerent. Qua in re admirabilis fuit pii regis sollicitudo, ut fusius docet monachus Sangallensis in lib. *De ecclesiastica cura Caroli M.*, cap. 5 et sequentibus. *Ordo Romanus* ait ex prædicta schola pueros nobiles cubicularios Summi Pontificis fieri consuevisse. Transferebantur nimirum in oratorium Pontificis, quod olim cubiculum vocabatur, ut docet Baronius in Martyrologio ad diem XI Junii, et inter clericos pontificios numerabantur. Sic a tenera ætate enutritus fuit Sergius I, de quo hæc refert Anastasius : « Hic veniens Romam tempore Adeodati, quia studiosus erat et capax in officio cantilenæ, scholæ cantorum pro doctrina est traditus, et acolythus factus per ordinem ascendens a Leone II in titulo S. Suzannæ presbyter ordinatus est. » Sergius item II cum puer esset a Leone III scholæ cantorum traditus ad erudiendum litteris et cantilenæ melodiis, ascendens deinde per omnes gradus Summus Pontifex creatus est. Similia scribit Anastasius de Gregorio II, Stephano III et Paulo I. Hujusmodi scholam, in qua pueri cantu et litteris ac moribus instruerentur, ducentis fere annis ante Gregorium Magnum exstitisse in Africa, Victor episcopus indicat lib. V, *De persec. Africana sub impio rege Hunerico*, ubi describens multitudinem fidelium pergentium in exilium, separatos ex illis ait, suggerente quodam Terchario, qui cum lector catholicus esset, accesserat Arianis, duodecim infantulos strenuos et aptos modulis cantilenæ, quos ipse in ecclesia discipulos habuerat. Hi revocati Carthaginem et variis suppliciis affecti, ut orthodoxam fidem desererent, in ea semper constantes tormentis supervixerunt : « Quos nunc Carthago, ait

Metz, dans sa *Règle des chanoines* éditée pour la première fois par Luc d'Achery, au tome Ier de son *Spicilége*, parle des chantres et de l'école de chant, chap. 50. Mais la première idée, l'établissement primitif de ce collége ou école, doit être attribué, suivant les uns, au Pape Hilaire, suivant les autres, à Grégoire le Grand, à qui l'on doit aussi l'amélioration des formes du chant ecclésiastique. En effet, quoique l'usage de chanter existât à Rome, comme nous l'avons dit, dès le commencement de l'Eglise, nous ignorons quelles furent avant saint Grégoire les mélodies sacrées, et la méthode des chanteurs. Jean Diacre, dans la Vie de ce même saint Grégoire, livre II, nous dit qu'il institua l'école de chant, et qu'il lui assigna pour locaux deux édifices formés de plusieurs autres bâtiments : l'un, sous les degrés de la basilique de Saint-Pierre, apôtre, l'autre sous les maisons du patriarchat de Latran. C'est par lui que fut institué ce chant *plain et égal*, auquel il a donné son nom, et que nous appelons *Grégorien*, chant procédant par intonations fixes et par tons déterminés, que les musiciens appellent modes ou tropes, et qu'ils distinguent sous le nombre de huit, selon l'ordre naturel du genre diatonique. Ce chant, auquel l'Eglise d'Occident avait mêlé quelque alliage de barbarie franque ou germaine, a été ramené à la pureté primitive de l'harmonie grégorienne par le très-religieux empereur Charlemagne, ainsi que le constate le même Jean Diacre. Dans la Vie de Charlemagne, écrite par le moine d'Angoulême, et qui fait partie des *Ecrivains de l'histoire de France*, nous lisons, au chapitre 8, un long récit sur un concours qui eut lieu à Rome entre les chantres venus de France et les chantres romains, qui se disputèrent le prix du chant. Dans cette lutte, Charlemagne donna le prix aux Romains, comme ayant été instruits par saint Grégoire, et il demanda au Pape Adrien des chantres, qu'il envoya en France pour enseigner les véritables règles du chant. La sollicitude du pieux roi éclata d'une façon admirable dans cette affaire, comme nous le révèle surabondamment le moine de Saint Gall, dans son livre *Sur les travaux ecclésiastiques de Charlemagne*, chapitre 5 et suivants. L'*Ordo romanus* nous apprend que c'était de cette école que sortaient les jeunes gens nobles pour devenir *cubiculaires* du Souverain Pontife. Ils étaient transférés dans l'oratoire du Pape qui s'appelait aussi *cubiculum*, ainsi que nous l'enseigne Baronius dans le Martyrologe (11 juin), et on les comptait alors parmi les clercs pontificaux. C'est ainsi que fut élevé, dès son plus jeune âge, Sergius Ier, de qui saint Anastase rapporte ce qui suit : « Il vint à Rome au temps d'Adéodat : et, comme il était studieux et rempli de dispositions pour le chant, il fut attaché à l'école des chantres ; ensuite Léon II le fit acolyte ; puis il fut nommé prêtre titulaire de l'église de Sainte-Suzanne. » Sergius II, après avoir été, tout

Victor, miro coit affectu, et quasi duodecim apostolorum, chorum conspicit puerorum. Una degunt, simul vescuntur, pariter psallunt, simul in Domino gloriantur. » Favet Augustinus qui quantum vigeret in Africa studium ecclesiastici cantus luculenter ostendit lib. x *Confessionum*, cap. 33. In Gallia quoque Carolus Magnus lib. I *Capitular.*, cap. 72, hoc de eisdem scholis decretum edidit : « Scholæ legentium puerorum fiant : psalmos, notas, cantus, computum, grammaticam, per singula monasteria vel episcopia discant. » Quandonam Romæ sublata sit schola cantorum sub primicerio communiter vivens, nusquam reperio. Adhuc tamen vigebat sæculo decimo tertio, nam Cæsar Rasponus cardinalis in erudito opere *De basilica Lateranensi*, lib. II, cap. 4, ponit conventionem anno 1232 initam inter Lateranensem Ecclesiam, et primicerium ac scholam cantorum, qua assignantur quidam proventus ipsi primicerio, cum decem cantoribus pro officio in die sancti Joannis Baptistæ, et in stationibus ejusdem Ecclesiæ. Apud Græcos ordinantur cantores eodem ritu quo lectores, ut constat ex Euchologio, et ex variis ordinationum Græcarum libris editis a Morino. Diversum tamen a lectore ordinem psaltes sive cantor non constituit, ut observat Habertus ad partem IV *Pontificalis Græcorum*, observ. 4, nisi quod ille recitat, hic concinit : unde illi in ordinatione liber apostolicus, huic Psalterium præbetur. At vero Maronitis diversa est lectoris et cantoris ordinatio, estque apud illos cantoratus gradus ad lectoratum. De disciplina psallendi hæc sancivit synodus Trullana can. 75 : « Eos qui in ecclesiis ad psallendum accedunt, volumus nec in ordinatis vociferationibus uti et naturam ad clamorem urgere ; nec aliquid eorum, quæ Ecclesiæ non conveniunt et apta non sunt, adsciscere ; sed cum magna attentione et compunctione psalmodias Deo, qui est occultorum inspector offerre. » Congessit in notis ad hunc canonem plura quæ ad cantum ejusque disciplinam spectant, Christianus Lupus. Diaconos psallere in Ecclesia Gregorius Magnus prohibuit in concilio Romano, cujus acta in ejus *Regesto* descripta sunt lib. IV, epist. 44. Sed solos subdiaconos et clericos minorum ordinum hoc munere fungi constituit ; ac propterea scholam cantorum pro puerorum institutione aut primus erexit, aut restituit. Clericos autem ecclesiæ adscriptos debere per seipsos psallere Justinianus imperator edixit, c. *De episc. et clericis*, leg. 42, § 10, additque causam edicti dignam ponderatione. « Nam qui constituerunt vel fundaverunt sanctissimas ecclesias pro sua salute et communis reipublicæ, reliquerunt illis substantias, ut per eas debeant sacræ liturgiæ fieri, et ut in illis a ministrantibus piis clericis Deus colatur. » Et initio dicit se ideo hoc sanxisse, « ne ex sola ecclesiasticarum rerum consumptione clerici appareant, nomen quidem habentes clericorum, rem autem non implentes. » (*Rerum liturgicarum* auctore

enfant, placé dans l'école de chant par Léon III pour s'y instruire dans la littérature et les mélodies sacrées, monta tous les degrés de la hiérarchie, et finit par devenir Souverain Pontife. Saint Anastase en dit autant de Grégoire II, d'Etienne III et de Paul Ier. Une école du même genre, dans laquelle les enfants apprenaient le chant, la littérature, et les bonnes mœurs, existait en Afrique, près de deux cents ans avant Grégoire le Grand ; ainsi que l'indique l'évêque Victor, au livre v *De la persécution africaine sous l'impie roi Hunéric*. Décrivant dans ce passage, la multitude de fidèles envoyés en exil, Victor ajoute que, d'après le conseil d'un certain Tercharius qui, de catholique s'était fait arien, on avait séparé des proscrits douze jeunes enfants pleins de courage et de dispositions pour le chant, qu'il avait eus pour disciples dans son église. On les rappela à Carthage, et on s'efforça, par divers supplices, de leur faire abjurer la vraie foi ; mais ils résistèrent et triomphèrent des tortures. « Maintenant Carthage, ajoute Victor, les entoure d'une merveilleuse affection, et honore le chœur des douze enfants presque à l'égal de celui des douze apôtres. Ils vivent ensemble, prennent ensemble leur nourriture, chantent à l'unisson, et glorifient ensemble le Seigneur. » Nous pouvons encore citer, comme exemple, saint Augustin, qui, au livre x, chapitre 33 de ses *Confessions*, montre clairement combien l'étude du chant ecclésiastique était en honneur en Afrique. En France aussi, Charlemagne, au livre Ier, chapitre 72 de ses *Capitulaires*, rendit ce décret au sujet de ces écoles de chant : « Qu'on établisse des écoles d'enfants ; qu'ils apprennent, dans tous les diocèses et monastères, la lecture, les psaumes, les règles du chant, le calcul et la grammaire. » Je n'ai pu trouver nulle part à quelle époque fut supprimée, à Rome, l'école des chantres vivant en commun sous un primicier. On peut affirmer cependant qu'elle existait encore au XIIIe siècle; car le cardinal César Rasponus, dans son savant ouvrage *sur la basilique de Latran* (livre II, chapitre 4) constate qu'en l'an 1232, une convention eut lieu entre l'église de Latran d'une part, et de l'autre le primicier et l'école des chantres, d'après laquelle certaines redevances sont assignées au primicier escorté de dix chantres, pour la célébration de l'office le jour de saint Jean-Baptiste, et les stations de l'église. Chez les Grecs, les chantres sont ordonnés avec le même cérémonial que les lecteurs, ainsi que le prouvent l'Eucologe et les divers ouvrages sur l'ordination dans les églises grecques, publiés par Morin. Cependant, ainsi que l'observe Halbertus dans la IVe partie de ses *Recherches sur l'Eglise grecque*, le psalmodiste ou chanteur N'OCCUPE PAS UNE PLACE DIFFÉRENTE du lecteur, si ce n'est que l'un chante et l'autre récite; d'où il suit qu'à l'un on présente, dans l'ordination, le livre des apôtres,

(Joanne Bona; Parisiis, M. DC. LXXII; in-4°, liber primus, pp. 295-298.)

et à l'autre, le Psautier. Mais chez les Maronites l'ordination du lecteur diffère de celle du chanteur, et le cantorat est chez eux un degré qui conduit au lectorat. Le Synode *in Trullo* régla de la façon suivante l'étude de la psalmodie (can. 95) : « Nous voulons que ceux qui dans les églises sont chargés de psalmodier, s'interdisent toute vocifération irrégulière, qu'ils s'abtiennent de forcer leur voix, qu'ils ne se permettent rien de ce qui ne convient pas à la majesté du culte : nous exigeons que ce soit avec une grande attention et un profond respect qu'ils offrent leurs psalmodies à Dieu, qui seul a la puissance de voir les choses cachées. » Chrétien Loup, dans ses notes sur ce canon, a ajouté plusieurs détails qui concernent le chant et son enseignement. Saint Grégoire le Grand, dans le concile romain dont les Actes sont consignés dans ses registres (livre IV, épître 44), défendit que les diacres chantassent les psaumes dans l'église ; il voulut que les sous-diacres et les clercs des ordres mineurs fussent seuls chargés de cette fonction : et c'est dans ce but qu'il fonda ou du moins rétablit l'école des chantres pour l'éducation des enfants; mais l'empereur Justinien (c. *De episc. et clericis*, lig. 42, § 10) ordonna que des clercs attachés à l'église chanteraient eux-mêmes les psaumes, et il ajouta des considérants dignes d'être médités : « car ceux qui fondèrent les saintes églises pour leur salut, ou pour le salut commun, leur laissèrent des revenus, afin qu'au moyen de ces ressources les liturgies sacrées pussent être célébrées, et afin que Dieu y soit honoré par le ministère de clercs d'une édifiante piété. » Et il commence par dire qu'il a décidé dans ce sens ce point de législation religieuse, « parce qu'il n'a pas voulu que les clercs ne se distinguassent que par l'absorption des biens ecclésiastiques, portant le nom de clercs, mais n'en remplissant pas les devoirs. »

Antiquité de l'école romaine des chantres. — Les Ordinaires romains imprimés par Mabillon dans le tome II de son *Museum italicum*, établissent que l'école romaine des chantres, dirigée par un primicier, s'est maintenue sans interruption depuis les premiers siècles jusqu'à la translation du Saint-Siége à Avignon.

Les deux Ordinaires marqués par le savant bénédictin des n°s 1 et 2, appartiennent, de l'avis de tous les érudits, au pontificat de Gélase Ier, c'est-à-dire au Ve siècle, ou remontent tout au plus au temps de saint Grégoire le Grand. Il est hors de doute que ces deux Ordinaires, grâce aux additions qui y ont été introduites çà et là, présentent un tableau exact des usages des VIe, VIIe, VIIIe siècles, et peut-être du IXe. Or, dans l'un et et l'autre, il est fait plusieurs fois mention du primicier et de l'école des chantres...

Les Ordinaires 5 et 9, d'une antiquité peu inférieure à celle des précédents, se rapportent aux IXe et Xe siècles. Ils constatent encore l'existence de l'école de Rome pendant ces siècles et la reconnaissent expressément.

L'Ordinaire n° 10 appartient au XIe siècle et n'est pas moins explicite touchant cette école de Rome. On y lit : « Pontifex cum omni schola clericorum descendit ad benedicendos fontes, primicerio et cantoribus decantante, » etc.

[1140.] L'Ordinaire n° 11, écrit antérieurement à 1143 par Benoît, chanoine de Saint-Pierre et chantre de l'école, cite souvent les anciennes coutumes de l'Eglise romaine, et rend un témoignage irrécusable de l'existence de l'école du primicier, et des hauts honneurs que l'un et l'autre recevaient dans la cour romaine, non-seulement au XIIe siècle, mais encore dans des temps bien plus reculés.

[1201.] Innocent III, Pape de 1198 à 1216, a laissé un *Traité du sacrifice de la messe* où il est écrit, liv. Ier, ch. 2 : « David, prophetarum eximius, volens cultum Dei solemnius ampliare, cantores instituit, qui coram arcæ fœderis Domini musicis instrumentis, et modulatis vocibus decantarent, inter quos præcipui fuerunt Heman, cujus vicem nunc in ecclesia obtinet primicerius, qui cantoribus est prælatus. » Et dans le livre II, chap. 10 : « Cum autem Pontifex appropinquat altari, primicerius scholæ cantorum accedens, dextrum ipsius humerum coram astantibus osculatur. Quia cum Christus nasceretur in mundo, angelus ille cum quo facta est cœlestis militiæ multitudo laudantium Deum, nativitatem ejus pastoribus patefecit. »

[1219.] Nous trouvons au commencement de ce même siècle de nouveaux témoignages de l'existence du primicier et de l'école des chantres, et notamment la bulle d'Honorius III, du 20 avril 1219, ainsi conçue : « Honorius, primicerio et clericis scholæ cantorum de Urbe. Dignum est, ut qui ministerii vestri munia laudabiliter exsequimini, laudes Domini suaviter decantantes, exinde assequamini munera gratiosa, cum dantibus psalmum non sit tympanum denegandum. Cum ita fel. mem. Cœlestinus papa prædecessor noster vobis de portione oblationum altaris B. Petri, quæ contigit Romanum pontificem, annuas duodecim libras de gratia contulit liberali; nos ejusdem gratiæ volentes addere gratiam, ut de virtute studeatis proficere in virtutem, de oblatione prædicta decem libros..... vobis annuatim duximus largiendas, » etc.

[1232.] Autre document non moins certain, à savoir, un concordat entre l'église de Latran d'une part, le primicier et les chantres de l'école d'autre part. Le primicier et dix chantres s'engagent à chanter à la fête de saint Jean-Baptiste et à toutes les fêtes solennelles où ils seront invités; et la basilique s'engage à donner chaque fois aux mêmes le dîner et la sixième partie des oblations durant le temps que se chante la messe; en outre, au primicier, deux *sols* (*solidi*) des *provisini* du sénat, et à chacun des chanteurs douze deniers... « In nomine Domini, amen. Anno 1232, indict. v, conventio talis facta est inter Lateranensem ecclesiam, primicerium, et scholam cantorum, quod ipse in festo S. Joannis Baptistæ cum decem cantoribus veniat dictus primicerius, ita quod ipse sit xi, et officiabunt ecclesiam in vigilia, matutinis et missa, et procurabuntur ipsi, etc., in aliis cibariis, etc., et pro sua mercede recipient sextam partem oblationum majoris altaris, duntaxat in spatio quo missa celebratur, super illud cadentium. Insuper ipse primicerius recipit ab ecclesia duos solidos provisinorum senatus pro mercede, et unusquisque cantorum xii denarios, computatis in præsente summa denariis illis, qui dantur cantoribus pro responsoriis. Hoc autem utraque pars observare tenetur in omnibus illis festis quæ Lateranensis ecclesia voluerit prædicto ordine celebrare, et ad ea primicerium cum schola duxerit invitandos. Sed in omnibus stationibus Lateranensis ecclesiæ primicerius et schola, etiam non invitati, venire debent ad serviendum in officio missæ tantum, pro sua mercede nihil aliud percepturi, nisi sextam partem oblationum majoris altaris tantum, sicut supra scriptum est, » etc. (Mabillon, *Mus. Ital.*, t. II, p. 220.)

[1250.] Donation d'Innocent IV, alors retiré à Lyon par crainte de Frédéric II, de toutes les provisions, maisons, censuels, rentes, dîmes, pensions et tous droits appartenant au couvent de Sainte-Marie *in Ara Cœli* de Rome, au primicier et à l'école des chantres après avoir pris l'avis des cardinaux : « Innocentius episcopus servus servorum Dei dilectis filiis primicerio, et cantoribus scholæ cantorum Urbis salutem et apostolicam benedictionem. Cum divinis deputati servitiis, etc., de fratrum nostrorum consilio diligenti deliberatione præhabita, omnes ecclesias, seu cappellas, possessiones, domos, censuales, redditus, decimas, pensiones, et omnia alia jura ubicumque spectantia ad monasterium S. Mariæ de Capitolio in Urbe, cum in illud fratrum Minorum ordo de nostra providentia et causa necessaria sit inductus, monasterio ipso cum hortis, et ejus septis, nec non aliis appenditiis juxta illud exceptis, vobis, vestrisque successoribus duximus concedenda... Item in qualibet statione Urbis, stationibus patriarchalium ecclesiarum exceptis, primicerio duo solidi denariorum senatus, et cantorum cuilibet duodecim denarii conferantur. In patriarchalibus vero, et ubi romanus Pontifex celebraverit, duplicentur tam primicerio, quam cantori : inter hos stationes patriarchales Sanctæ Crucis, et beatæ Agnetis stationibus computatis. » (Voy. *Bullar. Vatic.*, t. Ier, p. 127.)

[1272.] Cérémonial de Grégoire X, Pape de 1271 à 1276. Entre autres solennités où figurent le primicier et l'école des chantres, ce Cérémonial décrit les cérémonies du troisième dimanche de l'Avent, *Gaudete*, et dit : « Dicuntur in vespere antiphonæ de laudibus, et primicerius prænuntiat primam antiphonam Papæ. — Alias vero tres dicunt scholenses, — et canonici S. Petri quintam, quæ est *Juste*, prænuntiant Papæ, » etc.

[1300.] Ce qui achève de dissiper toute obscurité sur la durée non interrompue de l'école de Rome jusqu'à la translation du Saint-Siége à Avignon, c'est l'Ordinaire de Giacomo Gaetano *degli Stefaneschi*, arrière-neveu de Nicolas III, créé cardinal par Boniface VIII le 17 décembre 1295, qui vécut sous le pontificat de Benoît XI et sous les six premiers Papes avignonnais, qui fut le Mécène du célèbre Giotto, et qui mourut à Avignon en 1343. A l'occasion de l'élection du Pape, on lit dans cet Ordinaire : « Primicerius cum schola, postquam primo Papa pervenit ante altare, cantabit introitum et *Kyrie eleison* cantu romano. » Pour le couronnement du Pape, il dispose : « Primicerius erit in pluviali et mitra, cantores in superpelliceis; » et pour la troisième messe du jour de Noël, il est dit : « Circa vero finem missæ schola cantorum debet cantare sequentiam. » (*Voy.* Baini, *Memorie storico critiche della vita e delle opere di G. Pierluigi da Palestrina;* Roma, 1828, in-4°, t. Ier pp. 249 à 252).

L'école des chantres à Rome fut un exemple que plusieurs églises suivirent. On lit dans la lettre de Leidrad, archevêque de Lyon, à Charlemagne : « Per quam Deo juvante, et mercede vestra annuente, in Lugdunensi Ecclesia est ordo psallendi instauratus, ut juxta vires nostras (secundum ritum sacri palatii), omni ex parte agi videatur, quidquid ad divinum persolvendum officium ordo exposcit; nam habeo scholas cantorum, ex quibus plerique ita sunt eruditi, ut alios etiam erudire possint. »

On trouve aussi, touchant les écoles des chantres, dans la *Vie de Mathilde*, liv. Ier cap. 2 (citée par Du Cange, au mot *Cantores*) : « Post hæc excelsum studuit sibi fingere templum, divinasque scholas, canerent quæ dulciter horas nocte die, Christo »

ECOLES DE TROYES. — [1436.] Règlement des écoles de Troyes, promulgué par l'évêque Jean Lesguisé. — Secuntur quedam statuta et ordinationes facte pro regimine scholarum Trecensium, necnon parvulorum et juvenum in eisdem existencium, et in posterum futurorum. Et primo ponitur prologus. . . . . Secuntur statuta circa officiarios dictarum scolarum, et primo de officio rectoris seu magni magistri.

« xxxvii. Ab antiquo fuit laudabilitèr ordinatum quod in dictis scolis, quolibet anno, per dominum cantorem ecclesie Trecensis, et per dominum scolasticum Sancti Stephani, alteris vicibus instituitur unus rector qui vocari consuevit Magnus Magister. Qui debet eligi et assumi persona notabilis, qui sciencia polleat, moribus et etate, ut sciat et valeat aliis magistris et eciam scolaribus prodesse paritèr et preesse, qui insupèr sciat et velit pacem et concordiam inter magistros conservare vel manu tenere, et, si violata fuerit, eam valeat reformare et de hiis ab eo pro posse observandam. Ipse prestabit juramentum dictis dominis cantori et scolastico.

« XLI. Item ad eumdem rectorem spectat in vigiliis festivitatum solennium sanctorum quoque Johannis Baptiste, Martini, Nicolai hyemalis et estivalis, et beate Katherine et aliorum festorum consuetorum, salutes de occurrentibus festis componere, et sic tractìm legere quod scolares possint eas scripto reportare. Quo facto, debet easdem construere. Ipse quoque rector pridèm, in festis Nicholai et sancte Katharine in hyeme dùm dicebantur à pueris vel aliis scolaribus salutes vel cantilene, consueverant presidere in magistri sede. Casu ergò quod de cetero alique cantilene decantabuntur, in dictis festis, caveat ne alique inhoneste vel diffamatorie in medium proferantur.

« Sequitur de officio prepositi. — LI. Ad officium autem dicti prepositi spectat providere de luminari consueto in predictis festis, vesperis, matutinis et missis. Qui insupèr debet ordinare tabulam in supradictis festivitatibus sancti Nicholai et sancte Katherine, et in eadem scribere seu autem notare qui debeant cantare lectiones et responsoria in matutinis supradictis, et alia facere in divino officio predicto quod fieri consueverit per dictos magistros, vel scolares. Ex quibus si aliquis fecerit defectum, circà id quod fuerat annotatus vel inscriptus, vel eciàm congrua hora non venerit, putà ante primum *Gloria Patri*, si sit magnus magister, persolvet viginti denarios Turon.; si verò fuerit alter ex aliis magistris solvet decem tantùm, et si sit vice-magister, solvet VI den. Turon. Qui omnes deffectus expendentur arbitriis eorumdem magistrorum.

« LII. Item dictus prepositus ex officio suo consuevit ducere sepedictos scolares et pueros ad ecclesiam quando in die veneris vesperis, vel die sabbati missarum solennia decantantur, eidem tamen assistentibus ceteris magistris, et precipue officiariis, nisi fortè aliquo legitimo impedimento detinerentur.

« Sequitur juramentum quod prestare debet rector seu magnus magister cantori Trecensi vel scolastico Sancti Stephani :
« Ego *N.* rector scolarum Trecens. pro
« presenti anno nunc inchoante juro. . . .
« . . . . Item juro quod per me vel
« per alium vel alios faciam ea que in
« dictis scolis facere consuevit rector seu
« magnus magister : scilicet generales le-
« ctiones, salutes, salutes in festis consuetis,
« dirivaciones temporibus statutis, sermo-
« nes singulis sextis feriis quadragesime,
« et cetera que ab antiquo pertinent officio
« rectoris. » (Voy. *les Archives du département de l'Aube et de l'ancien diocèse de Troyes, depuis le* VII*e siècle jusqu'en* 1790; 1 vol. in-8°, 1841, par M. VALLET DE VIRIVILLE.)

ECOLES. — Dans un sens général, on entend par *école* le style mis en honneur par un ou plusieurs compositeurs qui ont illustré, soit une province, soit une nation; car bien que chacun de ces compositeurs ait son génie, son style à part, il n'en est pas moins vrai que leurs œuvres prises collectivement présentent un cachet, une physionomie qui résultent du mode d'enseignement, des habitudes nationales, des conditions même du climat, en un mot de tout l'ensemble de la civilisation. C'est en ce sens que l'on dit l'école flamande, l'école allemande, l'école française, les écoles napolitaine, romaine, vénitienne, etc. Le *Sommaire de l'histoire de la musique*, que Choron a placé en tête de son *Dictionnaire des musiciens;* l'*Histoire de la musique occidentale*, de Kiesewetter, contiennent des aperçus intéressants sur ces diverses écoles; mais ces renseignements sont loin d'être complets, et de plus, les détails concernant la musique profane s'y mêlant constamment aux détails sur la musique sacrée, il est fort difficile de les reproduire dans un livre de la nature de celui-ci.

ÉGAL. — « Nom donné par les Grecs au système d'Aristoxène, parce que cet auteur divisait généralement chacun de ses tétracordes en trente parties égales, dont il assignait ensuite un certain nombre à chacune des trois divisions du tétracorde, selon le genre et l'espèce du genre qu'il voulait établir. » (J.-J. ROUSSEAU.)

ÉLÉGIE. — « Sorte de nome pour les flûtes, inventé, dit-on, par Sacadas, Argien. » (J.-J. ROUSSEAU.)

EMBOUCHER UN TUYAU D'ORGUE. — « Opération par laquelle on dispose les lèvres et le biseau de manière à ce que le tuyau rende le son qu'on veut lui faire produire.» (*Manuel du facteur d'orgues;* Paris, Roret, 1849, t. III, p. 534.)

EMBOUCHURE DES TUYAUX D'ORGUE. — « C'est le trou par lequel l'air entre dans le pied du tuyau. On règle, en ouvrant ou en rapetissant cette ouverture, la quantité d'air nécessaire pour faire parler le tuyau. Dans les tuyaux de montre, ce sont les clefs qui déterminent la grandeur des ouvertures pour les tuyaux de bois; les ouvriers soigneux de leur ouvrage placent dans le pied une espèce de robinet que l'on tourne à volonté jusqu'à ce que les tuyaux soient bien égalisés de force entre eux. » (*Manuel du facteur d'orgues;* Paris, Roret, 1849, t. III, p. 534.)

EMMÈLE. — « Les sons emmèles étaient chez les Grecs ceux de la voix distincte, chantante et appréciable, qui peuvent donner une mélodie. » (J.-J. ROUSSEAU.)

ENFANTS DE CHOEUR. — L'institution des enfants de chœur remonte aux premiers siècles de l'Eglise. Le poëte Venance Fortunat les appelle *infantes* et *choraules*, c'est-à-dire *enfants* et *choriaux ;* selon Victor d'Ouches, de petits enfants, *infantuli*, et selon saint Jérôme, de petits adolescents, *adolescentuli*. L'*Ordo Romanus* les désigne sous le nom de *melodi infantes ;* on les nommait encore *pueri symphoniaci, infantes parapho-*

nistæ, *infantes albæ*, *pueri in albis*, ces deux dernières expressions, parce qu'ils sont vêtus de blanc; d'où sont venues les dénominations, 1° d'*enfants d'aube* : (— à laquelle messe doivent assister deux *enfants d'aube* et autres gens de ladite église (de Troyes) (*Lit. ad mort.*, ann. 1475, in Reg. 195, ch. 1540); 2° et d'*aubé*, dont peut-être *aubélique* est le diminutif. (*Ap.* Du Cange.) Plus tard, on les a appelés *enfants de chœur* ou simplement *enfants*. Cependant, dans le compte des menus plaisirs de François Ier et de Henri II, les enfants de la chapelle de musique étaient désignés sous le nom de *pages*, et dans un compte de l'an 1558, on les appelle *petits chantres de la chapelle du roi*.

L'historien de saint Grégoire le Grand, Jean Diacre, raconte que ce grand Pape ne dédaignait pas d'apprendre lui-même le chant aux enfants. Il ajoute que, de son temps, on montrait encore à Rome le lit sur lequel l'auguste instituteur était assis lorsqu'il enseignait le chant à ses élèves, l'Antiphonaire ou recueil d'hymnes dans lequel ils chantaient, et le fouet dont il se servait pour leur faire peur (321).

Saint Grégoire de Tours rapporte de saint Nizier, qui depuis fut archevêque de Lyon, qu'il n'attendait pas que les enfants eussent atteint l'âge de sept à huit ans pour leur apprendre à chanter, mais qu'aussitôt qu'ils pouvaient parler, il les mettait à la lecture et à l'étude de la psalmodie.

Le quatrième concile de Tolède et le concile tenu à Aix-la-Chapelle sous Louis le Débonnaire confirment cette coutume de l'Église, d'instruire les enfants à chanter pour le service divin. Charlemagne se plaisait beaucoup à assister aux offices ou aux leçons données aux enfants. Lorsqu'il était au chœur, il se dispensait de chanter à haute voix et se contentait de murmurer à voix basse, à cause de sa qualité de laïque. Il désignait lui-même du doigt ou de sa baguette le chantre ou le clerc qu'il désirait entendre chanter, et il l'avertissait de s'arrêter pour passer à un autre. Ce grand monarque avait ordonné que dans toutes les églises, comme dans tous les monastères, on ouvrît des écoles où l'on enseignât aux enfants, non-seulement le chant des psaumes et des hymnes, mais encore la lecture, la grammaire, l'arithmétique.

Dans l'abbaye de Saint-Tron, les enfants étaient, de plus, occupés à noter les livres de chant, et ils s'en acquittèrent, dit-on, souvent mieux que leurs maîtres.

Comme on ne pouvait toujours chanter dans ces écoles, il restait beaucoup de temps que l'on employait à l'étude de la grammaire et des belles-lettres; aussi n'est-il pas surprenant qu'il en soit sorti des enfants qui ont été plus tard des hommes remarquables. Ainsi, à la fin du XIIe siècle, le Pape Urbain IV avait été élevé à Troyes parmi les enfants de la cathédrale (322). La primatiale des Gaules, l'église de Saint-Jean à Lyon, renferme la tombe d'un cardinal qui avait commencé par y être enfant de chœur, et un évêque, abbé de Lobbes au IXe siècle, nous apprend lui-même qu'il avait servi dans son enfance dans l'église de Metz, fort célèbre alors dans la science du chant.

Mais j'oublie un détail qui aurait dû trouver sa place plus haut.

A l'exemple de l'empereur Théodose le Jeune, qui se rendait, dès le matin, en son oratoire, pour y chanter alternativement des hymnes et des répons avec ses sœurs et des ecclésiastiques, le roi Gontran entendait matines dans sa chapelle, et, suivant la coutume des rois, prenait plaisir à faire chanter pendant ses repas des répons et des hymnes par des dames et de jeunes clercs. Ajoutons que ce goût de Gontran pour ce pieux exercice exposa deux fois sa vie. Un jour qu'il se rendait à son oratoire avec une escorte moins nombreuse qu'à l'ordinaire, on aperçut un homme caché et feignant de dormir, dans le dessein de l'assassiner; une autre fois, étant à Châlons, où l'on célébrait la fête de saint Marcel, tandis que ce prince se disposait à s'approcher de la sainte table, on surprit un homme armé de deux couteaux, et qui le guettait pour le frapper. Mais cet assassin ayant été arrêté dans une église, Gontran ne voulut pas qu'il fût mis à mort.

Les histoires des cathédrales et des abbayes sont pleines de monuments qui attestent la part que les enfants ont eue dans

(321) « Ubi usque hodie lectus ejus, in quo recubans modulabatur, et flagellum ipsius, quo pueris minabatur, veneratione cum authentico Antiphonario reservatur. » (Joan. Diac., *in Vita S. Gregorii*, cap. 106.)

(322) « Les anciennes écoles de Troyes, dit M. Vallet de Viriville dans les *Archives du département de l'Aube et de l'ancien diocèse de Troyes, depuis le* VIIe *siècle jusqu'en* 1790; 1841 (p. 316), sur lesquelles je donnerai, dans mon prochain rapport, des renseignements tout à fait nouveaux, enseignaient aux enfants les éléments de l'art musical. Notre fameux Urbain IV était, comme chacun sait, élève de ces écoles, et ses biographes insistent sur ce point qu'il avait une belle voix, dont il se servait avec science. »

A la p. 127, on lit ce qui suit :

« Dossier 1, XVIIe siècle, 1615-1673. — *Contrats passés entre Saint Etienne et maître Urbain de la Treille, natif d'Epernay; — maître Claude Baudesson, ci-devant demeurant à Auxerre; — maître François Thibault, demeurant à Troyes; — maître Jehan Colin, id.; — maître Charles Le Peselieux, id.; — et maître Gui Barillon, id. : successivement maîtres de musique de Saint-Etienne, pour tenir la maistrise des enfants de chœur.* Le bail est ordinairement de six ans. Le maître reçoit une somme annuelle, qui varie, en croissant, depuis 750 livres tournois, jusqu'à 940. Il prend part aux *distributions* de pain, vin, argent, etc., et jouit en outre du traitement d'un chanoine, et d'une maison avec jardin et dépendances. Il est tenu de régir et gouverner l'école, enseigner la musique aux enfants de chœur, les renvoyer à l'école (de grammaire), les loger, coucher, nourrir, en maladie et en santé, les entretenir de robes neuves de serge de deux en deux ans, de bonnets, chausses, bas de chausses, souliers, *ensemble de chapeaux de fleurs, aux fêtes annuelles et autres accoutumées.* »

l'institution et l'exécution des chants, outre qu'elles renferment une foule d'usages et de cérémonies établis en leur honneur, et qui, bien qu'oubliés aujourd'hui, ne sont pas moins dignes d'intérêt. Nous en ferons tout à l'heure connaître quelques-uns.

Mais citons auparavant l'abbé Lebeuf.

« L'occupation d'enseigner le chant n'est point au-dessous du caractère des prêtres, puisque saint Grégoire, Pape (JOAN. DIAC., lib. II, n. 6), le montroit lui-même aux enfants. L'Historien de sa vie dit qu'on voyoit encore de son temps le lit sur lequel il étoit assis lorsqu'il chantoit pour les enseigner, et le fouet dont il s'étoit servi pour leur faire peur, avec l'Antiphonier dans lequel ils avoient chanté.

« Il n'y a aucune preuve que saint Germain, évêque de Paris, ait été dans la même situation. Il n'enseignoit point le chant en personne ; mais, par ses exhortations et ses avis, chacun chantoit dans son Eglise, comme l'a écrit Fortunat dans sa Vie :

Pontificis monitis clerus, plebs psallit, et infans.

« Et plus bas :

Tympana rauca senum puerilis fistula mulcet.

« Grégoire de Tours (*De vitis Patrum*, cap. 8) rapporte de saint Nizier, prêtre, depuis archevêque de Lyon, qu'aussitôt que les enfants pouvaient parler, il les mettait à la lecture et au chant de la psalmodie.

« Le même auteur, au chapitre huitième, rapporte l'estime que saint Quintien évêque de Clermont, fit de la belle voix du jeune enfant Gal, et que, l'ayant entendu dans un monastère (à Cournon), il le tira de ce lieu et l'amena à sa ville épiscopale pour y être l'ornement du chant ecclésiastique.

« Les histoires des cathédrales et des abbayes sont pleines de monuments qui indiquent la part que les enfants ont toujours eue dans l'exécution du chant ecclésiastique, et même qu'ils y écrivoient quelquefois des livres de chant.

« Ceux de l'abbaye de Saint-Tron à qui on enseignoit le chant sur les degrés ou divisions du monocorde (*Spicil.*, t. VII, p. 440 [ce qui revient assez à la méthode que j'annonce]), écrivirent et notèrent des pièces de Chant mieux que leur maître. Dans le monastère d'Andres ou Andern, aux Pays-Bas (*Spicil.*, t. IX, p. 446), où l'office se faisoit d'une manière précipitée au XIIe siècle, on employa utilement la voix des enfants pour arrêter le torrent dans la psalmodie. On leur donna des psautiers avec ordre de chanter posément, et les anciens qui chantoient par cœur étoient obligés de faire, par ce moyen, la pause comme eux. On peut voir, dans Boërius (*Haëfren*), l'usage où on étoit de faire prononcer par les enfants le commencement de chaque psaume, que le chœur continuoit ; en sorte que s'ils se trompoient, ils étoient sévèrement punis, parce qu'ils faisoient tromper les autres. Cluny a longtemps retenu cet usage, qui persévère encore chez les Grecs, au rapport du même Boërius.

« Les écoles de chant des cathédrales n'ont pas toujours été sur le pied qu'elles sont aujourd'hui. La musique, qu'ils appeloient *le déchant*, n'étant point encore si commune, et n'étant point si variée qu'elle l'est de nos jours, il restoit, après la science du plain-chant et de la lecture, beaucoup plus de loisir pour l'étude de la grammaire ; de sorte qu'il sortoit quelquefois de ces écoles des enfants très-savants pour ces temps-là. Le Pape Urbain IV avoit été élevé à Troyes, parmi les enfants de la cathédrale, à la fin du XIIe siècle. On voit, dans l'église de Saint-Jean de Lyon, la tombe d'un cardinal, qui avoit aussi commencé par y être enfant de chœur. Etienne, chorévêque et abbé de Lobbes au IXe siècle (*Chron. abb. Laub.*, t. VI, *Spicil.*, p. 561), nous insinue qu'il avoit servi, dans le temps de son enfance, l'Eglise de Metz, alors fort célèbre par la science du chant.

« L'Eglise de Paris ne l'a pas moins été dans tous les temps à l'exemple de celle de Sens, dont elle a été suffragante jusqu'à l'an 1622. Gerson, illustre chancelier de cette Eglise, avoit composé au XVe siècle un traité touchant l'éducation des enfants de chœur de la même Eglise. Cet ouvrage contient des choses très-curieuses qu'on peut voir dans la dernière édition de ses OEuvres, publiée par M. Dupin. C'est un témoignage positif de l'attention qu'a toujours eue la célèbre Eglise de Paris, pour que ses écoles de chant fussent florissantes. » (*Traité hist. sur le chant ecclés.*, par l'abbé LEBEUF, pp. 10-14.)

Voici un extrait de cet opuscule de Gerson.

Doctrina pro pueris Ecclesiæ Parisiensis. — Ex cod. Victor. D. d., 9. — Gersonio ascribitur sub hoc titulo in veteri catalogo scriptorum ejus. — « Quoniam puerorum societas divinis emancipata obsequiis, quasi pulcherrima est et florentissima portio Ecclesiæ, dicente Propheta ad Dominum : *Ex ore infantium et lactentium perfecisti laudem* (*Psal.* VIII, 3), quo dicto confutavit Pharisæos Christus, pueros de sua laude culpantes, qui prius indigne tulerat dum prohiberentur a discipulis accedere ad eum : *Sinite, inquit, parvulos venire ad me, et nolite prohibere ; talium enim est regnum cœlorum* (*Matth.*, XIX, 14) : dignum arbitramur sollicite providere tales habere pueros Samueli, non filiis Heli similes, qui non tam ætate, quam moribus parvuli sint et pueri. Quique officium angelicum quod exterius repræsentant, conservent intrinsecus; imitatores pueri illius egregii Deo dicati Marcelli Ecclesiæ nostræ, de quo legimus quod sine offendiculo suum gerebat officium. Hoc vero ut debite, quantum valemus, expleatur, suas institutiones quas volumus, quantum commode fieri poterit observari taliter......

« Ante omnia sit magister eorum incorruptissimus, quod Horatius maximum reputat ; quia discipulus quid aget, nisi quod viderit magistrum facientem ; et quia velocius et citius nos corrumpunt exempla domestica :

Magnis cum subeant animos autoribus,

inquit Juvenalis; cujus itidem dictum est summe memorandum ; quod

Maxima debetur puero reverentia,

nequid, scilicet ante oculos peccetur, neque verbo turpi et obscœno, neque gestu , aut attactu lubrico, et dissoluto, neque facto petulanti et maligno. Hoc omni sollicitudine removeat magister a seipso, maxime coram pueris, et ab omnibus aliis cujuscumque status, aut eminentiæ ; vel familiaritates fieri prohibeat, tam in domo quam in vico, quam in choro et sacrario, et altari sancto: alioquin pueros coerceat verberibus; alios ad superiores deserat, si moniti desistere noluerint. Et væ talibus, quia, teste Christo, *melius esset, ut suspenderetur mola asinaria collo eorum et demergerentur in profundum* (*Matth.*, XVIII, 6).

« Fiat insuper eis frequenter verbum exhortationis de dilectione Dei, reducendo ad memoriam ad quid facti sunt, quia ad divinum servitium, ut per illud perveniant ad paradisum, et inferni tormenta crudelia non incurrant. Talibus enim odoramentis imbui debet recens olla suæ mentis, ut diù servet bonum devotionis odorem : quia, teste Aristotele, non parum refert, juvenem sic, vel sic assuefieri.

« Inducantur præterea cavere a peccatis, ab illis scilicet actibus, pro quibus sciunt se verberandos fore, si magister videret aut cognosceret ; ostendendo quoniam Deus videt omnia, et quoniam angelum bonum custodem habent, et diabolum tentatorem qui strangularet eos statim ut sunt in peccato mortali, nisi Deus et angelus bonus misericorditer suam pœnitentiam et correctionem exspectarent.

« Rursus in speciali doceantur caste custodire semetipsos ab omni impudicitia cordis, in cogitatione; oris, in locutione; operis, in turpi attrectatione ; et ostendatur quantum potest esse in talibus castitatis, imo et vitæ periculum. Inducantur etiam confiteri non solum semel in anno, sed quater aut sexies, in festis solemnibus : et tunc antequam vadant, doceantur per libellos, aut aliter quomodo dicere, et se habere in confessione debebunt. Et si pro eis idoneus confessor institutus; quia circa tales sæpe requiritur major prudentia in bene confitendo, quam circa provectiores, ut neque parum interrogentur, neque nimis. Si autem sint sufficientis ætatis, ut puta duodecim aut tredecim annorum, inducantur recipere saltem semel in anno Eucharistiæ sacramentum. Volumus, ut more antiquo doceantur quotidie Horas B. Mariæ cum septem psalmis dicere bini et bini, aut partem, atque illis modis, et illis horis quibus visum fuerit magistro, pro die et occupatione, magis opportunum. Poterunt autem eundo ad Ecclesiam, et redeundo partem dicendorum implere, ut per viam se et videntes ædificent.

« Cæterum magister germanicæ, qui pro instructione puerorum in grammaticalibus, et logicalibus institutus est, talis esse studeat in moribus, qualem esse debere magistrum diximus. Et ambo taliter ordinent horas diurnas et nocturnas, quod semper unus eorum assistat pueris, tam in domo, quam extra, ubicunque pueros ire contigerit. Propterea volumus ut deinceps idem magister non habeat officium, vel occupationem in Ecclesia, vel extra, quominus istud quod diximus, valeat adimplere.

« Porro magister cantus statutis horis doceat pueros plenum cantum principaliter, et contrapunctum, et aliquos discantus honestos, non cantilenas dissolutas, impudicasque, nec faciat eos tantum insistere in talibus, quod perdant in grammatica profectum. Attento maxime, quod in Ecclesia nostra discantus non est in usu, sed per statuta prohibitus, saltem quoad voces, quæ mutatæ dicuntur. Habeat ergo magister alius sufficiens spatium pro docendo grammaticam et logicam et versus, aut materiam et epistolarum, aut Evangeliorum grossam expositionem in lingua vulgari : quia quod non intelligitur, nunquam apte, et secure pronuntiatur, nec inde mens solita pro talibus, de mane usque ad prandium, et de reditu vesperarum usque ad cœnam, aut amplius secundum qualitatem temporum, et necessitatem. Nolumus autem legi quodcunque auctores, qui magis obsint moribus, quam prosint ingeniis.

« Item : volumus ut legat unus puerorum semper in qualibet comestione de aliquo libro utili, et tunc abstineant a colloquiis, ut impleant illud : *Pauca in convivio loquere.*

« Volumus insuper, ut pueri habeant regulam, sicut habent communiter in domibus pædagogorum, et faciant certis cæteris horis... nunc de cantu, nunc de grammatica, et coram uno magistrorum veniant.

« Item : accuset quilibet socium suum super sequentibus : videlicet, si audierit eum loqui Gallicum, si juraverit, si mentitus fuerit, si alium dementitus, si injurias dixerit, si percusserit, si inhoneste et impudice locutus fuerit, aut tetigerit, si nimis tarde surrexerit, si horas omiserit, si in templo garrulaverit, et de similibus. Et qui non accusaverit taliter deficientem, ipse pro eo, et cum eo similiter punietur. Et poterunt hi defectus notari in rotulo uno per puncta, et in fine hebdomadæ magistro præsentari, ut corrigat sæpius delinquentes. Si autem percusserit aliquis alium clericum graviter, statim ad pœnitentiarium remittatur.

« Prohibeantur etiam eis ludi omnes qui trahunt ad avaritiam et impudicitiam, et inhonestam clamorem, et ad iram, et rancorem, ut est ludus taxillorum, vel alearum et omnis similis : quantumcunque exerceatur in modicis rebus, ut sunt calculi plombæi et cuprei. Hoc vidit qui dicit : *Trocho lude, aleas fuge.* Detur tamen pueris frequens et brevis recreatio, ut puta modicum post prandium et cœnam, quando sunt nimis idonei ad cætera seriosa. Et sit semper præsens unus magistrorum.

« Nolumus insuper, ut pueri quovis modo vadant ad quæcunque loca et domum, et ecclesiam pro cantando, nisi de superiorum licentia speciali. Et tunc sit magister præsens, qui videat ne in comestione, vel aliter excessive se habeant, vel inhoneste.

« Volumus, ut more antiquo sit lucerna ardens in securo loco coram imagine Virginis, qualibet nocte in camera puerorum, tam propter devotionem, quam propter necessitates naturales quas leviter patiantur pueri, et quia sæpe surgunt ad Matutinas, et ut faciant sola opera quæ possint, et debeant videri in luce. Et nullus puerorum de nocte transferat se de lecto ad lectum ; sed maneat cum socio suo assignato. Et non permittantur aliqui facere sibi conventicula, vel societates ad partem extra alios, die et nocte ; sed sint semper omnes simul, et palam in oculis aliorum. Nullæ etiam bestiæ, vel aves nocivæ secum nutriantur.

« Nolumus ut aliquis admittatur ad morandum cum pueris, neque ab extra pro addiscendo cum eis, nisi de superiorum licentia speciali, ut pueri nostri non trahant mores malos ab aliorum convictu :

Nam unica prava pecus, inficit omne pecus.

præsertim ubi aliquis esset perversi inclinatus et inductus ad peccata enormissima, quæ nec debent nominari.

« Prohibeantur insuper famuli habere familiaritatem cum eis, imo ne tolerentur extra nec clerici, et servitores, vel capellani conversari cum eis præsertim, nisi præsente aliquo magistrorum ; et si pueri oppositum permiserint graviter puniantur. Fiant autem punitiones tantummodo de virgis temperate, sine ferulis, aut aliis percussionibus periculose læsivis, et sine probris, et contumeliis, ut se magis amari sentiant quam irrideri, et ut mansuetudine potius ducantur, quam austeritate trahantur ad bonum, *ne pusillo animo fiant*, sicut dicit Apostolus (*Coloss.*, III, 21).

« Item : prohibeantur a comestione nimia de mane, aut aliis horis, per quam impediri possent a conservatione vocis suæ, et regulam sobrietatis infringere : eos tamen sufficientibus, et sanis cibis volumus enutriri, et munde teneri in camera, et in lectis, in vestibus lineis, et cæteris. Sed et de infirmis cura geratur præcipua. De missis vero, et receptis, magister bis in anno reddere computum teneatur.

« Item : debent in choro sedere distanter a se invicem, et silere tam inter se, quam cum aliis, et non ire ad vocationem cujuscunque, nisi pro necessitate sui officii, aut ad mandatum domini decani, et dominorum dignitates habentium. Et maxime servent silentium, et gestum ordinatum circa altare, dum celebrantur sacra missarum mysteria : sine risu, sine garritu, sine strepitu, sine dissoluto nutu inter se et alios : sed assistant sicut angeli Dei, ut omnis qui viderit eos dicat: hujusmodi sunt vere pueri angelici, et tales, quales habere debet immaculata Virgo in ecclesia sua totius orbis celeberrima.

« Postremo doceantur pueri diligenter observare ceremonias competentes eis in divino cultu ab antiquo in ecclesia nostra servari consuetas. Ut quando debent intrare, quando inclinare, quando exire, quo ordine cantare, et similes, quas pro magna parte scribi, et in loco publico suæ habitationis poni mandavimus. » (Joannis Gersonii *Opera omnia*, tomus IV, continens *Exegetica* et *Miscellanea*, pp. 717-720.)

Maintenant, enregistrons ici quelques usages concernant les *Enfants*.

Jean II, surnommé *d'Avranches*, qui gouverna l'église de Rouen de 1069 à 1079, est auteur d'un traité latin intitulé : *De Ecclesiasticis officiis*. « Ce traité, dit M. l'abbé Picard, est une veine précieuse pour les amateurs de la science liturgique, et aussi pour tout chrétien qui, non content de la lettre sèche, veut pénétrer plus avant, et connaître le sens mystérieux des cérémonies catholiques.

« En 1679, Jean Leprévost, chanoine de Rouen, en publia une édition. Au texte de Jean d'Avranches il joignit de longues et savantes annotations dans lesquelles, d'après de nombreux manuscrits qu'il avait consultés, il reproduit d'anciennes cérémonies tombées en désuétude de son temps, mais qui, précédemment, avaient été en usage dans l'église cathédrale de Rouen. »

C'est de ce livre que M. l'abbé Picard a tiré la description des trois offices suivants : (M. l'abbé Picard est l'auteur d'une dissertation sur un mystère composé en l'honneur de saint Nicolas, et représenté au XIIIe siècle dans un monastère de Bénédictins.)

« *Office des enfants.*— Le jour des *Saints-Innocents*, une fête des *enfants* se célébrait dans l'église cathédrale de Rouen, et c'était à eux qu'en étaient réservés tous les honneurs.

« La veille, immédiatement après l'office de saint Jean l'Evangéliste, deux enfants revêtus d'aubes et de tuniques, la tête couverte de l'amict, et tenant en leur main chacun un cierge ardent, se dirigeaient du vestiaire au chœur. Venaient ensuite les autres enfants attachés à l'église, pareillement en aubes et en chapes, et aussi le cierge à la main; puis enfin, celui d'entre eux qui avait été désigné pour porter ce jour-là le titre d'*évêque* et en recevoir les honneurs. Il marchait, solennellement, paré des vêtements pontificaux, la mitre en tête, et, à la main, la *crosse* ou bâton pastoral.

« Le cortége enfantin se dirigeait ainsi à travers le chœur vers l'autel des Saints-Innocents ; pendant la marche, le chœur exécutait des hymnes et des répons adaptés à la circonstance. A l'autel des Saints-Innocents se faisait une station solennelle, présidée par l'enfant évêque, auquel la rubrique donnait le titre de *dominus episcopus*. A la fin de la station, le peuple était invité à s'humilier et à se recueillir pour recevoir la bénédiction du jeune prélat : *Humiliate vos ad benedictionem.* Il la donnait à haute voix et avec toutes les solennités d'usage : *Dominus omnipotens benedicat vos*, etc.

« Le jour de la fête, les enfants étaient environnés des mêmes distinctions. A l'exception de la messe, qui était célébrée en leur présence par un chanoine, ils remplissaient, en grande pompe, toutes les fonctions du chœur. Cet office, d'après les rubriques générales, devait être simplement du *rite double*, mais les enfants avaient le droit d'ordonner qu'il fût *triple*, et leurs prescriptions étaient observées (*Pueri voluntate faciunt illud triplex*). Le seigneur évêque commençait l'invitatoire; il chantait la neuvième leçon, la plus solennelle de Matines. Il retournait ensuite au vestiaire pour y reprendre les ornements pontificaux, en revenait processionnellement comme la veille, précédé du même cortége, et entonnait lui-même le *Te Deum*.

« Laudes et Prime se chantaient pareillement sous la présidence de l'enfant évêque. A la messe, il appartenait aux enfants de diriger le chœur (*Pueri regant chorum*). « Eux seuls portaient les chapes et exécutaient les diverses cérémonies. L'évêque (toujours l'enfant) commençait la *prose*, l'*offertoire*, etc., et ceux des enfants auxquels aucune fonction spéciale n'avait été assignée, occupaient les premières places dans le chœur (*in superiori parte*).

« Aux Vêpres, mêmes honneurs au *seigneur évêque;* mais, hélas! bientôt arrivait le terme de sa gloire; au *Magnificat*, pendant que le chœur chantait ces paroles : *Deposuit potentes de sede*, le bâton pastoral lui était ôté des mains; il était mis en réserve pour celui qui devait lui succéder l'année suivante.

« Le chapitre alors rentrait dans tous ses droits et le semainier terminait l'office.

« On ne peut nier que cette fête ne fût belle et touchante. Plus d'un cœur maternel devait battre vivement à la vue du jeune et innocent cortége. Quelle joie surtout pour la mère du *dominus episcopus?* C'était aussi une pensée toute chrétienne que d'honorer de la sorte, au milieu du peuple fidèle, *l'enfance* que l'Evangile propose pour modèle à tous, et dont le Sauveur a dit : *Sinite parvulos venire ad me.* » (*Quelques cérémonies allégoriques anciennement en usage dans l'églis. cath. de Rouen*, par M. l'abbé PICARD, contenues dans le *Précis analytique des travaux de l'Académie royale des sciences, belles-lettres et arts de Rouen*, pendant l'année 1847; in-8°, Rouen, 1847, p. 373 et suiv.)

« *Office de l'étoile.*—A la fête de l'Epiphanie, une autre cérémonie allégorique représentait sensiblement au peuple chrétien le mystère du jour.

« Après Tierce, les trois premiers chanoines du chœur paraissaient revêtus des ornements royaux, le sceptre en main, le diadème sur la tête. Ils partaient de l'*orient*, l'un du milieu, les deux autres de chaque côté de l'autel. A leur suite marchaient des ministres inférieurs, revêtus de tuniques, portant les uns l'or, les autres l'encens, les autres la myrrhe. Le premier des mages (on comprend que c'est eux que représentaient les trois chanoines), celui qui était parti du milieu de l'autel montrait, avec son sceptre, une étoile suspendue dans le chœur, et il chantait à haute voix ces paroles :

Stella fulgore nimio rutilat.

Le deuxième, celui de droite, répondait :

Quæ regem regum natum demonstrat.

Et le troisième, celui de gauche :

Quem venturum olim prophetiæ signaverant.

« Alors les trois mages, après avoir descendu les degrés du sanctuaire, se rencontraient au pied de l'autel. Ils se donnaient mutuellement le baiser de paix et chantaient ensemble :

Eamus ergo et inquiramus eum,
Offerentes ei munera, aurum, thus et myrrham.

et aussitôt commençait la procession solennelle.

« L'étoile disparaissait pour un temps.

« Au retour de la procession, dans la partie supérieure de la nef, vis-à-vis l'autel de la croix, on avait disposé d'avance une riche tente en forme de tabernacle, fermée par des rideaux brochés d'or.

« L'étoile reparaissait de nouveau dans la partie supérieure de la nef. Les mages, comme l'avait déjà fait le premier d'entre eux, la montraient de leurs sceptres.

« Ils chantaient :

Ecce stella in Oriente prævisa
Iterum præcedit nos lucida,
Hæc, inquam, stella natum demonstrat
Se quo Balaam cecinerat.

« Deux autres chanoines se présentaient à la rencontre des mages. Ils les interrogeaient sur la cause de leur venue :

Qui sunt hi qui, stella duce, nos adeuntes inaudita ferunt?

« Réponse des mages :

Nos sumus quos cernitis.
Reges Tharsis et Arabum et Saba,
Dona ferentes Domino Christo
Regi nato Domino
Quem stella ducente,
Adorare venimus.

« Les deux prêtres ouvraient alors les rideaux du tabernacle et montraient l'image de l'enfant Jésus couché dans une crèche.

Ecce puer quem quæritis.
Jam properate adorare.
Quia ipse est redemptio mundi.

« Les mages se prosternaient devant l'image du divin Enfant. Ils le saluaient comme le prince des siècles.

Salve, princeps sæculorum.

« Ils déposaient à ses pieds leurs présents.

PREMIER MAGE.

Suscipe, rex, aurum.

DEUXIÈME MAGE.

Tolle, thus, tu vere Deus.

TROISIÈME MAGE.

Myrrham, signum sepulturæ.

« Pendant les oblations des fidèles, les mages restaient prosternés. Ils semblaient plongés dans un profond sommeil; tout à coup apparaissait un jeune enfant vêtu de blanc; il figurait l'ange dont il est parlé dans l'Evangile et chantait au pupitre les versets suivants :

Impleta sunt omnia quæ prophetice dicta sunt.
Ite obviam, remeantes aliam (viam), etc.

« Alors, se réveillant de leur sommeil, les mages partaient par l'aile droite de l'église, et après avoir fait à l'extérieur le tour du chœur, y rentraient par la porte du côté gauche.

« *Office du Sépulcre.* — Maintenant encore les offices de la semaine sainte présentent beaucoup de symboles sensibles, et c'est ce qui les rend si attrayants pour les fidèles. Qui de nous n'a pas été profondément ému en assistant à ces offices où tout parle à l'âme et la pénètre d'inexprimables sentiments? Les solennités des Rameaux et du jeudi saint, l'appareil funèbre du vendredi, anniversaire de la mort du Sauveur, le dépouillement des autels, le chant des lamentations et de la Passion, la chapelle ardente, tout nous transporte aux temps évangéliques, et semble faire revivre sous nos yeux les événements que nous racontent les livres sacrés.

« Autrefois, ces cérémonies étaient plus allégoriques encore :

« L'office du *Sépulcre* se célébrait à l'ouverture de la Pâque, et voici quelles en étaient les principales cérémonies :

« Trois diacres couverts de dalmatiques, l'amict sur la tête, et représentant les *saintes femmes*, traversaient le chœur, portant dans leurs mains des vases de parfums. Ils se dirigeaient vers le sépulcre d'une marche précipitée et les yeux baissés, et chantaient ensemble ce verset :

Quis revolvet nobis lapidem ab ostio monumenti?

« Arrivés au sépulcre, ils voyaient apparaître devant eux un *ange* représenté par un enfant. Il tenait en sa main une palme et leur adressait cette question :

Quid quæritis in sepulcro, o christicolæ?

« Réponse des trois diacres, que désormais la rubrique appelle les *saintes femmes* ou les *Maries :*

Jesum Nazarenum crucifixum, o cœlicola.

L'ANGE (*ouvrant le tombeau*).

Non est hic.
Surrexit enim, sicut dixit.

et il disparaissait à l'instant.

« Les saintes femmes entraient dans le sépulcre. Elles y trouvaient deux prêtres revêtus de tuniques.

LES DEUX PRÊTRES.

Mulier, quid ploras?

LA PREMIÈRE DES TROIS MARIES.

Quia sustulerunt Dominum meum
Et nescio ubi posuerunt eum.

LES DEUX PRÊTRES.

Quem quæritis viventem cum mortuis
Non est hic, sed surrexit, etc.

« Les trois Maries baisaient avec respect le lieu de la sépulture du Sauveur. Elles sortaient alors du sépulcre; mais au même instant, un prêtre se présentait à elles. Ce devait être un chanoine, un des premiers dignitaires du chœur. Revêtu d'aube et d'étole, et une croix à la main, il représentait Jésus-Christ lui-même.

LE PRÊTRE.

Mulier, quid ploras? quem quæris?

LA PREMIÈRE, MARIE-MADELEINE.

Domine, si tu sustulisti eum, dic mihi, et ego eum tollam.

LE PRÊTRE (*lui montrant la croix*).

Maria!

MARIE-MADELEINE (*tombant à genoux*).

Rabboni!

LE PRÊTRE (*la repoussant de la main*).

Noli me tangere, nondum enim ascendi ad Patrem meum; vade autem ad fratres, etc.

« Les saintes femmes se mettaient en marche; Jésus-Christ, représenté par le prêtre, leur apparaissait de nouveau du côté droit de l'autel :

Avete, nolite timere.
Ite, nuntiate fratribus meis
Ut eant in Galilæam : ibi me videbunt.

« Il disparaissait de nouveau, et les Maries, pleines de joie, entonnaient le verset :

Alleluia,
Resurrexit Dominus
Surrexit leo fortis
Christus, Filius Dei.

« Cette cérémonie se terminait par le chant solennel du *Te Deum*, et nul doute que l'assemblée pieuse, électrisée par ce spectacle, ne s'y unît d'une commune voix et avec un saint enthousiasme. »

— L'auteur des *Voyages liturgiques* fait connaître, relativement aux enfants, divers usages qu'il est intéressant de rappeler.

A Saint-Martin de Tours il y avait des enfants élevés dans l'église : « Le clergé est composé de cinquante chanoines, de cinquante vicaires perpétuels et de cinquante chapelains, chantres et musiciens, avec dix enfants de chœur. Outre ces dix enfants de chœur, on y recevait anciennement un grand nombre d'enfants qu'on élevait dans l'esprit de la cléricature : on reçoit encore de ces enfants lorsqu'ils demandent à assister à l'office, et on les installe comme les bénéficiers; c'est ce qu'on appelle choristes. Tous ces ecclésiastiques étaient distribués en quatre rangs ou stations; le quatrième rang était celui des clercs et des enfants de chœur; ils étaient debout *in plano.* » (*Voy. liturg.*, p. 120.)

L'auteur décrit le costume des enfants dans certains diocèses. A Saint-Maurice de Vienne, « les chantres qui sont prêtres sont sans aumusses, avec les chanoines, au premier rang d'en haut. Le second est occupé par les autres, à la réserve des clercs et enfants de chœur ou clergeons, au nombre de dix, qui n'ont pas même de rebord de siége pour pouvoir s'asseoir, et sont debout durant tout l'office. Les enfants ont la soutane noire, la tonsure et les cheveux comme tous les ecclésiastiques qui sont un peu réguliers. Leurs surplis, aussi bien que ceux des chanoines et des chantres, sont extrêmement courts, avec un revers de dentelle autour du cou et par-dessus à peu près comme ces collets ronds de manteaux ou brandebourgs; les manches sont closes comme celles des chanoines de

Lyon. L'air de leur chant est en partie celui de Lyon, et en partie celui de Rouen. Ils portaient l'aumusse sur les épaules, comme ceux de Lyon, ainsi qu'il se voit dans une chapelle à côté du chœur, dans laquelle un chanoine du siècle passé la porte ainsi. Ce n'est que depuis les guerres qu'ils ont mis l'aumusse sur le bras. » (*Ibid.* p. 8.) — A Bordeaux, « il y a un séminaire de vingt-quatre jeunes clercs, fondé par un archevêque de Bordeaux, au XIIIe siècle. Ils portent une soutane tannée, qui est l'ancien noir en usage alors pour les ecclésiastiques et pour les moines noirs, comme ceux de Cluny, et qui est encore resté aux enfants de chœur de l'abbaye de Cluny. » (*Ibid.*, p. 77.) Dans cette abbaye, « il y a six enfants de chœur vêtus, non comme les religieux réformés, mais comme étaient les anciens, avec des frocs qui ont les manches et le capuchon fort larges, la robe tannée, ou de noir naturel, ancienne couleur de l'habit des moines de Saint-Benoît, restée à ces enfants et aux frères convers de Cluny, de Cîteaux, des Célestins, etc. Les dimanches et les fêtes chômées et autres encore, ils sont en aubes à la grande messe avec le manipule. On lit la même chose dans l'ancien Ordinaire de l'abbaye de Saint-Bénigne de Dijon et dans Lanfranc. Certains rubricaires font sur cela des mystères où il n'y en a point. L'aube n'ayant point d'autre ouverture que celle d'en haut pour passer la tête, il fallait bien qu'on eût son mouchoir à sa main ou à son bras pour s'en servir au besoin. Et tout le monde sait qu'on en a fait un ornement... Les grandes fêtes, ces enfants sont aussi revêtus de tuniques à la procession et à la grande messe. » (*Ibid.*, p. 150.) — A Saint-Jean de Lyon, « les enfants de chœur chantent les prophéties le samedi saint avec un manipule à la main gauche, c'est-à-dire entre leurs doigts. C'était originairement leur mouchoir qu'ils tenaient tout prêt pour s'en servir au besoin en lisant ces leçons qui sont fort longues. » (*Ibid.*, p. 63.) — A Saint-Etienne de Bourges, « les huit enfants de chœur vêtus de rouge sous leur aube, lesquels, hors qu'ils sont assis durant l'épître, les leçons et les répons, se tiennent toujours debout et tête nue à tout l'office, même aux petites heures, auxquels ils assistent tout du long. » (*Ibid.*, p. 141.)

— A Lyon, les chanoines ont le bonnet carré en tête; « mais il en faut excepter les bas-formiers, même chanoines-comtes, qui, aussi bien que les autres clercs et les enfants de chœur, autrement dits *clergeons*, qui ont retenu les anciens usages, n'en portent point. Ils vont de chez eux à l'église la tête nue, et s'en retournent chez eux de même.» (*Ibid.*, p. 48.) — De même, « dans l'église cathédrale de Paris, les enfants de chœur ne portent point de bonnet carré, non plus qu'à Sens. Ils s'en vont de chez eux à l'église la tête nue, et s'en retournent de même chez eux, et ne prennent point d'eau bénite en sortant de l'église, mais seulement en entrant. » (*Ibid.*, p. 248.)

— A Notre-Dame de Rouen, « quand les enfants chantent les versets au milieu du chœur, ils font la révérence non-seulement à l'orient et à l'occident, ce qui s'appelle *ante* et *retro*, mais encore au midi et au septentrion, ce qui s'appelle *in ambitu*, en rond. » (*Ibid.*, p. 359.) — Au temps dont parle l'auteur, c'était une nouveauté à Lyon de chanter l'*O salutaris hostia* à l'élévation : « tous les autres petits clergeons assemblés au milieu du chœur chantent seuls la strophe *O salutaris hostia* tout entière; ce qui est assez nouveau, dit l'auteur. » (*Ibid.*, p. 58.) — A Angers, « toutes les fois qu'on dit le *Confiteor* à Prime et à Complies, les enfants de chœur viennent se ranger devant l'officiant ou semainier; ils se mettent à genoux et se courbent presque le visage à terre, en disant le *Confiteor* et durant que l'officiant dit le *Misereatur* et l'*Indulgentiam* (p. 93); » ils se prosternent encore dans la même église pendant les offices de la semaine sainte : « A la fin de Ténèbres, pendant qu'on chante *Kyrie eleison*, sans tropes, si ce n'est *Domine, miserere*, les enfants de chœur vont au haut du chœur, et sont toujours prosternés à plate terre jusqu'à la fin; ce qui est une vraie prostration. » (*Ibid.*, p. 91.) — Selon notre auteur, la fête du petit évêque se célébrait à Saint-Maurice de Vienne. Le petit évêque faisait tout l'office, excepté à la messe. (*Ibid.*, p. 33.)

— « La cérémonie du *petit évêque* était très-solennelle à Bayeux.

> Si fera-on demain des chox
> Et grant departie à Baieus;
> Allez-i, si verrez les jeus.
> (*Roman du Renart*, 1826, t. III, vers 20, 938.)

Dans un inventaire du trésor de la cathédrale de cette ville, dressé en 1476, on trouve détaillés les objets suivants : deux mitres du *petit évêque*, le bâton pastoral du *petit évêque*, les mitaines du *petit évêque*, quatre petites chapes de satin vermeil, à l'usage des enfants de chœur, à la fête des Innocents.

Une chose remarquable, c'est que le *petit évêque* de Bayeux était rétribué par les principaux monastères de la ville de Caen. L'abbesse de l'abbaye de la Sainte-Trinité de Caen a continué, jusqu'en 1546, de lui payer *cinq sous pour sa pension*, ainsi *qu'il est accoutumé;* l'abbé de Saint-Etienne de Caen, lui donnait vingt sous (comptes de 1430, 1431, 1432, etc.). (*Voy.* les *Essais historiques sur la ville de Caen*, par l'abbé DE LA RUE; 1820, t. II; — *Monnaies des évêques des innocents et des fous*, note F., p. 156.)

— « Le chapitre de la cathédrale d'Amiens, permit, par acte du 5 décembre 1533, de célébrer la fête des Innocents, et accorda pour la faire soixante sous aux grands et aux petits vicaires : *Domini.... magnis et parvis vicariis ecclesiæ.... permiserunt et consenserunt quod hoc anno possint et valeant facere et celebrare festum Innocentium*, *ut antiquitus facere solebant*, *et eisdem erogaverunt domini sexaginta solidos*, etc.

— « En beaucoup d'autres villes, les chapitres faisaient aussi la dépense de ces fêtes; ainsi, à Reims, par décision de l'année 1479, le chapitre paya les frais du festin de *l'évêque des innocents,* mais à condition qu'on ne se masquerait pas, qu'on ne ferait pas sonner les trompettes, et qu'on ne courrait pas la ville à cheval. » (MARLOT, *Metropolis Remensis historia,* t. II, p. 769.)

— « L'abbé d'Artigny nous apprend, dans ses mémoires, que l'archevêque de Vienne, en Dauphiné, était tenu (*tenebatur ex antiqua et approbata consuetudine*) de donner à *l'évêque des Innocents,* lequel était élu le 15 décembre, trois florins, monnaie de Saint-Maurice, avec une mesure de vin et deux ânées de bois. Cet évêque recevait aussi une charge de bois de chaque chanoine. » (*Monnaies des évêques des innocents, et des fous,* pp. 13 et 14.)

—« Tout ce qui reste actuellement à Amiens de ces anciennes fêtes, c'est que, le jour des Innocents, les enfants de chœur occupent encore les places d'honneur, et qu'ils portent chapes pendant l'office. » (*Ib.*, p. 19.)

— « Il est fait mention de la *fête des Innocents,* dans les registres du chapitre de l'église de Laon, aux années 1284, et 1397. On y voit que les enfants de chœur faisaient une cavalcade dans l'église. En 1454, il leur fut accordé quatre livres parisis pour célébrer cette fête, et, en 1458, il fut dit que les chanoines qui assisteraient au souper des innocents donneraient chacun douze deniers parisis. En 1460, le chapitre donna à *l'évêque des innocents* soixante sous. C'était la veille de saint Nicolas d'hiver qu'on élisait cet *évêque.*

« Un chanoine de Laon, Jacques Cannet, légua par son testament, du 14 août 1527, quarante sous tournois, pour subvenir aux dépenses et aux frais du nouvel *évêque,* sous la condition que les *innocents* diraient après le souper de la fête, une antienne et un *De profundis.* » (*Ib.*, pp. 21 et 22.)

— A Senlis, « la *fête des Innocents* se célébrait non-seulement dans la cathédrale, mais aussi dans la collégiale de Saint-Rieul. Il résulte d'un compte de recette de cette église, pour l'an 1537, qu'*une somme de huit sols fut donnée aux vicaires pour avoir tenu lieu de* PETIT ÉVÊQUE, *le jour des Innocents, comme il estoit de coutume.* On voit aussi qu'en 1501, le chapitre de Saint-Rieul permit aux vicaires de cette église de faire des jeux dans le cimetière, le jour de la Circoncision, suivant l'usage, et que ces derniers avaient un prélat des fous.

« On lit, dans les registres capitulaires de Noyon, que Jean Oudun, chanoine, ayant été élu *évêque des innocents,* en 1416, on lui donna un coadjuteur; qu'en 1419, le chapitre assigna à *l'évêque des innocents,* pour soutenir sa dignité, quatre setiers de blé, et quarante sous parisis d'argent. »

« Mais voici qui est extraordinaire et qui produisit une espèce de schisme dans l'Eglise de Noyon. Les mêmes registres capitulaires portent, « qu'en 1430, il parut en même temps deux *évêques des innocents,* l'un élu légitimement dans l'église cathédrale, l'autre, intrus, dans l'église Saint-Martin. Le premier porta plainte contre l'intrus au chapitre assemblé, demandant que l'écolâtre prît connaissance de l'affaire comme étant de sa compétence. » (*Ibid.*, pp. 25-27.)

— « Dans l'église collégiale de Saint-Florent de Roye, on élisait un *évêque des innocents* .... Outre l'évêque qui célébrait au grand autel, un enfant de chœur, qui avait le titre de son *suffragant,* officiait aux autres parties de l'office: *Fientque horæ per puerum.*

— « La *fête des innocents,* a duré, dans la collégiale de Saint-Furzy de Péronne, peut-être plus long temps que partout ailleurs. On trouvait, dans les registres capitulaires, une liste des *évêques des innocents,* de 1529 à 1638, année où fut élu en chapitre, le 6 novembre, le dernier évêque nommé Desjardins.... » (*Ibid.*, pp. 33 et 34.)

— Dans une Chronique manuscrite de l'abbaye de Corbie (*Chron. Corbiensis monasterii*), que M. Duseval, d'Amiens, a communiquée à l'auteur (M. Rigolleau), on voit à quelles dépenses s'élevaient les frais de la *fête des innocents,* puisque pour acquitter ces frais et ceux d'une *moralité* qui y était jouée, un moine fut obligé de vendre une maison. *Anno* 1516, *domum vicinam.... quam comparaveram pro pretio centum librarum turonensium ex consensu abbatis et conventus vendidi cuidam magistro Petro Boelcano, locum tenenti villæ Corbiensis ad satisfaciendum expensis festi Innocentium, cujus confraternitatis eodem anno* (1516) *eram princeps. Unde pro tabulato existente in choro ecclesiæ nostræ, solvi septuaginta libras turonenses, et pro prandio et pro moralitate persolvi triginta libras.* (*Ibid.*, pp. 40 et 41.)

— D'après les statuts manuscrits de l'église de Toul, recueillis en 1497 (Voy. *Kalendæ* dans DU CANGE), « on y élisait, pour ainsi dire, deux *évêques des innocents;* l'un chargé de payer les frais de la fête, l'autre d'en remplir les fonctions. Le premier était pris parmi les chanoines, et ordinairement d'après leur ordre de réception à la prébende. Et cela contrairement à l'usage consacré par les statuts de l'église de Saint-Denis, de Liége, de l'année 1330, où l'on voit que le dernier reçu des chanoines devait faire cette dépense, jusqu'à la réception d'un nouveau chanoine, *solvere episcopatum puerorum illius anni et semper,* » etc. (*Voy.* DU CANGE, *Episcopus puerorum*). « Le jour des Innocents, après le souper, le chanoine qui s'était acquitté de cette charge pendant l'année qui venait de s'écouler, remettait un bouquet, *pilota,* de romarin ou d'autres fleurs, à l'évêque (au véritable évêque), qui le rendait au chanoine qui devait lui succéder dans cette dignité burlesque. Si ce dernier négligeait, ce jour-là, de faire cet acte d'acceptation, soit par lui-même, soit par un fondé de pouvoirs, on suspendait pour lui faire honte, dans le milieu du chœur, une chape noire. Elle y restait exposée en signe de deuil, autant qu'il plaisait aux enfants de chœur et aux sous-diacres, qui, dans cette circonstance, n'étaient pas tenus d'obéir aux ordres du chapitre. *Cappa nigra in castro medio chori suspendatur et tandiu ibi maneret in illius vituperium quandiu placeret subdiaconis feriatis et pueris chori, et in ea re non teneren-tur obedire nobis capitulo.* De plus, le chanoine récalcitrant ne pouvait jouir des revenus et émoluments de sa prébende tant que les frais de la fête n'avaient pas été acquittés: sur quoi on remarque cependant, qu'il n'était tenu d'inviter au festin que ceux qui étaient au rang des innocents. On y représentait des *moralités* et des simulacres de *miracles*, avec des farces et autres jeux, *cum farcis et similibus jocis.*

« Le premier samedi de l'Avent, après les Complies, tous les enfants de chœur et sous-diacres fériés, *feriati,* qui étaient comptés au nombre des innocents, se réunissaient pour élire, parmi les enfants, un autre évêque, qui aussitôt était pris, *assumitur,* porté à la cathédrale, derrière l'autel de la Vierge, et assis là, où les évêques de Toul sont intronisés ; pendant la cérémonie, on chantait le *Te Deum,* et on sonnait les cloches. Après quoi ce jeune évêque apprenait son office (*addiscit officium ejus*), afin que le grand jour arrivant, ayant revêtu les habits épiscopaux, la mitre en tête et la crosse à la main, il pût, pendant tout le service divin, remplir les fonctions de l'évêque, qui lui cédait entièrement la place.

« Ce même jour des Innocents, au matin, le petit évêque, à cheval, suivi de ses compagnons et des personnes les plus éminentes, allait aux monastères de Saint-Mansuy (*Mansueti*), et de Saint-Eure (*Apri*); après y avoir fait sa prière et entonné un hymne, il recevait de chaque monastère dix-huit deniers de Toul, qui devaient lui être payés sur-le-champ, faute de quoi il pouvait s'emparer des livres ou prendre d'autres gages.

« Le chanoine doyen, *decanus canonicus,* qui payait la fête, était tenu de fournir à l'évêque un cheval, des gants et un bonnet (*biretum*).

« Après les vêpres chantées, l'évêque avec des farceurs, des trompettes et sa compagnie, parcourait le même jour, les principales rues de la ville.

« A l'octave des Innocents, le même personnage, en costume et toujours avec sa compagnie, se rendait à l'église de Sainte-Geneviève ; là il chantait un hymne en l'honneur de la sainte, puis recevait un goûter, qui lui était préparé dans la maison paroissiale ou ailleurs, par les soins du maître et des frères de l'Hôtel-Dieu, dépendant de cette église. Cette collation consistait en un gâteau, *focapam unam,* du vin, des fruits et des noix.

« Des officiers étaient chargés de recueillir les amendes encourues pendant l'année pour omissions ou fautes commises dans l'office divin, et on employait le produit de ces amendes à traiter, *ad convivandum,* le lendemain du jour des Innocents, l'évêque et les autres innocents, *et cœteros de numero innocentium,* qui tous, après ce dîner, allaient par la ville, masqués et revêtus d'habits variés, *faciebus opertis, in diversis habitibus.* Il leur était permis, en certains lieux, de représenter des farces, pourvu toutefois que le temps fût sec : au retour, ils revenaient dans la maison où avait eu lieu la fête des Innocents, et le chanoine en charge, ou son fondé de pouvoir, devait leur donner une collation, avec les restes du repas de la veille. On voit que rien n'était oublié. » *Monnaies des évêques, des innocents et des fous,* pp. 41-46.)

— A Besançon, les prêtres, les diacres et sous-diacres, les enfants de chœur et les chantres, élisaient les uns et les autres un roi des fous. « Le bas-chœur conduisait son roi en cavalcade par la ville, l'accompagnait en habits grotesques, et divertissait le public par ses bouffonneries. Quand les cavalcades des différentes églises se rencontraient, elles se *chantaient pouille,* quelquefois même elles en venaient aux mains. (Cette coutume des invectives pour rire, entre bandes joyeuses qui se rencontrent dans certaines fêtes, remonte à une haute antiquité, et se retrouve encore de nos jours. Voy. *Collect. des meilleures dissertations et mémoires relatifs à l'hist. de Fr.,* tom. IX, p. 359. — Note de M. LEBER.) Ces mascarades, poursuit M. Rigolleau, furent supprimées du consentement de toutes les églises de la ville, en 1518, à l'occasion d'un combat sanglant qui se fit sur le pont, entre deux de ces cavalcades. » (*Ibid.,* pp. 48 et 49.) C'est à quoi conduisait cette *coutume des invectives pour rire.* Du reste, cela rappelle les rivalités de nos confréries de pénitents dans le Midi.

— A Reims, suivant Anquetil (*Histoire de Reims*), « les enfants de chœur tiraient au sort un archevêque, qui allait solennellement demander l'agrément du chapitre et les gratifications d'usage. Son premier soin était ensuite de choisir des officiers, mais surtout un maître d'hôtel, qu'il prenait ordinairement parmi les chanoines les plus riches et les mieux intentionnés. Dès la veille, et pendant tout le jour de la fête, l'archevêque des innocents était maître absolu du chœur avec son clergé; les chanoines et les chapelains n'y pouvaient paraître qu'avec l'uniforme des innocents, ou du moins dépouillés de l'habit canonical. Ceux qui voulaient partager les plaisirs de la fête devaient contribuer aux frais; un greffier des innocents, placé au bas de l'aigle, inscrivait leurs noms, recevait la taxe, et les incorporait dans la troupe. A l'exemple de la cathédrale, les paroisses et les monastères élisaient des abbés et des abbesses qui se visitaient et se traitaient réciproquement. » (*Ibid.,* pp. 49 et 50.)

M. Rigolleau décrit ensuite plusieurs monnaies curieuses des évêques des innocents : l'une trouvée, dans la Somme, à Abbeville, qui représente l'*évêque des innocents* promené sur un âne. Elle est antérieure au XVIe siècle. (*Ibid.,* pp. 52-53.) Une autre portant ces mots : RACHEL : PLORANS : FILIOS : SUOS. L'auteur ajoute : « Dans l'église de Beauvais, le jour de Noël, au XIIe siècle, une femme ou un jeune homme habillé en femme, représentait Rachel pleurant ses enfants (P. Louvet, *Hist. de Beauvais*, t. II, p. 297), et dans la scène du massacre des Innocents, du *mystère de la Conception et Nativité de la glorieuse vierge Marie*, joué en 1507 à Paris, se retrouve une femme, nommée Rachel, dont on tue l'enfant (*Hist. du théâtre français*, t. Ier, p. 163). On voit également Rachel déplorant la mort de ses enfants, dans la comédie des *Innocents*, composée par la reine Marguerite de Valois.» (*Monnaies*, etc., pp. 56-57.) Une autre encore, représentant un *évêque avec la mitre et la crosse ; à côté, en plain-chant, les notes* re, sol, ut. On remarque que les deux premières syllabes du mot Remigii de la légende sont aussi formées par les deux notes *re, mi*, en plain-chant, clef de *fa*. C'est un genre de rébus jadis fort en vogue, et qu'on employait jusque dans les monuments funèbres. Ainsi, à Langres, dans le cloître de Saint-Mammès, on voyait l'épitaphe d'un chantre formée des notes *la, mi, la*, entre deux têtes de mort. Cela rappelle ce que le cordelier Menot dit, dans son sermon du mercredi de la seconde semaine de carême : Je crains bien que vous ne chantiez la chanson des damnés ; elle a six notes bien tristes, savoir :

ut, re, mi, fa, sol, la.

Un damné entonne la première : *Utinam consumptus essem*; il ajoute la seconde : *Repleta est malis animamea*. Tout le chœur des damnés lui répond sur la même note : *Repleti sumus despectione*, etc. Cette pièce..... appartient à la paroisse de Saint-Remy, autrefois l'une des plus considérables de la ville d'Amiens; elle nous apprend que l'évêque des innocents prenait un titre particulier, etc. » Ce titre était celui *d'archevêque* particulier à la paroisse Saint-Firmin.» (*Ibid.*, pp. 66-67.)

— « A Lille, dans la collégiale de Saint-Pierre, on voyait le tombeau d'un *évêque des innocents;* on y lisait :

Au preau cy-devant gist Guillemot, fils de Matthieu de l'Espine et de demoiselle Agnes de Bordebec, dit de Le Val, sa femme, lequel trespassa evesque des Innocens de ceste eglise, le XXIXe *jour de juing, l'an mil* V[e] *et ung. Priez Dieu pour son âme.* » (Millin, *Antiquités nationales*, t. V.) Le même auteur ajoute en note que l'évêque des innocents était revêtu, pendant trois jours, d'habits épiscopaux, avec des sandales rouges; qu'il avait une crosse d'argent, dont le bâton était de bois noir, et qu'il portait sur sa tête un petit coussin au lieu de mitre, etc.» (*Ibid.*, pp. 75-76.)

— « Dans l'épître qui se chante le jour des SS. Innocents, on trouve le vers :

Sine macula sunt ante thronum Dei.

on le faisait suivre à Laon, dans l'épître farcie du même jour, par le couplet :

Devant le thrône de Dieu la sus sunt
Luit sans taiche n'en doutous;
La nos maint tous Jhesus Xristus
Où ils chantent *Sanctus, Sanctus.*»

(*Ibid.*, pp. 86, 87.)

— Dans plusieurs localités, notamment à Autun, il y avait un jeu intitulé : *Le jeu du roi Hérode*, représenté par un enfant de chœur, qui avait lieu le jour de la *fête des Innocents*. (*Ibid.*, p 118.)

— A propos d'une monnaie qui porte Nicolai : solemnia : M. Rigolleau s'exprime ainsi :

« Le jour de saint Nicolas, était jadis une grande fête pour les écoliers; et à Amiens, pour les pèlerins qui avaient fait le voyage de Myre, dont saint Nicolas fut évêque. La confrérie de saint Nicolas avait, en 1525, six chapelains à l'église de Notre-Dame d'Alençon. Le jour de sa fête patronale, on choisissait anciennement un enfant qualifié de la ville, qu'on habillait en évêque, et qui était le roi de la fête.» (*Mém. hist. sur la ville d'Alençon*, par Odolant Desnos, t. Ier, p. 49.) M. Dulaure rapporte (*Hist. de Paris*, t. III) que le 5 décembre, veille de cette fête, les écoliers et professeurs de l'Université de Paris, se réunissaient pour élire un évêque, qu'ils revêtaient d'ornements pontificaux, et conduisaient en grande pompe chez le recteur. L'abbé Lebeuf (*Hist. de la ville et du dioc. de Paris*, t. Ier, p. 330) dit seulement, qu'en 1367, les petits écoliers habillaient un d'entre eux en évêque, le jour de saint Nicolas, et le promenaient par les rues, ce que le parlement avait autorisé ; il ajoute que, de son temps, la même chose avait lieu à Reims et vers la Lorraine. On lisait effectivement dans les anciens registres capitulaires de la ville de Saint-Quentin, qu'en 1412, l'assemblée des chapitres de la province de Reims donna un écu à l'évêque de Saint-Nicolas, qui était un enfant de chœur des Dominicains de la ville de Saint-Quentin, où se tenait l'assemblée, et on voyait dans les comptes de l'abbaye de Corbie, que l'abbé de ce monastère fit, en 1428, une courtoisie à l'évêque de l'école des enfants, qui donna la bénédiction à table, devant lui le jour de saint Nicolas.

« Le même jour, dans la Franconie, les écoliers choisissaient trois d'entre eux pour remplir, l'un le rôle d'évêque, les deux autres, celui de diacres; ils se rendaient ensuite à l'église, où ils présidaient à l'office divin; après quoi ils allaient chanter de porte en porte, et l'argent qu'on leur donnait, était reçu, non comme une aumône, mais comme un impôt dû à l'évêque. (Aubani, *Omnium gentium mores*, 1536, p. 223.)

« Dans d'autres parties de l'Allemagne, les écoliers célébraient, le 12 mars, saint Grégoire comme leur patron : l'un d'eux, habillé aussi en évêque, le représentait ; d'autres, sous des habits de prêtres et de laïcs, formaient son cortége. Cette fête de saint Grégoire pouvait répondre aux *quinquatries* des Romains, fêtes de Minerve, célébrées dans le mois de mars par les écoliers (Dresser, *De festis et præcipuis anni partibus*, p. 44). » (*Ibid.*, pp. 118-121.)

— Suivant P. Louvet (*Histoire des antiq. du diocèse de Beauvais*, 1635, t. II), le jour des Innocents, à Beauvais, les enfants de chœur qui tenaient les hautes stalles et avaient le pas sur les chanoines, étaient mis au tablet pour conférer les bénéfices dépendants du chapitre qui viendraient à vaquer ce jour-là; sur quoi il cite Molanus (Jean Ver Meulen, savant théologien, mort à Lille, en 1585), qui dit, qu'ayant vaqué une prébende à Cambrai, l'enfant de chœur, tout masqué, la donna à son maître, ce que l'évêque de Cambrai confirma. *In Cameracensi ecclesia visus est vacantem, in mense episcopi, præbendam, quasi jure ad se devoluto, conferre; quam collationem beneficii vere magnifici, reverendissimus præsul, cum puer grato animo, magistrum suum, bene de ecclesia meritum, nominasset, gratam et ratam habuit.* (J. Molanus, *De canonicis libri tres;* Colon. Agrip., 1587, lib. II, chap. 43, pp. 226-227.) Il ajoute encore, d'après le même Molanus, qu'anciennement, en la ville d'Orléans, le jour des Innocents, on habillait un enfant en évêque, auquel était conférée la prébende qui venait à vaquer ce jour-là; que l'évêché d'Orléans lui-même étant venu à vaquer, le roi Philippe Ier manda au chapitre de nommer ledit enfant; ce qui fut fait; à cause de quoi on composa ces deux vers :

Eligimus puerum, puerorum festa colentes
Non nostro more, sed regis jussa sequentes.

Saint Bernard et le moine Glaber (*Hist.*, lib. IV, cap. 5) se plaignaient que, de leur temps, des évêchés et des dignités ecclésiastiques fussent concédés à des enfants : *Scholares pueri et impuberes adolescentuli.* Néanmoins, le fait précédent n'a pas eu lieu comme il vient d'être raconté. Il faut voir dans l'ouvrage dont nous donnons des extraits l'inconcevable circonstance à laquelle les deux vers précédents se rattachent. (*Ibid.*, pp. 142-147. *Voy.* aussi la note AA, p. 175).

L'auteur cite une monnaie dont le revers porte pour légende :

VIVANT. PVERI. SIMPHONIA. CI.

Pièce faite probablement pour les enfants de chœur de quelque paroisse, peut-être de celle de Saint-Germain, à Amiens. (*Ibid.*, p. 184.)

— Nous croyons devoir mentionner ici deux autres anciens usages établis dans l'église de Saint-Maurice d'Angers. C'est à l'auteur des *Voyages liturgiques* que nous empruntons la citation suivante, que nous croyons devoir donner dans toute son étendue en raison des singularités qu'elle fait connaître.

« Le jeudi saint, après la messe, l'évêque ayant quitté ses ornements et réservé son seul rochet et sa croix pectorale, le doyen ou autre suivant ayant quitté sa chape et son camail, le boursier ou receveur du chapitre leur présente à chacun un tablier de toile qu'il attache autour d'eux. Après quoi l'un et l'autre vont laver le grand autel et un des petits seulement; et cependant les chantres chantent les antiennes ordinaires. Ce qui étant fait, l'évêque et le doyen vont dans le cloître laver les pieds à douze enfants de l'hôpital. Les chantres cependant chantent des antiennes. L'exécuteur de justice se trouve là présent, et y fait la fonction de bedeau, faisant retirer la foule du peuple (323). La cérémonie étant finie, le boursier ou receveur donne à laver les mains à l'évêque et au doyen.

« A deux heures après midi, le clergé de l'église cathédrale étant assemblé, un diacre, acompagné du sous-diacre, vient dans le chœur, et chante l'évangile *Ante diem festum Paschæ.* Après quoi le doyen, ou plutôt un jeune théologien, fait un discours en latin sur le mystère du jour. Ce discours fini, le troisième archidiacre lit, au ton d'une leçon, le sermon de Notre-Seigneur commençant par ces mots : *Amen, amen dico vobis, non est servus super dominum suum*, etc., en finissant par les paroles : *surgite, eamus hinc.* Après quoi tout le chœur se lève et va à l'évêché, dans une salle appelée *la salle du clergé*, entourée de bancs, au haut de laquelle l'évêque est assis, lequel se lève pour recevoir le clergé, qui s'assied, et les enfants de chœur demeurent debout dans le milieu de la salle, divisés en deux lignes. Au bas de cette salle il y a un grand buffet, préparé avec des verres, du vin blanc et rouge, et de l'eau. Vers le milieu, il y a un pupitre avec un tapis, et vers le haut une petite table avec une nappe, sur laquelle il y a un bassin d'argent, une aiguière et une serviette dessus. Chacun ayant pris sa place, et tous étant assis, les quatre plus grands enfants de chœur ayant fait la révérence, vont au buffet, et prennent sur leurs bras une serviette et chacun deux verres dans leurs mains, dans lesquels ils font mettre, par les officiers de l'évêque, dans l'un, du vin blanc, et, dans l'autre, de l'eau, et ensuite, se partageant, ils vont tous quatre en présenter à l'évêque et à tout le chœur, et chacun mêle et trempe son vin selon son goût; et dès que quelqu'un a bu, l'enfant va faire laver le verre au buffet, et en rapporte à un autre; et ainsi ils font le tour de la salle de côté et d'autre. Ce tour étant fait avec du vin blanc, on en recommence un second avec du vin rouge, et enfin un troisième avec du vin blanc (il est libre de boire ce que l'on veut, ou même point du tout). Après cela, l'évêque se levant, un sous-chantre lui présente et lui met sur le bras la serviette, et dans la main l'aiguière qui était sur la petite table, et ce sous-chantre prenant le bassin, ils vont pour laver les mains aux chanoines et dignités seulement; mais ils s'en excusent. Cela étant fait, le pénitencier, ou plutôt un jeune théologien pour lui, fait un discours latin sur l'institution de l'Eucharistie; après lequel on retourne dans le chœur, où l'on dit Complies en silence, c'est-à-dire chacun en son particulier, et ensuite on chante Ténèbres. Dans la cérémonie ci-dessus, le sous-chantre donne à l'évêque, aux dignités et aux chanoines quatre deniers à chacun. » (*Voyag. lit.*, pp. 93-95.)

(323) Il nous semble qu'un détail pareil méritait une explication plus étendue.

ENFANTS SANS-SOUCI, ou ENFANTS. — C'étaient des jeunes gens de tout état qui composaient et jouaient des *soties*, des *moralités* et des *farces*. Leur chef s'appelait *le prince* ou *le roi des sots*. Ils rivalisaient avec les *clercs de la bazoche* ou les *bazochiens*. Philippe de Vigneulles dépeint ainsi les *Enfants sans-souci* : « Ces compaignons cy juoient tant bien de farces que on en sçaveroit mieulx, et, en juant, donnoient à chacun des seigneurs et dames de petits brocartz qui bien les seoient; et avec ce chantoient si bien que tous ceulx qui les oyoient estoient tres contens d'eulx. »

M. Rigolleau décrit une monnaie portant :

SANS-SOVCI.
℞ — MAL : ESPARGNE.

Cette pièce a été faite probablement pour les sociétés des *Enfants sans-souci*, et M. C. Leber ajoute qu'il y avait un prince (grotesque) de *mal espargne* qui figurait dans la grande mascarade de l'abbaye des Conards comme un des *suppôts* de la confrérie. (Voy. *Monnaies des évêques des innocents et des fous;* Paris, 1837, p. 132 et 133.)

ENHARMONIQUE. — « Relativement aux intervalles, dit l'auteur anonyme, traduit par M. Vincent, dans ses *Notices sur divers manuscrits grecs relatifs à la musique*, pp. 5 à 13, relativement aux intervalles, quand la mélodie procède en faisant un *demi-ton, un ton*, puis *un ton*, il en résulte le genre nommé *diatonique;* quand elle procède en faisant un *demi-ton*, un *demi-ton*, et à la suite un *trihémiton* (non décomposable), elle produit le genre *chromatique;* enfin, quand elle marche en faisant un *diésis*, puis un *diésis*, puis un *diton*, elle engendre le genre *enharmonique*. »

Relativement à ce passage, M. Vincent s'exprime ainsi à la note B (*Notices*, p. 104): « De même que les diverses harmonies, les différents genres ont aussi chacun un caractère moral particulier : le genre diatonique est mâle et austère; le chromatique a quelque chose de tendre et de mélancolique; enfin, l'enharmonique est doux quoique excitant. »

Puis à la note C : « Il résulte d'un passage de Plutarque, que l'inventeur du genre enharmonique, Olympe l'Ancien, ne partageait l'intervalle nommé διατεσσάρων ou quarte, la συλλαβά de Pythagore, qu'en deux intervalles, l'un aigu, compris entre la *nète* et la *parhypate*, égal à peu près à un *diton* ou *double-ton*, le second grave, de la *parhypate* à l'*hypate*, valant environ un *limma* ou *demi-ton:* de manière que, supprimant ainsi la *lichanos* ou l'*indicatrice*, c'est-à-dire l'élément caractéristique des deux genres diatonique et chromatique, les seuls connus à cette époque, il ne conservait plus rien de particulier à aucun des deux. C'est le genre ainsi obtenu qui prit le nom de genre *harmonique*, comme réunissant les propriétés communes aux deux premières. Théon de Smyrne : Τὸ δὲ ἁρμόνιον (γένος) ἐξαρμονίαν τῶν διατόνων καὶ ἕκαστον τετράχορδον διπλωδουμένων γίνεται.

« J'ai dit que les deux intervalles partiels dans lesquels l'intervalle total de l'hypate à la nète avait été partagé par Olympe, étaient à peu près un *diton* et un *limma*. C'est qu'en effet, en prenant à la lettre le passage de Plutarque que nous venons de citer, tel du moins qu'il nous est possible de l'interpréter, d'après l'état actuel du texte, qui est peut-être fort corrompu en cet endroit, il paraîtrait que le dernier ou le plus petit de ces intervalles, celui qui produit le πυκνόν, avait été établi par l'inventeur non pas égal à un *limma*, ou *demi-ton*, ou *double diésis*, comme il le fut depuis, mais bien à *trois diésis*, et que c'était à cet intervalle, dont Aristide Quintilien et Plutarque font seuls mention, que l'on donnait le nom de *spondiasme*. Ce serait donc postérieurement que le πυκνόν, réduit, par une sorte de raffinement prétentieux, si je puis m'exprimer ainsi, à un demi-ton ou deux *diésis* au lieu de trois, aurait été en même temps décomposé en ces deux *diésis*, d'incomposé qu'il était auparavant; et ainsi les trois intervalles constitutifs de la quarte se seront trouvés rétablis dans d'autres proportions.

« Il ne me paraît pas improbable que ce fut le nouveau genre ainsi créé qui prit le nom d'*enharmonique*, ἐναρμόνιον, expression propre à caractériser l'intercalation de la nouvelle parhypate, faite ainsi dans le genre harmonique d'Olympe. Peut-être les commentateurs et les traducteurs n'ont-ils pas bien compris cette distinction, ce qui fait qu'on les voit presque continuellement substituer sans motif le mot *enharmonique* au mot *harmonique*.

« Pour en revenir au *spondiasme*, c'est, comme nous l'avons dit, un intervalle de *trois diésis* dont on s'élève de l'hypate à la parhypate dans le genre harmonique d'Olympe. Le mouvement contraire se nomme ἔκλυσις, d'après Aristide Quintilien et Bacchius. A ces deux intervalles, les mêmes auteurs en réunissent un troisième, particulier comme les précédents au genre enharmonique, suivant Bacchius, mais dont Aristide Quintilien dit seulement qu'il servait, ainsi que les deux autres, à établir des différences dans les diverses espèces d'harmonies ou d'octaves; d'où il est résulté qu'on les nommait *affections* ou *passion* (πάθη τῶν διαστημάτων), à cause de la rareté de leur emploi. Cet intervalle est l'ἐκβολή ou élévation de *cinq diésis*. Il est évident que cette énumération est incomplète; en effet, d'abord, à l'ἐκβολή devait correspondre un mouvement inverse ou descendant de *cinq diésis*, de même qu'au *spondiasme* correspond l'ἔκλυσις; et, en second lieu, la quarte ayant une valeur de *dix diésis*, si on la partage en deux intervalles indécomposés, dont l'un vaille *trois diésis*, il reste *sept diésis* pour l'autre; or, celui-ci devait aussi avoir un nom...... »

ENSEMBLE. — JUMILHAC, au chap. 6 de la partie VI de *La science et la pratique du plain-*

chant. — Ce qu'il faut observer quand on chante avec plusieurs. — « I. Ce n'est pas assez de sçavoir ce qui est necessaire pour bien chanter seul et en son particulier; mais il faut encore remarquer ce qui doit estre observé lorsque l'on chante plusieurs ensemble et en chœur. La principale chose donc qui alors doit estre observée dans le plain-chant est de mesler tellement sa voix avec celles des autres, et de s'accoûtumer à la lier et à l'unir si parfaitement avec le son des autres voix qui chantent conjointement, qu'elle ne les excede ni en s'élevant, ni en s'abbaissant davantage, ni en durant plus ou moins de temps que les autres; en sorte que l'on ne puisse quasi entendre ni s'appercevoir qu'elle passe les autres en quoy que ce soit (324); mais plûtost que toutes les voix ensemble paroissent ne sortir que comme d'une mesme bouche (325), et ne rendre quasi qu'un mesme son composé de plusieurs voix.

« II. Or, afin de parvenir à la pratique de cette parfaite union dans laquelle l'harmonie, la beauté, la douceur, et la devotion du plain-chant consistent principalement, et laquelle est comme le dernier trait qui en acheve la perfection, ou comme le seau duquel tout le reste doit estre marqué, deux ou trois choses sont particulierement necessaires.

« La premiere est, que tous ceux qui chantent ensemble ayent esté instruits ou formez au chant suivant les mesmes principes, les mesmes regles, et autant que faire se pourra selon la mesme methode.

« La seconde qu'ils s'étudient tous de chanter à l'oreille, c'est-à-dire, à s'écouter eux-mesmes et à écouter les autres avec lesquels ils chantent, afin d'accommoder modestement leurs voix (326) à celle des autres, d'autant que l'accord ne se produisant que par un entier et parfait meslange des voix les unes avec les autres, il ne peut se faire ni s'entretenir au plain-chant, que lorsqu'on s'entr'écoute sans cesse, ainsi qu'il a esté dit cy-dessus. A quoy la situation de ceux qui chantent ensemble peut beaucoup aider, si ayant égard à la disposition du lieu où ils sont et à la qualité des voix, ils ne se placent ni trop pres ni trop loing les uns des autres : parce que la trop grande proximité n'empesche pas moins de s'entr'entendre que le trop grand éloignement, ainsi qu'on le peut experimenter quand on est trop pres du son d'une cloche qui alors ne fait qu'étourdir l'oreille et en confondre le sentiment, de mesme que l'objet qui est trop proche des yeux, ou dont la lumière est trop grande ébloüit la veuë, et la rend comme aveugle. Et c'est une des causes pourquoy dans les cathedrales et autres grandes eglises où le chant est regulierement conduit, l'on laisse une chaire vuide entre deux.

« La troisième chose necessaire pour l'accord est qu'apres les silences et les pauses aucun ne recommence (327) jamais le chant avant ceux qui en ont la conduite, et qui comme ses premiers mobiles ont aussi la charge de le recommencer les premiers : en sorte que chacun ait seulement le soin de les suivre aussi-tost et de se joindre si parfaitement tant à eux qu'aux autres, avec lesquels ils chantent, que jamais il ne les previenne, ni ne les devance; mais que sa voix soit toûjours comme renfermée entre le commencement et la fin des autres voix. A quoy l'on a eü un égard si particulier dans l'Eglise, que dès ses commencemens l'on y a estabii des soûs-chantres (328) pour reprendre les premiers ce que les chantres mesmes avoient commencé; et que l'on n'y a introduit l'ancienne coûtume qu'ont les chantres ou les soûs-chantres de se pourmener d'un bout

(324) « Vox omnium vestrum non dissona esse debet; sed consona : nec unus insipienter protrahat, et alter contrahat; aut unus humiliet vocem, et alter extollat : sed nitatur unusquisque humiliter vocem suam intra sonum concinentis chori includere, et quasi ex uno ore eumdem psalmorum sonum, eamdemque vocis modulationem æqualiter proferre. Qui autem vocem æquare cæteris non potest, melius est ei tacere, quam clamose perstrepere : sic enim et ministerij implebit officium, et psallenti fraternitati non faciet offendiculum. » (AUGUSTINUS, sermone *De utilitate et cantu psalmorum*, citato in *Milliloquio*, verbo *Psalmus*, et *Psallere*, et DIONISIO CARTHUS., sermone 5 *in Domin. 2 Adventus*.)

« Est enim absurdum a concentu universo discrepare et singulis rhythmis minime tribuere consentanea. » (PLATO, VII *De legibus*.)

(325) « Tunc hi tres quasi uno ore laudabant, et glorificabant, et benedicebant Deum in fornace dicentes, etc. » (DANIEL, III, 51.)

(326) « Ipsum sonum vocis libret modestia, nec cujusquam offendat aures vox fortior. » (AMBROSIUS, lib. I *Officiorum*, cap. 18.)

« Quando in unum cum fratribus convenimus, et sacrificia divina cum sacerdote celebramus, verecundiæ et disciplinæ memores esse debemus, non passim ventilare preces nostras inconditis vocibus. » (CYPRIANUS, *De oratione Dominica*.)

(327) « Psalmodiam non multum protrahamus, sed rotonde et viva voce cantemus, initium et finem versus simul incipientes, simulque dimittentes, et bonam in medio pausam tenentes. Nullus ante alios incipere et nimis præcurrere, et post alios nimis trahere audeat : simul cantemus, simul pausemus, SEMPER IN AUSCULTANDO. » (BERNARDUS, sermone 47 *in Cantica*, versus finem.)

« Quam ob causam multi cum canant, melius numeros servant, quam pauci? An quod multi magis unum, ducemque respiciunt : itaque facilius assequi idem possunt; quippe cum in accelerando eveniat, ut plus erroris committatur. Accidit autem ut suo duci multi, quam pauci sint attentiores. Segregans vero sese nemo eorum exuperata multitudine clarere potuerit, quanquam inter paucos facilius procul dubio poterit. Quamobrem inter se ipsi per se potius, quam cum principe certant. » (ARIST., sectione 19, problem. 22 et 46.)

(328) « Cantoris duo genera dicuntur in arte musica, sicut in ea docti homines dicere potuerunt, præcentor, et succentor. Præcentor est qui vocem præmittit in cantu; succentor autem qui subsequenter canendo respondet. Concentor autem dicitur qui consonat : qui autem non consonat, non concinit, nec cantor nec succentor erit. » (ISIDORUS, lib. VII *Originum*, cap. 12.)

« Tres sunt gradus in canendo, primus præcentoris, secundus succentoris, tertius accentoris. » (ISIDOR., lib. VI *Orig.*, cap. 19.)

du chœur à l'autre pendant qu'on chante, sinon afin que chacun puisse mieux les entendre, et qu'eux mesmes puissent remarquer plus distinctement ceux qui y manquent, ou qui discordent, pour les en avertir et les redresser sur-le-champ, si ce sont des Ecclesiastiques; ou leur imposer silence, si ce sont des seculiers et des externes; ce qui est conforme à l'ordonnance (329) du concile de Laodicée, l'un des plus anciens de l'Eglise, qui porte qu'aucun à l'avenir n'ait à chanter dans l'église, sinon ceux qui y sont destinez d'office, et qui sont accoûtumez à chanter regulierement. Platon mesme remarque (330) que dans les plus anciens chants du paganisme l'on y a observé une semblable police et discipline.

« III. Ce n'est donc pas seulement dans la musique à plusieurs parties, qu'aucun ne doit recommencer apres les pauses ou silences jusques à ce que le maistre de psalette, ou autre qui doit conduire ou poursuivre le chant, le recommence soit par la voix soit par le battement de la mesure. Le plain-chant, et les autres chants à l'unisson n'en ont pas moins de besoin que la musique (331), au contraire cette pratique paroist y estre beaucoup plus necessaire qu'elle n'est dans la musique mesme, parce que les parties de celle-cy ne chantent ordinairement que des sons differens qui demandent seulement d'estre consones pour estre d'accord ensemble; mais au plain-chant les diverses voix ne peuvent en quoy que ce soit avoir des sons differens, non plus au temps qu'en la distance, qu'aussitost elles ne tombent dans la dissonance (332) et dans le discord. C'est pourquoy elles ont besoin pour s'entretenir dans l'accord non seulement d'estre consones ou bien équisones, c'est-à-dire, d'avoir quasi un mesme son : mais aussi d'estre unisones (333) et de n'avoir toutes ensemble qu'un mesme son ; parce que la nature de l'unisson demande cette sorte d'unité dans les voix, et une union bien plus estroitte que n'est pas celle des consonances. D'où vient que toutes les consonances le regardant comme leur origine, leur fondement, et leur fin, ne tendent naturellement qu'à l'unisson, et n'ont ni de douceur ni de perfection, qu'à proportion de la ressemblance plus grande ou plus petite qu'elles ont avec le mesme unisson (334). De sorte que le plain-chant, et tous les autres qui se font à l'unisson, comme le metrique, le rythmique ou psalmodique,

(329) « Quod non oportet amplius præter canonicos psaltes, id est, eos qui regulariter cantores existunt, quique suggestum ascendunt, et ex membrana legunt, aliquos alios canere in Ecclesia. » (*Concilium Laodicenum*, circa annum Christi 320, canone 15.)

« Ut laici secus altare quo sacra mysteria celebrantur, inter clericos tam ad vigilias quam ad missas stare penitus non præsumant; sed pars illa, quæ a cancellis versus altare dividitur, choris tantum psallentium pateat clericorum. » (*Concilium Turonense*, anno Domini 567.)

Chrysostomus *in cap.* VIII *Isaiæ* homilia 1.

(330) « Musica enim tunc in certas quasdam formas suas distribuebatur : et una erat illius species precatio ad deos, quæ hymnorum nomine notabatur. Et illi speciei alia erat contraria, quæ threnos; alia quam pæanas nuncupabant; et alia liberi patris inventum, Dythyrambi nomine; et alia cytharedicæ leges appellatæ. His, aliisque hujusmodi carminum formis constitutis, non licebat cuiquam aliquo versuum genere, alterius vice, abuti : At illorum robur et nosse, et simul de eis judicare, et eum, qui non pareret, multare, non erat illud fistulæ munus; nec in hac re dominabantur IMPERITÆ QUÆDAM VOCES, et exclamationes multitudinis, quemadmodum hoc tempore : nec vero plausus ad laudes personandas; sed res tota erat penes eos, qui eruditionem, atque disciplinam litterarum profitebantur. IIS EA REVERENTIA TRIBUEBATUR, UT AD FINEM USQUE CUM ATTENTIONE ET SILENTIO QUODAM EXAUDIRENTUR : PUERIS VERO, ET PEDAGOGIS ET FREQUENTI POPULO, VIRGA, MAGISTERII ILLIUS INSIGNI, ACTIONEM ILLAM ORNANTE ADMONITIO FIEBAT. » (PLATO, III *De legibus*, versus finem.)

« Primum igitur in chori ludo cæterisque musicæ modis exercendis, ubi viri, pueri, puellæ, musicæ modis exercentur, principes quidam, et quasi antecessores eligendi : unus autem ille princeps est, qui non minus quam quadraginta annos sit natus. » (PLATO, VI *De legibus*, circa medium.)

(331) « Haud scio unde illi stultam illam opinionem hauserint, ut credant mensurate, composite, et cum recta ratione canendum non esse, nisi in musica figurata : quasi extra eam neque decorum servari, neque Dei, aut religionis rationem haberi oporteret; cum tamen plani cantus ratio, ipso nomine significata postulet, ut gravius et quasi plano pede firmius in canendo procedatur; et ipsa notarum diversitas metiendæ vocis, id est, alias corripiendæ, alias protelandæ tenorem præscribat. Quin et illud adjungimus cantum Gregorianum seu planum aut firmum, solum esse germanum, et legitimum Dei cantum : Musicum autem istud, seu chromaticum cantillandi genus ascitium, et serius in choros introductum; ut, ne dicam, a sanctis viris sæpe improbatum; a Pio quarto tantum non abrogatum; certe Ecclesiæ Græcæ prorsus incognitum : Itaque multo studiosius et accuratius celebrandum esse, quam musicum. » (JACOBUS EVEILLON, *De recta ratione psallendi*, cap. 2, articulo 3.)

(332) « Dissonantia vero fit, cum difissa quodammodo et impermixta ex ambobus vox auditur. » *Et infra* : « Intervallorum nullus sonus ad continuum est consonus, sed omnino dissonus. » (NICOMACHUS, lib. I *Manualis harmonices*.)

(333) « Unisonæ voces sunt quarum unus sonus est vel in gravi, vel in acuto. (BOETIUS, lib. V *Mus.*, cap. 4). Vel quæ sigillatim pulsæ unum atque eumdem reddunt sonum. Æquisonæ vero, quæ simul pulsæ unum ex duobus, atque simplicem quodammodo efficiunt sonum. Consonæ, quæ compositum permixtumque, suavem tamen, efficiunt sonum. » (Id., *ibid.*, cap. 10.)

(334) « Quoniam igitur univocis quidem comparationibus proximæ sunt æquivocæ, necessarie est, ut æquis numeris ea numerorum inæqualitas adjungatur, quæ est proxima æquis. Est autem juxta æqualitatem numerorum ea, quæ est dupla, » etc. (Id., *ibid.*)

« Ptolemeus, lib. I, cap. 5, fatetur Diapason esse omnium consonantiarum perfectissimam, quod ad unisonum maxime accedat; quemadmodum ratio dupla præstat cæteris, quod maxime accedat ad rationem æqualitatis. » (MERSENNUS, lib. IV *Harm.*, proposit. 3.)

« Octava maximam habet cum unisono similitudinem, quod ex eadem divisione nascatur, et eodem fere modo aures afficiat. » (Id., *ibid.* proposit. 17.)

« L'unisson est deux fois plus doux que l'octave,

et mesmes le chant droit, devant avoir leurs voix bien plus étroitement unies que les chants à plusieurs parties n'ont les leurs dans les consonances, il est evident qu'il est autant ou plus necessaire d'attendre et de suivre la conduite de celuy qui doit recommencer dans le plain-chant pour y entretenir l'accord de plusieurs voix, que non pas dans la musique à plusieurs parties.

« IV. Ce sera donc cette parfaite union des voix qui fera la closture de toute la pratique du chant, puisqu'elle est non-seulement le principe de l'agrement du chant et de son pouvoir sur les cœurs et sur les esprits, mais aussi sa dernière perfection (335); et tout ensemble le symbole, (336) tant de l'union des cœurs et de la charité chrestienne qui est l'accomplissement de toute la loy dans l'Eglise militante, que de l'accord avec lequel les chœurs des anges et des saints dans la triomphante chantent sans fin des cantiques de loüange, de benediction, et d'action de graces à celuy qui est toute leur gloire et leur éternelle felicité.

« ET NUNC IN OMNI CORDE, ET ORE COLLAUDATE, ET BENEDICITE NOMEN DOMINI. (*Ecclesiastici* XXXIX, 41.)

« *Louez donc maintenant ensemble et bnissez le nom du Seigneur de tout vostre cœur et de toute vostre bouche.* »

ENTONNER. — On appelle *entonner*, chanter en bonne intonation le commencement d'un morceau en joignant aux notes les paroles qui les accompagnent.

ENTONNER. — « C'est, dans l'exécution d'un chant, former avec justesse les sons et les intervalles qui sont marqués, ce qui ne peut guère se faire qu'à l'aide d'une idée commune à laquelle doivent se rapporter ces sons et ces intervalles; savoir, celle du ton et du mode où ils sont employés, d'où vient peut-être le mot *entonner*. On peut aussi l'attribuer à la marche diatonique, marche qui paraît la plus commode et la plus naturelle à la voix. Il y a plus de difficulté à *entonner* des intervalles plus grands ou plus petits, parce qu'alors la glotte se modifie par des rapports trop grands dans le premier cas, ou trop composés dans le second.

« *Entonner* est encore commencer le chant d'une hymne, d'un psaume, d'une antienne, pour donner le ton à tout le chœur. Dans l'Eglise catholique, c'est, par exemple, l'officiant qui entonne le *Te Deum;* dans nos temples, c'est le chantre qui entonne les psaumes. » (J.-J. ROUSSEAU.)

ENTRÉE. — Commencement d'une partie dans un morceau de musique, lorsque cette partie a dû compter un certain nombre de mesures. Ainsi l'on dit : le ténor fait son *entrée* sur la quatrième mesure, la basse sur la huitième, etc., etc.

On appelle aussi *entrée* une pièce que l'organiste exécute au commencement d'un office solennel; par exemple, lorsqu'un prélat, ou un personnage important est attendu dans une église pour une cérémonie. Le clergé va au-devant de lui, et au moment de son arrivée, l'organiste joue son *entrée*, qu'il continue jusqu'à ce que le cortége ait traversé la nef et soit parvenu au pied du maître-autel.

ENTRETIEN DES ORGUES. — Ce que l'on nomme *entretien* d'un orgue consiste à avoir sous la main un bon facteur, qui vienne souvent et à des époques régulières visiter l'instrument; qui fasse parler, accorde et égalise tous les jeux; qui fasse une partition correcte, d'après les principes de l'art; qui règle le mécanisme, qui enfin mette un orgue à l'abri de réparations fréquentes, et le maintienne autant que possible dans un bon état de conservation. Combien d'orgues aujourd'hui silencieuses dans nos basiliques et dans nos chapelles, après avoir été abandonnées ou délabrées par suite de nos longues tourmentes révolutionnaires! Mais ce n'est pas seulement des révolutions que les orgues ont eu à souffrir, c'est encore des injures du temps et de celles de l'homme, et quand nous disons de l'homme, nous voulons désigner spécialement cette foule d'organistes maladroits et de facteurs ignorants, qui, trompant le clergé par des propositions de restaurations à vil prix, ont fait subir à un si grand nombre d'instruments des dégradations irréparables. Les paroisses ne sauraient trop se mettre en garde contre certaines vues d'économie qu'on leur présente, et qui deviennent tôt ou tard une cause de ruine. Trop souvent elles se laissent gagner par cette considération, que l'*entretien* d'un orgue livré à un facteur local ne les entraînera pas dans de grands frais, tandis que bon nombre ont appris, par une triste expérience, qu'un mauvais *entretien*

parce qu'il unit ses battements deux fois plus souvent. » (MERSENNE, tom. I, *De l'harmonie universelle*, livre I, *Des consonances*, proposition 11.)

(335) « CONCINIT ENIM, QUI CONSONAT; QUI AUTEM NON CONSONAT, NON CONCINIT. » (AUGUST. *in psalm.* LXXII.)

« CHORUS EST CONSENSIO CANTANTIUM; si in choro cantemus, concorditer cantemus. In choro cantantium quisquis voce discrepat, offendit auditum, et perturbat chorum. » (*Id.*, *in psalm.* CXLIX.)

(336) « Diversorum enim sonorum rationabilis moderatusque concentus concordi varietate compactam bene ordinatæ civitatis insinuat unitatem. » (AUG., lib. XVII *De civitate Dei*, cap. 14.)

« Itaque, quod omnium bonorum est præstantissimum, charitatem præstat hominibus psalmodia, ut pote, quæ conventum vocum, velut commune quoddam vinculum conjunctionis animorum excogitaverit, et ad concordem unius chori harmoniam populum coaptaverit. » (BASILIUS, homilia 1 *in psalmos.*)

« Charitatem psalmus instaurat, conjunctionem quamdam per consonantiam vocis efficiens, et diversum populum unius chori per concordiam consona modulatione consocians. » (AUGUSTINUS, *prolog. in psalmos.*)

« Propter hoc in consensu vestro, et consona charitate JESUS CHRISTUS canitur; sed et singuli chorus facti estis; ut consoni existentes in consensu, melos Dei accipientes in unitate CANTETIS IN VOCE UNA » (IGNATIUS martyr, *Epist. ad Ephesios.*)

nécessite, au bout de quelques années, une réparation inévitable et fort coûteuse.

De nos jours, par suite des causes énumérées plus haut, on a eu à restaurer bien des églises et bien des orgues. Mais si la réparation du monument est facile, attendu qu'il ne faut pour cela que de l'argent et un architecte, il n'en est pas de même pour la réparation des orgues. Celle-ci réclame des ouvriers spéciaux, prudents, consciencieux et habiles, et qu'avant ces derniers temps un long abandon de cette sorte d'industrie avait rendus excessivement rares. Elle exige, dans les matières qu'on emploie, dans les métaux, dans les bois, dans les peaux, un choix éclairé, des conditions particulières, et certaines préparations que des artistes expérimentés peuvent seuls leur faire subir.

D'ordinaire, l'orgue est accordé par l'organiste ou par le facteur local; ce dernier, ouvrier luthier, facteur de pianos et autres instruments. Le plus souvent, dans les deux cas, ce système d'accord est désastreux.

D'abord, quant à l'organiste, il est infiniment rare qu'il possède les instruments et les outils nécessaires pour accorder les jeux de fonds, pour *entretenir*, régler, réparer les diverses parties du mécanisme. Et quand bien même il aurait à sa disposition ces divers instruments, il est à peu près certain qu'il n'aurait pas l'habileté de s'en servir.

Pour ce qui est des ouvriers luthiers, des facteurs de pianos, accordeurs d'instruments, et qui se donnent sans façon le titre de facteurs d'orgues, on peut les mettre au défi de prouver, pour la plupart, qu'ils ont appris sous quelques maîtres cet art si difficile, si compliqué de la facture, et qui exige, avec des connaissances variées, une main exercée et sûre dans plusieurs métiers.

Du reste, tout individu qui a l'oreille juste peut, sans être musicien ni mécanicien, vérifier par lui-même, et en peu d'instants, si un orgue est bien *entretenu*. Qu'il en fasse ouvrir les portes, qu'il examine si les tuyaux sont fendus, brisés, tordus, faussés, détériorés ou découpés à leur orifice; s'ils ne portent point de traces de lacération, de mutilations faites avec les mains ou avec un instrument grossier; qu'il se mette au clavier, qu'il fasse parler jeu par jeu, touche par touche, tous les tuyaux, pour s'assurer s'ils sont égalisés, si chaque note a un son plein, rond, agréable, uni. Cet examen est à la portée de tout le monde.

Pour remédier à ce désordre, qui entraînerait infailliblement, au bout d'un certain temps, la destruction totale d'une foule d'instruments, dans les provinces surtout, et qui rendrait également illusoires les sacrifices que se sont imposés une multitude de paroisses pour la conservation de leurs orgues, nous pensons qu'il y aurait lieu à réaliser, sur une vaste échelle, un système d'accord par abonnement, sur les bases de celui que la maison Daublaine-Callinet a imaginé et établi il y a quelques années. Ce système suppose, il est vrai, un grand nombre d'ouvriers destinés à se déplacer sans cesse. Mais, avec les ressources que présentent des établissements tels que ceux de la maison Daublaine et de MM. Cavallié-Coll, etc.; avec le grand nombre de travaux de réparations qu'ils exécutent sur divers points de la France; avec les succursales qui pourraient exister ou qui existent déjà sur plusieurs centres, tels que Lyon, Marseille, Bordeaux, etc., il nous semble qu'au moyen d'une contribution annuelle, dont le chiffre varierait, suivant l'importance de l'instrument qu'elle possède, chaque paroisse pourrait à peu de frais soumettre son orgue à un *entretien* régulier, et ne le livrer qu'à des ouvriers offrant toutes sortes de garanties, et d'ailleurs responsables.

EOLIEN (Mode). — « L'éolien ou neuvième mode est formé de la première octave de la gamme fondamentale remontée au second alphabet; il est la division harmonique de cette octave : il est authente, mode mineur de l'espèce de chant mésopycne. Son octave est du *la* a, au *la* aa, sa dominante est e *mi* et sa finale a *la*.

aa / e / a — Octave. Dom. et div. Octave. | Médiante.

« Ce mode a les mêmes qualités que le dorien, mais il est plus doux, plus affectueux. Il a ses repos également disposés, c'est souvent de lui que le dorien emprunte sa douceur.

« Les modernes l'ont regardé ou traité comme un premier mode, parce qu'il a la même progression d'octave, c'est-à-dire, que la quinte est la même; mais la quarte de dessus est différente, puisqu'elle commence par un demi-ton *mi fa*, au lieu que celle du dorien commence par un ton *la si*.

« Pour réduire ce mode au dorien, il a fallu lui donner partout un bémol, qui lui est devenu essentiel à cause de sa transposition.

« Dans le traité du chant attribué à S. Bernard, on soutient, avec raison, qu'on ne doit noter aucun chant par bémol, lorqu'il peut être noté sans cela. Le bémol n'a été inventé que pour la nécessité, afin d'ôter l'aigreur de quelque son, comme l'expérience le rend sensible. Quels sont donc, est-il dit dans ce traité, les chants qu'on ne peut noter sans bémol ? Ce sont ceux qui sur la même lettre ou corde ont tantôt un ton, tantôt un semi-ton. On ajoute que néanmoins, parce que les chantres peu habiles ne connoissent qu'imparfaitement les notes aiguës (c'est-à-dire, celles du second alphabet), par condescendance pour leur foiblesse, on s'est accoutumé à noter au-dessous par bémol certains chants, qui seroient mieux placés au-dessus et sur leurs notes ou cordes naturelles.

« Voilà le motif de la transposition et de la réduction; mais l'expérience des églises où l'on a conservé ces modes dans leur position naturelle, prouve que les chantres les moins habiles chantent ces modes dans cette position, aussi bien et aussi facilement que s'ils étoient transposés ou réduits suivant la méthode des modernes. Plutôt que de les faire disparoître, il valoit donc beaucoup mieux en conserver, du moins quelqu'un, pour ne pas laisser ignorer à la postérité qu'ils sont d'un mode que les anciens ont regardé comme très-différent de ceux auxquels on les rapporte; par exemple l'éolien, dont nous parlons, est très-différent du pur dorien, dont on lui fait porter le nom, ou auquel il a été réduit par les modernes. De plus, ceux qui en trouveront dans les anciens livres posés sur leurs cordes naturelles, ne les connoissant pas, ne sauront comment les appeler, ni pourquoi ils sont dans cette position, à eux inconnue.

« Les anciens livres sont pleins d'exemples de ces modes du premier en *a*, ou éoliens. »

De la transposition de l'éolien. — « L'éolien peut être transposé et élevé à la quarte au-dessus de sa finale; son octave alors commencera à d et finira à dd, sa dominante sera aa; dans cette transposition il faudra faire usage de la clef appelée de *G re sol*. On trouve dans l'ancien Graduel sénonois deux pièces de ce mode ainsi transposées, savoir les proses *Fulgens præclara*, du saint jour de Pâques, et celle de la nativité de saint Jean-Baptiste, qui est sur le même chant. Ces deux pièces sont très-mélodieuses, elles empruntent dans leur commencement du sous-éolien leur collatéral, ce qui leur donne douze notes d'étendue, autant qu'en a la prose *Lauda, Sion, Salvatorem.* » (Poisson, *Tr. du ch. grég.*, p. 173-179).

De la psalmodie du premier mode. — « Le premier mode en D ou en A, considéré comme dorien ou comme éolien, peut avoir la même psalmodie, soit qu'il soit transposé ou non. Dans le cas de la transposition on transpose aussi la psalmodie.

« Son intonation se fait par *fa sol la*, en liant ensemble ces deux dernières notes sur la seconde syllabe du mot : si cette syllabe est brève de prononciation, on met les deux notes liées sur la suivante : si ces deux sont brèves ou censées brèves à cause d'un monosyllabe qui suit, on mettra les deux notes sur la première des deux brèves.

« La médiation est dans la plupart des églises toute droite; dans d'autres, elle a une inflexion sur la pénultième.

« Les monosyllabes et les noms hébreux non déclinés ne sont point modulés différemment dans ce mode.

« Il y a plusieurs terminaisons de psalmodie pour ce mode, qui toutes sont déterminément fixées à certaine modulation de l'intonation, ou commencement d'antienne avec lequel elles doivent se lier, comme nous l'avons dit.

« Ces terminaisons, dans ce mode comme dans les autres, sont marquées et désignées par la lettre qui signifie la note sur laquelle elles finissent.

« Quand une terminaison a sa fin sur la note de l'antienne qui est aussi celle du mode, elle est désignée par une lettre majuscule, dans la plupart des livres; quand elle se termine sur une autre, elle est désignée par une lettre courante romaine ou italique. Les premières s'appellent terminaisons complètes, les autres, terminaisons incomplètes, et quelquefois elles sont plus que complètes.

« Dans la plupart on a mis les notes de psalmodie sur les voyelles de *Seculorum. Amen*, E u o u a e; quelques-uns les ont mises aussi sur les voyelles de *Spiritui sancto*, i i u i a o. » (*Ibid.*, p. 181.)

EPI. — « Préposition grecque, aussi bien que *hyper*, qui toutes deux signifient *supra*, en italien *sopra*, en français *au-dessus*. On trouve souvent dans les titres des canons une de ces prépositions jointe aux noms grecs des intervalles de la musique, par exemple :

In Epi, ou Hyper { Diatessaron. / Diapente. / Diapason. / Ditonum, etc.

« Ce qui marque que la voix qui doit chanter après la *guida* ou la première, doit prendre son ton une quarte, une quinte, ou une octave, une tierce majeure, etc., au-dessus du ton de la première; la troisième voix doit faire la même chose à l'égard de la seconde; la quatrième à l'égard de la troisième, et ainsi des autres, » etc. (*Dictionnaire* de Brossard.)

ÉPILÈNE. — « Chanson des vendangeurs, laquelle s'accompagnait de la flûte. Voyez Athénée, livre v. » (J.-J. Rousseau.)

EPISODE. — On appelle ainsi une partie de la fugue qui semble au premier coup se rattacher moins que les autres au sujet principal et dépendre plus particulièrement du caprice du compositeur. C'est pourquoi on a donné également à cette partie le nom de *divertissement*. Mais les épisodes doivent naître toujours du thème principal et s'y relier adroitement, bien qu'entre les mains d'un homme de talent il ne faille qu'un rien pour leur donner un air de nouveauté. Ils doivent se composer de fragments du sujet et du contre-sujet.

Dans le style libre, dans la symphonie et le quatuor, par exemple, Beethoven vous transporte tout à coup, au moyen d'heureux épisodes, dans des régions inconnues. On se demande avec surprise où l'on en est, où l'on va, et comment le magicien retrouvera son chemin, mais on peut être tranquille; après vous avoir étonné, ébloui, subjugué par le spectacle de tableaux tout à fait inattendus, le compositeur vous ramène sur votre chemin par mille petits sentiers, et vous êtes tout surpris de vous retrouver au moment où vous vous croyez bien loin. C'est de cette manière qu'il faut concilier les plaisirs de l'imagination avec le besoin de l'esprit qui est l'unité.

Me voilà bien loin du plain-chant et de la

musique d'église. Je fais moi-même un épisode, et je vais tâcher de rentrer adroitement, car enfin *l'épisode* est une partie de la fugue, et la fugue, comme le contrepoint, comme le canon, sont sortis de l'Eglise, et sont des formes de ce qu'on appelle la musique sacrée.

ÉPITRE (Chant de l'). — L'Epître doit se chanter sur une seule note, de cette manière, d'après les traditions romaines :

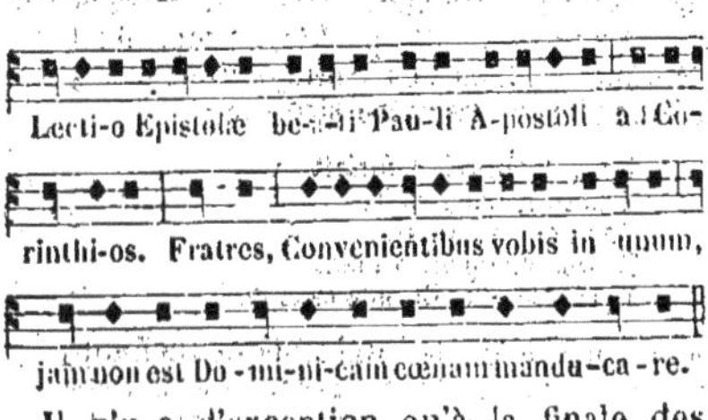

Il n'y a d'exception qu'à la finale des phrases interrogatives, où l'on module ainsi :

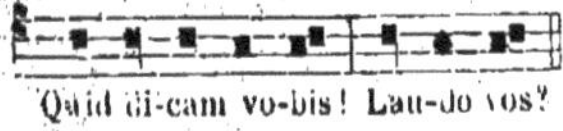

Dans la liturgie parisienne, le texte des épîtres est çà et là surmonté des signes V et Λ : ce qui indique qu'en général le récit musical roule sur une seule note, comme dans le Romain, mais que toute syllabe, surmontée de la figure V, se fait à une tierce mineure inférieure de cette dominante, et que la Particule de diction, chargée de cette autre figure Λ, comme dit Lebeuf, doit être au contraire élevée à la tierce mineure. L'astérisque ou petite étoile, qui se trouve à la fin du texte de l'Epître, désigne l'endroit précis où la syllabe porte les notes *sol, la, ut*, pour remonter et finir sur la dominante.

C'est là un système de notation fort ingénieux et fort commode.

Il existe, dans les diocèses qui suivent la liturgie romaine, beaucoup de petites variantes dans la manière de chanter l'Epître; ces variantes sont, en général, des modifications plus ou moins prononcées de la méthode parisienne. (Th. Nisard.)

ÉPITRE FARSIE ou farcie, *farsa, farcia, epistola farsita*, mots que le Glossaire de Du Cange dérive de *farcire*, fourrer, remplir, entremêler. — On appelait autrefois ainsi l'Epître de certaines messes solennelles, tirée soit de la Bible, soit de la légende latine du saint de qui on célébrait la fête, et dont les versets, reproduits dans une paraphrase ordinairement rimée en langue vulgaire, étaient chantés alternativement avec les couplets français par plusieurs personnes, qui se répondaient ainsi dans un idiome différent. C'est un souvenir bizarre, mais traditionnel, de l'ancien usage où l'on était dans les églises des Gaules de faire lire les Actes des saints durant la messe, usage universellement suivi avant le IXe siècle, comme le prouve, d'après Alcuin, *Vita S. Vedasti*, l'abbé Lebeuf dans sa dissertation *De l'état des sciences dans l'étendue de la monarchie française sous Charlemagne;* Paris, chez Jacques Guérin, 1734.

Lorsque, au moyen âge, le latin cessa d'être compris des populations, comme les livres, avant l'invention de l'imprimerie, étaient fort rares, et que d'ailleurs beaucoup de gens ne savaient pas lire, on imagina de faire chanter en langage populaire la paraphrase de l'Epître de la messe ou bien les Actes des saints, pour soutenir l'attention des fidèles, graver dans leur mémoire l'histoire des saints et des martyrs, et les exciter à la vertu par de pieux exemples. Cette pratique, adaptée à l'état de la civilisation de ces temps, se généralisa bientôt, et les évêques la réglèrent par des ordonnances. Eudes de Sully, évêque de Paris, prescrit, dans un statut relatif aux réjouissances des fêtes de Noël, que l'office de ces fêtes se composera de la messe, des heures canoniales, à quoi l'on ajoutera l'*épître farcie*, qui sera dite par deux clercs en chape de soie : *Missa similiter cum cæteris horis ordinate celebrabitur ab aliquo prædictorum, hoc addito quod epistola cum farcia dicetur a duobus in cappis sericeis* (337). Le catalogue des livres liturgiques conservés dans l'église de Saint-Paul, à Londres, en 1295, atteste également cette singulière innovation introduite dans le rite catholique de l'Europe occidentale.

L'abbé Lebeuf, auquel la science est redevable de tant d'écrits aussi remarquables par l'érudition que par l'habileté de la critique, après avoir observé dans son *Traité historique sur le chant ecclésiastique*, qu'on ne trouve point, avant le XIIe siècle, de cantiques en langue vulgaire notés, excepté dans les livres de chant ou livres d'église, s'exprime en ces termes sur le sujet que nous traitons ici : « Dom Edmond Martène a tiré d'un Missel manuscrit de Saint-Gatien de Tours, de six à sept cents ans, la formule des complaintes que l'on y chantoit le jour de S. Estienne lendemain de Noël. On peut voir dans le Glossaire de M. Du Cange les preuves que c'étoit un usage universel dans toutes les provinces de France. A Aix en Provence, disent les savants auteurs de la nouvelle édition finie en 1735, on chante encore l'Epître de S. Estienne en langage alternativement latin et françois, et on appelle cela *Les Plants de saint Estève*, c'est-à-dire Les Plaints de saint Estienne. On m'a

(337) M. Achille Jubinal (*Mystères inédits du XVe siècle*, t. Ier, préface, p. 9; Paris, chez Téchener, 1837) prétend que les *épîtres farcies* étaient des *chants alternatifs du peuple et du clergé, lesquels s'exprimaient*, dit-il, *l'un en latin, l'autre en langue vulgaire*. C'est une erreur. Les *épîtres farcies* étaient chantées ainsi pour le peuple et non par le peuple : le texte du Statut d'Eudes de Sully, que nous venons de produire d'après l'abbé Lebeuf, et l'usage encore suivi aujourd'hui à Aix, en Provence, ne laissent aucun doute à cet égard.

assuré qu'à Reims il en était de même, il n'y a pas longtemps, au moins dans la paroisse de S. Estienne. L'Ordinaire de Soissons, écrit sous l'évêque Nevelon Ier, au XIIe siècle, porte cette rubrique à ce sujet. [*Epistolam debent cantare tres subdiaconi induti solemnibus indumentis* : ENTENDEZ TUIT A CEST SERMON.] Les Ordinaires de Narbonne et de Challon font aussi mention de cette sorte d'Epîtres doubles, qu'on appelloit des *Epîtres farcies*. J'en ai vu dans quelques anciens livres de la campagne au diocèse d'Auxerre; et les registres de la cathédrale, rédigés au XVe siècle, statuent sur la manière dont on devoit chanter celle de saint Estienne. A Brioude, l'Epître *farcie* du jour de saint Nicolas est purement latine. On en chantoit autrefois à Langres non-seulement aux fêtes de Noël, mais encore à d'autres solemnités; et il y en avoit une pour la fête de saint Blaise, moitié latine, moitié françoise. Celle de saint Estienne se chantoit à Dijon il n'y a pas encore longtemps. »

Lebeuf donne ensuite sept *Epîtres farcies* avec leur notation : deux de saint Etienne, dont la seconde est d'environ l'an 1400, usitée dans la province ecclésiastique de Lyon ou de Sens; une pour la fête de saint Jean l'évangéliste, tirée d'un manuscrit d'Amiens, d'environ l'an 1250; une pour la fête des saints Innocents, même manuscrit, même date; une pour le premier jour de l'An, idem; une pour l'Epiphanie, id.; une autre enfin, plus moderne, extraite d'un manuscrit de Langres, qui est la légende de saint Blaise, paraphrasée en vers français.

M. Fétis, dans un article publié à Paris, par la *Revue de la musique religieuse, populaire et classique*, livraison de mars 1846, a donné de curieux détails sur les *farcis*, en exposant *les Origines du Plain-Chant ou chant ecclésiastique*, etc. Ses patientes investigations dans un grand nombre de manuscrits de diverses époques du moyen âge, que ses voyages en plusieurs contrées de l'Europe lui ont permis de compulser, nous ont mis à même d'élargir le cercle de ces singulières compositions. Il a découvert des *Kyrie eleison* de deux sortes, les uns dans lesquels on avait inséré des paroles latines étrangères au texte primitif, les autres dans lesquels les paroles en langue vulgaire alternaient avec celles du texte latin. « Dans un office de la Trinité qui appartenait à la chapelle pontificale, et dont le manuscrit, daté de 1187, est à la bibliothèque du Vatican, pl. XIX, CCC, LXI, ff. 3, j'ai trouvé, dit ce savant théoricien, le *Kyrie* suivant noté en plain-chant :

Kyrie, omnipotens Pater, ingenite, nobis miseris, [*eleyson*;
Kyrie, qui proprio plasma tuum Filio redemisti, [*eleyson*;
Kyrie, Adonay, nostra dele crimina, plebique tuæ, [*eleyson*.

« Dans le IXe siècle, ajoute M. Fétis, l'usage s'établit aussi en Allemagne de chanter dans l'office des sortes d'Hymnes ou de Proses en langue teutonique ou ancien allemand, avec le *Kyrie eleison* pour refrain. Nous en voyons la preuve dans l'Hymne de cette espèce, qui se chantait à la fête de saint Pierre. Cette hymne, découverte par Docen, à Frisingen, dans un manuscrit du IXe siècle, a été publiée par lui dans ses *Mélanges pour l'histoire de la littérature allemande* : (*Miscellaneen zur Geschichte der deutschin Litteratur*, t. Ier, p. 41), et reproduit par Hoffmann dans ses *Fundgruben*, t. Ier, p. 1. En voici la première strophe :

Unsar trohtin hat farfalt
Sancte Petre giwalt,
Daz er mac ginerion
Ze imo dinogenten man.
Kyrie eleison, Christe eleison.

Un manuscrit de la bibliothèque de Laon, n° 43 ancien, et 206 nouveau, in-fol., auquel M. Fétis n'assigne aucune date, intitulé *Hymni et Prosæ*, lui a révélé l'existence de quantité de pièces *farcies*, inconnues jusqu'alors, telles que *Kyrie eleison*, *Gloria in excelsis*, *Credo*, *Sanctus*, *Pater noster*, *Agnus Dei*; des *Epîtres farcies* pour les fêtes de Noël, de saint Etienne, de saint Jean, de l'Epiphanie; un office de saint Jean, où le *Gloria in excelsis* est en grec *farci* de vieux français, et les épîtres de cette fête aussi *farcies* en la même langue. Quant à l'origine de ces compositions *farcies* en latin, comme les trois invocations du *Kyrie* cité ci-dessus, qu'il attribue à l'Eglise grecque à laquelle, selon lui, l'Eglise latine les aurait empruntées, nous laissons à cet écrivain la responsabilité de son assertion qu'il n'appuie d'aucune preuve. Nous donnerons un exemple d'un *Gloria in excelsis* farci en latin, tiré de l'ancien Missel de Marseille, et généralement peu connu, même des lirturgistes. Il a cela de remarquable, qu'il renferme les louanges de la très-sainte Vierge, patronne spéciale de ce diocèse, où son culte était tellement répandu, qu'une infinité d'autels y étaient dédiés en son honneur sous les invocations les plus variées, telles que Notre-Dame de Grâce, de Paix, de Miséricorde, de Bon-Secours, de Bon-Rencontre, de Bon-Voyage, de Santé, de Patience, de Liesse, de Concorde, de la Garde, etc., et qu'une chapelle lui était consacrée même dans l'Hôtel-de-Ville. Le voici tel qu'il a été publié par le savant abbé Marchetti, dans son curieux ouvrage intitulé : *Explication des usages et coustumes des Marseillois*; Marseille, Brebion, 1683 : « *Gloria in excelsis Deo*, etc. *Domine, Fili unigenite Jesu Christe*, Spiritus et alme orphanorum Paraclete. *Domine Deus, Agnus Dei, Filius Patris*, Primogenitus Mariæ, Virginis Matris. *Qui tollis peccata mundi, suscipe deprecationem nostram* ad Mariæ gloriam. *Qui sedes ad dexteram Patris, miserere nobis. Quoniam tu solus Sanctus* : Mariam sanctificans, *Tu solus Dominus*, Mariam Gubernans : *Tu solus Altissimus*, Mariam coronans, *Jesu Christe, cum sancto Spiritu in gloria Dei Patris. Amen.* » (*Vetus Missale Massiliense.*)

Le sieur de Moléon (Lebrun Desmarettes), dans ses *Voyages liturgiques en France, ou recherches faites en diverses villes du royaume;* Paris, in-8°, 1718, p. 323, a aussi remarqué que les *farcis* en langue latine étaient encore en usage dans plusieurs diocèses. « Je crois, dit cet auteur, avoir déjà dit que les tropes étoient des strophes ou paroles entremêlées entre *Kyrie* et *Eleison*, qu'on chante encore à Lyon, à Sens et ailleurs. On en a retranché les paroles, et on en a cependant conservé les notes; c'est ce qui fait aujourd'hui cette grande traînée de notes sur une seule syllabe. » Ceci explique le maintien de cette interminable série de notes parasites qu'offrent les livres de chant de beaucoup d'églises, et qui ne sont plus aujourd'hui qu'une fatigante superfluité. Les citations suivantes sont plus positives encore à cet égard. « On *triomphoit* les grandes antiennes *O* (dans l'église de Saint-Maurice de Vienne), c'est-à-dire qu'on les répétoit après chaque verset du *Magnificat*, comme à Lyon, et comme on fait encore à Rouen trois fois au *Magnificat* et au *Benedictus* des fêtes triples ou solennelles. » (*Ibid.*, p. 13.) Dans le diocèse de Paris, et dans ceux qui ont adopté son Bréviaire, la grande antienne *O*, du temps de l'Avent, qui précède le *Magnificat*, est répétée encore deux fois, avant et après le *Gloria Patri* qui suit ce cantique.

« Le cantique *Magnificat*, ajoute le sieur de Moléon, est *triomphé* à Saint-Jean de Lyon le 17 décembre et les 6 jours suivants, de sorte que les antiennes qui commencent par *O* sont entremêlées en trois parties, dont l'une est chantée alternativement par l'un des deux chœurs après chaque verset du *Magnificat* jusqu'au verset *Deposuit*, après lequel elle est chantée entière après les autres versets du cantique. On entonne et on chante *submissa voce* le cantique *Magnificat*, c'est-à-dire moins haut qu'à l'ordinaire; et cela sans doute afin de faire paroître davantage le ℣ *Sicut locutus est*, etc., qu'on chante plus haut selon cette rubrique du dernier Bréviaire de Lyon, partie d'hiver au 17 décembre, p. 233 et suiv. « In choro « submissa voce intonat canticum *Magnificat*, « *et sic canitur usque ad versum Sicut locu-* « *tus est* « *exclusive* » Et plus bas : « Hic « vox elevatur : *Sicut locutus est*, » etc.

« Le samedi avant la Septuagésime on *triomphe* le *Magnificat*; le lendemain, dimanche de la Septuagésime, le pseaume *Cœli enarrant*, au 3ᵉ nocturne, jusqu'au ℣ *Et erunt ut complaceant* exclusivement; le dernier pseaume des Laudes : *Laudate Dominum de cœlis*, etc., et le cantique *Benedictus* jusqu'au ℣ *Illuminare*, après lequel on chante l'antienne tout entière » etc.... (*Ibid.*, pp. 425. 426.)

Ces diverses citations et d'autres que nous pourrions encore apporter, attestent la persistance d'une pratique qui est un monument curieux et permanent d'anciens usages chers à l'Eglise des Gaules, et dont l'*épître farcie* est l'expression la plus originale.

En fait d'*épîtres farcies*, nous en transcrirons ici une, qui aura pour beaucoup de lecteurs tout l'attrait de la nouveauté; car, bien que citée par l'abbé Lebeuf d'après les continuateurs de Du Cange, elle n'a été mise au jour qu'environ un siècle après les travaux de ces savants : c'est celle qui est chantée à Aix, le 26 décembre, pour la fête de saint Etienne. M. Raynouard, qui a publié un *Choix des poésies originales des troubadours*, est le premier qui ait édité ce document en langue romane, à peine connu de quelques érudits. Depuis lors, il en a été publié une copie nouvelle dans les notes qui accompagnent la *Notice sur la bibliothèque d'Aix*, par M. Rouard, bibliothécaire de cette ville, lequel y a joint une version imitant le vieux français, ainsi que le texte plus moderne seul chanté aujourd'hui. Cette pièce romane se trouve à la suite du manuscrit du *Martyrologe* composé par Adon, archevêque de Vienne, mort en 875. Ce manuscrit n'est que la reproduction d'un ancien exemplaire à l'usage de l'église métropolitaine d'Aix, dont le chapitre ordonna, en 1318, de faire une copie nouvelle, qui appartient aujourd'hui à la bibliothèque de cette ville, dite *de Méjanes*, du nom de son noble et magnifique donateur. Evidemment ce morceau de poésie romane est d'une époque antérieure aux pièces du même genre, publiées par l'abbé Lebeuf; il se recommande donc, à ce titre, à l'attention particulière des philologues. L'antériorité de ce document est incontestable. C'est à raison de l'état de vétusté de l'ancien Martyrologe, dont se servait l'église d'Aix, que le chapitre délibéra de renouveler ce vieux livre, chargea Jean de Trest d'en faire une nouvelle copie, et Jean de Valbelle d'en surveiller l'exécution. L'extrait de la délibération du chapitre, transcrite au recto du feuillet 162, ne laisse aucun doute sur la préexistence de cette *épître farcie* au manuscrit conservé à Aix. *Notum sit cunctis præsentibus et futuris quod anno Domini millesimo.* CCC°X°VIII°, *Capitulum Ecclesiæ Aquensis, scilicet dominus Archidyaconus, dominus Sacrista, et dominus Guillelmus Stephani Canonicus Ecclesiæ Aquensis, vicarius generalis, et quam plures alii voluerunt et ordinaverunt quod martilogium* (sic) *vetus scriberetur et renovaretur de novo per me Johannem de Treesas scriptorem in minium; et super hoc constituerunt dominum Jacobum de Vallebelle in principio supradicti operis martilogii, scilicet de parcamenis, et de scriptura et illuminatura et ligatura, usque ad completionem sicut nunc est.*

Nous pensons, comme M. Rouard, que le style roman de cette pièce en fait remonter l'existence fort au delà de la transcription que l'on fit, en 1318, du vieux Martyrologe; et, s'il ne paraît pas certain, comme l'insinue sans preuves le bibliothécaire d'Aix, qu'elle est contemporaine de l'archevêque Adon, elle nous semble, du moins, se rattacher à une époque peu éloignée de celle de ce prélat. La langue employée dans ce document suffit, même en tenant compte de la différence des dialectes qui variaient suivant les provinces, pour lui assigner une origine beaucoup plus ancienne que la Chronique de Joffroi de Villehardouin, notre premier historien en langue romane, lequel écrivait au commencement du XIIIe siècle. Ce texte étant devenu inintelligible pour le peuple, par suite des modifications que le temps avait apportées à cet idiome vulgaire, on y substitua, en 1655, une version rajeunie, qui a vieilli déjà elle-même, et n'est pas mieux comprise du peuple aujourd'hui que la pièce romane qu'elle a remplacée. Néanmoins les habitants d'Aix tiennent au chant de cette *épître farcie* comme à une tradition de leur église, qui en rehausse l'éclat par sa singularité. Cette pièce, que nous avons entendu chanter pour la dernière fois en 1824, attire un grand concours de fidèles de toutes les paroisses de la ville, et même des villages circonvoisins, dans l'église métropolitaine, où elle est exécutée à peu de chose près comme le dit Lebeuf, en parlant de cet ancien usage général des générations auxquelles nous avons succédé. « Les jours, dit-il, qu'il y avoit paraphrase ou commentaire de l'épître de la messe, on étoit au moins deux pour l'exécution de cette pièce : c'est-à-dire que l'un chantoit le françois et l'autre le latin; ou bien le sous-diacre se réservant le texte sacré, deux enfants de chœur chantoient l'explication; et tous montoient au jubé ou à la tribune pour être mieux entendus. » A Aix, cette messe solennelle, que l'on appelle *Messo déi Planchs de Sant-Etèvé* en patois provençal, est chantée le 26 décembre, à 7 heures du matin, non dans la partie de l'église réservée aux chanoines, mais à un autel qui précède le chœur, dit *autel du peuple*, parce que c'est là que, chaque dimanche de l'année, le clergé de la paroisse célèbre la messe paroissiale entre laquelle se fait le prône. Au moment de l'épître, un ecclésiastique revêtu d'un surplis monte dans la chaire, et le sous-diacre qui sert à cette messe va se placer dans le banc de *l'œuvre*, vis-à-vis, l'auditoire étant entre deux. Après s'être salués l'un l'autre (ce qu'ils observent encore à la fin), l'ecclésiastique qui est dans la chaire chante sur l'air du *Veni Creator* deux premiers couplets, en langue vulgaire, servant de prologue, pour annoncer le sujet et commander l'attention; puis, le sous-diacre chante le titre de l'épître latine, tirée des chap. 6 et 7 des Actes des apôtres, sur un ton exclusivement affecté à l'épître de cette fête. Ils alternent ainsi jusqu'à la fin, le sous-diacre chantant le texte sacré, et l'autre ecclésiastique la paraphrase rimée. Cette *épître farcie* est désignée dans ce pays sous la dénomination de *Planchs* (planctus) *dé Sant-Estèvé*, que nous traduirons par le mot *complainte*, faute d'une expression plus précise que nous refuse la langue française, car elle n'a pas de terme équivalant au *Planctus* des latins. Nous allons placer sous le même coup d'œil le texte roman avec les variantes, entre deux crochets, du manuscrit de l'église cathédrale d'Agen, dont M. Raynouard l'a accompagné; la version que M. Rouard en a faite, sauf quelques changements que nous avons cru nécessaires dans des passages où il a été moins heureux; enfin le texte de 1655, en langue provençale ou roman remanié.

Planchs dè sant Estèvé.

TEXTE DU MS. DE 1318.	VERSION DES PLANCHS DE 1318.	TEXTE DE 1655.
Sézès, Senhors, è aias pas,	Séyez, Seigneurs, et faites paix,	Ausez, Messus, et ayas pax,
So qué direm ben escoutas :	Ce que dirons, bien écoutez :	Cé qué direm ben escoutas :
Car la lisson és dé vertat ;	Car la leçon est de vérité ;	En la lisson de véritat
No hya mot dé falssétat.	Non y a mot de fausseté.	Non l'y a mout de fausseta.
Esta lisson qué ligirem	Cette leçon que lirons	En la lisson qué légiren
Dels fachs dels Apostols trayrem ;	Des Actes des Apôtres tirerons,	Das Sants Apouestos trataren,
Lo dich San Luc racontarem	Le dit de S. Luc raconterons,	Lon dich dé Sant Luc contaren,
Dé Sanc Estèvé parllarem.	De Saint Etienne parlerons.	Dé Sant Estèvé parlaren.
	Lectio Actuum Apostolorum.	
En aquel temps qué Dieus fom nat,	En ce temps là que Dieu fut né,	En aque ou temps qué Diou fon nat
Et fom dé mort ressuscitat,	Et fut de mort ressuscité,	Et fou dé mouert ressuscitat,
Et pueys el cel el fom puiat,	Et puis au ciel il fut assis,	Et puis au céou fouguet montat,
Sant Estèvé fom lapidat.	Saint Etienne fut lapidé.	Sant Estèvé fon lapidat.
	In diebus illius:	
Auias, Senhors, per qual razon	Oyez, Seigneurs, pour quelle raison	Ausez, Messus, per qué rézon
Lo lapidéron los fellons ;	Le lapidèrent les félons ;	Sant Estèvé lapidéron ;
Car connogron Dieus en el fon,	Car ils connurent qu'en lui Dieu fut,	Végnéron qué Diou en el fon,
Et fés miraclé per son don.	Et fit miracle par son don	Fasié miraclè per son nom.

Surrexerunt autem quidam de synagoga, quæ appellatur Libertinorum et Cyrenensium et Alexandrinorum, et eorum qui erant a Cilicia et Asia, disputantes cum Stephano.

En contre el corron é va	Encontre lui courent et vont	Contro cous s'élévéron cridans
Los fellons Losbertinians,	Les félons Losbertinians	Lous félons Alexandrians,
Et los oruels Cilicians,	Et les cruels Cilicians	Et lous cruels Cylicians
Els autres Alexandrians.	Et les autres Alexandrians.	Et aussi lous Libertinians.

TEXTE DU MS. DE 1318.	VERSION DES PLANCHS DE 1318.	TEXTE DE 1655.

Et non poterant resistere sapientiæ et spiritui qui loquebatur.

Lo ser de Dieu é la vertut, [las vertuts] Los messongiés a connogut; [Los a messongiers conoguts] Los plus savis a rendut mutz, Les bons et malz totz a vencutz. [Los paucs, los grans]	Le serf de Dieu en la vertu Leurs mensonges a connu; Les plus savants a rendu muets Les bons, les mauvais tous a vaincus.	L'ami de Diou, per sa vertu, Sous ennemis a convencus; Lous plus savens a rendu muts Et lous plus fouerts a confondus.

Audientes autem hæc dissecabantur cordibus suis et stridebant dentibus in eum.

Quant an auzida la razon, Ils connogron qué vencutz son; D'ira lur inflan lo polmon, Las dens cruysson coma léons.	Quand ils ont entendu la raison Ils connurent que vaincus sont; D'ire leur enfle le poumon, Les dents grincent comme lions.	Quand avien auzi la réson, Couneissen qué vencus fouron, D'iro enflèron sous poulmons, Seis dents crucion commo lyons.

Cum autem esset Stephanus plenus Spiritu sancto, intendens in cœlum vidit gloriam Dei, et Jesum stantem a dextris virtutis Dei, et ait :

Quant lo Sant vi lur voluntat, Non quez secors d'ome armat; Sus en lo cel a regardat; Auias, Senhors, com a parlat :	Quand le Saint vit leur volonté Ne cherche secours d'homme armé; Haut dans le ciel a regardé; Oyez, Seigneurs, comme il a parlé :	Lou Sant vézènt sa voulontat, Non sarquet aido d'homme armat; Mai au céou amet regardar ; Ausez coumo li va parlar :

Ecce video cœlos apertos, et filium hominis stantem a dextris virtutis Dei.

Or escoutas, non vos sia grieu [greu] Qué sus el cel ubert vech yeu, E connost la lo Filh de Dieu, Qué crucifixéron Juzieu.	Or écoutez, ne vous soit grief, Qu'en haut le ciel ouvert je vois, Et connais là le Fils de Dieu, Que crucifièrent les Juifs.	Escoutas tous, non vous sié gréau; Aro ubert vézi lou céou, Vézi Jésu, lou Fiou dé Diou, Ista à la man drécho siou.

Exclamantes autem voce magna, continuerunt aures suas, et impetum fecerunt unanimiter in eum, et ejicientes eum extra civitatem, lapidabant.

D'aisso foron fort corrossat Los fals Juzieus, et en cridat : Prennan lo, qué trop a parlat, Gittem lo for dé la ciutat.	De ceci furent fort courroucés Les faux Juifs, et ont crié : Prenons-le, que trop il a parlé, Jetons-le hors de la cité.	Lous faus Jusious tous courrousats Cridons coumo désespérats : Jitèn lou fouéro la citat, Et qué siégé ben lapidat.
Non sé pot plus l'orgueilh célar. Lo Sant prénon per tormentar; [per lo penar] Déforas el lo van menar. Comensson a lo lapidar.	Ne se peut plus l'orgueil céler. Le Saint prennent pour tourmenter; Dehors ils le vont mener, Commencent à le lapider (338).	

Et testes deposuerunt vestimenta sua secus pedes adolescentis qui vocabatur Saulus.

Vevos qu'és pès d'un bachallier Pausan lur draps, per mills lancier : Saul li apelleron li premier, Sant Paul cels qué véngron darrier.	Voici qu'aux pieds d'un bachelier Posent leurs habits pour mieux lancer : Saul l'appelèrent les premiers, S. Paul ceux qui vinrent les derniers.	As pès d'un jouine adoulescènt Va mettré sous habillamens; Et tous à lors peirous courrien, Et Sant Estève lapidien.

Et lapidabant Stephanum invocantem et dicentem :

Lo Sant vit las peyras venir : Doussas li son, non quer fugir; Per son Senhor suffri martir, E comensset aysso à dir :	Le Saint vit les pierres venir : Douces lui sont, ne cherche à fuir; Pour son Seigneur souffrit martyre, Et commença ceci à dire :	Quand végnet las peirous venir, Non si mettet pas à fugir; Son amo à Diou recoumandet, Et veici coummo li parlet :

Domine Jesu, suscipe spiritum meum.

Senher Dieus, qué fézist lo mont E nos trayssist d'unfer prégon, [d'infer prion] E nos domnest lo tieu sant nom, Récep mon espérit amont.	Seigneur Dieu, qui fis le monde, Et nous tiras d'enfer profond, Et nous donnas le tien saint nom, Reçois mon esprit en haut.	Seignour Diou, qu'avèz fach lou mond, Et nous tiras d'infèrt prégond. Per lou mérit dé vouestré nom, Récébèz mon esprit amon.

Positis autem genibus, clamavit voce magna, dicens :

Après son dich, s'aginolhet, Don au nos exemplé donet; Car per soa enemios préguet, E so qué vole el accabet.	Après son dire s'agenouilla Dont à nous exemple donna, Car pour ses ennemis pria, Et ce qu'il voulut il acheva.	Quand aguet dich s'agénouillet, Puis bouen exemplé nous donnet; Car, per sous ennemis préguet, Et veici coumo éou accabet.

Domine, ne statuas illis hoc peccatum.

Senher Dieus, plén dé gran [dousson], So dis lo Sant à son Senhor, Lo mal qu'els fans perdona lor, Non aian péna ni dolor.	Seigneur Dieu, plein de grand' douceur Ci dit le Saint à son Seigneur, Le mal qu'ils font pardonnez-leur; N'en ayent peine ni douleur.	Seignour Diou, plén de grand douçour, Diguet lou Sant à soun Seignour, Mon bouen Jésus, pardounas lour, Toutos mas pénos et doulours.

(338) Le texte de 1655 ne contient pas ce second couplet sur le verset précédent.

TEXTE DU MS. DE 1318.	VERSION DES PLANCHS DE 15. .	TEXTE DE 1655.
	Et cum hoc dixisset, obdormivit in Domino.	
Quant lo sermon fom tot fénit,	Quand le discours fut tout fini,	Quand lou martyré fon finit,
[Quant aquest sermon fo fénit]	Le martyre fut accompli.	Sant Estève en Diou dourmit;
El martire fom adymplit;	De ce qu'il demande il fut exaucé,	Et puis fouguet ensévélit :
Dé so qu'el què el fom auzit,	Au royaume de Dieu il s'endormit.	Ensin fouguet tout accomplit.
[Sanct Estèvé foc exausit]		
El regnum dé Dieus s'es adormit.		

Ce genre de composition donne lieu à plusieurs remarques. 1° L'*Epître farcie* de saint Etienne est la plus ancienne, ce qui s'explique par le culte spécial dont on honorait le premier martyr de l'Eglise chrétienne. 2° La pièce de poésie en langue vulgaire commençait toujours par un prologue, qui était chanté avant le titre du texte sacré. 3° Les rimes de cette poésie étaient ordinairement masculines, comme plus susceptibles de s'adapter au plain-chant et de satisfaire l'oreille.

Quelque bizarre que fût cette pratique, elle n'offrait pas les inconvénients d'une autre innovation, indécente et souverainement blâmable, dont elle avait probablement elle-même fait naître l'idée. L'invasion de la langue vulgaire dans la liturgie catholique fut suivie de l'irruption, bien autrement grave, de la musique profane, qui faillit, au moyen âge, détrôner le chant romain : nous croyons devoir en faire mention ici, à cause de l'affinité qui existe entre cet abus et le sujet de cet article. Si l'*épître farcie* avait admis la langue nationale comme interprète de la langue universelle du culte chrétien, cette nouveauté pouvait en quelque façon trouver son excuse dans l'intention d'instruire le peuple, à l'aide du seul idiome qu'il comprenait. La musique, en demandant à l'Eglise le droit de cité, ne justifiait pas ses prétentions par un motif aussi respectable. Ce fut à la faveur de l'engouement général, produit par des chants populaires sur des sujets mondains, qu'elle pénétra dans les temples, par la double complicité de populations frivoles et d'un clergé trop facile sur les moyens de les attirer aux solennités de la religion. L'accueil trop complaisant qu'on lui fit porta un coup presque mortel au chant grégorien, et donna le scandale de grand'messes où la majesté du plain-chant était remplacée par des airs passionnés, sautillants, efféminés ou guerriers, qui formaient le contraste le plus choquant avec l'auguste sainteté de nos mystères. C'était actuellement des messes farcies d'airs profanes, de mélodies d'une indécente légèreté, propres seulement à flatter les sens, à exalter l'imagination et à détourner l'attention des fidèles sur des idées inconvenantes ou même peu chastes, tandis qu'au contraire les *épîtres farcies* s'imposaient comme un enseignement sérieux et favorable à la piété, qu'elles avaient pour but de rendre plus fervente.

Les énormités auxquelles on se porta, sous ce rapport, seraient à peine croyables aujourd'hui, si elles n'étaient constatées par les écrivains les plus dignes de foi. M. Delécluse, dans sa brochure intitulée *Palestrina*, analysant l'ouvrage du savant abbé Baini, directeur de la chapelle pontificale à Rome, *Memorie storico-critiche della vita e delle opere di Giovanni Pierluigi da Palestrina*, s'exprime ainsi sur les causes de l'admission de la musique dans les églises, et sur les excès qu'elle s'y permit en reconnaissance de la protection qu'on lui avait accordée. « Comme la plus grande partie et les plus fameux des compositeurs étaient Flamands, Français, Allemands et Suisses, Provençaux ou Espagnols, les poésies et les chansons populaires de ces nations furent mises en musique figurée et harmonique, de préférence à celles de l'Italie. Ces poésies, ces chansons, que leurs sujets passionnés ou badins, joints au charme de la musique nouvelle, mirent promptement à la mode, eurent un tel succès en Europe, que leurs thèmes exercèrent un empire invincible sur toutes les imaginations. L'engouement qu'elles excitèrent fut si général, que les compositeurs, las de prendre le chant grégorien, du *Credo*, par exemple, pour fondement de leur harmonie, mirent les paroles du *Credo* sur le thème d'une chanson populaire, et environnèrent cette mélodie profane de toutes les richesses de l'harmonnie. Ainsi, au lieu d'intituler la messe du *Kyrie*, la messe du *Sanctus*, etc., on leur donna des titres profanes, comme la messe de *O Vénus la belle, — A l'ombre d'un buissonnet, — Adieu mes amours, — L'homme armé, l'ami Baudichon, — Madame*, etc., etc. Le chant de ces paroles, bien qu'appliqué au texte de la messe, rappelait, on le voit, aux fidèles assemblés dans les églises, des idées et des souvenirs qui n'étaient rien moins que chastes et religieux. » (*Palestrina*, pp. 19 et 20, in-8°; Paris, 1842.) Pour l'intelligence de ce passage, il faut savoir que les premiers compositeurs des messes en parties prirent pour base de leur contrepoint tantôt le plain-chant du *Kyrie*, tantôt celui du *Credo*, tantôt celui du *Sanctus*, et alors, suivant le chant adopté, la messe s'intitulait *Messe du Kyrie* ou *du Credo*, etc., etc.

M. Fétis, dans son *Résumé de l'histoire de la musique*, n'est pas moins précis sur l'origine et les progrès toujours croissants de cette odieuse profanation des temples par une musique dévergondée. Ses propres recherches lui ont fait découvrir des preuves authentiques de ce désordre scandaleux, patronné durant plusieurs siècles par le faux goût du clergé avec une facilité déplorable. Voici comment il s'exprime à cet égard, à propos d'un manuscrit de Saint-Victor, n° 813 de la Bibliothèque royale de Paris : « Ce manuscrit précieux nous offre aussi les plus anciens exemples connus d'une bizarrerie.

ou plutôt d'une monstruosité, qui paraît n'avoir pris naissance que dans les premières années du XIIIe siècle, ou dans les dernières du précédent. Il s'agit ici d'un fait qu'on peut ranger parmi les plus curieux de l'histoire de la musique. Ce fait vient à l'appui de l'opinion que j'ai émise, que l'arrangement de l'harmonie ne constituait pas dans le moyen âge l'acte de la composition, et que les déchanteurs ne faisaient qu'arranger sur le plain-chant ou sur une mélodie mondaine une harmonie à deux ou à trois voix. La voix qui avait le chant de l'une ou de l'autre espèce s'appelait *téneur* ou *ténor*; lorsque la composition n'était qu'à deux voix, celle qui accompagnait le ténor prenait le nom de *discant* (déchant); si l'harmonie était à trois parties, le ténor se mettait à la voix inférieure, la voix intermédiaire s'appelait *motetus*, et la supérieure *triplum*. Or il arriva qu'un déchanteur imagina de prendre pour ténor d'un motet la mélodie d'une chanson vulgaire, et de l'accompagner d'un déchant auquel il donna les paroles latines du motet; et par une fantaisie des plus ridicules, il fit chanter par la voix du ténor les paroles profanes en langue vulgaire, pendant que les autres chantaient les paroles latines du motet. C'est ce qu'on voit dans les curieux exemples du manuscrit dont je parle; car à la suite des motets purement latins on en trouve trente-cinq à deux voix de cette espèce. Sur un *Immolatus*, le ténor chante : *Liesse ou confort prendray; Ille vos docebit* a pour accompagnement : *Je m'estois mise en voie;* le motet *Fiat voluntas* sert de déchant à la chanson : *En espoir d'amour merci*, et ainsi des autres.

« Qui pourrait croire qu'une pareille indécence a pu s'introduire dans l'Eglise, et s'y maintenir pendant trois cent cinquante ans environ? C'est pourtant ce qui eut lieu, et les choses en vinrent au point que des musiciens célèbres des XVe et XVIe siècles écrivirent des messes entières sur une chanson obscène, faisant passer alternativement le chant et les paroles de cette chanson dans toutes les parties. Ainsi sur un *Sanctus* ou un *Incarnatus*, on entendait chanter : *Baise-moi, ma mie*, ou bien, *Las bel amy*, etc. Tous les recueils manuscrits ou imprimés sont remplis de compositions du même genre, jusque dans la deuxième moitié du XVIe siècle. M. l'abbé Baini a fort bien remarqué que c'est contre cette monstruosité que le concile de Trente a porté l'anathème dans ses canons sur l'abus de la musique d'église, et que ce fut elle qui faillit faire bannir à jamais cette musique du service divin.

« L'origine de la singularité dont il vient d'être parlé paraît se trouver dans l'usage qui s'était établi dès le XIIe siècle, de faire chanter aux voix d'un morceau de déchant des paroles différentes de l'office de l'église. On en trouve deux exemples, en diaphonie presque non interrompue, dans un antiphonaire daté de 1171, à la Bibliothèque royale, et le manuscrit du XIIIe siècle, qui a appartenu à l'abbé de Tersan, contient plusieurs motets à trois voix du même genre. » (*Résumé*, pp. 193 et 194.)

La législation ecclésiatique du moyen âge dépose des excès scandaleux auxquels donna lieu l'introduction de la musique dans les églises, et des efforts faits par les Papes et les conciles provinciaux pour les réprimer et les proscrire. Le concile de Trèves de l'an 1227 ordonne formellement à tous les prêtres de ne point admettre les truands, les écoliers vagabonds et les histrions à chanter, à la messe et aux autres offices divins, des chansons sur le chant du *Sanctus* et de l'*Agnus Dei*, parce que cela trouble le célébrant durant le canon de la messe et scandalise les assistants : *Præcipipitur ut omnes sacerdotes non permittant trutannos et alios vagos scholares, aut goliardos cantare versus super Sanctus et Agnus Dei.* Le seizième canon du concile de Salzbourg, tenu en 1274, défend de donner l'aumône aux écoliers errants, que Du Cange croit avoir appartenu à une secte. Les laïques ne furent pas les seuls à se livrer à des abus si révoltants; la contagion de cette mode antichrétienne avait atteint les rangs mêmes du clergé, qui de la tolérance de ces énormités s'éleva au coupable honneur d'en donner personnellement l'exemple par une honteuse émulation d'un rôle profanateur du lieu saint. Aussi, le Pape Boniface VIII, s'armant d'une juste rigueur, flétrit cette conduite par un blâme éclatant et trop bien mérité, et condamna ces clercs, qui, déshonorant la dignité de l'ordre clérical, faisaient les jongleurs, les farceurs et les bouffons : *Clerici, qui clericalis ordinis dignitati non modicum detrahentes, seu joculatores, seu goliardos faciunt, aut bufones* (*Sexto Decretal.*, lib. III, tit. 1, c. 1, *De vita et honestate clericorum*). Les conciles de France déployèrent, pour leur part, une sévérité qui atteste à la fois l'étendue du mal et leur vigilance à le détruire. Le concile de Château-Gonthier, de 1231, ainsi que celui de Rouen, de la même année, décerne une pénalité qui emporte la dégradation des délinquants et appelle ainsi sur eux le mépris public. Il prescrit aux évêques et aux autres prélats de l'Eglise de faire tondre et même raser entièrement les clercs ribauds, surtout les histrions appelés vulgairement les gaillards, afin de faire tout à fait disparaître de leur tête la tonsure cléricale, signe distinctif de leur admission dans le sanctuaire : *Clerici ribaldi maxime qui goliardi nuncupantur, per episcopos et alios Ecclesiæ prælatos præcipiantur tonderi vel etiam radi, ita quod non remaneat in eis clericalis tonsura.* (Martinus GERBERTUS, *De cantu et musica sacra*, t. III, p. 532.) Voyez le *Glossaire* de Du Cange aux mots *Goliardus, Joculator, Ribaldus, Trutannus, Scholares vagi.* L'histoire de l'Eglise n'aurait pas à gémir sur des excès aussi déplorables, elle n'aurait pas enregistré l'humiliation solennellement infligée à des clercs pour avoir dérogé d'une façon si étrange aux graves devoirs de leur état, si les portes des temples avaient été sévèrement fermées à la musique, qui, au lieu d'embellir les fêtes chrétiennes par des mélodies religieuses capables d'élever les âmes vers Dieu, ne s'y introduisit que pour offrir le spectacle inouï des plus indécentes extravagances, et développer un sensualisme aussi funeste à l'intelligence qu'elle déprave, qu'au cœur qu'elle énerve.

L'*épître farcie*, qui ne s'était pas écartée du but de son institution, laquelle était un enseignement religieux sous une forme populaire, survécut à ces débauches de l'art musical, et s'est maintenue jusqu'à nos jours, comme on le voit par l'exemple de l'église métropolitaine d'Aix, fidèle encore aujourd'hui à une pratique que lui rendent vénérable la pureté de l'intention, la décence du langage et l'autorité des siècles.

On trouve encore à présent d'autres traces du genre farci en langue vulgaire. Dans des paroisses du Poitou et du Berri, l'office du soir est terminé par l'*Angelus*, qui commence par la paraphrase en vers français chantée par tous les assistants, après laquelle le prêtre récite les paroles latines consacrées par la liturgie; cet usage se retrouve aussi à Reims, au moins dans la paroisse Saint-André. Le recueil de cantiques, édité à Saint-Amand par Gille, imprimeur-libraire, en 1842, et qui se vend aussi à Bourges, chez le libraire Richou, contient, outre un *Angelus* farci, un *Magnificat*, également paraphrasé en vers, qui se chante, sans doute comme l'*Angelus*, dans les paroisses rurales de ce diocèse. Voici ce *Magnificat* farci, que nous avons entendu dans l'église de Médan, du diocèse de Versailles, de même que l'*Angelus* dont nous venons de parler est chanté dans celle de Vernouillet, paroisse limitrophe : le recueil de cantiques de Bourges affecte ce *Magnificat* à la fête de la Visitation de la sainte Vierge :

1.

Un Ange ayant dit à Marie
Que le monde aurait un Sauveur,
Et que le Ciel l'avait choisie
Pour Mère du Dieu Rédempteur,
Toute ravie
Elle chante ainsi son bonheur :
—*Magnificat * anima mea Dominum.*
LE CHŒUR : *Et exsultavit spiritus meus*
In Deo salutari meo.

2.

Dieu qui peut tout, pouvait-il faire
En ma faveur rien de plus grand ?
Je reste Vierge, et je suis Mère ;
Un Dieu s'unit à mon néant.
Profond mystère
Dont je bénis le Tout-Puissant.
—*Quia respexit humilitatem ancillæ suæ;*
Ecce enim ex hoc beatam me dicent omnes generationes.
CH. *Quia fecit mihi magna qui potens est *,*
Et sanctum nomen ejus.

3.

Il aime tous ceux qui le craignent ;
Ils vivent dans son souvenir.
Si les superbes le contraignent
A les confondre, à les punir,
Les humbles règnent ;
Sa droite a daigné les bénir.
—*Et misericordia ejus a progenie in progenies **
Timentibus eum.
CH. *Fecit potentiam in brachio suo *,*
Dispersit superbos mente cordis sui.

4.

Touché de la misère extrême
Où les humains étaient réduits,
Il veut les défendre lui-même
Des traits de leurs ennemis.
Bonté suprême !
Il leur donne aujourd'hui son Fils.
—*Deposuit potentes de sede *, et exaltavit humiles.*
CH. *Esurientes implevit bonis *, et*
Divites dimisit inanes.

5.

Ainsi s'accomplit la promesse
Qu'il avait faite à nos aïeux :
La paix succède à la tristesse,
Pour nous déjà s'ouvrent les cieux ;
Et la tendresse
Partout va faire des heureux.
—*Suscepit Israel puerum suum *,*
Recordatus misericordiæ suæ.
CH. *Sicut locutus est ad patres nostros *,*
Abraham et semini ejus in sæcula.

6.

A jamais gardons la mémoire
De ses bienfaits, de ses faveurs.
Toujours cédons-lui la victoire,
Faisons-le régner sur nos cœurs.
Rendons lui gloire,
Rendons lui d'éternels honneurs.
—*Gloria Patri, et Filio * et*
Spiritui sancto.
CH. *Sicut erat in principio et nunc et semper *,*
Et in sæcula sæculorum. Amen.

On pense bien que nous ne donnons pas cette prose rimée comme un exquis morceau de poésie, ni même comme une heureuse reproduction du sens du texte sacré. Notre unique intention était de prouver par un exemple contemporain la perpétuité de la tradition du genre *farci* en langue vulgaire. Il pourra subsister longtemps encore parmi nous, au moins dans des paroisses rurales, où le peuple tient d'autant plus à un tel usage, qu'il est plus au niveau de son intelligence, a pour lui l'attrait de la langue maternelle, et se recommande comme moyen d'enseignement religieux et d'édification publique. C'est à ces titres divers que la tolérance lui est assurée. L'indulgence de l'Eglise ne s'arrête qu'en présence des innovations qui déshonorent le culte divin, et peuvent altérer la foi ou les mœurs des chrétiens.

(L'abbé A. ARNAUD.)

EPITRITE, EPITRITO, ou *Sesqui alterzo*. — « C'est une des proportions mathématiques par laquelle, en comparant deux nombres inégaux, on trouve que le plus grand contient le plus petit, une fois et en outre une troisième partie du plus petit. Par exemple, le nombre 4 contient une fois le nombre 3 et en outre une unité, laquelle est la troisième partie du nombre 3. De même le nombre 8 contient le nombre 6 et en outre deux qui sont la troisième partie du nombre 6, » etc. (*Dictionnaire* de BROSSARD.)

Voici comment Bacchius l'ancien, traduit par M. Vincent (*Notice sur les manuscrits grecs relatifs à la musique*, p. 69), rend compte de la proportion *hémiole* et de la proportion *épitrite:*

« Théorème II. A C D B

« *La consonnance de quinte* —, voisine de celle d'octave, — *est dans le rapport hémiole* — (de 3 à 2).

« En effet, soit le ton total AB: je partage cette longueur en trois parties égales, aux points C et D; alors, plaçant le chevalet en C, je frappe les deux parties contenues dans CB; puis, ôtant le chevalet, je frappe la corde entière. Soit 3 la longueur entière, CB vaudra 2; les trois parties de AB seront dans le rapport hémiole avec les deux parties de CB; mais les deux sons produits sont à la quinte l'un de l'autre; donc la quinte est dans le rapport *hémiole*...

« Théorème III. a———4
c———3
b———2

« *La consonnance de quarte*— (excès de l'octave sur la quinte) — *est dans le rapport épitrite* — (de 4 à 3).

« En effet, soit l'octave représentée par l'intervalle $a:b$, et la quinte par l'intervalle $c:b$; puisque la consonnance de quinte est dans le rapport hémiole, autant c vaudra de fois 3, autant b vaudra de fois 2; ensuite, puisque la consonnance d'octave est dans le rapport double, et que b a été dit égal à 2, a vaudra 4. Mais les quatre parties de a sont dans le rapport épitrite avec les trois parties de c, et les sons présentent la consonnance de quarte; donc la *quarte* est dans le rapport *épitrite.* »

EPOQUES. — Nous croyons devoir donner ici un aperçu chronologique de la musique du moyen âge. Ce travail sera divisé en deux tableaux, le premier contenant les époques du chant liturgique, le second comprenant les époques de la musique envisagée comme art. Le premier n'est qu'une analyse succincte de l'histoire du chant grégorien disséminée dans les *Institutions liturgiques* de M. l'abbé de Solêmes, le R. P. dom Guéranger. Nous empruntons le second, auquel nous nous sommes permis de faire quelques additions, à l'*Histoire de la musique occidentale* de feu M. Kiesewetter.

IIe SIÈCLE.

Saint Sixte Ier confirme l usage de chanter durant *l'action* l'hymne, *Sanctus, sanctus*, etc.

Saint Télesphore établit que, la nuit de la naissance du Seigneur, on chanterait, au commencement du sacrifice, l'hymne *Gloria in excelsis Deo.*

IIIe SIÈCLE.

Clément d'Alexandrie, auteur d'une hymne admirable du Sauveur, placée à la suite de son *Pædagogus*, et commençant par ces paroles : *Frenum pullorum indocilium, penna volucrum non errantium, verus clavus infantium*, etc. « Frein des jeunes coursiers indomptés, aile des oiseaux qui point ne s'égarent, gouvernail assuré de l'enfance, pasteur des agneaux du Roi, » etc.

IVe SIÈCLE.

A Antioche, Flavien, plus tard évêque de cette ville, et Diodore, plus tard évêque de Tarse, voyant la ville dominée par l'arianisme, instruisirent les fidèles à psalmodier, sur un chant alternatif, les cantiques de David. Comme Théodoret le constate, le chant alternatif, qui avait commencé de cette manière à Antioche, se répandit de cette ville jusqu'aux extrémités du monde.

Les ariens, peu d'années après, s'approprièrent le chant alternatif à Constantinople. Ils en vinrent à composer aussi des cantiques dont un commençait ainsi: « Où sont maintenant ceux qui disent que trois sont une puissance unique? »

En Occident, le chant alternatif commence dans l'Eglise de Milan, vers le même temps qu'on l'établissait à Antioche.

Saint Ambroise y fait chanter ses hymnes, *Hymni et Psalmi*, au nombre desquels un chant plein de puissance, sur le mystère de la Trinité.

Saint Damase, auteur de plusieurs hymnes à la louange des saints.

Saint Hilaire, de Poitiers, auteur d'un *Livre d'hymnes et mystères sacrés*, qui n'est pas venu jusqu'à nous, sauf l'hymne qu'il envoya à sa fille Abra, et qui commence par ce vers : *Lucis largiter splendide.*

On lui attribue aussi celle de la Pentecôte : *Beata nobis gaudia;* celle du Carême: *Jesu, quadragenariæ*, et celle de l'Epiphanie : *Jesus refulsit, omnium.*

On paraît incliner à lui attribuer la longue prière commençant ainsi: *Hymnum dicat turba fratrum.*

Enfin, on a joint à son hymne *Lucis*, etc., celle-ci : *Ad cœli clara non sum dignus sidera*, non comme étant de lui, mais seulement pour qu'elle ne pérît pas.

On désigne aussi saint Hilaire comme ayant complété l'hymne *Gloria in excelsis.*

Saint Ephrem, moine, Syrien de nation, diacre d'Edesse, en vue de détruire les effets produits par les vers de l'hérétique Harmonius, composa une immense quantité d'hymnes en langue syriaque, dont 15 sur la Nativité de Jésus-Christ; — 15 sur le paradis ; — 52 de la foi et de l'Eglise; — 51 de la virginité; — 87 de la foi, contre les ariens et les eunomiens; — 56 contre les hérésies; — 85 hymnes mortuaires ; — 15 hymnes parénétiques, etc; toutes poésies étincelantes de génie, d'images orientales, de réminiscences bibliques et remplies d'une onction admirable, désignées à tort sous le titre de *Sermons* dans l'édition *vaticane* de saint Ephrem. L'Eglise copte en emploie une grande partie dans ses offices divins.

Apollinaire le jeune, évêque de Laodicée, depuis condamné comme hérétique dans un concile romain, auteur d'hymnes et de cantiques destinés à être chantés par le peuple dans les offices divins.

Saint Ambroise. — Les hymnes qui lui sont attribuées avec le plus de certitude sont d'abord les onze suivantes, que lui reconnaît dom Ceillier, savoir : *Æterne rerum conditor* ; — *Deus creator omnium* ; — *Jam surgit hora tertia* ; — *Veni, Redemptor gentium* ; — *Illuminans Altissimus* ; — *Orabo mente Dominum* ; — *Æterna Christi munera* ; — *Somno refectis artubus* ; — *Consors paterni luminis* ; — *O Lux beata Trinitas* ; — *Fit porta Christi pervia.*

Le B. Tommasi, dans son *Hymnaire*, ajoute les suivantes sur la foi des manuscrits : *Intende, qui regis Israel* ; — *Hymnum dicamus Domino* ; — *Hic est dies verus Dei* ; — *Optatus votis omnium* ; — *Jesu, nostra redemptio* ; — *Jam Christus astra ascenderat* ; — *Conditor alme siderum* ; — *Agnes beatæ virginis* ; — *Grates tibi, Jesu, novas* ; — *Apostolorum passio* ; — *Magni palmam certaminis* ; — *Apostolorum supparem* ; — *Mediæ noctis tempus est* ; — *Rerum creator optime* ; — *Nox atra rerum contegit* ; — *Tu Trinitatis unitas* ; — *Summæ Deus clementiæ* ; — *Splendor paternæ gloriæ* ; — *Æternæ lucis conditor* ; — *Fulgentis author ætheris* ; — *Deus æterni luminis* ; — *Christe rex cœli, Domine* ; — *Æterna cœli gloria* ; — *Diei luce reddita* ; — *Jam lucis orto sidere* ; — *Certum tenentes ordinem* ; — *Nunc, sancte nobis Spiritus* ; — *Bis ternas horas explicans* ; — *Jam sexta sensim volvitur* ; — *Dicamus laudes Domino* ; *Rector potens, verax Deus* ; — *Ter hora trina volvitur* ; — *Perfecto trino numero* ; — *Rerum Deus tenax vigor* ; — *Deus qui certis legibus* ; — *Sator, princepsque temporum* ; — *Lucis creator optime* ; — *Immense cœli conditor* ; — *Telluris ingens conditor* ; — *Cœli Deus sanctissime* ; — *Magnæ Deus potentiæ* ; — — *Plasmator hominis Deus* ; — *Christe qui lux es et dies* ; — *Christe cœlestis medicina Patris* ; — *Obduxere polum nubila cœli* ; — — *Squalent arva soli pulvere multo* ; — *Tristes nunc populi, Christe redemptor* ; — *Sævus bella serit barbarus horrens.*

Presque toutes ces hymnes font partie des bréviaires romain et ambroisien, et les autres de l'office mozarabe.

Cette dernière énumération est loin d'être authentique. Plusieurs de ces hymnes doivent être rendues à saint Grégoire. Le B. Tommasi n'a entendu que recueillir les traditions des anciens hymnaires.

On a attribué à saint Ambroise, sans aucune espèce de fondement, l'hymne monastique, *Te decet laus.*

Le *Te Deum laudamus* est intitulé d'ordinaire *Hymne de saint Ambroise et de saint Augustin.* — Rien que des conjectures à l'appui de ce titre. Rien de commun entre ces deux hymnes en prose, et celles de saint Ambroise, qui sont mesurées ; mais elles remontent à une antiquité voisine de ce saint docteur, car elles sont citées dans la règle de saint Benoît, qui a dû être écrite dans la première moitié du VIe siècle.

Saint Augustin. — On lui attribue à tort le chant du cierge pascal : *Exsultet jam Angelica.*

Fabius Marius Victorinus, personnage consulaire, orateur, rhéteur, grammairien : trois hymnes en prose sur la Trinité, desquelles des fragments sont entrés dans la composition de l'office de la sainte Trinité au Bréviaire romain.

Prudence, personnage consulaire, prince des poëtes chrétiens, a enrichi de belles hymnes les offices divins, tant de l'Eglise romaine que de l'Eglise gothique d'Espagne. — Son premier recueil, *Cathemerinon*, collection de prières *quotidiennes*, renferme les suivantes : AD GALLICINIUM : *Ales diei nuncius.* — HYMNUS MATUTINUS : *Nox et tenebræ et nubila.* ANTE CIBUM : *O crucifer bone lucisator.* — POST CIBUM : *Pastis visceribus, ciboque sumpto.* — DE NOVO LUMINE PASCHALIS SABBATI : *Inventor rutili, dux bone, luminis.* — ANTE SOMNUM : *Ades, Pater supreme.* HYMNUS JEJUNANTIUM : *O Nazarene, lux Bethlem, Verbum Patris.* — POST JEJUNIUM : *Christe, servorum regimen tuorum.* — OMNI HORA : *Da, puer, plectrum, choris ut canam fidelibus.* — CIRCA EXSEQUIAS DEFUNCTI : *Deus, ignee fons animarum.* — VIII KALENDAS JANUARIAS : *Quid est quod arctum circulum.* — DE EPIPHANIA : *Quicunque Christum quæritis.*

Le second recueil d'hymnes de Prudence est intitulé *Peristephanon* (des couronnes) ; il est consacré au triomphe d'un grand nombre de martyrs. On y remarque notamment l'hymne magnifique *Plus solito coeunt ad gaudia*, pour la célébration de la fête des saints Apôpôtres à Rome.

V^{e} ET VIe SIÈCLES.

[410.] Synésius, évêque de Ptolémaïde, composa des hymnes d'une grande beauté, qui restent encore au nombre de dix.

[410.] Saint Paulin, sénateur et consul romain, ensuite évêque de Nole, composa un Hymnaire que nous n'avons plus.

[412.] Sédulius, prêtre et poëte chrétien. — Hymnes dont l'Eglise se sert encore aujourd'hui dans les fêtes de Noël (*A solis ortus cardine*), et de l'Epiphanie (*Hostis Herodes impie*), toutes deux extraites d'un grand acrostiche de 23 versets, dont chacun commence par une des lettres de l'alphabet. L'introït, *Salve, sancta parens*, et l'antienne, *Genuit puerpera regem*, sont l'un et l'autre tirés des poésies de Sédulius.

[450.] Isaac, le Grand, prêtre d'Antioche, auteur de deux hymnes comprises dans l'office de la semaine sainte selon la liturgie syriaque des maronites.

[462.] Claudien Mamert, prêtre de Vienne, frère de l'évêque saint Mamert, mit en ordre un recueil de psaumes, et composa des hymnes. On lui attribue celle de la Passion : *Pange, lingua, gloriosi prælium certaminis.*

[511.] Saint Ennodius, évêque de Pavie. — Onze hymnes qui ne paraissent jusqu'ici avoir été en usage dans aucune église.

[514.] Jean, dit Bar-Aphtonius. — Hymnes syriaques sur la nativité de Jésus-Christ.

[520.] Elpis, femme de Boèce. — Deux hymnes en l'honneur de saint Pierre et saint Paul, desquelles plusieurs versets sont chantés par l'Eglise romaine dans les différentes fêtes de ces deux apôtres. L'une de ces hymnes: *Aurea luce et decore roseo ;* l'autre : *Felix per omnes festum mundi cardines.* Cette dernière, aussi attribuée, peut-être avec plus de certitude, à saint Paulin d'Aquilée.

[527.] Saint Siméon Stylite le jeune. — Une de ces hymnes que l'Église grecque appelle *Traparium*, en l'honneur de saint Démétrius, martyr

[527.] Saint Nicetius, évêque de Trèves. — Un traité *De bono psalmodiæ.*

[560.] Saint Venantius Fortunatus, evêque de Poitiers. — Plusieurs hymnes en usage encore aujourd'hui dans l'Église, savoir : En l'honneur de la sainte Croix, *Vexilla regis prodeunt ;* à la louange du saint Chrême, *O Redemptor, sume carmen temet concinentium.* A quoi il faut ajouter, d'après l'hymnaire du B. Tommasi, les suivantes : *Pange lingua gloriosi prælium certaminis,* déjà attribuée à Mamert Claudien ; celles en l'honneur de la sainte Vierge, *Quem terra, pontus, æthera,* et *O gloriosa Domina* ; une pour les fêtes de Noël : *Agnoscat, omne sæculum* ; enfin le cantique solennel du jour de Pâques : *Salve, festa dies, toto venerabilis ævo.* Ne pas oublier non plus son hymne en l'honneur de saint Denis. *Fortem fidelem militem.*

[572.] Chilpéric, roi de Soissons, fils de Clotaire 1er. — Des hymnes, *mais,* dit saint Grégoire de Tours, *qui ne sont d'aucun usage et ne pourraient l'être.* Ces opuscules de Chilpéric n'existent plus.

[589.] Babœus le Grand. — Un livre où *il dispose, selon le cercle de l'année, les triomphes de la sainte Vierge Marie et de saint Jean, ainsi que ceux des autres solennités et commémorations. Triomphes* se dit pour *hymnes* dans la liturgie chaldéenne.

[595.] Saint Isidore. — Dans son livre *De divinis, seu ecclesiasticis officiis,* se trouvent les parties suivantes : *De choris, De canticis, De psalmis, De hymnis, De antiphonis, De lectoribus, De psalmistis.* De plus, auteur des deux hymnes de sainte Agathe qu'on trouve dans l'office de cette sainte, au bréviaire mozarabe : *Adesto, plebs fidissima, et festum insigne prodiit coruscum.*

VIIe ET VIIIe SIÈCLES.

[604.] Saint Grégoire le Grand compila un recueil de chant. B. Denis de Sainte-Marthe lui donne les hymnes suivantes, presque toutes au Bréviaire romain : *Primo dierum omnium nocte surgentes, vigilemus omnes;* — *Ecce jam noctis tenuatur umbra;* — *Lucis creator optime;* — *Clarum decus jejunii;* — *Audi, benigne Conditor;* — *Magno salutis gaudio;* — *Rex Christe, factor omnium.*

[609.] Conantius, évêque de Palentia. — Nouvelles hymnes pour l'office gothique ; il y adapta des modulations musicales et rédigea des oraisons sur tous les psaumes.

[646.] Eugène II, évêque de Tolède. — Suivant ce que dit saint Ildephonse, corrigea les livres de l'église gothique sous le rapport du chant. Le B. Tommasi lui donne, d'accord avec Alcuin, l'hymne : *Rex Deus immensi quo constat machina mundi.*

[651.] Jacques, dit *le Commentateur.* — Dix hymnes pour la fête des Palmes ; une autre en l'honneur de la sainte Vierge.

[657.] Saint Ildephonse. — Deux messes d'un chant merveilleux, en l'honneur de saint Côme et de saint Damien.

[682.] Saint Léon II, Pape. — Platine vante son habileté dans la musique, et dit qu'il régla la psalmodie et réforma le chant des hymnes.

[691.] Johannicius, de Ravenne, mit en ordre les antiennes...... de l'église de Ravenne.

[700.] Saint Adelme se distingua par son aptitude à composer le chant ecclésiastique.

[701.] Bède, moine anglais. — Plusieurs hymnes. Le B. Tommasi lui attribue les suivantes : *Hymnum canentes martyrum,* pour la fête des saints Innocents ; — *Hymnum canamus gloriæ,* pour l'Ascension ; — *Emitte, Christe, spiritus,* pour la Pentecôte ; — *Præcursor altus luminis,* pour la Nativité de saint Jean-Baptiste ; — *Præcessor almus gratiæ,* pour sa décollation ; — *Apostolorum gloriam,* pour la fête des saints apôtres Pierre et Paul ; — *Adesto, Christe, vocibus,* pour la Nativité de la sainte Vierge ; — *Nunc Andreæ solemnia,* pour la saint André ; — *Hymnum dicat turba fratrum,* pour l'office de la nuit : — *Primo Deus cœli globum,* sur l'œuvre des six jours.

[710] Saint André, archevêque de Crète. — Un grand nombre d'hymnes sur diverses fêtes de l'année, sur la Vierge Marie et sur plusieurs autres saints.

[720.] Babœus, hérétique nestorien, érigea des écoles de musique sacrée dans la province d'Adiabène, et composa des hymnes.

[730.] Cosme, évêque de Maiuma, auteur de plusieurs hymnes qui se chantent dans les offices de l'Église grecque.

[730.] Saint Jean Damascène. — Diverses hymnes que l'on trouve dans ses Œuvres, et dont plusieurs font partie de la liturgie grecque.

[760.] Théodose, évêque de Syracuse. — Hymnes destinées à être chantées à l'office des vêpres, les jours de jeûne.

[768.] Charlemagne, auteur de l'hymne *Veni, creator Spiritus.*

[770.] Grégoire de Systre. — Un cantique. *Estote parati.*

[774.] Paul, diacre d'Aquilée. — L'hymne de saint Jean : *Ut queant laxis.*

[776.] Saint Paulin, patriarche d'Aquilée — Sept hymnes en grands iambiques, parmi lesquelles le B. Tommasi et Madrisius, éditeur de saint Paulin, comptent celle de la fête de saint Pierre et saint Paul, l'une des deux attribuées à Elpis, femme de Boëce : *Felix per omnes festum mundi cardines.*

[780.] Alcuin, auteur de l'ouvrage *De psalmorum usu.*

[784.] Théodulphe, évêque d'Orléans. — La fameuse hymne du dimanche des Rameaux, *Gloria, laus et honor.*

IXᵉ ET Xᵉ SIÈCLES.

[808.] Joseph Studite, archevêque de Thessalonique. — Plusieurs hymnes dans la liturgie grecque.

[812.] Amalaire, de l'Eglise de Metz. — Le livre *De ordine antiphonarii.*

[813.] Saint Théodore Studite. — Une grande quantité d'hymnes en usage dans la liturgie grecque.

[813.] Agobard, archevêque de Lyon, — a écrit contre Amalaire de Metz les livres intitulés *De psalmodia* ; *De correctione antiphonarii* ; *Liber adversus Amalarium.*

[818.] Théodore et Théophane Graptus, moines de Saint-Sabas. — Plusieurs hymnes de la liturgie grecque.

[820.] Josué, patriarche des nestoriens, écrivit *De la vertu des hymnes.*

[829.] Icasie, princesse grecque. — Plusieurs hymnes ecclésiastiques, dont quelques-unes sont entrées dans la liturgie grecque.

[830.] Héliascar, chancelier de Louis le Débonnaire, mit en ordre l'Antiphonaire romain, à l'usage de plusieurs églises.

[840.] Loup, abbé de Ferrières. — Deux hymnes en l'honneur de saint Vigbert.

[847.] Raban-Maur. — Plusieurs hymnes.

[850.] Aurélien, moine de Moutier-Saint-Jean. – Un traité sur le chant : ouvrage que nous n'avons plus.

[853.] Joseph, de Sicile, surnommé l'*Hymnographe.* — Beaucoup d'hymnes en usage dans la liturgie grecque : pas moins de six cents en l'honneur de la sainte Vierge. Cantiques d'une grande onction, souvent d'une poésie sublime.

[860.] Charles le Chauve. — On lui attribue un répons de saint Martin, commençant par ces mots : *O quam admirabilis.*

[862.] Salvus, abbé d'Alvelda. — Des hymnes.

[880.] George, archevêque de Nicomédie. — Plusieurs hymnes de la liturgie grecque.

[886.] L'empereur Léon le Philosophe. — Plusieurs pièces du même genre, également placées dans les livres d'offices des Grecs.

[892.] Reginon, abbé de Prum. — Un traité *De harmonica institutione ;* il compila un Lectionnaire pour toute l'année.

[899.] Le chantre Hucbald, moine de Saint-Amand. — Pendant un séjour à Reims, il composa le chant et les paroles d'un office en l'honneur de saint Thierry pour les moines de l'abbaye de ce nom ; il enrichit encore d'autres églises de ses mélodies, principalement celles de Meaux et de Nevers. Il avait composé deux traités sur la musique, dans l'un desquels il avait fixé des signes pour marquer les différents tons de l'octave.

[900.] Aurélien, clerc de l'église de Reims, écrivit : *De regulis modulationum quas tonos, sive tenores appellant, et de earum vocabulis.*

[901.] Marc, moine. — Beaucoup d'hymnes qui se trouvent dans la liturgie grecque, aux offices de la semaine sainte.

[902.] Etienne, évêque de Liége. — Auteur d'un office en l'honneur de la Sainte-Trinité, en composa aussi le chant.

[903.] Helpéric, moine de Saint-Gall. — Un livre *De musica.*

[904.] Notker le Bègue, moine de Saint-Gall. — Un grand nombre de séquences et d'hymnes non employées dans les offices de l'Eglise ; un traité sur les notes usitées dans la musique.

[910.] Etienne, abbé de Lobbes, nota le chant d'un office en l'honneur de saint Lambert.

[917.] Saint Ratbod, évêque d'Utrecht, composa le chant d'un office en l'honneur de saint Martin ; et deux hymnes à l'honneur de saint Switbert et de saint Lebwin.

[926.] Saint Odon, abbé de Cluny. — Sept antiennes en l'honneur de saint Martin ; deux hymnes pour la fête du même saint ; une autre hymne sur sainte Marie-Madeleine.

[944.] Foulques II, dit le Bon, comte d'Anjou. — Douze répons en l'honneur de saint Martin.

[945.] Guy, évêque d'Auxerre, travailla sur le chant ecclésiastique ; appliqua sur des paroles de son choix, en l'honneur de saint Julien de Brioude, la mélodie du chant des répons composés par Héric et Remy, moines de l'abbaye de Saint-Germain.

[971.] Notker, évêque de Liége, travailla sur la musique ecclésiastique ; fit un recueil de séquences.

[978.] Hartmann et Ekkehard, moines de Saint-Gall. — Diverses hymnes, litanies en vers, et autres morceaux rimés et mesurés.

[980.] Elie, évêque de Cascare. — Un livre *De l'usage des Psaumes.*

[982.] Jean, abbé de Saint-Arnoul de Metz. — Chants pour la fête de sainte Lucie et sainte Glossine.

[997.] Robert, roi de France. — Plusieurs pièces de chant. (*Voy.* XIᵉ siècle.)

[997.] Létald, moine de Micy. — Il composa un office entier en l'honneur de saint Julien, et en nota le chant.

XIᵉ ET XIIᵉ SIÈCLES.

Le roi Robert. — Séquences pour diverses fêtes, outre celle de la Pentecôte : *Sancti Spiritus adsit nobis gratia.* Répons, entre autres : *Judæa et Jerusalem ; — Cornelius centurio ; — O constantia martyrum.*

[1007.] Fulbert, évêque de Chartres. — Trois répons en vers non rimés, pour la Nativité de la sainte Vierge : *Solem justitiæ regem paritura supremum ; — Stirps Jesse ; — Ad nutum Domini.* En outre, plusieurs séquences et plusieurs hymnes ; parmi ces dernières, celle du temps pascal : *Chorus novæ Jerusalem.*

[1008.] Bernon, abbé de Richenau. — Un livre sur le chant, *Libellus tonarius* ou *Opus symphoniarum et tonorum.* On lui attribue encore trois ouvrages sur le chant : *De musica seu de tonis ; De instrumentis musicis,* et *De mensura monochordi.*

[1010.] Adelbode, évêque d'Utrecht. — Le chant de l'office de la nuit pour la fête de saint Martin.

[1012.] Arnold, prévôt de Saint-Emmeran de Ratisbonne. — Antiennes et répons pour la fête de cet évêque.

[1014.] Guy d'Arezzo, fameux didactitien. — Son *Micrologue ;* son opuscule *De mensura monochordi;* un Antiphonaire d'après sa méthode.

[1020.] Olbert, abbé de Gemblours. — Entre autres compositions de chant il lui est attribué les chants et les hymnes de saint Véron et de sainte Vaudru.

[1025.] Saint Odilon, abbé de Cluny. — Hymnes en l'honneur de la sainte Vierge, de sainte Adélaïde et de saint Mayeul.

[1027.] Le Pape saint Léon IX. — Répons de l'office de saint Grégoire le Grand, de saint Cyriaque, de sainte Odile, de saint Nicolas, de saint Hydulphe, de saint Gorgon.

[1035.] Angelran, abbé de Saint-Riquier. — Il mit en chant l'office de saint Valéry et celui de saint Vulfran.

[1039.] Godescalc, prévôt d'Aix-la-Chapelle. — Un grand nombre de *séquences* pour la messe.

[1040.] Hermann Contract, moine de Richenau. — Trois traités : *De musica, De monochordo, De conflictu sonorum;* — paroles et chant mélodieux des antiennes, *Salve regina;* — *Alma Redemptoris mater;* les séquences *Ave præclara maris stella ;* — *O florens rosa;* — *Rex omnipotens*, du jour de l'Ascension ; et beaucoup d'autres, parmi lesquelles plusieurs mettent le *Veni, sancte Spiritus*, attribué par d'autres à Innocent III; les répons *Simon Barjona* pour saint Pierre; ceux de l'Annonciation, des saints anges, etc.

[1040.] Aaron, abbé de Saint-Martin, puis de Saint-Pantaléon de Cologne. — Un livre *De utilitate cantus vocalis et de modo cantandi et psallendi.*

[1050.] Jean, dit *le Géomètre.* — Quatre grandes hymnes en l'honneur de la sainte Vierge. Il avait aussi composé d'autres hymnes pour les différentes fêtes de l'année.

[1050.] Odon, moine de l'abbaye des Fossés. — Auteur des répons chantés autrefois le jour de la Saint-Baboleyn.

[1054.] Jean, dit *Maurapus*, métropolitain d'Euchaite. — Beaucoup d'hymnes, savoir : vingt-quatre *canons paraclétiques au Christ Sauveur;* deux autres cantiques adressés pareillement au Verbe incarné; soixante-sept à la sainte Vierge; un au saint Ange-Gardien; deux à saint Jean-Baptiste; d'autres pour les fêtes des saints Basile, Grégoire de Nazianze et Jean Chrysostome.

[1057.] Saint Pierre Damien, cardinal et évêque d'Ostie. — Grande quantité d'hymnes, antiennes, dont les belles hymnes de la Croix, de Pâques, de l'Annonciation et de l'Assomption de la sainte Vierge, de saint Pierre, saint Paul, saint André, saint Jean l'Evangéliste, saint Vincent, saint Grégoire le Grand, saint Benoît, etc.

[1058.] Gosselin, moine de Saint-Bertin. — Une séquence en l'honneur de sainte Etheldrède

[1060.] Vitmond, moine de Saint-Evroul. — Antiennes, répons, hymnes notées sur des airs très-mélodieux.

[1060.] Lambert, abbé de Saint-Laurent de Liége. — Chant et paroles d'un office en l'honneur de saint Héribert.

[1060.] Francon, écolâtre de la cathédrale de Liége. — Un traité sur le chant ecclésiastique.

[1060.] Alphane, archevêque de Salerne. — Hymnes en l'honneur de divers saints.

[1068.] Guillaume, abbé d'Hirsauge. — Un traité *De musica et tonis;* un autre, *De Psalterio.*

[1070.] Osberne, chantre et sous-prieur de Cantorbéry. — Un traité *De musica.*

[1070.] Didier, abbé du Mont-Cassin, depuis Pape Victor III. — Chants ou hymnes en l'honneur de saint Maur.

[1071.] Raynald, évêque de Langres. — Chant de l'office de saint Mammès.

[1075.] Thomas, archevêque d'York. — Chant d'un grand nombre d'hymnes.

[1080.] Durand, abbé de Saint-Martin de Troarn. — Antiennes et répons, avec leur chant, pour diverses fêtes.

[1091.] Aribon, d'état et de qualité inconnus. — Un traité *De musica.*

[1094.] Jean Saïd Bar-Sabuni, évêque jacobite de Mélitine. — Une hymne acrostiche que les Jacobites chantent durant la cérémonie de la tonsure des moines.

[1097.] Saint Anselme, archevêque de Cantorbéry. — Hymnes pleines d'onction.

[1110.] Geoffroy, abbé de la Trinité de Vendôme. — Une hymne en l'honneur de la sainte Vierge; trois autres sur la conversion de sainte Marie-Madeleine.

[1110.] Marbode, évêque de Rennes. — Trois hymnes en l'honneur de sainte Marie Madeleine.

[1115.] Saint Bernard. — Outre ses travaux sur l'Antiphonaire, un office entier en l'honneur de saint Victor, renfermant des hymnes totalement dépourvues de mesure et de quantité. On peut faire le même reproche à son hymne de sainte Malachie. Ces hymnes contrastent complétement avec le petit poëme de mesure ïambique et si mélodieux, qui commence ainsi : *Jesu, dulcis memoria*, dont l'Eglise a tiré les trois hymnes de l'office du saint nom de Jésus. — On place encore parmi les œuvres probables de saint Bernard l'hymne à l'honneur des cinq plaies de N.-S., qui commence : *Salve, mundi salutare.* — Le traité *De ratione cantus*, qui sert de préface à l'Antiphonaire de Cîteaux, se trouve aussi parmi les œuvres de saint Bernard, bien qu'il y ait des raisons de douter que cet ouvrage soit de lui.

[1118.] Théotger, évêque de Metz. — Un traité du chant ecclésiastique.

[1123]. Pierre Maurice, dit *le Vénérable*, abbé de Cluny. — Plusieurs hymnes et en particulier celles que chante l'ordre de Saint-Benoît dans la fête de son patron : *Laudibus cives resonent canoris; — Inter æternas superum coronas,* — et *Quidquid antiqui cecinere vates.* — De plus, l'hymne sur la translation des reliques de saint Benoît en France : *Claris conjubila, Gallia, laudibus.*

[1130.] Hervé, du Mans, moine du bourg de Dol. — Il donna l'explication des cantiques que l'on chante dans les offices divins.

[1130.] Abailard, à la prière d'Héloïse, composa un petit livre d'hymnes et de séquences à l'usage du Paraclet. On y remarque notamment la belle séquence *Mittit ad Virginem.*

[1130.] Rodulphe, abbé de Saint-Tron, nota un office en l'honneur de saint Quentin.

[1136.] Rinald II, cardinal, abbé du Mont-Cassin. — Trois hymnes en l'honneur de saint Maur; trois pour saint Placide et une pour saint Sévère.

[1150.] Damien, prémontré, aux Pays-Bas. — Il passe pour avoir composé des chants admirables en l'honneur de saint Corneille et de saint Cyprien.

[1150.] Adam, chanoine de saint Victor, illustre par ses belles séquences, entre autres celle de saint Denis : *Gaude prole, Græcia.*

[1160.] Maurice de Sully, évêque de Paris. — Plusieurs répons de l'office des Morts.

[1166.] Nersès, patriarche d'Arménie. — Un livre entier d'hymnes de la plus grande beauté, encore en usage dans l'Eglise d'Arménie.

[1169.] Thomas de Bayeux, surnommé *l'Anglais.* — Chants pour l'Eglise.

[1190.] Conrad, moine d'Hirsauge, au rapport de Trithème, composa un traité *De musica et tonis.*

[1191.] Etienne, évêque de Tournay, nota le chant d'un office de saint Gérard.

[1197.] Reiner, moine bénédictin. — Sept hymnes en l'honneur du Saint-Esprit.

[1198.] Le Pape Innocent III. — Plusieurs le font auteur des séquences *Veni, sancte Spiritus,* et *Stabat mater dolorosa.*

XIII

XIII° SIÈCLE.

Alain de Lille. — Deux séquences, l'une sur l'incarnation du Verbe, l'autre sur la fragilité de la nature humaine.

[1240.] Simon Taylor, Dominicain. — Deux livres *De Pentachordis,* deux *De Tenore musicali,* un *De Cantu Ecclesiastico corrigendo.*

[1255] Théodore Lascaris II, empereur. — En l'honneur de la sainte Vierge, un *Canon* ou hymne qui se trouve dans le livre que les Grecs nomment *Paraclétique.*

[1270.] Latinus Frangipani, cardinal. — Il passe pour être l'auteur de la séquence des morts *Dies iræ.*

[1270.] Sanche, Infant d'Aragon, archevêque de Tolède. — Hymnes en l'honneur de la sainte Vierge.

[1270.] Saint Thomas d'Aquin. — Il rédigea l'office du Saint-Sacrement, dans lequel se remarque la prose célèbre *Lauda, Sion.*

XIV° ET XV° SIÈCLES.

[1301.] Jacopone, de l'ordre des Frères Mineurs. — On lui attribue la prose *Stabat mater* et plusieurs autres.

[1333.] Nicéphore Calliste, moine de Sainte-Sophie. — Il a laissé des hymnes et autres pièces pour les offices ecclésiastiques.

[1350.] Le B. Charles de Blois, duc de Bretagne. — Plusieurs pièces de chant ecclésiastique, entre autres une prose en l'honneur de saint Yves accompagnée d'un chant mélodieux.

[1475.] Jean de Durnsten, Augustin. — Il écrivit *Demonochordo, De modo bene cantandi.*

[1483.] Jean Trithème, Bénédictin. — Plusieurs séquences, un office en l'honneur de sainte Anne et saint Joachim, et plusieurs messes.

XVI° ET XVII° SIÈCLES.

[1526.] Erasme. — Hymnes en l'honneur de la sainte Vierge.

[1547.] Laurent Massorilli. — Un recueil d'hymnes remarquables.

[1558.] Georges Cassandre, docteur flamand. — Publia un recueil d'hymnes.

[1560.] Marc-Antoine Muret. — Hymnes, dont plusieurs admises dans les bréviaires modernes des diocèses de France.

[1602.] Cardinal Robert Bellarmin. — Hymne *Pater superni luminis,* pour l'office de sainte Marie-Madeleine.

[1602.] Cardinal Silvio Antoniani. — Hymne pour le commun des Saintes femmes, *Fortem virili pectore.*

REVUE DES ÉPOQUES DE LA MUSIQUE DE L'EUROPE OCCIDENTALE AVEC UNE LISTE DES COMPOSITEURS, MAÎTRES ET ÉCRIVAINS QUI SE SONT DISTINGUÉS A CHAQUE ÉPOQUE.

Abréviations.

Fl.,	*Flamand.* —	Ecr. pol.,	*écrivain polémique.* —
All.,	*Allemand.* —		
It.,	*Italien.* —	Syst.,	*auteur de système.* —
Fr.,	*Français.* —		
Angl.,	*Anglais.* —	P.,	*Père* (religieux). —
Esp.,	*Espagnol.* —		
Ecr.,	*écrivain.* —	Ab.,	*abbé.*
Théor.,	*théoricien.* —		

Epoque Hucbald. — X° siècle.

1° *Hucbald de Saint-Amand,* en Flandre (890) décrit, le premier, le procédé pour accompagner un chant donné, avec une ou plusieurs voix, jusqu'au nombre de huit, en mouvement direct : chant à deux parties en intervalles dissonants. Le tout d'un effet détestable. — *Notation :* Syllabes du texte amoncelées entre les lignes. Les lettres inventées par lui à la manière de l'ancienne musique grecque, théorie dont on ne s'est pas servi.

Epoque Guido. — XI° siècle.

2° *Guido d'Arezzo,* moine bénédictin de Pomposa (1020-1040), rétablit les lois de l'*organo.* — *Notation :* rectifie les *Neumes* (*Nota Romana*) des temps antérieurs, par le moyen des lignes. Il se sert aussi des sept lettres grégoriennes de l'alphabet latin.

Epoque anonyme. — XII° siècle.

Invention des notes. Essais continus et plus heureux qui conduisent à une espèce de contrepoint mélangé. A cette occasion, invention de signes représentant les divisions différentes du temps, nommées aussi *notes mensurales* ou *figures ;* par conséquent, origine de la *musique mesurée* ou *figurée.* Inventeur, fondateur et premiers rectificateurs inconnus. Les monuments manquent. Troubadours et Trouvères. (FÉTIS, *Ep. Caract. du plain-chant. Revue* de M. DANJOU, p. 328.)

Epoque Francon. — XIIIe siècle.

Continuation des essais de chant à plusieurs parties. Perfectionnement de la théorie de la mesure, *Discant* ou *Déchant*. (*Ibid.*) — *Francon* de Cologne, le plus ancien écrivain connu dans cette partie. Il doit avoir fleuri dans la première moitié du XIIIe siècle. — *Walther Odington*, moine d'Everham en Angleterre. Ecr. théor. (1240). — *Hieronymus de Moravia*, en France. Ecr. théor. (vers 1260). — *Pseudo-Beuda*, patrie et époques inconnues. Ecr. théor. Essai d'une composition à trois parties. — *Adam de la Hale*, d'Arras, vivait à la cour du comte de Provence, vers 1280. Compositeur.

Epoque Marchettus et Jean de Muris. — 1300-1380.

Développement progressif de la connaissance du *déchant* et de la *mesure*. La pratique est encore au plus bas degré.

Marchettus, de Padoue., théor. (1309). — *Joannes de Muris*, Franç., écr. théor. (1323). Compositions dont il nous reste quelques essais. — *Anonymus*, Voy. *De Cantu et musica*, de l'abbé GERBERT. — *Guillaume de Machault*, Franç. (vers 1340). — *Francesco Landino*, Florentin (vers 1360). — *Carmen*. — *Tapissier*. — *Césaris*. — *Jacques de Bologne*. — *Frère Guillaume* de France (probabl. Guillaume de Machault). — *Don Donato de Lascia*. — *Maître Jean* de Florence. — *Lorenzo* de Florence. — *S. Gherardello*. — *S. Nicolas* de Proposto. — *L'abbé Vincenzio* d'Imola. — *Don Paolo Tenorista* de Florence. — *Frère Bartolino*. — *Frère Andrea*. — *Gian Toscano*. — *Magister de Perusio*. — *Magister Ægidius Eremitarum* S. Augustini. — *Magister Zacharius*. — *Frater Joannes Zanna*. — Anton. de Caserta. — *Franciscus de Florentia* (c'est-à-dire de Landino). — Selesses. — Philippus de Caserta. Egardus. — Dactalus de Padua (ou bien Juan Dominique Dattolo). — Conrad de Pistoia. — Bartholomeo de Bologne.

Epoque Dufay. — XVe siècle.

Ancienne école flamande ou néerlandaise. — Perfectionnement du contrepoint régulier. — Brasart. — Binchois (Egidius). — Dufay, de Chimay, en Hainault, chanteur de la chapelle pontif. à Avignon. — Eloy (Eligius), vraisemblablement le même qu'Egidius Binchois. — Frangues (Vincent). — Cousin. — Dunstaple, etc.

Epoque Ockenheim. — 1450-1480.

Nouvelle et seconde école néerlandaise. — Contrepoint artificieux. — Commencement de la belle période des Néerlandais.

Ockenheim ou *Ockeghem*, chef de l'école. Busnois, Fl. — Carontis, Fl. — Hobrecht, Fl. — Régis, Fl., etc.

Professeurs célèbres en Italie. — *Joannes Tinctoris*, Fl. — Guilhelmus Guarnerii, Fl. — Bernardus Hycaert, Fl.

Organistes célèbres. — Scarcia Lupo (Antonio degli organi) à Florence. — Bernardus (surnommé l'*Allemand*) prétendu inventeur de la pédale à Venise.

Epoque Josquin. — 1480-1520.

Période brillante des Néerlandais en Europe. — Les contrapuntistes paraissent en Allemagne. — Professeurs célèbres en Italie. — Quelques Français se distinguent hors de leur pays.

Elèves connus d'Ockenheim. — Agricola. — Brumel. — Gaspar. — Loyset Compère. — *Josquin des Prés*. — Prioris. — De La Rue. — Verbonnet.

Aaron (P.), Vénit., écr. théor. — Adam de Fulde, All., écr. — Bassiron, Fl. — *Carpentras*, Fr., à Rome. — Dyjon, Angl. — Fevin (Rob.), Fr. — Fevin (Ant.), Fr. — Gaffurius (Franchinus) de Lodi, maît. et écr. théor. — Goes, Portugais. — Goedendag, All. ou Fl. — Hofheimer, à Vienne, organist. de la cour. — Isaac (Henry). All. — Mahu, All. — *Mouton*, Fl. — De Orto, Fl. — Ramis de Pareja, Esp., écr. théor. — Spataro, de Bologne, écr. théor.

Epoque Willaert. — 1520-1560.

Ecole néerlandaise en Italie. — L'art s'y acclimate et y produit déjà de grands résultats. — L'école vénitienne donne naissance au *madrigal*.

Animuccia, Bolonais, à Rome. — *Arcadelt*, Fl. — Cambio (Périsson), It. — Canis (Corneille), Fl. — Certon, Fr. — Clemens non papa, Fl. — De Clève (Joa.), All. — Crecquillon, Fl. — Deiss, All. — Ferabosco, Romain. — Festa (Cost.), Flor., à Rome. — *Giachetto de Mantua*, Fl. — *Glareanus*, écr. théor. — *Goudimel*, Fl., maître de Palestrina. — Henry VIII, roi d'Angleterre. — *Jannequin*, Fr. — Maillard, Fr. — Manchicourt, Fl. — *Moralès*, Esp., à Rome. — Moulu, Fr. — Paminger, All. — Payen, Fl. — Pevernage, Fl. — Phinot, Fl. — *Porta* (Cost.), de Crémone. — Richefort, Fl. — *De Rore* (Cypr.), Fl. — *Senfel*, All. — Sermisy, Fr. — Utendaler, All. — Della Viola (Alf.), Vénit. — *De Waert*, Fl. — *Walther* (Joh.), All. — *Willaert*, Fl., etc.

Epoque Palestrina. — 1560-1600.

Commencement des succès des musiciens italiens. — Clôture de la grande période des Néerlandais.

Aichinger, All. — Anerio (Felice), Rom. — Asala, Véronais. — Bird, Angl. — Donati, Vénit. — Dragoni, Rom. — Falconio d'Asolo. — Le Febvre, Fl. — Felix, Rom. — *Gabrielli* (Andr.), Vénit. — Gabrielli (Giov.), Vénit. — Gallus (Jacob.), — Gastaldi, Mila. — Galli. — Giovanelli, Rom. — *Höbler*, Al. — Ingegneri, Rom. — Isnardi, Ferrarais. — *Lassus Orlando*, Fl. — Le Jeune (Claude), Fl. — Luyton, Fl. — *Marenzio*, Rom. — Maryland, All. — Merulo (Claud.), Parm. — *De Monte* (Philip.), Fl. — *Nanini* (Bern.), Rom. — Nocetti (Flamin.). — Osculati. — Palavicini, Crem. — Nanini (Giov. Mar.), Rom. — Palestrina, Rom. — *Prætorius* (Jérôme), All. — Ponzio, Parm. — Rota, Bolon. — Rubini, Vénit. — Schöndorfer, All. — Stabite (Annib.), Padouan. — Tallis, Angl. — Valeampi, Ital. — Vecchio (Orazio), Mod. —

Vecchio (Orfeo), Milan. — Venosa (Gesualdo princ. di), Napol. — Vittoria, Esp. à Rome. — Zang, All. — Zarlino, Vénit., théor. syst. — Ceroue (Dom. Piet.) Berg., écr. théor.

Epoque Monteverde. — 1600-1640.

Premier essai du style récitant. — Origine de l'*opéra*, de la *monodonie* et du style concertant, (concerto d'égl se).

Agazzari, de Sienne. — Agostini, Rom. — *Allegri*, Rom. — Buel, All. — *Caccini*, Rom. — *Casciatini*, Rom. — Calatani, Sicilien. — *Cavaliere* (Emil. de), Rom. — Cifra, Rom. — Cima, Milan. — *Croce*, Vénit. — Erbach, All. — Faber (Bened.). — Franck, Silésien. — *Frescobaldi*, à Rome, organiste et comp. — Gagliano, Florentin. — *Giaccobi*, Bolon. — Grandi, Vénit. — Heredia, Esp., à Rome. — Kapsberger, All., à Rome. — Leoni, Vénit. — Mazzochi (Dom.), Rom. — Mazzocchi (Virg.), Rom. — *Monteverde*, Vénit. — *Peri* (Jacopo), Florent. — Pacello (Aprilio). — Prætorius (Mich.), All., écr. théor. — Prioli, Vénit. — Quagliati, Rom. — Selle, Hambourg. — Turini. — Ulferer, All. — Ugolino, Rom. — *Viadana*, de Lodi. — Walliser, All., etc., etc.

Epoque Carissimi. — 1640-1680.

Première amélioration du *récitatif* et de la mélodie dramatique. — Introduction des instruments concertants avec les voix.

Abbatini, Rom. — *Benevoli*, Rom. — Bockshorn (Capricorne), All. — *Carissimi*, Rom. — *Cesti*, Rom. — Cavalli, Venit. — Corso de Celano. — Corvo, Cremon. — Duranti (Silv.), Rom. — Federici, Rom. — Ferrari, Vénit. — *Foggia*, Rom. — Graziani, Rom. — Hammerschmidt, All. — Legrenzi, Vénit. — Monferrato, Vénit. — Ravetta, Vénit. — *Schütz*, All. compos. d'opéras. — Sdadlmayer. — *Stradella*, Napolit. — Ziani (l'ancien), Vénit., etc., etc.

Epoque Scarlatti. — 1680-1720.

Amélioration essentielle du *récitatif* et de la mélodie dramatique. — Premier perfectionnement d'une musique instrumentale indépendante.

Agostini (Piersimone), Rom. — Aldobrandini, Bolon. — Alessandri (Guil.). — *Astorga*, Sicil. — Bach (J. Christ.), All. — Badia, Ital. — *Bay*, Bol. — Bagliani, Milan. — Banner, de Padoue. — Barbieri, Bolon. — Bencini, Rom. — *Berardi*, écr. théor. — *Bernaleci*, Rom. — *Biffi*, Vénit. — Buononcini, Bol., comp. écr. théor. — *Caldara*, Vénit. — Calegari (P.), Vénit. — Caniciari, Rom. — Carescena. — Casini, Flor., organ. — *Clari*, Rom. — *Colonna*, Bolon. — Conti (Fr.), Vénit. — Cordaus, Vénit. — *Corelli*, Rom. — Costanzi, Rom. — Dedekind, All. — Della Bella, Vénit. — *Fux* (J. J.), à Vienne, écr. théor. — Gabuzio, Bolon. — *Gasparini*, Vénit. — Govella, Bolon. — *Geminiani*, de Lucques. — *Keiser*, Hambourg., compos. d'op. — *Lotti*, Vénit. — *Lulli*, Fr., origin. d'Italie. — *Marcello*, Vénit. — Pacello (Ant.), Vénit. — Pacchioni, Bolon. — Pasquale, Bol. — Passerino, Bolon. — *Perti*, Bolon. — Pistocchi, Bolon. — *Pitloni*, Rom. — Polaroli (aîné), Vénit. — Polaroli (jeune), Vén. — Porsile, Bolon. — Predieri, Bolon. — Scarlatti (Alessan.), Nap. — *Scarlatti* (Domen.), Nap. — *Steffani* (abbé), Vénit. — Vinaccesi, Vénit. — Vinaldi, Vénit. — Ziani (le jeune), Vénit., etc.

Epoque Leo et Durante. — 1720-1760.

Ecole napolitaine. — Rectification de la mélodie. — Augmentation des instruments dans l'orchestre.

Abos, Napol. — Avona, Nap. — Adolfati, Vénit. — *Alembert* (d'), Fr., syst. — Bach (J.-S.), Leips. — Bergame, de Trévise. — Brusa, Vén. — Beretti. — *Caffaro*, Nap. — *Carapella*, Nap. — Carpani, Rom. — Casali, Rom. — Ciampi (Franc.), Nap. — Ciampi (Vinç Legrenzic), Nap. — Ciampi (Fil.) Rom. — Chiti, Rom. — Conti (Nic.). — Cocchi, Vén. — Cotumacci, Nap. — *Durante* (Franc.), Nap. — *Eberlin*, All. — Feo, Nap. Ferradini, Nap. — *Galuppi*, Vén. — Gogrini, Bergam. — Grasseti (surnom. *Il Bassetto*), Rom. — *Graun*. — *Greco* (Gaëtano), Nap., profess. — Handel. — Hasse (surnom. *Il Sassone*). — Holzbauer. — Jerace, Nap. — *Jomelli*, Nap. — Lampugnani, Mil. — *Leo* (Leonardo), Nap. — Mancini, Nap. — *Martini*, Bolon., hist. — Mattheson, All. écr. esthét. polém. — Nardini, violoniste. — Palotta, de Palerme. — Paradies, Napol. — Perez, Esp. à Naples. — Pera (l'ancien), Vén. — *Pergolesi*, Nap. — Pittecchio, Rom. — Porpora, Napol. — Porta (Giov.), Vénit. — Pugnani (violoniste). — Ragazzi, Nap. — *Rameau*, Fr., comp. syst. — Riccieri, Bolon. — Ristori, Bol. — Sala, Nap. — Saratelli, Vén. — Salinas (Giusepi), Sicil. — Speranza, Nap. — *Stölzl*, All. — *Tartini*, de Pirano en Istrie, syst. — *Telemann*, Hambourg. — Teradeglias, Esp., à Naples. — Tinazoli, Rom. — *Traetta*, Napol. — Tuma, à Vienne. — *Valotti*, Padouan. — *Vinci*, Nap. — Wagenseil, à Vienne. — Zanatta, Napol. — Zelenka. Bohem., etc., etc.

Epoque de Gluck. — 1760-1780.

Réforme du style de l'opéra. — Introduction des morceaux d'ensemble et du grand finale. — Progrès toujours croissants de la musique instrumentale.

Basili (l'ancien), de Lorette. — *Bach* (Ch.-Phil.-Em.), exéc., comp., org., écr. théor. — Bach (Chrétien), surnommé *l'Anglais* et aussi *le Milanais*. — Bach (Friedmann), fils de Sébastien Bach. — *Benda* (Georg.), Bohémien. — Fenaroli, Nap. — Fiotoni, Milan. — Gossmann, Viennois. — *Gluck*, All. — *Grétry*, Fl. — *Guglielmi* (l'ancien), Napol. — *Homilius*, All. — *Kirnberger*, à Berlin, éc. théor., syst., polem. — *Majo*, Napol. — Marpurg, à Berlin, écr. théor. syst. polém. — Misliweczek, Bohémien. — Mondonville, Fr. — Monsigny, Fr. — *Piccini*, Nap. — Philidor, Fr. — Prati, Ferrarais. — Rolle, All. — *Rousseau* (J.-J.), Génevois, comp., écr., auteur d'un *Dictionnaire*. — *Sacchini*, Nap. — Scarlatti (Giuseppe), Nap. — Schuster, Saxon, etc.

Epoque Haydn et Mozart. — 1780-1800.

École de Vienne. La musique instrumentale atteint son plus haut degré de perfection.

Albrechtsberger, à Vienne. — Anfossi, Nap. — *Bertoni*, Vénit. — *Catel*, Franc. — *Cherubini*, Flor., en Fr. — *Cimarosa*, Nap. — *Clementi*, pianiste. — *Dalayrac*, Fr. — *Fasch*, Berlin. — Furlanetto. — Gazzanica, Vén. — Guglielmi (le jeune), Nap. — *Haydn* (Joseph), de Vienne. — *Haydn* (Mich.), *ibid.* — Jannaconi, Rom. — Krauss, All. — *Lesueur*, Fr. — Lorenzini, Rom. — *Mattei*, Bol. — Mortellari, Nap. — *Mozart* (W.-Am.), Viennois. — Nazolini. — *Naumann*. — *Paesiello*. — Portmann, All., syst. — Quaglia, Mil. — Rodewald, Silésien. — Sabbatini, Vén. — *Salieri*, Vén., à Vienne. — *Sarti*, de Faenza. — Tarchi, Nap. — Tritto, Nap. — Vogler (Ab.), All., écr. théor. syst. — *Zingarelli*, Nap., etc., etc.

ESPACE. — On se sert du mot *espace* dans le plain chant pour indiquer l'intervalle qui sépare les différentes lignes de la portée, autrement dit les interlignes.

ESPECES. — Les sept octaves, pouvant être divisées de deux manières, harmoniquement, c'est-à-dire par la quinte, comme *la mi la;* ou arithmétiquement, c'est-à-dire par la quarte, comme *la ré la*, donnent lieu, par cela même, à quatorze gammes, différentes les unes des autres quant à la distribution et à la coordination des intervalles. Mais de ces quatorze octaves il en est deux que les symphoniastes rejettent comme *bâtardes* ou *de mauvaise espèce*, parce que, chez l'une, la division harmonique se fait par une *fausse quinte*, ou une *quinte diminuée*, *si fa*, et que, chez l'autre, la division arithmétique se fait par une *fausse quarte* ou une *quarte augmentée*, *fa si*. C'est ce qui est exposé plusieurs fois dans cet ouvrage, notamment à l'article Mode. Il reste donc douze gammes qui ont donné lieu aux douze modes du plain-chant. Ces douze gammes, composées de huit intervalles, sont naturellement partagées en deux tétracordes. Chacun de ces deux tétracordes contient un des deux demi-tons qui se rencontrent également dans chaque gamme; mais la position de ces deux demi-tons varie suivant le point de départ de la gamme elle-même. Supposons que le point de départ de la gamme soit *la*, le tétracorde grave sera composé de la série *la si⁀ut ré;* si le point de départ est *si*, le tétracorde grave sera *si⁀ut ré mi;* enfin, si le point de départ est *ut*, le tétracorde grave sera *ut ré mi⁀fa*. On voit que ces trois séries sont différentes les unes des autres : dans la première, *la si⁀ut ré*, le demi-ton est précédé d'un ton et suivi d'un autre ton ; il occupe la place du *milieu*, et voilà pourquoi l'on dit que le chant qui en résulte est *mésopycne*; dans la seconde, *si⁀ut ré mi*, le demi-ton est au bas, et il est suivi de deux tons ; voilà pourquoi le chant qui résulte de cette disposition est *barypycne;* dans la troisième, le demi-ton est à l'aigu et il est précédé de deux tons, c'est la raison pour laquelle cette disposition est appelée *oxypycne*. Ces trois séries forment pourtant trois tétracordes ou trois quartes, mais d'une espèce différente. Il en est de même des quintes, et pour s'en convaincre, il suffit d'ajouter une note à chaque tétracorde ci-dessus pour former le *pentacorde* ou série de cinq tons. De ce qui précède, il suit que lorsque deux gammes sont identiques quant à leurs quartes, elles diffèrent quant à leurs quintes et réciproquement ; en d'autres termes, chaque fois que deux gammes présentent deux tétracordes analogues, les deux autres tétracordes diffèrent nécessairement. Prenons par exemple les gammes d'*ut* et de *sol :*

Ut ré mi⁀fa - sol la si⁀ut
Sol la si⁀ut - ré mi⁀fa sol.

On voit une analogie parfaite entre les deux tétracordes graves de ces gammes; dans l'un et dans l'autre le demi-ton occupe le haut et est précédé de deux tons, mais les deux derniers tétracordes diffèrent : l'un appartient au genre *oxypycne*, l'autre au genre *mésopycne*.

Ainsi, disons, pour conclure, que s'il y a plusieurs quartes et plusieurs quintes de la même *espèce*, c'est-à-dire des quartes et des quintes semblables, il n'y a pas deux octaves semblables et de même *espèce*. C'est pourquoi le mot *espèce* s'applique plus particulièrement aux octaves, et ce sont les *espèces* d'octaves qui déterminent la nature des modes.

ESSENTIELS (Sons). — On nomme *essentiels* les sons caractéristiques d'un mode, la tonique, la dominante, la finale.

ETENDUE. — C'est l'espace dans lequel se meut la mélodie d'un mode, autrement dit l'*ambitus*.

ETIQUETTES. — « Ce sont de petits morceaux de papier sur lesquels sont écrits les noms des jeux (de l'orgue), et que l'on colle avec la colle-forte au-dessus de chaque tiroir respectif. — Dans les orgues où il y a un grand nombre de jeux, on distingue les étiquettes qui appartiennent à chaque clavier par une couleur différente. Maintenant, on fait usage de plaques rondes de porcelaine qui portent le nom de chaque jeu, et on les incruste dans le bouton même du tiroir. Les jeux des divers claviers sont également distingués par une couleur particulière, non pas du fond, comme les étiquettes en papier, mais des lettres mêmes. » (*Manuel du facteur d'orgues;* Paris, Roret, 1849, t. III, p. 536.)

ETOFFE. — « On donne le nom d'*étoffe* à la composition et au mélange des matières que l'on emploie pour la composition des tuyaux d'orgue. Ainsi l'on dit qu'il faut bien *étoffer* les tuyaux, pour indiquer qu'il faut les faire suffisamment pesants, assez épais. » (*Manuel du facteur d'orgues;* Paris, 1849, Roret, t. III, p. 536.)

ETUDE. — On donne le nom d'*étude* à une composition pour le piano, l'orgue et d'autres instruments, où l'on s'astreint à une formule de traits qui sert d'exercice et d'*étude*, en même temps que les compositeurs habiles tirent un heureux parti de cette formule pour le développement de la pensée mélodique. Cramer, Chopin, MM. Boély, Ch.-V. Alkan, ont fait des *études* d'une grande beauté.

EUOUAE. — Mot formé, pour abréger, des six voyelles qui se trouvent dans les mots, *sæculorum, amen*, et sur lequel on trouve, dans les Antiphoniers et les Psautiers, les notes par lesquelles il faut finir ou terminer chaque verset des psaumes ou des cantiques. Et comme tous les tons, à la réserve du second, ont plusieurs terminaisons, il faut consulter ces sortes de livres où elles sont marquées. (*V.* BROSSARD, au mot *Tuono*.)

EUPHONE, nouveau jeu de l'orgue. — « Le premier jeu auquel on ait donné ce nom, dérivé des mots grecs εὖ, *bien*, et φωνή, *voix, son*, est celui qui existe dans l'orgue de la cathédrale de Beauvais. On l'a nommé ainsi à cause de sa douceur et de la faculté qu'il a de varier l'intensité de ses sons, ce qui le rend propre à *bien chanter*. . . . . On a donné ensuite ce nom à d'autres jeux également à anches libres, mais ne pouvant parler que sous une pression constante et réglée; d'où il résulte qu'ils sont dépourvus d'expression. Ces corps sont des tuyaux cylindriques terminés par un cône allongé. Ce jeu ainsi modifié réussit mieux dans les basses que dans le médium, et ses dessus n'ont aucun caractère propre. » (*Manuel du facteur d'orgues;* Paris, 1849, Roret, t. III, p. 164.)

EVANGILE (CHANT DE L'). — D'après les traditions romaines, l'Évangile comme l'Epître se récite à une seule corde, à l'exception des finales interrogatives. Exemple :

℣. Dominus vobiscum. ℟. Et cum spiritu tu-o.
℣. Sequenti-a sancti Evangeli-i secundum
Matthæum. ℟. Glori-a tibi Domine. In il-lo
tempore : Dixit Petrus ad Jesum : Ecce nos re-li-
quimus omnia, et secu-ti sumus te : quid
ergo erit nobis? . . . . . et vi-tam æ-
ter-nam pos-sidebit.

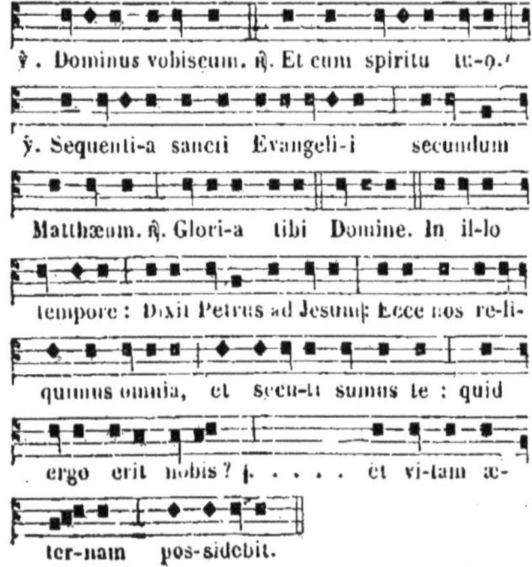

Dans la liturgie parisienne, l'Evangile se chante aussi *recto tono*, à l'exception des syllabes qui portent les signes V, ∪ et *. La valeur mélodique des figures V et * a été expliquée à l'article EPÎTRE (*Chant de l'*). « La marque ∪, dit Lebeuf, signifie que la syllabe sur laquelle elle est imposée doit être allongée d'une diaptose. Ainsi l'on chante :

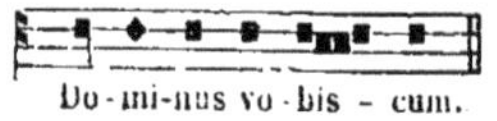

(TH. NISARD.)

EVIGILANS STULTUM. — Les moines appelaient ainsi la cloche qu'on sonnait pour les Matines; dans un temps où le relâchement s'était introduit parmi les religieux, ils traitaient de *fous, stulti*, ceux qui, plus réguliers, se faisaient une loi de quitter leurs lits pour se rendre à l'office.

Citons Du Cange :

« Vetus charta ann. 1183 in Tabulario domus Dei Andegav. : *Item quatuor capellani in eleemosynaria positi non habebunt præter unum tintinnabulum, neque sonabunt antequam tintinnabulum quod Evigilans-stultum dicitur, sonuerit.* Stultum scilicet, cujus modi fuit Vigilantius ille, qui nocturnas vigilias carpebat, atque ob id *Dormitantius* a S. Hieronymo appellatus est. »

EXPOSITION. — On nomme exposition cette partie de la fugue, où le sujet, la réponse, le contre-sujet, les reprises du sujet, etc., s'établissent successivement de manière à bien affermir d'avance l'auditeur sur le thème qui va être développé, et lui laisser entrevoir le plan de la composition. Après l'exposition viennent les épisodes, la strette, la pédale, etc., etc.

EXPRESSION (APPLIQUÉE A L'ORGUE). — « C'est la qualité par laquelle le musicien sent vivement et rend avec énergie toutes les idées qu'il doit rendre et tous les sentiments qu'il doit exprimer. Comme les différents degrés de ton dans l'émission du son procurent un des moyens les plus efficaces pour y parvenir, on a imaginé d'enfermer les jeux de l'orgue dans des buffets ou caisses, dont les parois peuvent s'ouvrir ou se fermer à la volonté de l'organiste, pour nuancer son jeu, et l'on a nommé cet appareil *boîte d'expression*. Sa description tient à l'art du facteur d'orgues. » (*Manuel du facteur d'orgues;* Paris, 1849, Roret, t. III, p. 537.) Voyez ce que nous disons, au mot ORGUE, de cette *expression*, que nous considérons comme destructive du caractère de l'instrument.

F

F. — Lettre qui marque le sixième degré de l'échelle dans les notations boétienne et grégorienne. Dans celle-ci, le F majuscule indiquait le *fa* grave et le *f* minuscule l'octave de ce même *fa*.

F, dans l'alphabet tracé par Romanus pour les ornements du chant, signifiait *cum fragore, avec éclat*.

Lettre qui désigne la finale des cinquième et sixième modes de l'église

F se marquait sur la ligne rouge de la portée musicale de Guido d'Arezzo pour marquer la note *fa*.

F FA UT. — Résultat de la combinaison des trois premiers hexacordes superposés dans leur ordre et se rencontrant au premier F de l'échelle des sons. Cela signifiait que cette corde F était nommée tantôt *fa*, tantôt *ut*, selon que, dans la solmisation par les muances, elle était solfiée par l'hexacorde de nature ou par l'hexacorde de bémol.

FABARIUS (CANTOR). — C'est le surnom que les païens donnaient aux chantres dans la primitive Eglise. On les appelait *mangeurs de fèves*, parce qu'ils étaient condamnés à manger des légumes pour ménager leur voix. Isidore de Séville (lib. II *De divin. offic.*, cap. 12) s'exprime ainsi : *Antiqui pridie quam cantandum erat, cibis abstinebant, psallentes tamen, leguminibus caussa vocis assidue utebantur. Unde et cantores apud gentiles fabarii dicti sunt.*

FAÇADE D'ORGUE. — « C'est l'ensemble de tout l'extérieur du devant d'un buffet d'orgue. » (*Manuel du facteur d'orgues;* Paris, 1849, Roret, t. III, p. 537.)

FACTEUR D'ORGUES. — « C'est ainsi qu'on nomme celui qui exerce l'art de la construction des orgues. Le facteur d'orgues doit acquérir des connaissances préliminaires qui se rattachent à ses travaux : ainsi, il doit avoir l'intelligence des principales règles de la mécanique, de la statique et de la menuiserie. Une de ses principales études, c'est de distinguer tous les différents tuyaux et jeux de l'orgue, et d'en savoir faire les *diapasons* pour leur donner les mesures et les dimensions convenables; enfin, il doit connaître les différentes pièces qui composent l'orgue et juger de leur ensemble..... Il faut qu'il sache faire tous les calculs des diapasons des jeux et des quantités d'air que ceux-ci peuvent exiger d'après leur intonation ; le dessin linéaire lui est indispensable pour tracer la disposition et le plan de tout le mécanisme, et enfin il doit posséder quelques connaissances en acoustique, et ne pas être étranger à l'art du musicien, pour s'expliquer certains phénomènes qui se rencontrent fréquemment, et vérifier par lui-même s'il a atteint le but qu'il se proposait. Il ne suffit pas, pour réussir, d'imiter les usages et les procédés des bons ouvriers, ou de copier les meilleurs instruments; car ce qui est bien dans certaines conditions peut être mauvais dans d'autres. Il faut savoir se rendre compte de tout ce que l'on fait, et l'on ne peut y parvenir que par la science. » (*Manuel du facteur d'orgues;* Paris, 1849, Roret, t. Ier, p. 2; t. III, p. 2 et 538.)

FACTURE D'ORGUES.—Art de construire les orgues.

FARCE, ou FARSE. — On donnait le nom de *farse* à une espèce de poëme composé ou plutôt *farci* de choses diverses. C'étaient des paraphrases intercalées dans les textes sacrés et les prières liturgiques et dont ces textes et ces prières étaient comme *farcis* ou *fourrés*. Il y avait des préceptes pour chanter le *Kyrie eleison*, des *leçons avec farse* : « Qualiter debeant cantare *Kyrie eleison* cum farsa. Quando in diebus festis dicitur *Kyrie eleison* cum farsa. » (*Vetus Ceremoniale Lirensis monasterii.*) — « Visitavimus monasterium monialium S. Trinitatis Cadomensis..... In festo Innocentium cantant lectiones cum farsis : hoc inhibuimus. » (*Reg. visitat. Odon. archiep. Rotomag., ab ann.* 1248 *ad* 1269, ex cod. reg. 1245, fol. 216, v°). Ces leçons *avec farses* étaient ce que nous appelons *épîtres farcies*, sur lesquelles M. l'abbé Arnaud a bien voulu rédiger un remarquable article que nous recommandons aux lecteurs, et qui nous dispense d'entrer ici dans de plus longs détails. Remarquons seulement que Crescimbeni dans son *Istoria della volgar poesia*, lib. IV, cap. 3, attribue une origine analogue au mot *farse*, soit qu'il signifie la composition bizarre dont il est ici question, soit qu'il s'applique à ce mélange de hachis et de légumes, que les Provençaux, fort gourmets de leur nature, ont désigné de la même manière. (Voyez *Farça* dans le *Dict. provençal* d'HONNORAT.)

Vers 1250, Eudes, archevêque de Reims, proscrivit les *farses* de son église : « In festo S. Johannis et Innocentium nimia jocositate et scurrilibus cantibus utebantur, utpote *farsis*, conductis, motulis, præcipimus quod honestùs et cum majori devotione alios se haberent. »

FAUCET. — Le mot de *faucet*, et non *fausset*, de *faucis*, la gorge, caractérise les sons qu'un homme produit lorsqu'il veut imiter la voix d'une femme. C'était une de ces corruptions qui s'étaient introduites dans l'Eglise et qui en furent bannies : *Organum tamen et decentum, fausetum* (ou *falcetum*) *et pipeth omnino in divino officio omnibus nostris utriusque sexus interdicimus* (*In regul. ordinis de Sempringham*, p. 717).

Le roman de Renard, disant qu'il chantera à l'imitation du coq :

Je te dirai une chançon,
N'aura voisin ci environ
Qui bien n'entende mon *faucet*.

FAUSSET. — « C'est cette espèce de voix par laquelle un homme, sortant à l'aigu du diapason de sa voix naturelle, imite celle de la femme. Un homme fait à peu près, quand il chante le *fausset*, ce que fait un tuyau d'orgue quand il octavie.

« Si ce mot vient du français *faux* opposé à *juste*, il faut l'écrire comme je fais ici, en suivant l'orthographe de l'*Encyclopédie*; mais s'il vient, comme je le crois, du latin *faux*, *faucis*, la gorge, il faut, au lieu des deux *ss* qu'on a substitués, laisser le *c* que j'y avais mis : *Faucet*. » (J.-J. ROUSSEAU.)

FAUX. — « Intonation qui n'est pas juste à l'égard des autres sons. *Chanter faux*, c'est chanter ou trop haut ou trop bas, et ne pas s'accorder avec d'autres voix ou avec les instruments qui accompagnent. — On a mis souvent en question s'il y a des voix fausses ou si l'on ne chante faux que par suite d'un défaut dans l'organisation de l'oreille; il y a lieu de croire que ces deux causes exercent de l'influence sur la justesse dans le chant; on a vu des voix justes se fausser après un exercice trop violent ou trop prolongé. » (FÉTIS.)

FAUX-BOURDON. — Le mot de *faux-bourdon*, suivant M. S. Morelot, est composé de *falsetum* et de *burdo*. La première de ces expressions désigne la voix humaine la plus aiguë, le *faucet* qui est la voix des enfants et des femmes, ainsi appelée parce qu'elle vient du gosier (*fauces*); la seconde signifie un son grave, tel que celui qui est produit par les plus grands tuyaux de l'orgue, appelés ***burdoni***, ou ***burdones***, ou tel que celui des voix de basse. Le *faux-bourdon*, continue M. Morelot, est donc un chant qui réunit les voix aiguës aux voix graves, non plus comme la simple ***antiphonie*** des anciens, qui n'était que le même chant doublé à l'octave, mais par l'emploi simultané des intervalles de quinte, de tierce, etc., au moyen duquel les quatre voix principales se trouvent classées dans leurs limites respectives et forment un ensemble harmonieux. L'expression de *faux-bourdon* sert à désigner une sorte ***de contre-point syllabique*** ou de ***note contre note***, écrit suivant les règles d'harmonie en usage à l'époque où ce genre prit naissance et qui s'est perfectionné jusqu'à la fin du XVIe siècle. Le *faux-bourdon* est le plus souvent basé sur les mélodies les plus simples et les moins ornées du plain-chant. Quelquefois même c'est un pur ensemble harmonique, dans lequel aucune partie ne domine spécialement. (Voy. ***Revue de la musique relig.***, décembre 1845, p. 496.) Les plus anciens auteurs qui aient parlé du *faux-bourdon*, sont Gafforio, dans sa ***Pratica musica*** (lib. III, cap. 5) et Adam de Fulde dans sa ***Musica*** insérée au tome III, pp. 352-53 des *Scriptores eccles.*, publié par Gerbert. Tous les deux vivaient à la fin du XVe siècle. L'exemple que nous donne Gafforio ne se rapporte nullement à ce que nous nommons *faux-bourdon* puisque les notes ne sont pas d'égale valeur dans les quatre parties. Quant à Adam de Fulde, qui le définit de manière à faire voir qu'il entend parler de la composition indiquée par Gafforio, il ne paraît pas émerveillé de cette découverte, car il dit que cette harmonie se nommait *faux-bourdon*, ***quia tetrum reddit sonum***, ce qui est bien loin de la définition que nous avons donnée, laquelle peut s'appliquer à une composition régulière et de bon effet. Ce *faux-bourdon*, qui n'était autre qu'un contrepoint où les quartes jouaient un grand rôle, devait donc être bien différent de ce que nous désignons par cette expression. Si nous ne nous trompons, il devait ressembler baucoup à l'espèce de composition dont parle Kiesewetter dans son ***Histoire de la musique occidentale*** (Epoque Francon), composition que les chanteurs des Papes portèrent d'Avignon à la chapelle papale à Rome, vers la fin du XVe siècle, où elle se maintint longtemps, même après l'introduction du contrepoint figuré. Quoi qu'il en soit, le chant dont nous parlons était à trois voix; il consistait en une suite d'accords $\frac{6}{3}$ qui se succédaient par mouvements semblables au-dessus du plain-chant (ténor) sur lequel cette harmonie était basée: à la terminaison seulement, la voix supérieure passait de la sixte à l'octave, de sorte que le morceau finissait par l'accord $\frac{8}{5}$.

Exemple :

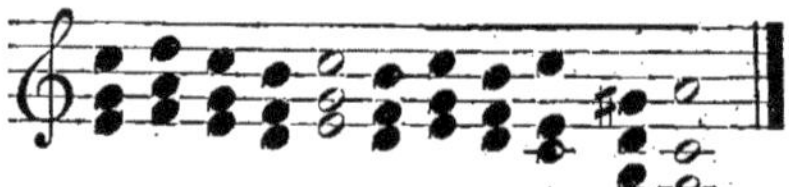

Une composition de cette nature présentait des difficultés réelles pour le temps, et supposait dans tous les cas des chanteurs exercés. Toutefois son origine nous paraît devoir remonter assez haut (339), car il nous semble naturel de penser qu'on essaya des séries de tierces au-dessous des séries de quartes, par lesquelles l'harmonie avait commencé, et lorsqu'on se fut aperçu que ces successions de quartes devaient être repoussées par l'oreille.

Nous avons dit tout à l'heure que Gafforio et Adam de Fulde étaient les deux premiers écrivains dans lesquels on trouvait des renseignements sur le *faux-bourdon*. Mais grâce à une précieuse découverte due aux investigations de M. Danjou, dans la bibliothèque de Saint-Marc, nous voyons que dans le XVe siècle le *faux-bourdon* était également en honneur en Angleterre et en France, et que cette espèce de chant était commune aux deux nations. Les deux traités dans lesquels M. Danjou a puisé ce précieux renseignement sont d'un chantre nommé Guillelmus Monachus. Le *faux-bourdon* dont il parle procède par valeurs inégales sur les intervalles d'octaves, de quintes, de sixtes ou de tierces, et se terminent en passant de la sixte à l'octave. Mais il est une particularité que nous ne devons pas passer sous silence. L'auteur fait mention d'une sorte de ***faux-bourdon*** qui se chante à deux voix, et qui semble particulière aux Anglais Cette espèce est appelée *gymel*.

Suivant l'abbé Baini (***Mem. storico-critic. della vita e delle opere da Palestrina*, t. II**, d. 257 [*note*]), personne ne met en doute que le *faux-bourdon* n'ait passé de France en Italie, au moment de la réintégration du Saint-Siége d'Avignon à Rome, alors que les chanteurs pontificaux avignonnais furent réunis à ceux de l'école romaine dans l'ancienne capitale du monde chrétien.

Le *faux-bourdon* était une composition à trois parties, travaillée le plus souvent sur

(339) Nous ne savons si Kiesewetter, à qui nous empruntons cet exemple, ne s'est pas trompé, et si la terminaison ne doit pas être ainsi : *sol la* / *ré mi* / *si la*

au lieu de *ré ut* à la seconde partie.

les chants habituels des huit modes ecclésiastiques, et combinée de la manière suivante : la partie aiguë, *soprano* ou *contralto*, chantait le thème connu du chant grégorien; la partie moyenne, *contralto* ou *contratenor*, ou *tenor*, chantait la quarte sous la partie aiguë ; la partie grave, *bourdon*, *basse* ou *tenor*, chantait toujours la sixte sous la partie aiguë, et celle-ci, marchant diatoniquement par les intervalles majeurs et mineurs, arrivait jusqu'à la dernière note, où la partie grave formait une consonnance parfaite d'octave avec la première, et de quinte avec la moyenne. Cette première espèce de *faux-bourdons* a constamment été en usage jusqu'à nos jours, et les livres qui les contiennent ont été écrits sous Léon X.

Quant à l'étymologie de *faux-bourdon*, l'abbé Baini professe une opinion dont nous lui laissons la responsabilité. Le *faux-bourdon*, dit-il, est parfaitement nommé quant au mot et quant à la musique : 1° quant au mot, car la vraie basse de cette musique est la partie du *soprano* ou *contralto*, c'est-à-dire la partie aiguë, laquelle chante à la sixte de la basse apparente, la véritable mélodie du chant grégorien. Il s'ensuit que la partie la plus grave, basse ou ténor, ou proprement le *faux-bourdon*, faisant entendre la sixte au-dessous, chante effectivement la tierce de ladite mélodie. C'est donc avec raison que cette partie grave a été nommée *fausse basse* ou *faux-bourdon*, c'est-à-dire sorte de psalmodie avec *fausse basse* ou *faux-bourdon*. 2° Quant à la musique : musique *fausse*, en effet, à plus d'un titre. Elle est mêlée de plain-chant et de chant figuré ; elle est harmonique et non rhythmique (mesurée); elle est consonnante, mais sans variété de consonnances ; elle est toujours égale, mais différente dans les tierces et sixtes, soit majeures, soit mineures ; elle produit constamment pour résultat harmonique de nouveaux arrangements de tierce, quarte et sixte. En un mot, elle n'est ni plain-chant ni chant figuré, mais tout à la fois chant figuré et plain-chant, en sorte qu'elle justifie parfaitement à l'oreille l'épithète d'Adam de Fulde, *tetrum reddit sonum*....., d'où il résulte que ce genre de musique si sévère et imaginé ainsi que nous venons de le dire, méritait bien, si on le compare au genre de musique ordinaire, le nom de *faux-bourdon*..... Le savant auteur que nous analysons nous paraît plus heureux dans ce qui va suivre.

Au plus fort de la vogue de cette première espèce de *faux-bourdon*, il s'en introduisit une seconde qui consiste dans une composition régulière, mais sans rhythme déterminé dans l'exécution, à quatre voix, notes contre notes, toujours consonnantes, avec quelques ligatures à l'endroit de la cadence, selon les règles ordinaires de l'harmonie, en ayant soin de placer le plain-chant à l'une des quatre parties. Ce *faux-bourdon* fit insensiblement oublier le premier, et fut admis dans la chapelle pontificale parallèlement avec l'autre, il fut reçu dans toutes les autres chapelles, principalement en Italie, et s'y maintient, bien qu'une troisième espèce de *faux-bourdon* lui ait été opposée, laquelle, après avoir conquis le suffrage universel, a dû néanmoins céder partout la place à son prédécesseur et rival. Si bien qu'aujourd'hui, en dehors de la chapelle pontificale, où la première espèce de *faux-bourdon* continue d'être cultivée, la seconde est la seule qui soit généralement connue et exécutée.

La troisième espèce de *faux-bourdon* s'exécutait par une seule voix accompagnée de l'orgue. L'orgue touchait une basse composée de notes brèves ou longues, et prise de l'un des modes du plain-chant. La voix chantait un verset du psaume avec des passages plus ou moins rapides, avec des petites notes, croches, doubles croches, etc., trilles, *mordants*, appoggiatures, groupes, ports de voix, etc., le tout entremêlé de récitatifs et de récits déclamés. La basse de l'orgue était la même pour tous les versets. Les différentes voix, soprano, contralto, ténor, basse, variaient à tour de rôle, des mélodies et des ornements sur les versets qui correspondaient à chacune de ces différentes voix. Le plus souvent les chanteurs le faisaient d'inspiration, *alla mente*, suivant l'usage de ce genre de chant. Toutefois, un chanteur de la chapelle (Francesco Severi) imprima plusieurs livres à l'intention de ceux à qui l'invention pouvait faire défaut. Voici le titre du premier livre : *Salmi passeggiati per tutte le voci nella maniera che si cantano in Roma sopra i falsibordoni di tutt' i toni ecclesiastici dacantarsi nei vesperi della domenica, e delli giorni festivi di tutto l' anno, con alcuni versi del Miserere sopra il falsobordone del Dentice, composti da Francesco Severi Perugino cantore nella capella di N. S. Papa Paolo V, etc. In Roma da Nicolo Borboni, l'anno* 1615.

— M. S. Morelot a donné, dans la *Revue* de M. Danjou (décembre 1845), des exemples de *faux-bourdons* pour les psaumes, selon les huit modes de plain-chant. Nous lui emprunterons ces exemples et le préambule qui les précède.

M. Stéphen Morelot fait remarquer que, d'après la définition qui a été donnée du *faux-bourdon*, « les dissonances caractéristiques de la musique moderne n'y sont point admises ; la nature particulière de ce chant et les plus anciens exemples qui en subsistent autorisent même à en exclure les suspensions ou prolongations en usage dans le style rigoureux.

« Le faux-bourdon est donc l'application la plus élémentaire de l'harmonie au plain-chant ; par cette union, l'antique chant grégorien s'enrichit de nouveaux effets sans que sa physionomie primitive soit altérée. Cela tient à ce que le faux-bourdon laisse au plain-chant toute sa liberté d'allures, sous le rapport du rhythme et de la mélodie ; cela tient aussi à la nature particulière de l'harmonie, qui est *plane*, unie et dénuée, comme la mélodie elle-même, de l'expression passionnée propre à la musique moderne.

« Aussi, après le plain-chant, on trouve souvent le faux-bourdon recommandé par l'Eglise, pour l'accroissement de la solennité du culte. Mais, pas plus que le plain-chant, dont il n'est qu'une ramification, le faux-bourdon ne pouvait échapper à la dégradation qui poursuit l'art chrétien depuis deux siècles. Les formules de ce chant conservées dans les cathédrales et dans les principales églises, ont éprouvé d'innombrables modifications de la part des maîtres de chapelle qui voulaient les moderniser par l'emploi des procédés harmoniques de Rameau ou de quelque autre maître à la mode. Ce n'était là, du reste, qu'une application du système suivi partout à cette époque, alors qu'on cannelait et qu'on festonnait les colonnes du chœur de Saint-Germain-l'Auxerrois, ou qu'on refaisait en marbre et à plein-cintre l'arcature ogivale de celui de Notre-Dame.

« Nous avons donc cru utile de présenter un recueil des faux-bourdons psalmodiques, correct et complet autant que possible. La plupart des répertoires de ce genre ne donnent qu'une seule terminaison ou *différence* pour chacun des modes. Sans chercher à épuiser toutes ces formules (dont plusieurs se refusent au travail de l'harmonie), nous avons voulu être plus varié, d'abord afin d'éviter à ceux qui voudront bien faire usage de notre recueil la nécessité de changer si souvent, à cause du faux-bourdon, les terminaisons indiquées par l'Antiphonaire, et ensuite afin de fournir aux organistes un plus grand nombre de formules d'accompagnement. C'est par les mêmes motifs que nous avons donné les principales variantes que présentent les diocèses de France.

« Dans plusieurs églises, et notamment à Paris, on s'interdit l'emploi de certains modes en faux-bourdon. Ainsi le quatrième ne s'y chante jamais de cette manière, les maîtres de chapelle n'ayant pas trouvé moyen de construire une harmonie régulière sur la formule de ce mode, qui se termine par une chute à la tierce. Il fallait dans ce cas recourir aux terminaisons usitées dans d'autres diocèses et autorisées par d'anciens livres de chant, lesquelles nous ont fourni une harmonie naturelle et correcte, plutôt que de s'exposer, comme on le fait journellement, à chanter un psaume dans un autre mode que son antienne. C'est là un abus qui ne peut être excusé que par cette ignorance totale des principes du chant ecclésiastique, dont les conséquences subsistent encore sous nos yeux.

1er MODE.

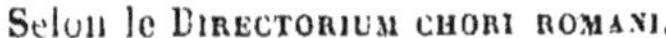

Selon le Directorium chori romani.

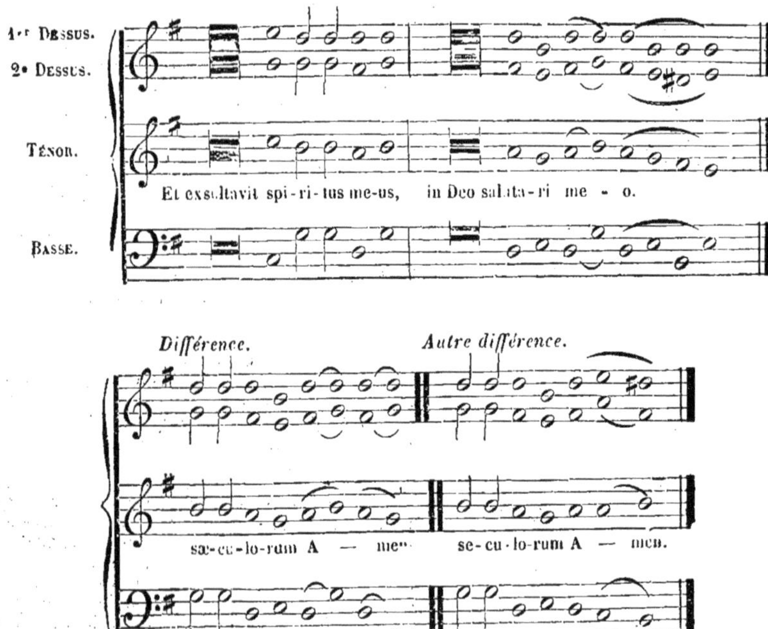

Autre formule.

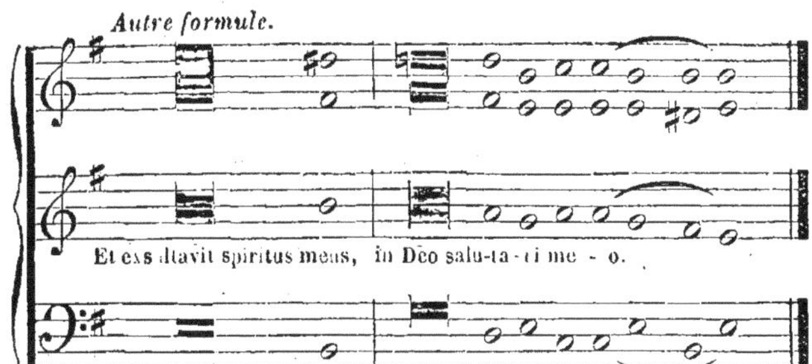

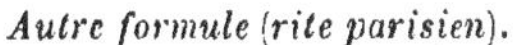

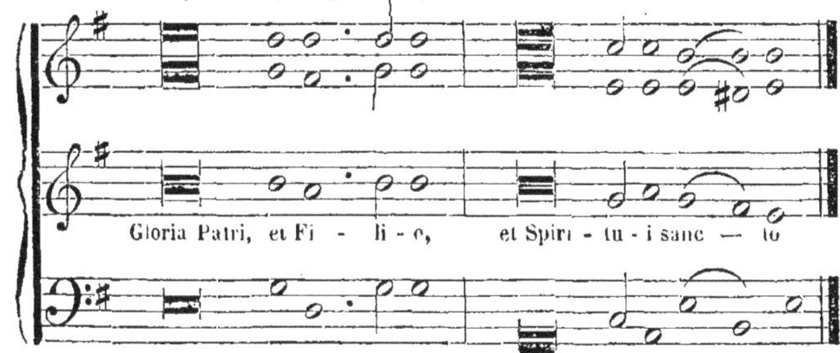

IIe MODE.

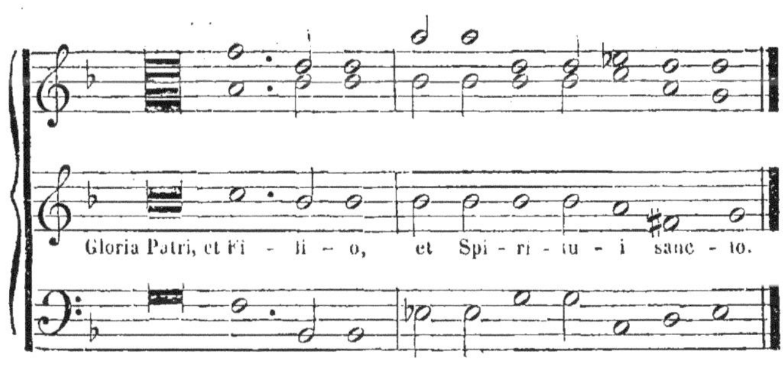

Autrement.

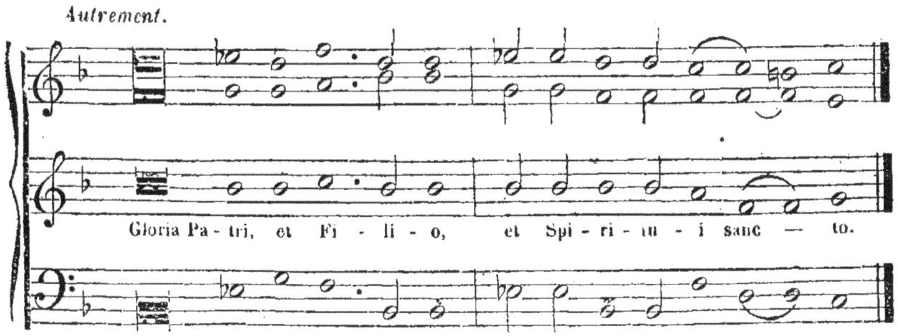

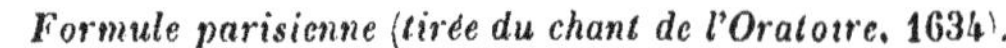

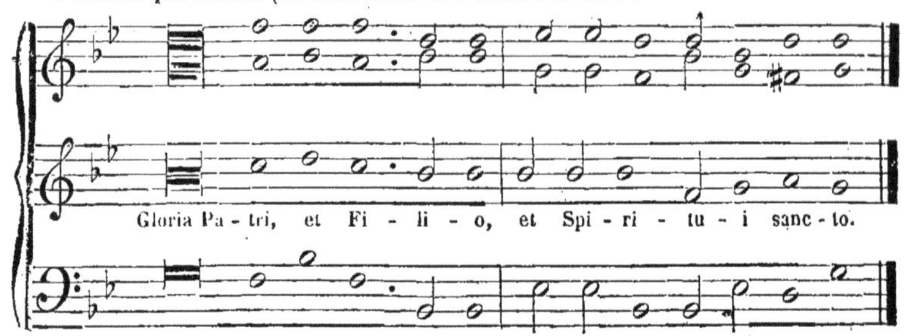

IIIe MODE.

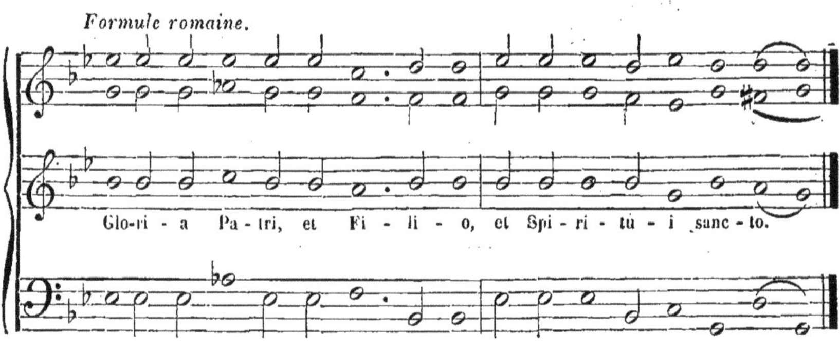

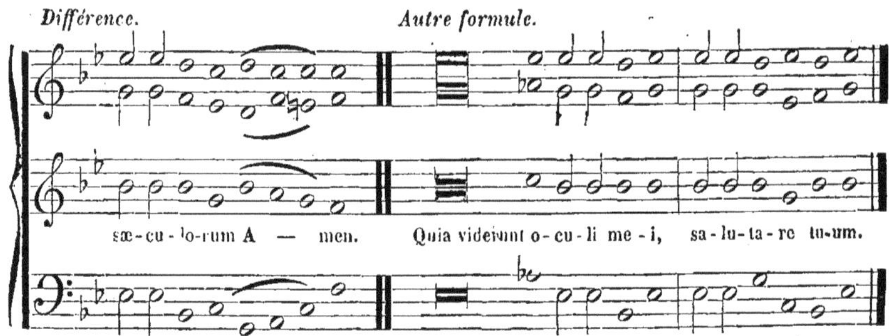

IVe MODE.

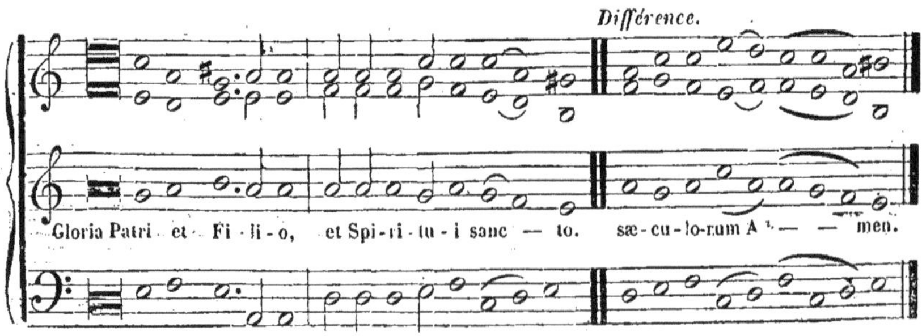

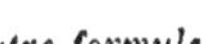

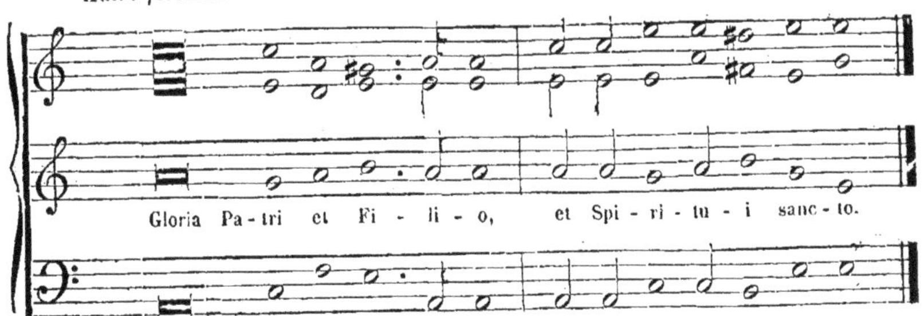

Différence. Autre différence.

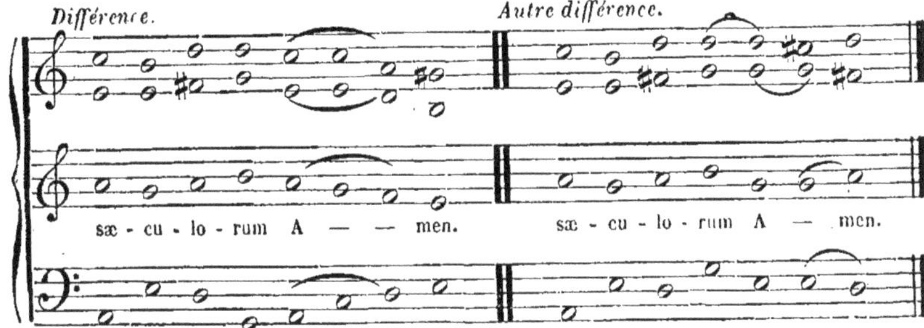

Ve MODE.

Autrement.

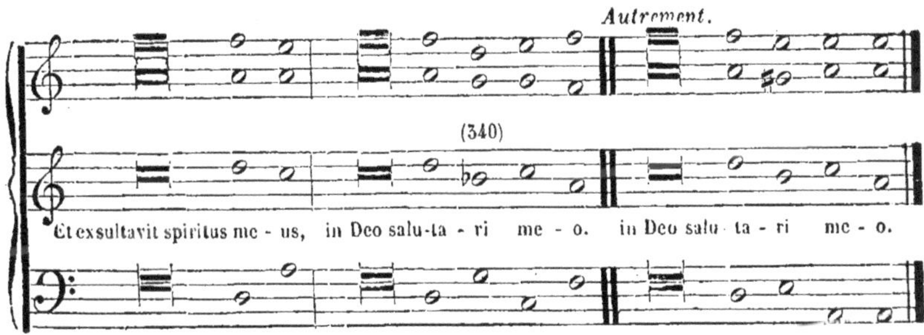

Autre formule (rite parisien).

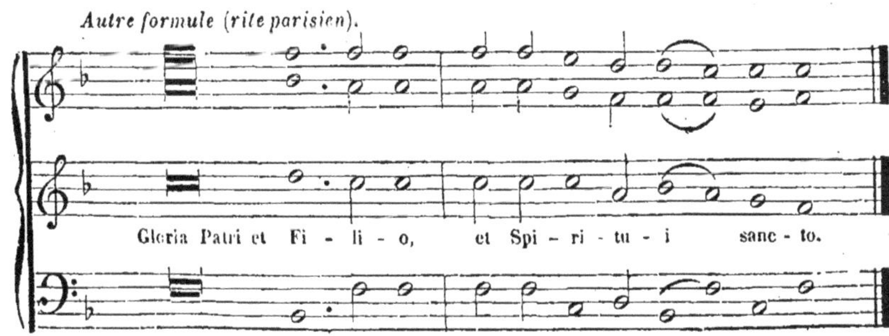

(340) Ce *si b*, bien que contraire à la tonalité primitive, s'exécute dans la plupart des églises. Si on veut l'éviter, la formule suivante est préférable.

VIe MODE.

Formule du DIRECTORIUM.

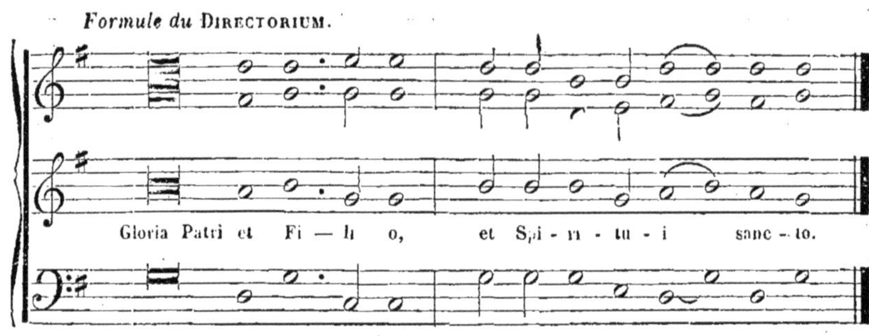

Variantes.

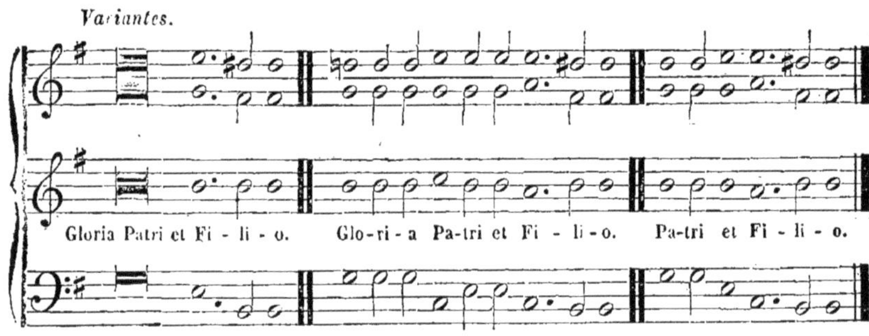

Pour le Roi.

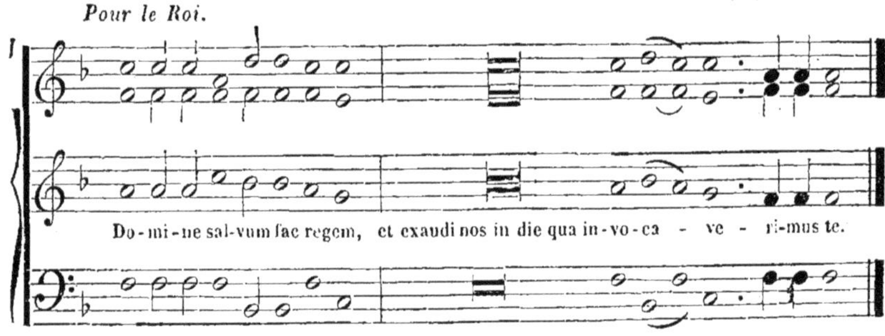

VIIe MODE.

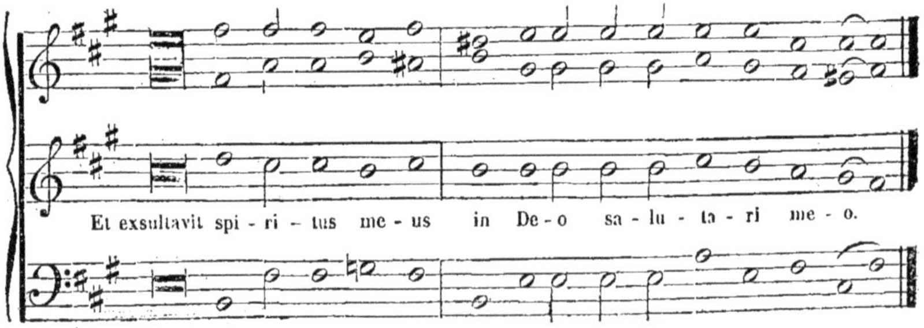

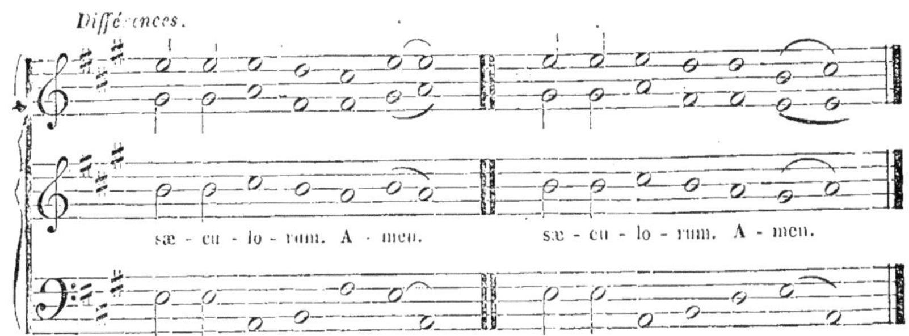

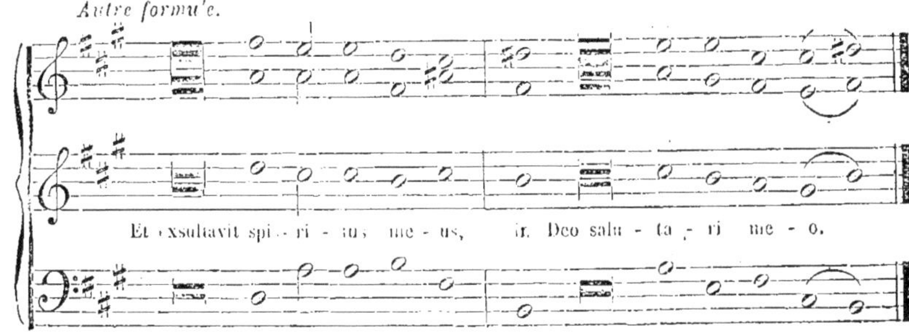

VIIIe MODE.

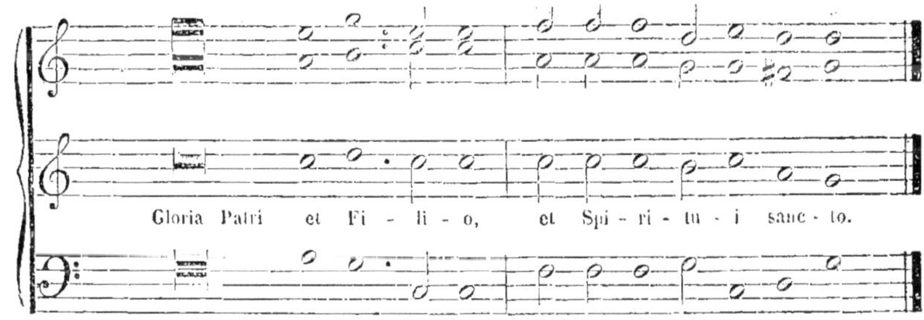

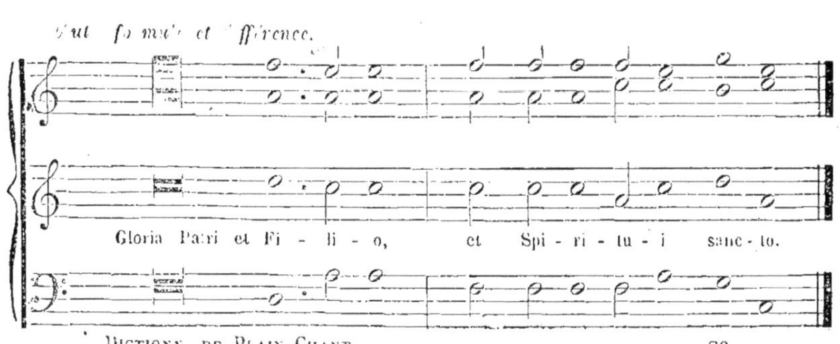

CHANT DE L'*IN EXITU*.

Formule du Directorium.
Glo - ri - a Pa - tri et Fi — li o, et Spi - ri - tu - i sanc - to.
Formule parisienne
Gloria Pa - tri et Fi - li - o, et Spi - ri - tu - i sanc - to.
Ps. Miserere. *Faux-bourdon de la chapelle pontificale.*
Et secundum multitudinem miserationum tu — a — rum, dele i - ni - qui - ta-tem me — am.
Et secundum multitudinem miserationum tu — a — rum, dele i - ni - qui - ta-tem me — am.
Le même, selon l'usage de Paris.
Mi - se - re - re me - i De — us, secundum magnam miséricor - di-am tu - am.

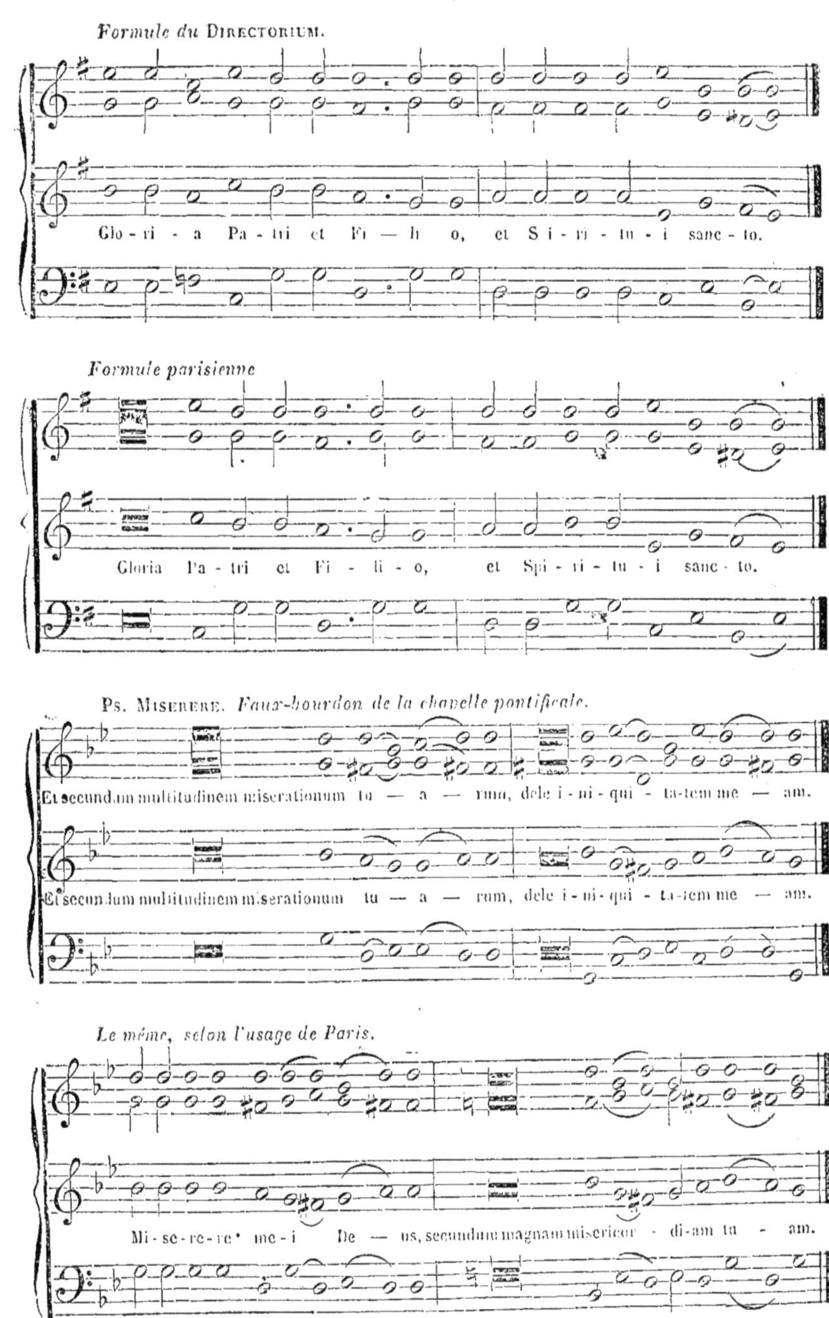

Ps. De Profundis, *pour les obsèques.*

1er *Chœur.*

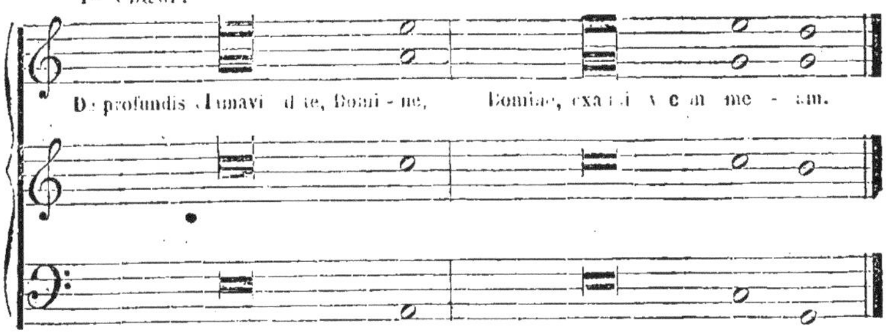

2e *Chœur.*

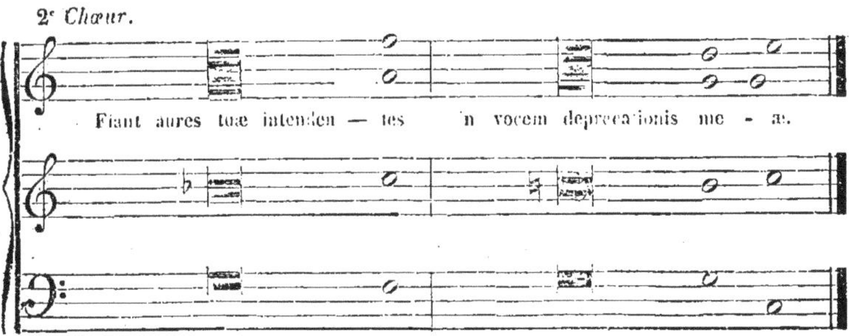

FEINTE. — « Altération d'une note ou d'un intervalle par un dièse ou par un bémol. C'est proprement le nom commun et générique du dièse et du bémol accidentels. Ce mot n'est plus en usage ; mais on ne lui en a point substitué. La crainte d'employer des tours surannés énerve tous les jours notre langue, la crainte d'employer de vieux mots l'appauvrit tous les jours : ses plus grands ennemis seront toujours les puristes. » (J.-J. Rousseau.)

Suivant Brossard, « une *cadence feinte*, est lorsqu'après avoir fait tout ce qu'il faut pour une véritable cadence, au lieu de tomber à la véritable finale, on prend une autre note plus haut ou plus bas, ou bien on fait un silence, etc. »

On appelle *feintes* sur l'orgue, et l'on appelait feintes sur l'épinette ou le clavier, les notes chromatiques servant aux dièses et aux bémols. Ainsi l'orgue conserve la vraie origine du mot.

FERMATA. — « Mot italien synonyme de *couronne*, *corona* et de *pausa generale*, et qui signifie un arrêt dans la mesure. » (Fétis.)

FESTIVAL. — Dans le sens purement liturgique, le mot *festival* signifie un rite de fête, par opposition au mot *férial* appliqué aux jours où l'Eglise ne célèbre pas la mémoire d'un saint.

Dans le sens musical, ce mot de *festival* désigne des solennités en partie religieuses et en partie mondaines, dont nous allons tâcher de donner une idée par les citations suivantes.

Dans ses *Lettres sur la musique en Angleterre*, M. Fétis s'exprime ainsi (*Curiosités de la musique*; Paris, 1830, pp. 228-233) :

— « Il est des circonstances particulières où l'on exécute des oratorios entiers avec un développement extraordinaire de luxe et de moyens d'exécution. Ces circonstances se nomment *festivals* ou *meeting*. En voici l'origine. Chaque comté fait, tous les deux ou trois ans, une souscription de bienfaisance au profit de ses établissements de charité, à laquelle les principaux habitants des comtés voisins sont invités à se joindre, au moyen d'une fête musicale qui dure ordinairement trois jours. Chaque matin, un oratorio entier, ou un choix de morceaux de divers oratorios, est exécuté dans la cathédrale du chef-lieu du comté; et, chaque soir, un concert suivi d'un bal réunit encore tous ceux que la curiosité a rassemblés. Les musiciens qu'on engage pour ces solennités sont toujours fort nombreux ; quelquefois on en compte quatre ou cinq cents. Dans le dessein de piquer la curiosité du public et de l'attirer en foule, on engage les chanteurs et les instrumentistes les plus renommés ; mais quelquefois on s'éloigne du but principal, la bienfaisance, en accordant à certains chanteurs des sommes énormes, qui seraient mieux employées au soulagement des pauvres. Dans le temps de la grande vogue de madame Catalani, cette cantatrice a reçu deux mille guinées (plus de cinquante mille francs) pour les trois jours d'un meeting. Quelques uns de ces meetings ont quelquefois offert une perfection d'exécution digne d'un si grand objet; mais plus souvent ces nombreux orchestres renferment beaucoup de mauvais musiciens, qui, mêlés aux artistes de talent, gâtent l'ensemble. La précipitation avec laquelle ces sortes de fêtes s'organisent ne permet pas, d'ailleurs, de faire assez de répétitions ; dans ces derniers temps, il est même arrivé souvent qu'on n'a point répété du tout. De toutes ces fêtes musicales, les plus belles dont on ait conservé le souvenir sont celles qui eurent lieu en 1786 et 1787, pour la commémoration de Handel, près de son tombeau, dans l'abbaye de Westminster. La première année, près de sept cents musiciens furent réunis, et l'on fit des répétitions des masses pendant plusieurs jours. Tous les grands chanteurs de l'époque s'y trouvaient.

« Le 2 juin, j'ai été témoin d'une cérémonie non moins imposante, et plus faite pour intéresser, quoique moins importante sous le rapport de l'art. Il est d'usage immémorial de réunir ce jour-là dans la cathédrale de Saint-Paul tous les enfants des écoles de charité, et de leur faire chanter des prières, en action de grâces, pour le bienfait qu'ils reçoivent d'une éducation libérale. En Angleterre, toutes ces choses se font avec un grandiose qui a pour objet d'élever l'âme, de rendre l'homme meilleur, et de lui faire concevoir une haute idée de sa dignité; aussi rien n'a été négligé pour donner à cette fête de pauvres enfants toute la pompe nécessaire. Une enceinte circulaire immense, qui renferme toute la surface couverte par le dôme et toute la partie de la nef qui s'étend jusqu'à la galerie de l'orgue, est construite en gradins d'une hauteur prodigieuse, et divisée pour recevoir les diverses écoles des différents quartiers. Là, sept à huit mille enfants, dont l'air de santé et la propreté des vêtements attestent les soins qui leur sont donnés ; là, dis-je, sept ou huit mille enfants viennent s'asseoir sans être dirigés et gourmandés par des pédagogues, et sans ressembler à des automates qui font l'exercice, comme cela se voit communément en France dès qu'on fait mouvoir des masses. D'autres échafauds sont dressés dans la grande nef pour le peuple, et tous les intervalles sont remplis par une foule immense. Un seul directeur, placé dans le haut d'une galerie, suffit pour donner la mesure à tous les enfants. Au signal convenu, l'organiste, M. Attwood, donna le ton, et sept mille voix enfantines chantèrent à l'unisson le psaume c : *All people that on earth do dwell.* Il faut entendre l'effet d'un pareil unisson pour avoir une idée de sa puissance : l'orgue, tout majestueux qu'il est avec son harmonie, n'est qu'un accessoire d'un pareil effet. On m'a dit qu'autrefois il n'était point d'usage d'accompagner les enfants avec l'orgue, mais qu'on avait jugé nécessaire d'employer cet accompagnement pour empêcher les voix de baisser. Quant à la justesse, elle est généralement satisfaisante. Les enfants prennent promptement l'intonation qu'on leur donne ; mais, dès qu'ils l'ont prise, ils la gardent, et rien ne peut les en distraire. J'en ai une preuve évidente, car le directeur leur ayant donné l'intonation d'un verset plus bas que le ton de l'orgue, ils gardèrent ce ton imperturbablement quand l'accompagnement de l'orgue se fit entendre. C'est surtout dans le chant du psaume CXIII, qui est, je crois, de Battishill, qu'ils m'ont fait le plus grand plaisir. S'il existait des écoles de musique attachées aux écoles de charité, je ne doute pas qu'on ne fît facilement des musiciens de tous ces enfants. Ce genre d'instruction, qui est commun en Allemagne, a donné aux habitants de ce pays une grande supériorité d'organisation musicale sur les autres peuples.

« De tout ce que je viens de te dire il résulte que la musique d'église véritable n'a qu'une existence accidentelle en Angleterre, et qu'elle ne sera peut-être jamais plus florissante, par des causes qui sont indépendantes des progrès de cet art, mais qui nuiront toujours au développement des facultés musicales des Anglais. »

Compte rendu des exécutions musicales ou festivals dans Westminster-Abbey et Panthéon, en mai (26 *et* 29) *et en juin* (3 *et* 5) 1784; *en commémoration de Handel;* par Ch. Burney.

Ces festivals, qui furent suivis *ou entendus* par l'auditoire le plus nombreux et le plus distingué qu'on eût jamais vu, où l'on remarquait le roi, la reine et la famille royale, la noblesse, les grands officiers de l'État, les archevêques, évêques et la tête de la magistrature, forment une ère en musique qui fait autant d'honneur à l'art et à la reconnaissance nationale qu'au grand artiste lui-même, qui a donné lieu *à ce festival* (341).

Il y a maintenant plus de quarante ans que Pope, s'imaginant que son orchestre (de Handel) était le plus nombreux que ce que les temps modernes eussent jamais vu ou entendu, *se contentait* de l'appeler *Centimanus*, lorsqu'il dit :

Strong in new arms, lo! great Handel stands
Like old Briareus with his hundred hands.

« Fort de nouveaux bras, oh! voyez le grand Handel, comme le vieux Briarée avec *ses cent mains.* »

(341) Burney l'écrit ainsi au singulier; il a donc compris que ces cinq *performances* ne faisaient qu'un festival exécuté en plusieurs fois, et c'est ce qui explique pourquoi il a mis en tête de ses programmes : 1er et 2me *performance* (exécution), et non pas *festival*. Il faut donc comprendre ces cinq concerts comme un seul *festival*.

Orchestre a Westminster-Abbey. — Plus de 500 musiciens; instruments, 250. — Première exécution musicale (musical performance), *en commémoration de Handel à Westminster-Abbey, le mercredi 26 mai 1784.*

L'Antienne du couronnement (342).

Première partie. — Ouverture d'*Esther.* — *Te Deum* de Dettingen.

Deuxième partie. — Ouverture (343) avec la marche funèbre *dans* (in) *Saül.* — partie de l'antienne funèbre : *When the ear heard him.* — *Gloria Patri*, du *Jubilate.*

Troisième partie.— Antienne d'*Israël en Egypte : O sing unto the Lord.* Chorus d'*Israël en Egypte : The Lord shall reign* (344).

Deuxième exécution, ou Festival, *le jeudi soir, 27 mai 1784, dans le Panthéon* (345).

Première partie. — Second concerto pour le hautbois. — *Sorge infausta*, air d'*Orlando.* *Ye sons of Israel* (vous, fils d'Israël), chorus dans *Joshua.* — *Rende Il sereno*, air dans *Sosarmes.* — *Caro vieni*, dans *Richard premier.* — *He smote all the first borne* (il frappa de mort tous les nouveau-nés), chœur d'*Israël en Egypte.* — *Va tacito e nacosta*, air dans *Julius César.* — Sixième grand concerto. — *M'allontano Sdégnose Pupille*, air dans *Atalanta.* — *He gave them hail stones for rain* (il leur donna des grains de grêle pour de la pluie), chorus d'*Israël en Egypte.*

Deuxième partie. —Cinquième grand concerto. — *Dite che fa*, air dans *Ptolémée.* — *Vi fida la sposa*, air dans *Aetius.* — *Fallen is the foe* (l'ennemi est tombé), chorus dans *Judas Machabœus.* — *Alma di gran Pompeo*, récitatif accompagné dans *Julius César*, suivi de : *Affanni del pensier*, air dans *Otho.* — *Nasco al Bosco*, air dans *Aetius.* — *Io t'abbraccio*, duo dans *Rodelinda.* — Onzième grand concerto. — *Ah mio cor!* air dans *Alcina.* Antienne, *My heart is inditing of a good matter.*

Comme l'on voit, la musique profane était exécutée au Panthéon, et la musique sacrée à Westminster-Abbey.

Troisième festival, *dans Westminster-Abbey, samedi, 29 mai 1784.*

Le Messie.

Quatrième festival ou exécution, *à Westminster-Abbey, le 3 juin 1784.* — Par ordre de Sa Majesté (Georges III).

Première partie. — Ouverture d'*Esther.* — *Te Deum* de Dettingen.

Seconde partie. — Ouverture de *Tamerlan*, et la marche funèbre dans *Saül.* — Partie de l'Antienne funèbre :

When the ear heard
He delivered
His body.

Gloria Patri du *Jubilate.* — Air et chœurs d'*Esther* : *Jehovah crowned in glory bright* (Jéhovah couronné dans une brillante gloire). — Premier grand concerto. — Chorus *Girdon thy sword* (ceins ton épée), dans *Saül.* — Quatrième concerto de hautbois. — Antienne d'*Israël en Egypte : O sing unto the Lord* (ô! chantez dans le Seigneur). — Chœur d'*Israël en Egypte : The Lord shall reign for ever* (le Seigneur règnera à jamais). — Antienne du Couronnement : *Zadoc the priest* (Zadoc le prêtre).

Cinquième festival *à Vestminster-Abbey.*

Le Messie.

Extrait d'un compte rendu du Festival de 1834, qui a été imprimé en même temps que le compte rendu de Ch. Burney (346).

GRAND MUSICAL FESTIVAL DE 1834.

C'est à sir Georges Smart, que nous devons l'idée d'un festival cette année. Ce festival a surpassé en grandeur et en importance tous les *musical meetings* précédents.

A la commémoration de Handel, le corps vocal et instrumental se composait de 525 personnes, celui-ci était d'environ 600.

Les *profits* en furent divisés entre les *charitable musical Institutions :* Viz Royal Society os musicians, Musical Fund et la Choral Fund. Cinquante livres furent votées par la Société des musiciens pour les premiers frais.

Noms des artistes qui présidaient l'orgue : MM. Attwood, Adams, Bishop, docteur Crotch, Knyvett, Novello, Zurle, C. Potter.

Chefs d'orchestre : J. Cramer, Weichsee, Mori, Spagnoletti, T. Cooke.

Chef d'orchestre général : Georges Smart.

Ce festival se prolongea depuis mai jusqu'au 1er juillet. La musique fut choisie dans Mozart, Haydn, Handel, Beethoven.

On fait commémoration chaque année, à Westminster-Abbey, de Purcell (Anglais), *compos teur de musique sacrée.* Ce jour-là, le service est tout entier composé de la musique de Purcell.

FÊTAGE. — Les jours de *fêtage*, c'est à-dire des fêtes les plus solennelles, dans l'église de Saint-Maurice d'Angers, après la procession qui précède la messe, lorsque tout le clergé était retourné dans le chœur, il était d'usage qu'avant de commencer la messe, un petit chœur de musique chantât autour du chœur : *Accendite faces lampadum; eia, psallite, fratres, hora est; cantate Deo; eia, eia, eia.* (*Voyag. lit.*, p. 87.)

Les mêmes jours, le chantre allait présenter à l'autel l'eau pour la messe, et la donnait à un petit diacre. (*Ibid.*, p. 89.) A Rouen, il la présentait couverte d'une serviette au diacre qui la versait dans le calice. (*Ibid.*, p. 286.)

FÊTE, Festum. — On donnait en quel-

(342) Pour saluer l'entrée du roi et de la famille royale probablement; elle est en dehors du programme.

(343) Sans doute l'ouverture de Saül.

(344) *O sing unto the lord* (O! chantez dans le Seigneur); *The Lord schall reign* (le Seigneur règnera).

(345) Le Panthéon est maintenant un bazar.

(346) Ces deux petites brochures ont été publiées ensemble, en 1834.

ques provinces le nom de *festum* au son des instruments de musique en signe d'allégresse. Les statuts de l'université d'Aix, à l'année 1483, p. 21, portaient : *Quod dictus electus* (rector) *teneatur in receptum cum magno festo tympanorum sive aliorum instrumentorum, in fulas rectoriales in ecclesia S. Salvatoris secunda die Pentecostes.* (*Ap.* Du Cange.)

FÊTES DOUBLES. — Dans l'usage romain, on appelle *doubles* les fêtes où l'on dit l'antienne deux fois, avant et après le psaume; c'est, selon toutes les apparences, pour cette raison que les fêtes ont retenu le nom de *doubles* dans plusieurs églises, quoique l'antienne n'y soit plus dite qu'une fois.

FÊTES TRIPLES. — On appelle à Rouen fêtes triples, celles où l'on dit trois fois les antiennes de *Magnificat* et de *Benedictus*, la première avant le cantique, la seconde avant le *Gloria Patri*, la troisième après le *Sicut erat.*

FÊTES DE L'ANE, DES FOUS, etc., etc. — Nous ne prétendons pas faire ici l'historique de ces cérémonies grotesques et scandaleuses que ces noms rappellent. Nous voudrions même partager la réserve que s'est imposée M. l'abbé Pascal qui, dans son *Dictionnaire de liturgie*, n'a mentionné qu'à regret les deux *fêtes* que nous venons de nommer. Mais il nous est impossible, d'une part, de ne pas faire connaître brièvement le rôle que la musique remplissait dans ces cérémonies, et, par exemple, quant à la fameuse *Prose de l'âne*, à laquelle on a tâché de donner, dans ces derniers temps, un certain retentissement, de ne pas dire quelques mots sur le chant qu'elle comporte; d'autre part, de venger l'Église des accusations que plusieurs écrivains ont dirigé contre elle, au sujet de sa prétendue tolérance à l'égard de ces profanations.

Nous allons donc mettre sous les yeux des lecteurs des documents qui montreront que ces ridicules cérémonies ont presque toujours provoqué les interdictions les plus sévères de la part de l'autorité ecclésiastique, et qui donneront en même temps une idée de la musique, et quelquefois même des danses qui en accompagnaient la représentation.

On verra d'abord, par les deux citations suivantes, que tous les spectacles profanes en général, qui avaient lieu dans l'église, avaient été réprouvés par le concile de Bâle et la Faculté de théologie de Paris.

« La pragmatique sanction de Charles VII, sous la date du 7 juillet 1438 (*Recueil du Louvre*, tom. XIII, p. 267 et suiv.), contient une disposition fort remarquable dans l'acceptation du décret du concile de Bâle (1435) intitulé : *De spectaculis in ecclesia non faciendis.* Voici le texte de cette disposition curieuse qui a été omise dans la plupart des écrits sur cette matière :

« Acceptat decretum *De spectaculis in ecclesia non faciendis*, quod incipit : « Turpem « etiam illum abusum in quibusdam frequentatum ecclesiis, quo in certis anni « celebritatibus, nonnulli cum mitra, baculo « ac vestibus pontificalibus more episcoporum benedicunt; alii ut reges ac duces « induti, quod festum fatuorum vel innocentium seu puerorum in quibusdam regionibus nuncupatur; alii larvales ac « theatrales jocos, alii choreas ac tripudia « marium ac mulierum facientes, ut homines ad spectaculum et cachinnationes moveant; alii commessationes et convivia « ibidem preparant; hec (*sic*) sancta synodus « *detestans*, statuit et jubet tam ordinariis « quam ecclesiarum decanis et rectoribus, « sub pœna suspensionis omnium proventuum ecclesiasticorum trium mensium « spacio (*sic*), ne hec, aut similia ludibria.... « in ecclesia...., et etiam in cimeterio exerceri amplius permittant; transgressores « que per censuram ecclesiasticam, aliaque « juris remedia punire non negligant, etc.... » (Ex concil. Basil., sess. XXI, § 11, *apud* Hard., t. VIII, coll. 1199.) L'adoption pure et simple, par le chef de l'Etat, d'un canon qui menace des foudres de l'Eglise les acteurs et fauteurs des fêtes des Innocents et des Fous, est la preuve la plus convaincante du concours des deux pouvoirs dans la voie de l'opposition où les Pères de l'Eglise avaient toujours marché. » (*Introduc.* de M. C. Leber [pp. XXXVI et suiv.] aux *Monnaies des évêques des innocents et des fous*, etc., par M. Rigolleau d'Amiens; Paris, 1837.)

Le décret de la Faculté de théologie de Paris de 1444, est dans le même sens. En voici quelques passages : « Decretum theologorum Parisiensium ad detestandum, « contemnendum et omnino abolendum « quemdam superstitiosum et scandalosum « ritum quem quidam festum fatuorum vocant, qui a ritu paganorum et infidelium « idolatria initium et originem sumpsit..... « Tales paganorum reliquiæ cessarunt..... « Sola vero spurcissimi Jani nefaria traditio « hucusque perseverat..... Similia ludibria « in capite januarii faciebant (pagani et gentiles) in honorem Jani. » Ce décret fort remarquable, ajoute M. Rigolleau, fut donné par Savaron, en 1611, dans la troisième édition de son *Traité contre les masques.* Il a été réimprimé depuis à la suite des Œuvres de Pierre de Blois (1667, in-folio), avec les lettres pastorales des évêques de Paris (Eudes de Sully, en 1198-99, et Pierre Cambius, en 1208), relatives aux mêmes fêtes. Ces pieux évêques essayèrent d'en faire cesser les indécences, en promettant une récompense à ceux qui n'y prendraient point part, « et une « rétribution pécuniaire aux chanoines, aux « chantres et aux enfants de chœur, qui se « trouveraient en état d'assister aux Matines « les jours de Saint-Etienne et de la Circoncision. » Le même décret se trouve aussi dans le tome XXIV de la *Biblioth. des Pères.* » (*Monnaies des évêques des innocents et des fous*, pp. 6 et 7.)

« Les lettres patentes du roi Charles VII, du 17 avril 1445, adressées aux bailly et prévost de la ville de Troyes, et portant suppression de la *feste aux fols* (Voir le *Thesaurus novus anecdotorum*, de Martène et Durand, 1717, tom. Ier, où on les trouve), qualifient le décret ci-dessus de la Faculté de théologie, de « notable epistre, detestant et « condamnant ladicte damnable feste comme « superstitieuse et paganicque, laquelle eut « son introduction et commencement des « payens et incredules idolastres, comme « bien expressement dict monsieur saint « Augustin. » (*Ibid.*, p. 8.)

Sur la fête de l'Ane. — La fête de l'Ane, dit M. C. Leber, rentre, à n'en pas douter, dans l'espèce de culte rendu jadis aux ânes célèbres de l'Ecriture, culte grossier, indécent, mais qui n'était qu'une naïveté dans son siècle. Il rappelle à la fois Balaam, la victoire de Samson, l'étable de Bethléem, la fuite en Egypte, et surtout l'entrée de Jésus-Christ à Jérusalem.

Sur un contre-fort du clocher vieux de la cathédrale de Chartres, il existe une figure assez renommée, qu'on appelle l'*Ane qui vielle*. D'après le témoignage d'une personne fort instruite qui réside à Chartres, poursuit M. Leber, l'instrument de ce singulier ménétrier serait bien réellement une vielle; il est placé entre les pieds de devant, et la poignée répond à la bouche de l'animal, dont elle semble recevoir le mouvement. Au surplus, l'image ou la tradition de l'âne qui vielle se retrouve dans plus d'une localité. Il y avait à Orléans une rue de ce nom. (*Monnaies des évêques des innocents et des fous*, note de M. Leber combinée avec quelques lignes du texte, p. 20.)

« Tout le monde connaît la *fête de l'âne*, qui se célébrait à Beauvais. Les historiens de cette ville, Pierre Louvet surtout (*Hist. et antiq. du diocèse de Beauvais*, 1635), ont donné des détails sur les cérémonies qui s'y pratiquaient, sur la prose de l'âne qu'on y chantait, sur le cri semblable au braiment de cet animal, qui remplaçait l'*Amen*, (*Hez! sire l'asne, hez!*) et qui était répété par tous les assistants, etc. Ne m'occupant ici que des faits non recueillis et moins connus, j'ajouterai seulement à ce qu'on sait de la *fête de l'âne*, que, dans le cérémonial qui en renfermait tout le détail, et qui devait être fort ancien, puisqu'il contenait des prières pour le Pape Alexandre III, le roi de France Louis XII, et la reine Ade (Adèle) de Champagne, son épouse, on lisait que les chanoines se rendaient au-devant de l'âne, à la grande porte de l'église, la bouteille et le verre en main, *tenentes singuli urnas vini plenas cum scyfis vitreis*, et que dans ce jour les encensements se faisaient avec du boudin et des saucisses: *Hac die incensabitur cum boudino et saucita*. Outre cette fête, il y en avait une autre où, pour représenter la fuite en Egypte, on plaçait une jeune fille tenant dans ses bras un enfant; elle allait processionnellement ainsi de la cathédrale à l'église Saint-Etienne, et se plaçait avec son âne près de l'autel. Cette procession avait lieu le 14 janvier. » (*Ibid.*, pp. 30 et 31.)

Telle était la fête pour l'abolition de laquelle, dès le XIe siècle, le comte Héribert IV (il mourut vers 1081) adressait de si vives invitations à son clergé de tout le comté, ainsi que pour celle de la fête des fous; (V. *ibid.*, p. 32.) — *Voy.* le *Missel de la fête de l'âne*, de Sens, dont une copie, provenant des mss. de Baluze, se trouve à la Biblioth. du roi. (*Ibid.*, p. 80.)

Voici maintenant l'article de Du Cange que nous nous dispensons de traduire:

« Longe ridiculosior erat festivitas quæ Bellovaci olim die 14 Januarii celebrabatur. Ut enim Virginem Mariam in Ægyptum cum puero Jesu fugientem repræsentarent, pictoribus nimium creduli pulcherrimam eligebant puellam, quæ infantem in signum gestans, et super asinum, ad id eleganter ornatum, sedens, ab ecclesia cathedrali et ad parochiam S. Stephani magno cum apparatu ducebatur, comitante clero et populo. Ad parochiam cum pervenisset prompaticus ille cœtus, sanctuarium ipsum ingrediebatur puella, quæ cum asino a parte Evangelii prope altare collocabatur; moxque incipiebat missa solemnis cujus *Introitus*, *Kyrie*, *Gloria*, *Credo*, etc., hac modulatione *Hinham* concludebantur; sed cum magis stupendum, rubricæ mss. hujusce festi habent: *In fine missæ sacerdos versus ad populum vice, Ite missa est, ter hinhannabit: populus vero vice, Deo Gratias, ter respondebit, Hinham, Hinham, Hinham.* Hæc ægre retulimus, utpote quæ theatro magis conveniant quam ecclesiasticæ cæremoniæ; attamen cum ab instituto nostro non omnino abhorreant, prosam quoque subjicie-mus quam coronidis instar inter missarum solemnia decantabant; hanc nobis suppeditavit præter edita ms. codex 500 annorum; unde de antiquitate illius festi judicare licet.

Orientis partibus
Adventavit asinus,
Pulcher et fortissimus,
Sarcinis aptissimus.
Hez, sire Asne, car chantez,
Belle bouche rechignez,
Vous aurez du foin assez
Et de l'avoine à plantez.

Lentus erat pedibus
Nisi foret baculus,
Et enim in clunibus
Pungeret aculeus.
Hez, sire Asne, etc.

Hic in collibus Sichem
Jam nutritus sub Ruben
Transiit per Jordanem,
Saliit in Bethleem.
Hez, sire Asne, etc.

Ecce magnis auribus
Subjugalis filius
Asinus egregius
Asinorum dominus.
Hez, sire Asne, etc.

Saltu vincit hinnulos
Damas et capreolos
Super dromedarios
Velos Madianeos.
Hez, sire Asne, etc.

Aurum de Arabia
Thus et myrrham de Saba
Tulit in ecclesia
Virtus asinaria.
Hez, sire Asne, etc.

Dum trahit vehicula
Multa cum sarcinula,
Illius mandibula
Dura terit pabula.
Hez, sire Asne, etc.

Cum aristis hordeum
Comedit et carduum;
Triticum a palea
Segregat in area.
Hez, sire Asne, etc.

Amen, dicat, asine (*hic genu flectebatur*),
Jam satur de gramine :
Amen, amen itera,
Aspernare vetera.
Hez va! Hez va! Hez va! Hez!
Bialsx sire Asne, car allez;
Belle bouche car chantez.

« Nec minori pompa decentiorive cultu eadem hæc festivitas Æduis celebrabatur. Asinum vestiebant aureo panno, cujus angulos ferre nonnisi quatuor e præcipuis canonicis concedebatur ; alii vero adesse tenebantur *in vestitu decenti sicut in die Nativitatis;* hique tandem asinum frequenti stipatum turba solemni ritu ducebant : adeo ut quo magis hæc ridenda videantur, eo religiosiori cultu observata fuerint. Hæc abolere censuris ecclesiasticis non semel tentarunt episcopi, sed frustra, altissimis quippe defixa erat radicibus, donec supremi senatus accessit auctoritas, qua tandem hoc festum supressum est.

« Variis temporibus atque cæremoniis, pro diversarum ecclesiarum more, peragebatur hoc festum, ut ex prolatis supra colligitur. Ubi non aderat ipsamet asina, ipsius effigies retro altare collocabatur. — Ordinar. ms. eccl. Cameræ, fol. 36, 1°. Ad Dominicam Palmarum : *Asina picta remanet retro altare usque post completorium* IV *feriæ.* » (*Vide* Haltaus, *Chronol.*, in *Dominica Palmarum*, pag. 225, edit. german.)

Sur la fête des Fous. — « La veille des Rois, les vicaires de Noyon élisaient non pas un pape, comme à Amiens ou à Senlis, ni un patriarche, comme à Laon, mais un roi des fous. Il est dit dans une délibération du chapitre, de l'an 1497, que l'assemblée permit au roi des vicaires et à ses compagnons de faire leurs divertissements la veille de l'Epiphanie, pourvu qu'on ne chantât point d'infâmes chansons, qu'on ne dît pas de paroles injurieuses et impudiques, qu'on ne fît pas de danses obscènes devant le grand portail, toutes choses qui avaient eu lieu à la dernière fête des Innocents. « Cavere a cantu carminum infamium et scandalosorum, nec non similiter carminibus indecoris et impudicis verbis in ultimo festo Innocentium per eos fetide decantatis; et si vicarii cum rege vadant ad equitatum solito, nequaquam fiet chorea et tripudia ante magnum portale saltem ita impudico ut fieri solet. » (*Ib.*, pp. 28, 29.)

« A Laon, le patriarche des fous avait recours aux enfants de chœur pour ajouter à la cérémonie, car « en 1541 ou 1549, on refuse au patriarche Absalon Bourgeois le « maître des enfants de chœur ou l'un d'eux, « *pour faire semblant*, dit l'acte capitulaire, « *de dire la messe à liesse.* » (*Ibid.*, p. 25.)

« A propos d'une monnaie où l'on voit trois personnages habillés en fous, se tenant par la main et gambadant, M. Rigolleau dit : « Les danses faisaient une partie obligée des fêtes des Fous. Le décret de la Faculté de théologie de Paris, que j'aime à citer de préférence, appelle mauvais prêtres (*malos sacerdotes*), ces prêtres, ces clercs dansant pendant l'office divin, dans le chœur, masqués et déguisés à la manière la plus impudique : « Quis... non diceret malos istos « sacerdotes et clericos quos, divini officii « tempore, videret larvatos, monstruosos « vultibus, aut in vestibus mulierum aut « lenonum vel histrionum, choreas ducere, « in choro cantilenas inhonestas cantare, « etc., et per totam ecclesiam currere, sal- « tare, etc. » Ce décret finit par décider que « non licet ducere choreas in ecclesia quando « fit divinum officium, » qu'il n'est pas permis de danser dans les églises pendant l'office divin. Il n'était donc pas défendu, au XVe siècle, d'y danser dans d'autres moments. Seulement les ecclésiastiques ne devaient pas danser en public : « Non enim « est eorum publice tripudiare, » dit le célèbre Michel Menot. Aussi ce prédicateur blâme-t-il la coutume qu'avaient alors les prêtres de danser publiquement, avec des femmes, le jour même où ils disaient leur première messe : « Clama contra eorum « malam consuetudinem, qui die quo cele- « brant primam missam cum mulieribus « publice tripudiant. » (*Perpulchra epistolarum quadragesimalium expositio;* Paris, 1517.)

« Un autre prédicateur du temps, Guillaume Pepin, parle, comme d'une chose ordinaire, des prêtres qui se mêlaient aux danses, après avoir mis bas la soutane : « Sunt enim nonnulli qui specialiter in « chorea peccant contra sacramentum ordi- « nis : sunt ecclesiastici qui interdum tali- « bus dissolutionibus se immiscent : *en beau* « *pourpoint*, gallice, id est, deposita veste « sacerdotali, cum dyploide choreisantes, « quod valde indecens est et scandalosum « in populo. »

« .... Les cardinaux de Narbonne et de Saint-Séverin, en 1501, dansèrent à Milan devant Louis XII ; le cardinal de Mantoue et les Pères du concile de Trente, en 1562, dansèrent dans les fêtes qu'ils donnèrent à Philippe II, roi d'Espagne (Pallavicino, *Istoria del concilio di Trento*), et à Louis, archevêque de Magdebourg, *lequel dansant avec les dames jusqu'à la minuit, cheut et trébucha à terre si rudement qu'il se rompit le col et la dame qu'il menoit*, dit Claude Noirot dans son *Origine des masques et mommeries.* Suivant Guillaume Bouchet (4ᵉ série), l'aventure arriva de son temps.

« On voit dans les *Mémoires de mademoiselle de Montpensier*, qu'au XVIIᵉ siècle, les vice-légats d'Avignon dansaient ordinairement aux bals que se donnaient tour à tour les dames de la ville, et, de plus, la coutume était qu'à chaque courante, la dame qui la devait danser allait baiser M. le vice-légat à sa place, ce qui sembla assez ridicule à la princesse. »

M. C. Leber dit en note : « Ajoutez à ces exemples le fameux ballet dansé par les Jésuites à la réception de l'archevêque d'Aix en Provence, qui fait le sujet d'un avis fort aigre et tant soit peu hypocrite, publié en Hollande, petit in-12, 1687. Quelque temps auparavant, des Pères du même ordre avaient donné, dans leur collége de la Flèche, un ballet plus bizarre peut-être et qui fit moins de bruit : on y voyait l'Amour divin dansant un pas de trois ou de quatre avec les divinités de l'Olympe : et, dans ses entreprises sur les cœurs rebelles, le Saint-Esprit appelait à son aide les Naïades, Morphée et Vulcain. » (*Ibid.*, pp. 108-113.)

« On trouve ailleurs que le public était admis à voir les ébattements en usage dans cette abbaye (celle de la Sainte-Trinité, à Caen), le jour des Innocents. Il s'y faisait élection d'une *petite abbesse;* elle entrait en fonctions aux premières Vêpres. L'abbesse quittait sa chaire au verset du *Magnificat : Deposuit potentes de sede*, etc. ; la petite abbesse prenait sa place et sa crosse, continuait l'office, et célébrait le lendemain jusqu'au même verset....... Au commencement du XVIIIᵉ siècle, en 1702, les religieuses de l'Artois et du Cambrésis, avaient encore coutume de se masquer dans leurs cloîtres, et de revêtir des habits d'hommes, pour se divertir honnêtement, et danser secrètement entre elles. (*Voy.* le *Journal des savants*, années 1702, où se trouvent cités les ouvrages du P. Barnabé Saladin, Récollet, qui approuve ces divertissements.) . . . . . .

« En Provence, les évêques des Fous et les abbesses folles se faisaient des visites ; cet usage avait lieu au XVᵉ siècle à Arles. Suivant deux actes d'arrentement de la manse capitulaire, le fermier du chapitre était obligé de donner du vin à discrétion pour les soupers de l'archevêque des Innocents, autrement dit FOL, *alias stultus*, et pour sa compagnie, savoir le jour de Saint-Thomas (21 décembre), où le dit archevêque fol chantait l'*O;* les jours de Saint-Jean et des Innocents où il officiait, et ce suivant la louable coutume. Le 29 décembre, jour de Saint-Trophyme, l'archevêque fol allait à l'abbaye de Sainte-Claire, où était aussi une abbesse folle. *L'archevêque fol amé sa fole compagnié venoun al moustiers per visita l'abadesse fole en lo couvent*, et il était convenu que l'abbesse du monastère donnerait, le jour des Innocents, à l'abbesse folle, pour régaler l'archevêque fol, six gros en argent, une poule, *une boune galine ben grasse ;* six pains, du vin, *siei pechié de vin*, six pots remplis de vin de la mesure *del moustiers*, et du bois pour faire du feu au réfectoire ; si le jour des Innocents se trouvait être un vendredi, l'abbesse donnait au lieu de poule, trois gros en sus des six..... » (*Voy.* dans le *Magasin encyclopédique* de janvier 1814, l'extrait d'un mémoire de M. Fauris de Saint-Vincent..... On y trouve aussi des détails sur l'évêque fou ou des Innocents, *fatuus vel Innocentium*, que le chapitre de Saint-Sauveur d'Aix choisissait chaque année, le 21 décembre, parmi les enfants de chœur, ainsi que sur les mitres et les chapes destinées à ces offices, *mitra episcopi fatuorum*, etc. Cette fête subsista à Aix jusqu'en 1543, époque à laquelle le chapitre la défendit *propter insolentias et inhonestates quæ fiebant et proferebantur illic.*) (*Voy.* sur la fête des Fous en Provence, PAPON, tom. III, p. 212.) — (*Ibid.*, pp. 121-126 ; *Voy.* aussi pp. 171-172.)

« Les classes de théologie du collége de Sorbonne de Paris, avaient comme les autres leurs béjaunes (*bejanni*), c'est-à-dire leurs étudiants *nouveaux venus*, dont l'intendance était commise à un particulier qu'on appelait le chapelain abbé des béjaunes. Il devait s'acquitter de deux fonctions le jour des Innocents : avant le dîner, monté sur un âne, il devait mener les béjaunes par la rue; et l'après-dîner, il devait leur verser de l'eau sur le corps. (LEBEUF, *Hist. du dioc. de Paris*, tom. Iᵉʳ, p. 243.)

« Dans le registre capitulaire de Sens, (cité par Baluze dans ses notes manuscrites sur la copie du Missel de la fête des Fous de Sens, qui est à la Biblioth. du roi, sous le nº 1351), on trouvait défense de jeter plus de trois seaux d'eau, *trium sitularum*, sur le préchantre des Fous ; Millin ajoute, dans le second volume de ses *Monuments inédits*, où il donne la description des diptyques d'ivoire qui recouvrent le Missel de Sens, qu'à la fête des Fous qui se célébrait dans cette métropole, on versait plusieurs seaux d'eau, aux Matines, sur quelques hommes nus, indépendamment de ceux dont on arrosait le préchantre des Fous ; mais que plus tard on limita à trois le nombre des seaux que recevait ce dernier, et on défendit de conduire des hommes nus dans l'église le lendemain de Noël ; on devait seulement les mener au puits du cloître, et ne jeter sur eux qu'un seau d'eau. » (*Ibid.*, pp. 172-173.) Suivent des détails d'une telle nature qu'ils ne peuvent trouver place ici.

« L'évêque des Fous était particulièrement monté sur un âne, à Châlons-sur-Marne. Voici ce qu'on lisait dans un registre de 1570, déposé aux archives de la cathédrale :

« La fête des Fous était fixée au jour de Saint-Etienne. On dressait, la veille, un théâtre devant le grand portail de la cathédrale ; le jour, on y préparait un festin, qui était fait aux frais du chapitre. Lorsque tout était disposé, on allait en procession, environ à deux heures après midi, en la maison de la *maîtrise des Fous*, pour y prendre *l'évêque des Fous*, monté sur un âne, que l'on conduisait, au son de toutes sortes d'instruments et des cloches, jusqu'au lieu où était érigé le théâtre. Là, il descendait de son âne, qui était paré d'une belle housse et autres magnifiques harnachements. Là, l'évêque des fous était revêtu d'une chape, mitre en tête, la croix pastorale, les gants et la crosse à la main. Ainsi habillé, il montait sur le théâtre, s'asseyait à table avec ses officiers; ils mangeaient et buvaient ensemble ce qu'on leur avait préparé, suivant leur goût. C'étaient ordinairement les chanoines les plus qualifiés qui composaient la maison des fous. On remontait sur le théâtre pour y boire et manger ; et pendant ce second repas, où l'évêque figurait principalement, les chapelains, les chantres et les bas officiers se divisaient en trois bandes. La première restait autour de l'église et aux environs du théâtre, comme pour y servir de sentinelles. La deuxième était dans l'église même, y chantaient certains mots confus et vides de sens, et faisait des grimaces et des contorsions horribles ; et la troisième parcourait le cloître et les rues. Après le repas, ils allaient chanter, avec beaucoup de précipitation, les Vêpres. Lorsqu'elles étaient finies, deux chantres et le maître de musique, battant la mesure, chantaient en musique un motet, dont voici les paroles : *Cantemus ad honorem, gloriam et laudem sancti Stephani sæpe multo validus, maximis clamoribus in istis diebus, ubi gaudium, lætitia et jubilatio prodeunt in conspectu omnium. — Partem portionis ad bene manducandum capias, sicut hic et unusquisque sponte, vultis ex vobis bibere ac potare et repotare potiunculas quæ sunt suavissimæ. — Tum amici et benenati conclamate et pulsate præconiis lætis, quoniam festum nostrum celebramus et nos volumus exultare, cum summa lætitia. — Ergo igitur deridete, superate invicem sine lacrymis et nunc et usque in finem. Amen.* — Après ce motet, on faisait une cavalcade devant et autour de l'église, ensuite dans les rues adjacentes, avec des hautbois, flûtes, harpes, flageolets, basses, tambours, fifres et autres instruments faisant beaucoup de bruit. Après avoir parcouru le cloître et les environs, ils allaient par toute la ville, ayant en tête une troupe d'enfants portant des flambeaux, des encensoirs et des falots. — Arrivés au marché, ils jouaient à la paume, *adventantes simul forum ludunt ad palmam*. Après le jeu, la danse et surtout de grandes cavalcades recommençaient. Au retour, une partie du peuple suivait les chanoines, et une autre, réunie devant l'église, avec des chaudrons et des marmites de cuivre et de fonte, frappait ces divers ustensiles l'un contre l'autre, et faisait un charivari effroyable, en poussant de longs hurlements. Pendant cette symphonie burlesque, on sonnait toutes les cloches, et le clergé s'habillait d'une manière grotesque et bouffonne. » (*Voy.* la ***France pittoresque***, t. II, p. 226. — ***Monnaies des évêques des innoc. et des fous***, pp. 211-213.)

Afin qu'on puisse avoir une idée de la part pour laquelle la musique entrait dans les fêtes qui se célébraient chez les grands du moyen âge à l'époque du baptême, des noces, etc., etc., nous allons donner un extrait du curieux opuscule intitulé : ***Baptême de Nicolas-Monsieur, filz puis-nay de Monseigneur le duc Antoine, depuis comte de Vaudemont, duc de Mercueur, marquis de Nomeny, comte de Challigny : à Bar, le x novembre*** MDXXIII, de Nicolas Voleyz de Seronville, qu'on trouve dans le *Cartulaire de Lorraine* au registre portant pour titre : *Liber omnium;* dont un exemplaire imprimé (in-4° gothique) a paru dans le Catalogue de la bibliothèque du comte Emmery, pair de France, sous le n° 1142 ; et qui enfin a été reproduit dans les ***Mémoires de la Société des sciences, lettres et arts de Nancy***, 1848, p. 147.

L'auteur décrit d'abord le cortége :

« Premièrement les marechalz et fourriers des logis faisoient escarter le peuple afin que l'ordre ne fust troublé ou rompu Puis les escoliers, vestus de surpelis blancz, estoient en grand nombre sur les elles depuis la salle d'honneur jusques au portal de l'église avec torches allumées. Aprez marchoient les menestriers sonnant moult armonieusement, allant ça et la Monsieur le grand maistre d'hostel pour entretenir l'ordre à son entier.....

...... « Aprez marchoient les maistres d'hostel testes nues, avec gravité et contenance moult louable et requise a tel act, et estoient suivis des trompettes resonnant melodieusement.... Entremeslez y avoit illecques infinie doulceur et melodie de tous les chantres des deux courtz et dudict Bar, avec orgues et autres instrumens armonieux.... »

Puis vient la description des divers plaisirs auxquels on se livrait :

« Avec ces choses la noblesse s'esbatoit en faictz, riz, jeux, dictz, chantz, orgues, instrumens, dances de haultz, moiens et bas tons de toutes reprises tant vieilles qu'a la nouvelle façon, veu que de France, Allemaigne et Flandres y estoient gens exquis pour faire la feste à plaisir, sans mectre en obly que la françoise et l'allemande, la haie pied rompu, estourdion (347), bergeronnette, le hault barrois et dance de Champaigne estoit

(347) Cette danse était aussi usitée à Metz. On lit dans les chroniques de cette ville sous la date de 1504 : « Et aprez plusieurs danses l'on vint a danser une danse qui se dit le grant Turdion : et se mene celle danse de telle sorte que aprez ce que l'on ait dansé tous ensemble, tous les compaignons se despairtent à une partie et les filles a une aultre : puis le premier qui mene la danse se part de sa plaice et de son lieu, et parmy le pair que fait plusieurs tours et viraildes, et puis avec la fille font plusieurs grimaiches et la ramene en son lieu : et fait chascun ainsy en droit soy, quant son tour vient, tout le mieulx qu'il peut, soit de gambairde, de soubresault ou aultrement, et font ainsy les ungs apres les autres jusques a la fin. » (*Note de M. Henri Lepage.*)

tripudiée et branslée (348) qu'il ne se faillit rien. Or, monsieur le marquis menoit ma damoiselle de Guise, sa cousine, si mesurement selon son aage, que tous assistans s'esmerveilloient de leur belle contenance Plus oultre estoit la feste esjouye par Songe Creux et ses enfans, Malmesert, Peu d'aquet et Rien ne vault, que jour et nuict jouoient farces vieilles et nouvelles reboblinées et joieuses à merveilles....»

Enfin, après la description des repas :

« Or est que a chacun service que les maistres d'hostelz venoient quer e, trompettes et clerons menoient si grandz bruictz que l on y ouoyt goutte. »

FIGMENTARIUS (Cantor), ***FIGMENTA***. — Acta S. Hoarvei mss. : « Harvianus magnæ industriæ plurimarumque linguarum peritus, sed cantor figmentarius erat. Novos enim fingebat cantus rythmicis compositionibus, quibus imponebat neumatum modos antea inauditos, qui quamvis in voluptuosis regum degeret curiis, et inter aulicos delectabiles et jocundus jocularis, tamen metuebat semper Dominum. » Musices peritus hic designatur, ut colligitur ex Vita ejusdem sancti tom. III, Jun., p. 366, col. 1 : « Præ cæteris autem arte musices excellebat, in cantilenis ad modos aptandis, et tripudiis ordinandis ad numeros. » (*Ap.* Du Cange.)

L'abbé Lebeuf, dans son *Traité hist. sur le chant ecclésiastique*, p. 72, s'exprime ainsi : « Deux auteurs, Jean de Sarisbery, évêque de Chartres (*Policratici*, lib. I, cap. 6), et Aëlred, abbé, en Angleterre (*Specul. charitatis*, lib. II), font la description d'une espèce de chant qui paroît bien différent du chant grégorien ; mais ils ne disent pas non plus que l'on s'en servît dans les offices de l'Eglise. Ce chant n'étoit peut-être usité que dans les assemblées profanes. Ces sortes de chants, assez semblables à ceux de l'invention d'Aribon...., étoient apparemment les mêmes que l'on appeloit *figmenta* (Voy. Le Munerat, *Tractatus de concordia grammaticæ et musicæ ad calcem Martyrol. Usuardi*, edit. 1490), à cause que le chant d'église n'y entroit pour rien, et dont les auteurs étoient appelés *cantores figmentarii*. C'est ce qu'on appela depuis du nom de *res factæ*, lorsque ces sortes de chants se furent fait entrée dans les églises; car ils n'y furent admis que fort tard. »

FIGURE DE NOTES. — On nomme *figure* en général tous les signes qui sont usités dans la notation musicale. Mais ce nom s'applique plus particulièrement aux formes diverses au moyen desquelles Jean de Muris fit connaître les valeurs différentes des notes, d'où est venu le nom de musique *figurée*. « Figura, dit cet auteur, est repræsentatio vocis in aliquo modorum ordinatæ; et per hoc patet, quod signare figuræ debent modos, et non e contra; licet quidam posuerint, quod figura est repræsentatio vocis secundum suum modum. » Ainsi la *figure* des notes représentait les sons suivant le mode *parfait* ou *imparfait* dans lequel la mesure était marquée, c'est-à-dire ternaire pour la perfection, binaire pour l'imperfection.

Nous empruntons à Poisson l'énumération et la description des diverses *figures de notes*.

« La *commune* a été figurée par un point carré. on l'appelle *carrée*, ou *commune* ou *simple*.

« Celle sur laquelle la voix doit insister, par un point carré avec une queue, on l'appelle *longue*.

« Celle sur laquelle il faut couler, par un point appelé *losange* ou *brève*.

« Quelques-uns ont ajouté un point simple à la note à queue, pour marquer où la voix doit reposer, ce qui paraît fort moderne pour le plain-chant.

« D'autres ont marqué les repos par une barre ou ligne perpendiculaire, qui couvre les quatre lignes ou barres des notes, ne mettant que de petites barres ou petites lignes perpendiculaires pour la séparation de chaque mot. Ces repos ne doivent avoir lieu que quand le sens du texte le permet.

« On trouve encore des notes en forme d'équerre, qu'on appelle *rhomboïdes*, et qui en certains cas ont un peu moins de valeur que la commune, et un peu plus que la losange.

« Dans les livres où l'on trouve des traînées de notes en descendant sur une même syllabe, figurées en rhomboïdes, elles ont la même valeur que la note commune ; la plupart des modernes ont abandonné cette figure, et ont mis en place des notes carrées ou communes, liées les unes aux autres, ce qui produit le même effet. D'autres se sont contentés de la losange, en lui donnant la même valeur qu'aux notes communes. C'est pourquoi il est extrêmement important de distinguer quand les rhomboïdes ou les losanges sont à la suite d'une note carrée sur une même syllabe, car alors on les traite comme les notes communes. Cette note carrée doit alors avoir une queue, non pour faire insister la voix dessus, mais pour marquer sa liaison sans repos avec les notes rhomboïdes ou les losanges qui la suivent.

« Les notes à queue, les losanges et les rhomboïdes n'ont donc une valeur différente que lorsqu'elles sont uniques pour une syllabe : elles servent alors à faire bien prononcer la quantité, ou bien à faire cadencer le chant, comme il arrive dans les proses et les hymnes seulement.

« On trouve dans quelques anciens livres, manuscrits et imprimés, des figures de notes en façon de girouette baissée ; ces figures contiennent deux notes seulement, qui se prennent aux deux extrémités de la figure.

« Dans d'autres, on en trouve deux éga-

(348) Lors des fêtes de saint Eloi et de saint Lazare, à Marseille, on dansait le grand branle (*magnum tripudium*). (*Note de M. Henri Lepage.*

les, l'une au-dessus de l'autre; en ce cas, on prend celle de dessous la première.

« Certains manuscrits en ont aussi deux l'une sur l'autre, dont celle de dessus doit être chantée la première; on voit qu'elle doit être chantée la première lorsqu'elle est plus petite et s'avance moins que celle de dessous, ou plutôt, le goût du chant en décide.

« On emploie deux notes communes, ou même plus, quand il est à propos que la voix insiste plus longtemps sur une même syllabe; c'est ce qu'on appelle *prolation*. On trouve quelquefois dans les anciens jusqu'à quatre et six notes de suite sur une même corde et une même syllabe; ce que l'on a réformé dans les nouveaux livres, surtout dans le romain, où ce retranchement est porté à l'excès, et ôte en plusieurs endroits la majesté du chant....

« A la fin de chaque ligne de chant, on met une petite note qu'on appelle *guidon*.» (POISSON, *Traité du chant grégorien*, pp. 46 et 47.)

Les Italiens donnent à la pause le nom de *figures muettes* (*figure mute*), de même que nous appelons la pause, le soupir, etc., signes ou valeurs de silence. On donne également le nom de *figures* à certaines formes de chant, de contrepoint, ou même de simples ornements, dans le même sens que l'on dit *figures* de rhétorique.

FIGURER. — « C'est passer plusieurs notes pour une; c'est faire des doubles, des variations; c'est ajouter des notes au chant de quelque manière que ce soit; enfin, c'est donner aux sons harmonieux une figure de mélodie, en les liant par d'autres sons intermédiaires. » (J.-J. ROUSSEAU.)

FINALE ou FONDAMENTALE (*Corde*). — La corde finale est, comme son nom l'indique, celle par laquelle le chant de chaque mode doit se terminer. De toutes les notes modèles, elle est la plus excellente, parce que c'est en définitive par elle que tout mode se détermine: « Ut ad principalem vocem, id est, finalem vel si quam affinem ejus pro ipsa eligerint, pene omnes distinctiones currant. Et eadem, sicut et vox neumas omnes, aut perplures distinctiones finiat aliquando et incipiat; qualia apud Ambrosium, si curiosus sis, invenire licibit. » (GUIDO, *Microl.*, cap. 15.)

Quoique les tons réguliers soient au nombre de huit, ils n'ont cependant que quatre signes ou *lettres* sur lesquels ils finissent naturellement, qui sont D, E, F, G. Cela vient de ce que dans une même note se termine un ton authentique et un ton plagal, de la façon suivante: premier et second en D: c'est-à-dire D *sol ré*; troisième et quatrième en E, c'est-à-dire en E *la mi*; cinquième et sixième en F, c'est-à-dire en F *fa ut*; septième et huitième en G, c'est-à-dire en G *sol re ut*. (*Ibid.*, chap. 35.)

FINAUX (MODES). — Les théoriciens appellent tétracordes des *finales* les cordes D, E, F, G, des quatre premiers modes authentiques, parce que ce tétracorde les résume, et parce que leurs quatre espèces de quintes y sont commencées sur chaque degré. Quant à nous, dans la théorie développée à notre article MODE sur la transposition, nous nommons modes finaux les quatre premiers modes authentiques, 1° parce qu'ils contiennent les finales des plagaux, 2° parce que c'est sur ces finales que les quatre premiers plagaux et les quatre que nous appelons affinaux doivent se modeler dans la théorie de la transposition des modes.

FIORITURES. — « Mot italien francisé qui signifie *ornement du chant*. » (FÉTIS.)

FLAGELLANTS. — En l'année 1347 une grande mortalité désolait l'Allemagne; c'est ce qui donna naissance aux *flagellants*, qui s'en allaient processionnellement avec croix et bannières dans divers pays, en chantant les psaumes pénitentiaux, qu'ils appelaient *Laisen*, sous la direction de leurs préchantres. Ils faisaient des processions autour des cimetières en se fouettant jusqu'au sang. (LICHTENTHAL, v° *Cantici de' flagellanti*.)

FLAGEOLET. — « C'est un jeu de l'orgue à l'unisson de la doublette. Quelquefois on le fait en bois comme de véritables flageolets; à l'exception qu'on n'y fait que les trous nécessaires pour le ton qu'ils doivent rendre. » (*Manuel du facteur d'orgues*, Paris, 1849, Roret, t. III, p. 540.)

Il y a des procédés pour imiter ce jeu dans les orgues où il n'existe pas.

FLATTÉ. — « Agrément ou cadence; c'est une expression par laquelle on désignait, dans la musique ancienne, une espèce d'agrément qui consistait dans une petite note placée au-dessous de la tenue finale. » (*Manuel du facteur d'orgues*; Paris, 1849, Roret, t. III, p. 540.)

FLEBILE. — « Adjectif italien qui se joint quelquefois à l'indication d'un mouvement; il signifie plaintif. *Andante flebile*, andante plaintif. » (FÉTIS.)

FLEURETIS, ou FLEURTIS, ou FLEURETTE. — Les symphoniastes modernes s'étaient dit que le plain-chant avait sa musique, que la musique avait sa rhétorique, et que cette rhétorique avait ses fleurs. C'est pourquoi ils imaginèrent quantité de jolies choses, exprimées par les jolis noms de périélèses, contrepoints, contrepoints fleuris, chant sur le livre, etc. Du mot *contrepoint fleuri*, *contrapunctus floridus*, on fit *fleuretis*, *fleurtis*, *fleurette*. Le fleuretis était improvisé; c'était le chant sur le livre, et l'on peut juger si l'imagination des chantres et des clercs apportait beaucoup de goût dans ces inventions et beaucoup de convenance dans les solennités de l'office.

FLEURTIS. — « Sorte de contrepoint figuré, lequel n'est point syllabique ou note sur note. C'est aussi l'assemblage des divers agréments dont on orne un chant trop simple. Ce mot a vieilli en tout sens. » (J.-J. ROUSSEAU.)

FLEXE. — Cadence particulière de la psalmodie dans les usages bénédictins. M. de Chateaubriand parle de la *flexe* dans sa *Vie de Rancé*, mais il s'est bien gardé de la définir.

FLOTTA. — « Nom d'un chœur chanté autrefois par un grand nombre d'élèves des Conservatoires de Naples, à la procession de saint Janvier. » (FÉTIS.)

FLOTTOLE. — « Sorte de cantique d'une mélodie douce, que les élèves des Conservatoires de Venise chantaient dans les processions des saints. » (FÉTIS.)

FLUTE. — « On comprend sous la dénomination de *flûte* un grand nombre de jeux (d'orgue) qui, tous, ont pour but d'imiter la flûte d'orchestre, mais qui souvent ne diffèrent entre eux que par le nom. On compte au moins vingt espèces de flûte. » (*Manuel du facteur d'orgues*; Paris, 1849, Roret, t. III, p. 540 et suiv.) L'auteur que nous citons nomme les suivantes : *flûte de huit*, ou *principal de huit ; flûte de récit, flûte traversière* ou *allemande ; flûte à bouches rondes, flauto major, flauto minor, flauto cuspido, flûte creuse, flûte agréable, flûte d'amour, flaut devoire, flûte douce* ou *flûte doris, flûte en fuseau, flûte à cheminée, flûte à bec, flûte anglaise* ou *suabile, flûte italienne, flûte suisse, flûte harmonique, flûte octaviante, flûte à trous ronds* ou *à bouches rondes, flûte des bois, flûte double, flûte de Pan, flûte de paysan*, etc., etc.

« On appelle aussi *flûtes*, les jeux à bouches de quatre, de huit, de seize et de trente-deux pieds, lorsqu'ils sont à la pédale; mais lorqu'on dit jouer les flûtes, c'est jouer tous les jeux à l'unisson de huit pieds, soit ouverts, soit bouchés. » (*Ibid.*)

FONDS D'ORGUE. — « On nomme ainsi les réunions de tous les jeux à bouche de trente-deux pieds, de seize, de huit et de quatre pieds, tant ouverts que bouchés. On dit *jouer les fonds*. On exclut de ce mélange les doublettes, les jeux composés et les jeux de mutations. » (*Manuel du facteur d'orgues* ; Paris, 1849, Roret, t. III, p. 544.)

FORMULE. — On appelle *formule de la psalmodie* une indication abrégée des cordes essentielles sur lesquelles la voix appuie dans la psalmodie suivant les divers modes du plain-chant. Ainsi il y a les formules du premier, du deuxième, du troisième mode, etc. Cette indication contient la teneur, la médiation et la terminaison des versets et la manière d'accentuer les monosyllabes et les mots hébreux qui sont sur la médiation. Elle se trouve dans tous les livres de chant et dans toutes les méthodes. On peut en voir des exemples très-étendus dans Jumilhac (VIIIe *partie*.)

FORT. — « Ce mot s'écrit dans les parties, pour marquer qu'il faut forcer le son avec véhémence, mais sans le hausser ; chanter à pleine voix, tirer de l'instrument beaucoup de son ; ou bien il s'emploie pour détruire l'effet du mot *doux* employé précédemment.

« Les Italiens ont encore le superlatif *fortissimo*, dont on n'a guère besoin dans la musique française; car on y chante ordinairement *très-fort*. » (J.-J. ROUSSEAU.)

Aujourd'hui au lieu de fort, on dit *forte* en italien, et on indique par un F cette nuance d'intensité.

FOURNITURE. — Jeu de mutation et par conséquent composé. « La fourniture est toujours composée de trois ou quatre, cinq, six ou sept rangées de tuyaux (selon que l'orgue est considérable), comme si c'était autant de jeux distincts et de toute l'étendue du clavier. » (*Manuel du facteur d'orgues* ; Paris, 1849, Roret, t. Ier, p. 38.)

FREDON. — Ornement qui consiste dans le battement précipité d'un son, ce qui revient probablement à *crispatio*, mot dont Notker se sert dans l'explication de l'alphabet de Romanus : *R. Rectitudinem vel casuram non abolitionis, sed crispationis rogitat.* Du Cange, sur le mot *crispatio*, renvoie au verbe *crissare*, où il cite le texte suivant de Rancé d'Auxerre (*Comment. in librum de musica Martiani Capellæ*, ms. in bibl. Reg.) : « Hoc tamen in cordis non potest reperiri, nisi in humana voce quando crissatur vox in ascendendo et descendendo. Id est, quando movetur vox et vane flectitur (349). »

FREDONNER. — Faire des *fredons*. Ce mot est vieux et ne s'emploie plus qu'en dérision. » (J.-J. ROUSSEAU.)

— « Chanter à voix basse et entre les dents quelque passage d'air ou de chanson. » (FÉTIS.)

FUGARA, jeu de l'orgue. — « La *fugara* a un son clair et mordant, mais plus doux que celui de la gambe. Elle a ordinairement huit pieds et rarement quatre pieds. On en construit en bois ou en étain. » (*Manuel du facteur d'orgues*; Paris, 1849, Roret, t. III, p. 108.)

FUGUE, du latin *fuga*, *fuite*, parce que les parties, partant successivement, semblent se fuir et se poursuivre l'une l'autre. — L'invention de la dissonance naturelle au XVIe siècle a donné naissance à la fugue tonale. Anciennement ce qu'on appelait ainsi, *fuga*, *fuite*, n'était autre chose qu'un canon rigoureux, c'est-à-dire une imitation contrainte d'un bout à l'autre. Tinctoris définit la fugue : *Fuga est identitas partium cantus quo ad valorem, nomen, formam, et interdum quo ad locum notarum et pausarum suarum.*

On conçoit que lorsque toute la musique

(349) Nous avons cru devoir nous dispenser de faire un article sur la plupart des mots qui s'appliquent aux divers ornements du chant dans le moyen âge, mots sur la signification desquels nos archéologues musiciens se disputent et se disputeront longtemps encore. Nous avons voulu ici apporter un texte dont M. T. Nisard pourrait peut-être tirer parti. Du reste, nous n'attachons qu'une importance fort secondaire à la question des ornements du plain-chant. Nous ne pensons pas que ces ornements soient de la véritable institution grégorienne, et nous présumons qu'ils ont été introduits par suite de la corruption de goût à certaines époques.

reposait sur la tonalité du plain-chant, que l'élément de transition n'existait pas, il ne pouvait y avoir de modulation de la tonique à la dominante et de celle-ci à la tonique; la *réponse* de la fugue, c'est-à-dire le même sujet pris par une autre partie à la quarte ou à la quinte, répétait intervalle par intervalle et uniformément le mouvement du premier sujet entendu.

Cette fugue s'appelait *fugue réelle*. Quelques compositeurs l'emploient encore dans la musique d'église.

La fugue tonale ou *fugue du ton* reposant sur la modulation, nécessite un changement dans la réponse, et ce changement s'appelle mutation; l'essentiel est que la mutation se fasse de manière à ce que les cordes du ton soient conservées, car c'est là ce qui caractérise l'espèce. Mais pour se faire une idée juste de la mutation qui est l'élément caractéristique de la fugue tonale et de ses espèces, il faut faire une observation importante En montant de la tonique à la dominante, on parcourt un intervalle de cinq degrés; en montant de la dominante à la tonique, on ne parcourt qu'un intervalle de quatre degrés. Cela tient à la constitution même de notre gamme. Or, si nous supposons que le sujet monte de la tonique à la dominante, cette dominante, devenue tonique à son tour au moment où le sujet y arrive, détermine le ton de la réponse. Celle-ci doit moduler pour rentrer dans le ton primitif, mais elle ne peut y rentrer qu'en se resserrant pour ainsi dire, c'est-à-dire en limitant son mouvement dans l'espace de quatre intervalles au lieu des cinq qu'a parcourus le sujet, ce qu'elle ne peut faire sans subir une altération. C'est cette altération à laquelle on a donné le nom de mutation. Ce qui distingue donc la fugue tonale de la fugue réelle, c'est que dans celle-ci la réponse se fait sans mutation et qu'elle représente *réellement* le sujet.

Si la mutation a lieu au début de la réponse, la fugue est tonale proprement dite.

Si la mutation a lieu à la fin de la réponse, la fugue est *irrégulière*.

Si la réponse ne contient qu'une partie de la forme du sujet, la fugue prend le nom de *fugue d'imitation*.

« On accompagne le sujet par un contrepoint double à l'octave qu'on renverse à la réponse. Lorsque cet accompagnement est le même à chaque reprise du sujet et de la réponse, on lui donne le nom de *contre-sujet*. Une fugue faite sur ce principe s'appelle *fugue à deux sujets*. Si la fugue est au moins à quatre parties, on établit quelquefois deux contre-sujets; on dit alors que la fugue est *à trois sujets*. Je ferai observer que ce langage est impropre et qu'il peut induire l'élève en erreur; on devrait dire : *fugue à un sujet et à un ou deux contre-sujets*. » (Fétis, *Traité du contrepoint et de la fugue*, liv. IV, p. 34.)

La fugue tonale reposant, comme nous l'avons dit, sur la modulation, rien n'est plus piquant et plus fécond en surprises de toutes sortes que de voir passer le sujet et les contre-sujets sur tous les degrés de l'échelle; quand le sujet est beau par lui-même, qu'il est mélodique, noble, gracieux, assurément la fugue bien traitée est une des plus belles formes de la musique.

Les diverses parties de la fugue sont le sujet, le contre-sujet, la réponse, l'exposition, les épisodes, les reprises modulées, le stretto et la pédale. Toutes ces parties bien enchaînées ensemble et développées dans de justes proportions, constituent la conduite de la fugue. Les épisodes sont comme leur nom l'indique, des divertissements qui tiennent de la fantaisie du compositeur, mais qui doivent néanmoins naître du sujet, ou s'y rattacher adroitement; sans quoi la composition manquerait d'unité.

Le *stretto* qui, en italien, veut dire *étroit, serré*, est une partie où le sujet, après avoir parcouru les tons plus ou moins éloignés du ton primitif, s'y concentre, pour ainsi dire, et s'y récapitule en quelques fragments et quelques jeux d'iminations pleins d'énergie sous une basse ou tenue à la dominante ou à la tonique, appelée pédale. Cet effet est des plus majestueux. Anciennement on appelait fugue *per arsim et thesim* celle où les imitations procédaient par mouvements contraires.

La fugue est la pierre de touche du savoir des musiciens. Quand on disait d'un compositeur, *il a manqué la réponse*, on ne pouvait, dit M. Fétis, rien ajouter de plus méprisant. (*La musique à la portée de tout le monde*, 1re sect., ch. 12.)

J.-J. Rousseau a dit dans son article *Fugue*, que la *fugue est l'ingrat chef-d'œuvre d'un bon harmoniste*. A quoi M. Fétis (*ibid.*) répond encore « qu'on n'était point assez avancé en France, du temps de Rousseau, pour sentir le prix d'une belle fugue et que cet écrivain n'avait jamais eu l'occasion d'en entendre de semblables. »

Les plus belles fugues ont été composées par Jean-Sébastien Bach, Handel, Sarti, Cherubini; à l'égard du premier de ces compositeurs, on raconte une anecdote que nous avons fait connaître dans le temps et qu'on nous saura gré de répéter ici.

Il faut dire d'abord que Jean-Sébastien Bach improvisait une fugue comme un organiste ordinaire improvise un prélude. Jean-Sébastien était un bon homme, il avait les goûts simples, il aimait la nature; il faisait des excursions à travers champs; les concerts des oiseaux le réjouissaient, et ne l'empêchaient nullement de se livrer, tout en cheminant, à ses inspirations qu'il écrivait au retour. Un jour, c'était un dimanche, il arrive dans un village d'Allemagne. La cloche appelait les paysans à l'office, il se rend à l'église. On commençait la messe. Il monte à l'orgue, et lie conversation avec l'organiste qui ne tarda pas à s'apercevoir que l'inconnu à qui il parlait en savait plus que lui. L'organiste lui offrit de tenir l'orgue, ce que Jean-Sébastien accepta. Il avait joué les *Kyrie*, le *Gloria*, que déjà le chœur était en rumeur. — Quel peut être l'organiste qui joue aujourd'hui? ce n'est pas notre organiste habituel; en ce cas, il aurait fait de notables progrès depuis dimanche dernier. — Ces propos et autres semblables circulaient parmi les chantres et ceux qui faisaient les entendus. A la fin, le prévôt de chœur, intrigué au dernier point, députe à l'orgue un enfant de chœur, avec l'ordre de lui rapporter le nom de l'inconnu qui manie si bien l'instrument. L'enfant de chœur se présente à Jean-Sébastien et s'acquitte de sa commission : — Va, dit le grand artiste, va dire au maître de chœur que je lui dirai mon nom aux premières mesures de l'Offertoire. Le moment venu, Jean-Sébastien commence un motif qui débutait par les notes suivantes. Quand je dis les notes, je suppose que nos lecteurs savent maintenant, grâce à mon *Dictionnaire*, que les Allemands ont conservé les dénominations des notes et la tablature instrumentale par les lettres dites grégoriennes, et qu'ils ont eu l'idée de désigner le *si* naturel, par la lettre **H**, pour le distinguer du *si bémol* marqué par B. Jean-Sébastien commença donc son sujet ainsi B, A, C, H, c'est-à-dire *si* ♭, *la*, *ut*, *si* ♮.

Le prévôt de chœur était tout oreilles, et comme il était d'ailleurs bon musicien, il déchiffra sans peine l'énigme musicale. On pense bien la joie, l'admiration, la surprise dont il fut saisi, et quelle belle fête le prévôt et les choristes firent au grand organiste.

Eh bien! ce bel art de la fugue est complétement perdu pour nous Français, ou plutôt il n'a jamais existé. Nos études sur l'orgue ne sont pas assez sérieuses, et peut-être aussi la position secondaire faite, dans la plupart des paroisses, à nos organistes que l'on assimile à des sonneurs de cloches et à des gens de service (350), s'oppose à ce que des musiciens de mérite suivent cette carrière. A l'exception de M. Boëly et de deux ou trois autres, on ne citerait pas un organiste en France capable d'exécuter correctement une fugue. Nos voisins Belges et Allemands sont bien plus avancés que nous. Bruxelles possède en ce moment, un jeune artiste, professeur au Conservatoire dont M. Fétis est directeur, et qui, après avoir passé sa jeunesse à faire de fortes études en Allemagne, s'est placé au premier rang des organistes de l'Europe. Ce jeune artiste se nomme M. Lemmens. Il est nourri à la grande école de Bach dont il exécute les compositions avec un admirable talent et une précision effrayante, tant ces compositions sont hérissées de difficultés. Ajoutons que M. Lemmens est un compositeur des plus distingués, et que ses œuvres pour l'orgue témoignent de l'étude profonde qu'il a faite du style des vieux maîtres, en même temps qu'elles sont à la hauteur de l'art contemporain.

— Un des plus habiles contrapuntistes, Albrechtsberger, a dit que « la fugue est l'attribut essentiel de la musique d'église. » Ce qui ne veut pas dire que la forme de la fugue est essentiellement religieuse, mais ce qui veut dire, en bon français, que la musique d'église, n'étant autre chose que la musique mondaine appliquée au temple, il a été pourtant nécessaire de lui interdire le déploiement de l'élément dramatique, et une expression trop passionnée, pour la maintenir dans les bornes de la convenance et dans les limites de sa destination; en conséquence que la fugue, les formes canoniques, le contrepoint d'imitation, serviraient de base au style religieux et d'aliment à l'inspiration des compositeurs. On a dit à ceux-ci : Vous ne pouvez pas être légers, agréables, sémillants, eh bien! soyez savants. De là est venue la distinction entre la *musique savante* et la *musique chantante;* la science proprement dite, la science pour elle-même, a été un but, une fin de l'art; et le génie scientifique a eu ses grands hommes, comme le génie mélodique, le génie des chants faciles et gracieux a eu les siens. Jean-Sébastien, Emmanuel Bach, Handel, Froberger, Frescobaldi, Martini, Scarlatti, l'abbé Vogler, Cherubini, ont été les dieux qu'on adore dans un sanctuaire inaccessible au plus grand nombre, mais qui, par cela même, est l'objet d'une plus grande vénération de la part des initiés.

FUGUE AUTHENTIQUE, PLAGALE. — On appelait autrefois fugue *authentique*, celle dont le sujet montait à la quinte, et fugue *plagale*, celle dont le sujet descendait à la quarte.

FUGUE GRAVE. — On appelle fugue *grave*, celle qui emprunte un caractère de majesté aux grandes valeurs des notes et à la lenteur du mouvement.

FUGUÉ. — «En italien *fugato* : qui est dans le style de la fugue. Le *contrepoint fugué* est un contrepoint par imitation. » (FÉTIS.)

FUSA. — Figure de la notation mesurée, elle répondait à notre croche et se nommait autrement *chroma*. On la figurait ordinairement, dit Brossard, avec une tête noire et un crochet au bout, mais dans la triple seulement avec une tête blanche. Dans la mesure à 2 ou à 4 temps, il en fallait huit; dans la triple il n'en fallait que six pour faire une mesure.

FUT D'ORGUES. — « C'est une expression dont quelques-uns se servent pour dire un orgue ou un buffet d'orgues. » (*Manuel du facteur d'org.;* Paris, 1849, Roret, t. III, p. 545.)

G

G. — Lettre qui marque le septième degré de l'échelle dans les notations boétienne et grégorienne. Dans celle-ci, le G majuscule indique le *sol* situé à sept degrés

(350) Il y a un article dans les règlements des fabriques où effectivement les organistes sont rangés parmi les gens de service.

au-dessus du *la* grave, et le *g* minuscule l'octave de ce même *sol*.

Dans l'alphabet tracé par Romanus pour déterminer les ornements du chant, G signifiait *ut in gutture gradatim garruletur*, c'est-à-dire en faisant un tremblement du gosier, de la glotte.

— Lettre qui désigne aussi la finale des septième et huitième tons de l'Eglise.

G, *SOL RE UT*. — Résultat de la combinaison des quatre premiers hexacordes superposés en leur ordre et se rencontrant au second G de l'échelle des sons. Cela signifiait que cette corde G, dans la solmisation par les muances, était tantôt nommée *sol*, tantôt *ré*, tantôt *ut*, selon qu'elle était solfiée suivant la propriété de nature, ou celle de bémol, ou celle de bécarre.

L'*u* de la dernière syllabe ayant été quelquefois écrit comme un *n*, ces quatre syllabes ont représenté le mot barbare *gsolrent*.

GALLICAN (Chant). — On donne le nom de *chant gallican* aux chants usités en France avant que le chant romain ne s'y introduisît sous Charlemagne et ses successeurs. « Le chant romain, dit l'abbé Lebeuf, étoit plus varié que l'ancien chant gallican; c'est ce qui le fit goûter davantage. On s'y adonna tellement qu'on peut dire que ceux qui se mêlèrent depuis dans la France de faire du chant, l'enrichirent de pièces qui égaloient, et même qui surpassoient souvent celles de l'Antiphonier romain; et elles étoient en si grand nombre que les livres de la France devinrent par la suite plus dignes de l'attention des curieux que ceux de Rome. » (*Traité hist. et prat. sur le chant ecclésiastique*, p. 15.) Plus loin le même auteur dit encore : « Pendant que Rome chantoit dans le goût des Grecs avec les agréments que l'Italie a toujours su donner dans les arts, l'Eglise gallicane avoit aussi sa méthode de chanter; elle avoit d'habiles chantres dont j'ai déjà parlé. Grégoire de Tours fait mention d'un de ses ecclésiastiques nommé Armentaire, qui savoit distinguer à merveille les différentes mélodies. On ignore comment on y moduloit les répons. Mais on juge par certains restes de psalmodie différents du système grégorien, que son chant psalmodique étoit autrement disposé que le chant de Rome. Il y avoit, par exemple, un genre de psalmodie dont la dominante n'étoit au-dessus de la corde finale que d'un ton ou même d'un demi-ton, et quelquefois cette dominante étoit la corde finale; ce qui n'étoit pas dans le système romain, où la moindre distance de la corde psalmodique à la corde finale de l'antienne a toujours été d'une tierce mineure.

« Quelles qu'aient été les mélodies gauloises, on leur substitua les romaines à la fin du VIIIe siècle et au commencement du IXe, par complaisance pour le goût de Charlemagne; mais on conserva néanmoins du chant selon l'ancien usage de l'Eglise gallicane. » (*Ibid.*, p. 32.) Et notre auteur énumère une foule de différences entre le chant romain et le chant gallican.

Quand viendra donc le moment où l'on ne dira plus : le chant gallican, le chant propre à telle ou telle église, à tel ou tel diocèse; mais où l'on dira : le chant romain, la liturgie romaine?

GALOUBET. — « Galoubet, s. m. (Galoubé) : Flaiutet. Espèce de flageolet qui diffère du *flûtet* ou *fleitet* des Provençaux, en ce qu'il a plusieurs trous, tandis que ce dernier n'en a que trois.

« Etym. du grec γαλερὸς (*galeros*), gai, joyeux, serein, selon l'auteur de la *Statistique des Bouches-du-Rhône*, et de la terminaison *oubet*, qui rappellerait le mot *aubeta*, petite aube, point du jour, parce que cet instrument est particulièrement destiné à jouer des aubades. Le même auteur dit qu'il est d'origine grecque, ou de *gal*, joyeux, et de *oubet*, pour *aubet*, dim. de *auboi*, hautbois; d'où *galauboi*, *galoubet*. » (*Dictionnaire provençal* d'Honnorat.)

— Les amateurs de galoubet connaissent tous de réputation le virtuose sur cet instrument nommé Joseph Noël Carbonel, natif de Salon, en Provence (1751), et mort à Paris en 1801. Il est auteur d'une *Méthode de galoubet*; Paris, Lachevardière. On peut voir aussi d'autres méthodes de galoubet citées par Lichtenthal, *Bibliogr.*, t. II, p. 175.

GAMME. — De même que le mot *alphabet* vient des deux premières lettres *alpha*, *bêta*, par lesquelles commence tout alphabet, de même aussi le mot de *gamme* vient certainement de la lettre grecque γ, *gamma*, qui fut ajoutée au-dessous de la dernière note du système des Grecs, et comme cette addition a été pendant longtemps attribuée à Guido d'Arezzo, on lui a fait honneur de l'invention de la *gamme*. Il suffit d'ouvrir les ouvrages de ce moine célèbre pour se convaincre que non-seulement il ne se vante nullement ni de cette addition ni de cette invention, mais encore qu'il reconnaît que la *première* est due aux musiciens *modernes*, et qu'il parle de la *seconde* comme d'une chose parfaitement établie de son temps.

Sur le premier point il dit : « In primis ponitur Γ græcum a modernis adjunctum (*Microl.*, c. 2), » et, dans ses règles rhythmiques : « Gamma græcum quidam ponunt ante primam litteris. »

Sur le second point, on peut observer qu'il ne donne pas le nom de *gamme* à l'échelle des sons, qu'il désigne sous le nom de *monocorde* : « Septem sunt litteræ monochordi sicut plenius postea demonstrabo. »

Et encore, dans le *Micrologus* : « Sed quia voces, quæ hujus artis prima sunt fundamenta in monochordo melius intuemur; quomodo eas ibidem ars naturam vocum imitata discrevit, primitus videamus. Notæ autem in monochordo hæ sunt : In primis ponitur Γ græcum..... (comme ci-dessus). Sequuntur septem alphabeti litteræ graves, ideoque majoribus litteris insignitæ hoc modo A, B, C, D, E, F, G. »

Voilà pour la première octave grave. « Post has eædem septem acutæ litteræ repetuntur, sed minoribus litteris repetuntur. In quibus tamen inter *a* et ♮ aliam ♭ ponimus, quam rotundam facimus, alteram vero quadravimus. » Ainsi, voilà le *si* représenté par B, tantôt *mol*, tantôt *dur*, *bémol* et *bécarre;* toute la constitution de *l'échelle* est là, le reste ne se rapporte plus qu'à son étendue. « Addimus his eisdem litteris sed variis figuris tetrachordum superacutarum, in quo *aa*, *bb*, ♮♮, *cc*, *dd*, similiter duplicavimus ita. Hæ a multis superfluæ dicuntur; nos autem maluimus abundare quam deficere. Fiunt itaque omnes simul XXI, hoc modo : Γ, A, B, C, D, E, F, G, *a*, *b*, ♮, *c*, *d*, *e*, *f*, *g*, *aa*, *bb*, ♮♮, *cc*, *dd*. Quarum dispositio ab auctoritate aut tanta, aut nimia obscuritate perplexa, adest etiam pueris breviter et planissime explicata. » (*Microl.*, cap. 2, et *Prol. Antiph.*, cap. 5.)

Voilà donc la *gamme* trouvée, cet assemblage de sept sons qui sont le *fondement de l'art*, suivant Guido, *fundamenta artis;* ce composé de *sept cordes essentielles* désignées par les lettres grégoriennes, dit Gafori, *septem tantum essentiales chordas septenis litteris a Gregorio descriptas*, qui correspondaient aux lois mystérieuses de la *lyre*, qui rendaient chacune un son à part, de manière à compléter l'étendue de la voix, comme dit Isidore de Séville : *Discrimina autem ideo quod nulla chorda vicinæ chordæ similem reddat vocem, sed ideo septem chordæ vel quia totam vocem implet, vel quia septem motibus sonat cœlum.* » (*Orig.*, lib. III, c. 21), qui ont été célébrées par les poëtes :

Est mihi disparibus septem compacta cicutis
Fistula... (VIRG. eglog. II, *Alexis.*)
Nec non Threicius longa cum veste sacerdos
Obloquitur numeris septem discrimina vocum
(*Æneid.*, lib. VI.)
Tuque testudo resonare septem callida nervis.
(HOR., lib. III *Carm.*, od. XI.)

Voilà enfin cet ensemble, cette connexion d'éléments formant un tout, connexion telle que toutes les parties se rapportent entre elles : « Quælibet rerum copulatio, atque connexio tum maxime unum quiddam efficit; cum media et extremis, et mediis extrema consentiunt. » (AUG., l. I *Music.*, c. 12.)

« Or, dit Jumilhac, le mot de gamme ou de système ne signifie autre chose qu'un amas ou assemblage, et une suite ou composition de plusieurs dictions, ou syllabes, ou lettres, qui signifient et donnent à connoistre les sons graves et les aigus, leurs differences et leurs intervalles, leur harmonie, et leur mélodie, leur bonne suite et leurs consonances; afin que par leur moyen l'on puisse non-seulement discerner, lire et chanter toute sorte de pieces de chant, mais aussi les composer. *De sorte que les systemes ou les gammes sont à l'égard du chant ce que les alphabets sont au regard de la grammaire; c'est-à-dire les premiers éléments des sons, de leurs intervalles et de tout le reste qui concerne le chant, comme les alphabets le sont des syllabes, des dictions, des discours, des livres, de leur lecture ou pronontiation, et de tout le reste qui appartient à la grammaire.* C'est pourquoy Franchin leur a donné le nom d'introduction et d'introductoire au chant et à la musique. « Hanc « igitur litterarum syllabarumque propriis « tonis, atque fixis semitoniis dimensam « descriptionem introductorium musicæ duxi- « mus nuncupandum : cum primo actu in- « troducendis præponetur, ut alphabetum « pueris grammatice tradere soliti sunt. » (FRANCHINUS, lib. V *Theoriæ musicæ*, cap. 6.)

« Mais, poursuit Jumilhac, comme il y a eu divers alphabets selon la difference ou des langues, ou des temps, ou des lieux (quoy qu'ils n'aient tous esté dressez que pour signifier les mesmes voyelles et les mesmes consones), de mesme les philosophes et les musiciens par succession de temps ont pareillement inventé diverses façons de systèmes, composez de differentes dictions, ou characteres, ou lettres, ou syllabes, selon qu'il leur a semblé le plus commode pour mieux exprimer ou representer les mesmes sons et leurs intervalles (JUMILHAC, part. II, chap. 9); » sons et intervalles appartenant à divers idiomes ou dialectes musicaux, autrement dit, à diverses tonalités.

Brossard est plus explicite encore, et il dit tout cela en moins de mots : « *Système* et *gamme* sont à peu près dans la musique ce que les alphabets sont dans la grammaire. Or, comme il y a eu différents alphabets, *selon la diversité des langues, des temps, des lieux*, etc., de même il y a eu plusieurs systèmes de sons. » (*Dict. de musique*, au mot *Système.*)

Substituez le mot de *tonalité* à *système de sons*, et la lumière se fait, et vous comprenez que, de même qu'il y a une échelle universelle des sons pour tous les systèmes de musique, il y a aussi un alphabet général pour toutes sortes de langues; et que chacune de ces langues, ou chacun de ces dialectes et idiomes, tonalités particulières à l'égard de la parole universelle, ont chacune leur alphabet spécial, leur syntaxe propre, comme les tonalités, les systèmes de musique ont chacun leur *gamme* constitutive.

Cette notion de la *gamme* apparaît d'abord dans les tétracordes grecs, qui sont formés des deux moitiés ou des deux divisions de l'octave; et les diverses espèces d'octaves ou de *gammes* s'y rencontrent, surtout dans les cordes qui varient suivant la distinction des genres et *ne demeurent pas toujours en un même ton ou teneur* (JUMILHAC, part. II, chap. 10), et qui, à cause de cela, sont appelées *mobiles*, et les cordes *immobiles* qui sont toujours les mêmes en chaque genre.

Ces mêmes espèces de *gammes* se montrent encore dans les espèces d'octaves dont se composent les modes ecclésiastiques, avec leurs cordes mobiles ou variantes et leurs cordes essentielles.

Enfin, dans notre tonalité, bien que l'échelle doive être divisée par semi-tons, il n'est pas moins vrai que la *gamme* majeure ou mineure que nous connaissons, ne doive être considérée comme son type unique et primitif, puisqu'il n'est aucun de ces intervalles de demi-tons qui ne soit doué de la propriété de se convertir en note simple, en élément déterminant de *transition*, de *résolution*, et cela dans le seul but de faire produire tour à tour à chacun de ces degrés ce même type, ce même mode, qui constitue la *gamme* majeure ou mineure.

GAUDE. — On appelle *Gaude*, dans quelques villes du comtat Venaissin, à Cavaillon, à l'Isle-sur-Sorgue, et même, nous a-t-on assuré, à Saint-Remi en Provence, une hymne que l'on chante à la Vierge depuis la Nativité jusqu'à la Purification, c'est-à-dire pendant tout le temps que dure *la crèche*. Nous donnons, à notre APPENDICE, ce cantique avec la musique dont la mélodie est noble et touchante.

Ce mot de *Gaude* vient-il du mot *gaudia* qui signifie, selon le testament du seigneur de Scrop, de l'année 1415 (*apud* RYMER, t. IX, p. 276), les grains d'un chapelet ou d'un rosaire (350*)? Nous ne le pensons pas. Nous croirions plus volontiers qu'il faut le faire dériver des *Gaudia* que l'on chantait en Espagne dans le XVIe siècle, ainsi qu'on peut le voir par le synode de Valence de l'an 1594, tom. IV *Conc. Hisp.*, p. 710 : « His accedit quod ad nimiam consuetudinem jam redactis ecclesiis parochialibus, sabbatho advesperascente ad profanas illas laicorum ædes concurritur; *ibique Salve Regina, Gaudia et aliæ prædicationes a cantoribus et citharistis decantantur quasi in sacris ædidus.*

C'est bien là l'usage du Midi, où les Noëls et les *Gaudes* se chantent dans les maisons particulières, et quelquefois au milieu de quelques dissipations peu convenables. Il est certain qu'entre l'usage d'Angleterre et l'usage d'Espagne, il n'y a pas à hésiter, et nous ne les avons rapprochés que parce que Du Cange ou ses continuateurs ont placé *Gaudia* (chapelet) et *Gaudia* (cantique) sous la même locution. Rabelais se rapproche encore davantage de notre sens quand il dit (liv. II, chap. 11) : « La dicte femme, disant ses *guaudez* et *audi nos*, etc. »

GENRES. — Suivant Boèce, toute musique ancienne procède de l'un des trois genres, à savoir, le *diatonique*, le *chromatique*, l'*enharmonique*.

Ils furent nommés *genres*, de ce que des diverses divisions du tétracorde naquirent diverses espèces de *modulations*, lesquelles furent ensuite ramenées sous un des trois principes ci-dessus, selon qu'elles se rapprochaient davantage de la forme des anciennes espèces.

On peut donc dire, en employant les formules des anciens musiciens, que le *genre* est la division du tétracorde qui produit certaines formes mélodiques, et comme une certaine manière d'harmonie universelle.

Selon Ptolémée, le *genre* dans la musique n'est autre chose qu'une certaine disposition ou convenance des sons, lesquels entre eux forment le tétracorde.

De ces trois *genres*, le *diatonique* est le plus ancien. Le *chromatique* ne fut trouvé que longtemps après le premier par Timothée de Milet, joueur de lyre, dans la 3e olympiade, l'an 338 avant notre ère, et ce fut pour cette invention, selon Plutarque, qu'il fut exilé par les éphores. Or, ce *genre* (chromatique) *invitant aux choses molles de la chair, les Lacédémoniens commencèrent à commettre beaucoup d'inconvénients contre leur noblesse, car il n'y a aucun doute que* TELLE EST LA MUSIQUE, TEL EST L'HOMME. Nous insistons sur ce texte curieux et nous prions le lecteur de le rapprocher de ce qui est dit aux articles TRITON, NOTE SENSIBLE, etc., etc.

Plusieurs années après vint Olympe, qui inventa *le genre enharmonique*, l'an 218 avant Jésus-Christ, ainsi que le rapporte Aristoxène et Plutarque, dans son traité *De music.* (*Voyez* aussi Pietr. Aaron dans son *Toscanello*, et Zarlin dans ses *Inst. harm.* et les *Suppl.*)

Reprenons maintenant les caractères de ces trois *genres*.

Le *genre diatonique* fut ainsi nommé parce qu'il procédait par un ton entier; il dérive de διὰ qui signifie *per*, *par*, et *tonus*, *ton*. Ce même *genre* fut qualifié par Boèce *plus que les autres dur et naturel*, non qu'il soit âpre, mais parce que, *relativement aux autres qui sont doux et efféminés, il est très-fort et très-viril.*

Timothée, partageant le ton en deux parties, qui étaient deux semi-tons, l'un majeur et l'autre mineur, inventa le *genre chromatique*, ainsi appelé, parce qu'il ornait et embellissait la musique par les douceurs des semi-tons. Boèce, cependant, en donne une autre explication, attendu que ce mot *chromatique* signifiant *coloré* ou *varié*, vient du mot grec χρῶμα, qui signifie couleur. Cet auteur dit effectivement : Χρῶμα *quod dicitur color*, etc. D'un autre côté, Rosetto, dans son *Compendium de musica*, écrit : *Dicitur chromaticum semitonium a cromate*; χρῶμα *namque græce, latine sonat color. Inde chromaticum color pulchritudinis appellatur, quia propter pulchritudinem dulcedinemque dissonantiarum dividitur tonus ultra divisionem diatonici et enharmonici generis.*

Boèce dit que ce genre prit son nom de *chromatique* de la superficie de quelque chose dont le mouvement fait varier la couleur (chatoyer), et il dit très-juste, parce que changeant seulement une des cordes moyennes du tétracorde, les autres (les extrêmes)

(350*) « Item lego avunculo meo unum par de *pater noster* de auro cum *gaudiis* de curallo..... et unum par de *pater noster* de curallo cum *gaudiis* de ambre. » Nous ne présumons pas non plus que *gaude* puisse venir des *gaudeys* ou *gaudeyes*, qui étaient également des grains de chapelet en argent doré, dont on décorait en Angleterre les *fiertes* (châsses) des saints : « Unum par precularum de coral. cum 16 *gaudeys* argenti deaurati. » (*Inventarium ecclesiæ Eboracensis in Monast. anglic.*, t. III, p. 174, *ap.* CANGIUM.

restant les mêmes, il résulte d'un tel changement différents intervalles et diverses proportions, en d'autres termes, différentes formes et différents sons. Et, parce que ce *genre* s'éloigne de la première invention du chant (le *diatonique*), on le tient plus pour accidentel que pour naturel, et, à cause de sa propriété d'être changeable, il prit son nom de la couleur qui est accidentelle.

D'autres auteurs ont renchéri suivant leur imagination sur les rapports du chromatique et de la couleur.

Olympe, en divisant le semi-ton en deux parties, l'une montant, l'autre baissant par deux mouvements contraires vers ledit semi-ton, inventa le *genre enharmonique*. On l'appelle *enharmonique*, c'est-à-dire, extrêmement joint (rapproché) *estramamente ajuntado*, ou, comme d'autres veulent, inséparable. Mais Pierre Aaron dit que *enhar* signifie *beau*, parce qu'il est manifeste qu'entre les autres genres, celui-ci contient en lui la connaissance des éléments, et cet accord des sons que les Grecs appellent *hermosmenon*.

On peut conclure que le *genre diatonique* est formé naturellement comme fondement de la musique;

Que le *genre chromatique* est artificieusement formé pour l'ornement du précédent;

Et que le *genre enharmonique* l'a été également pour apporter la dernière perfection au naturel et artificiel système musical *diatonique* et *chromatique*.

— Cet article, que nous avons traduit presque mot à mot de Cerone (liv. II, ch. 32), donne une notion si exacte des trois *genres*, surtout du *diatonique* et du *chromatique* (l'*enharmonique* n'en formant pas évidemment un troisième pour nous), que l'on dirait que l'auteur ait eu la notion des délicatesses et des raffinements de notre tonalité. Il vient corroborer ce que nous établissons, partout où le sujet le comporte, sur la destination de la musique, ici consacrée à célébrer les louanges de Dieu sur un mode supérieur, impassible et calme, et qui participe en quelque sorte des attributs de l'Etre par excellence; là, se bornant à chanter, sur un mode terrestre, les joies, les agitations, les inquiétudes, les désirs qui ne dépassent pas l'horizon de cette vie, et qui n'entrevoient pas même une existence au delà de celle des sens; et cela, quelle que soit la destination fictive que l'homme donne à ses œuvres, sans que celles-ci puissent exprimer autre chose que l'ordre d'idées et de sentiments qui leur est imposé par la constitution même du système d'art dans lequel elles ont été produites. Il y a donc eu dans tous les temps deux formes d'art constituées, l'une sur de grands intervalles, pour exprimer les rapports de l'homme à Dieu; l'autre, sur de petits intervalles, des nuances d'intervalles, engendrant certains frémissements, certains chatouillements de l'oreille, pour exprimer les rapports de l'homme avec la créature; de là les deux genres *diatonique* et *chromatique*, le premier fondé sur les intervalles des sons considérés à l'état de *nature*; le second fondé sur les *altérations* de ces mêmes sons, *altérations* qui créent artificiellement entre ces intervalles une foule de sympathies, d'affinités, d'attractions, source de mille émotions diverses. Ces deux ordres d'idées dans l'art ont pu subsister ensemble, tant que l'un a été dans la dépendance de l'autre et comme son complément; mais dès que, ainsi que nous le voyons dans l'état actuel de la musique, une tonalité s'est établie et développée sur des éléments incompatibles avec ceux de la tonalité qui l'a précédée, alors il ne peut plus y avoir partage; il faut que l'une ou l'autre ait l'empire. C'est maintenant le tour de la tonalité mondaine, celle qui est fondée sur le *chromatique*, la note sensible, la dissonance. Tout ce que nous dirons et tenterons ne rendra pas le sceptre à la tonalité *diatonique* du plain-chant. Mais néanmoins, ce sera beaucoup de montrer la nature de la constitution, la puissance et les limites, de celle qui nous régit; son expression illimitée dans l'ordre des sentiments humains, et combien il est insensé, profane parfois, de demander l'expression d'une foi sociale à un art qui ne repose que sur le moi individuel, et de faire nommer Dieu à un art qui n'affirme que l'homme.

GLAS, ou Clas, ou Glais. — La plupart des étymologistes font dériver ce mot du verbe grec κλαίω (*klaiô*), *pleurer*, ou de κλάζω (*klazô*), faire un bruit aigre et perçant. L'auteur du *Dictionnaire provençal et français, ou de la langue d'Oc ancienne et moderne*, feu le docteur Honnorat, le dérive du bas-breton *glas*, même signification que le verbe *clango*, ou de *clamo*, parce qu'anciennement, dit-il, lorsque quelqu'un venait d'expirer, on l'appelait trois fois par son nom, avant que de le déclarer mort, d'où l'expression encore en usage aujourd'hui, en parlant d'un malade désespéré : *De ægro conclamatum est*. Sans contester la justesse d'une étymologie qui fait dériver le mot *clas* ou *glas* du mot grec κλαίω ou de tout autre qui implique l'idée de lamentation, nous ferons observer que le mot *clas* ou *glas* (*classicum*) a longtemps signifié l'ensemble de la résonnance de toutes les cloches d'un clocher (*concordia campanarum*). On peut voir à ce sujet une foule de textes rapportés dans Du Cange (éd. de Didot, 1842). Ainsi, par exemple, on lit dans le *Roman du Renard* :

> Les cordes cort tantost sesir,
> Les sains sonne de grant air,
> A Glas sonne, et à quareillon.

et plus loin :

> A tant a fet le Glas fenir.

et dans le *Roman de Vacces* ms. :

> N'ont chapelle en la ville où il eust clochier,
> Ou li Glas n'en sonnast por le Roy essaucier.

Une charte citée au tom. II *Monastici anglic.*, p. 219, porte : *Si sonnerent totes les cloches de l'abbaye en maniere de glas*; et dans l'Histoire de Merlin, ms. : *Et ot un grans glas de chiens qui faisoient grand noise.*

Et plus loin : *Elle a dedans son cors brakes tout vis qui glatissent.*

On lit de même dans le Rituel de Soissons : « Debent omnia signa ecclesiæ pulsari, et tandiu quod omnis consecratio sæpe dicti chrismati compleatur. Post glassum autem istum nemo præsumat in tota civitate signum aliquod pulsare. » (*Apud* MARTEN., *De antiqua Eccles. discipl.*, p. 330.) Et dans *Consuetud. Sangerman.* ad calcem histor. ejusdem monasterii, pag. CXXXVII : « Tunc juniores monachi pulsabunt *le glais* in parva turre. » *Ibid.*, pag. CXLIII : « Debent primo pulsari omnes grossæ campanæ in magna turri ; secundo duæ, tertio omnes in pulsatione quæ vocatur *li glais.* » *Item*, pag. CXLIV : « Dupliciter motiones pulsabuntur in magna turri cum glaso. »

Ainsi donc *clas*, ou *glas*, ou *glais* (*classicum*, *glassus*), signifiait le branle des cloches ou de toutes les cloches : *pulsatio campanarum*, ou mieux *pulsatio omnium campanarum.*

Quant à la signification de *clas* ou *glas*, dans le sens d'une cloche qu'on tinte pour quelqu'un qui vient d'expirer, ou qu'on va ensevelir, on trouve dans Du Cange, que la peuplade des Gaules appelée les *Arvernes* (Arverni) donnait le nom de *clar*, *cliar* et *clias*, au tintement des cloches pour les morts. Ce sens spécial est exprimé par le mot latin *classicum.* On voit dans les lettres de Radulphe (*apud* MARTEN., tom. 1 *Anecd.*, col. 557) : « Volumus a item ut monachi qui morantur apud S. Michaelem, quotiens canonicus S. Martini quotidianus in servitio ecclesiæ suæ obierit, veniant ad eum sepeliendum cum cruce et apparatu suo, et per tres dies continuos celebrent pro defunctis Missas et vigilias cum classis, etc., etc. » (*Classicum mortuorum*, apud ACHERIUM, *Spicil.* tom. X, p. 249.) Et dans l'*Ordo Cluniac.*, part. I, cap. 42 : « Si anniversarius dies de aliqua eminenti persona evenerit, quo classicum pulsetur, » etc., etc.

Enfin, dans l'*Epitome constitut. Eccles. Valent.*, inter *Concil. Hispan*, tom. IV, p. 197 : « Post obitum fiat pulsatio antiqua campanarum quæ vulgo dicitur *los tres clachs* et deinde sequatur pulsatio tam ordinaria quam extraordinaria. »

La coutume de sonner les cloches pour un moribond ou pour un mort, afin d'avertir les fidèles de prier pour lui, est très-ancienne. Elle est exprimée dans le distique qui résume les divers usages auxquels les cloches sont consacrées :

Laudo Deum verum, plebem voco, congrego clerum,
Defunctos ploro, pestem fugo, festa decoro.

Suivant l'auteur du *Recueil curieux et édifiant sur les cloches*, « le *clas* s'appelle à Reims l'*abbé-mort*, par corruption pour l'*aboi de la mort*, à peu près comme la populace de la même ville dit la *Porte-Mas* pour la *Porte de Mars.* » (P. 29.)

— L'*Encyclopédie des gens du monde* a reproduit aussi la note ci-dessus. Nous y remarquerons quelques erreurs. Le glas, je le veux bien, porte le nom d'*abbé-mort*, et même *obbé-mort*, ce qui dérange l'étymologie donnée, mais il porte non moins généralement le nom de *glai* ou *glay*, vieux mot français qui signifie douleur. Il n'y a donc pas corruption positive, ce mot expressif est logiquement employé. A Reims, lorsqu'un Chrétien meurt, on tinte lentement une cloche à son grave au moment de l'agonie ; cela s'appelle sonner un trépassement. A la présentation du corps à l'église, plusieurs cloches sont sonnées en volée, mais avec une cadence plus lente que pour les offices ordinaires. Il n'y a rien de plus lugubre que le glas exécuté dans cette ville le jour de la fête des Morts : il semble qu'une plainte déchirante s'élève de la tombe pour appeler la foule insouciante au respect de ce grand jour.

Nous pourrions élever aussi une querelle philologique sur la prononciation de la *populace*, qui n'est pas seule à dire : la porte *Mas*, la porte *Cer*, pour la porte Mars, la porte Cérès. Les populations du Nord qui, en général, s'expriment d'une façon dure, rauque, heurtée, lorsqu'elles se sont trouvées mêlées à une civilisation plus complète que celle de nos ancêtres les Gaulois, ont adouci une grande partie de leurs vocables hérissés d'*r* et d'*s.* Cette tendance ne devrait donc pas être l'objet d'un reproche ; un peuple qui cherche l'harmonie jusque dans son langage usuel méritait d'être traité avec plus d'indulgence. (N. DAVID.)

GLISSER. — Manière de jouer la pédale sur l'orgue. « On joue la pédale des deux pieds : 1° en *poussant* de la pointe ou du talon ; 2° en *glissant* d'un même pied ; 3° en substituant l'un des pieds à l'autre, ou la pointe au talon, *et vice versa*.....

« Le *glisser* se fait d'une *noire* (touche) sur une blanche (touche), en montant ou en descendant d'un demi-ton et par la pointe du pied. Le *glisser* se fait encore sur une seule touche *blanche* et cela pour se préparer une bonne position. Par exemple, pour lier du même pied, *ré*, *mi*, *fa*, *fa dièse*, on doit commencer par la pointe sur le *ré*, ensuite on met le talon sur le *mi*, mais pour arriver alors avec la pointe au *fa dièse*, il faut avancer le pied en *glissant* du talon sur le *mi.* En faisant le même passage en descendant, il faut reculer le pied en *glissant* du talon sur le *mi* afin de pouvoir atteindre par la pointe au *ré.* » (*Nouveau Journal d'orgue*, par M. LEMMENS.)

GLOCKENSPIEL (CARILLON). — « C'est chez les Allemands un jeu composé de clochettes au lieu de l'être de tuyaux. Ordinairement, on le place dans l'intérieur, derrière le principal en montre ; quelquefois il est à l'extérieur, où l'on voit des anges placés dans une gloire, tenant d'une main une clochette sur laquelle ils frappent avec un marteau qu'ils portent dans l'autre main. Il y a des carillons qui sont munis d'un étouffoir en cuir ou en drap, pour empêcher les sons de se prolonger et de se mêler ensemble. Les carillons ne s'étendent ordinairement que dans les deux octaves supérieures du clavier; cependant, il paraît qu'il s'en trouve de quatre octaves, et que celui de l'église Saint-Michel à Ohrdruff a cette étendue. Il en existe aussi à la pédale. Au lieu de timbres en forme de cloche, on emploie quelquefois des tiges métalliques tournées en spirales, et assujetties sur une caisse sonore qui augmente l'intensité de leurs sons. Un des inconvénients des carillons est de n'être presque jamais d'accord avec l'orgue, dont la température fait varier continuellement les jeux de fond, dans des proportions qui ne sont point dans le même rapport que celles des variations des métaux. Les marteaux qui frappent les timbres ou les tiges métalliques sont repoussés par un ressort après les avoir mis en vibration, afin de n'en pas arrêter le son. » (*Manuel du facteur d'orgues;* Paris, Roret, 1849, t. III, p. 547.)

GLORIA. — *Gloria in excelsis Deo!* c'est le cantique, c'est l'hymne angélique, parce qu'il commence par les paroles que les anges firent entendre aux bergers pour leur annoncer la bonne nouvelle de la venue du Sauveur des hommes. On le chante à la messe entre le *Kyrie* et la *Collecte;* c'est vers le VIIe siècle qu'il entra dans le corps de la liturgie du saint sacrifice. Le *Gloria* étant un chant de gloire et d'allégresse, on ne le chante pas dans les temps de tristesse et de pénitence, ni dans les messes pour les morts. A l'article MESSE, on verra comment les auteurs liturgistes ont apprécié le caractère qui convient à cette belle et touchante pièce.

GRADUEL. — « Le répons graduel, dit Poisson (*Traité du chant grégorien*, p. 136), et l'*Alleluia* avec son verset, sont les pièces de la messe qui peuvent le plus se ressembler.

« Le graduel est un vrai répons qui a toujours son verset. Dans plusieurs églises on répète le graduel après le verset.

« Le graduel doit être d'un chant grave et nourri, c'est-à-dire, un peu plus chargé de notes que les répons; et il est ordinairement terminé par une traînée ou longue suite de notes qui fait une neume propre à chaque pièce. Son verset est aussi plus chargé de notes que ceux des autres répons, et toujours d'un chant propre à chaque pièce; il est souvent aussi chargé que le corps du répons graduel, dont il fait la seconde partie; il se termine ordinairement par la même neume que la première partie.

« A Auxerre, où le graduel se répète toujours après le verset, ce verset se termine toujours sans neume, et n'a pas besoin de se terminer sur la note finale du mode; il trouve son complément de chant par la répétition du graduel. C'est pourquoi, si d'autres églises voulaient faire usage du graduel auxerrois sans répéter le graduel après le verset, il faudrait ajouter à ces versets la neume qui se trouve à la fin du répons, pour compléter le chant de ces versets.

GRADUEL. — On appelle ainsi le répons que l'on dit après l'office, parce qu'il se chantait sur les degrés. De là ces noms de *versets graduels* (*versus gradales*), *répons graduel* (*responsorius gradalis*), de l'Ordinaire romain. *Gradale, quod gradatim canitur post responsorium.* (UGUTIO.) Et Honorius d'Autun (lib. I, cap. 96) : *Graduale a gradibus dicitur, quia in gradibus canitur. Hoc etiam responsum vocatur, quia choro cantante, ab uno versus respondetur.* Et *Lex aleman.*, tit. XVI, § 2 : *Si clericus, qui in gradu in ecclesia publica lectionem recitat, vel gradale*, etc. Anastase raconte, dans sa Vie manuscrite de saint Célestin, que ce Pape institua le *Graduel :* « Constituit graduale post officium ad « missam cantari, id est, responsorium in « gradibus. » C'est ce qu'on lit aussi dans *Chronicon Reicherspergense*, ann. 424 : « Hic « constituit, ut psalmi Davidis 150, ante sa« crificium antiphonatim canerentur, quod « ante non fiebat, sed tantum epistola et « evangelium recitabatur. Ex hoc instituto « excerpta de psalmis a B. Gregorio PP. « primo introitus, gradualia, offertoria, com« muniones cum modulatione ad missam in « Ecclesia Romana cantari cœperunt. » Honorius d'Autun écrit aussi (lib. I, cap. 88) que saint Ambroise avait composé des *graduels* et des *alleluia.*

— « Raban, auteur du IXe siècle, observe que les versets appelés le *graduel*, étaient nommés ainsi, parce qu'ils étaient chantés sur le degré du pupitre: *Responsorium istud*, dit-il, *quidam graduale vocant, eo quod juxta gradus pulpiti cantatur.* (RABAN. MAUR., lib. I *De instit. cleric.*, c. 32.)

« Ces versets étaient anciennement chantés, tantôt sans interruption par un seul chantre, et tantôt par plusieurs alternativement, qui se répondaient les uns aux autres. Quand le chantre continuait seul jusqu'à la fin sans interruption, cela s'appelait chanter en trait, *tractim*, tout de suite. Quand le chantre était interrompu par d'autres chantres, ou par toute l'assemblée, cela se nommait chanter en *antienne*, en *verset* ou en *répons*. Voilà l'origine et la première signification des mots *graduel*, *trait* et *répons*. Ce qui se chante après l'épître est toujours appelé *graduel;* ce qui est dit tout de suite par les chantres seuls, est nommé le *trait;* et quand le chœur se joint aux chantres, c'est ce qu'on appelle *répons* ou un *verset.*

« Aujourd'hui on ne donne plus le nom de *graduel* qu'à certain verset qu'on chante après l'épître, et qu'on chantait autrefois sur les degrés de l'autel; et suivant Ugotio, en montant de note en note; ou bien, selon Macri, pendant que le diacre montait au pupitre, qui était élevé sur plusieurs degrés, pour chanter l'évangile. » (*Voy.* le *Catalogue raisonné des mss. de M. de Cambis-Velleron*, in-4°; Avignon, L. Chambeau, 1770, pp. 209 et 210.)

GRADUEL. — *gradale, grecl* (vieux français). — Livre de chant qui contient tout l'office de la messe. De même que l'Antiphonaire, le *Graduel* est divisé en deux parties, le *propre du temps* et le *commun des saints.*

Le chant de la messe se compose des parties suivantes : l'*Introït*, suivi d'un verset de psaume et du *Gloria Patri :* le *Kyrie*, le *Gloria*, le *Graduel*, suivi de l'*Alleluia* ou du *trait;* la *prose*, s'il y en a une; le *Credo*, l'*Offertoire*, le *Sanctus*, l'*Agnus Dei*, la *Communion* et la *Postcommunion*. L'office de chaque jour ou de chaque fête de saint fait connaître le chant de l'*Introït*, du *Graduel*, de l'*Offertoire* et de la *Communion*. Le *Kyrie*, le *Gloria*, le *Credo*, le *Sanctus* et l'*Agnus Dei* se trouvent rangés par classe à la fin du *Graduel*. Ces classes comprennent les *solennels* et *annuels majeurs*, et *mineurs*, ou fêtes de première et de seconde classes, les fêtes de la Vierge, les *doubles*, *semi-doubles* et *simples*, etc., etc.

Le livre *Graduel* tire son nom de cette pièce de chant appelé *graduel* que l'on chante après l'épître et autrefois sur la marche (*gradus*) de l'autel. (Voy. *Traité élément. de plain-chant*, par Fétis, p. 54.) Quelquefois on appelle le Graduel, *Journal*, parce qu'il contient l'office de chaque jour, et *Prosaire*, parce qu'il contient le recueil des *proses*.

Quelquefois, l'*office graduel* est pris dans le sens d'*office de jour*, par opposition à l'office nocturne; c'est ainsi qu'on voit dans les Capitulaires de Charlemagne, ann. 789, cap. 78 : *Monachi ut cantum romanum pleniter ordinabiliter per* Nocturnale *vel* Gradale *officium peragant secundum quod beatæ memoriæ genitor noster Pippinus rex decertavit ut fieret, quando gallicanum cantum tulit ob unanimitatem apostolicæ sedis et sanctæ Dei Ecclesiæ pacificam concordiam.*

Nos pères disaient *Gradale*, *Greal*, *Livre à chanter la messe*, ou simplement *ung livre à chanter*.

GRADUS. — On appelait autrefois ainsi le degré ou le lieu élevé de l'église où l'on chantait l'épître, l'évangile, certains versets; entr'autres le verset que l'on a nommé plus tard *graduel*, les psaumes graduels, etc.

« Le *gradus*, ou le degré, ou lieu élevé, fut depuis appelé *tribune*, *ambon*, *pupitre*, *lutrin*, *jubé*. Ce n'était pas une chose nouvelle que d'élever ainsi les lecteurs ou chantres au-dessus des autres, pour donner lieu à toute l'assemblée de les mieux entendre. On sait qu'Esdras, ayant apporté la loi devant tout le peuple, se plaça pour la lire sur un marchepied de bois, qui s'élevait au-dessus des autres : *Stetit Esdras scriba super gradum ligneum quem fecerat ad loquendum.... Et aperuit Esdras librum coram omni populo; super universum quippe populum eminebat......* Nos pupitres ou jubés n'étaient d'abord en effet qu'un degré ou marchepied, un pas, une simple marche ou petite estrade; seulement pour élever tant soit peu le lecteur ou chantre au-dessus des autres; et par là, mettre sa voix à portée d'être entendue de plus loin. Dans la suite on a multiplié les marches, et on a haussé par conséquent le degré, d'où le mot de *graduel* a tout naturellement passé à tout l'édifice, je veux dire, au pupitre ou jubé tout entier. C'est ainsi que le jubé est appelé dans plusieurs auteurs. *Lector et cantor in gradum ascendunt in more antiquorum*, dit Amalaire, c'est-à-dire au jubé (*De Eccl. offic.*, l. III, cap. 17). Et en un autre endroit, le même auteur, qui composa son *Traité des offices ecclésiastiques* vers l'an 820, observe que ce qu'on nommait de son temps *gradus*, saint Cyprien l'appelle *tribune*. » (*Catalogue raisonné des mss. de M. de Cambis-Velleron;* Avignon, in-4°; 1770, p. 209.)

GRANCRENELLE. — C'était le nom d'une antienne de l'office de la Nativité et de la Présentation de la Vierge. (*Voy.* apud Du Cange, *Kalendar. Eccl. Camerac.*, ms., fol. 59, v° : « Festum Præsentationis B. M. Virginis...... ad instar Nativitatis et Visitationis ejusdem Virginis, demptis antiphona, gallice le Grancrenelle, etc. »

GRAND JEU. — On appelle ainsi, dans l'orgue, une combinaison de jeux d'anches, savoir : les trompettes, les clairons, les hautbois, etc., auxquels on ajoute les bourdons et les prestants.

« On mettra au grand orgue le grand cornet, le prestant; toutes les trompettes et les clairons, s'il y en a plusieurs. On mettra également au positif le cornet, le prestant, la trompette, le clairon et le cromorne (on retranchera ce dernier jeu, s'il n'y a dans le grand orgue qu'une trompette et un clairon). On mettra les claviers ensemble; les pédales seront comme au plein jeu. Si l'on a besoin du récit, on l'ouvrira ainsi que l'écho.

« Il y a plusieurs organistes qui ne touchent presque jamais le grand jeu sans y faire jouer le tremblant fort. Il est remarquable que ce ne sont jamais les plus habiles et qui ont le plus de goût; ceux-ci sentent trop bien que cette modification du vent brouille et gâte la belle harmonie; les tuyaux n'en parlent pas si bien, ni si nettement. Ce tremblant leur ôte cette harmonie pleine et mâle qu'un bon facteur, expert en son art, a tant pris de peine à leur faire rendre. Le cromorne surtout en est le plus mal affecté; le tremblant défigure tout ce qu'il a d'agréable dans son harmonie; ce jeu ne fait alors que nasarder; on fera donc très-bien de ne s'en servir presque jamais au grand jeu, à l'exemple des plus grands organistes, qui, naturellement, doivent être le modèle des autres. » (*Manuel du facteur d'orgues;* Paris, Roret, 1849, t. III, p. 357.)

GRAVE, ou Gravement. — « Adverbe qui marque lenteur dans le mouvement, et de plus, une certaine gravité dans l'exécution. » (J.-J. Rousseau.)

GRAVE. — Les deux principales qualités du son sont d'être grave et aigu; on appelle un son grave par rapport à un autre son aigu. Un son est d'autant plus grave qu'il se fait par des mouvements plus lents. On se sert du mot *grave* pour caractériser un chant sévère, ou une musique solennelle et majestueuse.

GRAVITÉ. — « C'est cette modification du son par laquelle on le considère comme *grave* ou *bas* par rapport à d'autres sons qu'on appelle *hauts* ou *aigus*. Il n'y a point dans la langue française de corrélatif à ce mot; car celui d'*acuité* n'a pu passer.

« La *gravité* des sons dépend de la grosseur, longueur, tension des cordes, de la longueur et du diamètre des tuyaux, et en général du volume et de la masse des corps sonores. Plus ils ont de tout cela, plus leur *gravité* est grande; mais il n'y a point de *gravité* absolue, et nul son n'est grave ou aigu que par comparaison. » (J.-J. Rousseau.)

GRAVURE. — On appelle ainsi dans l'orgue l'espace compris entre les barres du sommier

« La profondeur des gravures, qui consiste dans la largeur des barres, varie selon le nombre et la qualité des jeux qui doivent jouer sur le sommier. Plus les jeux sont grands et en grand nombre, plus les gravures doivent être profondes; il faut qu'elles soient proportionnées à la quantité d'air qu'une soupape peut donner. » (*Manuel du facteur d'orgues*, Roret, t. Ier, p. 175.)

GRÉGORIEN (Chant). — Le système adopté par saint Ambroise était devenu insuffisant à l'époque où saint Grégoire le Grand monta dans la chaire apostolique. (591-604). Il est naturel de penser que, dans l'espace de deux siècles, les chants admis dans les cérémonies religieuses avaient dû dépasser les limites fixées par saint Ambroise, en excédant soit la note la plus grave, soit la note la plus élevée des quatre échelles tonales de ce premier réformateur.

Saint Grégoire le Grand ne s'occupa point du rhythme, comme avait fait saint Ambroise, mais il s'attacha à former un chant égal, soutenu, grave, et, comme dit Gerbert, *unius constantem vocis modulatione quique in suis notis æquam servat mensuram* (351).

Ce chant fut appelé *plane* ou *ferme* (firmus), à cause de son expression; *chant choral*, à cause de sa destination dans le sanctuaire; *chant grégorien*, à cause de son auteur; enfin *chant romain*, parce que ce fut celui qui fut adopté par l'Eglise romaine, parce que cette Eglise s'en fit l'institutrice, et que ce fut elle seule, souveraine et maîtresse, qui le propagea dans tout l'Occident (351*).

Conformément au but de l'institution qu'il créait, saint Grégoire le Grand fonda une école de chanteurs. L'historien de sa vie, Jean Diacre, entre dans les détails les plus minutieux relativement aux statuts de cette école; il parle du siége sur lequel le saint Pape s'asseyait pour chanter en présence des enfants; du fouet dont il les menaçait, et de son propre Antiphonaire que l'on conservait à Rome avec la plus grande vénération. Suivant le même écrivain, saint Grégoire compila et recueillit, pour composer son Antiphonaire, toutes les cantilènes en usage de son temps; il les corrigea, les augmenta, en fit de nouvelles, les mit en ordre, et en fit le type invariable sur lequel devaient se régler toutes les églises chrétiennes (352).

Cet Antiphonaire ainsi divisé et classé fut suspendu, au moyen d'une chaîne, devant l'autel de saint Pierre, afin que par la suite des temps, on pût rectifier d'après cette au-

(351) (*De Cant. et music. sac.*, tom 1er, p. 247.)— « L'anéantissement de la mesure et du rhythme dans le chant de l'Eglise, soit qu'il appartienne à S. Grégoire ou qu'il lui soit antérieur, n'est qu'une application de l'idée qui tendait à faire disparaître les formes mondaines de l'art chrétien, et qui a donné naissance à la statuaire longue, droite et roide pour la représentation des saints, et à l'architecture cruciale, gothique et sévère dans les églises. » (Fétis, *Des époques caractéristiques de la musique d'église*, 2me art. *Revue de la mus. relig. et classiq.*, publiée par M. Danjou, Juillet 1847, t. Ier.)

(351*) « Quomodo sola illa (Ecclesia romana) in toto saltem occidente fuerit in hac re magistra, patebit. » (Gerbert, *De cant. et mus. sac.*, *ibid.*, p. 242.)

(352) « Antiphonarium centonizans, cantorum constituit scholam : more sapientissimi Salomonis propter musicæ compunctionem dulcedinis. Antiphonarium centonem cantorum studiosissimus nimis utiliter compilavit. » (Joan. Diac., *Vit. S. Greg.* lib. II, c. 6.) Deinde propter musicæ dulcedinem, antiphonarium aliumque cantum, tam in die, quam in nocte per annum canendum, composuit, ordinavit, atque constituit. » (*Vit. S. Greg.*, anonym., apud Canisium, ed. Baluz, t. II, part. III, p. 258.)—Dans son *Histoire du pontificat de S. Grégoire*, le P. Maimbourg s'exprime ainsi : « Il n'y a rien de plus admirable que ce qu'il fit en cette occasion. Quoiqu'il eût sur les bras toutes les affaires de l'Eglise universelle; plus encore accablé de maladies que de cette multitude infinie de tant de différentes choses auxquelles il falloit nécessairement pourvoir dans toutes les parties du monde, il prenoit néanmoins le temps d'examiner lui-même de quel air on devoit chanter les *psaumes*, les *hymnes*, les *oraisons*, les *versets*, les *répons*, les *cantiques*, les *leçons*, les *epîtres*, les *evangiles*, les *préfaces*, et *l'oraison dominicale*; quels étoient les *tons*, les *mesures*, les *notes*, les *modes* les plus convenables à la majesté de l'Eglise, et les plus propres à inspirer de la dévotion; et il en forma ce chant ecclésiastique, qui n'a rien que de grave et d'édifiant, qu'on appelle encore aujourdhui le *chant grégorien*. Il institua de plus une académie de chantres pour tous les clercs jusqu'au diaconat exclusivement, parce que les diacres ne doivent s'employer qu'à prêcher l'Evangile et à distribuer les aumônes de l'église aux pauvres, et qu'il vouloit que les chantres s'appliquassent à se rendre parfaits dans l'art de chanter juste selon les notes de son chant, et à se bien former la voix pour chanter agréablement et d'un air dévot : ce que selon saint Isidore, on n'obtient que par le jeûne et l'abstinence; car, dit-il, les anciens jeûnoient la veille qu'ils devoient chanter, et n'usoient dans leur vie ordinaire que de légumes, pour avoir la voix plus nette et plus claire; d'où vient que les gentils appeloient les chantres *mangeurs de fèves*. Je ne sais pas si aujourd'hui les chantres voudroient s'accommoder de cette méthode, à laquelle ils ne sont pas trop accoutumés. Quoi qu'il en soit, saint Grégoire prenoit grand soin de les instruire et de leur faire des leçons lui-même, tout pape qu'il étoit, pour leur apprendre à bien chanter. Jean le Diacre nous assure que de son temps on gardoit avec grande vénération, dans le palais de Saint-Jean de Latran, le lit où, étant malade, il ne laissoit pas de chanter pour enseigner les chantres, et le fouet avec lequel il menaçoit les jeunes clercs et les enfants de chœur, quand ils ne prenoient pas bien le ton, et qu'ils manquoient aux notes du chant. » (Pag. 330 et suiv.

torité, les changements qui pourraient s'introduire dans les livres.

L'Eglise voulut également que cette partie de la liturgie qui avait rapport à l'office chanté fût soumise à la loi d'unité qu'elle avait instituée pour tout le reste.

Nous avons dit tout à l'heure que les mélodies qui avaient pris naissance dans l'Eglise depuis saint Ambroise s'étaient étendues peu à peu au delà des limites dans lesquelles ce premier réformateur les avait circonscrites. Ce fait obligea saint Grégoire d'établir un nouveau système de modes constitutifs de nouvelles gammes, d'une nouvelle notation et qui déterminait aussi de nouvelles dénominations. Pour répondre aux besoins nouveaux qui s'étaient manifestés, ce Pape, tout en conservant les modes primitifs, fit dériver de chacun de ceux-ci, un second mode, en faisant partir sa gamme de la quarte au grave de la tonique du premier, de manière que le mod principal de celui-ci fût, dans le mode ajouté par saint Grégoire, placé au quatrième degré.

Il nomma les quatre premiers modes *authentiques*, parce que, choisis par saint Ambroise, et même, comme certains auteurs le pensent, par saint Miroclet, il voulut sanctionner par ce mot l'approbation de ces deux grands évêques. Les quatre seconds modes reçurent le nom de *plagaux*, de *relatifs*, ou de *collatéraux*. Chacun des modes *authentiques* produisant un mode plagal, les plagaux furent placés immédiatement après l'*authentique* dont ils étaient dérivés. Il en résulta que, par l'intercalation des modes plagaux, l'ordre des *authentiques* fut changé, de façon que ceux-ci devinrent le premier, le troisième, le cinquième et le septième, et que les plagaux furent le second, le quatrième, le sixième et le huitième. Ce fut aussi pour cela que les premiers furent appelés *impairs*, et les seconds *pairs*. Ces huit modes existent encore tels que saint Grégoire les formula, et constituent, sous le nom de *chant grégorien*, le chant liturgique de l'Eglise romaine.

En voici le tableau :

Premier mode authentique.	D . . e⁀f . . g . . A . . h⁀c . . D.
Deuxième mode plagal. . . .	A . . h⁀c . . D . . e⁀f . . g . . A.
Troisième mode authent.	E⁀f . . g . . a . . H⁀c . . d . . E
Quatrième mode plag.	H⁀c . . d . . E⁀f . . g . . a . . H.
Cinquième mode authent.	F . . g . . a . . h⁀C . . d . . e⁀F.
Sixième mode plag.	C . . d . . e⁀F . . g . . a . . h⁀C.
Septième mode authent.	G . . a . . h⁀C . . D . . e⁀f . G.
Huitième mode plag.	D . . e⁀f . . G . . a . . h⁀c . . D.

Dans cet exemple il faut observer la position des deux sons principaux, savoir le son fondamental nommé plus tard *tonique*, et sa quinte nommée plus tard *dominante* (353). Comme l'authentique et le plagal appartiennent réellement au même mode, puisque le second est dérivé du premier, ou plutôt n'est que le renversement de celui-ci, il s'ensuit que les deux cordes principales sont identiques dans tous les deux : seulement, dans l'authentique, la quinte précède la quarte, tandis que, dans le plagal, la quarte précède la quinte, et cela, en vertu de ce renversement même, puisqu'une quinte renversée forme une quarte, et qu'une quarte renversée forme une quinte. Pareillement, un renversement analogue doit avoir lieu pour les demi-tons.

C'est ce que l'exemple suivant va montrer. Chaque mode *plagal* y est placé immédiatement au-dessus de l'*authentique* dont il est le renversement.

	PREMIER MODE.	TROISIÈME MODE.	CINQUIÈME MODE.	SEPTIÈME MODE.
Impairs authent.	quinte quarte *ré* *la* *ré*	quinte quarte *mi* *si* *mi*	quinte quarte *fa* *ut* *fa*	quinte quarte *sol* *ré* *sol*
Plag. pairs.	*la* *ré* *la* quarte quinte	*si* *mi* *si* quarte quinte	*ut* *fa* *ut* quarte quinte	*ré* *sol* *ré* quarte quinte
	DEUXIÈME MODE.	QUATRIÈME MODE.	SIXIÈME MODE.	HUITIÈME MODE.

Dans le premier et le deuxième modes, *ré* est la note fondamentale et *la* la dominante.

Dans les troisième et quatrième modes, *mi* est la fondamentale et *si* la dominante.

Dans les cinquième et sixième modes, *fa* est la fondamentale et *ut* la dominante.

Enfin *sol* est note fondamentale et *ré* dominante dans les septième et huitième modes.

Voilà, sauf ce qui regarde la notation grégorienne, ou, comme on l'appelait, la *nota romana* dont il est parlé en son lieu, la constitution que le chant reçut de saint Grégoire le Grand. Dans le fait ces huit modes se réduisaient aux modes primitifs de saint Ambroise, et ne se distinguaient entre eux que par la position respective qu'occupaient dans chaque échelle les intervalles de tons et de semi-tons. L'ordre de ces intervalles devait être nécessairement interverti dans les diverses gammes, les unes par rapport aux autres, puis-

(353) Dans le tableau ci-dessus nous avons indiqué ces deux cordes principales par des lettres majuscules.

que, d'une part, elles partaient chacune d'un degré différent, et que, d'autre part, elles se composaient toutes des intervalles naturels constitutifs du genre diatonique. C'étaient en un mot huit espèces d'octaves différentes prises dans un même système, que saint Grégoire substitua aux tétracordes, lesquels ne sont réellement dans la nature que lorsqu'ils divisent une octave en deux parties égales, comme dans notre gamme d'*ut* : premier tétracorde, *ut*, *ré*, *mi*, *fa*; deuxième tétracorde, *sol*, *la*, *si*, *ut*. Ce fut sur ce type, qui nous paraît fort simple et fort élémentaire aujourd'hui, que l'activité des musiciens s'exerça durant les siècles qui suivirent cette transformation; et les propriétés des intervalles de l'échelle dans toutes les espèces de modes tendant toujours à se manifester, il en résulta, après de longs tâtonnements et une lente élaboration, notre système moderne avec sa vaste formule scientifique, et sa tonalité illimitée fondée sur les trois genres diatonique chromatique, enharmonique.

Par suite de l'extension que prit la tonalité en se déployant dans la sphère que lui ouvraient le chromatique et l'enharmonique, les anciens modes disparurent et firent place aux deux seuls modes possibles dans le système actuel, le mode *majeur* et le mode *mineur*. De sorte que, pour le mode *majeur*, l'ordre des intervalles qui composent la gamme d'*ut* naturel, prise comme type du *majeur*, put être appliqué avec la même exactitude, au moyen des signes du *dièse* et du *bémol*, non-seulement aux tons naturels, mais encore aux tons établis sur les intervalles chromatiques; de même que tous les tons naturels ou chromatiques peuvent être ramenés rigoureusement à l'ordre des intervalles de la gamme de *la* naturel mineur, prise également comme type du mode mineur. Ainsi tous les tons fournis par notre échelle musicale purent affecter le mode majeur ou le mode mineur, suivant que dans l'un la gamme embrassait, du grave à l'aigu, deux tétracordes consécutifs procédant l'un et l'autre par deux tons suivis d'un demi-ton, comme :

ut, *ré*, *mi fa* — *sol*, *la si ut*,
1er TÉTRACORDE. — 2me TÉTRACORDE.

ou que, dans l'autre, la gamme embrassait encore deux tétracordes consécutifs, le premier procédant par deux tons et un demi-ton intermédiaire, et le second par un demi-ton suivi de deux tons comme :

la si ut ré — *mi fa sol la.*
1er TÉTRACORDE. — 2me TÉTRACORDE.

Il suit de ce qui vient d'être dit, 1° que ce qu'on appelle le *ton*, étant, dans l'ancienne tonalité comme dans la moderne, déterminé par la note fondamentale de la gamme, et par la dominante, l'Eglise n'avait que quatre *tons* ou modes proprement dits, ceux de chaque authentique et de son dérivé, savoir *ré*, *mi*, *fa*, *sol*, tandis que nous avons douze tons, donnés immédiatement par les intervalles naturels et chromatiques de la gamme, et dix-sept, si nous supposons que chaque demi-ton chromatique donne deux tons, par exemple, suivant que le demi-ton d'*ut* à *ré* est appelé *ut dièse* ou *ré bémol*; 2°, que ce que l'on nomme le *mode* étant déterminé par l'ordre qu'occupent les tons et les demi-tons dans chaque gamme, l'Eglise avait huit modes différents, tandis que nous n'en possédons que deux, le majeur et le mineur.

Il n'est pas inutile de remarquer ici que ce que nous nommons *gammes* ne signifiait guère, pour saint Grégoire, que l'étendue, l'*ambitus*, le *circuit* que les voix parcouraient dans les divers chants adoptés pour l'office divin. Nous, au contraire, nous considérons les gammes comme les divisions naturelles de l'échelle générale des sons, et, supposant que cette échelle s'étend d'une manière indéfinie au grave et à l'aigu et n'a d'autres limites que celle des voix et des instruments artificiels, et celles qui sont fixées par la perceptibilité de notre oreille, nous échelonnons sur ces diverses gammes les parties harmoniques du jeu desquelles naissent tant de contrastes et d'effets variés dans notre musique.

Sans vouloir anticiper sur ce que nous avons à dire ailleurs, il était peut-être nécessaire de nous livrer à un examen comparé de notre constitution musicale actuelle et de la constitution grégorienne pour mieux faire comprendre les éléments et les principes de celle-ci.

Avant d'aller plus loin, il me semble également important de faire observer que l'usage des chants d'église nécessita quelques modifications et quelques altérations de la constitution de saint Grégoire; et obligea les praticiens symphoniastes de changer la notion de certaines choses. Ainsi, tandis que l'on désignait sous le nom de *finale* la note fondamentale d'un ton, parce que cette note doit terminer chaque morceau, le mot de *dominante* fut détourné de l'acception sous laquelle les anciens l'entendaient, et sous laquelle nous l'entendons encore. Ce mot de *dominante* ne fut plus appliqué à une note, parce que cette note est le cinquième degré au-dessus de la note fondamentale; mais elle désigna celle que l'on faisait entendre le plus souvent dans le chant, et pour parler comme les écrivains ecclésiastiques, celle que l'on *rebattait*, que l'on répétait le plus fréquemment, et que l'on nommait en latin *repercussio* (354). Quant à la médiante, c'est-à-dire la tierce supérieure de la note fondamentale du mode, son acception ne fut pas changée, et elle décidait que le mode était majeur ou mineur selon qu'elle était elle-même majeure ou mineure, car nos modes

(354) Voir le *Traité hist. et prat. sur le chant ecclésiastique*, par l'abbé LEBEUF, p. 170, et le *Dictionnaire* de BROSSARD au mot *Mode*.

majeur et mineur se sont glissés jusque dans le chant ecclésiastique.

De plus, comme le seul genre de musique usité alors était le genre *diatonique*, celui qui procédait par intervalles naturels, il s'ensuivit que lorsqu'on voulut augmenter le nombre des modes ecclésiastiques, on ne put en trouver que douze, au lieu de quatorze, que semblaient devoir donner les sept tons de la gamme, divisés chacun en un authentique et un plagal. Il est aisé de comprendre que des divers tons *ut, ré, mi, fa, sol, la si*, six seulement pouvaient être divisés *harmoniquement*, ou par la quinte juste, savoir : *ut, ré mi, fa, sol, la*, parce que la quinte de *si* à *fa* en montant est diatoniquement fausse, et, comme l'on disait, *diminuée :* on ne pouvait donc trouver que six modes authentiques. Pareillement, comme des mêmes tons de l'octave il n'y en avait que six qui pussent être divisés *arithmétiquement*, ou par la quarte juste, savoir : *ut, ré, mi, sol, la, si*, parce que la quarte de *fa* à *si*, en montant, est diatoniquement fausse, et, comme l'on disait, *superflue*, il était impossible de trouver plus de six modes plagaux. On fut donc obligé d'admettre que des sept tons de la gamme, deux, *fa* et *si*, ne produisaient qu'un seul mode chacun; que le *fa* avait bien un *authentique*, mais manquait de plagal, et que *si*, ayant un plagal, manquait de l'authentique.

Ainsi, les praticiens ne tardèrent pas à rencontrer cette immense difficulté, qui a soulevé de si vives et de si longues discussions, au sein de l'art musical, et qui consistait dans l'impossibilité où l'on était de trouver le rapport entre le *si* et le *fa*, et réciproquement; intervalle, en effet, qui n'est donné par aucune proportion mathématique. Cette espèce de nœud gordien du système musical fut plutôt tranché que dénoué par un hardi compositeur du XVIe siècle, Claude Monteverde, qui, dans l'harmonie, opposa d'emblée l'une à l'autre ces deux notes entre lesquelles la nature et l'oreille avaient constamment prononcé un divorce irréconciliable. Par le fait de cette innovation, l'harmonie dissonante naturelle fut trouvée, et avec elle, ce que nous appelons la modulation, et la tonalité reçut, ainsi que nous l'avons dit, une extension illimitée. Monteverde fut guidé en cela par un instinct novateur, dont il était loin d'avoir la conscience, et il fut conduit à cette révolution, non par un calcul de l'esprit, mais en obéissant, à son insu, à l'impulsion de son époque.

En combinant les deux observations que nous avons faites plus haut, relativement à l'acception nouvelle que l'on donne au mot de *dominante* et à l'augmentation des modes ecclésiastiques, nous représenterons exactement ces mêmes modes, tels que Glaréan, Zarlino et une foule d'autres les ont fixés par le tableau suivant. Chaque authentique y est suivi de son plagal, et la note intermédiaire dans chaque ton est celle qui reçut le nom de *dominante :*

1.	2.
ré la ré —	*ré sol ré.*
3.	4.
ut sol ut —	*ut fa ut*
5.	6.
fa ut fa —	*fa la fa*
7.	8.
sol ré sol —	*sol ut sol*
9.	10.
la mi la —	*la ut la*
11.	12.
ut sol ut —	*ut mi ut*

Ces quatre derniers peuvent n'être considérés à peu de chose près que comme des transpositions des huit premiers.

Les modes de l'Eglise, ainsi soumis à diverses transformations exigées par la pratique, durent tendre, à la longue, selon certains théoriciens, à se classer suivant l'ordre de nos tons modernes, on comprend, jusqu'à un certain point, que les diverses propriétés inhérentes aux intervalles de notre échelle ne tardèrent pas à se manifester, dans ce ressassement perpétuel des huit espèces d'octaves de saint Grégoire, et à faire pressentir à l'oreille des formes qui ne pouvaient recevoir un développement complet que dans un système musical plus étendu. Enfin, l'on peut dire que dans les siècles qui s'écoulèrent depuis saint Grégoire jusqu'au XVIe, il s'opéra, dans la tonalité ecclésiastique, une sorte de travail de fermentation, d'où sont issus nos tons modernes, du moins à ce que prétend Kiesewetter, dont on sera peut-être curieux de connaître l'opinion à ce sujet.

« Si les modes de saint Grégoire, dit Kiesewetter, dans son *Histoire de la musique de l'Europe occidentale*, en les considérant suivant nos idées modernes, comme tons, ont le défaut de manquer pour la plupart du demi-ton par rapport au ton principal, c'est-à-dire la *note sensible*, chose qui nous paraît indispensable pour établir la tonique d'une gamme, il est néanmoins certain que ces suites de sons ont déjà en elles, si je ne me trompe, quelque chose des tons modernes, ou du moins le germe de ceux-ci, puisque chacun de ces modes fait ressortir un son principal dominant. De plus, on y trouve encore, très-bien indiqués, les degrés de la gamme correspondants à nos *médiantes* et à nos *dominantes* sur lesquelles le chant pouvait ou devait passer dans ses différentes césures. Lors donc que, plus tard, la musique à plusieurs voix, ou le contrepoint, fut adoptée dans l'Eglise, et fut ajustée sur le chant de cette première époque, les chantres et les maîtres de chapelle furent obligés d'établir la tonalité moderne par les demi-tons; notre *ré mineur* dut se former nécessairement du premier et du second mode; le *la mineur* dut se former du troisième et du quatrième, qui, par la suite, durent engendrer aussi le *mi mineur* du cinquième et du sixième; par diminution (ou par contraction) du *si bécarre* en *si bémol*, pour éviter la dureté du triton (*fa, si naturel*) on forma notre *fa majeur*, et enfinrotre *sol majeur* prit naissance du septième et du huitième; notre *ut majeur*, notre *sol mineur*, notre *la mineur* vinrent naturellement de l'usage où l'on était depuis longtemps de transposer les modes à la quarte ou à la quinte. Enfin en suivant cette analogie, nos douze gammes mineures et nos douze gammes majeures durent ressortir sans effort de la facilité avec laquelle chaque son du mode pouvait être considéré à son tour comme *son* principal. »

S'il en était ainsi, cela prouverait à quel point le système grégorien, qui a donné naissance à une infinité de chants chrétiens inimitables, cela prouverait, disons-nous, à quel point ce système était fécond en développements. D'ailleurs, il est constant que saint Grégoire ne s'est nullement préoccupé du système musical des Grecs, que Boèce, son prédécesseur, venait de remettre en honneur, et cela fut fort heureux, car, s'il en avait été autrement, il n'eût pas fondé une institution, mais il eût ouvert une école, foyer de disputes éternelles, à laquelle même il n'aurait pu donner la vie en dehors de la religion, qui seule pouvait tout féconder. Il paraît également établi que la musique, en tant que branche des connaissances humaines, n'était pas entrée dans le cercle des études de ce grand Pape, ce qui a fait dire à quelques-uns de ses panégyristes, fort embarrassés de concilier ce fait avec la révolution musicale opérée par lui, qu'il avait été, en cela, assisté des lumières de l'Esprit-Saint (355), et c'était certes ce que l'on pouvait avancer de plus raisonnable. Ce fut donc l'Eglise, et l'Eglise seule, ou bien le christianisme, qui enfanta la musique du moyen âge comme toute la civilisation de cette époque; par conséquent notre art actuel, dont l'origine religieuse est prouvée par une filiation évidente.

GROS-FA. — « Certaines vieilles musiques d'église, en notes carrées, rondes ou blanches, s'appelaient jadis du *gros-fa*. » (J.-J. Rousseau.)

GROSSE VOIX. — L'abbé Lebeuf parle, en plusieurs endroits de son *Traité sur le chant ecclésiastique*, de la complaisance qu'on a eue en France pour les *grosses voix*, c'est-à-dire ces voix *difficiles à fléchir qui corrompirent, dans les chœurs de plusieurs églises, la douceur des mélodies grégoriennes*. (P. 106, 107, 109.) Ces voix, semblables à celle de ce chantre que Théodulfe, évêque d'Orléans, appelait au IXe siècle *vox taurina*, avaient introduit une foule d'altérations dans le chant, et elles reprirent faveur sous François Ier. Malheureusement le goût de ces voix s'est perpétué jusqu'à nos jours, et c'est avec grande raison que M. Danjou s'est élevé maintes fois, dans sa *Revue de la musique religieuse*, contre les abus que leur emploi a entraînés dans le chant d'église.

GROUPE. — « Selon l'abbé Brossard, quatre notes égales et diatoniques, dont la première et la troisième sont sur le même degré forment un *groupe*. Quand la deuxième descend et que la quatrième monte, c'est *groupe ascendant*; quand la deuxième monte et que la quatrième descend, c'est *groupe descendant*, et il ajoute que ce nom a été donné à ces notes à cause de la figure qu'elles forment ensemble.

« Je ne me souviens pas d'avoir jamais ouï employer ce mot en parlant, dans le sens que lui donne l'abbé Brossard, ni même de l'avoir lu dans le même sens ailleurs que dans son *Dictionnaire*. » (J.-J. Rousseau.)

GUIDE. — « C'est la partie qui entre la première dans une fugue et annonce le sujet. Ce mot, commun en Italie, est peu usité en France dans le même sens. » (J.-J. Rousseau.)

GUIDON. — « Petit signe de musique, lequel se met à l'extrémité de chaque portée sur le degré où sera placée la note qui doit commencer la portée suivante. Si cette première note est accompagnée accidentellement d'un dièse, d'un bémol ou d'un bécarre, il convient d'en accompagner aussi le *guidon*.

« On ne se sert plus de *guidons* en Italie, surtout dans les partitions où chaque portée, ayant toujours dans l'accolade sa place fixe, on ne saurait guère se tromper en passant de l'une à l'autre. Mais les *guidons* sont nécessaires dans les partitions françaises, parce que, d'une ligne à l'autre, les accolades, embrassant plus ou moins de portées, vous laissent dans une continuelle incertitude de la portée correspondante à celle que vous avez quittée. » (J.-J. Rousseau.)

GUIDON. — On appelle ainsi une petite note que l'on met à la fin de chaque ligne dans le plain-chant. Elle sert à indiquer à quelle corde se trouvera la première note de la ligne suivante. On se sert aussi du *guidon* quand on change la clef, pour indiquer la note qui suit immédiatement la substitution de la nouvelle clef à la précédente.

M. Th. Nisard, analysant l'alphabet de Romanus (*Etudes sur les notations musicales*, dans la *Revue archéologique*, 15 juin 1850), s'exprime ainsi:

« E signifiait que la note marquée de cette lettre était à l'unisson de la note précédente. C'est de là, sans doute, qu'est venu, dans le système d'Hermann Contract, l'usage d'em-

(355) « Sanctissimus namque Gregorius, cujus præcepta in omnibus studiosissime sancta observat Ecclesia, hoc genere compositum mirabiliter Antiphonarium Ecclesiæ tradidit, suisque discipulis proprio labore insinuavit. Cum nunquam legatur eum secundum carnalem scientiam hujus artis studium percepisse; quem certissime constat omnem plenitudinem scientiæ divinitus percepisse. Unde constat quod hoc genus musicæ, dum divinitus sancto Gregorio datur, non solum humana sed etiam divina auctoritate fulcitur. » *Et paulo post :* « Ex quibus probatur quod sanctissimus papa Gregorius plus omnibus per divinam gratiam hujus artis industriam sit adeptus. » (Auteur cité par l'abbé Gerbert, *Script.*, p. 249.)

ployer l'E pour désigner l'unisson : E *voces unisonas æquat*. (GERBERTI, *Scriptores*, t. II.) C'est de là aussi que l'on doit faire dériver le *guidon* E, mis à la fin d'une ligne de musique, pour montrer que la dernière note de cette ligne forme unisson avec la première de la ligne suivante. Ce genre de *guidon*, que personne n'a signalé, est employé notamment dans le manuscrit 1121 du XIe siècle, de l'ancien fonds latin de la Bibliothèque nationale. »

GYMNOPEDIE. — « Air ou nome sur lequel dansaient les jeunes Lacédémoniennes. » (J.-J. ROUSSEAU.)

H

H. — Cette lettre est le septième degré de l'échelle dans la notation boétienne correspondant au *la* intermédiaire. Les Allemands, chez qui s'est conservée la désignation des notes par les lettres grégoriennes, ont substitué l'H au B, dans les cas où ce B devrait indiquer le *si naturel*. Ainsi le B est affecté au *si bémol* et l'H au *si bécarre*. — Lettre qui indique l'aspiration dans l'alphabet de Romanus pour les ornements du chant.

Il a été dit à la lettre A, que les Allemands avaient retenu les dénominations par les lettres appliquées aux notes de la gamme. Mais ils ont substitué la lettre H au ♮ indiquant le *si naturel*, changement qui s'explique du reste par la ressemblance du signe du bécarre ♮ avec l'h gothique. Voici donc de quelle manière ils écrivent leur gamme par lettres.

c d e f g a b h

HARMATIAS. — « Nom d'un nome dactylique de la musique grecque, inventé par le premier Olympe Phrygien. » (J.-J. ROUSSEAU.)

HARMONICA. — « C'est un jeu extrêmement doux que l'on place ordinairement au troisième clavier dans les orgues d'Allemagne, et qui est principalement destiné à produire des effets d'écho. Dans l'orgue de la cathédrale de Lind en Suède, on trouve un harmonica en bois de chêne et en bois d'érable. Il en existe également un dans l'orgue de Saint-Pierre à Pétersbourg, et de Saint-Paul à Francfort sur le Mein. » (*Manuel du facteur d'orgues;* Paris, 1849, Roret, t. III, p. 550.)

HARMONIE. — Suivant Roseto : *Harmonia est diversarum vocum coadunatio in una concordia.*

Suivant Le Duc (*de Atri.*) : *Harmonia est concinnitas quædam vocum non similium.*

Suivant Gaforio : *Harmonia est discordia concors.* Il dit encore : *Harmonia ex acuto et gravi conficiunt atque medio.*

Des auteurs font dériver le mot *Harmonie* de ἁρμός grec, qui signifie *assemblage* (*coadunatio*).

Nous prenons ici le mot *harmonie* dans son sens général, c'est-à-dire en tant que science des accords. L'harmonie est cet élément musical qui repose sur la simultanéité des sons, tandis que la mélodie proprement dite réside dans les sons considérés à l'état de succession.

Nous parlons en leur lieu de l'ORGANUM DUPLUM, TRIPLUM, QUADRUPLUM, du déchant, de l'organisation, etc., etc. Mais nous voulons ici aborder un sujet de la plus haute importance, savoir si l'harmonie considérée en elle-même est compatible avec le plain-chant. Il est nécessaire de prendre les choses d'un peu haut.

Sans nous préoccuper de la question de savoir si les anciens ont connu ou non l'*harmonie*, question qui nous importe peu et qui ne peut intéresser aujourd'hui que l'archéologue, nous nous contenterons d'observer que, parmi les divers systèmes de musique, il en est qui sont essentiellement *inharmoniques*, c'est-à-dire qui ne comportent pas l'harmonie ; d'autres qui sont *harmoniques*, comme le nôtre. Il est certain que les systèmes musicaux inharmoniques sont ceux dont l'échelle des sons est divisée par petits intervalles de tiers et de quarts de tons, et qui, par cela même, se rapportent à la parole, dont les nuances et les inflexions sont pour nous inappréciables en ce sens que nous ne pouvons les faire dépendre d'aucune base tonale, musicalement parlant. Ces systèmes musicaux, très-étroitement unis à la parole, avaient dans la parole leur harmonie essentielle naturelle, dont l'harmonie, telle que nous la concevons, serait destructive, si elle pouvait leur être appliquée ; et cette alliance intime de la parole et de la musique dans l'antiquité nous donne la raison des prodiges que l'on rapporte de la musique primitive. C'était la parole modulée et accentuée d'après un mode qui nous est inconnu, et qui a disparu avec la poésie antique.

Lorsque l'art musical, dégagé lentement des éléments étrangers auxquels il avait été associé autrefois, s'est trouvé réduit aux éléments qui le constituent essentiellement, et lorsque, devenu en quelque sorte maître de lui-même dans sa marche indépendante, il a tendu à se développer dans sa puissance et sa force internes ; appelant à lui la mesure ou temps pour régler, suivant des lois symétriques, le mode de succession de la mélodie, comme aussi faisant sortir de son sein l'élément harmonique, cet ensemble de sons simultanés, harmonieux, qui doit servir de cadre et d'entourage à la mélodie ; il s'est efforcé de se compléter lui-même et de remplacer ce qu'il avait perdu depuis que la parole, la poésie, les autres arts lui avaient retiré leur concours. C'est à ce moment que l'art moderne prend naissance, art qui se dilate sans cesse, qui multiplie ses ressources chaque jour, qui a un langage à lui, langage vague, indéterminé, au point de vue de l'idée pure, mais puissant, mais illimité au point de vue du sentiment. Cet art, c'est le nôtre, c'est notre musique.

Nous avons maintenant une idée d'un système musical inharmonique, parce qu'il est lié à la parole; d'un système musical harmonique, parce qu'il est indépendant de la parole.

Mais le plain-chant est-il inharmonique? est-il harmonique? Question embarrassante et complexe qu'il faut essayer pourtant d'éclaircir, sans toutefois prétendre la résoudre.

En premier lieu, ne perdons pas de vue que le plain-chant est fondé sur un ordre tonal tout différent de celui de la musique. Le plain-chant repose sur l'ordre diatonique, la musique est basée sur les deux ordres diatonique et chromatique, qui se sont mêlés et pénétrés l'un l'autre depuis la création de l'harmonie dissonante naturelle. Conséquemment, si l'harmonie de notre musique est un mélange de consonnances et de dissonances, l'harmonie du plain-chant doit être purement consonnante. Au moment où nous sommes, je n'ai pas besoin d'insister sur ce point.

Il est indubitable que considéré en tant que système musical, le plain-chant admet une harmonie, une harmonie consonnante, je le répète, et pas d'autre.

Mais il faut observer, en second lieu, que le plain-chant est originairement mélodique; qu'il a été formé à une époque où l'harmonie n'existait pas, et de plus, qu'il a été la dernière application du système antique de l'alliance de la parole avec la musique ou avec le chant.

Maintenant je pose cette question. N'est-ce pas altérer le plain-chant dans sa nature, dans son expression, dans son caractère, que de lui appliquer rétroactivement un ordre de faits musicaux qui ne s'est manifesté dans l'art que plusieurs siècles après son institution? Cette harmonie consonnante, je ne parle que de celle-ci, ne fera-t-elle pas disparaître forcément les divers caractères que le plain-chant empruntait des huit modes ou des douze modes, modes très-variés dans leurs formules mélodiques, par l'interposition perpétuelle des cordes essentielles de la finale, de la dominante, et par la situation du demi-ton? et n'assimilera-t-elle pas forcément encore ces huit ou douze modes à une seule gamme diatonique, uniforme et monotone.

Voilà ce que je demande. Remarquez que je ne parle pas de la manière dont le plain-chant était prosodié, de la manière dont la phrase grégorienne était scandée, suivant tel ou tel mètre poétique, suivant que l'hymne était sur un mètre dactylique, trochaïque, etc.

Vous ne sortirez pas de l'harmonie consonnante, je le sais; mais cette harmonie consonnante sera ou en mode mineur ou en mode majeur, suivant le ton dans lequel le plain-chant sera écrit. Or, le plain-chant ne connaît ni mode majeur, ni mode mineur. Il connaît huit ou douze modes, avec des différences, avec des caractères qui non-seulement ne pourront se transmettre à notre harmonie, mais que notre harmonie détruira nécessairement.

Je viens de dire que le plain-chant a précédé de plusieurs siècles la création de l'harmonie, et je crois avoir prouvé qu'il est bien difficile que les modifications apportées dans l'art musical par l'avénement d'un fait aussi important n'aient pas dénaturé profondément le chant grégorien dans son caractère et son type primitif. Mais si nous considérons maintenant, et c'est là ma troisième observation, que depuis la création de l'harmonie il s'est opéré une transformation radicale de l'art, transformation telle qu'une nouvelle tonalité s'est fondée, et que l'ancienne tonalité a disparu, a été *anéantie* (ce sont les expressions de M. Fétis), que penserons-nous de l'application au plain-chant d'une harmonie incompatible désormais avec celle à laquelle la tonalité moderne a donné naissance, je veux dire l'harmonie dissonante naturelle qui s'est emparée si puissamment de notre organisation et de notre oreille, qu'il ne nous est pas plus possible de nous soustraire à son influence qu'il ne nous est possible de nous défaire des habitudes de notre langue maternelle, lorsque nous voulons parler une langue morte. On croira trancher la question en disant que l'harmonie consonnante restera attachée au plain-chant, que l'harmonie dissonante sera pour l'art mondain. O merveille! cela est fort bien en théorie, en spéculation; mais l'organisation humaine est une, elle ne subit pas deux lois tonales différentes ou contradictoires en même temps, comme le dit M. Fétis. Et remarquez qu'il n'y a pas moyen d'opter. On peut être, par le goût, par l'esprit, par la manière de voir, jusqu'à un certain degré pourtant, d'un autre siècle que celui où l'on vit; mais en fait d'organisation, en fait de l'éducation de l'oreille, en fait de langage et de musique, il faut être de son temps; et la preuve, c'est que lorsque les théoriciens les plus habiles, M. Fétis, par exemple, devant l'autorité de qui je m'incline le premier, et autres, nous disent qu'on *a beau faire, qu'en dehors de l'harmonie consonnante du plain-chant*, il n'y a plus d'expression religieuse, plus de sentiment de la prière, ces mêmes théoriciens, descendant à la pratique, et venant à l'application, nous tiennent un langage tout différent. Alors ils nous parlent « d'une multitude d'altérations que l'introduction de l'orgue a fait passer dans le plain-chant, et qui ont enlevé à ce chant son caractère primitif en beaucoup d'endroits, sans qu'il fût possible d'éviter cet inconvénient. » Voilà qui est formel, je pense; et qui parle ainsi? C'est M. Fétis, dans ses remarquables articles sur le *demi-ton dans le plain-chant*. (Voy. *Revue* de M. DANJOU, mars 1845, pp. 106, 107.) En mentionnant certaines altérations introduites dans divers modes par le dièse, il ajoute : « Ces altérations ont pour résultat inévitable de transformer le caractère grave de ces tons en tons mineurs modernes, beaucoup moins dignes de la majesté du culte divin. » (*Revue* de M. DANJOU, mars 1845, p. 107.)

Mais c'est dans sa *Méthode élémentaire de plain-chant* que l'on regrette de voir que M. Fétis ait cédé aux exigences de la tonalité moderne, dans un traité où il devait tâcher de mettre en pratique sa théorie sur l'harmonie, exclusivement consonnante du plain-chant. Voici comment il s'exprime au n° 83, p. 31 : « A l'égard de la modulation, l'application de l'harmonie moderne au plain-chant *oblige* à préparer des cadences correspondantes à notre tonalité actuelle pour tous les repos marqués par des traits verticaux sur la portée, ou des modulations incidentes pour les intervalles qui ne répondent pas à la tonalité actuelle. L'exemple suivant indiquera comment se succèdent les modulations. » Et il indique au-dessous des notes du premier répons des matines de la Fête-Dieu, du premier mode, les accords de *ré*, de *la*, d'*ut*, la *cadence préparée en fa*, plus loin, l'accord de *dominante de ré mineur*, etc., etc. Il ajoute au sujet du premier mode du plain-chant : « L'introduction de la tonalité moderne dans l'harmonie qui accompagne le plain-chant, a fait passer dans celui-ci la note sensible pour les cadences immédiates. Dans les premier, deuxième, troisième et quatrième tons, on emploie *donc* cette note sensible aux cadences finales, lorsque le signe de cette note sensible ne donne point lieu à de fausses relations de triton, ou de quarte diminuée, avec ce qui précède ou ce qui suit.» (*Ibid.*, 3.)

Je le demande, est-ce là le plain-chant, le chant grégorien? Saint Grégoire, en supposant qu'il eût eu quelque notion de l'harmonie, reconnaîtrait-il son œuvre dans cette harmonie toute moderne?

Mais qu'on ne nous suppose pas une intention que nous n'avons pas. Ce qui nous fait parler ainsi, ce n'est pas certes l'étroite et maigre satisfaction de relever une contradiction dans un homme éminent, sentiment mauvais, que nous n'avons pas. Au fond, qu'est-ce que tout cela prouve? cela prouve-t-il que M. Fétis méconnaît ce qu'il y a de suave, de touchant, d'onctueux, de grave dans les cantilènes grégoriennes? Nullement. Cela prouve que lorsqu'il veut interpréter ces mélodies aux oreilles modernes, malgré son esprit, sa raison supérieure, son intelligence délicate, son goût exercé, son haut sentiment des beautés de l'art, malgré lui-même enfin, il est dominé par le sentiment invincible de la tonalité maternelle. J'imagine que si le système des Grecs était retrouvé, il serait plus facile de s'y familiariser qu'au système grégorien, par la raison que le système des Grecs est moins rapproché de nous. Ce qui nous trompe, c'est l'analogie de certains éléments de l'ancienne tonalité avec la nôtre. Il y aurait un plus grand tour de force à parler la langue de Rabelais ou de Montaigne qu'à parler celle de Tite-Live et de Cicéron.

Et je ne parle ici que d'une harmonie bien plus pure, bien plus convenable que celle qu'emploient la plupart de nos organistes ; d'une harmonie qui se rattache encore par quelques fils aux modes ecclésiastiques; je ne parle pas de l'harmonie moderne, parce qu'il n'est pas question ici d'art mondain. Ce sont pourtant les conditions de cette harmonie que nous subissons, lorsque nous voulons appliquer des accords sur le plain-chant; cette harmonie à laquelle M. Fétis attribue les contre-sens dont il va parler dans ce passage de son excellente *Esquisse de l'harmonie* (Paris, 1841, p. 44) : « Fière de ses succès, la nouvelle école (l'école qui se forma après la découverte de l'harmonie dissonante par C. Monteverde) n'avait pas tardé d'envahir l'Eglise ; le dramatique s'était introduit dans la musique religieuse, et avait pris la place du ton grave, solennel et dévot de Palestrina: alors commença le contre-sens de cette expression mondaine appliquée aux choses saintes; le *Gloria*, le *Credo*, les *proses* et les *psaumes* devinrent des drames au lieu d'être des prières et des professions de foi; le symbole des souffrances du Sauveur fut transformé en représentation d'une agonie charnelle, et l'on alla à l'église pour avoir des émotions, au lieu d'y aller pour prier avec recueillement. » Dans son *Résumé philosophique de l'histoire de la musique*, M. Fétis dit encore : « L'harmonie n'est une condition de perfection dans la musique, qu'autant que le système de tonalité en fait une conséquence nécessaire. » (P. CXXXII.) Et il est évident que l'harmonie n'est pas une conséquence nécessaire de la tonalité grégorienne, puisque la formation de celle-ci a précédé l'harmonie de plusieurs siècles.

Voilà pourquoi nous inclinerions à penser que, sauf des cas très-rares, et en faveur seulement de quelques faux-bourdons consacrés, il faudrait maintenir au plain-chant son caractère de pure mélodie, qui est son caractère original et vraiment populaire. L'harmonie consonnante existe sans doute dans les œuvres immortelles de Palestrina; elle existe, si l'on veut, dans le cerveau de quelques vieux amateurs de chant grégorien, qui ne conçoivent pas d'alliance entre le sacré et le profane ; mais pour les organistes, pour les maîtres de chœur, pour les chantres, elle n'existe plus. Bien insensé celui qui voudrait opposer une digue à cette marée montante de la musique moderne ! Que l'on s'en tienne donc au plain-chant mélodique. Voyez toutes les altérations, toutes les barbaries, toutes les extravagances que l'harmonie, depuis le IXe siècle a introduites dans le chant d'église ; la diaphonie, le déchant, des chansons mondaines et indécentes, et ces pauvretés appelés périélèses, ces fleurets, ces canons énigmatiques, ces hurlements appelés contrepoints *alla mente*, *chant sur le livre*, *canto fratto*, *plain-chant musical*, etc., etc. Et Poisson, Poisson qui lui aussi aurait eu à se frapper la poitrine *s'il avait su ce qu'il faisait*, Poisson l'a bien remarqué : « L'invention du contre-point et du faux-bourdon, dit-il, a fait tomber dans ce désordre (la confusion des modes ecclésiastiques)...» En effet, les meilleurs symphonistes conviennent qu'il n'est pas possible de donner de bons accords aux faux-bourdons dans les troisième et quatrième mode (356).»

« Pour plaire davantage, ou plutôt pour moins déplaire à l'oreille, dans les églises célèbres, comme Notre-Dame de Paris, on chante un psaume ou un cantique du septième mode pour une antienne du quatrième, comme le jour de la Sainte-Trinité à *Magnificat*. Si le chant du cantique fait quelque plaisir à l'oreille, la reprise de l'antienne la choque rudement, n'ayant plus aucune analogie avec la psalmodie. De même que, pour rendre plus sonore le chant du cantique *Magnificat* des antiennes *O* de l'Avent, on chante le faux-bourdon du premier mode ou du huitième (en 1748, à Notre-Dame de Paris, on a chanté du premier mode, et en 1749, on a chanté du huitième, CE QUI PROUVE QU'IL N'Y A ENCORE RIEN DE FIXE), ce qui fait paroître ensuite le chant de l'antienne languissant et presque sans âme. Cela est frappant à quiconque a du goût pour le chant. *De tels inconvénients auroient dû dès les commencements empêcher l'introduction de ces nouveautés.* » (*Traité du chant grégorien*, IIe part., p. 89.) Poisson a dit le mot : *Il n'y a encore rien de fixe*. Nous nous trompons : ce qui est fixe, c'est le despotisme envahissant de l'harmonie et de la tonalité moderne.

HARMONIE. — Genre de musique. Les anciens ont souvent donné ce nom au genre appelé plus communément *genre enharmonique.* (J.-J. ROUSSEAU.)

HARMONIE.—« On entend par ce mot la qualité de son qui doit caractériser les différents jeux de l'orgue. Elle dépend non-seulement du diapason des jeux, c'est-à-dire de leur longueur et de leur grosseur respectives, mais encore de la disposition de la bouche et de la force du courant d'air. Un jeu est donc mal mis en harmonie quand il n'a point le timbre qui lui convient; tel serait, par exemple, le principal, s'il avait un son maigre et criard, ou la gambe, si elle avait un son mou et sourd. Il est mal réglé d'harmonie, si tous les tuyaux qui le composent n'ont point la même qualité de son; si, par exemple, il est mou dans les dessus et mordant dans les basses, etc., etc. » (*Manuel du facteur d'orgues;* Paris, 1849, Roret, t. III, 551.)

HARMONIEUX. — « Tout ce qui fait de l'effet dans l'harmonie, et même quelquefois tout ce qui est sonore et remplit l'oreille dans les voix, dans les instruments, dans la simple mélodie. » (J.-J. ROUSSEAU.)

HARMONIQUE. — « On appelle ainsi tous les sons concomitants ou accessoires qui, par le principe de la résonnance, accompagnent un son quelconque et le rendent appréciable. Ainsi toutes les aliquotes d'une corde sonore en donnent les *harmoniques*. Ce mot s'emploie au masculin quand on sous-entend le mot *son*, et au féminin quand on sous-entend le mot *corde.* » (J.-J. ROUSSEAU.)

HARPALICE. — « Sorte de chanson propre aux filles parmi les anciens Grecs. » (J.-J. ROUSSEAU.)

HAUT. — « Ce mot signifie la même chose qu'*aigu*, et ce terme est opposé à *bas*. C'est ainsi qu'on dira que le ton est trop *haut*, qu'il faut monter l'instrument plus *haut*.

« *Haut* s'emploie aussi quelquefois improprement pour *fort*. *Chantez plus* haut, *on ne vous entend pas.*

« Les anciens donnaient à l'ordre des sons une dénomination tout opposée à la nôtre : ils plaçaient en *haut* les sons graves, et en bas les sons aigus; ce qu'il importe de remarquer pour entendre plusieurs de leurs passages.

« *Haut* est encore, dans celles des quatre parties de la musique qui se subdivisent, l'épithète qui distingue la plus élevée ou la plus aiguë, *haute-contre, haute-taille, haut-dessus.* » (J.-J. ROUSSEAU.)

HAUTBOIS, jeu de l'orgue.—«Le hautbois est un jeu d'anche de forme conique, qu'on fait en étain fin. On le place ordinairement au récit, au positif, et on lui donne son étendue. Il est à l'unisson des dessus de trompette. Il a une harmonie gracieuse et imite assez bien le vrai hautbois. » (*Manuel du fact. d'org.;* Paris, 1849, Roret, t. Ier, p. 57.)

HAUT-DESSUS. — « C'est, quand les dessus chantants se subdivisent, la partie supérieure. Dans les parties instrumentales on dit toujours *premier dessus* et *second dessus;* mais dans le vocal on dit quelquefois *haut-dessus* et *bas-dessus.* » (J.-J. ROUSSEAU.)

HAUTE-CONTRE, ALTUS ou CONTRA. — « Celle des quatre parties de la musique qui appartient aux voix d'hommes les plus aiguës ou les plus hautes, par opposition à la *basse-contre*, qui est pour les plus graves ou les plus basses.

« Dans la musique italienne, cette partie qu'ils appellent *contr'alto*, et qui répond à la *haute-contre*, est presque toujours chantée par des *bas-dessus*, soit femmes, soit castrati. En effet, la *haute-contre* en voix d'homme n'est point naturelle; il faut la forcer pour la porter à ce diapason : quoi qu'on fasse, elle a toujours de l'aigreur, et rarement de la justesse. » (J.-J. ROUSSEAU.)

HAUTE-CONTRE. — Partie de voix la plus élevée : on l'appelait ainsi par opposition à la *basse-contre*.

HAUTE-CONTRE. — « Ancien nom français d'une voix de ténor élevé, appelée en Italie

(356) Ainsi, incompatibilité du plain-chant et de l'harmonie, suivant Poisson.

tenore contraltino. Ce genre de voix ne se trouve communément en France qu'à Toulouse et dans ses environs. » (FÉTIS.)

HAUTE-TAILLE, TÉNOR. — « C'est cette partie de la musique qu'on appelle aussi simplement *taille.* Quand la taille se subdivise en deux autres parties, l'inférieure prend le nom de *basse-taille* ou concordant, et la supérieure s'appelle *haute-taille.* »

(J.-J. ROUSSEAU.)

HÉMIDITON. — « C'était, dans la musique grecque, l'intervalle de tierce majeure, diminuée d'un semi-ton, c'est-à-dire, la tierce mineure. L'*hémiditon* n'est point, comme on pourrait croire, la moitié du diton ou le ton, mais c'est le diton moins la moitié d'un ton, ce qui est tout différent. »

(J.-J. ROUSSEAU.)

HÉMIOLE (Ἡμιόλιος et ἡμιόλος). — Mot grec qui signifie le tout plus sa moitié, et qu'on avait appliqué au système des proportions. Il exprime le rapport des quantités de 3 à 2.

« C'est en général, dit Brossard, cette espèce de proportion où le plus grand nombre contient le plus petit une fois et en outre la moitié du plus petit, comme 3. 2. — 6. 4. — 12. 8 — 24. 16. — 48. 32, etc. Mais spécialement on nomme ainsi une espèce de triple dont toutes les notes sont noires, ou comme disent les Italiens, *oscure* ou *oscurate.* Si les notes sont carrées ou en losange sans queue, pour lors la carrée vaut deux temps et la losange n'en vaut qu'un, et il faut deux noires avec une queue et quatre croches pour un temps, etc., et on la nomme *hemiola maggiore* parce qu'elle demande qu'on batte la mesure gravement. Mais si la plus grosse note est une noire losangée, pour lors elle vaut deux temps, une noire un temps, deux croches un temps, etc. On bat la mesure gaiement, et on l'appelle *hemiola minore.*

« Ces notes noires soit carrées ou losangées sont tellement affectées à la mesure triple ou ternaire, qu'il n'est pas nécessaire ni d'usage de mettre devant aucun des signes de la mesure triple, la seule couleur et figure des notes le dénote assez. Et du moment que ces notes reviennent à leur figure ordinaire, c'est-à-dire à être blanches, ou vides dans le milieu, il n'est pas nécessaire de mettre aucun signe pour avertir qu'il faut changer la mesure et la battre à deux ou à quatre temps. »

HÉMIOLE. — « Mot grec qui signifie *entier et demi,* et qu'on a consacré en quelque sorte à la musique. Il exprime le rapport de deux quantités dont l'une est à l'autre comme 15 à 10, ou comme 3 à 2 : on l'appelle autrement *rapport sesquialtère.*

« C'est de ce rapport que naît la consonnance appelée *diapente* ou quinte ; et l'ancien rhythme sesquilatère en naissait aussi. »

(J.-J. ROUSSEAU.)

HÉMIOLIEN. — « C'est le nom que donne Aristoxène à l'une des trois espèces du genre chromatique, dont il explique les divisions. Le tétracorde 30 y est partagé en trois intervalles, dont les deux premiers, égaux entre eux, sont chacun la sixième partie, et dont le troisième est les deux tiers. 5 + 5 + 20 = 30. »

(J.-J. ROUSSEAU.)

HEPTACORDE. — Série de sept cordes ou voix ou sons des notes par degrés conjoints.

Les sept sons du plain-chant désignés par les sept premières lettres de l'alphabet avec leurs octaves désignés par les mêmes lettres minuscules, forment trois heptacordes.

A	B	C	D	E	F	G
la	*si*	*ut*	*ré*	*mi*	*fa*	*sol*
A	B	C	D	E	F	G.
aa	bb	cc	dd	ee	ff	gg.

HEURES. — L'Eglise, pour imiter le Prophète-Roi, dont elle emprunte les paroles, a institué dès l'origine qu'elle chanterait sept fois le jour les louanges de Dieu, et de là les divers offices connus sous les noms de *Matines, Laudes, Prime, Tierce, Sexte, None* et *Vêpres.*

Sidoine Apollinaire (lib. VI, epist. 17), racontant ce qui s'était passé à la solennité de l'anniversaire de saint Just, dans une basilique de Lyon, où était le tombeau de ce saint, dit que, d'un côté, un chœur de moines, de l'autre un chœur de clercs, avaient célébré les *Vigiles* mélodieusement. *Cultu peracto, vigiliarum quas alternante mulcedine monachi, clericique psalmicines celebraverunt.* Par le mot de *Vigiles,* Sidoine Apollinaire entend les *Matines;* il parle aussi de *Tierce* et nous apprend de plus que de son temps l'office divin était divisé suivant les mêmes *Heures* qu'aujourd'hui. On voit aussi par ce texte l'antiquité du chant alternatif dans l'Eglise primatiale des Gaules.

Saint Benoît ajouta aux offices ci-dessus énoncés les *Complies,* savoir celui par lequel se complète la journée, *Completorium. Matines* ou *Vigiles* se disait avant le jour, et le soir avaient lieu les Vêpres, auxquelles on donnait le nom de *Lucernarium.* (*Hist. de la chapelle des rois de France,* par l'abbé Ancuox; in-4°, 1704, pp. 111 et 112.)

Ainsi, les offices dont il vient d'être question se chantaient aux différentes heures du jour et de la nuit: de là le nom d'*heures* sous lequel on les désigne. *Matines* ou *Vigiles* se chantaient à minuit, *Laudes* au point du jour et avant le lever du soleil, *Prime* à la première heure du jour, calculée, dit M. Fétis (*Méthode élément. du plain-chant,* p. 59) au temps de l'équinoxe, c'est-à-dire à six heures du matin, suivant le système qui fait commencer le jour à minuit; *Tierce* était l'office de la troisième heure du jour, c'est-à-dire neuf heures; *Sexte* l'office de la sixième heure, midi; *None,* l'office de la neuvième heure, c'est-à-dire trois heures de l'après-midi; *Vêpres* à la dernière heure du jour, avant le coucher du soleil, et *Complies* (*completorium,* ou *accomplissement,* ou jour *accompli*) après le coucher du soleil. Ces heures sont désignées ainsi qu'il suit dans les *Canon. Saxon. Ælfrici ad Vulfinum episcop.,* cap. 19 : «Uhtsang, id est *cantus antelucanus;* Primsang id est *cantus matutinus;* Undersang, *cantus tertianus;* Middœsang, *cantus meridianus;* Nonsang, *cantus nonalis;* OEfensang, *cantus vespertinus*, et Nihtsang, *cantus nocturnus.* (Apud Du Cange et Gerbert, *De cantu.*) — *Psallebant semper capellani reverenter horas nocturnas sibi, quotidieque diurnas.* (Domnizo, lib. I *De vita Mathildis*, cap. 15.) De là l'expression usuelle : livre d'heures et *dire ses heures*, qui s'applique à toute sorte de prières.

Aujourd'hui ces heures sont changées, et, dans les fêtes solennelles, les Complies, qui viennent après les Vêpres, sont ordinairement suivies du *Salut.*

HEXACORDE. — On a dit avec grande raison que le système des hexacordes est le pendant de celui des tétracordes. De même que le tétracorde est une série de quatre sons par degrés conjoints, de même l'hexacorde est une série de six sons par degrés également conjoints.

Si nous prenons, en effet, les deux premiers tétracordes grecs, le tétracorde *hypate* ou des principales, le *méson* ou des moyennes, et si nous y ajoutons le tétracorde appelé *synéménon* ou des conjointes, nous verrons que ces trois tétracordes sont pour ainsi dire l'abrégé des trois premiers hexacordes, et que ces tétracordes sont des hexacordes réduits d'un tiers.

TÉTRACORDES :

si ut ré mi mi fa sol la la si b ut re

HEXACORDES :

sol la si ut ré mi ut ré mi fa sol la fa sol la si b ut ré.

Ici, comme l'on voit, nous ne faisons pas mention du troisième tétracorde des Grecs, celui qui prenait son point de départ à l'octave du premier *si*, et qui se continuait en *ut ré mi.* Ce tétracorde, appelé *diezeugmenôn* ou des séparées, n'était pas conjoint avec le précédent, mais il s'enchaînait au tétracorde *hyperboléôn* ou des aiguës.

Mais pourquoi prenons-nous le tétracorde *synemménôn?* Parce que les Grecs l'avaient ajouté, comme dit Gafori, pour éviter la dureté du triton : *Adjunctum tetracordum synemmenon...ad demulcendam tritoni duritiem* (lib. v *Theor.*, c. 1 et 3). C'est-à-dire que lorsque la disposition du chant était telle que le *fa* devait se trouver en relation de trois tons ou de triton avec le *si*, les anciens, par un déplacement de la conjonction, transportaient le troisième tétracorde un degré plus bas, en ayant soin de bémoliser le *si*.

Or, si nous le remarquons bien, c'est là la raison des trois hexacordes (car il n'y en avait que trois) qui, se répétant et se superposant les uns aux autres, formaient une série de sept hexacordes.

Le premier était *sol, la, si, ut, ré, mi*; le second était *ut, ré, mi, fa, sol, la*, celui-ci conjoint avec le premier, puisqu'il prenait son point de départ sur le quatrième degré de l'autre; de même que les deux premiers tétracordes des Grecs étaient conjoints, le dernier terme du premier étant le point de départ du second.

Observons bien maintenant que ces deux premiers hexacordes se répétant et s'intercalant entre eux auraient suffi à la solmisation, si la corde *si* n'avait présenté un intervalle de trois tons avec le *fa*, relation proscrite qu'il fallait éviter. Que fit-on dès lors? On fit ce que les Grecs avaient fait; on ajouta aux deux premiers hexacordes un troisième, composé de cette manière, *fa, sol, la, si b, ut, ré*, pour faire disparaître cette dureté de triton, et c'est encore Gafori qui nous le dit : *Exacordum bemolle dictum*, QUOD ET CONJUNCTUM DICI POTEST, *superductum est, ut et tritoni asperitas fiat modulatione suavior* (*Music. prat.*, lib. I, c. 2 [357]). Cet hexacorde était également *conjoint* avec le précédent, puisqu'il prenait son point de départ sur le quatrième degré de celui-ci.

D'où il suit que le premier hexacorde, *sol, la, si, ut, ré, mi*, était pour les chants qui procédaient de la propriété de bécarre; le second, *ut, ré, mi, fa, sol, la*, pour ceux qui procédaient de la propriété de nature; et le troisième, *fa, sol, la, si b, ut, ré*, pour ceux qui procédaient de la propriété de bémol.

Et pour bien faire comprendre les rapports étroits des deux systèmes des tétracordes et des hexacordes, l'on peut dire, dans un sens très-réel, que le premier tétracorde, *si, ut, ré, mi*, était affecté à la propriété de bécarre; que le second, *mi, fa, sol, la*, était affecté à la propriété de nature, et que le troisième ajouté, appelé *synemenon* ou des conjointes, était affecté à la propriété de bémol.

Nous ajouterons que, dans le système de la solmisation par hexacordes, les diverses séries des notes *sol, la, si, ut, ré, mi; ut, ré, mi, fa, sol, la; fa, sol, la, si b, ut, ré*, étaient prononcées invariablement par les syllabes *ut, ré, mi, fa, sol, la*, et cela, pour maintenir la *bonne suite* non-seulement dans le chant, mais encore dans les figures de ces chants; et que, par respect pour l'ordre diatonique, la prononciation des syllabes était, pour ainsi parler, toujours *naturelle*, alors que l'on avait à articuler des intervalles qui tombaient accidentellement sous la propriété du bécarre ou du bémol.

Or, ces noms variables pour exprimer des sons invariables étaient ce qu'on appelait

(357) Il dit dans le même chapitre que l'aigu hexacorde, savoir : *fa sol la si b ut ré*, à l'aigu, peut être regardé comme un hexacorde *synemménôn*. *Sextum connexum est exhacordum, quod synemmenon, seu conjunctum, potest appellari.*

les muances. Dans les tétracordes grecs, les syllabes *thé, tha, thé, thô*, s'appliquaient également aux quatre degrés des tétracordes; de cette manière :

si, ut, ré, mi — mi, fa, sol, la.
thé, tha thé, thô,—thé, tha, thé, thô.

Ne peut-on pas dire, avec Lichthental (358) et M. l'abbé David (359), que les Grecs faisaient usage des muances?

HEXACORDE. — « Instrument à six cordes, ou système composé de six sons, tel que l'hexacorde de Gui d'Arezzo. »
(J.-J. ROUSSEAU.)

HEXARMONIEN. — « Nome, ou chant d'une mélodie efféminée et lâche, comme Aristophane le reproche à Philoxène, son auteur. »
(J.-J. ROUSSEAU.)

HIRAUX ou **HIRIAUS.** — On appelait ainsi des jongleurs ou des ménestrels qui célébraient les hauts faits des héros, et exaltaient leurs louanges auxquelles ils mêlaient celles de Dieu. On lit dans les statuts mss. de l'ordre de la Couronne-d'Epine, chap. 22 : « En celuy saint disner soit bien gardé que *hiraux* et bordeurs ne fassent leurs offices; mais a collation du roy, et en presence des vaillans chevaliers, se pourront bien reciter, en lieu d'instrumens bas, aucunes dities à la louenge de Dieu, etc. »

Du Cange ajoute la citation suivante (*Vitæ Patrum*, mss.) :

Un Hiriaus,
Un Jonglerres, un menestraus, etc.

HOMOLOGUES (SONS). — Les sons *homologues* sont ceux qui, comme *si, ut*, ou comme *mi, fa*, ont les mêmes rapports et pourraient être, dans la solmisation des tétracordes et des hexacordes, solfiés les uns pour les autres. Le premier tétracorde des Grecs, celui des graves, *si, ut, ré, mi*, et leur second tétracorde, dit des moyennes, *mi, fa, sol, la*, étaient homologues, parce que les sons s'y trouvaient dans les mêmes rapports; aussi étaient-ils prononcés par les syllabes *thé, tha, thé, thô*. Les hexacordes du moyen âge étaient composés également de sons *homologues*, et ils étaient tous prononcés par les syllabes *ut, ré, mi, fa, sol, la*.

HOMOPHONIE. — On appelait ainsi l'accord de plusieurs voix chantant à l'unisson.

HOMOPHONIE. — « C'était, dans la musique grecque, cette espèce de symphonie qui se faisait à l'unisson, par opposition à l'antiphonie qui s'exécutait à l'octave. Ce mot vient de ὁμὸς, pareil, et de φωνὴ, son. »
(J.-J. ROUSSEAU.)

HOQUET (*Hochetus* ou *Hocetus*). — On donnait ce nom à des notes attaquées isolément dans le chant et qui devaient être séparées par des pauses ou des soupirs de celles qui les précédaient et qui les suivaient. L'emploi de cette figure remonte très-haut et s'est prolongé au moins jusque vers le milieu du XVe siècle, car on en trouve un exemple à a 21e mesure de l'*Amen* de Machault, bien que les théoriciens depuis Francon et Pseudo-Beda aient omis de la signaler. Cet ornement est du nombre de ceux contre l'usage desquels les canons ecclésiastiques se sont élevés avec le plus de force.

Nam melodias hoquetis intersecant, discantibus lubricant, triplis et motetis vulgaribus nonnunquam inculcant, etc. (Décrétale de Jean XXII.) Voilà un texte qui a donné lieu à bien des commentaires. Nous nous bornerons à citer les paroles de Francon.

Le déchant simple, suivant ce théoricien, ou déchant *tronqué*, n'est autre que le *hoquet*. On distinguait le déchant simple et le déchant lié, *copulatus*.

« Le hoquet, dit Francon, c'est le chant brisé, et proféré brusquement sans le secours des sons unis. Il faut savoir que ce hoquet ou brisement peut avoir lieu d'autant de manières qu'il convient de partager une longue en une brève ou en une semi-brève. La longue peut être divisée d'un grand nombre de manières, d'abord en longue et brève, en brève et longue; c'est ce qui produit le brisement ou hoquet, ce qui est la même chose, en ce que, dans un cas, on omet la brève, et, dans l'autre, on omet la longue. *Ochetus truncatio est cantus, rectis omissisque vocibus truncate prolatus. Et est sciendum, quod truncatio tot modis potest fieri, quot longam in brevem, vel semi brevem contingit partiri. Longa partibilis est multipliciter : primo in longam et brevem, et brevem et longam ; et ex hoc fit truncatio vel hochetus, quod idem est, id quod in uno omittatur brevis, in alio verò longa.* »

Francon, après avoir parlé d'autres brisements (*truncationibus*) de même sorte, qui se font par trois brèves ou deux brèves, ou même par plusieurs semi-brèves, au moyen de pauses intercalées (*de telle sorte*, dit-il, *que lorsque l'on fait une pause l'autre n'en fait point*, et réciproquement, d'où résultent les *hoquets vulgaires*), il donne la description de l'organum qui s'y rattache. L'*organum*, dit-il, *considéré en lui-même, est un chant qui n'est point mesuré dans toutes ses parties.*

« Secundo potest dividi in tres breves, vel duas, vel etiam in plures semi-breves. Et ex his omnibus cantus truncatio voces rectas et omissas, ita quod, quando unus pausat alius non pausat, vel e contrario. Brevis vero partibilis est in tres semi-breves, vel duas, et ex hoc creatur hochetus, unam semi-brevem omittendo in uno, et aliam in alio proferendo. Et nota, quod ex truncationibus dictis creantur hocheti vulgares ex omissione longarum et brevium, et etiam prolatione. Et nota, quod in omnibus ipsis observanda est æquipollentia in temporibus, concordantia in vocibus rectis. Item sciendum est, quod quælibet truncatio formari debet supra cantum prius factum, licet

(358) « Si vede da ciò che anche il loro solfeggio (des Grecs) non era esente da mutazioni. » (*Dizion.*, v° *Solmisatione.*)

(359) *Revue de musique classique et religieuse.*

sit vulgare et latinum. » (*Ap.* Gerbert., *Scriptores*, t. II, pp. 125 et 128).

Feu Kiesewetter (Epoque Marchettus et Muris) donne une vieille chanson et dont l'ancienneté, suivant lui, est démontrée par un *hoquet*, figure, ajoute-t-il, entièrement omise par les théoriciens depuis Francon et Pseudo-Beda. Il oublie que la 21e mesure de l'*Amen* de Guillaume de Machault, dont il est parlé ci-dessus, contient également un *hoquet*. Quoi qu'il en soit, le savant Allemand définit le *hoquet*, une figure où les notes sont attaquées isolément en les séparant de celles qui les précèdent et de celles qui les suivent par des pauses et des soupirs.

— « Le hoquet, *hochetus*, était un déchant dans lequel les notes d'une ou de plusieurs parties étaient entrecoupées ou interrompues par des silences. Cela s'appelait aussi déchant tronqué (360).

« Cette interruption pouvait avoir lieu d'autant de manières que la longue pouvait se diviser en brèves et en semi-brèves. Lorsque la longue parfaite se divisait en une longue imparfaite et une brève, le hoquet se faisait ainsi : la brève se taisait dans une partie et la longue dans l'autre.

« Lorsque la longue se divisait en trois brèves ou en plusieurs semi-brèves, le hoquet se faisait ainsi : pendant qu'une voix chantait une partie, l'autre se taisait et réciproquement.

« La brève se divisait en trois semi-brèves ou en deux. Alors le hoquet se faisait ainsi : lorsqu'une voix se reposait pendant la durée d'une semi-brève, l'autre chantait, et réciproquement.

« Le *hoquet* se faisait sur un chant composé d'avance, soit en langue vulgaire, soit en latin.

« En définitive, le hoquet n'était autre chose que l'interposition de silences dans les diverses parties du déchant; mais ce qui avait été admis d'abord, soit pour donner du repos à la voix dans certaines pièces de longue haleine, soit pour introduire une nouvelle variété dans les compositions harmoniques, devint bientôt l'objet d'abus excessifs contre lesquels s'élevèrent des maîtres célèbres et l'autorité ecclésiastique. »

(Coussemaker, *Hist. de l'harm.*, p. 61.)

HOROLOGION. — Livre de chant de l'Eglise grecque, qui renferme les Heures, Prime, Tierce, Sexte et None.

HYMÉE. — « Chanson des meuniers chez les anciens Grecs, autrement dite *épiaulie*. » (J.-J. Rousseau.)

HYMÉNÉE. — « Chanson des noces chez les anciens Grecs, autrement dite *épithalame*. » (J.-J. Rousseau.)

HYMNAIRE. — Livre de chant contenant des hymnes. Gennadius (*Lib. de script. eccl.*) dit que saint Paulin, évêque de Nole, a écrit un *Sacramentaire* et un *Hymnaire*: *scripsisse Sacramentarium* et *Hymnarium*. (*Ap.* Du Cange.)

HYMNE. — « Chant en l'honneur des dieux ou des héros. Il y a cette différence entre l'*hymne* et le cantique, que celui-ci se rapporte plus communément aux actions et l'*hymne* aux personnes. Les premiers chants de toutes les nations ont été des cantiques ou des *hymnes*. Orphée et Linus passaient, chez les Grecs, pour auteurs des premières *hymnes* : et il nous reste parmi les poésies d'Homère un recueil d'hymnes en l'honneur des dieux. » (J.-J. Rousseau.)

Hymne. — « Le mot d'*hymne* est d'origine grecque, comme l'a très-bien remarqué Anacletus Siccus, dans la préface de son livre intitulé : *De Ecclesiastica hymnodia*. « Apud Græcos profanos, dit-il, hymnus « accipitur pro carmine aliave metrica « oratione in honorem numinis directa, et « qui apud illos scripserunt carmina de Deo, « sicuti habiti sunt theologi, inter quos « insigniores fuere Linus, Orpheus; et Tris« megistus, ita appellati sunt Hymnogra« phi. »

« Philon, écrivain juif qui vivait au commencement du premier siècle de notre ère, dit que les Chrétiens de son pays passaient les nuits et les jours à chanter des psaumes et des hymnes. (*Lib. de supplicum virtutibus.*) Saint Denys l'Aréopagite, martyrisé en 95, confirme le même fait dans le quatrième chapitre de son livre *De divinis nominibus*. Paul de Samosate, élu patriarche d'Antioche en 260, fut condamné dans un concile tenu en cette ville quelques années plus tard, parce qu'il rejetait *les psaumes et les hymnes* chantés en l'honneur de Jésus-Christ, dont il niait la divinité (Eusèbe, *hist.* lib. vii, cap. 24). Saint Ephrem de Nisibe, mort vers l'an 379, dit dans le deuxième chapitre de son livre sur la pénitence : — « Festivitates nostras honoremus in psal« mis, hymnis et canticis spiritualibus. » Socrate le Scolastique, né à Constantinople vers l'année 380, assure que de son temps l'usage de chanter des hymnes était universel dans les églises de l'Orient : « Illa traditio in omnibus ecclesiis recepta est. » (*Hist. eccles.*)

« A la même époque, saint Hilaire de Poitiers composait une liturgie dans laquelle les hymnes occupaient une large part, comme l'assure saint Jérôme, son contemporain, dans le traité qu'il nous a laissé sur la *Vie et les écrits des auteurs ecclésiastiques*. Mais le premier qui ait *régularisé* le chant des hymnes en Occident fut saint Ambroise, l'illustre archevêque de Milan, vers la fin du ive siècle. Le diacre Paulin témoigne positivement de ce fait dans sa monographie du saint archevêque, et celui-ci le dit en termes formels dans un de ses ouvrages. « On prétend, ce sont ses paroles, « que je séduis le peuple au moyen de cer-

(360) « Ochetus truncatio est cantus rectis omissisque vocibus truncate prolatus. » (Francon, *apud* Gerb., *Script.*, t. III, p. 14.)

« taines hymnes que j'ai composées. Je n'en « disconviens pas : j'ai en effet composé un « chant dont la puissance est au-dessus de « tout : car quoi de plus puissant que la « confession de la Trinité? A l'aide de ce « chant, ceux-là qui étaient à peine disci- « ples sont devenus des maîtres. » (D. AMBR., *Opuscul. de Spiritu sancto, in epistola* 31.) Saint Augustin assure d'une manière formelle que le pieux archevêque, qui était son guide, son père spirituel et son ami, imita en cela la coutume des églises orientales : « Secundum amorem orientalium partium.» (Lib. IX *Confess.*, cap. 7.) Dom Mabillon ajoute quelques détails à l'imposant témoignage du Docteur de la grâce, qui confirment l'épithète de *premier régulateur des hymnes*, que nous avons donnée au saint pontife de Milan, lorsqu'il dit dans sa *Liturgia gallicana*, p. 381 : « Sanctus Ambro- « sius curavit ut secundum morem Patrum « orientalium psalmi atque hymni a populo « etiam canerentur : cum antea a singulis « singuli, vel certe a solis clericis apud Ita- « los recitati fuissent. »

« L'exemple de saint Ambroise eut bientôt des imitateurs. Le Pape Gélase Ier, vers la fin du Ve siècle, composa quelques hymnes, si l'on en croit Durand, l'érudit et célèbre liturgiste, et l'historien Platine. Saint Césaire d'Arles introduisit des hymnes dans la liturgie de son diocèse, au commencement du VIe siècle, comme le dit dom Mabillon dans sa *Liturgia gallicana* déjà citée. En 506, le concile d'Agde ordonnait de chanter tous les jours des hymnes aux Matines et aux Vêpres : « Ut hymni matutini « vel vespertini diebus omnibus decanten- « tur. » (Canon 30e.) En 567, le deuxième concile de Tours était plus explicite encore. Après avoir formellement reconnu l'adoption des hymnes ambrosiennes, il déclare accepter avec plaisir les autres hymnes des auteurs catholiques : « Licet hymnos am- « brosianos habeamus in canone ; tamen « quia reliquorum sunt aliqui qui digni « sunt forma cantari, volumus libenter am- « plecti eos præterea, quorum auctorum no- « mina fuerint in limine prænotata : quo- « niam quæ fide constiterint, dicendi ra- « tione non obstant. » (23e canon cité par le P. Edmond Martène dans le troisième volume de son livre : *De antiquis Ecclesiæ ritibus*, Anvers [Milan], seconde édition, p. 27.) En 633, les Pères du quatrième concile de Tolède décidèrent que le chant des hymnes et des psaumes était fondé sur l'exemple du Sauveur et des apôtres : « De « hymnis et psalmis canendis PUBLICE in Ec- « clesia, et Salvatoris, et Apostolorum habe- « mus exemplum.» (Canon 13e, *apud* LABBE, t. V, p. 1709.) Pour bien comprendre toute l'importance de cette décision du concile de Tolède, il faut savoir que certains évêques rejetaient encore à cette époque les hymnes, parce que ces pièces liturgiques n'étaient point fondées sur les canons ni sur la tradition apostolique (*quos quidam specialiter reprobant, pro eo quod de scripturis sanctorum canonum, vel apostolica traditione non existunt*). Les Pères de Tolède prouvent que cette raison ne suffit pas pour rejeter *de la liturgie* le chant des hymnes, et EXCOMMUNIENT ceux qui l'en ont exclu. Voici leurs propres paroles : — « Componuntur hymni, « sicut componuntur missæ, sive preces, « vel orationes, sive commendationes, seu « manus impositiones : ex quibus si nulla « decantentur in ecclesia, vacant omnia offi- « cia ecclesiastica... Sicut orationes, ita et « hymnos in laudem Dei compositos, nullus « vestrum ulterius improbet, sed pari modo « Gallia, Hispaniaque celebret : excommu- « nicatione plectendi, qui hymnos rejicere « fuerint ausi. » (*Ibid.* ac supra.)

« Or, il est un fait qu'il est essentiel de remarquer ici, parce qu'il tend à corroborer l'origine orientale de l'hymnologie catholique, et qu'il découle naturellement de certaines circonstances de la vie des saints évêques que nous venons de citer. Tous ces prélats étaient ou avaient été en contact avec les peuples de l'Orient. Le Pape Gélase Ier était Africain. La ville d'Agde avait été le berceau d'une colonie phocéenne. Saint Hilaire de Poitiers avait été relégué en Phrygie, à l'instigation de Saturnin d'Arles, arien, qui redoutait son éloquence; il avait glorieusement défendu la foi catholique au concile de Séleucie, et ses fidèles de Poitiers étaient des rejetons de l'Orient. Saint Césaire d'Arles avait aussi pour diocésains des hommes qui étaient en partie d'origine et de mœurs grecques ; aussi n'est-on pas surpris de lire dans la Vie de ce saint docteur de l'Eglise, écrite par Cyprien, évêque de Toulon : « Adjecit etiam « atque compulit, ut laicorum popularitas « psalmos et hymnos pararet, altaque et mo- « dulata voce, instar clericorum, ALII GRÆCE, « alii latine, prosas antiphonasque canta- « rent : ut non haberent spatium in Eccle- « sia fabulis occupari. » Le père de saint Ambroise avait été gouverneur d'une partie de l'Afrique, et le contact des prélats du concile de Tolède avec les Grecs ne peut être révoqué en doute par personne, puisque ceux-ci avaient depuis très-longtemps des colonies en Espagne, et qu'ils ne furent expulsés entièrement de ce pays qu'en 624 par Swinthila.

« Ces remarques historiques n'ont été faites par aucun écrivain, et cependant elles méritaient d'être mises en relief, parce qu'elles jettent un grand jour sur un point considérable de notre liturgie musicale. Non-seulement elles nous montrent l'origine de notre hymnologie sacrée, mais elles expliquent l'accueil ou la résistance des peuples chez qui l'on introduisit cette forme de la prière solennelle. Si l'on n'en tient pas compte, il est impossible de concilier deux Pères de l'Eglise qui semblent se contredire, et dont l'opposition apparente n'a rien d'inexplicable.

« Ces deux Pères sont saint Augustin et saint Hilaire de Poitiers. Le premier dit, dans le livre IXe de ses *Confessions*, en parlant de l'introduction des hymnes dans le culte par saint Ambroise : — « Depuis ce jour, cette « coutume continue de s'observer, non-seu« lement dans l'église de Milan, mais dans « plusieurs autres, et *dans presque toutes les « églises du monde*, qui se sont portées à « imiter une aussi sainte action. » Saint Hilaire de Poitiers assure, au contraire, que les Gaulois ne reçurent les hymnes qu'avec beaucoup de peine. « In hymnorum carmine Gallos indociles. » (S. Jérôme, in præfatione libri II *Commentarii ad Galatas.*

« Or, quel est celui qui ne voit pas, d'après ce que nous avons établi plus haut, qu'il y avait chez les peuples de l'Occident deux instincts conformes à leur origine : l'un oriental, l'autre celtique. Les hommes venus de la Grèce et de l'Afrique aimaient les chants rhythmés et vifs ; mais les Gaulois préféraient les mélodies uniformes et calmes. Cette divergence native de goût musical fit que chez certains peuples de l'Occident les hymnes furent reçues avec faveur, tandis que chez d'autres elles furent longtemps rejetées avec une opiniâtreté indomptable. C'est pour cette raison que les Pères du concile de Tolède, les habitants des diocèses d'Arles et de Poitiers admirent les hymnes dans leur liturgie ; tandis que les Lyonnais et les Viennois, par exemple, descendants de la race celtique ou *héritiers* des antiques habitudes de cette race, refusèrent jusqu'au IXe siècle, comme le remarque dom Mabillon, de chanter les hymnes composées par les poëtes. (*De Liturg. Gall.*, p. 400-401.) Les Franks, autre race providentiellement destinée à fondre en un seul jet les instincts divers de la Gaule, aimaient aussi les chants rhythmés, ainsi que nous le prouvent plusieurs monuments historiques, au nombre desquels il faut compter l'hymne *Veni Creator*, composée par Charlemagne (Lebeuf, *Traité hist. sur le ch. ecclés.*, ch. 2, p. 15); ces peuples contribuèrent, nous n'en doutons pas, à l'adoption définitive des hymnes dans le pays qu'ils avaient conquis, en leur donnant toutefois un caractère moins orné que les productions musicales de l'Orient, et moins roides, moins uniformes que celles de l'Occident. Saint Grégoire le Grand, dont le nom est resté comme une glorieuse épithète au chant liturgique de l'Eglise, écrivit lui-même des hymnes entre lesquelles on remarque celles-ci devenues célèbres : *Primo dierum omnium*, — *Ecce jam noctis*, — *Audi, benigne Conditor*, — *Rex Christe factor*, — *Te lucis ante terminum.* Mais le grand but des travaux que cet immortel pontife romain entreprit pour la liturgie musicale fut de *centoniser*, c'est-à-dire de faire un choix des plus belles mélodies religieuses en usage avant lui dans les cérémonies du culte, de les corriger, de les coordonner entre elles, et d'en composer un recueil appelé depuis lors *Antiphonaire grégorien.* Il fit plus, car il instruisit lui-même de jeunes enfants dans la science et la pratique du plain-chant. Dans un concile tenu à Rome sous son pontifical, il fut ordonné que les diacres et les prêtres, qui doivent s'appliquer avant tout à l'exposition de l'Evangile et à l'administration des sacrements, laisseraient chanter les *hymnes* et les *psaumes* par les clercs inférieurs, afin de ne point négliger les saintes occupations de leur ministère : « Ut lectiones cæteras, atque etiam hymnos « et psalmos, ab inferioribus clericis decan« tari sinant. » (*Revue du monde cathol.*, 4 juillet 1847.)

Hymne. — « Les hymnes telles que celles qu'on a aujourd'hui ne sont pas de la première antiquité dans les offices divins. Des Églises célèbres, comme Lyon et Vienne en Dauphiné, ne les ont point encore admises, excepté à Complies. L'Église de Reims, celles de Langres et quelques autres, n'en ont point à l'office nocturne ni à Laudes. On s'est accordé à n'en point admettre depuis le jeudi saint jusqu'à l'Octave de Pâques; et conservant aux offices de ce temps leur ancienne simplicité, ils se sont trouvés distingués par là des autres. L'ordre de Cluny en a dans ces jours comme aux autres. Quoiqu'il soit certain que saint Ambroise ait fait des hymmes et qu'il les ait fait chanter, il n'est pas certain qu'on les ait toujours chantées dans l'office: on ne voit rien de fixe sur cela avant le temps de saint Grégoire le Grand.

« La composition du chant des hymnes est d'un genre tout différent de celui des autres pièces de chant. Depuis que les hymnes font partie des offices, les chants s'en sont multipliés à l'infini. Dans les anciens livres d'églises avant le siècle dernier, on ne trouvoit presque que des vers ïambiques à quatre pieds, des saphiques, des asclépiades, et peu d'autre mesure. La multitude de vers ïambiques à quatre pieds a des chants si multipliés et si variés, qu'on n'auroit pas dû en inventer d'autres, mais seulement choisir les meilleurs, et les réformer, s'il y avoit quelque chose qui méritât la réforme.....

« Les anciens chants des vers ïambiques sont pour la plupart réguliers, comme : *A solis ortus cardine.* — *Audi, benigne Conditor.* — *Vexilla regis prodeunt.* Nous entendons ici parler du chant de ces hymnes tel qu'il est dans plusieurs livres, et non comme dans d'autres où, en multipliant les notes sur ces mots ou ce premier vers, *Audi, benigne*, et *Vexilla*, on a rompu la mesure et la cadence du vers, ce qui rend le chant non régulier et très-dur.

« Nous appelons réguliers pour le chant ceux qui au second et au quatrième ïambe ont des notes brèves ou une seule note.....

« Enfin, quelque mesure de vers que ce soit, le chant en sera régulier, s'il fait bien scander le vers. Voilà à quoi il faut qu'un compositeur s'attache dans le chant des hymnes; mais il doit éviter le style badin, ce que ne font pas assez la plupart, en sorte qu'il semble qu'on entende une chansonnette, quand on entend certains nouveaux chants d'hymmes; ce qui est non-seulement indécent, mais encore indigne de la majesté et de la modestie qui doit régner dans tout l'office divin. Si dans les hymnes le chant ne répond pas toujours à l'exigence de la lettre, et s'il se trouve des sens coupés, cela vient uniquement de la poésie, qui perdroit souvent son feu, si on vouloit l'astreindre à donner un sens fini à chaque vers.

« Quand on dit qu'on peut prendre les anciens chants d'hymnes pour les nouvelles, cela doit s'entendre s'ils sont de même mètre ou mesure, car autrement on ne feroit rien qui vaille : comme de mettre un chant de grands vers sur de petits, ou un chant de petits sur de plus grands. Ce seroit vouloir habiller un nain avec un habit de géant, ou le géant avec un habit de nain. On en sent le ridicule.....

« Il faut aussi éviter de mettre les hymnes sur des airs de chansons profanes.

« Ceux qui chantent des hymnes, comme ceux qui en composent le chant, doivent savoir faire les élisions, c'est-à-dire ne point prononcer la syllabe qui doit disparoître devant la suivante qui commence par une voyelle, si la dernière finit aussi par une voyelle ou une *m*. Par exemple : *Ipso in fonte videbimus*, il faut chanter *Ips-in fonte videbimus*. Autre exemple : *Cœli lucem habitabimus*, il faut chanter *Cœli luc-habitabimus;* autre : *Infunde amorem cordibus*, *Infund'amorem cordibus*. Il faut observer aussi que *cui* et *queis* sont deux syllabes ailleurs, mais dans les vers ils n'en sont qu'une. Sans ces observations, on se met en danger de se brouiller et de tomber dans la confusion en s'égarant dans le chant. » (POISSON, *Traité du chant grégorien*, pp. 132-135.

HYMNOGRAPHE. — On donne ce nom aux saints et aux symphoniastes qui ont composé des hymnes.

HYMNOLOGION.—On appelle ainsi, dans l'Eglise grecque, le livre contenant le recueil général des hymnes.

HYPATE. — « Epithète par laquelle les Grecs distinguaient le tétracorde le plus bas et la plus basse corde de chacun des deux plus bas tétracordes ; ce qui pour eux était tout le contraire ; car ils suivaient dans leurs dénominations un ordre rétrograde au nôtre et plaçaient en haut le grave que nous plaçons en bas. Ce choix est arbitraire, puisque les idées attachées aux mots *aigu* et *grave* n'ont aucune liaison naturelle avec les idées attachées aux mots *haut* et *bas*.

« On appelait donc *tétracorde hypatôn*, ou des *hypatès*, celui qui était le plus grave de tous, et immédiatement au-dessus de la *proslambanomène* ou plus basse corde du mode ; et la première corde du tétracorde qui suivait immédiatement celle-là s'appelait *hypate-hypatôn*, c'est-à-dire, comme le traduisaient les Latins, la *principale* du tétracorde des *principales*. Le tétracorde immédiatement suivant du grave à l'aigu s'appelait *tétracorde-mésôn*, ou des moyennes ; et la plus grave corde s'appelait *hypate-mésôn* ; c'est-à-dire la principale des moyennes.

« Nicomaque le Gérasénien prétend que ce mot d'*hypate*, *principale*, *élevée* ou *suprême*, a été donné à la plus grave des cordes du diapason, par allusion à Saturne, qui des sept planètes est la plus éloignée de nous. On se doutera bien par là que ce Nicomaque était pythagoricien. »

(J.-J. ROUSSEAU.)

HYPATE-HYPATON. — « C'était la plus basse corde du plus bas tétracorde des Grecs, et d'un ton plus haut que la proslambanomène. » (J.-J. ROUSSEAU.)

HYPATE-HYPATON. — « Premier degré du premier tétracorde grec, appelé hypaton ; c'était la principale des principales, ou la plus basse des plus basses. On donnait le nom d'*hypatôn* aux consuls qui étaient les premiers magistrats de la république, et à Saturne, la plus considérable des planètes. » (FÉTIS, *Résumé*, p. CVI.) La corde *hypatôn* était corde immobile, ou barypycne.

HYPATE-MÉSON. — « C'était la plus basse corde du second tétracorde, laquelle était aussi la plus aiguë du premier, parce que ces deux tétracordes étaient conjoints. »

(J.-J. ROUSSEAU.)

HYPATE-MÉSÔN. —C'était, dans le système des tétracordes grecs, la principale ou la plus basse des moyennes. Elle était corde immobile ou barypycne.

HYPATON (TÉTRACORDE.) — Nom du tétracorde des principales ou graves dans le système des Grecs.

HYPERBOLÉIEN. — « Nome ou chant de même caractère que l'hexarmonien. »

(J.-J. ROUSSEAU.)

HYPERBOLEON. — « Le tétracorde *hyperboléôn* était le plus aigu des cinq tétracordes du système des Grecs.

« Ce mot est le génitif du substantif pluriel ὑπερβολαί, *sommets*, *extrémités ;* les sons les plus aigus étant à l'extrémité des autres. »

(J.-J. ROUSSEAU.)

HYPERLOCRIEN. — « Le mode phrygien n'a point de seconde espèce, parce qu'elle ne pourroit être que d'une octave bâtarde. S'il en avoit, ce ne pourroit être que celle qui est désignée par *in b : Tertius... in B* du second vers cité de la chantrerie de Paris. Cette espèce s'appelle *hyperlocrien* dans le Bréviaire de Paris, mais on y marque aussi qu'elle n'est pas d'usage, du moins pour les antiennes.

De la psalmodie du troisième mode.

Intonation et Teneur.

Dixit Dominus. Credidi. Lauda-te. Judi-ca me.

Médiation pour les différents cas.

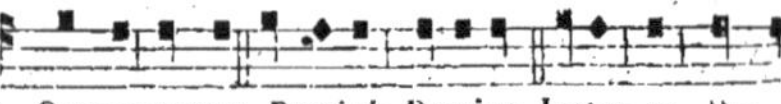

Omnes gentes. Domini Domino. Justus es Do-

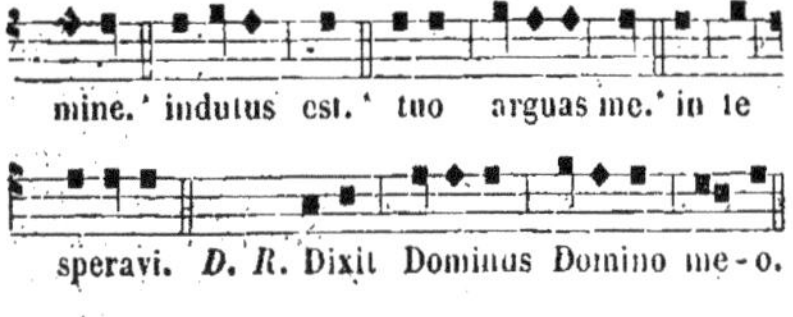

Aux fêtes simples et aux féries.

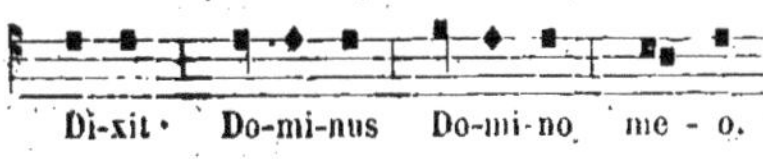

« On n'a point égard aux noms hébreux non déclinés, si ce n'est pour le mot *Israël, Abraham, Isaac,* ou de trois syllabes qui se prononcent comme un dactyle; on n'a point non plus d'égard aux deux monosyllabes, comme *de te.* » (Poisson, *Traité du ch. grég.*, IIe part., p. 255, 256.)

HYPODIAZEUXIS. — « C'est, selon le vieux Bacchius, l'intervalle de quinte qui se trouve entre deux tétracordes séparés par une disjonction, et de plus par un troisième tétracorde intermédiaire. Ainsi il y a *hypodiazeuxis* entre les tétracordes hypatôn et diézeugménôn, et entre les tétracordes synemménôn et hyperboléôn. » (J.-J. Rousseau.)

HYPODORIEN. — I. *De la première espèce du second mode appelé hypodorien.* — « Le second mode est le sous-dorien ou l'hypodorien : il est formé de la première octave, dont il est la division arithmétique; c'est un mode mineur et de l'espèce de chant mésopycne; il est le collatéral ou le plagal et le pair du premier.

« Il commence son octave au *la* d'en bas, et la finit au *la* de dessus; comme il est d'une division arithmétique, il a sa quinte dessus et sa quarte dessous, *ré, la,* en haut, et *ré, la,* en bas : ce même *ré*, qui commence la quinte et la quarte, est marqué par D. Sa dominante est à la tierce *fa* au-dessus de sa finale, comme tous les modes plagaux ont leur dominante en dedans leur quinte, plus ou moins éloignée de la finale.

Octave. Notes essentielles.

a Octave.
D Division et finale. Dominante.
A Octave.

« Le second mode, comme le premier, a ses progressions et ses transitions du *ré* au *la*, plus fréquentes du *ré* au *fa* sa dominante, sur lesquels il fait ses repos ; mais, outre ceux qui se font sur la finale, ils doivent être plus rares sur le *la* que sur le *fa*, sur lequel il doit plus rouler : il peut aussi avoir ses repos sur l'*ut*, quelquefois sur le *mi*, et enfin sur le *la* d'en bas, même sur le *sol* au-dessous de l'octave. Il est le plus bas de tous les modes.

« Ce mode est propre aux sujets lugubres, tristes, modestes, graves, déprécatoires, tardifs, qui expriment la misère et l'affliction. On emploie aussi heureusement ce mode pour les textes qui expriment l'humiliation, la reconnaissance et l'action de grâces ; sa gravité le rendant noble et majestueux dans ses progressions, il convient aussi aux grands sujets, tels que la constance, la fermeté, l'admiration, les désirs ; mais tout y est toujours traité d'une manière modérée. » (Poisson, *Traité du ch. grég.*, pp. 210, 211.)

II. *De la transposition du sous-dorien.* — « Le sous-dorien, ou second mode, peut être transposé en l'élevant à la quarte au-dessus du *ré* sa finale, pour lors il aura son octave, depuis *ré* D jusqu'au *ré* d ; sa finale sera G, et sa dominante b *za* a la tierce mineure par le moyen du bémol. » (*Ibid.*, p. 218.)

III. *Des premier et deuxième modes mixtes ou connexes.* — « On trouve dans tous les livres de chant des modes qui font partie de l'authente et partie du plagal, qui pour cela sont appelés *mixtes* ou mêlés et joints ensemble dans une même pièce.

« Le plus grand nombre de ces sortes de modes est du premier et du second qui, étant compairs et affinaux, se marient, pour ainsi dire, très-bien ensemble. Les exemples en sont plus communs pour les répons que pour les autres pièces.

« Tels étaient dans les anciens livres le répons *O beata Trinitas*, imité dans le nouveau Parisien pour le répons *Non est similis tui* des premières Vêpres de la sainte Trinité, imité dans le nouveau Sénonois pour le répons *Divisiones gratiarum* de la même fête ; le répons *Duo Seraphim* du Romain et du Parisien; le répons *Concede* de tous les saints. La prose *Victimæ Paschali*, l'hymne des Laudes de la sainte Trinité, du nouveau Parisien, sont aussi de ce mode mixte. Les antiennes en sont plus rares. » (Poisson, *Traité du chant grég.*, part. II, p. 244.)

Hypodorien. — « Le plus grave de tous les modes de l'ancienne musique. Euclide dit que c'est le plus élevé; mais le vrai sens de cette expression est expliqué au mot *hypate*.

« Le mode *hypodorien* a sa fondamentale une quarte au-dessous de celle du mode dorien. Il fut inventé, dit-on, par Philoxène; ce mode est affectueux, mais gai, alliant la douceur à la majesté. » (J.-J. Rousseau.)

HYPO-EOLIEN. — *Du sous-éolien ou hypoéolien, c'est-à-dire de la seconde espèce du second mode, dixième mode.* — « L'hypo-éolien ou dixième mode est formé de la cinquième octave dont il est la division arithmétique. C'est un mode plagal mineur et de l'espèce de chant mésopycne. Les modernes l'ont mis du second mode, parce qu'il a la même progression d'octave et la même division : savoir, la quinte au-dessus de sa finale et la quarte au-dessous, semblables ; mais il est aisé de remarquer que la quarte n'est pas la même, le sous-dorien ayant à sa tierce un *si* qui fait tierce mineure, au lieu que le sous-éolien a à sa tierce *fa*, qui fait une tierce majeure.

« Quand on réduit ce mode au second, il faut nécessairement un bémol sur la corde *si*.

« Le dixième mode a son octave E *mi* jusqu'à e, sa division est *la a*, qui est aussi sa finale; sa dominante est c *ut*.

Octave. Notes essent.
Octave.
Division et finale. e Domin.
Octave.

« Ce mode a les mêmes qualités que le sous-dorien, mais il est plus gai, plus sonore, plus tendre dans le bas, plus animé, et s'exprime avec plus de feu.

« Le répons graduel *Hæc dies* des fêtes de Pâques est de ce mode.

« Les réformateurs du chant romain et les autres ont été forcés de le conserver dans sa position naturelle, autrement il auroit fallu dès le premier mot deux bémols, l'un pour abaisser le *mi*, l'autre pour le *si* de dessous; ce qui, sans doute, leur a déplu et paru trop visiblement contrarier la nature de ce chant.

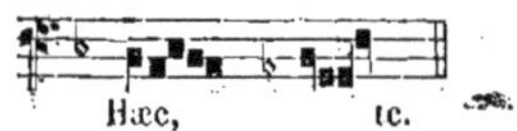

« Il faudrait de même des bémols à tous les *si* de dessous la clef.

« On a vu ci-devant que le bémol ne doit être employé que pour la nécessité et non pour la nature.

« On a quantité de pièces de chant de ce mode, qui est très-noble et très-mélodieux. Plusieurs églises ont conservé dans ce mode le chant des préfaces, la bénédiction du cierge pascal, celle des fonts baptismaux et autres pièces, surtout des graduels, comme *Tecum principium* de la première messe de Noël. Les compositeurs du nouveau Graduel de Paris l'ont employé très-souvent; comme c'est presque la même tournure pour tous ces répons graduels, la répétition en devient extrêmement sensible. » (POISSON, *Traité du chant grég.*, part. II, pp. 221, 222.)

De la transposition du sous-éolien, ou hypo-éolien. — « Le sous-éolien ou hypo-éolien peut se transposer en l'élevant à la quarte au-dessus de sa finale; alors il a son octave depuis *la* a jusqu'à *la* aa, la division à sa finale *ré* d.

— « On trouve peu de pièces dans cette position; l'avant-dernier Antiphonier de Paris y avait l'hymne nocturne de l'Avent, mal à propos marqué *de I. hyper-æolio, transposito ad locum hyperdorii.* » (*Ibid.*, pp. 229, 230.)

« On attribue au second mode, et avec raison, la psalmodie incomplète des petites heures de Pâques, parce qu'elle est suivie d'*Hæc dies* qui est du dixième mode, ou de la seconde espèce du second mode, ou sous-éolien. Les usages des différentes Eglises sont différents sur cette psalmodie. Le Romain chante *la, la, fa, sol, sol : la* étant la teneur. A Paris on chante *ut, ut, la, si, si : ut* étant la teneur. Dans l'Antiphonier de 1736, on l'a notée par *fa, fa, fa, ré, mi, mi.* Ci-devant à Sens, elle était *in directum la, la, la*; les manuscrits anciens de cette église la marquent *la, la, la, la, la, sol.* Le nouveau Sénonois l'a conservée sur le *la* pour la teneur, et lui donne pour terminaison *la, la, sol, fa, la, sol;* l'Auxerrois a adopté cette nouvelle terminaison qui fait une partie du chant de l'*Alleluia* qui s'y joint à la fin, et qui seul lui tient lieu d'antienne et fait le complément du chant. » (*Ibid.*, p. 241.)

HYPO-ÉOLIEN. — « Mode de l'ancienne musique, appelé aussi par Euclide *hypolydien grave*. Ce mode a sa fondamentale une quarte au-dessous de celle du mode éolien. » (J.-J. ROUSSEAU.)

HYPO-IONIEN, ou HYPO-IASTIEN. — *De la seconde espèce du sixième ou du douzième mode, ou de l'hypo-ionien ou hypo-iastien.* — « L'hypo-ionien, que l'on appelle aussi hypo-iastien, est le douzième mode du plain-chant. Il est formé de la septième et dernière octave fondamentale, dont il est la division arithmétique, c'est le plagal du onzième; il est mode majeur, de l'espèce de chant oxypycne. Dans la plupart des livres nouveaux, il est confondu avec le sixième mode appelé hypolydien, auquel les modernes l'ont rapporté, parce que son octave est d'une division semblable et a la même étendue : on doit cependant remarquer : 1° que l'hypolydien a au-dessus de sa finale la quarte variable, tantôt majeure, tantôt mineure; au contraire, l'hypo-ionien a cette quarte toujours mineure, qui ne peut varier sans détruire la nature de ce mode; 2° que dans l'hypo-ionien, la quarte étant fixée mineure par le *fa*, ce mode a pour note variante le *si*, comme tous les autres modes. C'est sur le *si* seul que les anciens mettoient le bémol, qui ne fut jamais chez eux que comme accidentel. C'est pourquoi toutes les pièces de chant, qui pour quelque expression particulière avoient besoin du bémol au-dessous de la clef, étoient posées sur cette octave qui constitue le douzième mode.

« Ceux qui ont réduit les anciens modes à huit, ont, comme nous l'avons dit, mis celui-ci sur la position du sixième, en lui donnant en tête et partout le bémol, pour faire chanter *za* au lieu de *si;* et où le chant a eu besoin d'être adouci au *mi*, ils ont fait faire *ma* par un second bémol au lieu de *mi*. Cette nouvelle méthode confond entièrement le douzième mode avec le sixième, sans que rien fasse connoître combien ils sont différents. De plus, les anciens ne vouloient point qu'on multipliât les signes, ni, comme on l'a dit ci-devant, qu'on notât par bémol ce qui pouvoit être noté autrement.

« On voit encore ici, par cette réduction, que les modernes ont été forcés de s'éloigner de la gamme des anciens, qui ne connaissoient que le *si* pour note variante, et que ces modernes ont en certains cas rendu variante la note *mi*.

« Un changement qui ne paroît presque rien, qu'on prétend même propre à faciliter l'exécution du chant, est pourtant, à qui y sait faire attention, la source de la corruption des éléments d'un art si simple et si naturel. On ne doit point être étonné que l'ignorance des principes fondamentaux ait causé tant de confusion, en sorte que la plupart des chantres n'entendent rien, et ne peuvent comprendre la différence de ces modes. Qui ne connoîtra, par exemple, que le chant de l'Antiphonier romain moderne et certains autres, ne saura pas véritablement le plain-chant.

« L'octave du douzième mode est du *sol* G au *sol* g, sa division est à l'*ut*, sa dominante au *mi* e, sa finale et sa division sont sur la même note *ut* c.

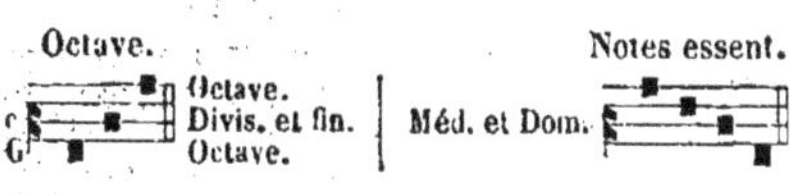

« Ce mode a les mêmes qualités et propriétés que le sixième, mais il est plus animé, plus diversifié, plus noble, plus tendre et plus onctueux. » (Poisson, *Tr. du ch. grég.*, part. II, p. 335-337.)

Transposition de l'hypo-ionien. — « Ce mode se peut transposer en l'élevant à la quarte au-dessus de sa finale, mais il n'est pas d'usage, nous n'en trouvons point d'exemples. Il lui faudroit, comme dans la position de l'hypo-lydien, plusieurs bémols : il est toujours mieux dans sa position naturelle.

« On trouve des modes mixtes du cinq et sixième. C'est ce qui se fait lorsque l'un emprunte de l'autre ; comme dans le chant de la passion, les notes *ré mi fa*, qui à Paris terminent ordinairement les paroles du Sauveur, sont empruntées de l'octave du sixième mode et se réunissent au cinquième. De même le sixième mode emprunte quelquefois l'élévation du cinquième, comme on le voit dans le répons *Christus* du samedi saint à Paris, ci-devant.

« On trouve beaucoup d'exemples de ce mélange pour le sixième, mais cela n'arrive que par échappée, la progression du mode se retrouve bientôt dans son état naturel. Ceci doit s'entendre des pièces de l'Antiphonier.

« Presque tous les livres graduels sont remplis de répons graduels, dont le corps est du sixième mode, et le verset du cinquième son authente ou supérieur, ce qui produit un effet très-gracieux. Ordinairement le gros du chœur chante le répons, et un ou deux députés chantent le verset.

« Cet exemple si fréquent prouve que ce qui se chante par une seule ou deux ou trois personnes, peut avoir plus d'élévation et être plus vif et plus animé que ce qui se chante par tout le chœur. » (*Ibid.*, p. 339.)

Hypo-ionien. — « Le second des modes de l'ancienne musique, et commençant par le grave. Euclide l'appelle aussi *hypo-iastien et hypophrygien grave.* Sa fondamentale est une quarte au-dessous de celle du mode ionien. » (J.-J. Rousseau.)

HYPOLYDIEN. — *De la première espèce du sixième mode, ou de l'hypolydien.* — « Le sixième, dans l'ordre et l'arrangement des modes du chant, est l'hypolydien ou sous-lydien. Il est formé de la troisième octave fondamentale dont il est la division arithmétique ; il est pair, plagal du lydien et de l'espèce de chant oxypycne ou majeure. Son octave commence à l'*ut* d'en bas C, et se termine à l'*ut* d'en haut c, sa finale est au *fa*, sa dominante est à la tierce majeure *la* a au-dessus de cette finale : ses repos, outre sa finale, sont à sa dominante, à ses deux octaves ; mais plus ordinairement à celle d'en bas, à la tierce au-dessous de sa finale, et quelquefois à la seconde parfaite au-dessus, mais rarement. Ce mode, pour éviter le triton, ne va guère sans le bémol, mais si on trouve quelquefois le *si* ou bécarre à la quarte, c'est une marque qu'il n'a le bémol que par accident, et qu'il ne lui est pas essentiel, comme aussi quand la corde *mi* n'est point variante, il est vraiment hypolydien.

Octave. Notes essent.
c f C Octave. Div. et fin. Octave. | Dominante.

« Ce mode est propre aux textes dévots, tendres, affectueux, pieux, de congratulation, d'actions de grâces, de prières, de confiance, d'invitation, de lamentation, de deuil, de tristesse, de commisération, de joie modérée, de douceur et d'amitié. Il joint la grandeur et la gravité à la joie et à l'affabilité. Il faut, dans sa composition, faire attention à en toucher les cordes par degrés presque conjoints, éviter les bondissements et les sauts, qui sont contraires à la douceur et à la modestie de ce mode ; quoique pour quelques expressions extraordinaires il peut, mais très-rarement, emprunter quelques notes du cinquième, mais sans bondir ni sauter.

« On peut transposer le sixième mode, en l'élevant à la quarte au-dessus de sa finale : pour lors le *si* changé en *za* par le bémol deviendra sa finale, le *ré* d sa dominante, et son octave sera depuis *fa* F jusqu'à *fa* f. On n'en trouve point d'exemples dans les anciens livres. » (Poisson, *Traité du ch. grég.*, p. 318, 335.)

De la psalmodie du sixième mode. — « Dans la plupart des églises, la psalmodie est la même pour les deux espèces du sixième mode, ou plutôt on ne les distingue pas l'un de l'autre ; cette psalmodie est aussi la plus simple et la moins variée.

« Aux fêtes simples et aux féries on fait l'intonation toute droite, comme dans les autres modes ; la médiation et la terminaison sont de même qu'aux offices plus solennels. Ce mode n'a que cette terminaison. » (*Ibid.*, p. 340, 341.)

Hypolydien. — Le cinquième mode de

de l'ancienne musique, en commençant par le grave. Euclide l'appelle aussi *hypo-iastien* et *hypophrygien grave*. Sa fondamentale est une quarte au-dessous de celle du mode lydien.

« Euclide distingue deux modes *hypolydiens*; savoir, l'aigu, qui est celui de cet article, et le grave, qui est le même que l'hypo-éolien.

« Le mode *hypolydien* était propre aux chants funèbres, aux méditations sublimes et divines; quelques-uns en attribuent l'invention à Polymneste de Colophon, d'autres à Damon l'Athénien. » (J.-J. ROUSSEAU.)

HYPOMIXOLYDIEN (MODE).—*Du huitième mode, ou de l'hypomixolydien.* — « Le huitième mode du chant appelé hypomixolydien est formé de la quatrième octave fondamentale, dont il est la division arithmétique. Ce mode est le plagal de l'hypermixolydien, pair de l'espèce de chant oxypycne, ou majeure. Son octave commence au *ré* D et se termine au *ré* d; sa division au *sol* G, qui est aussi sa finale; sa dominante est à la quarte *ut* au-dessus de sa finale, et non à la tierce au-dessous de la dominante du septième son supérieur, parce que cette tierce est sur la corde variante.

« Outre les repos qu'il a sur sa finale, il en peut avoir encore à sa tierce au-dessus de cette finale, à sa dominante, à la seconde au-dessus de sa finale, à la seconde au-dessous, et à la quarte qui termine son octave dans le bas et quelquefois même à la note au-dessous de cette octave. Les modernes ont ajouté ce mode, afin que le septième ne fût pas sans plagal, dit le cardinal Bona: mais cette raison paroît sans fondement à ceux qui connoissent que la source de tous les modes est dans les sept octaves fondamentales de la gamme différemment divisées.

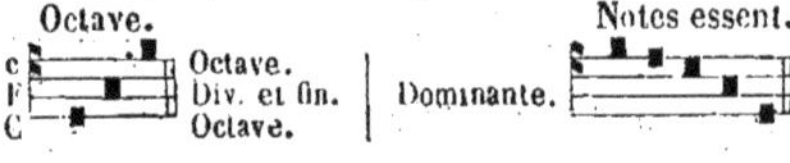

« Le huitième mode est doux, paisible, propre pour les narrations, et a un agrément fort naturel: il est harmonieux, il plaît à l'oreille, il est aussi assez pompeux, il n'est point trop vif; ses progressions se font avec gravité; il est aussi déprécatoire, on peut s'en servir pour les textes qui marquent le désir de la félicité ou de la gloire qu'on demande avec larmes ou tremblement. Il est, par sa gravité, particulièrement propre pour les traits. Enfin ce mode peut être employé pour tous les textes qui ne peuvent être mis heureusement sur les autres modes; il est, disent les anciens auteurs, un mode presque universel. C'est pourquoi il est si fréquent dans les anciens livres pour les antiennes et pour les répons.

« On trouve dans le Romain en usage parmi nous, et dans les Antiphoniers particuliers des diocèses qui l'ont plus suivi, un très-grand nombre de répons de ce mode, presque tous moulés les uns sur les autres, ce qui doit être regardé comme un défaut, une vraie disette; une même mélodie si répétée cause de l'ennui et du dégoût. On trouve le même défaut dans grand nombre d'antiennes du septième mode; il semble que l'antienne *Ecce sacerdos magnus* soit le modèle de la plupart des antiennes qu'on a adjugées à ce mode, ce qui a rendu cette modulation extrêmement triviale.

« La fécondité et la douceur du huitième mode l'ont fait choisir par les anciens pour grand nombre d'hymnes des fêtes solennelles; mais ne pourroit-on pas, sans rien gâter dans la mélodie, réformer ces anciens chants d'hymnes suivant la quantité du vers? quantité que les anciens chantres ecclésiastiques n'observoient nulle part, comme nous l'avons dit ci-devant. » (POISSON, *Tr. du chant grég.*, *part.* II, pag. 357-359.)

A propos du *Veni creator*, Poisson s'exprime ainsi: « Ce chant de *Veni, creator Spiritus*, qui est du Romain, a souffert divers changements dans différentes églises, et est néanmoins toujours reconnoissable. Par exemple, à Paris et en quelques autres églises, on lui a depuis longtemps donné une entrée très-chargée et fort éloignée de la noble simplicité qu'on lui trouve dans la plupart des autres églises; mais la fin du second vers qui insiste dans l'aigu est particulière à Paris, à Rouen et à Beauvais, et très-éloignée de la douceur du chant des autres églises; peut-être que ces changements n'ont été faits que pour le contrepoint, ce qui prouveroit encore que cette nouveauté dans le chant n'a servi qu'à corrompre l'ancienne beauté du pur plain-chant, suivant le Pape Jean XXII. » (POISSON, *loc. cit.*, p. 367, 368.)

De la transposition du huitième mode. — « Si on veut transposer le huitième mode en l'élevant à la quarte au-dessus de sa finale, il aura son octave du G au g, et sa division au c, qui sera sa finale, sa dominante sera au *fa* f. » POISSON *loc. cit.*, p. 371.)

HYPOMIXOLYDIEN. — « Mode ajouté par Gui d'Arezzo à ceux de l'ancienne musique: c'est proprement le plagal du mode mixolydien, et sa fondamentale est la même, que celle du mode dorien. »

(J.-J. ROUSSEAU.)

HYPOPHRYGIEN (MODE). *Du quatrième mode et de ses différentes positions.* — *De la position naturelle et ordinaire du quatrième mode, de ses propriétés, ou de l'hypophrygien.* — « Le quatrième, dans l'ordre des modes du chant, est appelé hypophrygien ou sous-phrygien: il est formé de la seconde octave, dont il est la division arithmétique: il est plagal et le pair du troisième, de l'espèce de chant barypycne ou mineure inverse.

« Son octave commence au *si* B, et finit au *si* b; comme il est une division arithmétique, il a sa quinte dessus et sa quarte dessous; sa division est à sa finale *mi* E; sa dominante est à la quarte au-dessus de sa finale, c'est-à-dire, à la corde *la* a : elle est, avec celle du huitième mode, la dominante la plus éloignée de sa finale, pour les modes pairs, mais à la tierce au-dessous de la dominante du troisième son supérieur. Ce mode, outre sa finale qu'il ne quitte guère, a ses repos à sa tierce et à sa quarte au-dessus de sa finale ; à la seconde parfaite, et à la tierce au-dessous, au delà de laquelle il passe rarement, quoiqu'il puisse aller jusqu'à la quarte; c'est celui de tous les modes qui, dans ses progressions, est le plus resserré; il remplit rarement son octave dans le bas, mais il emprunte souvent de son authente une ou deux notes au-dessus de son octave.

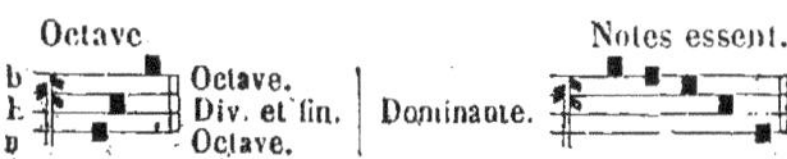

« Ce mode est bas, humble, timide, mou, langoureux, propre aux sentiments de componction, de tristesse, de plaintes, de prières, de supplication, de lamentation, de gémissements : il adoucit la colère par sa douceur et sa modestie; il est engageant, mais il prend quelquefois le haut ton du troisième qu'il imite dans les remontrances, les corrections, les admirations; il est aussi propre à la congratulation, aux récits tristes et modestes ; mais le faux-bourdon ne s'accorde pas plus avec lui qu'avec le troisième son authente; ce qui fait qu'à Notre-Dame de Paris on prend souvent le septième ton avec son faux-bourdon, pour les antiennes du quatrième, comme le jour de la sainte Trinité pour l'antienne de *Magnificat, Electis*. Aussi après le psaume ou le cantique, l'antienne sonne très-mal, et paroît, comme elle est effectivement, totalement étrangère à la psalmodie. » (Poisson, *Tr. du ch. grég.*, part. II, pag. 264, 265.)

De la transposition de l'hypophrygien, appelée par quelques-uns quatrième irrégulier ou seconde espèce du quatrième mode, ou du locrien. — « Le quatrième mode se transpose en l'élevant à la quarte au-dessus de sa finale; pour lors il commence son octave au *mi* E et la finit au *mi* e; ayant la division arithmétique, sa quinte est au-dessus de sa quarte, sa finale au *la* a, sa dominante à la quarte au-dessus *re* d. Ce mode s'appelle locrien; de l'espèce de chant barypycne ou mineure inverse : il a les mêmes proportions que le pur hypophrygien, à l'exception de la note qui est immédiatement au-dessus de sa finale qui est *si* b. On doit remarquer que cette corde *si* varie dans cette espèce, étant bécarre dans le corps de la pièce, et bémol à la fin lorsqu'il s'y trouve : ce qui fait reconnoître et marque son affinité avec l'hypophrygien, et même son identité.

« Les correcteurs du chant romain et quelques autres ont abaissé ce mode à la position de l'hypophrygien ; mais pour cela ils ont évité la chute du *la* au *fa*, sentant bien que ces notes ne peuvent sonner comme *re si* ; d'autres ont diésé le *fa*, afin de faire une tierce mineure au lieu d'une tierce majeure.

« M. Herluison, chanoine de Troyes, n'a pas connu cette transposition de l'hypophrygien, lorsqu'il s'est efforcé, dans une dissertation sur les douze modes du chant ecclésiastique, de l'adjuger à l'hypo-éolien, et a prétendu en trouver les notes essentielles dans le verset du répons graduel *Hæc dies* : en conséquence de cette idée, il a rangé au second mode, ou plutôt au dixième, le vrai locrien dans le traité du chant qu'il a fait imprimer à la tête du Psautier et des Communs pour l'église de Troyes.

« Quelques églises, comme celle de Sens, pour distinguer le locrien du quatrième commun, l'ont appelé quatrième irrégulier. » (Poisson, *loc. cit.*, pag. 279, 280.). . .

Tel est ce mode marqué par ce vers : *Et quandoque per A Quartum finire videbis.*

De la seconde espèce du quatrième mode appelé hypomixolocrien. — « Les anciens ont rejeté cette seconde espèce du quatrième mode. Elle se forme de la division arithmétique de la sixième octave qui est appelée bâtarde : elle s'appelle hypomixolocrienne; c'est-à-dire, sous-locrienne ou quatrième mode dans les sons aigus; d'autres l'appellent hypophrygienne.

« Quoique les anciens aient rejeté cette espèce de chant, aussi bien que le double troisième, dont nous avons parlé, néanmoins on trouve quelques exemples de celui-ci dans les livres de chant de Paris, de Sens, et peut-être ailleurs. Tels sont l'invitatoire du jour de Noël avec le psaume *Venite* qui y est joint, raison pour laquelle cet invitatoire, et autres semblables, est marqué par *in* B, ce qui se trouve conforme à ce vers : *Tertius et quartus in* B.

« A Paris, on donne dans ce mode (le locrien) la psalmodie solennelle aux cantiques évangéliques, comme ci-devant en l'élevant à la position du locrien.

« Les modes mixtes du phrygien et de l'hypophrygien ne font point une espèce particulière et sensible; ils empruntent l'un de l'autre, le premier pour s'abaisser, l'autre pour s'élever, mais cela ne se fait que comme par échappée, ainsi que nous l'avons déjà remarqué, et ces pièces reviennent promptement à leur mode naturel; ce qui fait qu'elles n'ont jamais été regardées comme une espèce particulière de modes mixtes.

« L'hymne *Te Deum laudamus* est du quatrième mode partout, mais d'une espèce singulière ; elle ne marque son mode par la finale de ses versets que vers le milieu, les premiers se terminent à la tierce au-dessus qui est médiante de ce mode, quelques-uns à la dominante. » (Poisson, *loc. cit.* pp. 281, 282, 289, 290.)

Hypophrygien. — « Un des modes de l'ancienne musique dérivé du mode phrygien, dont la fondamentale était une quarte au-dessus de la sienne.

« Euclide parle encore d'un autre mode hypophrygien au grave de celui-ci : c'est celui qu'on appelle plus correctement hypo-ionien.

« Le caractère du mode *hypophrygien* était calme, paisible et propre à tempérer la véhémence du phrygien. Il fut inventé, dit-on, par Damon, l'ami de Pythias et l'élève de Socrate. » (J.-J. Rousseau.)

HYPOPROSLAMBANOMENOS. — « Nom d'une corde ajoutée, à ce qu'on prétend, par Gui d'Arezzo un ton plus bas que la proslambanomène des Grecs, c'est-à-dire, au-dessous de tout le système. L'auteur de cette nouvelle corde l'exprima par la lettre Γ de l'alphabet grec, et de là nous est venu le nom de la *gamme.* » (J.-J. Rousseau.)

HYPORCHEMA. — « Sorte de cantique sur lequel on dansait aux fêtes des dieux. » (J.-J. Rousseau.)

HYPOSYNAPHE. — « C'est, dans la musique des Grecs, la disjonction des deux tétracordes séparés par l'interposition d'un troisième tétracorde conjoint avec chacun des deux; en sorte que les cordes homologues de deux tétracordes disjoints par *hyposynaphe* ont entre elles cinq tons ou une septième mineure d'intervalle. Tels sont les deux tétracordes *hypatôn et synemménôn.* » (J.-J. Rousseau.)

I

I. — Huitième degré de l'échelle dans la notation boétienne, correspondant au second *si*, et le troisième degré du système des cinq syllabes, au moyen duquel, suivant M. Fétis, Guido désigna l'échelle générale des sons.

Cette lettre, dans l'alphabet des signes des ornements du chant de Romanus, indiquait, dit M. Nisard, que la note initiale d'un psaume doit être chantée au-dessous de la note finale du psaume précédent.

I I U A O. — Terminaison par les voyelles de *Spiritui sancto*, de même que **EUOUAE** est la terminaison de *Sæculorum amen*, par la consonnance des vocales. Mais cette première abréviation est peu usitée.

IALÈME. — « Sorte de chant funèbre jadis en usage parmi les Grecs, comme le *linos* chez le même peuple, et le *manéros* chez les Egyptiens. » (J.-J. Rousseau.)

IMITATION. — L'imitation, dans le sens général, est une chose si naturelle à laquelle chacun de nous est si enclin, qu'elle a lieu le plus souvent à notre insu, et que nous sommes les derniers à nous apercevoir que nous imitons telle ou telle personne dans sa manière d'agir, de parler, de chanter.

L'imitation, en musique, est une figure tellement naturelle aussi, qu'elle naît de l'enchaînement des diverses parties harmoniques, enchaînement tel qu'une ou plusieurs parties, se superposant à une première, sont conduites à imiter les formes sous lesquelles cette première se sera présentée.

Cette interprétation que nous donnons ici, est conforme à la théorie musicale. M. Fétis dit « que cet enchaînement des phrases harmoniques conduit souvent à imiter, même sans dessein, certaines formes d'une voix par une autre. » (*Traité de l'harmonie et du contrepoint*, p. 72.)

La phrase qui doit être imitée s'appelle *antécédent*. On donne le nom de *conséquent* à l'*imitation*.

« L'*imitation*, dit encore M. Fétis (*ibid.*), peut se diviser en trois genres principaux : le premier est l'*imitation* proprement dite, qui peut être interrompue lorsque la marche de la composition y oblige ; le second, où l'on s'impose l'obligation de continuer l'imitation exacte jusqu'au bout, est appelé *canon*; enfin, le troisième, qui est périodique, prend le nom de *fugue*. Toute composition scientifique appartient plus ou moins à l'un de ces genres. »

IMMOBILES et MOBILES (Sons). — « Les musiciens mettent une autre espèce de distinction entre les chordes de ce systeme (le système des tétracordes grecs), en veüe de laquelle ils appellent les unes stables ou immobiles, les autres mobiles. Les immobiles sont celles qui ne varient point dans la distinction des genres, mais qui demeurent toûjours dans la mesme teneur, ainsi que font les extremes des tétrachordes, qui sont toûjours les mesmes en chaque genre. Les mobiles au contraire sont celles que l'on a coûtume de changer dans la mutation des genres, et qui ne demeurent pas toujours en un mesme son ou teneur : comme sont celles qui sont entre les extremes des tetrachordes. Les immobiles donc répondent au *mi* et au *la* du systeme d'Aretin (Gui d'Arezzo), ausquelles l'A *ré* du *proslambanomenos* est ajoûté, de sorte qu'elles sont sept en nombre, sçavoir est, *proslambanomenos, hypate hypaton, hypate meson, mese, paramese, nete diezeugmenon, et nete hyperboleon.* Les mobiles sont toutes les autres qui sont comprises entre celles-cy, sçavoir est, *parhypate hypaton*, et *lichanos hypaton ; parhypate meson*, et *lichanos meson; trite diezeugmenon*, et *paranete diezeugmenon ; trite hyperboleon*, et *paranete hyperboleon.* » (*La science et la pratique du plain-chant*, par Jumilhac, p. 77, 78.)

IMPAIRS (Modes). — Les quatre premiers modes du chant ecclésiastique furent trouvés, comme l'on sait, par saint Ambroise. Ces modes étaient :

ré	*mi*	*fa*	*sol*	*la*	*si*	*ut*	*ré*		
	mi	*fa*	*sol*	*la*	*si*	*ut*	*ré*	*mi*	
		fa	*sol*	*la*	*si*	*ut*	*ré*	*mi*	*fa*
			sol	*la*	*si*	*ut*	*ré*	*mi*	*fa* *sol*

Au temps de saint Grégoire, ces modes étant devenus insuffisants, ce Pape fit dériver de chacun des premiers, un second mode auquel il donna pour point de départ la quarte au grave du mode primitif, en sorte que le son qui dans celui-ci était le principal se trouva placé le quatrième dans le mode dérivé. Ainsi le mode :

ré mi fa sol la si ut ré,

par le renversement de la tonique à la quarte inférieure, donna naissance au mode :

la si ut ré mi fa sol la,

et ainsi des autres.

Il en résulta que les quatre premiers modes engendrant chacun un second, un dérivé, ne se présentèrent plus dans le même ordre. Au lieu de les compter par premier, second, troisième, quatrième, on les compta par premier, troisième, cinquième, sestième, par l'intercalation des modes dérivés. Ceux-ci furent appelés authentes ou authentiques, supérieurs, et les autres *plagaux*, *collatéraux*, *inférieurs*, etc. Enfin, à cause de la place que les uns et les autres occupèrent, les dérivés furent appelés *pairs*, les premiers *impairs*.

IMPARFAIT. — « Ce mot a plusieurs sens en musique.

« Le temps ou mode *imparfait* était, dans nos anciennes musiques, celui de la division double.

« Une cadence *imparfaite* est celle qu'on appelle autrement cadence irrégulière.

« Une consonnance *imparfaite* est celle qui peut être majeure ou mineure, comme la tierce ou la sixte.

« On appelle, dans le plain-chant, *modes imparfaits* ceux qui sont défectueux en haut ou en bas, et restent en deçà d'un des deux termes qu'ils doivent atteindre. »

(J.-J. Rousseau.)

IMPOSER L'ANTIENNE, *imponere*, *imperare*, *injungere*, *præcipere*, *præcinere*. — C'est entonner une antienne et *imposer* en quelque sorte à un autre l'intonation qu'on a prise ; ce qui, pensons-nous, rentre dans le sens de *porter l'antienne*. « Reliquæ antiphonæ *imperantur* religiosis presbyteris et antiquis per illos, qui exsequuntur officium cantoris : antiphona vero de *Benedictus* semper imperatur Dompno abbati Dominicis diebus et festis apostolorum, et magnis et simplicibus duplicibus, si præsens fuerit..... In diebus vero trium lectionum non *imperatur* prædicta antiphona, sed incipitur per illum, qui exequitur officium cantoris. (*Ordin. mss. S. Petri Aureæ Val.*). Le même Ordinaire dit encore : « Psalmo sic finito, unus de cantoribus *præcipiat* antiphonam de *Magnificat* Dompno abbati, et abbas dicat antiphonam, videlicet, vespere autem sabbati. »

Un autre manuscrit de l'église de Cambrai fol. 6, v°, dit : « Cantor major procedit in choro in capa sua..... præcipiens *O* majoribus per ordinem. »

Lorsque le custode du chœur, *custos chori*, demande au chantre à porter l'antienne à un des chanoines, on dit alors qu'il *requiert* l'antienne, *requirit antiphonam* : *quam a cantore requirit, quia ab eo omnia requiruntur.* (*Voy.* Du Cange, au mot *Requirere.*)

On dit aussi *imposer le psaume*, les *litanies*, *imponere psalmum*, *litaniam*. « Schola vero ad nutum diaconi imponit litaniam. » (*Ordo romanus.*) « Quo loco idem celebrator incipit *Te Deum laudamus*, injungente majore cantore. » *Ordin. eccl. Camer.*, *ms.*, fol. 1, r°). (*Ap.* Du Cange.)

— L'Ordinaire de l'église cathédrale d'Orléans nous apprend qu'un chapier fut condamné à un jour de prison, au pain et à l'eau, pour avoir entonné l'introït *Statuit*, au lieu de *Sacerdotes*. (*Ibid.*, p. 187-188.)

— « A Laudes et à Vêpres les enfants de chœur (dans l'église de Saint-Jean de Lyon) aussi bien que ceux de l'église de Vienne, imposent les deux ou trois premiers mots des antiennes, en sorte que cela fasse un sens; et des perpétuels ou des chanoines, selon les fêtes, imposent les psaumes. — Il y a encore quelque chose de plus rigoureux dans l'église collégiale des chanoines de Saint-Just, où l'on observe très-exactement tout ce qui se pratique à Saint-Jean de Lyon..... Si un chanoine ou un perpétuel de Saint-Jean impose mal une antienne, on le chasse du chœur pour cet office, et un autre recommence l'antienne. Voilà comment en usent des personnes à qui le culte de Dieu n'est point indifférent, et qui ne font point son œuvre avec négligence, de peur d'encourir la malédiction de Dieu, prononcée par la bouche de son prophète. C'est là le vrai moyen de contenir chacun dans son devoir. » (*Voyages liturgiques*, pp. 62 et 70.)

IMPROVISATION.—« L'orgue, dit-on communément, est l'instrument de l'imprévu; il faut donc, pour en toucher, être toujours prêt à improviser.

« C'est là une des erreurs qui, plus d'une fois, ont perdu l'orgue, et qui, maintenant encore, l'empêchent de se relever.

« Je proteste donc contre la fureur d'improvisation qui s'est emparée des organistes italiens, espagnols et français. Depuis un siècle, il n'y a qu'une école qui sache toucher l'orgue et qui sache écrire pour l'orgue, c'est l'école allemande; or, elle compte un si petit nombre d'improvisateurs, que, malgré la hauteur de leur talent, hauteur prodigieuse, fondée sur la science la plus exacte et le sentiment le plus grave, on peut dire de l'école allemande qu'elle n'improvise pas : elle lit.

« C'est en lisant qu'on est sûr de n'offrir à Dieu que le résultat d'une pensée mûrement réfléchie, et de retremper son imagination à la source des grands maîtres. C'est en improvisant qu'on est sûr de parler étourdiment, incorrectement, de compter sur son imagination, et d'y compter toujours; comme si l'imagination, abandonnée à elle seule, n'était pas la folle du logis.

« L'improvisation perpétuelle est surtout mauvaise en ce qu'elle tend à substituer le goût irréfléchi d'un seul individu aux exigences d'une grave assemblée, le caprice à la science. . . . .

« Car l'art aussi subit ces deux lois, dont la première est exploitée par les ignorants et les paresseux, la seconde par les travailleurs, qui cherchent franchement la science et l'expérience. La nécessité de préférer la musique écrite, comme fixant et agrandissant la langue musicale, est de toute évidence. . . . .

« Malgré ce que j'ai dit contre la fureur d'improviser, qui usurpe à l'orgue les droits sacrés d'une lecture sévèrement choisie, l'improvisation sera toujours la manie du plus grand nombre.

« Improviser, c'est bientôt dit. On se figure avoir improvisé, quand on a jeté au hasard quelques phrases sans unité. . . . .
. . . .

« Improviser, c'est lire, sans doute, à livre ouvert dans son imagination, mais y lire quelque chose, et non pas rien; c'est y déchiffrer une idée nette, complète, bien conformée, ayant tous ses membres, avec le mouvement et la vie; un thème enfin et ses développements naturels; des formules arrêtées, précises, avec toute la symétrie et l'élégance de leur application. Pour parler ne faut-il pas avoir quelque chose à dire?... La musique n'est pas un assemblage de syllabes; c'est une langue avec sa syntaxe et son but, qui est celui d'exprimer une idée? Qu'est-ce encore une fois qu'une idée, ou, comme nous l'avons dit, un thème avec ses développements? C'est une mélodie régulière soutenue d'une régulière harmonie. Quelquefois la mélodie est contenue dans l'harmonie même, et comme roulée dans les feuilles et les fleurs de ce bouquet offert à Dieu par l'âme de l'organiste.

« Toute idée musicale est soumise à une mesure, et l'assemblage de ces mesures à un rhythme. La mesure règle la quantité et la longueur des notes, et le rhythme classe d'une manière parallèle un certain nombre de mesures, les unes en face des autres. Vous adoptez une mesure uniforme pour tout votre morceau, pour toute votre idée: ainsi, la mesure à deux temps, je suppose; et vous gardez ce genre de mesure pour toute la durée de votre discours musical. Le mouvement de votre imagination exige-t-il, comme cela se voit souvent chez les grands auteurs, que vous changiez de mesure; que, par exemple, vous passiez des deux temps aux trois? Ce sera encore pour une certaine masse de mesures, et non pour une ou deux seulement; autrement vous ressembleriez à ces poulains échappés qui, du pas le plus tranquille, passent au galop pour une ou deux secondes, puis s'arrêtent aussi brusquement, puis avancent, puis reculent, et font en un clin d'œil tous les tours que leur dicte la panique ou quelque autre instinct capricieux.

« L'affaire du rhythme est moins sensible au premier abord; il ne s'agit que de s'y exercer. Le rhythme ne s'entend ici que de la carrure des phrases ou de leur parallélisme. Il oppose à une phrase de quatre, six ou huit mesures, une autre phrase de même calibre; on ne sent pas toujours, à la première audition, si la carrure est exacte; il faut le vérifier; car ce parallélisme est de rigueur, pour la satisfaction de l'oreille, comme pour la complète exposition d'une idée. . . . .

« En analysant des fragments de grands maîtres de l'école musicale religieuse, on trouve quelquefois à la fin de leurs pièces, en manière de péroraison, un certain nombre de mesures excédantes, et soutenues par une note de pédale; mais ce n'est qu'une exception à la règle générale que nous venons de poser; exception qui ne se rencontre qu'à cet endroit final, et qui s'appuie sur une tradition sacrée, quasi liturgique. On sait que le plain-chant est une parcelle de l'ancien système de musique, qui ne paraît pas avoir connu celui que nous pratiquons aujourd'hui; et, par conséquent, la mesure nous semble être un des signes distinctifs de la musique moderne. Or, au temps de la musique *non mesurée*, le rhythme suivait surtout la direction que lui imprimaient les paroles, et ces paroles n'étaient pas toujours rimées ni même scandées, témoin les antiennes de plain-chant. A la fin des pièces de musique religieuse, on réservait toujours pour l'*Amen* un certain nombre de mesures, sans affecter un rhythme bien marqué, sans trop s'occuper du rhythme qui avait gouverné la pièce totale. C'est encore cet *Amen*, cet *Alleluia*, qui se reproduit aujourd'hui dans toutes les pièces de la grande école d'orgue, même dans l'école protestante, qui continue, sans le savoir, de terminer ses chefs-d'œuvre par ce signe de tradition catholique.

« Comme tradition de musique sans mesure, mais non sans rhythme, nous avons encore dans le système moderne le récitatif et ses dérivés, comme les points d'orgue et les *ralentisssements;* mais, à part ce petit nombre d'exceptions, la mesure et le rhythme sont les éléments nécessaires de toute musique, par conséquent de toute improvisation mesurée.

« Résumons-nous: pour improviser, c'est-à-dire exprimer une idée, commencez par avoir une idée.

« Mesurez-la, si vous voulez qu'on la suive. Rhythmez-la, si vous ne voulez pas l'estropier, c'est-à-dire la jeter en ce monde avec un corps sans tête, ou deux têtes sans jambes ni bras. . . . .

« L'improvisation n'est-elle pas un don naturel? Peut-on s'apprendre à avoir des idées? L'un n'empêche pas l'autre :

Nascuntur poetæ, fiunt oratores.

« Vous ne serez pas né poëte, mais vous deviendrez orateur. Et si vous refusez d'apprendre à devenir improvisateur, vous n'en improviserez pas moins, et vous le ferez très-mal, contrairement à toutes les règles de l'art et du goût.

« Sans doute, les hommes naturellement inspirés pourront toujours, à travail égal, dépasser les inspirations acquises, parce que leur imagination est une mine féconde qui augmente les ressources du travail; mais rarement les inspirés par nature travaillent autant que les autres; et ceux-ci ont, surtout à l'orgue, un avantage qui fuit ordinairement les improvisateurs naturels, c'est l'esprit des combinaisons scientifiques, esprit nécessaire à la richesse d'harmonie religieuse. Les improvisateurs naturels sont plutôt mélodistes, parce qu'il est plus facile d'entasser des phrases sans contrepoint que de concevoir à la fois un chant et sa basse harmonique; ils sont si fort habitués à être servis à l'instant par leur imagination chanteuse, qu'il leur répugne de chercher quoi que ce soit, et pour harmoniser il faut chercher, chercher beaucoup. Ils n'aiment pas plus à lire qu'ils n'aiment à chercher; aussi, rarement réunissent-ils la double puissance de l'harmonie et de la mélodie, la double qualité d'improvisateur et de lecteur...

« L'exercice suit la volonté. Lisez et écoutez beaucoup de très-bonne musique; analysez-la de mémoire d'abord, afin d'habituer votre imagination à se passer de plumes et de papiers. Quand vous écrivez, jetez à grands traits les premières mélodies qui vous viennent à l'esprit, en indiquant sommairement les principaux effets d'harmonie. Soyez rapide et clair. Comptez bien vos mesures; accouplez-les ou rhythmez-les; apprenez vos mains et vos pieds à étayer cette simple surface mélodique avec une basse et des interludes convenables. Répétez cela jusqu'à ce que vous puissiez librement exprimer, sans les avoir sous les yeux, non-seulement vos propres idées, mais surtout celles des grands maîtres; et votre imagination, ainsi fortifiée par un aliment continuel de musique transcendante et de recherches sérieuses, deviendra bientôt féconde autant que variée. . . . . » (*De l'orgue*, par M. Joseph Régnier, pp. 451 à 459.)

INHARMONIQUE, adj., *qui n'admet pas ou exclut l'harmonie.* — On dit qu'une tonalité ou un système musical est *inharmonique*, lorsque cette tonalité repose sur une gamme dont les intervalles sont inappréciables et très-rapprochés les uns des autres; à raison même de cette multiplicité de degrés, il est impossible qu'une pareille tonalité comporte l'harmonie. Telle est la tonalité des Arabes et des Indous, et généralement toutes celles qui remontent à l'antiquité. Ces tonalités sont visiblement basées sur l'institution de la parole, sur l'alliance étroite de la musique et du langage dans les premiers âges, et elles ont dans la parole leur harmonie essentielle. L'organe vocal, dans la parole, parcourt effectivement des intervalles indéterminés, inappréciables, des inflexions en rapport avec le sens intellectuel que la personne qui parle veut mettre en lumière, et avec le sentiment ou la passion qui l'anime. Mais à mesure que la musique, auxiliaire de la parole dans l'antiquité, s'est détachée du langage pour vivre d'une vie propre et se développer dans son énergie interne et sa sphère particulière, elle a été contrainte de chercher dans une distribution d'intervalles fixes, distincts et précis, les éléments d'un sens propre qui fût pour l'âme sensible ce que le sens de la parole est pour l'âme intellectuelle. Alors l'élément de l'harmonie est venu s'offrir comme complément de ce sens. Telle est la tonalité moderne.

Le plain-chant est mélodique. Et j'incline à croire qu'il l'est essentiellement, c'est-à-dire que l'harmonie le détruit dans son essence.

INSTANT. — On appelait *instant* un signe de durée représenté dans la notation par la semi-brève, et qui étant considéré comme la parcelle de durée la plus faible qui pût être perçue par l'ouïe, était réputé indivisible. « Vers le XIIe siècle, dit M. Chasles (*Catalogue des manuscrits de la bibliothèque de Chartres*, 1840), on a substitué au mot *atome* employé, dès le VIIIe sièle, pour désigner la 376e partie de l'*ostentum* qui répond à notre minute actuelle, le mot *instant* qu'on trouve dans le *Græcismus* d'Ebrard, dans la *Géométrie* d'Hugues de Saint-Victor, restée manuscrite, et dans le passage suivant du ms. 980 du fonds de la Sorbonne, de la Bibliothèque nationale de Paris : *Instans pars temporis cujus nulla pars est. Momentum vero pars temporis est constans ex* DLXIII *instantibus : minutum quoque est* III *momentis collectum ; punctum vero*, etc. »

Au XIIe siècle, le temps musical, *tempus harmonicum*, qui était regardé comme l'unité de durée, se divisait en trois parties égales, et ces parties étaient des *instants*, *instantia*. *Musica mensurabilis et peritia modulationis sono cantuque consistens armonico tempore mensurata*, dit Jérôme de Moravie. *Tempus autem (armonicum) prout hic sumitur, est distinctus sonus resolubilis in tres instancias. Instans vero hic sumptus est illud minimum et indivisibile, quod in sono auditus clare et distincte potest percipere* (chap. 25.)

Il en était autrement à une époque plus ancienne, et c'est encore Jérôme de Moravie qui le dit. Ce qui, au XIIe siècle, était appelé *instant*, était connu sous le nom de *temps* par ses devanciers ; mais il préfère l'opinion des modernes, c'est-à-dire des musiciens de son époque : *Quod etiam, apud veteres, dicebatur tempus; sed modernorum, ut videtur, melior est opinio, qui scilicet in tempore armonico motui subjecto successionem ponunt. (Ibid.)* (*Voy.* l'*Histoire de l'harmonie au moyen âge*, par M. de Coussemaker; Paris, Didron, 1852, in-4°, p. 142.)

INSTRUMENTAL. — « Qui appartient au jeu des instruments : *tour de chant* instrumental ; *musique* instrumentale. »

(J.-J. Rousseau.)

Instrumental. — « Qui se rapporte aux

instruments. On dit un concert instrumental, pour un concert où l'on n'entend que des instruments. On appelle composition instrumentale la musique qui est écrite pour les instruments. » (FÉTIS.)

INSTRUMENTATION. — Art d'employer les instruments dans l'orchestre, de les grouper et de disposer leurs timbres de la manière la plus favorable à l'expression, et à produire de beaux effets de masse, de détail et de contraste.

INSTRUMENTS. — Nous pourrions nous borner ici à reproduire la définition générale des instruments donnée par M. Fétis. Suivant ce théoricien, les instruments sont des « appareils destinés à produire des sons à l'imitation de la voix humaine, et à former des concerts par la réunion de leurs timbres. On divise communément les instruments en quatre sections principales, savoir : 1° les instruments à cordes; 2° *idem* à vent; 3° *idem* à percussion; 4° *idem* à frottement et à corps métalliques ou vitreux. La classe des instruments à cordes se subdivise en instruments à cordes pincées, à archet et à clavier. Parmi les instruments à vent, on remarque ceux du genre des flûtes à tuyaux, à bouche ou à bec, ceux qui se jouent avec une anche ou languette vibrante, et ceux qui ont une embouchure en cuivre. Les instruments de percussion renferment deux classes, les tambours ou instruments à peaux tendues, et les timbres de diverses formes. Enfin les instruments à frottement sont les harmonicas, les fers harmoniques, les plaques, etc. »

L'orgue étant en effet pour nous l'instrument religieux par excellence, ou plutôt le seul instrument religieux, la définition ci-dessus suffit amplement à un dictionnaire du genre de celui-ci. Nous savons bien qu'au moyen âge, une foule d'instruments étaient admis dans les églises; on peut en voir l'énumération dans la brochure de feu Bottée de Toulmon, intitulée *Dissertation sur les instruments de musique employés au moyen âge*; in-8°, Paris, Duverger; mais ces instruments n'en étaient pas pour cela plus religieux. C'était, comme aujourd'hui, la musique mondaine faisant irruption dans le temple. Contentons-nous de rappeler que le Cérémonial des évêques, après avoir interdit à l'orgue des chants profanes et lascifs, ajoute : *nec alia instrumenta musicalia*, PRÆTER ORGANUM, *addantur;* et que le premier concile de Milan, tenu en 1565, et présidé par saint Charles Borromée, proclama la sentence que l'Eglise n'ouvre ses portes qu'à l'orgue seul : *Organo tantum in ecclesia locus sit; tibiæ et reliqua musica instrumenta excludantur* (t. XV *Conc. ad* LAB., p. 296). Selon Egidius, ce fut au XII° siècle que l'Eglise adopta définitivement l'orgue, à l'exclusion de tous autres instruments, car ils introduisaient dans le temple les abus du théâtre : *Hoc solo musico instrumento utitur Ecclesia in diversis cantibus, et in prosis, in sequentiis et in hymnis, propter abusum histrionum ejectis aliis communiter instrumentis.* (Cité par M. J. RÉGNIER dans son livre *De l'orgue*, p. 13.) Et un de nos plus illustres prélats, S. E. Monseigneur de Bonald, archevêque de Lyon, s'est montré fidèle à ces traditions, lorsque, dans un mandement dont tous les artistes chrétiens ont gardé la mémoire, il a exprimé le vœu que l'orgue fût le seul instrument adopté dans les églises de son diocèse. Nous nous ferions un plaisir de citer les paroles de l'éloquent prélat, si, en même temps, il n'eût cru devoir consacrer l'usage de l'accompagnement du plain-chant par l'orgue ; opinion que nous avons le regret de ne pouvoir partager, car, selon nous, l'harmonie, même consonnante, est destructive des divers caractères des modes ecclésiastiques, et, sous ce rapport, l'orgue d'accompagnement nous paraît avoir porté le dernier coup à la tonalité grégorienne.

Quant à l'introduction en France de la musique dans les églises c'est-à-dire des instruments, il est bon d'en montrer l'origine. L'auteur de l'*Histoire de la musique et de ses effets* (t. IV, p. 84) dit que cette introduction est due à Catherine de Médicis, princesse italienne, et que cette reine, « ayant poli et formé sa cour à ses manières, la musique devint tout à coup à la mode dans les temples, *comme sur les théâtres et dans les ruelles.* » Le même écrivain nous apprend que Campra fut le premier qui eut le crédit de faire entrer les violons dans le chœur de Notre-Dame de Paris.

INSTRUMENTS DE SOS, DE HIRAUX. — Dans le moyen âge, on appelait les *instruments de sos*, c'est-à-dire *de son*, les instruments dont on se servait dans la musique ordinaire, et les *instruments de hiraux*, c'est-à-dire de *hérauts*, ceux qui étaient à l'usage des trouvères et des jongleurs : « Au disner il y heult grant jubilée des enfans de cuer de Notre-Dame et de Saint-Jéri qui canterent plusieurs fois l'un après l'autre, des trompes, des menestraux, des chantres de monseigneur, et plusieurs *instrumens de sos* et de hiraux qui estoient venus de plusieurs pays. » (Récit de l'abbé de Saint-Aubert. — Voy. *Collect. mus. de la bibl. de Cambrai*, par M. DE COUSSEMAKER, p. 14.)

INTENSE. — « Les sons *intenses* sont ceux qui ont le plus de force, qui s'entendent de plus loin ; ce sont ceux aussi qui, étant rendus par des cordes fort tendues, vibrent par là même plus fortement. Ce mot est latin, ainsi que celui de *remisse* qui lui est opposé; mais, dans les écrits de musique théorique, on est obligé de franciser l'un et l'autre. »

(J.-J. ROUSSEAU.)

INTERCIDENCE. — Seconde manière, suivant les symphoniastes français, de terminer l'intonation des antiennes ; la première manière se fait par periélèse ou circonvolution.

Ce mot *intercidence* a le même sens que *diaptose*.

INTERLUDE. — C'est un petit morceau que l'on joue, comme le nom l'exprime, dans les intervalles des strophes d'un hymne, ou entre un psaume et un autre

Dans l'usage ordinaire, le mot de *prélude* est plus usité, bien que sa signification soit toute autre.

On donne aussi le nom d'*interlude* à cette partie de la fugue qu'on nomme divertissements, ou même à certains épisodes qui, dans une pièce quelconque, ne tiennent pas essentiellement au sujet.

INTERVALLE. — Suivant Boèce : *Intervallum est soni acuti gravisque distantia.* Ainsi, un *intervalle* est l'espace qui est compris entre deux sons, l'un aigu et l'autre grave, ou, pour mieux dire, graves et aigus l'un par rapport à l'autre.

Il faut noter, avec le même Boèce, que *intervalla cum sint quidam taciti transitus a sono ad sonum, non sunt audibilia, sed tantum intelligibilia.* — Suivant Bacchius, l'*intervalle* est une transition cachée d'un son à un autre ; voilà pourquoi on dit qu'il est intelligible et non perceptible. — Suivant Salinas : *Est soni ad sonum habitudo.* — D'autres disent encore : *Est magnitudo duobus circumscripta sonis.* Ce que l'on pourrait traduire de cette manière : l'intervalle est un espace circonscrit par deux sons.

Il y a douze sortes d'intervalles : le majeur, le moindre, l'égal, le consonnant, le dissonnant, le simple, le composé, le diatonique, le chromatique, l'enharmonique, le rationnel et l'irrationnel.

L'intervalle *majeur* est celui, par exemple, de l'octave par rapport à la quinte, etc.

Le *moindre* est celui de la quarte par rapport à la quinte, et de la quinte par rapport à l'octave, etc.

L'*égal* est celui d'une quinte comparée à une autre quinte, ou d'une octave comparée à une autre octave. Ce qui doit s'entendre du rapport de nombre en nombre et non autrement.

Le *consonnant* se dit de l'octave, de la quinte et de la sixte.

Le *dissonant* est, par exemple, comme l'*intervalle* d'un ton ou d'une seconde, ou d'un demi-ton.

Le *simple* est celui qui ne peut être divisé par un autre ton.

Le *composé* est celui qui peut être divisé par un autre ton.

Le *diatonique* est celui qui a lieu sur les tons naturels.

Le *chromatique* est celui qui a lieu d'un ton à un demi-ton.

L'*enharmonique* est l'*intervalle* du dièse.

Le *rationnel* est celui qui peut s'écrire en chiffres, comme par exemple l'*intervalle* de la quinte que l'on marque par un 3 ou par un 2, ou de l'octave que l'on marque par un 2 ou par un 1.

Enfin l'*irrationnel* est celui qui ne peut être soumis à aucune dénomination de nombre. (*Voy.* Cerone, lib. ii, ch. 30, p. 241.)

Brossard va éclaircir ce qui, dans ce qui précède, mérite explication :

« *Intervalle*, en grec διάστημα. C'est proprement la différence ou distance qu'il y a d'un son grave à un son aigu, ou d'un son aigu à un son grave qu'on mesure ordinairement, et qu'on nomme du nom d'un des chiffres de la table ci-dessous :

1	2	3	4	5	6	7	simples.
8	9	10	11	12	13	14	doubles.
15	16	17	18	19	20	21	triples.
22	23	24	25	26	27	28	quadruples.
29	etc.	etc.					

« Ceux du rang d'en haut marquent les *intervalles simples;* ceux des trois autres rangs marquent les *intervalles composés*, c'est-à-dire, ou *doubles* ou *repliqués* comme ceux du second rang, ou *triples* comme ceux du troisième rang, ou *quadruples* comme ceux du quatrième rang, etc.

« Pour réduire tout d'un coup un *intervalle composé* à son *simple*, il n'y a qu'à ôter toujours 7 du nombre qui lui donne le nom, s'il ne reste rien, ce sera la 7e qui sera le *simple;* s'il reste quelque chose, le chiffre restant sera le nom de l'*intervalle simple.* Par exemple, si l'on veut savoir ce que c'est qu'une 13e, on n'a qu'à ôter 7 du nombre 13, reste 6. La 13e est donc proprement une 6e *doublée.* Ou bien si l'on veut savoir ce que c'est qu'une 26e, ôtez 3 fois 7 ou 21, reste 5; la 26e est donc une quinte *quadruplée.* Tout *intervalle composé* est toujours réputé de la même nature que le *simple* qui lui répond, pour les *intervalles consonnants* et *dissonants.* »

Intervalles. — « Le chant étant un art qui enseigne la propriété des sons capables de produire quelque mélodie et quelque harmonie, ce qui se fait par une liaison de différents sons qui se forment, tant en haussant la voix qu'en la baissant, il faut connoître les différentes parties qui en constituent la nature.

« Les sons qui appartiennent au chant sont différents par la raison du *grave* et de l'*aigu.*

« Le son *aigu* est celui qui est supérieur ou plus haut qu'un autre, et le son *grave* est celui qui est inférieur ou plus bas qu'un autre ; ainsi un son aigu est grave par rapport à un autre plus haut, et un son grave est aigu par rapport à un autre plus bas. La distance que les sons aigu et grave laissent entre eux s'appelle *intervalle.*

« On appelle aussi *ton* ces sons, mais la signification ordinaire du mot *ton* est assez vague, et souvent ne veut dire autre chose qu'un *son* en tant qu'il a quelque rapport à un autre *son.* C'est dans ce sens qu'il y a dans le chant sept tons qui s'entresuivent naturellement, soit en montant du grave vers l'aigu, ou en descendant de l'aigu vers le grave. Si on veut aller jusqu'au huitième, neuvième et dixième, ils se trouveront ressemblants au premier, au second, au troisième, et ainsi de suite.

« Ces tons ont été attachés à ces sept syllabes, *ut, ré, mi, fa, sol, la, si.*

« Un ton est donc l'intervalle d'un son à l'autre le plus prochain, excepté ceux de *mi* à *fa* et *si* à *ut*, parce que ces deux intervalles sont plus petits ou plus resserrés que les autres, et s'appellent *demi-tons* ou *semitons*.

« Il faut distinguer dans les sons, le *son uniforme* et le *son disparate*.

« Le *son uniforme* n'est autre chose qu'un éclat de voix ou un frappement de l'air qui touche le sens de l'ouïe de la même façon, comme *la la la*.

« Le *son disparate* est celui qui se fait avec inflexion, lorsque la voix monte ou descend par différents intervalles; c'est ce qu'on appelle proprement *tons* ou *demi-tons*.

« Dans les sons disparates, les uns s'appellent *continus* ou *conjoints*, les autres *disjoints* ou *séparés*. Les notes procèdent par degrés conjoints quand elles montent ou descendent par des secondes; mais par tout autre intervalle, c'est par degrés disjoints. Quand elles procèdent par des intervalles désagréables ou défendus, cela s'appelle mauvais progrès (361).

« Les *degrés conjoints* sont de deux sortes : le *ton* et le *semi-ton*. Le *ton* est la connexion d'une note majeure à celle qui la suit immédiatement aussi majeure, comme *fa, sol*. Le *semi-ton* ou *demi-ton* est la connexion d'une note mineure à une majeure, comme *mi, fa*; ou d'une majeure à une mineure, comme *fa, mi*.

« Le ton et le semi-ton s'appellent aussi *seconde parfaite* et *seconde imparfaite*.

« Les demi-tons dans le chant sont du *mi* au *fa* et du *si* à l'*ut*, et ils s'appellent *demi-tons majeurs naturels*, c'est-à-dire, qui ne varient point. Si cependant on apposoit un bémol avant ce *mi* ou ce *si*, ils deviendroient tons par rapport à la note supérieure, et demi-tons par rapport à la note immédiatement inférieure.

« Les *demi-tons mineurs* sont ceux qui se font du *si* béquarre ou naturel au *si* bémol, ou du *mi* naturel au *mi* bémolisé, comme *si za*; *mi, ma*; ou *za, si*; *ma, mi*.

« Les différents degrés des différentes notes s'appellent *cordes*.

« Après les secondes suit la *tierce* qui est majeure ou mineure.

« La *tierce majeure*, qui s'appelle aussi le *diton*, comprend deux tons, comme *ut, mi*; et *fa, la*.

« La *tierce mineure* ou le *semi-diton* comprend un ton et un demi-ton, comme *ré, fa*, et elle s'appelle *tierce mineure directe*; ou comme *mi, sol*, et elle s'appelle *tierce mineure inverse*. La tierce mineure droite ou directe est ainsi appelée, parce que le demi-ton ne se trouve qu'après le ton à la seconde note en montant tout droit à la troisième, *ré*, MI, FA. La tierce mineure inverse ou renversée est ainsi appelée, parce que le demi-ton est au bas de la tierce en la renversant, comme *sol*, FA, MI : ou, le demi-ton est au-dessus du ton dans la directe, et il est au-dessous dans l'inverse.

« La *quarte mineure* ou le *diatessaron* comprend deux tons et un semi-ton. Le semi-ton peut être ou au commencement, comme *mi, la*; ou à la fin, comme *ut, fa*; ou au milieu, comme *ré, sol*.

« La *quarte majeure*, qui serait *fa, si*, ou *si, fa*, est dure et de mauvais progrès; elle doit être évitée dans la composition du chant : on l'appelle *triton*.

« La *quinte* ou le *diapente* comprend trois tons et un semi-ton, comme *ré, la*; *fa, ut*; *ut, sol*; *sol, ré*, qui sont composés d'une tierce majeure et d'une tierce mineure. On appelle *fausse quinte* celle qui est composée de deux tierces mineure, comme *mi, za*. Quoiqu'elle doive être rare, elle n'est pas toujours à rejeter; mais elle doit l'être absolument quand elle est jointe au triton.

« La *sixte* ou *sixième* ou l'*hexacorde* est composée d'une tierce et d'une quarte : elle ne peut être employée dans le plain-chant que très-rarement et pour quelque cas extraordinaire : elle doit renfermer deux demi-tons dans ses six cordes, comme *ré, za*, ou comme *mi* finale et *ut* dominante dans le troisième mode, qui est celui où elle est communément admise.

« La *septième* ou l'*heptacorde*, comme de l'*ut* d'en bas au *si* au-dessus, ou du *ré* aussi d'en bas à l'*ut* au-dessus, n'est point admise en plain-chant, et est rejetée aussi bien que le triton, comme étant de *mauvais progrès*, et par conséquent défendue, désagréable et extrêmement dure. On ne la trouve que dans la prose *Veni, sancte Spiritus* de la Pentecôte, à la strophe *Lava quod est sordidum*, encore n'y est-elle que par accident et comme une reprise de chant qui n'a pas de liaison avec ce qui la précède, et qui par conséquent ne peut servir d'exemple à imiter (362).

« Enfin le plus grand intervalle qui puisse se trouver dans les élancements de la voix pour le plain-chant, est l'*octave* parfaite, comme de l'*ut* d'en bas à l'*ut* d'en haut; c'est ce qu'on appelle *diapason*, et qui comprend toutes les notes du plain-chant, qui n'admet point d'intervalle plus grand que celui de l'octave. Ainsi tous les intervalles du plain-chant s'appellent *simples*, et consistent dans une octave et toutes les notes qui sont renfermées dans son étendue : savoir la seconde, la tierce, la quarte, la quinte, la sixte et la septième.

« Les *intervalles composés* qui vont au delà de l'octave sont pour la musique.

« C'est de l'arrangement de ces diverses notes que se forme toute mélodie et toute harmonie. » (POISSON, *Traité du chant grég.*, pp. 31, 34.)

INTERVALLES SIMPLES. — Les intervalles sont simples ou composés. Les inter-

(361) C'est ce que Jumilhac appelle *mauvaise suite*; les sons *disparates* sont ceux que les auteurs, ainsi que Jumilhac, appellent *voix discrètes, discretæ voces*.

(362) « Dans quelques Églises qui prétendent suivre le par romain, on trouve le mot *Lava* sur *la, ut*, au lieu d'*ut, ut*. C'est le plus simple moyen d'éviter la septième, et ce changement ne gâte en aucune façon la mélodie. »

valles simples, en matière de plain-chant, sont ceux qui sont contenus dans l'étendue de l'octave; tels sont le demi-ton ou seconde mineure, le ton ou seconde, l'hémiditon ou tierce mineure (qui devait être appelé plus proprement *trihémitonion* au lieu d'hémiditon), le diton ou tierce majeure, le diatessaron ou quarte, la quinte ou diapente, l'hexacorde ou sixte mineure, la sixte majeure et l'octave.

Il faut observer que Guido ne fait mention que de six intervalles simples. Ce n'est pas qu'il ignore la sixte et l'octave; il en parle en toute rencontre; mais c'est parce que ces intervalles ne doivent pas être employés au chant grégorien en degrés disjoints, c'est-à-dire de plain saut, si ce n'est en l'intonation du troisième mode, où la sixte mineure est en usage au lieu de la quinte. Les intervalles simples les plus usités sont ceux dont les systèmes sont les moins éloignés; ainsi les secondes sont plus usitées que les tierces, les tierces que les quartes, etc., etc.

INTERVALLES COMPOSÉS. — Les intervalles composés sont ceux qui, au lieu d'être compris dans une seule octave, comme les intervalles simples, l'excèdent au contraire, et sont formés de la première ou de la seconde octave, telles sont la onzième, la douzième, la quinzième, la vingt-deuxième, ou autres semblables intervalles qui embrassent deux ou plusieurs octaves.

Les intervalles composés ne sont jamais employés dans le plain-chant par degrés disjoints ou de plein saut. Tout au plus peuvent-ils être employés dans les consonnances de la musique à plusieurs parties; aussi est-il à remarquer que Guido n'en fait nulle mention.

Les intervalles simples sont ceux qu'Euclide appelle *explicabilia;* les intervalles composés sont ceux qu'il nomme *inexplicabilia*, sans doute parce que les grandeurs ou les distances des premiers peuvent seules être expliquées par les lois de l'octave. Voici ses paroles: *Differentia, qua explicabilia differunt ab inexplicabilibus, est qua alia sunt explicabilia, alia inexplicabilia. Explicabilia sunt quorum magnitudines assignari possunt, ut tonus, semitonium, ditonus, tritonus, et his similia. Inexplicabilia vero, quæ explicabilibus majora minorave sunt magnitudine aliqua inexplicabili.* (Euclides, *in Musica.*)

INTONATION. — « Action d'entonner. L'*intonation* peut être juste ou fausse, trop haute ou trop basse, trop forte ou trop faible, et alors le mot *intonation* accompagné d'une épithète s'entend de la manière d'entonner. » (J.-J. Rousseau.)

INTONATION. — « L'intonation est la manière de commencer quelque chant, laquelle consiste en un seul mot, ou deux, ou plusieurs, selon le sens des paroles, et selon la décence du chant. Or, l'intonation la plus courte est la plus parfaite, mais il faut qu'il y ait un peu de sens des deux costés, contre l'opinion de ceux qui ne veulent qu'un seul mot, quand ce seroit un monosyllabe; non toutefois sans se contredire : car en certains endroits ils ont marqué plusieurs mots qui ne sont pas si nécessaires qu'en plusieurs autres où il n'y en a qu'un, et où il est important qu'il y en ait deux, ou mesme trois, tant pour le sens des paroles que pour le sens du chant, c'est-à-dire pour la modulation ou conclusion raisonnable. Par exemple, ils veulent tous ces mots pour l'intonation de cette antienne, *Sit nomen Domini*, et ne veulent pas, *Beati omnes*, mais seulement *Beati*. Ils approuvent *Nos qui vivimus;* et non *Visita nos*, mais seulement *Visita*. Ils accordent, *Ecce nomen Domini*, et non, *Ne timeas, Maria*, mais seulement, *Ne timeas*. Ils mettent, *Commendemus nosmetipsos; confortate manu dissolutas*, et non, *O admirabile commercium*, mais seulement, *O*. Cependant toutes ces paroles-là sont requises absolument pour faire l'intonation parfaite et naturelle, parce qu'elles sont toutes nécessaires autant pour le sens que pour la décence ou conclusion du chant. Et cette parfaite intonation donnera bien mieux le ton, et fera entrer naturellement dans la modulation du reste de l'Antienne, s'il faut la poursuivre, sinon introduira juste dans le ton du Pseaume ou du Cantique qu'il faudra chanter ensuite. Néanmoins si l'Antienne est si courte qu'il en faille dire la moitié ou plus pour aller jusqu'au sens des paroles, pour lors sans y avoir égard il en faut dire seulement deux, ou mesme un seul mot si deux répugnent au sens, comme dans celles-cy, *Lumen ad revelationem gentium*, cela est trop long *Lumen ad*, ou *Lumen ad revelationem*, répugne au sens : il ne faut donc que *Lumen. Senex puerum portabat*, c'est trop; *Senex puerum* répugne au sens : c'est donc assez de *Senex*. Si pourtant le premier mot est monosyllabe, il en faut dire deux, quand ce seroit contre le sens, comme dans celle-cy, *In mandatis ejus*, c'est trop, veu qu'il ne reste plus que deux petits mots, *cupit nimis;* il faut donc, *In mandatis*. Et si le premier mot, quand mesme ce seroit un monosyllabe, est chargé d'un nombre raisonnable de notes, comme *Hæc dies*, ce mot seul, *Hæc*, suffit pour l'intonation parfaite. Voilà toutes les règles de l'intonation, dont les chantres ne doivent point se mettre en peine, parce que dans la plupart des livres corrigez toutes les intonations sont marquées jusques à la première grande bare, et cela suffit pour n'y jamais manquer.

« Voicy une autre erreur dans laquelle sont tombez ceux qui n'ont pas une parfaite connoissance des raisons et des règles de la composition, c'est qu'ils ont cru que pour donner le ton du pseaume, on devoit faire tomber la dernière note de l'Intonation de l'Antienne (quand elle ne se dit pas entière comme aux sémi-doubles) sur la dominante du mesme pseaume. Et c'est tout le contraire, car il faut commencer toutes les antiennes, quoyque on n'en dise que l'intonation, toujours dans le naturel de leurs tons, ainsi qu'elles sont notées. Contre cet abus, et contre ceux qui ne veulent qu'un seul mot pour l'intonation, sans avoir égard ny au sens ny au chant, sont ces paroles de saint Bernard : *Repudiatis eorum licentiis, qui similitudinem magis quam naturam in cantibus attendentes, cohærentia disjungunt, et conjungunt opposita; sicque omnia confundentes, cantum prout libet, non prout licet, incipiunt et terminant, deponunt et elevant, componunt et ordinant.*

« L'usage de plusieurs diocèses considérables est d'ajouter trois ou quatre notes à la fin de l'intonation pour l'accomplir; mais cette manière ne se fait point dans la chapelle du roi où nous tenons le Breviaire et l'usage romain, ny dans toutes les autres églises qui tiennent ou suivent de près le mesme usage romain. Cette addition de notes à la fin de l'intonation de l'antienne paroist superfluée dans les unes, irrégulière dans les autres; superfluée, d'autant que la plupart des antiennes ont leur intonation naturellement accomplie par une cadence parfaite sans y rien ajouter; irrégulière, parce que dans plusieurs antiennes, de ces notes adjoutées il en résulte une fausse relation de triton. Néantmoins ces sortes d'intonations deviennent agréables par la coutume, et chaque église a ses coutumes et ses usages. *Unaquæque fere namque Ecclesia proprias habet observantias.* » (*Dissertation sur le chant grégorien*, par Nivers ; 1683, p. 115 à 117.)

INTROIT. — On appelle *introït* l'antienne que le chœur chante lorsque le pontife s'avance vers l'autel pour célébrer la messe. Cette antienne fut nommée *Ingressa, entrée*, par saint Ambroise.

L'*introït* est appelé ainsi, dit Popias, parce que c'est par lui que nous nous sommes introduits à l'office; et le verset se nomme ainsi, parce que c'est par lui que nous revenons à l'introït : *Introitus dicitur quod per eum introimus ad ejus officium; versus, quo per eum revertimur ad introitum.* Selon Walafrid Strabon, le Pape Célestin institua l'*Introït*, ce qui doit s'entendre, ajoute Amalaire, de cette partie de l'office qui commence à la première antienne et qui s'étend jusqu'à l'oraison qui précède la leçon. *Officium, quod vocatur Introitus missæ, habet initium a prima antiphona, quæ dicitur Introitus, et finitur in oratione, quæ dicitur ante lectionem.*

Les introïts sont, les uns réguliers, ce sont ceux qui se chantent journellement; les autres irréguliers, ceux qui suivent les variétés des solemnités, comme *puer natus.* (*V.* d'autres détails dans Honorius d'Autun : *Gemma animæ*, lib. I, cap. 87, et Durandus, lib. IV, cap. 5.) — *Ap.* Du Cange.

L'*Introït* était anciennement appelé *antiphona ad introitum.* Voilà ce qui a donné d'abord lieu au mot *antiphonaire* par lequel on désigne le livre qui contenait ce qui devait être chanté au chœur pendant la messe, et qui s'applique aujourd'hui au recueil des antiennes, des matines, des laudes et des autres heures canoniales. (*V.* le *Catalogue raisonné de M. de Cambis-Velleron;* in-4°, Avignon, L. Chambeau, 1770, p. 209.)

— « Un introït, dit Poisson (*Traité du chant grégorien*, p. 136), doit avoir du grand et de la gravité ; c'est pourquoi on doit l'orner presque comme un répons, quoi qu'il ne soit que comme une espèce d'antienne. Si un introït est composé de plusieurs phrases, il faut observer ce que l'on a marqué ci-devant pour les antiennes, en conservant néanmoins le goût propre aux introïts (voir la citation de Poisson au mot Antienne). La psalmodie des introïts est la plus solennelle de toutes; aussi est-elle partout la plus ornée. »

— « L'*introït* ou la première partie de la messe chez les Grecs se fait par une procession autour de la nef au son des timbres, avec l'encens. On sort par la petite porte du sanctuaire et on rentre par la grande, et le diacre porte le livre des Evangiles entre ses deux mains, fort élevé, pour le faire voir au peuple, et le met ensuite au milieu du grand autel. Après cela, on chante ce que nous appelons l'*introït ;* ce sont des antiennes qui se répètent comme tous les répons chez les latins, puis on fait des prières ; on chante une hymne d'adoration, qui est suivie du *Trisagion Sanctus Deus, sanctus, fortis...* Cette hymne fut ajoutée aux liturgies grecques par l'ordre de l'empereur Théodose le Jeune, comme le rapporte Théophane dans sa *Chronique*, que, dans un tremblement de terre qui arriva à Constantinople, comme tout le monde étoit dans une grande désolation, on vit en l'air un enfant qui chantoit cette prière, et il avertit l'évêque et le peuple de la chanter, promettant qu'aussitôt la colère de Dieu cesseroit, si bien que Proclus, évêque de Constantinople, la fit chanter. Et l'empereur Théodose, à la persuasion de sa sœur Pulchérie, ordonna qu'on la diroit dans toute l'Église : *Sanctus Proclus præcepit populo psallere* Sanctus Deus, Sanctus fortis, Sanctus et immortalis, miserere nobis, *nihil aliud appetentes... Porro beata Pulcheria cum ejus fratre sanxit per universum orbem divinum hunc psallere hymnum.* Le concile *in trullo* condamne ceux qui ajoutoient au *trisagion : Vous qui êtes crucifié pour nous.* Saint Jean Damascène rapporte l'histoire comme Théophane. Les Grecs disent cette prière avec une grande dévotion. Le prêtre et le diacre l'entonnent et le chœur la reprend; pendant ce temps on allume un chandelier à trois branches, pour marquer le mystère de la Trinité, et selon Siméon de Thessalonique, cette hymne exprime l'union des anges et des hommes. C'est pourquoi le prêtre la dit au dedans du sanctuaire, et le peuple avec le clergé la chantent au dehors. Le prêtre fait pendant ce temps trois signes de croix sur le livre des Evangiles avec le chandelier qu'il tient. » (Grandcolas, *Anciennes liturg*, t. Ier, pp. 213, 214; *Voy. ibid.*, pp. 164-165.)

INVITATOIRE. — « Les invitatoires sont

des textes très-courts qui annoncent le sujet de l'office et qui y invitent.

« Ils doivent être d'un chant grave et majestueux. Il faut y observer la division, dont la reprise, après les versets du psaume *Venite, exsultemus*, doit être facile et liée avec la fin des versets de ce psaume, parce qu'il est par rapport à l'invitatoire ce qu'est le verset à l'égard d'un répons. Ainsi il n'est pas nécessaire que ces versets, qui ordinairement sont tous semblables, se terminent sur la note finale du mode auquel ils appartiennent, parce qu'ils reçoivent leur complément de chant par la réclame ou la répétition de l'invitatoire.

« Il ne nous paroît point hors de propos de faire observer ici que le chant du psaume *Venite*, dans presque tous les antiphoniers, est très-défectueux par les contre-sens que le chant y fait faire, et par les sens coupés qui le défigurent en plusieurs endroits, et cela dans les différents modes sur lesquels il est composé à cause des invitatoires... Aux fêtes simples, aux féries et aux offices des Morts, l'invitatoire est d'une composition presque syllabique. » (POISSON, *Traité du chant grégorien*, p. 129 et 132.)

Après le texte de Poisson, nous donnerons celui de Lebeuf :

« Dans les fêtes doubles et au-dessus, les choristes chantent l'invitatoire en entier avant le psaume *Venite*, et font une périélèse à la fin. Le chœur répète le même invitatoire aussi en entier, sans faire de périélèse. Ensuite les choristes chantent le psaume *Venite*, et après chacun des versets de ce psaume, le chœur répète l'invitatoire en entier ; mais après le *Gloria Patri*, on ne répète que la dernière moitié de l'invitatoire, en reprenant à l'endroit marqué d'une étoile ; après quoi les choristes reprennent le commencement de l'invitatoire et l'entonnent avec cadence, puis le chœur le continue et le finit.

« Aux fêtes semi-doubles on fait ainsi pour l'invitatoire. Un des chantres, ou bien deux, chantent la moitié de l'invitatoire, et font une cadence à la fin de cette moitié ; le chœur continue le reste. Ensuite, après le premier verset du psaume, il répète l'invitatoire en entier. Après les autres versets, le chœur ne chante que la dernière moitié, si ce n'est après le *Gloria Patri*, qu'il le chante encore en entier.

« Aux fêtes simples on suit le même usage.

« A ces semi-doubles dans l'église métropolitaine, l'invitatoire et le *Venite* sont chantés par deux, et ailleurs par un seul ; mais aux fêtes simples, l'invitatoire aussi bien que le *Venite* ne sont chantés que par un seul ecclésiastique qui est debout à sa place de chœur et tourné vers l'autel.

« Au temps paschal, on ajoute *Alleluia* au bout de l'invitatoire, sur le même chant (ou approchant) qu'il se chante à la fin des antiennes dans le même temps ; et cela selon le mode de l'invitatoire, quoique pour la ressemblance de la partie conclusive avec le tout, il paroisse que, lorsque le corps de l'invitatoire est chargé de beaucoup de notes, il seroit mieux que l'*Alleluia* en fût aussi chargé à proportion. » (*Traité sur le chant ecclésiastique*, pp. 279-280.)

N'oublions pas, pour bien saisir le sens liturgique de cette pièce, que l'*invitatoire* est une sorte d'*invitation*. Ainsi, par exemple, dans certaines églises, immédiatement après l'*Agnus Dei*, les chantres étant debout devant l'autel invitaient le clergé et le peuple à la sainte table pour y participer à la sainte Eucharistie en chantant le *Venite, populi*. C'est ce qui se pratiquait à Lyon, il n'y a pas longtemps, aux trois principales fêtes de l'année, à Noël, à Pâques et à la Pentecôte. Selon les décrets du concile d'Agde (canon 18), du concile d'Elvire en Espagne, et du troisième de Tours sous Charlemagne (canon 50), tous les fidèles étaient obligés de venir recevoir la communion. Or, les chantres, après l'*Agnus Dei*, invitaient les fidèles à se présenter à la sainte table. Nous donnons cette antienne que l'on peut appeler invitatoire *ad Eucharistiam*, et qui est appelée *transitorium* dans un Missel de Milan de 1669 : *Venite, populi, ad sacrum immortale mysterium et libamen agendum: cum timore et fide accedamus; manibus mundis pœnitentiæ munus communicemus; quoniam Agnus Dei propter nos Patri sacrificium propositum est, ipsum solum adoremus, ipsum glorificemus cum angelis clamantes : Alleluia.*

Il y avait encore à Lyon un ancien usage se rapportant indirectement à ce que nous appelons l'*invitatoire* et qui mérite d'être connu. Il faut d'abord savoir que les trois églises de cette ville, Saint-Jean, Saint-Etienne et Sainte-Croix sont contiguës. Dans ces trois églises on récitait tout l'office au son des mêmes cloches et aux mêmes heures, si ce n'est qu'à Saint-Etienne on ne commençait Matines que lorsque dans la cathédrale de Saint-Jean, on en était arrivé au verset : *Hodie si vocem ejus audieritis*, où celui qui chantait l'*invitatoire* élevait la voix plus haut qu'à l'ordinaire. De même, dans l'église de Sainte-Croix, on ne commençait Matines que lorsque, dans l'église de Saint-Etienne, on en était au même verset : *Hodie si vocem*, etc. Pourquoi cela? c'était afin que si un chanoine n'était pas venu assez tôt à Saint-Jean, il pût aller à Saint-Etienne ou à Sainte-Croix ; et alors, prenant attestation du *magister* de l'une ou l'autre de ces deux églises, il gagnait la distribution comme s'il avait assisté à Saint-Jean, même dans le temps de sa résidence rigoureuse pour gagner ce qu'on nommait les *gros fruits*. Il y a plus : il pouvait même, s'il se trouvait dans le quartier de Saint-Just, de Saint-Paul ou de Saint-Nizier, assister à l'office dans une de ces collégiales en habit de chœur et gagner la distribution à la cathédrale de Saint-Jean, comme s'il avait été présent à cette dernière église.

Ne peut-on pas aussi rapporter au genre de l'*invitatoire* l'usage suivant établi en l'église de Vienne? « Le jeudi saint, après

None, l'archevêque, revêtu de l'aube et de l'amict, de l'étole et d'une chappe de soie avec sa mitre et sa crosse, allait aux portes de l'église pour y faire rentrer les pénitents publics qui attendaient là qu'on leur fît la grâce de les y admettre; puis il faisait un sermon, lequel étant fini, l'archevêque disait trois fois : *Venite, filii.* L'archidiacre disait le verset : *Accedite.* Et il faisait entrer les pénitents. » (*Voyages liturg.*, pp. 20, 21 et *passim.*)

— On doit observer, dans l'*invitatoire*, la *division* et la *réclame.* Lorsque le déchant se fut introduit dans les églises, les *invitatoires* étaient *déchantés* en entier.

IONIEN. — *De la seconde espèce du cinquième mode*, ou *du onzième mode, appelé ionien.* — « La seconde espèce du cinquième mode, appelée ionienne ou hypérionienne, et iastienne ou hypériastienne, est formée de la troisième octave, dont elle est la division harmonique. C'est cette octave qui constitue le onzième mode, qui est authente, impair, majeur, de l'espèce de chant oxypycne.

« Les modernes, dans la réduction des modes à huit, ont attribué celui-ci au cinquième, parce qu'il a la même progression d'octave et la même division, savoir : la quarte au-dessus de la quinte dans le même ordre ; mais la quinte n'est pas semblable ; car elle a le semi-ton de la tierce à la quarte *ut, ré, mi, fa*, au lieu que dans la première espèce, ou le lydien, le semi-ton est de la quarte à la quinte *fa, sol, la, si, ut* ; le *fa* et le *si* ne peuvent sonner de même. On voit que pour mettre ce mode dans la position du lydien, il lui faut partout et invariablement un bémol comme essentiel. Telle est la seconde espèce du cinquième mode, que les anciens connoissoient pour onzième mode. Son octave est d'*ut* C à *ut* c, et sa dominante au *sol* G. On peut aussi le mettre à l'octave au-dessus, pour lors son octave sera de c à cc, et sa dominante à g. Sa médiante et ses repos sont de même que dans la première espèce.

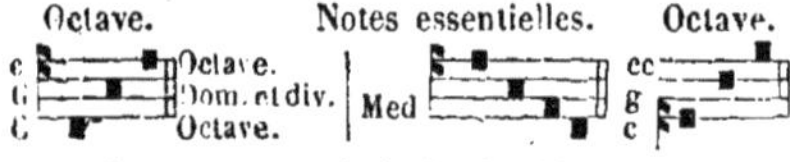

« L'octave, portée à la double octave, est très-rare.

« Ce mode a les mêmes qualités et les mêmes propriétés que le lydien : comme il a toujours sa quarte mineure au-dessus de sa finale, il est ordinairement plus affectueux ; il est aussi majestueux, pompeux, très-propre à la congratulation, à l'action de grâce, à l'admiration. Les saillies s'expriment heureusement par ce mode.

« Le mode ionien, aussi bien que le lydien, est très-fécond pour les chants lyriques et pour les proses : celle de l'Ascension et autres en sont la preuve et doivent servir de modèle.

« On sent que la transposition de l'ionien à la quarte au-dessus de sa finale, en feroit un lydien, en lui donnant le bémol partout ; c'est ce qu'ont fait les modernes en le réduisant au cinquième mode. De même, si on transposoit à la quarte l'octave c, cc, ce seroit la même position que sur le lydien : l'octave seroit f, ff, la dominante et la division seroient cc : positions inutiles et qui ne pourroient qu'embarrasser. »

De la psalmodie du cinquième mode, de quelque espèce qu'il soit. — « Les différentes espèces du cinquième mode ont, dans le romain et dans plusieurs autres antiphoniers, la même psalmodie. Dans les anciens livres, on ne lui trouve qu'une terminaison en a, qui est incomplète et qui servoit à toutes les antiennes, même aux introïts. On en a donné dans plusieurs antiphoniers de nouvelles, qui sont plus variées et plus solennelles ; elles peuvent toutes se chanter sur la même position, mais il faut nécessairement le bémol à plusieurs. » (POISSON, *Tr. du ch. grég.*, pp. 308-311.)

IONIEN ou IONIQUE. — « Le mode *ionien* était, en comptant du grave à l'aigu, le second des cinq modes moyens de la musique des Grecs. Ce mode s'appelait aussi *iastien*, et Euclide l'appelle encore *phrygien grave* » (J.-J. ROUSSEAU.)

IRRÉGULIER. — « On appelle dans le plain-chant modes *irréguliers* ceux dont l'étendue est trop grande, ou qui ont quelque autre irrégularité.

« On nommait autrefois cadence *irrégulière* celle qui ne tombait pas sur une des cordes essentielles du ton ; mais M. Rameau a donné ce nom à une cadence particulière dans laquelle la basse fondamentale monte de quinte ou descend de quarte après un accord de sixte ajoutée. » (J.-J. ROUSSEAU.)

IRRÉGULIER (TON). — « C'est, dans le plain-chant, une antienne, une hymne, ou toute autre pièce dont le chant participe de plusieurs tons (modes) à la fois. » (FÉTIS.)

ISON (CHANT EN), ou CHANT ÉGAL. — « On appelle ainsi un *chant* ou une psalmodie qui ne roule que sur deux sons et ne forme, par conséquent, qu'un seul intervalle. Quelques ordres religieux n'ont, dans leurs églises, d'autre chant que le *chant en ison* (363). » (J.-J. ROUSSEAU.)

(363) *Ison*, suivant Villoteau, est une tenue dans le chant de l'Eglise grecque, sur laquelle le chanteur règle son chant. Voici ce qu'il dit, p. 377 de l'*Etat actuel de la musique chez les Orientaux* : « Le mot *ison* se prend dans le sens de régulateur, en langage technique de la musique grecque moderne, parce que les Grecs ont coutume de faire sentir le ton de la tonique pendant la durée de leur chant ; et c'est pourquoi on l'appelle *ison*, mot qui, en grec, signifie *égal, qui ne monte ni ne descend.*

J

JALOUSIES. — Ce sont, dans l'orgue, des boîtes garnies de lames de jalousie ou boîtes d'expression que l'on fait mouvoir au moyen d'une pédale. L'expression produite par ces boîtes n'est guère qu'une expression mécanique, c'est-à-dire des *crescendos* et *decrescendos* et des effets d'échos.

JEREMIES. — On donne le nom de *Jérémies* aux leçons de ce prophète que l'on chante à l'office des Ténèbres et qu'on nomme les *Lamentations*. Dans quelques églises le chant en est fort beau; il est accompagné de l'orgue ou de la basse.

JEU. — « L'action de jouer d'un instrument. On dit *plein-jeu*, *demi-jeu*, selon la manière plus forte ou plus douce de tirer les sons de l'instrument. » (J. J. Rousseau.)

Le mot de *plein-jeu* ne s'applique plus qu'à une certaine combinaison des jeux de l'orgue.

JEU D'ORGUE. — « Ce qu'on appelle un *jeu* dans l'orgue est une rangée d'un certain nombre de tuyaux de même espèce, posés ordinairement sur un même registre, qui forment une suite de tons en progression *chromatique* de l'étendue convenable à sa qualité. Cette étendue consiste le plus souvent en quatre octaves ou plus, selon l'étendue des claviers. Il y a des jeux qui n'en ont que trois, d'autres deux, etc., parce que les uns sont destinés à faire toutes les parties de la musique ; d'autres ne sont propres qu'à faire des basses, et d'autres le dessus seulement; de là vient la différente étendue des uns et des autres. Tous les jeux de l'orgue peuvent se diviser en deux principales espèces, les *jeux à bouche* et les *jeux d'anche*. » (*Manuel du facteur d'orgues* ; Paris, Roret, 1849, t. Ier, p. 34.)

— « Collection de tuyaux d'orgue d'une certaine forme, d'une certaine espèce, établie sur toutes les notes dont se compose l'échelle générale de l'instrument. Un *jeu de flûte ouverte de quatre pieds* est un jeu dont le tuyau le plus grand a quatre pieds de hauteur; un jeu de hautbois est un jeu composé de tuyaux à anches qui imitent le son du hautbois, etc. On distingue les jeux de l'orgue en *jeux à bouche*, *jeux d'anches* et *jeux de mutation*. » (Fétis.)

JEUX D'ANCHES. — « Les jeux d'anches sont ainsi nommés, parce qu'ils parlent au moyen d'une anche. Ce sont les plus brillants, et qui font le principal éclat de l'orgue. On peut les comparer à plusieurs autres instruments de musique fort connus, comme le basson, le hautbois, qui ont une anche que l'on presse entre les lèvres ; le chalumeau, qui a une languette qui doit mouvoir librement et qu'on met tout entière dans la bouche pour faire parler cet instrument ; le serpent, le cor de chasse, la trompette, etc., ont aussi leur anche, consistant en leur embouchure, qu'on appelle le *bocal*, contre laquelle on applique les lèvres, qui lui servent de languette. De même, il y a des jeux dans l'orgue qui ne donnent leur son que par leur anche, tels sont : la *bombarde*, la *trompette*, le *clairon*, le *cromorne*, la *voix humaine* et le *hautbois*. Ce sont les jeux ordinaires. Il en est deux autres plus nouveaux, qui sont le *basson* et la *musette*. A l'égard de la *régale*, c'est le jeu d'anches le plus ancien, et qui n'est plus d'usage dans les orgues d'églises. Les anches des tuyaux d'orgues sont fort différentes de celles des autres instruments que nous avons nommés ci-dessus. On les fait toujours en laiton, et toutes celles des différents jeux sont de la même figure et de la même construction. Elles ne diffèrent entre elles que par leur grandeur. » (*Manuel du facteur d'orgues* ; Paris, Roret, 1849, t. Ier, p. 51.)

Jeux d'anches. — « C'est la troisième grande classe de registres. Nous ne parlerons pas des anches libres, qui sont d'une application encore trop exceptionnelle, mais du jeu d'anches battues, du jeu d'anches classique et populaire, dont le timbre éclatant et pur a néanmoins une assez grande dureté métallique, en raison de sa languette de laiton qui vibre violemment et bat à chaque vibration contre une anche de même métal.

« Ce genre de registres, dont l'introduction a complétement bouleversé le caractère primitif de l'orgue, s'emploie dans les expressions les plus solennelles de la musique d'église, en raison de la vigueur de ses sons et de leur majesté relative dans certaines situations et combinaisons. Ils embrassent en hauteur de ton tous les degrés, du six-pouces au trente-deux pieds, et par là même ils donnent toutes les imitations d'instruments à anches, du plus épais au plus fluet ; ainsi, le six-pouces se pare du titre passablement ambitieux de *voix humaine* ; l'on donne seize-pieds au trombone, à la bombarde (qui est le nom plus que la réalité du vieil instrument à anche du XVIe siècle) ; enfin, le trente-deux pieds des jeux d'anches (qui, communément, n'en a guère que vingt-quatre) s'emploie sous le nom de *contre-bombarde* (*bombardone*, disent les Italiens, comme ils ont déjà fait *trombone* de *tromba*). » (*De l'orgue*, par M. J. Régnier, pp. 93-94.)

JEUX (ou Registres) DE FOND. — « Les fonds ou flûtes fondamentales ont été les premiers et seront les derniers jeux employés dans la composition de l'orgue. Ils sont tous accordés sur le type de l'un d'eux qui est une flûte d'étain de quatre pieds ouverte, et que l'on nomme le *prestant*.

« Leur diapason ou base de leur ton d'accordage forme ce que l'on appelle le ton d'orgue, c'est-à-dire à peu près un ton au-dessous du diapason des instruments d'orchestre et du piano. Le nom de flûte se changerait sans inconvénient pour celui de flageolet, si ce nom ne nous rappelait pas l'idée d'un instrument construit dans de petites proportions ; en effet, la flûte de l'orgue est exactement un grand flageolet renversé, dans lequel souffle le sommier, après avoir aspiré l'air dans les énormes poumons de la soufflerie. Toutes les flûtes d'orgue ne sont pas des fonds; il faut pour cela qu'elles soient au ton fondamental de l'orgue et non à la quinte, à la tierce, à la quinzième, etc. Le nom de jeux doux s'explique de lui-même. Quoique ce soient toutes flûtes de nuances plus ou moins douces, néanmoins tous les fonds n'ont pas la même nuance ; ainsi l'on distingue, d'après la taille des tuyaux, une nuance de rondeur et une autre de finesse. Lorsqu'une seule de ces nuances parle, l'orgue semble dédoublé; si au contraire, les deux sont mélangées, l'orgue parle à pleins fonds; l'aigreur de la nuance fine ou effilée disparaît dans la rondeur de l'autre nuance; et celle-ci, qui toute seule serait singulièrement pâle à moins d'un grand nombre de registres, prend dans son union avec la nuance effilée, un éclat digne des plus mâles instruments.

« L'avantage des jeux de fonds est de pouvoir se mélanger avec tous les autres jeux de l'orgue, sans faire autre chose que de les adoucir et leur donner le velouté qui leur manque. Substituez au contraire aux jeux de fonds n'importe laquelle des deux autres divisions, jeux forts ou jeux de mutation, l'orgue n'a plus qu'un son aigre, cuivré, un sifflement qui mord sur l'oreille et les nerfs de l'auditoire sans arriver à son cœur ; l'orgue a rompu aussitôt avec la tradition des facteurs primitifs, qui certes pouvaient aussi composer l'instrument tout entier de timbres éclatants et métalliques, et qui cependant leur ont sagement préféré cette harmonie veloutée et profonde.

« Enfin, les jeux de fonds se distinguent des autres en ce qu'ils peuvent se suffire à eux-mêmes, parler seuls sans le secours d'autrui, tandis que les autres feraient souvent acte d'imprudence en élançant leurs voix à la voûte de nos églises, sans s'appuyer sur les larges ailes des fonds.

« Tous ces avantages réunis ont valu sans doute aux flûtes *fondamentales* de l'orgue le nom qu'elles portent. Aussi n'est-il pas un orgue qui puisse s'en passer ; et il faut dire que les jeux de fonds se plient à toutes les dimensions d'églises. Dans un temple vaste, leurs accords roulent avec une liberté, une élasticité, une mollesse admirables. L'écho adoucit leurs finales en les prolongeant. Dans un étroit sanctuaire, ils sauvent, par la douceur et le moelleux, ce que les jeux bruyants de l'orgue auront toujours de sec et de dur dans un lieu sans écho.

« Les jeux de fonds s'harmonisent avec toutes les parties de l'office. Quoi! les fonds, même à l'offertoire! Habitant de l'est, et voisin des bords du Rhin, où ne résident pourtant pas les plus grands organistes de l'Allemagne, je puis affirmer que j'ai entendu sur ces bords harmonieux l'orgue parlant par ses seuls jeux de fonds, et parlant à merveille, *même* et surtout dans ces moments solennels où le commun des organistes français et espagnols se croient obligés au vacarme et aux allures de fanfares, sous prétexte de variété. Le bruit n'est pas si nécessaire qu'on veut bien le croire pour exprimer la sainte joie des offices : il y a dans les fonds, telle corde fine et pénétrante, qui joue exactement dans l'harmonie ecclésiastique le rôle d'un solo de violoncelle ou même de violon dans l'orchestre. A quelque nuance qu'on emprunte leurs effets, et quelque faible que soit cet emprunt, il s'y trouve une éminente convenance pour l'instant et le lieu. Les Allemands en ont plus que nous la conviction, mais ils la poussent quelquefois un peu loin, n'employant dans ces moments solennels que des sons d'une ténuité extrême; et cette ténuité même, sous prétexte de faire respecter le moment solennel, va bien souvent jusqu'à distraire, au profit de cette musique lointaine, une partie de l'imagination des fidèles. » (*De l'orgue*, par M. J. Régnier, pp. 85-88.)

JEUX DE MUTATION.—« On trouve dans l'orgue une sorte de jeux dont l'idée est très-singulière, et dont l'effet est un mystère. Ce jeu, qu'on désigne, en général, sous le nom de *jeu de mutation*, se divise en *fourniture*, en *mixture* et en *cymbale*. Chacun de ces jeux se compose de *quatre*, ou *cinq*, ou *six*, et même *dix* tuyaux pour chaque note. Ces tuyaux, de petite dimension et d'un son aigu, sont accordés en tierce, quinte ou quarte, octave, double tierce, etc. ; en sorte que chaque note fait entendre un accord parfait plusieurs fois redoublé. Il en résulte que l'organiste ne peut faire plusieurs notes de suite sans donner lieu à des suites de tierces majeures, de quintes et d'octaves. Mais ce n'est pas tout : si l'organiste exécute des accords, chacune des notes qui entrent dans sa composition fait entendre autant d'accords parfaits redoublés ou triplés, en sorte qu'il semblerait qu'il doit en résulter une cacophonie épouvantable; mais, par une sorte de magie, lorsque ces jeux sont unis à toutes les espèces de jeux de flûte, de deux, quatre, huit, seize et trente-deux pieds, ouverts en bouches, il résulte de ce mélange, qu'on nomme *plein-jeu*, l'ensemble le plus majestueux et le plus étonnant qu'on puisse entendre. Aucune autre combinaison de sons ou d'instruments ne peut en donner l'idée. » (Fétis, *La musique mise à la portée de tout le monde*, sect. II, chap. 14.

Jeux de mutation. — « Ces registres tirent leur nom de leur mode d'accordage, qui opère en effet un changement, une *mutation* dans le ton fondamental de l'orgue; ils sont accordés à la tierce, à la quinte, à la double octave et autres intervalles, de telle sorte que, en touchant l'*ut*, par exemple, vous entendiez résonner un *mi*, ou un *sol*, ou toute autre mutation. Aussi ne les emploie-t-on jamais seuls, mais toujours avec les basses de l'harmonie de l'orgue, avec les fonds et dans une proportion assez modérée pour que cette harmonie, loin d'en être détruite, en devienne au contraire plus saillante. On conçoit en effet, que s'il y avait autant de force dans les jeux de mutation que dans les jeux fondamentaux auxquels on les associe, on ne distinguerait plus dans lequel des deux se trouve le ton fondamental; vous entendriez l'*ut* fondamental, par exemple, en même temps que le *sol* de mutation; l'une des deux notes sonnant aussi fort que sa compagne, si vous souteniez être en *ut*, non, dirait le voisin, mais bien en *sol*. Ce serait un perpétuel quiproquo; et puis quel abominable charivari formerait un contre-point plein d'une pareille combinaison, quelle suite perpétuelle de quintes et d'octaves, de tierces et de quartes! En harmonie, péché mortel!

« C'est de ce même péché que de modernes écrivains ont accusé nos pères, inventeurs au moyen âge des jeux de mutation. Ces messieurs n'ont pas réfléchi à ce que nous venons d'exposer, c'est-à-dire à la proportion dans laquelle les jeux de mutation se trouvent ou doivent se trouver non-seulement fondus avec les jeux de fonds, mais pour ainsi dire écrasés par eux, de manière à ne plus leur laisser que ce qu'on appellerait assez justement une *pointe* de mutation. Dans cette fusion, la note de la gamme principale domine toujours, et sa compagne la suit, enveloppée dans cette essence première; c'est comme l'alliage, qui donne à l'argent cette solidité dont il manque naturellement, mais qui n'empêche pas ce métal d'être plus précieux et plus saillant que lui.

« N'avons-nous pas dit, à propos des diverses pressions de vent, qu'une forte pression modifiait le timbre en faisant ressortir les concomitances, qui y demeurent cachées quand la pression est faible? N'avons-nous pas vu que dans certaines flûtes la quinte et l'octave accompagnaient la tonique dans un même tuyau fortement embouché, lequel perdait sa quinte et son octave pour ne plus garder que sa tonique aussitôt que la pression du vent faiblissait? Or, s'est-on jamais pris à disputer aux tuyaux le droit que leur a donné la nature de faire entendre des concomitances, les a-t-on jamais accusés de pécher ainsi contre la règle de l'harmonie qui défend les successions de quintes et d'octaves? On a voulu expliquer l'origine des jeux de mutation; on l'a vue dans l'harmonie primitive de nos compositeurs du moyen âge, qui ne se faisaient pas faute de successions d'octaves et de quintes et même de quartes. Ensuite, il faut se rappeler que, dès l'origine du culte extérieur, le chant d'église, étant essentiellement populaire, s'exécutait à l'unisson. Or, dans cette exécution unissonale, on avait remarqué qu'une quinte, par exemple, continuellement superposée à toutes les notes, donnait au chant un caractère original sans détruire néanmoins l'unisson, car cette quinte était chantée par une ou deux voix contre dix ou douze qui chantaient dans le ton véritable. Le chant fondamental, étant beaucoup plus fort, ne laissait donc entendre du chant qui l'accompagnait à la quinte qu'une sorte de murmure concomitant, dont le caractère des voix fondamentales recevait cependant un timbre tout nouveau sans perdre sa force d'unisson. Ce timbre changeait encore, si, au lieu d'une quinte, on prenait la tierce ou la quarte, ou tout autre intervalle. D'essais en essais, on en vint à ne plus mettre seulement dans la masse une quinte seule, mais la tierce et la quinte puis tout l'accord parfait est *plus-que-parfait*, la dixième, la douzième, etc. Mais toujours ces combinaisons étaient assorties en quantité si faible à la masse unissonale, que toujours le chant fondamental dominait. C'est ce qui appert des termes de la bulle de Jean XXII, tant de fois citée. « Nous n'entendons nullement « empêcher que de temps à autre... on n'emploie quelques consonnances, telles que les « *octaves, quintes* et *quartes*, et autres harmonies semblables sur la mélodie simple de « l'Eglise, *à condition que le chant ecclésiastique n'en sera nullement altéré...* » Nos compositeurs de faux-bourdons devraient bien un peu se souvenir de cette bulle, eux ou les maîtres de chapelle qui les font exécuter, car c'est à peine si dans le fracas et la monotonie de leurs accords une oreille exercée parvient à suivre le chant fondamental, qui n'est plus comme autrefois dans la proportion de dix contre un, mais d'un contre dix.

« Ce que les voix avaient tenté au moyen âge, les facteurs le tentèrent avec les tuyaux de l'orgue; ainsi, par-dessus une mélodie exécutée à l'unisson par six, dix et vingt registres de fonds, les facteurs ont imaginé de placer à la discrétion de l'organiste un, ou deux au plus registres de quinte, puis de tierce, puis d'octave, qu'ils appellent doublette, puis de superoctave ou quarte de nazard, etc... Puis enfin ils inventèrent la mixture de tous ces jeux, qui en français se nomme *fourniture*, mais qui en allemand a conservé son nom véritable de *mixture*. D'ailleurs, quelle est la première de toutes les lois en musique? C'est l'oreille, non l'oreille de ceux qui n'en ont pas et n'arriveront jamais, quoi qu'ils fassent, à rien produire qui la flatte; mais l'oreille juste. Or, les musiciens les plus difficiles, les plus blasés, les plus grands artistes proclament que la combinaison des jeux multiples, loin de blesser l'oreille, la flatte et seconde puissamment l'harmonie. C'était déjà le sentiment du maître de la facture française, dom Bédos qui, sur l'effet des fournitures et des pleins-jeux, ne dissimule pas sa complète admiration. Les lois de la sonorité, les lois de la concomitance, les lois du timbre se tiennent, et les lois des jeux de mutation sont fondées sur toutes celles-là.....

« Les jeux de mutation ou jeux mixtes doivent se diviser en deux nuances, celle des monocordes, ou jeux de mutation simples n'ayant qu'un son, quinte, tierce, octave, dixième, etc...., que l'on marie au son des jeux de fonds, et qui finissent par effacer leur ton propre sous le ton fondamental de l'orgue.

« Ce genre de registres n'est brillant qu'autant qu'on l'adapte aux mouvements rapides. Ses sons, très-arrondis et perçants, supportent difficilement les tenues et le style lié. Depuis quelques années, on l'a singulièrement négligé dans la facture, et même aveuglément supprimé. Pourquoi? parce qu'une bonne partie des organistes actuels ont perdu les traces de leurs devanciers et ne connaissent plus l'art de registrer avec ce mélange, qui ne ressemble à aucune partie de l'orchestre dramatique dont ils ont l'oreille pleine; et puis, parce qu'ils ne trouvent pas d'autre moyen d'introduire dans l'orgue quelques timbres plus modernes. Il me semble qu'on pourrait introduire les modernes, sans vandaliser (*sic*) ainsi à l'égard des anciens. En fait d'art religieux, les traditions sont bien quelque chose.

« La seconde nuance, celle des jeux multiples ou composés, tels que cymbales, fournitures et mixtures de tout genre, porte quelquefois dans chacune de ses notes jusqu'à douze et seize tuyaux de tons différents, et le chiffre s'élève encore bien plus haut, selon qu'on adjoint à la note tout ou partie des jeux de fonds. Ces mixtures s'emploient aussi bien dans les mouvements brillants que dans les liaisons plaintives, les terminaisons harmonieuses. Les petits tuyaux, dont ils sont abondamment pourvus, rendent ces sons éclatants, et ce cliquetis agréable à l'artiste, qui, s'il en connaît la finesse, en fait jaillir comme autant de paillettes et d'étincelles sonores. On se sert aussi des mixtures dans l'accompagnement des voix, sur lesquelles ce registre prend un véritable empire, et qu'il excite tout en les dominant.

« Puissent nos artistes étudier sérieusement et perpétuer la composition et l'emploi de ces pleins-jeux portés à leur plus haute puissance! Ils auront devant eux l'exemple des pères de la facture et du jeu de l'orgue. J'ai cité Bédos déjà, et si je pénétrais dans l'école allemande, je ne trouverais pas un seul de ses maîtres, et ils sont nombreux, qui n'invoquât l'appui de ce genre de timbre dans les moments les plus solennels de leurs inspirations. » (*De l'orgue*, par M. J. Régnier, pp. 88-93.)

JOUER des instruments. — « C'est exécuter sur ces instruments, des airs de musique, surtout ceux qui leur sont propres, ou les chants notés pour eux. On dit, *jouer du violon, de la basse, du hautbois, de la flûte, toucher le clavecin, l'orgue; sonner de la trompette; donner du cor; pincer la guitare*, etc. Mais l'affectation de ces termes propres tient de la pédanterie. Le mot *jouer* devient générique et gagne insensiblement pour toutes sortes d'instruments. » (J.-J. Rousseau.)

JUBAL, JUBAL FLUTE. — « C'est un jeu de flûte ouvert de huit pieds et de quatre pieds. Il se trouve aux pédales dans l'orgue de Gœrlitz, où il semble tenir la place d'un jeu d'octave. Ce jeu paraît avoir été ainsi nommé en l'honneur de Jubal, fils de Lamech qui, suivant le premier livre de Moïse (*Genes.*, IV, 21), était le père des violonistes et des joueurs de flûte, et par conséquent l'inventeur de la musique. — Le jubal, flûte de huit pieds, avec double lèvre, se trouve au clavier supérieur dans l'orgue de Francfort-sur-le-Mein. » (*Manuel du facteur d'org.;* Paris, Roret, 1849, t. III, p. 553.)

JUBÉ, Pulpitre (*Pulpitum*), Ambon, Tribune. — Lieu où l'on chantait l'épître et l'évangile, où l'on prêchait, où l'on bénissait le peuple, etc. (*Voy.* Grandcolas, *Anciennes liturg.*, t. Ier, p. 206).

On y chantait les épîtres farcies : « Tous montaient au jubé pour être mieux entendus. » (Lebeuf, *Traité sur le ch. ecclés.*, p. 121.)

— Dans la nuit de l'Epiphanie, un chantre annonçait au jubé l'époque de Pâques.

— L'*ambon* était autrefois un lieu élevé dans l'église, entre le sanctuaire et la nef, et dont la forme était celle d'une *tribune*. L'*ambon* était destiné à la prédication, au chant, à la lecture, etc. Ce ne fut que plus tard qu'on lui donna le nom de *jubé*, sans doute à cause de ces paroles par lesquelles on commençait l'office : *Jube, Domine, benedicere*. C'était et c'est encore dans l'*ambon* ou le *jubé* que se chante l'évangile à certaines solennités.

— « Le violon fut outré de dépit, et recourut aux injures contre la viole en ces termes offensants : « Madame la boîte à perruque de grand étalage et de peu d'effet, il « vous faut autant de place dans un jubé « pour vous escrimer, qu'à un porte-aumusse « pour tirer la manicle..... » (*Défense de la basse de viole contre les entreprises du violon et les prétentions du violoncelle*, par M. Hubert Le Blanc; Amsterd., Pierre Mortier, 1740, p. 68.)

Ainsi on exécutait de la musique dans les *jubés* avec les instruments.

— Jubé, Ambon, *Pulpitum*, est nommé encore *Alleluia*, parce qu'il était le lieu où l'*Alleluia* était chanté. Du Cange cite Arest., ann. 1343, 6 mart., in vol. II *Arestor. parlament. Paris : Cum lite et causa pendente in curia nostra inter episcopum Tornac. et decanum et capitulum Tornac. super facto et occasione cujusdam ostii, existentis in alleluya et descensu contiguo capellæ episcopali*, etc.

JUBILUS, Neumes de jubilation. — Avant de passer dans le langage liturgique, le mot *jubilus* signifiait d'abord chant joyeux ; c'est ainsi que saint Hilaire a dit (*in psal.* LXV) : *Jubilum, pastoralis agrestisque vocis sonum nuncupamus*. Et Calpurnius (eclog. 7) :

Et tua mœrentes exspectant jubila tauri.

Et Silius Italicus (lib. XIV):

Et lætis scopulis audivit jubila cyclops.

Le mot *jubilus* signifia ensuite chant de guerre, espèce de cri et d'acclamation militaire en signe de joie et de triomphe : *Accessere flagitia disciplinæ castrensis, cum miles cantilenas meditaretur pro jubilo molliores.* (Carolus DE AQUINO *in Ammian.*, lib. XXII.) Plus tard certains liturgistes donnèrent le nom de *jubilus* à ce que d'autres liturgistes avaient appelé *neumes*, c'est-à-dire une prolongation du chant sur la syllabe finale d'une antienne ou de tout autre chant ecclésiastique. *Unde quidam*, dit Honorius d'Autun, *longam neumam cum organis jubilant, quæ jubilum vocatur* (lib. I, cap. 14); et au chapitre 88 : *Gregorius PP. in festivis diebus neumam, quæ jubilum dicitur, jubilare statuit. — Nihil tamen triste*, dit un autre auteur, *nihil lugubre erat : ubi non varietas concinentium dissonantiam efficiebat; sed sive per artus, sive per amplas faucium fistulas circumplexiones jubilorum impellerentur, ascensiones et descensiones vocum, convenientibus in unum differentiis, ad unius puncti revertebant harmoniam.* (ARNOLDUS, abb. Bonæ-Vallis, *De operib. sex dier.*) — Nous joindrons le témoignage d'Eckehardus junior, dans sa Vie de Notker Balbulus, chap. 16 : *Eamdem disciplinam angelicam Deus dedit viro sancto per Spiritum sanctum suum, et sociis suis docere Ecclesiam in jubilis sequentiarum agendam. Ideo, ut reor, et per intuitum angelicarum disciplinarum oriatur hominibus mentis devotio, et dilatato corde mens seipsam transcendat et spiritalior fiat.* — Et Goldast, sur ce passage : *Jubilus, id est neuma, quem quidam in organis jubilant, plausum victorum lætantium commendat.* Ainsi les instruments se joignaient à la neume, ou *jubilus*. — Un dernier auteur, Rollandinus (in *Summa notariæ*, cap. 6), prend *jubilus* dans ce dernier sens : *Eumdem in sede pastorem et abbatem cordis et jubilo posuerunt.*

JULE. — « Nom d'une sorte d'hymne ou chanson parmi les Grecs, en l'honneur de Cérès ou de Proserpine. » (J.-J. ROUSSEAU.)

JUSTE. — « Cette épithète se donne généralement aux intervalles dont les sons sont exactement dans le rapport qu'ils doivent avoir, et aux voix qui entonnent toujours ces intervalles dans leur justesse; mais elles s'appliquent spécialement aux consonnances parfaites. Les imparfaites peuvent être majeures ou mineures; les parfaites ne sont que justes : dès qu'on les altère d'un semiton, elles deviennent fausses, et par conséquent disonnantes.—*Juste* est aussi quelquefois adverbe : *chanter* juste, *jouer* juste. » (J.-J. ROUSSEAU.)

JUSTE. — « Une intonation est juste quand elle est dans un rapport convenable avec les autres notes du ton ou du mode. Une octave est juste quand elle n'est point altérée par un signe d'élévation ou d'abaissement accidentel. « *Jouer juste*, *chanter juste*, c'est faire entendre dans son jeu ou dans son chant des intonations d'une justesse convenable. » (FÉTIS.)

K

K. — Dixième degré de l'échelle dans la notation boétienne, correspondant au second *ut*.

Cette lettre, dans l'alphabet significatif des ornements du chant, de Romanus, signifiait *cri aigu* et *perçant* (*pro k græce positum*, ch'enge, *id est* clange *clamitat*).

KINNOR, CINNOR, CINARE ou CINYRA (hébr. כנור grec κίθαρα, ψαλτήριον, κινύρα), qui est ordinairement traduit par *cithara*, ou *lyra*, ou *psalterium*. — « Cet instrument était en usage avant le déluge (*Genes.*, IV, 21), et Jubal, fils de Lamech, l'avait inventé. C'est du *kinnor* que David jouait devant Saül (*I Reg.* XVI, 16, 23), et c'est lui que les lévites captifs pendaient aux saules de Babylone (*Psal.* CXXXVI, 2). Cet instrument était de bois (*III Reg.*, X, 12; *II Paralip.*, IX, 11), et on en jouait dans le temple de Jérusalem. Isaïe insinue que le son en était triste et lugubre : *Mon ventre dans ma douleur résonnera comme le kinnor.* Hésychius remarque que κινυρός en grec signifie *triste* et *lamentable*. Josèphe dit que la *cynare* du temple avait dix cordes, et qu'on la touchait avec l'archet (*Antiq.*, l. VII, c. 20). Il dit au liv. VIII, c. 2, que Salomon en fit un très-grand nombre avec un métal précieux nommé *electrum*; en quoi il est contraire à l'Écriture, qui porte que les kinnors de Salomon étaient de bois (*III Reg.*, X, 12).

« Le premier livre des *Machabées* (IV, 54 et XIII, 51) semble distinguer la *cithare* de la *cynira* ; *Templum renovatum est in canticis, et citharis, et cinyris.* D'autres les confondent. Il est sûr que ces instruments étaient fort peu différents entre eux, et que toute la différence consistait peut-être dans le nombre ou la disposition des cordes. Car chez les anciens nous voyons des cithares ou lyres de diverses sortes. Il paraît certain que du kinnor des Hébreux sont venus la plupart des instruments dont nous parlent les anciens, et même ceux qui sont aujourd'hui en usage, comme la lyre, la guitare, le psaltérion, le luth, le violon, la basse, etc. Ce que les Grecs nous racontent de l'invention de la lyre par Mercure, et de sa perfection par différents musiciens, ne regarde que la Grèce. La musique et les instruments étaient connus et perfectionnés chez les Hébreux longtemps avant Mercure, Orphée, Linus, Terpandre, Simonide et Timothée. » (Dom CALMET, *Dictionnaire de la Bible*.)

KYRIE. — « C'est un mot grec qui sert à invoquer le nom du Seigneur au commencement de la messe. Les compositeurs font quelquefois de longs morceaux, dans les messes en musique, sur ces mots seuls : *Kyrie, eleison; Christe, eleison. Kyrie* est le nom de ces morceaux, et l'on dit : *un beau Kyrie, un long Kyrie.* (FÉTIS.)

— Les neuf *Kyrie* de la messe, c'est-à-dire les *Kyrie, eleison*, les *Christe, eleison*, et les *Kyrie, eleison*, répétés trois fois, nous sont venus de ce qu'on appelait *litania terna*, savoir une litanie dont chaque verset était dit trois fois. » (*Voyages liturgiques*, p. 24.)

— Le Pape Sergius institua une procession pour la fête de l'Assomption. « On la faisait la nuit; on parait les rues; on mettait des lanternes allumées aux fenêtres des maisons, on y portait une image de la sainte Vierge, en chantant cent fois, *Kyrie eleison* et cent fois *Christe*. (*Catalogue des Manuscrits de M. de Cambis-Velleron*, p. 551; in-4°, Avignon, L. Chambeau, 1770.)

— Adrien II avait ordonné que les clercs romains instruisissent les pauvres à demander l'aumône pendant les trois jours qui précèdent la fête de Pâques, savoir les jeudi, vendredi et samedi saints, en chantant par les places et devant les églises de Rome : *Kyrie, eleison, Christe, eleison, Domine, miserere nobis*. « *Hic constituit* (Adrianus Papa) *ut clerici Romani instruerent pauperes Domini nostri J.-C. fratres nostros, ut ante Dominicum sacratissimum die Paschæ tribus diebus, hoc est, Domini cœna, Parasceve, et sancta sepultura Domini nostri Jesu Christi, non aliter peterent eleemosynam per urbem hanc Romanam, nisi excelsa voce cantilenam dicendo per plateas et ante monasteria et ecclesias hujus modi :* Kyrie, eleison, Christe, eleison, Domine, miserere nobis. Christus Dominus factus est obediens usque ad mortem. » (Cité par l'abbé Lebeuf, *Trait. hist. sur le chant ecclés.*, p. 105.)

— A Saint-Maurice de Vienne, « on chantait le *Kyrie, eleison*, avec les tropes *Te, Christe*, etc. On ne les y chante plus à présent. » (*Voyag. Liturg.*, p. 16.)

— A Saint-Etienne de Sens, « le premier choriste ou chapier, tourné du côté du clergé, commence le *Kyrie*. Si c'est une fête annuelle, semi-annuelle ou double, on y ajoute les tropes *Fons bonitatis, Pater ingenite*, etc., ou *Cunctipotens genitor Deus*, ou *Clemens Rector*, etc.; ce qui se pratique encore à Lyon, à Soissons et ailleurs, et ce qui a donné lieu à ces longues traînées de notes qui nous sont restées au *Kyrie*, lorsqu'on a retranché ces tropes ou espèces de strophes mêlées entre *Kyrie* et *eleison*. » (*Ibid.*, p. 167.)

— A Reims, à Rouen, les Vêpres du jour et de la semaine de Pâques commencent par *Kyrie, eleison*. L'auteur des *Voyages liturgiques* (p. 325) dit encore au sujet de Notre-Dame de Rouen : « On commençait Vêpres par *Kyrie, eleison* au jour de Pâques et pendant la semaine il n'y a pas encore cent ans, conformément à l'ancien Ordre romain, à l'ancien et au nouvel Ordinaire de Rouen, au *Livre des divins offices*, de celui qui est attribué à Alcuin, de Rupert, d'Honoré d'Autun, de Guillaume Durand, à un ancien Bréviaire des Jacobins, à l'Ordinaire des Carmes, aux Bréviaires de Rouen de 1491 et de 1578. Enfin on le fait encore aujourd'hui dans les églises et diocèses de Besançon, de Châlons-sur-Marne et de Cambrai, de la province de Reims et chez les anciens Carmes et les Prémontrés. A *Quasimodo* et le reste de l'année on dit *Deus, in adjutorium* qui est l'ancien commencement des solitaires; car on dit *meum* au singulier, *Kyrie, eleeson hemas* était le commencement pour le clergé, où l'on est toujours ensemble, car *hemas* est au pluriel (c'est ce que m'écrivit sur cela feu M. l'abbé Châtelain). « J'écris « *Eleëson* comme dans le Bréviaire de Cluny, « parce que c'est ainsi que le chantent les « musiciens de la cathédrale de Rouen, et « qu'on le chante dans toutes les églises « des Pays-Bas, et qu'il doit être prononcé. »

— Les *Mirac. S. Veronæ*, tom. Ier, Sept., p. 170, colon. 2, nous apprennent que les soldats, marchant aux combats, chantaient le *Kyrie, eleison: Kyrie, eleison cantantes, more fidelium militum properantes ad bellum, saliendo ingressi sunt Rhenum.* Et *kyrie eleison* fut donné pour mot d'ordre militaire par le roi Henri lorsqu'il battit les Hongrois en l'an 934. C'est ce qu'écrit Bucelinus et d'autres auteurs.

Kyrie, eleison, inter funera adhibenda, synodus Arelat. VI, can. 3 : *Kyrie, eleison in deducendo cadavere cantetur*. Capit. Herardi cap. 58 : *Ut exsequiæ mortuorum cum lucto secreto et cordis gemitu fiant. Et psalmos ignorantes, kyrie eleison ibi canant.*

— De là le verbe latin *kyrieleisare* : in *Vita sancti Wunbaldi abbatis Heidenheim*, num. 28 : *Omnis plebs cantantes* KIRIEELEISABANT.

Du Cange dit aussi *Kyrie eleeson concinere.*

KYRIELA, KYRIELLE — C'était le nom du *Kyrie, eleison* à Jargeau (*Voy. lit.*, p. 216).

— *Kyrielles*, litanies publiques, dans lesquelles on dit le *Kyrie, eleison*. L'auteur des *Miracul. S. Bernendæ virg.*, cap. 2, n° 11, dit : *Omnibus clericis hymnum concinentibus, laicis vero kyrieles celebrantibus.* Et le *Concil. Vasense*, ann. 529, cap. 3 : *Et quia tam in sede apostolica, quam etiam per totas orientales atque Italiæ provincias, dulcis et nimium salutaris consuetudo est intromissa, ut Kyrie eleyson frequentibus cum grandi affectu et compunctione dicatur : placuit etiam nobis, ut in omnibus Ecclesiis nostris ista tam sancta consuetudo, et ad matutinum et ad missas, et ad vesperum Deo propitio intromittatur.* (*Vide* lib. VI *Capitul.*, cap. 205, et *Capit. Herardi archiep. Turon.*, cap. 114.)

De là notre mot de *kyrielle, quirielle, kysielle. Le suppliant jura le vilain serment et dist ces paroles, En depist de la croix, de l'eaue benoiste et de toute la kisielle*, etc. (*Lit. remiss.*, ann. 1406, ex Reg. 161, chartoph., ch. 132.)

L

L. — Onzième degré de l'échelle dans la notation boétienne, correspondant au second *ré*.

Cette lettre, dans l'alphabet significatif des ornements du chant, de Romanus, signifiait : LEVARE *lætatur;* ce que M. Nisard interprète ainsi : « neumes qui s'élèvent jusqu'aux notes les plus hautes de l'*ambitus*. »

LA. — « Sixième note de la gamme moderne et de la gamme du plain-chant. » (FÉTIS.)

Elle marque, dit Brossard, dans la première octave de l'orgue, la *proslambanomenos;* dans la seconde octave, la *mèse*, et dans la troisième, la *nète hyperboleon* de l'ancien système des Grecs.

LANGUETTE, terme d'orgue. — C'est une lame de cuivre jaune, mince, qui doit être proportionnée à la grandeur de l'anche.

LARGE. — « Nom d'une sorte de note dans nos vieilles musiques, de laquelle on augmentait la valeur en tirant plusieurs traits non-seulement par les côtés, mais par le milieu de la note; ce que Muris blâme avec force comme une horrible innovation. » (J.-J. ROUSSEAU.)

LARGO. — « Ce mot écrit à la tête d'un air indique un mouvement plus lent que l'*adagio*, et le dernier de tous en lenteur. Il marque qu'il faut filer de longs sons, étendre les temps et la mesure, etc.

« Le diminutif *larghetto* annonce un mouvement un peu moins lent que le *largo*, plus que l'*andante*, et très-approchant de l'*andantino*. » (J.-J. ROUSSEAU.)

LARIGOT. — « Le larigot est un jeu (d'orgue) ouvert et de mutation, de grosse taille, qu'on fait en étoffe et de toute l'étendue du clavier. Il parle à la quinte de la doublette ou à l'octave du nasard. C'est le jeu le plus aigu de l'orgue. Il n'est en usage que pour le positif dans lequel on le met toujours. » (*Man. du fact. d'orgues;* Roret, Paris, 1849, t. Ier, p. 45.)

On a beaucoup disputé sur l'origine de l'expression proverbiale, *à tire larigot*. Les uns l'ont dérivée de la cloche de Rouen, appelée *la Rigault;* d'autres veulent que la locution *boire à tire larigot* signifie boire comme un joueur de fifre ou de flûte, ou comme un musicien, ce que le peuple appelle *flûter, chalumeller*. (*Dict. étym. et anecdot. des proverbes*, par QUITARD; Paris, 1842, in-8°.) Il est certain que nos vieux auteurs ont employé le mot *larigot* pour désigner une espèce de flûte ou un fifre. Ronsard, dans son églogue des *Pasteurs*, a dit :

.... Margot
Qui fait danser des bœufs au son du *larigot*.

L'expression *à tire larigot* ne viendrait-elle pas de ce que, lorsque l'organiste *tirait* le registre du *larigot*, les sons de l'orgue devenaient tout à coup rauques, criards et perçants ? M. Joseph Régnier s'explique formellement à ce sujet : « L'effet à ce qu'il paraît en était si puissant qu'on a encore gardé dans la conversation l'expression vulgaire de jouer à *tire larigot* pour signifier un vacarme solennel. » (*De l'orgue;* Nancy, 1850, p. 132.)

LAUDI SPIRITUALI. — Cantiques en l'honneur de la Vierge, exécutés par les confréries italiennes au commencement du XVIe siècle.

Saint Philippe de Néri, fondateur de l'Oratoire, avait chargé Animuccia de composer des morceaux de musique dont les paroles étaient soit en langue latine, soit en langue vulgaire, pour les personnes qui fréquentaient les saints exercices de son ordre. Animuccia composa deux recueils de cantiques, connus sous le nom de *Laudi*, ou d'*arie divotte*. A sa mort, en 1571, il fut remplacé dans ces fonctions par Palestrina, dont saint Philippe était le directeur spirituel et l'ami : au surplus, Baini va nous décrire ce genre de composition.

Jean Animuccia, étant maître de musique de Saint-Philippe et de son oratoire, fit imprimer en 1563 le premier livre des *Laudi* à l'usage des jeunes gens de l'Oratoire, et le dédia à saint Girolamo avec la dédicace suivante :

Seque suosque tibi chorus, alme Hieronyme, cantus
Dedicat, ipse tua quos dat in æde pius,
Pro quibus, in patria, fac, dulcis nomen Jesu
Audiat angelico dulcius ore cani.

Plus tard, en 1570, il publia le second livre des *Laudi* qui contient motets, psaumes, et divers autres œuvres spirituelles, vulgaires et latines (Rome, par les héritiers d'Antonio Blado, imprimeur de la chambre), et le dédia, à la date du 25 février, à l'abbé Podocattaro, qui, se cotisant avec d'autres personnes pieuses, avait fait les fonds pour la publication. Dans cette dédicace, Animuccia parle du premier livre de la manière suivante : « Il y a déjà quelques années que pour le plaisir de ceux qui venaient à l'oratoire de saint Girolamo, je fis paraître le premier livre des *Laudi* dans lequel je m'appliquai à conserver la simplicité convenable aux paroles, à la sainteté du lieu, et à mon but qui était seulement d'exciter à la dévotion. » Et plus loin : « Mais cependant l'oratoire susdit, prenant des accroissements par la grâce de Dieu et avec le concours des prélats et des gentilshommes les plus illustres, il m'a paru aussi convenable d'augmenter dans ce second livre l'harmonie et les accords en variant la musique en divers modes, en la faisant tantôt sur les paroles latines, et tantôt sur des paroles vulgaires, ajoutant des voix ou en diminuant, choisissant des vers de diverses espèces, évitant le plus possible le style figuré et les artifices, pour ne pas nuire à l'intelligence des paroles, et que par leur efficace, et soutenues par l'harmonie, elles pussent pénétrer plus doucement dans le cœur des auditeurs. » (BAINI, *Memorie storico-critiche*, p. 6, t. II.)

Nous croyons devoir donner la traduction de la préface d'un recueil de *Laudi spirituali*, en regrettant de ne pouvoir enrichir ce volume de quelques-uns de ces airs bien dignes d'être connus du clergé et de tous ceux qui s'occupent de l'organisation du chant dans les églises.

Corona di sacre canzoni, o laude spirituali di piu divoti autori in questa; terza impressione notabilmente accresciute di materie, et arie nuove ad uso de pii trattenimenti delle conferenze. In Firenze da Cesare Bindi, 1710, in-12 (364).

Couronne de chants sacrés, ou Hymnes spirituelles des auteurs les plus pieux; troisième édition considérablement accrue de matières nouvelles, et notamment d'airs nouveaux, à l'usage des pieux exercices des conférences; Florence, Cesare Bindi, 1710, in-12.

Carlo Maria Carlieri a benigni, e divoti lettori.

Il piissimo esercizio delle conferenze spirituali gia praticato da alcune divote congregazioni di questa città, si è al presente dilatato in tante, chehà reso manchevoli al bisogno i Libri di Laude; onde io desideroso di cooperare alla continovazione, et aumento di questi sacri Trattenimenti non meno di quello fosse Jacopo mio Padre, che diede alle stampe la seconda impressione di simil libro l'anno 1689, ne hò procurata à terza. Perchè poi coll' aggiunta che ci hò fatto di sopra cento cinquanta arie, e laude nuove composte da più devoti autori moderni, sarebbe riuscito troppo disadatto il volume, hò tolto via quelle, che non son del tutto cantabili, e poco necessarie alle medesime conferenze.

Queste sacre adunanze riguardate da me con somma stima, e con equale affetto, mi fanno astenere da quale distinzione, che risulterebbe nel dedicare la presente Opera più tosto ad una, che ad un altra; onde hò resoluto di soddis fare equalmente con farne menzione di tutte, perchè siano note, e con ciò dar motivo all' universale d'approfittarsene colla frequenza.

La venerabile congregazione di Giesù Salvadore nell' arcivescovado meritamente tiene il primo luogo, mentre lo zelo di quei dotti, ed esemplari sacerdoti, non contenti del proprio loro profitto nelle conferenze, è giunto a provvedere d' ottimi direttori di tal divoto Esercizio, quasi tutte le congregazioni dei scolari, e la presente Opera è stata dota al luce due volte con lassistenza del R. Prete Matteo Coferati (365) uno di essi, il quale come è noto, ha cooperato amora alla vera regola del canto Ecclesiastico.

I RR. Preti della Congregazione dell' Oratorio di S. Filippo Neri fondata con autorità ordinaria l'anno 1632, e con la pontificia l'anno 1637, dai Padri Pietro Bini, e Francesco Cerretani sacerdoti ornatissimi di tutte le cristiane virtù diedero principio a questi sacri congressi con gran profitto della gioventù, secondo i salutiferi documenti del loco S. Padre.

La Congregazione di S. Francesco della Dottrina cristiana in palazzuolo nel principio del passato secolo unì agli altri spirituali esercizi quello di quali continovate Conferenze sotto la direzione del loro fondatore Ipolito Galantini.

La compagnia di S. Benedetto Bianco in

Carlo Maria Carlieri aux bienveillants et pieux lecteurs.

Le très-pieux exercice des conférences spirituelles, pratiqué depuis longtemps par de dévotes congrégations de cette ville, a pris dans ces temps-ci une telle extension, que l'absence de livre d'hymnes s'est fait sentir. C'est pourquoi désireux de coopérer à la continuation et au développement de ces exercices sacrés, autant que mon père Jacques qui, en l'an 1689, a donné la deuxième édition du présent livre, j'en ai préparé une troisième édition. En même temps que j'y ai ajouté au moins cent cinquante airs ou hymnes nouveaux composés par les auteurs modernes les plus pieux, j'en ai retranché, afin de ne pas rendre mon volume difforme, tout ce qui n'est pas susceptible d'être chanté, et ce qui n'est pas nécessaire aux conférences.

L'estime profonde et le penchant égal que j'éprouve pour toutes ces réunions sacrées me défend de témoigner par une dédicace de préférence pour l'une plutôt que pour l'autre : aussi ai-je résolu de les mentionner toutes, afin qu'elles soient connues et que le public puisse retirer le profit de leur fréquentation.

La vénérable congrégation de Jésus-Sauveur établie en l'archevêché, occupe justement le premier rang, grâce au zèle des prêtres doctes et exemplaires qui, non contents de chercher leur profit dans les conférences, s'occupent encore à pourvoir de directeurs excellents d'un tel exercice, toutes les congrégations des étudiants. La présente œuvre a été publiée deux fois avec l'assistance du R. prêtre Matthieu Coferati, un d'eux, qui, en outre, a coopéré, ainsi que tout le monde le sait, à la véritable règle du chant ecclésiastique.

Les Révérends Pères de la congrégation de l'Oratoire de Saint-Philippe de Néri, fondée avec le concours de l'autorité ordinaire en 1632, et en 1637 avec le concours de l'autorité pontificale par les PP. Pierre Bini et François Cerretani, prêtres ornés au plus haut degré de toutes les vertus chrétiennes, commencèrent ces réunions sacrées d'une si grande utilité à la jeunesse, d'après les salutaires enseignements de leur fondateur.

La congrégation de Saint-François de la Doctrine chrétienne dans le *Palazzuolo*, vers le commencement du siècle passé, unit aux autres exercices spirituels l'exercice continuel de ces conférences, sous la direction d'Hippolyte Galantini, celui qui les a fondées.

La compagnie de Saint-Benoît Bianco, à

(364) Cet ouvrage, qui en était alors à sa 5e édition, a échappé à l'auteur de la *Biographie univ. des musiciens.*

(365) Auteur mentionné dans Fétis, *Biograph. univers. des music.*

S. Maria Novella anco prima dell' anno **1610**, principiò le conferenze con la direzione del M. R. Padre Fra Domenico Gori Domenicano correttore, e religioso di gran dottrina, e di vita esemplare, il quale fra gli altri divotissimi esercizi dati più volte alle stampe, promosse anco questo utilissimo, e praticato fin' ora con somma edificatione di chi v' interviene.

La compagnia di Marià Vergine assunta posta in Via Tedesca diede principio alle sante conferenze l'anno **1660**, nell' elezione del R. Prete Zanobi della nave vigilantissimo correttore di quella.

La compagnia di S. Carlo nella parrochia di S. Simone principio queste divote adunanze l'anno **1689**, sotto il governo del sig. Andrea Bandini terzo degno guardiano d'essa, il quale dopo aver ridotto ad un' esatissima pratica l'istituto d' insegnare a poveri fanciulli, e giovani la dottrina cristiania, introdusse questo sacro esercizio per istruzione, e profitto anco dei maggiori.

La compagnia delle Stimate di S. Francesco dell' insigne collegiata di S. Lorenzo, principiò le conferenze l'anno **1708**, sotto la direzione del sig. Cammillo Orsino primo guardiano di essa, il quale anco in questo santo Esercizio dimostra un ardente zelo di ridurre ad ottima cultura il suo nuovo Gregge.

La compagnia di S. Filippo Benizzi sulla piazza della santissima Nunziata ha principiato le conferenze l' anno **1709**, per l' insinuazioni devote, e con l' assistenza del R. prete Gio. Domenico Baccioni degno fratello d' essa.

Circa il tempo, e luoghi di tali conferenze potrà il devoto lettore prenderne notizia di mano, in mano dove sarà inspicato d'intervenire, servendoli per ora di sapere che per lo più queste congregazioni son solute adunarsi dalle feste dello Spirito santo a tutto settembre dopo il vespro in alculi orti, e non senza mistero; poiche siccome nel paradiso terrestre, giardino di delizie si trattò una volta fra Adamo, Eva, el serpe infernale la deplorabile rovina del genere umano, cosi negli orti, i miseri mortali consultino al possibile per la loro eterna salute : È piacesse a dio, che se tale esercizio non s' introduce privatamente nelle case, almeno quest' opera fosse proposta per trattenimento, e recrezione della gioventù, in vece delle canzoni profane, l'arie delle quali si sono qui trasportate a bello studio, per soddisfare nell' istesso tempo al loro genio, et instillare ne i cuori loro, la vera divozione; Dà questi gravi motivi animato hò volentieri dato alla luce il presente libro, con le seguenti annotazioni, et indici copiosi in principio, et in fine per intera notizie dell' uso di esso.

Sainte-Marie nouvelle, commença aussi, avant l'année **1610**, des conférences, sous la direction du **M. R. P.** Dominique Gori, recteur ou correcteur dominicain, religieux de grande science et de vie exemplaire, qui, parmi les autres très-pieux exercices livrés à la publicité, introduisit ceux-ci, d'une si grande utilité, et sujet de si grande édification pour ceux qui s'y livrent.

La compagnie de l'Assomption de la Vierge établie dans la rue *Tedesca* commença les saintes conférences, l'année **1660**, sous la direction du R. prêtre Zanobi della Nave, son très-diligent recteur.

La compagnie de Saint-Charles dans la paroisse de Saint-Simon, commença ces dévotes réunions, l'an **1680**, sous la direction du sign. André Bandini, son troisième et digne gardien, qui, après avoir ramené à la plus exacte pratique l'institution d'enseigner la foi chrétienne aux enfants et aux jeunes gens pauvres, introduisit encore ce saint exercice pour l'instruction et l'avantage des hommes faits.

La compagnie des Stigmates de Saint-François, de la fameuse collégiale de Saint-Laurent, commença les conférences en l'an **1708**, sous la direction de Camillo Orsino, son premier gardien, qui même dans ce saint exercice déploya un zèle ardent pour l'excellente culture de son nouveau troupeau.

La compagnie de Saint-Philippe Benizzi, sur la place de la *Santissima Nunziata*, a commencé les conférences en l'an **1709**, grâce aux conseils pieux et à l'assistance du R. prêtre Giov. Dominique Baccioni, un de ses dignes frères.

Le lecteur pieux pourra successivement apprendre le lieu et l'époque où se tiennent celles de ces conférences auxquelles il désirera prendre part. Maintenant, qu'il lui suffise de savoir que le plus habituellement ces conférences ont lieu depuis la fête du Saint-Esprit jusqu'à la fin de septembre, dans des jardins, et non sans quelque mystère. N'est-il pas convenable, puisque c'est dans le paradis terrestre, un jardin de délices, que la perte du genre humain a été tramée entre Adam, Eve et le serpent infernal, que les misérables mortels se réunissent le plus possible dans les jardins pour s'y occuper de leur salut éternel? Et plût à Dieu, si cet exercice ne s'introduit pas dans les maisons privées, qu'il devînt le passe-temps, le délassement de la jeunesse, à la place des chansons profanes, dont on a transporté les airs dans cette belle étude, afin de pouvoir, en donnant satisfaction à ses inclinations, verser peu à peu dans son cœur la véritable piété. Tels sont les motifs graves qui m'ont incité à produire avec plaisir ce livre, avec les annotations suivantes et les indications nombreuses au commencement et à la fin, de nature à en faciliter l'usage.

LEÇON. — On appelle ainsi un extrait ou un fragment des saints Pères, que l'on récite aux diverses heures de l'office du jour et de la nuit. On les appelle *leçons* pour indiquer qu'elles ne doivent pas être chantées, ni modulées à la façon des psaumes ou des hymnes, mais seulement en faisant une inflexion sur la dernière syllabe de chaque phrase. Dans les leçons de Ténèbres, cette inflexion doit se faire à la quinte inférieure du ton roulant, intervalle que la plupart des ecclésiastiques manquent le plus souvent. L'usage des leçons remonte fort haut, surtout dans l'office de nuit. Sigebert dit : *Carolus imperator per manum Pauli diaconi sui decernens optima quæque de scriptis catholicorum Patrum, lectiones unicuique festivitati convenientes, per circulum anni in ecclesia legendas compilari fecit.* (*Ap.* Du Cange.)

LECTEUR. — Anciennement l'office de *lecteur* était une dignité comme celle de préchantre et de chantre, et même le lecteur était toujours un chantre. « L'office du lecteur, dit le P. Noël Talle-pied est de lire en l'Eglise les prophéties et leçons des apostres : en signe de quoy l'éuesque lui baille le liure de saintes Escriptures, par le decret du concile de Tolete..... Tels officiers en la loy des payens estoient nommez referendaires des carmes ou chants. L'origine de cest ordre est venu des prophetes qui donnoient à entendre au peuple la volonté de Dieu...... Le Pape Martin ordonna que nul chantast publiquement en l'Eglise, s'il ne estoit ordonné de l'Euesque. » (*Le thresor de l'Eglise catholique*; Paris, Nicolas Bonfous, 1586, p. 78.)

LEGATO. — « Mot italien qui s'emploie pour indiquer un mode d'exécution dont tous les sons sont liés avec soin. » (Fétis.)

LÉGÈREMENT. — « Ce mot indique un mouvement encore plus vif qne le *gai*, un mouvement moyen entre le gai et le vif. Il répond à peu près à l'italien *vivace.* » (J.-J. Rousseau.)

LEMME. — Silence ou pause d'un temps bref dans le rhythme catalectique.

LENTEMENT. — « Ce mot répond à l'italien *largo* et marque un mouvement lent. Son superlatif, *très-lentement*, marque le plus tardif de tous les mouvements. » (J.-J. Rousseau.)

LEPSIS. — « Nom grec d'une des trois parties de l'ancienne mélopée, appelée aussi quelquefois *euthia*, par laquelle le compositeur discerne s'il doit placer son chant dans le système des sons bas qu'ils appellent *hypothoïdes;* dans celui des sons aigus, qu'ils appellent *nétoïdes*, ou dans celui des sons moyens, qu'ils appellent *mésoïdes.* » (J.-J. Rousseau.)

LETTRES.— Les lettres ont été inventées pour signifier le nombre et la différence des sons et des voix du langage de l'homme ; et comme l'élément vocal est l'élément de la musique comme de la parole, les lettres ont aussi été employées à exprimer les différences et le nombre des sons musicaux. Ainsi la langue parlée comme la langue chantée reposent sur le même alphabet.

C'est d'après ce principe :

1° Que les Latins, comme le dit Boèce, au quatrième livre de son *Traité sur la musique*, chap. 13 et 16, employèrent les quinze premières lettres de leur alphabet pour désigner les sons de leur échelle.

Ces sons étaient représentés de cette manière :

A	B	C	D	E	F	G	H	I	--	K	L	M	N	O	P
la	*si*	*ut*	*ré*	*mi*	*fa*	*sol*	*la*	*si*	*si b*	*ut*	*ré*	*mi*	*fa*	*sol*	*la*

Ces lettres sont celles de l'Antiphonaire de Montpellier.

2° Que saint Grégoire, si l'on en croit Franchino Gaffori et le P. Kircher, réduisit ces quinze lettres aux sept premières, A, B, C, D, E, F, G., et les réitéra autant qu'il était nécessaire pour l'étendue des pièces de chant ou des instruments, de telle sorte que les lettres majuscules furent pour l'octave grave, les mêmes lettres minuscules, a, b, c, d, e, f, g, pour la seconde octave ; et les mêmes lettres minuscules redoublées pour la troisième octave : *aa*, *bb*, *cc*, etc. L'échelle des sons commençant au *la* grave, la lettre *a*, signifie le *la* grave, aigu ou suraigu, selon qu'elle est majuscule, minuscule ou minuscule redoublée. Ces lettres furent nommées *grégoriennes* Les dénominations par les lettres grégoriennes se sont conservées en Allemagne.

3° Que Guido, suivant M. Fétis, désigna l'échelle générale des sons. Le savant écrivain prétend, dans sa *Biographie univers. des music.* (art. *Guido*), que ce célèbre moine avait voulu représenter l'échelle générale des sons de son temps par les cinq voyelles *a e i o u*, appliquées aux syllabes des divers chants de l'église : *Sancte Joannes, meritorum tuorum*, etc., et *Linguam refrenans temperet*, etc. « Il (Guido) dit positivement, au commencement du 17e chapitre du *Micrologue*, que cela était inconnu avant lui : *His breviter intimatis aliud tibi planissimum dabimus hic argumentum, utilissimum usui, licet hactenus inauditum.* Il conseille dans ce chapitre d'écrire ces cinq voyelles sur le monocorde, au-dessous des lettres représentatives des sons, en recommençant la série des cinq voyelles autant de fois qu'il est nécessaire jusqu'au son le plus aigu. L'usage auquel il destine ces voyelles semble être une sorte de récapitulation des sons, et c'est aussi une espèce de neume dont l'utilité n'est pas aussi évidente que Guido semble le croire. Il ne serait pas impossible que la triple série des voyelles, dont chacune représente des notes différentes, eût donné l'idée du système des nuances qui s'établit ensuite dans toutes les écoles de musique. »

4° Que Hucbald employa des caractères *runiques*, suivant M. Nisard, qui n'étaient, selon Kiesewetter, que la lettre F prise dans diverses positions, pour faire son système de notation.

5° Que Herman Contract se servit de certaines lettres, ou de groupes de lettres pour indiquer les intervalles du chant au-dessus du texte, par exemple E, S, T, TS, TT, D, Δ, ΔS, ΔT, ΔD. La notation de Herman Contract se composait de ces signes.

6° Que M. Nisard signale une autre notation inconnue à tous les bibliographes et qui se composait comme il suit :

a b c E H I M O X Y cc dd ff nn.

7° C'est ainsi que le chantre Romanus, comme le rapporte Notker Balbulus, avait tracé un alphabet, en attachant à chacune des lettres un sens auquel il fallait se conformer pour les ornements et les nuances du chant. Cet alphabet était l'alphabet ordinaire depuis A jusqu'à Z.

8° C'est ainsi que les lettres grégoriennes moins le B, ont servi à désigner les finales des modes de l'Église : le D pour les deux premiers, l'E pour les troisième et quatrième, l'F pour les cinquième et sixième ; le G pour les septième et huitième, l'A pour les neuvième et dixième, le C pour les onzième et douzième.

9° C'est ainsi enfin que les symphoniastes des temps modernes avaient imaginé de se servir des sept premières lettres de l'alphabet pour marquer les modulations de la psalmodie. Ce qui est expliqué dans le morceau suivant, fort peu connu, comme la plupart de ceux qui ont été enfouis dans la collection du *Mercure de France*.

Sur la coutume d'employer les sept lettres de l'alphabet pour désigner les sons. — « Ce que peu de personnes savent ou veulent savoir, c'est que les sept premières lettres de l'alphabet latin ont paru à ceux qui nous ont précédé jusqu'ici tellement suffisantes dans la matière du chant ecclésiastique, que dans les endroits où l'on aime à se rendre clair et concis en suivant la signification primordiale des choses, on retient toujours exactement ces sept lettres pour marquer la modulation de la psalmodie, et par conséquent les modulations de l'antienne. Vous voyez (surtout dans quelques provinces) des personnes qui se mêlent de chanter depuis longtemps, et qui ne savent pas encore qu'une simple lettre suffit pour tenir lieu d'un antiphonier à un habile chantre. Oui, une simple lettre, jointe à l'un des huit premiers chiffres, suffit pour indiquer qu'une modulation terminative de psalmodie est telle. La terminaison étant continue, le commencement de l'antienne, c'est-à-dire les deux ou trois premiers mots ne peuvent rester inconnus à quiconque sait la liaison qu'on est convenu d'ordinaire de mettre entre l'un et l'autre; le commencement de l'antienne, étant connu et fixé, conduit naturellement, et par la suite des sons, des cadences et des distinctions de sens, ou par la force de l'expression, à telle ou telle modulation, jusqu'au milieu du texte et au delà; et le chiffre indiquant de son côté quelle sera la corde finale, il s'ensuit qu'avec un chiffre et une lettre un habile homme dans le chant peut se passer d'antiphonier. C'est ce que prévirent, sur la fin de l'avant-dernier siècle, les éditeurs du Bréviaire de Nevers, où la pauvreté du diocèse a obligé de se passer de bien des choses. Mais ce que ne savent pas ceux qui ne sont versés que superficiellement dans la science du tonal ecclésiastique (366), ou qui croient que tout y est *ad libitum*, c'est que l'on n'arrête jamais un chiffre et une lettre dans un Bréviaire en qualité de caractères distinctifs de la psalmodie, que le chant de l'antienne ne soit fait auparavant, parce que c'est l'antienne qui régit la psalmodie, comme dans la grammaire ce sont les verbes qui régissent les cas des noms. D'où il s'en suit que chaque modulation d'antienne ayant sa psalmodie particulière, il n'est plus permis de demander qu'on chante la psalmodie, qu'en supposant que le chant de l'antienne était mal fait, et que pour cette raison on le changera aussi, et on le bouleversera. Mais laissant, comme l'on doit, des antiennes dans leurs modulations diversifiées pour régir des psalmodies également diversifiées, il est de l'ordre naturel que l'effet suive la cause, et que ce qui est établi pour désigner l'effet reste tel qu'il est, n'ayant pas été mis au hasard, mais selon les véritables et anciennes règles, qu'on commençait à méconnaître dans le dernier siècle. » (*Mercure de France*, février 1728, pp. 235-237.)

LEVÉ. — « C'est le temps de la mesure où on lève la main ou le pied; c'est un temps qui suit et précède le *frappé*: c'est par conséquent toujours un temps faible. Les temps levés sont : à deux temps, le second; à trois, le troisième; à quatre, le second et le quatrième. » (J.-J. ROUSSEAU.)

LIAISON. — Suite de plusieurs notes passées sous la même syllabe.

« Lorsque, dit Jumilhac (*La science et pratique du plain-chant*, part. III, chap. 4), en descendant il y a deux notes sur la même syllabe, l'on a accoutumé de les *lier* avec une queue à gauche de la première en cette façon [notation], et quand il y en a trois et que la dernière remonte, l'on joint les deux premières sous une mesme figure oblique qui a pareillement une queue à costé gauche; ce qui se pratique non-seulement à l'égard des intervalles conjoints, mais aussi à l'égard des disjoints, dont on a pareillement coutume de ne marquer que les deux extrêmes notes : [notation]. Que si, après les deux premières notes il y en a davantage qui en descendant s'entresuivent par degrez conjoints, l'on met une queue à la droite de la première, et l'on donne aux suivantes une figure biaise ou rhomboïde. [notation]. Que si la *liaison* se fait en montant, on lie quarrément toutes les notes qui sont sur une syllabe par degrez conjoints, ajoûtant seulement une queue à la droite de la dernière : [notation]. Mais quand il y a des degrez disjoints entre les notes, on les *lie* à la façon moderne en cette sorte : [notation]. Or, comme les queues que l'on met en descendant dans cette espèce de chant ne sont que pour servir d'or-

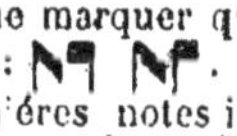

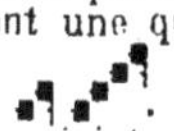

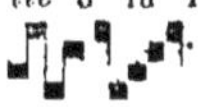

(366) C'est le premier indice, je crois, d'une notion exacte de la tonalité chez les symphoniastes du XVIIIe siècle.

nement à la *liaison* de ses notes et ne varient aucunement l'égalité de leur mesure; aussi ne s'y assujetit-on pas en telle sorte qu'on ne les omette si l'on veut, tant en descendant qu'en montant, ainsi qu'il se peut voir en plusieurs livres modernes, où le plain-chant se trouve imprimé sans avoir de queues, mesme en descendant. »

LICHANOS. — « C'est le nom que portait, parmi les Grecs, la troisième corde de chacun de leurs deux premiers tétracordes, parce que cette troisième corde se touchait de l'index, qu'ils appelaient *lichanos*.

« La troisième corde à l'aigu du plus bas tétracorde qui était celui des hypathes, s'appelait autrefois *lychanos-hypaton*, quelquefois *hypaton-diatonos*, *enharmonios*, ou *chromatikè*, selon le genre. Celle du second tétracorde ou du tétracorde des moyennes, s'appelait *lichanos-méson*, ou *méson-diatonos*, etc. » (J.-J. Rousseau.)

LICITUM. — Ce mot, selon Du Cange, semble signifier à peu près la même chose que *jubilum*, *jubilus;* c'est une espèce de chant dans lequel la voix se prolonge sur un seul ton, ce qui ne se fait pas sans une sorte de licence. Il cite les *Stat. S. Capel. Bitur.*, ann. 1407, ex Bibl. reg. : « Ordinamus quod prœfatum collegium juxta ordinationem præfati domini ducis fundatoris teneatur prima die cujuslibet mensis... Unam missam de S. Spiritu...et post ejus decessum, loco illius, solemnes vigilias defunctorum et in crastinum laudes, commendationes et versiculos cum magno licito atque pausa, et postmodum missam fidelium defunctorum pro salute animæ domini fundatoris præfati. »

LIGATURA. — *Ligatura est conjunctio figurarum simplicium per tractus debitos ordinata. Alia ascendens, alia descendens.* (Joan. de Muris., c. 9.)

LIGATURE veut dire *lien*, *liaison.*

— On donne encore le nom de *ligatures* à des groupes qui se rencontrent aux intonations et aux médiations solennelles des versets; lesquelles ligatures doivent se chanter en plain-chant comme les neumes (groupes), alors même que le verset n'est chanté qu'en chant rhythmique ou psalmodique.

Ligature. — Dans le système de notation du moyen âge, la *ligature* était la réunion de plusieurs notes carrées, de manière à ne former qu'une figure dans laquelle chaque note isolée avait une valeur différente selon qu'elle était placée au commencement, au milieu ou à la fin, qu'elle était ascendante ou descendante, qu'elle avait une queue ou qu'elle n'en avait pas, que cette queue était dirigée en bas, en haut, mise à droite ou à gauche, que cette même note était blanche ou noire, etc.

Le système fort compliqué dont la *ligature* était un des éléments les plus essentiels fut supprimé au moyen de trois signes : le trait de mesure, l'arc de ligature et le point comme signe d'augmentation. (*Voy.* Kiesewetter, *Histoire de la musique de l'Europe occidentale*, époque anonyme.)

Les *ligatures*, suivant M. Th. Nisard, ou points composés, se divisaient : 1° en *ligatures* proprement dites; les points y sont reliés entre eux par une liaison calligraphique; 2° en *ligatures* de position : les points y sont détachés et ne forment des groupes qu'en vertu d'une certaine position relative d'abaissement ou de hauteur; 3° en *ligatures* mixtes, grâce à la combinaison des *ligatures* précédentes..... « Les *ligatures* avaient des noms fort singuliers, tels que *scandicus*, *salicus*, *climacus*, *torculus*, *porrectus*, *podatus*, *clinis*, et beaucoup d'autres qui ont varié suivant les époques. » (*Etudes sur les anciennes notations de l'Europe*, dans la *Revue archéolog.*, 1er article.)

Il faut donner le temps à l'habile et persévérant paléographe musicien de compléter son système.

LIGNE. — « C'est le nom qu'on donne à ces traits horizontaux sur lesquels et entre lesquels on place les notes de la musique moderne. Il y en a ordinairement quatre dans le plain-chant, et dans la musique cinq principales, outre lesquelles on en ajoute tant au-dessus qu'au-dessous, quelquefois, et selon le besoin, une ou plusieurs autres petites. La première des cinq principales est toujours celle d'en bas; la cinquième, celle d'en haut, etc. On en attribue l'invention communément à Guy l'Aretin. Elles aident beaucoup l'imagination pour distinguer les sons graves d'avec les sons aigus. » (*Dictionnaire de* Brossard.)

— « Le nombre de ces lignes a varié dans le moyen âge; à la fin du xviie siècle et au commencement du xviiie, la portée était composée de huit lignes pour la musique d'orgue et de clavecin. » (Fétis.)

— L'incertitude et la confusion qui résultaient des signes neumatiques placés irrégulièrement et pêle-mêle, tantôt en haut, tantôt en bas, au-dessus du texte, ont donné lieu évidemment à l'origine de la ligne.

« Vers 986, dit M. Th. Nisard, les copistes imaginent de régulariser la position relative des signes, en traçant une ligne sèche dans l'épaisseur du vélin; c'est ce dont fait foi un passage de la Chronique de Corbie (*ad annum* 986), cité par Gerbert, et qui n'a point fixé l'attention des savants : *Sub iis temporibus inceptus est novus modus canendi in monasterio nostro per flexuras et notas; per regulas et spacia distinctas, meliusculum dinumerando, quam antea agebatur : nam nullæ regulæ extabant in libris antiphonariorum et graduum ecclesiæ nostræ.* (*De cant. et mus. sacr.*, t. II, p. 61.)

« Ce passage important, continue M. Nisard, semblerait insinuer que l'introduction de la ligne, origine de nos portées musicales, a pris naissance dans l'abbaye de Corbie. Cette conjecture est d'autant plus probable, que le monastère dont je parle était, à cette époque et depuis Charlemagne, l'une des plus célèbres écoles de plain-chant que possédait la France. » (*Etudes sur les not. music.*, 1er art., *Revue archéol.*)

Quoi qu'il en soit de cette conjecture,

c'est à Guido d'Arezzo que l'on doit la portée des quatre lignes. Cet homme illustre, voulant introduire la clarté et la simplicité dans la notation musicale, « donna, comme dit Jumilhac, à deux de ses quatre lignes deux diverses couleurs, à l'une le rouge, pour marquer la lettre ou la clef F, à l'autre le vert, pour marquer la lettre ou la clef du C. Aux deux autres de ses lignes qui n'avoient aucune couleur, il mit à leur commencement deux autres des sept premières lettres, de sorte que chacune de ses quatre lignes ayant sa lettre ou sa clef, les points ou les notes qui se trouvoient assises tant sur lignes, qu'au-dessus ou au-dessous, et dans les interlignes, estoient d'abord discernées avec tant d'evidence, qu'en suite il n'a pas esté besoin, ni de continuer à distinguer les lignes par des couleurs, ni de multiplier les lignes ou les clefs. » (*Science et pratiq. du plain-chant*, part. II, chap. 9, p. 72.)

C'est ce qu'explique Guido dans le prologue rhythmé de l'Antiphonaire; il compare une musique sans lignes ni lettres à un puits sans cordes, dont les eaux, si abondantes qu'elles soient, ne servent à rien à ceux qui les voient.

Ut proprietas sonorum discernatur clarius,
Quasdam lineas signamus variis coloribus,
Ut quo loco sit sonus, mox discernat oculus.
Ordinem tertiæ vocis splendens crocus radiat. (Le C.)
Sexta ejus sed affinis flavo rubet minis (Le F.)
Est affinitas colorum reliquis inditio.
Et si littera vel color neumis non intercrit,
Tale erit quasi funem dum non habeat puteus,
Cujus aquæ, quamvis multæ, nihil prosunt videntibus.

Il est bon de remarquer ici que l'on trouve l'emploi des lignes dans des manuscrits qui ont precedé le siecle de Guido; mais, comme dit encore Jumilhac, « il est necessaire de remarquer la difference qui est entre leurs lignes et leurs notes, et entre celles dont Aretin s'est depuis servy, afin de ne se pas tromper dans le jugement que l'on peut porter de leur antiquité. Les lignes donc qui se voyent dans les manuscrits qui ont precedé le siecle d'Aretin, n'y ont esté employées que pour conduire la main des écrivains, afin qu'en suite, tant l'ecriture du texte que les points ou les notes du chant fussent tirées avec plus de de droiture ou de cimetrie. Du reste tant ces lignes que leurs notes n'ont eu aucune lettre ni couleur, et partant elles sont qualifiées aveugles par Aretin, d'autant qu'elles sont privées de la lumière qui est necessaire pour faire connoistre la difference des sons, et pour conduire le chant. Que si en quelques-uns de ces mesmes manuscrits il se voit maintenant quelque lettre à l'endroit de leurs points ou de leurs notes, il n'y a qu'à les regarder de prez, et à les examiner un peu plus exactement, et et l'on trouvera qu'elles ne sont pas écrites de la mesme main, et qu'elles y ont esté ajoutées depuis qu'on a pû leur donner de la lumière par le moyen des lettres d'Aretin, afin de les tirer de l'obscurité et de la confusion où elles estoient auparavant. C'est ainsi que je l'ay moy-mesme veû et observé en quelques manuscrits, et entre autres en celuy du monastere de Ripouille, qui est de l'année 842. » (*Ibid.*)

LIMMA. — « Intervalle de la musique grecque, lequel est moindre d'un comma que le semi-ton majeur, et retranché d'un ton majeur, laisse pour reste l'apotome.

« Le rapport du *limma* est de 243 à 256, et sa génération se trouve, en commençant par *ut*, à la cinquième quinte *si* : car alors la quantité dont ce *si* est surpassé par l'*ut* voisin est précisément dans le rapport que je viens d'établir.

« Philoiaüs et tous les pythagoriciens faisaient du *limma* un intervalle diatonique qui répondait à notre semi-ton majeur. Car, mettant deux tons majeurs consécutifs, il ne leur restait que cet intervalle pour achever la quarte juste ou le tétracorde : en sorte que, selon eux, l'intervalle du *mi* au *fa* eût été moindre que celui du *fa* à son dièse. Notre échelle chromatique donne tout le contraire. » (J.-J. Rousseau.)

LINOS. — « Sorte de chant rustique chez les anciens Grecs; ils avaient aussi un chant funèbre du même nom, qui revient à ce que les Latins ont appelé *nænia*. Les uns disent que le *linos* fut inventé en Egypte; d'autres en attribuaient l'invention à Linus, Eubéen. » (J.-J. Rousseau.)

LITANIE. — « *Litania* est un nom grec, λιτανεία, qui signifie autant que *supplicatio, aut solemnis precatio*, suivant les glossographes (367) du droit Canon et civil. Justinian (368) appelle ces prières publiques, λιτας, *hoc est, litationes vel litanias, quas, dum pompa inceditur, sine sacris crucibus, fieri vetat.* Durand observe en son *Rational* (369) que l'Eglise a gardé ce mot, *propter auctoritatem linguæ græcæ, quoniam græca lingua antiquitus Romæ, et in Italia, tantæ fuit auctoritatis, ut non solum dies solemnes græcis nominibus nuncuparentur, ut Pascha,* πάσχα, *a passione, quia* πάσχειν *græce dicitur,* pati *latine.* D'où paraît l'ineptie de plusieurs qui escrivent avec le vulgaire, *Letania* avec un *epsilon*, comme fait Strabon (370), ou bien *Lætania* avec une dipthongue, comme Jean Beleth (371).

« Les *Litanies, Rogations* ou *Processions* (qu'on les appelle comme on voudra) sont générales et communes, ou spéciales et particulières. Les générales sont celles qui sont faites communément par toute l'Eglise universelle; les speciales se font en cer-

(367) *Gloss.*, communiter in can. 3 *De consecrat.*, dist. 3 et in l. III, c. *De hæretic.*

(368) *Novell. constit. de Eccles.*

(369) Durand, in *Ration. div. offic.*, l. VI, c. 102, n. 1, et c. 86, n. 4, et c. 107, n. 1, et c. 16, n. 1 et 2.

(370) Valafridus Strabo in l. I. *De rebus Eccles.*, c. 28.

(371) Beleth., *De divinis officiis*, c. 122 et 123.

taine province, ou diocèse particulier. Les premières sont ordinaires et coutumières; et les deuxièmes sont extraordinaires et incertaines. Celles-là sont prescrites par la disposition du droit positif; et celles-ci sont commandées par le prélat, suivant les occurrances. Les premières sont appelées *Processiones statæ vel stativæ* (372), et les deuxièmes *imperatæ seu imperativæ*. Celles-là sont divisées communément, *in maiores, et minores*, estants faictes solennellement dans les rües et lieux publics; et celles-ci se mènent, tantost dedans l'église, tantost à l'entour d'icelle; quelquefois par les cloistres et puis sur la mer (373). Les unes sont noires, tristes et pénitentiaires, quand c'est pour apaiser l'ire de Dieu, destourner famine, peste ou guerre, et les autres blanches et joyeuses, en action de grâces à Dieu pour quelque délivrance de siége, ou quelque victoire d'ennemis. Les écrivains font mention de quatre *Letanies* principales qui se disent : l'une, *die sancti Marci;* l'autre *ante ascensionem Domini;* la troisième *Calendis Novembris*, et la quatrième aux Ides ou à la Noël. Quoyque toutes ces *Rogations, Letanies* et *Processions* se trouvent précisément dans le droict, où les sacrés canons semblent désirer mêmes solennitez, pompes et apparats; si est-ce néanmoins, que la distinction commune des *Litanies, in majores et minores*, ne s'entend sinon de celles qui se font au temps pascal, c'est-à-dire entre Pasques et Pentecoste; les majeures étant dites celles de saint Marc et les mineures celles de l'Ascension : Et si la feste de ce bienheureux évangéliste arrive le jour de Pasques, comme elle y tombe quelquefois, on la transfère en la semaine après le dimanche de Quasimodo.

« Au demeurant Suarez (374) escrit que les *Rogations* ou *Letanies* majeures sont celles qui sont dites en processions solennelles, trois jours avant l'Ascension de nostre Sauveur. Et que les mineures sont celles que l'Eglise mene le jour et feste de Saint-Marc. Laquelle opinion semble estre fondée, non sur le concile d'Orléans par lui cité, mais sur le concile de Maïence, tenu sous Charlemagne; et sur ce que la solennité d'un jour n'est point si grande et pompeuse, que celle de trois jours, honorez de la présence du prélat. Mais n'en deplaise à ce grand docteur le contraire est véritable et il est hors de doute que les *majeures Letanies* sont celles de Saint-Marc; et les *mineures*, celles de l'Ascension, comme enseignent (374*) Pierre Gregoire, Durand, Beleth, Valafroy, Turrecremata, Baronius, Gratian Cherubin et plusieurs autres. Car les *Rogations* et *Litanies* sont appelées *majeures*, non comme tient le vulgaire, pour avoir esté premièrement instituées, ny pour estre célebrées avec plus de pompe et solemnité, et non plus à raison de leurs prières plus longues, ou moindres; car elles contiennent mesmes kyrielles et oraisons. Mais on les nomme et qualifie majeures, à cause de l'authorité de celui qui les a ordonnées, ou plutôt renouvelées, à savoir Gregoire le Grand ; et à raison du lieu authentique où elles furent establies, qui est à Rome, avec decret exprez, *ut ubique terrarum celebrarentur*. Et les autres sont appelées mineures, pour avoir été introduites dans l'Eglise, par un moindre prélat, savoir saint Mamert, que Tritheme appelle Claude, quelques autres Claudian ; et ce au bas Dauphiné à Vienne, d'où il estoit evesque.

« Or, l'invention de *Letanies* et *Rogations majeures* provient de qu'en l'an 589 il arriva une maladie contagieuse et peste inguinaire à Rome, de laquelle on mouroit en esternuant et baaillant; d'où vint la coutume de dire, *Dieu vous soit en aide*, au premier accident, et de faire le signe de la croix au second. Et ce fléau advint aux Romains en punition de ce qu'ayant vécu sainctement tout le caresme et reçeu le corps du Seigneur à Pasques, *postmodum ludis, commessationibus et luxuriæ fræna laxabant* (375), comme écrit Durandus en son Rational. Voicy en quels termes, Paul diacre d'Aquilée (376), chancelier du roi des Lombards, et Gregoire mesme (377) descrivent cette histoire : « Tempore Chil-« deberti Regis Gallorum, et Mauricii im-« peratoris Romanorum, accidit diluvium in « finibus Venetiarum, Liguriæ, cæterarum-« que regionum Italiæ, adeo magnum, ut « credatur post Noe tempora majus non ex-« stitisse, inundatione incipiente Kalendis « Novembribus, quam subsecuta est statim « pestilentia atrox, dicta inguinaria, quæ « fere omnem populum Romanum, et ipsum « quoque summum Pontificem Pelagium « secundum exstinxit, anno Domini 589. In « cujus locum statim subrogatus est Gre-« gorius primus dictus Magnus, communi « consensu omnium ex levita evectus in se-« dem; qui supplicationem et septiformem « Litaniam ordinavit, ita nuncupatam, quod « in ea totus urbis populus deprecaturus « Deum, in septem ordines per eum di-« visus est. In primo fuit Clerus ; in se-« cundo, Religiosi; in tertio, sanctimonia-« les; in quarto, omnes pueri; in quinto, « omnes viri laici; in sexto, omnes viduæ « et continentes; in septimo, omnes mu-« lieres conjungatæ. Præcepit autem postea « Gregorius eamdem supplicationem sin-« gulis annis fieri per totum orbem, una « die, hoc est, sexto Kalendas Maii. » Ce que Sabellicus (378) et Sigonius (379) ra-

(372) Petr. Greg.
(373) Guillelm. Durand, in *Rationali divinor. officior.*, l. vi, c. 102, n. 1, 2, 3 et 4.
(374) Fran. Suarez, t. II *De statu Religionis*, l. iii, c. 9 et finali, num. 26.
(374*) P. Gregor., l. i *Part. juris canon.*, tit. 20, c. 4, in scholiis.
(375) Gulielm. Durand., in *Rationali div. offic.*, l. vi, cap. 102.
(376) Paul. Diaconus, l. ii *Hist. de orig. et gestis Longobardorum*, cap. 11.
(377) Greg. Magn., l. ii, epist. 2.
(378) Sabellicus, l. v *Enneadis octavæ*.
(379) Sigonius, l. i *Regni Italiæ*.

content un peu diversement. Néanmoins tous conviennent en ce point, *Gregorii et populi supplicantis preces, non incassum esse missas, quia pestilentia sensim remittens, brevi exstincta est.*

« Et quant aux *Letanies et Processions mineures*, saint Mamert, ou Mamerque, evesque de Vienne, renommé en sainteté, les institua par un exemple de piété, avec (380) saint Vedaste evesque envoyé par saint Remy, au temps de Clovis, cinquième roy de France, mais le premier qui ait embrassé la religion chrestienne; et indict trois jours d'abstinence que les Syriens catholiques appellent le jeusne des Ninivites; voyant que la ville de Vienne estoit agitée de foudres qui embrasoient les maisons, de continuels tremblements de terre, et que les loups et autres bêtes farouches y venoient mesme dévorer les hommes. Cela fut fait environ l'an de salut 465 (381), près du Rhône, et depuis l'on trouva si bonne cette instruction, qu'elle s'est espandue par toutes les églises et spécialement en la Romaine, suivant le décret du même concile d'Orléans (382). Mantuan décrit richement ces Rogations, disant (383) :

Urbs sedet ad Rhodanum, Galli dixere Viennam,
Quæ tulit adversos casus, pastore Mamerto,
Et longum vexata fuit. Nam fulmine crebro
Arsit, et horrificis terrarum motibus arva
Scissa dehiscebant, rimis penetrantibus usque
Ad Stygios amnes, ubi sunt Jovis antra profundi.
Adde lupos, qui tartareis agitantibus umbris
In furias acti, nedum jumenta per agros,
Audebant laniare homines, et in urbibus ipsis.
Casibus his perculsi omnes, divina coacti
Quærere subsidia, et divos excire precando.
Hinc traxit Litanea ortum, transivit in omnes
Religio similis pauco post tempore gentes.

« En quoy se void l'erreur de Polidore Virgile (384) et de Platine, lesquels attribuent cette institution au Pape Leon III, qui estoit du temps de Charlemagne, environ l'an 800, si ce n'est qu'ils veuillent dire, que ce Pontife Souverain fit une loy et ordonnance annuelle, de ce qui auparavant estoit de dévotion.

« En somme, au récit de Guazin, tous conviennent de ce point que saint Mamert est l'auteur des Letanies couchées dans les Breviaires, Messels, Pontificaux et Rituels romains. Si bien qu'il n'est loisible à personne d'en inventer d'autres nouvelles, pour les dire et chanter à son appetit; mais il faut user et se servir publiquement des prières et rogations prescrites par l'Eglise. Quelques-uns comparent les processions (385) aux Ambaruales des païens, ainsi appelées *ab ambiendis arvis*: d'autant que les prestres nommés Aruales avoient accoustumé tous les ans de promener leurs hosties avec grandes clameurs, par les champs à l'entour des fruicts par trois fois avant la cueillette, à l'honneur de Cérès, en chantant les louanges de cette déesse, comme Virgile nous l'apprend au 1er livre des *Géorgiques* (386).

Terque novas circum felix eat hostia fruges.....
Quam Cereri torta redimitus tempora quercu,
Det motus incompositos, et carmina dicat.

« Varron nomme cela en quelqu'un de ses traités (387) *lustrare agrum et soli taurilia circumagi*. Ce qui semble que le clergé imite de point en point, quand il fait durant trois jours et conduit la procession annuellement autour des champs, avant la moisson. Ulpian dit aux Pandectes que les païens ordonnoient des processions publiques pour l'allegresse commune et le succès des affaires. Suivant Tite-Live (388), le sénat de Rome ordonnoit des processions *ob bellum jure susceptum, res prospere gestas, vel ad evertenda mala.* Quand le mont Vesuve eut jeté et vomy ses cendres, jusques en la ville de Bysance, on ordonna une procession d'un an. On voit que les processions romaines ont une grande similitude en leurs circonstances avec celles des Chrestiens. Mais surtout la superstition et manière de proceder en telle action, se verifie estre equivallente et de pareille mise; en ce qu'ès *processions* pontificales on invoque tantost la Reine du ciel; et tantost la Divinité, avec tous les saints du paradis, comme il est couché aux Letanies, à l'exemple des païens, qui imploroient tantost la déesse Pallas, et tantost ils s'adressoient à tous leurs dieux. » (BORDENAVE, *Estat des Egl. cathed. et colleg.*; Paris, 1643, in-fol.)

— On donnait plusieurs noms aux *litanies* suivant la manière dont elles étaient chantées et la partie de l'office à laquelle elles se rapportaient.

Ainsi, par exemple, des trois que l'on chantait à Saint-Paul de Lyon le samedi saint, la première était appelée litanie *ad ascensum fontis*, la seconde *ad incensum fontis*, et la troisième *ad introitum*, sous-entendu *ecclesiæ* ou *chori*. (Dans la même église, ces trois litanies du samedi saint étaient chantées encore, dans leur ordre, pendant les trois jours des Rogations, une pour chaque jour.)

Dans les églises de Laon et de Saint-Julien du Mans, il y avait ce qu'on appelait *litania septena, litania quina*, et *litania terna*. Le samedi saint, la première *litanie* était entonnée au chœur après le chant des prophéties et les *traits*. Cette litanie était appelée *septena*, parce qu'on y répétait sept fois le nom de chaque saint. La seconde litanie était entonnée en allant aux fonts et l'on y répétait cinq fois le nom de chaque saint; voilà pourquoi elle était appelée *quina*. Enfin, en retournant au chœur, on chantait la troisième litanie, dans laquelle le nom de

(380) AUBERT. MIRÆUS, lib. singulari *De canonicorum collegiis*, c. 10 et c. 8.
(381) *Concilium Aurelianense*, can. 6.
(382) POLYDOR. VIRGIL., VI *De invent rer.*, c. 11, et *Decretor.*
(383) MANTUANUS, l. IV *Fastorum*.
(384) *Loco citato.*
(385) DUPLESSIS-MORNAY.
(386) VIRG., *Georg.*, l. I *ad C. Cilnium Mæcenatem.*
(387) *De re rustica.*
(388) LIVIUS, l. XVII.

chaque saint était répété trois fois; c'est celle que l'on nommait *terna*. A la première litanie, il y avait *Sancta Maria;* à la seconde, *Sancta Dei genitrix*, et à la troisième, *Sancta Virgo virginum*.

Gerbert, et Lebrun-Desmarettes (*Voyag. liturg.*, p. 24) prétendent que les neuf *kyrie* de la messe nous sont venus de cette manière de chanter les *litanies*.

Suivant les usages auxquels elles étaient employées dans les diverses localités, les litanies étaient encore nommées tantôt litanies *ad directum* ou *in directum*, tantôt litanies *majeures* (389), tantôt *grandes litanies*.

Dans l'église de Rouen on avait des litanies spéciales pour les processions du mardi et du mercredi des Rogations, les litanies du lundi étant tout simplement les litanies des saints.

L'auteur des *Voyages liturgiques* décrit ainsi ces espèces particulières. « Le mardi des Rogations, la procession va à l'église de Saint-Gervais avec les mêmes cérémonies qu'hier; il y a sermon, lequel étant fini, on dit à genoux les prières après lesquelles on chante le répons : *O Constantia martyrum*, lequel étant fini, trois chanoines chantent la litanie qui commence par *Humili prece et sincera devotione ad te clamantes, Christe, exaudi nos*, que le chœur répète après chaque couple ou combinaisons de strophes composées chacune d'un vers hexamètre et d'un pentamètre, qui contiennent les noms des saints selon leur ordre, dont la composition, ajoute l'auteur, est aussi pitoyable que le chant est charmant.

« La procession va sur le bord des fossez dans lesquels il y a des tours, des écoutes ou voutes, et plusieurs échos qui retentissent de ce beau chant avec ses cadences. On ne peut rien entendre de plus agréable ni de plus charmant. Les chantres continuent la *litanie* jusqu'à ce qu'étant arrivez au chœur de l'église cathédrale, ils la finissent par les deux dernières strophes dont la dernière est grecque.

« Le mercredi des Rogations on va en procession à Saint-Nicaise à la même heure et avec les mêmes cérémonies que le lundi, pareillement avec sermon. En retournant, trois chanoines chantent d'abord la litanie : *Ardua spes mundi*, qu'on répète après une strophe composée d'un vers hexamètre et d'un pentamètre, qui contiennent les noms des saints selon leur ordre, dont la composition n'a rien de beau non plus que le chant. Mais quand on est venu à un certain carrefour, trois prêtres chapelains en commencent une autre dont le chant est plus beau, et qui fait un fort bel effet avec les reprises. En voici l'ordre. Les trois prêtres chapelains chantent *Rex, Kyrie, Kyrie, eleison, Christe, audi nos*. Le chœur répète la même chose. Puis les trois prêtres chapelains, au milieu de la procession, chantent *Sancta Maria, ora pro nobis;* après quoi trois diacres chapelains de même chantent *Rex virginum, Deus immortalis*. Trois sous-diacres chapelains de même ajoutent : *Servis tuis semper miserere*. Le chœur : *Rex, Kyrie, Kyrie eleison, Christe, audi nos*. Et ils poursuivent ainsi tous neuf la *litanie* le long du chemin jusque dans le chœur, où on la finit. Au retour, on dit Nones,.... etc., etc. » (*Voyag. liturg.*, pp. 344,345 et 430.)

Aux processions des Rogations qui ont lieu à Saint-Maurice d'Angers, on chantait des *litanies fort extraordinaires dans leur composition*. Ainsi s'exprime notre auteur, mais il n'en fait pas une description aussi détaillée que celle qu'il consacre aux *litanies* de Rouen. La seule circonstance notable qu'il relate appartient à la cérémonie du mercredi. Après que la procession a traversé un certain nombre d'églises (ce qui s'appelle la *haye percée*, usage qui est fondé sur ces paroles : *Non habemus hic manentem civitatem*), la *litanie*, au retour, est chantée par huit dignités ou anciens chanoines de la cathédrale. « En rentrant dans l'église cathédrale, on met la châsse (contenant des reliques) au travers de la porte de l'église, et tout le clergé et le peuple passe par dessous. Le clergé se range dans la nef sur deux lignes, et les huit dignitez ou chanoines, chantant les *litanies*, se mettent de front au bas de la nef, et les sacristes les revêtent de précieuses chappes vertes. Là ils continuent les *litanies*, ayant le visage tourné vers la relique, c'est-à-dire vers l'occident. Sur la fin des *litanies*, lorsqu'ils chantent *Gloria Patri et Filio*, ils se retournent vers l'orient et y demeurent. » (*Voyag. liturg.*, pp. 99 et 100.) « Dans la même ville d'Angers, les *litanies* qui étoient chantées le jour de Saint-Marc étoient les *litanies* ordinaires. Seulement, à chaque invocation de saint ou de sainte, le chœur, au lieu de dire : *Ora* ou *Orate pro nobis*, répétoit *Kyrie, eleison, Christe, eleison, Kyrie, eleison*. » (*Ibid.*)

Ce qui vient d'être dit des *litanies* en usage à Rouen, à Angers, et sans doute en

(389) Il n'est pas facile de se rendre compte de ce que l'auteur que nous suivons entend ici par *litanie majeure*. Peut-être le passage suivant mettra-t-il sur la voie des érudits plus familiarisés que nous avec les usages liturgiques de l'église de Rouen, à laquelle cette espèce de litanie se rapporte. « Si la *litanie majeure*, qui est le 25 d'avril, arrivoit dans l'octave de Pâques, ou aux dimanches d'après Pâques, alors on n'observoit aucun jeune ni abstinence, et on n'en faisoit aucune mémoire autre qu'une procession qui ressentoit (*sic*) la fête, *nisi festiva tantum processio*, où l'on ne chantoit rien de triste ni qui ressentît la pénitence. C'est ce qui s'observe encore aujourd'hui à Rouen : car en ce cas on va à la plus prochaine église en chantant le répons *Christus resurgens*; dans l'église de la station, un répons ou une antienne du saint patron avec le verset et l'oraison; puis on revient à sa propre église en chantant la *litanie* des saints, et après qu'on est entré dans sa propre église, on chante l'antienne, le verset et l'oraison du saint qui en est le patron; et puis c'est tout. Cette procession pour les fruits de la terre s'est toujours faite au 25 avril; et autrefois les païens en faisoient de même avec des prières à leurs dieux en pareil jour pour leurs biens de la terre. C'est une découverte de M. Châtelain. » (*Voyag. liturg.*, page 306 et 307.)

beaucoup d'autres lieux, montre quel désordre cette manie particulière de tout temps aux Français d'innover, de changer, de dénaturer, de composer, avait introduit dans la liturgie.

A Saint-Martin de Tours, lorsqu'à la troisième litanie du samedi saint on était arrivé au ***Propitius esto***, un enfant de chœur, debout devant le chantre, disait trois fois ***Accendite***, en élevant sa voix à chaque fois. Alors les feux du sanctuaire s'allumaient. La même cérémonie se pratique à Rome, quand le Pape officie. Nous avons omis de dire qu'à Angers cet ***Accendite*** était chanté aux fêtes solennelles par un petit chœur de musique placé au haut du chœur, en face de l'autel, avant que la messe ne commençât. (*Ibid.*, p. 129.) A Saint-Etienne d'Auxerre, au lieu d'***Agnus Dei*** dans les litanies des saints, on disait ***Agne Dei qui tollis***, etc. Entre chaque ***Agne Dei***, un enfant, placé au milieu du chœur, disait l'***Accendite***, en haussant pareillement la voix à chaque répétition. C'est ainsi que se terminait la troisième *litanie* du samedi saint et celle de la vigile de la Pentecôte. (*Ibid.*, p. 161.)

Il y a eu des pontifes et de saints personnages qui ont ordonné des litanies et des jeûnes pour certaines fêtes auxquelles ils avaient une dévotion particulière. Ainsi, dans l'église de Saint-Pierre de Vienne, on peut lire dans l'épitaphe de saint Mamert, archevêque de cette ville, les paroles suivantes : ***Hic triduanum solemnibus*** LETANIIS ***indixit jejunium ante diem qua celebramus Domini ascensum.*** (*Voyag. liturg.*, p. 39.)

Presque toujours les *litanies* étaient jointes à un jeûne. A Saint-Aignan d'Orléans, si la fête de saint Marc tombait l'un des dimanches qui suivent l'octave de Pâques, on la célébrait à la place du dimanche, et non-seulement l'office du dimanche, mais encore le jeune, la procession et les litanies étaient remis au lendemain lundi. ***In ipsa die dominica fiat de sancto, et in crastino fiat de Dominica, et fiat ibidem jejunium et*** LETANIA. (*Ibid.*, p. 210.)

N'omettons pas de mentionner l'usage qui s'est maintenu pendant assez longtemps dans l'église de Sainte-Croix d'Orléans, où s'étaient conservés quelques vestiges de l'antique cérémonie de la pénitence publique. Le jeudi saint, le pénitencier, après avoir prononcé un sermon, se rendait dans la chapelle de Saint-Jean, derrière le chœur, où était son tribunal et où se trouvaient, en ordre, les pénitents revêtus de linges, d'écharpes et de couvertures dont ils se couvraient le visage. Le pénitencier récitait les sept psaumes pénitentiaux, ainsi que quelques autres prières ; puis, tous les pénitents, rangés deux à deux, se mettaient à genoux, et faisaient ainsi, en se traînant sur les genoux, la procession autour du chœur à l'extérieur. Le sous-pénitencier et le pénitencier, revêtus d'étoles, l'un précédant la procession, l'autre la terminant, chantaient les litanies des saints.

On appelait *litanie plane*, *letania plana*, celle dans laquelle on répète plusieurs invocations, du moins à ce que dit Du Cange. (Cerem. ms. cul. Carnot., ubi de Rogat. : ***Letaniam planam et consuetam cantant duo pueri succentore eos docente.***)

« Le lundi des Rogations est intitulé dans ce missel manuscrit (du XIIIe siècle, de la bibliot. de M. de Cambis-Velleron) : ***Litania major*** et ***ad litaniam majorem***, ainsi nommées et confondues avec les Rogations, parce qu'on chante des litanies aux processions des Rogations, et que le mot grec est la même chose que ***rogatio*** ou ***supplicatio*** en latin.....

« Il est convenable d'observer, au sujet des ***litanies majeures*** et ***mineures***, le temps de leur institution. En France, où les processions des Rogations sont plus anciennes, on les a appelées *litanies majeures*..., au lieu qu'on appelle *litanie mineure* la procession du jour de Saint-Marc, qui n'a été instituée qu'en l'an 590. Au contraire, à Rome, où la procession de Saint-Marc est plus ancienne que celle des Rogations, on l'appelle ***litanie majeure***, et les processions des Rogations ***litanies mineures;*** ainsi ces termes ***majeures*** ou ***mineures*** doivent être entendus relativement au lieu dont on parle. Anastase le Bibliothécaire nous apprend que ce fut le Pape Léon III qui établit les Rogations dans l'Eglise romaine, après que Charlemagne eut fait observer en France les litanies romaines, qui sont celles du jour de Saint-Marc. Léon III fut élu Pape le 26 décembre 795, et mourut le 11 juin 816. On nomma à Rome les Rogations la ***litanie gallicane***, ou les *petites litanies*, pour les distinguer des grandes litanies qu'on célèbre le 25 d'avril. » (*Catalogue raisonné des mss. de M. de Cambis-Velleron*, pp. 55, 56; in-4°, Avignon, L. Chambaud, 1770.)

— De nos jours, les *litanies* étaient devenues, pour un de nos plus grands artistes, dans le temps de sa ferveur, une prière de prédilection. Cette formule toujours répétée : ***Ayez pitié de nous***, lui paraissait sublime. Il voyait dans ces quatre mots le cri de toutes les douleurs, comme le repentir de toutes les fautes, et une sorte de refrain lugubre pour toutes les catégories des maux de l'humanité. Il résumait, dans cette exclamation, et la misère sans bornes de l'homme, et l'infinie miséricorde de Dieu. Il disait que si, dans ses moments d'oubli, il eût pu prier, il aurait récité les ***litanies.***

Litaniæ mortuorum discordantes. — On trouve une citation de ce morceau singulier dans la ***Practica musica*** de Gafforio, Milan, 1496, au 14e chap. du IIe livre. Ces litanies, écrites en dissonances de quartes, se chantaient dans l'église de Milan, la veille du jour des Morts. Choron en a donné la formule dans son ***Sommaire de l'histoire de la musique***, placé en tête du ***Dictionnaire des musiciens.***

LIVRE. — « L'Eglise se servoit autrefois de trois livres différents dans la célébration de la sacrée liturgie ; le premier, qu'on nommoit *Cantatorium*, et qu'on nomme à présent *Graduel*, servoit aux chantres dans le chœur. Le second était appelé le livre des *Évangiles;* il contenoit les épîtres et les évangiles de toute l'année. Le troisième, appelé *Sacramentaire*, contenoit les prières que le prêtre disoit à l'autel, et surtout le canon.....

« Le chantre montoit sur l'*ambon* avec son livre nommé *Graduel* ou *Antiphonier*, et chantoit les *répons*, que nous nommons *graduels* cause des degrés de l'ambon, et *répons*, à cause que le chœur répond au chantre.

« On nommoit autrefois *Antiphonaire*, ou, selon quelques-uns, *Antiphonier*, le livre qui contenoit tout ce qui devoit être chanté au chœur pendant la messe, à cause que les introïts avoient pour titre *antiphona ad introitum*. Mais depuis on n'a plus appelé *antiphonaire* que le livre qui contient les antiennes des matines, des laudes et des autres heures canonicales... » (*V.* le *Catalogue raisonné des mss. de M. de Cambis-Velteron;* in-4°, Avignon. L. Chambaud, 1770, p. 209.)

LIVRE D'ORGUES. — C'est le livre que chaque organiste doit rédiger, et qui contient l'office de sa paroisse avec les rites particuliers qui, pour certaines fêtes, le distinguent des autres.

M. Miné a publié un *Livre d'orgue*.

LIVRE OUVERT, A LIVRE OUVERT, OU A L'OUVERTURE DU LIVRE. — « Chanter ou jouer *à livre ouvert*, c'est exécuter toute musique qu'on vous présente, en jetant les yeux dessus. Tous les musiciens se piquent d'exécuter *à livre ouvert;* mais il y en a peu qui dans cette exécution prennent bien l'esprit de l'ouvrage, et qui, s'ils ne font pas des fautes sur la note, ne fassent pas du moins des contre-sens dans l'expression. » (J.-J. ROUSSEAU.)

LONGUE. — « C'est une note quarrée avec une queue qui vaut quatre mesures binaires ou à deux temps, par conséquent huit temps, à moins qu'elle ne soit liée avec une brève ou quarrée. On nomme aussi *longue* toute note, 1° qui tombe dans le premier temps de quelque mesure que ce soit, et dans le troisième de la mesure à quatre temps; 2° qui est la première des deux notes qui composent un temps; 3° toute note qui vaut deux temps de quelque mesure que ce soit, et à plus forte raison si elle en vaut trois ou quatre; 4° toute note syncopée; 5° toute note pointée; 6° toute note chargée de quelque agrément; 7° une note seule dans le deuxième temps de la mesure à deux temps, ou dans le second ou quatrième de la mesure à quatre temps peut aussi passer pour *longue*, pourvu que la suivante descende, parce que pour lors elle est censée chargée de l'agrément qui s'appelle *chute.* » (*Dict.* de BROSSARD.)

LONGUE.—« Figure de note qui, dans l'ancienne notation, était le signe d'une durée double de la *brève* ou *ronde*. Dans la mesure ternaire, la longue valait trois brèves. » (FÉTIS.)

LOZANGE. — Forme de note qui caractérise la brève.

LUTH. — « Instrument à cordes dont les Italiens se servoient pour accompagner, avant l'invention du théorbe. Voilà pourquoi on trouve souvent *leuto* ou *liuto* au lieu de *basso continuo*, ou *thiorba*. » (*Diction.* de BROSSARD.)

LUTH.—« Instrument originaire de l'Orient, où il est encore connu sous le nom d'*Eoud*. Il était particulièrement en usage aux XVIe, XVIIe et dans la première moitié du XVIIIe siècle. Son corps était arrondi comme celui de la mandoline, qui en est le diminutif, et la partie supérieure de son manche, qui était très-large, était renversée. Il était monté de vingt-quatre cordes. Huit de ces cordes étaient placées en dehors du manche et se pinçaient à vide pour faire les basses; les seize autres étaient accordées par couples à l'unisson, et fournissaient huit sons à vide. Dans les XVIe et XVIIe siècles, le luth était l'instrument principal de toute musique de chambre. » (FÉTIS.)

Cerone dit que, d'après ce qu'il a lu dans le R. P. Jacob de Bergame, Boèce, ayant été condamné à la prison perpétuelle à Pavie, par Théodoric, pour n'avoir pas voulu adhérer aux hérésies ariennes, trouva, pour récréer son âme, le moyen de pincer (tañer) le luth au moyen de nerfs ou boyaux. (*El Melopeo*, liv. II, ch. 21.) Ceci se passait en l'an 520.

— « Il ne faut pas, ny rompre les cordes, ny quitter le luth, quand on s'apperçoit du desaccord : il faut prester l'oreille, pour voir d'où vient le détraquement, et doucement tendre la corde ou la relascher, selon que l'art le requiert. » (SAINT FRANÇOIS DE SALES, *Epistres*, liv. IV, ep. 10.)

LUTHIER. — « Ouvrier qui fait des violons, des violoncelles, et autres instruments semblables. Ce nom, qui signifie *facteur de luths*, est demeuré par synecdoque à cette sorte d'ouvriers, parce qu'autrefois le luth était l'instrument le plus commun et dont il se faisait le plus. » (J.-J. ROUSSEAU.)

« Par la suite, dit M. Fétis, on a étendu ce nom à tous les fabricants d'instruments à archet, ou même à ceux qui faisaient des guitares et des harpes. Dans quelques villes de provinces, on vit même des enseignes de luthier au-dessus de la porte des fabricants d'instruments à vent. »

LUTRIN, LECTRIN, LÉTRI, LETRUN, LETTRIN, *Lectrum*, *Lectricium*, *Letricum*. — Voilà un mot dont nous n'avons pas besoin de donner ni la définition, ni l'étymologie. C'est le pupitre autour duquel sont rangés les chantres.

On lit dans le roman de Vacce :

Devant l'autel s'agenoilla
Sous un lectrum ses ganz jeta.

« Ce jour les choses bailliées à mons. Eude, mestre de la chapele royal de Paris.... item un dras reiez pour le *létri* et autre à couvrir l'autel. »

« Li tiexte des evangiles fu mis sur un *letrun* droit devant le siege ou li empereres devoit séoir. » (*Ap.* DU CANGE.)

Le lutrin ou le pupitre s'appelait aussi *roe*, *roue*, *pluteus versatilis*, parce qu'il tourne sur lui-même.

Il y avait jusqu'à neuf lutrins dans le chœur de l'église de Saint-Maurice de Vienne. (*Voyag. liturg.*)

LYCHANOS HYPATON. — C'était, dans le système des tétracordes grecs, l'indice ou la montre des principales ou des plus basses. Elle était corde variante et oxypycne.

LYCHANOS MÉSON. — C'était, dans le système des tétracordes grecs, l'indice ou la montre des moyennes. Elle était corde mobile et oxypycne.

LYDIEN. — *Du lydien ou hyperlydien.* — « Le cinquième, dans l'ordre des modes du chant, est le lydien ou hyperlydien. Il est formé de la sixième octave, dont il est la division harmonique; il est authente, majeur et impair, de l'espèce de chant oxypycne.

« Son octave commence au *fa* F sa finale, et se termine au *fa* f ; sa division est à la quinte de sa finale, et cette quinte est sa dominante. Ce mode, outre sa finale, a ses repos sur sa dominante, sur sa mediante qui est à la tierce au-dessus de sa finale. Ne pouvant avoir de repos sur le semi-ton au-dessous de sa finale, il en a quelquefois sur le ton au-dessus, qui est *sol*, mais rarement.

f Octave.
c Div. et Dom
F Octave.
Médiante.

« Ce mode est agréable et propre à exprimer les grandes joies. Les textes qui marquent la victoire et le triomphe lui sont propres. On l'emploie aussi avec succès dans les dialogues qui doivent être animés, comme il est aisé de le sentir dans le chant de la Passion; il est aussi déprécatoire, pressant et affectueux, propre à marquer la confiance. Il a ses progressions vives, animées, éclatantes; il admet en descendant beaucoup de douceur, ce qui se fait par le bémol qui est souvent nécessaire dans ce mode pour éviter le triton qui se trouverait du *si* au *fa*, et du *fa* au *si*; c'est pourquoi quelques-uns le croient souvent mêlé avec l'ionien, sa seconde espèce, mais quand il a quelque béquarre à sa quarte, il est bien certain qu'il n'est point ionien, qui ne peut admettre de béquarre à la quarte au-dessus de sa finale sans changer de nature. » (Poisson, *Traité du ch. grég.*, p. 298, 299.)

Lydien. — « Nom d'un des modes de la musique des Grecs, lequel occupait le milieu entre l'éolien et l'hyperdorien. On l'appelait aussi quelquefois mode barbare, parce qu'il portait le nom d'un peuple asiatique.

« Euclide distingue deux modes *lydiens*. Celui-ci proprement dit, et un autre qu'il appelle *lydien grave*, et qui est le même que le mode éolien, du moins quant à sa fondamentale.

« Le caractère du mode *lydien* était animé, piquant, triste cependant, pathétique et propre à la mollesse ; c'est pourquoi Platon le bannit de sa république. C'est sur ce mode qu'Orphée apprivoisait, dit-on, les bêtes mêmes, et qu'Amphion bâtit les murs de Thèbes. Il fut inventé, les uns disent par cet Amphion, fils de Jupiter et d'Antiope; d'autres, par Olympe, Mysien, disciple de Marsias; d'autres, enfin, par Mélampides; et Pindare dit qu'il fut employé pour la première fois aux noces de Niobé. »

(J.-J. Rousseau.)

LYRA. — Les commentateurs se sont mis à la torture pour expliquer un passage de Francon, où ce théoricien parle du déchant avec ou sans lyre, *cum lyra aut sine lyra*. Forkel au siècle dernier, et dans ces derniers temps, Kiesewetter se sont livrés à des conjectures qui nous semblent fort divertissantes, aujourd'hui que nous savons qu'il ne s'agissait après tout que de l'omission de trois lettres. Voici le texte de Francon sur lequel l'imagination de ces hommes respectables s'est exercée : *Discantus autem fit cum lyra, aut cum diversis, aut sine lyra et cum lira. Cum eadem lyra, hoc dupliciter; cum eadem aut cum diversis. Cum eadem lyra fit discantus in cantilenis, et rodellis et cantu ecclesiastico. Cum diversis lyris fit discantus, et in mottetis, qui habent triplum, vel tenorem, qui tenor cuidam lyræ æquipolleat. Cum lyra et sine lyra fit discantus in conductis, et in cantu aliquo ecclesiastico.* (*Ap.* Gerb., *Script. eccl.*)

Qu'on essaye de trouver une signification raisonnable à ce passage, et l'on arrivera à une interprétation qui sera tout au moins aussi ingénieuse que celle que lui a donnée Kiesewetter. « Cela signifiait probablement, dit-il, que la partie que l'on composait et la partie donnée ou imaginée arbitrairement (*ténor*), devaient être placées conjointement au-dessus d'un ton fondamental, soutenu et continu, à la manière de la vielle ou de la cornemuse. Dans le déchant à deux *lyres*, le son soutenu faisait entendre la quinte de ce son fondamental et l'octave. Lorsqu'il y avait trois *lyres*, le ténor (thème sur lequel on ajustait les parties) ne devait alors se composer que de sons relatifs à cet accord (*lyra*). Mais le déchant *sans lyre* devait consister en une ou plusieurs parties placées au-dessus ou au-dessous du ténor sans employer l'accord du son fondamental dont il a été parlé ci-dessus. » (*Hist. de la mus. occidentale*, époque Francon.)

Q'on écoute maintenant le discours prononcé par le très-regrettable bibliothécaire du Conservatoire de musique, Bottée de Toulmon, au Congrès historique, en novembre 1835 :

« Forkel, auteur d'une *Histoire de la musique* assez volumineuse, quoique non achevée et écrite en allemand, arrivé à l'époque de l'établissement de la musique mesurée, croit avec raison n'avoir rien de mieux à faire que de présenter en presque totalité le traité de Francon ; il le commente depuis le commencement jusqu'à la fin. Or, où prend-il ce traité ? Dans la collection des *Scriptores ecclesiastici de musica sacra potissimum*. Lorsqu'il en est au chapitre relatif au *déchant* ou contrepoint de l'époque, il trouve. *Discantus autem fit cum lyra aut cum diversis* etc.; et plus loin : *Cum diversis lyris fit discantus ut in mottetis, rodellis et cantu ecclesiastico.* Cherchant donc à commenter ces paroles, et ne pouvant accorder le sens qu'elles présentent naturellement avec la possibilité de trouver aucun instrument qui puisse porter le nom de lyre, en usage dans l'Eglise du moyen âge; de plus, s'appuyant sur l'autorité d'une lettre de Seth Calvisius, qui parle des vielles et des musettes, à propos d'instruments produisant plusieurs sons simultanés, Forkel donc, ayant dans cette hypothèse à choisir entre ces deux ignobles instruments, prend son parti, et traduit le mot *lyra* par vielle; alors grande dissertation de sa part sur la manière dont la vielle était accordée; enfin un système tout entier est fondé sur cette supposition.

« Or, ayant eu le bonheur de trouver une copie de Francon, au moment où je m'y attendais le moins, quelle a été ma surprise, lorsque je m'aperçus que le mot *lyra* est un mot mal lu à cause de l'abréviation, et qu'il fallait lire *littera*, ce qui change le sens entièrement, et ce qui signifie simplement que le déchant d'alors se faisait de manière à ce que les musiciens, en exécutant les différentes parties dont ces morceaux se composaient, chantaient les mêmes paroles; dans ce cas, c'était, comme Francon le dit lui-même une ligne plus loin, *cum eadem littera*, et dans l'autre cas, chaque partie comportait des paroles différentes, comme dans les motets, etc., *cum diversis litteris*.

« Ce qui vient à l'appui de ce que j'avance, c'est que l'on peut voir que les motets qui se trouvent dans le manuscrit de Guillaume de Machault sont à trois voix, et que chaque exécutant chante des paroles différentes. La douzième est assez remarquable sous ce point de vue : les paroles de la première partie sont en vieux français, celles de la seconde sont en mauvais latin; elles ont assez de ressemblance avec la physionomie d'une hymne de l'Eglise; tels en sont les premiers mots :

Corde mesto
Cantando conqueror
Semper presto
Serviens maceror
Sub honesto gestu, etc.

« Et enfin la troisième partie est sur un *Libera*. Par exemple, il faut rendre justice au bon goût de Forkel, car après avoir établi l'existence des vielles, comme nous l'avons vu plus haut, il s'indigne lui-même en pensant à l'effet que devait produire cette espèce de musique. » (*Gazette music.* du 28 février 1835, p. 70.)

« Si nous traduisons à présent le passage de Francon, nous n'y trouverons aucune obscurité. « Le déchant se fait avec un texte, ou avec plusieurs textes, ou sans texte et avec texte, si avec texte il se fait de deux manières, ou avec le même ou avec plusieurs. Avec le même texte a lieu le déchant dans les chansons, les rondels et le chant ecclésiastique. Avec différents textes on a un déchant comme dans les motets qui ont le triplum, ou le ténor, lequel ténor équivaut au texte. Le déchant se fait avec texte et sans texte dans les *conduis*, et dans un certain chant d'église proprement appelé *organum*...., etc. »

LYRIQUE. — « Qui appartient à la lyre. Cette épithète se donnait autrefois à la poésie faite pour être chantée et accompagnée de la lyre ou cithare par le chanteur, comme les odes et autres chansons, à la différence de la poésie dramatique ou théâtrale, qui s'accompagnait avec des flûtes par d'autres que le chanteur; mais aujourd'hui elle s'applique au contraire à la fade poésie de nos opéras, et par extension, à la musique dramatique et imitative du théâtre. »

(J.-J. ROUSSEAU.)

LYTIERSE. — « Chanson des moissonneurs chez les anciens Grecs.»

(J.-J. ROUSSEAU.)

M

M. — Douzième degré de l'échelle dans la notation boétienne, et qui correspondait au second *mi*. Cette lettre, dans l'alphabet significatif des ornements du chant de Romanus, signifiait *moderari, mouvement modéré.*

MA. — Nom que des symphoniastes modernes ont donné au *mi* quand il est bémolisé, de même qu'ils ont appelé le *si za* lorsqu'il est également bémolisé. (Voy. *Méthode pour apprendre le chant d'église*; Ballard, 1719.) A l'égard du changement du *si* en *za*, on le conçoit, puisque cette note est corde variante; mais on ne conçoit point celui de *mi* en *ma*, qui n'est pas corde mobile. Cela prouve à quel point, dans les derniers temps, l'influence de la tonalité moderne a agi sur l'oreille des réformateurs, puisqu'ils ont introduit des demi-tons, des cordes variantes dans un système tonal qui repose essentiellement sur l'ordre diatonique.

— Puisque nous en sommes sur les noms inventés pour désigner les intervalles altérés à mesure que la musique les glissait dans le plain-chant, disons que l'abbé Lebeuf avait proposé d'admettre douze syllabes *pour dénommer les douze demi-tons de l'octave*; et au point de vue, non de l'échelle du plain-chant, mais de l'échelle de notre musique, il aurait eu certainement raison. Dans son indignation contre la triple répétition de la même syllabe pour indiquer trois notes différentes, triple répétition nécessitée par le système des muances, Lebeuf s'écrie : « Eh quoi donc! les langues latine ou (*sic*) françoise ne sont-elles pas assez riches pour fournir autant de syllabes qu'il y a de différents sons dans une octave? » Puis il ajoute : « La science du chant en général ne deviendra donc, selon moi, un peu moins difficile à apprendre, que lorsqu'on sera convenu d'admettre douze syllabes différentes pour dénommer les douze demi-tons de l'octave. Outre les six anciens noms et le septième qui est le *si*, l'Antiphonier de Paris, de l'an 1681, nous apprend que dès lors quelques personnes appeloient le *si bémolisé* du nom de *sa*, le *mi bémolisé* du nom de *ma*, et le *fa dièze* du nom de *fi*. Ce surcroît de noms PEUT ABSOLUMENT SUFFIRE pour le plain-chant, n'y ayant guère que dix cordes qui y reçoivent des notes dans l'étendue de l'octave. Je laisse aux musiciens à trouver, s'ils le jugent à propos, un nom pour le *sol dièze* et l'*ut dièze*, moyennant quoi nous aurons douze noms pour les douze semi-tons qui constituent l'octave (390); mais si l'on est aussi long à s'y déterminer qu'on a été pour admettre le *si*, nous pourrons bien ne point voir de nos jours ce nombre complet. » (*Traité historique sur le chant ecclésiastique*, pp. 5 et 6.)

L'abbé Lebeuf était pressé, comme on voit. On peut conclure de ce passage fort curieux que les *musiciens*, proportion gardée, étaient et sont encore fort en arrière de l'abbé Lebeuf et de l'*Antiphonier* de 1681.

De bonne foi, que pouvait devenir le plain-chant aux prises avec la tonalité moderne secondée par de pareils symphoniastes?

MACHICOTAGE. — « C'est ainsi qu'on appelle, dans le plain-chant, certaines additions et compositions de notes qui remplissent, par une marche diatonique, les intervalles de tierce et autres. Le nom de cette manière de chant vient de celui des ecclésiastiques appelés *Machicots*, qui l'exécutaient autrefois après les enfants de chœur. »

(J.-J. ROUSSEAU.)

MACHICOTAGE. — Il serait difficile de dire aujourd'hui en quoi consistait l'espèce de chant auquel on a donné ce nom et qui avait fait principalement irruption dans le rite parisien. L'abbé Lebeuf attribue au *machicotage* l'impression désagréable que produisaient sur tous les étrangers qui venaient à Paris les chants des répons et des graduels. Autant qu'on peut le présumer, le *machicotage* avait lieu au moyen de certaines additions et compositions de notes introduites dans les versets, avec de fréquentes descentes à la tierce. Cet usage, suivant l'auteur cité, existait depuis un temps immémorial, et les divers Antiphonaires qui se sont succédé jusqu'au temps où il écrivait, n'y ont à peu près rien changé. Il est à croire que le *machicotage* est un reste grossier de l'ancienne *organisation*, ainsi que les périélèses, et que dans l'emploi de ces ornements on avait en vue de fixer le repos des voix, et surtout de rendre, comme l'on disait, le chant *plus nourri* et *plus chargé*. Les Français, et principalement parmi eux les Parisiens, n'ont jamais manqué l'occasion de mutiler les mélodies grégoriennes et de les déshonorer par des inventions barbares. Le *machicotage* en est une preuve. Le tour de composition qui lui était propre, de l'aveu de l'abbé Lebeuf, avait quelque chose d'extraordinaire au premier abord : « Ce tour même, dit-il, a le malheur de déplaire à la plus grande partie de ceux qui y prêtent l'oreille, parce qu'ils n'y sont pas accoutumés, et que les descentes fréquentes à la tierce n'ont pas pour eux le même agrément que la composition ordinaire des livres romains. » (*Trait. hist. et prat. sur le ch. ecclés.*, p. 95.) On ne peut pas, ce me semble, montrer plus naïvement l'extravagance de certains usages, tout en faisant profession de les respecter à cause de leur ancienneté. Très-probablement aujourd'hui le *machicotage* est un des éléments qui nous rend le plain-chant parisien si disgracieux. Car les étrangers, ceux surtout qui viennent d'un pays où le rite romain s'est perpétué, éprouvent la même impression que ressentaient les contemporains de l'abbé Lebeuf à leur arrivée dans la capitale.

Quoi qu'il en soit, le nom de *machicotage* vient d'ecclésiastiques nommés *machicots*, et eux-mêmes, dit-on, exécutaient autrefois le *machicotage*, immédiatement après les enfants de chœur. Toutefois le *machicotage* était supprimé à l'office des Morts.

Le même abbé Lebeuf nous fournit des renseignements à cet égard, dans son *Histoire du diocèse de Paris* (t. VIII, part. VIII, p. 51). En parlant de la paroisse des Lays, du doyenné de Châteaufort, il dit que les *écarts* de cette paroisse ont pour nom l'*étrille*, la *macicoterie*, l'*enclave*, etc., « Sans m'arrêter, poursuit-il, à la bizarrerie de ces noms, j'observerai seulement que celui de la *macicoterie* peut nous fournir l'origine du nom de ces *macicots* usité dans le clergé de Notre-Dame de Paris. Un particulier du nom de *Macicot* ou *Massicot* aura donné autrefois ce bien ainsi nommé aux chantres auxquels cette terre fournissait les appointements. On a des exemples de semblables origines. »

Mais alors d'où vient qu'en Italie il y a des ecclésiastiques d'un rang inférieur appelés *macceconici* ou *macceconchi?* Du Cange cite le Processionnal de Milan où il est dit : *In Sancto Victore* MACECONICI *dicunt ter Kyrie eleison submissa voce, et veglones alternatim*. Ces ecclésiastiques lui paraissent

(390) Il est plus exact de dire que les douze semi-tons constituent l'échelle; les huit intervalles diatoniques constituent l'octave.

être les mêmes que ceux qui sont connus dans l'église de Saint-Laurent de Gênes, (*Genuensis*) sous le nom de *massaconici*, *macicots* dans le diocèse de Paris, *machicots* en français, et qu'on appelle ailleurs *écoliers*. A l'article *Massicoti*, il définit ainsi ces religieux : *Minores chori ministri in cathedralibus*. Il cite l'*Ordinarium Silvanect.*, ap. Marten., *De antiq. eccl. discipl.*, p. 83 : *Massicoti vel clerici clericaliter induti cappis cericis incipiunt Invitatorium, Christus*. Il ajoute que cet ordre est appelé *massicocia* dans les archives de l'Eglise de Paris.

MACHICOTS ou MACICOTS. — Machicot, *s. m.* — « Officier de l'église de Notre-Dame de Paris, qui est moins que les bénéficiers et plus que les simples chantres à gage. Les *machicots* sont obligés de porter chape aux fêtes semi-doubles, et de tenir le chœur. *Chori ministri minores*. C'est un machicot. De là on a fait *machicoter*, *v. n.*, chanter un verset, en y ajoutant ou en retranchant des notes qui sont sur le livre ; rendre le chant plus simple ou plus composé, en ajoutant de l'agrément à la mélodie et à l'harmonie, *ad libitum occinere. Il machicote. Il sait bien machicoter.* » (*Dict.* de Trévoux.)

MADRIGAL. — « Sorte de pièce de musique travaillée et savante, qui était fort à la mode en Italie au XVIe siècle, et même au commencement du précédent. Les *madrigaux* se composaient ordinairement, pour la vocale, à cinq ou six parties, toutes obligées, à cause des fugues et dessins dont ces pièces étaient remplies ; mais les organistes composaient et exécutaient aussi des *madrigaux* sur l'orgue, et l'on prétend même que ce fut sur cet instrument que le *madrigal* fut inventé. Ce genre de contrepoint, qui était assujetti à des lois très-rigoureuses, portait le nom de *style madrigalesque*. »

(J.-J. Rousseau.)]

Madrigal. — Au premier coup d'œil cet article ne devrait pas entrer dans un livre comme celui-ci, puisque le madrigal musical est un genre essentiellement mondain. On sait que le madrigal poétique est une pièce de vers qui roule sur l'amour ou représentant quelque scène de la vie champêtre, et qui se termine, à l'imitation de l'épigramme, par un trait. Mais nous signalons ici le *madrigal*, parce que, à raison même de sa destination, ce fut dans ce genre que les compositeurs s'exercèrent à rapporter l'expression de la musique au sens des paroles ; or, c'était cette expression à laquelle on n'avait jamais songé auparavant dans la composition des messes, des motets, etc., etc. La raison en est simple, c'est que toute la musique étant écrite, dans la tonalité ecclésiastique, on avait jusqu'alors suivi les habitudes de cette tonalité, suivant laquelle, dans le plain-chant surtout, on ne devait pas s'astreindre au sens des paroles, prises isolément, mais bien au caractère général du texte auquel les symphoniastes devaient approprier le mode.

Le *madrigal* est donc, sous ce rapport, le genre qui tranche la nuance entre le style d'église et le style mondain, et l'on peut dire que la date de cette distinction est l'année 1540 environ, où parut cette nouveauté. Mais il est certain qu'à la distance où nous sommes de cette époque, le style *madrigalesque* se confond pour nous avec les œuvres du style religieux, comme le prouve l'impression que nous a fait éprouver le fameux madrigal de Palestrina *Alla riva del Tebro*, qui nous semble, à cause de la tonalité, appartenir à la même inspiration que les œuvres sacrées du même auteur.

— « Le madrigal est un genre de composition qui tient beaucoup de la forme de la fugue, mais dont le style moins aride est susceptible de se prêter à tous les genres d'expression. On l'a ainsi nommé, parce qu'il se pratiquait ordinairement sur une espèce de petit poëme qui porte le même nom. On en distingue deux espèces : les madrigaux simples, c'est-à-dire ceux qui s'exécutent par des voix seules, sans aucun mélange d'instruments, et les madrigaux accompagnés, c'est-à-dire ceux dans lesquels les voix sont soutenues de l'orgue ou du clavecin, car, en ce genre, on n'emploie pas d'autres instruments avec la voix.

« Les madrigaux simples paraissent avoir été inventés les premiers. Il est absolument impossible de dire quel en a été l'inventeur. Plusieurs auteurs ont regardé Jacques Arcadet, maître de chapelle du cardinal de Lorraine, qui florisssait vers la fin du XVIe siècle, comme le premier qui ait composé en ce genre ; mais cette assertion est évidemment erronée. Si l'on prend la peine de lire P. Aaron et les auteurs didactiques de ce temps et des temps postérieurs, on y verra citer les madrigaux de maîtres plus anciens, et même de ceux de l'ancienne école flamande. On doit donc conclure de là que les madrigaux simples sont une invention du commencement du XVIe siècle. Ce genre fut singulièrement cultivé pendant tout le cours de ce siècle et du suivant, mais il a été entièrement abandonné dès le commencement du XVIIIe, tant à cause de l'impossibilité reconnue d'égaler les anciens en ce genre, qu'à cause de l'attention que l'on a donnée exclusivement au genre dramatique et à la musique instrumentale, qui sont en quelque sorte les antipodes de ce système. Du reste, dans le cours de sa durée, ce style a éprouvé de fréquentes variations. Si, comme le dit Berardi, on examine les madrigaux des premiers auteurs en ce genre, on y trouvera peu de différence pour le style avec celui de leurs compositions sacrées ; mais à mesure que l'on avance, on voit ce genre prendre un style et des tournures qui lui sont propres. Cet avancement se fait sentir surtout dans L. Marenzio, auteur un peu postérieur à Palestrina, et qui s'est acquis une grande réputation en ce genre ; il se fait encore sentir successivement dans C. Gesualdo, prince de Venouse, dans Monteverde, dans Mazzochi, et enfin, il semble atteindre sa limite dans le célèbre Alessandro Scarlatti, le dernier grand compositeur dont on cite les compositions sans le style madrigalesque. Les madrigaux accompagnés sont nécessairement d'une invention un peu plus moderne. Ils n'ont pu exister que depuis le moment où l'usage s'est introduit de placer sous les voix une basse instrumentale différente de la basse vocale. Cet usage remonte au commencement du XVIIe siècle. On cite un grand nombre d'auteurs en ce genre; mais les plus célèbres ont fleuri depuis le milieu du XVIIe jusqu'au milieu du XVIIIe. Ce sont Frescobaldi, Carissimi, Lotti, Scarlatti, Clari, Marcello et Durante. Ces trois derniers auteurs surtout ont laissé en ce genre des chefs-d'œuvre qui sont entre les mains de tout le monde; mais depuis eux, personne n'a cherché à s'exercer en ce genre, non-seulement parce que le goût et la direction des idées ont changé; mais, il ne faut pas craindre de le dire, parce que aujourd'hui les études de composition sont généralement ou faibles ou mauvaises. En effet, à peine un élève a-t-il appris à plaquer sur une basse une harmonie, souvent systématique et incorrecte, et à glisser sous un chant difforme une basse, tant bonne que mauvaise, qu'il se croit un compositeur, et qu'il grille de s'élancer au théâtre sur les traces de son maître, qui n'en sait pas plus que lui. Les anciens étaient persuadés que, pour former un compositeur et mériter le titre de maître, il fallait employer de longues années à parcourir les degrés de la science, à s'exercer péniblement sur chacun d'eux, à méditer attentivement tous les modèles, et, par ce moyen, se rendre capable de traiter avec une égale facilité tous les genres de musique. Aujourd'hui, le musicien borne toute sa gloire à la composition d'une ariette ou d'une chansonnette, et on ne rougit pas d'étaler en tête de semblables fadaises les titres pompeux d'élève et même de professeur d'une école en réputation. » (CHORON, *Sommaire de l'hist. de la mus.*)

MAESTOSO. — « Adjectif italien qui désigne un mouvement lent et majestueux de la musique. » (FÉTIS.)

MAESTRO, *maître*. — « Ce mot a passé de l'italien dans la langue française. On dit aujourd'hui un *grand maestro* pour désigner un compositeur distingué. » (FÉTIS.)

MAGADISATION. — *Plangat plectrica voce summa omnis concio, atque tanta succinat perplexa ordine armonia terminalis magadis resultet sonora.* (*Prosa S. Carilefi*, ex ms. Floriacensi, 64. On y voit tous les termes du métier : *prome, castra, concio, carmina, organa, subnectes, hypodorica.* In plurib. Missal. ab undecimo sæculo.) Extrait de la *Dissertation* de LEBEUF *sur l'état des sciences dans les Gaules depuis Charlemagne jusqu'au roi Robert*, en tête du tom. II du *Recueil de divers écrits pour servir d'éclaircissements à l'histoire de France*, par le même; Paris, Barois fils, 1738.

La *magadisation* était donc une sorte de terminaison. Comme les conjectures en pareille matière sont souvent périlleuses, nous n'essayerons pas de dire en quoi elle consistait.

MAGADISER. — « C'était, dans la musique grecque, chanter à l'octave, comme faisaient naturellement les voix de femmes et d'hommes mêlés ensemble; ainsi, les chants *magadisés* étaient toujours des antiphonies. Ce mot vient de *magas*, chevalet d'instrument, et, par extension, instrument à cordes doubles, montées à l'octave l'une de l'autre, au moyen d'un chevalet, comme aujourd'hui nos clavecins. » (J.-J. ROUSSEAU.)

MAGAS, au génitif *magadis*. — « Terme grec, dont les Italiens ont fait *magada*. C'est proprement une espèce de petit pont, *ponticello*, ou *chevalet* mobile, qu'on met en différents endroits sous la corde du monocorde pour mesurer la proportion des sons. » (BROSSARD.)

MAIN HARMONIQUE ou GUIDONIENNE. — « Pour aider à reconnaître les noms dans la solmisation, on avait imaginé de représenter la position des vingt sons de l'échelle générale sur le bout des doigts et sur les phalanges d'une *main* gauche ouverte; on avait établi un certain nombre de règles concernant le passage de l'une à l'autre, suivant les divers cas, et cette *main* se plaçait comme un indicateur universel dans toutes les écoles et dans tous les traités élémentaires de musique. On disait d'un homme qui connaissait bien toutes les règles des muances, qu'il *savait sa main* (391). »

Telle est la *main* musicale, harmonique ou *guidonienne*, dont le nom seul démontre assez qu'elle fut attribuée à Guido par suite de l'opinion où l'on était qu'il était l'auteur des sept premières notes de la gamme et du système des hexacordes, tant les erreurs se sont enchaînées les unes aux autres en tout ce qui regarde ce moine célèbre (392). Mais cette erreur tombe comme toutes les autres auxquelles elle se lie intimement. Si plusieurs manuscrits portent la *main harmonique*, on doit croire qu'elle a été intercalée par des copistes qui la jugeaient nécessaire au complément du système des hexacordes dont ils pensaient que Guido était l'auteur. Mais aucun passage des ouvrages de ce dernier ne fait mention de cette main.

On trouve cette *main* figurée dans une foule d'auteurs. (*Voy.* JUMILHAC, le P. MERSENNE, etc.)

MAITRE DE CHAPELLE. — Autrefois les compositeurs attachés au service d'une église ou d'un grand seigneur pour écrire de la musique religieuse s'appelaient *maîtres de chapelle*. Plus anciennement, le maître

(391) FÉTIS, *Résumé de l'hist. de la musique*, p. CLXX et suiv.

(392) « Excogitavit (Guido Aretinus) novam rationem cantus quam solmifacionem vocant, per sex syllabas seu notulas (jusque-là c'est vrai; le reste ne l'est pas), digitis levæ manus per integrum diapason distinguendos. » (*Chronographia bipartita*, p. 149.)

de chapelle du roi s'appelait *episcopus capellæ*. (*Voy.* Du Cange aux mots *Episcopus palatii* et *Episcopus capellæ regis.*)

MAITRES DE CHAPELLE. — « On ne donnait autrefois ce nom qu'aux musiciens attachés au service d'une église pour composer de la musique sacrée. On appelle aujourd'hui *maître de chapelle* tout compositeur qui écrit pour le théâtre. » (Fétis.)

MAITRES-CHANTEURS. — Les *maîtres-chanteurs* étaient des artisans allemands qui produisirent, dit Botté de Toulmon (*Des puys de palinods au moyen âge*), des poésies fort belles et de la musique fort médiocre. Ces associations, après avoir atteint leur plus haut degré de splendeur vers le XIVe siècle, tombèrent peu à peu dans le discrédit, au point qu'on trouve une ordonnance de Léopold Ier, archiduc d'Autriche, en date du 12 juin 1665, dans laquelle les *maîtres-chanteurs* sont confondus avec les escamoteurs, les danseurs de corde et même les marchands de peaux de lapins (en allemand, *hasensschopfer*, mot à mot : *éplucheur de lièvres*).

Les institutions de *chanteurs de minne* et des *maîtres-chanteurs* en Allemagne correspondent à celles qui étaient connues en France sous les noms de Société de Sainte-Cécile de Rouen et de Paris, et enfin du *Puy d'Evreux*.

MAITRISE. — Avant l'établissement du Conservatoire, il n'y avait en France d'autres écoles de musique que les *maîtrises*. C'étaient des écoles attachées aux cathédrales, et où des jeunes gens et des enfants étaient entretenus aux frais du chapitre pour recevoir une éducation musicale et pour desservir la musique, soit comme chanteurs, soit comme instrumentistes (393). Jean de Bordenave, chanoine de Lascar, en Béarn, dans son livre de l'*Estat des eglises collegiales et cathedrales*, nous a transmis quelques détails précieux touchant l'origine, le but et certains usages de cette institution. Mais, comme il est permis de supposer que peu de lecteurs auront le courage de rechercher, ainsi que nous l'avons fait, et de réunir en un seul tout les renseignements, curieux sans doute, mais épars çà et là dans cet énorme volume au milieu de dissertations oiseuses, nous ne nous excuserons pas sur la longueur du passage suivant, qu'à raison de cela même on peut regarder comme à peu près inconnu :

« Quant aux enfants de chœur qui, comme l'âme de la musique, tiennent le dessus sous la direction de leur maistre symphoniaque, ils donnent tant de grâce au chant et une vigueur si grande pour exciter le peuple à dévotion, qu'ils ornent et accomplissent toute l'harmonie par leurs tons angéliques. Saint Victor, evesque d'Utique, en Afrique, dans son histoire de la persécution des Vandales, fait mention de certains ieunes enfants qui estoient employez en l'eglise de Carthage en cet usage; où il dit que parmy la multitude de confesseurs ou clercs qui s'en alloient à l'instance d'un homme perdu nommé Teucorius, lequel estoit sous-chantre, on sépara douze ieunes enfans qu'il connoissoit avoir bonne voix, et estre propres à chanter en musique, pour avoir, pendant qu'il estoit catholique, esté ses escoliers. Et Venantius Fortunat, en ses vers au clergé de Paris, descrivant la forme de la musique que sainct Germain, evesque, avoit instituée en son Eglise de Paris, il y met des enfans chantans avec les orgues, des basses-contres, et plusieurs sortes d'instrumens, et conclud que, par l'institution de cet evesque, le clergé, le peuple et les enfans chantoient ensemble les louanges de Dieu.

« Les musiciens nous content, par une tradition et commemoration verbale reçüe de leurs maieurs, que sainct Gregoire le Grand est autheur, non seulement du plain-chant, mais aussi de la musique de l'Eglise, et qu'il a institué les enfans de chœur. Laquelle opinion revient à ce que Jean Diacre note en sa Vie et que lui-même escrit en ses Epistres, qu'il avoit fondé à Rome une eschole de chantres remplie de douces voix, et avoit ordonné avec beaucoup de soin le chant ecclesiastique sur la fin du cinquiesme siecle. Depuis, les cardinaux, evesques et prélats en ont peu à peu fait autant en leurs eglises, et ont fait porter leur livrée aux enfans du chœur, les habillans chacun de sa couleur, en rouge ou violet, selon leur titre et qualité, par dessus lesquels ils mettent les blancs surplis, comme ornement commun à tous ordres du clergé; parures de diverses couleurs mystiques, qui rendent l'Eglise auguste, et symbolisent les vertus dont les chanoines et tous autres ecclésiastiques doivent estre munis. Ainsi on leur fait porter la marque et livrée de leurs patrons, à sçavoir le pourpre, qui ne reçoit aucune falsification, et, en signe de la maiesté inhérente à la couleur esclattante de leurs robes et bonnets, ces petits innocens ioüyssent le jour de leur feste et patron, de certaines graces et avantages, pour un festin aux chanoines en leur psalette, se vont pourmener à cheval ou en carosse et vont saluer l'evesque, et Messieurs du chapitre et de la cour, autant que le loisir leur permet, avec des motets et airs de musique extraordinaires. Mesme en quelques eglises, les enfans du chœur prennent durant la feste des Innocens, une mitre sur leur teste, montent aux chaires hautes et les chanoines se placent aux basses. Neantmoins, sauf meilleur advis, cela n'a point de grâce et fait rire le peuple, pour ce qu'un sainct ne degrade jamais l'autre. Aussi, en quelques endroits, les chanoines reconnoissant l'importance de l'affaire, conservent bien leurs rangs, mais ils font monter les enfans du chœur ce iour là aux premières chaires, où le plus petit

(393) In quacumque schola reperti pueri bene psallentes tollantur inde, et nutriantur in schola cantorum, et postea fiant cubicularii. » (*Ordo Romanus.*)

s'asseoit le premier, comme estant celuy qui est le plus proche de l'innocence en pureté native. Ce qui me semble pareillement estre hors de raison, d'autant qu'il faut toujours mettre différence entre les maistres et serviteurs, les superieurs et les suiets, surtout en l'eglise où Dieu est present. Voylà pourquoy en d'autres lieux on permet seulement aux enfans de gouverner le chœur et de conferer les simples benefices qui y vacquent durant tout ce jour; mais cela doit encore estre reietté, tant à cause que les disciples ne sont pas maistres que parce que Dieu n'ayant point l'ordre renversé et que donner la collation totale des bénéfices aux enfans est un passe-droit manifeste. Lesquelles considerations font que les chapitres se contentent ailleurs de mettre a iour les enfans du chœur en plaine liberté, sans estre suiet à la férule de leur maistre, conformément à ce que les ieunes escholiers practiquent aux basses classes, le iour et feste de Saint Vincent, et les filles le iour de Sainte Catherine.

« Mais c'est assez discouru de leurs couleurs et parures; disons maintenant un mot de la discipline de ces enfans et de leur condition. On met ces enfans du chœur sous la main des maistres, pour les instruire et tenir en leur devoir. Où il faut estre bien circonspect et empescher les abus qui se commettent d'ordinaire tant en l'établissement des precepteurs de la psalette, qu'en l'instruction des enfans. Car tous ne sont pas propres à tenir la maistrise et à conduire et gouverner un aage tendre et délicat. Les vices accompagnent les musiciens, de leur nature fantasques et capricieux, soit à cause de leurs quintes, soit à raison de leurs actions licencieuses et effrenées, pour la pluspart. En telle sorte qu'ils assomment ces petits corps pour un pié de mouche, n'y ayant condition plus miserable et à regretter, qu'est celle d'un enfant du chœur novice et apprentif. Mais il y a moderation en toutes choses, et, partant, les intendans de la musique doivent donner la psalette à des maistres et precepteurs sages et retenus, qui manient doucement les enfans de chœur, leur apprennent qu'ils sont habillez de rouge, *ut ex purpureo colore ad pudorem innitentur*, ainsi que Macrobe remarque, et qu'ils doivent marcher avec la modestie requise par ce grand legislateur Lycurgue. Mais leur maistre est surtout obligé de les rendre parfaits, entiers et accomplis au fonds de la musique où ils tiennent la plus haute et délicate partie; le principal est la musique et les sainctes lettres puisqu'ils sont destinez à estre ecclesiastiques. Les enfans doivent apprendre quelque heure du jour à bien escrire, à estudier leur grammaire qui est le fondement des sciences. Cependant, l'abus est si grand que ces pauvres enfans ne considerant pas ce qu'ils doivent estre, s'adonnent seulement à la musique, et sans prendre soin de vacquer à autre estude, ils se rendent du tout inhabiles, ignorans et indignes des principaux offices de leur estat : jusqu'à là, qu'estant sortis de la psalette, ils sont plus grands postes et coureurs de campagne que les ribleurs de nuit. A quoy ceux qui ont charge du chant et de l'office du chœur aux églises cathédrales et collegiales doivent avoir esgard, et moderer cet exercice en telle sorte, que les enfans qui s'y employent, eussent le temps et le moyen d'estre instruits, non seulement en la-sol-fa, mais aussi en la doctrine qui est necessaire à ceux qui desirent se faire promouvoir aux ordres sacrez. Estant chose inepte et ridicule de voir qu'entre tous ceux qui s'y présentent, il n'y en a point de moins capables que les chantres qui ont pris leur nourriture en ces eglises, car il ne suffit pas d'estre musicien pour être ecclesiastique. »

C'est en **1643** que Bordenave publiait sa volumineuse compilition, et il est remarquable que cette même année ait vu paraître, sur les maîtrises et les écoles de musique, un tout petit livre, aussi rare que curieux, dû à la plume fort badine et fort légère parfois d'un autre chanoine, Annibal **Gantez**, prieur de la Madeleine en Provence. L'auteur avait été successivement maître de musique dans les cathédrales d'Aix, d'Arles, d'Avignon, dans les églises de Saint-Paul et des Innocents de Paris, et enfin à Saint-Etienne d'Auxerre. Grâce à son humeur vagabonde et à ses fréquents changements de résidence, Gantez avait acquis une connaissance exacte de l'état des maîtrises établies de son temps, et il avait été à même de former des relations avec les maîtres les plus renommés. Son livre, intitulé : l'*Entretien des musiciens*, contient cinquante-neuf lettres écrites à divers maîtres de chapelle, ses confrères. Ce sont tantôt des éloges, tantôt des conseils qu'il leur donne, tantôt des reproches qu'il leur adresse, non-seulement sur la manière dont ils remplissent leurs fonctions, mais encore sur leur conduite privée. En effet, l'auteur ne s'épargne pas lui-même : il fait sa propre confession avec une liberté de langage et des allures dont nous aurions lieu d'être plus qu'étonnés aujourd'hui de la part d'un homme de sa profession, et qui ne donnent pas, il faut le dire, une haute idée de la considération qui s'attachait de son temps à la qualité de musicien. J'en préviens le lecteur, parce que je ne pourrai me dispenser d'emprunter quelques citations à ce livre qui, pour trancher d'une façon aussi marquée avec la gravité habituelle des écrivains du clergé, n'en est pas moins intéressant pour ce qui est de la peinture des mœurs des musiciens de cette époque. D'ailleurs, lorsqu'il s'agit d'une institution éteinte, le témoignage de ceux qui ont vécu dans son sein doit être soigneusement recueilli.

Sous le rapport de l'administration et du régime intérieur, les maîtrises n'étaient pas sans analogie avec les conservatoires de musique établis en Italie. Cependant plusieurs différences signalées par Gantez montrent que cette institution, loin d'être soumise à un mode d'organisation uniforme, se prêtait aux exigences et aux convenances des localités. Dans certaines maîtrises, en effet, les enfants, le maître et les prêtres vivaient en communauté; c'étaient celles de Saint-Paul de Paris, de Toulon, de Marseille, d'Aix, d'Arles, d'Aigues-Mortes, de Carpentras; dans d'autres, les enfants, le maître, les prêtres, vivaient à part: c'était ce qui avait lieu à Saint-Jacques de l'Hôpital de Paris, à Valence, à Grenoble et au Havre-de-Grâce; les troisièmes étaient celles où les enfants et le maître étaient nourris par procureur, comme c'était l'usage à Notre-Dame de Paris et à Viviers; enfin, dans les dernières, comme Saint-Innocent de Paris, Auxerre, Montauban, Avignon, etc., le maître était chargé de l'entretien et de la nourriture des enfants (394).

Disséminées sur tout le sol du royaume et, sous ce point de vue, plus favorables aux développements du goût musical que le Conservatoire, seul établissement central consacré aux hautes études musicales, les anciennes maîtrises produisaient partout de bons maîtres, et même des compositeurs habiles qui, excités par une louable émulation, et profitant des exemples de leurs confrères, tout en cherchant à les surpasser, auraient pu rendre florissantes les écoles dont ils avaient la direction, si, à raison même de ce laisser-aller dans les mœurs dont les musiciens d'alors donnaient l'exemple, les résultats qu'on était en droit d'attendre d'une institution semblable n'eussent été trop souvent paralysées. Quoi qu'il en soit, Gantez nous a conservé les noms des compositeurs dont les maîtrises de son temps s'honoraient le plus. C'étaient Veillot, maître de Notre-Dame, Hautcousteaux, maître de la Sainte-Chapelle, Pechon, maître de Saint-Germain, Fremat, Cosset, Gobert, ces quatre derniers Picards, lesquels Picards, dit notre auteur, « sont plus estimés en la composition, approchant beaucoup de l'*air* de Provence, » c'est-à-dire de la mélodie propre aux pays méridionaux, tandis que les maîtres du nord ont en général plus d'*art* en leur musique. Tels étaient les compositeurs de musique religieuses, de messe, de motets; quant aux auteurs de musique profane, des *airs de table* et des *airs de lict*, Gantez se fait d'autant moins de scrupule de les nommer qu'il se compte lui-même dans le nombre.

« Ne confesserez-vous pas que les airs de table ont autre grâce que ceux du lict, et que celuy-là n'est pas bon maistre en ceste composition qui ne fait pas mieux les premiers que les derniers? On dit pourtant que monsieur Boesset (395), qui est excellent en toutes ses œuvres, n'en fait point à boire, de quoy ne se faut pas estonner, cher amy, car s'il avoit ceste qualité, il seroit parfait, et vous savez que *nemo est perfectus nisi solus Deus.* Toutefois il faut confesser que monsieur Moulinier (396) fait bien tous les deux, puisque nous avons des airs de sa façon de l'une et l'autre espèce qui ne se peuvent imiter. Ceux de monsieur Lambert (397) ne sont pas mauvais, puisqu'ils ont l'adveu des dames de Paris, et lesquels monsieur Bertaut (398) chante de si bon cœur; mais je n'y porteroi point d'envie pourveu que vous ayez agréable ceux que je vous envoyeroi, et particulièrement cestuy-cy, etc.

« Après cela, je ne vous scaurois plus rien dire, sinon qu'ayant esté pourveu d'une chanoinerie par monseigneur l'évesque d'Auxerre despuis ce matin, je pense que je ne suis pas seulement obligé de prier pour sa prospérité, et de m'en aller le remercier, mais encore de boire à sa santé; par cet effet je traite aujourd'huy à soupé tous mes camarades, où je vous laisse à penser comme nous enfilerons. Je regrette de n'y estre assisté de vostre présence; mais ce ne pouvant, si me contenteroy pour asteure d'être, Monsieur, votre serviteur, A. GANTEZ (399). »

(394) *L'entretien des musiciens*, p. 155; Auxerre, 1643.

(395) Surintendant de la musique du roi et de la reine, conseiller du roi en son conseil et son maître d'hôtel, né vers 1585, mort en 1643.

(396, 397, 398) Moulinier, Lambert, Bertaut artistes oubliés maintenant, sauf Lambert, cité dans la satire III de Boileau.

(399) *L'entretien des musiciens*, p. 286.

Une demi-page de M. de Sainte-Beuve, mais des plus incisives et des plus fines, vient si heureusement se placer ici qu'elle me dispense de tout commentaire sur cette lettre.

« L'esprit du bon vieux temps, avant qu'on l'eût éveillé et gâté, avant qu'on lui eût appris tout ce qu'il récélait, et qu'on lui eût donné, suivant le langage des philosophes, *conscience* et clef de lui-même, cet esprit allait son train sans tant de façons....... il doute, il gausse, il croit, tout cela se mêle. Mais c'est parce que la foi, ce qu'on appelle *la foi du charbonnier*, s'y trouve avant et après tout, c'est pour cela que le reste a si bien ses coudées franches. Le XVIIIe siècle, ne l'oublions pas, et déjà la Réforme en son temps, sont venus tout changer; ils sont venus donner un sens grave et presque rétroactif à bien des choses qui se passaient en famille à l'amiable; pures espiégleries et gaietés que se permettaient les aînés de la maison entre soi. Ces peccadilles, une fois dénoncées, et quand on a su ce qu'on faisait, ont pris une importance énorme..... Mais le propre du vieil esprit, même gaillard et narquois, était de ne pas franchir un certain cercle, de ne point passer le pont: il joue devant la maison et y rentre à peu près à l'heure; il tape aux vitres, mais sans les casser. Il a le dos rond..... On a remarqué très-longtemps cette gaieté particulière aux pays catholiques; ce sont des enfants qui sur le giron de leurs mères lui font toutes sortes de niches et prennent leurs aises..... Il y eut toujours la paroisse et le curé. Entre deux pâques pourtant, l'espace était long, la marge était large, et le malin, sans avoir l'air d'y songer, s'accordait bien des choses....... mais au moindre rappel, au premier coup de cloche, tout au plus au second, on baissait la tête, on pliait la tête devant la croyance subsistante et vénérée. » (*De l'esprit de malice au bon vieux temps.*)

Dans un autre endroit, après avoir gourmandé un de ses confrères sur sa démangeaison de composer, le chanoine d'Auxerre nous fait connaître ses propres œuvres religieuses. « Il me semble qu'il ne seroit pas mauvais de faire comme les chèvres, lesquelles, après avoir mangé, ruminent assez longtemps; ainsi il n'y a point de mal de repasser six fois, voire douze, ce que vous voulez donner au public; car une fois que l'encre de Sanlecque ou celle de Ballard (400) y ont passé, il n'est plus temps de les corriger, et moy qui vous parle, je ne suis pas exempt de cette calumnie, veu que pour avoir manqué un petit mot de quantité dans ma messe de *Lætamini*, on en fit un quanquan dans Paris, qu'il sembloit que j'eusse mordu la lune; mais en cela je fis response que je tenois à gloire leur reprimande, puisque ne pouvant s'attaquer à la mouële, ils s'en prenoient à l'os comme des chiens..... ayant ceste satisfaction de n'avoir rien fait sans approbation, tant aux airs que j'ay dédiés à monseigneur le mareschal de Schomberg, qu'à la messe que j'ay offerte à l'abbé de Roches, qu'à celle que j'ay presentée à madamoyselle de sainct Géran, de laquelle j'eus trente pistoles de present, témoings les meilleurs chantres de la Saincte-Chapelle et de Nostre-Dame, qui me firent l'honneur de m'assister le jour que je la luy fis entendre dans les Pères Minimes de la Place Royalle où le Père Mersenne fut auditeur, qui est, comme vous savez, un des oracles de la musique de ce temps, puisque, sans le beau livre (401) qu'il a fait, nous serions en queste de beaucoup de choses (402). »

Gantez devait tenir en effet à l'approbation du P. Mersenne, bien que, dans un autre passage, il avance que ce savant religieux « dira mieux les raisons d'un mottet qu'il ne les sçauroit faire (403). »

Je terminerai ces citations par les avis que notre auteur se croit obligé de donner à un autre maître de chapelle. Il ne faut pas oublier que Gantez avait été congédié du chapitre de Saint-Pierre d'Avignon.

« Il court un bruit par toute la province que vous ne serez pas longtemps dans vostre psallette, parce qu'on dit que vous n'avez pas assez de soin des enfants de chœur..... Une maistrise est comme un petit royaume, et celuy qui la sait bien gouverner s'acquitteroit bien de quelque plus grande charge..... Il ne faut pas appeler une maistrise bonne pour avoir beaucoup de revenu, mais parce que les enfants y sont bien dressez et conditionnez. C'est pourquoy on dit : *talis pedagogus, talis discipulus*..... voylà pourquoy vous devez commencer le gouvernement de vostre logis par vous-mesme : paroissant à vos escholiers prudent, chaste, sobre, paisible, et sur toutes choses aymant et craignant Dieu. Car on dit que comme le courroux estonne les enfants, aussi les bons exemples leur donnent courage de bien faire. Prenez doncques en bonne part mes advis : Soyez assidu ; ne soyez pas si souvent au cabaret; enseignez bien vos enfants; beuvez souvent avec les chantres (404) ; honorez les chanoines ; composez de temps en temps quelque nouvelle pièce; ne faictes plus de musique si triste ; contentez le public en meslant l'art avec l'air; menez à la promenade quelquefois vos enfants; monstrez-leur la methode de bien chanter, etc., etc. (405). »

Il sortait des *maîtrises* des compositeurs, des organistes, des chanteurs, et, bien que les sujets fussent particulièrement instruits dans ce qui se rapportait à la musique d'église, bien que le genre dramatique y fût absolument laissé de côté, que la partie instrumentale s'y bornât à l'étude de l'orgue et du basson, car le basson et le violoncelle n'étaient cultivés que dans un petit nombre de ces écoles, c'était encore parmi les élèves sortis des maîtrises que les théâtres lyriques étaient forcés de se recruter.

Les maîtrises se ressentirent de la violence avec laquelle, à l'époque de notre première révolution, on réagit contre tout ce qui tenait aux anciennes institutions. Ceux qui n'ont envisagé l'utilité de ces écoles que sous le seul rapport des services qu'elles rendaient à l'opéra, ont vivement critiqué la méthode lourde et monotone de leurs chanteurs si éloignée de la pureté et de la perfection italiennes. Ils n'ont pas trouvé de paroles assez acerbes pour flétrir cet enseignement du chant qui s'arrêtait à l'époque de la mue de la voix, parce que les enfants de chœur, inhabiles à y remplir, après cette époque, les parties de dessus, étaient remplacés par d'autres et destinés à l'étude des instruments ou à suivre une autre carrière. Il est vrai que parmi ceux qui avaient conservé leur voix, il s'en rencontrait bon nombre qui devenaient chantres bénéficiers dans les chapitres ou choristes dans les églises. Ici, nouveau sujet de récriminations. Ces choristes étaient employés dans les théâtres. Pour prix du concours qu'elles prêtèrent pendant si longtemps à l'opéra, les maîtrises furent accusées de vicier l'organe des chanteurs et d'avoir introduit sur la scène les habitudes du lutrin. Il n'y eut plus une fausse intonation, un son dur et criard dont elles ne

(400) Imprimeurs de musique.

(401) Le *Traité de l'harmonie universelle*, publié d'abord en 1627, in-8°, puis en latin sous le titre de *Harmonicorum libri* XII, 1635, in-fol., et enfin en 1636, in-folio, sous le premier titre en français.

(402) *L'entretien des musiciens*, p. 277.

(403) *Ibid.*, p. 109.

(404) Il n'y a point ici de contradiction. L'auteur recommande aux maîtres de chapelle de ne pas se compromettre dans les cabarets, mais de boire avec les chantres. C'est une mesure de prudence. Ailleurs il conseille de se montrer « courtois à tous, familier à peu, et de boire parfois avec les camarades; car, comme l'on ne prend le poisson qu'avec l'hameçon, on ne sauroit gaigner l'amitié des musiciens qu'avec le verre, » et « lorsque un chantre est en chaleur, il ne faut que chopine d'huile de serman pour faire la paix. » (*Entret. des music.*, pag. 40 et 44.

(405) *Ibid.*, p. 266.

fussent responsables. — C'était peu de reprocher aux maîtrises, instituées pour le service du culte, de ne pas fournir un nombre suffisant pour le personnel des orchestres comme aussi pour former les corps de musique attachés aux armées. Qu'on se figure qu'on a été jusqu'à faire aux maîtrises un crime de ne s'être pas préoccupées de l'éducation musicale des femmes. L'article est bon à lire : « Au nombre des *vices* de cet enseignement musical il faut placer celui *de ne pas admettre les femmes*, et cependant leur utilité dans les concerts et les spectacles est incontestable. » (*Recueil des pièces sur le Conservatoire.*) Ceci, il faut en convenir, est d'un assez bon comique. Les accusations d'un certain genre n'avaient pas manqué au clergé. Il ne lui eût fallu pour se disculper et se rendre blanc comme neige, qu'une toute petite chose, savoir, instituer au sein des chapitres, en vue des *concerts* et des *spectacles*, des écoles de jeunes filles. Cela sent bien son époque.

Si nous ne nous trompons, de semblables accusations démontrent mieux que tous les raisonnements du monde l'utilité des maîtrises et l'importance des services qu'elles rendaient, même à l'art profane. Quoi qu'on en dise, c'est de leur suppression que date la perte absolue du peu qui s'était conservé des traditions de la musique religieuse.

Extrait de la Revue de la musique religieuse, populaire et classique, *fondée et dirigée par M. F. Danjou;* 3e année, 2e livraison, février 1847.

CARPENTRAS, par J.-B. Laurens.

. . . . « Le chapitre des chanoines entretenait jadis à Carpentras, ainsi que dans toutes les cathédrales, une de ces institutions musicales dont la ruine a gravement compromis l'avenir de l'art, si elle n'a pas à peu près entraîné sa perte. Les maîtrises, qui étaient de véritables conservatoires répandus dans tout le royaume, procuraient au peuple des jouissances musicales plus pures et formaient mieux son goût que ne le fait aujourd'hui le théâtre, pour lequel cependant on sacrifie des sommes si énormes sous prétexte ou avec la naïve croyance de protéger l'art. C'est-à-dire qu'on le tue complétement : car la musique trop dramatique ou trop légère a tout envahi ; il n'y a plus de musique de chambre, ni de musique de concert, ni de musique d'étude et encore moins de musique religieuse. On accompagne la messe en jouant à l'orgue des airs d'opéras ; on chante au salon des airs d'opéras, on fait des tours d'adresse sur le piano ou sur tout autre instrument, en jouant des variations sur des airs d'opéras, et on danse encore sur des airs d'opéras, dont les meilleurs alors sont ceux qui contiennent le plus de motifs de contredanses ou de galops.

« Le gouvernement fait des sacrifices : il donne des prix, il crée des concours, appelle à son secours des compositeurs célèbres ; il voudrait rendre la musique populaire et l'infiltrer dans nos mœurs comme chez les Allemands ; les villes et les départements payent pour des écoles ; mais l'exercice pratique et journalier sur de bonnes compositions n'existant plus, tant de soins et de dévouement n'aboutissent qu'à faire distinguer quelque belle voix dont la haute destinée sera d'aller chanter sur un grand théâtre trois ou quatre rôles qu'elle aura appris par cœur.

« Par l'existence des anciennes maîtrises, chaque dimanche le peuple pouvait entendre de l'excellente musique aux offices de la cathédrale ; par l'audition répétée de divers chefs-d'œuvre, il apprenait à aimer cette bonne et sérieuse musique. Ainsi il est incontestable que le meilleur moyen d'épurer et de répandre le goût de la musique serait le rétablissement des maîtrises ; mais cette mesure est si loin de la pensée des hommes qui gouvernent, elle est devenue même d'une exécution si difficile, faute de traditions et de maîtres capables, qu'il n'y a vraiment que des regrets à exprimer à cet égard et que tous les vœux sont inutiles. » . . . .

La ville de Carpentras avait une maîtrise renommée. M. J.-B. Laurens nous fait la description de quelques solennités musicales en usage dans la cité qui s'honore de lui avoir donné le jour.

. . . . « On exécutait l'office divin en musique tous les dimanches et jours de fêtes, et l'importance des compositions chantées était en rapport avec le degré de la solennité de la fête. Mais, le 27 novembre, jour de Saint-Siffrein, patron du pays, la musique de l'office des vêpres constituait un véritable festival. Aux ressources locales s'ajoutaient plusieurs amateurs ou artistes célèbres, qui accouraient d'Avignon, d'Aix même et de Marseille. . .

« En pensant que les vêpres commençaient par le *Dixit* de Lalande, on trouvera que l'intérêt musical allait en diminuant ; mais, par une compensation bien calculée, l'intérêt pittoresque croissait toujours. Enfin, lorsque le *Magnificat* était terminé, la nef avait l'air d'être en feu. Alors les regards d'un peuple immense se tournaient vers une tribune élevée au milieu de la nef. Un prêtre y paraissait portant le mors que saint Siffrein fit à son cheval avec un clou de la vraie croix ; d'autres prêtres et des marguilliers suivaient avec des flambeaux en faisceau, et, à cette apparition de la sainte relique, un chœur final était entonné ; l'air était fort ressemblant à celui des *Folies d'Espagne*, et en voici les paroles :

Adsunt dies triumphales
Quibus laudes immortales
Christi concinant fideles
Psallat chorus ex affectu
Et laus ejus in conspectu.
Nos hoc clavo protegente
Nos hoc fræno moderante,
Tanta sunt prodigia.
Hujus clavi sub tutela,
Non timemus hostis tela,
Nec terrent pericula, etc.

Après cette hymne, l'office était terminé.

« Tous ces chants se turent pendant la révolution; mais la maîtrise avait formé des amateurs si nombreux et si distingués, elle avait tellement développé le goût de la bonne musique dans Carpentras, que des concerts, des réunions de quatuors, furent facilement établis. On y exécutait toutes les symphonies de Haydn; les quatuors de ce maître étaient interprétés dans plusieurs réunions avec un talent très-distingué. L'opéra de *Joseph* était à peine connu qu'il fut à l'instant monté et représenté par des amateurs d'une manière qui était loin d'être ridicule. Les chœurs y étaient bien autrement rendus par ces hommes qui avaient fait leur éducation sur des chœurs fugués de Lalande que par les pitoyables choristes de notre époque.

« Quand le culte catholique fut rétabli, l'église de Carpentras retentit de nouveau des accords de Lalande, de Boudou et de Papet. Les cœurs battaient vivement à l'audition de cette musique devenue nationale; mais ce n'était plus qu'un faible écho et qu'une ombre des splendeurs passées. Aujourd'hui tout est mort, et l'oubli plane sur ces solennités musicales comme sur tant d'autres choses qui ont occupé une place bien grande dans le monde... »

MANECANTERIE. — Sorte de maîtrise ou de psallette. Ce mot vient de *mane*, matin, *canere*, chanter.

MANERIA. — On voit dans le *Traité du chant grégorien* de Poisson, p. 72, que le mot de *maneria* a été employé par saint Bernard dans son traité du chant, pour signifier mode, *modus*. On trouve effectivement : *Cantus primæ maneriæ, id est primi et secundi toni... Secundæ manieræ, id est tertii et quarti toni... Tertiæ manieræ, id est quinti et sexti toni... Quartæ manieræ, id est septimi et octavi toni...* (*Tractatus de cantu*, inter opera D. Bernardi, t. I, col. 698, edit. 1690.) *Maneria* revient donc au sens non de *mode*, mais de *compair*.

MANUAL. — « Mot allemand par lequel on désigne les jeux où un mécanisme qui a rapport aux claviers à la main. Ainsi *manual untervatz* veut dire le plus grave des jeux du clavier à la main, et *manual coppel*, le registre par lequel on réunit deux ou plusieurs claviers. » (*Manuel du fact. d'org.*; Paris, Roret, 1849, t. III, p. 555.)

MANUSCRIT. — Nous n'avons pas besoin de donner la définition de ce mot. Nous dirons seulement que le R. P. L. Lambillotte divise les manuscrits de plain-chant en deux grandes catégories, les *manuscrits neumés sans lignes*, et les *manuscrits neumés sur lignes* ou *manuscrits guidoniens*. On sait qu'avant Guido les neumes étaient écrits à des hauteurs différentes, arbitrairement, pêle-mêle et sans ordre au-dessus du texte qu'il s'agissait de chanter, et que Guido imagina de les soumettre à la portée de quatre lignes qui en fixèrent la valeur tonale. « C'est ainsi, dit le P. Lambillotte, que, par l'ordre du Pape Jean XIX, il *neuma* ou nota l'Antiphonaire. Son travail fut approuvé et comblé d'éloges par le même Pontife. Son système, adopté partout, amena force versions de *neumes* en *notes guidoniennes*. Ces versions sont précisément ce que nous appelons *manuscrits guidoniens*. » (*De l'unité dans les chants liturgiques*; in-fol., 1851.)

Comme nous ne doutons nullement que les travaux persévérants du P. Lambillotte ne contribuent beaucoup à la découverte des chants liturgiques selon la tradition grégorienne, nous avons dû tenir compte d'une distinction fondamentale et qui se présente d'elle-même dans la confrontation des divers manuscrits.

MARCHE. — « Pièce de musique composée pour instruments à vent et de percussion, destinée à régler le pas d'une troupe militaire. Les marches s'emploient quelquefois dans la musique théâtrale, et souvent on y joint un chœur. Le mouvement de la marche est à quatre temps, d'un caractère bien déterminé, mais modéré. » (Fétis.)

Il y a plus : certaines marches, bien que faisant partie d'un opéra, prennent le nom de *marche religieuse*. Telle est la sublime marche d'*Alceste*, de Gluck, le modèle du genre, que Mozart a si heureusement imité dans la *marche* de la *Flûte enchantée* et dans celle d'*Idoménée*. Ici la marche procède sur un mouvement marqué, mais dans les demi-teintes et sans éclat de fanfares. Mais la vraie marche religieuse, écrite dans cette destination, a son vrai type et son chef-d'œuvre dans la *Marche de la communion* que Cherubini a écrite pour sa messe du Sacre. On pourrait encore ranger sous la dénomination de marche religieuse, *la marche des pèlerins* de la symphonie d'*Harold* de M. Berlioz, la marche funèbre de la *Symphonie héroïque* de Beethoven, la marche funèbre en *la* mineur pour piano, du même; la marche funèbre de Chopin et celle de Ch.-Valentin Alkan, également pour piano. Dans cette dernière, très-lugubre, très-majestueuse, l'auteur a tiré un admirable parti d'un effet de carillon des morts qui poursuit sa sonnerie monotone sur une mélodie lente et plaintive.

MARCHES. — « On donnait autrefois ce nom aux touches des divers claviers de l'orgue. On appelle aussi marches les touches de la vielle, par lesquelles on forme les intonations, en les appuyant contre la corde. » (Fétis.)

MARCHES. — « Signifie un certain nombre de tuyaux (d'orgue) qu'on fait parler ensemble sur une même touche du clavier; ainsi on dit : une fourniture à trois, à quatre, à cinq rangées sur marche, c'est-à-dire une fourniture composée de trois, de quatre ou cinq tuyaux qui parlent ensemble sur chaque touche du clavier. Dans ce sens, on peut dire aussi que chaque touche du clavier est une marche. L'expression serait la même en disant : une fourniture de trois ou quatre ou cinq tuyaux par touche, ou à trois, à quatre ou à cinq rangées de tuyaux

« Marches du clavier de pédale. — On

nomme plus communément *marches* les touches du clavier de pédale. » (*Manuel du fact. d'org.*; Roret, Paris, 1849, t. III, p. 555.)

— Rabelais dit : « Et les dentz leurs tressailloient comme font les marchettes dung clavier dorgues ou despinette quand on ioue dessus. » (Voir les *Recherches sur Rabelais* de M. Brunet; Paris Potier, in-8°, 1852, p. 17.)

MARCHER. — « Ce terme s'emploie figurément en musique, et se dit de la succession des sons ou des accords qui se suivent dans certain ordre : *La basse et le dessus* marchent *par mouvements contraires;* marche de basse, marcher à contre-temps. » (J.-J. Rousseau.)

MARTELLEMENT. — « Sorte d'agrément du chant français. Lorsque descendant diatoniquement d'une note sur une autre par un trille on appuie avec force le son de la première note sur la seconde, tombant ensuite sur cette seconde note par un seul coup de gosier, on appelle cela faire un *martellement.* » (J.-J. Rousseau.)

MATUTINALE. — Livre qui contenait l'office de *Matines.* On lit dans une charte de 1214 (*ap.* Muratori, tom. V *Antiq. Ital. medii ævi*, col. 519) : « Et dicit, quod dictæ ecclesiæ dedit,.... Antiphonarium unum de die et alium de nocte, et unum Psalterium, et unum Matutinale. » Et dans les *Arrêts du Parl. de Paris* de l'an 1338, *in reg.* 71. *Chartoph. reg.*, ch. 296 : « In signum hujusmodi liberationis, investituræ possessionis dicto Girardo tradidit dictus Petrus Hermerii commissarius quemdam librum, vocatum *Matines.* » (*Ap.* Du Cange.)

MAXIME. — « C'est une note faite en carré long horizontal avec une queue au côté droit, de cette manière ⊏⊐, laquelle vaut huit mesures à deux temps, c'est-à-dire deux longues et quelquefois trois, selon le mode. Cette sorte de note n'est plus d'usage depuis qu'on sépare les mesures par des barres, et qu'on marque avec des liaisons les tenues ou continuités de sons. » (J.-J. Rousseau.)

Maxime. — C'était, dans l'ancien système, une note faite en carré long avec une queue ⊏⊐, qui valait douze rondes dans le système de la perfection et huit dans le système de l'imperfection.

Maxime. — « Note de musique dont la forme est un carré long terminé par une queue verticale au côté droit. Cette figure de note, dont la valeur était de huit rondes dans les mesures binaires et de douze dans les ternaires, a disparu de la musique moderne. » (Fétis.)

MÉCANISME BARKER. — « Frappé de l'imperfection du mécanisme de l'orgue et de la nécessité de trouver un moyen de vaincre la résistance des touches pour pouvoir améliorer même la partie harmonique de l'instrument, M. Barker imagina d'employer l'air comprimé lui-même à vaincre cette résistance, et il y parvint de la manière suivante.

« Il disposa un appareil intermédiaire entre les touches et le mécanisme. Cet appareil consiste dans autant de petits soufflets qu'il y a de touches au clavier. Chacune des touches, au lieu d'avoir à abaisser la vergette, le rouleau d'abrégé et la soupape qui y correspondent, n'a plus qu'à ouvrir une petite soupape, laquelle donne passage à l'air comprimé; celui-ci pénètre instantanément dans le petit soufflet et le gonfle immédiatement. Or, à l'extrémité de ce petit soufflet viennent s'attacher les vergettes qui, en s'abaissant, ouvrent les soupapes du sommier. Par ce moyen, la table supérieure du petit soufflet, soulevée par la force de l'air, agit en même temps sur le mécanisme et remplit la fonction qui était auparavant réservée à l'organiste. De sorte qu'on peut dire que, dans les orgues où ce mécanisme est appliqué, l'organiste a pour intermédiaire, entre la touche et la soupape, l'air comprimé lui-même, qui sert ainsi à deux fins, à faire d'abord fonctionner le mécanisme, et ensuite à faire résonner les tuyaux.

« Cette découverte est assurément la plus importante qu'on ait faite depuis des siècles pour perfectionner l'orgue. Cependant telle est l'indifférence et l'ignorance qui accueillent tout ce qui concerne ce bel instrument, que personne, dans le clergé ou dans les fabriques, ne s'en est préoccupé, et qu'il s'écoulera encore bien des années avant que le mérite et les avantages de cette découverte soient généralement appréciés.

« Ces avantages sont nombreux : d'abord la solidité du mécanisme de l'orgue est plus certaine, attendu que, n'ayant plus à craindre la résistance des touches, on peut établir un mécanisme plus lourd, mettre des ressorts plus forts, si cela est nécessaire, pour éviter les accidents ordinaires et presque inévitables dans les orgues anciennes. Le clavier présente dans toutes ses parties une égale résistance, et on peut réunir quatre ou cinq claviers ensemble sans augmenter d'un milligramme le poids des touches. Enfin, il résulte de cette invention une foule de combinaisons opérées par l'accouplement des claviers, à l'unisson ou à l'octave, et les uns sur les autres. Ces combinaisons ajoutent à la puissance de l'orgue sans que le nombre des jeux soit plus grand, et permettent de produire, avec un orgue de trente jeux, l'effet qu'on obtenait autrefois avec soixante. » (*Revue de la musique relig.*, novembre 1846, art. de M. Danjou.)

Mécanisme Barker. — « L'auteur de cette découverte importante dirige les ateliers de la maison Daublaine-Callinet (aujourd'hui sous l'habile direction de M. Ducroquet), à Paris, à laquelle il a cédé le brevet qu'il a obtenu. Pour expliquer en quoi ce mécanisme consiste, il faut entrer dans quelques détails que nous tâcherons de rendre très-intelligibles.

« Le défaut de l'orgue, défaut qui en a éloigné les pianistes habiles, c'est la résistance des touches, la dureté de leur tact, surtout lorsque l'instrument a plusieurs claviers. Remédier complétement à ce défaut, le faire entièrement disparaître, c'était consommer une révolution dans la facture d'orgues : c'est ce qu'a fait M. Barker. Son invention consiste dans un appareil intermédiaire entre les touches et les diverses parties mécaniques de l'orgue, et destiné à vaincre la résistance de chaque touche. Cet appareil se compose d'autant de petits soufflets qu'il y a de touches. Ces petits soufflets, enflés par l'air comprimé, s'ouvrent ou se ferment, s'enflent ou se vident avec la rapidité de l'éclair, et élèvent ou abaissent les tirages ou les leviers qui correspondent aux soupapes, et par lesquels on ouvre passage à l'air qui doit faire résonner le tuyau. Désormais, aucune limite n'est possible dans la construction des orgues : on peut imaginer un instrument immense, composé, si l'on veut, de trois cents jeux, réunissant un nombre incalculable de sommiers, de soupapes, et comme une forêt de tuyaux, offrant une puissance égale à celle que produirait un orchestre de cinq à six mille exécutants ; cet instrument gigantesque, grâce au mécanisme Barker, serait doux au toucher comme un piano d'Erard.

« Mais, sans parler d'un instrument qui ne serait possible qu'à Saint-Pierre de Rome, on doit dire que les orgues d'une dimension restreinte peuvent, avec les combinaisons que l'on tire de ce mécanisme, acquérir une puissance égale à un orgue qui aurait le double de jeux, et qui occuperait un espace bien plus considérable. Cet accroissement de puissance s'obtient au moyen des accouplements d'octaves.

« Réunir les différents claviers à l'unisson, ou par octaves graves et aiguës, telles sont les combinaisons qu'on obtient à l'aide de l'appareil Barker, et qui, sans cet appareil, augmenteraient la résistance de chaque touche, au point de rendre l'orgue tout à fait injouable.

« Ces accouplements produisent des effets réellement extraordinaires ; un jeu de huit pieds se transforme en seize pieds ; l'organiste multiplie ses mains à sa volonté ; les sons se croisent, se réunissent, s'agencent, comme s'ils obéissaient aux doigts de plusieurs exécutants assis au même clavier.

« Au point de vue de l'art, la découverte de M. Barker est un objet du plus haut intérêt ; c'est une source féconde et intarissable de richesses nouvelles pour l'orgue, que déjà on appelait à juste titre le roi des instruments. Nous ne saurions trop inviter les esprits sérieux à examiner ce mécanisme ingénieux, à en étudier les résultats, à en apprécier les conséquences. — Le charlatanisme ne pourra exploiter une invention d'un ordre si relevé ; c'est une raison de plus pour les vrais amis de l'art d'accorder à cette grande innovation l'attention qu'elle mérite. » (*Perfectionnements introduits dans l'orgue par la maison Daublaine-Callinet.*)

MÉDIANTE, MÉDIANE ou **Discrétive.** — La corde médiante dans le plain-chant est celle qui se rencontre à la tierce au-dessus de la finale, et qui se confond avec la dominante lorsque celle-ci, comme dans les deuxième et sixième modes, se trouve placée à la tierce. On l'appelle médiante, parce qu'elle tient le milieu des deux tierces qui composent la quinte, et discrétive, dit Jumilhac, parce qu'elle facilite la distinction ou le discernement des modes. (*Science et pratique du plain-chant*, p. 146.)

MÉDIATION. — « Partage de chaque verset d'un psaume en deux parties, l'une psalmodiée ou chantée par un côté du chœur, et l'autre par l'autre. » (J.-J. Rousseau.)

Médiation. — La *médiation* est, comme son nom l'indique, une espèce de repos que l'on fait vers le milieu de chaque verset, tant, dit Brossard, pour avoir le temps de respirer et de se recueillir que pour entretenir cette gravité que demandent les chants de l'Église. La *médiation* se termine toujours par la dominante de chaque ton, à la réserve du septième dans lequel, selon le même auteur, elle se termine un ton plus haut que la dominante.

L'abbé Lebeuf attribue l'origine de la *médiation* à la *distinction*. « On s'aperçut, dit-il, que le sens demandait des poses et des divisions. On devait faire sentir ces divisions ou distinctions par quelque espèce de modulation : ce fut ce qui donna l'idée de ce qu'on appelle la *médiation* ou *médiante* des versets. L'intonation est venue depuis..... La *médiation* des versets et leurs terminaisons sont les deux endroits où l'on s'est attaché à diversifier autant qu'il a été possible, parce que ce sont deux extrémités éloignées à peu près également l'une de l'autre. » (*Traité hist. du ch. eccl.*, p. 53.)

MÉDIUM. — « Lieu de la voix également distant de ses deux extrémités au grave et à l'aigu. Le haut est plus éclatant ; mais il est presque toujours forcé ; le bas est grave et majestueux, mais il est plus sourd. Un beau *médium*, auquel on suppose une certaine latitude donne les sons les mieux nourris, les plus mélodieux, et remplit le plus agréablement l'oreille. » (J.-J. Rousseau.)

Médium. — Portion moyenne de l'étendue d'une voix ou d'un instrument, également éloignée des extrémités grave et aiguë. » (Fétis.)

MEETING. — On donne en Angleterre le nom de *festival* et quelquefois le nom de *meeting* à des réunions religieuses où l'on chante des hymnes, des prières, des oratorios.

Nous plaçons ici un extrait des *Soirées de l'orchestre* de M. Berlioz, qui n'a pu trouver sa place au mot Festival.

« J'étais à Londres, dans les premiers jours de juin, l'an dernier, quand un lambeau de journal, tombé par hasard entre mes mains, m'apprit que l'*Anniversary meeting of the Charity children* allait avoir lieu dans l'église de Saint-Paul. Je me mis aussitôt en quête d'un billet, qu'après bien des lettres et des démarches je finis par obtenir de l'obligeance de M. Gosse, le premier organiste de cette cathédrale. Dès dix heures du matin, la foule encombrait les avenues de l'église; je parvins, non sans peine, à la traverser. Arrivé dans la tribune de l'orgue, destinée aux chantres de la chapelle, hommes et enfants, au nombre de soixante-dix, je reçus une partie de basse qu'on me priait de chanter avec eux, et *un surplis* qu'il me fallut endosser, pour ne pas détruire, par mon habit noir, l'harmonie du costume blanc des autres choristes. Ainsi déguisé en homme d'église, j'attendis ce qu'on allait me faire entendre avec une certaine émotion vague, causée par ce que je voyais. Neuf amphithéâtres presque verticaux, de seize gradins chacun, s'élevaient au centre du monument, sous la coupole et sous l'arcade de l'est devant l'orgue pour recevoir les enfants. Les six de la coupole formaient une sorte de cirque hexagone, ouvert seulement à l'est et à l'ouest. De cette dernière ouverture partait un plan incliné, allant aboutir au haut de la porte d'entrée principale, et déjà couvert d'un auditoire immense, qui pouvait ainsi, des bancs même les plus éloignés, tout voir et tout entendre parfaitement. A gauche de la tribune que nous occupions devant l'orgue, une estrade attendait sept ou huit joueurs de trompettes et de timbales. Sur cette estrade, un grand miroir était placé de manière à réfléchir, pour les musiciens, les mouvements du chef des chœurs, marquant la mesure au loin, dans un angle au-dessous de la coupole, et dominant toute la masse chorale. Ce miroir devait servir aussi à guider l'organiste tournant le dos au chœur. Des bannières plantées tout autour du vaste amphithéâtre dont le seizième gradin atteignait presque aux chapiteaux de la colonnade, indiquaient la place que devaient occuper les diverses écoles, et portaient le nom des paroisses ou des quartiers de Londres auxquels elles appartiennent. Au moment de l'entrée des groupes d'enfants, les divers compartiments des amphithéâtres, se peuplant successivement du haut en bas, formaient un coup d'œil singulier, rappelant le spectacle qu'offre dans le monde microscopique le phénomène de la cristallisation. Les aiguilles de ce cristal aux molécules humaines, se dirigeant toujours de la circonférence au centre, étaient de deux couleurs, le bleu-foncé de l'habit des petits garçons sur les gradins d'en haut, et le blanc de la robe et de la coiffe des petites filles occupant les rangs inférieurs. En outre, les garçons portant sur leur veste, les uns une plaque de cuivre poli, les autres une médaille d'argent, leurs mouvements faisaient scintiller la lumière réfléchie par ces ornements métalliques, de manière à produire l'effet de mille étincelles s'éteignant et se raliumant à chaque instant sur le fond sombre du tableau. L'aspect des échafaudages couverts par les filles était plus curieux encore; les rubans verts et roses qui paraient la tête et le cou de ces blanches petites vierges faisaient ressembler exactement cette partie des amphithéâtres à une montagne couverte de neige, au travers de laquelle se montrent çà et là des brins d'herbe et des fleurs. Ajoutez les nuances variées qui se fondaient au loin dans le clair-obscur du plan incliné où siégeait l'auditoire, la chaire tendue de rouge de l'archevêque de Cantorbéry, les bancs richement ornés du lord-maire et de l'aristocratie anglaise sur le parvis au-dessous de la coupole, puis à l'autre bout et tout en haut les tuyaux dorés du grand orgue; figurez-vous cette magnifique église de Saint-Paul, la plus grande du monde après Saint-Pierre, encadrant le tout, et vous n'aurez encore qu'une esquisse bien pâle de cet incomparable spectacle. Et partout un ordre, un recueillement, une sérénité, qui en doublaient la magie. Il n'y a pas de théâtre, si grand et si riche qu'il soit, pas de décorations, pas de mise en scène, si admirables qu'on les suppose, qui puissent jamais approcher de cette réalité que je crois encore avoir vue en songe à l'heure qu'il est. Au fur et à mesure que les enfants parés de leurs habits neufs venaient occuper leurs places avec un joie grave exempte de turbulence, mais où l'on pouvait observer un peu de fierté, j'entendais mes voisins anglais dire entre eux : « Quelle scène ! quelle scène !!.. » et mon émotion était profonde quand, *les six mille cinq cents* petits chanteurs étant enfin assis, la cérémonie commença.

« Après un accord de l'orgue, s'est alors élevé en un gigantesque unisson le premier psaume chanté par ce chœur inouï :

All people that on earth do dwell
Sing to the Lord with cheerful voice.

(Le peuple entier qui sur la terre habite
Chante au Seigneur d'une joyeuse voix).

« Inutile de chercher à vous donner une idée d'un pareil effet musical. Il est à la puissance et à la beauté des plus excellentes masses vocales que vous ayez jamais entendues, comme Saint-Paul de Londres est à une église de village, et cent fois plus encore. J'ajoute que ce choral aux larges notes et d'un grand caractère est soutenu par de superbes harmonies dont l'orgue l'inondait sans pouvoir le submerger. J'ai été agréablement surpris d'apprendre que la musique de ce psaume, pendant longtemps attribuée à Luther, est de Claude Goudimel, maître de chapelle à Lyon au XVIe siècle.

« Malgré l'oppression et le tremblement que j'éprouvais, je tins bon, et sus me maîtriser assez pour pouvoir faire une partie dans les psaumes récités *sans mesure (reading psalms)* que le chœur des chantres musiciens eut à exécuter en second lieu. Le *Te Deum* de Boyce (écrit en 1760), morceau sans caractère, chanté par les mêmes, acheva de me calmer. A l'antienne du couronnement, les enfants se joignant au petit chœur de l'orgue de temps en temps, et seulement pour lancer de solennelles exclamations telles que *God save the king! — Long life the king!*

— *May the king live for ever! — Amen! Hallelujah!* l'électrisation recommença. Je me mis à compter beaucoup de pauses, malgré les soins de mon voisin qui me montrait à chaque instant sur sa partie la mesure où on était, pensant que je m'étais perdu. Mais au psaume à trois temps de J. Ganthaumy, ancien maître anglais (1774), chanté par toutes les voix, avec les trompettes, les timbales et l'orgue, à ce foudroyant retentissement d'une hymne vraiment brûlante d'inspiration, d'une harmonie grandiose, d'une expression noble autant que touchante, la nature reprit son droit d'être faible, et je dus me servir de mon cahier de musique, comme fit Agamemnon de sa toge, pour me voiler la face. Après ce morceau sublime, et pendant que le lord archevêque de Cantorbéry prononçait son sermon que l'éloignement m'empêchait d'entendre, un des maîtres des cérémonies vint me chercher, et me conduisit, ainsi tout *lacrymans*, dans divers endroits de l'église, pour contempler sous tous ses aspects ce tableau dont l'œil ne pouvait d'aucun point embrasser entièrement la grandeur. Il me laissa ensuite en bas, auprès de la chaire, parmi le beau monde, c'est-à-dire au fond du cratère du volcan vocal; et quand, pour le dernier psaume, il recommença à faire éruption, je dus reconnaître que, pour les auditeurs ainsi placés, sa puissance était plus grande du double que partout ailleurs. En sortant, je rencontrai le vieux Cramer, qui, dans son transport, oubliant qu'il sait parfaitement le français, se mit à me crier en italien : *Cosa stupenda! stupenda! la gloria dell' Inghilterra!*

« Puis Duprez... Ah! le grand artiste qui, pendant sa brillante carrière, émut tant de gens, a reçu ce jour-là le payement de ses vieilles créances, et ces dettes de la France ce sont des enfants anglais qui les lui ont payées. Je n'ai jamais vu Duprez dans un pareil état : il balbutiait, il pleurait, il battait la campagne, pendant que l'ambassadeur turc et un beau jeune Indien passaient près de nous froids et tristes comme s'ils fussent venus d'entendre hurler dans une mosquée leurs derviches tourneurs. O fils de l'Orient, il vous manque un sens : l'acquerrez-vous jamais!... Maintenant, quelques détails techniques. Cette institution des *Charity Children* fut fondée par le roi Georges III en 1764. Elle se soutient par les dons volontaires ou souscriptions qui lui viennent de toutes les classes riches ou seulement aisées de la capitale. Le bénéfice du *meeting* annuel de Saint-Paul, dont les billets se vendent une demi-couronne et une demi-guinée, lui appartient aussi. Quoique toutes les places réservées au public soient en pareil cas enlevées longtemps d'avance, l'emplacement occupé par les enfants et le sacrifice qu'il faut faire d'une grande partie de l'église pour y établir les admirables dispositions dont je viens de parler, nuisent nécessairement beaucoup au résultat pécuniaire de la cérémonie. Les dépenses en sont d'ailleurs fort grandes. Ainsi l'établissement seul des neuf amphithéâtres et du plancher incliné coûte 450 liv. st. (11,250 fr.). Les recettes s'élèvent ordinairement à 800 liv. st. (20,000 fr.). Il ne reste donc que 8,750 fr. tout au plus, aux six mille cinq cents pauvres petits qui donnent une pareille fête à la cité-mère; mais les dons volontaires forment toujours une somme considérable.

« Ces enfants ne savent pas la musique, ils n'ont jamais vu une note de leur vie. On est obligé tous les ans de leur seriner avec un violon, et pendant trois mois entiers, les hymnes et antiennes qu'ils auront à chanter au *meeting*. Ils les apprennent ainsi par cœur, et n'apportent en conséquence à l'église ni livre, ni quoi que ce soit pour les guider dans l'exécution : voilà pourquoi ils chantent seulement à l'unisson. Leurs voix sont belles, mais peu étendues; on ne leur donne à chanter, en général, que des phrases contenues dans l'intervalle d'une onzième, du *si* d'en bas au *mi* entre les deux dernières portées (clef de *sol*). Toutes ces notes, qui d'ailleurs sont à peu près communes au soprano, au mezzo soprano et au contralto, et se trouvent en conséquence chez tous les individus, ont une merveilleuse sonorité. Il est douteux qu'on puisse les faire chanter à plusieurs parties. Malgré l'extrême simplicité et la largeur des mélodies qu'on leur confie, il n'y a même pas, pour l'oreille des musiciens, une simultanéité irréprochable dans les attaques des voix après les silences. Cela vient de ce que ces enfants ne savent pas ce que c'est que les temps d'une mesure et ne songent point à les compter. En outre, leur directeur unique, placé très-haut au-dessus du chœur, ne peut être aperçu aisément que des rangs supérieurs des trois amphithéâtres qui lui font face, et ne sert guère qu'à indiquer le commencement des morceaux, la plupart des chanteurs ne pouvant le voir et les autres ne daignant presque jamais le regarder.

« Le résultat prodigieux de cet unisson est dû, selon moi, à deux causes : au nombre énorme et à la qualité des voix d'abord, ensuite à la disposition des chanteurs en amphithéâtres très-élevés. Les réflecteurs et les producteurs du son se trouvant dans de bonnes proportions relatives, l'atmosphère de l'église, attaquée par tant de points à la fois, en surface et en profondeur, entre alors tout entière en vibration, et son retentissement acquiert une majesté et une force d'action sur l'organisation humaine que les plus savants efforts de l'art musical, dans les conditions ordinaires, n'ont point encore laissé soupçonner. J'ajouterai, mais d'une façon conjecturale seulement, que, dans une circonstance exceptionnelle comme celle-là, bien des phénomènes insaisissables doivent avoir lieu, qui se rattachent aux mystérieuses lois de l'électricité.

« Je me demande maintenant si la cause de la différence notable qui existe entre la voix des enfants élevés par charité à Londres et celle de nos enfants pauvres de Paris, ne serait point due à l'alimentation, abondante et bonne chez les premiers, insuffisante et de mauvaise qualité chez les seconds. Cela est très-probable. Ces enfants anglais sont forts, bien musclés, et n'offrent rien de l'aspect souffreteux et débile que présente à Paris la jeune population ouvrière, épuisée par un mauvais régime alimentaire, le travail et les privations. Il est tout naturel que les organes vocaux participent chez nos enfants de l'affaiblissement du reste de l'organisme, et que l'intelligence même puisse s'en ressentir. »

MÉLANGE. — « Une des parties de l'ancienne mélopée, appelée *agogé* par les Grecs, laquelle consiste à savoir entrelacer et mêler à propos les modes et les genres. » (J.-J. ROUSSEAU.)

MELISMA, MÉLISMATIQUE. — Sorte de *neume*, groupe de tons que l'on soutenait dans l'*organum* au-dessus du dernier son de la partie principale, et qui devait différer de forme selon le mode dans lequel on chantait.

Brossard, au mot *Stilo*, dit que le *style mélismatique* « est un style *naturel* que tout le monde peut chanter presque sans art; il est propre pour les ariettes, les villanelles, les vaudevilles, » etc.

De pareilles définitions ne donnent pas une idée bien nette de ces anciennes formes d'ornements.

MELODIE. — « La *mélodie* est, suivant M. Brossard, l'effet que font plusieurs sons rangés, disposés et chantés les uns après les autres, de manière qu'ils fassent plaisir à l'oreille; ou, selon M. Ozanam, la *mélodie* est une douceur de chant ou de son, c'est-à-dire un beau chant, un bel air; car, dit-il, un méchant air ne peut être appelé *mélodie* Comme l'arrangement et le choix des expressions convenables au sujet dont on traite font un beau discours, de même l'arrangement des sons et le choix des cordes propres au sujet, produisent la *mélodie*, que quelques-uns confondent mal à propos avec l'*harmonie;* parce qu'une seule voix peut faire *mélodie*, au lieu que l'*harmonie* est une convenance agréable de deux ou plusieurs sons qui se font entendre ensemble. » (POISSON, *Traité du chant grégorien*, 1re part., chap. 4, p. 35.)

Le mot *mélodie* est employé depuis longtemps dans le chant ecclésiastique. On lit dans l'*Ordo Romanus :* « Sequitur versus *Epulemur*, inde melodia; » et dans *Bernardi Mon. ord. Cluniac.*, part. II, cap. 19 : « Ad solos Nocturnos et Vesperas super psalmos, nonnisi *Alleluia* cantatur, ad melodiam subscripturarum antiphonarum formata; » et dans *Chart. Caroli Simpl.*, anno 917, t. IX, *Collect. histor. Franc.*, p. 532 : « Ita tamen ut quandiu advixerimus... septem psalmorum melodiam quotidie decantent. » Le verbe *mélodier, melodiare*, est également employé par les anciens auteurs : « Missam dicant honorifice, sicut superius intulimus, et sequentiam melodient in eadem die. » (GUIDONIS *Disciplina Farfensis*, cap. 40.) — « Hoc docte psallere, choreizare ac melodiari, et tympanizare... puerorum demulcebant auditum. » (*Chronic. Franc. Pippini*, lib. III, cap. 39, ap. MURATORI, tom. IX, col. 700.)

Les enfants de chœur sont appelés *melodi infantes* dans l'Ordinaire romain. (*Voy.* DU CANGE.)

— Nous ne saurions donc trop le redire, le plain-chant est essentiellement mélodique; il existait longtemps avant que l'harmonie ne fût trouvée, et cette collection de chants liturgiques, qu'on appelle le chant grégorien, formait un corps complet quand l'harmonie est arrivée.

Nous n'avons pas à craindre qu'on nous accuse, comme on a accusé Rousseau, de vouloir jeter du discrédit sur l'harmonie, sur cette magnifique forme dans laquelle la mélodie s'enchâsse comme dans le cadre, le *lieu* qui lui est propre. Mais il s'agit ici d'un élément qui appartient à un tout autre art. On peut remarquer que chaque phase de l'harmonie a successivement apporté une nouvelle altération au plain-chant primitif; l'*organum* d'abord, le déchant et toutes ses espèces, le *chant sur le livre*, les contrepoints fleuris, jusqu'à la fugue et l'envahissement complet de la musique moderne. On peut également dire que le peuple ne chante plus dans les églises depuis que l'harmonie a été soudée violemment au plain-chant. Car l'oreille du peuple répugne à tant de complications et d'artifices; l'organisation du peuple est toute mélodique. Or, quand le peuple ne chante plus, il ne prie pas non plus.

Nous savons bien que nous soulevons ici des questions insolubles; nous savons bien que l'orgue a perdu son caractère primitif, et qu'avec les perfectionnements de la facture moderne il ne le retrouvera jamais; qu'entre les faux-bourdons (le seul genre harmonique, selon nous, qui devrait être toléré dans le temple) il y en a de convenables, d'autres qui altèrent profondément la tonalité du plain-chant, et qu'il est fort difficile, impossible même, de faire un triage sévère, et de proscrire les seconds quand on a admis les premiers; nous insistons seulement pour qu'on ne perde pas de vue ce point-ci, à savoir, que le plain-chant est une *mélodie*, que sa beauté, son caractère, son action, son efficace, j'ajouterai sa popularité, résident dans ce caractère qu'il faut au moins lui conserver spéculativement, alors que dans la pratique on est obligé de céder à d'autres considérations, lesquelles, ajouterons-nous, auraient beaucoup moins de poids aux yeux des autorités ecclésiastiques, si elles consultaient davantage les goûts et les instincts de la masse des fidèles.

Je ne veux pas terminer cet article sans relever une opinion singulière de Rousseau, opinion qui montre que s'il avait des préjugés contre l'harmonie, il n'avait pas des idées fort justes sur la *mélodie*. « L'idée du rhythme entre nécessairement dans celle de la *mélodie*, dit-il : un chant n'est un chant qu'autant qu'il est mesuré... Ainsi la *mélodie* n'est rien par elle-même; c'est la mesure qui la détermine, et il n'y a point de chant sans le temps. » (ROUSSEAU, *Dict. de mus.*, art. *Mélodie.*) Comme beaucoup de gens, Rousseau confond ici deux choses bien distinctes, le rhythme et la mesure. Que l'idée du rhythme entre nécessairement dans l'idée de mélodie, ou qu'il n'y ait pas de mélodie sans rhythme, rien de plus vrai, car le rhythme c'est la forme du mouvement mélodique, car il ne peut y avoir succession de sons, un son même, sans qu'il y ait deux périodes, l'élévation et l'abaissement, le jet et la chute, *elatio et remissio*, *arsis et thesis;* et c'est là le rhythme des livres saints, qu'on sent fort bien et qu'on ne peut décrire, comme le remarque saint Augustin (406). Mais qu'il n'y ait pas de chant sans mesure, voilà l'erreur. Rousseau le Génevois, Rousseau qui a vécu au sein de la nature la plus agreste, n'a-t-il donc jamais entendu des chants des montagnes? Où est la mesure dans ces chants-là? La mesure, le temps est un élément qui s'est superposé à la musique, mais qui n'est pas de son essence, pas plus que la rime n'est de l'essence de la poésie. La mesure est une division mathématique du temps qui partage la période musicale d'une manière uniforme et fatale en quelque sorte; le rhythme anime cette période suivant des lois toutes morales et qui dérivent du souffle de l'âme, et, la preuve qu'ils sont distincts l'un de l'autre, c'est que le rhythme et la mesure se contrarient parfois. Si Rousseau avait raison, il n'y aurait pas eu de mélodie avant le XIVᵉ ou le XVᵉ siècle; que dis-je? il n'y en aurait pas même aujourd'hui, car toutes les mélodies réelles sont dans les chants populaires, dans les chants primitifs; le compositeur ne fait que les mettre en œuvre. Si Rousseau avait raison, le plain-chant, qu'il admire d'ailleurs, ne serait ni mélodie, ni chant, ni musique même. Mais le plain-chant est tout cela, indépendamment de la mesure qui est l'élément du fini, l'élément du *temps ;* et le plain-chant, avec la notion de mesure abstraite et de temps absolu, est bien plus l'expression de ce qui ne change pas, de ce qui est immuable, inaccessible à nos sens, que la musique avec ses variétés de moyens, ses richesses d'harmonie et ses ressources d'instrumentation.

MÉLODIEUX.—« Qui donne de la mélodie. *Mélodieux*, dans l'usage, se dit des sons agréables, des voix sonores, des chants doux et gracieux, etc. » (J.-J. ROUSSEAU.)

MÉLOPÉE. — C'était, chez les Grecs, l'art de la composition musicale.

MÉLOS. — « Douceur du chant. Il est difficile de distinguer dans les auteurs grecs le sens du mot *mélos* du sens du mot *mélodie.* Platon, dans son *Protagoras*, met le *mélos* dans le simple discours, et semble entendre par là le chant de la parole. Le *mélos* paraît être ce par quoi la *mélodie* est agréable. Ce mot vient de *μέλι*, *miel.* » (J.-J. ROUSSEAU.)

MÉNESTRELS, ou MÉNÉTRIERS. — « Musiciens poëtes, ou quelquefois simplement joueurs d'instruments, qui allaient, dès le XIᵉ siècle, de ville en ville et de châteaux en châteaux, chantant en s'accompagnant. Les rois, les princes et les grands vassaux de la couronne avaient presque tous des ménestrels à leur service. Il y a lieu de croire que le nom de *ménestrel* a passé dans la langue française de l'anglais *minstrill.* Les noms français par lesquels on désignait auparavant les musiciens étaient *troubadours*, dans le midi de la France, *trouvères* dans le nord, *chanterres*, etc. *Ménétrier* est aujourd'hui pris en mauvaise part; ce nom ne se donne qu'aux joueurs d'instruments qui ne savent pas la musique, et qui ne servent qu'à faire danser dans les guinguettes. » (FÉTIS.)

DES MÉNESTRELS. — « De tous les noms qui servaient, dans le XIIIᵉ siècle, à désigner les musiciens, les poëtes et les comédiens, le moins exposé aux interprétations défavorables était celui de *ménestrel* ou *ménestriens*, parce qu'il supposait la réunion de tous les talents qui pouvaient recommander cette tribu nombreuse. Le *ménestrel* devait savoir jouer de plusieurs intruments, ordonner des concerts de voix, composer des chants et déclamer des vers. L'art du poëte ou du romancier, fréquemment cultivé par les personnages du rang le plus élevé, n'était pas exercé comme une profession distincte, et ne pouvait assurer l'existence de quiconque n'y réunissait pas l'art du mime et du musicien.

« La *ménestrandie* formait d'ailleurs, sous le patronage de saint Julien, une corporation sérieuse, dans laquelle on conservait assez bien la division régulière des apprentis et des maîtres; les premiers, obligés de recevoir leurs grades des seconds, et, avant d'obtenir leurs titres de maîtres, tenus à faire preuve de certains talents et à payer une certaine taxe. Sans l'assentiment du patron, les varlets ménestrels ne pouvaient mettre un prix à leur savoir-faire, ni figurer dans les fêtes solennelles. Ainsi l'exige une ordonnance, renouvelée en 1321, au profit de la corporation des ménétriers, et que nous regrettons de ne pas voir dans l'édition récente du *Livre des métiers* d'Estienne Boileau. En plusieurs circonstances, les maîtres ménestrels reconnaissaient eux-mêmes l'autorité d'un individu de leur classe, choisi d'ordinaire parmi les plus habiles pour présider aux divertissements d'apparat dans les cours souveraines. Ce personnage prenait et recevait le titre de *roi des ménestrels ;* il portait une couronne semblable, au moins pour la forme, à celle du roi, comte ou duc, auquel il devait sa magistrature. Partout où il se trouvait, il lui appartenait de régler les concerts, et

(406) « Quibus numeris consistant versus Davidici non scripsi, quia nescio..... Certi tamen eos constare numeris credo, illis qui jam linguam probe callent. » (AUGUST., epist. 131, ap. JUMILHAC, part. VII, p. 277.)

d'en distribuer les parties entre les jongleurs et les ménestrels, rassemblés par la promesse ou la simple espérance des dons, des plaisirs et de la bonne chère. Chef d'orchestre, directeur de théâtre, et, s'il nous est permis d'ajouter, intendant des plaisirs, le *roi des ménestrels* réunissait des fonctions importantes, aujourd'hui séparées. Les états de dépenses des rois de France et d'Angleterre, des comtes de Flandre et de Hainaut, nous conservent la mention d'un assez grand nombre de ces arbitres suprêmes des divertissements publics chez nos ancêtres. Sous les règnes de Philippe le Bel et de ses enfants, Flajolet, en 1288, et plus tard Robert Petit, figurent parmi les ménestrels avec le titre de *rois.* C'est en 1338, Robert Caveron que l'on appelle *roi des menestereuls du royaume de France.* En 1359, les mêmes fonctions sont remplies par Copin de Brequin, qui suivit en Angleterre le roi Jean, et que l'on voit tantôt remplir des missions délicates, tantôt exécuter une horloge singulière, et tantôt acheter des harpes et autres instruments de musique. En 1367, Jean donna même à ce Copin de Brequin une couronne d'argent. On cite encore, en 1412, Jean Partaus, *roi des ménestrels* de Guillaume IV, comte de Hainaut. Remarquons que, dans les comptes de Philippe le Bel, *le roi Flajolet* est inscrit immédiatement au-dessous du *roi des héraus*, ce qui ne permet pas de confondre ces deux dignités. Une ordonnance de Charles VI, rendue en 1407, à la requête du *roi des ménestrels*, et de toute la corporation, fixe la taxe des amendes pour les divers délits que peuvent commettre les *ménestrels*, et décide que la moitié de ces amendes appartiendra à l'avenir au roi de France, tandis que l'autre moitié sera divisée également entre *le roi des ménestrels* et l'hospice de Saint-Julien. Et comme cet hospice n'avait aucunes rentes foncières, les ménestrels sont autorisés à *demander et cueillir l'aumosne de Saint-Julien aux nopces et festes où il seront invités.* Il est permis de douter que ces quêtes et aumônes aient été jamais d'un grand profit à l'hospice des *ménestrels ;* mais on peut assurer que de ce patronage et de ces réclamations intéressées en faveur de l'évêque du Mans, est venu le proverbe de l'*Oraison de Saint Julien.* » (*Histoire littéraire de la France*, t. XX, suite du XIIIe siècle, pp. 675-677.)

— « La rue *des Ménestriers* a pris son nom des joueurs d'instruments qui y demeuraient, et qui avaient leur chapelle tout auprès, et de laquelle voici l'histoire :

Saint-Julien des Ménestriers. — « Deux joueurs d'instruments, qui étaient unis par une étroite amitié, dont l'un nommé Jacques Grare, dit Lappe, était de Pistoye, et l'autre nommé Huët, était Lorrain, firent bâtir, en 1331, dans la rue Saint-Martin, un hôpital pour les pauvres de leur profession, et une chapelle sous l'invocation de saint Julien, et depuis ce temps-là, on a toujours appelé cette chapelle *Saint-Julien des Ménestriers*, car c'est ainsi que pour lors, et longtemps après, on appelait les joueurs d'instruments, les danseurs, etc. *Ministerales, ministrelli*, d'où on fit le nom de *ménestrels* et enfin celui de *ménestriers.*

« Au commencement de l'an 1344, les fondateurs obtinrent du Pape Clément VI une bulle qui leur permit de doter cette chapelle de *vingt livres de rente*, pour y entretenir un chapelain qui y célébrerait perpétuellement l'office divin, et qui serait nommé, présenté et choisi par deux des ménestriers, qui seraient nommés à la jurande toutes les fois que la vacance arriverait. A cet effet les joueurs d'instruments achetèrent vingt livres de rente à prendre sur le domaine de Corbeil, laquelle ils firent amortir. Ils obtinrent aussi des lettres patentes pour faire faire l'érection de ladite chapelle, laquelle érection fut faite le 10 de juillet de la même année 1544, par Foulques de Chanac, évêque de Paris. Depuis ce temps-là, les joueurs d'instruments, à mesure qu'ils sont parvenus à la jurande, et que la vacance de la chapelle est arrivée, y ont toujours nommé jusqu'en 1644.

« Avant de rapporter ce qui arriva pour lors, j'observerai que, vers l'an 1630, les prêtres réguliers conventuels, connus sous le titre de *Pères de la doctrine chrétienne*, s'introduisirent par le moyen d'un de leurs Pères qui avait de l'accès auprès de la reine Anne d'Autriche, dans la maison où ils sont actuellement, et qui était celle du chapelain : ce religieux fit entendre à la reine que cet hôpital était devenu un lieu de débauche et une retraite de voleurs. Quelque temps après, les Pères de la doctrine chrétienne s'arrangèrent avec les ménestriers, en leur faisant entendre qu'ils seraient toujours les maîtres du bénéfice, et qu'il devait leur être indifférent d'y nommer un prêtre séculier, ou un des leurs, ce qu'ils obtinrent par un arrêt du conseil, le 24 décembre de l'an 1644. Cet arrêt fut détruit par un autre du 13 juillet 1658. D'ailleurs le premier n'avait point eu d'exécution pendant l'espace de temps qu'il y eut entre lesdits deux arrêts; car le sieur Favier, chapelain, pourvu sur la nomination des joueurs d'instruments, a vécu longtemps après. Cependant les Doctrinaires, qui ne perdaient point leur objet de vue, intentèrent un nouveau procès aux joueurs d'instruments ; mais la veille qu'il devait être jugé, ils proposèrent un accommodement, transigèrent avec le sieur Favier et avec la communauté des joueurs d'instruments. Cette transaction fut passée le 6 d'avril de l'an 1664, et est conforme à l'arrêt de l'an 1658. Le sieur Favier étant mort, les joueurs d'instruments nommèrent à sa place le sieur Bézé, qui avait deux frères dans la congrégation de la Doctrine chrétienne, et qui par sa trop grande facilité servit beaucoup dans la suite aux desseins des Doctrinaires.

« Le roi ayant créé des charges de jurés en titre d'office dans chaque corps, celles des maîtres à danser et joueurs d'instruments furent achetées par les nommés Duchesne et Aubert, gens mal famés, et par deux autres. Les Doctrinaires crurent alors que le moment était venu d'exécuter le dessein qu'ils avaient conçu depuis longtemps. Ils convinrent avec quatre jurés de leur donner mille écus, à condition qu'ils consentiraient à l'union du bénéfice du chapelain à la mense des Doctrinaires. Le succès leur fut d'abord favorable; car, ayant demandé à l'archevêché de Paris, tant en leur nom qu'en celui des quatre jurés, l'homologation de l'acte d'abandonnement consenti par les jurés et par le sieur Bézé, chapelain, l'archevêque, ayant fait informer *de commodo et incommodo*, donna un décret d'union sur lequel furent obtenues des lettres patentes qui furent homologuées au parlement sur la fin de l'année 1697.

« Le roi ayant dans la suite réuni les charges des jurés aux corps des communautés, la communauté des maîtres à danser et joueurs d'instruments de la ville et faubourgs de Paris, après avoir élu des jurés à la pluralité des voix, s'assembla extraordinairement, et par un acte signé de deux cent quatre-vingt maîtres, résolut de se faire restituer et obtint, le 10 décembre 1710, des lettres de rescision contre tout ce qui avait été fait en faveur des Doctrinaires par les jurés en charge.

« Après huit ans de procès, le sieur Bézé étant mort, en 1715, pendant le cours de l'instance, les joueurs d'instruments, usant toujours de leur droit, nommèrent à la desserte de leur chapelle le sieur Charles-Hugues Galand, bachelier en théologie de la Faculté de Paris et ancien curé de Magni. Ce procès, qui durait depuis si longtemps, fut enfin jugé, au rapport de M. l'abbé Pucelle; et la cour du parlement, par son arrêt du 7 mars 1718, ayant égard à l'intervention dudit Galand et aux lettres de rescision desdits maîtres à danser et joueurs d'instruments de la ville et faubourgs de Paris, et icelles entérinant, remit les parties en l'état qu'elles étaient avant les actes des 18 et 25 mars 1695, et en conséquence reçut lesdits maîtres à danser et joueurs d'instruments opposants à l'exécution des arrêts des 21 juin et 29 août 1692, et à l'enregistrement des lettres patentes obtenues par lesdits religieux de la Doctrine chrétienne de Saint-Julien des Ménestriers, au mois de mai 1698, débouta lesdits religieux de leur demande en entérinant lesdites lettres; ce faisant, maintint et garda ledit Galand, nommé et représenté à la chapelle Saint-Julien par les jurés et communauté desdits maîtres à danser et joueurs d'instruments, en la possession et jouissance de ladite chapelle, etc.

« Un règlement que le roi fit pour être observé par les agents de change, et qui était annexé à l'arrêt du conseil, du 10 août 1720, donna encore lieu à un nouveau procès; car il est dit dans l'article 1er, *qu'ils feront célébrer, le premier jour ouvrable de chaque année, à huit heures, une messe solennelle du Saint-Esprit en l'église des Pères de la doctrine, rue Saint-Martin, et que lorsque quelqu'un d'eux viendra à décéder, ils feront célébrer une messe de Requiem en la même église, aux jour et heure marqués par le syndic qui en fera avertir les agents de change.*

« Cet article parut intéresser la communauté des maîtres à danser et joueurs d'instruments de la ville et faubourgs de Paris, et leur chapelain; c'est pourquoi les jurés en charge de ladite communauté, et Charles-Hugues Galand, chapelain de la chapelle de Saint-Julien des Ménestriers, présentèrent requête au roi en son conseil, tendant à ce qu'il fût fait défense à la communauté des agents de change de faire dire ni célébrer aucunes messes ni prières dans ladite église de Saint-Julien, que du consentement et avec la permission expresse des jurés en charge de la communauté des maîtres à danser et joueurs d'instruments, laquelle permission ils étaient prêts et n'ont jamais refusé de leur donner, et qu'au cas que lesdits agents de change demandassent aux suppliants ladite permission, qu'il fût ordonné que lesdites messes et prières seront célébrées en ladite église par le chapelain des suppliants, et qu'il fût fait défense aux Pères de la doctrine chrétienne de donner sur cela aucun trouble audit chapelain. Le roi, en son conseil, adjugea aux jurés et au chapelain de leur communauté leurs conclusions, par arrêt du conseil d'Etat du 29 octobre 1720, maintenant toujours ladite communauté dans ses droits, attachés à la qualité de patron et fondateur de l'église de Saint-Julien des Ménestriers; et en conséquence ordonna qu'aucunes nouvelles confréries ne pourraient y être établies que *de la permission et consentement de ladite communauté, et qu'en ce cas-là même les messes, services et prières seraient dites et célébrées par le chapelain titulaire de ladite église.*

« L'église, ou chapelle de Saint-Julien des Ménestriers, n'a d'ailleurs rien qui la distingue, ni par son bâtiment, ni par ses ornements. Le président Fauchet a remarqué que parmi les figures en bosses, qui ornent le portail, est celle d'un jongleur qui tient une *vielle*, ou l'instrument appelé *rebec;* quoique l'archet de cet instrument ait été cassé, on voit bien qu'il est fait pour en avoir un; ainsi la vielle de ce temps-là était fort différente de celle d'aujourd'hui.

« Comme la maison du chapelain de Saint-Julien des Ménestriers est occupée par les Pères de la doctrine chrétienne, ils font audit chapelain une rente foncière de trois cents livres, et les maîtres à danser, et les joueurs d'instruments de la ville et faubourgs de Paris sont en droit de la faire visiter de temps en temps, pour voir si ces religieux ont soin de la faire entretenir (406*). » (Voir les *Recherches sur l'histoire de la corporation des ménétriers ou joueurs d'instruments de la ville de Paris*, par M. Bernhard, bibliothèque de l'Ecole des chartes; 1842 et 1843.)

(406*) Par une négligence du copiste qui a transcrit cette citation, nous ne savons si elle est de Bruel (*Antiquités de Paris*), ou de Piganiol de la Force.

MENOLOGION. — Nom que, dans l'Eglise grecque, on donne au livre de chant contenant l'*Office des Martyrs*.

MERULA. — « Ancien registre d'orgue qu'on appelait quelquefois en France *rossignol*. Il consistait en une boîte d'étain remplie d'eau, avec deux ou trois tuyaux dans lesquels l'eau était agitée par le vent; ce registre imitait le gazouillement des oiseaux. Il est maintenant hors d'usage. » (Fétis.)

MÈSE. — C'était, dans le système des tétracordes grecs, la corde du milieu, ainsi que son nom le porte, et qui joignait ensemble les deux octaves si étroitement qu'elle était la plus haute corde de l'octave grave (la proslambanomène ou l'ajoutée comprise), et la plus grave de l'octave élevée. *Mese medium habet vocis locum, gravioris quidem diapason acutissima; acutioris gravissima*. Fr. Gafori, lib. i. *Music. instrum.*, cap. 4.) — Et encore : *Sitque mese omnium perfectissimi et consonantis harmonici systematis chordarum præstantissima; qua quidem existente, extremæ atque mediæ ambarum diapason harmoniæ disponuntur; verum ablata, harmonica mamittunt consistentiam*. (*Ibid.*)

Euclide envisage la *mèse* comme la conjonction entre le tétracorde des conjointes et le tétracorde synemménon : *Media est conjunctio tetrachordi meson, et tetrachordi sinemenon, quæ conjunguntur communi phtongo, qui est mese*. (Euclides *in Musica*.) La *mèse* était corde immobile ou barypicne, soit qu'elle terminât le tétracorde des moyennes, soit qu'elle commençât le tétracorde des conjointes appelé autrement synemménon.

MESOIDE. — « Sorte de mélopée dont les chants roulaient sur des cordes moyennes, lesquelles s'appelaient aussi *mésoïdes* de la mèse ou du tétracorde méson. » (J.-J. Rousseau.)

MESOIDES. — « Sons moyens ou pris dans le medium du système. » (J.-J. Rousseau.)

MESON. — « Est le génitif pluriel de l'adjectif grec μέσος, qui veut dire *mitoyen*, c'est-à-dire qui tient ou qui fait le milieu. C'est par ce mot que les Grecs distinguaient un de leurs tétracordes d'avec les trois autres. » (Brossard.)

MESON (Tétracorde). — Nom du second tétracorde des grecs ou des moyennes.

MESOPYCNE. — Mot grec formé de μέσος, moyen, qui tient le milieu, et de πυκνός, son pressé, resserré, c'est-à-dire demi-ton. Quand donc dans un tétracorde le demi-ton se trouve au milieu comme dans *la, si, ut, ré*, on dit que le chant est de l'espèce *mésopycne*; tels sont les modes qui se terminent sur la finale *ré*.

MESSE. — La liturgie de la messe n'a pas été toujours composée ainsi qu'elle l'est aujourd'hui; les diverses parties ne sont venues que successivement, et même il s'est écoulé un ou deux siècles avant que le nom de *messe* ait été donné à cette cérémonie destinée à renouveler le sacrifice non sanglant de Notre-Seigneur Jésus-Christ.

Que la messe ait été chantée dans l'origine, c'est ce qui est hors de doute. Des Pères de l'Eglise parlent non-seulement des chants, mais encore de la *musique divine*, qui accompagnaient la communion. Toujours la messe a été chantée, car ce n'est que fort tard qu'est venu l'usage de dire des messes basses, et alors, suivant l'expression de l'auteur des *Voyages liturgiques*, la messe fut *dédoublée*.

A notre avis, une messe en plain-chant avec ses diverses parties, la procession et les chants graves, entrecoupés de longs silences qui l'accompagnent dans sa marche majestueusement cadencée autour de la nef; l'*Introït*, que dans certaines cérémonies on répétait trois fois, et qui est suivi d'un verset de psaume et du *Gloria Patri*; le *Kyrie*, les oraisons du prêtre, le *Gloria*, le chant de l'Epître, par le sous-diacre, laquelle était dite quelquefois *ad semitonium Evangelii*; le Graduel suivi de l'*Alleluia* et du *Trait*; la *Prose*, si la fête le comporte; le chant de l'Evangile par le diacre; le *Credo*, qui anciennement était chanté conjointement et non alternativement par les deux côtés du chœur, ou plutôt en masse par toute la multitude, parce que c'était la profession de foi, le Symbole universel, l'adhésion au dogme catholique de tous les fidèles; l'*Offertoire* par les chantres; la *Préface* chant magnifique précédé par un dialogue imposant entre la voix du prêtre et la voix du peuple; le *Sanctus*, le *Pater* par le célébrant, l'*Agnus Dei* par les chantres, la *Communion*, la *Post-Communion*, par les chantres encore, les dernières Oraisons par le célébrant, et l'*Ite, missa est* par le diacre; tout cela forme un ensemble admirable, harmonieux, et, pourquoi ne pas nous servir de cette expression, un spectacle auguste, où la beauté des cérémonies, la signification des rites, la mesure des mouvements, l'ordonnance de l'action, se mêlent à la richesse des ornements, à la magnificence des costumes, aux mille feux du sanctuaire, à la grandeur de l'édifice, aux parfums de l'encens, aux mâles accents des mélodies, pour former une scène sublime.

L'orgue ajoute une nouvelle pompe à cette sainte commémoration du sacrifice d'un Dieu, lorsque, guidé par la science, dominé par une haute pensée, l'artiste ne prête au gigantesque instrument que des accents dignes du temple, de la maison de la prière, soit qu'il alterne avec les exclamations du *Kyrie*, les versets du *Gloria*, ou les strophes triomphantes de la prose, soit qu'il soutienne les chants du *Sanctus*, de l'*Agnus Dei*, soit qu'à l'offertoire, à la communion, il se livre à ses brillantes inspirations, en déployant à la fois les ressources de son art et les effets inépuisables de ses claviers.

Mais il faut passer maintenant à un ordre d'idées tout différent, et parler de ce qu'on appelle une messe en musique. Il faut faire connaître l'origine de ce genre de composition, et c'est ici surtout que nous sentons combien nous aurions besoin d'appeler à notre aide l'art des transitions pour entrer dans le détail des faits inouïs que l'histoire de cette partie de l'art nous présente.

Nous avons eu l'occasion d'exposer que les premières compositions harmoniques étaient formées d'une phrase ordinairement prise dans le plain-chant, pivot mélodique sur lequel était construit tout l'édifice de l'harmonie. Cette partie s'appelait le *ténor*, parce qu'elle *tenait* ou *soutenait* le chant principal. Lorsque, vers le milieu du XIVe siècle, les compositeurs imaginèrent de mettre en harmonie les morceaux liturgiques qui se chantent invariablement à la messe, les *Kyrie*, *Gloria*, *Credo*, *Sanctus* et *Agnus*, fidèles à leurs habitudes, ils choisirent pour thème, une des mélodies du plain-chant, et comme ce thème reparaissait à chaque morceau, ces messes prirent naturellement les noms de messe *Ave, Maria*, de messe *Sacerdos Magnus*, de messe *Viri Galilæi*, selon que le chant de l'*Ave, Maria*, ou du *Sacerdos Magnus* ou du *Viri Galilæi* servit de sujet musical à ces œuvres pleines d'artificieuses combinaisons.

Jusque-là rien que de très-innocent, comme on voit. Mais la curiosité de l'esprit ne s'arrêta pas là. Il faut se rappeler que les compositeurs de musique figurée, ceux dont le Dominicain F. Pierre Herp parle dans sa *Chronique de Francfort*, de l'an 1300 : *Novi cantores surrexere et componistæ et figuristæ qui incœperunt alios modos assuere*, dans le but d'égayer des sociétés particulières, des coteries de gens mondains, s'amusèrent à figurer en musique des chansons populaires et s'attachèrent particulièrement à celles qui exaltaient le plus vivement la passion de l'amour. Et, comme ces compositeurs appartenaient pour la plupart aux régions de ce côté-ci des Alpes, les poésies flamandes, françaises, suisses, allemandes, provençales, espagnoles, furent préférées par les musiciens aux poésies italiennes. Or, la vogue dont jouissaient ces chansons, la vogue des cantilènes, des romances, des sonnets et des madrigaux, séduisit à tel point les musiciens qu'ils s'approprièrent sans scrupule ces mêmes chansons et en firent les thèmes de leurs messes.

En sorte que les titres de ces messes étoient : — *Las! bel amy*, ... *O Vénus la belle*, — *A l'ombre d'un buissonnet*, — *Adieu nos amours*, *L'homme armé*, *L'ami Baudichon*, etc., etc., comme nous l'avons vu déjà à l'article EPITRE FARCIE.

On pense bien que nous ne voulons pas pousser plus loin cette énumération, et que les messes que nous passons sous silence sont précisément celles qui pourraient donner une juste idée de ces révoltants scandales. La fureur de ces messes sur chansons fut telle qu'on en compte souvent plusieurs sur le même thème; telle est, par exemple, la chanson de *L'homme armé*, qui donna lieu à nous ne savons combien de compositions de ce genre (407). Eh bien! ces messes étaient chantées dans la chapelle apostolique!... Nous ne mettons pas en doute qu'il ne faille attribuer l'origine de ces profanations à l'ancien usage des *farcis*, dont la tradition ne s'était pas perdue apparemment. M. Fétis, bien qu'il ne nomme pas les *farcis*, incline vers cette opinion (408).

Les paroles de la liturgie n'étaient pas plus respectées que les oreilles des auditeurs. Les compositeurs se faisaient un jeu de détourner les paroles sacrées de leur vrai sens et de leur donner une foule d'allusions. Josquin Després, ne voyant pas s'effectuer une promesse que Louis XII lui avait faite, imagina, dans l'intérêt de sa cause, de prendre pour thème le psaume : *Memor esto verbi tui servo tuo ;* puis, le bienfait obtenu, il choisit pour sujet le verset d'un autre psaume : *Bonitatem fecisti servo tuo, Domine.*

Cela était irrévérencieux sans doute pour le lieu saint, mais n'avait rien au fond d'indécent, et le trait ingénieux pouvait l'excuser jusqu'à un certain point. Quelquefois pourtant ces thèmes des compositions *religieuses* servaient de thèmes à la satire et de prétextes à de malicieuses vengeances. C'est le même Josquin Després qui nous en offre un exemple. Il croyait avoir à se plaindre d'un courtisan du même souverain, qui, après l'avoir bercé d'espérances flatteuses, ne songeait nullement à les réaliser. Josquin écrivit à ce sujet la messe : *Laissez faire à moi*, dans laquelle circule perpétuellement un membre de phrase mélodique sur les notes *la sol fa re mi*, qui rendent confusément les syllabes *laissez faire à moi* (409).

Comme de raison, les auteurs de ces imaginations s'en glorifient comme de mer-

(407) Palestrina lui-même eut la fantaisie d'écrire une messe sur cette chanson.

(408) « L'origine de la singularité dont il vient d'être parlé paraît se trouver dans l'usage qui s'était établie dès le XIIe siècle, de faire chanter aux voix d'un morceau de déchant des paroles différentes de l'office de l'église. On en trouve deux exemples, en diaphonie presque non interrompue, dans un Antiphonaire daté de 1171, à la Bibliothèque royale ; et le manuscrit du XIIIe siècle, qui a appartenu à l'abbé de Tersan, contient plusieurs motets à trois voix, du même genre. » (*Résumé de l'hist. de la mus.*, p. CXCIV.)

(409) Cela nous rappelle le jeu de mots ou rébus dont parle M. C. Leber, sur le vers *Sola fides sufficit*, du *Pange lingua*, dans l'*Introduction* du livre de M. Rigolleau, d'Amiens, sur les *Monnaies des innocents*, *des fous*, etc.; Paris, Merlin. 1837, p. 128. « Le frontispice, gravé en bois, dit M. Leber, du livret intitulé *Tractatus colloquii peccatoris*, in-8°, goth., est une image tirée de cette prose. Celui d'un exemplaire fort ancien, que j'ai dans mon cabinet, représente deux artisans travaillant de leurs métiers, un savetier d'un côté, un chamoiseur de l'autre ; entre eux est un écusson chargé d'un compas de cordonnier en guise de lambel ; au-dessous deux mains unies, emblème de la bonne foi ; sur le tout, deux notes de musique, un *sol* et un *la*, et à côté le mot *ficit* placé au-dessous de *fides*, ce qui signifie *sola fides sufficit*. »

Il suffit de mentionner une de ces puérilités pour faire connaître l'esprit des temps. Nous admirons les archéologues qui ont le courage d'insister.

veilles, c'est Vincent Galilée qui nous l'atteste; mais ce qui n'est guère concevable, c'est que Zarlin, auteur grave et sensé, n'ait pas craint de rappeler aux nouveaux maîtres l'exemple des anciens, leur recommandant de ne composer de messe que sur les motifs du plain-chant, ou de quelque motet, ou bien sur des airs composés sur des paroles libres, des airs de chansons, de *villotes*, de romances, de madrigaux, de sonnets, etc.

Il est juste de reconnaître pourtant, que, parmi les compositeurs de cette époque, il s'en rencontra plusieurs doués d'assez de bon sens pour condamner de pareils abus chez leurs contemporains. « Les messes et les psaumes, dit Vicentino, étant des compositions d'églises, il est de devoir de ne point les traiter de la façon des chansons françaises, des madrigaux, des *villotes*. La messe veut une allure grave, de la dévotion, et elle repousse les inconvenances (nous adoucissons les termes). Tel composera une messe sur une chanson française, sur un madrigal, sur une bataille, qui, dans l'église excitera un rire universel, en sorte que le temple de Dieu sera assimilé à un théâtre où l'on récite des bouffonneries et où il est permis de faire entendre les accords les plus dissolus. » — Remarquez bien que Vicentino écrivait à Rome, et que c'est de Rome qu'il parlait, de Rome où, en entendant chanter de pareilles messes, la multitude riait de côté et d'autre, en reconnaissant, aux paroles et aux mélodies qui y correspondaient, ses chansons habituelles. (Voy. *Memorie storico-critiche soprà la vita è le opere di Pierluigi da Palestrina*, par l'abbé Baini, t. II, pp. 138 et suiv.)

En présence de ces désordres que nous avons cherché à atténuer en considération de l'esprit du temps, le concile de Trente, dans sa XXIIe session du 17 septembre 1562 (*Decretum de observandis et evitandis in celebratione missæ*), s'exprime ainsi : « Ab ecclesiis vero musicas eas, ubi sive organo, sive cantu lascivum aut impurum aliquid miscetur item sæculares omnes actiones, vana atque adeo profana colloquia, deambulationes, strepitus, clamores arceant, ut domus Dei vere domus orationis esse videatur ac dici possit (410). »

« Ces courtes paroles, dit M. Delécluse, que nous citons d'autant plus volontiers ici que, sans sortir de notre sujet, nous pouvons lui emprunter divers détails biographiques pleins d'intérêt sur la vie de Palestrina, ces courtes paroles eurent un effet salutaire, puisqu'elles furent l'occasion de la réforme que Palestrina opéra dans la manière de composer la musique en respectant les paroles.

« Avant d'entrer dans les détails de ce grand événement, je dois prévenir qu'à partir du XVIIe siècle, les écrivains qui ont traité ce sujet ont transmis une erreur qui n'a été reconnue et démontrée telle que depuis quelques années, par M. le chapelain Baini, auteur des *Mémoires sur la vie et les ouvrages de Palestrina*. Avant la publication de ce livre, en 1828, voici en résumé ce que l'on disait à l'occasion de la réforme musicale : « Les abus de la musique excitaient depuis longtemps les plaintes des « personnes pieuses. Plusieurs fois on avait « proposé de défendre entièrement l'usage « de la *musique harmonique* dans les églises, « et de la réduire au *plain-chant*. Enfin le « Pape Marcel II, qui régnait en 1555, était « sur le point de porter le décret de suppression, lorsque Palestrina, qui sans « doute avait remarqué les vices de la musique de son temps, et qui avait conçu « l'idée d'un genre plus convenable à cette « destination, *demanda au Pape la permission de lui faire entendre une messe de sa « composition. Le Pape y ayant consenti, « le jeune compositeur fit exécuter devant « lui une messe à six voix, qui parut si « belle et si noble, que le Pontife renonça à « son projet et chargea Palestrina de composer un grand nombre d'autres ouvrages « du même genre pour la chapelle.* Cette « messe subsiste encore et est connue sous « le nom de *Messe du Pape Marcel* (411). »

« M. Joseph Baini, prêtre et chanteur de la chapelle papale, a pris le soin particulier de débrouiller cette circonstance importante, mais jusqu'ici demeurée confuse, de la vie de Palestrina, et, à l'aide des recherches de ce savant musicien italien, il sera facile de rétablir l'ordre et la vérité dans les faits. Le Pape Marcel II n'a régné que vingt-deux jours, en l'an 1555, et, par suite du relevé exact fait sur le journal manuscrit des maîtres des cérémonies après la mort du Pape Jules III, on sait, jour par jour, ce qu'a fait le Pape Marcel II, qui ne s'est nullement occupé de réforme de *musique dans les églises*, et n'a point entendu de messe nouvelle. En outre, Palestrina n'avait que trente et un ans en 1555, et, bien que sa réputation fût belle, elle n'était pas encore assez imposante; sa position de compositeur, reçu comme dernier chanteur à la chapelle, n'était pas telle d'ailleurs,

(410) Dans sa session XXIVe du 11 novembre 1563, le même concile dit encore : « Cætera quæ ad debitum in divinis officiis regimen spectant, deque congrua in his canendi, seu modulandi ratione, de certa lege, in choro conveniendi et permanendi, simulque de omnibus ecclesiæ ministris, quæ necessaria erunt et si qua hujus modi ; synodus provincialis, pro cujusque provinciæ utilitate et moribus, certam cuique formulam præscriberet. Interea vero episcopus non minus quam cum duobus canonicis, quorum unus ab episcopo, alter a capitulo eligatur, in iis, quæ expedire videbuntur, poterit providere. » (*Conc. Trid.*, sess. XXIV, cap. 12.)

(411) Cette citation est tirée du *Dictionnaire historique des musiciens*, par Choron et Fayole ; Paris, 1817, à l'article *Palestrina*. L'erreur qui est consignée se trouve dans tous les historiens antérieurs, et a été reproduite par tous les écrivains jusqu'à la publication des *Memorie storiche della vita e delle opere di Giovanni Pierluigi Palestrina*, da Giuseppe Baini ; Roma, 1828. »

qu'il pût se permettre de faire, de son propre mouvement, une proposition comme celle de donner à tous les musiciens ses confrères une leçon dans leur art. Il n'est donc pas vrai, comme on l'a dit, que Palestrina ait provoqué d'abord un changement de style musical dans les chants d'église; que le Pape Marcel ait accepté son offre, et qu'enfin le musicien ait composé une messe exécutée devant le Pape, et qui fit révoquer la prétendue résolution de supprimer la musique dans les églises.

« Mais que l'on ne s'inquiète pas de ce rétablissement des faits; la gloire de Palestrina n'aura pas à en souffrir. De 1555 à 1563, poussé par la nature de son génie et très-certainement aussi par ce concert intellectuel des savants, des antiquaires et des artistes, tous impatients de reproduire dans leurs œuvres ou de faire imiter les beautés simples des œuvres antiques, Palestrina épura son talent et perfectionna sa manière. Déjà les messes de Josquin Després et de Brumel avaient perdu de leur vogue, et on ne les chantait plus à la chapelle pontificale. Après plusieurs morceaux, *improperii*, *motets*, et une messe sur l'échelle musicale, intitulée : *ut*, *re*, *mi*, *fa*, *sol*, *la*, compositions qui, après avoir été examinées soigneusement par le collége des chapelains chanteurs, furent jugées dignes d'être transcrites dans les livres choraux, où on les trouve encore aujourd'hui, et chantées dans la chapelle Julia; Palestrina, regardé dès lors comme le restaurateur de la musique, reçut un accueil gracieux de tous les hommes de goût, et prit plus de confiance en lui-même.

« Ce fut vers ce temps, et à la suite de l'éclatant succès de ces compositions, que Palestrina reçut les éloges et éprouva la bienveillance du cardinal Pio, de la famille des princes de Carpi. Ce prélat aimait avec passion les sciences, les lettres et les arts, et ce sentiment s'étendait jusqu'à la personne de ceux qui les cultivaient avec éclat. Il reçut donc dans sa familiarité le chanteur chapelain, et l'exhorta à faire de nouvelles tentatives pour perfectionner son art. Palestrina, soutenu en cette occasion par son génie et par la reconnaissance, composa et fit imprimer un recueil de motets à quatre voix qui surpassaient en grâce et en majesté tout ce qu'il avait produit jusque-là. Quoique protecteur, le cardinal de Carpi était un homme sincèrement modeste; et, en acceptant la dédicace que Palestrina lui fit de son nouvel ouvrage, il désira qu'elle fût exprimée dans les termes les plus simples. Palestrina ne mit que ces paroles : *Ad Rodolphum Pium Carpensem S. R. E. cardin. Ost., et amplissimi ordinis decanum, Joannes Petrus Aloysius Prænestinus* (412).

« Ce petit événement eut lieu l'année même (1563) où se termina le concile de Trente. Pie IV, alors Souverain Pontife, créa une congrégation chargée de faire observer strictement toutes les réformes décrétées par le concile. Au nombre des huit cardinaux qui en firent partie, se trouvaient Vitellozzo Vitellozzi et Charles Borromée, le saint, tous deux aimant très-vivement la musique. Le Pape, lui-même, outre son goût naturel, portait encore un intérêt particulier à cet art, à cause d'un joueur de luth, le jeune Silvio Antoniano, surnommé l'*Orphée de Rome*, qui, quoique enfant encore, mais déjà célèbre par son talent, lui avait prédit son avénement au trône pontifical huit ou neuf ans avant que cet événement ne se réalisât. Malgré la frivolité apparente de ces circonstances, elles furent cause cependant que ce qui avait été si vaguement exprimé au concile, relativement à l'inconvenance de la musique chantée dans les églises, fut repris en considération par les deux cardinaux amateurs de cet art, et qui, par cela même, voulaient le rendre digne d'être conservé pour concourir à la pompe des cérémonies de l'Eglise.

« Les six autres membres de la congrégation chargèrent les cardinaux Vitellozzi et Charles Borromée de la discussion que cette affaire soulèverait, et s'en remirent entièrement à la décision de leurs confrères. Quant au Pape, qui fut enchanté de voir les deux cardinaux maîtres de cette question, il augmenta encore le pouvoir qu'ils avaient reçu, en leur recommandant de faire tous leurs efforts pour conserver la musique figurée dans les églises, et ne pas réduire le service au plain-chant.

« Vitellozzi, bien que plus jeune que Charles Borromée, était son ancien dans le cardinalat; il fit donc savoir, au nom de la congrégation des huit, qu'une députation du collége des chapelains chanteurs de la chapelle pontificale eût à se rendre auprès d'eux pour conférer sur la musique, relativement à l'exécution des décrets rendus par le concile de Trente. Le 10 de janvier 1565, le chapitre s'étant assemblé nomma huit chanteurs députés : A. Calassans, Espagnol; F. de Lazisi, Romain; G. L. Vescovi, de Naples; V. Vicomercato, Génois; G. A. Merlo, Romain; de Torres et Soto, Espagnols, et C. Hameyden, Flamand; tous chargés de se rendre auprès des cardinaux Vitellozzi et Charles Borromée, pour répondre aux diverses questions relatives à leur art. Plusieurs réunions eurent lieu en effet, et il y fut convenu : 1° que les *motets* et les *messes* ne seraient plus chantés sur des paroles mélangées ou *farcies*; 2° que les *messes* composées sur des thèmes de chansons profanes et obscènes seraient bannies à perpétuité de la chapelle; 3° que les *motets* sur des paroles de fantaisie et étrangères à l'Eglise ne seraient plus exécutés désormais. En outre, on s'occupa de la question de savoir s'il serait possible que les paroles sacrées fussent plus clairement et plus

(412) « Voici le titre et la date de ces motets de Palestrina : *Motecta festorum totius anni, cum communi sanctorum quaternis vocibus, a Joanne Petro Aloysio Prænestino edita, liber primus, superiorum permissu.* Romæ, apud hæredes Valerii et Aloysii Doricorum fratum Brixiensium, 1563.

constammen. entendues. C'était le desir des cardinaux; mais les chanteurs prétendirent que la chose n'était pas toujours possible. « Si cela se peut une fois, pourquoi cela n'aurait-il pas lieu toujours ? » demandaient les deux prélats. Sur quoi les chapelains alléguaient l'obligation des *fugues* et des *imitations*, qui forment et donnent le caractère propre de la musique *harmonique*, artifices sans lesquels, ajoutaient-ils, cette musique serait toute dénaturée. A cette occasion, et pour combattre l'opinion des chapelains, les deux cardinaux citèrent le *Te Deum* de Costanzo Festa (413), puis les *improperii* et le quartetto de la messe *ut, re, mi, fa, sol, la*, de Palestrina, où l'ordre et le sens des paroles peuvent être facilement saisis. Dominés par leurs habitudes, ramenés à leur opinion par les combinaisons si multipliées du contrepoint, qui, en effet, embrouillent forcément les paroles, ils répondirent que, si Palestrina avait réussi dans les morceaux cités, il devait cet avantage à la brièveté des paroles, mais qu'il lui serait impossible d'obtenir les mêmes résultats s'il avait à mettre en musique un texte plus étendu, tel que ceux du *Gloria* ou du *Credo*.

« Cette discussion se termina de la manière la plus favorable relativement aux personnes ainsi qu'à son objet principal, l'art de la musique. Vitellozzi était grand admirateur et chaud partisan de Palestrina; Charles Borromée, qui n'en faisait pas moins de cas, avait encore un intérêt particulier à le faire valoir en sa qualité de maître de chapelle à Sainte-Marie-Majeure, dont lui, Borromée, était archiprêtre. Quant aux chanteurs de la chapelle pontificale, vivement intéressés à la conservation de la musique moderne, ils devinrent justes envers un rival dangereux, bienveillants même pour leur ancien camarade pensionné; et, d'accord avec les deux cardinaux, ils arrêtèrent unanimement que l'on chargerait Pierre-Louis de Palestrina d'écrire une messe purement ecclésiastique, purgée de tout souvenir profane dans le thème, dans les mélodies et dans la mesure; on convint que la teneur en serait telle que, malgré l'enchaînement nécessaire des fugues et de l'harmonie, le sens du texte, et chaque parole même, pourraient être saisis et distinctement entendus. Ces conventions faites, les deux cardinaux promirent que, si Palestrina réussissait dans cette entreprise, on ne porterait aucune atteinte à l'usage de la musique figurée dans les églises; mais que, dans le cas contraire, la congrégation des huit rassemblée prendrait les mesures nécessaires pour l'exécution rigoureuse du décret du concile de Trente.

« Ce fut Charles Borromée qui se chargea de parler à Palestrina. Il le fit venir chez lui et le pria de composer une messe qui remplît toutes les conditions indiquées, de telle sorte que Sa Sainteté et la congrégation des huit cardinaux pussent, sans être forcées de bannir la musique figurée de l'Eglise, satisfaire cependant à ce qu'avait justement exigé le concile de Trente.

« De tous les grands hommes de la Renaissance, aucun savant, poëte ou artiste, ne s'est trouvé dans une position aussi délicate que Palestrina en cette occasion. L'avenir de la musique moderne dépendait de lui ; car, si à cette époque un ordre de la cour de Rome eût banni les combinaisons harmoniques de l'Eglise, pour y rétablir exclusivement le plain-chant, les chapelles et les cathédrales, d'où sont sortis tous les grands compositeurs de la fin du XVIe siècle et du commencement du XVIIe, auraient cessé leur enseignement, et l'art se serait probablement perdu.

« Mais c'est à ce moment de sa vie que Palestrina prend dans l'histoire des arts, chez les modernes, un rang et une importance qu'aucun artiste n'a eus, je le répète. Il composa trois messes : « La première, « dit Baini qui les a analysées, est sévère, « et l'on dirait que le musicien s'est attaché, par l'austérité et l'ampleur de son « style, à en faire une œuvre destinée à être « entendue par les anciens Pères du désert. « La marche neuve et grave de son exorde « suffit pour avertir la personne la plus « distraite que l'on est en face de la majesté « divine.

« La seconde messe est moins sévère. « Plus animée, plus vive, on y distingue « même certains passages qui se ressentent « d'une douce joie, comme si l'auteur eût « eu l'intention d'y exprimer plutôt une « confiance filiale envers Dieu que la crainte « que l'Eternel peut inspirer.

« Ces deux messes, dit toujours Baini, se « ressentent encore des principes de l'école « flamande; et, bien que le plus ordinairement la musique laisse bien entendre les « paroles, cependant le travail assez fréquent « des *fugues* et des *imitations* rend parfois « le texte peu sensible. En étudiant ces deux « ouvrages, il est facile de voir que le com« positeur, tiraillé par d'anciennes habitudes « et par le désir de se montrer aussi savant « que ses confrères, tout en cherchant à « s'ouvrir une voie nouvelle, était à la « torture et se consumait en efforts d'imagi« nation pour remplir toutes les conditions « qu'il s'était imposées. Dans ces deux pre« mières messes on retrouve des traces de « tous les styles, tantôt celui de Josquin « Després, tantôt celui de C. Festa, puis « ceux de Carpentras et de J. Mouton. »

« Dans le premier de ces ouvrages, Palestrina avait été principalement dominé par l'idée d'écrire sa musique dans un style simple et très-grave, et de faire ressortir nettement les paroles. Dans le second, il voulut lutter encore contre cette difficulté, tout en conservant à la musique artificieuse une certaine importance. Mais lorsqu'il eut fait son profit de ces deux expériences, il

(413) On le chante encore dans la chapelle apostolique le jour de la création des nouveaux pontifes, lorsque l'on donne le chapeau aux cardinaux, et à la fête du *Corpus Domini* (Fête Dieu).

mit tout à coup de côté l'idée du problème qu'on lui avait donné à résoudre, et le souvenir de la manière de ses rivaux; il n'écouta plus que son génie et écrivit d'inspiration sa troisième messe, « dans laquelle, « ajoute Baini, on admire les *Kyrie* em- « preints de dévotion, un *Gloria* vif et élevé, « le *Credo* où règne une admirable majesté, « un *Sanctus* angélique, et l'*Agnus*, noble et « touchante prière. »

« Ces trois compositions terminées, Palestrina les présenta à Charles Borromée, en lui annonçant qu'il avait rempli ses instructions, et, à peine le cardinal Vitellozzi eut-il reçu avis de cette nouvelle, qu'il convoqua tous les chanteurs de la chapelle apostolique chez lui, où devaient se trouver, outre Borromée, les six autres cardinaux, membres de la congrégation. Le samedi 28 avril 1565, toutes les personnes convoquées se rendirent donc au palais du cardinal Vitellozzi, et ce fut Palestrina lui-même qui distribua les parties aux chanteurs, pour faire l'essai des trois messes qu'il avait composées (414).

« Les trois messes furent jugées de la manière la plus favorable; toutefois la dernière l'emporta sur les deux autres, et il y eut un concert unanime d'éloges, tant de la part des huit cardinaux formant la congrégation, que de celle des chapelains chanteurs qui avaient exécuté l'ouvrage. Les cardinaux, témoignant à Palestrina toute la satisfaction qu'ils avaient éprouvée, l'engagèrent à continuer d'écrire dans ce style et à communiquer ses principes à ses élèves. Puis les cardinaux Vitellozzi et Charles Borromée, s'étant tournés vers les chapelains chanteurs, leur annoncèrent que la musique figurée ne serait certainement pas bannie des églises, mais qu'ils leur recommandaient seulement de mettre tous leurs soins et de tenir la main ferme à ce qu'il ne fût chanté que des compositions dignes du sanctuaire, comme les trois messes que l'on venait d'entendre.

« Le bruit de cet événement se répandit aussitôt dans Rome, et Pie IV, qui, en sa double qualité de pontife et de grand amateur de musique, y prenait un si vif intérêt, témoigna aussitôt aux cardinaux de la congrégation le désir d'entendre cette troisième messe dont le mérite paraissait surpasser tout ce que l'on pouvait imaginer.

« Une circonstance favorable se présenta tout à coup. Les envoyés de plusieurs bourgs catholiques de la Suisse étant venus à Rome pour témoigner de leur fidélité envers la religion catholique et le Pape, il y eut chapelle extraordinaire au Vatican, et le Saint-Père voulut assister à la messe solennelle qui devait être célébrée pour remercier Dieu. Le cardinal Charles Borromée officia; et ce fut le jour de cette grande cérémonie, le 19 juin 1565, que l'on chanta pour la première fois, dans la chapelle Sixtine au Vatican, la troisième messe de Palestrina. On rapporte que Pie IV, ravi de la beauté de cet ouvrage, s'écria, après l'avoir entendu : « Il semble « que ce soient les harmonies du cantique « nouveau que l'apôtre Jean entendit chanter « dans la Jérusalem céleste, dont un autre « Jean (Palestrina) nous donne un avant- « goût dans la Jérusalem voyageuse! » Quelle que soit la forme des louanges données en cette occasion au musicien, il est certain que le Sacré-Collége, les nombreux prélats, les chanteurs, et tous ceux en un mot qui furent admis à la chapelle Sixtine, en ce jour, payèrent un riche tribut d'éloges à la nouvelle messe. Par ce chef-d'œuvre, Palestrina raffermit en l'épurant l'usage de la musique harmonique dans les églises catholiques, et ce triomphe du musicien fut un immense événement dans l'art. » (*Etude sur Palestrina*, par M. E.-J. Delécluse ; extrait de la *Revue de Paris*, octobre 1842.)

Il serait intéressant sans doute de suivre les progrès de la messe en musique depuis l'époque de Palestrina jusqu'à nos jours. Mais, outre que cette analyse nous mènerait très-loin, elle n'intéresse, à vrai dire, que la musique profane, les compositeurs de musique sacrée s'étant attachés, depuis les successeurs de Palestrina, à suivre en tout l'inspiration mondaine. Qu'on se rappelle le jugement du P. Martini, si souvent cité par nous, et dans ce *Dictionnaire* même, sur le *Stabat* du Pergolèse, qu'il compare pour le style et l'expression, à la *Serva Padrona* du même musicien.

Il est juste de dire pourtant que les compositeurs de musique sacrée, pour éviter une ressemblance trop flagrante entre le style d'église et le style dramatique ou de chambre, se sont fait une loi de multiplier les formes scolastiques et les artifices de contrepoint dans quelques parties de la liturgie de la messe. De là les figures, les imitations canoniques sur les mots *Kyrie eleison*, sur l'*Amen* du *Gloria*, sur l'*Et vitam venturi sæculi* du *Credo*, sur l'*Hosanna in excelsis* du *Sanctus*, et enfin sur le *Dona nobis pacem* de l'*Agnus Dei*. Mais ces formes constituent-elles le vrai style religieux? évidemment non : il ne suffit pas d'éviter l'expression profane, il faut encore rencontrer l'expression chrétienne. Or, rien de moins chrétien, de moins pieux que ces cris de forcenés, ces parties vocales qui s'enchevêtrent les unes dans les autres, au milieu du déchaînement des sons de l'orchestre et du grincement des cuivres. Je ne dis pas que l'expression religieuse ne puisse exister, si l'on veut, en dehors de la tonalité du plain-chant; mais je dis qu'à mon sens, nul compositeur, quelque génie qu'il ait d'ailleurs, ne nous l'a montrée.

— Après avoir cité un fragment de M. Fétis (*Revue* de M. Danjou, décembre 1845),

(414) « Quoique court et sec, on ne lira sans doute pas sans intérêt le procès-verbal de cette séance musicale, tiré du journal manuscrit tenu par le secrétaire du collége des chapelains chanteurs : « Die sabbati, 28 Aprilis 1565, ad instantiam reverendissimi cardinalis Vitellotii, fuimus congregati in domo ejusdem reverendissimi ad decantandas aliquot missas, et probandum si verba intelligerentur prout reverendissimis placet. »

où ce célèbre critique s'efforce d'établir l'origine orientale de la messe liturgique, nous emprunterons à un vieux auteur, le P. Noël Talle-pied, l'historique des divers chants qui la composent; puis, nous examinerons avec Poisson le style qui convient à chacune des parties de la messe en plain-chant, et nous ferons connaître en terminant un usage curieux de l'église de Rouen.

« A l'égard du chant de la messe, c'est-à-dire celui des *Introït, Graduel, Offertoire et Communion*, son origine orientale n'est pas moins certaine, et peut-être trouvera-t-on qu'elle l'est davantage, après avoir pris connaissance des faits qui concernent cette partie de l'office divin.

« La première institution de la messe est attribuée à l'apôtre saint Jacques le *Mineur*, qui fut martyrisé dans l'année 62 de l'ère chrétienne. Cette messe, écrite en grec, est en manuscrit dans plusieurs grandes bibliothèques, et a été publiée à Paris, en 1560, in-fol. Allacci et le cardinal Bona se sont efforcés d'établir que saint Jacques en est réellement l'auteur; mais leur opinion n'a point été partagée par de savants liturgistes. Toutefois, s'il m'est permis d'émettre un avis en pareille matière, je dirai qu'il paraît que la messe, dite de *saint Jacques*, a précédé celle de saint Basile et celle qu'on attribue communément à saint Jean Chrysostome, bien qu'il ne soit pas démontré qu'elle appartienne à ce saint personnage. Voici les motifs qui me font croire à l'antériorité de la première.

« D'abord, on n'y trouve ni *Introït*, ni *Graduel*, ni *Confiteor*, ni *Kyrie* au commencement, et le prêtre, en arrivant à l'autel, commence par une prière secrète, après laquelle il dit un *Gloria* qui diffère essentiellement de celui de la messe romaine, et dont le commencement peut être traduit ainsi : *Gloire au Père, au Fils et au Saint-Esprit, trinité et unité, lumière de divinité, qui est une dans sa trinité, et divisée dans son unité*, etc. Ensuite la messe véritable commence, et outre le prêtre qui officie, elle est dite par le diacre, qui récite et qui chante, par les chantres, et par le peuple, qui ne se confond point avec ceux-ci, mais qui répond sans chanter, par exemple *Amen*, après les oraisons. L'officiant ne dit pas, comme dans notre messe : *Le Seigneur soit avec vous*, mais : *Paix à tous*, et le peuple répond *Et à votre esprit*. Toute l'introduction de la messe est fort longue, partie chantée, partie récitée, jusqu'au *Credo*, qui se dit en entier. Or, c'est précisément ce symbole de la foi qui a inspiré des doutes aux liturgistes, parce que sa rédaction définitive ne semble avoir été arrêtée qu'à une époque postérieure à celle où saint Jacques *le Mineur* aurait fixé la liturgie de la messe qui lui est attribuée; mais outre que ce sont là des points très-délicats pour lesquels il est difficile de fixer des dates précises, on ne doit point oublier que le symbole de la foi est généralement attribué aux apôtres et que certaines expressions seulement ont dû être fixées par les conciles contre les interprétations des hérésiarques.

« Après le *Credo* commence le sacrifice de la messe, qui jusqu'à la fin est conforme au rite de l'Église catholique, apostolique et romaine, quoique les cérémonies en soient plus développées. La préface s'y fait remarquer à peu près semblable, et se termine par le *Sanctus* et par le *Benedictus*.

Ἅγιος, ἅγιος, ἅγιος, Κύριε σαβάωθ.

« Puis le prêtre récite une glose sur le *Sanctus*, suivie du canon de la messe et de la mémoire des vivants, après laquelle le peuple dit, à la place de l'*Agnus Dei*, cette prière : *Ayez pitié de nous, Dieu tout-puissant; ayez pitié de nous, Dieu notre sauveur; ayez pitié de nous, Seigneur, selon votre miséricorde infinie*, etc. Viennent ensuite plusieurs prières qui n'ont point été conservées dans la liturgie romaine, des leçons, des répons, une longue mémoire des morts, la salutation angélique un peu différente de celle qui a été consacrée ensuite par l'Eglise, plusieurs oraisons, et enfin l'oraison dominicale récitée par le peuple. Les prières qui précèdent et qui accompagnent la communion sont plus longues et plus nombreuses que dans notre liturgie; il en est de même des actions de grâces.

« Après la communion, les diacres accompagnaient le peuple et récitaient plusieurs prières auxquelles les assistants répondaient, puis le prêtre disait plusieurs oraisons à voix basse qui terminaient la messe.

« Telle aurait été l'institution primitive de cette partie importante du culte des chrétiens vers le milieu du Ier siècle, s'il était admis sans contestation que l'apôtre saint Jacques *le Mineur*, premier évêque de Jérusalem, en est l'auteur. Cette messe est, comme ont a pu le voir, beaucoup plus étendue que celle de la liturgie actuelle; mais je dois faire remarquer que la plupart des textes dont elle est composée, sont devenus plus tard les introïts, graduels, offertoires et oraisons de plusieurs messes, qui se trouvent aujourd'hui dans le *propre du temps*. Quoi qu'il en soit de l'authenticité de l'auteur de cette ancienne liturgie de la messe, il me semble incontestable qu'elle a précédé celle qu'on attribue à saint Jean Chrysostome, où déjà les prières et les chants varient à raison des fêtes et des féries, et conséquemment qu'elle est la plus ancienne qui fut en usage dans l'Orient.

« La seconde liturgie de la messe est celle dont saint Basile le Grand, contemporain et ami de saint Jean Chrysostome, est l'auteur. Tout le monde sait que ces grands hommes furent les lumières de l'Eglise d'Orient dans la seconde moitié du IVe siècle, comme saint Ambroise et saint Augustin de l'Eglise d'Occident. La messe de saint Basile a été publiée en grec, avec celle de saint Jean Chrysostome, à Rome, en 1526, in-4°; comme dans la messe de saint Jacques, le prêtre, les diacres, les chantres et le peuple concourent à la célébration de celle de saint Basile; mais on voit de plus dans celle-ci, le pontife ou patriarche qui récite des oraisons, la plupart à voix basse, et qui offre le sacrifice. Ainsi, après avoir dit alternativement avec le peuple des paroles qui répondent à celles-ci :

LE PONTIFE : *Dominus vobiscum.*
LE PEUPLE : *Et cum spiritu tuo.*
LE PONTIFE : *Sursum corda.*
LE PEUPLE : *Habemus ad Dominum.*
LE PONTIFE : *Gratias agamus Domino Deo nostro.*
LE PEUPLE : *Dignum et justum est.*

le pontife, au lieu de chanter la préface, la dit secrètement, et n'élève la voix qu'aux derniers mots, qui signifient : *Que l'hymne triomphale soit récitée, qu'elle soit chantée, qu'elle soit acclamée;* après quoi le peuple entonne le *Sanctus* et le *Benedictus*, qui sont exactement semblables aux paroles que la liturgie romaine a consacrées. Le canon de la messe et la mémoire des vivants et des morts sont dits aussi à voix basse par le pontife.

« Ce qui distingue la messe de saint Basile de toutes les autres, ce sont quatre litanies auxquelles le peuple répond toujours par l'exclamation : *Kyrie eleison.* Voici le commencement d'une de ces litanies :

LE DIACRE : Disons tous *Kyrie eleison.*
LE PEUPLE : *Kyrie eleison.*
LE DIACRE : De toute notre âme, de tout notre esprit, disons tous *Kyrie eleison.*
LE PEUPLE : *Kyrie eleison.*
LE DIACRE : Seigneur Dieu tout-puissant et notre père, dont la miséricorde est divine, et dont la bonté est inépuisable, nous le désirons ; exaucez nous : ayez pitié de nous :
LE PEUPLE : *Kyrie eleison*, etc., etc.

« La première de ces litanies se dit après le psaume du graduel ; la deuxième avant l'Evangile, la troisième après l'offertoire, et la quatrième après la mémoire des morts. Nonobstant ces litanies, la messe de saint Basile est beaucoup plus courte que la messe primitive attribuée à saint Jacques.

« Bien que les savants liturgistes ne croient pas que la liturgie de la messe, connue sous le nom de saint Jean Chrysostome, lui appartienne, néanmoins il paraît hors de doute que cette messe fut en usage dès la fin du IVe siècle dans l'église de Constantinople, dont il était patriarche ; qu'elle y était encore suivie longtemps après lui, et qu'elle n'y a été modifiée que dans le VIIIe siècle. Cette messe fut publiée en grec, avec celle de saint Basile, à Rome, en 1526 ; puis seule, à Venise, en 1528, in-4° ; et enfin, elle fut imprimée une troisième fois avec celles de saint Jacques et de saint Basile, à Paris, en 1560, in-fol. Elle a pour titre : *Le mystère de la divine Eucharistie.*

« On ne trouve pas plus les *Kyrie* et *Christe* des liturgies occidentales dans la messe attribuée à saint Jean Chrysostome que dans celles de saint Jacques et de saint Basile ; comme dans cette dernière, le *Kyrie* n'est qu'une exclamation faite par le peuple ; les *Kyrie* et *Christe* de nos messes actuelles ont été puisés en partie dans des antiennes qui se trouvent dans le livre intitulé *Octoëchos*, ou faits à leur imitation. La liturgie de saint Jean Chrysostome, qui a été évidemment puisée dans les deux autres, les a considérablement abrégées, particulièrement dans les oraisons. Les parties principales de la messe romaine s'y trouvent, et la préface à haute voix, que n'avait point admise saint Basile, y est rétablie. Les variations de textes et de chant, en raison des temps, des fêtes et féries, qui sont une des bases de nos liturgies, s'y font aussi remarquer.

« Aucunes traces ne restent de l'existence d'une liturgie chantée de la messe dans les églises d'Occident ; on peut même affirmer qu'une semblable liturgie ne s'y est point introduite avant le commencement du Ve siècle, et qu'elle y vint de l'Orient ; car au temps même de saint Augustin, on ne connaissait encore, en Italie, que le chant des psaumes et des hymnes. Ecoutons ce qu'il en dit lui-même, car cela est de grande importance pour le sujet que nous traitons. Il ne faut pas oublier que le passage qu'on va lire se rapporte à l'année 386 ou 387.

« Combien versai-je de pleurs par la vio-
« lente émotion que je ressentais, lorsque
« j'entendais, dans votre église, chanter des
« hymnes et des cantiques à votre louange !
« En même temps que ces sons si doux et
« si agréables frappaient mes oreilles, votre
« vérité se glissait par eux dans mon cœur.
« Elle excitait en moi des mouvements
« d'une dévotion extraordinaire. Elle me
« tirait des larmes des yeux, et me faisait
« trouver du soulagement et des délices,
« même dans ces larmes.

« Il n'y avait pas longtemps que cette cou-
« tume qui console et qui élève les esprits
« à Dieu était en usage dans l'église de Mi-
« lan, où les fidèles la pratiquaient avec
« grande affection, et joignaient leurs cœurs
« à leurs voix dans ces saints cantiques ; car,
« un an seulement auparavant, ou un peu
« plus, l'impératrice Justine, mère du jeune
« empereur Valentinien, étant tombée dans
« l'hérésie des ariens, et persécutant votre
« serviteur Ambroise, tout le peuple, plein
« de zèle et résolu de mourir avec son évê-
« que, passait, pour ce sujet, les nuits en-
« tières dans l'église. Ma mère, votre ser-
« vante, était des premières à veiller, et,
« prenant beaucoup de part à cette affaire de
« Dieu, ne vivait que d'oraisons. Et quant
« à nous, quoique la chaleur de votre esprit
« n'eût pas encore fondu les glaces de notre
« cœur, nous ne laissions pas néanmoins
« d'être fort touchés de voir la ville dans
« cet étonnement et dans ce trouble. Ce
« fut dans cette rencontre que, pour empê-
« cher que le peuple ne s'ennuyât d'un
« si long et si pénible travail, on ordonna
« qu'*on chanterait des hymnes et des psaumes*
« *selon l'usage de l'Eglise d'Orient.* De-
« puis ce jour, cette coutume continue de
« s'observer, non-seulement dans l'église
« de Milan, mais dans plusieurs autres, et
« presque dans toutes les églises du monde,

« qui se sont portées à imiter une si sainte « action. » (*Saint Augustin, Confessions*, livre IX, chap. 6 et 7.)

« Ainsi, l'usage du chant soutenu et modulé à la manière orientale, venait seulement de s'introduire, pour les psaumes et pour les hymnes des Heures et des Vêpres, dans l'Occident, vers 386, et c'est pour l'occasion rapportée par saint Augustin, que saint Ambroise composa les hymnes connues sous son nom. On voit qu'il n'était pas encore question du chant de la messe, lequel ne dut être admis que plus tard dans l'Occident. A Rome, comme le dit saint Augustin dans un autre endroit, ce chœur des psaumes et des cantiques, bien que plus soutenu que celui de l'école d'Alexandrie, était cependant bien moins pompeux que celui des Eglises de Constantinople, de la Syrie et de l'Asie. Lui-même, plus tard, établit dans son Eglise d'Afrique un chœur qui tenait le milieu entre le chœur trop syllabique de Rome, et celui trop orné de l'Orient. »

Messe. — Voici de quelle manière la liturgie de la messe fut successivement arrêtée sous le rapport du chant:

« Le Pape Célestin premier ordonna que, pour le commencement de la messe, on diroit cent-cinquante psalmes, dont le premier estoit, *Judica me, Deus, et discerne causam meam de gente non sancta*, etc. Ce qui fut gardé iusques au temps de sainct Grégoire, qui print vne antiphone ou antienne desdicts psalmes et la composa en chant, en la fin de laquelle est vn verset du psalme d'ou elle est prinse. Et ce qui se chantoit tous les iours le distribua pour tous les iours feriaux de l'année; saint Hierosme composa le *Gloria Patri*, et le Pape Damase ordonna qu'il fust chanté en l'eglise à la fin de tous les psalmes : il ordonna la confession generale au commencement de la messe. Quand sainct Sylvestre celebroit la messe en la fin des psalmes disoit neuf fois, *Kyrie eleison* : depuis sainct Gregoire l'a mis en l'ordinaire de la messe. Les anges chanterent premierement en la nativité de nostre Seigneur l'hymne, *Gloria in excelsis Deo, et in terra pax hominibus bonæ voluntatis*. Ce qu'on dit aprez, *laudamus te, benedicimus te, adoramus te, glorificamus te*, etc., a esté composé par sainct Hilaire, euesque de Poitiers, et le Pape Thelesphore le faict chanter tous les iours en l'eglise; le Pape Symmachus ne voulut qu'il fust chanté, sinon aux festes solemnelles. *Dominus vobiscum*, est prins de l'Ancien Testament, assauoir du liure de *Ruth*, au lieu duquel les euesques disent, *Pax vobis*, à l'exemple de nostre Seigneur qui, s'apparoissant à ses apostres, aprez sa resurrection leur dist, *pax vobis; et cum spiritu tuo*, est tiré virtuellement des *Epistres* de sainct Paul. *Amen*, est vne diction Hebraicque, de laquelle nostre Seigneur souuentes fois a vsé pour imprecation ou asseurance de verité, et est prinse de l'Euangile et de l'Apocalypse, et mise en la fin des oraisons ecclesiastiques par l'ordonnance du Pape Anacletus. Le Pape Alexandre premier distribua les epistres et euangiles pour les festes et dimenches de l'année; saint Hierosme recueilla les leçons et propheties qui se lisent à l'Eglise par le commandement du Pape Damase; l'*Alleluya* est prins des psalmes ou de l'*Apocalypse*, et signifie, *louez Dieu*, car ce sont deux dictions hebraicques; sainct Gregoire y adiousta vn verset et ordonna qu'il fust chanté. L'abbé de Sainct-Gallo composa plusieurs sequences ou proses, lesquelles se chantent en l'Eglise par le commandement du Pape Nicolas I. Vn roy de France nommé Robert composa les proses qu'on chante les iours de l'Ascension de nostre Seigneur, de Pentecoste (*Veni, sancte Spiritus*) de Sainct-Denys et plusieurs aultres que antiphones que respons, lesquels luy mesme en personne chantoit ès eglises cathedrales quand il s'y trouuoit et portoit la chappe comme les chanoines et religieux. Le Pape Anastase ordonna qu'on se tinst debout pendant qu'on diroit l'Euangile a plaine voix. *Credo in vnum Deum* fut fait au concile de Nice [*sic*] (Rupert et Pierre Damian disent que ce fut au concile de Constantinople) et par le commandement du Pape Damase; on le chante à l'église tous les iours de dimanches et festes solemnelles. Saint Gregoire a adiouté les oraisons qui se disent pour l'offertoire...... Le Pape Leon premier, dict, se tournant vers le peuple : *Orate fratres*, et composa plusieurs prefaces, iaçoit que communement on tienne que sainct Denys fut le premier qui les chanta, et le Pape Gelase ordonna qu'on les dist tous les iours; *sursum corda*, est prins du liure de Hieremie. *Gratias agamus Domino Deo nostro* est aux Epistres de sainct Paul. Le Pape Sixte commanda qu'on chantast *Sanctus*, trois fois auec ce qui ensuit, et est prins du livre d'Esaye et de l'Apocalypse. Le Pape Gelase composa le Canon de la messe; le Pape Ciriacque le *Communicantes*. Sainct Gregoire et Leon premier l'augmenterent, ainsi que nous l'auons. Nostre Seigneur Jesus-Christ a faict le *Pater noster*, deuant lequel saint Gregoire a mis, *præceptis salutaribus moniti*, etc. Saint Ambroise fut le premier qui dist : *Pax Domini sit semper vobiscum;* en cet endroit de la messe, le Pape Innocent commanda qu'il fust chanté et qu'on baillast le signe de paix. Le Pape Sergius ordonna de chanter par trois fois l'*Agnus Dei qui tollis*, etc., lequel il composa : les oraisons de la communion et apres sont de l'ordonnance de sainct Grégoire. *Benedicamus Domino*, est prins des Epistres de saint Paul, et se chante aux messes votives, et depuis le premier dimanche de l'Aduent iusques à la Nativité de nostre Seigneur, et depuis le Sexagesisme iusqu'à Pasques, ou bien quand on ne dit point en la messe l'Hymne des Anges, *Gloria in excelsis*. Les apostres, en la célébration de leurs messes, vsoient de ces mots, *ite missa est*, comme donnant congé aux fidelles de retourner en leurs domicilles, car depuis qu'on assistoit à ce sainct sacrifice, n'estoit licite s'en retourner iusqu'à tant que ces mots fussent prononcés, *ite missa est.* » (*Le Thresor de l'Eglise catholique*, par Noel Talle-pied, religieux de Saint-François; Paris, Nic. Bonfons, 1586. in-24, pp. 63-68.)

— « En s'éloignant des usages anciens, tant du romain que des autres, selon lesquels le *Kyrie*, le *Gloria in excelsis*, le *Sanctus* et l'*Agnus Dei* ont chacun leurs chants propres à chaque degré de fête ou à chaque temps, et de différents modes, ce qui produit une diversité agréable, les nouveaux compositeurs, à l'exemple de M. Dumont et de quelques autres, ont ajusté la même modulation sur le *Kyrie*, le *Gloria in excelsis*, le *Credo*, le *Sanctus*, l'*Agnus Dei* et l'*Ite missa est* : comme si ces pièces, totalement différentes les unes des autres, étaient susceptibles des mêmes tournures. Le même chant répété tant de fois, dans une même messe, n'est bon qu'à ennuyer et à dégoûter de l'office.

« Cette nouveauté est donc très-éloignée de la perfection des anciens chants. Qu'y a-t-il de plus stérile en mélodie qu'une même modulation partout et pour des pièces qui doivent exciter des sentiments très-différents? Il y a apparence que certains musiciens, qui dédaignent fort mal à propos le plain-chant, se sont rendus les seuls maîtres de ces compositions; qu'on leur a laissé suivre leur goût, sans examiner ce qui était plus conforme à l'antiquité. Par exemple, dans une métropole aussi célèbre que celle de Rouen, on a laissé introduire dans le nouveau Graduel des chants de *Kyrie* qui fournissent les mêmes notes à toutes les pièces communes de la messe; on sent le même chant partout; mais les notes entassées, pour ainsi dire, les unes sur les autres au *Kyrie*, séparées au *Gloria in excelsis*, encore plus au *Credo*, de même entassées au *Sanctus* (on s'est fait une règle presque invariable de ce nouveau système). On sent aussi combien l'oreille doit être mécontente, et combien le peuple, et même le commun des chantres, ont de peine à exécuter de telles pièces. »

Après avoir donné un *Gloria* de fabrique moderne, Poisson poursuit ainsi :

« On connaît ici vraiment l'ouvrage de quelque musicien qui n'a consulté que son goût de musique; mais on ne trouve rien du goût du pur plain-chant : si on s'attend que le public exécute de pareilles pièces avec quelque décence, on se trompe. Il est aisé de faire la comparaison de cette pièce avec l'ancienne, qui est du quatrième mode et d'un style si modéré, qu'à peine passe-t-elle la sixième note dans son étendue. Aussi le goût du vrai chant grégorien est-il plus modeste, bien moins éclatant que la musique; s'il passe quelquefois son octave, ce n'est que, comme nous l'avons dit, pour ainsi dire, par échappée, ce qui suffit pour animer le chant, au lieu que celui-ci sort presque continuellement de sa sphère, est irrégulier par ses fréquentes chutes, nullement à la portée commune des voix : il faudrait des poitrines de fer pour le soutenir.

« Le *Credo* est dans le même goût et de la même modulation; » après l'avoir cité, il ajoute :

« On trouve dans ce chant du symbole dix fois l'élancement subit de la voix à l'octave, onze notes d'étendue et fréquemment hors de son mode; une telle pièce n'est pas faite pour le peuple, puisque de telles pièces sont plutôt de la musique que du plain-chant; il faut les laisser à ceux des musiciens qui les trouveront de leur goût. »

Puis vient le *Sanctus*, qui lui suggère les réflexions suivantes :

« On doit remarquer ici les notes entassées les unes sur les autres, afin de faire trouver toutes les cadences et les progressions des quatre pièces précédentes.

« Dans l'ancienne liturgie, on rendoit presque syllabique le chant du *Sanctus*, comme nous l'avons remarqué chez les Chartreux, et on moduloit davantage l'*Agnus Dei* : ici on fait le contraire, on charge extrêmement le *Sanctus*, et on rend l'*Agnus Dei* presque syllabique. On sent aussi que ce *Sanctus* ne peut se chanter que par sauts et par bonds, ce qui est bien peu convenable à la majesté de l'office divin et du sacrifice. »

Enfin, après l'*Agnus Dei*, il continue de la sorte :

« Les personnes qui ont du goût pour le chant d'église, ne trouveront-elles pas celui-ci très-irrégulier, et ne rendant en rien les sentiments que doit produire le texte? En effet les paroles *Agnus Dei*, etc., ne sont-elles pas de nature à inspirer les sentiments de la plus tendre piété?

« A l'égard de l'*Ite, missa est*, presque toutes les églises qui suivent le romain, le chantent sous la modulation du *Kyrie*; aussi arrive-t-il quelquefois que le diacre distrait dit, *Ite eleison*, au lieu d'*Ite, missa est*. On éviterait cet inconvénient qui frappe toujours le peuple, en donnant à ces paroles un chant propre et diversifié, suivant les degrés des fêtes, comme on fait à Paris, à Sens et en plusieurs autres églises.

« On ne devroit donc point admettre tant de nouveaux chants pour les *Kyrie*, *Gloria in excelsis*, *Credo*, *Sanctus* et *Agnus Dei*, il y en a assez de faits, et la plupart très-beaux et très-mélodieux; le peuple y est accoutumé et les chante avec plaisir et décence. Que veut-on de plus noble aux grandes solennités que ce chant qui est partout.

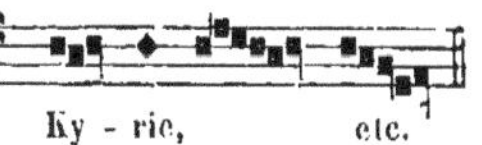

« Ce n'est point un défaut qu'il se termine à sa dominante, c'est ce qui en relève la beauté, et facilite l'intonation du *Gloria in excelsis* du quatrième mode, dont le chant est si grave et si noble, quoiqu'il n'ait presque qu'une sixième d'étendue : aussi toutes les voix sont-elles en état de le chanter sans se gêner.

« Le romain et les autres livres anciens diocésains fournissent autant de chants de *Sanctus* et d'*Agnus Dei*, pour les différents degrés de fêtes qu'on en a besoin.

« Les Chartreux ont toujours le chant du *Sanctus* du mode de la préface. Suivant le même esprit, à Auxerre on le chante même sous la modulation de la préface, comme n'étant qu'une même pièce. » (POISSON, *Traité du ch. grégor.* pp. 199-206.)

Après cette citation de Poisson, on ne sera pas fâché de voir de quelle manière un écrivain distingué, M. S. Morelot, juge ces messes si connues sous le nom de *Messe royale*, de Dumont, de *Baptiste*, de Lully, etc.

« Tout en reconnaissant les beautés réelles que renferme cette composition, on s'est demandé si le caractère mixte qu'elle présente n'en affaiblissait pas singulièrement le mérite aux yeux des connaisseurs. On s'est demandé si cette unité de mélodie n'était pas un défaut, d'abord à cause de la monotonie qui en résulte, et ensuite par la nécessité où elle met le compositeur de traduire d'une manière uniforme des textes qui expriment des sentiments divers; idée qui, pour le dire en passant, semble empruntée aux compositeurs flamands du XVIe siècle, lesquels écrivaient sur le premier thème venu cinq ou six morceaux de contrepoint, qu'ils décoraient ensuite du nom de messe. On s'est demandé enfin si les anciens chants de messes, notés dans les livres romains et autres, ne renfermaient pas des beautés supérieures à l'œuvre de Dumont.

« Un auteur du dernier siècle, l'abbé Poisson, a déjà répondu à ces questions dans son *Traité du chant ecclésiastique*, ouvrage qui témoigne d'un goût bien rare à l'époque où il a été publié. Cet écrivain, qui était lui-même compositeur distingué de plain-chant, a remarqué que la messe de Dumont était bien inférieure, sous le rapport de l'expression et de la variété mélodique, à l'ancien plain-chant des fêtes solennelles, noté dans tous les Graduels. Les personnes qui font une étude sérieuse du chant ecclésiastique pourront se convaincre par elles-mêmes de la justesse de cette observation. Elles pourront en même temps constater jusqu'à quel point la tonalité ecclésiastique se trouve modifiée dans l'œuvre du XVIIe siècle par l'influence de la tonalité moderne.....

« Ces compositions médiocres d'un homme qui avait incontestablement le génie du chant ecclésiastique, font apercevoir mieux que tous les raisonnements les dangers de l'alliance des formes du plain-chant avec un goût de mélodie, inspiré de la tonalité moderne.

« Dumont n'est pas, du reste, le seul musicien du XVIIe siècle qui ait fait du plain-chant. Le compositeur à la mode, le créateur de l'Opéra français, J.-B. Lully, écrivit, lui aussi, une messe en ce genre. Cette composition, du sixième mode, connue sous le nom de *Messe Baptiste*, mérite peu la faveur dont elle est encore aujourd'hui l'objet dans le midi de la France. Un autre musicien de la chapelle de Louis XIV, G. Nivers, auteur d'une savante *Dissertation sur le chant ecclésiastique*, a composé aussi des pièces de ce chant. Mais tout ce plain-chant, d'un goût équivoque, est le commencement de ce que l'on a appelé en France *plain-chant musical*, invention que Nivers a pratiquée un des premiers, qui a eu un succès considérable au XVIIIe siècle, et qui est encore goûtée par un certain nombre d'ecclésiastiques. Il suffit de citer le recueil de Lafeillée, si souvent réimprimé, et de nos jours encore, pour rappeler l'influence qu'a eue parmi nous cette monstruosité. On peut relire le jugement qu'en a porté Rousseau. Celui-ci avait très-bien aperçu qu'elle était le résultat d'une alliance entre deux styles qui s'excluaient, et avait proclamé la nécessité de conserver au chant ecclésiastique le caractère que lui avaient donné ses premiers auteurs. » (*Revue* de M. DANJOU.)

MESSES *ou Processions pour la délivrance d'un criminel le jour de l'Ascension, à Rouen.* — « C'est un des plus beaux droits de l'Eglise de Rouen, que le pouvoir qu'elle a de délivrer un criminel et tous ses complices tous les ans au jour de l'Ascension ; ce qui attire dans la ville un très-grand nombre de personnes qui veulent voir cette cérémonie. S'ils veulent satisfaire entièrement leur curiosité, il faut qu'ils aillent sur les neuf ou dix heures du matin à la grande salle du parlement, par le grand escalier qui est dans la cour du Palais. Ils verront au bout de cette salle une petite chapelle fort propre, où le curé de Saint-Lô célèbre une messe solennelle, chantée avec orgues et la musique de l'église cathédrale, avec les douze enfants de chœur, à laquelle assistent tous Messieurs les présidents et conseillers du parlement, revêtus de robes rouges. Il faut y remarquer les révérences qu'ils font à l'offrande. Après la messe ils vont dans la grande chambre dorée, où on leur sert magnifiquement à dîner vers midi.

« Après leur dîner, c'est-à-dire sur les deux heures de l'après-midi, le chapelain de la confrérie de Saint-Romain va en surplis, aumusse et bonnet carré présenter en grand'chambre, de la part de MM. du chapitre de l'église cathédrale, le billet de l'élection qu'ils ont faite d'un prisonnier détenu pour crime (hors ceux de lèze-majesté et de guet-à-pens). Ce qui ayant été examiné, le prisonnier ouï et interrogé (son procès instruit et rapporté), est condamné au supplice que mérite son crime. Puis, en vertu du privilége accordé en considération de saint Romain, sa grâce lui est donnée, et il est délivré entre les mains dudit chapelain, qui conduit le criminel tête nue à la place de la vieille tour, où la procession étant arrivée, l'archevêque assisté du célébrant, du diacre et du sous-diacre et de quelques chanoines, monte au plus haut du perron avec eux et avec les deux prêtres qui portent la fierte (*feretrum*) ou la châsse de saint Romain, laquelle étant posée sous, l'arcade sur une table décemment ornée, l'archevêque, ou à son défaut, le chanoine officiant fait une exhortation au criminel qui est à genoux, nu-tête, lui représente l'horreur de son crime, et l'obligation qu'il a à Dieu et à saint Romain par les mérites duquel il est délivré; après quoi il lui commande de dire le *Confiteor*, puis il lui met la main sur la tête et dit le *Misereatur* et l'*Indulgentiam*, ensuite de quoi il lui fait mettre ses épaules sous un bout de la châsse, et, étant ainsi à genoux, la lui fait un peu élever. Aussitôt on lui met une couronne de fleurs blanches sur la tête; après quoi la procession retourne à l'église de Notre-Dame, dans le même ordre qu'elle est venue, le prisonnier portant la châsse par la partie antérieure. Aussitôt que la procession est rentrée dans l'église, et que le criminel a posé la châsse sur le grand autel, on dit la grande messe, quelque tard qu'il soit, quelquefois à cinq ou six heures du soir. L'archevêque fait encore au prisonnier une petite exhortation, et il est conduit devant les dignités et au chapitre, où on lui fait encore une petite exhortation, et de là on le mène à la chapelle de Saint-Romain, où il entend la messe.

« Ensuite il est conduit à la vicomté de l'Eau, où on lui donne la collation, et de là chez le maître de la confrérie de Saint-Romain où il soupe et couche. Le lendemain sur les huit heures du matin le criminel est conduit par le chapelain dans le chapitre, où le pénitencier ou un autre chanoine lui fait encore une exhortation, puis l'entend de confession; et on lui fait prêter serment, sur le livre des Evangiles, qu'il aidera de ses armes MM. du chapitre, quand il en sera requis : après quoi on le renvoie libre. » (*Voyages liturgiques*, pp. 346-348.)

— Sic autem Ordo reconciliandi pœnitentes describitur in Ordinario ms. ecclesiæ Rothomagensis : *Finita Nona archiepiscopus, vel ejus vicarius indutus alba, cum diacono et subdiacono indutis albis, cum cantore, processione ordinata ad Occidentales portas ecclesiæ ad reconciliandos pœnitentes pergat, et eo sedente juxta januas, diaconus legat hanc lectionem :* Adest tempus, o venerabilis Pontifex. *Finita lectione, archiepiscopus, vel ejus vicarius, se erigat, et dicat :* Venite. *Diaconus ex parte pœnitentium dicat :* Flectamus genua, levate. *Et tribus vicibus hoc dicatur. Ad finem dicatur tota antiphona :* Venite, venite, venite, filii. *Chorus finiat, et dicatur psalmus :* Benedicamus Dominum, *et ad quemlibet versum repetatur :* Venite, venite. *Tunc archiepiscopus, vel ejus vicarius, pœnitentes intromittat in ecclesiam cum baculo, et reconciliati ardentes candelas ad altare deferant, alii autem non. Et archiepiscopus, vel ejus vicarius, manum suam ponat super capita singulorum, dans pacis osculum, et dicens :* Pax tecum. *His ita peractis, ad chorum redeant, et sermonem ad populum faciat. Quo finito, pœnitentes prostratos absolvat. Primo dicantur 7 psalmi :* Ne reminiscaris, *Psal.* Domine, ne in furore, etc. Kyrie eleison, Pater noster. Salvos fac.; *vers.* Mitte eis auxil. *vers.* Domine, exaudi orat., Dominus vobiscum, et cum spiritu tuo. *Orat.* Monstra, Domine, quæsumus, in famulis, etc.; *orat.* Deus misericors; *alia oratio :* Absolutionem et remissionem. *His ita peractis, processio procedat ad ignem benedicendum,* etc. Idem habent alii Pœnitentiales apud Marinum, post libros *De pœnitentia*, pag. 47 et seqq.

MESURE. — La mesure, dans la musique, repose sur une division du temps en parties égales. Quand cette division a pour principe le nombre *trois*, la mesure est ternaire; quand la division a pour principe le nombre *deux*, la mesure est binaire.

Il y a aussi une mesure dans le plain-chant; mais celle-ci est fondée non sur une division mathématique du temps, mais sur la notion absolue de la durée. C'est donc, pour ainsi parler, une mesure *plane*, comme le chant grégorien; et par-là le plain-chant complète son expression symbolique, en exprimant l'idée de repos par le temps comme par le ton; par le ton, qui ne pouvant servir d'élement de transition à un autre ton, et trouvant son complément en lui-même, ne saurait exprimer les modifications de l'espace; par le temps qui, pris comme valeur abstraite, ne saurait exprimer les modifications de la durée. *Musica plana*, dit saint Bernard, *est notularum sub una et æquali mensura simplex et uniformis pronuntiatio, sine incremento et decremento prolationis. — Musica Gregoriana vetus et plana in suis notulis æqualem servat mensuram*, dit Alstedius, au tome II de son *Encyclopédie*, liv. XX *de Musica*, cap. 10. — Et Tinctoris, dans son *Traité des notes : Notæ incertæ valoris sunt illæ quæ nullo regulari valore sunt limitatæ : cujusmodi ea sunt quibus in plano cantu utitur. Quarum quidem forma interdum est similis formæ longæ, brevis et semibrevis et interdum dissimilis..... Et hujus notæ nunc cum mensura, nunc sine mensura, nunc sub una quantitate perfecta, nunc sub alia imperfecta canuntur, secundum ritum ecclesiarum aut voluntatem canentium.* (Ms. 6145 de la Bibl. du Conserv. de mus. de Paris, in-fol., cité par M. Th. Nisard, *Revue archéolog.*, juin 1850, p. 137.)

Dans son *Definitorium*, le même Tinctoris ajoute : *Mensura est adæquatio vocum quantum ad pronuntiationem.*

D'où il résulte que, bien que le plain-chant fût écrit avec les figures de valeurs de la musique mesurée, néanmoins la *mesure musicale* n'existait pas, ou était facultative, enfin, n'était pas un élément essentiel du plain-chant, comme elle est devenue élément essentiel de la musique proprement dite. Et c'est le lieu de rappeler ici que le chant grégorien ne fut nommé chant *plane* que pour le distinguer de la musique : *Atque hic est choralis cantus*, dit le P. Kircher, *sive monasticus, quem et Gregorianum omnes, quidem planum, eo quod harmonicis diversarum vocum intervallis careat : firmum etiam nonnulli vocant.* (*Musurg. univers.*, t. I, lib. v, cap 8.)

Gafori dit également de son côté : *Cantus plani notulas æqua temporis mensura musici disposuerunt.* (*Mus. pract.*, lib. II, cap. 5.)

Et Glaréan : *Cantus planus, quoad notulas attinet, simplex et uniformis est.* (Lib. III, *Dodecac.*, in prooemio.)

Enfin, le cardinal Bona : *Cæterum S. Gregorius magnus cantum planum instituit, qui de plano procedens, singulas notas brevis temporis æquali mensura dimetitur.* (*De divin. psalm.*, cap. 17, § 4.)

Faut-il conclure de ce qui précède que saint Bernard et les didacticiens ecclésiastiques aient voulu enseigner, comme dit M. T. Nisard (*loc. cit.*), la froide égalité de toutes les notes dans l'exécution des mélodies grégoriennes? « C'est là, répond cet habile critique, une chose qui ne peut plus maintenant avoir droit d'asile chez les érudits. » Une citation de Jumilhac, qui commente les témoignages des auteurs précédemment invoqués, le prouvera.

Après avoir établi que le temps est égal ou inégal : « Quand il est inegal, continue-t-il, ou son inegalité se peut mesurer par un temps précis et certain, ou bien elle ne peut estre mesurée par aucun temps si juste qu'il n'y ait quelque difference entre les parties mesurées.

« Quand donc la durée est égale, comme elle est fondée sur la raison ou proportion d'égalité, qui estant indivise et toujours la mesme, ne peut avoir aucune autre espece sous soy, elle n'etablit aussi que l'unique espece de plain-chant, surnommé Gregorien, parce que ce grand Pape le rétablit dans sa pureté et en ordonna l'usage dans l'Eglise; et l'essence de ce chant ne consiste que dans l'egalité du temps et de la mesure de ses sons ou de ses notes, à laquelle l'on a en particulier égard dans cette espece, sans s'arrester ni aux accens, ni à la quantité des dictions ou des syllabes, d'où vient que l'on y voit souvent des syllabes breves de la lettre, qui sont chargées d'un plus grand nombre de notes que n'ont pas les syllabes longues; et plusieurs, tant longues que breves, qui ont une plus grande multitude de notes que n'ont pas d'autres syllabes qui leur sont semblables. L'on y voit pareillement des syllabes qui y sont élevées à l'aigu, quoy qu'elles n'ayent point l'accent aigu, ni ne le puissent avoir.

« Mais si la durée des sons est inégale, en sorte, toutefois, qu'elle ne se puisse pas exactement déterminer par un nombre certain, ni avoir une mesure précise de son inégalité, elle produit une autre espece de chant, que l'on appelle rhythmique ou psalmodique, dont la nature est établie sur cette inégalité incommensurable ou irrationnelle de ses notes ou syllabes, aux accents desquels et à la rythme ou rencontre de leurs sons elle a plus d'égard que non pas à leur quantité. D'où vient que les endroits ou les principaux accens des membres et des periodes de la lettre sont assis, servent à cette espece de chant comme de fondement ou de base pour appuyer les accens euphoniques et rhythmiques de ses cesures ou mediations, et de ses terminaisons.

« Que si la durée inégale des sons est telle qu'elle puisse avoir une mesure de son inégalité qui soit certaine, elle produit une differente espece de chant, que l'on nomme métrique ou Ambroisien, à cause que saint Ambroise en rendit l usage commun, ordonnant le chant des hymnes dans l'Eglise, comme le plus doux et le plus agréable; et c'est cette espece de chant qui a pour fondement l'inegalité commensurable ou rationnelle, et pour son objet particulier la quantité des sons ou des notes, à laquelle et à la cadence de leurs cesures elle a un égard particulier, sans s'arrester ni à la quantité, ni aux accens de la lettre. » (*La science et la prat. du plain-chant*, part. III, ch. 2, pp. 116 et 117.)

« Or, toutes ces differentes mesures, poursuit le même auteur, peuvent se faire en deux façons, l'une plus lente et l'autre plus viste : par exemple, l'on peut ne donner à la longue qu'un des deux temps, et à la breve la moitié d'un temps, ou bien, abreger un peu chaque temps ou battement de la longue, et celui de la breve avec une pareille proportion. Quand donc l'on abrege ainsi les temps qui conviennent naturellement à la longue et à la breve, cette sorte de mesure est qualifiée du nom d'air et de battement en air.

« Secondement toutes ces sortes de mesures se peuvent faire, ou en les battant actuellement avec élevation et position, ou autre semblable mouvement de la main ou du doigt, ou bien en les battant seulement mentalement par le moyen de la memoire; car l'on peut aussi bien se ressouvenir et conserver l'idée de la durée qui est convenable aux sons, comme l'on se ressouvient et que l'on conserve l'idée de la distance que les mesmes sons doivent avoir. Ceux donc qui commencent à s'exercer au chant, ne doivent pas se contenter du battement mental seulement, mais ils doivent aussi employer l'actuel, jusques à ce qu'ils en ayent acquis l'idée et l'habitude par l'usage; de mesme que lorqu'ils commencent à solfier les notes ou à apprendre les intervalles du chant, ils s'accoustument premièrement à les chanter effectivement, et par cet exercice ils se forment l'idée de leurs sons, et se rendent capables de les bien exprimer et de les associer à la lettre. » (*Ibid.*, ch. 3, pp. 119-120.)

METHODE. — « Manière de chanter ou de jouer d'un instrument d'après de certains principes plus ou moins rationnels. On dit d'un chanteur dont la voix est bien posée, dont la vocalisation est correcte et dont la prononciation est bien articulée, qu'il a *une bonne méthode.*

— « Se dit aussi du recueil de préceptes et de règles propres à former de bons chanteurs, de bons instrumentistes ou de bons lecteurs de musique. Il y a des méthodes pour chaque instrument, pour chaque partie de la musique. » (Fétis.)

METRIQUE.—« La *musique métrique*, selon Aristide Quintilien, est la partie de la musique en général qui a pour objet les lettres, les syllabes, les pieds, les vers et le poëme; et il y a cette différence entre la *métrique* et la *rhythmique*, que la première ne s'occupe que de la forme des vers, et la seconde de celle des pieds qui les composent; ce qui peut même s'appliquer à la prose. D'où il suit que les langues modernes peuvent encore avoir une *musique métrique*, puisqu'elles ont une poésie; mais non pas une *musique rhythmique*, puisque leur poésie n'a plus de pieds. » (J.-J. Rousseau.)

METRONOME. — Instrument propre à mesurer le temps musical, inventé par le mécanicien Winckel, d'Amsterdam, et perfectionné par Maelzel, qui lui a donné son nom.

MEZZA, MEZZO. — « Adjectif italien qui signifie *demi*. *Mezza voce*, à demi voix; *mezzo forte*, à demi fort. » (Fétis.)

MI. — « La troisième des six syllabes inventées par Gui Arétin, pour nommer ou solfier les notes lorsqu'on ne joint pas la parole au chant. » (J.-J. Rousseau).

MI. — « Nom de la troisième note dans l'ordre de l'échelle musicale *ut*, *ré*, *mi*, *fa*, etc. » (Fétis.)

MINIME. — « Par rapport à la durée ou au temps, c'est dans nos anciennes musiques la note qu'aujourd'hui nous appelons blanche. » (J-J. Rousseau.)

MINIME. — « Signe de la moindre de toutes les durées en notes blanches dans l'ancienne musique. Elle avait la forme de la blanche de la musique moderne. » (Fétis.)

Le premier emploi de la figure de notes appelée *minime* est dû à Philippe de Vitry (*Philippus de Vitriaco*), qui mourut en 1361. Les *semi-minimes* apparurent avec la fin de ce siècle dans un manuscrit dont M. Fétis a tiré divers morceaux de Adam de Le Hale, surnommé le *Bossu d'Arras*, poëte et chanteur au service du comte de Provence en 1280.

MISSA AD GALLI CANTUM. A Sens et à Orléans : *Missa in galli cantu.*—Nom que l'on donnait à la première messe qui se chantait la nuit de Noël, à Sens. On sonnait à minuit le dernier coup de Matines. Après les répons, la généalogie de Notre-Seigneur Jésus-Christ et le *Te Deum*, l'archevêque se rendait avec tout le clergé dans la chapelle de la Vierge pour chanter, la messe *ad galli cantum*, ainsi que les Laudes, lesquelles étaient incorporées dans le sacrifice. On célébrait ensuite à son heure la *messe de l'aurore* ou du point du jour, *summo diluculo*, qui était dite par le doyen du chapitre. (*Voyages liturgiques*, p. 171.)

A Saint-Agnan d'Orléans, suivant un ancien Ordinaire qui doit dater aujourd'hui d'environ 550 ans, on devait célébrer cette seconde messe de manière à ce que le canon coïncidât avec le point du jour. Car il était dit que si, après l'offertoire, lorsque le sous-chantre avait entonné *Lætemur gaudiis*, le jour n'avait point encore apparu, le célébrant devait attendre pour continuer le sacrifice : *finito offertorio*, *succentor incipit alta voce* LÆTEMUR GAUDIIS. *Hoc cantato, si dies appareat, incipit canonem sacerdos*, *sin autem*, *exspectat donec appareat.* (*Ibid.*, p. 204.)

Missa ad galli cantum, était peut-être aussi ce qu'on entendait par le mot CANTICINIUM, à moins que ce dernier mot ne signifiât l'heure du chant du coq. *Nisi tempus significet*, dit Du Cange, *quo gallus cantat*.

MISSEL. — Livre de prières et de chant qui contient l'office de la messe, ainsi que son nom l'indique.

« Il y avoit autrefois des Missels de trois sortes en ce qui touche les choses qu'ils contenoient. Les uns ne contenoient que les collectes, les préfaces et le canon, comme nous le voyons dans le Sacramentaire de saint Grégoire donné au public

« D'autres contenoient, outre les collectes ou le canon, ce qui se chante dans le chœur, l'Introït, le Graduel, l'Alleluya, le Trait, l'Offertoire, le *Sanctus*, la Communion. Les troisièmes contenoient avec tout cela les leçons, les épîtres et les évangiles; et ceux-ci s'appeloient *Missels pléniers*, parce qu'ils contenoient entièrement tout ce qui se récitoit à l'autel par les prêtres, au jubé par les lecteurs, et au chœur par les chantres.

« Dans les grandes églises, telle qu'étoit la cathédrale d'Avignon, où il y avoit des lecteurs pour les prophéties, des sous-diacres pour l'épître, des diacres pour l'évangile, et des chantres, pour fournir à tout ce qui se chante au chœur, les prêtres n'avoient besoin que d'un petit Missel, qui contînt seulement les collectes, la préface et le canon, parce que c'est là tout ce qui est à leur charge.

« L'ancien usage étoit que le célébrant dans les grandes églises, ne récitoit à l'autel ni l'épître, ni l'évangile, ni rien de ce qui se chantoit au chœur........

« Telle étoit, selon le P. Lebrun, la dis-« position des anciens Missels. Il y avoit « autrefois quatre livres différents à l'usage « des grandes fêtes. Le premier contenoit « les évangiles. Le second étoit le livre de « l'évêque et du prêtre, que l'on appeloit « *Sacramentaire*, ou le Missel dans lequel « il n'y avoit que les oraisons, les préfaces, « les bénédictions épiscopales et le canon, « comme on le voit dans le Sacramentaire « de saint Grégoire, et dans plusieurs mis-« sels du IXe et du Xe siècle. On a fait dans « la suite un livre particulier des bénédic-« tions qu'on a appelé le BÉNÉDICTIONNAIRE « pour une plus grande commodité. Le troi-« sième étoit le *Lectionnaire* ou l'*Epistolier*.

« Le Quatrième étoit l'*Antiphonier*, ou le « Recueil de tout ce qui devoit être dit au « chœur par les chantres à l'Introït, après « l'Epître, à l'offertoire, et à la commu- « nion..... Comme le prêtre ne récitoit « point ce qui étoit dit par les diacres, les « sous-diacres, les lecteurs et chantres, ni « les évangiles, ni les épîtres, ni les versets « n'étoient point dans les livres dont les « prêtres se servoient.

« Lorsque les *Missels pléniers*, nommés « ainsi parce qu'ils contenoient tout ce qui « se récitoit à l'autel par les prêtres, au « jubé par les lecteurs, et au chœur par les « chantres; lorsque, dis-je, ces *Missels plé-* « *niers* furent devenus plus communs, à « cause des messes basses, il se trouva des « prêtres qui, par scrupule, ou par une dé- « votion plus particulière, voulurent réciter « à voix basse ce qui se disoit par les mi- « nistres et par les chantres. On prétend « que les Chartreux et les Cisterciens furent « les premiers qui permirent à leurs prêtres « d'en user ainsi. Cette pratique a com- « mencé au plutôt vers la fin du XIIe siècle, « et il est certain qu'on la laissoit à la dé- « votion particulière des prêtres, dans les « monastères les plus réguliers. » (*Explication des cérémonies de la messe*, t. Ier, p. 216 et suiv. — *Voy.* le *Catalogue des mss. de M. de Cambis-Velleron*, pp. 41-43; Avignon, L. Chambaud, 1770, in-4°.)

MIXIS, *mélange*. — « Une des parties de l'ancienne mélopée, par laquelle le compositeur apprend à bien combiner les intervalles et à bien distribuer les genres et les modes, selon le caractère du chant qu'il s'est proposé de faire. » (J.-J. ROUSSEAU.)

MIXOLYDIEN. — Voyez MYXOLYDIEN à la colonne 906.

MIXTES (MODES). — « On appelle *Modes mixtes* ou connexes, les chants qui, dans leur étendue, excèdent leur octave et entrent d'un mode dans l'autre, et par là, leur composition est un mélange de l'authente et du plagal. Ce mélange ne se peut ni ne se doit faire que des modes compairs : comme lorsque le premier emprunte quelque descente du second, *ré, ut, si, la, ré, la*, qui est la quarte du plagal : ou lorsque le second emprunte l'élévation du premier au-dessus de sa quinte, comme *la, si, ut, ré*, qui est la quarte de l'authente. On trouve peu d'exemples du second qui emprunte du premier; au lieu que les exemples du premier qui emprunte du second sont très-communs.

« Ceux donc qui veulent faire des modes mixtes, doivent connaître qu'ils ne peuvent régulièrement faire ce mélange que d'un mode avec son compair, savoir, du premier avec le second, ou du second avec le premier; du troisième avec le quatrième, ou du quatrième avec le troisième; du cinquième avec le sixième, comme dans le chant de la passion à Paris, ou du sixième avec le cinquième, comme dans le répons *Christus* du samedi saint à Paris; du septième avec le huitième, comme dans *Lauda Sion*, ou du huitième avec le septième, comme dans l'ancien offertoire de l'Assomption de la sainte Vierge. Autrement ce serait tout confondre, ce que le Pape Jean XXII a condamné comme un grand désordre dans le chant, ainsi qu'il est rapporté ci-devant. (POISSON, *Traité du ch. grég.*, p. 149.)

MIXTURE. — On donne le nom de mixture à la combinaison qui forme ce qu'on appelle le *plain-jeu* de l'orgue.

MOBILES (*Soni stantes*). — On sait que les Grecs divisaient leur échelle en tétracordes; le tétracorde des *principales*, qui commençait à la corde *hypate hypatôn* (*si*) au-dessus de la *proslambanomène* (*la*), le tétracorde des *moyennes*, celui des *disjointes* et celui des *aiguës*; les deux premiers, ainsi que les deux derniers, étaient conjoints, mais entre les uns et les autres s'opérait la *disjonction*, c'est-à-dire entre la *mèse* et la *paramèse* (*la* et *si*). Plus tard, on opéra une seconde *conjonction* entre ces deux cordes pour créer le tétracorde synemménon, dans lequel le *si* était à l'état de *b*.

Les Grecs avaient également trois genres, le *diatonique*, le *chromatique* et l'*enharmonique*.

Or, les tétracordes ci-dessus variaient suivant ces trois genres, et l'on appelait cordes ou *sons mobiles*, les cordes qui variaient selon la mutation des genres, et qui ne demeuraient pas en même son et teneur; telles étaient celles enfermées entre les deux extrêmes de chaque tétracorde; et cordes ou *sons immobiles*, les cordes qui restaient les mêmes dans la distinction des genres, qui demeuraient toujours en même teneur; telles étaient les deux extrêmes de chaque tétracorde.

Celles-ci étaient donc, dans le système des tétracordes, les cordes nommées *proslambanomène*, *hypate hypatôn*, *hypate mésôn*, *mèse*, *paramèse*, *nétè diezeugmenôn*, et *nétè hyperboléôn*.

Les mobiles étaient toutes les autres comprises entre les premières, savoir: *parhypate hypatôn* et *lychanos hypatôn*, *parhypate mésôn* et *lichanos mésôn*, *trite diezeugmenôn* et *paranétè diezeugmenon*, *trite hyperboléôn* et *paranétè hyperboléôn*.

Dans le système des hexacordes sur lequel fut basée la solmisation du plain-chant, le *si* se trouvant à l'état de ♮ dans l'hexacorde grave, *sol, la, si, ut, ré, mi*, et à l'état de *b* dans le troisième, *fa sol la si ut, ré*, fut nommé aussi corde *mobile* ou variante; c'était aussi sur le *si*, et quelquefois sur le *fa*, que s'opérait la mutation dans la transposition ou réduction des modes, et dans l'emploi de ce qu'on appelait *musique* ou *note feinte;* le *fa* alors était aussi *corde mobile*.

MODALES (NOTES ou CORDES.) — « I. Les notes modales sont celles qui sont les plus propres tant à l'établissement d'un mode, qu'à sa distinction d'avec les autres; telles sont les deux extremes de leur octave, leurs finales, et leurs dominantes. Ces mesmes notes sont encore appelées principales, parce qu'elles ont accoutumé d'estre chantées plus souvent que les autres dans les pieces de leur mode, ou bien cardinales à cause quelles se rencontrent aux cadances sur lesquelles les chants de chaque mode retombent ou retournent plus fréquemment.

« II. Quand les modes ont l'étendüe entière de leur octave, les principales de ces notes sont quatre ou cinq en nombre, sçavoir les deux extremes de la quinte de chaque mode avec la mediane qui la divise en deux tierces, et les deux extremes de chaque quarte des mesmes modes; mais d'autant qu'un des extremes de la quinte est toûjours conjoint avec l'un des extremes de la quarte, d'autant qu'aux modes authentiques le dessus ou la dominante de la quinte est la mesme note que le dessous de la quarte; et qu'aux modes plagaux, à l'opposite, la finale ou le dessous de la quinte est la mesme note que le dessus de la quarte; il s'ensuit que leur nombre n'est effectivement que de quatre, quoy qu'à cause des différents rapports elles puissent avoir cinq noms, mais lorsque les modes n'ont pas l'étenduë de leur octave, leurs principales notes modales ne sont que trois, sçavoir, la finale, la dominante, et la mediane qui, en autres termes est nommée discretive.

« III. La finale est la dernière note de la cadence finale qui termine la pièce de chant ou le mode et sert à le reconnoistre. La dominante est comme la maistresse ou la reyne des autres notes, et celle sur qui le chant a davantage son cours, son retour et son soutien, et qui jointe avec la finale donnent ensemble la principale forme et la distinction à chaque mode.

« La discretive ou mediane est celle qui se rencontre à la tierce (soit majeure, soit mineure) au-dessus de la finale; de sorte que quand la dominante est aux mesmes tierces (comme il arrive au second et au sixième modes), elle n'est alors point distincte de la dominante. On la nomme mediane, à raison de sa situation, qui fait le milieu des deux tierces, qui composent la quinte de chaque mode; et discretive, parce qu'elle facilite la distinction ou le discernement des modes, et la réduction qu'il est besoin d'en faire, ou à l'authentique, ou au plagal, lorsqu'ils n'ont pas l'étenduë entière de leur octave. Arétin, toutefois, remarque que la discretive du sixième (qui est le plagal du troisième authentique) est plûtost à la finale ou au-dessous qu'à la tierce au-dessus. Et que le huitième ou le plagal du septième authentique, a la sienne un ton au-dessus, ou un ton au-dessous de sa finale.....

« IV. Pour ce qui est des notes qui commencent les modes, elles ne sont point mises au rang des modales. Il faut, toutefois, prendre garde que ces sortes de notes ne soient jamais éloignées de la finale plus d'une quinte quand le mode est authentique, ni plus d'une quarte lorsqu'il est plagal.

« Du reste, le I. mode naturel peut estre commencé, non seulement par les lettres D, F, *a;* mais encore par le C ou le G, et mesme par E, qui ne sont point modales.

« Le II. par les lettres A, C, D, E, F.
« Le III. par E, F, G, *c*.
« Le IV. par C, D, E, F, G, *a*.
« Le V. par F, G, *a*, *c*.
« Le VI. par C, D, F, *a*.
« Le VII. par E, F, G, *a*, ♮, *c*, *d*.
« Le VIII. par D, F, G, *a*, *c*.
« Le IX. ou I. affinal par G, *a*, *c*, *d*, *e*.
« Le X. ou II. affinal par E, G, *a*, *c*.
« Le XI. ou V. affinal par *c*, *d*, *e*, *g*.
« Le XII. ou VI. affinal par G, *a*, *c*, *e*.

« V. Quant aux modes transposez, ils peuvent estre commencez suivant la mesme proportion par leurs lettres, qui correspondent à celles qui commencent les naturels; de sorte que le premier peut avoir pour commencement F, G, *b*, *c*, *d;* et ainsi des autres. » (Jumilhac, *La science et la pratique du plain-chant*, part. iv, ch. 3.)

MODE, Temps, Prolation. — « Ce sont des termes dont se servoient nos anciens, et qu'on trouve aussi chez les Italiens, pour nommer certains signes qu'ils avoient pour la valeur des notes, *maxime*, *longue*, *brève*, *semi-brève* et *minime*..... A l'égard du premier on le nomme..... vulgairement moeuf. C'étoient certaines lignes perpendiculaires qu'on mettoit après la clef pour marquer la valeur des notes *maxime*, *longue* et *brève*. Il y en avoit de deux sortes : le *majeur* et le *mineur*, et chacun d'iceux étoit ou *parfait*, ou *imparfait*. Les deux *majeurs* étoient pour la *maxime;* les deux *mineurs* étoient pour la *longue*.

« Le *mode majeur parfait* se marquoit avec trois lignes qui emplissoient chacune trois espaces, et trois autres qui n'en emplissoient que deux. Cela marquoit que la *maxime* valoit autant que trois *longue*

« Le *mode majeur imparfait* étoit marqué avec deux lignes qui emplissoient trois espaces et deux autres qui n'en emplissoient que deux. Cela marquoit que la *maxime* ne valoit que deux longues, ou huit mesures, qui est sa valeur ordinaire sous la mesure binaire ou à deux temps.

« Le *mode mineur parfait* étoit marqué par une ligne qui traversoit trois espaces, et cela marquoit que la *longue* valoit trois *brèves*.

« Le *mode mineur imparfait* enfin, étoit marqué par une ligne qui ne traversoit que deux espaces, et cela marquoit que la *longue* ne valoit que deux *brèves*.

« Tout cela n'est d'aucun usage dans la musique moderne, mais cela se trouve encore fort souvent dans les musiques de deux à trois cents ans en çà, qui ne laissent pas d'être excellentes, et que beaucoup de gens ne méprisent peut-être que parce qu'ils ne savent pas les déchiffrer. » (Brossard. — *Voir* les exemples des divers signes de mœuf dans le *Dictionnaire* cité.)

MODE. — *Modus*, dit Francon, *est cognitio soni, longis brevibusque temporibus mensurati.* Pour se rendre compte de cette définition dans laquelle le mot *mode* se présente à nous sous un aspect nouveau et dans un sens que nous ne lui attachons plus aujourd'hui, il faut savoir que les mots *mode*, *moduler*, *modulation*, se rapportaient autrefois aux mouvements du rhythme, du rhythme poétique d'abord, et ensuite du rhythme musical. Voici comme s'exprime saint Augustin : « La musique est la science « qui apprend à bien *moduler.* » Et qu'est-ce que la *modulation?* Saint Augustin continue : « La *modulation* est la science des « mouvements bien ordonnés. » (*De mus.*, lib. I.)

M. T. Nisard va développer cette proposition.

« Depuis saint Augustin jusqu'au XVe siècle, le *mode* appliqué au rhythme musical fut toujours synonyme du mot *pied.* Mais on remarque, vers le XIe siècle, que la doctrine des Grecs et des Romains s'est transformée, en s'alliant à la musique mesurable. A cette époque, l'art n'admet plus tous les pieds de l'ancienne poésie : il se contente de *cinq modes* qui suffisent à toutes les combinaisons. C'est ce que l'on peut voir dans l'*Ars cantus mensurabilis* de Francon de Cologne : *Modi a diversis*, dit-il, *diversi modi enumerantur et ordinantur. Quinam enim ponunt sex, alii septem; nos autem quinque tantum ponimus, quia ad hos quinque omnes alii reducuntur* (415).

« . . . . Voici, d'après les cinq modes, les combinaisons possibles :

	1	2	3	4	5	6	7
Premier mode :	—	—	—	—	—	—	—
	—	∪	—	∪	—	∪	—
Deuxième mode :	∪	—	∪	—	∪	—	∪
Troisième mode :	—	∪	∪	—	∪	∪	—
Quatrième mode :	∪	∪	—	∪	∪	—	∪
Cinquième mode :	∪	∪	∪	∪	∪	∪	∪

. . . . . « Le doute n'est pas longtemps possible, surtout lorsqu'on se rappelle la théorie que le P. Kircher a si bien développée dans le second volume de sa *Musurgia* (p. 31-39). D'après cette théorie qui est évidemment celle de tout le moyen âge, les musiciens peuvent considérer les dissyllabes comme des spondées, des pyrrhiques, des trochées ou des iambes; quant aux autres mots plus étendus, ils ne s'arrêtent qu'à la quantité prosodique des syllabes *moyennes* ou *antépénultièmes*, et les autres syllabes sont indifféremment *longues* ou *brèves.* »

M. Nisard prend ensuite pour exemple la *Prose de l'âne.*

— ∪
Orientis partibus
— ∪
Adventavit asinus
∪
Pulchher et fortissimus,
∪ ∪
Sarcinis aptissimus.

Hez ! sir asne, hez !

« Si l'on compare, dit-il, ces points de repère avec le système des cinq *modulations* antiques, il en résulte que la prose de l'âne appartient au premier mode *secundum quid*, pour nous servir d'une expression de Marchetto de Padoue; c'est-à-dire à celui qui est composé, non de toutes longues, mais de pieds d'une longue et d'une brève : *Primus modus*, dit Francon de Cologne, *procedit ex omnibus longis; et sub isto reponimus illum qui est ex longa et brevi, duabus de causis*, etc. (*Ibid.*)

M. Nisard fait remarquer ensuite qu'il n'y a pas à hésiter sur cette interprétation, quand on observe « que le plain-chant et la musique mesurable, au moyen âge, fondés sur les mêmes principes dans ces sortes de pièces, ne différaient l'un de l'autre que par la présence ou l'absence des valeurs *figurées* de la notation. En effet, les anciens principes de la rhythmique et de la métrique ayant été plus ou moins conservés chez les chrétiens d'Occident, ils furent d'abord suivis d'une manière abstraite, c'est-à-dire en vertu du texte littéraire, dans les compositions musicales adaptées à des paroles rhythmées, et non en vertu de certains signes conventionnels dans la notation. Plus tard, la musique se créa une nouvelle route, et, s'emparant des figures de notes du plain-chant, elle leur assigna diverses valeurs de quantité prosodique. Dans l'ancienne sémiologie occidentale, la variété des signes était nécessaire pour rendre possible la lecture des mélodies; dans la sémiologie du chant proportionnel, cette variété eut un autre but, et c'est celui que je viens de faire connaître. A partir de cette nouvelle direction de l'art musical, celui-ci reçut différentes dénominations qui nous montrent clairement sous quel aspect on le considérait. C'est ainsi que le nom de *musique plane*, de *plain-chant*, inconnu auparavant, s'établit alors dans les traités et dans les écoles, pour distinguer le chant grégorien de la musique proprement dite, de la musique *subalterne*, comme disait Francon de Cologne.

« Il n'y avait donc, dans la mesure des pièces rhythmées du plain-chant et de la musique, d'autre différence que la notation. Je suis tellement certain de ce fait, que je regarde comme une chose impossible qu'il soit jamais démenti par la découverte d'au-

(415) L'écrivain que nous citons donne ce texte de Francon d'après une édition préparée par lui sur les meilleurs manuscrits; ch. 3. Voici effectivement le même texte tel qu'on le trouve dans les *Scrip.* de GERBERT : *Modi autem a diversis diversi mode numerantur. Quidam enim ponunt sex, alii septem, nos quinque; quia ad hos quoque omnes reducuntur.* Il n'y a que le mot *autem* transposé. Ce texte, dans Gerbert, suit la définition donnée au commencement de cet article.

un monument historique. Il faudrait, pour cela, que les auteurs contemporains et les innovateurs du moyen âge se fussent trompés en appelant *plain-chant* et *musique figurée* deux ramifications de l'art en tout point semblables l'une à l'autre. Et c'est ce qui n'est pas admissible, ni même supposable.

« On ne peut pas dire, non plus, qu'avant et après la création de la musique mesurable, le plain-chant ne rhythmait aucun morceau. Cette thèse aurait mille preuves contre elle. Pour n'en citer qu'une, il suffit de rappeler ces paroles de Guy d'Arezzo, qui certes ne s'est occupé que de chant grégorien : *Metrici autem sunt cantus, quia ita sæpe canimus ut quasi versus pedibus scandere videamur, sicut fit cum ipsa metra canimus... Qualia apud Ambrosium, si curiosus sis, invenire licebit.* (*Microl.*, cap. 15, *de commoda vel componenda modulatione.*) » (V. *Correspondant* du 25 août 1850).

Voilà ce qu'était le *mode* appliqué au rhythme poétique; plus tard il s'appliqua au rhythme musical, et devint une espèce de mesure.

De là est venu, comme nous le disions au mot PERFECTION, l'usage du C ouvert et du ₵ (C barré) pour indiquer la mesure à quatre temps ou la mesure à deux temps; car le signe de la perfection étant un cercle fermé O, et le signe de l'imperfection un cercle ouvert C, il s'en est suivi que la lettre C, qui représente un cercle ouvert, est resté pour la mesure binaire, laquelle constituait l'imperfection.

MODE. — « Manière d'être d'un ton. Dans la musique des anciens, il y avait un grand nombre de *modes;* dans la musique moderne, il n'y en a que deux, et le mot n'a pas la même acception. Ces deux modes sont le *majeur* et le *mineur*. Le mode est majeur quand la troisième note de la gamme d'un ton quelconque est à la distance de deux tons de la première, et la sixième à l'intervalle de quatre tons et demi; le mode est mineur quand ces deux intervalles sont plus petits d'un demi-ton.

« MODE était aussi, dans la notation, en usage depuis la fin du XIe siècle jusqu'au milieu du XVIIe, une manière de fixer par des signes la valeur relative des notes et des silences. Le mode se marquait après la clef par des cercles et des demi-cercles, avec ou sans point à leur centre, accompagnés des chiffres 2 ou 3, selon que la mesure était binaire ou ternaire. C'est de cet usage qu'est resté dans la musique moderne, celui d'employer le C ou le ₵ pour indiquer la mesure à quatre ou à deux temps. »

(FÉTIS.)

MODES. — « *De l'origine des modes du chant.* — Il y a, comme on l'a vu, sept notes dans le Chant, *la, si, ut, ré, mi fa, sol,* marquées par A, B, C, D, E, F, G. On peut les doubler à l'infini, s'il était possible à la voix de les exécuter; mais les anciens qui ont étudié la nature, c'est-à-dire la portée naturelle des voix, et qui ont remarqué qu'elles n'alloient pas au delà de deux octaves, se sont bornés à quinze notes, comme on a pu le remarquer dans l'arrangement des quatre tétracordes des Grecs. La seconde octave n'étant que la répétition de la première, ils s'en sont tenus à cette première pour le partage des modes.

« Ces sept notes de chant ont chacune une octave, et chaque octave se divise de deux façons, ce qui produit quatorze octaves différentes, dont deux sont fausses.

« La première division d'octave se fait, de la dernière note de l'octave à la quinte au-dessus, et de cette quinte à la quarte encore au-dessus : cette division s'appelle *harmonique.*

« La seconde division se fait en montant de la dernière note de l'octave à la quarte au-dessus, et de cette quarte à la quinte aussi au-dessus; cette division s'appelle *arithmétique.*

« On voit par là que chaque octave se partage de deux façons, savoir, l'une a la quinte en bas et la quarte au-dessus ; l'autre a la quarte en bas et la quinte au-dessus.

« Ainsi la division *harmonique* consiste dans la quinte en bas et la quarte au-dessus; et la division *arithmétique*, dans la quinte en haut et la quarte au-dessous.

« Suivant le P. Kircher, la première division s'appelle harmonique, parce que la quinte rend toujours consonante la quarte qui est au-dessus, ce qui produit une bonne harmonie.

« La seconde division s'appelle arithmétique, dit, ce Père, parce que, comme chez les arithméticiens, le nombre plus grand, tient la place supérieure, et le moindre la place inférieure ; de même dans cette disposition de division, la quinte occupe le dessus et la quarte le dessous.

« Ces deux différentes divisions d'une même octave constituent deux modes, vulgairement et mal à propos appelés tons

« Le mode qui a la division harmonique, a toujours, pour sa note finale, la plus basse note de son octave ; ainsi il a la quinte et la quarte au-dessus de sa finale.

« Le mode qui a la division arithmétique, a toujours pour note finale la plus basse de sa quinte, et a la quarte au-dessous.

« Les modes de la division harmonique, s'appellent *authentes*, ou *principaux*, ou *supérieurs*, et sont impairs.

« Les modes de la division arithmétique s'appellent *plagaux*, ou *collatéraux*, ou *inférieurs*, et sont pairs

« Il est aisé de voir que chaque octave se divise en deux intervalles, tous deux bons, mais inégaux.

« En retranchant les deux divisions appelées *bâtardes* ou de mauvaise espèce, il en restera douze, qui sont les douzes modes, si connus des anciens, qui en ont laisse des exemples dans tous les livres.

« Le premier mode se forme de la première division et de la quatrième octave.

« Le second de la seconde division et de la première octave.

« Le troisième de la première division de la cinquième octave.

« Le quatrième de la seconde division de la seconde octave.

« Le cinquième de la première division de la sixième octave.

« Le sixième de la seconde division de la troisième octave.

« Le septième de la première division de la septième octave.

« Le huitième de la seconde division de la quatrième octave.

« Le neuvième de la première division de la première octave.

« Le dixième de la seconde division de la cinquième octave.

« L'onzième de la première division de la troisième octave.

« Le douzième de la seconde division de la septième octave.

« On a réduit, particulièrement dans le romain, ces douze modes à huit, en attribuant le neuvième au premier, le dixième au second, l'onzième au cinquième, et le douzième au sixième (416). Le dixième a néanmoins été conservé dans le répons *Hæc dies* de la fête de Pâques, et autres répons graduels.

« En conséquence de cette réduction les neuvième et dixième modes qui sont en *A* se transposent au premier et au second, qui sont en *D*; le onzième et le douzième qui sont en *C*, se transportent au cinquième et au sixième qui sont en *F*.

« Les anciens avaient encore trouvé une autre manière de noter ces modes, qui était de les transposer à la quarte au-dessus. L'antienne *Benedicta tu*, de la sainte Vierge, en est un reste. On donnera encore d'autres exemples de la transposition des modes par leur élévation à la quarte, avec les raisons qu'avaient les anciens pour les transposer.

« Il est bon de savoir pourquoi les anciens ont rejeté les deux octaves qu'ils appelaient *bâtardes* : en voici la raison. C'est que leur division se fait par une fausse quinte et une fausse quarte dans la division harmonique, et par une fausse quarte et une fausse quinte dans la division arithmétique : ce qui fait que ces deux octaves sont de *mauvaise espèce*. Ainsi des sept octaves diatoniques, il n'y en a que six qui aient une quinte juste en leur partie grave, et par conséquent il n'y a que six *modes authentes*. Il n'y en a non plus que six qui aient une quarte juste en leur partie grave ou inférieure; il s'ensuit aussi qu'il n'y a que six modes *plagaux* ou *collatéraux*.

« Chaque mode authente a son collatéral : la quinte, qui est la partie grave de l'authente, est la partie aiguë de son collatéral, et la corde grave de cette quinte est la corde finale de l'un et l'autre mode.

« La connaissance des douze octaves régulières, et de leur transposition à la quarte au-dessus, fera aisément trouver à quel mode appartient quelque chant que ce soit, pourvu qu'il soit régulier; autrement il ne sera digne que de mépris.

« *Des modes du chant en général.* — Le mode, suivant M. Ozanan, est un certain ordre dans l'invention d'un chant, qui nous engage à employer plus souvent certaines cordes que d'autres, parce qu'elles sont naturelles ou essentielles au mode; ce qui nous oblige à éviter certaines autres cordes qui n'en sont pas, et enfin à finir par une certaine corde qui est celle qui donne le nom au mode. L'emploi de ces cordes s'appelle *modulation*.

« On peut dire encore que le mode est une manière de commencer, de continuer et de finir un chant qui engage à se servir plutôt et plus souvent de certains sons ou cordes que d'autres.

« La modulation, dit encore M. Ozanan, est la manière de faire promener un chant dans son mode, de n'en sortir qu'à propos pour entrer dans un autre qui lui soit compair, d'y rentrer de même sans que l'oreille en soit choquée, et enfin de finir sur le ton ou la corde du mode.

« Moduler, selon M. Brossard, n'est autre chose que faire passer un chant par tous les sons compris dans une octave, de manière cependant qu'on passe plus souvent par les sons essentiels que par les autres.

« Par ces définitions on sent la différence de *mode* et de *modulation*.

« Un usage assez commun et déjà ancien appelle *ton* le *mode;* mais le véritable nom est mode, en latin *modus*, ce qui est appelé *maneria* dans le *Traité du chant* attribué à saint Bernard.

« Comme on ne considère que les cordes diatoniques, on ne donne à chaque mode que l'étendue d'une octave. Si le mode allait plus loin que l'octave, on l'appelait autrefois *mode superflu ;* s'il se bornait à moins, on l'appelait *mode diminué*. Ainsi chaque mode a sa redondance et son ellipse : sa redondance, quand il a plus de notes que son octave n'en contient; son ellipse, quand il en a moins.

« Un mode ne se promène pas toujours uniquement dans son octave; souvent il prend quelques notes au-dessus ou au-dessous : rarement l'un et l'autre.

« Les anciens, suivant M. Rollin, n'avaient que deux espèces de modes : le *parfait* et l'*imparfait*. Le parfait remplissait le pentacorde ou une quinte; l'imparfait remplissait seulement le tétracorde ou une quarte. Les chants étaient alors modérés et simples,

(416) « Cette réduction est plus ancienne quant à la dénomination, mais on voit par les plus anciens livres, qu'on les notait néanmoins suivant leur nature. » (*Note de Poisson.*)

en sorte qu'ils passaient rarement la quarte ou la quinte.

« Revenons aux douze octaves diatoniques, et faisons l'arrangement des différents modes qui en proviennent.

« A proprement parler, il n'y a que six modes principaux, mais dont chacun est double. Ces modes, ainsi considérés suivant les tableaux que nous avons donnés, il est aisé de remarquer qu'on n'a pu placer la première des finales avant la note D ou *ré*, que les Grecs appellent *lycanos hypaton, celle des principales qui se touche du premier doigt*, parce qu'il fallait laisser de quoi trouver la quarte au-dessous de la quinte pour le mode compair, qu'on peut appeler le premier *mode inverse*, et qui constitue notre second mode. (En considérant comme double chacun des six modes principaux, on trouve ce que quelques auteurs ont appelé *inversion des modes du chant*.)

« N'y ayant que six notes finales, savoir *re, mi, fa, sol, la, ut*, marquées par les lettres D, E, F, G, A, C, en leur donnant à chacune deux modes, par un ordre naturel on trouvera quel rang tiennent entre eux ces modes, eu égard à leurs finales.

« Le *D* sera pour le premier et le deuxième; l'*E* pour le troisième et le quatrième; l'*F* pour le cinquième et le sixième; le *G* pour le septième et le huitième; l'*A* pour le neuvième et le dixième; enfin le *C* est pour le onzième et le douzième.

« Nous avons déjà dit que ces quatre derniers ont été rapportés aux premiers : il y a néanmoins une différence essentielle entre ces modes et ceux auxquels on les rapporte. Cette différence consiste dans la situation du demi-ton et de la corde variante : le demi-ton et la corde variante étant autrement placés dans un mode et autrement dans un autre, l'ordre et la modulation de ces modes est très-différente. Si on veut bien y faire attention, on trouvera le demi-ton et la corde variante différemment placés dans le mode rapporté et dans celui auquel on le rapporte; par exemple, dans un chant du premier en A, on trouvera la note variante *si* à la seconde corde au-dessus de la finale *la*, et le demi-ton fixe *mi* au-dessus de la quinte *mi, fa* ; qu'on transpose ce chant au premier en D, on trouvera le demi-ton fixe au-dessus de la finale *ré*, et la corde variante au-dessus de la quinte *la, si*. Ainsi le premier en A aura l'hexacorde mineur, et le premier en D aura l'hexacorde majeur; d'ailleurs la corde variante occupera le bas dans le premier en A, et dans le premier en D elle sera en haut : ce qui montre évidemment que les espèces de ces modes sont essentiellement différentes de celles auxquelles on les rapporte, et par conséquent constituent des modes particuliers, qu'on ferait, ce semble, beaucoup mieux de conserver, à l'exemple des anciens, que de les confondre avec ceux dont ils sont si différents. Non qu'il soit nécessaire de les nommer neuvième, dixième, onzième et douzième; mais il serait à propos, en leur donnant les noms numéraux de ceux auxquels on les rapporte, de les noter suivant leur nature.

« Il est vrai qu'on a tâché de remédier à cette confusion, et qu'on y remédie en effet par un bémol qui domine dans toute la pièce transposée, et qui fait faire les demi-tons, où ils seraient naturellement, si la pièce était dans la position qui lui convient : c'est pourquoi le bémol devient essentiel à ces pièces ainsi transposées. Comme la mélodie exige quelquefois qu'on adoucisse le demi-ton de dessous, qui dans cette transposition est du *mi* au *fa*, il faut pour lors un second bémol, ce qui surcharge de figures, et fait une seconde corde variante, contre la règle des anciens. On ne doit point oublier que les anciens n'ont employé le bémol que comme accidentel et jamais comme essentiel. On pourrait donc sans inconvénient ne se pas écarter de leur méthode.

« Pour bien discerner toutes les différentes espèces de chant, ou les différents modes, il faut en connaître la source : c'est d'elle que vient la multiplicité et la diversité des modes. Pour faire ce discernement, on doit remarquer, 1° quelle est la finale de la pièce de chant; 2° de quelle nature est la quarte de cette finale en montant; 3° de laquelle des douze octaves est cette pièce de chant, ce qui fera trouver 4° quelle est sa dominante.

« La corde finale d'une pièce de chant est celle qui la termine. Dans un répons c'est la dernière note du ℟, et non celle de son ℣, qui est la finale; dans toute autre pièce, c'est la dernière note de cette pièce.

« Lorsqu'on a remarqué cette note finale, il faut ensuite examiner par quels sons ou tons cette finale monte, et sur quelle corde se trouve le demi-ton. Cet examen est absolument nécessaire quand les modes sont transposés : sans une attention particulière au rapport qu'a le demi-ton avec la note finale, on est en danger d'adjuger à un mode une pièce qui n'en est pas.

« Il est donc très-important de bien connaître le rapport qu'a la finale de chaque mode avec le demi-ton, selon un tétracorde qui se forme de cette corde finale et des trois qui la suivent en montant, c'est-à-dire, en commençant chaque tétracorde par la finale du mode, comme 1. *ré*, MI, *fa*, *sol* : 2. MI, *fa*, *sol*, *la* : 3. *fa*, *sol*, *la*, ZA : 4. *sol*, *la*, SI, *ut* : Les tétracordes qui se forment des notes *la*, SI, *ut*, *ré* ; et d'*ut*, *ré*, MI, *fa*, ont la même progression et les mêmes rapports au demi-ton que le premier et le troisième, et on doit en porter le même jugement.

« On sait que le *mi* n'est que demi-ton par rapport au *fa* : que le *si* n'est que demi-ton par rapport à l'*ut* : que le *si* étant bémolisé n'est aussi que demi-ton par rapport au *la* : c'est de la place qu'occupe le demi-ton dans chaque tétracorde qu'on connaît enfin d'une manière indubitable à quels modes appartiennent les différentes pièces de chant, et à quelles espèces les Grecs les adjugeaient. On a suivi ces anciens maîtres.

« C'est pourquoi les pièces qui se terminent au *ré* ayant le demi-ton dans le milieu de leur tétracorde, elles sont appelées *mésopycnes*.

« Celles qui se terminent sur le *mi* ayant le demi-ton à leur finale au bas de leur tétracorde, sont appelées *barypycnes*.

« Celles qui se terminent sur le *fa* et sur le *sol* n'ayant le demi-ton qu'au-dessus de la tierce finale, ou au haut de leur tétracorde, produisent des sons aigus, c'est pour cette raison que ces pièces sont appelées *oxypycnes*.

« Ces mots sont formés du grec : πυκνὸς signifie *sonus densus*, son pressé, resserré, condensé, que nous appelons semi-ton ou demi-ton; μέσος, *medius*, mitoyen, qui tient le milieu; βαρὺς, *infimus*, bas, qui tient le bas; ὀξὺς, *acutus*, aigu, qui est dans l'aigu. D'où les Grecs ont formé pour les modes du chant les noms de *mésopycne, barypycne, oxypycne*. Les Latins ont adopté et conservé les mêmes noms pour les mêmes espèces de chant : et quelques-uns parmi nous appellent le semi-ton, le *pycnon*.

« Les modernes ont rendu plus simple et plus facile l'intelligence et le discernement de ces modes, en appelant ces différentes espèces, *modes mineurs, et modes majeurs* (417).

« Les mineurs sont ceux qui ont un demi-ton dans leur première tierce qui est celle de la finale en montant. Si cette tierce a le demi-ton dans l'espace de la seconde à la troisième corde, ils l'appellent *mineure directe*. Si cette tierce commence par le demi-ton, ils l'appellent *mineure inverse*. La directe est pour l'espèce de chant mésopycne des Grecs : l'inverse pour la barypycne, savoir, 1, 2, et 3, 4.

« Les modes majeurs sont ceux dont la tierce finale ne renferme point de semi-ton ; elle est pour l'espèce appelée oxypycne, savoir, 5, 6, 7 et 8.

« Suivant les mêmes principes, les finales en A du neuf et dixième mode, sont mésopycnes et mineures. Celles en C de l'onzième et du douzième mode sont oxypycnes et majeures.

« Les notes finales des douze modes sont compris dans les vers suivants, tirés du livre de la Chantrerie de Paris du XIIIe siècle, et rapportés dans les *Préliminaires* de l'Antiphonier de cette église, sous M. De Harlay, en 1681.

Sunt in D vel in A primus tonus atque secundus :
Tertius et quartus in B vel in E relocantur.
Et quandoque per A quartum finire videbis.
Quintus in F vel C, nec sextus ab hoc removetur.
Septimus octavusque in solo G requiescunt.

« On voit par ces vers que l'Eglise de Paris connaissait et admettait les douze modes, sans faire difficulté de reconnaître les finales doubles du troisième et du quatrième rejetées, comme nous l'avons marqué plus haut; ou peut-être ce B n'a-t-il été mis ici, que pour montrer que le troisième et le quatrième modes pourraient aussi avoir des doubles octaves, si rien n'en empêchait.

« On voit aussi qu'elle reconnaissait, comme elle fait encore, la transposition des modes par élévation à la quarte au-dessus de la finale naturelle pour le quatrième mode.

Et quandoque per A quartum finire videbis.

« On verra dans le détail des modes comment chacun d'eux peut être transposé

« En considérant les douze modes suivant leur réduction à huit, on verra, en conséquence de ce que l'on vient de dire, qu'il y a quatre espèces fondamentales de chant, d'où procèdent tous les différents modes qui ont chacun leurs propriétés particulières et incommunicables.

« La première de ces quatre espèces fondamentales est celle qui de sa note finale monte par un ton et un semi-ton, savoir, *ré, mi, fa;* ou *la, si, ut*, et descend par un ton, savoir, *ré, ut;* ou *la, sol*. Cette espèce a deux finales D et A.

« La seconde espèce fondamentale est celle qui de sa finale monte par un semi-ton puis par un ton, *mi, fa, sol*, et descend par un ton de sa finale, savoir, *mi, ré*. On ne donne à cette espèce qu'une finale E, parce qu'on rejette le B, comme nous l'avons déjà dit plusieurs fois.

« La troisième espèce fondamentale est celle qui monte par deux tons, savoir, *fa, sol, la ;* ou *ut, ré, mi;* et descend par un semi-ton, *fa, mi* ou *ut, si*. Cette espèce a deux finales F et C.

« Enfin la quatrième espèce fondamentale est celle qui monte par deux tons, savoir, *sol, la, si;* et descend par un ton *sol, fa*, et elle n'a que le G pour finale.

« Ces quatre espèces sont marquées dans le traité attribué à saint Bernard, par des mots forgés du grec. *Protus, deuterus, tritus, tetartus*, de πρῶτος, δεύτερος, τρίτος, τέτρατος, comme qui dirait en latin : *primarius, secundarius, tertiarius, quartarius*, et en français, chants du premier ordre ou rang, du deuxième, du troisième et du quatrième. Le cardinal Bona a suivi les mêmes principes : il paraît même les avoir copiés.

« Chaque note finale est donc pour deux modes, comme on a dû le marquer; et tous ces modes vont deux à deux et sont compairs, mais ils sont d'une octave différente.

« On a déjà vu que les modes sont distingués ou divisés en *supérieurs* et *inférieurs*.

« Les supérieurs s'appellent, comme on l'a dit, *authentes* ou *principaux* ou *maîtres*, ou *authentiques* pour *authentes*, comme ayant été les premiers reçus ou les premiers autorisés et inventés par les Grecs (adoptés par saint Ambroise ou son successeur, suivant le *Dictionnaire* de Trévoux). Ces modes sont le premier, le troisième, le cinquième et le septième. On doit ajouter, selon les

(417) Les modernes ont suivi en cela le sentiment de leur oreille modifiée par la tonalité actuelle. Il n'y a ni mode majeur, ni mode mineur dans le plain chant.

anciens, le neuvième et le onzième, tous modes impairs.

« Les inférieurs s'appellent *plagaux* ou *collatéraux*, comme pris à côté des autres; *disciples*, comme au-dessous de leurs maîtres, ou faits ou inventés à leur imitation, par inversion, en mettant au-dessous de la quinte la quarte qui était au-dessus, qui cheminent dans la même plaine; ils suivent la même route que leurs supérieurs, mais ils ne vont qu'en second : ils sont pairs, parce qu'ils font le couple de chacun. Ces modes sont le deuxième, le quatrième, le sixième, le huitième, le dixième et le douzième.

« Les compairs ne se distinguent donc point l'un de l'autre par leur note finale, ni par le rapport du demi-ton à cette finale, qui est la même pour tous les deux; mais on les discerne par leurs octaves, qui ont une progression et une composition différentes, ce que l'on trouvera facilement, si on fait attention que le premier des deux compairs a toujours la division harmonique, et le second la division arithmétique : le premier se termine toujours à la plus basse note de son octave, et le second a toujours une quarte au-dessous de sa finale. Ainsi la différence de la progression et de la composition saute aux yeux, suivant la règle :

Impar habet supra, sed par depressus habetur.

ou

Vult descendere par, sed scandere vult modus impar.

« C'est de cette différente composition que naissent les dominantes de chaque mode.

« On appelle *dominante* la corde ou la note sur laquelle, outre la finale, roule plus le chant. (Dans le système du chant grégorien les psaumes se chantent toujours sur la dominante du mode.)

« Il ne faut pas appeler dominante la note qui se trouverait, comme il arrive quelquefois, la plus élevée ou la plus répétée, mais celle des deux qui peuvent être dominantes, eu égard à la finale et à la disposition de l'octave sur laquelle le chant insisterait davantage : par exemple, une pièce qui se termine en *ré* ne peut avoir pour dominante que le *la* ou le *fa*, parce qu'elle est nécessairement du premier ou du deuxième mode.

« Il faut donc savoir :

1° Que tout mode impair ou supérieur a sa dominante à la quinte au-dessus de sa finale;

2° Que tout mode pair ou inférieur a sa dominante à la tierce au-dessous de la dominante de son supérieur.

« Exceptez de cette première règle le troisième mode, qui a sa dominante à la sixte de sa finale, parce que la quinte étant la corde variante, elle ne peut être dominante.

« Exceptez aussi de la seconde règle le huitième mode, parce que la tierce au-dessous de la dominante de son supérieur, est de même sur la corde variante : afin de l'éviter, on donne au huitième pour dominante la seconde parfaite au-dessous de la dominante du septième.

« Ces exceptions doivent faire remarquer que les dominantes sont toutes sur des cordes ou notes fixes et invariables.

« Quatre notes servent de dominantes pour les huit premiers modes, savoir, *fa*, *la*, *ut*, *ré;* comme quatre différentes leur servent de finale. Trois notes servent aussi de dominantes pour les quatre autres modes, savoir, *ut*, *mi*, *sol*.

« Le premier, le quatrième et le sixième modes ont la corde *la* pour dominante.

« Le deuxième, le *fa*.

« Le troisième, le cinquième, le huitième et le dixième ont l'*ut*.

« Le septième, le *ré*.

« Le neuvième et le douzième, le *mi*.

« Le onzième, le *sol*.

« On a autrefois renfermé toutes les finales et toutes les dominantes des huit premiers modes dans ces deux espèces de vers, pour faciliter la mémoire.

Pri. re, la. *Sec.* re, fa. *Tert.* mi, ut. *Quart. quoque* mi, la.
Quint. fa, ut. *Sext.* fa, la. *Sep.* sol, re. *Oct. dicito* sol ut.

« Quoique les modes soient transposés,.... cela ne change rien dans leurs rapports de l'authente au plagal.

« Il faut encore savoir qu'il y a des modes mixtes, c'est-à-dire mêlés de l'authente et du plagal, ou qui sont en partie principaux, et en partie collatéraux ; on les appelle aussi modes communs; on en donnera des exemples. En ces cas, le nom numéral et la dénomination du mode se prend de celui des deux qui domine le plus, ou qui se fait sentir le plus, surtout à la fin de la pièce.

« Comme les Grecs cultivèrent beaucoup la science du chant, c'est d'eux que nous l'avons et que nous retenons même les noms des différents modes. S'il était vrai que les Latins eussent inventé les modes plagaux, il faudrait dire aussi qu'ils en ont inventé les noms ci-après.

« Ces dénominations ont pour le premier de chaque couple la préposition grecque, ὑπὲρ qui signifie *sur*, exprimée ou sous-entendue ; pour le second, la préposition ὑπὸ qui signifie *sous*, et qui est toujours exprimée. Ainsi hyperdorien signifie *surdorien;* hypodorien, *sous-dorien*, hyperphrygien, *hypophrygien*, etc.

Dénomination des modes selon les Grecs.

MODES AUTHENTES.		MODES PLAGAUX.	
1er	Hyperdorien, *ou* dorien.	2e	Hypodorien, *ou* sous dorien.
3e	Phrygien.	4e	Hypophrygien.
5e	Lydien.	6e	Hypolydien.
7e	Mixolydien.	8e	Hypomixolydien.
9e	Eolien.	10e	Hypo-éolien.
11e	Ionien, *ou* iastien.	12e	Hypo-ionien, *ou* Hypo-iastien.

« Le quatrième, appelé hypophrygien, transposé et élevé à la quarte, s'appelle *locrien*.

« Les deux modes, marqués dans les vers de la Chantrerie de Paris, par *tertius* et *quartus in B*, viennent des deux octaves bâtardes, et s'appellent, le premier qui serait un double troisième mode, *hypermixolocrien* ; et le second, qui serait un double quatrième mode, *hypomixolocrien*.

« On s'aperçoit que ces différents noms sont ceux des différents peuples qui habitaient autrefois la Grèce, et dont les uns faisaient plus d'usage d'un certain mode que d'un autre, chacun suivant son goût : comme on dit aujourd'hui parmi nous, qu'un air a le goût italien, français, espagnol, etc.

« Le cardinal Bona dit que les anciens, et entre autres, Ptolomée, ont comparé les huit tons ou modes du chant aux globes célestes; idées qui paraissent peu solides.

« Le premier est comparé au soleil, parce que le soleil dessèche l'humidité, dissipe les vapeurs et les ténèbres ; de même, ce ton chasse et bannit le sommeil, la paresse, l'engourdissement, la tristesse et les vapeurs.

« Le second est comparé à la lune, qui est la plus basse de toutes les planètes, et qui domine sur les corps humides ; de même, ce ton est lugubre et grave, et le plus bas de tous.

« Le troisième est comparé à Mars, parce qu'il est véhément, impétueux, violent; provoque la vivacité, la colère, et anime le combat.

« Le quatrième est comparé à Mercure, dont le propre est d'être bon avec les bons, et très-méchant avec les méchants : c'est ainsi que les flatteurs, à qui ce ton convient parfaitement, font leur cour aux bons et aux méchants, aux sages et aux insensés.

« Le cinquième est comparé à Jupiter, à qui le régime du sang est attribué, parce que, par son influence, il rend les hommes vigoureux, affectionnés, doux et agréables.

« Le sixième est attribué à Vénus, qui par son influence excite la tendresse, les sentiments affectueux, et rend compatissants et enclins aux gémissements.

« Le septième est comparé à Saturne. Ce ton par son élégance et sa bonne grâce engage et pousse au repos ceux que cette constellation rend tristes par son influence. Les anciens s'en servaient dans les tragédies, parce qu'il dissipe la mélancolie et qu'il met dans une espèce d'enthousiasme, qu'il relève le courage abattu et qu'il excite à la joie.

« Le huitième est comparé au firmament, si diversifié par les différentes figures des astres, parce que ce ton convient à toutes sortes de sujets, et qu'il n'est pas assujetti à certaines propriétés ou qualités comme les autres. Il brille par-dessus tous par sa douceur naturelle et par sa beauté.

« Sans doute que si le cardinal Bona avait reconnu les douze modes, il aurait encore trouvé dans les anciens des symboles des quatre autres. Ce que l'on vient de rapporter sur les huit peut suggérer aux compositeurs des idées pour le choix des modes.

« Quelques modernes ont prétendu donner à chaque mode une épithète qui le caractérisât en quelque façon. Voici les qualités qu'ils leur ont attribuées :

« *Primus, gravis; secundus, tristis; tertius, mysticus ; quartus, harmonicus ; quintus, lætus ; sextus, devotus ; septimus, angelicus ; octavus, perfectus.* Le premier, grave ; le second, triste ; le troisième, mystique ; le quatrième, harmonieux; le cinquième, gai ; le sixième, dévot; le septième, angélique ; le huitième, parfait.

« Quelques-unes de ces épithètes désignent assez bien à quoi sont propres ces différents modes : par exemple, le second et le cinquième.

« Après avoir connu les modes du plain-chant en général et leurs différences particulières, il faut ensuite apprendre à en faire l'usage auquel cette science est destinée. Car on ne doit regarder comme parfait chantre que celui qui joint à la connaissance du chant le talent de mettre c t art en usage suivant les règles. Si quelqu'un, par exemple, dit le cardinal Bona, connaît le dorien, et que néanmoins il ne sache pas où il convient et à quoi il est propre, celui-là ne saura comment s'en servir, et il n'en conservera pas le goût. Ce cardinal ajoute que Plutarque blâme fortement ceux qui, au commencement d'une pièce de chant, emploient l'hypodorien, à la fin le mixolydien ou le dorien, au milieu l'hypophrygien et le phrygien; c'est un défaut, dit ce cardinal, que plusieurs modernes n'ont pas soin d'éviter; confondant ainsi les finales de tous les modes, énervant leur agrément réel et leur justesse naturelle, sous prétexte de flatter davantage l'oreille, de diversifier la mélodie, et de montrer plus de fécondité......

« Pour éviter la confusion et la corruption des modes du plain-chant, on doit se renfermer ordinairement dans l'octave du mode qu'on a choisi, et en suivre les progressions naturelles, soit en montant, soit en descendant, soit en appuyant.

« Les notes de chaque mode sur lesquelles on peut et on doit insister ou appuyer, et plus souvent revenir, sont la finale et la dominante, qui sont les *notes essentielles* du mode; on peut encore revenir plusieurs fois sur les médiantes, qui sont la tierce au-dessus de la finale; on peut aussi faire quelque repos, mais rarement sur les secondes parfaites au-dessous et au-dessus de la finale; sur les secondes parfaites ou imparfaites au-dessous de la dominante, excepté dans le cinquième et le huitième modes; enfin, sur la dernière note de l'octave, en haut ou en bas, mais plus rarement en haut qu'en bas.

« Lorsque ces notes servent de repos, ce qui ne se peut qu'où la lettre du texte l'exige, il ne faut pas s'y rendre tout à coup ou y tomber brusquement; mais il faut s'en approcher par plusieurs degrés conjoints, qui préparent avec douceur à ce repos, si ce n'est que le sens du texte exigeât le contraire, comme il arrive quelquefois : par exemple, pour exprimer *peribunt, confundantur*, *occidantur*, ou semblables, il faut une chute rapide et brusque pour exprimer l'action signifiée par de tels termes.

Le compositeur qui possède bien les règles, qui évite la confusion des modes, qui a le talent de bien exprimer le texte, fera du chant tel que saint Bernard le demande. « Que le chant, dit ce saint, ne soit ni dur « ni efféminé, mais grave et modeste; doux « et gracieux sans légèreté; agréable à l'o« reille, et tout ensemble propre à toucher « le cœur, à le consoler, à le calmer; que « loin de faire perdre de vue le sens des « paroles, il ne serve qu'à en augmenter « l'impression et la fécondité. *Cantus plenus « sit gravitate, nec lasciviam resonet, nec « rusticitatem : sic suavis, ut non sit levis : « sic mulceat aures, ut moveat corda. Tristi« tiam levet, iram mitiget, sensum litteræ non « evacuet, sed fœcundet.* » C'était apparemment d'un chant fait dans ce goût que saint Augustin voulait parler lorsqu'il disait : « Quand je prends garde que l'ardeur de la « piété s'excite plus aisément en nous par « ces divines paroles, lorsqu'elles sont chan« tées de la sorte, que si on les chantait « plus simplement, et qu'il se trouve par « un secret rapport de divers tons avec les « divers mouvements de l'âme, que les uns « sont plus propres à les exciter que les « autres, je suis pour la beauté du chant « (*Conf.*, l. x, 33, 1). » Ce saint venait de dire que *le chant est comme l'âme des paroles*.

« Il faut donc pour la beauté et l'utilité du chant, qu'il exprime, autant qu'il est possible, le sens des paroles; car, comme ajoute saint Bernard dans la même lettre à Guy, abbé de Moutier-Ramey, « la piété « souffre un grand préjudice de ces chants « qui enlèvent à l'esprit l'utilité qu'il retire« rait de l'attention au sens de ce qu'on « chante; et où l'on est plus appliqué à flat« ter l'oreille par la légèreté et la délicatesse « des sons, qu'à faire passer dans l'âme « les choses mêmes par le moyen des « sons. »

Modes. — Les modes ont été appelés τρόποι en grec « qui en françois signifie *mœurs*, à cause de leur pouvoir et des differens effets qu'ils ont accoutumé de produire dans les cœurs. On leur a ensuite donné le nom de modes, tant pour le mesme sujet que parce qu'ils contiennent diverses façons ou qualitez des especes de melodie et de chant, qui sont régulierement contenuës dans l'étenduë et les extremitez de l'une des sept especes de l'octave ou diapason, et qui sont propres à exprimer les mouvemens enfermez dans le sens et dans les rhythmes de la lettre, et à produire les affections qui y repondent dans ceux qui les chantent et dans ceux qui les écoutent. » (Jumilhac, *Science et pratique du plain-chant*, part. iv, ch. 1, p. 132.)

Voilà la définition des modes. Passons à leur théorie.

L'octave étant la répétition au huitième degré à l'aigu de la gamme diatonique, de même, pour nous servir de la comparaison de Guido, qu'un jour de la semaine forme aussi une *octave* en reparaissant à la semaine suivante, il s'ensuit que de chaque note de l'échelle diatonique ou gamme on peut arriver jusqu'à son octave, en parcourant la série des degrés qui séparent l'un de l'autre. En sorte que tous ces degrés pouvant être conçus se répétant d'octave en octave les uns les autres, forment une série de gammes, s'engendrant indéfiniment du grave à l'aigu (418) sans qu'on puisse assigner d'autres bornes à cette progression que celles mêmes de la perception humaine.

Il s'ensuit, en second lieu, que ces degrés de l'échelle diatonique étant, les uns, des intervalles d'un ton, les autres, des intervalles d'un demi-ton, la coordination de ces degrés ne peut être la même dans les sept gammes, qu'elle présente nécessairement un aspect différent dans chacune d'elles, en un mot qu'il n'y a pas une seule gamme qui ressemble à une autre.

On peut s'en convaincre en parcourant sur un clavier, et par ordre diatonique, les sept gammes appartenant aux notes, *ut, ré, mi, fa, sol, la, si*.

Or toutes ces octaves, *moins deux*, sont susceptibles d'être divisées de deux manières : *harmoniquement* et *arithmétiquement* (419).

Harmoniquement, c'est lorsque l'octave est partagée de manière à ce que la quinte se trouve en bas et la quarte en haut, comme dans :

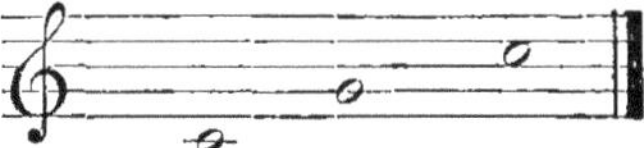

Arithmétiquement, c'est lorsque l'octave est partagée de manière à ce que la quarte se trouve en bas et la quinte au-dessus, comme dans :

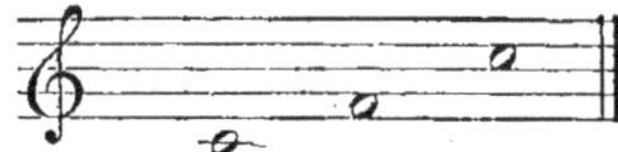

La *division harmonique* est ainsi nommée, parce que la quinte rend consonnante la quarte qui est au-dessus, ce qui constitue une bonne harmonie.

La *division arithmétique*, suivant le Père Kircher, est ainsi nommée, parce que, comme chez les arithméticiens, le nombre le plus grand tient la place supérieure, et le nombre le plus petit, la place inférieure; de même,

(418) « Posses in infinitum ita progredi sursum vel deorsum, nisi certis præceptum sua te auctoritate compesceret. » (Guido, *Microl.*, iii.)

(419) « Inter... duodecim sex arithmetice, sex item harmonice dividuntur. » (Glarean., lib. ii *Dodecach.*, cap. 3.)

dans cette disposition, la quinte occupe le dessus et la quarte le dessous.

Ces deux divisions différentes sont constitutives de deux modes différents aussi, selon qu'elles sont *harmonique* ou *arithmétique* (420).

Les modes de la division *harmonique* sont appelés *authentiques* ou *authentes*, ou *principaux*, ou *supérieurs*, ou *impairs*.

Les modes de la division *arithmétique* sont appelés *plagaux*, ou *collatéraux*, ou *inférieurs*, ou *pairs*.

Tout mode qui a la division *harmonique* a toujours, pour note finale, la plus basse note de son octave ; il a donc la quinte et la quarte au-dessus de cette même finale.

Tout mode qui a la division *arithmétique* a toujours, pour note finale, la plus basse de la quinte, et il a la quarte au-dessous.

On appelle fondamentale ou *corde finale* la note qui détermine le mode, et par laquelle le chant doit toujours finir.

Prenant maintenant chacun des sept degrés de la gamme, nous allons voir que six seulement peuvent être divisés *harmoniquement*, et six aussi *arithmétiquement*.

Comme il importe peu que nous prenions pour point de départ tel ou tel degré de la gamme, partons du *la* grave, qui est la plus basse note du système ancien.

DIVISION HARMONIQUE. DIVISION ARITHMÉTIQUE.

1. *la mi la* | *la ré la* 2.

3. *si si* | *si mi si* 4.

5. *ut sol ut* | *ut fa ut* 6.

7. *ré la ré* | *ré sol ré* 8.

9. *mi si mi* | *mi la mi* 10.

11. *fa ut fa* | *fa fa* 12.

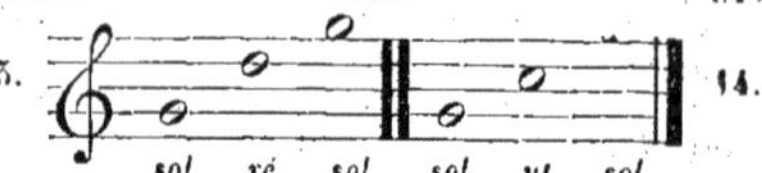

On voit par ce tableau que, dans les sept octaves, il y en a une, la deuxième, qui ne peut être divisée harmoniquement. En effet, de *si* à *fa* nous avons une quinte, que l'on appelle *diminuée* ou *fausse*, qui raccourcit d'un demi-ton l'intervalle de quinte. On ne peut donc rendre juste cette quinte, qu'en élevant le *fa* d'un demi-ton au moyen du dièze, ce qui ne saurait avoir lieu sans sortir de l'ordre diatonique.

On voit également que dans ces sept octaves, il y en a une, la sixième, qui ne peut être divisée *arithmétiquement*. En effet, de *fa* à *si* nous avons une quarte *superflue* ou *augmentée*, qui excède d'un demi-ton l'intervalle de quarte. Nous ne pouvons pas davantage rendre juste cette quarte en baissant le *si* d'un demi-ton au moyen du bémol, sans violer les lois de l'ordre diatonique.

Ainsi ces sept octaves, moins une, peuvent être divisées *harmoniquement*, et, moins une, *arithmétiquement*.

Ainsi, suivant que la division est *harmonique* ou *arithmétique*, en d'autres termes, suivant qu'elle s'opère par quinte ou par quarte, elle donne naissance à douze modes, parmi lesquels six sont *authentiques* ou *générateurs* ou *impairs*, et six sont *plagaux* ou *dérivés* ou *pairs*.

Appliquons les principes ci-dessus exposés aux modes du plain-chant.

Le premier mode est *ré, la, ré.* Ici l'octave est divisée *harmoniquement* ; la quinte est en bas et la quarte en haut. Opérons maintenant par un nouvel arrangement de ces trois notes, un renversement tel que la quinte se trouvera placée en haut et la quarte en bas, suivant la division arithmétique ; il s'ensuivra que ce renversement même aura fait produire au mode authentique *ré, la, ré,* son *plagal* ou *dérivé la, ré, la,* sans toutefois que la tonique ou corde finale soit changée, bien que l'octave ne soit plus la même. *Ré* sera la fondamentale des premier et deuxième modes.

Même observation pour le troisième mode authentique, *mi, si, mi,* qui, par son renversement *si, mi, si,* engendre son *plagal*, en portant au bas la quarte qu'il avait en haut. *Mi* sera la fondamentale ou corde finale des troisième et quatrième mode, bien que leur octave ne soit pas la même.

Il est inutile de montrer l'enchaînement des trois modes authentiques suivants : *fa, ut, fa,* — *sol, ré, sol,* — *la, mi, la,* et des trois plagaux qui en dérivent *ut, fa, ut,* — *ré, sol, ré,* — et *mi, la, mi.*

Arrivons au mode *si, fa, si.* Evidemment, il y a ici une lacune dans la série des modes

(420) « Hanc arithmeticam, illam harmonicam appellavere dispositionem, nam termini proportionum, qui dant formam quintæ et quartæ cujus modi sunt 6. 4. 3. Positi sunt in proportionalitate harmonica ; medius enim terminus dividit extremos modos convaniente chordis ejus ordine prorsus naturali dispositis. Altera vero dispositio cum terminos suos 4. 3. 2. in arithmetica proportione ordinatos habeat, cordasque suas non tam naturali ordine, quam accidentali dispositas habeat, certe multo priori ignaviorem causabit consonantiam. » (KIRK., *Mus. univers.*, t. I, lib. III, cap. 17.)

authentiques, puisque l'octave de *si* à *si* ne peut être divisée harmoniquement par la quinte juste, *si*, *fa*, ne produisant qu'une quinte vicieuse, et, comme nous l'avons dit, *diminuée* ou *fausse*.

La même lacune se rencontre aux modes plagaux, puisque les notes *si*, *fa*, *si* ne peuvent pas davantage être renversées arithmétiquement par *fa*, *si*, *fa*, puisque la quarte *fa*, *si* forme un intervalle *superflu* ou *augmenté* (421).

Cependant si ces deux intervalles *si* et *fa* ne peuvent être divisés, l'un *harmoniquement*, et l'autre *arithmétiquement*, ils peuvent l'être, le premier *arithmétiquement*, et le second *harmoniquement*. Ainsi, *si* peut bien donner sa quarte *si*, *mi*, quoiqu'il ne puisse pas donner sa quinte *si*, *fa*; et *fa* peut bien donner sa quinte *fa*, *ut*, quoiqu'il ne puisse pas donner sa quarte *fa*, *si*. Il en résulte que les sept octaves renferment chacune deux modes, un *authentique* et un *plagal*, à l'exception de l'octave de *fa* à *fa*, qui contient une authentique *fa*, *ut*, *fa*, mais pas de plagal, et de l'octave de *si* à *si*, qui contient un plagal *si*, *mi*, *si*, mais pas d'authentique. C'est pour cela que les divisions de ces octaves sont appelées par les symphoniastes *bâtardes* ou de *mauvaise espèce*.

Jusqu'ici nous avons trouvé cinq modes *authentiques* et cinq modes *plagaux*; le sixième mode *authentique* nous sera fourni par les notes *ut*, *sol*, *ut*, qui, renversées de cette manière : *sol*, *ut*, *sol*, produisent le sixième *plagal*. *Ut* est la tonique ou corde finale de ces deux modes, bien que l'octave ne soit pas la même.

Un tableau des sept octaves divisées *harmoniquement* et *arithmétiquement*, suivant l'ordre des modes *authentiques*, achèvera de jeter la lumière sur ce que nous disons :

DIVISION HARMONIQUE.							DIVISION ARITHMÉTIQUE.			
modes auth.							modes plag.			
1er	*ré*	*la*	*ré*	1re	octave.		4e	*ré*	*sol*	*ré*
2e	*mi*	*si*	*mi*	2e	—	—	5e	*mi*	*la*	*mi*
3e	*fa*	*ut*	*fa*	3e	—	—	0	*fa*	0	*fa*
4e	*sol*	*ré*	*sol*	4e	—	—	6e	*sol*	*ut*	*sol*
5e	*la*	*mi*	*la*	5e	—	—	1re	*la*	*ré*	*la*
0	*si*	0	*si*	6e	—	—	2e	*si*	*mi*	*si*
6e	*ut*	*sol*	*ut*	7e	—	—	3e	*ut*	*fa*	*ut*

On voit, par ce tableau, comme par le précédent, que les modes *authentiques*, procédant à l'aigu par quinte et par quarte, doivent être tous rangés sous la division harmonique; et que les *plagaux*, procédant à l'aigu par quarte et par quinte, doivent être tous rangés sous la division arithmétique;

Que, bien que chaque authentique engendre un plagal, c'est-à-dire un correspondant, un *compair*, un *collatéral*, il ne faut pas chercher ce *compair*, ce *collatéral* dans la seconde division de l'octave à laquelle appartient l'authentique, et cela par la raison que le plagal étant formé du renversement de la quinte à la quarte inférieure, c'est au cinquième degré, c'est-à-dire à l'octave distante de cinq degrés de celle de l'authentique, que l'on doit demander le plagal; qu'ainsi la première octave contient le premier mode *authentique* et le huitième *plagal*; la deuxième, le troisième authentique et le dixième plagal; la troisième, le cinquième authentique et point de plagal; la quatrième, le septième authentique et le douzième plagal; la cinquième, le neuvième authentique et le deuxième plagal; la sixième point d'authentique, et le quatrième plagal; la septième, le onzième authentique et le sixième plagal.

Le tableau montre au contraire que les trois premiers modes de la colonne des *authentiques* ont pour dérivés les trois derniers modes de la colonne des *plagaux* à la distance de cinq degrés ou octaves les uns des autres, et *vice versa*, que les trois premiers de la colonne des *plagaux* sont dérivés des trois derniers de la colonne des *authentiques*.

En d'autres termes, que le premier mode *authentique*, *ré*, *la*, *ré*, est formé de la première division de la première octave, et son plagal, *la*, *ré*, *la*, de la deuxième division de la cinquième octave; que le deuxième *authentique*, *mi*, *si*, *mi*, est formé de la première division de la deuxième octave, et son *plagal*, *si*, *mi*, *si*, de la deuxième division de la sixième octave; que le troisième *authentique*, *fa*, *ut*, *fa*, est formé de la première division de la troisième octave, et son plagal, *ut*, *fa*, *ut*, de la seconde division de la septième octave; que le quatrième authentique, *sol*, *ré*, *sol*, est formé de la première division de la quatrième octave, et son plagal, *ré*, *sol*, *ré*, de la seconde division de la première octave; que le cinquième authentique, *la*, *mi*, *la*, est formé de la première division de la cinquième octave, et son plagal, *mi*, *la*, *mi*, de la deuxième division de la seconde octave; que le sixième authentique, *ut*, *sol*, *ut* (et non pas *si*, *fa*, *si*), est formé de la première division, non de la sixième octave mais de la septième; tandis que son plagal, *sol*, *ut*, *sol* (et non *fa*, *si*, *fa*), est formé de la deuxième division, non de la troisième octave, mais de la quatrième.

On voit enfin que nous avons laissé de côté la première division de la sixième octave, ainsi que la deuxième division de la troisième (divisions que nous avons marquées par un zéro [0] dans le tableau), par la raison que le plagal étant dérivé de l'authentique, il ne peut exister là où l'authentique n'existe pas; et c'est ce qui explique comment les sept octaves ne produisent que douze modes au lieu de quatorze.

(421) « Habent itaque ex septem diapason speciebus quinque binos modos. Videlicet prima hypodorium, atque æolium; tertia hypolydium ac ionicum; quarta dorium ac hypomixolydium; quinta phrygium ac hypoæolium; septima mixolydium ac hypoïonicum. Duæ vero reliquæ species singulos nempe secunda hypophrygium, sexta lydium, duo enim rejecti sunt, de quibus nunc sæpissime. » (GLAREAN., lib. II Dodecach., cap. 15, et in tabellis, cap. 7 et 28 ejusdem libr. II.)

Voici maintenant les douze modes rangés dans leur ordre et dans l'étendue de leurs octaves :

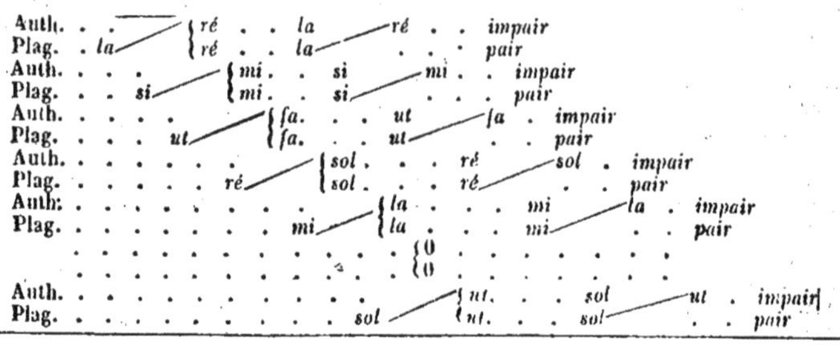

Auth. . . ré . . la ré . . *impair*
Plag. . la ré . . la . . . *pair*
Auth. . . . mi . . si mi . . *impair*
Plag. . . si mi . . si . . . *pair*
Auth. . . . . fa. . . ut fa . *impair*
Plag. . . . ut fa. . . ut . . *pair*
Auth. . . . . . . sol . . . ré sol . *impair*
Plag. . . . . . ré sol . . . ré . . *pair*
Auth. . . . . la . . . mi la . *impair*
Plag. . . . . mi la . . . mi . . *pair*
. . . . 0 . . . .
. . . . 0 . . . .
Auth. . . . . ut. . . sol ut . *impair*
Plag. . . . . sol ut. . . sol . . *pair*

On comprend maintenant que chaque authentique produit son dérivé le plagal ; que celui-ci est *pair* et le premier *impair*, et qu'enfin chaque authentique et son plagal forment deux modes *compairs*, c'est-à-dire deux modifications d'un même ton, puisqu'ils ont la même tonique ou corde finale, quoiqu'ils n'aient pas la même octave, laquelle, pour les deux, diffère d'une quarte. C'est pour cela que Poisson dit qu'à proprement parler il n'y a que six modes principaux, mais dont chacun est double (422).

Voilà donc les douze modes que Glaréan et, avant lui, Aristoxène, ont tirés des sept octaves, sans recourir aux intervalles d'altération étrangers à l'ordre diatonique (423). Ces douze modes ne sont pas tous nécessaires en ce sens que l'Eglise n'en admet que huit pour la composition de ses chants ; mais ils sont tous usités néanmoins, parce que les quatre derniers servent à ce qu'on appelle la réduction ou la transposition des premiers.

Avant d'en venir à ce qui concerne la transposition des modes, arrêtons-nous un instant pour faire observer que l'impossibilité de ramener toutes les octaves à un modèle uniforme, prend sa source, comme nous l'avons vu, dans cette autre impossibilité de faire produire à la corde *fa* sa quarte, et à la corde *si* sa quinte. Ces deux cordes *fa* et *si* doivent donc être considérées comme deux intervalles inféconds, qui, pour ainsi dire, enserrent les progressions de l'ordre diatonique dans un cercle de fer. Effectivement, si, prenant pour corde fondamentale la note *si*, nous la soumettons à une progression du grave à l'aigu de 4 à 3, ou par quartes, nous aurons les résultats suivants :

CORDE FONDAMENTALE *si*.

de 4096	à 3072	à 2304	à 1728	à 1296	à 972	à 486
si,	*mi,*	*la,*	*ré,*	*sol,*	*ut,*	*fa.*

Si prenant *fa* pour corde fondamentale, nous la soumettons à une progression du grave à l'aigu de 3 à 2, ou par quintes, nous obtiendrons pour résultat ce qui suit :

CORDE FONDAMENTALE *fa*.

de 729	à 486	à 524	à 216	à 144	à 96	à 64
fa,	*ut,*	*sol,*	*ré,*	*la,*	*mi,*	*si.*

En méditant sur les deux opérations ci-dessus, on se convaincra : 1° que l'échelle diatonique, loin d'être arbitraire, est fondée sur des bases certaines et des proportions rigoureuses ;

2° Qu'en examinant bien les cordes *si* et *fa*, qui les donnent également, on verra que les sons qui s'y engendrent de part et d'autre, suivent en tout une marche entièrement opposée, dont la confusion serait même impossible dans la nature physique, puisque ce qui est constitué par 4 ne saurait l'être en même temps par 3, sans impliquer contradiction, 4 et 3 renfermant l'un et l'autre

(422) « Consilium itaque fuit ut quisquis modus partiretur in duos, id est auctum et gravem : distributisque regulis, acuta acutis, et gravia conveniunt gravibus : et acutus quisque modus diceretur autentus ; 1, auctoralis, et princeps ; gravis autem plaga vocaretur, 1, lateralis et minor. Qui enim dicitur stare ad latus meum, minor me est. Cæterum si esset major, ego aptius dicerer stare ad latus ejus. » (Guid. Aret., cap. 12 et 13 *Microlog.*)

(423) « Nos sex principes harmonicos divisos, quemadmodum priore libro diximus, dorium, phrygium, lydium, mixolydium, æolium, ac ionicum constituemus, cum sex plagis hypodorio, hypophrygio, hypolydio, hypomixolydio, hypoæolio, ac hypoionico. Eamdemque nomenclaturam toto deinde, quantum poterimus, servabimus librorum contextu : atque adeo in ipsorum exemplorum ordine. » (Glarean, lib. ii *Dodecach.*, cap. 7.) — Et le Père Mersenne : « Sunt autem (modi) numero duodecim, sex nempe primarii, atque præcipui, quos authenticos, et dominos, atque reges ; et sex secundarii, quos plagales, ministros, subjugalesque vocant. Nihilque aliud sunt quam prædictæ species octavæ, quarum varia divisio producit modum authenticum, ejusque plagalem. » (*Harmonic.*, lib. i, propos. 23.)

des qualités incompatibles, à savoir la parité et l'imparité;

3° Que les sons produits par la corde *si*, en procédant de 4 à 3 ou par quartes, sont exactement les mêmes que ceux donnés par la corde *fa*, en procédant de 3 à 2 ou par quintes;

4° Que leur ordre de production est inverse; que le *si*, qui est principe d'un côté et qui donne le *fa* pour extrême, devient extrême à son tour, lorsque le *fa* est pris pour principe;

5° Que le nombre 4096, que le *si* porte d'un côté, est la racine carrée de 64 qu'il porte de l'autre, et que ce nombre 64 est lui-même la racine cubique de 4 par lequel il a commencé;

6° Que le *fa* porte dans les deux progressions le nombre 729, qui est ternaire, tandis que ceux que porte le *si*, 4096, ou 64, ou 4, sont quarternaires;

7° Enfin, que les nombres qui terminent la série d'un et d'autre côté, sont tous respectivement réductibles l'un dans l'autre, et que *si*, 4096 et 64; *mi*, 3072 et 96; *la*, 2304 et 144; *ré*, 1728 et 216; *sol*, 1296 et 324; *ut*, 972 et 486, ne sont que des multiples l'un de l'autre, ou des octaves qui peuvent être ramenées à l'unisson.

Mais ce qui est non moins évident, c'est que le son fondamental *si*, qui procède par quartes, manque de quintes, puisque *fa*, sa dernière production, empêche cette quinte d'y pouvoir résonner, en renfermant sa *pantaphonie* ou son système complet de sons diatoniques dans l'intervalle incommensurable de quinte imparfaite.

D'un autre côté, le son fondamental *fa*, qui procède par quintes, manque à son tour de quartes, puisque le *si* qu'il produit et qui borne également sa *pantaphonie* à l'aigu, l'enferme dans un intervalle incommensurable de quarte excédante, et ne permet pas à sa véritable quarte d'y vibrer.

Donc ces deux cordes de *si* et de *fa*, qui forment entre eux l'intervalle de *triton*, si sévèrement proscrit dans la tonalité du plain-chant, et que l'on a appelé ainsi parce qu'il est composé de trois tons, ou, pour mieux dire, d'un semi-ton majeur, de deux tons et d'un semi-ton mineur; ces deux cordes, d'où résulte une relation réprouvée par toutes les lois harmoniques et mélodiques de l'ancien système, et que l'oreille repoussait également (424), servaient de bornes et de barrières infranchissables à la théorie basée sur les modes ecclésiastiques. Et lorsque un hardi compositeur, guidé par un instinct dont sa raison n'avait pas la conscience, s'avisa tout à coup de mettre en rapport ces deux intervalles, au grand scandale des théoriciens qui le poursuivaient de leurs imprécations, il comprit bien qu'il avait inventé l'harmonie dissonnante, mais il ne comprit pas qu'il venait d'anéantir la tonalité consonnante du plain-chant; qu'en trouvant l'élément de la transition ou la modulation, il avait substitué l'expression humaine passionnée à l'expression tranquille, auguste et calme du chant grégorien; qu'en un mot, il avait ouvert les écluses par où les grandes eaux de l'inspiration mondaine allaient envahir et subjuguer le sanctuaire.

Cette digression était d'autant plus nécessaire ici que dans la théorie, au premier coup d'œil si compliquée, de la *transposition* ou *réduction* des modes, que nous allons aborder, nous verrons reparaître l'antagonisme des deux principes *si* et *fa*.

Expliquons d'abord ce que l'on doit entendre par ces expressions *réduction* ou *transposition* des modes. Les douze modes dont nous venons de donner le tableau suivant l'ordre des six espèces d'octaves, et suivant la double division harmonique et arithmétique dont ces octaves sont susceptibles, doivent nécessairement différer entre eux au degré où ces mêmes octaves et leurs divisions diffèrent entre elles, c'est-à-dire que dans chacun d'eux l'un des deux demi-tons de la gamme doit occuper une place à part. Conséquemment, malgré ce qui a été dit de l'union de l'authentique et du plagal sous une même corde finale, ces douze modes forment réellement douze gammes naturelles et distinctes les unes des autres par les espèces différentes auxquelles appartiennent, soit leurs octaves, soit leurs quintes, soit leurs quartes. Il est évident que si nous prenons, par exemple, les quatre tétracordes suivants :

la si⁀ut ré, si⁀ut ré mi,
ut ré mi⁀fa, ré mi⁀fa sol.

nous nous apercevrons tout de suite que la progression des tons et demi-tons est différente dans ces divers tétracordes, à l'exception du premier et du quatrième, qui sont de la même espèce; mais si, pour ceux-ci, nous prolongeons la série jusqu'à l'octave, nous verrons que la différence que le tétracorde inférieur nous refuse nous est donnée par le tétracorde supérieur.

Exemple :

la si⁀ut ré, mi⁀fa sol la
ré mi⁀fa sol, la si⁀ut ré

Donc, à moins de tout confondre et tout brouiller dans l'ordre naturel diatonique, on ne peut se refuser à l'existence de douze modes réels divisés en six authentiques et six plagaux; en d'autres termes, par transposition ou réduction des modes, on ne saurait entendre autre chose qu'une transposition au grave d'un chant à l'aigu, ou à l'aigu d'un chant au grave, pour faciliter

(424) « Est enim adjunctum tetrachordum sinemenon...... ad demulcendam tritoni duritiem, cujus dissonum asperumque modulamen ars abjicit, et perhorrescit natura. » (FRANCH. GAFE., lib. V *Theor.*, c. 1 et 3.) « (B rotundum) ideo additum est, quia cum quarta a se ♮ tritono differente nequibat habere concordiam : utrumque *b* et ♮ in eadem neuma ne jungas. » (GUID. ARET., cap. 8 *Microlog.*) « *Mi* contra *fa* est diabolus in musica. » (*Mi* par le système des nances; lisez *si*.)

l'exécution de certaines pièces, sans que l'on puisse admettre en aucune façon qu'un mode doit se dépouiller des propriétés qui lui sont essentielles et qui naissent des fonctions de ses cordes modales pour rentrer sous les lois et les propriétés constitutives d'un autre mode.

Et cependant l'Eglise a fixé à huit le nombre des modes (425), et les théoriciens ont adopté ce nombre moins par respect pour l'autorité de Ptolémée et de Boèce, comme on l'a dit, et pour se conformer à l'opinion de Guido qui, bien que très-versé dans la pratique et nonobstant la connaissance qu'il a eue de la diversité des *espèces* d'octaves, de leurs divisions et de leurs modes, a maintenu ce nombre de huit, que pour une raison dont nous allons tout à l'heure montrer l'évidence. Glaréan lui-même, le plus ardent défenseur des douze modes, est contraint d'avouer que ces douze modes peuvent être facilement ramenés à huit, à cause, sinon de l'identité, du moins de l'affinité qu'il remarque entre le neuvième et le second, le dixième et le troisième, le onzième et le sixième, le douzième et le septième, affinité telle à ses yeux qu'il va jusqu'à permettre d'appeler le neuvième le second sous-dorien, le dixième le second sous-phrygien, le onzième le second sous-lydien ou le cinquième nouveau, le douzième le second mixolydien ou le sixième nouveau (426). Toutefois, la méthode de réduction des douze modes à huit, opérée par Guido et par l'Eglise, est basée sur des règles d'affinité absolument différentes de celles qui servent de fondement à la méthode de Glaréan. Suivant Guido et l'Eglise, cette réduction se fait en raison de la ressemblance que les quatre derniers modes ont avec les huit premiers en leurs quintes ou en leurs quartes, en leurs finales, en leurs dominantes, en leurs intonations et terminaisons. De cette manière, les neuvième et dixième modes sont réduits aux premier et deuxième; le onzième et le douzième aux cinquième et sixième, les authentiques aux authentiques et les plagaux aux plagaux. Dans cette division, le premier des quatre derniers, savoir le neuvième, est nommé *premier affinal* ou *affinal du premier;* le dixième, *second affinal* ou *affinal du second;* le onzième, *cinquième affinal* ou *affinal du cinquième;* le douzième, *sixième affinal* ou *affinal du sixième* (427).

Si nous examinons, en effet, le tableau ci-dessus des douze modes, nous verrons que les huit premiers commencent tous par une corde différente, à l'exception des deux extrêmes *ré* et *ré*, l'un premier authentique, l'autre huitième plagal, qui forment une même octave divisée harmoniquement dans le premier cas, et arithmétiquement dans le second.

Nous remarquerons, au contraire, que les quatre derniers modes, les affinaux, commencent tous par une corde prise dans les huit premiers; *la ut*, pour les authentiques, empruntés aux deuxième et sixième modes plagaux; *mi sol*, pour les plagaux, empruntés aux troisième et septième authentiques. Et c'est là, comme il importe de le constater, la règle d'affinité que Glaréan a prise pour base. Il a cherché cette affinité dans l'identité des octaves et a rapporté de cette manière les authentiques aux plagaux et les plagaux aux authentiques. Guido et les théoriciens ecclésiastiques ont été, suivant nous, beaucoup mieux inspirés en cherchant cette affinité, non dans l'identité des octaves, lesquelles cessent d'être identiques lorsqu'elles sont divisées, ici harmoniquement, là arithmétiquement, mais dans l'identité des quartes et des quintes, savoir d'une division harmonique avec une division harmonique, et d'une division arithmétique avec une division arithmétique. C'est pourquoi ils ont rapporté, ou, comme ils le disent, réduit les neuvième et onzième modes authentiques, c'est-à-dire les premier et troisième affinaux aux premier et septième authentiques, et les dixième et douzième plagaux, c'est-à dire les deuxième et quatrième affinaux aux deuxième et huitième plagaux.

Voilà la raison des huit modes.

Pour nous rendre à présent un compte exact de l'opération par laquelle a lieu la transposition des modes, il est nécessaire de mettre sous nos yeux la division de l'échelle des sons telle que Guido l'a établie suivant les proportions du monocorde. Cette échelle se composait de deux octaves, l'une grave, l'autre aiguë, formant ce que les Grecs appelaient un *disdiapason*. Cette étendue était conforme à la portée ordinaire des voix. Cependant, pour s'accommoder à toutes les natures de voix, Guido avait ajouté un tétracorde à ces deux octaves: *Nos autem*, dit-il, *maluimus abundare quam deficere*. Or nous avons vu en son lieu que, pour l'octave la plus grave, Guido s'était servi des lettres majuscules de l'alphabet, des lettres minuscules pour la deuxième octave, et des mêmes lettres redoublées pour la troisième octave.

Exemple :

PREMIÈRE OCTAVE GRAVE.

A, B, C, D, E, F, G.

(425) L'Eglise, tout en adoptant le nombre de huit modes, n'a pas ignoré le nombre de douze, puisqu'elle a mêlé parmi ces huit modes des pièces des 9ᵉ, 10ᵉ, 11ᵉ et 12ᵉ. (*Voy.* JUMILHAC, *La science et la pratique du plain-chant*, in-4°, 1673, p. 141, et exemple XXIII.)

(426) « Quanquam pro nono modo dicere possumus secundus hypodorius aut æolius : pro 11ᵉ secundus hypolydius aut ionicus : pro 10ᵉ secundus phrygius vel hypoæolius ; denique pro duodecimo secundus myxolydius, vel hypoionicus. » (*Dodecach.*, lib. II, cap. 6.) — « Iastium (ionicum) nos undecimum, sive quintum novum putamus, hypojastium autem, sive hypoionicum, duodecimum sive sextum novum. » (*Ibid.*, cap. 7.)

(427) JUMILHAC, *loc. cit.*, pp. 141 et 142.

DEUXIÈME OCTAVE AIGUË.

a, b, c, d, e, f, g.

TROISIÈME OCTAVE SURAIGUË.

aa, bb, cc, dd.

En divisant les deux octaves grave et aiguë chacune en deux tétracordes conjoints, on forme les quatre tétracordes suivants :

POUR LA PREMIÈRE OCTAVE.

Premier tétrac. Deuxième tétrac.

A B C D D E F G.

POUR LA DEUXIÈME OCTAVE.

Troisième tétrac. Quatrième tétrac.

a, b, c, d. d, e, f, g.

Le premier tétracorde de la première octave fut appelé *tétracorde des graves*, parce qu'il convient aux voix les plus basses.

Le deuxième tétracorde fut appelé *tétracorde des finales*, parce que les cordes finales des principaux et plus anciens modes, savoir des quatre premiers authentiques, y sont prises, et parce que les quatre espèces de leurs quintes y sont commencées, la première en D, la deuxième en E, la troisième en F, la quatrième en G.

Le plus bas tétracorde de la deuxième octave fut nommé *tétracorde des affinales*, à cause, 1° de *l'affinité* de ses quatre voix avec les quatre voix du *tétracorde des finales*, puisque dans les deux les tons et demi-tons observent les mêmes progressions; 2° à cause que les neuvième, dixième, onzième et douzième modes, savoir *a e a*, *e a e*, *c g c*, *g c g*, y prennent leurs finales, c'est-à-dire *a* pour les deux premiers et *c* pour les deux seconds; 3° enfin à cause que les quatre premiers plagaux, savoir, *a d a*, *b c b*, *c f c*, *d g d*, y prennent leurs *confinales*, c'est-à-dire la plus basse voix de leurs octaves *a b c d*, par le rabaissement qui se fait de leur quarte sous leur quinte; de sorte que chaque voix affinale est toujours celle qui fait la quinte au-dessus de la finale; ou bien la quarte au-dessous, lorsque la quarte est renversée sur la quinte.

Le tétracorde aigu de la deuxième octave est appelé *tétracorde des aiguës*, parce qu'il achève dans le haut le diapason ou la double octave. Or il faut remarquer que, conformément à leur nom, les affinales ont seulement une ressemblance et non une identité parfaite avec les finales qui leur correspondent, savoir D E F G : *quœnam quamvis sint affines, non perfectœ consonant*, dit Gu do (*Prol. rhyt. Antiph.*), car leurs octaves diffèrent toujours des mêmes finales ou en la quinte ou en la quarte. C'est ce que nous allons montrer dans un instant.

On pourrait, ce nous semble, pour être plus exact et plus logique, dire que les *finales* sont les cordes qui terminent les quatre premiers authentiques D E F G; que les *confinales* sont les cordes qui terminent les octaves des quatre premiers plagaux AB, CD, et qu'enfin les *affinales* sont celles qui marquent l'affinité des quatre derniers modes avec les huit premiers. Mais alors ces affinales ne seraient plus l'un des deux tétracordes, qui partage l'octave. Elles ne pourraient être produites que par l'intercallation des premier et troisième degrés du tétracorde des confinales AC, et par les deuxième et quatrième degrés du tétracorde des finales EG réunis en une même série, dont les deux premiers degrés exprimeraient les affinaux authentiques, et les deux autres, les plagaux affinaux. Cette série ne procéderait pas par degrés conjoints comme nos deux tétracordes, mais par quatre degrés séparés de l'un à l'autre par un saut de tierce A C E G, et cela, à cause des octaves irrégulières et bâtardes *si fa* que nous avons été obligé de supprimer entre les dixième et onzième modes, savoir *si* entre les authentiques A C, et *fa* entre les plagaux E G. Mais remarquons d'un autre côté que cette série A C E G est forcée, car dans la progression des finales D E F G et celle des confinales A B C D, nous marchons d'un authentique à un autre authentique pour l'une, et pour l'autre d'un plagal à un autre plagal. Or, c'est ce que nous observons également dans la progression A C E G, les deux premières lettres étant pour les deux affinaux authentiques, et les deux dernières pour les deux affinaux plagaux.

Soit donc la progression A C E G. Cette progression a l'avantage de nous montrer le rapport de A C à D F du tétracorde des finales, et de E G à B D du tétracorde des confinales; sans compter qu'elle nous présente comme finales les cordes *a c* que les huit premiers modes nous présentent comme confinales, et, réciproquement, comme confinales les cordes *e g* qu'ils nous présentent comme finales.

Nous allons rechercher maintenant les affinités de cette progression A C, E G, avec les diverses octaves, quartes et quintes des deux tétracordes précédents. Mais, d'abord, en quoi consiste cette affinité? Elle consiste dans l'identité de position du demi-ton dans les quartes et les quintes; et, pour le dire dès ce moment, cette identité de position du demi-ton, qui peut se rencontrer dans les quartes et dans les quintes, ne peut se trouver dans les octaves, par la raison que celles-ci, étant au nombre de douze par suite des six divisions harmoniques et des six divisions arithmétiques dont elles sont susceptibles, elles ne formeraient pas douze modes distincts, si elles pouvaient être identiques. D'où il résulte que lorsque deux octaves sont semblables quant à leurs quintes, elles sont dissemblables quant à leurs quartes et *vice versa*. Donc il y a identité entre certaines quartes et certaines quintes et jamais entre les octaves.

Revenons à notre quarte *a b c d*, et faisons-la suivre de celle appartenant aux autres degrés de la progression *a c e g*.

a b⌒c d
c d e⌒f
e⌒f g a
g a b⌒c

Rapprochons de ces quartes, les quartes quelles qu'elles soient, des finales et des confinales qui leur correspondent :

d e⌒f g
f g a b (bâtarde.)
b⌒c d e
d e f g

Cette comparaison nous montre l'affinité des deux quartes *a b⌒c d* et *d e⌒f g*, l'une du premier mode affinal, l'autre du premier mode final; de *c d e⌒f*, appartenant au troisième mode affinal, avec *g a b⌒c*, du quatrième final et du douzième affinal; de *e⌒f g a*, du deuxième affinal, avec *b⌒c d e*, du deuxième confinal. Quant à la quarte, *f g a b*, nous la retranchons comme mauvaise, attendu que l'octave *f* ne peut être divisé arithmétiquement.

Notons dès à présent trois espèces de quartes : l'une qui a le demi-ton entre le deuxième et le troisième degré avec un ton de chaque côté :

a b⌒c d
d e⌒f g

L'autre qui a le demi-ton entre le troisième et le quatrième degré et précédé de deux tons :

c d e⌒f
g a d⌒c

La dernière qui a le demi-ton entre le premier et le deuxième degré, suivi de deux tons :

e⌒f g a
b⌒c d e

Venons aux quintes. Nous n'aurons ici qu'à ajouter un degré aux quatre quartes que nous a données la progression *a c e g*.

a b⌒c d—e
c d e⌒f—g
e⌒f g a—b
g a b⌒c—d

our rapprocher ces quintes de celles qui leur correspondent, nous n'avons également qu'à ajouter un degré aux quartes :

d e⌒f g—a
(mauvaise comme quarte) f g a b⌒c
b⌒c d e⌒f (mauvaise comme quinte).
d e⌒f g—a

Cette comparaison nous montre l'affinité des deux quintes *a b⌒c d e* et *d e⌒f g a*, l'une du premier mode affinal, l'autre du premier mode final; de *c d e⌒f g* et *g a b⌒c d*, l'une du troisième mode affinal, l'autre du quatrième mode final. Les quintes *e⌒f g a b*, *f g a b⌒c* n'ont pas d'identiques.

Pour ce qui est de la quinte *b⌒c d e⌒f*, nous la retranchons comme mauvaise, attendu que l'octave de B à *b* ne peut être divisée harmoniquement.

Notons donc aussi quatre espèces de quintes : la première, qui a le demi-ton entre les deuxième et troisième degrés, précédé d'un ton et suivi de deux tons :

a b⌒c d e
d e⌒f g a

La deuxième qui a le demi-ton entre les troisième et quatrième degrés, précédé de deux tons et suivi d'un ton :

c d e⌒f g
g a b⌒c d

La troisième qui procède par un demi-ton suivi de trois tons :

e⌒f g a b

La quatrième qui procède par trois tons suivis d'un demi-ton :

f g a b⌒c

Mais nous avons dit plus haut que, lorsque deux octaves sont identiques quant à leurs quintes, elles ne le sont pas quant à leurs quartes, et réciproquement; que lorsqu'elles ont les quartes semblables, elles ont les quintes différentes : en d'autres termes, que chaque fois que deux gammes présentent deux tétracordes analogues, les deux autres tétracordes diffèrent nécessairement. Pour en donner la démonstration, il suffira de mettre à la suite les unes des autres les quartes signalées déjà comme identiques, en les faisant précéder ou suivre (peu importe) du tétracorde qui doit compléter l'octave.

PREMIER TÉTRACORDE.	DEUXIÈME TÉTRACORDE.
a b⌒c d	e⌒f g a
d e⌒f g	a b⌒c d
c d e⌒f	g a b⌒c
g a b⌒c	d e⌒f g
e⌒f g a	b⌒c d e
b⌒c d e	f g a b

Voilà six gammes sur sept, la septième manque, savoir :

PREMIER TÉTRACORDE.	DEUXIÈME TÉTRACORDE.
f g a b	c d e⌒f

Elle se serait trouvée à sa place, si, au lieu d'ajouter un tétracorde à droite, nous l'avions ajouté à gauche, de cette manière :

PREMIER TÉTRACORDE.	DEUXIÈME TÉTRACORDE.
d e⌒f g	a b⌒c d

ainsi de suite; mais alors la gamme *si* nous aurait manqué à son tour. Cela vient de ce que, dans les quintes, nous avons repoussé la mauvaise progression *si fa*, de même que, dans les quartes, nous avons dû rejeter la mauvaise progression *fa si*. Ajoutant donc la gamme de *fa* nous compléterons le nombre de nos octaves, en ayant soin d'observer que la gamme de *si* a une quarte, mais n'a point de quinte, et que la gamme de *fa* a une quinte et point de quarte; ou, comme nous l'avons dit plusieurs fois, que la corde *si* a un plagal et pas d'authentique, et la corde *fa* un authentique et pas de plagal.

La comparaison des cordes affinales avec les finales et les confinales nous a révélé les diverses espèces de quartes et de quintes; or, comme ces diverses espèces sont déterminées par la position variable du demi-ton dans le tétracorde, nous avons par cela même fait comprendre la diversité des espèces d'octaves, puisque les quintes et les quartes, suivant la division harmonique ou arithmétique, ont toujours pour point de départ l'octave, les unes pour monter à l'aigu, les autres pour descendre au grave.

Il nous reste à expliquer de quelle manière les cordes finales des douze modes, savoir D E F G A C, sont modifiées par le rapport qu'elles ont, soit en montant, soit en descendant, avec le demi-ton, c'est-à-dire par l'influence qu'exercent les deux demi-tons, suivant la position qu'ils occupent dans les deux tétracordes. De la nature de cette modification naissent quatre espèces de chants fondamentaux, et ce caractère, beaucoup moins sensible dans le plain-chant que dans la musique, que les modernes ont exprimé dans la tonalité actuelle par les dénominations de mode majeur et de mode mineur, qui, pour le dire en passant, sont nos seuls modes, puisque notre gamme, à quelque degré qu'on la conçoive, ne peut être constituée que de deux manières correspondantes à ces deux sortes de modes.

Au premier coup d'œil, il semblerait qu'ici nous devons abandonner notre progression A C E G, attendu que, des quatre degrés dont elle est formée, deux seulement, les premiers, sont cordes finales des quatre modes affinaux, et les deux derniers sont, non finales, mais cordes graves des octaves dans les limites desquelles roulent les chants de ces deux modes. Mais, comme nous l'avons déjà fait observer, l'analogie est parfaite, puisque le tétracorde des confinales A B C D exprime, non les finales, mais les octaves graves des modes confinaux; et que le tétracorde D E F G des finales étant pour les modes finaux, celui des confinales A B C D étant pour les modes confinaux, la progression A C E G doit nous servir à exprimer A et C, les deux finales des modes affinaux, et E et G leurs cordes graves.

Nous maintiendrons donc cette progression des affinales, puisque nous l'avons appelée ainsi, d'autant qu'il ne s'agit au fond que d'opérer une interversion, au moyen de laquelle E et G qui indiquent les octaves graves des modes deuxième et troisième affinaux, expriment véritablement d'un autre côté, l'une, la corde finale des troisième et quatrième modes final et confinal, l'autre, la corde finale des septième et huitième modes également final et confinal, selon la règle qui veut que les quatre modes affinaux empruntent leurs cordes aux huit finaux et confinaux.

Par la même raison, les cordes A C que nous voyons figurer comme cordes finales dans les quatre affinaux, sont indicatives des octaves graves des modes confinaux 1 et 3.

Ainsi A final des premier et deuxième affinaux s'élève par un ton suivi d'un demi-ton A B⌒C et descend par un ton A G, de même que D s'élève par un ton et un demi-ton D E⌒F et descend par un ton D C. L'affinité des deux cordes A et D est donc évidente sous ce rapport.

La finale C des troisième et quatrième affinaux monte par deux tons C D E et descend par un demi-ton C B. De même que F final du quatrième final s'élève également par deux tons F G A et descend par un demi-ton F E. Affinité non moins évidente entre les deux finales C et F.

La finale E des troisième et quatrième modes final et confinal et octave grave du deuxième affinal s'élève par un demi-ton suivi d'un ton E⌒F G et descend par un ton E D, comme la corde B à l'égard de celle-ci, elle ne peut être prise pour finale d'aucun mode, mais elle est prise comme quarte grave et octave du quatrième mode (confinal); c'est pourquoi nous observerons que, de même que E, elle s'élève par un demi-ton suivi d'un ton B⌒C D et descend par un ton B A.

La finale G des sixième et septième modes final et confinal et octave du quatrième affinal, monte par deux tons G A B et descend par un ton G F.

Cette finale G n'a pas d'analogue, car si elle descend par un ton comme D, elle s'élève par deux tons comme F G A et C D E, contrairement à D, qui monte par un ton et un demi-ton.

C'est ici le cas de faire connaître les diverses espèces de chant auxquelles donnent lieu ces différentes constitutions des modes par rapport aux demi-tons.

1° Si la finale monte par un ton suivi d'un demi-ton, et descend par un ton comme D et A, le chant sera de la première espèce fondamentale et se rapportera au *protus* des Grecs; il vient de l'espèce appelée *mesopycne*, mot grec qui signifie que le demi-ton occupe le milieu du tétracorde comme dans :

ré mi⌒fa sol
la si⌒ut ré

2° Si la finale monte par un demi-ton suivi d'un ton, comme *mi fa sol*, le chant sera de la deuxième espèce fondamentale et répondra au *deuterus* des Grecs. C'est pour cette raison que les Grecs l'ont appelé *barypycne*.

3° Si la finale monte par deux tons *fa sol la, ut ré mi*, et descend par un demi-ton comme *fa⌒mi ut⌒si*, le chant sera de la troisième espèce fondamentale; il répondra au *tritus* des Grecs.

4° Enfin, si la finale monte par deux tons comme G A B et descend par un ton G F, le chant sera de la quatrième espèce fondamentale, il répondra au *tetartus* des Grecs.

Les troisième et quatrième espèces de chant sont en outre nommées *oxypycnes*, d'ὀξύς, *aigu*, parce que le demi-ton occupe la place la plus élevée du tétracorde, comme dans

sol la si⁀ut
ut ré mi⁀fa

Ces quatre espèces de chant sont donc représentées par les cordes D et A, E (et non pas B, puisque cette corde ne pouvant être divisée harmoniquement ne peut en aucun cas être prise pour finale, bien qu'elle soit l'octave grave du deuxième confinal), F et C, et enfin G; et si notre démonstration est exacte, elle résume en une simple formule la théorie de la transposition, ou réduction, ou, si l'on veut encore, de l'interversion des modes, en nous faisant toucher au doigt que le mode A premier affinal sera transposé en D premier final; que E, corde grave du deuxième affinal sera convertie en A également corde grave du premier confinal; que C finale du troisième affinal sera converti en F troisième final, et qu'enfin G, bien qu'il n'ait pas d'analogue, sera converti en C qui monte par deux tons comme lui, et comme lui est plagal, en observant pour toutes ces réductions une progression de chaque degré à sa quinte inférieure.

Mais on voit tout de suite l'anomalie que présente la corde E rapprochée de A. En effet, cette dernière corde A monte d'un ton de *la* à *si* tandis que E ne monte que d'un demi-ton de *mi* à *fa*. Signalons cette difficulté sans nous en embarrasser toutefois, et attendons la présence d'un nouveau principe qui va bientôt tout faire rentrer dans l'ordre.

Reprenant donc nos principales cordes, groupe par groupe, une à une, toutefois en ayant soin de commencer par la deuxième de chaque groupe et de passer ensuite aux premières en y joignant le G dernier de cette manière :

4 1 5 2 6 3 7
DA, EB, FC, G,

nous reconstituerons nos tetracordes conjoints des finales et des confinales :

PREMIER TÉTRAC. | DEUXIÈME TÉTRAC.
A B C D E F G

Puis nous en détacherons deux par deux, les degrés de notre tétracorde des affinales :

A C E G

Pour se rendre compte de la diversité des modes ainsi que de leur affinité, il nous semble qu'il n'y a plus qu'à les échelonner dans leur ordre et le système complet de leurs octaves.

d . . e⁀f . . g . . a . . h⁀c . . d
a . . h⁀c . . d . . e⁀f . . g . . a
e⁀f . . g . . a . . h⁀c . . d . . e
h⁀c . . d . . e⁀f . . g . . a . . h
f . . g . . a . . h⁀c . . d . . e⁀f
c . . d . . e⁀f . . g . . a . . h⁀c
g . . a . . h⁀c . . d . . e⁀f . . g
g . . e⁀f . . g . . a . . h⁀c . . d
a . . h⁀c . . d . . e⁀f . . g . . a
e⁀f . . g . . a . . h⁀c . . d . . e
c . . d . . e⁀f . . g . . a . . h⁀c
g . . a . . b⁀c . . d . . e⁀f . . g

Les modes neuvième et dixième nous montrent une identité parfaite de quinte et d'octave avec les deux premiers :

la si⁀ut ré mi (pour les neuvième et dixième),
ré mi⁀fa sol la (pour les deux premiers).

Il est vrai que le dixième n'a pas la même espèce de quarte que le deuxième; en revanche il a la même espèce de quarte et d'octave que le quatrième :

mi⁀fa sol la (quarte du dixième)
si⁀ut ré mi (quarte du quatrième),

tout en différant de quinte.

Les onzième et douzième ont leur quinte semblable à celle des septième et huitième :

ut ré mi⁀fa sol (quinte des onzième et douzième).
sol la si⁀ut ré (quinte des septième et huitième).

Mais leur quarte *sol la si⁀ut* diffère de *ré mi⁀fa sol*, laquelle rentre dans celle des deux premiers modes : *la si⁀ut ré*.

D'où il résulte en premier lieu, que les douze modes sont constitués chacun d'une manière particulière; en deuxième lieu, que, malgré leur constitution différente, les quatre derniers ont une affinité plus particulière avec les huit précédents, que ceux-ci n'en ont entre eux : or ces quatre derniers sont précisément les modes *a*, *c*, *e*, *g*, que nous avons nommés affinaux.

Conséquemment nous dirons qu'il y a deux manières de concevoir la transposition des modes. La première qui consiste dans la substitution pure et simple d'un mode à un autre, en conservant, entre le mode transposé et celui dans lequel on le transpose, le même ordre d'intervalles, c'est-à-dire en faisant concorder les octaves avec les octaves, les quintes avec les quintes, les quartes avec les quartes, les tons avec les demitons. Mais alors il est clair que cette transposition ne change rien à la nature de la pièce transposée, laquelle est abaissée tout simplement de trois ou quatre degrés au grave, ou élevée de trois ou quatre degrés à l'aigu, comme cela a lieu lorsque l'on veut faciliter l'exécution d'un chant par des voix basses ou par des voix hautes. Donc il faut avoir recours à une seconde espèce de transposition, qui, tout en faisant passer les modes affinaux transposés dans les octaves des modes naturels, les modifie en leurs quintes, leurs quartes, par le nouvel aspect que va prendre la corde variante *si*, c'est-à-dire par l'intervention du principe du bémol. En sorte que cette transposition sera quelque chose d'analogue au tétracorde synemménôn des Grecs, à l'hexacorde de bémol des symphoniastes du moyen âge, et qu'elle s'opérera comme par une espèce de conjonction ainsi que l'hexacorde de bémol et le tétracorde synemménôn.

Nous donnons dans le tableau suivant les modes transposés que l'on pourra faire correspondre aux modes naturels. Nous nous servons encore ici des lettres, ayant soin de faire observer que le *b* va indiquer *si bémol*, comme dans le précédent tableau l'*h* indiquait le *si naturel*.

```
              g . . a⌒b . . c . . d . . e⌒f . . g
d . . e⌒f . . g . . a⌒b . . c . . d
                    a⌒b . . c . . d . . e⌒f . . g . . a
      e⌒f . . g . . a⌒b . . c . . d . . e
                      b . . c . . d . . e⌒f . . g . . a⌒b
        f . . g . . a⌒b . . c . . d . . e⌒f
                            c . . d . . e⌒f . . g . . a⌒b . . c
              g . . a⌒b . . c . . d . . e⌒f . g
                                  d . . e⌒f . . g . . a⌒b . . c . . d
                    a⌒b . . c . . d . . e⌒f . . g . . a
                                          f . . g . . a⌒b . . c . . d . . e⌒f
                            c . . d . . e⌒f . . g . . a⌒b . . c
```

On n'a qu'à rapprocher maintenant les quatre modes affinaux ainsi transposés, de ceux auxquels ils se rapportent, et l'on se convaincra que, grâce à l'intervention du *si bémol*, ils présentent une autre coordination dans les intervalles (428).

C'est donc l'intervention du *si bémol* qui leur donne une physionomie particulière, aussi est-il la base de la transposition. Les modes transposés se lient donc au système des tétracordes, et à celui des hexacordes. Voilà pourquoi on les a appelés modes de *b* mol (p. 134 de Jumilhac).

La transposition, en elle-même, n'est-elle pas une conjonction au moyen de laquelle, pour maintenir une bonne suite dans le chant, on joint entre eux deux tétracordes disjoints ? Et remarquons que cette conjonction, soit dans les tétracordes des Grecs, soit dans notre système de transposition, s'opère entre le *la*, autrement dit la *mèse*, et la note suivante *si*, corde variante.

Observons maintenant que nos trois progressions, savoir : le tétracorde des finales, celui des confinales, et la progression des affinales, correspondent à trois autres progressions identiques qui se font à une quarte supérieure aux trois premières, en sorte que le tétracorde des finales D E F G rentre dans G A H C, A H C D dans D E F G, et A C E G dans D E A C.

Nous l'avons déjà dit, l'affinité réside non dans l'identité, mais dans la ressemblance de certains modes avec certains autres, ressemblance telle qu'on peut les rapporter, les derniers aux premiers, mais non telle qu'on doive les confondre et qu'il n'y ait nul moyen de les discerner.

Les modes que nous avons appelés *affinaux* peuvent être, ainsi que l'observe fort judicieusement Jumilhac, considérés sous deux points de vue : d'une part, comme tout à fait distingués des premiers finaux et confinaux et de leurs quatre cordes finales ; d'autre part, comme en faisant partie, à cause de l'affinité qu'ils présentent avec ces mêmes modes en leurs octaves; car on peut remarquer qu'à l'exception du quatrième final, les affinaux sont les seuls qui prennent leurs octaves dans les huit premiers : le premier affinal dans le premier confinal, le deuxième affinal dans le deuxième final, le troisième affinal dans le troisième confinal, et le quatrième affinal dans le quatrième final. Séparés des huit premiers, ils forment les neuvième, dixième, onzième et douzième modes; ils sont parfaitement *réguliers* dans leur constitution ainsi que dans le genre de mélodie et de modulation de leurs cordes modales. Rapportés aux huit premiers, ils peuvent être appelés *irréguliers* en ce qu'ils ont ou une quarte ou une quinte différente. C'est pourquoi, selon Guido, les affinaux appartiennent aux mêmes modes que les finaux et ceux que nous avons nommés confinaux; les finaux et les confinaux étant, comme il le dit, doubles, et pouvant être envisagés sous deux faces selon qu'ils finissent par les cordes qui leur sont propres ou par une corde de la progression des affinales (429).

Supposons que nous voulons transposer

(428) « In eo vero cantu maxime *b* molli utimur, in quo *f. f.* amplius continuatur, gravis vel acuta; ubi quamdam confusionem et transformationem videtur facere, ut *g* sonet protum, *a* deuterum, cum ipsa *b* sonet tritum. Unde ejus a multis nec mentio facta est. » (GUIDO ARET., cap. 8 *Microl*) — « *G* sonet protum, etc., c'est-à-dire aux termes dont Arétin a coutume de se servir, que le *G* sert de finale aux premier et deuxième modes; l'*A* aux troisième et quatrième ; le *b* mol aux cinquième et sixième, etc. » (JUMILHAC, *La sc. et prat. du pl. ch.*, Notes et autorités, p. 279.)

(429) « Pro D, E, F, assume *a*, ♮, *c*, quæ sunt ejusdem modi. » (GUIDO, cap. 8 *Microl.*, et cap. 7.) — « In D vero et *a*, quæ unius sunt modi, sæpissime possumus eumdem cantum incipere vel finire : sæpissime autem dixi, et non semper, quia similitudo, nisi in diapason, perfecta non est. Ubi enim est diversa

un chant de D en A. La corde variante B qui, dans le ton en D, se trouve au-dessus de la quinte A, sera ici à un ton au-dessus de la finale A, et le demi-ton fixe *mi fa* se trouvera au-dessus de la quinte E. Transposant maintenant ce chant de A en D nous aurons le demi-ton fixe au-dessus de la finale D, mais la corde variante sera au-dessus de la quinte A. Ainsi les deux chants seront bien de l'espèce mésopycne, puisque dans les deux cas le demi-ton occupe le centre du tétracorde *a h͡c d, d e͡f g*; ils appartiendront l'un et l'autre au ***protus***, mais tandis que le chant en A aura l'hexacorde mineur, A F, le chant en D aura l'hexacorde majeur D H. On peut facilement faire un rapprochement semblable entre les modes affinaux et ceux des finaux et confinaux auxquels on veut les réduire. Mais l'exemple ci-dessus suffit pour montrer que les quatre derniers modes sont différents des autres, en même temps qu'étant leurs affinaux ils rentrent dans les huit premiers. Comme l'observe d'ailleurs Poisson, il serait à désirer qu'on leur donnât le nom numéral de ceux auxquels on les rapporte, en convenant d'une expression ou d'un signe qui les fît distinguer. On pourrait, ce nous semble, les désigner ainsi : ***Affinal du premier, du deuxième, du troisième***, etc... ***authentique ou plagal***, faute de quoi on ne saurait éviter la confusion.

Il suit de là que la raison définitive de la transposition des modes est que l'usage de l'Eglise en a fixé le nombre à huit. L'emploi des douze modes serait une source d'incertitudes et de difficultés. D'ailleurs, dit Guido, le nombre huit est un nombre mystérieux. Quoi qu'il en soit, « il est certain, dit M. Fétis, que dès le VIIIe siècle l'usage des huit tons du plain-chant était établi, car dans un fragment du traité de musique d'Alcuin, aumônier de Charlemagne, on lit ce passage : *Octo tonos in musica consistere musicus scire debet ;* et plus loin : *Nam quatuor eorum (tonorum) authentici vocantur... Plagii autem conjuncte dicuntur omnes quatuor.* » (*Méthode élémentaire de plain-chant*, par M. Fétis, p. 14.)

Aujourd'hui que la tonalité du plain-chant, par suite de l'invasion de la tonalité moderne, a cessé d'être familière à notre oreille, il est très-difficile, aux musiciens les plus consommés, comme aux chantres les plus expérimentés, de discerner, en bien des cas, un mode d'un autre au tour de la mélodie, à la phraséologie, à la cadence, à la terminaison. De plus, certaines pièces de chant ne remplissent pas quelquefois les limites de leur octave ; elles se bornent à un seul tétracorde, comme dans les modes ***irréguliers*** ou ***imparfaits ;*** d'autres excèdent les limites de leur octave, ou de la capacité du mode, soit au grave soit à l'aigu, ce qui constitue ce qu'on appelle les tons ***surabondants;*** d'autres enfin, au lieu de se renfermer dans l'***ambitus*** du mode, ce qui est le cas de tout mode ***régulier***, s'étendent en partie sur le ton authentique et en partie sur le ton plagal son dérivé, ce qui est le fait des modes ***mixtes***. On ne peut douter que ce ne soit là une source de difficultés toujours renaissantes pour une oreille façonnée au sentiment de nos seuls modes majeur et mineur. Ces difficultés se multiplient encore si l'on veut se rendre compte de la fonction exercée dans les modes ecclésiastiques par ce qu'on appelle les cordes essentielles ou modales, telles que la finale, la dominante, la quinte, la quarte, la médiante ou autrement dite discrétive, qui constituent le mode en lui-même, en ce qu'elles ***modifient*** les intervalles de l'octave, et qui, modifiées à leur tour par le demi-ton, prêtent au mode le caractère qu'il doit avoir et le font distinguer des autres.

A l'égard des dominantes, on peut établir comme règles absolues, 1° que la dominante est toujours placée au tétracorde supérieur dans les authentiques comme dans les plagaux ; 2° que la dominante ne peut jamais être placée sur la corde variante.

Poisson donne d'autres règles pour les dominantes, qu'il est inutile de répéter ici, et qui d'ailleurs ne sont pas sans exception.

Disons en finissant que les difficultés inhérentes à la transposition des modes ont donné naissance au ***bémol accidentel*** et à cet artifice qu'on a appelé ***note feinte***, deux points sur lesquels il deviendra toujours plus difficile de formuler une théorie assise sur des bases solides, à cause de l'impossibilité où nous sommes de soustraire notre oreille aux impressions qu'elle a reçues de la musique moderne.

MODES REGULIERS, IRREGULIERS. — Les MODES RÉGULIERS sont ceux dont le chant s'étend dans toute l'octave : ***Modus quispiam***

tonorum, semitoniorumque potio, fiat necesse est et neumarum : in prædictis namque, et quæ unius modi dicuntur, dissimiles inveniuntur. D enim deponitur tono; *a*, vero ditono, sic et in reliquis. » (GUIDO, cap. 9 *Microl.* — « Incipit prima pars primi modi (*id est quæ habet pro finali D.*) Explicit prima pars primi modi ; secunda pars ejusdem incipit (*id est quæ habet pro finali* a). » (GUIDO, cap. 1 et 2, *in formulis modorum.*) — « Igitur quemadmodum in proto authentico DUAS DISCRETAS FACIES depinximus, et secundum quod in ipso definivimus, in cæteris authentis convenire diximus; sic et IN PLAGIS DIVERSAS ET ANNUMERATAS DISTINXIMUS PARTES. Habebit autem plagis proti duas DISSIMILES FINES, ID EST VOCES, ex quibus prima descripta est, nunc posterior subscribitur. » (GUIDO, *in formulis modorum*, cap. 4.) — « Post proti, deuterique digestas ordine formas, tam plagales quam authenticas, triti ad tetrardi utriusque indagines debetur. Ex quibus primus DUPLEX et ulterior simplex habetur. Ex supra digestis autem tropis vel tonis, qui similiter DUPLICES habentur, is modorum in omnibus dignitatem sortiebatur nominis, qui in elevatione plurioribus pollebat tonis, etc. » (GUIDO, *in formulis modorum*, cap. 7, *in formula triti authentici.*) — « Plagis autem tritus interea propria in voce finitur, quæ duobus elevatur tonis, interdum in affini, quæ prædictam elevationem habet : In eo tamen differunt, quod ille semitonio deponitur ; iste autem tono. » GUIDO, *ibidem in formula plagis triti*, cap. 8.) (*Ap.* JUMILHAC, *La sc. et prat. du plain-chant*, p 285.)

dicitur perfectus, cum inter canendum usque ad diapason seu octavam extenditur. (GASSENDUS, tome V, *in Manuductione ad theoriam musicæ*, cap. 4.) — Les modes *irréguliers* sont ceux dont le chant ne remplit pas la capacité de l'octave : *imperfectus seu diminutus cum non attingit.* (*Ibid.*) — *Inveniuntur enim cantilenæ in quibus nec autentus nec plagalis suum numerum complet.* (LYSTENIUS, *in sua Musica*, cap. 10, *De tonis.*) — Les modes surabondants sont ceux dont le chant s'étend au delà des limites de l'octave : *excedens vero cum ultra excurrit.* (GASSENDUS, *loc. cit.*)—Enfin, les modes mixtes sont ceux où le chant s'étend tour à tour dans l'authentique et dans le plagal qui lui correspond, et réciproquement : *ex diapason ergo et diapente efficitur modus, qui et autenticam et plagalem unisone resonat quantitatem.* (GUIDO, *in formulis modorum*, cap. 9.)

MODES IRRÉGULIERS. — Ces modes sont appelés *cantus nothi* dans le traité de saint Bernard, *degeneres et non legitimi appellati sunt; eo quod a septimo tono incipiant, et eodem in medio servantes, circa finem degenerent, aliis in primo, aliis in quarto tono desinentibus.* Ce sont des *tons mixtes*, deux ou trois tons dans le même, *eodem tractu.*

MODERATO. — « Adverbe italien, *moderé*. Mouvement ni trop vif ni trop lent dans une pièce de musique. » (FÉTIS.)

MODÉRÉ. — « Ce mot indique un mouvement moyen entre le lent et le gai; il répond à l'italien *andante.* » (J.-J. ROUSSEAU.)

MODULATION. — La *modulation*, en fait de chant ecclésiastique, consiste à faire passer le chant par tous les degrés compris entre les deux notes qui forment les deux extrémités de ce qu'on appelle l'*ambitus* du mode, c'est-à-dire son *étendue*, sa *capacité*, de manière pourtant à s'arrêter plus souvent sur les sons essentiels que sur les autres, et cela diatoniquement.

On voit que cette espèce de *modulation* n'a rien de commun avec la *modulation* de la musique moderne, c'est-à-dire avec la *transition* d'un ton dans un autre, par le seul fait de l'attaque sans préparation de l'accord dissonant, car cette harmonie fait sentir immédiatement le ton nouveau par l'appellation double du quatrième degré et de la note sensible. (*Voy.* FÉTIS, *Esquisse de l'hist. de l'harmonie*; Paris, 1841, pag. 38.)

Le système d'harmonie basé sur les modes de l'Eglise mis en honneur par les maîtres du XVIe siècle, comportait bien des changements de tons; mais comme ces changements n'étaient nullement déterminés au moyen d'une résolution nécessitée par l'accord dissonant, on ne pourrait leur appliquer le mot de *modulation* dans le sens que nous l'entendons aujourd'hui.

— Avant l'invention de l'harmonie dissonante, la *modulation* n'était autre chose qu'un mouvement fait d'un son à un autre par divers intervalles, avec mesure, douceur et accord; le mot de modulation vient de *moduler*, qui signifie chanter avec suavité. La modulation provient proprement de la voix humaine, et c'est en quoi elle diffère du chant, qui naît aussi des instruments artificiels. (CERONE, p. 238.)

MODULES. — « *Modules des cadences* ou autres agréments. — S'entend des petites articulations dont la réunion constitue l'ensemble des cadences. Ils sont à peu près comme de petites mesures auxquelles toutes les autres se rapportent. Chaque module vaut à peu près une triple croche. » (*Man. du fact. d'org.*; Roret, Paris, 1849, t. III, p. 558. — Voir aussi § 425 dans le même volume.)

MOIS DE MARIE. — « On connaît notre opinion sur la musique religieuse moderne en général, et sur les cantiques en particulier. Nous croyons que depuis trois siècles l'art est sorti de ses voies, et que les maîtres les plus illustres, aussi bien que les auteurs des romances vulgaires, n'ont pas écrit une œuvre musicale dans laquelle les vraies conditions du style religieux fussent rigoureusement observées. Mais cet abandon des lois essentielles du goût et de la convenance dans l'art religieux est surtout manifeste dans les compositions en langue vulgaire, et ce genre de musique est le plus funeste de tous.

« Les messes de Mozart, de Cherubini, de Beethoven, sont, comme nous l'avons déjà fait remarquer, des productions qui n'étaient destinées qu'à des chapelles royales, et qui n'intéresseront jamais que des personnes initiées aux secrets de la science musicale; mais les cantiques, les petits motets pour le salut, ce que les Allemands appellent *musica ruralis*, cela est fait pour le peuple; on lui apprend cette musique, et bien qu'elle ne soit ni assez simple ni assez facile, il vient à bout cependant de la graver dans sa mémoire et dans son esprit, et tant bien que mal il l'exécute. Voyez ce qui se passe pendant le mois consacré spécialement à honorer la sainte Vierge. Les dames et demoiselles chrétiennes s'exercent avec une louable assiduité au chant des cantiques; les ecclésiastiques s'entourent de recueils en vogue, chaque soir nos églises retentissent de brillants concerts; des mélodies tour à tour langoureuses ou animées, des rhythmes sautillants qui semblent provoquer le corps à des mouvements de danse ou de marche, des airs qui rappellent la musette des montagnes, des cantatrices qui imitent les virtuoses de l'Opéra : voilà ce qu'on entend en ce moment dans les principales paroisses. C'est un spectacle touchant, enivrant, plein de charme et d'attrait; mais que ce soit là de l'art religieux et catholique, c'est ce que je nie complétement.

« Sans doute, il faut se réjouir à la vue de l'empressement des fidèles pour ces pieuses réunions, mais il nous est permis en même temps de déplorer et de combattre le goût qui y règne.

« Il y a dans le langage simple et sublime de l'Eglise deux mots qui doivent être la règle de l'inspiration dans l'art religieux :

Sursum corda, élevons nos cœurs. Plaçons-les au-dessus des régions où les passions humaines s'agitent et frémissent. Ces passions ont leur langage propre, leur tenue, leur extérieur, leur forme particulière. Il est impossible que l'homme en présence de Dieu s'exprime, agisse, gesticule, pleure, rie, chante, comme le ferait un acteur sur les planches du théâtre. Si l'art religieux n'avait pas existé, il faudrait l'inventer aujourd'hui; mais il n'en est pas ainsi : l'Eglise a eu une musique comme une arthitecture, comme une peinture, conforme à la gravité de ses mystères, à la grandeur de ses enseignements, à la majesté de ses cérémonies. Cette musique, c'est le plain-chant, et puisqu'il se présente dans l'année trente et un jours pendant lesquels tous, ecclésiastiques et fidèles, cessent d'être indifférents pour le chant religieux, puisqu'à ce moment les familles chrétiennes se rassemblent pour étudier de la musique religieuse, nous ne comprenons pas pourquoi on négligerait de profiter de ce zèle, de cette bonne volonté, pour rapprendre les chants vraiment suaves avec lesquels nos pères célébraient les louanges de la Mère de Dieu. Est-ce que les mélodies du *Salve regina*, de l'*Ave*, du *Regina*, de l'*Alma* ne valent pas les cantiques nouveaux? Est-ce que les hymnes *Ave, maris stella, Virgo Dei genitrix*, ne seraient pas, par hasard, aussi belles que les motets de MM. *tels et tels?* Est-ce qu'il n'existe pas des proses pour les principales fêtes de la sainte Vierge, dont le chant est aussi gracieux que les paroles en sont pieuses?

« On répondra qu'il faut des chants en langue vulgaire ; que le peuple ne comprenant pas le latin, il faut lui donner des textes intelligibles pour lui. Je ne sais, en vérité, si ce motif est bien sérieux, et j'avoue qu'il me paraîtrait bien facile d'expliquer et de traduire souvent pour les fidèles les saintes prières que l'Eglise a adoptées; je ne crois pas non plus que la poésie des cantiques modernes soit en général bien claire, bien catholique dans l'expression et dans la pensée.

« J'y vois souvent un langage trivial ou niais, et j'y cherche en vain cette sublime simplicité des proses du moyen âge. L'Eglise avait sa langue à elle, qu'elle avait créée et accommodée aux besoins du peuple. C'était, pour le fond, cette belle et magnifique langue latine qui avait été parlée dans tout l'univers; mais ce n'était point la langue recherchée et savante de Virgile, d'Horace ou de Cicéron. On n'aurait pas dit dans le langage ecclésiastique : *O vos, œtherei plaudite cives :* on n'aurait pas parlé de l'Olympe ni rappelé aucun souvenir du paganisme; mais on disait avec plus de simplicité et de piété : *Salve, regina, mater misericordiæ, vita, dulcedo et spes nostra, salve.*

« Le peuple comprenait ces paroles ; il les comprendrait encore si, comme pour l'oraison dominicale, la salutation angélique, le *Credo* ou le *Confiteor*, on les lui faisait apprendre à la fois en français et en latin.

« J'ai connu un bon curé de campagne qui faisait réciter aux enfants de son catéchisme une traduction littérale des antiennes de la sainte Vierge et des principales prières de l'Eglise ; à l'aide du chant, on en retenait ensuite le texte latin, et ce curé était convaincu que cela était aussi utile aux enfants que le chant des cantiques modernes.

« Cependant, s'il faut absolument des cantiques pour ces réunions, qu'on ne choisisse du moins dans les recueils qu'on possède que ceux dont la mélodie est grave et populaire tout à la fois. Il faut s'entendre sur la signification de ces deux mots, *grave et populaire*, et je dirai ma pensée à ce sujet.

« Pour qu'une mélodie soit grave, il faut d'abord que le rhythme en soit très-simple. Les mesures à six-huit, par exemple, manquent presque toujours de gravité, à moins que le mouvement ne soit très-lent. Le cantique : *Bravons les enfers*, qui se chante sur un air devenu populaire, est une marche à deux temps bonne pour être exécutée sur un champ de bataille, et tout à fait déplacée à l'église. Ces mots, *Bravons les enfers, brisons tous nos fers*, ont causé l'erreur du compositeur; il aura cru qu'il s'agissait, comme dans la *Marseillaise*, d'exciter des sentiments belliqueux et de provoquer au carnage, tandis que les paroles qui suivent les deux premiers vers :

Unissons nos voix,
Rendons à la croix
Un sincère et public hommage,

expliquent le vrai sens de ce cantique, qui est une préparation à l'adoration de la croix et nullement un appel de combat.

« Ainsi la simplicité du rhythme est la première condition de la gravité et la convenance d'une mélodie religieuse; il est en outre nécessaire que les modulations soient peu fréquentes, et les accidents qui les déterminent peu multipliés. Pour parler d'un exemple connu de tout le monde, nous citerons la *Prière de Moïse* de Rossini. L'ensemble de ce morceau est grave et religieux, l'harmonie en est très-simple, et comme il convient au sujet; les voix marchent souvent à l'unisson, le rhythme n'est pas sautillant; et cependant, à notre avis, la gravité est détruite dès la cinquième note par l'emploi de l'*ut dièse : ré, sol, la, si* ♭, *ut, ut* ♯, *ré*. Cette note appartient au genre chromatique : c'est une indication au moins transitoire de modulation; l'oreille est affectée d'une manière sensible, et appelle la résolution sur le *ré*. Le sentiment de cette attraction d'*ut* ♯ vers *ré* dérive des propriétés de la tonalité moderne; cet effet musical efface le calme de la mélodie, y jette un reflet de passion et d'expression que la majesté du sentiment religieux repousse; c'est, en un mot, du sensualisme, ce n'est pas de l'art catholique. J'ai dit que la seconde condition nécessaire à une mélodie religieuse, c'était d'être populaire. Or, comme on vient de le voir, le chant peut être populaire et ne pas être convenable. On chante partout un cantique : *Esprit-Saint, descendez en nous*, sur un ancien air de marche qui est, au point de vue religieux, une véritable monstruosité; et cependant cet air est populaire. Reste à savoir si, en le chantant de cette façon, personne songe réellement à se pénétrer des sentiments qu'expriment les paroles. Pour moi, je vois dans une chaire un prêtre agenouillé qui invoque les lumières de l'Esprit saint; je vois, au même moment, l'auditoire qui se récrée un instant par un chant guerrier : mais assurément le but qu'on se propose n'est pas atteint; et l'adoption si générale de cet air trivial et inconvenant suffirait seule pour montrer à quel degré de corruption et d'égarement est parvenu le goût en musique religieuse. Pour qu'un chant soit ou devienne populaire, il faut que la mélodie soit facile, diatonique, agréable; mais il n'est pas nécessaire qu'elle soit commune, triviale, et d'un rhythme très-marqué.

« Je résume ces courtes réflexions en exprimant le vœu de voir remettre en usage dans les confréries, catéchismes, comme aux réunions du mois de Marie, les antiques chants de l'Eglise, qui serviraient ainsi à un double emploi, et pour ces réunions particulières, et pour l'office paroissial. Je prie, en outre, tous les ecclésiastiques qui adoptent nos idées de bannir impitoyablement tous les airs de cantiques qui ne sont ni graves ni populaires dans le sens que je viens d'expliquer. Les recueils de Foulon, Choron, celui du général Clouet, offriront quelques modèles; j'en ai également trouvé dans les publications du Père Lambillotte.

« Je voudrais encore qu'on chantât tous les soirs, aux exercices du mois de Marie, le *Magnificat* en faux-bourdon. L'Eglise a placé ce cantique dans l'office de chaque jour; le peuple assurément en comprend le sens, et, d'ailleurs, la plupart des prédications qui ont lieu à cette occasion commentent ce chant d'actions de grâces. Pour les litanies, il en existe de fort belles en plain-chant. Celles qui s'exécutaient autrefois à Notre-Dame de Lorette sont d'un très-bel effet. Si les idées que nous exprimons étaient adoptées par le clergé et imposées par les évêques, si le goût de la musique religieuse s'épurait, on verrait en peu de temps éclore une foule de compositions musicales, cantiques ou motets d'un meilleur style. Ce qui encourage les auteurs actuels à mettre au jour des productions si peu convenables, c'est la faveur dont elles jouissent et le succès qu'elles obtiennent..... Il est temps cependant d'ouvrir les yeux et d'apercevoir l'erreur dans laquelle on est tombé. Dans beaucoup d'églises en France le chant paroissial a disparu, et les curés s'efforcent de suppléer à cette perte en formant, avec le concours de femmes et filles chrétiennes, des chœurs de cantiques. Sans ces chœurs, le chant aurait presque entièrement cessé dans les diocèses de Bordeaux, Grenoble, Agen, Périgueux, etc. Mais si l'on ouvre par là la porte de nos églises à la musique mondaine et profane, si l'on habitue le peuple à un genre de chant tout à fait sensuel, nous en viendrons plus tard, comme l'Italie, à emprunter à l'opéra des lambeaux de musique pour notre culte. Dieu fasse qu'un tel désastre n'arrive jamais ! » (F. Danjou, *Revue de musique religieuse*, avril 1846).

MOL. — Epithète que l'on ajoute tantôt à la lettre *b*, ce qui compose le mot de *bémol*, c'est-à-dire *si* adouci par le demi-ton, tantôt au mot *hexacorde*, ce qui signifie que cet hexacorde appartient à la propriété de *bémol*.

MONAULE. — « Flûte à un seul tuyau, qui était en usage chez les peuples de l'antiquité. » (Fétis.)

MONOCORDE. — « Terme formé des deux mots grecs *μόνος*, *solus*, *seul*, et *χορδή*, *chorda*, *corde*..... C'est un instrument inventé, selon Boèce, par Pythagore, pour mesurer par les lignes, ou géométriquement, les proportions et les quantités des sons. Il n'avoit qu'une seule corde et une ligne au-dessous divisée en plusieurs parties égales, sur lesquelles on appliquoit une espèce de *chevalet* mobile nommé *μαγάς*, *magas*, qui coupoit la corde en deux parties et en rendoit le son plus grave ou plus aigu selon les différentes longueurs de chaque partie. Comparant ensuite ces différentes longueurs entre elles ou avec la corde entière, on trouvoit, par exemple, que les deux longueurs de la corde coupée justement au milieu, comparées entre elles faisoient l'unisson à cause de leur égalité, mais qu'étant avec la corde entière ou *proportion double*, comme d'un à deux, c'étoit cette proportion double qui produisoit la plus parfaite des consonnances qui est l'octave, etc. C'est pour cela que cet instrument est aussi appelé *canon harmonicus* ou *regula harmonica*, c'est-à-dire règle propre à mesurer l'harmonie. On le nommoit aussi quelquefois *magas*, prenant sans doute la partie pour le tout. » (Brossa

« Le monocorde, dit Oroncius Finæus (lib. v), est un instrument de musique oblong, composé d'une seule corde dans sa longueur, et divisé suivant les rapports des consonnances en parties qu'on appelle cordes ou voix. Ces parties ne sont pas réellement des cordes, mais des sections, au moyen desquelles la corde est pressée et mise en mouvement et produit les sons de chaque section. » Le monocorde était en telle estime, que Pythagore, sur le point de mourir, en recommanda l'usage à ses disciples comme un instrument au moyen duquel ils acquerraient la science musicale par l'intelligence de la science des nombres, plutôt que par les sens ou les perceptions de l'ouïe.

Voilà pourquoi le monocorde est quelquefois pris par les anciens auteurs dans le sens d'*octave* et de *gamme*.

Après avoir dit que le monocorde a été

dès la plus haute antiquité le prototype du système musical, Villoteau remarque comme un fait fort curieux que le monocorde de Ptolémée ressemble parfaitement à une figure que l'on voit sculptée parmi les emblèmes et dessins allégoriques qui décorent les monuments antiques de l'Egypte, et qui a tantôt une, tantôt deux chevilles. Il en conclut qu'en raison du peu d'altération que subissent les mœurs et les usages chez un peuple tel que les Egyptiens, ces figures doivent représenter le monocorde avec la forme qu'il avait dans les temps les plus reculés. (*Etat actuel de l'art musical en Egypte*, p. 296.)

MONODIE. — Chant d'un seul. « Gloss. Saxon. Alfrici : *Monodia* g. *Laterficinium* : quasi *salicinium*. wat i sanes sones, i. quasi unius cantus ; ou *sicinium*, quod dicitur *quasi singularis cantilenæ vox, id est cum unus canit, quod Græcis monodia dicitur*. (*Ap.* DU CANGE.)

MONODIE. — « Chant à voix seule, par opposition à ce que les anciens appelaient *chorodies*, ou musiques exécutées par le chœur. » (J.-J. ROUSSEAU.)

MONTER LES TUYAUX D'UN ORGUE. — C'est en souder le pied avec le corps.

MONTER UN INSTRUMENT, UN ORGUE. — « C'est le mettre en état d'être joué...... *Monter un orgue*, c'est disposer convenablement chaque pièce du mécanisme dans un emplacement donné. » (FÉTIS.)

MONTRE. — « Jeu de l'orgue, dont les tuyaux en étain poli sont placés à la façade de l'instrument. La montre appartient à l'espèce des *jeux de flûte*; lorsqu'elle est bien faite, sa qualité de son est à la fois douce et pénétrante. » (FÉTIS.)

MORDENT. — Sorte d'ornement de l'ancien chant, qu'il est assez difficile de définir. Il semblerait avoir du rapport avec deux petites notes d'agrément.

MORENDO. — « Mot italien qui signifie *en mourant*, c'est-à-dire en ralentissant un peu le mouvement et diminuant la force du son jusqu'au degré le plus faible. » (FÉTIS.)

MOSSO, PIU MOSSO. — « C'est-à-dire *plus animé, plus accéléré* dans le mouvement. » (FÉTIS.)

MOTET (*Motetus, Motulus*). — « Genre de composition du moyen âge, et qui appartenait à la musique à intervalles simultanés. Le *motet* se faisait sur un thème connu, celui, par exemple, d'une antienne, et les diverses parties s'ajustaient tant bien que mal sur ce motif; quelquefois ces parties étaient ou semblaient être improvisées. On a conservé huit *motets* d'Adam de Le Hale. » (*Voy.* la Notice sur ce musicien, par feu BOTTÉE DE TOULMON, dans le *Théâtre français au moyen âge*, publié par MM. de MONTMERQUÉ et Francisque MICHEL: Paris, in-8°, 1839, p. 49.)

Mais ce qu'il importe de remarquer, c'est que le *motet* se composait de *paroles différentes*, ainsi que l'observe Bottée de Toulmon, c'est-à-dire qu'il exigeait pour chaque partie musicale des paroles particulières. Dans le *rondel*, au contraire, les mêmes paroles se chantaient aux différentes parties.

Il est inutile d'ajouter que l'harmonie de ces *motets* était barbare; elle roulait, en effet, sur des successions de quarte, de quinte et d'octave. Quelquefois pourtant la mélodie en était agréable; mais comme les compositeurs travaillaient pour ceux qui se piquaient d'érudition, ils croyaient devoir entortiller leurs inspirations dans des combinaisons et des suites harmoniques fort recherchées

Au fond, rien n'était plus profane que ces *motets*. Plusieurs fois les décrets des conciles, comme le prouvent la première des citations suivantes et les deux dernières, sont intervenus pour en empêcher l'introduction dans les églises. On lit dans Durandus (*De modo generalis concilii celebrandi*, cap 19.) : *Videtur valde honestum esse quod cantus indevoti et inordinati motetorum et similium non fierent in ecclesia*, etc.

Le *Roman de la Rose*, ms :

> Qu'il feist rimes jolivettes
> Motes, flabiax, et chansonnettes,
> Qu'il vueille à sa mie envoier.

Et encore :

> Chantant en pardurableté
> Motes, gaudins et chansonnettes.

Dans les *Constitut. Carmel.*, mss., part. , rubr. 3 : *Neque motetos, neque uppaturam, vel aliquem cantum magis ad lasciviam quam devotionem provocantem, aliquis decantare habeat, sub pœna gravioris culpæ*. (*Ap.* CANGIUM : *Motetum, Motetus.*)

Du Cange cite encore (verbo *Motulus*) un acte d'Odon, archevêque de Rouen, *ex cod. Reg.* 1245, fol. 358, v°, où il est dit : *In festo S. Johannis et Innocentium nimia jocositate et scurrilibus cantibus utebantur* (moniales monasterii Villaris) *ut pote farsis, conductis, motulis : præcepimus quod honestius et cum majori devotione alias se haberent.*

Aujourd'hui nous donnons le nom de *motet* à une composition avec chœur et orchestre ou avec orgue, faite sur des paroles empruntées à la liturgie. Haydn, Mozart, Cherubini, Lesueur, etc., et de nos jours, M. Dietsch, maître de chapelle de la Madeleine, ont composé de fort beaux motets.

— Rousseau dit que ce genre de musique est celui où les Français ont le mieux réussi, bien qu'ils y recherchent trop le travail, et comme le leur a reproché l'abbé Dubos, ils jouent trop sur le mot. Effectivement, suivant quelques-uns, le mot *motet*, diminutif de *mot*, ne roule que sur une période fort courte. D'après cela, les compositeurs en auraient fait, pour ainsi dire, un *jeu de mots*. Rousseau remarque à ce sujet que « la musique latine (la musique d'église) n'a pas assez de gravité pour l'usage auquel elle est destinée. On n'y doit point rechercher l'imitation comme dans la musique théâtrale. Les chants sacrés ne doivent point représenter le tumulte des passions humaines, mais seulement la majesté de celui à qui ils s'adressent, et l'égalité d'âme de ceux qui les prononcent. Quoi que puissent dire les paroles, toute autre expression dans le chant est un contre-sens. Il faut n'avoir, je ne dis pas aucune piété, mais je dis aucun goût, pour préférer dans les églises la musique au plain-chant.» (ROUSSEAU, *Dict.*, au mot *Motet.*) Quelles belles paroles! et combien, malgré la popularité du nom de Rousseau, elles ont été peu méditées par nos compositeurs de prétendue musique religieuse!

— Rousseau dit encore au mot *Motet*, qu'au XIIIe et XIVe siècles, on donna le nom de *motetus* à la partie qui fut nommée plus tard haute-contre.

Et à l'article *Partie* : « Dans la première invention du contrepoint, il n'eut d'abord que deux parties, dont l'une s'appelait *ténor*, et l'autre *discant*. Ensuite, on en ajouta une troisième, qui prit le nom de *triplum;* et enfin une quatrième qu'on appela quelquefois *quadruplum*, et plus communément *motetus.* »

Accordez cela avec ce que dit Perne!

— Le mot de *pulpitre* était synonyme de *motet* au XVe siècle. On lit dans un récit de l'entrée solennelle de Jean de Bourgogne, évêque de Cambrai, qu'en 1442, « *en widant de l'église, les enfants d'autels cantèrent 1 motet ou pulpitre, tournez le visage vers l'autel.* » (*Voir la Notice* de M. DE COUSSEMAKER, *sur les collections musicales de Cambrai;* Paris, Techener, 1843, p. 90.—*Voir* aussi DUPONT, *Hist. ecclésiast. et civ. de Cambrai*, part. IV, note 3, p. IX.)

MOTIF. — « Idée principale d'un morceau de musique, considérée sous les trois aspects de la mélodie, de l'harmonie et du rhythme. On dit d'un air, d'un duo, d'un chœur, ou de tout autre morceau de musique, que *le motif en est heureux*, ou *mal choisi*. Lorsque le morceau est composé de plusieurs mouvements, chacun de ces mouvements a ordinairement un motif particulier. » (FÉTIS.)

MOTO (CON). — « *Avec mouvement*, c'est-à-dire avec une sorte de rapidité. » (FÉTIS.)

MOUVEMENT. — Le mouvement, dans toute musique, est un changement qui se fait avec succession, et par conséquent dans le temps.

Le mouvement d'un son à un autre constitue donc la mélodie.

Le mouvement a lieu vers l'aigu ou vers le grave.

Lorsque dans un chant à deux parties, les deux voix montent et descendent ensemble, elles procèdent par *mouvement semblable;* lorsque l'une monte tandis que l'autre descend, on appelle cela *mouvement contraire;* enfin le *mouvement oblique* a lieu lorsque une partie monte ou descend, tandis que l'autre reste immobile.

On appelle encore mouvement le degré de lenteur et de vitesse avec lequel un morceau est exécuté

MOUVEMENT. — « Progrès ascendant ou descendant d'une basse ou de toute autre partie de l'harmonie, selon de certaines formes.

MOUVEMENTS. — « On nomme ainsi (dans l'orgue), en général, des tringles de bois d'environ un pouce carré, qui servent à porter le mouvement des tiroirs jusqu'aux registres des sommiers. Ces tringles ont presque toujours un enfourchement à chaque bout pour les accrocher aux bras des tournants et des balanciers, ou à d'autres tournants. » (*Man. du fact. d'orgues;* Paris, Roret, 1849, t. III, p. 559.)

OZARABE (OFFICE). — Llamase officio *mozarabe*, porque se guardò, mientras los Moros vivieron en Toledo; y assi *mozarabes*, es lo mismo que *mixtarabe;* esto es, mezclado con los Arabes, que son los Moros, que vinieron à España. Aunque otros, (y alguno muy docto) quieren se digan *muzarabes;* por quanto Muza, que fuè el principale Moro que vino de Africa, en la entrega de Toledo, abrazò la condicion, de que se quedassen en pie seis iglesias, para los Christianos que quisiessen quedarse entre los Moros. Y que de el nombre de *Muza*, tomaron el de *muzarabes*. En aquella calamidad, pues, que llorò España por tantos siglos, aviendo estrado sitiada Toledo espacio de dos años, viendose yà sin fuerzas, ni sustento, se entregò al moro, con los pactos, y conveniencias que pudo sacar. Fue la una, que quedassen, como he dicho, seis iglesias, para los Christianos que quisiessen vivir entre los Barbaros, las quales fueron las de San-Marcos, San-Lucas, San-Sebastian, San-Torcato, Santa-Olulla, y Santa-Justa. Con estas seis iglesias, y parroquias,

MOZARABE (L'OFFICE), COMBAT SINGULIER ENTRE DEUX BRÉVIAIRES.— Il s'appelle *Mozarabe* parce qu'il se conserva tout le temps que dura la domination des Maures à Tolède. Ce mot a le même sens que *mixtarabe* et signifie *mêlé avec les Arabes* ou Maures qui s'établirent en Espagne. D'autres, parmi lesquels quelques doctes, veulent qu'il se nomme *muzarabe*, parce que Muza, le plus considérable Maure qui vint d'Afrique, accepta, lors de l'occupation de Tolède, la condition de laisser exister des églises pour les Chrétiens qui consentiraient à rester au milieu des Maures; circonstance d'où les Chrétiens reçurent le nom de *Muzarabes*.— Donc, au beau milieu de cette calamité que l'Espagne pleura durant tant de siècles, Tolède, après deux ans de siége, se voyant sans force et sans appui, se rendit à Muza aux meilleures conditions qu'elle put obtenir. L'une d'elles, je l'ai dit, fut que six églises seraient laissées aux Chrétiens qui voudraient vivre au milieu des barbares. Ce furent les églises de Saint-Marc, Saint-Luc, Saint-Sébastien, Saint-Tor-

se conservaron los fieles por mas de quatro cientos años, que estuvo la ciudad en poder de el Moro, llamandose por esto Mozarabes. Quando à ser de Christianos, como el legado del Papa Ricardo, procurasse quitar el officio toledano, ò mozarabe, y que solo se guardasse el gregoriano, ò romano (aliàs galicano, porque Francia usava yà de èl) en lo qual insistia mucho la reyna Doña Constanza, por ser francesa, y ed rey, por amor de su muger, tanbien se inclinava à ello, levantosè contra este parecer toda la clerecià Toledana, y al tanto todos los fieles, clamando à grito herido, enque se gardassen los ritos sagrados que por tantos siglos avia gardado, y observado entre los Moros. Llegò el caso casi a hazerse motin, diziendose yà publicamente en las iglèsias, en las calles, y en las plazas, que sobre la defensa, se arrestarian las vidas. Hallosè el rey confuso, y temiendo un rompùniento, suavizo los animos quanto pudo, y tratò, que se reduxesse a medios la materia. Fuè el primero, que en singular, y campal desafio (uso permitido entonces en España) batallassen dos soldados, uno por parte del Breviario Toledano; y otro por la del Francès, que era el Romano. Avia entonces (tambien los avra aora) Toledanos tan guerreros, y valientes, que el que menos bramava, y hazia diligencias por salir à la batalla. Eligieronse en sin dos, uno por cada parte. El que saliò por los Mozarabes, se llamava Juan Ruìs de la Matanza, cuya descendencia noble, por este hecho dura. Hasta el dia de oy. Señalose dia; abeviòse en la plaza, si ya no fuè en la Vega, toda la ciudad a ver el exspectaculo. Empezose la lid con bravos brios. Hazian ambos su deber, y cada qual procurava salir con la vitoria. Anduvo neutral por mucho rato; pero el Toledano Juan Ruiz saliò con el triunfo, dandole todo el pueblo con vozes de alegria, mil a plauzos, y varones, y mugeres, grandes, y pequeños, llenos de alborozo, lloravan de placer, y acudian desalados à los templos, à darle al cielo las gracias. Solo el rey, la reyna, y sus parientes, hechos à la tristeza al defabrimiento, y al encono, procuraron desbaratar el trato, y anularde. Como el rey puede mucho, hallosè con facilidad assistido de derechos, y razones. La principal suè, que no era justo entre Christianos, reducir las cosas sagradas à duelos tan crueles, y sangrientos, como en publica pelea matarse uno con otro. Que era cosa temeraria, cosa impia, cosa barbara, y que assi se buscasse mejor medio. Buscòse, como piadoso, y bueno, otro, a mi ver, harto temerario, (que tambien ay bombades necias) y fuè, que se reduxesse à milagro la disputa, que ayunassen todos, que se diessen à la oracion, y hecha esta diligencià, echassen en un gran fuego los dos Breviarios el Toledano, y el Romano, yque aquel que permaneciera en las llamas, sin quemarse, esse quedasse electo. Hizose assi, con el mayor concurso, y apretado gentio, que se viò en Zocodover, despues

cato, Sainte-Olalla et Sainte-Juste. Avec ces églises et paroisses les fidèles se perpétuèrent l'espace de quatre cents ans durant lesquels la ville resta au pouvoir des Maures, portant pour cela le nom de Mozarabes. Plus tard, lorsque le légat du Pape, Ricardo, se proposa d'abolir l'office tolédan pour y substituer l'office grégorien ou romain aussi nommé gallican, parce qu'il était déjà en usage en France, ce projet auquel tenait beaucoup la reine Doña Constanza, en sa qualité de française, et que le roi favorisait par amour pour la reine, souleva la plus vive opposition de la part du clergé et des fidèles qui demandaient hautement le maintien des rites qu'ils avaient conservés et observés au milieu des Maures durant tant de siècles. L'affaire faillit dégénérer en émeute : dans les églises, dans les rues, sur les places, on disait qu'on résisterait jusqu'à la mort. Le roi, confus et craignant une collision, voulut mener le différend à composition. On convint d'abord que, selon l'usage permis alors en Espagne, deux soldats combattraient en champ clos, l'un pour le Bréviaire tolédan, l'autre pour le Bréviaire français. Il y avait alors — il y en a encore — des Tolédans tellement vaillants et guerriers, que le moins brave n'épargna rien pour être élu champion. Deux enfin furent choisis. Celui des Mozarabes se nommait Juan Ruiz de la Matanza dont la descendance anoblie par ce fait existe encore. Le jour fut fixé. Tous les habitants se réunirent sur la place, si ce ne fut dans la plaine. Le combat commença. Les deux champions faisaient leur devoir et se disputaient intrépidement la victoire. Elle flotta longtemps. Mais le Tolédan Juan Ruiz enfin triompha aux applaudissements joyeux de tout le peuple. Hommes et femmes, grands et petits pleuraient de bonheur et couraient remercier le ciel dans les temples. Seuls, le roi, la reine et leurs parents mécontents et tristes, s'efforçaient de rendre la convention non avenue et nulle. Comme le roi peut beaucoup, il se trouva facilement soutenu de droits et de raisons. La principale fut qu'entre Chrétiens il n'était pas juste que les choses *sacrées* fussent abandonnées à des jugements cruels, à des luttes sanglantes; que c'était chose téméraire, impie, barbare; et qu'ainsi il y eût à chercher un autre mode de décision. On en trouva un pieux et bon, croyaient-ils, et, à mon avis, encore bien téméraire; car il est aussi de stupides bontés! On eut recours au miracle. Tous durent d'abord jeûner et prier. Puis on devait jeter dans un gra d feu le Bréviaire tolédan et le Bréviaire français avec cette condition que celui-là serait préféré qui resterait intact dans les flammes. L'épreuve se fit avec la plus grande affluence qu'on ait jamais vue à *Zocodover*, depuis que c'est une place. Au milieu fut allumé un bûcher dévorant où l'on jeta les Bréviaires, pendant que les deux partis, les yeux et les mains levés au ciel, priaient Dieu de manifester dans quel rite il lui

que es plaza. Encendiose enmedio una bravosa boguera. 'Echaronse en ella los dos Breviarios, levantando todos de una, y otra vanda las manos, y los ojos al cielo, y suplicandole a Dios, mostrasse en qual rito de aquellos gustava se le sirviesse. Apenas el Breviaros Frances cayò en las llamas, quando esparcidas has hojas (esto es mas de ponderar) salto de la boguera, aunque algo chamuscado. Mas el Toledano, en la misma parte que cayò se estuvo sin moverse, y sinque el fuego le ofendiesse, ni danasse. Visto este prodigio por el rey, y por los Juezes, dieron por sentencia en favor de ambas partes, que se usasse de el Ritual Francès, que es el Romano, por todas las iglesias; y que el Toledano, y mozarabe, se guardasse solamente en las seis que avian permanecido. Otros dizen, que solo el Breviaro Toledano saliò libre de las llamas y el francès se consumiò en el fuego (430), y que fuè teson del rey salir con la suya, quedando de alli el adagio : *allà vàn leyes, donde quieren reyes.* Fuera de el modo que fuesse, no nos importa apurarlo. Solo digo, que de aqui quedò guardarse el Ritual toledano, ò mozarabe en las seis dichas parroquias, por cuyo respeto gozan sun parroquianos de muchos privilegios. Mientras duraron pues, los fieles Mozarabes, sus hijos, y nietos, y los que pudieron alcanzarlos, era grande la frequencia, y el gentio que acudia à estas iglesias; pero aviendo passado centenares de años, fueronse disminuyendo, y apurando las tales familias, y al tanto los ritos, y ceremonias de el oficio mozarabe, apenas avia quien las supiesse dezir, ni entender. De lo qual, doliendose mucho el senor Arzobispo don Fray Francisco Ximenes, porque una cosa tan memorable no se extinguiesse del todo, fundo, è instituy ò, como y à diximos, esta capilla, despues de aver hecho transladar, è imprimir los libros, que de estos ritos estavan en letra gotica, y ponerlos en nuestros caracteres, y letras vulgares. Puso treze capellanes, à los quales se agregan los seis curas de aquellas seis iglesias mozarabes. Decoles muy buena renta, con obligacion perpetua, de que todas las missas, y horas canonicas lan ayan do rezar, y dezir, conforme al rito antiguo toledano, que es el mozarabe, por cuya causa serà eterna esta memoria. Algo me ha detenido esta capilla, mas no le pesarà al curioso (431)

plaisait d'être servi. A peine le Bréviaire français était-il tombé dans les flammes, qu'il en sauta des feuilles éparses — chose surtout admirable — bien que légèrement roussies. Mais le tolédan, à l'endroit même où il était tombé, immobile demeura sans offense ni dam. Vû ce miracle, le roi et les juges rendirent cette sentence favorable aux deux partis : à savoir que, *le Bréviaire français serait suivi dans toutes les églises, sauf les six où le tolédan s'était conservé et qui continueraient de lui appartenir.* D'autres (430*) disent que le Bréviaire tolédan sortit seul libre des flammes et que le français y fut consumé, mais que le roi voulut absolument avoir raison et que de là vient le proverbe : *Là vont les lois où veulent les rois.* Quoi qu'il en puisse être, le Rituel tolédan se maintint, en définitive, dans les six églises susdites dont les paroissiens jouissent, à ces causes, de plusieurs priviléges. Donc, tant que dura l'existence des fidèles Mozarabes, de leurs fils, de leurs petits-fils et même des descendants immédiats de ces derniers, grand fut le concours dans ces églises. Mais l'action des siècles ayant successivement et de plus en plus réduit et circonscrit cette race, il arriva qu'on trouvait à grand'peine qui pût énoncer et comprendre les rites et cérémonies de l'office mozarabe. De quoi grandement affligé, le seigneur archevêque dom Fray Francisco Ximenès, afin qu'une chose si mémorable ne s'éteignît pas entièrement, fonda et institua une chapelle où il fit transporter et transcrire en lettres vulgaires les livres mozarabes qui étaient écrits en caractères gothiques. Il créa treize chapelains auxquels furent réunis les six curés des six églises. Il leur constitua de fort bonnes rentes avec l'obligation de dire toutes les messes et heures canoniques conformément au rite ancien de Tolède, c'est-à-dire au rite mozarabe. C'est pourquoi sa mémoire sera éternelle. Je me suis un peu arrêté à cette chapelle; mais le curieux n'en sera pas fâché.

Après la légende, une brève esquisse historique que nous empruntons à Gerbert :

« S. Hilarius ante S. Ambrosium hymnis componendis studuit, quales officio divino intulisse potissimum vidimus S. Ambrosium, idque singulare et præcipuum fuit habitum in officio et cantu ambrosiano, forte etiam in gallicano, ut in hibernico. Fuisse quidem in Hispania, qui hoc genus laudis divinæ studio humano compositum refugerent, ex concilio Toletano IV discimus, ubi illa tergiversatio fuit rejecta sub anathematis pœna. « Sicut ergo orationes, ita et hymnos in lau-« dem DEI compositos nullus nostrum ulte-« rius improbet : sed pari modo in Gallia, « Hispaniaque celebret, excommunicatione « plectendi, qui hymnos rejicere fuerint ausi. » Qui præsedisse huic concilio dicitur S. Isidorus Hispalensis, cantus ecclesiastici ac musicæ, de qua quædam etiam scripsit, pas-

(430) El arzopispo Don RODRIGO en su *Historia de Espana*, lib. VI, c. 26.

(430*) L'archevêque Don RODRIGO, *Histoire d'Espagne*, lib. VI, c. 26.

(431) *Los reyes nuevos de Toledo, descrivense las cosas mas Augustas, y notables desta ciudad imperial*, del doctor Don Christoval LOZANO; Barcelona, año 1744, lib. I, cap. 8, p. 54-57.

Nous avons nous-même raconté cette histoire d'après d'autres historiens, au mot CHANT LITURGIQUE.

sim se studiosum declarat : an autem singulare aliquid in cantu ordinando præstiterit in officio Hispaniæ peculiari, quod *Isidorianum* dicitur, postea discutietur. Id vero dubium esse nequit, cantum et melodiam suam esse debuisse peculiari illi ritui constitutum, *ut in universis Hispaniæ ecclesiis preces privatæ, missarum oblationes, et omnes publicæ psalmodiæ unico et eodem exemplo a sacerdotibus celebrarentur*, ut loquitur Alv. Gomecius, ortum et fata illius prosecutus (432-433). Dum postea, Mauris Arabibusque rerum potientibus, Christiani, iis permixti, eo officio uterentur, mozarabicum a Christianis cum Arabibus mixtis fuit dictum. De quo conservando tam studiosa semper fuit ecclesia Hispanica ; licet pervincere haud potuerit sub dicto Alphonso, ne gallicanum officium tam in psalterio, quam in aliis, nunquam ante susceptum, induceretur, si narrationi illi fides, quam hic ex libro VI, cap 26 Roderici Tolet. inserimus, ut in conciliorum Collectione legitur, agente maxime Richardo legato pontificio, ante revocationem ab Urbano factam. Equidem jam sub Gregorio VII, Richardus in Hispania fuit, hæcque gesta sunt, uti observat Christ. Lupus. Hic vero notatum velim, teste Muratorio, Psalterium ambrosianum in non paucis a romano discrepare (quod est vetus gallicanum, ut paulo post probabitur) tum verbis, tum sensibus, tum versiculorum ordine; neque tamen omnino concordare cum ea versione, quæ sancto Ambrosio in usu fuit. Forte hæc versio cum antiquitus in Romana Ecclesia usitata convenit. Quo vero tempore medio inter D. Ambrosii et nostram ætatem peculiarem illam versionem adoptarit non liquet. Cum vero sæculo XI... Ecclesia Romana veteri sua versione adhuc usa sit, mirum sit, Romanum Pontificem, præsertim Gregorium VII, haud fuisse operam datum, ut conforme Ecclesiæ Romanæ Psalterium, perinde ac officium reliquum susciperetur in Hispania. Certe Gomecius *De rebus gestis Fr. Ximenii*, lib II, de ritu gregoriano, in locum Toletani substituendo, decertatum constanter asseverat. Etiam Jo. Mariana *romanum* nominat. Ubi eam immutationem aliquoties jam antea tentatam, non tamen successisse, testatur. Ex sententia autem Christ. Lupi, Romanum officium, ut ipsi invidiam faciat, Hispanus episcopus vocat *gallicanum*. Hunc ipse adducit Labbeus, ubi nominatim translationis psalterii præter officium missæ meminit. Unde Rodericum ex Roderico interpretari licet, officium romanum cum versione Psalterii gallicani ab eo officium *gallicanum* vocari, qua ratione nempe in Galliis tum officium romanum agebatur, idque rex immutari permiserat ad instantiam uxoris Constantiæ, quæ erat de partibus Galliarum. » (*De cantu et mus. sac.*, t. I, pp. 258-260).

Voici, selon Gerbert, en quoi consistait le rite mozarabe :

« Mozarabicus ritus in reliquis etiam divini officii canonici partibus, ut in missa, singularis est, breviarium ad horas canonicas, sicuti missale proprium habens. Decretum fuit in conc. Tolet. X : « Ut nullus cu« juscunque dignitatis ecclesiasticæ deinceps « percipiat gradum, qui non totum psalte« rium, vel canticorum usualium et hym« norum, seu baptizandi perfecte noverit « supplementum. » Diximus aliqua...... de mutatione facta sub Alphonso VI rege. Totius vero divini officii ordo, quæcunque tunc tulerit fata, si Roblesio fides, firmatus fuit ab ipso Gregorio VII, sicut prius a Joanne VIII, circa an. 872, et postea ab Alexandro II, an. 1097, quandoquidem missus ab eo fuit ad Hispanos eadem de causa cardinalis Hugo *Candidus*, ut refert Ambrosius Morales, qui id hausisse, dicitur et transtulisse e libro quodam conciliorum regii monasterii D. Laurentii Escurialis; ut laudatus narrat Roblesius, notatque inter alia, quibus ab officio latino discrepat *mozarabicum*, seu *isidorianum*, vel *gothicum*, ut vocat, quorum usus generalis est in omnibus tum majoribus, tum minoribus horis, siculi sunt initia, in quibus semper habetur, *Kyrie eleison*, *Christe eleison*, *Kyrie eleison*, *Pater noster*, et *Ave, Maria* secreto. Et protinus : *In nomine Domini nostri Jesu Christi lumen cum pace :* respondetur autem *Deo gratias :* quod quidem convenit cum eo, quod dicitur, *Deus in adjutorium meum intende* in latino vel gregoriano officio. In fine vero precum semper apponitur : *In nomine Domini nostri Jesu Christi perficiamus in pace.* Responsum autem est *Deo gratias ;* quod congruit cum his latini officii verbis : *Benedicamus Domino.* Illic etiam dicitur : *Per omnia sæcula sæculorum*, et *Dominus sit semper vobiscum*, et *Gloria et honor Patri et Filio*, ubicunque in romano officio sese fert occasio dicendi : *Gloria Patri et Filio*, etc. Hac de re duo sunt concilii Toletani IV canones, prior : « In fine psalmorum non sicut a qui« busdam hucusque *Gloria Patri*, sed *Gloria « et honor Patri* dicatur, David propheta « dicente : *Afferte Domino gloriam et hono« rem*; et Joannes evangelista : *Audivi « vocem cœlestis exercitus dicentem : Honor et « gloria Deo nostro sedenti in throno :* ac « per hoc hæc duo sic oportet in terris dici, « sicut in cœlis resonant. Universis igitur « ecclesiasticis hanc observantiam damus; « quam quisquis præterierit, communionis « jacturam habebit. » Et alter : « Sunt quidam,

(433 434) Lib. II *De rebus gestis Franc. Ximenii :* « Cura, inquit, hunc ordinem instituendi Isidoro pontifici Hispalensi, summa tunc sanctimonia et doctrina claro, demandata fuit. Quanquam in hoc auctores variant : nonnulli enim Leandrum Hispalensis Ecclesiæ antiquiorem antistitem, ei muneri præfectum, asserunt, cui Isidorus comes datus fuerit. Sed illud constat, ab Isidoro eum ritum *Isidorianum* officium fuisse nuncupatum. Perseveravit in Hispaniis ecclesiis hæc sacrorum religio quandiu res Gothorum in ea floruerunt : hoc est centum viginti circiter annos usque ad miserandam illam calamitatem, cum per Mauros Arabesque universa pene regio cæde, incendiisque vastata, fusis, fugatisque Hispanorum copiis in Barbarorum ditionem venit. »

« qui in fine responsoriorum *Gloria* non di« cunt : propter quod interdum inconve« nienter consonat. Sed hæc est discretio, « ut in lætis sequatur *Gloria*, in tristioribus « repetatur principium. » Servatur idem hoc in responsoriis ordinis Romani post lectiones. Miscentur etiam præter hymnos, laudes, soni, et antiphonæ in hoc officio. Laudes vero cum orationibus reperiuntur tantum in precibus vespertinis, matutinis, et laudibus. Horis absolutis adjicitur *Pater noster* alta voce, singulisque postulatis additur *Amen*, nisi cum profertur hæc petitio : *Panem nostrum quotidianum da nobis hodie* ; respondetur enim huic : *Quia Deus es* : et ultimæ, qua dicitur : *sed libera nos a malo*, mox eodem tenore sequitur : *Liberati a malo*, in vespertinis precibus, et laudibus ac in missa : in cæteris autem precibus ejus loco dicitur : *A malo nos libera, et in tuo timore, et opere bono nos confirma*. His peractis, qui sacrum peragit, vel diaconus, jubet iis, qui adsunt, ut humilitatem exhibeant, his verbis : *Humiliate vos benedictioni ; Dominus sit semper vobiscum* ; confestim vero sacerdos benedictionem impertit, atque pronuntiat tres petitiones continenter, quarum cuilibet respondetur *Amen*. Eo modo etiam preces omnes absolvuntur exceptis matutinis, quæ uno spiritu cum laudibus dicuntur, imo commiscentur, et pro una eademque re censentur. Discernitur vero *aurora*, precum species, qua superatur officium Romanum mozarabico : illæ autem preces dicuntur ante primam juxta laudatum Roblesium, et in aliis etiam feriis : adeoque paucæ sunt, cum singuli dies sanctis quibusdam addicantur, ut, excepta vigilia nativitatis Dominicæ, et regum, dieque cinerum, raro per annum iis Mozarabes utantur. Hæ vero preces habent cum antiphona quatuor psalmos, laudes unam, hymnum unum, versumque unum; finiuntur autem cum oratione Dominica absque capitulo, et cum precibus quibusdam. Distribuuntur officia in Dominicas, et in ferias, et festa : horum autem postremorum quædam nomen suscipiunt solemnitatis sex trabearum vel pluvialium : eaque sunt quasi duplicia : alia vocantur quatuor pluvialium, suntque velut semiduplicia : alia duorum pluvialium novem lectionum, suntque quasi simplicia. Hæc fere laudatus Roblesius in *Vita Ximenii cardinalis*, qui antiquatum hoc officium revocavit in ecclesia Toletana. Quare etsi non pauca recentioris videantur ætatis, hic tamen recensenda esse duxi, utpote cum antiquiore ritu commixta. » (*Ibid.*, t. I, p. 469-470.)—*Voy.* dans Cerone : *El melopeo*, p. 368, Des chants notés des diverses parties de la messe mozarabe, des oraisons, des prophéties, etc.

MUANCES. — Ce mot vient de *mutare*, *changer*, *muer* : il exprime les changements de notes qui s'opéraient sur les hexacordes par suite du mécanisme de la solmisation.

Lorsque le système grec de solmisation par les tétracordes fit place au système des hexacordes, on n'ignorait pas que la gamme se composait de sept tons représentés par A B C D E F G, c'est-à-dire *la si ut ré mi fa sol* ; mais comme parmi ces sept tons, il y en avait un, le B (*si*), qui était la corde variante, attendu que, mis en rapport avec le F (*fa*), il fournit cet intervalle de trois tons consécutifs proscrits, et qu'il y avait dès lors nécessité de l'altérer par le *bémol*, il s'ensuivait qu'à raison même de ce double aspect que présentait le *si*, cette corde n'avait pas de nom dans la musique. C'était effectivement, dans le système grec, à l'intervalle situé entre ce *si* (la *paramèse*) et son degré inférieur *la* (la *mèse*), que s'opérait ce qu'on appelait la *séparation* ou *disjonction* ; et c'est ce même *si* qui fut altéré par le *bémol* lorsque le tétracorde *synemenon* fut ajouté *ad demulcendam tritoni duritiem*. Le tétracorde *synemenon* se présentait ainsi, *la, si bémol, ut, ré*, tandis que dans le *tétracorde des principales*, ce même *si* ne subissait aucune altération *si ut ré mi*. Donc le *si*, étant considéré tantôt comme intervalle *diatonique*, tantôt comme intervalle *chromatique*, entre d'autres termes, suivant qu'il était chanté dans la propriété de nature, ou dans la propriété de bécarre et de bémol, donc ce *si*, disons-nous, n'était pas *nommé*. Il existait dans l'échelle des sons, mais il n'était désigné par aucune syllabe. On n'a point assez remarqué que ce système des *muances*, que l'on a appelé *monstrueux*, était fondé sur la répugnance que l'on avait à mêler le diatonique au chromatique dans la tonalité ancienne, et nous croyons que ce système de solmisation, tout compliqué et irrationel qu'il était, du moins quant à la désignation de certaines notes, a été pourtant la sauvegarde de cette tonalité, et qu'il n'a disparu que lorsque le plain-chant, déjà altéré par le contact de la musique proprement dite, s'est laissé absorber par celle-ci.

De tout ce qui vient d'être dit, il résulta que plutôt que de se servir d'une appellation qui aurait introduit, même sur un seul degré, le chromatique dans le diatonique, on préféra appliquer invariablement la série des syllabes *ut ré mi fa sol la*, dans lesquelles le *si* ne se présentait pas, aux divers hexacordes quels qu'ils fussent. Ces hexacordes furent conçus de manière à ce que, comme le dit Villoteau (434-435), ils *s'emboîtaient* les uns dans les autres, ils rentraient les uns dans les autres, ou plus ou moins, suivant que l'ordre des sons correspondait, plus tôt ou plus tard, à l'ordre des sons du système ; en sorte que chaque hexacorde anticipait plus ou moins sur l'hexacorde qui le suivait, ce qui ne faisait que masquer sous une apparence diatonique, pour ainsi parler, l'intervalle ou le demi-ton chromatique qui remplaçait le demi-ton naturel.

Ainsi, le premier hexacorde commençait à l'*hypoproslambanomène* au-dessous de la

(434-435) *De l'analogie de la musique avec le langage* ; 1807, tom. II, p. 21.

proslambanomène (littéralement, *ajoutée au-dessous de l'ajoutée*), c'est-à-dire au *sol* grave, et se poursuivait de cette manière en *s'emboîtant* successivement dans les suivants :

Γ A B C D E
Anticipation.
C D E F G *a*
Anticipation.
F G *a b c d*
Anticipation.
c d e f g a, etc., etc.

Or, toutes ces séries de notes étaient invariablement solmisées au moyen des syllabes *ut ré mi fa sol la*. Mais le premier hexacorde appartenant à la propriété de bécarre, le B ou *si* était naturel; le second appartenant à la propriété de nature, le B ou *si* ne s'y présentait pas ; le troisième étant affecté à la propriété de *b mol*, le *b* ou *si* était bémolisé, et de même dans les tétracordes suivants. Le solmisateur était donc obligé de déguiser ces divers changements, c'est-à-dire, ces *muances* de *si* ♮ *ut*, de *la si* ♭, sous les dénominations invariables de *mi fa*, comme aussi il solfiait *ut ré*, les intervalles de *sol la*, de *ut ré*, de *fa sol*, etc., etc.

Concluons de ce qui précède, que le système des *muances* peut être assimilé, sous certains rapports, à la *musique feinte*, puisque le principe de ce qu'on appelait ainsi, était de *feindre* certaines notes au moyen d'autres lettres ou d'autres clefs que celles où elles devaient être selon l'ordre des degrés ordinaires de la gamme ou du système, et cela, comme le dit Jumilhac (*La science et prat. du pl.-ch.*, part. II, ch. 11), pour *maintenir en une bonne suite les intervalles diatoniques*, comme *aussi de conserver l'accord et les consonnances entre les diverses parties de la musique*.

MUE DE LA VOIX. — « Changement qui s'opère dans la voix à l'âge de puberté. Ce changement dans la voix des hommes se fait en substituant des sons graves et mâles aux sons aigus de la voix enfantine, de telle sorte que l'ensemble de la voix se trouve baissé d'une octave ou d'une octave et demie. Chez les femmes, la mue est presque insensible, et ne se manifeste que par une plus grande intensité dans le timbre après qu'elle a cessé. Pendant la mue proprement dite, et dans le moment de la crise, la voix est rauque et l'émission du son pénible, ou même tout à fait impossible. Il est nécessaire de suspendre pendant cette crise toute étude du chant.» (Fétis.)

MUSETTE. — « Air pastoral qui tire son nom de l'instrument sur lequel on le jouait (la *musette*, la *cornemuse*). Il était ordinairement en mesure de $\frac{6}{8}$, d'un mouvement assez lent, avec une basse en pédale soutenue. Cette espèce d'air n'est plus guère en usage.» (Fétis.)

M. Fétis oublie la plupart des organistes qui, chaque fois qu'ils ont la fantaisie de peindre un orage, font précéder les coups de tonnerre d'un air de musette. Scène champêtre, scène pastorale. Pendant longtemps elle a été de tradition dans les *Te Deum* solennels, sur le verset *Judex crederis esse venturus*, comme si la trompette du jugement dernier devait d'abord mettre en fuite les bergers et les troupeaux : c'est du Michel-Ange détrempé dans du Florian. Ces messieurs se permettent aussi la musette à l'un des moments les plus solennels de la messe, à la communion du prêtre.

Musette, jeu d'orgue. — « La *musette* est un jeu d'anche en cône renversé, qu'on fait en étain fin et auquel on donne toute l'étendue du clavier, soit du positif, soit du grand orgue. On le pose indifféremment à l'un ou à l'autre. Ce jeu sonne huit pieds, quoiqu'il n'ait que quatre pieds. Il a le son un peu plus faible que le cromorne et imite assez bien la vraie musette. On ne l'emploie que rarement dans les grandes orgues. » (*Man. du fact. d'orgues;* Paris, Roret, 1849, t. Ier, p. 57.)

MUSICIEN. — Nous savons de quelle manière les musiciens traitent aujourd'hui le plain-chant, qu'ils dénaturent, qu'ils harmonisent, qu'ils habillent à la moderne, comme s'il s'agissait d'arranger d'anciens airs gaulois.

On sera peut-être curieux de voir ce que Lebeuf disait des musiciens de son temps.

Mémoire sur l'autorité des musiciens en matière de plain-chant (par l'abbé Lebeuf). —Ce mémoire est précédé de l'*Extrait d'une lettre écrite aux auteurs du Mercure*, dans laquelle on lit : « Il m'a paru que ce Mémoire répond décisivement au fond de la question qui a été proposée , laquelle tend à prescrire de justes limites aux musiciens, et à détromper le public de la trop bonne opinion qu'il a d'eux. Je ne vous cellerai point qu'avant mon voyage à Auxerre (quoique musicien et élevé dans une célèbre Maîtrise pendant plus de douze ans), j'étois dans le préjugé commun, mais j'en suis entièrement revenu, et je reconnois aujourd'hui que le goût de la musique et le goût du plain-chant sont deux goûts bien différents ; que pour être habile dans la composition de l'une on ne l'est pas pour cela dans la composition de l'autre, qu'il y a certains enchaînemens, certaines manières de traitter, certaine tournure, en un mot une mechanique particulière dans l'art du plain-chant , qui n'est reconnoissable que par ceux qui ont étudié les écrits des anciens compilateurs, comme de Guy Arétin, ou par ceux qui ont conversé quelque temps avec ceux qui les ont bien lus; laquelle mécanique n'est pas même fort-aisée à attraper après qu'on a reconnu qu'elle existe. » (P. 1 et 2.)

Mémoire sur l'autorité, etc., etc.— « L'erreur n'est que trop commune aujourd'hui de croire que les musiciens , et surtout les maîtres de musique, sont les hommes les plus propres à juger sainement du chant ecclésiastique. (P. 3.)....... « Les personnes qui sont persuadées de la pleine suffisance des musiciens ont dans l'esprit qu'il n'est pas probable que des gens qui ont appris la gamme dès l'enfance, et qui, pendant sept ou huit ans et même quelquefois davantage, en ont fait leur exercice et leur occupation journalière dans un lieu qu'on appelle la *psallette* ou la maîtrise, ne puissent connoître parfaitement ce que c'est que le plain-chant; qu'en ayant tant ouï chanter et en ayant chanté eux-mêmes, ils doivent savoir en quoi il consiste, et connoître ce qui fait la différence des pièces les unes d'avec les autres. Ces mêmes personnes se persuadent que le son des instrumens par lequel on les forme à la musique a dû leur inculquer la connoissance des différentes situations des sons qui constituent les modes du chant ecclésiastique. On peut ajouter à cela l'application qu'elles font du proverbe *Qui facit plus, et minus*, d'où elles concluent que les musiciens sachant composer des accords de consonnance (ce qui n'est pas une chose aisée), doivent, à plus forte raison, sçavoir ce qui est plus simple et plus facile, qui est le plain-chant. Voilà tout ce qu'on a pu lire dans leur pensée; car pour du langage ou de l'écrit, il a été impossible d'en tirer d'aucune des personnes qui sont pénétrées d'une si haute estime envers les musiciens.

« Ceux au contraire qui connoissent de plus près l'étendue des lumières des musiciens, se contentent d'avouer seulement qu'ils les croyent très en état d'exécuter le chant ecclésiastique, c'est-à-dire, de le chanter dans la pratique et de conduire ceux qui ne le sçavent pas. Mais ils soutiennent qu'il est rare qu'ils puissent en raisonner sçavamment, et que c'est une chose encore plus rare qu'ils puissent composer du plain-chant qui soit bon et loyal. En effet, dès qu'un musicien ne peut pas raisonner pertinemment sur le plain-chant, et qu'il se méprend dans les discours qu'il tient sur cette science, à plus forte raison il n'est pas en état d'en composer; et si l'expérience fait voir que le plain-chant, que des musiciens ont composé dans ces derniers temps, n'est pas un plain-chant, on est bien fondé à conclure de là que les musiciens n'ont donc pas, par leur nature de musicien, les qualités nécessaires pour raisonner scientifiquement sur le plain-chant, et que ces qualités ne sont pas attachées à leur profession.

« Un musicien en état de juger à fond sur le plain-chant doit être tel que Boèce le demande. Il doit avoir la facilité à porter son jugement, selon les règles des anciens, sur les différens modes du chant, sur les différentes manières dont les syllabes des mots sont disposées relativement au chant, sur le rapport des modes les uns avec les autres, et sur les espèces différentes des vers des poëtes. *Is musicus est cui adest facultas secundum speculationem... musicæ convenientem, de modis ac rhythmis, deque generibus cantilenarum ac de permistionibus..... ac de poetarum carminibus judicandi.* (Boet., *De musica* l. 1, c. 34.) Cela revient à la règle d'Aristide, qui dit : *Oportet et melodiam contemplari et rythmum et dictionem, ut perfectus cantus efficiatur.* Cela signifie que, pour composer un chant dans lequel il n'y ait rien à redire, il faut d'abord que ce chant ait la mélodie qui lui convient, par rapport au mode dont on veut qu'il soit; mélodie qui peut être considérée ou relativement à son intention, ou relativement à l'espèce de chant qu'on a intention de faire, parce qu'un répons doit, par exemple, être traité autrement qu'une antienne. Il faut en second lieu que la distribution des repos, des cadences, des chutes et poses de respiration soit compassée relativement à l'arrangement des mots et à leur construction, laquelle est tantôt naturelle et tantôt entremêlée; c'est ce qu'Aristide et les anciens appellent *rythmus*. Et enfin il faut être attentif à exprimer ce qui est signifié par les mots, soit joye, soit tristesse, timidité ou hardiesse, orgueil ou humilité, et principalement à la force et à l'énergie de certains verbes et adverbes; c'est ce qu'Aristide entend par la *diction*, à laquelle il veut qu'on ait égard pour composer un chant parfait et accompli. » (Pp. 5-9.)

Suivent d'autres développements.

Et dans une conclusion signée Burette et Falconnet fils, on lit ce qui suit :

« Il n'est pas douteux que la musique ecclésiastique, connue sous le nom de plain-chant, ne doive son origine à l'ancienne musique des Grecs, de qui les Romains ont emprunté la leur. Ainsi pour connoître à fond cette musique d'église, et pour en juger sainement, il faut non-seulement remonter jusqu'à sa source, mais de plus faire en sorte de découvrir les divers changements qui y sont arrivés de siècle en siècle; c'est-à-dire, qu'il faut être également instruit, et de la théorie de l'ancienne musique, tant grecque que romaine, et de l'histoire du plain-chant, depuis ses commencements jusqu'à nos jours. Or, ce sont deux points presque totalement ignorés de nos musiciens modernes, occupés uniquement du soin de perfectionner l'espèce de musique dont ils ont embrassé la profession..... A Paris, ce 12 février 1729. »

Qui ne sent que le mot de *tonalité* se présente à chaque ligne à l'esprit du lecteur?

A quelques années de là, un ecclésiastique de province, consulté par les réformateurs des Bréviaires, *présente une requête à Mercure*, ce *messager des muses*, toujours dans cette question du plain-chant, et pose la question comme on va le voir. Nous savons comment Lebeuf l'a résolue. Tout cela est fort instructif et fort curieux.

« *Question touchant l'autorité des musiciens en matière de chant d'église.* — Il y a dans l'esprit de plusieurs personnes des préjugés si profondément enracinés en faveur de ce qu'on appelle aujourd'hui *musiciens d'église*, qu'on a des peines infinies à les en faire revenir. Ces personnes se reposent tellement sur la capacité de ces sujets, qu'elles n'osent jamais parler de chant d'église, chant grégorien, plain-chant, que selon ce qu'elles leur en entendent dire. Comme c'est une illusion, qui, quoique nouvelle, peut avoir de grandes suites, j'ai cru qu'il étoit nécessaire de présenter requête à Mercure, et de me servir de sa médiation pour notifier au public la chose sur laquelle je demande le jugement des doctes. Ce n'est pas, Messieurs, que je comprenne tous les musiciens dans une même classe. J'en ai trouvé d'assez équitables pour se rendre aux remarques que je leur ai fait faire, et qui ont déclaré qu'ils ne croyoient pas que la manière dont on leur donne connoissance du plain-chant dans les maîtrises ou écoles de *Psallette*, pendant leur jeunesse, fût suffisante pour les faire regarder dans la suite comme des juges compétents sur ces sortes de matières. Je me trouve lié par le commerce de la vie avec un certain nombre de personnes dans la plupart desquelles il a fallu détruire le préjugé en question. Cela s'est fait aisément à l'égard du grand nombre qui est de bonne volonté; mais il en reste encore d'autres à convaincre dont je n'espère en gagner qu'un certain nombre, parce qu'il y en aura encore quelqu'un qui voudra absolument rester dans son sentiment. J'avoue qu'un si petit objet étoit de trop peu de conséquence pour mettre aux champs le messager des muses; mais comme ce qui est arrivé ici peut arriver ailleurs, j'ai cru qu'il étoit bon d'avoir là-dessus le sentiment des connoisseurs. Voici donc précisément le sujet de la question :

« *Si les musiciens peuvent et doivent être écoutés et suivis dans les raisonnements qu'ils tiennent sur le plain-chant ou chant d'église? S'ils sont en état de raisonner et d'être crus sur les manières dont il est varié dans les églises différentes; et s'ils en sont juges tout à fait compétents et irréfragables; et s'il n'y a pas deux extrémités à éviter : l'une de ne les croire juges en rien; l'autre de les croire juges en tout; et en quoi donc ils peuvent être consultés et écoutés.* » (*Mercure de France*, juin 1733.)

MUSICO. — « Nom qu'on donnait autrefois aux castrats et qu'on donne encore quelquefois aux femmes qui chantent en voix de *contralto*. » (Fétis.)

MUSIQUE. — « I. La musique est définie par S. Augustin (436) la science de bien chanter. Car quoy que le mot de *modulari*, dont le Saint se sert en cette definition, signifie mouvoir (437) en general, et toute sorte de mouvemens qui sont reglez et bien ordonnez; toutefois il a plû à l'usage, qui est le maistre des langues, de l'approprier plutôt au mouvement (438) de la voix et des sons dont le chant est composé, qu'aux mouvemens d'aucune autre chose, de mesme, dit-il, que dans la Langue latine le mot de *diction* appartient plus particulièrement aux orateurs, bien qu'il soit commun à tous ceux qui parlent; puisqu'ils ne le peuvent faire qu'en se servant de dictions. Le mot de *bien* doit pareillement estre remarqué, car il designe la maniere qu'on doit garder au chant, laquelle ce S. Docteur (439) reduit à deux points, sçavoir aux mesures ou nombres des temps, et des intervalles du chant, et à la convenance ou rapport qui doit estre entre le chant et le sujet auquel il est appliqué. Enfin le mot de *Science* marque plûtost l'intelligence et la raison de tout ce qui concerne le chant, que non pas la pratique, ou le seul exercice de la voix.

« II. Boëce étend et met un peu plus au long la definition de la musique qu'il appelle Harmonique, en disant, que c'est une faculté ou une science qui considere et examine (440) les differences des sons graves et aigus par le moyen du sens et de la

(436) « Musica est scientia bene modulandi. » (August., lib. i *Musicæ*, cap. 2.)

(437) « Modulatio non incongrue dicitur movendi quædam peritia; vel certe quo fit ut bene aliquid moveatur : non enim dicere possumus bene moveri aliquid, si modum non servat, *etc.* Ergo scientiam modulandi jam probabile est esse scientiam bene movendi, ita ut motus ipse per se appetatur; atque ob id per se delectet. » (Aug., *ibid.*)

(438) « Ut intelligas modulationem posse ad solam musicam pertinere, quamvis modus unde flexum est verbum, possit etiam in aliis rebus esse : quemadmodum dictio proprie tribuitur oratoribus, quamvi dicat aliquid omnis qui loquitur, et a dicendo dictio nominata sit. » (August., *ibid.*)

(439) « Musica est scientia bene movendi, sed quia bene moveri dici potest, qui quid numerositatis temporum, atque intervallorum dimensionibus movetur, jam enim delectat, et ob hoc modulatio non incongrue vocatur, fieri autem potest ut ista numerositas atque dimensio delectet quando non opus est; ut si quis suavissime canens, aut saltans, velit eo ipso lascivire, cum res severitatem desiderat; non bene utique numerosa modulatione utitur, id est ea motione, quæ jam bona, ex eo quia numerosa est, dici potest, male ille, id est incongruenter utitur; unde aliud est modulari, aliud bene modulari. Nam modulatio ad quemvis cantorem, tantum qui non erret in illis dimensionibus vocum, ac sonorum; bona vero modulatio ad hanc liberalem disciplinam, id est, musicam pertinere arbitranda est. » (Aug., *ibid.*, c. 3.)

* « Opportunæ modulationis, vel importunæ conformatio hujusmodi vires habet, ut illa quidem pulchram, hæc contra turpem et indecoram efficiat orationem; quin etiam consonum atque dissonum eodem modo, quandoquidem modulus id est, ῥυθμός, et concentus 1, id est, ἁρμονία orationem, non contra oratio hos consequitur. » (Plato, lib. iii *De republica.*)

* August., l. ii *Mus.*, cap. 4.

(440) « Harmonica est facultas differentias acutorum ac gravium sonorum sensu ac ratione perpendens, sensus enim et ratio quasi quædam facultatis harmonicæ instrumenta sunt. Sensus namque confusum quiddam ac proxime tale, quale illud est, advertit : ratio autem dijudicat integritatem, atque universas persequitur differentias. » *Et infra.* « Nam ut singulæ artes habent instrumenta quædam, quibus partim confuse aliquid informent, ut asciculam; partim vero quod est integrum deprehendant, ut circinum : ita etiam harmonica vis duas habet judicii partes, unam quidem hujuscemodi per quam sensus comprehendit subjectarum differentias vocum; aliam vero per quam ipsarum differentiarum modum, mensuramque considerat, *etc.* Idcirco non est aurium sensui dandum omne judicium; sed exhibenda est etiam ratio, quæ errantem sensum regat, ac temperet, qua labens sensus, deficiensque veluti baculo innitatur. » (Boetius, lib. v *Musicæ*, cap. 1 et lib. i, cap. 9.)

* Ptolem., lib. i *Harmonic.*, cap. 1.

raison qui sont comme les deux instrumens de cette science; car le sens n'apperçoit son objet que d'une maniere confuse et peu distincte; mais la raison le discerne entierement, et en pese et examine toutes les differences : De sorte que cette science contient en soy deux especes de jugement, l'un par lequel le sens connoist les differences des voix qui luy sont representées, l'autre par lequel la raison considere la maniere et la mesure des mesmes differences. C'est pourquoy l'on ne doit pas laisser l'entier jugement au sens de l'oüye, mais il y faut encore joindre celuy de la raison, par le moyen duquel on redresse l'oüye lors qu'elle se trompe, et on l'appuye comme avec un baston, quand elle chancelle et qu'elle est en danger de tomber : Car le but de la science du chant n'est autre (441) que d'éviter tout ce qui peut y choquer l'oreille et la raison; et de les entretenir toutes deux dans une si bonne intelligence et dans une union si estroite, que la raison reconnoisse et approuve toûjours ce qui agrée au sens; et que le sens ne trouve jamais à redire aux proportions que la raison aura approuvées.

« III. Les definitions que Euclide, Aristide, le venerable Bede et les autres donnent de cette science reviennent aux precedentes, car les uns disent que la (442) musique est la science de la modulation, qui consiste dans le son et dans le chant, ou la science qui traitte des nombres qui se rencontrent aux sons. Les autres (443) l'appellent une science liberale et honneste, qui fournit abondamment tout ce qui est necessaire pour bien chanter; qui discerne et distingue les sons graves d'avec les aigus, ou qui consiste dans les nombres et dans les mesures en deux manieres, l'une par rapport aux intervalles, selon la proportion ou distance qui est entre les sons; l'autre par rapport à la durée du temps, suivant la mesure ou la proportion qu'ont les nottes breves ou longues des mesmes sons.

« IV. Apres les definitions de la musique, il ne sera pas inutile d'ajoûter icy celle du Musicien. Le Musicien donc (444) n'est pas tant celuy qui exerce sa voix au chant, ou qui joüe des instrumens que celuy qui en a une exacte intelligence, qui en connoist les principes, et qui, par la direction de la lumiere de la raison sçait et peut juger sainement et selon les regles du chant des modes, des rithmes, des genres, et de leurs meslanges; des vers des Poëtes, et de toutes les autres choses qui appartiennent au chant. » (JUMILHAC, *La sc. et prat. du pl.-ch.*, chap. 4, part. I.)

MUSIQUE MESURÉE, FIGURÉE. — « La *musique mesurée, figurée*, a été nommée ainsi par opposition à la musique *plane* et *unie* qui garde la même mesure dans les sons; la mesurée, *mensurabilis*, suivant Francon, *est cantus longis, brevibusque temporibus mensuratus. — Dividitur autem mensurabilis musica in mensurabilem simpliciter et partim mensurabilem. Mensurabilis simpliciter est discantus eò quod in omni parte suo tempore mesuratur. Partim mensurabiliter dicitur organum pro tanto quod non in qualibet parte sua mensuratur.* (*Scriptores eccles siast.*, apud GERBERT., vol. III, p. 2. [445].)

(441) « A Ptolemæo autem quodammodo harmonicæ definitur intentio; ea scilicet ut nihil auribus rationique possit esse contrarium. Id enim secundum Ptolomæum harmonicus videtur intendere, ut id quod sensus judicat, ratio quoque perpendat; et ita ratio proportiones inveniat, ut ne sensus reclamet; duorumque horum concordia omnis harmonicæ intentio misceatur. » (BOETIUS, lib. V *Mus.*, cap. 2.)

(442) « Musica est peritia modulationis sono cantuque consistens. » (ISID., lib. III *Orig.*, cap. 14.)

* « Musica est disciplina, quæ de numeris loquitur. qui inveniuntur in sonis. » (BED., *præfat. in lib.* III.)

(443) « Musica est liberalis scientia cantandi copiam subministrans. » *Et infra.* « Harmonica est illa quæ discernit inter sonos gravem et acutum; vel quæ consistit dupliciter in numeris et mensuris. Una localis, secundum proportionem sonorum, vocumque; alia temporalis secundum proportionem longarum breviumque figurarum. » (BEDA, in *Musica practica.*)

* « Musica nihil est aliud, quam scientia concordantium rationum, quæ in harmonia et rythmo versantur. » (PLATO, in *Convivio*, longe aute medium.)

* « Musica est ars qua novimus canentes regere in choris. » (PLATO, in *Theage*, circa initium.)

« Musica est scientia contemplandi et exercendi concentum : concentus vero est id quod certum habet ordinem ex sonis, et intervallis compositum. » (EUCLIDES, in *Musica.*)

* Musica est notitia et ars decori in vocibus et motibus Scientia igitur est seu notitia certa existit, quæque errorem non admittat. » (ARISTID. QUINTIL., lib. I *De musica.*)

(444) « Is vero musicus est, qui ratione perpensa canendi scientiam, non servitio operis, sed imperio speculationis assumit. » *Et infra.* « Is musicus est cui adest facultas secundum speculationem rationemque propositam ac musicæ convenientem de motis ac rythmis, deque generibus cantilenarum ac de permixtionibus, ac de omnibus de quibus posterius explicandum est, ac de poetarum carminibus judicandi. » (BOETIUS, lib. I, cap. 34.)

* « In tonorum acutorum et gravium rationibus ita se res habet; qui enim voces aptis sonorum modulis una temperatas, aut contra cognoscit, musicus ille est; qui vero illarum rerum minime est peritus musices expers est. » (PLATO in *Sophista*, paulo post medium.)

(445) Nous rétablissons ici ce texte tel qu'il a été rectifié par Bottée de Toulmon : « Ce texte, (dit ce savant, dans une note manuscrite qui nous est tombée sous la main, ne diffère donc de celui qui se trouve dans le traité donné par Gerbert que par le mot *non* qui donne un sens tout contraire à la dernière phrase et qui peut rendre intelligible la différence qui doit exister entre la *musica mensurabilis simpliciter* et la *musica partim mensurabilis* Cette dernière rédaction se trouve appuyée par le texte d'un des ouvrages de Jean de Muris, dans lequel il dit : *Et propterea cantus hic mensurabilis dicitur quia in eo distinctæ voces simul sub aliqua temporis morula certa vel* « *incerta* » *proferuntur. Dico autem incerta propter* « *organum duplum,* » *quod ubique non est certa temporis mensura, mensuratum ut in fioraturis, in penultimis, ubi supra vocem unam tenoris in discantu multæ sonantur voces. Vox* est ici pris pour *nota*, ce qui semblerait dire que le reste est un faux-bourdon. »

La *figurée* en varie les mesures, dit Jumilhac; de sorte que, pendant qu'une ou plusieurs de ses parties chantent ou profèrent quelques sons ou voix, les autres parties en chantent un plus grand ou un plus petit nombre; par exemple, un contre deux, ou contre trois, ou contre quatre, ou contre huit, ou contre seize, etc.; ou bien, deux contre trois, etc., suivant le temps et la valeur des notes de musique : *Officium aliud habet musica practica, aliud theorica: practica enim est harmonias componere, et artem quæ humanos possit movere affectus. Theorica vero est in summa comprehendere cognitionem speciarum harmonicarum, et id ex quo componuntur : vel est etiam figuras longas et breves, nec non corpora et mensuras earumdem, qualitates et quantitates, similitudines et dissimilitudines proportionum sonorum et vocum, et orthographiam cognoscere, et conservare et regulariter eam describere : ita quod omnis cantus qualiscumque fuerit diversificatus, congrue per illam possit declarare.* » (Beda, in *Musica pract.*, apud Jumilhac, 2ᵉ édit., 1847, in-fol., p. 37.)

Il fallut sans doute un laps de temps assez considérable avant que la doctrine et la méthode de Guido pussent se propager par le moyen de l'écriture et de la tradition après la mort de ce moine illustre. N'oublions pas qu'à cette époque, il y avait autant de systèmes musicaux que d'écoles, et que, dans ce temps de communications si difficiles, et où la publication de la pensée n'avait d'autres ressources que la transmission orale ou le manuscrit, on enseignait souvent dans une église, comme une chose nouvelle et hardie, ce que, dans telle autre église, on connaissait peut-être depuis cinquante ans et plus.

Toutefois la doctrine et la méthode guidoniennes provoquèrent dès la seconde moitié du XIᵉ siècle un effort général de l'esprit humain, et donnèrent une activité remarquable à l'intelligence. Il ne s'agit plus vraiment de souder violemment à l'antique théorie gréco-romaine le système de chant ecclésiastique répandu presque dans toute l'Europe, ainsi qu'on l'avait tenté jusqu'alors : c'était le système musical moderne, encore informe et grossier, qui tendait à se dilater dans ses germes les plus intimes; c'était comme la manifestation des symptômes d'une crise qui s'opérait en lui et qui pouvait faire pressentir déjà dans les temps futurs le développement complet de son organisation régulière et scientifique.

Celui qui parcourt cette époque de l'histoire de la musique si féconde en découvertes et en résultats, voit tout à coup apparaître d'heureux essais d'harmonie avec une espèce de contrepoint à valeurs mélangées, ainsi que des notes de formes et de valeurs différentes pour approprier la notation à un semblable progrès musical. Dès lors aussi l'on s'aperçoit que pour faire usage des dissonnances de passage, ou autrement dites *artificielles* dans le contrepoint, il fallait opposer deux, et même trois et quatre notes contre une, d'où résultait cette espèce de contrepoint appelé postérieurement *contrepoint fleuri* par les théoriciens (*contrapunctus floridus*), au lieu du contrepoint simple, *nota contra notam* (446).

Mais ce contrepoint ou *déchant* (*discantus*), ainsi qu'il était nommé dans la première période, réclamait impérieusement l'emploi de notes de figures et de valeurs différentes et qui reçurent successivement les formes que nous allons mettre sous les yeux du lecteur :

Duplex longa ou *maxima*.
Longa. . . . . . .
Brevis. . . . . . .
Semibrevis. . . . . ◆◆ | ◆◆ | ◆◆ | ◆◆

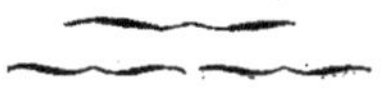

Jusqu'à la fin du XIIIᵉ siècle, la notation ne se composa que des combinaisons de la longue, de la brève et de la semi-brève. On ajouta plus tard la *minima*, qui tantôt représentait la moitié et tantôt le tiers de la semi-brève. Il fallait seize *minimes* pour faire la valeur d'une *maxime*, qui ne fut ajoutée que dans le XIVᵉ siècle. Après cette époque, on laissa vides les têtes des notes noires, (en italien : *oscure*, *oscurate*) ci-dessus, ◇, et l'on employa la *minima*, la *semiminima*, la *fusa*, la *semifusa*.

Ce que nous appelons aujourd'hui la mesure, n'était indiqué par aucun signe particulier : on combinait la valeur des notes par des temps répétés d'après les figures qui les représentaient. La *Brevis*, que l'on appelait *Tempus*, était, en quelque sorte, la mesure moyenne.

Le *temps* était *parfait* ou *imparfait*. Le *temps parfait* était la mesure que l'on peut marquer $\frac{3}{1}$, et le *temps imparfait* pouvait être marqué $\frac{2}{1}$, ou ce que nous appelons double, *alla breve*. Ainsi chaque figure de note était *parfaite* ou *imparfaite*, selon qu'elle valait trois ou deux notes du degré inférieur. Il s'ensuivait que dans le système de la *perfection*, la maxime valait trois longues, neuf brèves, vingt-sept semi-brèves, etc. Selon que la longue était *parfaite* ou *imparfaite*, c'est-à-dire qu'elle valait trois brèves ou deux brèves, le mode était *parfait* ou *imparfait*. Si la brève valait trois semi-brèves, le *temps* était *parfait* : n'en valait-elle que deux? il était *imparfait*. Le même système s'appliquait à la *prolation* parfaite ou imparfaite, c'est-à-dire à la division de la semi-brève en minimes. Après cette figure, la division était toujours binaire, et par conséquent, il n'y avait jamais lieu de la qualifier de parfaite. Plus tard le mode, qui, jusqu'alors, n'indiquait que la division de la

(446) Nous devons prévenir que nous suivons ici dans l'exposition des éléments de la musique mesurée, l'*Histoire* de Kiesewetter, tout en rectifiant cet auteur sur quelques points, d'après des notes manuscrites qui nous avaient été remises dans le temps par notre regrettable ami, feu Bottée de Toulmon.

longue, fut partagé en *mode majeur* et en *mode mineur*. Le premier servit pour la maxime et le second pour la longue. Ils furent, au reste, parfaits ou imparfaits. Cette addition n'eut lieu qu'après Jean de Muris, car cet auteur, dans son ouvrage intitulé : *Practica cantus mensurabilis*, ne fait pas encore cette distinction; ce fut Tinctoris qui la donna postérieurement. Les lois de division pour les figures étaient donc :

Le *mode majeur* pour la *maxime*
Le *mode mineur* pour la *longue*,
Le *temps* pour la *brève*,
La *prolation* pour la *semi-brève*.

Ces quatre divisions se combinaient ensemble en parfaites et imparfaites.

Quant à la manière de marquer la perfection ou l'imperfection du mode, du temps et de la prolation, « on l'indiquait, dit M. Fétis, soit par l'adjonction d'un point qui se plaçait après la longue et que l'on appelait *point de perfection;* soit par des lignes qui se plaçaient au commencement ou dans le cours des morceaux de musique. Quelquefois la perfection ou l'imperfection accidentelle des notes était marquée par leur couleur : cela avait lieu lorsque les règles ordinaires de la notation étaient insuffisantes pour faire reconnaître la nature des figures des notes, particulièrement dans les liaisons. Alors les notes peintes en noir étaient toutes du mode parfait, et les rouges ou les noires vides à leur centre étaient du mode imparfait. Il en était de même à l'égard du temps et de la prolation (447). »

Cette théorie de la mesure, qui suffit du reste au plan de ce livre, s'embrouilla tellement par la suite qu'elle devint un écueil pour le chanteur comme un chaos pour l'historien. Cette complication successive des *augmentations*, des *diminutions*, des *altérations*, des *sesqui-altérations*, donna lieu à autant de problèmes qui multiplièrent les difficultés inextricables de l'exécution, seul but, chose singulière! que les compositeurs du temps aient semblé avoir en vue. Ce fut bien pis encore, lorsqu'on introduisit les deux espèces de notes *blanches* et *noires*; car ces dernières, dans le cas de la *perfection*, valaient un tiers, et, dans le cas de l'*imperfection*, un quart moins que les premières; et surtout lorsque vint la *ligature*, c'est-à-dire la réunion de plusieurs notes carrées, présentées de manière à ne former qu'une figure, dans laquelle chaque note isolée avait une valeur différente, suivant qu'elle était placée au commencement, au milieu ou à la fin, suivant qu'elle était ascendante ou descendante, qu'elle avait une queue ou qu'elle n'en avait pas; enfin, suivant que cette queue était dirigée en bas ou en haut, qu'elle était mise à droite ou à gauche, et que cette même note était blanche ou noire, etc., etc.

Il est vrai de dire pourtant que la partie la plus compliquée de la théorie de la mesure, à cette époque, disparut au moyen des trois signes : le trait de mesure, l'arc de ligature, et le point en guise de signe d'augmentation.

Je répète encore que ce système s'accrut graduellement, et qu'il n'atteignit son développement complet qu'au xve siècle.

Quoi qu'il en soit, il y avait loin de ce système à celui de la notation par les points ronds ou carrés placés sur des lignes, à celui de points noirs posés sur des lignes parallèles et non entre leurs intervalles, et dans lequel se trouvait dessinée, au commencement de chaque ligne, en guise de clef, la lettre qui désignait la note indiquée par le point; enfin, à celui qui consistait dans un système de quatre lignes dont deux coloriées, servant, l'une à indiquer la clef d'*ut*, et l'autre la clef de *fa*, et dans lequel les neumes étaient écrits dans les interlignes.

Les diverses valeurs et figures de notes que nous avons fait connaître ci-dessus, devaient se rapporter nécessairement à un système de musique où le *temps* n'était point considéré d'une manière absolue et abstraite comme dans le chant ecclésiastique. Ce système était, en effet, ainsi que nous venons de le dire, le système de musique mesurée qui se trouve, pour la première fois, exposé par Francon, écrivain de la période dont nous nous occupons spécialement. Or je dis que l'apparition de ce système, dont on chercherait vainement des traces dans les auteurs ecclésiastiques précédents, fut une révolution véritable. Mais, pour bien apprécier l'importance de cette révolution, il est nécessaire de pénétrer dans l'essence intime de la musique, et d'examiner les éléments constitutifs sur lesquels elle repose. Je prie le lecteur de vouloir bien me suivre dans cette courte digression.

Si, nous renfermant dans le cercle des notions qui découlent de la constitution de notre art moderne, nous cherchons à découvrir quels sont les éléments qui en sont le fondement et la base, nous nommerons d'abord le *son* et le *temps*. Le son et le temps, tels sont les principes que le musicien emploie à l'extérieur pour rendre sensibles les conceptions intellectuelles de l'art, en les prenant, le premier, pour matière, le second, pour règle de la forme qu'il donne à ces mêmes conceptions. Mais le son, production d'un corps sonore, n'est appréciable à l'oreille de l'homme que par les vibrations qu'il communique à l'air selon certaines proportions dépendantes du nombre; il n'acquiert les propriétés mélodiques, c'est-à-dire ne s'élève ou ne s'abaisse, ne procède de l'aigu au grave ou du grave à l'aigu, ou ne se combine avec d'autres sons simultanés que suivant certaines proportions également dépendantes du nombre; et le temps ne se mesure et ne produit le rhythme musical, au moyen duquel la durée de cha-

(447) *Résumé de l'histoire de la musique*, p. CLXXXI.

que son est réglée, que selon certaines lois de mouvement qui dépendent encore du nombre; en sorte que le nombre se trouve partout inhérent aux éléments musicaux, et leur est évidemment antérieur et nécessaire puisqu'ils n'existent pas sans lui et qu'ils ne se meuvent que par lui.

Donc le *son*, le *temps* et le *nombre;* le son et le temps soumis à la loi des combinaisons du nombre, voilà, si nous ne nous trompons, la base constitutive de l'art tel que nous le possédons.

Mais le temps, ayant été longtemps étranger à la musique, dont il est maintenant un des éléments constitutifs, et n'y ayant pénétré qu'à une certaine époque, il s'ensuit que dès l'instant même où cet élément s'est introduit dans l'art, il s'est opéré dans l'essence même de cet art une révolution considérable, une transformation, un développement, comme on voudra l'appeler; car toute chose qui acquiert un nouveau principe nécessaire à sa constitution, change, se développe ou se transforme.

En second lieu, le temps, qu'est-il en lui-même, si ce n'est le mode d'après lequel se détermine la condition de l'être successif? Qu'est-il? si ce n'est la raison de cet être successif, et à la fois, dans l'art, son expression? Il suit de là encore que le temps exprimant les modifications de l'être successif, ce nouvel élément est en opposition avec un système d'où la mesure était exclue et dans lequel la valeur des sons était considérée d'une manière absolue et abstraite. Or, de même que la mesure et le temps ne peuvent convenir qu'à l'expression de l'être successif, changeant et limité, aux modifications de la durée et de l'espace, au mouvement; à l'agitation, à la variété: de même aussi la valeur du son prise d'une manière abstraite et absolue, telle qu'elle l'était dans le système du chant ecclésiastique, ne peut convenir qu'à l'expression de ce qui est permanent, immuable, illimité, infini. Ainsi l'on peut dire que par le fait même de l'introduction du temps dans la musique, une nouvelle expression se fit jour dans l'art, l'expression du sentiment humain qui succéda à l'expression du sentiment divin. Et cela est si vrai que les principaux historiens de la musique disent, comme nous l'avons vu, que l'on se servit de la dénomination de *musique mesurée* par opposition à celle de *musique plane* ou de *plain-chant* (*planus cantus*), c'est-à-dire de cette musique égale, uniforme dans son expression, et qui, en vertu de sa destination spéciale, était inhérente aux formes mêmes de la liturgie chrétienne.

Remarquons bien ici que le sentiment du mètre et du rhythme poétique pourrait bien avoir préparé l'avénement de la mesure. Les proses que l'on chantait à cette époque étaient rhythmées; le chant ambrosien avait aussi fait naître le sentiment d'une mesure métrique dans les esprits: mais néanmoins, il y a une grande distance du mètre purement poétique et de l'accent prosodique, à la mesure musicale. « L'égalité des temps musicaux, dit M. Fétis, s'établit si bien qu'il n'apparaît pas un signe de durée dans tout le chant noté des antiphonaires et des graduels qui sont parvenus jusqu'à nous, depuis le VIIIe siècle jusqu'à la fin du XIIIe. L'habitude était si bien établie à cet égard, que ce ne fut pas sans peine qu'on en revint au chant prosodié, que beaucoup de personnes éminentes dans l'Eglise crurent qu'un chant de cette nature n'avait pas la dignité convenable au service divin, et que les Chartreux s'obstinèrent même, jusqu'à la suppression de leur ordre en France, à le repousser et à chanter toutes les syllabes en notes égales (448). »

En un mot, à l'égard de la différence qui existe entre le système de la mesure dans la théorie grecque, système que saint Ambroise tenta de ressusciter, et le système de la musique mesurée proprement dite, on peut dire que, chez les Grecs, le rhythme poétique absorbait le sentiment de la mesure musicale, tandis que dans notre système, la mesure musicale absorbe le sentiment du rhythme poétique. Ces deux éléments, au contraire, étaient complétement absorbés dans l'expression calme, égale, soutenue et majestueuse du chant grégorien.

Qu'après cela, l'origine de la musique mesurée doive être attribuée à un simple hasard, à une cause accidentelle et toute matérielle, que cette origine ne corresponde pas à un besoin de la civilisation, à une nouvelle manifestation, à une nouvelle tendance sociale, c'est ce qu'il m'est impossible d'admettre. M. Fétis qui a très-bien établi que les diverses tonalités et la constitution des échelles musicales qui s'y rapportent, ne sont pas sans analogie morale avec la civilisation et l'état des mœurs des peuples auxquels elles appartiennent; M. Fétis, celui des historiens de la musique, sans contredit, qui a le mieux compris une dernière et plus complète transformation de l'art au moyen âge dont nous parlons en son lieu, a dit, à propos de la musique mesurée, que si les chants d'amour, de joie, de douleur et de guerre propres à certains peuples étaient dépouillés de rhythmes comme les mélodies ecclésiastiques, il faudrait en conclure que ces peuples ont été sans passions, ce qui n'est pas admissible (449). Cette observation est très-juste: la conséquence de ceci, c'est que la théorie de la musique mesurée a dû prendre naissance à une époque où l'expression du sentiment humain, individuel et passionné avait déjà pénétré dans la vie sociale et dans les conceptions de l'intelligence. C'est effectivement ce qui eut lieu. L'écrivain que je viens de nommer nous montre en effet qu'antérieurement à Francon, il existait hors de l'Eglise un genre de musique mondaine où

(448) *Résumé de l'histoire de la mus.*, p. CLXXXIII.

(449) *Ibid.*

le temps et le rhythme jouaient un rôle important. C'est ainsi qu'il cite, 1° une chanson latine composée par Angelbert sur la bataille de Fontenai en 842 contenue dans un manuscrit de l'église Saint-Martial de Limoges et qui se trouve maintenant à la bibliothèque de Paris sous le n° 1154, fol. 136, v°. Cette pièce intitulée : *Versus de bella qui fuit acta Fontaneto*, et dont les vers ont été publiés par l'abbé Lebeuf dans son *Recueil de plusieurs écrits pour servir d'éclaircissement à l'histoire de France*, tom. Ier, p. 164, est, selon M. Fétis, le plus ancien monument authentique de la musique mesurée et de la poésie chantée du moyen âge. Il remarque qu'elle est dans la mesure à trois temps et que, par un artifice de la poésie, le repos final de la phrase se présente de trois en trois vers. Ce genre de disposition rhythmique, ajoute-t-il, a été considéré longtemps après comme une nouveauté ; 2° une lamentation sur la mort de Charles le Chauve, (même manuscrit), *Planctus Karoli*, composée dans le IXe siècle ; 3° la complainte de l'abbé Hugues du même temps ; 4° la chanson de Godeschalk ; 5° la complainte de Lazare et la chanson du duc Henri, par Paulin ; 6° la mélodie notée de vers anapestes qui sont au premier livre de la *Consolation philosophique* de Boèce : *O stelliferi Conditor orbis*, etc., et le chant de la septième ode du IVe livre du même ouvrage · *Bella quisquinis operatus annis*, etc. ; 7° une chanson mondaine en langue latine et notée, qui se trouve dans un autre manuscrit de Saint-Martial de Limoges (n° 1118 de la Bibliothèque impériale). Tous ces morceaux, assure M. Fétis, fournissent des preuves irrécusables de l'existence au IXe et au Xe siècles, d'un chant mesuré, rhythmé, et vraisemblablement populaire, qui était essentiellement différent du chant d'Eglise. En outre, Burney et Walker ont produit divers exemples d'une musique instrumentale des Cambro-Bretons, antérieure au XIe siècle, et qui prouvent que toutes les divisions du temps musical étaient connues, pratiquées et représentées par des signes avant que Francon n'écrivît.

A ces preuves, nous ajouterons quelques renseignements fournis par l'abbé Lebeuf. Cet auteur, qui cite la bataille de Fontenoy et la complainte de l'abbé Hugues, fait aussi mention d'une autre complainte, celle d'Argie. Cette lamentation est intitulée : *Planctus Argiæ de Polynice et Theocle et Thydeo*. Ce sont onze vers notés qui commencent : *Huc attolle genas defectaque lumina*. Quant au manuscrit dans lequel cette complainte se trouve, il l'indique ainsi : *Ex manuscripto Regio* 5304 (450.)

Dans la même dissertation, l'écrivain fait connaître les détails suivants : « A l'égard de la poésie en langue vulgaire de ces temps-là, il semble que celle qui avoit subsisté sous Charlemagne continua d'être familière dans la bouche des courtisans. Les historiens ont remarqué que quoique Louis le Débonnaire en eût été imbu dès sa jeunesse, il n'y prit cependant aucun goût, et que ces poésies lui déplaisoient. On continua sans doute à composer de ces poésies sous Charles le Chauve, et ce ne peuvent être que des chansons de ce genre-là qu'Albéric avait vues au XIIIe siècle (*Chronic. Alberici*, ad an. 868), lorsqu'il écrivit que la victoire de Charles le Chauve sur le comte Girard, étoit attestée par les cantiques héroïques : *Perhibent heroicæ cantilenæ*. Il n'a pas dû être plus difficile de composer des chansons en rimes suivant le langage vulgaire des François d'alors, qu'il l'a été d'en composer en rimes dans la langue teutonique l'an 883, telles qu'on en voit dans le P. Mabillon (*Annal. Bened.*, t. III, p. 684) ; et si la langue tudesque ou germanique fut susceptible de mesures, comme il paroît par l'ouvrage d'Olfride sur les Evangiles (*Thes. antiq. Teutonic.*, tom. I) la langue romaine rustique put, ce me semble, subir les mêmes règles (451). »

Ces dernières paroles nous ont semblé remarquables en ce que non-seulement elles nous font connaître le travail qui se faisait dans les langues par rapport au mètre poétique, lequel a devança la mesure musicale ; mais encore en ce qu'il nous montre les premiers temps où la rime fut introduite dans les poésies vulgaires, la rime qui, suivant nous est l'élément correspondant en poésie à celui de la mesure en musique, et qui a dû déterminer tôt ou tard l'origine de celle-ci.

MUSIQUE RELIGIEUSE, MUSIQUE D'ÉGLISE, MUSIQUE SACRÉE. — On désigne sous ces divers noms la musique composée sur les textes de la liturgie ou sur des paroles saintes, et qui, sans appartenir à la constitution des modes ecclésiastiques, est censée néanmoins former un style à part qui la distingue absolument de la musique mondaine

Or, je le demande tout de suite, quelle différence y a-t-il, quant au style et à ce qu'on est convenu d'appeler l'expression religieuse, entre le *Requiem* et l'*Ave verum* de Mozart, et telle ou telle scène de *Don Juan*, d'*Idoménée*, de la *Flûte enchantée?*

Entre les messes de Cherubini et telles scènes des ouvrages dramatiques du même Cherubini?

Entre les messes et les motets de Haydn et l'oratorio de la *Création* ou celui des *Saisons?*

Entre le *Stabat* de Rossini et les belles inspirations d'*Otello*, de *Sémiramide*, de *Guillaume Tell?*

Le P. Martini n'a-t-il pas dit qu'il n'y avait aucune différence de style entre le *Stabat* de Pergolèse et celui de la *Serva Padrona* du même compositeur?

N'y a-t il pas, dans les opéras de Gluck,

(450) *Dissertation sur l'état des sciences dans les Gaules depuis l'époque de Charlemagne jusqu'à celle du roi Robert*, en tête du tom. II du *Recueil de divers écrits pour servir d'éclaircissements à l'histoire de France*, Paris, 1738.

(451) *Ouvrage cité.*

les deux *Iphigénies*, *Alceste*, *Orphée*, *Armide*, comme dans les beaux ouvrages de Sacchini et de Piccini, comme dans la *Vestale* de Spontini, cent fois plus de couleur religieuse, comme on dit, qu'il n'y en a dans la collection de toute la musique prétendue sacrée qu'on nous a fabriquée depuis soixante ans?

Et si nous ouvrons les œuvres de Beethoven, ne trouverons-nous pas de nombreux fragments de sonates, de trios, de quatuors, de symphonies, d'un style cent fois plus élevé, sublime, *religieux*, que les messes écrites par ce grand génie des temps modernes (452)?

Je m'adresse à tout homme qui réfléchit, dont l'esprit n'est pas faussé par les préjugés, dont l'imagination ne se laisse pas égarer par les mots, et je suis sûr qu'il répondra qu'il n'y a aucune différence, *quant au style et à l'expression religieuse*, entre les œuvres que je viens de comparer entre elles, et qu'elles appartiennent fondamentalement, les unes et les autres, au style dramatique et instrumental.

Il y a pourtant entre ces mêmes œuvres une différence caractéristique, une différence non de genre, mais de forme, et qui n'est pas, il s'en faut, à l'avantage de l'expression religieuse.

Je veux parler des formes scolastiques empruntées aux artifices du contrepoint et de la fugue que les prétendus compositeurs de musique religieuse ont surtout affectés dans une multitude de passages de la liturgie, surtout au *Kyrie eleison*, au *Quoniam tu solus sanctus* du *Gloria*, à l'*Et vitam venturi sæculi, amen*, du *Credo*, au *Pleni sunt cœli* du *Sanctus*, et généralement sur toutes les terminaisons *Amen*.

Mais sans compter que ces formes ne sont pas incompatibles avec le genre dramatique, qu'elles peuvent y être justifiées par telle situation donnée, qu'elles sont admises dans la musique instrumentale et dans tout le domaine de la musique mondaine; comme il est sûr, d'ailleurs, que leur emploi est beaucoup plus fréquent dans les compositions sacrées, je demande ce que cet emploi a pu ajouter au caractère de ces dernières, et, pour poser la question dans des termes plus exacts, je demande s'il ne leur a pas retranché la seule expression qui leur restât, l'expression d'un sentiment humain, il est vrai, mais enfin d'un sentiment quelconque. Je demande si ces imitations, si ces artifices de fugue et de contrepoint, jointes à des répétitions fastidieuses sur les mêmes mots, ne sont pas plutôt des études sur les difficultés harmoniques et des exercices d'école que de véritables inspirations; s'ils n'ont pas étouffé sous de mesquines combinaisons scientifiques les sublimes élans de la prière, et si des jeux d'esprit, des formes arides et tourmentées conviennent bien à l'auguste simplicité de textes exprimant les sentiments d'humilité, d'adoration, de profond anéantissement de la créature envers son Créateur.

Je sais bien que ces formes sont belles en elles-mêmes; je sais bien que la fugue, qui effraie tant le peuple *dilettante*, est un magnifique cadre dans lequel l'homme de génie fera entrer l'inspiration, la mélodie, l'expression. Ce ne sont pas les formes que je condamne, c'est l'usage qu'on en a fait; c'est l'idée fatale, quoique ayant sa source dans un sentiment vrai (le sentiment de la distinction de la musique d'église et de la musique profane,) que la musique religieuse devait être caractérisée par une sévérité de style, une austérité de ton, c'est-à-dire une absence de sentiment, une sécheresse et une aridité de formules, qui pussent contraster avec la mollesse, la légèreté des formes théâtrales. Et il ne pouvait pas en être autrement dans un système de tonalité qui ne saurait donner lieu qu'à un seul ordre d'idées, celui des sentiments purement terrestres. C'est pourquoi des hommes d'un génie ou d'un talent incontestable, et de plus, sincèrement animés d'un esprit religieux, ont été condamnés à une absence complète d'expression religieuse ou autre, lorsqu'ils ont abordé ces formes inhérentes au *style consacré*, comme l'on dit encore. Ainsi Mozart dans les deux fugues de son *Requiem*, ainsi Cherubini, ainsi Hummel, ainsi Haydn, ainsi Beethoven surtout dans les fugues de leurs messes

Il n'est aujourd'hui aucun homme sérieux, aucun artiste qui réfléchit, qui ne pense que cette prétendue distinction entre la musique religieuse et la musique mondaine reposait sur une fiction, et que ceux qui l'avaient admise ne se soient payés de mots, attendu qu'il ne suffit pas évidemment, pour qu'un compositeur fasse de la musique religieuse, qu'il prenne pour thème les textes de la liturgie. Il n'est aucun musicien qui oserait soutenir qu'on peut substituer aux paroles profanes d'un livret d'opéra, des paroles saintes, et qu'au moyen de ce travestissement ingénieux, la musique faite pour la scène se métamorphoserait en musique digne des temples (453). S'il en était pourtant ainsi, je m'engagerais bien volontiers à prouver que tel morceau de nos grands compositeurs *religieux*, pourrait bien, à l'aide d'un changement de paroles en sens contraire, figurer et *faire son effet* sur le Théâtre Italien, voire à l'Opéra-Comique.

Mais d'où vient donc que nous avons été désabusés sur ce point important et que nous ne sommes plus dupes de cette fiction? Ce résultat est dû aux notions claires et précises que la véritable philosophie de l'art a répandues dans les esprits relativement aux

(452) Nous avons jadis publié dans l'*Univers* des articles intitulés : *Beethoven considéré comme artiste religieux.*

(453) C'est pourtant ce qui s'est fait. Les opéras de Gluck, de Spontini, de Mozart, de Rossini, de Weber, ont fourni un répertoire complet qui peut servir aux offices de toute l'année, *totius anni*. Tous les compositeurs dramatiques, ceux même qui avaient *dédaigné* d'écrire une seule note pour l'église y ont passé. Chacun d'eux se trouve travesti en musicien religieux *malgré lui*.

deux tonalités ecclésiastique et mondaine; aux éléments qui les constituent; aux causes qui, en produisant l'anéantissement de la première, ont donné naissance à la seconde; et à l'ordre particulier d'idées et d'expressions qui dérivent de la constitution de l'une et de l'autre. Il est incontestable que dès l'instant que M. Fétis reconnut que « Palestrina avait mieux compris qu'aucun autre le style convenable pour l'église, et l'avait porté à sa perfection; qu'après lui on a fait de belles choses d'un autre genre, mais où il y a moins de solennité, de dévotion et de convenance (454), » et qu'aussi, « quoi qu'on fasse, on ne donnera jamais un caractère véritablement religieux à la musique, sans la tonalité austère et sans l'harmonie consonnante du plain-chant (455), » il est incontestable, dis-je, qu'à partir de ce moment, on vit crouler peu à peu l'échafaudage de petits raisonnements, de petites distinctions et de vaines subtilités, à l'aide duquel une foule d'esprits voulaient se persuader que le style de la musique soi-disant religieuse et sacrée était tout autre que celui de la musique dramatique, lyrique, instrumentale; M. Fétis lui-même, à qui cette question de la tonalité doit sa complète solution, M. Fétis a subi dans ses jugements l'influence de la théorie qu'il venait de formuler; et tandis que, plusieurs années auparavant, il nous parlait d'une *musique religieuse en harmonie avec les besoins du siècle*, il a tenu désormais un langage bien différent. Dans ses séances sur la *philosophie de la musique*, dans les allocutions qu'entre les diverses parties de ses *concerts historiques* il adressait à ses auditeurs, pour leur faire connaître l'état de l'art au moment où les fragments qu'il produisait virent le jour, il présenta sa pensée sous une formule saisissable en divisant les diverses périodes de l'art en deux principales: l'une de l'*ordre unitonique*, l'autre de l'*ordre transitonique* qui amène à sa suite deux autres ordres, le *pluritonique* et l'*omnitonique* (456). Ces divisions justifiées par l'analyse des productions de l'art aux époques successives jetèrent la lumière dans tous les esprits.

Mais qu'est-ce à dire pourtant? Palestrina serait-il le type de la véritable musique religieuse, le type éternel, en ce sens que tous les compositeurs de musique sacrée, quels que soient les développements de l'art, devraient le prendre pour modèle unique? N'oublions pas que Palestrina a écrit dans la tonalité ancienne, dans une langue morte par rapport à nous.

C'est là une question sur laquelle je ne sache pas que M. Fétis se soit expliqué.

Mais si nous passons sur cette considération, qui n'est pourtant pas petite, nous remarquerons que la musique de Palestrina dérive de l'inspiration libre. C'est à titre de musique, et non à titre de plain-chant qu'elle a été admise dans la chapelle pontificale. Et les cardinaux chargés de mettre à exécution le décret du concile de Trente qui proscrivait la *musique harmonique* de l'Eglise, ne firent pas grâce à celle de Palestrina parce qu'elle appartenait au style consacré, mais parce qu'elle était noble, digne et convenable d'expression. Palestrina écrivit dans la tonalité ecclésiastique, c'est vrai, mais c'était la seule tonalité existante de son temps. Et déjà, M. Fétis l'a remarqué lui-même, il y avait dans ce compositeur des tendances, sinon à créer une tonalité nouvelle, du moins à sortir des limites de la tonalité ancienne. Donc, si la tonalité moderne eût existé au temps de Palestrina, il eût écrit dans la tonalité moderne. Donc, une fois admis le principe que l'Eglise ne refuse pas le concours de l'art séculier, notre musique *religieuse* a autant de droit que celle de Palestrina à être exécutée dans les temples. Il n'y a ici que la différence de tonalité. Mais l'Église n'entre pas dans des discussions d'art: elle accueille ce qui lui paraît digne de la gravité de ses cérémonies, elle repousse ce qui lui semble inconvenant. Donc, en dehors du plain-chant, du chant grégorien, il n'existe pas de musique religieuse ayant son caractère à part, et en rapport parfait avec sa destination, pas plus celle de Palestrina (sauf le caractère incommunicable de la tonalité) que celle de Mozart. Car de même que la musique religieuse de notre époque se confond avec notre musique mondaine, la musique de Palestrina se confondait avec la musique séculière de son temps.

Et qui sait si le premier coup porté au plain-chant ne l'a pas été par cette tolérance qui fit admettre la musique de Palestrina? Sans cette tolérance, nous aurions de moins sans doute une multitude de chefs-d'œuvre inimitables; mais nous aurions de plus le plain-chant maintenu et conservé toujours le même dans la chapelle pontificale, et aujourd'hui, pour retrouver la tradition, pour ressaisir la pensée grégorienne à travers toutes les divergences liturgiques, nous n'aurions qu'à faire ce que faisaient les chantres au temps de Charlemagne, qui recouraient à l'Antiphonaire de saint Grégoire suspendu par une chaîne dans la chapelle de Saint-Pierre; nous n'aurions qu'à jeter un seul regard sur Rome: *Revertimini vos ad fontem S. Gregorii.*

MYXOLYDIEN, ou plutôt MIXOLYDIEN. — *Du septième mode, ou mixolydien.* — « Le septième mode du chant, appelé mixolydien ou hypermixolydien, parce qu'il suit le lydien et qu'il est d'un son plus aigu, est formé de la septième octave, dont il est la division harmonique. Ce mode est authente, impair, de l'espèce du chant oxypycne ou majeure; il a son oc-

(454) *Résumé philos. de l'hist. de la musiq.*, p. CCXX.

(455) *Ibid.*, p. LIII.

(456) Je me permets cette rectification à l'idée de M. Fétis, et j'espère que son esprit si juste et si éclairé ne la désavouera pas. Il est évident qu'il n'y a que deux principes ici, l'*unitonique* et le *transitonique*, et que les ordres *pluritonique* et *omnitonique* ne sont que la conséquence de la révolution qui donnera naissance au principe de la *transition*.

tave depuis *sol* G jusqu'au *sol* g, sa division à la quinte de sa finale *ré* d, qui est aussi sa dominante; il a ses repos, outre sa finale, à sa tierce médiante, à sa quinte dominante; dans la psalmodie à la seconde parfaite au-dessus de sa dominante pour la médiation; il en a rarement à la quarte au-dessus de sa finale, plus souvent à la seconde parfaite au-dessous de cette finale, et quelquefois a la seconde au-dessus. C'est celui de tous les modes qui est le plus élevé; c'est aussi le seul qui s'accorde en nombre, et pour l'octave et pour le mode. Il n'admet jamais le bémol que pour éviter le triton.

Octave. Notes essent.

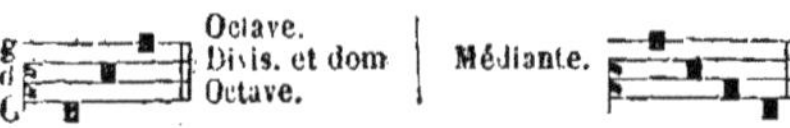

« Ce mode est propre aux grands sujets, aux grands mouvements, aux exclamations mâles, aux événements surprenants, étonnants, éclatants : il est majestueux et impératif; il excite et anime la joie, il réveille l'esprit; il s'exprime avec grandeur : ses progressions se font par des sauts et des bondissements doux et mélodieux; il anime dans le goût des choses célestes, il est admiratif, il marche avec un air de confiance, de hardiesse et de courage mâle.

« Les anciens livres fournissent très-grand nombre d'antiennes de ce mode, très-mélodieuses. L'antienne *Sub tuum præsidium confugimus* de la sainte Vierge est un très-beau modèle; on doit néanmoins en l'imitant éviter les répétitions des chutes trop semblables, on doit remarquer aussi que cette antienne ne remplit pas l'octave de son mode.

« On doit s'apercevoir combien le septième mode est pompeux, grand, majestueux. S'il se trouve des personnes qui le regardent comme dur, c'est qu'elles l'exécutent mal, ou qu'il est mal composé. On a un chant du *Gloria in excelsis* de ce mode qui est un des plus beaux et des plus mélodieux, qui n'est trop haut que pour ceux qui ne savent pas prendre un vrai ton de chœur.

« Le septième mode est peu propre aux chants d'hymnes, on n'en trouve point dans les anciens livres d'église : on en a mis un dans l'Antiphonier de Paris à l'office nocturne de la Décollation de saint Jean-Baptiste, qui prouve qu'on peut faire des chants d'hymnes sur ce mode, mais il ne montre pas qu'on y réussisse bien.

« Les autres modes fournissent suffisamment pour les chants lyriques. Les anciens compositeurs s'en étant contentés, on fera très-bien de les imiter, sans se donner la torture pour forcer le septième à en fournir, qui seront probablement d'un chant gêné.

« Il n'en est pas de même des proses, on en trouve grand nombre dans les anciens livres d'église qui sont très-belles, la prose *Lauda, Sion, Salvatorem*, est une preuve de la fécondité de ce mode pour ces sortes de pièces.

« Le septième mode n'a point de seconde espèce, mais il pourrait être transposé en l'élevant à la quarte au-dessus, alors son étendue serait depuis c jusqu'à cc, sa division serait g : mais cette transposition est sans exemple et contre la nature de ce mode, parce que la quarte au-dessus de sa quinte aurait le semi-ton après la tierce qui serait majeure, au lieu que cette tierce doit être mineure. On sent aisément que *sol la si ut* ne sonnent point comme *ré mi fa sol*. De plus, il serait totalement semblable à la seconde espèce du cinquième. » (Poisson, *Tr. du ch. grég.*, pp. 345-353.)

N

N. — Treizième degré de l'échelle dans la notation boétienne correspondant au second *fa*. Cette lettre, dans l'alphabet significatif des ornements du chant de Romanus, signifiait *nota bene*, (*notare, noscitare notificat*).

NASARD. — « C'est un jeu des plus doux, des plus flûtés et des plus agréables de l'orgue, et l'on ne concevrait pas qu'on lui eût donné le nom qu'il porte, si l'on ne considérait pas le rôle qu'il joue dans la composition du cornet, dont il est une des parties les plus caractéristiques. On sait que la voix, pour être pure et d'une belle qualité, doit s'échapper en partie par les fosses nasales, et au contraire, qu'elle a un timbre désagréable lorsqu'elle n'y passe point. C'est donc très-improprement que pour la caractériser dans ce dernier cas, on se sert de l'expression *chanter du nez*. — Ce qui se passe à l'égard de la voix, a lieu quant à l'effet produit par le jeu du cornet. Si on le joue sans le *nasard*, il rend un son analogue à celui d'une personne qui chanterait en se pinçant le nez, mais lorsqu'on l'ajoute, le son prend un autre caractère et s'éclaircit comme la voix, lorsqu'on lui laisse un libre passage par les fosses nasales. Il y a donc lieu de croire que c'est par analogie avec ce phénomène, qu'on a donné le nom de *nasard* au jeu de quinte dans la composition du cornet, et non parce qu'il aurait un timbre nasillard.

« Il y a plusieurs espèces de nasard. Le nasard, sans autre désignation, est accordé à la quinte au-dessus du prestant. Le *gros nasard* est accordé à la quinte au-dessus de la flûte de huit pieds. On emploie aussi à la pédale un nasard de douze pieds accordé à la quinte au-dessus du seize pieds, et qui produit l'effet d'un trente-deux pieds par la coïncidence de ses vibrations avec celles du seize pieds. Le nasard accordé à la quinte au-dessus de la doublette se nomme *larigot*. » (*Manuel du fact. d'orgues*; Paris, Roret, 1849, t. III, p. 560.)

NATURELS (Tons). — Réginon de Prum

donne ce nom aux quatre tons authentiques, et le nom d'*artificiels* aux quatre plagaux.

NÉTÈ DIEZEUGMENON. — C'était, dans le système des tétracordes grecs, la dernière des séparées. Elle était corde immobile, ou barypycne.

NÉTÈ HYPERBOLÉON. — C'était dans le système des tétracordes grecs, la dernière des excellentes ou des aiguës : *nete hyperbolcon ultimum et acutissimum*, dit Gafori. (Lib. I *Music. instrum.*, cap. 4.) Elle formait la double octave ou disdiapason avec la proslambanomène. Elle était corde immobile et apycne.

NÉTÈ SYNEMMÉNON. — C'était dans le système des tétracordes grecs, la dernière des conjointes ou du tétracorde synemménôn. Elle était immobile et apycne.

NÉTOIDE. — Une des quatre classes des voix chez les anciens. Ces quatre classes, dit M. Vincent (*Notice sur les manuscrits grecs relatifs à la musique*, p. 120), étaient les suivantes : *hypatoïdes, mésoïdes, nétoïdes, hyperboloïdes*, « correspondant respectivement à nos anciennes dénominations de *bassus, tenor, contra, superus*, ou aux dénominations italiennes de *basso, tenore, alto, soprano.* »

NEUMATION. — C'est la notation en neumes. Il est dit de saint Grégoire qu'il colligea les chants de son temps et les *neuma, neumavit.*

NEUME. — Selon Gafori, *Pract. mus.*, l. I : « *Neuma est vocum seu notularum nulla respiratione congrue pronuntiandarum agregatio.* Il dit dans un autre endroit : *Neuma græce, latine nutus, solet interpretari.* Suivant saint Isidore : *Neuma est conjunctio notularum in quemlibet modorum, quæ cantum format, distinguit, copulat et concludit, sive igitur in responsoriis, sive ubi inveniantur, summa diligentia sunt pronuntiandæ æqualiter et distinctius.* Le même Gafori a dit encore, ch. 15 : *Solent quoque cantores ecclesiastici in canticis, ut sunt Alleluia, et versus ac in eo genere plurima, circa unam eamdemque vocalem continuato et perenni transitu modulari. Id Ambrosiani communi nomine melodiam appellant, divinam scilicet trinitatem et angelicam harmoniam (ut ipsi aiunt) mente et animo interea percurrentes.*

— « Sunt autem Neumæ sive Neumata, vel Neumatum distinctiones, ut vocant musici, notæ illæ quæ in fine ejus vocis *Alleluia* prolixe decantantur, de quibus Seraphicus Bonaventura, lib. *De expos. Missæ*, cap. 2 : *Solemus*, ait, *longam notam post* Alleluia *super hanc literam A, prolixius decantare, quia gaudium sanctorum in cœlis interminale et ineffabile est.* Et Stephanus Eduensis, lib. *De Sacram Altaris*, cap. 12 : *Alleluiatici cantus modulatio*, inquit, *laudes fidelium Deo dicatas exprimit, et gratiarum actiones quibus suspirant ad æterna gaudia. Verbum est breve, sed longo protrahitur pneumate.* Porro his notis, quæ post *Alleluia* sine verbis cantantur, jubili sive jubilationis nomen tribuerunt antiqui. Ab aliis sequentiæ dictæ sunt, quia sunt quædam veluti sequela et appendix cantici Alleluia, quæ sine verbis post ipsum sequitur. Utriusque nominis meminit Amalarius, lib. III, cap. 16, dicens : *Hæc jubilatio, quam cantores sequentiam vocant, statum illum ad mentem nostram reducit, quando non erit necessaria locutio verborum; sed sola cogitatione mens menti monstrabit quod retinet in se. Et Ordo romanus, sequitur*, ait, *jubilatio, quam sequentiam vocant.*

« Hinc factum est ut prosæ illæ seu rhythmicæ modulationes, quæ rarius in Romana Ecclesia, in aliis quibusdam frequentius post *Alleluia* cantantur, sequentiæ dictæ sint, quia loco sequentiæ psalli cœperunt Radulfus Tungrensis, propos. 23 : *Abbas Notgerus sequentias aliquas pro neumis de Alleluia composuisse dicitur.* Et paucis interjectis : *Jubili autem seu neumata gradualium et de Alleluia resecandi non sunt, nisi cum illorum loco sequentiæ decantarentur.*

Hugo Victorinus, *De Mysteriis Ecclesiæ*, cap. 7 : *Quando sequentia dicitur, posterius Alleluia non habet pneuma; sed chorus loco ejus sequentiam concinit.* Guibertus Tornacensis, lib. *De offic. Episcopi*, cap. 23 : *Additur sequentia et non protrahitur secundum Alleluia; sed sequentia loco ejus canitur.* De auctoribus sequentiarum diffuse tractat Cornelius Schultingus, t. I, p. II, cap. 6 et 7 *Bibliothecæ ecclesiasticæ*, et de singulis judicium suum profert, sed non semper exactum ; multas enim perperam tribuit sanctis Pontificibus. Gelasio et Gregorio aliisque Patribus, quas stylus evincit a recentioribus scriptas esse. Communis autem sententia est primum earum auctorem fuisse Notgerum abbatem S. Galli, qui earum volumen Lituvardo Vercellarum episcopo obtulit, ut Eckehardus monachus in Vita ejusdem Notgeri scribit, cap. 16 et sequentibus, apud Goldastum t. II *Rerum Alamannicarum.* Plures etiam sæculo XVI composuisse fertur Adam de S. Victore. Crevit deinde earum numerus, et irrepserunt nonnullæ prorsus ineptæ : non enim servati sunt canones concilii Milevitani, et tertii Carthaginensis, ut nihil publice in ecclesia recitaretur, quod in synodo comprobatum non esset, sed multi multas introduxerunt, ut ait Radulfus, quia quisque gaudet suis novitatibus. Lugdunenses proprias habent in singulis fere missis : propriæ item exstant in missali Norvegiæ, et in aliis diversarum ecclesiarum, quarum maximam partem explicat Jodocus Clictovæus, lib. IV sui *Elucidatorii.* At in Romana Ecclesia quatuor duntaxat cantari solent, Paschalis nimirum, quæ incipit *Victimæ Paschali*, cujus auctorem esse Notgerum, Herrera scriptor recentior, asserit lib. II *De origine et progressu rituum Missæ*, cap. 12. Altera est diei Pentecostes, *Veni, sancte Spiritus*, quæ Roberto Galliarum regi adscribi solet, licet a nonnullis tribuatur Hermanno Contracto. Tertia est S. Thomæ Aquinatis, pro festo corporis Christi, *Lauda, Sion, Salvatorem.* Quarta denique canitur in missis defunctorum, *Dies iræ, dies illa*, quam diversis diversi tribuunt. Leander Albertus Latino cardinali Ursino ordinis prædicatorum adscribit; Lucas Vadingus Thomæ de Celano ordinis Minorum; alii apud eumdem Vadingum S. Bonaventuræ vel Matthæo Aquaspartano ex generali Minorum cardinali. Possevinus in *Appar. sacro* tribui ait Augustino Bugellensi Pedemontano ord. S. Augustini, subdens ibidem verum auctorem esse Umbertum V generalem ordinis Prædicatorum. Arnoldus Uvion, lib. v *Ligni vitæ*, cap. 70, a quibusdam adjudicari asserit S. Gregorio Magno : nec desunt qui S. Bernardo affingant. Notat autem Petrus Cirvelus in *Expositione Missalis*, lib. II, cap. 115, improprie dici sequentiam in missis defunctorum, quia hoc officium nec *alleluia* nec sequentiam debet habere, quæ sunt cantica lætitiæ; idque ex eo quod supra ostendimus confirmari potest., nam sequentia neumati post *Alleluia* addito suffecta est : atque inde deducitur hanc nulli antiquorum tribuendam esse, sed alicui recentiori, cum ritus ecclesiastici immutari cœperunt. Porro sequentiæ in Vita Pauli abbatis S. Albani *Troparia* nuncupantur. A Græcis aliter quam a Latinis epistola legi consuevit. Nam præmissis antiphonis et precibus, sequitur *Trisagion*, deinde *Alleluia*, cum duobus versibus ex psalmis, qui propositum dicuntur, post quos legitur epistola, et ea completa, iterum chorus psallit *Alleluia*. » (*Rerum liturgicarum* auctore Joanne Bona, l. II, c. 8, pp. 369-371.)

Neume ou Pneume (*Neuma*, *Stiva* [457]). — Sorte de petite vocalise à la suite d'une antienne ou de récapitulation du ton précédent.

Répétition de plusieurs notes sur le même mot ou sur quelqu'une de ses syllabes, comme sur l'*a* final d'*Altelluia*, ou sur la dernière syllabe des graduels, des traits. Elles ont pour objet de peindre le redoublement des affections, l'embrasement du cœur, l'excès de la joie et de l'allégresse intérieure qui ne peut être exprimée par les paroles. *Et enim illi qui cantant, cum cœperint verbis canticorum exsultare lætitia, veluti impleti tanta lætitia, ut eam verbis explicare non possint, avertunt se a syllabis verborum, et eunt in sonum jubilationis. Jubilus sonus quidam est significans cor parturire quod dicere non potest. Et quem decet ista jubilatio, nisi ineffabilem Deum? Ineffabilis enim est quem fari non potes : et si eum fari non potes, et tacere non debes, quid restat, nisi ut jubiles? ut gaudeat cor sine verbis, et immensa latitudo gaudiorum metas non habeat syllabarum? Bene cantate ei cum jubilatione.* (S. August. *in psalm.* XXXII; *Patrol.*, tom. XXXVI, col. 283.)

Quelle belle explication des *neumes de jubilation!* Ce que l'homme est impuissant à rendre par les paroles, il l'exprime par son chant, et son chant est alors une parole transfigurée. Telle était l'institution merveilleuse du chant ecclésiastique. Elle prêtait un sens sublime à ces élans de voix, à ces accents que l'on n'emploie que pour déguiser l'infirmité de la parole, de telle sorte que l'absence du langage devenait plus expressive que le langage lui-même.

Neume enfin signifiait la formule propre à tel ou tel tétracorde.

Des neumes. — « La *Neume* est une tirade de sons marquée par plusieurs notes que l'on met au bout d'une antienne, suivant le mode dont elle est. C'est comme une espèce d'abrégé de l'antienne, ou une récapitulation des sons principaux qui la composent.

« Cette sorte de chant est comme la pierre de touche à laquelle on peut reconnoitre si une antienne est bien composée : de manière qu'après avoir chanté une antienne d'un tel ou tel mode, si la *neume* de ce mode ne paroit pas suivre naturellement, et qu'au contraire elle paroisse étrangère, c'est signe que l'antienne est mal faite, qu'elle a des progrès trop haut ou trop bas proche sa fin. J'ai lu dans un ancien auteur ecclésiastique, qu'on ne devoit jamais chanter d'antienne sans y joindre la *neume* pour l'essai. De là peut-être est venu l'usage de plusieurs célèbres églises d'en chanter très-souvent, quoique la principale raison de l'emploi de ce chant soit aujourd'hui la solennité de l'office, ou bien le temps qu'il faut donner pour quelque cérémonie. Je parle ici des diocèses en général, parce que j'en connais plusieurs où la *neume* ne se chante qu'aux dernières antiennes des offices, et quand, immédiatement après, il y a quelque chose de disparate à chanter.

« Mais à Paris voici la rubrique tirée du latin de l'ancien Antiphonier : je l'ai accompagnée de quelques-unes de mes observations que j'ai renfermées entre deux crochets.

« On ne chante jamais de *neume* à Complies ni dans l'office des Morts, non plus que dans aucune des Heures depuis None du mercredi de la semaine sainte jusqu'aux Vêpres du samedi de la semaine de Pâques, excepé à *Hæc dies;* encore est-ce seulement à Vêpres, parce qu'il s'y chante en qualité de graduel, et à l'*Alleluia* qui le suit, par la même raison. [Cette *non-introduction* des *neumes* dans les jours où l'Eglise a retenu sa plus grande simplicité, marque assez que l'usage de ces pièces de chant n'est pas primitif, et que ce n'est que par un effet de l'art qu'il a été introduit. Je me sers du terme de *non-introduction*, pour détromper ceux qui pourroient s'être imaginé que primitivement on a chanté des *Neumes* en tout

(457) « *Stiva.* Neuma, quod post antiphonam cantatur. Bernardus, *De musica : Neumata inventa sunt singulis subjicienda antiphonis quæ apud quosdam stivæ vocantur.* (Du Cange.) *Stiva* était encore un instrument de musique. Du Cange cite Domnizo, lib. I *De vita Mathildis*, cap. 10 :

Tympana cum cytharis, stivisque, lyrisque sonant hic.

Estive, en français :

Plenté d'instrumens y avoit,
Vielles et psalterions,
Harpes et rotes et canons,
Et estives de Cornouaille.
(Du Cange.)

temps de l'année, et qu'ensuite on les a retranchées des jours ci-dessus marqués; ce qui seroit avoir une fausse idée sur cette matière.]

« Dans l'église métropolitaine de Paris on chante des *neumes* à tous offices, même fériaux, excepté ceux qui sont dits ci-dessus; cependant jamais on n'en chante à l'office des Nocturnes ni à celui des Laudes, quelque fête que ce soit.

« Dans les autres églises, les coutumes sont différentes selon les lieux; cependant il est mieux de se régler là-dessus sur la dignité de l'office, comme on fait en plusieurs endroits, où l'on observe d'en chanter comme il suit :

« *Aux annuels*, à toutes les Heures, excepté Prime et Complies.

« *Aux solennels-majeurs*, à toutes les antiennes de Vêpres, des Nocturnes et des Laudes.

« *Aux solennels-mineurs*, à toutes les antiennes de Vêpres et de Laudes, et à la dernière de chaque Nocturne.

« *Aux doubles-majeurs*, à la dernière de chaque Nocturne, à la cinquième de Vêpres et de Laudes, et aux antiennes de *Benedictus* et de *Magnificat*.

« *Aux doubles-mineurs*, à la cinquième antienne de Vêpres et de Laudes, et à celles des deux cantiques ci-dessus nommés.

« *Aux semi-doubles*, à l'antienne de ces cantiques seulement.

« *Aux simples et aux féries*, en aucun endroit.

« Dans les églises où il y a des orgues, on touche de cet instrument aux fêtes annuelles et solennelles, soit majeures, soit mineures, au lieu de la *neume*. [Je traduis fidèlement la règle marquée en ces termes dans l'ancien Antiphonier : *Ubi sunt organa, ea, in annualibus et solemnibus quibuscunque, loco Neumatum, pulsantur*.] Il seroit a souhaiter qu'il ne se fût pas introduit dans quelques églises un usage par lequel on ne se contente pas de faire toucher par l'orgue la *Neume* des antiennes; mais on lui fait encore toucher les antiennes entières, savoir la première de Vêpres, la troisième, la cinquième, etc., etc. Il résulte de cet usage qu'aux grandes fêtes, la première antienne qui annonce la solennité du jour, et qui contient ordinairement dans ses termes quelque chose de grand . . . . . cette première antienne, dis-je, est passée sous silence. L'exemple de l'église métropolitaine seroit excellent à suivre : on n'y laisse toucher par l'orgue aucune antienne, étant juste que ces portions de l'office qui annoncent la grandeur des mystères et des fêtes, surtout aux premières Vêpres, ne soient pas comme supprimées. Je sais plusieurs églises où, à l'occasion du nouveau Bréviaire, on a fait revivre la règle marquée ci-dessus, et où l'on se contente de faire toucher seulement les *Neumes* par les orgues. L'usage de faire toucher les antiennes par cet instrument est excusable dans les pays où l'on suit le Bréviaire romain; parce que, selon cet usage, l'antienne se chante en entier avant chaque psaume. Ainsi, pour soulager le chœur, on peut en ces pays-là la faire toucher par l'orgue après le psaume, la solennité de la fête et du mystère étant suffisamment annoncée par le début du chant des antiennes entières. Il n'en est pas de même dans le rite de Paris, où avant les psaumes on se contente d'entonner l'antienne sans l'achever. Ainsi il est facile de voir que le chœur, n'ayant point chanté les antiennes avant le psaume, doit la chanter après, comme on fait à Notre-Dame. Et puisque dans les églises où il n'y a pas d'orgues, et qui par conséquent ne sont point riches, on vient bien à bout de chanter toutes les antiennes, même avec les *Neumes*; pourquoi dans les églises mieux fournies ne pourrait-on pas les chanter, en laissant seulement à l'orgue la *Neume* qui est un son sans paroles, lequel lui convient.

« Outre les *Neumes* qui terminent les antiennes, il y en a une du second mode, laquelle se fait à la fin des versets, après les hymnes de Vêpres, etc., etc. Elle est imprimée dans le Psautier à la fin du premier Nocturne des dimanches. L'usage de Paris est que le chœur ne réponde point en chant à ces versets : [ainsi ils n'en chantent jamais le *Neume*.] » (*Traité histor. et prat. sur le chant. ecclésias.*, par l'abbé Lebeuf; Paris, 1741, pp. 239-244.)

Des neumes. — « Il est en usage, dans plusieurs églises, de faire à la fin des antiennes, sur la dernière syllabe du dernier mot, ce qu'on appelle des *neumes*.

« Les *neumes* sont une addition de chant sans lettre qu'on ajoute à la fin des antiennes, suivant leurs différents modes. Cette addition est une traînée ou une tirade de notes convenables à chaque mode. Il est remarqué dans le *Traité du chant* attribué à saint Bernard, que ces *neumes* ont été inventées pour distinguer les modes les uns des autres, et pour rendre sensibles à l'oreille et à l'esprit leur admirable variété. Elles doivent donc exprimer la tournure particulière et la composition de leurs modes, quoiqu'elles ne le puissent que d'une manière abrégée; ainsi chaque *neume* doit être propre et suffisante pour son mode; suffisante pour le lier et convenir à chaque finale de son mode, et tellement propre qu'il ne puisse convenir à un autre mode. Enfin une *neume* est comme une récapitulation du chant qu'on vient d'exécuter sur des mots. Quiconque donc veut avoir une parfaite connoissance de la distinction des différents chants, ne doit pas rejeter les *neumes* comme superflues.

« A Sens on a des *neumes*, non-seulement pour les antiennes, mais aussi pour les répons, dont on ne fait usage qu'aux solennités; on les a conservées d'un ancien usage non interrompu. Il y a lieu de croire que ces *neumes* aux répons étoient autrefois en usage dans toute la province ; on ne les a conservées à Auxerre qu'aux deux fêtes de saint Etienne, et pour la procession seulement.

« Les *neumes* des répons étant fort étendues font aisément sentir les progressions et les propriétés de chaque mode. Elles se chantent à deux chœurs alternativement sur une syllabe longue du dernier ou de l'avant-dernier mot du corps du répons : après la *neume* les deux chœurs se réunissent pour chanter ensemble ce qui reste du répons. S'il y a orgue, ces *neumes* de répons se chantent alternativement par l'orgue et par le chœur, l'orgue commence et le chœur répond.

« Suivant une ancienne méthode de plain-chant, il faut, autant qu'il est possible, faire la *neume* sur une syllabe, dont la voyelle soit grave, comme *a*, *e*, *o* : on prétendoit, dans cette méthode, en donner pour preuve les cris des enfants, indiqués par ce vers :

Et dicunt E vel A quotquot noscuntur ab Eva.

. . . .

« Il paroit que l'usage des *neumes* est bien ancien dans l'Eglise, puisque saint Augustin en parle, selon le cardinal Bona, et qu'il en fait voir le motif ; voici ce qu'il en dit : ***Noli quærere verba, quasi explicare possis unde Deus delectatur. In jubilatione cane : hoc est enim bene canere Deo, in jubilatione cantare. Quid est in jubilatione canere? Intelligere, verbis explicare non posse quod canitur corde. Etenim illi qui cantant***, etc. [Voyez la fin de cette citation à la colonne 911. On verra du reste, à l'article *Neuma* de Du Cange, cité au mot NOTATION, plusieurs autres textes remarquables qui se rapportent à *Neuma*, *jubilus*.] Voici la traduction de ce passage de saint Augustin :

« Ne cherchez point de paroles, lorsque « vous chantez, comme si par elles vous « pouviez dire quelque chose qui fût « agréable à Dieu. Chantez-lui par des « transports et des cris confus : *In jubi*-« *latione*. Car c'est bien chanter, au ju-« gement de Dieu, que de chanter avec des « cris confus de joie, et, pour user de ce « terme, avec jubilation. Mais qu'est-ce que « chanter de cette sorte? C'est comprendre « qu'on ne peut expliquer de paroles ce que « l'on chante de cœur. Car, ceux qui chan-« tent, lorsqu'ils ont commencé à témoigner « leur joie, en récitant d'abord les paroles « de quelque air qu'ils chantent, se trouvent « ensuite comme transportés d'une si grande « joie, qu'ils ne la peuvent plus exprimer « par des paroles; ils laissent là les paroles, « ne pouvant plus s'astreindre aux syllabes ; « et ils se répandent librement en des cris « confus de joie, qui n'ont rien d'articulé. « Ainsi cette jubilation est comme un son « qui marque que le cœur enfante au dedans « ce qu'il ne peut pousser au dehors. Et qui « mérite cette joie ineffable, pour ainsi dire, « sinon Dieu, qui est ineffable lui-même? « Car il est ineffable, puisqu'il est au-dessus « de toutes vos paroles? Que si, ne pouvant « parler de lui, il ne vous est pas libre aussi « de vous taire, que vous reste-t-il autre « chose que ce cri et ce son confus, pour « laisser librement se répandre vos cœurs « dans ces transports, afin que l'étendue de « de votre joie qui est excessive ne soit « point gênée ni resserrée par des syllabes « qui la bornent. Chantez-lui sagement. » (***Traduction imprimée à Paris chez Pierre Le Petit***, 1683.)

« Ceux qui blâment l'usage des *neumes* seront peut-être arrêtés par une autorité si respectable, qui prouve en même temps l'antiquité de cet usage dans les offices divins.

« Quoique grand nombre d'églises chantent des *neumes* à la fin des antiennes, ces *neumes* ne sont pas entièrement les mêmes ; il y a presque toujours quelques notes différentes d'une église à l'autre ; mais elles ont toutes la tournure, le goût, la modulation propre au mode pour lequel elles sont composées ; et cette modulation est tellement propre, qu'on ne pourroit la lier avec une pièce de chant d'un autre mode. La *neume* est comme la pierre de touche qui fait discerner le mode, soit qu'il soit dans la position ordinaire, soit qu'il soit transposé. Si, par exemple, on avoit essayé de lier une *neume* à la fin de l'ancien répons de Pâques, ***Sedit angelus***, ou à la fin de l'imitation qu'on en a faite à Paris sur le répons ***Quid quæritis?*** on auroit certainement trouvé que la *neume* du septième mode ne pouvoit s'accorder avec la tierce mineure qui termine ce répons et en démontre le mode ; et loin de considérer ce répons comme étant du septième mode, on auroit été convaincu qu'il est vraiment du premier, mais transposé et élevé à la quarte.......

« Dans le romain, on ne fait point de *neumes* à la fin des antiennes, mais aux solennités on dit deux fois l'antienne, avant et après le psaume. Dans les églises où il y a orgue, la répétition de l'antienne se fait par l'orgue. Dans la plupart des églises de Paris, c'est aussi l'orgue qui touche la plus grande partie des antiennes, quoique suivant le rite parisien on ne dise les antiennes qu'une fois, d'où il arrive que ces antiennes ne sont point chantées. L'usage de la cathédrale, qui devroit faire la règle des autres églises, est de chanter au long toutes les antiennes. Il seroit à souhaiter qu'on suivît partout uniformément cet usage, comme M. Lebeuf l'a si judicieusement remarqué dans son *Traité du chant*, en parlant des *neumes*, p. 239 et suivantes, et que l'orgue ne touchât que la *neume*. » (***Traité théorique et pratique du plain-chant, appelé Grégorien***, par L. POISSON : Paris, Lottin, 1750, pp. 379-383.)

— « Le *Dictionnaire liturgique* italien de Maltesi dit que (le *ou* la) *neume* est un chant doux et agréable, en signe de joie spirituelle, qui doit se chanter fort doucement en prolongeant la syllabe, en sorte qu'on la prononce à peine, mais qu'on la fasse entenore en ouvrant tant soit peu la bouche (*on aprire un tantino la bocca*). Les Grecs, d'où le nom de *neume* nous est venu, en faisaient souvent usage. Nous l'employons au *Kyrie*, à l'*Alleluia* du graduel, à l'*Agnus Dei* la nuit de Noël, et pour exprimer notre joie. Ces délicatesses sont peu connues dans nos églises; la grosse voix de nos chantres est plus accoutumée à marteler chaque note qu'à faire rouler la même syllabe sans la prononcer bien distinctement, en ouvrant tant soit peu la bouche, mais le fond est le même. Il cite Rupert (l. 1, ch. 34, *De divino offic.*) : *Jubilamus magis quam canimus, unamque syllabam in plures neumas vel neumarum distinctiones protrahimus, ut jucundo auditu mens attonita repleatur et rapiatur illuc ubi sancti exsultant in gloria.* On l'appelle quelquefois *Jubilation*, et quelquefois *Cantique*.

« La *neume*, aussi bien que la roulade, est une imitation du langage des passions dans leur plus grande émotion. Un homme qui ne se possède point ne parle guère d'une manière suivie; ce ne sont que des mots entrecoupés, des monosyllabes, des exclamations, des *ha!* des *hé!* des *ho!* Or, si jamais on a dû tenir ce langage du cœur, c'est sans doute en parlant à Dieu ou de Dieu. Il est si grand dans ses perfections, dans ses œuvres, dans ses bienfaits, qu'on ne sait comment s'exprimer; on s'épuise en exclamations sans pouvoir y parvenir; tout est au-dessus de nos idées; les termes nous manquent; on ne fait que bégayer. Cette traînée de notes sur la même syllabe, cette suite d'exclamations est comme l'effusion d'une âme qui ne se sent plus à la vue des grandeurs et des bontés infinies de son Dieu; elle est hors d'elle-même....

« On en voit à l'office, aux répons des leçons, mais plus fréquemment à la messe, principalement à l'*Alleluia*. Ce mot hébreu n'est lui-même qu'une sorte d'exclamation qu'on trouve à la tête de certains psaumes de joie, appelés *alléluiatiques*, ainsi que *hosanna*, autre mot hébreu qu'on a conservé, et les lettres hébraïques que Jérémie a mises dans ses *Lamentations*.

« C'est encore l'exécution de ce que l'Ecriture, en plusieurs endroits, appelle *vociferatio*; c'est un bruit que font plusieurs personnes à la fois affectées des mêmes sentiments, le plus souvent par des sons inarticulés. Aussi, la *neume* se chante par tout le chœur; c'est l'expression commune d'un sentiment public par des sons, des exclamations, des monosyllabes, des mots très-courts qui ne forment point de discours suivi. Ce langage de la multitude est très-énergique. Les chœurs de musique sont aussi une sorte de *vocifération*, mais très-artisée (*sic*), savante et difficile. Dans l'Ecriture, ces bruits sont souvent ordonnés au peuple : *vociferamini*. Le peuple le fait aussi de lui-même, quand quelque chose le touche vivement : *Omnis Israel vociferatus est.* Il est nommément recommandé dans le service divin : *Immolari hostiam vociferationis; Bene psallite in vociferatione*, dit David. L'Eglise, pour obéir au Prophète, et pour marquer ce sentiment commun des fidèles, a institué ces *neumes*, que tout le chœur chante; mais, pour éviter la confusion, elle a fait un chant régulier que tout doit suivre à l'unisson, en prononçant la même voyelle pour chanter les louanges de Dieu de toutes les manières possibles. Tantôt une seule personne chante, tantôt deux ensemble, mais la même chose : le plein-(*sic*) chant n'a point de *duo* à différentes parties; quelquefois on se partage en deux chœurs qui se répondent alternativement; quelquefois c'est tout le chœur en même temps ou à différentes parties dans le *faux-bourdon*, qui approche d'un concert, mais simple et sans mesure : ce n'est que du plein-chant. L'harmonie est toujours syllabique; chaque syllabe fait son accord, et toutes les parties n'ont que le même nombre de notes qui se répondent exactement; il marche avec lenteur, il est monotone; chaque verset répète le même air, quoique les paroles soient différentes; il n'est point saillant, mélodieux, varié comme la musique; mais il est plus convenable, plus analogue à la gravité et à la modestie, à la piété du service divin. Le François porte tout à l'excès : il y a dans l'église de Tours une vocifération ridicule. Toutes les fois qu'on chante *Moab*, tout se met à crier *Moab*, pour imiter les cris confus des Moabites.

« La petite *neume* ou cadence est une sorte d'écho ou de répétition de la note de la dernière syllabe de l'annonce. Le respect pour le service divin a inspiré à l'Eglise de prendre la précaution de faire annoncer à propos à chacun ce qu'il doit chanter, par celui qui est chargé de veiller sur le chant; il donne le ton et met sur les voies en chantant le commencement de ce qu'on doit dire ce qui s'appelle *annoncer l'antienne*. Cette précaution se prend partout. Le rite parisien y en ajoute une autre : après avoir annoncé ce commencement, le chantre répète la dernière voyelle avec sa note, en prenant une note au-dessus et une au-dessous, et laisse ainsi, pour la seconde fois l'oreille remplie du ton et de la syllabe. Cette répétition monotone, inconnue ailleurs, est fort inutile, puisqu'on vient de chanter l'air, et fort dégoûtante. Tous les livres de chant parisien en expliquent les règles et en donnent des exemples, et fixent le nombre des notes à cinq ou six, et le degré où elles doivent monter et descendre. Cette répétition très-gothique que le romain ne connoît point, mais que la nouvelle liturgie adopte, regarde tout l'office.

« La grande *neume* ou *tirade* sur la même voyelle peut aller, dit-on, jusqu'à vingt-sept notes, ou plutôt elle n'a de bonnes que la fantaisie du compositeur, la fatigue du chanteur et l'oreille de l'auditeur. On voit, dans les grands *Kyrie*, les *Deo gratias*, les *Alleluia*, quelquefois jusqu'à des quarante, cinquante notes : on coule ordinairement sur une vingtaine, et c'est assez pour la portée de la voix et de l'oreille. » (*Des Proses*, pp. 4-6, dans le Recueil intitulé : *Observations sur les nouveaux Bréviaires et en particulier sur ceux de Montauban et de Cahors*, par M. l'abbé DE LA TOUR, in-4°, s. l. n. d.)

NIGLARIEN. — « Nom d'un nome ou chant d'une mélodie efféminée et molle, comme Aristophane le reproche à Philoxène son auteur. » (J.-J. ROUSSEAU.)

NOCTURNE. — On appelle ainsi l'*office nocturne*, mais ce mot s'applique plus particulièrement à un certain nombre de psaumes qui se chantent dans l'office de nuit. Le nocturne se compose de neuf psaumes et de neuf leçons. On lit dans le Pontifical de Poitiers de l'an environ 800 (*apud* MARTÈNE, *De antiq. eccles. discipl.*, p. 374) : *Providendum est, quatenus mox ut in nocturno officio lampades accensæ fuerint, et noctissimus clangor signorum vel tabularum fragor personare cœperit, illico antiphona primæ nocturnæ incipiatur a cantore.*

On donne aussi le nom de nocturne à ce concert de voix appelé *sérénade*, c'est-à-dire que l'on chante le soir, par opposition à l'*aubade* qui se chante à l'aube du jour.

NOEL. — Cantique spirituel, en langue vulgaire, en l'honneur de la naissance de Jésus-Christ.

Les auteurs sont partagés sur l'étymologie de ce mot appartenant à la vieille langue française. Les uns, comme Nicod, prétendent que les Français l'ont dérivé d'Emmanuel : *Noël* ou *Nouël*, dit-il, *per aphæresim canunt Galli pro Emmanuel, id est nobiscum Deus.* D'autres, tels que Ménage en ses *Origines*, au mot *Nouël*, le traduisent du terme latin *natale*, c'est-à-dire jour natal ou de la Nativité de Notre-Seigneur. Ceux-ci, prenant l'effet pour la cause, le font remonter seulement au cri de joie, si célèbre dans notre histoire, poussé par les Français dans certaines cérémonies religieuses se rattachant à des événements politiques, ou dans des fêtes et solennités publiques à l'occasion de faits publics importants, comme le baptême de Charles VI dans l'église Saint-Paul; le retour de Jean, duc de Bourgogne, où les enfants s'associant à la commune joie s'en allaient par les rues de Paris en criant *Noël;* l'arrivée de Philippe le Bon, duc de Bourgogne, lorsqu'il ramena sa sœur à son beau-frère le duc de Bethfort, *où fut faite grande joie des Parisiens*, dit Monstrelet, *si y crioit-on Nouël par les carrefours où ils passoient;* le moment du sacre et celui du couronnement du roi Charles VII à Reims, où *tout homme cria Noël! et trompettes sonnèrent en telle manière, qu'il sembloit que les voultes de l'église se dussent fendre* (*Lettre de trois gentilshommes Angevins*, t. V, p. 127 des *Procès de condamnation et de réhabilitation de Jeanne d'Arc*, par M. Jules QUICHERAT, Paris, 1849); l'entrée enfin de ce prince dans Paris, où le même cri se fit entendre en signe de réjouissance et de congratulation. D'autres se rangeant à l'opinion de Savaron, *Traité contre les masques*, en trouvent la source dans le point de départ du nouvel an, que l'Eglise de Rome, pour comprendre le premier jour de janvier dans l'octave de la Nativité de Notre-Seigneur, dans le but d'empêcher les désordres scandaleux des mascarades partiquées en l'honneur de Janus, avait avancé de huit jours, de sorte que *plusieurs*, dit cet écrivain, *commencent l'an du jour de la Nativité, signamment nos François, témoin Bède le Vénérable.* De ces divers sentiments, celui de Ménage nous paraît préférable, en reconnaissant toutefois que celui de Savaron est très-plausible.

La question de savoir à quelle époque cette espèce d'hymne populaire a pris naissance, et a été consacrée par un usage public, a été également fort controversée. Les uns veulent qu'elle ait commencé à paraître l'an 1200; les autres seulement au XVI° siècle, ainsi que le rapporte, sans y croire pourtant, M. Fertiault, dernier éditeur des *Noëls Bourguignons* de M. de La Monnoye; Paris, 1842. Cette question a été tranchée par un écrivain d'une autorité incontestable en matière d'érudition et d'archéologie, l'abbé Lebeuf. Voici comment il s'exprime sur ce point dans son *Traité historique et pratique sur le chant ecclésiastique*, p. 120 : « L'usage des cantiques vulgaires qui se chantent en bien des provinces la nuit de Noël dans les églises, et qui, pour cette raison, en ont eu le nom de *Noël*, prit aussi son origine environ dans le temps où le peuple cessa d'entendre le latin (au IX° siècle). Lambert, prieur de Saint-Vast d'Arras, dont j'ai trouvé les poésies latines écrites l'an 1194, assure que cet usage était particulier aux Français. En paraphrasant l'office de la seconde messe de Noël, il dit ce qui suit :

Lumine multiplici noctis solatia præstant,
Moreque Gallorum carmina nocte tonant.

« Mais ce n'est point ce dont je me propose de parler ici, parce que ces chants de *Noël*, supposé qu'ils ressemblassent par leur mouvement à ceux que l'on connaît depuis deux ou trois cents ans, n'étaient pas dans le genre du chant grégorien appelé plain-chant, mais dans le genre que nous appelons aujourd'hui musique, ou airs de vaudeville. »

Evidemment, lorsque le peuple ne comprit plus la langue latine, conservée dans la liturgie de l'Eglise pour la majesté du culte public, il n'y aurait plus eu de communication possible entre le prêtre chrétien et lui ; il eût bientôt perdu le sens des mystères, des doctrines morales de la religion, et fût resté étranger à l'histoire des saints qu'elle honore, si quelques-uns des usages liturgiques, tels que la prose, la séquence, les actes des saints proposés à son imitation, n'avaient été avec l'épître, remplacés quelquefois, du consentement des évêques, par des pièces en langue vulgaire, destinées à les reproduire pour l'instruction et l'édification des fidèles. C'est à cette sage tolérance qu'il faut assigner l'origine du *noël*, comme celle du *cantique populaire* et de l'*épître farcie* (*V. ces mots*), dont l'influence fut considérable dans les temps d'ignorance pour l'enseignement religieux des populations déshéritées des lumières des siècles précédents.

Il est probable que le *noël* précéda les deux autres espèces de compositions résultant de la même cause. En effet, quand les poëtes populaires reçurent de la nécessité des temps le ministère d'interpréter la langue sacerdotale et l'esprit des solennités chrétiennes au peuple assemblé dans les temples, pour éclairer sa piété et le maintenir dans le recueillement de la prière, le premier sujet qui dut fixer leur attention fut sans doute la naissance du Sauveur du monde, base de l'œuvre de la rédemption du genre humain. Un événement qui montrait dans la crèche de Bethléem le divin libérateur, depuis tant de siècles promis à la terre, apportant la *paix aux hommes de bonne volonté*, dans une loi de mansuétude et d'amour qui ne fait acception de personne et qui est la grande charte d'affranchissement de l'humanité, devait naturellement obtenir la préférence sur beaucoup d'autres fêtes de l'année chrétienne, et devenir le premier objet du culte de la poésie populaire. Aussi le *noël*, se produisant sous les mille dialectes de la langue romane, retentit de bonne heure dans tous les sanctuaires de la France, d'où il se propagea dans les églises des autres nations de l'Europe, chez lesquelles les mêmes causes avaient rendu nécessaire la même innovation. On a vu par les vers du prieur de Saint-Vast, que le chant des *noëls* pendant la fête nocturne de l'Incarnation de Jésus-Christ était une ancienne coutume des Franks christianisés, et que le peuple se consolait des ténèbres de la nuit par le nombreux luminaire qui éclairait les églises, dont les fidèles faisaient résonner les voûtes par le chant des cantiques spécialement consacrés à cette solennité. Cet usage s'était généralisé de telle sorte que, dans les diverses contrées de la France, les *noels* s'étaient multipliés bientôt sous les formes de langage les plus variées. Cette espèce de cantique, d'un genre simple, familier et naïf excitait un engouement d'autant plus vif, qu'il répondait à un besoin général, et que le peuple voyait s'y refléter, dans sa langue maternelle, tout à la fois l'objet de ses croyances religieuses, et la nature de son intelligence. Car les dialectes romans s'étant transformés en idiomes particuliers, le *noël* prit peu à peu une physionomie analogue au caractère, aux habitudes, au tour d'esprit des habitants pour lesquels ils étaient composés, se modifiant toutefois selon le mouvement des mœurs et la marche des idées, mais conservant au fond ce cachet de terroir qui constituait son individualité propre. Gravé par le chant dans toutes les mémoires, du temple il venait s'installer avec ses enseignements de vertu et de concorde au foyer domestique, où le père l'apprenait à ses enfants, ceux-ci à la génération suivante, laquelle le transmettait à l'autre, comme un évangile de salut et de paix, qui avait fait le bonheur de leurs devanciers, et devait porter à leurs descendants les bénédictions du ciel et les joies de la sagesse.

Une autre cause a contribué à la perpétuation du noël. Ce sont les pratiques commémoratives, les usages héréditaires qui, hors du temple, entouraient l'anniversaire de la naissance de Jésus-Christ, auxquels il se mêlait comme expression populaire de la mémorable solennité religieuse dont il consacrait le retour. Ce serait un tableau fort intéressant, et qui offrirait une curieuse peinture de mœurs, qu'un ouvrage où l'on rassemblerait toutes les coutumes traditionelles, les vénérables institutions qui doivent leur origine aux fêtes de l'Eglise catholique dans chaque pays. Nous nous bornerons ici à rapporter quelques-unes de celles qui se groupent autour du *noël*, et dont il rappelle le souvenir. En Normandie, en Bourgogne et dans plusieurs autres provinces, les quatre dimanches qui précèdent Noël, des ménétriers payés par la ville s'en allaient, jouant du hautbois, de maison en maison, depuis neuf heures du soir jusqu'à minuit. On les appelait les *Hautbois de l'Avent;* et à Dijon, lorsque les gens du peuple les entendaient venir, ils disaient : *Velai lei Aivan qui passe*, c'est-à-dire : Voilà les Hautbois de l'Avent qui passent. (Glossaire des *Noëls bourguignons* de La Monnoye, au mot *Aivan ;* — *Tristan le voyageur*, par M. de Marchangy, t. III, p. 133.) Dans la Provence, à Marseille, un mois avant Noël, une troupe de musiciens parcouraient chaque nuit les rues, en jouant sur le violon des airs de *noëls*, remplacés ensuite par d'autres airs que le goût de la cour avait mis en vogue. Ces promenades musicales, qui se renouvelaient jusqu'au jour de la Nativité du Sauveur, étaient appelées les *aubades de Calène*, et non *sérénades*, pour indiquer que c'était en mémoire des concerts harmonieux que les anges avaient fait retentir, le matin, sur le berceau du Dieu fait homme, et aussi parce que, à une heure trop avancée de la nuit, les habitants plongés dans le sommeil n'auraient pu les entendre. L'expression de *Calène*, particulière à l'idiome provençal, signifie *Calendes*, la fête de Noël étant appelée autrefois le *jour des Calendes*, parce que c'était ce jour-là que commençait alors l'année chrétienne. D'autres y voient le mot provençal *calen*, qui veut dire *lampe*, à cause que durant la fête de Noël on faisait veiller des lampes par toutes les maisons de la ville, ce qui a donné lieu aux provençaux de créer le proverbe de *veilles de Calène*, appliqué à la personne qui, dans le cours de l'année, fait une veille extraordinaire. Ces nocturnes symphonies populaires étaient instituées pour annoncer aux familles chrétiennes l'approche de la grande solennité, et les avertir de s'y préparer par de saintes pensées et de pieux sentiments (Marchetti,

Explication des usages et coustumes des Marseillois; Marseille, 1683, Brébion.) Dans cette même ville, le souvenir que rappelait le jour de Noël, de la glorieuse fécondité dont le ciel avait favorisé une vierge en récompense de sa pureté inaltérable, avait fait établir une ingénieuse coutume, aussi profitable aux mœurs qu'honorable pour la cité qui la fonda.

« Pendant les quatre semaines qui précèdent Noël, dit M. de Marchangy, les jeunes gens donnent des aubades aux jeunes filles qu'ils recherchent en mariage. Ces jeunes gens choisissent entre eux l'*aba* (abbé ou chef de la jeunesse), auquel chaque fille remet un gâteau qu'elle a pétri elle-même, et qui porte son nom. Deux jours après, la jeunesse se rassemble sur une place, où l'on apporte dans une grande corbeille tous les gâteaux, qui, sont mis tour à tour à l'enchère. L'*aba*, qui les offre successivement aux enchérisseurs, désigne celle qui l'a pétri, et loue ses vertus, ses qualités, ses attraits. Si, dans le cours de l'année, elle a manqué aux saintes lois de la pudeur, de la modestie et de la sagesse, un silence réprobateur est sa punition, et son gâteau est adjugé à vil prix. Mais si elle est restée fidèle à ses devoirs, si elle est attentive et soumise près du fauteuil de son grand-père, pieuse aux autels de Marie, bonne et tendre au berceau de son jeune frère; si elle n'a senti qu'elle aimait en effet que le jour où sa mère lui en apporte dans un baiser le doux privilége, en lui parlant pour la première fois de son mariage, alors, le gâteau pétri par des mains aussi pures, est disputé par la foule empressée de louer une si bonne fille. On le porte à une forte somme qui devient la mesure de l'éloge...... La valeur de tous les gâteaux est réservée en partie aux pauvres, et le reste sert à payer les ménétriers pendant toute l'année.» (*Ibid.*, t. VI, p. 283.) A Aix et dans beaucoup de villes du Midi, les mendiants, la veille de Noël, chantent le soir dans les rues, des *noëls* composés dans l'idiome du pays, pour exciter la pitié publique, et mettent leur misère sous la protection du souvenir d'un Dieu né pauvre sur la terre. Ces accents de l'indigence, en rappelant la charité de Jésus-Christ pour tous les hommes, attendrissent les cœurs en faveur de ces malheureux, dans chacun desquels le Chrétien voit un frère à soulager; et souvent le Lazare qui annonce la *bonne nouvelle*, comme les anges aux bergers de Bethléem, est admis dans la demeure à la porte de laquelle il sollicitait la compassion, et on lui donne une part de la collation de la famille, pour l'associer, par une marque de fraternité chrétienne, à la commune joie qu'inspire la fête, et honorer dans sa personne Jésus souffrant dans la crèche. Ce soir là, en Bourgogne, on sert sur la table, parmi d'autres fruits, un plat de pommes dont personne ne mange : abstinence symbolique, par laquelle les convives déplorent la désobéissance d'Adam et d'Eve, cause de la dégradation de leurs descendants et des humiliations temporelles du Sauveur, et qu'ils déclarent ainsi ne vouloir pas imiter. Le repas frugal de cette soirée, dont l'usage remonte aux premiers temps de l'Eglise, est encore aujourd'hui, dans les montagnes de la Provence où les traditions de familles ont été moins altérées, signalé par une pieuse coutume. Elle consiste à manger une soupe de pâte appelée *crouset* et *crouis* par corruption. Ce mets simple, qui est d'institution pour la veille de Noël, est ainsi nommé, parce que dans l'origine on coupait cette pâte en forme de croix, pour honorer en même temps la naissance du Sauveur et le signe de notre rédemption. Dans cette même province, la nuit de Noël que nos ancêtres, selon Bède, appelaient la *Mère* et la *Reine des nuits*, des lampes veillent dans toutes les maisons, dit Marchetti, pour représenter la lumière qui, par les entrailles de la miséricorde de Dieu se levant dans le ciel, nous a visités, et a éclairé ceux qui sont assis dans les ténèbres et l'ombre de la mort, pour diriger nos pas dans la voie de la paix. C'est une allusion à la prédiction célèbre du prophète Isaïe sur le futur renouvellement du monde par les clartés de la loi évangélique : « Le peuple qui marchait dans les ténèbres a vu une grande lumière; le jour s'est levé sur ceux qui habitent la région des ombres de la mort : *Populus qui ambulabat in tenebris vidit lucem magnam; habitantibus in regione umbræ mortis, lux orta est eis* (*Isa.*, IX, 2). »

En Normandie, « c'était un vieil usage de la plupart des seigneurs de délivrer deux prisonniers ou d'affranchir deux serfs la veille de la Nativité. » (MARCHANGY, *loc. cit.*, t. III, p. 132.) On voulait, par ces œuvres de miséricorde, honorer, en l'imitant, la miséricordieuse bonté du divin Rédempteur qui a délivré les hommes de la servitude du péché, et les a rendus à la liberté des enfants de Dieu. La cérémonie de la *souche* ou *bûche* de Noël est célèbre dans le pays de France. Il n'est pas de province, peut-être, où elle n'ait été en usage, chez les uns la veille, chez les autres le jour même de la fête; elle a lieu encore aujourd'hui, parmi le peuple, dans diverses contrées du Midi, où l'on y attache des significations différentes, mais généralement puisées dans le sentiment religieux, et on la retrouve encore dans le Limousin, le Poitou, la Bourgogne. A cette occasion, on ôte de l'âtre le feu qui s'y trouve pour le remplacer par un feu nouveau, au moyen d'une énorme souche qu'on appelle la *bûche de Noël*. Les convives du repas qui doit s'en suivre l'apportent en pompe, et la placent au foyer au milieu des démonstrations de la plus vive joie. Au nord de la Provence, dans le comtat Venaissin, cela se fait au chant des paroles suivantes, dans le dialecte provençal de ce pays :

Càcho fiò,
Bouto fiò;
Dieou nous alègre.

C'est-à-dire : *cache le feu* (ancien), *allume*

le feu (nouveau); *Dieu nous comble d'allégresse.* Le plus ancien de la famille « arrose alors ce bois, soit de lait, soit de miel, en mémoire des délices d'Eden, soit de vin, en souvenir de la vigne cultivée par Noé, lors de la rénovation du monde. » (Extrait du journal d'Avignon *La Commune*, n° du 24 décembre 1849.) Puis, après que le chef a demandé au ciel de bénir le repas frugal, chacun prend place autour de la table. « Du poisson ou des limaçons, suivant la fortune; du céleri, des confitures, des fruits verts ou secs; au milieu de la table, un pain ou gâteau de forme élevé ou conique, nommé *pan calendan* ou *pain des calendes*, et ne devant pas s'entamer avant le premier jour de janvier; au-dessus, un rameau de houx frélon ou *vert bouissé*, garni de ses fruits rouges et de ganses faites avec la moelle du jonc (*scirpus holoschœnus*), telle est là la simple ordonnance de la collation de Noël.... Les chandelles ou bougies qui éclairent le repas doivent être neuves, et leur usage, ainsi que celui de la bûche, doit se prolonger jusqu'au jour de l'an. Ainsi, l'anniversaire du renouvellement spirituel du monde et le renouvellement de l'année s'unissent sans se confondre. » (*Ibid.*) A Aix comme à Marseille, en portant la bûche de *Nò*, on ne cessait de crier : *Calène vèn, tout bèn vèn; Calène vèn, tout bèn vèn*, c'est-à-dire : *Noël vient, tout bien vient*, voulant par là signifier que la naissance du Sauveur des hommes était pour eux la source de tous les biens, et que le Père éternel en nous donnant en ce jour son Fils unique, son bien-aimé, nous avait donné avec lui toutes choses. Ensuite le chef de la famille, ou, en son absence, le plus âgé, s'avançant vers la bûche pour la bénir, y versait du vin, et invoquait la très-sainte Trinité, en disant : *Au nom dau Père et dau Fils, et dau Sant-Espérit*, après quoi il mettait le feu. « Cette bûche, dit Marchetti, représente Jésus-Christ qui s'est comparé lui-même à du bois vert dans nos Evangiles, lors qu'estant mené au supplice, suivi d'une grande multitude d'hommes et de femmes tout éplourez qui le plaignoient publiquement avec de grands cris, il se retourna vers ces dames pour leur dire : Filles de Jérusalem, ne pleurez point sur moy, pleurez plutôt sur vous-mêmes et sur vos enfants; car si le bois vert est traité de la sorte, que ne fera-t-on point au bois sec. Selon ce sens, l'iniquité estant appelée, dans le quatrième des Proverbes, le vin et la boisson des impies, il semble que le vin que nous répandions sur cette bûche signifioit la multitude de nos iniquitez, que le grand Père de famille, qui n'est autre que le Père Eternel, a répandu sur son Fils dans le mystère de l'Incarnation, pour être consumées avec lui dans la charité, dont il a brûlé pour nous durant le cours de sa vie mortelle et passible. » A ceux qui disaient : « A quoi bon tout cela? et qu'a de commun avec cette fête, une bûche, du feu et du vin? » ce même auteur répond : « De tout temps la coustume d'allumer des feux et de répandre du vin a été prise pour une marque de réjouissance et pour un signe d'allégresse; je n'en veux point d'autres preuves que les trefoüaux (mot gaulois, qui signifie arbre de faine, *fagus*) des Poitevins, qui sont feux qu'on allume la veille de Noël, et l'haldalà des Juifs, qui est la cérémonie par laquelle ils marquent la fin du sabbat, et le distinguent d'avec les jours de travail, ce qu'ils font par quelques effusions de vin en signe de joye, dit le fidèle historiographe de leurs coustumes, Léon de Modène. » En Bourgogne, cet usage se pratique aussi, la veille de la fête, sous le nom de *lai suche de Noei*, avec des différences dans lesquelles à la pensée chrétienne s'allie un innocent badinage au profit des jeunes enfants, et où l'on peut retrouver encore une image des douceurs spirituelles apportées aux enfants de Dieu par le mystère de l'Incarnation. « Le père de famille alors, surtout dans la bourgeoisie, chante solennellement des *noëls* avec sa femme et ses enfants, aux plus petits desquels il ordonne d'aller en quelque coin de la chambre prier Dieu que la souche *donne* des bonbons. Pendant ce temps-là on met au bas de chaque bout de la bûche de petits paquets de sucreries, que ces enfants viennent recueillir, croyant de bonne foi que la souche les a *donnés*. » . . . Le vigneron, n'ayant pas de quoi faire *produire* des sucreries à sa souche, y met dessous des pruneaux et des marrons. (*Noëls bourguignons* de La Monnoye; Glossaire, au mot *Suche*.) Dans cette même province, pour le jour de Noël, on fait des fouaces ou gros gâteaux de belle farine blanche, choisie exprès par les boulangers, qui en font un débit d'autant plus considérable, que les plus pauvres gens veulent manger de la *fouace* pour célébrer dignement la fête. A Aix en Provence, on prépare pour ce jour des gâteaux au sucre et à l'huile, qu'on appelle *poumpos taillados :* souvenirs de Bethléem, qui en hébreu signifie *maison du pain*, dont le divin Messie réalisa la dénomination prophétique, en disant de lui-même : *Je suis le pain de vie, je suis le pain vivant qui suis descendu du ciel. Le pain que je donnerai, c'est ma chair, pour la vie du monde.* A Marseille, au repas du soir le jour de Noël, on met sur la table trois nappes en l'honneur de la sainte Trinité, coutume pratiquée aussi à Aix. « Nous mettons sur ces nappes, continue Marchetti, treize pains, dont l'un, qu'on appelle le pain de Nostre-Seigneur, est beaucoup plus gros que tous les autres, qui nous représentent les douze apostres. Nous voulons témoigner par là que nous désirons que Jésus-Christ ait part à nos joyes, qu'il soit appelé à toutes, et que nous ne nous voulons réjouir qu'en lui et qu'avec lui. Nous affectons cette distinction et ce nombre, afin que cette représentation nous le remettant devant les yeux lorsqu'il mangeait avec ses disciples, nous nous souvenions de nous régler sur ce grand exemple en ces sortes d'agapes, qui se font lors parmi les familles pour honorer cette feste, et que nous ayons soin d'y estre fort sobres et fort retenus. Le pain qui représente Nostre-Seigneur et qui est extraordinairement gros, est coupé en trois parts, pour représenter sa personne et ses deux natures, la divine et l'humaine; et après ce mystérieux partage, il est distribué et donné aux pauvres, en mémoire de sa mission en ce monde en leur faveur; de la pauvreté qu'il a volontairement embrassée, et du soin que sa bonté a toujours pris d'eux : *Evangelizare pauperibus misit me* (*Luc.*, IV, 18); *Propter vos egenus factus est, cum esset dives; ut illius inopia vos divites essetis* (*II Cor.*, VIII, 9). Ces considérations avaient introduit parmi nous une coustume qui se pratiquoit dans toutes les familles, et qui se garde encore en quelques-unes. C'est qu'on y faisoit pestrir expressément pour les pauvres, à qui l'on distribuoit après avec beaucoup de charité, tout le pain que l'on avoit fait. Le jour de Noël chaque famille en prenoit un pour lui donner à disner, et lui réservoit pour cet effet le premier service qu'elle faisoit des viandes qui estoient servies ce jour-là à table. Ceux de l'Hôtel-Dieu n'estoient pas oubliez. Il y avait peu de personnes aisées et commodes qui ne leur fist quelque aumône; et les bourgeoises aussi bien que les dames se piquoient, par une sainte émulation, de leur fournir durant tout le temps des sacrées couches de la sainte Vierge, le gibier, la volaille et tous les petits-pieds dont ils pouvoient avoir besoin dans leurs dégousts. » Ces œuvres de charité trouvaient un puissant encouragement dans le pieux exemple des évêques de cette ville, qui en prenaient l'initiative. Trop absorbés dans le saint recueillement commandé aux pontifes par la grandeur de ce mystère ineffable pour aller eux-mêmes distribuer leurs aumônes aux indigents dans leur demeures, deux personnes notables par leur probité étaient, selon leur désir, députées vers eux pour aller recevoir les dons de leur charitable bienfaisance, et les répartir ensuite entre les nécessiteux, dont la reconnaissance faisait remonter de leurs saints bienfaiteurs à Dieu, auteur de tout bien, leurs bénédictions, et les joies de la consolation qu'ils devaient à la fraternité chrétienne. L'administration publique ne restait pas en arrière dans cette voie si noblement ouverte par ses évêques. Animée d'une touchante émulation, elle ordonnait aux consuls de la cité de répandre sur les malheureux les secours qu'elle leur avait destinés sur le trésor de la ville par une honorable et pieuse prévoyance; et cette salutaire rivalité de bienfaits se répercutant dans les classes aisées de la population, il n'y avait pas de misère qui ne fût assistée, pas de souffrance qui ne fût adoucie, pas de larmes qui ne fussent séchées, pour imiter la miséricorde de Dieu, qui, en nous donnant son Fils unique, l'avait dépouillé de ses richesses pour en secourir notre indigence. (*Ibid.*) Le diocèse de Marseille avait encore une autre institution populaire inspirée par le mystère de ce jour, et qui se retrouvait aussi dans d'autres contrées : ce sont des sortes d'eulogies, connues là sous le nom de *defrutus*, mot corrompu des expressions latines *de fructu*, qui sont le commencement d'une antienne du Bréviaire romain. « Ces eulogies consistent en une tour quarrée de pain à chanter, parfaitement bien faite; en une véritable pomme au-dessous, et en une branche de myrthe, dont la tour et la pomme sont traversées. La distribution s'en fait à Laudes, lorsqu'on chante le *Benedictus*, qui est le cantique de Zacharie, que nous disons tous les jours à l'office en mémoire et en action de grâces du don inestimable que le Père éternel a fait de son Fils par le mystère de l'Incarnation. Durant le chant de ce cantique, on tient ces *defrutus* à la main un peu élevez, et, par cette cérémonie, on veut reconnoître que Dieu est véritable en ses promesses..... La tour est la sainte Vierge, que l'Eglise appelle la tour de David, *Turris Davidica*. Elle est bâtie de pain à chanter, c'est-à-dire de pain azyme et sans levain, pour montrer qu'elle a été exempte de tout péché. La pomme est le fruit qu'on croit communément avoir esté défendu à nostre premier père. Et le myrthe, qui est un bois consacré à l'amour, parce que plus on le coupe plus il repousse, fait voir que nostre salut, qui a commencé et qui est venu à nous par la Vierge, a esté en son principe, en son progrez, en sa fin, un effet et un miracle du divin amour. » (*Ibid.*) « Autrefois, avait dit Marchetti un peu plus haut, ces présents estoient en usage dans nos paroisses, mais depuis une centaine d'années, ils ne le sont que parmi les pénitents. » On appelle ainsi des confrairies de pieux laïques, revêtus d'un costume religieux, qui varie selon le but de ces associations, fort répandues dans plusieurs diocèses méridionaux de la France, à l'instar de celles de l'Italie. Les officiers ou dignitaires des chapelles de ces pénitents distribuent les *defrutus* depuis Noël jusqu'à l'Epiphanie, en présentent à l'évêque, observe cet auteur, à leurs prieurs, et à leurs principaux amis, au nom de la Compagnie, pour marque de la communion qu'ils ont avec eux. Dans la Franche-Comté, cette cérémonie avait lieu pendant le dernier psaume des Vêpres de Noël, quand on chantait l'antienne : *De fructu ventris tui ponam super sedem tuam.* A ce moment, ils jetaient des pommes, des noix, et d'autres fruits semblables, qu'ils laissaient ensuite ramasser et manger aux enfants et au petit peuple, afin sans doute que ceux-ci, en demandant la raison de cette coutume, *quæ est ista religio?* pussent apprendre que Dieu a daigné enfin accomplir la promesse qu'il nous avait faite en la personne de David, en faisant naistre sur la terre, en ce saint temps, le fruit qu'il avoit lors promis, pour estre le prix, la rédemption et le salut de tout l'univers. » (*Ibid.*)

Le *noël*, expression populaire de l'enseignement chrétien, domine et résume toutes ces pratiques salutaires, qui convergent à ce centre commun comme à leur véritable principe. Car, après avoir retenti aux pieds des autels, il pénètre sous le toit domestique; y devient le pivot qui donne le mouvement à la vie du foyer; y excite à une douce allégresse par ses joyeux couplets qui circulent de bouche en bouche; fait du repas de famille un moyen d'édification, une source de gaieté décente, où tous les cœurs s'épanouissent dans un sentiment d'union et de paix, et où les fronts révèlent la sérénité des consciences épurées au feu de la charité divine. Aussi, à raison de l'heureuse influence qu'il exerce autour de lui, dans ces jours de fêtes, il est admis partout avec empressement comme l'instituteur religieux et l'ami de la famille, le lien nécessaire de la réunion, le modérateur de la joie commune, l'interprète de la foi des âmes, l'organe de la reconnaissance envers Dieu, et le garant de l'indulgence mutuelle et de la concorde. L'usage de chanter des *noëls* dans les maisons généralement répandu autrefois, et qui subsiste encore en bien des pays, est constaté par Pasquier. « En ma jeunesse c'estoit une coustume, dit-il, que l'on avoit tournée en cérémonie, de chanter tous les soirs, presqu'en chaque famille, des nouels, qui estoient chansons spirituelles faites en l'honneur de Nostre-Seigneur; lesquelles on chante encore en plusieurs églises, pendant que l'on célèbre la grand'messe le jour de Noël, lorsque le prestre reçoit les offrandes. » (*Recherches de la France*, liv. IV, chap. 16.) Encore aujourd'hui dans la Provence, jusqu'à la fête de la Purification, mais surtout le jour de Noël, parmi les gens du peuple restés plus fidèle aux coutumes des ancêtres, le repas du soir est entremêlé des chants de ces cantiques, qui en sont l'accompagnement obligé, comme la dinde rôtie en est le mets indispensable, se continuant dans la veillée, à travers les jeux innocents ou les causeries agréables, comme un intermède nécessaire pour célébrer ce grand jour, et rappeler aux sentiments qu'il doit exciter dans tous les cœurs. Là, le *noël* intervient pour donner à ces réunions de famille un caractère de solennité qu'on ne retrouve pas au même degré dans d'autres provinces, et que rendent plus chères aux habitants de cette contrée les excellents effets qui en résultent. Pour que la joie soit pleine et entière, nul ne doit manquer à ce rendez-vous annuel autour du chef de la race; et alors les dissentiments s'éteignent, les brouilleries cessent, les réconciliations rapprochent ceux que des malentendus divisaient, et les liens fraternels se resserrent au souvenir d'un Dieu de paix et d'amour. «Les Provençaux sont naturellement religieux, et tel a toujours été le caractère des peuples doués d'une imagination vive et sensible. Leurs solennités sont de vraies fêtes, leurs fêtes des spectacles brillants... La première de toutes ces fêtes, celle que nous célébrons avec le plus de joie, c'est le retour de Noël. Il n'est point de Provençal, fût-il absent depuis vingt ans de sa patrie, qui puisse voir arriver cette mémorable époque sans que son cœur ému ne lui rappelle les scènes attendrissantes, le ton de cordialité, de joie antique, et jusqu'aux mets choisis de ces vénérables banquets. Dans ce saint jour cessent les inimitiés, les haines, les discordes domestiques, et toutes les dissentions de famille. Les grands parents président à la réconciation; ce sont eux qui, ministres de paix, invitent à la réunion ceux que l'intérêt divisait. On s'embrasse, on se pardonne, on s'asseoit ensemble à la même table; le malvoisie, le vin cuit, le muscat de Toulon ou de Cassis, brillent dans les verres; il s'exhale bientôt en douces folies et en aimables indiscrétions. Mais ce qui charmerait vos regards, c'est l'extrême propreté de l'*agape*, et les fronts épanouis des convives, et l'élégante simplicité des mets qu'on y sert avec profusion. » (*Soirées provençales* ou *Lettres de Bérenger*, t. Ier, p. 168 ; Paris, 1787.) Des usages analogues, parmi diverses nations chrétiennes de l'Europe, attestent qu'elles ont connu le *noël*, et que chez plusieurs d'entre elles il s'est perpétué comme en France. A Constantinople, le jour de l'Incarnation de Jésus-Christ, il y avait musique pendant le dîner de l'empereur, et l'on y chantait un cantique consacré à cette fête. (Codinus, *Liber de officialibus palatii Constantinop.*, p. 120.) En 1170, un *noël* fut chanté au banquet royal de Henri II d'Angleterre, tenant cour plénière à l'occasion de cette fête, durant les offices de laquelle il avait porté la couronne que les évêques lui avaient posée sur la tête, selon la coutume pratiquée là, comme en France, aux plus grandes solennités chrétiennes, dans les temps anciens de la période féodale. (Thomas Warton, *Histoire de la poésie anglaise*, t. III, p. 426, édit. de Londres.) Dans la Calabre, les paysans viennent chanter, à Noël, des cantiques spéciaux devant les images de la Vierge. On célèbre également en Espagne la fête de la Nativité de Notre-Seigneur par des *noëls*. En Allemagne, où cette sorte de cantique était bien antérieure au luthéranisme, c'était la coutume, au XVIe siècle, d'aller de maison en maison, les jeudis des trois semaines qui précèdent cette fête, chanter des noëls et souhaiter une bonne année. C'étaient des jeunes gens des deux sexes qui se donnaient cette mission, laquelle était une manière de demander des étrennes. Il en est de même encore aujourd'hui dans quelques parties de l'Angleterre. (William Sandys, *Christmas Carols*, Introduct., p. 120. London, 1833.) En ce royaume, où en 1521 fut imprimé un recueil de *noëls* par William de Worde, le plus ancien imprimeur de cette nation, sous le règne de la reine Elisabeth, plusieurs poëtes furent chargés de composer des *noëls*, et reçurent des émoluments pour ce travail. Un de ces poëtes, du nom de William Cornyshe, reçut 13 schellings, 4 deniers, pour une composition de ce genre. (*Ibid.*, p. 118.) Les manuscrits supplémentaires du *Muséum britannique*, numéros 5465 et 5665, contiennent une collection d'anciennes chansons du temps de Henri VII et de Henri VIII, au nombre desquelles on distingue quelques *noëls* et de pieux cantiques, avec la musique à trois ou à quatre parties. (*Ibid.*, p. **119.**) Du temps de Shakspeare, pendant le temps de Noël on chantait des *noëls* le soir, dans les rues, et c'était une manière de réclamer la bienfaisance. (*Ibid.*, p. **119.**) Au XVIe siècle, quand les monarques anglais tenaient leurs fêtes de Noël à la cour, une des cérémonies de cette solennité de palais consistait à chanter des *noëls*. (*Ibid.*, p. **121.**) Au XVIIe siècle, on retrouve le même usage de célébrer ces fêtes de Noël par le chant de ces compositions spéciales (*Ibid.*, p. **122**), dont la tradition s'est continuée jusqu'à nos jours en Angleterre, où la coutume de chanter des *noëls* subsiste encore dans toutes les contrées de ce royaume.

Le *noël*, à son origine et longtemps après, eut un caractère grave et sérieux comme les compositions liturgiques dont il était la poétique interprétation populaire et le fidèle écho. Mais insensiblement il reçut l'empreinte des mœurs, des habitudes, des usages, de la manière de sentir et de parler des populations auxquelles il était destiné. Les poëtes qui se livraient à ce genre d'écrire, soit qu'ils cédassent à un calcul, soit qu'ils obéissent à l'influence générale, y transportèrent les sentiments, les idées et les formes de langage du peuple, et assurèrent ainsi la longévité du *noël*, devenu d'autant plus cher aux populations qu'elles voyaient s'y réfléchir leur propre image sous les divers aspects de la vie commune. Lors de cette première transformation du *noël*, les sentiments qu'il exprimait reproduisant la naïveté des mœurs épurées par la religion, leur simplicité, leur vulgarité même, n'offraient rien de discordant avec le caractère pieux et contenu qu'il tenait de la source où il avait puisé son inspiration; c'était le Christ se faisant petit pour instruire les petits et les ignorants. Mais une phase nouvelle s'ouvrit ensuite. Quand les mœurs se modifièrent par la marche des idées; lorsque l'esprit français, dégagé des étreintes de l'ancienne civilisation, eut acquis sa personnalité distincte et la liberté de ses allures naturelles, dès ce moment le *noël*, sans perdre le cachet religieux de son origine, prit une physionomie nouvelle. Il se montra tour à tour alerte, familier, narquois, hardi et même quelque peu malin. La vénération qu'imposait le dogme n'y fut point oubliée, ou tout au plus par distraction, et la foi conserva toujours ses droits imprescriptibles; mais les expressions présentèrent de temps en temps cette légère transparence qui fait en quelque sorte flotter l'esprit entre la sainteté du mystère et les conditions du fait humain. Ce mélange de simplicité et de finesse, de respect et de gaieté, d'obéissance chrétienne et de doute apparent, a été apprécié avec un discernement parfait et un tact exquis par M. Sainte-Beuve, dans le charmant et spirituel article qu'il a publié, à propos des *Noëls* de La Monnoye et des écrits de Grosley, sur l'*Esprit de malice au bon vieux temps*. « On se tromperait fort, dit ce critique éminent, si on le croyait toujours aussi simple qu'il le paraît, et de même si on l'estimait toujours aussi malin qu'à la rigueur il pourrait être. L'esprit du bon vieux temps, avant qu'on l'eût éveillé et gâté, avant qu'on lui eût appris tout ce qu'il recélait, et qu'on lui eût donné, suivant le langage des philosophes, *conscience* et clef de lui-même, cet esprit allait son train sans tant de façons, se conduisant comme un brave manant chez lui : il doute, il gausse, il croit, tout cela se mêle. Mais c'est parce que la foi, ce qu'on appelle la *foi du charbonnier*, s'y trouve avant et après tout, c'est pour cela que le reste a si bien ses franches coudées. Le XVIIIe siècle, ne l'oublions pas, et déjà la Réforme en son temps, sont venus tout changer; ils sont venus donner un sens grave et presque rétroactif à bien des choses qui se passaient en famille à l'amiable; pures espiègleries et gaietés que se permettaient les aînés de la maison entre soi. Ces peccadilles, une fois dénoncées, et quand on a su ce qu'on faisait, ont pris une importance énorme..... Le propre du vieil esprit, même gaillard et narquois, était de ne pas franchir un certain cercle, de ne point passer le pont : il joue devant la maison, et y rentre à peu près à l'heure; il tape aux vitres, mais sans les casser. Il a le dos rond... On a remarqué dès longtemps cette gaieté particulière aux pays catholiques; ce sont des enfants qui sur le giron de leur mère lui font toutes sortes de niches et prennent leurs aises. .

. . . .

Si l'on s'émancipait jusqu'à quelque doute vague, si l'on s'échappait jusqu'à certaine curiosité indiscrète dans un moment d'habitude buissonnière, c'était sans conséquence par passe-temps, sans parti pris et sans préjudice de la soumission aux enseignements du *maître*. Au moindre rappel, au premier coup de cloche, tout au plus au second, on baissait la tête, on pliait les deux genoux devant la croyance subsistante et vénérée; on faisait acte sincère de cette humilité et de cette reconnaissance du néant humain, qui n'est pas la moindre fin de toute sagesse. » (*Tableau historique et critique de la poésie française et du théâtre français au* XVIe siècle, etc.; Paris, Charpentier, **1843**, p. **460**, **461** et **462**.)

M. de La Monnoye est le seul dont les *noëls*, résultat d'un défi, sentent un peu la parodie, selon la remarque du célèbre critique cité plus haut, ce qui faillit attirer sur eux la censure de la Sorbonne. Parmi les autres compositeurs dans ce genre de poésie chrétienne, les uns ont écrit dans un style grave et noble, et les autres ont su allier une gaieté naïve à la réserve décente, commandée par le respect dû à cet auguste mystère. Une foule de poëtes laïques ou ecclésiastiques, dans les diverses nations de l'Europe, nous ont laissé des *noëls*, écrits soit dans la langue nationale, soit dans les idiomes vulgaires ou patois des provinces :

on peut en voir une collection considérable à la Bibliothèque de l'Arsenal, à Paris, fonds La Vallière. Il n'est pas jusqu'à Luther, qui, depuis sa séparation de l'Église romaine, n'ait exercé sa verve poétique dans ce genre de composition, ainsi que nous en offrirons plus bas la preuve, par une pièce choisie entre plusieurs autres.

Comme le *noël* s'éloigna insensiblement de son institution primitive, et se dépouilla souvent du caractère religieux, pour chanter des sujets profanes, les diverses formes que, par suite de cette déviation, il a revêtues selon les différents sujets, ont créé naturellement une classification assez bien déterminée. On peut donc, d'après les monuments anciens et modernes de cette sorte de poëme, réduire les *noëls* aux quatre espèces suivantes : 1° le *noël religieux*, consacré à célébrer la Nativité de Notre-Seigneur Jésus-Christ; 2° le *noël royal*, composé pour les souverains, soit à l'occasion de leur couronnement, de leur mariage, de leurs victoires, soit pour leur banquet à la fête de Noël, ou pour quelque événement considérable se rattachant à leur personne ou à leur règne; 3° le *noël politique*, ayant pour objet l'éloge d'un grand personnage, d'un haut fonctionnaire public dans l'État ou dans l'Église; 4° le *noël badin*, concernant des personnes privées, et traitant un sujet vulgaire.

Les *noëls religieux*, en langue française, sont trop nombreux et trop répandus pour qu'il soit nécessaire d'en fournir ici des exemples ; nous préférons en demander aux langues étrangères, parce que ces pièces sont généralement peu connues. Parmi les *noëls* qui se recommandent par l'ancienneté, il faut signaler, avant tout, ceux qui sont échappés à la plume de Luther, et appartiennent ainsi à une époque qu'il est facile de préciser. Nous en donnerons un ici. C'est un sujet piquant de curiosité, de voir comment ce prétendu réformateur a chanté le mémorable événement de la naissance temporelle du Fils de Dieu, base des mystères de la religion catholique qu'il avait désertée. Nous transcrivons le texte allemand d'un petit livre appartenant à la Bibliothèque Mazarine, à Paris, où il est enregistré sous le n° 23,364, et intitulé : *Psalmen und Gleistliche lieder D. M. Luther, und anderer frommen Christen*..... Strassburg, anno 1622; — *Psalmi, et cantiones sanctæ D. Martini Lutheri et aliorum piorum christianorum, secundum anni tempora directæ*. Nous l'accompagnons d'une traduction littérale, que nous devons à l'obligeance de M. Bailly, sous-bibliothécaire à l'Hotel-de-Ville de Paris.

LOBGESANG VON DER GEBURT UNSERS HERZEN J.-C.

1.

Gelobet seist du Jesu-Christ,
Dasz du Mensch geborēbist
Von einer Jungfraw das ist war :
Desz frewet sich der Engel schar. Alleluja!

2.

Desz ewgen Vatters einig Kind,
Ietzk man in der Krippen sind
In unser armes Fleisch und Blut
Verkleidet sich das ewig Gut. Alleluja!

3.

Den aller Welt kreisz nie beschlosz
Der ligt in Marien schosz
Er ist in Kindelein worden Klein
Der alle Ding erhalt allein. Alleluja!

4.

Da ewig Liecht geht da herein
Gibt der Welt ein newen Schein,
Es leucht wol mitten in der Nacht :
Und uns desz Liechtes Kinder macht. Alleluja!

5.

Der Sohn desz Valters Gott von art,
Ein Gast in der Welte ward
Und fuhrt uns ausz dem Jammer thal
Er macht uns Erben in seim Saal. Alleluja!

6.

Er ist auff Erden kommen arm,
Dasz er unser sich erbarm
Und in dem Himēl machet reich
Und seinem Lieben Engeln gleich. Alleluja!

7.

Das hat Er alles uns gethan
Sein grosz Lieb zu zeigen an.
Des Frewet sich alle Christenheit.
Und dancht ihm desz in ewigkeit. Alleluja!

CANTIQUE DE NOS COEURS SUR LA NAISSANCE DE J. C.

1

Que Jésus-Christ soit loué,
Lui qui est né d'*un homme*
Et d'une jeune femme!
La troupe angélique en est en joie. Alleluia!

2.

Par bonté éternelle,
L'enfant dans notre pauvre chair
Et sang est caché. Alleluia!

3.

Un enfant, couché
Dans le sein de Marie
Arrête, et conserve le monde. Alleluia!

4.

L'éternelle lumière vient ici-bas
Donner une clarté nouvelle,
Et brille au milieu de la nuit.
Un faible enfant la produit (cette lumière). All.

5.

Par génération, Fils de Dieu Père,
Il nous conduit, nous qui vivons
Dans cette vallée de misère. Alleluia!

6.

Il est venu pauvre sur la terre,
Et, par miséricorde,
Il nous fait donner richesse au ciel,
Et son amour *égale* celui des anges. Alleluia!

7.

Il nous montre son immense amour.
Joie de toute la chrétienté!
Et remercions le dans l'éternité. Alleluia!

Si ce *noël* n'est pas irréprochable sous le rapport du dogme, il faut convenir du moins qu'il se distingue par l'élévation des pensées, la noblesse et quelquefois le sublime de l'expression.

Nous n'aurons rien à reprendre dans ceux que nous empruntons à la langue polonaise. Nous les extrayons d'un livre intitulé : *Spiewnik kóscielny*, etc., *Zmelodyjami;* Kraków, 1838; c'est-à-dire *Cantiques d'église*, etc., *avec les mélodies*, Cracovie, 1838, que madame la comtesse Xaverine Grokolska a bien voulu nous communiquer, en y joignant une traduction qui est d'une exactitude presque littérale. Ces morceaux, au nombre de trois, sont les *noëls* les plus usités en Pologne, et le second surtout y est le plus populaire. Nous nous contentons d'en donner ici l'interprétation française.

PIEŚŃ (*chant*) II, page 28.

1.

L'ange dit aux bergers : « Le Christ est né pour « vous dans l'humble ville de Bethléem. Il naquit « dans la pauvreté, lui le Roi de l'univers. »

2.

A peine eurent-ils appris l'heureuse nouvelle, qu'ils coururent à Bethléem, et trouvèrent dans la crèche l'Enfant Sauveur, auprès de Marie et de Joseph.

3.

Le Seigneur de toute gloire s'est abaissé des cieux, sans chercher un palais. Il n'en a point bâti, lui, le Roi des créatures.

4

O merveilleuse naissance, impossible à définir! Une Vierge conçoit un fils en demeurant toujours pure; elle l'enfante, et ne perd rien de son innocence.

5.

Déjà s'est accomplie l'antique prophétie, et la verge fleurie d'Aaron a donné son fruit.

6.

Obéissez à Dieu le Père, ainsi qu'il nous l'ordonne. « Voilà, dit-il, mon Fils unique qui vous ou« vre le paradis. Peuples, écoutez le! »

7.

Honneur et gloire à Dieu qui n'aura point de fin; au Père, au Fils, au Saint-Esprit, unis ensemble dans l'adorable Trinité!

PIEŚŃ (*chant*) III, page 304.

1.

Auprès de cette crèche, qui donc accourra chanter les louanges de Jésus-Christ enfant, envoyé aujourd'hui parmi nous ?

Pâtres, accourez ! Chantez de beaux cantiques à votre Seigneur.

2.

Nous aussi, avec des chants, nous vous suivrons, bergers, et tous ensemble nous le verrons, cet Enfant divin.

Il est né dans la pauvreté; il pleure dans son étable : nous irons le réjouir aujourd'hui.

3.

Que par toute la terre chacun s'écrie, ivre de joie : « Le Promis du ciel nous est donné! C'est « l'Emmanuel dans son abaissement!

« Saluons-le donc; chantons avec les anges : « Gloire à Dieu dans les cieux ! »

4.

Salut, ô Seigneur, ô vous qui venez parmi nous! Pourquoi abandonner les douceurs du ciel pour descendre en la terre ?

— Mon amour m'abaisse ainsi; il veut élever l'homme jusqu'à l'empirée.

5.

Pourquoi êtes-vous couché sur la paille, et non dans un berceau? Pourquoi auprès de vils animaux, et non parmi les seigneurs de la terre?

— Afin que l'homme qui ressemble au foin, et le pécheur aux bestiaux, soient sauvés par moi.

6.

Ton royaume ici-bas, ô Seigneur, c'est le monde entier; vous êtes la fleur des champs. Pourquoi donc le monde ne vient-il pas te recevoir?

— Parce que le monde ne connaît que les choses qui passent; il me prépare dans sa colère un lit semé de croix.

7.

Rachel pleure, et se désole; sa voix va jusqu'au ciel, quand elle voit ses fils innocents baignés dans leur sang.

— Je dois verser bien plus de sang, de cet océan de douleurs ils s'élèveront au ciel.

8.

Trois monarques de l'Orient abandonnent leur pays pour offrir au Seigneur leur cœur et ses trois dons.

Vous vous contenterez de leurs offrandes, mais surtout de celles de leurs cœurs. Que Dieu les reçoive au ciel!

PIEŚŃ (*chant*) VI, page 45 (458).

1.

Dieu naît! Les puissances tremblent; le Roi des cieux est sans abri. Le feu s'éteint; l'éclair paraît moins brillant; l'infini a des bornes.

Celui qui est vêtu de gloire s'est abaissé; le Roi éternel devient homme!

Et le Verbe s'est fait chair,
Et il a demeuré parmi nous.

2.

Le ciel est-il donc au-dessous de la terre? Dieu a quitté son séjour pour venir au milieu de son peuple aimé, pour partager avec lui les travaux et les peines.

Il n'a pas souffert peu, oh non! et nous-mêmes nous avons causé ses douleurs!

Et le Verbe s'est fait chair,
Et il a habité parmi nous.

3.

Né dans une étable, une crèche lui servit de berceau. De quoi s'entourait-il alors? De vils animaux, de bergers et de foin.

Pauvres, vous avez eu le bonheur de le saluer avant les riches.

Et le Verbe s'est fait chair,
Et il a habité parmi nous.

(458) Cette pièce est due à la plume de Karpinki, poëte distingué de la cour du roi de Pologne, Stanislas Auguste, et qui consacra les dernieres années de sa vie passées dans la retraite et l'éclat d'un beau talent à traduire en vers les Psaumes de David.

4.

On vit aussi des rois se mêler aux bergers, portant au Seigneur leurs dons : l'or, la myrrhe et l'encens.

Dieu unit ces dons aux offrandes des pauvres.

Et le Verbe s'est fait chair,
Et il a habité parmi nous.

5.

Lève ta main, Enfant-Dieu, pour bénir notre pays, notre patrie bien-aimée. Soutiens-la par ta force divine et par tes conseils.

Affermis notre maison, conserve nos biens, nos villes et nos villages.

Et le Verbe s'est fait chair,
Et il a habité parmi nous.

Luther est ici dépassé sous tous les rapports. De ces trois *noëls*, si le premier est d'une simplicité touchante, qui n'exclut pourtant pas l'éclat de l'expression, les deux autres sont de remarquables pièces lyriques, qui produisent tour à tour l'admiration et l'attendrissement, et font honneur à la littérature religieuse de la Pologne.

Quoique nous n'ayons pu nous procurer des *noëls* en langue italienne, nous sommes toutefois assuré qu'il en existe : l'Italie, centre de la catholicité, terre de poésie et d'enthousiasme, ne pouvait faire exception dans ce concert des nations chrétiennes de l'Europe, célébrant l'immense événement qui a renouvelé la face de la terre.

L'Espagne connaît aussi le *noël*. Comme parmi nous, l'anniversaire de la Nativité du Dieu rédempteur y a donné lieu à des coutumes pieuses, qui ont une signification touchante. A Valence, par exemple, et ailleurs dans les monastères qui suivent la règle de Saint-Augustin, c'est l'usage, avant la messe, de porter processionnellement dans les lieux réguliers l'image de l'Enfant Jésus couché dans un berceau; le prêtre vient ensuite la recevoir à travers la grille du chœur des religieuses, qui ouvre sur le sanctuaire de la chapelle pour la communion, et la place sur l'autel pour toute la durée des offices, le tout au chant des hymnes et des cantiques. C'est la plus jeune religieuse qui porte ainsi l'effigie sacrée; et, ce jour-là, elle jouit exclusivement des droits et prérogatives de supérieure sur tous les membres de la communauté, qui honorent en elle la sainte enfance du divin Sauveur. Les poëtes espagnols se sont emparés d'un sujet naturellement si poétique. Lope de Véga l'a chanté en beaux vers sous diverses formes, et a même composé là-dessus une pastorale sacrée en langue castillane. Les idiomes populaires devaient, à leur tour, s'exercer sur ce sujet religieux, qui, considéré du point de vue des mœurs rustiques, présentait un intérêt nouveau en fournissant des couleurs nouvelles : aussi, tous les dialectes ont-ils payé leur tribut largement, et enfanté une foule de *noëls* dans les différents patois de ce pays. Celui qu'on va lire est écrit en patois valencien, ou langue limousine, et plein de grâce et de naïveté; nous le tenons de l'obligeance de M. Duplessis, ancien recteur de l'Académie de Lyon, qui a bien voulu nous le communiquer, et pense, d'après M. Salva, bon juge en cette matière, qu'il doit être du XVIe siècle. Sauf certains traits qui portent le cachet du génie espagnol, on y verra un air de parenté avec les *noëls* provençaux de l'abbé Saboly, dont nous parlerons bientôt; c'est faire l'éloge des deux auteurs, que de dire que l'un rappelle l'autre. Les linguistes, les personnes familiarisées avec les dialectes de la langue romane, nous sauront gré de ne donner que le texte valencien; une traduction ne pourrait qu'en affaiblir les beautés, et il en offre d'ailleurs d'intraduisibles. Le *noël* porte une intitulation qui indique que c'est une *chanson joyeuse* (un chant d'allégresse) *destinée à être chantée, le jour de la naissance du Seigneur, au portail de Belem :*

TONADILLA ALEGRE

per cantar en el dia del Naiximent del Señor, en el portal de Belem.

1.

En un estable
Prop la muralla
Un recin nat
Viu en la palla;
Cada ull tenia
Com una estréla,
Y la boqueta
Era una perla.
Yo pense durli
Quatre cosetes,
Y tinc de ferli
Chócs y festetes :
Ajonetes, toca manetes ;
Tóca les tú que les tens boniquetes.

2.

Una matrona
Que era sa Mare,
Achellonada
Viu en l'estable :
Anchel, no dóna,
Me parcixia,
Segons la cara
Viu que tenia.
Al Chic tapaba
Y fent voletes,
Lo acariciaba
En ses manetes.
Ajonetes, toca manetes ;
Tóca les tú que les tens boniquetes.

3.

Tambè alli estaba
Chunt al pesebre
Un hóme afable,
Póbre y alegre :
Que fora el pare,
Yo no ho creia,
Perque en la palla
Aixi el tenia.
Mes viu li fea
Mil caricietes,
Y li torcaba
Les clagrimetes.
Ajonetes, toca manetes ;
Tóca les tú que les tens boniquetes.

4.

Anchels gloriosos,
Del cel baixaren,
Y en gran dolsura

Aixi cantaren :
Gloria en lo cél,
Pau en la térra,
La llum del mon
Aci se encérra.
Cert encantaben
Ses tocatetes
Y variaben
Les tonadetes.
Ajonetes, toca manetes ;
Tóca les tú que les tens boniquetes.

5.

Pastors ozochosos
Alli vingueren,
Y varies coses
Al Chic digueren.
Qui un corderet,
Qui llet portaba,
Qui brullo y nates,
Qui mel rosada :
Y com tenien
Esca y palletes,
Troncs grans cebaren
Posant flegnetes
Ajonetes, toca manetes;
Tóca les tú que les tens boniquetes.

6.

Pa, vi, manteca,
Oli y vinagre,
Sal y alls com duyen,
Caldero armaren
Miques, gaspachos,
A trompa y corda
Feren y ompliren
Be la garchóla
Y al Chic li feren
Les pastoretes
Unes papilles
Rechuploseles.
Ajonetes, toca manetes,
Tóca les tú que les tens boniquetes.

7

Deu al infant
Reconegueren
Y un ball de pronte
Alli magueren.
Gayta y pandero
Contens tocaben,
Y fentse trósos
Alli balaren.
A tot seguien
Les pastoretes
Donant mil vóltes
Salandonetes.
Ajonetes, toca manetes ,
Tóca les tú que les tens boniquetes.

8.

Tots pues devots
Aném á veure
All Infant nat
En un pesebre.
Es molt graciós,
Y tant garrit,
Que mes que un sól
Es de polit.
El cór donemli
Mes no en chancetes,
No siguen falses
Nóstres festetes.
Ajonetes, toca manetes ;
Tóca les tú que les tens boniquetes.

9.

Qui tal pensara
Que en un estable
Home naixquera
Fill de Deu Pare !
Qui cél, y térra
Vist de hermosura,
Es nat de Mare
Verché y molt pura.
El muda y bolca
En ses faixetes,
Dientli afable
Mil rahonetes
Ajonetes, toca manetes ;
Tóca les tú que les tens boniquetes.

10.

Cosa es que pasma,
Veure en pobrea
Al que est tan ric
De or y noblea.
Al que es immena
(Que maravella !)
El te en sos brasos
Una Doncella.
Molt cariñosa
Li fa sopetes,
Que de tals mans
Sera dolcetes.
Ajonetes, toca manetes;
Tóca lés tú que les tens boniquetes.

1.

Digamli : Verché
Pura y molt santa,
Que el vostre nom
Lo infern espanta,
Pues de este Niño
Sou digna Mare,
Y tant os ama
El Etérn Pare,
Que ens done gracia
Feuli instancietes,
Tombé que olvide
Nostres falletes.
Ajonetes, toca manetes,
Tóca les tú que les tens boniquetes.

12.

Chesus Deu meu,
Del mon rescat,
Que esteu de fret
Tot tiritant :
Pera obrigaros,
Del cel tesor,
Voleu les teles
Que te el meu cor.
A un si, ben presto
Les tindré tretes
Que el cór apresa
Bat ses aletes.
Ajonetes, toca manetes ,
Tóca les tú que les tens boniquetes.

Ce *noël*, dans l'ouvrage d'où il est tiré, est suivi des *couplets* ci-dessous, qui sont une pièce adhérente à cette composition, et semblent en former le complément indispensable, tel que l'exigeait peut-être, à cette époque, le goût espagnol.

COPLETES

al Chesus recin nat.

1.

Del ivern en lo mes fort
A la micha nit naixqué
De una Mare, Verche pura,
Un molt polit infantet.

2.

Els ullets com dos estreles,
Que roben lo enteniment,
Y el cór de tots los que van
Adorarlo reverents.

3.

Els morrets son dos corals
Que pareix estan dient :
Veniu, si voleu dulsures,
Que en abundancia tindren.

4.

Es en tot tan gracial,
Tan pulit y garridet,
Que es mes erniós que la gloria
Y que els Serafins tambè.

5.

Com es la nit molt chalada
Tremolant está de fret,
Reclinat en un pesebre,
Sinse tindre bolquerets.

6.

No habrá entre tots qui se apiade
De este Chiquet tan pobret,
Que cent Rey de cél y terra
Se troba despulladet.

7.

Espos meu, Rey infinit,
Yo os donare un bolqueret ;
De les teles del meu cor,
Tot de perles guarnidet.

8.

Tambè et daré una faixeta
Bon Chesus, y un gamboixet,
Tot bordat de les virtuts
Que vos mateix me amostren.

9.

Y tombé una caroteta
Pera cobra el cabet,
Que tems vindra, que de espines
Tot transpasat el voreu.

Fi.

(Valencia : por la hija DE AUGUSTIN LABORDA, en la Bolseréa.)

Après avoir rendu hommage aux littératures étrangères, et montré les belles ou gracieuses inspirations qu'elles doivent au *noël*, nous avons à signaler les richesses littéraires dont il a doté les patois de la France; car c'est là, et non dans la langue française, que se trouvent les meilleures et les plus curieuses compositions de ce genre. Obligé de choisir entre ces nombreux dialectes de la langue romane, nous nous bornerons à chercher des exemples dans les idiomes de la Franche-Comté et de la Provence, les deux seules provinces qui, avec la Bourgogne, possèdent des recueils importants, soit par le nombre des pièces, soit par la célébrité que leur ont assurée les talents de leurs auteurs.

Besançon a produit deux compositeurs de *noëls*, le P. Christin Prost, capucin, mort le 27 décembre 1696, et François Gauthier, imprimeur-libraire de cette ville, où il mourut en 1730. Les anciennes éditions de ces recueils étant épuisées, un homme d'intelligence et de goût, M. Th. Belamy, a pris soin de sauver de l'oubli des compositions qui font honneur à son pays natal. Il a donc réuni les *noëls* de ces deux auteurs bisontins en un seul volume in-12, qu'il a publié en 1842, à Besançon, chez Bintot, imprimeur-libraire, place Saint-Pierre, prenant pour base de son travail l'édition de 1750 (Jean-Claude Bogillot; Besançon), comme la plus voisine, dit-il, du temps où vivait François Gauthier. Les motifs par lesquels le nouvel éditeur explique son entreprise lui inspirent des réflexions très-judicieuses que nous devons exposer ici, parce qu'elles sont applicables aux *noëls* en patois de toutes nos autres provinces. « Les *noëls* bisontins, abstraction faite de l'originalité parfois piquante de leur forme et de l'énergie singulièrement pittoresque de l'idiome dans lequel ils sont écrits, se recommandent avant tout par un genre de mérite qui ne saurait échapper à l'observation la plus superficielle, et par lequel s'explique leur succès constamment croissant auprès des lecteurs de toutes les classes : nous voulons dire la peinture fidèle de mœurs qui ne vivent plus que dans les souvenirs d'enfance de la génération qui précéda la nôtre, et de caractères primitifs dont l'empreinte va s'effaçant chaque jour davantage. A ce titre, leur popularité ne saurait manquer de s'accroître par la succession des temps; et ces naïves productions qui égayaient, à certaines époques de l'année, les soirées de famille de nos aïeux, auxquelles la société spirituelle et polie de ce temps ne dédaignait pas d'emprunter de fréquentes citations, des allusions aux personnages et aux événements de l'époque, offriront certainement un jour, à l'observateur, au peintre de mœurs locales, à l'historien même, de curieux mémoires à consulter, des sources abondantes de l'intérêt le plus varié, le plus puissant sur l'esprit des lecteurs d'un autre âge. » (Préface, p. 2.)

Ce recueil contient soixante dix-huit *noëls*, dont les douze premiers appartiennent au P. Prost, et les soixante-six autres sont dus à la plume de François Gauthier. Ils sont écrits dans l'idiome franc-comtois, qui diffère peu du bourguignon, ces deux pays ayant fait partie autrefois, comme on sait, de l'ancien royaume de Bourgogne, dont la contrée supérieure fut détachée ensuite sous la dénomination de Comté de Bourgogne, et commença d'être appelée *Franche-Comté* sous le règne de Philippe le Bon : le patois bisontin ou franc-comtois n'est donc, en tout cas, qu'une variété, un dialecte local de l'idiome bourguignon, qui a son poëte le plus spirituel et le plus narquois dans M. de La Monnoye. Si les *noëls* du P. Christin Prost ne décèlent pas autant de talent que ceux de ce dernier auteur, on les lit néanmoins avec plaisir, bien qu'ils ne soient pas semés des traits malins et des hardiesses un peu trop transparentes du poëte dijonnais. Il a fidèlement reproduit les mœurs et le langage populaires; et, sans cesser d'être gai et naïf, il concilie toujours la familiarité de la pensée ou de l'expression avec le respect dû aux mystères divins de la foi catholique. M. Belamy nous apprend que le P. Prost, indépendamment de ces poésies religieuses, composa plusieurs pièces remarquables *en vers français* et patois, sur divers événements de son temps. Ce que nous pouvons affirmer, après la lecture des strophes en vers français dont il a entremêlé plusieurs de ses *noëls*, c'est qu'il est fâcheux pour sa renommée qu'il ait cédé à cette tentation, et que son seul titre poétique est dans ses compositions en vers patois, auxquelles il eût bien fait de se tenir : *non omnia possumus omnes*. Cette observation s'applique également à François Gauthier, qui, de même que son devancier, montre une complète ignorance des plus simples règles de la versification française. Imitateur malheureux d'un mauvais modèle en ce point, il est supérieur au P. Prost sous tous les autres rapports, quoique celui-ci manie l'idiome maternel avec une grande dextérité. « Les *noëls* de Gauthier se distinguent, dit le nouvel éditeur et avec raison, par l'originalité du cadre, le naturel piquant du dialogue, mais surtout par une étude plus approfondie des mœurs populaires, et par l'inépuisable variété de forme de ces petits drames, où se déroulent les scènes les plus piquantes empruntées à la vie habituelle, intime, d'une classe aujourd'hui dépourvue de toute physionomie distincte, et confondue sans retour avec les autres branches de la grande famille agricole et industrielle, nous voulons dire la corporation des vignerons bisontins ou *Bousbots* (459-460). Les *noëls* de ces deux auteurs renferment, comme presque tous ceux écrits en langue rustique, une telle quantité d'anachronismes qu'il semblerait que c'est en quelque sorte une condition du genre, mais, une fois la part faite à ce *parti pris* du compositeur, on y découvre des beautés relatives d'une évidence incontestable. Dans ces pièces il en est plusieurs où il est fait allusion à des événements contemporains, à des personnages éminents, et qui se rattachent ainsi aux diverses classifications que nous avons établies. Nous en avons trouvé un, le 27e de la seconde partie du recueil, qui appartient au genre *farci* par l'intercalation alternative d'un vers latin parmi des vers en patois. (*Voy.* l'article ÉPÎTRE FARCIE). Les mélodies, d'une musique généralement médiocre, sont la plupart empruntées à des chants profanes d'une allure trop légère, et peu en rapport, par conséquent, avec la sainteté du sujet auquel elles sont adoptées.

1.

On m'ait dit ne boune nouvelle,
Si belle,
Qu'y en a lou cœu joyou;
Las Anges ant chanta qu'en ce jou
Lou Messie nait de ne Pucelle :
On m'ait dit ne boune nouvelle,
Si belle,
Qu'y en a lou cœu joyou.

2.

Adam aiva fa ne fouëlie,
Lou Cie
Eta pou nous farma;
Lou bon Jesu s'ot daisarm
Et vint nous rebeillie
Lai vie :
Adam aiva fa, *etc.*

3.

Qué pensée aiva st'éfraiable
De Diaie,
En s'aidusant Adam?
Y s'en moë aujedeu las dents,
Et l'ot pou toujou miserable :
Qué pensée aiva, *etc.*

4.

L'aiva envie de nous tous padhre;
Lou mâtre,
Qu'ot né dans ce bas luë,
Qu'ot nouëte Seigneu, nouëte Duë,
L'ai bin envie chauffa au plâtre :
L'aiva envie, *etc.*

5.

Eve, t'aivoüe ne fouële téte,
Ste béte
T'aiva aifantouma;
Y te voula pou tout ja.ma
Bouta dans un luë de misére :
Eve, t'aivoüe, *etc.*

6.

Y me lou semble voë qu'enraige
En caige
Aivoüe sas Dialoutins,
De ce que nouëte Sauveu vint
Pou nous dailivra d'esclaivaige :
Y me lou semble, *etc.*

7.

Y nous craya dedans sas griffes,
Ce pifre,
Main l'ot bin aitrapa
Lou bon Jesu ne lou veut pas
Pa sai venue y daiiivre ·
Y nous craya, *etc.*

8.

On nous ait chaissie d'in pathare,
Ne tare
Où tout bin aibonda ;
Las élémens se sont banda,
Et nous ant toujou fa lai gare :
On nous ait chassie, *etc.*

(459-460) Le 21 juin 1575, les huguenots, désignés alors en Franche-Comté par le sobriquet injurieux de *Bosts* (crapauds), ayant tenté un coup de main, à l'aide des princes étrangers protestants, contre Besançon, les citoyens des quartiers d'Arènes, Battant et Charmont, les repoussèrent vigoureusement, et sauvèrent leur ville, par leur intrépide et victorieuse résistance, des désastres dont elle était menacée. On les appela, depuis cette journée, *pousse-bosts* (pousse-crapauds, chasse-crapauds), vulgaire et glorieux surnom, dégénéré ensuite en celui de *Bousbots*, qui consacre le souvenir d'un acte éclatant de patriotisme et de foi religieuse. (*Voy* la note 1 du 13e *noël*, p. 54.)

9.

Main stu que grille en ot lai cause,
Y n'ause
Paraître en ce mouëment,
Y n'ait pas fret, aissuriement ;
Ne jou ne neu y ne repouëse :
Main stu que grille, *etc.*

10.

L'airet voulu que dans las flâmes
Nouës âmes
Endurint das tourmens;
Ç'airet éta son contentement,
De nous voë tretous miserables :
L'airet voulu, *etc.*

11.

Main, maudit pére di mensonge,
Te songe,
Quant te cret nous aivoi ;
Voici, voici in divin Roy
Qu'en enfa de nouvé te plonge :
Main, maudit pére, *etc.*

12.

Ç'ot prou pala de ste béte,
Lai téte
L'y fa déjet prou mau ;
Laissans quy ce maudit Grinmau,
Que vaut p re que lai tempéte :
Ç'ot prou pala, *etc.*

13.

Ollans-nous-en dans cete Aitaule,
Nicole,
Mouquans-nous das Démons,
Y tremblant tous ai son saint nom·
Se te las craint, t'é enne fouële :
Ollans-nous-en, *etc.*

14.

Coument soëthi de ce velaige?
Lai noige
Nous en empoëcheret,
Ai chaique pas on lourgeret ;
Embourba nouës dons, ç'ot doumaige :
Coument soëthi, *etc.*

15.

Laissans noües moutons dans l'ai plaine
Sans crainte,
Noües chins las gadherant ;
L'ant de bons coulies, bounes dents ;
S'in loup vint, l'airet la baiquaine :
Laissans noües moutons, *etc.*

16.

Las loups ne fant pas las raivaiges,
Cairnaiges
Que fant tous las Soudats;
Moutons, couchons n'aipargnant pas
Et l'en fesant de gras poutaiges :
Las loups ne fant, *etc.*

17.

Y ne faut pas pendant lai gare,
Compare,
Aibandena l'houtó
Lou bon Duë counet bin noües maux :
Y voit ce que nous pouvans fare :
Y ne faut pas, *etc.*

18.

Demeurans putoüe ai l'aissoute,
Ste route
Ot bin longe ai teni ;
Lai Palestine ot loin d'ici,
On nous escroqueret sans doute :
Demeurons putoüe, *etc.*

19.

Ollans pria Duë ai l'Eglise,
Denise
Gadheret lai moëson :
Laissans-lai aupré das tisons,
Nous trouverans lai tôble mise :
Ollans pria Duë, *etc.*

20.

Boute queure das cairbounades,
Grillades,
N'oublie pas di boudin ;
Tire ne channe de bon vin,
L'y en ait ai foëson dans nouës caves :
Boute queure, *etc.*

21

Se ce n'éta que nouëte velle,
Si belle,
Ot pleine de Soudats
Que couvant nouëte feu l'hyva,
Chaicun s'en iere ai lai Grand'Messe :
Si ce n'éta, *etc.*

22.

De pouë de dourmi vé las cenres,
Vai panre
In Noüé de Gauthie;
Chantans lou, y l'aichete bie;
L'ot droüele, y veux pa cœu l'aipanre :
De poüe de dourmi vé las cenres,
Vai panre
In Noüe de Gauthie.

Le *noël* suivant rentre dans la catégorie du *noël royal*. Deux commères s'entretiennent ensemble de la naissance d'un grand prince; l'une veut parler de la nativité du Messie, et l'autre de la naissance du prince des Asturies, né le 25 août 1707, fils du roi d'Espagne Philippe V.

1.

JEANNOTTE.

Bonjou, daime Pierrotte,
Veni-vous voë st' Offant
Qu'ot dedans enne grotte ;
Nu, pouëre et languissant,
Couchie dans in coin,
Ste pouëre Angeotte
Ot dans lou besoin ;
D'en aivoi soin
Chaicun s'aiprote,
Et vet poutha son don
Ai ce jouli poupon.

2.

PIERROTTE.

Vous éte envie de rire,
Et vous mouqua de moi ;
Y a bin entendu dire
Que l'y éta né in roy ;
Lou pere ai st' Offant
Ot bin pussant,
Et l'ait das tares
Jusqu'en Orient,
Tout ot riant
Dans sas pathares ;
Coument donc se peut-tu
Qu'y soit couchie tout nu ?

3.

JEANNOTTE.

Hélas ! daime Pierrotte,
On m'ait dit qu'y n'ait pas
Ne pouëre chemisotte,
Que l'ot sans bré, sans pas,

Et que l'ot couchie
Dans n'aicurie,
Ou ne covane
Joueset et Mairie
Y sont lougie,
In bue et n'âne
Fant tout lieu pouëre train,'
Et lieu pete moyen.

4.

PIERROTTE.

Y ne sais pas, coumare,
Qué conte te me fa,
Te pale de n'aiffare
Qu'y ne comprenet pa :
Quoi! lou fils d'in roy
Réduit se voit
Dedans n'Aitaule!
Dans ce pouëre luë,
In sale buë,
N'âne que baule
L'y tenant compaignie!
Vai, vai, te l'é songie.

5.

Te raivasse, sans doute,
Et ne sça que te dit,
Tu me l'ai baille boune,
On voit bin que te rit :
Ce pete Poupon,
Ç'ot in Bourbon,
Bintouët lai gare
Finiret, dit-on,
Dans ce canton,
Et nouëte tare
Jouiret de l'ai Pa;
Quoi! ne m'entente pa

6.

L'Espaigne et peu lai France
Pou ste naissance ant fa
Grande raijouissance,
Et feu de tout couta,
Tant dedans Pairis
Coume ai Madrit;
Chaicun s'empresse,
Et chaicun y rit :
Las gens d'aisprit
Disant sans cesse
Qu'en repouë nous serans,
Et lai pa nous airans.

7.

JEANNOTTE.

Y t'entendet, coumare,
Main te ne sça donc pas
Ne belle et boune aiffare
De ste neu airiva?
L'Offant qu'ot venu,
Ç'ot nouëte Pére;
Y nous vint outa
Et nous bouta
Hors de misère,
Y beilleret lai Pa,
Main ne l'offensans pas.

8.

PIERROTTE.

Si ce n'ot lou Messie,
Y padhet mon laitin,
Qu'ot daicendu di Ciel
Pou mettre ai nouës maux fin;
S'y pouvouë olla,
Et l'y poutha
Tout mon mennaige
Meubles, pain, vin, la,
Die buë sola
Pou son poutaige;
Ah! y ne plainrouë pas
Mai coumare, mas pas.

9.

Vous éte mon aimie :
Peu que vous voula voë
Ce l'émable Mésie,
Pourvu qui ne sait moë,
Vous l'y poutheri,
Et beillerie
Mai pouëre oufrande.
Qu'y a lou cœu mairi,
Sans mon mairi,
Le seret grande;
Ca y l'y beillerouë
Tout lou bin qu'y pourouë

10.

Dite-l'y que l'ai gare
Nous cause bin das maux,
Que boute en Pa l'ai Tare,
Et que tous nouës tr 'vaux
Dans pouë finissint,
Que nous eussint
Lai Pa su Tare;
Que stu que vouret,
Ou bin feret di tintaimare,
Ce seret lai raison
Qu'on lou mette en prison.

11.

GUILLEMETTE, *servante de Pierrotte.*

Ah! mai chere mâtrosse,
Laissie-me lou poutha,
Y a pairé pou d'aidrosse
Pou vouës raisons conta;
Y fa bé chemin,
Et lou maitin
Lai tare ot dure;
Y ne craignet pas
Pou lu mas pas,
Ne lai fraidure
Et las feuilles di bô
Ne me ferant pas pô.

12.

PIERROTTE, *maîtresse de Guillemette.*

Vai, te n'é que ne fouële,
Te ne sça que te dit,
Sça-te bin que l'Aitaule
Ot éloignie d'ici
De pu de cent luë,
Et que ce luë
Ot en Turquie
Tout pa lai lai lai bas
Devé lai ma?
Ç'ot ne fouëlie
Que de craire y olla,
Sans ou'on feusse voula.

13.

GUILLEMETTE.

On dit dans nouëte Velle
Que tout y ot charmant,
Que lai Mére ot si belle,
Et que st' aimable Offant
Ressemble in souleil,
Et qu'in pareil
N'ot su lai Tare.
Ç'ates, y lou varra
Ou ne pourra
Figue das gare!
Mai mâtrosse songie
De me beillie congie.

14.

On dit que das mounarques
Sont venus de bin loin

L'y aipoutha das marques
Qu'y prenant de lu soin;
Qu'y recounaissant
Et confessant
Que lieu prouvinces
Sont entre sas mains;
Que das humaigs
L'ot Duë et prince,
Et qu'y pouthant tous troë
L'Encent, lai Myrhe et l'Oë.

15.

PIERROTTE.

Ho! dit toujou, fanfare,
Non, y ne lou veut pas;
Se t'y vé, te n'é qu'ai fare
Ton paiquet, dainipa;
Pran tas coutillons
Tous tas aillons;
Vai-t'en au plâtre,
Vai-t'en, chambrillon,
Double touillon,
Charchie in mâtre :
Te ne seré demain
Pas, sans doute, ai mon pain.

16.

GUILLEMETTE.

Vous vous mette en coulére
Et vous vous empoutha,
Gaire lou mau de mérel.
Et bin y n'iera pas.
Y vouroné pouthant
Voë ce t'Offant,
Aipeu sai Mère,
Tout nu languissant,
Et qu'en naissant
Prend noués misères,
Que vint farma l'Enfa,
Et brisie tous noués fa.

17.

PIERROTTE.

Ç'ot qu'y seu dainquin promte;
Main dit-me, où veux-te olla?.
Te te mouque di monde,
Te voit bin que l'ot ta :
Te rencontreré,
Et trouveré
Trou quéque yvrongne
Que t'injurirei,
T'airateret,
Et charchant rougne;
Te feret quéque mau :
Crait-me, gadhe l'houtô.

Les patois du midi de la France offrent surtout de précieuses compositions en ce genre. Parmi ces idiomes, nul n'est comparable au provençal, personnifié avec éclat, sous le règne de Louis XIV, dans un poëte, qui, par ses mérites divers, et le nombre de ses productions, a laissé à une grande distance tous ceux qui ont voulu marcher sur ses traces. Si Pierre Goudelin, dont le Languedoc est fier avec raison, a fait quelques *noëls* qui ne sont pas indignes de l'*Homère des Gascons*, il était réservé à un homme d'église d'élever le *noël*, en langue rustique, à l'importance et à la popularité des écrits qui ajoutent un ornement à une littérature.

L'abbé Nicolas Saboly, bénéficier et maître de musique de l'église collégiale de Saint-Pierre d'Avignon, où il mourut en 1675, à l'âge de soixante et un ans, non loin de Monteux, son pays natal, s'est rendu célèbre par ses *noëls* en patois provençal, qui l'ont fait surnommer, à bon droit, le *Troubadour du* XVIIe *siècle*. Doué d'un merveilleux génie d'invention, d'une fécondité inépuisable, il composa environ quatre-vingts *noëls*, qui sont autant de petits chefs-d'œuvre, toujours variés par la forme, le cadre, et qui étonnent par les ressources nouvelles d'une verve intarissable. Constamment exact dans l'expression du dogme catholique, familier et gai sans être irrespectueux, habile dans la connaissance du cœur humain, il étincelle, à chaque instant et tour à tour, de mots spirituels ou touchants, de pensées riantes ou gracieuses, de saillies originales, d'aperçus piquants et d'autant plus remarquables, qu'ils se produisent sous une écorce grossière, et nous viennent de personnages incultes et vulgaires. Ces petits poëmes, drames rustiques et charmants, où se jouait la fantaisie de Saboly, et que l'on chante encore devant les crèches des églises dans la Provence, ont excité l'admiration des savants et des philologues, comme ils sont le désespoir de ses imitateurs. Malgré les anachronismes qu'on y trouve, et qui procèdent d'une sorte de système de l'auteur, ces compositions ont obtenu les éloges de Millin, dans ses *Essais sur la langue et la littérature provençale*, 1808; de M. Pierquin de Gembloux, dans son *Histoire littéraire, philologique et bibliographique des patois*, Paris, 1841; de M. Mary-Lafon, dans son *Tableau historique et littéraire de la langue parlée dans le midi de la France*, Paris, 1842. Saboly a été l'objet de plusieurs articles biographiques : 1° dans le *Dictionnaire de la Provence* d'Achard, qui dit que *ses noëls furent si goûtés de son temps qu'on les chanta dans toute la France;* 2° dans le *Dictionnaire historique et biographique du département de Vaucluse* par M. Barjavel; 3° dans la *Biographie universelle* de M. Michaud, ce dernier article par M. Fortia-d'Urban. Ajoutons, pour les personnes d'un goût trop difficile, que d'éminents écrivains de notre époque, tels que les Raynouard, les Nodier, les Fauriel, les Villemain, les Sainte-Beuve, les Augustin Thierry, se sont montrés de chauds partisans des idiomes du midi de la France, et que ce dernier particulièrement fait un grand cas des *noëls* de Saboly. Ils sont écrits dans le dialecte du Comtat d'Avignon, l'un des plus doux de l'idiome provençal, sinon celui qui révèle le plus nettement sa descendance de notre vieille langue romane. L'édition originale intitulée : *Lei noué dé san Pierré, en Avignon*, chez Pierre Offray, est de 1669, sans nom d'auteur, ainsi que celles qui suivirent jusqu'en 1674; à partir de cette année, elles portent le nom de l'auteur. Un exemplaire de l'édition originale existe à la bibliothèque de l'Arsenal, à Paris, provenant de la bibliothèque La Vallière. Après celle-là, les plus anciennes sont celles de 1699 (Avignon, chez Chastel), de 1737 et 1763 (Avignon, chez Domergue). Nous avons sous les yeux les éditions de 1772 et 1774, portant ce titre : *Recueil de noëls provençaux, composé par le sieur Nicolas Saboly, bénéficier et maître de musique de Saint-Pierre d'Avignon*, nouvelle édition, augmentée du *noël* fait à la mémoire de M. Saboly, et de celui des Rois, fait par J. F. D*** (Domergue, doyen d'Aramon). Les airs adaptés à ces *noëls* sont fort appréciés des connaisseurs, et, à leur jugement, plusieurs de ces mélodies sont des compositions musicales d'un grand mérite. Voici quelques échantillons de ce talent si original. Nous renonçons à reproduire en français ces morceaux de poésie provençale : ce serait leur ôter tout leur charme, et ternir leurs beautés natives. Nous en prenons un au hasard ; on y verra la vivacité méridionale, unie au vieil esprit gaulois, dans toute sa piquante naïveté rustique.

LXIVe NOË.

1.

Guillaume, Toni, Pierré,
Jacques, Claude, Nicoulau,
Vous an jamai fa veiré
Lou souléou qué per un trau,
Venés vite,
Courrés vite,
Qu'aquesto fés
Lou veirés
Tan qué voudrés,
Per mai dé dous ou trés.

2.

Dans uno cabaneto
Troucado dé tout cousta,
Senso gis de luneto
Diou fait veiré sa clarta,
Et sa Mairé
Et sa Mairé
Qu'es auprés d'éou
Lou souléou,
Prés dé sci péou,
Semblarié qu'un caléou.

3.

Quan miejanieuch sounavo
Soumeillavé toutesca ;
Nosté gros gau cantavo
Cacaraca, cacaraca.
Qu'aucun crido,
Qu'acun crido :
Jean, léve té,
Gros paté,
Habillo té,
Escoute aqués monté.

4.

Senso veiré persouno,
Au traver dé mon chassis
Ausé l'Angé qu'éntouno
Gloria in excelsis,
Et in terrâ,
Et in terrâ.
Tou patatou,
Saute ou sou
Dé mon linsou,
Et courré coumo un fou.

5.

Ai vis, non vous desplasé,
Un picho dessu lou fén,
Un homme, un biou, un asé,
A l'entour d'une jacén.
Qué de joyo,
Qué de joyo,
D'en aquéou lio !
Fan un trio,
L'asé resoond : hi, ho !

En voici un autre du même auteur. C'est un dialogue entre deux Juifs au sujet de la nouvelle répandue de la naissance du Messie : ils étaient en grand nombre alors dans le Comtat, comme dans les autres provinces du midi de la France. Saboly a parfaitement imité, dans la réponse, leur manière de parler. Ce *noël* est le 73e de son Recueil.

1.

	RÉPONSE :
Réveillo té, Nanan,	*É oué vo ?*
Anné se faï gran festo ;	
N'ausés pas léi Crestian	*É pui, qué vo ?*
Qué jogon dé son resto ?	*Laisso li fairé.*
N'ia qué réjouisséņço	*Malouvali agnés tu.*
Vai souna Mourdaqueï,	*A, siés fou.*
Célèbro la naisséņço	*N'as qué fouliés en testo.*
Dou Fils dé l'Adounaï.	

2.

Yéou crésé qu'es véngu,	*O, es vengu, espéro lou bén,*
Car sian tro misérablé ;	
Dison qu'és préségu,	*A, vaï, Matto.*
Es na dins un establé :	*Per ma fo, as bégu.*
D'en noste Jutario	
N'én siam pas tro countén,	*Cu sara pas countén, qué sé counténté*
Yéou vou dire ou Messio	
Lou Salon alleréu.	*A sé siés fou, cu te guerira ?*
Nosta Lei es, ma fo,	*A, filo, mangeaïr.*
Tan viellio qué brandusso ;	
Semble lou viei Jaco,	*Séi secco, la boutarén trémpé.*
Plus secco que mérlusso.	
Crésé qu'és tan marrido	*Crei mé, démoro én répau.*
Qué n'avén qué d'ani,	
A léi cambo pourrido,	*Sé tombe, sara ou sau.*
Sé pou plus sousténi.	

Créi mé, partén, Nanan,
Per véiré noste Seigné;
Sé nous fasén Crestian,
N'ourén plus rén a creigné.
Brisén lampe et viole,
Brulén nostéi Talmu
Et dé nostéi Coudole,
Qué si n'én parlé plus.

Véné t'én émé yéou,
Quittén la Sinagogo,
Véiré lou Fis dé Dieou :
Lou véirian pas dins jogo.
Es déscendu su terro
Per naïssé dins un jas;
Fara cessa la guerro,
En vous dounén la pas.

Es aquéou bel infantoun
Qué nous tiré d'Egypto,
Dei man de Pharaoun
Et de sei Satélito.
Eou nous mandé dé mano
Per lou mén quarante an;
Souste noustei cabano,
Jamaï mourian dé fan.

Monseignour, nous voici
Pour voir votre Excellenço
Et pour vous rendre aussi
Nostei obéissanço.
Nous avons l'espéranço
Qué sarén ben réçus,
Et qu'ourén souvénénço
De nos prédécéssus.

Nous ne pouvons résister au plaisir de donner ici le fameux *Noël dei très Booumians* (des trois Bohémiens). Dans le recueil de Saboly il est le 69ᵉ, mais plusieurs critiques l'attribuent à un autre auteur, Louis Puech, né en Provence. Quoi qu'il en soit, les lecteurs nous sauront gré de leur faire connaître cette remarquable composition, tant admirée des gens de goût. Ces Bohémiens s'offrent à dire la bonne aventure à l'enfant Jésus, à Marie et à Joseph, et, par l'inspection des mains de ces trois personnages, devinent tour à tour leurs grandeurs et dévoilent le mystère auguste de la nativité du Dieu fait homme, dans un récit semé de traits charmants et de beautés incomparables.

LXIXᵉ NOË.

1.

Nautrei sian trés Boumian
Que dounan la bono fortuno,
Nautrei sian trés Boumian
Qu'arrapan pertou vonté sian.
Enfan aimable, tan dous,
Bouto, bouto aqui la crous,
Et chacun te dira
Tout cé qué t'arribara.
Commenço Janan cépéndan
Dé li veiré la man :
« Tu siés, à cé qué véou,
« Egau à Dieou,
« Et siés son Fieou tout adourable;
« Tu siés, à cé qué véou,

4.

...u té tén? lou pourtan és ouver.

Yéou mé faraï Crestian?

Pian, pian, un pau daisé!
Bardajan aimé.
Qué n'én mangearaï éncare.

5.

Yéou quittaraï? espéro lou ben.

O lou véiras.
Bouto tei luneto.
A, fai mé veiré l'escalo qu'es descendu.

Cu té voudrié creiré, n en farié de bélo

6.

Païs dei cébe.

Marridei gén.
Et dé cayo tan qué voyan.

Aquire avian toujou tanto messo.

O, excellence és un vau ma.

Non l'oubéiran pas.
Léve lou capéou, tire melléto.
Et perqué sian de sa race?

A, vai, matto dé gén,
Coumo aco oblido lei causo.

« Egau à Dieo[illegible]
« Nascu per icou din lo[illegible]an.
« L'amour t'a fach én[illegible]
« Per tout lou genre h[illegible]an,
« Uno Vierge és ta Mai[illegible]
« Siés na senso gis de Paire,
« Aco paréi din ta man. »
« L'amour t'a fach énfan, et

2.

L'ia encar' un grand sécret
Qué Janan n'a pas vougu diré
L'ia encar' un grand sécret
Qué fara bén léou son effet.
Véné, véné, béou Messie,
Metto, metto eissi
La piéço blanco
Per nous fairé réjoui,
Janan parlara, béou meina
Bout' aqui per dina.
Soute tan dé moyén,
L'ia quaucarén,
Per nosté bén, dé for sinistre;
Souté tan dé moyén,
L'y a quaucarén,
Per nosté bén, de rigouroux.
« Sé l'y vés uno crous,
« Qu'és lou salut dé tous,
« Et si té l'ausé diré
« Lou sujet de ton martire,
« Et qué siés ben amouroux. »
« Sé l'y vés, etc.

3.

Lia éncaro quaucarén
Au bout dé ta ligne vitale.
Lia éncaro quaucarén

Qué té vau diré magassén.
Vèné, béou german,
Douno, douno eissi ta man
Et té dévinaran
Quaucarén dé bén charman.
Mai vengué d'argén,
Ou, tan bén,
Senso, non sé fai rén.
« Tu siés Dieou et mourtau,
« Et coumo tau
« Viouras bén pau dessus la terro;
« Tu siés Dieo et mourtau
« Et coumo tau.
« Saras bén pau d'en noste éta.
« Mai ta divinita
« Es sur l'éternita,
« Siés l'autour dé la vido,
« Ton essénço és infinido
« N'as rén qué sié limita. »
« Mai ta divinita, etc.

4.

Vos-tu pas qué diguén
Quaucarén à ta sante Maïré.
Vos-tu pas qué li fén
Per lou mén noste complimén ?
Bello Damo vénès eissà,
Nautréi counoissén déjà
Qué din ta bello man
L'y a un mistèri ben gran.
Tu qué siés pouli
Digue li
Quaucarén dé jouli :
« Tu siés dou san royau
« Et ton houstau
« Es déi plus hau
« D'aquesté monde ;
« Tu siés dou san royau
« Et ton houstau
« Es déi plus hau
« A cé qué [illegible]ou ;
« Ton Seig[illegible] és ton Fieou
« Et ton [illegible] lou miéou :
« Qu[illegible]-tu maï estré
« Que la [illegible]o dé ton mestré
« Et la [illegible]ré dé ton Dieou ? »
« To[illegible]eignour, etc. »

5.

[illegible] tu, bon Seigné-gran,
Q[illegible]siés au canton dé la crupi,
Et tu, bon Seigné-gran,
Vos-tu pas qué véguén ta man
Diguo, tu craignés bessaï
Qué non-roubén aquel aï,
Qu'és aqui desta[illegible] ?
Roubarian pu léou [illegible] ca.
Mette aqui dessus,
Béou Moussu,
N'avén pas éncare vegu.
« Ieou vésé din ta man
« Qué siés bén gran,
« Qué siés bén san,
« Qué siés bén juste;
« Ieou vésé din ta man
« Qué siés bén gran,
« Qué siés bén san
« Et bén ama.
« Aï, divin marida,
« As toujour conserva
« Uno sant' abstinénso;
« Tu gardés la providénso,
» N'en siés-tu pas bén garda ? »
« Aï, divin marida, etc.

6.

Nautrei counéissén bén
Qué siés véngu dédin lou monde,
Nautrei çounéissén bén
Qué siés vengu sénso argén,
Bel Enfan, n'en parlén plus :
Quan tu siés véngu tout nus,
Craignés, à cé qué vian,
La rescontre dei boumian.
Qué craignés, béou Fiéou,
Tu siés Diéou,
Escouta noste Diéou.
Si tro dé liberta
Nous a pourta
A dévina ton aventure,
Si tro dé liberta
Nous a pourta
A té parla tro libramén,
Té prégan humblamén
Dé faire égalamén
Nosto bono fortuno,
Et qué nous én donnés uno
Qué duro éternélamén.
Té prégna, etc.

Le dialecte languedocien nous fournit un *noël* qui semble avoir été inspiré par les succès de Saboly, bien qu'il se place à distance des compositions de cet auteur. Nous l'avons signalé déjà. C'est celui que l'abbé J.-F. Domergue, doyen d'Aramon, fit pour la fête de l'Epiphanie. Il l'écrivit sur l'air de la *Marche de Turenne*, musique d'une belle et harmonieuse facture, qu'on dirait composée tout exprès pour ce sujet religieux, et qui serait perdue pour nous sans le *noël* qui l'a perpétuée dans le midi de la France, où elle est exécutée même sur l'orgue des églises le jour des Rois. L'un et l'autre seront, nous n'en doutons pas, bien accueillis des amateurs de ces compositions diverses. Ce *noël* est le 80e du Recueil de Saboly.

LXXXe NOË.

1.

Dé matin
Ay rencontra lou trin
Dé très-grand Rey qu'anavoun én voyagé;
Dé matin
Ay rencontra lou trin
Dé trés grand Rey dédin lou grand camin.
Ay vis d'abord
Dé garde cor,
Dé gén arma éme une troupe de Page,
Ay vis d'abord
Dé garde cor,
Toutéi doura dessus séi justou-cor.

2.

Léi caméou,
Qu'éroun ségur fort béou,
Eroun carga dé touts séis équipage;
Léi caméou,
Qu'éroun ségur fort béou,
Pourtavoun léi Bijou toutei nouvéou.
Et léi tambour,
Per faire hounour,
Dé téms-en-téms fasién un bruyant tapage;
Et léi tambour,
Per faire hounour,
Battien la marchou chacun à son tour.

3.

Dins un char,
Doura dé toute par,
Vésias lei Rey moudesté coume d'Ange;
Dins un char
Doura dé toute par,
Vésias brilla dé riché estandar,

[Et lei Drapéou
Qu'éroun fort beou
Et ventoulés servissién dé badinage (461).]
Ousias d'Oubois,
Dé belléi voix
Qué dé mou Diéou publiavoun lei louange,
Ousias d'Oubois,
Dé belléi voix,
Qué disién d'airs d'un admirablé chois.

4.

Esbaï
De véire d'aquo d'aqui
Mé sieu rengea per veiré l'équipage,
Esbaï
De véire aquo d'aqui
De lieun én lieun leis ai toujou suivi.
L'Astré brillan,
Qu'érou davan,
Erou déi Rey uno favourable guidou,
L'Astré brillan,
Qu'érou davan
S'arrestét net quand fuguét vers l'Enfan.

5.

Introun pici
Per adoura soun Rey,
A dous ginoun coumensoun sa priérou,
Introun piei,
Per adoura soun Rey
Et récouneissé sa divinou Ley.
Gaspard d'abord
Préséntou l'Or
Et dis per-tout qué n'én sias lou Rey dé gloire,
Gaspard d'abord
Préséntou l'Or,
Et dis per-tout que vén cassa a mort.

6.

Per présent
Melchior offre l'Encent
En li disen : sias lou Rey deis armadou,
Per présent
Melchior offre l'Encent :
Sias noste Rey et sias Dieou tout ensen.
La pauréta ;
L'humilita
Dé voste amour soun lei provou assurado ·
La pauréta,
L'humilita
N'empachou pas vostou divinita.

7.

Quant à iéou
N'én plouré, mon bou Diéou,
En sangloutén vous préséntе la Myrrhou,
Quant à iéou,
N'én plouré, mon bon Diéou,
Dé li songea siéou pulćou mort qué viéou.
Un jour per nous,
Sur unou Croux,
Coume mortel finirés nostei miséсou,
Un jour per nous,
Sur unou Croux,
Dévès mourì per lou salut dé tous.

L'Eglise célèbre, au jour de l'Epiphanie, trois miracles compris dans le couplet suivant :

8.

Oujourd'hey,
Es adoura déi Rey
Et Baptégea déi man dé Jean-Baptistou,
Oujourd'hey,
Es adoura déi Rey
Tout lou mondé se soumet à sa Ley.
Dins un Festin,
Rénd l'Aïgou en vin.
Aquéou miracle és ségur bén de réquiste,
Dins un Festin,
Rénd l'Aïguou én vin,
Nous manifestou sou poudé divin.

Pour terminer la série des exemples de la première espèce de *noëls*, nous donnerons le suivant, qui est du très-petit nombre de ceux que Saboly composa en français, et qui, par l'intercalation d'expressions latines dues à des souvenirs bibliques, se rattache au genre *farci*. (*Voyez* l'article ÉPÎTRE FARCIE.)

LXVIe NOË.

1.

Voici le Roi des Nations,
Natus ex sacra Virgine,
Ce Fils de bénédiction,
Ortus de David semine ;
Voici l'Etoile de Jacob,
Quam prædixerat Balaam,
Ce Dieu qui détruit Jéricho,
In clara terra Chanaam.

2.

Il descend du plus haut des Cieux,
Hunc adoremus Dominum ;
Il vient naître dans ces bas lieux,
Inter bovem et asinum.
Ce Verbe du Père éternel
Exsolvit quæ non rapuit ;
Pour sauver l'homme criminel,
Matris alvum non horruit.

3.

Bethléem la sainte Cité,
Christi cunabulis clara,
Nous a donné la Sainteté
Majori filio Sara.
Cet enfant né donna la Loi
Supra sanctum montem Sinai ;
Quoique abaissé, c'est un grand Roi,
Et nomen ejus Adonai.

4.

C'est le Fils d'un Dieu tout-puissant,
Aliàs formidabilis ;
Il paraît aujourd'hui naissant,
Puer pauper et humilis.
Pour délivrer le genre humain
Ex ore sævi dæmonis,
Ainsi naît notre Souverain,
Propter salutem hominis.

5.

Adorons donc ce Saint des saints,
Quia in terris visus est ;
Allons lui tous baiser les mains,
Pro omnibus nunc natus est.
Ainsi cet adorable Enfant,
Vocatus sanctus Israel,
Vient pour tous répandre son sang,
Sicut prædixit Daniel.

(461) A l'égard des trois vers compris dans les crochets, une note du livre marque qu'ils furent ajoutés à l'occasion d'une fête qui se fit en ce temps-là. — Par certains détails de ce *noël*, nous présumons qu'il est fait allusion à l'entrée du roi Louis XIV dans le Languedoc : ce n'est toutefois qu'une conjecture ; mais si elle était vraie, il faudrait alors admettre que ce *noël* a été composé au plus tard dans l'année 1660.

6.

Bergers, accourés promptement
In hoc diruptum stabulum
Et saluéś très-humblement
Æterni Patris Filium.
Il nous a procuré la paix,
Jam nunc includens Tartara;
Chantons sans cesse ses bienfaits,
In tympano et cythara.

7.

O mère aimable du Sauveur,
Concepta sine macula,
Priés pour nous le Créateur,
Ut nostra solvat vincula;
Et nous chanterons désormais,
Dei nostri magnalia,
Qu'à Dieu gloire soit à jamais.
In sæculorum sæcula. Amen.

L'idiome vulgaire ne s'en est pas tenu au simple *noël* pour célébrer la nativité du divin Sauveur; il s'est même élevé jusqu'au drame. C'est ce qu'exécuta, en 1741, un sieur P****, dans une œuvre intitulée: *Drame pastoral sur la naissance de Jésus-Christ, par une suite de noëls languedociens et provenceaux, avec l'adoration des mages en françois; le tout parodié sur les airs les plus propres à exprimer le sentiment de chaque personnage;* Paris, chez Boivin, Le Clerc et Lottin. C'est une série de scènes prises dans les mœurs villageoises, et chaque situation est rendue par un *noël* chanté en musique. L'auteur anonyme a emprunté cette idée aux coutumes du moyen âge, où les mystères de la religion chrétienne, surtout ceux de la nativité et de la passion de Jésus-Christ, étaient représentés dans les églises par des personnages vivants, qui se distribuaient les rôles de ces scènes pieuses pour édifier le peuple et le porter à la dévotion par des images sensibles. On sait que c'est là l'origine de l'art dramatique en France. *Le drame pastoral* dont nous parlons ici a été composé pour nos populations méridionales, chez lesquelles s'est conservé jusqu'à ce jour le goût de ces représentations de la crèche de Bethléem, que les évêques tolèrent encore dans les églises sous la forme de personnages inanimés, et dont on offre aussi le spectacle public dans des maisons particulières, où les personnages automates produisent des mouvements analogues à leur situation, accompagnés de paroles que leur prêtent des gens cachés derrière la toile. Il est probable que l'auteur de ce *drame pastoral* le destina à être représenté, et qu'il réunit tous les innocents prestiges de l'art dramatique pour mieux agir sur les imaginations, dans le but louable d'exciter les profonds sentiments de piété que doit faire naître ce premier des mystères de la rédemption des hommes par le Fils de Dieu. Quoi qu'il en soit, pour faire connaître ce *drame* en poésie vulgaire, nous allons en mettre quelques morceaux sous les yeux des lecteurs.

« Un pâtre, habitant dans les montagnes de la Judée, s'étant réveillé aux cris d'allégresse qu'il entend de tous côtés au sujet de la naissance du Sauveur du monde, se met précipitamment en campagne. Des bergers revenant de Bethléem lui font part de ce qu'ils ont vu, et il éveille, en chemin faisant, un de ses camarades en frappant à sa porte. »

1.

Hau! Coulas, hau! hé bén vouas-ty m'énténdré!
Fay pas bouan atténdré,
Anén donc, descén,
Vas estré bén contén!
Sian tous huroux! Une maïré pioucelle,
Qué disoun fort belle,
Ven dé faïré un Fiéou :
Es ton mestré, et lou miéou.

2.

Ey ben ségur, car té diray qué Pierré,
Cyprien et Nierré
Van coume lou vén
Per cyveilla ley gén.
Cridoun pertout qu'an vis lou vray Messie,
Daouquau Isaïe
Nous a tant dé fé
Announça lou poudé.

3.

Aquel enfan, tant grand, tant rédoutablé,
Ey dins un establé,
Sen faïsse et maillau,
Entre un azé et un biau.
Eys éou pourtant qué lance lou tounerre,
Bén qué siégue én terre,
Et dont lou soul bras
Nous dounera la pax.

4.

M'an assura qu'une troupe céleste,
Per marqua la feste,
A fa din leis airs
Lou plus béou dey concerts;
Qu'a bén proumés eijs hommes sur la terre
Qué n'aourién plus guerre,
Et cantave aoussy
Glori in excelsy.

5.

Doutés béléou dé cé qué té raconté,
Crésés qu'és un conté?
May perdén plus tém,
Anén én Bethléem.
L'y troubaren aquelle sancte Maïré,
Dont lou fiéou sén païré,
Coume païre et fiéou,
Es houmé coume és Diéou.

6.

Hoij! qué dé gén aou fond dé la countrade!
Van én troupélade;
Qu'unte émpressamen!
Tout és én mouvamen.
Despache té, si vouas pas qué té quitte,
Descén donc, faji vité!
Qué siés lanternié!
Adiéou, m'en vau premié.

Telle est l'exposition de cette œuvre dramatique. Il se termine par des hymnes et des adorations à l'Enfant-Dieu, et des hommages à la sainte Vierge, ainsi qu'à saint Joseph, offerts avec des présents, tour à tour par des bergers de différents âges et de différents sexes, auxquels se trouve mêlée une troupe de Bohémiens; le tout terminé par un chœur. Voici les couplets qu'une vieille bergère adresse à la sainte Vierge.

1.

Avieij tant d'impatience
Per vény vous révéra,
Qué vostre sancte présénce
Dé joie me faij ploura
Sias brune, maij qué sias belle!
Embaoumas coume lou thin;
Sias une rose immourtelle,
Sias l'estelle daou matin.

2.

Vau bén léou quitta la vide,
Car ay cént ans per lou mén;
Maij, vous vése, et souij ravide,
Mourissé en counténtamén.
Vous, qué sias daou ciel la porte
Et l'amour dé vostré Diéou,
Vous, l'espoir qué mé comforte,
Hélas! intercédas per yéou.

La troupe de Bohémiens, comme on peut bien penser, n'est pas en reste, et présente ainsi, à sa façon, ses hommages à Jésus-Christ par la bouche d'une bohémienne, suivie d'une seconde :

1.

Vénén, moun bel Enfan,
Vous fairé la révérénce.
Ah! que vosté neissénce
Prouve que sias bouan!
Sian dé paureij baoumians
Errans.
Agripavian,
Filoutavian
Cé qué poudian;
Maij,
Coume plus grands peccadous,
Sias véngu paty surtout per nous.

2.

DEUXIÈME BOHÉMIENNE.

N'anarén plus pertout
Diré la bouane fourtune,
Car nous nén dounas une
Qué nous sert de tout.
Voulén plus d'autre croux
Qué vous.
Vous séguirén,
Vous amarén,
Vous servirén;
Non,
Non, voulén plus vous quitta,
Per vous séguré din l'éternita.

3.

LA MÊME, *gaiement*.

Allons, la Roumadé,
Fay véiré la taille fine,
Gare ta manteline,
Et frise lou pé.
Forme un pas amouroux,
Bien doux!
Marque én douçour
Nosté bouanhour,
Tout noste amour;
Faij,
Faij brilla per nosté Diéou
Tout cé qué sabés fairé de miéou.

Et la jeune Roumadé exécute un pas tendre devant la crèche, sur le même menuet, qui est joué avec des tambourins par ses camarades.

La deuxième espèce de *noëls* est celle des *noëls royaux*. La littérature anglaise nous fournit un exemple très-ancien du *noël royal*. Cette pièce fut composée pour le festin du roi Henri Ier, le jour de son couronnement, suivant l'assertion de M. Thomas Warton dans son *Histoire de la poésie anglaise*, t. III, p. 426; édition de Londres, 1824. On servit à la table de ce prince des têtes de sangliers, et en même temps, un *noël* lui fut présenté au bruit des trompettes. Nous en donnons le texte et la traduction, laquelle est également de l'obligeant M. Bally

1.

Caput apri defero,
Reddens laudes Domino.
The Bore's head in hand bringe I,
With garlans gay and rosemary.
Pray yon all singe merely,
Qui estis in convivio.

2.

The Bore's head, I understande,
Is the chefe servyce in the lande·
Loke wherecever it be fande
Servite cum cantico.

3.

Be gladde Lordes bothe more and lasse
For this hath ordeyned our stewarde.
To chere y all this Cristimasse,
The Bore's shead with mustarde.

1.

J'apporte la tête du sanglier,
Rendant louanges au Seigneur.
La tête du sanglier je tiens dans ma main,
Orné de belles guirlandes de romarin.
Je vous prie de chanter avec joie,
Vous qui êtes du festin.

2.

Je comprends que la tête du sanglier
Est le premier service de la fête en ce pays :
Voyez, partout elle s'y trouve!
Servez-le avec un chant.

3.

Seigneurs, grands, petits, soyez aises
Pour ce que a ordonné votre maître d'hôtel
A vous régaler, avec ce Noël,
D'une tête de sanglier avec moutarde

Le premier *noël* qui commence le recueil de Saboly appartient à cette seconde espèce, et fut composé en 1660, après le mariage du roi Louis XIV. L'auteur, en poëte chrétien, ne vante ce qu'il a vu de curieux en divers pays du monde, et la magnificence déployée par le grand roi dans Avignon et ailleurs, que pour mieux faire ressortir les grandeurs de l'Enfant divin de la crèche de Bethléem.

1.

Iéou aï vis lou Piémon,
L'Italie et l'Aragon,
La Perse et la Turquie,
L'Arabie
Et la Chine et lou Japon
Iéou aï vis l'Angleterro,
La Poulogne et lou Danémar,
Et per terro,
Et per mar,
Senso hasar,
Siéou esta én proun dé par.
Après tout, iéou aï vis quauquarén,
Maï troubé rén dé béou coumo Bethléem.

2.

Quand noste Réi Louis
Venguet én aqués pays,
Eou troubé noste villo
Plus géntillo,
Qué gis qué n'aguessé vis :
Assistet à l'Ouffice,
Fagué la Cène après Rampaou,
L'exercice
Quauque pau ;
Fet grand gau,
Quand touqué tous lei malau :
Bén qu'aco fussé béou, n'es pas rén
Ouprès dé ce qu'aï vis en Bethléem.

3.

Iéou aï suivi la Cour,
Bén qué sié pas mon humour ;
Siéou esta én personne
A Bayonne,
Et l'y aï fach un long séjour.
Iéou aï vis l'assemblade,
Lou mariage ou Réi Louis,
Son intrade
Din Paris ;
M'éravis
Qu'èré din lou Paradis :
Bén qu'aco fussé béou, n'es pas rén
Ouprès dé cé qu'aï vis én Bethléem.

4.

Lou moundé fet grand cas
Déis articlés dé la Pas.
La France et l'Allémagne
Et l'Espagne
An bouta léis armes abas'
Per viéouré de séi rénte ;
Un chacun met léis arme au croc.
Per Calénde,
Près d'un floc,
Din son lioc
Chacun pause cachafloc :
Es véraï qu'aco vén din lou tém
Qu'aquéou qu'a fa la pas és din Bethléem.

Le septième *noël* du même auteur, composé à l'occasion de l'exaltation du Pape Clément XIII, souverain temporel du Comtat d'Avignon, est aussi un vrai *noël royal*, où de fidèles sujets font l'éloge de leur nouveau prince, et lui adressent les vœux et les souhaits que leur inspire l'espérance d'un règne sage et réparateur.

La troisième catégorie comprend les *noëls politiques*, qui ont pour but de louer les qualités ou les actions d'un personnage public. Saboly, qui savait au besoin aiguiser un trait satirique, et qui ne se montra jamais adulateur servile, nous a laissé plusieurs *noëls* de ce genre, où il paye un juste tribut d'éloges à des vertus ou à des services consacrés par l'estime publique. Il a célébré dans deux *noëls*, entre autres, le courageux dévouement que les vice-légats Lomellini et d'Anguiscola déployèrent chacun, à la distance de quelques années, pendant deux inondations du Rhône qui ravagèrent Avignon et le Comtat ; ce sont les 57e et 68e du recueil. Nous donnerons ici le premier, relatif au vice-légat d'Anguiscola, et où il a fait une part de louanges bien méritées à l'inépuisable charité de l'archevêque de cette ville, Mgr de Libelli.

1.

L'estrangé déluge!
Tout noste réfuge,
Bon Diéou, és à vous :
Agués piéta de nous!
Dén notéi rivièro
N'ia plus gis dé fon ;
Léis aïgo son fiéro,
La Terro s'escon,
Nosto pauro villo
N'a sa bono par,
Paréi plus qu'un islo,
Coumo la Cicilo
Ou miéi dé la mar.

L'estrangé déluge, etc.

2.

Cén millo pistolo
Poutrién pas paga.
Moussu d'Anguissolo,
Lou Vicé-Legat,
Vaï dé porto én porto,
Per nour sécouri
Et toujour per orto :
Léi gén dé sa sorto
Dévon pas mouri.

L'estrangé déluge, etc.

3.

Den nostéi bastido
Mourén tous dé fan,
N'avén plus dé vido,
A fauto dé pan.
A n'un tau désordre,
Lou Vice-Légat
L'y bouto bon ordre ;
Avén dé qué mordre,
L'y sian oubligea.

L'estrangé déluge, etc.

4.

Moussu de Libello,
Qu'és nosté Pastour,
Nous mostre son zélo,
Son cor, son amour,
Séi paurés ouvaillo
Lou vésoun for bén,
Alors qué travaillo
Et lorsqué l'y baillo
Son or, son argen,

L'estrange déluge, etc.

Il nous reste à parler du *Noël badin* ou *galant*, qui ne s'adresse qu'à des personnes privées. Les exemples de cette espèce sont plus rares : nous pouvons toutefois en offrir un, en patois bourguignon, d'un mérite si remarquable, qu'auprès de celui-là toute autre citation de ce genre ne ferait que pâlir. C'est le quatorzième des *Noëls de la Roulotte* de M. de La Monnoye sur la conversion de *Blaizotte* et de *Gui*, son ami, noms sous lesquels l'auteur peint sa femme et lui-même. Cette pièce est regardée comme la plus jolie de ce recueil. « Il règne, dit M. Sainte-Beuve, dans cette chanson, à demi railleuse et à demi émue, un reste de parfum de l'âge d'or, un accent de *Philémon et Baucis*... »

XIVe NOEI.

Po lai convarsion de Blaisotte et de Gui son aimin, faite vé ce sain tam.

Sur l'Ar : Quitte ta musette.

1.

Vé Noei, Blaisôte,
Jaidi si joliete,

Vé Noei, Blaisôte,
Come tô change anfin.
Véille et cassée,
Bé confessée,
Prin lai pansée,
Por ein maitin,
De rompre aivô Gui son aimin.

2.

Quitton, li fit-elle,
Le monde et sai sequelle,
Quitton, li fit-elle,
Le monde san retor;
Le Fru de vie,
Né de Mairie,
Nos y convie
Ai ce sain.jor,
El á tam qu'ai so le pu for.

3.

Devè lu, j'anraige,
Véille, peute et maussaige,
Devè lu, j'anraige,
De me tonai si tar.
J'ai tor san dôte,
Toi seul u tôte
Lai meire-gôte;
Lu, po sai par,
N'airé mazeu ran que le mar.

4.

Quand i me récode
De no di, de no bode,
Quand i me récode
De notre trigori,
J'an ai tan d'onte,
Que je m'éponte
D'an randre conte,
Faut-i meuri,
L'ame noire et lé cheveu gri?

5.

Duran tan d'année,
Que tu m'é gouvanée,
Duran tan d'année,
Combé j'on fai le fô!
An caichenôte,
Que de pinçôte,
Que d'aimorôte!
Ha, ç'an á tro,
J'on de quoi gemi notre lô.

6.

Au pié de lai creiche,
Pleuron, laivon no teiche,
An pié de lai creiche,
Prion le saint Anfan,
Le cœur san fointe
Parcé de pointe,
Lé deu main jointe,
Prion le tan
Que de noir ai no rande blan.

7.

J'ai queique retaille,
Qu'ai fau que je li baille,
J'ai queique retaille,
Prôpe ai l'ammaillôtai.
J'ai po sai Meire
Queique jateire,
Queique brasseire,
Et po Jôzai.
Ton bonô qui m'á demeurai.

8.

Toi qui fai dé rime
Que lai Roulôte estime,
Toi qui fai dé rime,
Ofre li dé chanson,
Su lai Pavane,
Su lai Bocane;
Son beu, son âne,
An danseron
Lu dormiré petétre au son.

9.

Ai vén ai notre eide
Prôfiton du remeide,
Ai vén ai notre eide,
Aimin, sauve qui peu!
Mé jor s'anvôle,
Lé tén s'écôle,
Song ai ton rôle,
Et que tô deu
Je son su le meime lizeu.

10.

Gui, don le cœur tarre
Ne peuvô se déparre,
Gui, don le cœur tarre,
Tenoo ancor au glu,
Au fin fignelle,
Su le môdelle,
De sai donzelle,
Po son salu
Fi de nécessitai vatu.

11.

An réjouissance
D'éne tei repantance,
An réjouissance
Loüon le Fi de Dei;
Ç'a lai droiture.
Po moi je jure
Mon grain de sei
Que j'an dirai tôjor Noei.

De ces diverses espèces de *noëls* une seule a survécu, c'est le *noël religieux*. Depuis longtemps le *noël royal* s'est éteint avec la monarchie féodale; et si on l'a vu reparaître un instant sous la monarchie absolue de Louis XIV, c'est plutôt comme souvenir des temps passés que comme expression des coutumes nationales. Les changements survenus dans l'ordre politique, dans les goûts de la cour, dans les mœurs générales, amenèrent des usages et une étiquette destinés à relever aux yeux des peuples la grandeur du souverain. Les naïves coutumes des ancêtres ne suffirent plus au besoin qu'éprouvaient les princes chrétiens d'étaler le faste de la puissance; et dès lors le *noël* ne retentit plus dans leurs palais, cessa d'être la forme sous laquelle se produisait la louange des sujets envers leur personne, et le vieux cri français de la France catholique ne se fit plus entendre à leur sacre et aux autres grands événements de leur règne.

Le *noël politique* subit le même sort par des causes analogues. Quand il ne fut plus de mode de célébrer le monarque par un *noël*, on trouva aussi cette sorte de poésie trop surannée pour servir à l'éloge des agents de son autorité; et, dédaignée à la cour, elle tomba bientôt en désuétude dans la province.

Le *noël badin* devait naturellement être entraîné dans cette déroute. Dans le développement de l'esprit littéraire, la louange s'était ouvert des voies nouvelles, et adoptait d'autres formes laudatives. Le sonnet, le madrigal, le lai, l'épître, la chanson, etc., se disputèrent tour à tour le droit de distribuer les compliments et les éloges : le *noël badin* ne put résister à ces efforts d'envahissement, et disparut pour toujours.

Il ne pouvait en être ainsi du *noël religieux*. Sa destinée est liée à celle de la religion, pour ainsi dire, et il vivra autant qu'elle. Dans tous les temps et dans tous les lieux où le Christ sera adoré, l'anniversaire de la naissance temporelle de l'Homme-Dieu sera chanté dans la langue nationale ou l'idiome maternel, comme le point de départ des merveilles accomplies pour le renouvellement moral du monde, comme à l'époque où a commencé le travail de restauration de la nature humaine, et l'ère de l'affranchissement universel des fils d'Adam, relevés à jamais de la déchéance originelle. Partout et toujours, la musique et la poésie s'uniront pour célébrer par de pieux et chastes concerts le Sauveur du genre humain; prêteront leurs accents aux âmes chrétiennes pour chanter la crèche de Bethléem, et déposer les hommages d'adoration, d'amour et de reconnaissance aux pieds de ce berceau qui porte la fortune du monde. (L'abbé A. ARNAUD.)

NOEL (CHANTER). — On *chantait noël* à l'avénement des rois. On trouve dans le compte des *Menus plasirs de la chambre*, mss., année 1491, qu'on avait donné trente-cinq solz à des écoliers qui avaient *chanté noël* devant le roi. (Charles VIII.) (*Voy.* l'*Hist. des Franç. des divers Etats*, de MONTEIL, tom. IV, p. 170 et p. 526 des notes.)

NOIRE. — « Figure de note qui représente la durée de son égale au quart de la ronde et à la moitié de la blanche. » (FÉTIS.)

NOME. — « Tout chant déterminé par des règles qu'il n'était pas permis d'enfreindre, portait chez les Grecs le nom de *nome*.

« Les *nomes* empruntaient leur dénomination, 1° ou de certains peuples : *nome* éolien, *nome* lydien; 2° ou de la nature du rhythme : *nome* orthien, *nome* dactilyque, *nome* trochaïque; 3° ou de leurs inventeurs : *nome* hiéracien, *nome* polymnestan; 4° ou de leurs sujets : *nome* pythien, *nome* comique; 5° ou enfin de leur mode : *nome* hypatoïde ou grave, *nome* nétoïde ou aigu, etc.

« Il y avait des *nomes* bipartites qui se chantaient sur deux modes; il y avait même un *nome* appelé tripartite, duquel Sacadas ou Clonas fut l'inventeur, et qui se chantait sur trois modes, savoir le dorien, le phrygien et le lydien. » (J.-J. ROUSSEAU.)

— « Le nome, suivant M. Vincent, était une sorte d'air, que chantaient des personnages isolés, et sur lequel on improvisait, je ne dirai pas des variations, mais des développements plus ou moins étendus, tant sous le rapport de la mélodie que sous celui des paroles. Le chant de la préface de la messe peut nous en donner une idée. » (*Notices des manuscrits grecs relatifs à la musique*, p. 154.)

Ce passage est doublement intéressant en ce qu'il prouve d'une part que les Grecs avaient la coutume d'*improviser* comme faisaient nos ancêtres, comme font aussi les Grecs modernes sur les *Papadike*; et, d'autre part, que, selon l'opinion pleine d'autorité de M. Vincent, certains de nos chants d'église peuvent être des restes des chants antiques. C'est ce que le même écrivain nous dira au mot PROSE.

NOMIQUE. — « Le mode *nomique* ou le genre de style musical qui portait ce nom était consacré, chez les Grecs, à Apollon, dieu des vers et des chansons, et l'on tâchait d'en rendre les chants brillants et dignes du Dieu auquel ils étaient consacrés. » (J.-J. ROUSSEAU.)

NON TROPPO. — « Expression italienne qui se joint aux indications du mouvement de vitesse ou de lenteur, ou aux modifications de force ou de douceur. Ainsi, *non troppo allegro* veut dire pas trop vite; *non troppo adagio*, pas trop lent; *non troppo forte*, pas trop fort. » (FÉTIS.)

NOTATION. — On appelle *notation* l'ensemble des signes qui composent l'écriture musicale.

La grande question qui s'agite depuis si longtemps parmi les savants relativement à l'origine de la notation du moyen âge, ne roule que sur deux systèmes, celui de la notation boétienne, c'est-à-dire attribuée à Boèce, et celui de la notation lombarde et saxonne, comme dit M. Fétis, ou, suivant les autres, grégorienne, c'est-à-dire la notation neumatique, autrement dit par les *neumes*.

La notation alphabétique de Boèce, celle dont il s'est servi au ve siècle, pour expliquer les signes musicaux des Grecs, se composait de quinze lettres qui correspondaient aux notes suivantes :

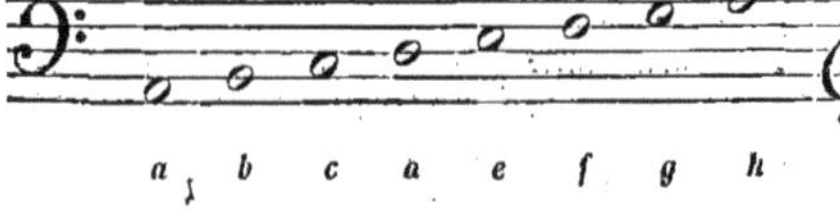

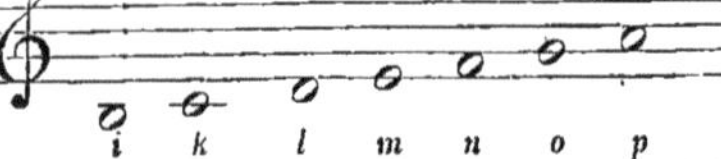

(BOET., *De music.*, lib. IV, cap. 14.)

Les *neumes* sont des caractères bizarres dont sont pleins les manuscrits depuis environ le VIIIe siècle jusqu'au XIIIe. Ce sont ces points, ces crochets, ces traits, ces virgules de directions et de formes différentes, qui semblent se grouper par ordre au-dessus des lignes du texte, et qui devaient, par leur position, rendre sensible au chanteur le degré du son, et, par la forme, lui indiquer le mouvement vers le grave ou vers l'aigu.

Avant de nous occuper spécialement de ces deux notations, il est bon d'en signaler deux ou trois autres, et d'abord la notation vulgairement appelée *Grégorienne*, semblable à celle de Boèce pour l'échelle mélodique, mais impliquant l'idée de l'octave par le redoublement des sept premières lettres. Cette notation, dont il est plusieurs fois fait mention dans ce livre, était représenté ainsi :

Premièreoctav., | deuxièmeoctav., | troisièmeoctav.
ABCDEFG abcdefg aa

Selon Guido d'Arezzo, les *modernes* avaient ajouté un Γ avant la première lettre de cette échelle : *In primis ponatur* Γ *græcum a modernis adjunctum*.

« Le même auteur, ajoute M. T. Nisard (*Etudes sur les anciennes notations*, dans la *Revue archéol.*), représentait par vingt et une lettres l'échelle générale des sons, tandis que saint Odon, abbé de Cluny, qui vivait à la même époque, n'en admettait que seize. » (*Not. bibliog. sur Guy d'Arezzo*, par M. Bottée de Toulmon.) Mais, comme disait Guido, il vaut mieux avoir trop que trop peu, *abundare quàm deficere*.

En second lieu, la notation d'Hucbald, au commencement du xe siècle, composée à l'imitation de l'ancienne Grèce, dit Kiesewetter, est de dix-huit caractères que M. T. Nisard croit *runiques* (T. Nisard, *loc. cit.*). L'échelle musicale de ce religieux avait donc trois notes de plus que celle de Boèce ; l'une de ces trois notes, s'ajoutant au grave, formait un *sol*, comme le gamma dont parle Guido, et les deux autres se rejetaient à l'aigu. (*Ibid.*) De son côté, Kiesewetter ajoute que cette notation consistait en une F, formée d'une manière particulière et placée de différentes façons, afin de représenter autant de sons qu'il y en avait d'usités dans le système. Ces diverses façons sont peut-être les caractères runiques dont parle M. Nisard. Quoi qu'il en soit, la notation de Hucbald ne se trouve guère que dans le traité d'Herman Contract. (*Voy.* les *Scriptores* de Gerbert et le *Mémoire de Hucbald*, de M. de Coussemaker.)

Cet Herman Contract, dont il vient d'être parlé, mort vers le milieu du xie siècle, essaya aussi une notation des neumes, sans toutefois se servir de signes proprement dits, mais au moyen de lettres ou de groupes de deux lettres, pour marquer au-dessus du texte l'intervalle que les chanteurs devaient franchir. Ainsi :

E signifiait *equalis* ou unison ;
S — seconde mineure ou semi-ton ;
T — seconde majeure ou ton ;
TS — ton et semi-ton, ou tierce mineure ;
TT — deux tons, ou tierce majeure ;
D — diatessaron ou quarte ;
Δ — diapente ou quinte ;
ΔS — quinte et semi-ton, ou sixte mineure ;
ΔT — quinte et ton, ou sixte majeure ;
ΔD — octave.

« Les lettres précédentes, dit M. Nisard (*loc. cit.*), *sans points*, indiquaient des intervalles ascendants ; *avec points*, des intervalles descendants. »

Le même écrivain ajoute aux trois notations ci-dessus exposées une quatrième notation alphabétique, la seule, dit-il, qui s'étende jusqu'à l'*y*. C'est lui-même qui prétend l'avoir découverte, et il garde son secret. Il la désigne ainsi : Notation inconnue à tous les bibliographes :

d b c EHIMOXY *ee dd ff nn*.
(*Etudes sur les ancien. not.*, dans la *Revue archéol.* du 15 juin 1850.)

L'auteur a tort de dire, ce nous semble, que cette notation s'étend jusqu'à l'*y* ; il devrait dire qu'elle comprend l'*y*.

Venons maintenant successivement aux neumes et aux lettres boétiennes, deux notations qui divisent les savants ; les uns arguant de l'Antiphonaire de Saint-Gall, écrit en neumes ; les autres opposant l'Antiphonaire de Montpellier, écrit en lettres. Nous prévenons que dans l'extrait de Du Cange qui suit, plusieurs définitions du mot *neuma* se rapportent au sens de *Jubilus*.

— « Neuma, Pneuma, Neupma, Flatus, Πνεῦμα. — Henricus monach. Autisiodor., *De vita S. Germanis*, lib. vi, p. 65 :

Pneumata ventorum, tempestatumque tumorem.

« Pneuma, *quod alias* Jubilum *dicitur, est cantus species, quo non voces, sed vocum toni longius cantando deducuntur et protrahuntur : quod quia cum respiratione difficultate fit, ideo* πνεῦμα *appellatum fuit. Quippe, ut est apud Galenum in Lexico Hyppocratis,* καὶ αὐτὴν τὴν δύσπνοιαν *significat.* Hugo a S. Victore in Speculo, lib. i, cap. 7 : *Unde alleluia modicum est in sermone, multum est in pneumate.*

Occurrit ibi et cap. 3, non semel et apud Durandum, lib. iv, cap. 20, num. 6, et Joannem Abrincens., *De offic. eccles.*, pag. 13 : *Pneuma, quod in fine antiphonarum canitur*, in *Statutis Cluniacensib.* Petri Venerabilis, cap. 67.

« Pneumatizare. — Hugo a S. Victore, in Speculo, lib. i, cap. 3 et 7 : *Sic itaque Ecclesia, pneumatizando expressius quodam modo sine verbis quam verba, innuit.* Ibidem : *Jubilare cum pneumate, idem sonat.*

« Neuma, æ, quæ et Jubilus, *productio canti in finali littera antiphonæ.* Ita Durandus, lib. v, cap. 2, num. 31 ; Papias : *Neuma, i, pars cantilenæ, quæ fit de geminatione ptongorum, ut tam*, etc. Belethus. *De divin. offic.*, cap. 59 : *Hic etiam notandum quod semel, diximus neumam feminei generis absque P. accipi pro jubilo : pro Spiritu autem sancto dicitur græce pneuma, pneumatis.* Hinc nescio quis poeta ms. ex Bibliot. Thuana :

Neuma canit sine p ; *cum* p *fit Spiritus almus.*

Certum tamen vocem deductam a gr. πνεῦμα, unde recte et quidam *neuma* dixerunt neutro genere pro *pneuma*. Perperam enim Petrus Maillartus lib. *De musica*, cap. 9, dixit *neuma* (quod esse ait cantum, arte confectum ac inventum, ad supplendum cantus antiphonæ defectum circa tonum), *ex græco* νεῦμα, *assensus, appellatum, quod illius proprium sit, antiphonæ et psalmorum tonum eumdem tribuere.* Ugutio : *Neuma, atis, vel neuma, æ, i, vocum emissio, in hymno modulatio, unde neumaticus, modulator dulcis.* (Gloss. lat.-gall. Sangerman. : *neumes, émission de voix, modulation. Neumaticus, de neume, modulateur, douls, souef, consonnant.*)—Gregorianæ psalmodiæ *enchiridion: In quovis tono est neuma proprium,..... et dicitur illa melodia, quæ fit in caudis antiphonarum.*—Ordinarius ms. Ecclesiæ Rothomagensis: *In hebdomade ista nullum neupma dicatur in fine antiphonæ. Per neupma significatur suspiratio animæ redemptæ ad cælestem patriam.* — Udalricus, lib. I *Consuet. Cluniac.*, cap. 11: *Post alleluya, quædam melodia neumatum cantatur, quod sequentiam quidam appellant.*—Usus antiqui ordin. Cisterciensis, cap. 56: *In fine vero responsoriorum et versuum ad omnes missas totum neuma dicatur, ad omnes dissonantias evitandas.* Infra: *Idem alleluia cum suo neumate integro cantatur.* (Charta ann. 1180, apud Marten., tom. I *Anecd.*, col. 594: *Cantor monachorum incipiet* Kyrie eleison, *et monachi cantabunt versum, et canonici neuma ejusdem versus.* — Statuta ordin. Cisterc. ann. 1191, apud eumdem, tom. IV, col. 1271: *Ad missas matutinales dicatur totum neuma in fine responsorii.*).— Will. Brito lib. III *Philipp.*

Voti non meminit mens carminis immemor ori
Subtrahit assueti cor flebile neumatis ausum.

« Fatendum tamen crebrius *neuma* feminino genere usurpari a scriptoribus. — Alcuinus, lib. *De offic. divin.*, cap. 33: *Solet autem auctor Antiphonarii aut distinctione cantus, aut distinctione ordinis varium affectum monstrare sanctorum: sicut de Joanne Symnista fecit per neumam circa intellectum verborum, sapientiæ, et intellectus in responsorio, in medio ecclesiæ.* — Rupertus, lib. II *De divin. offic.*, cap. 2: *Offerendæ gravis et grandisonus imitatur cantus, quæ neumis distenta frequentibus, et suis fecunda versibus, quantumvis longa jubilatione, non valet satis, exprimere quod significat.*—Adde Honorium Augustod., lib. I, cap. 14, 88; lib. III, cap. 8; Belethus, cap. 121: *Nota interim non debere in festo B. Mariæ Annuntiationis sequentiam, quam etiam prosam appellatam esse diximus, cantari, etiam causa devotionis, nec unquam nisi canatur* Alleluya: *moris enim fuit, ut post* Alleluya *cantaretur neuma. Nominabatur autem neuma cantus, qui sequebatur* Alleluya, etc.—Udalricus, lib. I, cap. 15: *Plures statuuntur ad prosam concinendam, quibus chorus per neumas respondet;* et cap. 16: *Post* Alleluya, *nescio quæ gallicanæ neumæ cantantur.* — Ordinarius ms. Ecclesiæ Rothomagensis: *Antiphona..... ultima de unoquoque nocturno cum neupma finiatur.* (Passim ibi.) Hinc forte *le droit de neufme*, apud Britannos, sive *mortuarii*, quod parochis perusitari solet, pro cantu ecclesiastico in obitu parochiani.

Pneumatica nota, eadem cantus species. — Ordinar. ms. Eccl. Camerac. fol. 9, r°: *Ad matutinas* (Natalis Domini) *accedunt alii duo subdiaconi cantantes prosam* Verbum Patris, *præcentoribus sedentibus ante pulpitum ligneum, cæteris vero in suis locis. Finita prosa a choro, dicitur pneumatica nota* (in alio antiquiori, *neumatica nota*) *prosæ*, Super fabricæ mundi; *deinde accedunt duo diaconi cantantes prosam* Lumen de lumine,..... *dicitur tertia prosa*, Facturæ dominans, *a duobus capellanis.*

« Pneumaticus *musicæ artis dictare*, notas musicas verbis cantandis superponere, apud Andr. Floriac, in Vita ms. S. Gauzlini archiep. Bitur., lib. I.

—« Neumatizare, neumas producere cantando, apud Durandum, lib. V, cap. 2, num. 31. (*Elog. Herman. Contracti, ann.* 1054, apud Murat., tom. III *Antiquit. ital. medii ævi*, col. 934: *Cantus item historiales plenarios, utpote quo musicus peritior non erat, de S. Georgio, de SS. Gordiano et Epimacho, de S. Afra martyre, de S. Magno confessore, de S. Wolfango episcopo mira elegantia et suavitate euphonicos, præter alia hujusmodi perplura, neumatizavit.*)

— « Neumæ, præterea in musica dicuntur notæ quas musicales dicimus: unde *neumare*, est notas verbis musice decantandis superaddere. Anonymus interpres Hugonis Reutlingensis sacerdotis in *Floribus musicæ: Antiphonarium et Graduale collegit, dictavit, et neumavit, seu notavit.* Mox: *Omissis clavibus et lineis, quæ in neuma seu nota musicali requiruntur.* (Bernardi *mon. ord. Cluniac.*, part. I, cap. 17: *Pro signo antiphonariorum, præmisso generali signo libri, adde ut pollicem inflectas, propter neumas quæ sunt ita inflexæ.*) Occurrit non semel apud Guidonem monachum, et Joannem monachum in libris *De musica.* » (*Apud* Du Cange.)

— « *De notulis cantus usualis, quæ sint, et ad quid inventæ?* — Cantores antiqui maxime in cantu delectari non solum curaverunt, sed ut alios cantare docerent sollicite studuerunt. Ingeniaverunt ergo figuras quasdam, quæ unicuique syllabæ dictionum deputatæ, singulas vocum impulsiones tanquam signa propria denotarent;...... et quia cantus multiformiter procedit, nunc æqualiter, nunc inæqualiter, nunc ascendens, nunc vero descendens, propter hoc et difformiter sunt notæ prædictæ formatæ, et diversa nomina sortiuntur.

« Quædam enim notula dicitur: *punctum*,

— « *Des notes du chant usuel, quelles sont ces notes, et pourquoi elles ont été inventées?* — Les chantres d'autrefois non-seulement firent en sorte de trouver beaucoup de plaisir dans le chant, mais ils mirent beaucoup de sollicitude à communiquer leur science aux autres. Ils imaginèrent donc certaines figures qui, appliquées à chaque syllabe des phrases à chanter, devaient marquer, pour ainsi dire, par un signe particulier, chaque impulsion de voix.....; et parce que le chant procède de plusieurs façons, qu'il est tantôt égal et tantôt inégal, tantôt montant et tantôt descendant, les notes dont nous parlons ont aussi été formées de différentes manières, et prennent divers noms

Voici ces noms: le *point*, la *virga*, la

quædam *virga*, quædam *clivis major*, vel *clivis minor*, quædam *quilisma majus* vel *minus*, quædam *pressus major* vel *minor*, quædam *pes* vel *podatus* aut *pedatus major* vel *minor*.

« Et punctus ad modum puncti formatur, et adjungitur quandoque *virgæ*, quandoque *plicæ*, quandoque *podato*, quandoque unum solum, quandoque plura pariter præcipue in tonorum descensu.

« *Virga* est nota simplex, ad modum virgæ oblongæ.

« *Clivis* dicitur a *cleo*, quod est melum, et componitur ex nota et seminota, et signat quod vox debet inflecti.

« *Plica* dicitur a plicando et continet notas duas, unam superiorem et aliam inferiorem.

« *Podatus* continet notas duas, quarum una est inferior, et alia superior, ascendendo.

« *Quilisma* dicitur curvatio, et continet notulas tres vel plures, quandoque ascendens, et iterum descendens, quandoque e contrario.

Pressus dicitur a *premendo*, et *minor* continet duas notas, *major* vero tres, et semper debet cito et æqualiter proferri.

« Sed cantus adhuc per hæc signa minus perfecte cognoscitur, nec per se quisquam eum potest addiscere, sed oportet ut aliunde audiatur, et longo usu discatur; et propter hoc hujus cantus nomen USUS accepit. »

grande clivis ou le *petite clivis*, le *quilisma grand* ou *petit*, le *pressus grand* ou *petit*, le *pied* ou *podatus* ou bien *pedatus grand* ou *petit*.

Et le *punctus* est formé à la manière du *point*, et se joint quelquefois à la *virga*, quelquefois à la *plica*, et quelquefois au *podatus;* tantôt on n'en met qu'un seul, tantôt on en met plusieurs de suite, surtout quand le ton descend.

La *virga* est une note simple qui a la forme allongée d'une verge.

La *clivis*, ainsi appelée de *cleo*, qui signifie chant, se compose d'une note et d'une demi-note; elle marque qu'il doit y avoir une inflexion de voix.

La *plica*, ainsi nommée de *plicare*, plier, contient deux notes, l'une supérieure, l'autre inférieure.

Le *podatus* contient deux notes, l'une supérieure, l'autre inférieure, en montant.

Le *quilisma*, mot qui signifie courbure. Il contient trois petites notes ou davantage; tantôt il monte et descend ensuite, et tantôt le contraire.

Le *pressus* tire son nom de *premere*, presser : le *petit* contient deux notes, et le *grand*, trois. Il faut toujours le prononcer vite et également.

Toutefois le chant n'est qu'imparfaitement connu avec ces signes. On ne peut l'apprendre tout seul; il faut l'entendre d'un autre et s'y former par un long exercice : de là vient que ce chant est appelé USAGE. »

(Ex *Summa musicæ* JOAN. DE MURIS, c. 6, an. 1321.) *Ap.* LAMBILLOTTE, *De l'unité dans les chants liturg.*, in-fol., 1851. Voir, dans ce dernier travail, le tableau neumatique, publié pour la première fois sous le titre de : *Tabula neumarum transcripta ex codice membranaceo sæculi* XII, *olim in monasterio Ottenburano, ordinis S. Benedicti, in Suevia inferiori; nunc in bibliotheca Lapspergiana Marisburgi, ad lacum Bodasniscum asservato.*

—Voici de quelle manière les différents auteurs, aux différentes époques de l'art, se sont expliqués sur les neumes, ou sur la notation musicale du moyen âge. Hucbalde au commencement du Xe siècle : *Quod his notis, quas nunc usus tradidit, quæque pro locorum varietate diversis nihilominus deformantur figuris, quamvis ad aliquid prosint, remunerationis subsidium minime potest contingere : incerto enim semper videntem ducunt vestigio.* (*De institut. harmonic.*, apud GERBERTI, *Scriptores*, t. I, p. 117.)

Guido d'Arrezzo, dans les premières années du XIe siècle, après avoir parlé des lignes colorées (la portée), comme du seul moyen de fixer à l'œil les sons d'une manière invariable, ajoute :

Et si littera vel color neumis non intererit,
Tale erit quasi funem dum non habeat puteus
Cujus aquæ, quamvis multæ, nihil prosunt videntibus.
(Prolog. rhythmic. Antiphonarii.)

et ailleurs : *Vix denique unus concordat alteri, non magistro discipulus nec discipulus magistro, unde factum est ut tam multa sint antiphonaria quam multi sunt per ecclesias magistri, vulgoque jam dicitur antiphonarium non Gregorii, sed Leonis et Alberti, aut cujuscumque alterius.* (*Regulæ de ignoto cantu*, apud GERBERTI *Scriptores*, t. II, p. 35.) Jean Cotton (XIe siècle) : *In neumis nulla est certitudo...... Dicat namque unus hoc modo :* MAGISTER TRUDO ME DOCUIT; *subjunguit alius:* EGO AUTEM SIC A MAGISTRO ALBINO DIDICI ; *ad hoc tertius :* CERTE MAGISTER SALOMON LONGE ALITER CANTAT....... *tot fiunt divisationes canendi, quot sunt in mundo magistri...... Liquet ergo quod qui istas amplectitur, amator est erroris ac falsitatis.* (*Apud* GERBERTI *Scriptores*, t. II, pp. 258-259.)

Jean de Muris, au XIVe siècle, et peut-être l'un des abréviateurs de sa doctrine : *Et quia cantus multiformiter procedit, nunc æqualiter, nunc ascendens, nunc vero descendens, propter hoc et difformiter prædictæ notæ sunt notatæ, et diversa nomina sortiuntur..... sed cantus..... per hæc signa minus perfecte non cognoscitur, nec per se quisquam eum potest addiscere.* (*Summa musicæ*, cap. 6, *apud* GERBERTI *Scriptores*, t. III, pp. 201-202.)

Michel Prætorius, au commencement du XVIIe siècle : *Quinam vero et quales hi fuerunt characteres, conjecturare difficile, imo impossibile est.* (*Syntagma musicum*, t. I, p. 12 et 13 ; 1614.)

M. Fétis : «Cette partie de l'histoire de l'art a causé bien d'inutiles tortures aux écrivains qui s'en sont occupés. » (*Résumé de l'hist. de la musique*, p. CLXII.) Et dans la *Revue* de M. Danjou : « Questions ardues qui ont fait le tourment de plusieurs savants hommes, et qui sont restées sans réponse satisfaisante ! » Et, quelques pages plus loin : « Langue mystérieuse, objet d'effroi pour tous ceux qui ont essayé de se livrer à son étude. » (*Préface d'une dissertation sur les notations musicales du moyen âge. — Revue* de M. DANJOU, juillet 1845.)

M. de Coussemaker : « La traduction des neumes en notation moderne offre, selon nous, des difficultés telles, qu'on aura toujours la plus grande peine à les résoudre d'une manière complétement satisfaisante.»

Et enfin, M. Théodore Nisard : « Les anciennes notations musicales de l'Europe sont pour la science un impénétrable mystère : moins heureuses que les hiéroglyphes, elles n'ont pas encore leur Champollion. » (*Etudes sur les anciennes notations. — Revue archéologique*, premier article.)

De semblables témoignages nous autoriseraient parfaitement à nous en tenir aux définitions que nous avons données au commencement de cet article, d'après les autorités de Du Cange, du P. Martini, de Lichtenthal. Un dictionnaire ne devant contenir que des définitions précises, des notions exactes et en quelque sorte sacramentelles des éléments qui composent la partie invariable de la science, nous étions en droit de rejeter tout ce qui se rattache à sa partie mobile et flottante, celle sur laquelle l'usage et l'expérience n'ont pas encore prononcé, de peur qu'on ne nous accusât d'avoir mis dans un livre de ce genre des choses incertaines et contestables. Et puis, des discussions sur les notations du moyen âge, discussions sans conclusion possible et définitive, nous semblaient et nous semblent encore en dehors du cadre de ce *Dictionnaire*, entrepris dans le seul but de rétablir l'harmonie liturgique entre les textes sacrés et les chants sacrés, et de mettre sous la main de tout ecclésiastique, en les réunissant en un seul volume, des extraits des meilleurs théoriciens anciens et modernes sur toutes les parties de l'office divin, sans prétendre le moins du monde, d'ailleurs, lutter contre les préjugés de l'oreille auxquels nous sommes tous plus ou moins soumis, par suite de l'invasion de la tonalité moderne; mais en nous contentant de fournir à chacun le moyen de discerner ce qui appartient à l'art actuel de ce qui est du domaine de la tonalité grégorienne, car tel est notre but principal. Mais nous nous sommes dit, d'un autre côté, qu'un dictionnaire écrit sur une science ne saurait être fixé lorsque cette science ne l'est pas elle-même, et qu'il devait, à certains égards, être l'expression aussi complète que possible de l'état de la science au moment où il a été écrit.

Nous avons songé, en outre, à cette classe d'esprits avides et curieux qui ne manqueraient pas de demander à notre *Dictionnaire* autre chose que ce qu'il doit réellement contenir. Les controverses de ces derniers temps sur les notations du moyen âge, et qui ont été provoquées par la découverte de plusieurs documents importants, notamment par celle de l'Antiphonaire de Saint-Gall, due à M. le conseiller Sonnleithner, celle de l'Antiphonaire de Montpellier, due à M. Danjou; sans parler de celle de la prose de Montpellier, à laquelle M. Paulin Blanc a honorablement attaché son nom, et que, sur la communication bienveillante de ce savant bibliothécaire, nous avons signalée nous-même le premier à l'attention des érudits (Voy. *Gazette musicale* du 6 mai 1833, n° 18); ces controverses, disons-nous, ont préoccupé assez d'intelligences pour justifier l'empressement d'une foule de lecteurs à chercher dans notre livre des renseignements sur une question d'où doivent sortir tôt ou tard les éléments de ce qu'on appelle une restauration liturgique.

Après avoir pesé ces diverses considérations, nous avons pensé, en premier lieu, que le parti le plus sage était de ne prendre aucune responsabilité personnelle dans la question des notations, réservant notre opinion jusqu'à ce que la lumière se fasse de part ou d'autre, ou, pour parler plus juste, de part et d'autre, évitant même de faire connaître notre prédilection entre les divers systèmes en présence; que cette disposition d'esprit étant la plus propre à offrir toute garantie d'impartialité, nous nous sommes décidé, en second lieu, à faire un exposé sincère et complet des diverses interprétations qui ont été proposées sur les neumes du moyen âge, et des diverses théories auxquelles ces neumes ont donné lieu.

Malheureusement, les discussions que cette question a soulevées n'ont été ni calmes ni mesurées. Trop souvent même, il faut le dire, elles ont été envenimées par la passion. Nous tâcherons de faire disparaître ce qu'elles ont eu d'irritant et de personnel, sans affaiblir en rien la force des raisons alléguées de part et d'autre. Nous aurons recours à l'analyse, soit pour abréger une exposition trop développée, soit, lorsque la discussion s'engagera dans des personnalités et dans des questions secondaires. Toutes les fois que les adversaires seront dans le vif du sujet, nous les laisserons parler eux-mêmes. Enfin les adversaires nous rendront cette justice, que les fragments que nous leur avons empruntés sont ceux-là mêmes qu'ils auraient désignés les premiers comme devant faire le mieux valoir leur thèse. En certains cas, nous ferons valoir telle considération sur laquelle, à notre avis, l'auteur n'aura pas assez insisté, considération propre, selon nous, à faire envisager son argumentation sous un point de vue plus juste. Là se bornera notre rôle dans le débat. Il mérite toute attention, car les interlocuteurs sont MM. Kiesewetter, Th. Nisard, de Coussemaker, d'une part; de l'autre, MM. Fétis et Danjou. Bottée de Toulmon n'intervient que comme auxiliaire des trois premiers.

Analyse de Kiesewetter. — Une tradition qui remonte à Guido d'Arezzo, qu'Antimo Liberati regarda comme fondée sur le sentiment universel (*sentimento commune*); et qui fut suivie par le P. Kircher, le P. Martini, Gerbert, Mabillon, Burney, Hawkins et plusieurs autres, veut que le Pape saint Grégoire le Grand ait conservé, des dix-sept ou dix-huit lettres de l'alphabet que Boèce employa pour la notation latine, les sept premières lettres A, B, C, D, E, F, G, au moyen desquelles il représenta l'échelle des sons, de telle sorte que les lettres majuscules furent employées pour désigner la première octave grave, et les lettres minuscules la seconde octave à l'aigu. Par exemple :

la,	*si,*	*ut,*	*ré,*	*mi,*	*fa,*	*sol,*	*la,*	*si,*	*ut,*	*ré,*	*mi,*	*fa,*	*sol,*	*la,*	*si,*	*ut,*	*ré,*	*mi,*	*fa,*	*sol.*
A,	B,	C,	D,	E,	F,	G,	*a,*	*b,*	*c,*	*d,*	*e,*	*f,*	*g,*	*aa,*	*bb,*	*cc,*	*dd,*	*ee,*	*ff,*	*gg.*
PREMIÈRE OCTAVE.							DEUXIÈME OCTAVE.							TROISIÈME OCTAVE AJOUTÉE PAR GUIDO AU XIe SIÈCLE.						

Cette opinion, du reste, n'avait en elle-même rien que de très-plausible et de très-conséquent. Car, puisque saint Grégoire substitua le système des *octaves* au système des *tétracordes*, il était naturel, il était nécessaire qu'il cherchât des dénominations aux divers sons de l'échelle, et les dénominations par le moyen des lettres de l'alphabet avaient certes leur avantage. Il est certain que cette espèce de notation a été en usage depuis saint Grégoire. Mais saint Grégoire est-il l'auteur de cette notation par les lettres latines? N'en a-t-il pas inventé une autre? Enfin est-ce là ce que l'on doit entendre par ce que l'on appelle *nota Romana?* Voilà autant de questions qui semblent n'avoir été éclaircies d'une manière satisfaisante que dans une dissertation de feu M. Kiesewetter, insérée dans la *Gazette musicale de Leipsick*, de l'année 1828 (462). Il est indispensable que nous présentions ici l'analyse des parties les plus saillantes de cet écrit.

Nous venons de dire que la série d'écrivains qui, sur la foi les uns des autres, ont attribué à saint Grégoire le Grand l'invention de la notation par les lettres de l'alphabet, avaient fondé leur opinion sur Guido d'Arezzo qui, dans son *Micrologue*, expose une notation semblable. Mais il y a plus : ils se sont encore laissé égarer par le témoignage du Moine d'Angoulême qui, dans sa *Vie de Charlemagne*, raconte que les chantres envoyés par le Pape Adrien Ier à ce prince avaient rapporté des Antiphonaires écrits en *nota Romana*. Or, il n'est venu à l'idée de personne, pas même à l'idée du P. Martini, que cette *nota Romana* pût être autre chose que les prétendues lettres introduites par saint Grégoire.

Forkel, qui discuta cette question d'une manière plus logique et plus serrée, fit un pas vers la vérité. Il est loin de regarder comme avéré que saint Grégoire ait noté ses chants avec des lettres latines; il fait même observer que cette notation avait dû être inventée dans l'intervalle qui s'écoula depuis la mort de ce Pape en 605 jusqu'au IXe siècle. Voici le passage important de Forkel : « On trouve, dit-il, dans les *Scriptores rerum alleman. medii ævi* (Francfort, 1606, par Goldast) un certain Eckardus Junior (*De casibus S. Galli*, c. 4), qui attribue une invention particulière, c'est-à-dire la notation par le moyen des lettres latines, à un chanteur que le Pape Adrien Ier avait envoyé dans les Gaules à l'empereur Charlemagne, afin d'y rétablir le chant dégénéré. Cependant, si l'éclaircissement donné plus tard par Notker Balbulus [463] (Gerbert, *Script. ecclesiast.*, vol. I, p. 95) sur cette notation, est juste, il serait prouvé qu'elle doit être entièrement différente de celle qui est généralement attribuée à saint Grégoire. Il est à regretter que les éditeurs des Œuvres de saint Grégoire, qui ont fait imprimer son Antiphonaire dans le troisième volume, n'aient eu aucun égard à cette circonstance : car Jean Diacre, qui a écrit la Vie de saint Grégoire, vers l'an 880, assure que, de son temps, le véritable Antiphonaire noté par Grégoire lui-même existait encore. »

Forkel termine en disant : « Ne se serait-il pas conservé quelque copie authentique d'après laquelle on pourrait juger de la notation employée par Grégoire (464)? »

A cet égard Forkel dit, dans un autre endroit, que les chanteurs envoyés par Adrien dans les Gaules, ont dû se servir de la notation grégorienne, et que, cela posé, la question de savoir si, sous le nom de *nota Romana*, on devait entendre les *neumes*, notation employée dans le moyen âge (et qu'il ne faut pas confondre avec ce qu'on appelait aussi *neume*, c'est-à-dire cette espèce de phrase mélodique vocalisée sans paroles à la fin d'un verset) (*melisma*), ou bien l'écriture en lettres attribuées à saint Grégoire, ne peut-être résolue que par la découverte d'un Antiphonaire original de ce Pape.

L'on en était encore à ce point de la discussion, lorsque le secrétaire perpétuel de la *Société des amis de la musique*, à Vienne,

(462) M. Kiesewetter est revenu sur cette question dans la même *Gazette musicale de Leipzick*, des années 1843 et 1845, en réponse à des objections de M. Fétis.

(463) « Notker Balbulus, ainsi nommé à cause de sa prononciation vicieuse, était moine de Saint-Gall. Il vécut dans la seconde moitié du IXe siècle et mourut en 912. Il fut canonisé après sa mort et mis au rang des saints, en 1514. Gerbert l'a placé parmi les *Script. de mus.*, quoiqu'il n'ait pu donner de lui qu'une lettre fort courte servant à expliquer les signes de musique employés par un certain *Romanus* (V. *De Cant. et mus. sacr.*, vol. I, pag. 274). Sa Vie a été écrite par un moine de Saint-Gall, nommé Eckardus V ou *Minimus*, dans le XIIe siècle. » (*Note de M. Kiesewetter.*)

(464) *All. Gesch. der Musik*, vol. II, p. 178 et suiv.

M. le conseiller Sonnleithner, retrouvant tout à coup la trace indiquée par Goldast et que Forkel et l'abbé Gerbert avaient abandonnée, acquit, suivant M. Kiesewetter, la certitude de l'existence d'un Antiphonaire authentique de saint Grégoire, conservé dans la bibliothèque de l'abbaye de Saint-Gall, sous le n° 359; et c'est aux soins de M. le baron de Binder de Riegelstein, ambassadeur près de la Confédération, autant qu'à l'obligeance du supérieur de l'abbaye, que la société viennoise doit un *fac simile* exact d'un fragment provenant d'une copie extraite du même Antiphonaire.

Cette copie, écrite dans le VIIIe siècle, sous le Pape Adrien Ier, serait jusqu'à présent le monument le plus ancien des chants de l'Eglise latine, s'il est vrai que ceux qui sont aujourd'hui réputés les plus vieux ne remontent pas au delà des IXe et Xe siècles. Il est même à remarquer que celui dont Burney a donné un *fac simile* dans son *Histoire de la musique* (vol. II, p. 40) tiré d'un missel du IXe siècle, de la bibliothèque Ambrosienne de Milan, et qui passe pour le plus vénérable pour son antiquité, offre la plus grande ressemblance, tant pour l'écriture que pour la notation, avec le missel de Saint-Gall, qui date du Pape Adrien, et qui est par conséquent du dernier tiers du VIIIe siècle. Celui-ci serait donc conforme à l'original de saint Grégoire, si ce que dit le Moine d'Angoulême des Antiphonaires du Pape Adrien Ier est vrai : *Tribuitque Antiphonarios S. Gregorii, quos ipse notaverat nota Romana* (465).

Le *fac-simile*, dont M. Kiesewetter fait la description, contient les deux premières pages du manuscrit de Saint-Gall. Ce fragment est suffisant pour prononcer sur la totalité. Le texte se rapporte au premier dimanche de l'Avent, qui commence l'année ecclésiastique. Cet Antiphonaire est écrit, pour ce qui est du texte, en lettres latines non gothiques et d'une écriture courante assez régulière qui, à cet égard, est très-éloignée de l'élégance affectée des écritures des moines des temps postérieurs. Eh bien! le chant n'est désigné au-dessus du texte, ni avec ce que nous appelons des notes, lesquelles n'étaient pas encore inventées, ni avec les prétendues lettres de saint Grégoire *a b c d e f g*; mais seulement par ces figures bizarres que l'on désignait sous le nom de *neuma* dans le moyen âge.

Mais de quelle manière cette copie de l'Antiphonaire original de saint Grégoire s'est-elle trouvée dans le couvent de Saint-Gall? A quelle époque et par qui y a-t-elle été apportée?

C'est ici le point critique de la discussion; point difficile à éclaircir, à cause de l'embarras où l'on est de découvrir la vérité à travers les témoignages en apparence les plus contradictoires. Je vais continuer à exposer l'opinion de M. Kiesevetter à ce sujet, parce qu'il est hors de doute qu'elle ne soit complétement fondée. Seulement, tout en reconnaissant que c'est à lui que nous devons d'être dans la bonne route quant à la question qui nous occupe, je me permettrai de faire observer que, dans la rapidité de sa polémique, il n'a pas corroboré son opinion de toutes les raisons qu'il pouvait alléguer. Je ne désespère pas de pouvoir suppléer aux renseignements qu'il laisse à désirer.

Il suffit d'avoir une légère notion de l'histoire de la musique au moyen âge pour savoir que Charlemagne, se trouvant à Rome le jour de Pâques de l'année 774 (466), et s'étant convaincu de l'infériorité de ses chantres à l'occasion d'une rivalité qui s'éleva entre ceux-ci et ceux de la chapelle papale, demanda au Pape Adrien Ier quelques chantres pour propager en Gaule le vrai chant romain. Mais il y a deux versions à ce sujet. La première et la plus commune est celle du Moine d'Angoulême (467), suivant le récit duquel les deux chantres envoyés par le Pape se nommaient l'un *Theodorus* et l'autre *Benedictus*, qui furent destinés l'un pour Metz et l'autre pour Soissons.

La seconde est celle des écrivains de Saint-Gall, c'est-à-dire d'Eckardus IV, d'Eckardus V, des écrits desquels Goldast a tiré ce qu'il a inséré dans les *Script. rer. alleman.* touchant les chanteurs qu'Adrien donna à l'empereur Charles, savoir que l'un s'appelait *Petrus* et l'autre *Romanus*. Si l'on s'en rapporte à cette seconde version, *Petrus* vint à Metz et *Romanus* fut obligé, pour cause de maladie, de rester à Saint-Gall, où il séjourna par l'ordre de l'empereur, et où il ouvrit une école de chant. Nous nous dispensons de donner ici le texte d'Eckard, que l'on trouvera ci-après, dans la dissertation de M. Th. Nisard sur l'authenticité de l'Antiphonaire de Saint-Gall.

Seulement, nous retenons d'avance la phrase suivante, parce qu'elle contient le nœud de la difficulté que nous cherchons à éclaircir actuellement : *Mittuntur secundum regis petitionem Petrus et Romanus, et cantuum et septem liberalium artium paginis admodum imbuti, Metensem Ecclesiam ut priores* (468) *adituri*.

Placé entre ces deux opinions si diverses que l'abbé Gerbert et Forkel ont accueillies

(465) Il est évident que ce témoignage du Moine d'Angoulême ne doit pas être pris absolument à la lettre. En effet, dans le même récit, le chroniqueur dit que Théodore et Benoît avaient été instruits par saint Grégoire le Grand dans l'art de chanter. Or, il est superflu de faire remarquer que ceci doit s'entendre dans ce sens que Théodore et Benoît avaient été formés selon la doctrine et la tradition de saint Grégoire, puisque ce Pape était mort depuis près de deux siècles.

(466) «Cette date se trouve dans Bucélinus. Cependant on voit que Charlemagne est encore à Rome en 786, dans un but de piété *(orandi causa)*.» (*Note de M. Kiesewetter.*)

(467) Voy. *Vita Caroli Magni; Script. hist. franc.* de DUCHESNE.

(468) Cette expression *ut priores* indique bien

sans examen, en les supposant contradictoires, M. Kiesewetter n'hésite pas à donner la préférence à celle des écrivains de Saint-Gall. Il fait fort bien ressortir qu'aux yeux du Moine d'Angoulême, biographe de Charlemagne, les noms des chantres romains, ainsi que les lieux où ils étaient envoyés, pouvaient n'être que des circonstances peu importantes, et ce qui semblerait le prouver, c'est que ce moine n'indique pas même la source où il a puisé ces renseignements.

Tandis qu'à Saint-Gall, où l'un des chanteurs avait vécu et agi sous les regards des religieux, sa présence était un fait qui devait naturellement les frapper et les intéresser, et il est fort difficile d'admettre que les écrivains des XIe et XIIe siècles, appartenant à cette abbaye, aient pu se tromper dans les récits qu'ils consignaient dans leurs annales. Dans tous les cas, il est évident que le témoignage de ces derniers doit avoir bien plus de poids que celui d'auteurs aux yeux desquels de pareilles circonstances ne pouvaient être que d'un intérêt général.

Mais le point sur lequel M. Kiesewetter ne me semble pas avoir suffisamment insisté est en ce qui touche une plus grande quantité de chantres que le Pape Adrien aurait envoyés à Charlemagne. M. Kiesewetter cite bien dans une note, deux auteurs mentionnés par Forkel d'après lesquels le nombre de ces chantres se serait élevé jusqu'à douze; mais il ne dit pas un mot de cette partie du texte d'Eckardus dans laquelle ce dernier avance très-clairement que *Petrus* et *Romanus* avaient été précédés par plusieurs autres chantres, *ut priores*. Or, on ne peut admettre le témoignage d'un auteur sur un point, et le négliger sur un autre, lorsque ces deux points se touchent dans l'ensemble du même fait. Si l'on a donc la certitude de la mission que *Petrus* et *Romanus* reçurent dans le but d'aller enseigner le chant romain, il n'est pas moins certain qu'une semblable mission avait antérieurement été confiée à d'autres chanteurs, puisque la mission des uns et des autres repose sur le même témoignage; et leur destination commune était également pour la ville de Metz, *et Metensem Ecclesiam, ut priores adituri.* Et voilà ce qui explique la diversité d'opinions à ce sujet; voilà ce qui explique aussi la version du Moine d'Angoulême relativement à *Theodorus* et *Benedictus*, dont l'un se dirigea vers la ville de Metz et l'autre vers Soissons. Et M. Kiesewetter n'a pas besoin, pour infirmer l'autorité de ce biographe, de lui reprocher, d'après Forkel, de tomber dans une erreur grave en présentant *Theodorus* et *Benedictus*, comme ayant été tous les deux instruits dans le chant par Grégoire lui-même, qui vivait près de deux-cents ans avant eux. A quoi l'abbé Gerbert répond d'une manière fort plausible, suivant moi, en disant qu'on ne doit pas entendre par là que *Theodorus* et *Benedictus* ont eu directement saint Grégoire pour maître, mais bien que ces deux chanteurs avaient été élevés suivant la doctrine et la discipline grégoriennes (469), à moins qu'on ne soutienne qu'ils avaient été envoyés et formés dans la pratique du chant par Grégoire II, ce qui multiplierait les invraisemblances et les difficultés. Quoi qu'il en soit, la version du Moine d'Angoulême peut donc, sans qu'on soit obligé de la regarder comme aussi fondée en elle-même que celle des écrivains de Saint-Gall, non-seulement se concilier avec cette dernière, mais encore la justifier, puisque ceux-ci font mention de chanteurs autres que *Petrus et Romanus* destinés, comme eux, à l'Eglise de Metz, et que rien ne s'oppose à ce que *Theodorus* et *Benedictus* ne soient considérés comme faisant partie des premiers chanteurs.

Ceci prouve qu'en une foule d'occasions, la manifestation de la vérité est souvent indéfiniment retardée, parce que, faute de l'attention nécessaire, on ne songe pas à chercher les moyens d'accorder entre elles des opinions que l'on s'est accoutumé à regarder comme opposées, et qui cessent de le paraître lorsqu'on les examine de près et sans préjugés.

Venons maintenant à ce chanteur *Romanus*, retenu à Saint-Gall pour cause de maladie, après y avoir apporté une copie fidèle de l'Antiphonaire de saint Grégoire. C'est là un fait sur lequel aucun doute ne peut s'élever, et si quelque chose pouvait ajouter encore à son authenticité, ce serait cette allégation d'Eckardus, que ce même *Romanus* déposa l'Antiphonaire de saint Grégoire dans une cassette, pour le placer devant l'autel des saints apôtres Pierre et Paul, afin que si quelque différence ou quelque erreur dans l'usage universel du chant venait à prévaloir, elle pût, en se contemplant comme dans un miroir, se condamner et se confondre elle-même (470.) On sait qu'on en avait agi

que des chanteurs avaient été envoyés de Rome à diverses reprises. En effet, l'abbé Gerbert laisse voir que Eckardus a parlé non-seulement des chanteurs envoyés par Adrien, mais encore de ceux dont le Moine d'Angoulême fait mention : *Ekkehardus in Vita S. Notkeri Balbuli cantoribus secundo, et quidem ab Hadriano missis egit, sed alios, quam paulo ante ex monacho Eugolismensi commemoravimus, nominat.* (*De Cant. et music. sacr.*, tom. Ier, p. 274.) Mais la difficulté est de faire accorder ces paroles et le texte d'Eckardus avec celles du Moine d'Angoulême qui, au lieu de *Petrus* et de *Romanus*, nomme *Theodorus* et *Benedictus*.

(469) « Theodorum atque Benedictum Romanos cantores quos Adrianus pontifex ad Carolum miserat, juxta Monachi Engolismensis narrationem, dixisse se doctos a S. Gregorio. Sed hoc de magisterio ac disciplina cantus, a S. Gregorio Magno profecta interpretari licet. » (*De Cant. et mus. sac.*, tom. Ier, pag. 251.)

(470) « (Cantarium) ad aram apostolorum, cum authentico quem ipse attulit, exemplato Antiphonario locari fecit, in quo usque hodie, si quid dissertitur in cantu, quasi in speculo error hujusmodi universus pervidetur atque corrigitur. » (*Eckardus* in *Vita Notk. Bal.*, apud *Bolland.*, tom. I April., pag. 582.) — (*De Cant. et music. sacr.*, tom. Ier, pag. 275.)

de même à Rome pour le propre Antiphonaire de saint Grégoire. L'analogie de ces deux circonstances est un de ces traits qui déterminent la conviction la plus entière.

Or, dans cet exemplaire apporté par *Romanus*, et dont M. Kiesewetter a possédé des fragments en *fac simile* (471), *Romanus* avait ajouté au-dessus et au-dessous de la notation, de petites lettres latines de son invention. La signification de ces lettres a été expliquée plus tard par ce Notker *Balbulus*, dont Eckard a écrit la Vie dans une lettre que Gerbert a insérée dans le Ier tome des *Script. ecclés.*; on la trouve également dans FORKEL, vol. II, p. 299. Suivant l'explication que cette lettre renferme, ces petits caractères alphabétiques ne seraient nullement des notes de musique, comme Forkel paraît les avoir considérées, (*ibid.*, pp. 179 et 300), sans avoir égard à l'épître qu'il vient de transcrire. Loin de là, elles désigneraient des modifications dans l'exécution; par exemple : A, aurait signifié *altius*; C, *citius*; M, *mediocriter*; P, *pressio*; T, *tenendo*; de même que nous écrivons aujourd'hui : P, *piano*, F, *forte*, M. V., *mezza voce*, etc., etc.

Il est donc hors de doute que saint Grégoire employa, pour la notation de son Antiphonaire, les signes appelés *neuma*.

Telle était l'opinion qui semblait avoir prévalu parmi les musiciens érudits sur la notation grégorienne, depuis que M. Kiesewetter l'avait discutée avec la logique et la critique dont l'analyse précédente peut donner une idée, opinion à laquelle, du reste, s'étaient rangés Bottée de Toulmon et M. de Coussemaker. Mais cette opinion a d'abord rencontré un puissant adversaire dans M. Fétis, et l'on conçoit que cet habile écrivain, justement fier des heureuses découvertes qui ont rendu son nom si recommandable aux musiciens archéologues de toute l'Europe, ait cru avoir le droit, sur un point aussi important que celui-ci, de formuler un système à lui. Comme toujours, M. Fétis a apporté dans la discussion les qualités qui le distinguent au plus haut degré : vaste érudition, facilité de conception, développements ingénieux et brillants, et cet esprit d'ensemble qui le rend maître de tous les sujets qu'il traite. C'est au reste ce que reconnaissent ses adversaires eux-mêmes, comme nous ne tarderons pas à le voir. Nous sommes d'autant plus à l'aise pour parler ainsi que, nous le répétons, nous sommes parfaitement désintéressé dans la question, et que nous n'avons aucun effort de modestie à faire, pour décliner toute prétention d'initiative personnelle. Cela ne surprendra personne, surtout lorsque nous aurons dit que dans les deux camps, nous rencontrons de nos amis, dont nous sommes heureux d'invoquer le témoignage dans les diverses séries d'idées que nous avons à tâche de développer dans ce *Dictionnaire*.

M. FÉTIS. — « Je n'adopte pas, dit M. Fétis, l'opinion de ceux qui pensent que les notations du Nord ont servi à noter l'original de l'Antiphonaire de saint Grégoire, et qui donnent à ces signes le nom de *notation romaine*. » (*Gazette music.* du 16 juin 1844.)

On voit, d'après ces paroles, que M. Fétis se pose nettement en adversaire du système de M. Kiesewetter. Quel est son système à lui? qu'entend-il par les *notations du Nord?* C'est ce que nous allons exposer aussi brièvement que possible.

L'auteur mentionne d'abord l'existence de la notation de la musique grecque, dont Alypius, Aristide, Quintilien, Gaudence le philosophe, Bacchius et Boèce ont donné des tables explicatives; notation qui, selon le même Aristide Quintilien, doit être attribuée à Pythagore, et qui a dû pénétrer en Italie lorsque l'illustre philosophe y institua son école. L'auteur pense, d'après le *Traité de musique* de Boèce, qu'à la longue cette notation grecque a dû s'acclimater à Rome, et y devenir d'un usage journalier, surtout lorsque cette ville se fut peuplée d'artistes et de musiciens grecs.

Mais, indépendamment de ce système de notation grecque importée à Rome, les Romains ne possédaient-ils pas une notation latine, propre à ce peuple, une notation pour ainsi dire indigène?

Pour résoudre cette difficulté, il ne faut pas perdre de vue que Flaccus, fils de Claudius, musicien contemporain de Térence et de Paul Emile, avait, ainsi que le constatent les titres des comédies de Térence, réglé le ton des flûtes pour la déclamation de ces pièces, et en avait « noté les intonations par des signes en usage à Rome, avant que les arts de la Grèce y fussent introduits. » (*Ibid.*) L'existence de cette notation nous est au surplus confirmée dans des temps postérieurs par l'inscription et le contenu du 3e chapitre du IVe livre du *Traité de musique* de Boèce : *musicarum per græcas ac latinas litteras notarum descriptio*; car, bien que Meibomius, et, après lui, Forkel, égarés par Glaréan, aient considéré les mots *ac latinas* comme ayant été ajoutés à tort par les copistes, il n'en est pas moins vrai que tous les bons manuscrits, les nos 7199, 7200, 7201 de la Bibliothèque impériale, tous du Xe siècle, le ms. de la Bibliothèque Ambrosienne de Milan, qui paraît être du IXe, celui de la Bibliothèque royale de Bruxelles (no 10116 du XIIe siècle), portent « non-seulement l'inscription du chapitre avec les mots *ac latinas*, mais les lettres latines correspondantes aux notes grecques dans le tableau. » (*Gazette music.*, ibid.)

Suit le tableau de la notation par lettres, dont nous avons, dans la précédente dissertation, donné une idée suffisante.

(471) M. Kiesewetter vivait encore à l'époque où cet article et plusieurs autres de ce *Dictionnaire* ont été écrits. Cet estimable savant est mort le 1er janvier 1850. M. Bottée de Toulmon, son émule, son correspondant et son ami, quoique beaucoup plus jeune, ne devait lui survivre que de deux mois et demi. Ce dernier a été enlevé à la science le 25 mars suivant.

Mais cette notation, composée au total des lettres majuscules pour la première octave, des lettres minuscules pour la seconde, et des lettres minuscules redoublées pour la troisième octave aiguë, n'était pas connue dans l'origine d'une manière aussi méthodique. Elle se bornait à exprimer les sons de l'échelle à partir du *la* grave jusqu'au *la* de la double octave au moyen des quinze premières lettres de l'alphabet, depuis l'A jusqu'au P. Comme on le voit, elle avait l'inconvénient de ne pas faire apercevoir, ainsi que l'observe M. Fétis, la corrélation des sons à l'octave par la similitude des signes, avantage que présente l'autre disposition. Ce perfectionnement de la notation latine doit-il être attribué à saint Grégoire, ainsi que l'affirment Gafori et Kircher? Malgré la bonne envie qu'il avait de se ranger à l'avis de ces auteurs, M. Fétis est contraint de laisser la question indécise; ses paroles sont remarquables : « Il est vrai, dit-il, qu'aucun témoignage contemporain ne prouve d'une manière évidente que saint Grégoire soit l'auteur de cette réforme, et que nous n'avons à ce sujet qu'une tradition d'autant plus incertaine que ceux qui nous l'ont transmise n'ont pas fait connaître leurs autorités.» (*Gazette music.*, ibid.) Après une semblable réserve, nous ne savons sur quel fondement le savant écrivain, sept à huit lignes plus loin, se montre tout à coup plus affirmatif, et assure, *qu'il est hors de doute que la notation qu'on vient de voir remonte aux temps anciens du chant ecclésiastique, et* VRAISEMBLABLEMENT *au temps où vécut le saint personnage* (saint Grégoire); « car non-seulement, ajoute-t-il, on trouve l'emploi de ces lettres expliqué par Hucbald et par Odon de Cluny, écrivains des IXe et Xe siècles; mais Guido, parlant (dans le 2e chap. de son *Micrologue*) de l'addition du *gamma*, au-dessous de la première lettre de cette notation pour exprimer le *sol* grave

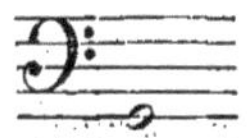

dit que cette addition a été faite par les modernes (*in primis ponatur græcum* Γ *a modernis adjunctum*), c'est-à-dire avant l'an 1000, d'où il suit que le système où cette addition a été faite était déjà ancien au commencement du XIe siècle. » (*Gazette music.*, ibid.)

Nous avons voulu exposer dans tout leur jour les preuves sur lesquelles M. Fétis s'appuie pour établir que saint Grégoire a dû se servir des lettres latines pour la rédaction de son Antiphonaire.

Venons maintenant à ce que M. Fétis appelle les *notations du Nord*, lombarde et saxonne, et à ce que M. Kiesewetter et ses adhérents appellent *neumes*.

Comme la doctrine de M. Fétis lui est exclusivement propre ; que vraie ou erronée, elle suppose un esprit investigateur ; comme elle est soutenue d'ailleurs avec un grand appareil d'érudition, et, surtout, comme elle a été vivement attaquée, nous devons laisser l'auteur la développer en toute liberté.

« Les notations dont il vient d'être parlé ont leur origine dans les alphabets grec et latin ; il n'en est pas de même de certaines notations anciennes que des nations du Nord introduisirent en Italie et dans d'autres contrées de l'Europe après la chute de l'empire d'Occident. Les barbares réunis sous le commandement d'Odoacre ne furent certainement pour rien dans l'importation des notations septentrionales en Italie. A l'égard des Ostrogoths qui fondèrent vers 490, dans le même pays, une domination détruite quatre-vingts ans plus tard par les Lombards, il y a peu d'apparence qu'ils aient apporté de la Scythie quelque chose qui ressemblât à une notation de la musique, car les Goths ou Scythes étaient originairement un peuple grossier, sans littérature et sans arts. D'ailleurs on ne trouve pas un mot dans le traité de musique composé par Boèce, ministre de Théodoric, qui indique que les Ostrogoths eussent fait connaître aux Latins de nouveaux caractères pour noter la musique. Les Lombards, conduits par Albain, ayant vaincu les Goths en 570, établirent dans le nord de l'Italie le royaume de Lombardie. Deux siècles d'une tranquille domination dans cette belle contrée, qu'ils occupèrent presque tout entière, à l'exception de Rome et de Ravenne, leur permirent de donner des soins à la culture des lettres, des arts et particulièrement de la musique. Les Lombards, venus de la Suévie, de la Prusse et des bords de la Baltique, en apportèrent une notation composée de signes où se retrouve une origine orientale (comme je le démontrerai dans un ouvrage dont il sera parlé plus loin), avec les premières notions de l'harmonie simultanée des sons. Ils descendaient des Suèves, qui, cent cinquante ans auparavant, avaient jeté sur l'Espagne une partie de leur population et y avaient formé des établissements. Ceux-ci avaient aussi porté dans l'*Ibérie* une notation musicale improprement appelée *gothique* par les écrivains espagnols, et qui est restée en usage dans l'église de Tolède.

« Occupés de conquêtes dans les premiers temps, et ayant assiégé Rome, qu'ils réduisirent aux dernières extrémités sous le pontificat de saint Grégoire, les Lombards n'avaient vraisemblablement point eu le temps de répandre assez la connaissance de leur notation de la musique, dans l'espace de vingt-cinq ou trente ans, pour que l'usage en fût devenu familier parmi les Italiens. Il est même certain que la séparation absolue de Rome et du royaume de Lombardie, par la guerre, n'avait pas dû laisser pénétrer la notation lombarde dans l'Eglise romaine. N'oublions pas que ce fut en 593 que saint Grégoire obtint du roi des Lombards qu'il levât le siége de Rome, et qu'il termina son travail de la réforme du chant de l'Eglise en 599, suivant le témoignage de Jean Diacre. Il est difficile de croire que, dans l'espace de cinq ou six ans, il ait pu, au milieu de ses immenses travaux et des soins de toute espèce dont il était préoccupé, apprendre une notation nouvelle et difficile, et qu'il en ait considéré l'usage comme assez général pour la préférer à la notation si simple, si claire et si facile qui porte son nom. Je n'adopte donc pas l'opinion de ceux qui pensent que les notations du Nord ont servi à noter l'original de l'Antiphonaire de saint Grégoire, et qui donnent à ces signes le nom de *notation romaine*.

« Une autre notation du Nord, dont le système a beaucoup d'analogie avec celui de la notation lombarde, ou plutôt qui n'en est qu'une variété, commença à se faire connaître vers le commencement du v° siècle, lorsque les Saxons, venus des bords de l'Elbe, firent irruption dans les Gaules et dans la Grande-Bretagne. Ces Saxons étaient Vandales d'origine et non Goths, car ceux-ci étaient venus des grandes plaines situées entre le Pont-Euxin, le Danube, le Niémen et le Borysthène, tandis que la partie de la Germanie située au delà de l'Elbe était le berceau des Lombards, des Vandales et des Saxons (472). Cette distinction est importante, car c'est dans ce même pays qu'on retrouve, plus de neuf cents ans après, les mêmes signes de notation modifiés, mais dont les formes primitives sont reconnaissables. J'insiste sur ces faits, afin de faire voir qu'aucun de ces peuples n'ayant eu de communication avec l'Italie avant l'invasion des Lombards, leurs notations n'ont pu y être connues antérieurement aux dernières années du vi° siècle. Les manuscrits lombards qu'on trouve dans les bibliothèques d'Italie sont tous postérieurs à cette époque. Quant aux livres notés en signes de la notation saxonne, ils y sont rares et ne paraissent pas remonter au delà de l'an 1000.

« Avant d'examiner la valeur des objections qui m'ont été faites par M. Kiesewetter, contre l'origine que j'attribue aux signes dont il s'agit, il est nécessaire que je dise que ces notations sont celles dont j'ai donné des tables avec des traductions partielles dans les planches B, C du *Résumé philosophique de l'histoire de la musique*, mis à la tête de ma *Biographie universelle des musiciens*. Quelques centaines de missels, de rituels, d'antiphonaires, de graduels, de psautiers et de bréviaires manuscrits, qui se trouvent dans les grandes bibliothèques de l'Europe, sont notés avec ces signes. Parmi les écrivains modernes, Michel Prætorius paraît être le premier qui ait parlé de ces caractères de musique (473) et qui en a présenté des exemples d'après un missel de la bibliothèque de Wolfenbuttel. Par une erreur singulière, il les a confondus avec ceux du chant de l'Eglise grecque, dont l'invention est attribuée à saint Jean de Damas. Après lui, Jean-André Jussow (474), Nicolas Staphorst (475), l'abbé Gerbert (476), M. Kiesewetter (477), son copiste M. Bottée de Toulmon (478), M. Coussemaker (479) et d'autres ont fait sur le même sujet des travaux plus ou moins étendus; mais tout cela ressemble aux dissertations de Kircher, de Pockocke et de Norden sur les hiéroglyphes, et tourne autour du sujet sans pénétrer au fond. Ludolf Walther a été plus hardi (480), et a essayé de donner une traduction des signes ; mais cette traduction, copiée par Forkel (481) et par Hawkins (482), est complétement illusoire, car il s'y est borné à imiter avec des notes sans portée, sans précision de différence dans les degrés, et conséquemment sans intonations déterminées, les courbes des signes de liaisons de sons. Rien n'autorise d'ailleurs les différences de longues et de brèves que Walther y a introduites. Forkel dit avec raison (483), que les traductions de cet antiquaire ne sont pas plus aisées à déchiffrer que les originaux. Ajoutons qu'elles manquent d'exactitude, même à l'égard de la forme des signes représentés par des notes ; qu'elles n'ont pour objet qu'une seule variété de ces notations, et qu'elles ne s'appuient que sur des manuscrits des XI°, XII° et XIII° siècles, bien moins énigmatiques que ceux des siècles précédents. »

Pour que les lecteurs ne perdent pas le fil de cette argumentation fort serrée et fort habile, il est nécessaire de faire un choix parmi les objections adressées à M. Fétis par son adversaire, Kiesewetter ; d'élaguer celles qui tendent à compliquer la discussion de questions inutiles ou qui ne s'y rattachent qu'indirectement, comme aussi d'insister sur celles qui fournissent à l'auteur de nouveaux développements de son idée principale.

Ainsi, répondant à une observation de Kiesewetter touchant une écriture anglo-saxonne ou écossaise, laquelle, suivant ce dernier, n'aurait aucune espèce d'analogie avec aucun système de notation, M. Fétis reprend ainsi (*Gazette musicale* du 23 juin 1844) :

« L'origine des notions lombarde et saxonne se trouve dans les contrées de l'Allemagne que j'ai indiquées. La variété connue en Espagne sous le nom de *gothique*,

(472) *Voy.* PINKERTON, *Recherches sur l'origine des divers établissements des Scythes ou Goths*, part. II, chap. 3, p. 183-206.

(473) *Syntagma musicum*, t. Ier, p. 12 et 13.

(474) *De cantoribus Ecclesiæ*, V. et N. T.; Helmstadt, 1708, in-4°.

(475) *Hamburgische Kirchen-Geschichte;* Hambourg, 1723-1729, 5 vol. in-4°.

(476) *De cantu et mu ica sacra*, et *Scriptores ecclesiastici de musica*.

(477) *Gazette musicale de Leipsick*, 1828, n°s 23, 25, 27 et dans le même journal, 1843.

(478) *Instructions du comité historique des arts et monuments. Musique*. Paris, de l'Imprimerie royale, avril. 1839, in-4° de 13 pages, avec 7 planches.

(479) *Mémoire sur Hucbald*, etc.; Paris, Techener, 1841, 1 vol. in-4°, avec 21 planches.

(480) *Lexicon diplomaticum*, pl. 6.

(481) *Allgemeine Geschichte der Musik*, t. II, pl. 1, 2, 3, 4, 5.

(482) *A general History of the science and practice of Music*, t. III, p. 43-53.

(483) *Loc. citat.*, p. 348.

a été portée dans ce pays au IVe siècle par les Suèves (484); une des variétés saxonnes a été introduite en Angleterre par les conquérants de la Bretagne au Ve siècle. La langue de ce peuple dérivait du mœsogothique, suivant le témoignage du savant Hickes (485); mais arrivé en Angleterre, il y modifia son alphabet par le latin qui y avait été importé par les Romains, en conservant toutefois les formes anguleuses de quelques-uns des caractères primitifs de son écriture, dont on voit les types dans le *Nouveau traité de diplomatique* des Bénédictins (486). L'écriture des Saxons ainsi modifiée est celle du Psautier saxon noté du VIIIe siècle, qui se trouve au Musée britannique; elle est semblable à celle du diplôme d'Édouard le Confesseur qui est aux Archives du royaume de France (K. 19, *olim* 36). De même que les Saxons, les Lombards, qui firent la conquête d'une grande partie de l'Italie au VIIe siècle, adoptèrent l'alphabet latin, mais en lui donnant les formes brisées, anguleuses de leur écriture primitive; c'est à ces caractères qu'on reconnaît l'écriture désignée sous le nom de lombarde, et ce sont ces mêmes caractères qui conservent à la notation du même peuple sa physionomie originelle jusqu'aux derniers temps de son usage, ainsi que le prouve le fragment noté d'un recueil lombard d'Homélies et d'Hymnes publié par M. Silvestre, dans son admirable recueil paléographique, d'après un manuscrit de la fin du XIIe siècle, qui existe au monastère de la Cava, près de Naples.

« Suivant M. Kiesewetter, les signes des notations dont je parle seraient ceux de la *notation romaine*, et de là les accusations d'idée fixe, d'illusion et de chimère qu'il me jette cavalièrement à la face, quand je parle de notations lombarde et saxonne. Mais quoi? à toutes choses j'ai l'habitude de chercher une cause. Or, je voudrais bien que M. Kiesewetter m'expliquât ce qui aurait pu donner naissance, chez les Latins, à ces notations bizarres, qui sont pour moi si évidemment originaires du Nord, et dans lesquelles je trouve les signes des anciens alphabets des peuples septentrionaux, comme je le prouverai ailleurs. La musique des anciens Romains fut évidemment semblable à celle des Grecs. La notation de ceux-ci avait pénétré en Italie après la conquête de la Grèce par ces dominateurs du monde. Qu'ils eussent donc une notation latine ou grecque, analogue à deux langues dont l'une était parlée par toute la population, et dont l'autre était connue de tous les hommes distingués, cela se conçoit; cela paraît même une nécessité logique; mais par quelles circonstances veut-on que les Romains aient été conduits à l'invention de signes qui auraient été complétement arbitraires pour eux? En vérité, c'est vouloir mettre à toute force l'absurde à la place de la raison!

« Je conçois toutefois qu'après avoir affirmé, comme l'ont fait M. Kiesewetter (en 1828) et ses copistes, que l'usage des lettres, pour la notation de la musique, n'exista que *postérieurement au Xe siècle, d'une manière exceptionnelle et assez rare*, il est désagréable d'être obligé d'abandonner un fait établi en termes si formels : aussi M. Kiesewetter repousse-t-il, dans sa verte critique de mes assertions, ce que j'ai dit dans ma lettre du 3 février 1843, concernant la notation par les quinze lettres latines de Boèce. « Boétius, dit-il, n'enseigne « pas une telle notation (*avec des caractères « romains*); il ne fait dans son livre qu'ex« pliquer le système et la notation particu« lière de la musique grecque, *il ne pensait « à rien moins qu'à une notation pour la litur« gie latine.* » J'ai prouvé dans mon précédent article que l'opinion de Meibomius et de Forkel à cet égard est erronée. M. Kiesewetter, qui n'a peut-être pas eu sous les yeux de bons manuscrits du traité de musique de Boèce, est excusable de l'avoir partagée : mais j'avoue que je ne le comprends pas lorsqu'il dit que Boèce *ne pensait à rien moins qu'à une notation pour la liturgie latine!* Qu'est-ce à dire? Faut-il donc une notation particulière pour chaque genre de chant? S'il y avait, longtemps avant Boèce, des signes pris dans l'alphabet latin pour représenter des sons, ces signes ne pouvaient-ils pas aussi bien s'appliquer à des chants chrétiens qu'à des cantilènes païennes?

« Mais voici qui est plus positif : les quinze lettres latines placées par Boèce en regard des signes de la notation grecque pour les expliquer, existaient encore au Xe siècle, et servaient à noter le plain-chant. Ici il ne s'agit plus de manuscrits inconnus, mais de livres imprimés qui sont entre les mains de tout le monde. Hucbald en donne la disposition en deux octaves dans sa *Musica enchiriadis* (487). Un manuscrit du VIIIe siècle, qui contient tout l'office propre de saint Thuriave ou Turiaf, évêque de Dol en Bretagne, est noté tout entier avec ces quinze lettres. Le P. Jumilhac, auteur du livre intitulé *La science et la pratique du plain-chant*, en a extrait l'antienne *Aspirante Deo* avec le chant ainsi noté (488), d'après le manuscrit qui était de son temps à l'abbaye Saint-Germain, et qui est aujourd'hui à la Bibliothèque royale de Paris. Or, ce saint Thuriave, mort en 749, fut canonisé en 751 par le Pape Zacharie, et son office, composé en 753, fut chanté pour la première fois le 13 juillet de la même année. Vers 850, lors-

(484) *Cantus Eugeniani seu melodici explanatio facta a D. Hieron-Romero S. Ecclesiæ Toletanæ Hispaniarum primatis portionario, et cantus melodici magistro, in Breviarium gothicum secundum regulam beatissimi Isidori, etc., ad usum sacelli Mozarabum*; Matriti, 1775, in fol. p. XXVI-XXX.

(485) *Institutiones grammaticæ anglo-saxonicæ et mœsogothicæ*, etc. Oxonii, 1689, in-4°.

(486) Tom. Ier, p. 712, pl. XIV.

(487) Apud *Script. ecclesiast. de musica*, ed. GERBERT, t. Ier, p. 209.

(488) Pag. 318.

que les Normands ravagèrent la Bretagne, les reliques du saint furent transportées avec le manuscrit original de son office à l'abbaye Saint-Germain des Prés, où ce livre est resté jusqu'à l'époque de la révolution. Le même auteur rapporte aussi un *Exsultet* noté avec les quinze lettres, d'après un manuscrit de l'abbaye de Jumiége en Normandie (489), dont l'âge remonte jusque vers l'an 1000. Ainsi cette *notation romaine* véritable, dont Boèce se servait près de cinq cents ans auparavant pour expliquer la notation grecque, n'avait pas cessé d'être en usage concurremment avec d'autres. Voilà ce que j'ai à répondre à M. le conseiller Kiesewetter qui nie cette notation, et qui m'a porte le défi de produire des livres de chant notés en lettres appartenant à l'époque du manuscrit de Saint-Gall, dont je parlerai tout à l'heure. Poursuivons l'examen des assertions de mes adversaires, et particulièrement de M. Kiesewetter.

« Saint Grégoire, à qui l'on attribue à tort, dit-il, l'usage des lettres, n'employa que les *neumes* pour la notation de son Antiphonaire, déposé par lui sur l'autel de Saint-Pierre, et dont le *fac simile* est à la bibliothèque de Saint-Gall, en Suisse. Or, je crois avoir démontré dans ce qui précède que non-seulement la notation par les lettres n'est pas postérieure aux notations improprement appelées *neumes* par M. Kiesewetter (490), mais que son origine remonte jusqu'aux anciens temps de la république romaine. J'ai fait voir aussi, je crois, que saint Grégoire n'a dû se servir que de cette notation des lettres pour son Antiphonaire. Quant à l'assertion que cette notation n'a été employée que d'une manière exceptionnelle, il suffit, pour la réfuter victorieusement, de faire remarquer que Hucbald, Odon de Cluny, Guido d'Arezzo, Bernon d'Auge, Hermann, surnommé *Contract*, Guillaume, abbé d'Hirschau, Théotger de Metz, Aribon, Jean Cotton et beaucoup d'autres auteurs du moyen âge n'ont expliqué le système de l'art qu'à l'aide des lettres, quoique les copistes de leurs ouvrages aient écrit, suivant les temps et les lieux, les exemples de chant au moyen de notations plus ou moins répandues par l'usage, plus ou moins particulières, plus ou moins modernes. Enfin, pour démontrer que l'usage des lettres était généralement répandu, il suffit de rappeler qu'on aplanissait les difficultés des notations lombarde et saxonne en mettant ces lettres au commencement des pièces de chant, pour déterminer la valeur des signes de ces notations et leur position, ce qui rend évident qu'on apprenait la musique par les lettres; que cette notation fut contemporaine des autres après les avoir précédées, et que l'usage des notations lombarde et saxonne ne fut plus général dans les livres de chant d'église, que parce qu'elles offraient les moyens de représenter plusieurs sons par un seul signe; avantage que les lettres n'avaient pas, mais qu'elles rachetaient par le mérite de la clarté.

« Il y a d'ailleurs une autorité qui serait décisive à ce sujet, lors même qu'on n'aurait pas celle des faits qui viennent d'être rapportés; elle se trouve dans un passage d'un traité de la division du monocorde d'après les principes de Boèce, attribué à Guido d'Arezzo, et dont le manuscrit est à la bibliothèque Laurentienne de Florence. Il n'est pas certain que cet opuscule appartienne en effet à Guido, mais on peut affirmer qu'il a été écrit de son temps; or, le passage prouve que les lettres étaient alors d'un usage général. L'auteur, parlant des lettres employées par Odon, abbé de Cluny, au commencement du xe siècle, s'exprime en ces termes : *His utimur litteris vel notis secundum Henchiridion, Litteras* (Litteris) *autem secundum communem usum.* L'usage des lettres pour la notation de la musique était donc commun, vulgaire déjà au temps où vivait Odon?

« A l'égard de l'anecdote du dépôt de l'Antiphonaire de saint Grégoire sur l'autel de Saint-Pierre, et du *fac simile* de cet Antiphonaire trouvé à Saint-Gall, il est facile de prouver que ce sont des faits dénués de fondement. Examinons ce qu'on en rapporte.

« L'abbé Gerbert a signalé, dans la relation de son voyage et dans son traité *De cantu et musica sacra*, l'existence d'un manuscrit de l'ancienne abbaye de Saint-Gall qui passe pour être une copie de l'Antiphonaire de saint Grégoire, supposée faite dans le viiie siècle. M. Kiesewetter a publié un extrait de ce manuscrit dans le travail cité précédemment, et cet extrait a été copié par MM. Bottée de Toulmon et Coussemaker. Ce dernier a voulu étayer l'authenticité de ce morceau et de l'historiette du dépôt de l'Antiphonaire sur l'autel de Saint-Pierre de Rome, en y ajoutant diverses circonstances; par exemple, celle de la demande d'un Antiphonaire authentique adressée au Pape par le roi de France Louis le Débonnaire, et de l'impossibilité qu'il y eut de le satisfaire, *aucun livre de ce genre n'existant plus à Rome*, parce que le dernier avait été remis à Walla, ministre de Charlemagne (491). A tout cela voici ma réponse :

(489) Jumilhac, *ut supra.*

(490) « *Neuma*, qui vient du grec πνεῦμα (souffle, respiration), s'est dit originairement des récapitulations des tons du plain chant qu'on plaçait sur les mots barbares *noioeane, enonae*, etc. Plus tard on a étendu la signification du nom de *neume* aux signes représentatifs de plusieurs sons liés, c'est-à-dire à plusieurs sons qui peuvent se faire par une seule respiration. C'est ce que dit positivement Gafori dans le huitième chapitre du premier livre de sa *Practica musica*. Voici ses paroles : *Neuma enim est vocum seu notularum unica respiratione congrue pronunciandarum aggregatio.* Les notes ou signes de sons isolés n'étaient donc pas des *neumes*; on les désignait par le nom générique de *notæ*. C'est donc à tort que Ducange a dit : *Neumæ præterea in musica dicuntur notæ quas musicales dicimus.* (*Gloss. med. et infim. latinit.*, voc. *Pneuma.*)

(491) Mémoire sur Hucbald et sur ses traités de musique. »

« Le fragment copié par M. Kiesewetter n'appartient point à l'Antiphonaire, car c'est le dernier verset du graduel du premier dimanche de l'Avent : *Ostende nobis, Domine, misericordiam tuam, et salutare tuum da nobis*. Le manuscrit de Saint-Gall n'est donc pas un Antiphonaire, mais un Graduel. On objectera peut-être que les anciens livres de chant qui remontent au Xᵉ siècle, au XIᵉ siècle, renferment souvent tous les chants de l'office du matin et du soir, et cela est vrai ; mais n'oublions pas qu'il s'agit d'une prétendue copie de l'Antiphonaire de saint Grégoire, déposé sur l'autel de Saint-Pierre, à Rome. Or, nous avons l'Antiphonaire de saint Grégoire, publié dans la collection de ses Œuvres (t. III, p. 737-878), par les Bénédictins Denis de Sainte-Marthe et Guillaume Bessin, d'après un manuscrit du IXᵉ siècle, qui avait appartenu à l'église de Compiègne. On trouvait ces mots en tête du manuscrit qui a servi pour cette édition : *In nomine Domini Jesu Christi incipiunt responsoria sive antiphonæ per anni circulum*. Ce livre est un véritable Antiphonaire, qui ne contient que les antiennes et les répons de l'office divin et des matines. On n'y trouve pas un *introït*, pas un graduel, pas une offertoire, pas une seule pièce qui appartienne à la messe. Voici les premiers mots de tout ce qu'on lit pour la première semaine de l'avent :

DE VIGILIA DOMINICÆ I DE ADVENTU DOMINI.

AD VESPERAS.

Ant. Ecce nomen Domini.

AD INVITATORIUM.

Ant. Ecce veniet rex.
Ant. Regem venturum Dominum.
Ant. Angelus Domini nuntiavit Mariæ
Ant. Jerusalem, respice ad Orientem.

FERIA TERTIA.

Ant. Antequam convenirent.

FERIA QUARTA.

Ant. De Sion exivit lex.

FERIA QUINTA.

Ant. Benedicta in mulieribus.
Ant. Expectabo Dominum.

FERIA SEXTA.

Ant. Ecce veniet Deus.

SABBATO.

Ant. Sion, noli timere.

« On voit qu'il n'y a pas là un mot de l'*Ostende nobis*. Je répète donc avec certitude que le manuscrit de Saint-Gall n'est pas un Antiphonaire, et surtout que ce n'est pas celui de saint Grégoire; je répète, enfin, qu'on ne peut s'appuyer sur ce manuscrit comme d'une preuve que ce Pape s'est servi des notations du Nord pour son recueil de chants de l'Église catholique, et pour établir un fait de cette importance, contrairement à ce que nous enseigne l'histoire. On voit enfin ce que devient le superbe démenti qui m'est donné par M. Kiesewetter dans ces paroles : « Le manuscrit de Saint-Gall est (qu'on écoute!) « un Antiphonaire véritable, et même l'An- « tiphonaire de saint Grégoire, celui même « dont le texte est contenu sous ce titre dans « la collection que M. Fétis nous présente. » On croit rêver en lisant cela. Au surplus je ne suis pas au bout des preuves que j'ai à apporter à M. le conseiller Kiesewetter.

« Si le manuscrit de Saint-Gall était l'Antiphonaire de saint Grégoire, poursuit M. Fétis dans son 3ᵉ article (*Gazette music.*, 30 juin 1844), nous posséderions une partie du chant de l'office divin dans sa pureté primitive ; mais le fragment même publié comme extrait de cet Antiphonaire, par MM. Kiesewetter, Bottée de Toulmon et Coussemaker, est évidemment entaché d'altérations déjà signalées par Guido d'Arezzo, au commencement du XIᵉ siècle, dans son traité des fautes introduites dans le chant ecclésiastique (492). L'altération indiquée par cet écrivain, dans l'*Ostende nobis*, est sur les mots *misericordiam tuam*. Il fait remarquer avec beaucoup de justesse que ce verset est du deuxième ton, et que la forme défectueuse introduite dans le chant par l'usage sur la dernière syllabe de *misericordiam* n'est pas conforme à la constitution de ce ton, parce que la médiante ♮ remonte à la dominante C, et y fait une terminaison incidente qui appartient plus au septième ton qu'au second. Or ce défaut, et d'autres encore, sont précisément ceux qu'on remarque dans le fragment du manuscrit de Saint-Gall. Ce manuscrit, loin de nous offrir la tradition pure des premiers temps du chant grégorien, est donc entaché d'altération; c'est même un des plus défectueux que je connaisse à cause du désordre de sa notation.

« Jean Diacre, biographe de saint Grégoire, ne dit pas un mot du dépôt de l'Antiphonaire sur l'autel de Saint-Pierre à Rome ; il nous apprend même une circonstance qui prouve que ce dépôt n'a point été fait, que le précieux livre n'a pas été attaché à l'autel par une chaîne de fer, et que ce qu'en ont dit des écrivains postérieurs n'est point exact. Ce prêtre, qui écrivait environ 256 ans après la mort de saint Grégoire, dit que, de son temps, c'est-à-dire vers 870, on conservait encore avec grande vénération dans l'école de chant, près de Saint-Jean de Latran, le siége sur lequel le Saint-Père s'asseyait pour donner ses leçons, la verge avec laquelle il châtiait les enfants, et *son Antiphonaire authentique* (493). Cet Antiphonaire n'était donc pas perdu, et Rome n'était pas réduite à une simple tradition verbale du chant grégorien, comme il fut dit à Amalaire Symphosius, envoyé de Louis le Débonnaire à Rome, sans doute pour se débarrasser d'une demande importune; car il ne faut pas oublier que Jean Diacre écrivait environ trente ans après la mort de Louis le Débonnaire.

(492) V. *Scriptores eccles. de Musica*, t. II, p. 52, col. 2.

(493) « Ubi (Lateran. eccles.) usque hodie lectus ejus, in quo recubans modulabatur, et flagellum ipsius, quo pueris minabatur, veneratione congrua, cum authentico Antiphonario reservatur. » (JOAN. DIAC., in *Vita Gregor.*, lib. II, cap. 6.)

« Mais une question se présente et doit donner lieu à l'examen d'un fait important, la voici : Saint Grégoire n'a-t-il réglé que le chant de l'Antiphonaire, et n'a-t-il pas pris le même soin pour le Graduel? Au premier aspect, la solution paraît facile; car Jean Diacre, le moine de Saint-Gall, celui d'Angoulême, enfin tous les auteurs anciens, à l'exception de Walafrid Strabon, ne parlent que de l'Antiphonaire. D'ailleurs le manuscrit de Compiègne, celui de la Bibliothèque royale de Paris (n° 1087, ancien fonds), deux manuscrits de la bibliothèque Laurentienne de Florence, le manuscrit du xe siècle qui est à la bibliothèque du Vatican, et plusieurs autres présentent l'Antiphonaire avec le nom de saint Grégoire, tandis que toutes les copies manuscrites du graduel connues jusqu'à ce jour ont simplement pour titre *Graduale romanum*. Walafrid Strabon, le seul des anciens écrivains qui ait fait mention du soin qu'aurait pris saint Grégoire de régler le chant de la messe comme celui des heures canoniales, n'en parle que comme d'une tradition (494). Cependant il paraît peu vraisemblable que le saint Pontife ait négligé le chant de la messe, ayant donné tant de soins aux autres parties de l'office divin, à moins que le chant des *introïts*, graduels, offertoires et communions n'ait été si bien réglé avant lui qu'il n'y ait rien trouvé à changer.... » Ici, l'auteur fait une digression sur la liturgie de la messe telle qu'elle était ou qu'elle devait être composée à l'époque de saint Grégoire. Ce passage ne se rapportant pas essentiellement au sujet, nous le retranchons en renvoyant le lecteur à l'article MESSE, où nous donnons une citation de M. Fétis sur la messe liturgique, citation qui supplée surabondamment au paragraphe que nous croyons devoir supprimer.

« Ce qu'il y ajouta ou ce qu'il en retrancha est maintenant ignoré.

« La plus ancienne copie manuscrite connue du Graduel est dans le trésor de l'église de Monza, près de Milan, parmi les reliques envoyées par saint Grégoire à Théodelinde, ou suivant d'autres Ethelinde, reine des Lombards. Ce manuscrit appartient au VIIe siècle, ou au plus tard au commencement du VIIIe, car le vélin est teint en pourpre, et les lettres sont d'or et d'argent (celles-ci sont presque effacées, mais les lettres d'or se lisent toujours bien). Or, les manuscrits entièrement pourprés, à lettres d'or et d'argent, ont cessé d'être en usage après les premières années du VIIIe siècle (495). Suivant la tradition, ce graduel aurait été envoyé par saint Grégoire à Théodolinde pour l'église de Monza, avec d'autres reliques; mais ni le précieux catalogue de ces reliques, écrit par le Pape lui-même sur un papyrus qui est dans l'archive de Monza, ni les quatre lettres qui nous restent de saint Grégoire à Théodolinde ne font mention du Graduel. D'ailleurs la simplicité, l'humilité et la pauvreté du saint personnage ne peuvent faire supposer qu'il ait fait exécuter un livre avec tant de luxe.

« Je trouve aussi des motifs d'incrédulité dans la notation de ce livre. Ce Graduel ne sort pas ordinairement des mains du prêtre qui le montre; mais par une faveur particulière il m'a été permis de le parcourir, et j'ai bientôt acquis la certitude qu'il ne contient que les *introïts*, les *graduels*, les *offertoires*, les *communions* de tous les jours de l'année, et qu'il ne s'y trouve pas une pièce de l'Antiphonaire. De plus, j'ai vu que le chant est écrit avec notation lombarde à signes d'intonations déterminées qui, suivant l'opinion énoncée précédemment, appartient aux premiers temps de ce système de notation. Or, on a vu, dans tout ce qui vient d'être dit, que le Pape saint Grégoire n'a pas dû se servir de cette notation. Quoi qu'il en soit, le Graduel de Monza est certainement le plus ancien monument de ce genre jusqu'à nos jours; il fournit la preuve irrécusable de la division primitive du chant ecclésiastique en deux parties, savoir, le Graduel et l'Antiphonaire; enfin il démontre par sa notation et par l'usage qu'on en faisait sous les rois lombards, et dans l'Église du siége de leur empire, que l'origine de cette notation est véritablement lombarde. Son antiquité est beaucoup plus grande et mieux constatée que celle du manuscrit de Saint-Gall, et la netteté, l'ordre et le bon arrangement des signes offrent incontestablement de meilleures traditions du chant primitif grégorien que celles de ce dernier manuscrit.

« M. Kiesewetter se moque agréablement de la découverte que j'ai cru faire, que saint Grégoire a réglé le chant de la messe aussi bien que celui de l'Antiphonaire : tous les liturgistes savants savaient cela depuis longtemps, dit-il. J'en demande bien pardon à M. le conseiller Kiesewetter; si on avait eu à cet égard la même certitude que pour l'Antiphonaire, certitude qui ne pouvait s'acquérir que par une copie authentique du graduel avec le nom de son auteur, les éditeurs des œuvres de saint Grégoire n'auraient pas manqué d'y placer ce Graduel comme ils y ont mis l'Antiphonaire. Or, ainsi que je l'ai dit, on ne connaît pas encore de graduel avec le nom de ce saint. D'ailleurs cette expression *les liturgistes savants* est bien vague; en pareille matière, ce n'est pas exiger trop que de demander des noms et des citations positives. Je dirai, moi, que les liturgistes modernes qui ont attribué à saint Grégoire une part dans le chant de la messe ne se sont appuyés que sur le témoignage de Walafrid Strabon, qui lui-même ne cite qu'une tradition. Quant aux liturgistes qui ont l'habitude d'établir les faits par les monuments, et qui

(494) « Traditur denique beatum Gregorium, sicut ordinationem Missarum et congregationum, ita etiam cantilenæ disciplinam maxima ex parte in eam, quæ hactenus quasi decentissima observatur, disposuisse perduxisse. » (*De officiis divinis*, cap. 22.)

(495) *Voyez* le *Nouveau Traité de diplomatique*, par les Bénédictins DD. Tassin et Toustain, t. II, p. 99.

jouissent d'une incontestable célébrité, tels que le P. Martenne (496), Bona (497), Gavanti (498), Muratori (499), je n'y ai pas trouvé un mot de ce fait comme démontré....

« M. le conseiller Kiesewetter sera satisfait après avoir lu ces articles. Il y verra que je prouve très-certainement : 1° Qu'il y a eu une notation par les lettres de l'alphabet latin antérieurement à l'usage en Italie de la notation lombarde. 2° Que cette ancienne notation est la seule que le Pape saint Grégoire ait pu connaître, et que la notation lombarde était ignorée à Rome au VIe siècle, et n'a pu y pénétrer que dans le cours du VIIe. 3° Qu'il existe des monuments de cette ancienne notation qui datent du VIe siècle, et qu'on en trouve dans le VIIIe et jusqu'au XIe. 4° Que le manuscrit de Saint-Gall n'est point un Antiphonaire et conséquemment que ce n'est pas la copie authentique de celui de saint Grégoire. 5° Enfin, que je n'ai point entrepris de démontrer que ce saint Pape a réglé le chant du Graduel comme celui de l'Antiphonaire, parce que je n'en sais rien positivement, que je n'ai à cet égard que des conjectures, ce qui me met exactement dans la même position que les savants liturgistes, qui savent cela si pertinemment depuis longtemps. »

M. Danjou, *Revue de musique relig. et classique*, août 1847. — « Avant la notation par des signes ou points placés sur ou entre des lignes, notation dont on se sert depuis la fin du XIe siècle, on peut constater l'existence de trois autres systèmes de notation.

« Le premier, qui consistait dans l'emploi des quinze premières lettres de l'alphabet latin, a été présenté par Boèce en regard des signes de l'ancienne notation grecque, dont je n'ai pas à m'occuper. M. Fétis, en prouvant que cette notation par les quinze lettres de l'alphabet latin n'était autre que la notation latine primitive, a soutenu que l'usage s'en était conservé dans le moyen âge, et a cité à l'appui de son opinion un manuscrit de Jumiéges, cité par Jumilhac, et l'office de saint Turiaf, évêque breton, canonisé en 859. J'ai trouvé moi-même des exemples de cette notation dans un manuscrit du Vatican (fonds de la Reine, n° 1616), et dans le traité *De musica antiqua et nova* (Archives du mont Cassin, n° 318). Le premier de ces manuscrits est du XIIIe, le second du XIe siècle.

« Le second système de notation, qui est celui dont saint Grégoire se servit pour noter l'Antiphonaire, n'est qu'une simplification de la notation latine, consistant dans l'emploi des sept premières lettres de l'alphabet, qu'on répétait en caractères minuscules pour désigner l'octave supérieure. Il n'est pas douteux qu'il y a eu des Antiphonaires notés de cette manière, sous les yeux de saint Grégoire lui-même, et la découverte d'un de ces manuscrits serait le seul moyen de rétablir la version authentique des pièces de chant adoptées par ce saint restaurateur de la liturgie.

« Enfin, le troisième système de notation est celui qu'on nomme notation en neumes. C'est le plus important à cause des nombreux manuscrits, notés de cette manière, qui sont conservés dans les principales bibliothèques de l'Europe. C'est le plus obscur puisqu'il était déjà presque inintelligible pour les musiciens du Xe et du XIe siècle, et que depuis lors on a complétement cessé de pouvoir l'expliquer. Je me borne à faire mention de deux autres systèmes de notation employés, le premier par Hucbald, abbé de Saint-Amand; le second par Hermann Contract, aux Xe et XIe siècles. Ces deux systèmes ne paraissent pas avoir été usités, et on n'en trouve des exemples que dans des traités de chant ou de musique.....

« On appelait *neume*, *neuma* ou *neoma*, un signe *simple* ou *composé*, qui représentait dans le premier cas ou un son isolé ou la réunion de deux sons; dans le second, trois, quatre, cinq, ou même six sons. Le principe même de la notation en neumes consistait dans de certaines règles ou formules pour grouper plusieurs sons et les figurer par un seul signe (500), et c'est ce principe qui a donné lieu plus tard à l'emploi des notes liées, dans la notation de la musique mesurée.

« Les signes de la notation en neumes étaient très-nombreux et pouvaient varier en quelque sorte au gré de chaque copiste, suivant sa manière de grouper les sons et de lier les signes. L'abbé Gerbert a publié, d'après un manuscrit de l'abbaye de Saint-Blaise, et M. de Coussemaker a reproduit un tableau des signes de neumes dans lequel on en compte quarante. Ce tableau présenterait beaucoup d'intérêt si l'on pouvait s'assurer de l'exactitude de la forme des signes donnés par Gerbert; mais le manuscrit ayant été détruit lors de l'incendie de Saint-Blaise, cette vérification est devenue impossible.

« On trouve à la bibliothèque du Vatican, dans un manuscrit du XIIIe siècle (fonds palatin, n° 1346), à la suite d'un traité de plain-chant, un autre tableau des signes de neumes dont J.-B. Doni a eu connaissance, mais qu'il n'a pas cherché à expliquer. Dans ce tableau, on ne compte que dix-neuf signes, et l'auteur du traité affirme qu'on n'en doit pas employer d'autres que ceux qu'il donne.

(496) *De ecclesiæ ritibus*; Antuerp., 1736, 4 vol. in-fol.

(497) *Rerum liturgicarum libri duo*, Romæ, 1671, in-fol.

(498) *Barth.* Gavanti *Thesaurus sacrorum rituum*; Romæ, 1736-38, 4 vol. in-4°.

(499) *Liturgia romana vetus*; Venetiis, 1748, 2 vol. in-fol.

(500) « Neuma, pars cantilenæ quæ fit ex generatione phtongorum. » (*Vocabularium Papiæ*, *Archivium Sancti-Petri*, n° 122.) — « Quid est neoma? Neoma enim sunt puncti. Quanti puncti faciunt unam neomam? Duo, vel tres, vel quinque, etc. » (Domini Eusebii Sipontini *De octo tonis*. *Archives du mont Cassin*, n° 439, manuscrit du XIe siècle.)

Neumarum signis erras qui plura refingis.

« Ce vers suit également le tableau donné par Gerbert, et qui contient, comme je l'ai dit, quarante signes avec leurs noms.

« En étudiant attentivement les dix-neuf signes qui existent dans le manuscrit du Vatican, et en recherchant l'emploi et la marche dans les nombreux manuscrits notés en neumes que j'ai eus sous les yeux, je me suis convaincu des faits suivants :

« Les quatre premiers signes, savoir: *punctus*, *virgula*, *clivus*, *podatus*, que je nomme *signes simples*, formaient par leur combinaison et leur liaison entre eux six autres signes, savoir : *porrectus*, *scandicus*, *salicus*, *climacus*, *quilisma*, *torculus*.

« Les autres signes servaient à indiquer ou les ornements du chant, ou la durée des sons, ou, dans certains cas, à la fin d'une ligne, le renvoi ou guidon de la ligne suivante. Par exemple, les signes nommés *strophicus* et *ariscus* représentaient la valeur de la longue dans la musique mesurée (501); le *distrophus* et le *tristrophus* représentaient la brève et la longue, et plus généralement ce qu'on nomme les notes répétées, *notæ repercussæ*. Toutefois je dois dire qu'à l'égard de ces signes de mesure il existe des contradictions entre les deux seuls auteurs qui en parlent, savoir: Jean Hothby ou Ottobi, et l'auteur du traité *de Musica antica et nova*, déjà cité. . . . .

« Il résulte de ces notions générales que les signes de la notation en neumes ont servi dans l'origine à un système musical dans lequel le rhythme, la mesure et les ornements du chant jouaient un grand rôle, ce qui n'a pu avoir lieu qu'au sein d'une civilisation avancée et ce qui est conforme au goût toujours subsistant des peuples orientaux.

« D'un autre côté, la plus grande difficulté que présente la lecture de cette notation consiste en ce que la distance des signes entre eux, leur hauteur respective, et par conséquent l'intervalle qui les sépare, ne sont presque jamais clairement indiqués. De telle sorte que pour lire avec certitude des pièces notées de cette manière, il faut avant tout posséder une connaissance parfaite de la tonalité ancienne, et, par la forme même de la mélodie, distinguer le mode auquel elle appartient, et enfin, par la connaissance des formules ordinaires de ce mode, déterminer les intervalles. Cette incertitude relativement à la hauteur réciproque des notes a toujours été signalée, par les auteurs du moyen âge, comme le plus grand défaut de cette notation (502).

« Or il est évident qu'une telle notation n'a pu être imaginée que pour un système musical dans lequel l'échelle des sons était très-restreinte, et les modes étaient en petit nombre; ce qui n'a pu avoir lieu que dans les temps les plus reculés et avant le développement de la musique grecque.

« Appliqué plus tard à la notation du chant ecclésiastique, ce système s'est trouvé imparfait et défectueux : d'une part parce qu'il n'avait pas de signes pour désigner les différents modes et qu'il n'avait pas de moyen précis pour indiquer l'élévation ou l'abaissement des notes ; de l'autre, parce qu'il employait une foule de signes d'ornement et de mesure dont le plain-chant n'avait que faire, et qui n'ont servi qu'à embrouiller les copistes à l'époque du changement de notation.

« L'apparition de ce genre de notation musicale coïncide avec l'époque de l'invasion des barbares aux ve, vi^e et viie siècles. Déjà, au ixe siècle, l'usage en était devenu général, au point qu'il ne reste aucun monument de la notation de saint Grégoire, et qu'on ne connaît, comme je l'ai fait remarquer, que quatre exemples de l'emploi de l'ancienne notation latine. Cette préférence accordée à une notation si compliquée et si défectueuse sur la notation si claire et si simple de saint Grégoire, s'explique par plusieurs causes. D'abord, comme l'a fait remarquer M. Fétis, la notation en lettres occupait beaucoup plus de place et devenait surtout incommode dans les parties du chant où il y avait un grand nombre de notes sur une seule syllabe. En second lieu, les signes de neumes exprimaient non-seulement les sons, mais encore les ornements du chant et le rhythme. Enfin, c'était peut-être la loi du vainqueur. Ces barbares, que Dieu conduisait par la route la plus longue du milieu de l'Asie vers le midi de l'Europe, avaient sans doute conservé leurs chants et leur musique, derniers débris des arts qui plus de dix siècles auparavant avaient fleuri dans leur mère patrie. Cette dernière conjecture est appuyée par les savantes recherches de M. Fétis, qui a constaté l'analogie et pour ainsi dire l'identité de certains signes de neumes avec l'ancienne écriture démotique des Egyptiens.

« Ce n'est pas au fond de l'Italie, dépourvu que je suis des grands travaux de la philologie moderne, que je puis me livrer à la recherche de l'origine de ces signes de notation, origine qui n'intéresse pas seulement l'art musical, mais encore l'histoire si importante des migrations des peuples. J'ai voulu seulement, par les explications qui précèdent, donner une idée générale et exacte du système de la notation en neumes. »

Ici se place tout à coup l'importante découverte de l'Antiphonaire de Montpellier, faite le 18 décembre 1847. M. Danjou, dans sa *Revue* du 6 janvier 1848, la produit avec un enthousiasme d'autant plus naturel qu'il est paternel. Ainsi, désormais, à l'Antiphonaire de Saint-Gall, publié enfin par le Père Lambillotte, on opposera l'Antipho-

(501) *Gli strophici e arici sono longhi*, Giovanni Ottobi. *Melopea legale.* Bibliotheca Magliabecchiana de Florence, classe xix, n° 36.

(502) « Cum autem in usualibus neumis intervalla discerni non valeant, etc. » (Traité de Jean Cotton dans la *Collection* de Gerbert, t. II, p. 257.)

naire de Montpellier; au système de notation par les neumes on répondra par le système d'écriture par les lettres. Ce sera bien réellement la lutte des deux Antiphonaires, comme jadis à Milan, entre l'ambrosien et le romain, comme à Tolède, entre le romain et le mozarabe. Et pour que rien ne manque au tableau, nous aurons même le combat singulier. M. Danjou s'est déjà écrié : « Ce « qu'il nous faut, c'est un duel sérieux, un « duel à mort... entre l'erreur et la vérité. » M. Th. Nisard répond : « Nous acceptons. »

Toutefois nous ne reproduirons pas cette discussion que l'on trouvera, si l'on veut, dans le numéro de février 1848 de la *Revue* de M. Danjou. Et nous croyons qu'à l'heure qu'il est les deux champions nous sauront gré de cette réserve. M. Vitet va nous dire ce que nous devons penser de cet Antiphonaire de Montpellier, dont on peut voir à la Bibliothèque nationale une admirable copie en *fac-simile*, chef-d'œuvre de calligraphie, due aux soins et à la patience de M. T. Nisard.

« Au dire de M. Danjou, le manuscrit de Montpellier serait, ni plus ni moins, une des deux copies authentiques de l'Antiphonaire de saint Grégoire, envoyées à Charlemagne par le Pape Adrien vers l'an 780.

« Si le fait était vrai, il ne serait plus nécessaire de dépouiller des milliers de manuscrits pour restaurer la pure tradition grégorienne ; elle serait là toute trouvée et rendue intelligible par cette notation alphabétique qui suit les neumes pas à pas. Mais, par malheur, cette assertion de M. Danjou n'est tout simplement qu'une hypothèse, et tombe au premier examen. D'abord le manuscrit ne remonte évidemment ni au VIIIe ni au IXe siècle; ce n'est pas seulement le caractère paléographique de l'écriture qui lui assigne une autre date; M. Nisard en donne une raison plus péremptoire encore. Le manuscrit de Montpellier, catalogué dans la Bibliothèque de l'Ecole de médecine, sous ce titre : *Incerti de musicæ artis institutione*, ne contient pas seulement un Antiphonaire bilingue; en tête du volume, comme préface ou préambule de l'Antiphonaire, se trouve un traité intitulé : *De tonis seu musicæ artis Breviarium* : or, ce traité n'est autre chose qu'une reproduction littérale de la lettre de Réginon, abbé de Prum, citée par Gerbert dans le premier volume de ses *Scriptores* (503). Toute dénégation de ce fait serait impossible, puisque M. Nisard a pris soin de mettre en regard les deux textes, et que l'identité en est incontestable ; sauf en ce qui concerne quelques formules épistolaires qui se rencontrent dans le manuscrit de Leipsick, copié par Gerbert et que ne reproduit pas le manuscrit de Montpellier ; mais ce n'en sont pas moins les mêmes idées, les mêmes phrases, les mêmes mots, présentés, là sous forme de lettre, ici sous forme de traité. Or, Réginon de Prum est mort en 915, cent trente-cinq ans après l'envoi fait à Charlemagne par le Pape Adrien. Il est donc matériellement impossible que le manuscrit de Montpellier fît partie de cet envoi. Vainement dirait-on que le traité de Réginon peut n'avoir été intercalé qu'après coup : le traité et l'Antiphonaire sont de la même main, et, selon toute apparence, à en juger par la forme des lettres, ils ont été écrits l'un et l'autre au XIIe siècle : on pourrait tout au plus les faire remonter au XIe; mais M. Nisard insiste, non sans raison, pour le XIIe; or, il faut le reconnaître, c'est là porter une rude atteinte à la noblesse et à l'autorité de ce manuscrit. Au lieu d'une copie authentique de l'Antiphonaire de saint Grégoire, nous n'avons plus qu'un livre de chant écrit à cette époque de transition, où très-peu de gens comprenaient encore les neumes primitifs, et où ceux qui croyaient les comprendre risquaient de se tromper quelquefois. La traduction alphabétique pourrait donc n'être pas toujours irréprochable, et M. Nisard croit s'en être aperçu à certains passages dont l'explication lui semble au moins douteuse, et que son expérience personnelle serait tentée de traduire autrement. Quoi qu'il en soit, et malgré ces réserves, le manuscrit de Montpellier n'en est pas moins une belle et féconde trouvaille. Cette longue série de chants liturgiques, disposés suivant la constitution des huit modes grégoriens, et commentés par une traduction interlinéaire en caractères intelligibles à tous, c'est un secours inespéré qui permet désormais à tout le monde de s'initier à la lecture des notations neumatiques; et maintenant que ce précieux monument n'est plus relégué seulement à Montpellier, et que, grâce au *fac-simile* de M. Nisard, il en existe à Paris, à la Bibliothèque nationale, un second exemplaire, il y a lieu d'espérer que nous verrons s'étendre le nombre si restreint de ceux qui prennent intérêt à ces difficiles études.

« Il est pourtant un autre manuscrit qui, dans l'estime de quelques érudits, l'emporte sur celui de Montpellier, et auquel on attribue, sinon plus d'importance, scientifiquement parlant, du moins plus d'ancienneté et plus de droits à nos respects. Celui-là n'est pas en France, c'est en Suisse, à l'abbaye de Saint-Gall, qu'il est précieusement conservé. De vives controverses sont nées à son sujet : pour les uns, ce manuscrit est incontestablement une des deux copies de l'Antiphonaire envoyé à Charlemagne ; pour les autres, ce n'est qu'un livre de chant assez ancien, mais indigne de l'honneur qu'on lui fait.

« Hâtons-nous de le dire, le manuscrit de Saint-Gall n'est pas bilingue ; il est écrit en neumes sans aucune espèce de traduction. » (Articles de M. VITET, extraits du *Journal des savants*, 1851 et 1852, sur les *Etudes sur les notations musicales* de M. T. NISARD, pp. 31-33.)

(503) *Epistola de harmonica institutione missa ad Rathbodum, archiepiscopum Trevirensem, a Reginone presbytero.* (Tom. Ier, p. g. 230-247.)

M. Th. Nisard. — M. Th. Nisard se pose franchement en adversaire de MM. Fétis et Danjou. Toutefois, il reconnaît qu'il y a « de l'intelligence, de la compréhension, de la grandeur même dans la méthode que s'est proposée M. Fétis (*Revue du monde catholique*, 15 février 1848); » dans son premier article sur les *Notations anciennes de l'Europe* (*Revue archéologique*) il s'exprime ainsi : « Quoiqu'il en soit, il restera toujours à M. Fétis l'honneur d'avoir ravivé de nos jours l'importante question des notations anciennes, et de lui avoir même donné des proportions qu'elle n'aurait peut-être pas sans lui. » Dans son deuxième article, il fait un appel à ses deux adversaires; « à M. Fétis, dont les travaux, dit-il, ne doivent pas être injustement méconnus; car, malgré ses erreurs, *on ne peut pas se passer* de ses recherches, de ses conseils et de son expérience....; à M. Danjou, qui a découvert le manuscrit de Montpellier... Je suis le premier, continue-t-il, à reconnaître que celui qui a découvert un manuscrit de cette importance doit avoir l'honneur de le publier sous son nom. » Je pourrais relever plusieurs autres choses semblables dans la suite des *Etudes* de M. Th. Nisard, mais ce qui précède suffit pour montrer que, quelque vifs que soient les termes de la discussion, il y a, au fond, estime pour les adversaires.

Après une dissertation sur le nom des notations du moyen âge, où il établit que « l'expression de *neumes* a non-seulement changé de valeur, mais a même offert, pendant plusieurs siècles, des significations différentes et parallèles (504), » M. Nisard se pose cette question : *Quelle est l'origine des neumes?* Et il constate que M. Fétis est le seul écrivain qui ait essayé d'y répondre. ... « Cet écrivain, poursuit M. Nisard, a cru reconnaître, dans les notations primitives de l'Europe, *les signes des anciens alphabets septentrionaux* et ceux des caractères démotiques. Or, il est impossible, avec la meilleure volonté du monde, d'y voir rien qui ressemble aux lettres runiques ou égyptiennes. Et cette impossibilité devient un axiome géométrique, quand on sait que le point servit de base à toute notre ancienne écriture musicale. S'agissait-il d'exprimer une seule note : un simple *point* ou *signe équivalent* désignait cette note. Voulait-on représenter un groupe de plusieurs sons liés? le signe calligraphique contenait autant de *points* qu'il y avait de sons groupés, et, dans les ligatures proprement dites, ces points étaient reliés entre eux par des traits de plume. Ajoutez à cet important aperçu, que les points *reliés* forment de véritables figures qu'il est facile de confondre avec des lettres alphabétiques, et l'on aura la cause de l'erreur de M. Fétis.

« Je suis intimement persuadé que cette courte réfutation du système de l'érudit écrivain, sur l'origine des neumes, est désormais un fait acquis à la science.

« Mais, me dira-t-on, d'où viennent les *neumes?* D'où viennent les figures qui les constituent? Qu'est-ce qui a pu donner naissance à l'écriture musicale de nos pères? » Ici l'auteur rappelle que les neumes étaient une *notation abrégée.*

Causa vero breviandi neumæ solent fieri.
(Guy d'Arezzo, *Prol. rhythm. de l'Antiphonaire.*)

« En second lieu, la nature abréviative des neumes a valu le nom de *note* à chaque signe de l'écriture musicale, en vertu du principe qui faisait appeler *note* toute manière d'abréger l'écriture ordinaire (505). C'est dans ce sens que le poëte Prudence a dit, au IVe siècle, en faisant l'éloge du martyr saint Cassien :

. . . .

Verba NOTIS BREVIBUS *comprendere multa peritus,*
Raptimque punctis dicta præpetibus sequi.

« C'est dans ce sens encore que l'on dit *notes tironiennes*, parce que Tullius Tironus passe pour avoir fait de nombreuses additions aux onze cents notes. ... d'Ennius, et surtout pour avoir indiqué, le premier, la méthode la plus convenable de recueillir rapidement, avec ces signes, les discours publics.

« Mais ce qui achève de démontrer une irrécusable identité d'origine entre les *notes* musicales et les *notes* calligraphiques ordinaires, c'est la fameuse expression *punctis præpetibus* dont se sert Prudence., qui montre que l'idée du *point* servit de base à quelques systèmes de la tachygraphie primitive de l'Europe, et qui s'harmonise parfaitement avec le principe fondamental des neumes.

« Or, s'il est démontré, en paléographie, que la première pensée des notes abréviatives d'écriture est due à Xénophon, disciple de Socrate, il n'est pas moins certain

(504) A propos de l'expression de *neumes*, il importe, pour cette partie de la discussion, de faire remarquer que M. Nisard reproche à M. Fétis (si toutefois il ne l'en félicite pas) *d'avoir varié dans sa doctrine;* d'avoir d'abord évité formellement l'expression de *neumes* appliquée à l'ancienne notation, et cela, dans les articles de la *Gazette musicale* de 1844, analysés ou reproduits par nous, ainsi que dans la *Revue* de M. Danjou, 1845, pag. 271. Puis, dans la même *Revue*, 1846, pp. 86, 87, d'avoir donné le nom de *neumes* aux signes qui représentèrent au moyen âge les ligatures ou réunions de plusieurs notes. Et M. Nisard croit devoir attribuer ce *revirement* à un texte d'un poëte espagnol, Guillaume de Podio, auteur d'un livre très-rare qui parut à Valence en 1495. Or, suivant M. Nisard, cet auteur est le seul qui soit favorable à M. Fétis; il dit positivement : *Notularum autem ligatarum acervi neumam musici appellare consueverunt.* (Lib. v, cap. 35, p. 46, *ap.* Martini, *Storia della musica*, t. Ier, p. 380.)

(505) Il me semble que l'auteur aurait pu s'appuyer de l'autorité de Jumilhac qui dit en parlant des *notes :* « Les notes ne sont autre chose que les *signes* des lettres, ou des syllabes que l'on employe au lieu des voix; de mesme que les lettres et les syllabes ne sont aussi que les signes des voix. » (*La sc. et prat. du pl.-ch.*, part. II, chap. 14.)

qu'Ennius, et surtout Tiro, en ont fait surgir un art vraiment romain. Au commencement du IIIe siècle, la méthode des *notes* possédait cinq mille signes d'un usage très-répandu dans l'Occident. On enseignait ce genre de calligraphie cursive dans les écoles publiques, et les évêques, disent les Bénédictins, avaient à leur service des écrivains habiles en tachygraphie. Sur quoi se fonderait-on, je le demande, pour exclure du système général de cette tachygraphie l'écriture abrégée de l'ancienne musique de l'Europe? Pourquoi recourir aux alphabets runiques et égyptiens, tandis que Rome nous offre un monument littéraire qui lui appartient, et dans lequel on trouve deux mots essentiels à la séméiologie musicale : celui de *note* et celui de *point?* Pourquoi invoquer, enfin, des origines qui n'expliquent rien, qui ne mènent à rien, que rien ne justifie, lorsqu'on a, dans l'histoire, un fait qui explique tout, les expressions comme les choses, la technologie comme la nature intime de l'art (506)? »

Conséquences :

« 1° Les neumes doivent leur origine à l'Occident seul.

« 2° Les barbares n'ont pas pu importer dans nos contrées l'écriture des anciennes notations de l'Europe, puisque cette écriture repose sur un principe d'abréviation qui était connu en Occident bien avant leur invasion.

« 3° La division des notations anciennes en *lombarde* et *saxonne*, imaginée par M. Fétis, est donc inadmissible.

« 4° Saint Grégoire a pu noter en neumes son fameux Antiphonaire. Les difficultés historiques, soulevées par M. Fétis contre cette possibilité, n'ont donc rien de valable : les Lombards n'avaient pas de séméiologie musicale à enseigner à l'illustre Pontife, et par conséquent il est fort inexact de dire que leurs conquêtes en Italie ne leur avaient pas permis d'y propager cet enseignement à l'époque de la réforme du chant religieux par saint Grégoire.

« Il y a plus : saint Grégoire a réellement employé les signes neumatiques, et non les lettres de Boèce, ainsi que l'ont soutenu MM. Fétis et Danjou. Celui-ci a cru trouver une preuve irrécusable de son assertion dans ce passage de la Chronique du Moine d'Angoulême : *Adrianus Papa dedit Carolo Magno Theodorum et Benedictum, doctissimos cantores, qui a sancto Gregorio eruditi fuerant, tribuitque Antiphonarios sancti Gregorii, quos ipse notaverat nota romana.* Or, qu'était-ce que cette *nota romana*, sinon la *note*, c'est-à-dire la manière abréviative des points musicaux dont les *Romains* se servaient pour écrire leurs chants, en un mot, les neumes? Il est impossible de rejeter cette interprétation, sans tomber dans l'absurde. En effet, le moine ajoute que, grâce aux deux artistes grégoriens et aux copies de l'Antiphonaire authentique, nos livres de chant religieux furent tous corrigés : *Correcti sunt ergo Antiphonarii Francorum.* S'il se fût agi de la littération de Boèce, les Antiphonaires français de cette époque auraient tous été notés ou corrigés avec les quinze premières lettres de l'alphabet latin; ils sont tous au contraire écrits en neumes, à l'exception de l'Antiphonaire de Montpellier, qui est beaucoup plus récent et qui contient *deux* notations superposées. »

Principales phases historiques de la notation en neumes. — « .... Les barbares ont pu, il est vrai, exercer quelque influence sur les formes purement calligraphiques de l'ancienne séméiologie musicale; mais ces petites questions de détail ne suffisent pas pour justifier une division systématique. Il m'est d'ailleurs démontré que les neumes n'ont jamais formé qu'un seul système, qui a été se développant et se modifiant peu à peu, jusqu'à la formation complète de notre écriture musicale actuelle.......

« Selon moi, l'histoire des transformations neumatiques se divise en trois périodes principales :

« La première, que je nomme *période primitive*, n'a pas d'origine chronologiquement connue; elle finit vers le commencement du Xe siècle. Pendant cette période, les neumes sont écrits sans portée musicale et sans clefs. La position relative d'abaissement ou de hauteur des signes n'y est nullement considérée comme principe général d'intonation. Les neumes de cette époque, nommés par Jean Cotton *neumæ legales*, méritent surtout cette qualification pour les lois réagissantes qui en règlent les différentes parties avec autant de précision que s'il y avait des clefs et des portées musicales.......

« La deuxième période (*période de transition*) commence vers le Xe siècle et finit au XIIIe. La séméiologie musicale y subit des transformations successives, qu'il est bon de signaler ici rapidement.

« D'abord, ce principe de la hauteur respective des lignes neumatiques s'introduit purement et simplement dans l'écriture musicale....... A partir de cette innovation, l'écriture musicale, tout en conservant les éléments neumatiques, offre deux méthodes qui montrent une curieuse divergence dans l'application. Il s'agissait de mettre en relief la hauteur des notes. Que firent les musiciens? Les uns se contentèrent de copier les anciens neumes en tenant compte de cette hauteur ; les autres crurent obtenir plus sûrement ce résultat en superposant, le plus possible, les signes de la notation.

(506) Il me semble que M. Nisard aurait pu tirer un meilleur parti de son argument en faisant valoir que la notation d'un système de musique doit être en rapport d'origine avec le système même. Nous savons bien que telle est son idée et qu'il dit l'équivalent, à la page suivante, à propos de la *nota romana*. Nous ne lui reprochons que de n'avoir pas suffisamment mis en relief une raison aussi fondamentale, dans son sens à lui. Il est déraisonnable en effet de supposer qu'un système musical d'origine occidentale puisse être lié à un système de notation d'origine orientale ou septentrionale.

« Jusqu'au XIIIe siècle, cette dissidence séméiologique se maintint comme une lutte d'école; mais l'examen des manuscrits de la période de transition prouverait jusqu'à l'évidence que les partisans des notes superposées eurent le dessous, si la formation définitive de notre écriture musicale actuelle n'attestait suffisamment la prépondérance de l'autre méthode sur les destinées de l'art.

« Ce triomphe des neumes musicaux appliqués à la portée, ou pour me servir d'une expression de Jean Cotton, ce triomphe des neumes musicaux (*neumarum musicalium*) s'explique facilement. Les partisans des points superposés se contentèrent toujours d'une seule ligne sèche, la méthode de superposition leur paraissant assez claire et assez sûre; les partisans des neumes musicaux, au contraire, n'employèrent pas longtemps la portée composée d'une seule ligne. Guy d'Arezzo parut. Ce grand homme, voulant écarter de la notation tout ce qui en rendait la lecture difficile ou incertaine, adopta une portée de quatre lignes et des clefs. Deux des lignes étaient tracées dans l'épaisseur du vélin, et portaient, l'une la lettre *D*, qui était la clef de *ré*, et l'autre la lettre A, c'est-à-dire la clef de *la*. Il y avait une troisième ligne tracée en encre rouge pour la note *fa*, et une quatrième en encre jaune pour l'*ut*.

« Armés de toutes ces précautions calligraphiques, les neumes devenaient tellement faciles à lire, qu'un enfant pouvait, en un mois, déchiffrer à la première vue un chant inconnu. (*Lettre de Guy à Théobald.*) Cela se comprend : le système du célèbre moine montrait distinctement tous les intervalles, et rendait impossible toute erreur, comme le fait remarquer Jean Cotton : *Neumæ a Guidone inventæ omnia intervalla distincte demonstrant usque adeo ut errorem penitus excludant.* (*Apud* GERBERTUM, *Script.*, t. II, p. 257.)

« L'influence de Guy d'Arezzo sur la notation a donné lieu à trois méprises fort graves.

« M. Fétis a nié cette influence elle-même. Gerbert, plus exact que lui sur ce point, a reconnu formellement le fait historique que j'ai constaté plus haut; et, en cela, il a eu raison; car il suffit de lire les ouvrages de Guy d'Arezzo pour en acquérir la certitude. Dans sa lettre à Théobald, Guy fait consister ses innovations musicales dans sa méthode d'enseignement, qui a été renouvelée plus tard par Jacotot : apprendre quelque chose et y rapporter tout le reste (*imitatione chordæ*), et dans l'usage de sa notation (*nostrarum notarum usu*). Ces deux innovations, il les attribue à la grâce divine (*affuit divina gratia*). (*Ibid.*) Il raconte ailleurs que le Pape Jean XIX fut ravi d'admiration à la vue de ses Antiphonaires (*per nostra Antiphonaria*), dont la notation produisait tant de merveilles. (*Lettre à Michel.*) Il défend aux copistes d'employer désormais une autre notation que celle dont il s'est servi avec l'aide de Dieu. (*Prologue en prose*, ch. 1); et il termine en disant aux adversaires de cette nouveauté, aux hommes jaloux qui le taxaient d'en exagérer le mérite : *Si quis me mentiri putat, veniat, experiatur et videat.* (*Ibid.*) — Guy d'Arezzo aurait-il parlé de la sorte, s'il avait tout simplement adopté une notation en usage avant lui? Evidemment non.

« La seconde erreur provient d'un passage de Jean Cotton, qui a été mal compris par tous les écrivains modernes sur la musique. » *Tertius neumandi modus*, dit Jean Cotton, *est a Guidone inventus. Hic fit per virgas, clines, quilismata, puncta, podatos, cœterasque hujusmodi notulas sub ordine dispositas.* (*Apud* GERBERT., *Scriptores.* Tome II, pp. 259, 260. — *Confer* MARTINI, *Storia della musica*, t. I, p. 183. — Croirait-on que M. Fétis ait pu s'autoriser de ces paroles pour accorder à Guy d'Arezzo l'honneur d'avoir substitué les signes neumatiques, mentionnés par Jean Cotton, à ceux qui existaient avant lui? (*Biographie*, t. IV, p. 459.) Or, rien n'est plus faux que cette interprétation. Jean Cotton dit simplement que Guy d'Arezzo a placé les anciens signes de notation de manière à rendre saillant l'*ordre*, c'est-à-dire l'élévation ou l'abaissement de chaque note. L'éloge de Jean Cotton n'a pas pour objet les signes séméiologiques qu'on retrouve dans tous les manuscrits des VIIIe, IXe et Xe siècles, mais seulement l'heureuse idée qu'a eue Guy d'Arezzo, au XIe siècle, de les disposer clairement sur une portée musicale qui ne laissait rien à désirer. C'est là, qu'on ne l'oublie point, la signification des mots *notulas suo ordine dispositas.* C'est dans ce sens que Guy d'Arezzo a dit lui-même : *Ita igitur disponuntur voces, ut unusquisque sonus, quantumlibet in cantu repetatur, in uno semper et suo ordine inveniatur. Quos ordines ut melius possis discernere, spissæ ducuntur lineæ, et quidam ordines vocum in ipsis fiunt lineis, quidam vero inter lineas, in medio intervallo et spatio linearum.* (*Apud* GERBERT., *Script.*, t. II, p. 35.)

« En troisième lieu, certains auteurs, reconnaissant l'influence exercée par Guy d'Arezzo sur l'art musical du moyen âge, et ne voyant aucune trace de notation mesurée dans les ouvrages de cet écrivain, en ont conclu que Francon de Cologne ne pouvait pas avoir rédigé son *Ars cantus mensurabilis* vers la fin du XIe siècle, comme le soutient justement M. Fétis.

« J'ai dit ailleurs (*Notation proportionnelle*, p. 14) que cette objection n'en est pas une. Guy d'Arezzo ne s'était point proposé d'écrire sur la musique mesurable ; son but unique était de ramener l'enseignement du chant religieux et de la notation grégorienne à sa plus grande simplicité. Chercher autre chose dans les précieux ouvrages de ce grand homme, ce serait donc vouloir y trouver ce qu'il n'a pas voulu y mettre. » (*Etudes*, V et VI.)

Suivent des détails fort intéressants, mais sur des points d'érudition qui ne se rapportent pas au sujet.

Après cette *période de transition*, arrive, vers la fin du XIIIe siècle, la période *définitive*. « La transformation de la séméiologie du plain-chant est complète, et n'offre que de légères différences avec celle qu'emploie maintenant encore la liturgie catholique. »

Ainsi transformés peu à peu, ces éléments séméiologiques, autrement dits les neumes, ont produit la notation définitive du plain-chant. Celle-ci a donné naissance d'abord à la notation noire de la musique mesurée, puis à la notation blanche (*période des temps modernes*, qui ne date que des premières années du XVe siècle); et enfin à la notation actuelle.

« On conçoit, dit l'auteur, le haut intérêt qui s'attache à l'étendue de ces notations considérées depuis les temps les plus anciens jusqu'à l'époque où elles se bifurquent en deux systèmes parfaitement intelligibles : celui du plain-chant actuel, et la notation noire de la musique proprement dite. » (*Etudes*, I et VI, *passim*.)

M. Nisard va maintenant examiner les éléments constitutifs des neumes.

« J'ai déjà constaté les phénomènes suivants :

« 1° L'élément organique de tous les anciens neumes musicaux était le point (*punctum*).

« 2° Ce *punctum*, vrai signe purement idéographique du son musical, le représentait d'une manière excessivement abrégée, puisqu'il remplaçait les lettres alphabétiques destinées au même usage.

« 3° Cette manière abrégée de notation musicale formait l'une des branches nombreuses de la tachygraphie primitive qui comprenait, comme nous l'apprend saint Isidore de Séville, les *notæ sententiarum*, les *notæ vulgares*, les *notæ juridicæ*, les *notæ militares*, les *notæ litterarum* et les *notæ digitorum*. (*Origin.*, lib. I, cap. 20-24.) Les *notes musicales* ne sont point mentionnées par le savant évêque de Séville, mais son silence, qui ne peut former qu'un argument négatif contre mon assertion, cesse d'être admissible en présence de la définition formelle de Guy d'Arezzo : *Causa vero breviandi neumæ solent fieri*. Et si l'on voulait insister, je ne craindrais pas de dire que ce silence de saint Isidore prouve la haute antiquité des neumes. Voici comment. A l'époque où vivait l'auteur des vingt livres des *Origines* ou *Etymologies*, c'est-à-dire de 570 à 636, la notation neumatique n'était déjà plus regardée comme faisant partie de la tachygraphie, — exactement, comme de nos jours, l'écriture musicale habituelle ne passe plus pour un système d'abréviations calligraphiques. Et cependant notre écriture musicale est bien certainement l'un des rameaux de l'art que les modernes nomment *sténographie*. Saint Isidore se trouvait dans la position d'un sténographe du XIXe siècle, qui publierait un ouvrage sur les éléments de son système d'écriture : à coup sûr, la notation ordinaire de la musique n'entrerait point dans cet ouvrage, par la raison toute naturelle qu'une *habitude invétérée* ne permet plus de ranger cette notation parmi les systèmes d'abréviation tachygraphique. Ce qui est abréviatif à une époque, ne semble pas toujours tel aux époques suivantes. Aujourd'hui surtout que nos idées sténographiques sont réduites à leur plus simple expression depuis le dernier *Traité* de Conen de Prépéan, la séméiologie de notre musique européenne paraît bien longue, bien complexe, bien prolixe à quelques esprits innovateurs : témoin les ouvrages de mon ami de Rambures sur la *Notation musicale, rendue populaire par la sténographie*. Quoi qu'il en soit de cette digression, j'ai trois faits à opposer à ceux qui voudraient s'inscrire en faux contre mon interprétation du silence de saint Isidore. PREMIER FAIT : — Ce silence n'a pas empêché M. Fétis d'affirmer qu'une variété de la notation neumatique a été importée en Espagne par les Suèves au IVe siècle, et une autre en Angleterre par les conquérants de la Bretagne au siècle suivant. (*Voy.* le 2e article *Sur la notation dont s'est servi saint Grégoire le Grand; Gazette musicale*, 1844, p. 214.) Je n'insiste pas sur cette preuve. DEUXIÈME FAIT : — Lorsque Charlemagne demanda au Pape Adrien, vers 780, une copie authentique de l'Antiphonaire de saint Grégoire, ce pontife fit présent à notre empereur de deux manuscrits dont l'un se conserve précieusement, de nos jours encore, à l'abbaye de Saint-Gall. Or, ce manuscrit est exclusivement noté en neumes : ce qui prouve que l'Antiphonaire original de saint Grégoire avait la même notation. Hé bien ! on me permettra de dire que saint Grégoire, contemporain de saint Isidore, ne s'est point servi d'une écriture musicale récente, peu répandue, peu pratiquée : immortel réformateur, s'adressant à tout le monde catholique, il a dû nécessairement employer une écriture connue de tout le monde catholique; et, je ne crains pas de l'affirmer ici, cette connaissance si universelle d'un système calligraphique présuppose une certaine antiquité à ce système lui-même, surtout à une époque où les relations internationales étaient lentes et difficiles. TROISIÈME FAIT : — Ne soyons donc pas surpris de trouver, dans un manuscrit que Gerbert regarde comme de beaucoup antérieur à saint Isidore, les phrases suivantes : *Caveamus ne neumas conjunctas nimia morositate... vel disjunctas inepta velocitate conjungamus. — Scire debet omnis cantor quod litteræ quæ liquescunt in metrica arte, etiam in neumis musicæ artis liquescunt* (*Script.*, t. Ier, *Instituta Patrum*, p. 5-8.) Je défie qu'on puisse traduire ici le mot *neume*, autrement que par *sigle de notation musicale, manière abrégée d'écrire la musique*. Martini a fort bien remarqué, d'ailleurs, que le mot *neume* n'a eu la signification de *jubilus* qu'après le XIe siècle. (*Storia*, t. Ier, p. 379.) Ainsi, plus de doute sur la haute antiquité de la notation en neumes, malgré le silence de saint Isidore.

« 4° Cette notation n'a eu et n'a pu avoir

qu'une origine romaine (*nota romana*, comme dit le chroniqueur carlovingien). Chercher cette origine chez les barbares du Nord, c'est poser un principe en l'air et auquel les faits donnent un éclatant démenti. Si les neumes étaient connus depuis longtemps, quand les Barbares firent invasion dans les Gaules, comment prétendre que ces peuples les y ont apportés? D'un autre côté, assigner aux neumes une origine orientale, c'est encore heurter de front tous les documents historiques. En effet, la séméiologie musicale des peuples orientaux est loin d'être identique avec celle de nos anciens neumes. Ceux-ci ont pour élément organique, comme je l'ai déjà dit, le *point* diversement employé. Dans la notation orientale, c'est tout autre chose. Les Arabes notent leurs chants avec les caractères de leur alphabet; les monuments de musique que nous possédons de ces peuples ne nous offrent qu'une notation écrite avec l'alphabet *neski*, ce qui place au xe siècle les documents arabes les plus anciens que nous possédions à cet égard. — Nous ne connaissons rien de la séméiographie musicale de l'antique Egypte ni de l'antique Judée. En vain voudrait-on, comme M. Fétis et d'autres, soulever le voile mystérieux qui nous dérobe l'art musical, tel qu'il existait autrefois sur les bords du Nil, à l'aide des traditions conservées par les Coptes : ceux-ci, en se convertissant au christianisme, ont rejeté l'écriture démotique par *horreur* du paganisme de leurs ancêtres, et ont adopté celle des Grecs en y ajoutant seulement les caractères de quelques articulations essentiellement propres à leur langue primitive. Est-il présumable, après cela, que les Coptes aient maintenu la séméiologie musicale des Egyptiens? Aussi, quand je vois M. Fétis s'efforcer d'établir des rapprochements entre la notation des Grecs catholiques et les signes de l'écriture démotique, je ne puis m'empêcher de sourire, car il faut toute son intelligence ingénieuse pour imaginer de pareils rapprochements. La première chose qui manque à ce système, c'est la base. Il fallait connaître l'alphabet démotique, et M. Fétis a oublié que notre illustre Champollion n'a donné qu'une précieuse ébauche de cet alphabet. Est-ce avec de semblables éléments qu'il est possible d'arriver à des résultats complets et sérieux? Je ne le crois pas. Et d'ailleurs, j'ai pour moi l'autorité des plus savants hiérogrammates actuels de Paris, lorsque j'affirme que M. Fétis s'est trompé dans ses rapprochements; — que, pour être justes et acceptables, ces rapprochements doivent s'opérer sur des *séries*, et non sur quelques signes *isolés* qui ressemblent à tout ce que l'on veut; — et qu'enfin, soutenir que les Grecs catholiques ont une notation musicale en lettres démotiques, c'est prétendre une chose insoutenable; c'est dire : « Les Coptes ont renoncé à l'écriture « même vulgaire de leurs ancêtres, par horreur du paganisme de ceux-ci, et ont accepté celle des Grecs catholiques; mais « les Grecs catholiques ont adopté l'écriture « musicale de l'Egypte païenne et l'ont « transmise aux Coptes convertis. » Une pareille assertion répugne *à priori*. Admettons cependant qu'elle soit rationnelle, incontestable, historique; qu'en résulterait-il? Il en résulterait que la notation musicale des Coptes et des Grecs modernes est alphabétique, et qu'elle n'a ainsi aucun rapport avec la séméiographie des neumes qui, dans leur constitution idéographique, sont abréviatifs et ont le *point* pour élément fondamental. (*Confer.* Villoteau, *Mém. sur la musique des Egyptiens*, etc., édit. in-8°, 1846, p. 360-467.) — La notation des Ethiopiens est aussi alphabétique; ces peuples se servent, pour représenter leur musique, des caractères de la langue *amara*, l'un de leurs nombreux dialectes. — Quant à la calligraphie musicale des Arméniens, M. Fétis avoue — « Qu'elle offre une sensible analogie avec « les caractères de l'alphabet démotique de « l'antique Egypte, avec les signes de la « notation ecclésiastique grecque et avec les « accents musicaux des Juifs d'Orient. » (*Biogr.*, t. Ier, p. 74.) Il résulte de cet aveu que la notation arménienne n'a rien de commun avec celle des anciens catholiques occidentaux. — Enfin, les Syriens n'ont pas de notation musicale : chez eux, la tradition seule perpétue les chants de leur liturgie. — Or, tous ces faits ne signifient rien, ou ils démontrent jusqu'à l'évidence que les barbares du Nord et les orientaux n'ont rien fourni à la notation musicale de l'Occident. Cette dernière notation forme donc un système unitaire, d'une seule pièce, d'un seul jet, d'une origine unique, et le moine d'Angoulême, en la qualifiant de *nota romana*, dans sa Chronique, lui a donné un nom que la critique la plus rigoureuse ne peut plus lui enlever à l'avenir.

« 5° *La notation romaine* (puisque c'est désormais son nom scientifique) se composait de neumes ou agrégations de signes musicaux. Du Cange s'est donc trompé, nous l'avons vu, dans sa définition du mot *Pneuma*. Henri Speelman s'est trompé d'une manière plus étrange encore dans son *Glossarium archaiologicum* (in-fol., Londres, édition de 1664, p. 247).

« 6° Cette *notation romaine*, dont nous connaissons maintenant l'origine et la nature, a eu des calligraphes de toutes les nations modernes, sans rien perdre toutefois de sa nature, de son ensemble, de ses principes. Elle a pu passer par les modifications calligraphiques des Goths, des Lombards et des Saxons; mais à part des différences plus ou moins anguleuses, plus ou moins arrondies, plus ou moins cursives, plus ou moins maigres de formes, elle n'a jamais trahi ses éléments constitutifs, ses éléments romains. On est donc dans le faux quand on tire, de la variété *scripturale* des notations primitives de l'Europe, un argument en faveur de plusieurs systèmes *essentiellement* différents, qui n'existent pas en réalité.

« Et, à ce sujet, qu'on me permette d'élever la question qui m'occupe à la hauteur d'une question de paléographie générale; qu'on me permette de répéter, en parlant de la séméiographie musicale de l'Occident, ce que M. Natalis de Wailly a dit en parlant des diverses écritures européennes.

« On a élevé plus d'un système, dit cet « auteur, sur l'origine des écritures qui ont « eu cours en Europe depuis l'invasion des « Barbares. D'une part, on a prétendu que « les Goths et les Lombards en Italie, les « Franks dans les Gaules, les Saxons en An- « gleterre, les Wisigoths en Espagne, avaient « substitué leurs écritures nationales aux « caractères employés par les Romains. « D'autres auteurs ont pensé, au contraire, « que les Barbares avaient adopté l'écriture « romaine, et qu'il était impossible de mé- « connaître, malgré quelques différences de « détail, l'unité d'origine dans toutes les écri- « tures des nations qui appartiennent au « rite latin.... Contentons-nous d'invoquer « l'autorité des savants auteurs du *Nouveau* « *Traité de Diplomatique*, pour justifier « l'hypothèse qui fait descendre de l'écri- « ture romaine, comme d'une source com- « mune, les caractères employés en Europe « depuis l'invasion des Barbares. » (*Eléments de Paléographie*, t. Ier, p. 383.)

« 7° Cependant l'art a progressé; il n'est pas plus resté stationnaire en musique qu'en toute autre chose. J'ai eu soin de tracer les principales transformations que la *notation romaine* a subies. La période primitive nous montre les neumes sans portées musicales, sans clefs, sans caractères propres à telle ou telle note de la gamme, quoi qu'en dise M. Fétis. (507), sans système *général* d'élévation ou d'abaissement des signes entre eux. Puis vient la période de transition que domine le génie de Guy d'Arezzo, et enfin celle des temps modernes où le luxe de précautions, imaginé par le moine de Pompose, se régularise, se simplifie et rentre dans les conditions d'une sobriété suffisante qui semble braver tous les réformateurs actuels.

« Voilà des points sur lesquels j'insiste avec opiniâtreté; parce que la science les a méconnus, absolument comme Kircher a méconnu, embrouillé, retardé les études hiérogrammatiques. Cet ensemble de faits est ma propriété; l'expérience apprendra que j'ai de puissantes raisons pour insister de la sorte. C'est l'œuf que Christophe Colomb fit tenir immobile sur l'une de ses extrémités, en présence d'ennemis jaloux; mais encore fallait-il le faire tenir !!! Si la chose est simple, je ne veux pas que ce soit un motif pour qu'on m'en ravisse la découverte, d'autant plus que tout est aussi simple, aussi facile, dans l'interprétation pratique de ces fameux *neumes* qui désolent et rebutent l'érudition depuis si longtemps....

« *Objections tirées des anciens contre la possibilité de déchiffrer les neumes.* — Je viens de formuler une assertion qui doit soulever bien des critiques. En proclamant que tout est simple, que tout est facile dans la lecture des neumes, on ne manquera pas, en effet, de m'opposer des témoignages positifs fort anciens contre cette facilité de lecture que j'ai la témérité de poser ici en principe. Il est donc nécessaire que je m'arrête un instant à l'examen de ces témoignages; c'est une discussion qui ne doit pas être passée sous silence.

« Je ne dirai rien du sentiment de Michel Prætorius, ni du silence de dom Jumilhac sur la signification des notations anciennes. Si, au XVIIe siècle, des savants ont regardé comme une chose impossible de traduire l'antique notation romaine, d'autres érudits de la même époque n'ont point partagé cet avis, témoin les essais de Jean-Ludolf Walther, de Jean Jussow, et plus tard ceux du P. Martini. Là, d'ailleurs n'est point la question.

« Ce n'est pas au XVIIe siècle qu'il faut puiser des arguments contre la possibilité de traduire les neumes; car, entre la notation primitive de l'Europe et le XVIIe siècle, il y a trop de distance, trop de modifications dans l'art musical, pour que l'on puisse légitimement en conclure rien de solide contre ma thèse. A plus forte raison faut-il écarter du débat l'opinion de M. Coussemaker, que j'ai prise pour épigraphe de mon travail : cette opinion peut bien être un cri de désespoir de la science actuelle, mais, à coup sûr, ce n'est point son dernier mot.

« Cependant, j'ai *contre moi* des témoignages historiques plus forts, plus formels, plus décisifs que tout cela : je rencontre sur ma route *quatre affirmations* qui ont été prononcées dans des siècles voisins du temps où les neumes primitifs étaient seuls en usage.

« Les voici :

« 1° Au XIVe siècle, Jean de Muris, ou l'un des abréviateurs de sa doctrine, selon M. Fétis, dit en parlant des anciens signes de notation : *Cantores antiqui maxime in cantu non solum curaverunt, sed ut alios cantare docerent sollicite studuerunt. Ingenia verunt ergo figuras quasdam, quæ unicuique syllabæ dictionum deputatæ, singulas vocum impulsiones tanquam signa propria denotarent; unde et notæ vel notulæ appellantur. Et quia cantus multiformiter procedit, nunc æqualiter, nunc ascendens, nunc vero descendens, propter hoc et difformiter prædictæ notæ sunt notatæ, et diversa nomina sortiuntur.*

« Suivent ici de très-curieux détails, entièrement négligés par les écrivains modernes, sur les notules appelées *punctum*, *virga*, *clivis*, *plica*, *podatus*, *quilisma* et *pressus*.

« *Sed cantus.....*, ajoute l'auteur en terminant, *per hæc signa minus perfecta non*

(507) *Biographie*, tom. Ier, p. CLXII, planche B. — *Confer.* FÉTIS, *Des origines du plain-chant*, 4e art., apud *Revue de* DANJOU, 1846, p. 120, n° 56 *bis*, etc.

cognoscitur, nec per se quisquam eum potest addiscere; sed oportet ut aliunde audiatur et longo usu discatur... (*Summa Musicæ*, cap. 6, apud Gerberti *Scriptores*, t. III, p. 201-202.)

« 2° Au XIe siècle, Jean Cotton dit aussi en parlant des neumes : *In neumis nulla est certitudo.* Et il en donne la raison : *Æqualiter omnes disponuntur, et nullus elevationis vel depositionis modus per eas exprimitur. Unde fit ut unusquisque tales neumas pro libitu suo exaltet aut deprimat... Dicat namque unus hoc modo :* Magister Trudo me docuit; *subjungit alius :* Ego autem sic a magistro Albino didici; *ad hoc tertius :* Certe magister Salomon longe aliter cantat : *Et ne longis morer ambagibus, raro tres in uno cantu concordant, nedum mille, quia nimirum dum quisque suum profert magistrum, tot fiunt divisationes canendi, quot sunt in mundo magistri.*

« Après avoir démontré l'extrême difficulté de lecture que présentent les neumes antiques, Jean Cotton termine en disant : *Liquet ergo quod qui istas amplectitur, amator est erroris ac falsitatis.* (Apud Gerberti *Scriptores*, t. II, p. 258-259.)

« 3° Dans les premières années du même siècle, Guy d'Arezzo fait allusion aux neumes par les paroles suivantes, qui résument en même temps les perfectionnements dont ce grand homme a doté la notation musicale :

Ut proprietas sonorum discernatur clarius,
Quasdam lineas signamus variis coloribus,
Ut quo loco quis sit sonus mox discernat oculus.
Ordinem tertiæ vocis splendens crocus radiat;
Sexta ejus, sed affinis, flavo rubet minio.
Est affinitas colorum reliquis inditio.
Et si littera vel color neumis non intererit,
Tale erit quasi funem dum non habeat puteus
Cujus aquæ, quamvis multæ, nihil prosunt videntibus.
(*Prol. rhythmic. Antiphonarii.*)

« 4° Au commencement du Xe siècle, Hucbald n'est pas moins explicite : *Nunc ad notas musicas,* dit-il, *quæ unicuique chordarum notæ non minimum studiosis melodiæ conferunt fructum, ordo vertatur. Hæ autem ad hanc utilitatem sunt repertæ, ut sicut per litteras voces et distinctiones verborum recognoscuntur in scripto ut nullum legentem dubio fallant judicio, sic per has omne melum annotatum, etiam sine docente, postquam simul cognitæ fuerint, valeat decantari. Quod his notis, quas nunc usus tradidit, quæque pro locorum varietate diversis nihilominus deformantur figuris, quamvis ad aliquid prosint, remunerationis subsidium minime potest contingere : incerto enim semper videntem ducunt vestigio.*

« Hucbald ajoute ensuite un petit exemple où, selon lui, l'élévation des signes neumatiques n'est pas observée, et dont, par conséquent, la lecture est impossible. (*De Institutione harmonica,* apud Gerberti *Scriptores*, t. Ier, p. 117.)

« On voit, par ce qui précède, que je ne veux cacher à mes lecteurs aucune objection contre la possibilité de comprendre les anciens neumes : on ne trouvera nulle part tant de documents réunis contre la notation primitive de l'Europe; mais j'aime la vérité et je ne crains pas d'accumuler ici tout ce qui peut servir à son triomphe, dût-il anéantir le fruit de mes travaux et de mes espérances...

« Eh bien ! toutes ces objections que l'on vient de lire ne me paraissent point redoutables; je ne sais même pas si on doit les nommer des *objections sérieuses.* C'est qu'il y a contre elles un argument général, historique, que rien ne peut ébranler. En effet, saint Grégoire a écrit son Antiphonaire-centon exclusivement avec des neumes, et l'abbaye de Saint-Gall conserve un *fragment* de la copie authentique qui en a été faite pour Charlemagne. (508) Or, l'illustre pontife aurait-il employé cette écriture musicale, si celle-ci n'eût pas été parfaitement compréhensible, rationnelle, basée sur des principes réguliers et populaires, d'une clarté enfin excluant tout doute ou toute erreur ? L'Église emploie-t-elle des voies obscures lorsqu'il s'agit de faire connaître la vérité, quelle qu'elle soit, au monde catholique ? Et qui oserait dire que saint Grégoire voulant la fin, c'est-à-dire la restauration du chant, n'en ait pas voulu les moyens? — On le voit donc : il faut admettre la possibilité intrinsèque de lire les neumes primitifs, ou proclamer l'impossibilité absolue dans laquelle nos ancêtres étaient de les lire eux-mêmes; et comme cette dernière hypothèse est inadmissible, il faut bien reconnaître en définitive qu'on *peut parvenir aujourd'hui à ce qui était possible autrefois.*

« Mais, dira-t-on, il est permis de douter « encore que saint Grégoire ait exclusive- « ment écrit son Antiphonaire avec des

(508) *Quod est demonstrandum.* C'est ce que ne manquera pas de dire à l'auteur le lecteur désintéressé. Le fait sur lequel repose la certitude chez M. Nisard, est sans doute clair et patent à ses yeux. Mais il oublie que, pour parler ainsi, il ne faudrait pas être en présence d'adversaires qui de leur côté allèguent un fait pareillement clair et patent qui détermine chez eux une certitude égale. Car, remarquez ce qui arrive! M. Danjou dit : l'ancienne notation se composait de lettres; voyez l'Antiphonaire de Montpellier! M. Nisard réplique : l'ancienne notation se composait de neumes; voyez l'Antiphonaire de Saint-Gall! Tant que la discussion sera réduite au choc de ces deux arguments, elle n'avancera pas d'un pas. *Telum imbelle sine ictu.* D'autant mieux que, ni l'Antiphonaire de Monpellier, ni celui de Saint-Gall, ne sont, au moment de la discussion, ni publiés, ni même fac-similisés. On ne les connaît que par petits fragments.

Le raisonnement de M. Nisard si posé, si sensé, si fortement noué et tissu, qu'il se dérobe à l'analyse, nous paraît fléchir ici, non que la cause manque au défenseur, mais parce que le défenseur manque à la cause, en se hâtant trop de triompher. C'est, du reste, la seule partie faible de cette ferme et vigoureuse argumentation; la seule percée à cette trame. L'auteur va se relever; et, au dernier moment, nous allons le voir engager avec M. Fétis une lutte pied à pied, précisément sur l'authenticité de l'Antiphonaire de Saint-Gall. (*Note d'août* 1851.)

« neumes, surtout depuis la découverte du « Graduel bilingue de Montpellier. » Bien que je ne regarde point ce doute comme légitime après tout ce que j'ai dit dans la *Revue du monde catholique* et dans ces *Etudes*, je consens néanmoins à lui accorder, pour un instant, toutes les conditions d'un fait positif. Mais j'ajoute aussitôt : Cette concession toute gratuite n'empêchera pas de constater que, depuis la fin du VIIe siècle jusqu'au milieu du IXe environ, l'Europe n'a eu que des livres liturgiques notés en neumes primitifs. Tous les manuscrits attestent ce fait important, et c'est à peine, si, à l'exception du codex de Montpellier, on peut citer quelques lambeaux de parchemin qui portent une autre notation musicale. Que faut-il en conclure? sinon que les neumes primitifs, tout difficiles qu'ils aient paru dans la suite, ont été très-compréhensibles et d'un usage exclusivement ordinaire *pendant deux siècles* On voit donc que si la question n'est pas posée de la même manière, elle nous conduit forcément au même résultat, à la même conséquence finale, c'est-à-dire que *nous pouvons parvenir, aujourd'hui à ce qui était possible autrefois.*

« Cette conséquence finale est ce qu'il y a de plus essentiel dans la discussion qui s'agite ici, et elle suffit, ce me semble, pour réduire à leur juste valeur les témoignages de Jean de Muris, de Jean Cotton, de Guy d'Arezzo et d'Hucbald. En effet, du moment que les neumes les plus compliqués offraient une lecture facile et certaine aux peuples occidentaux du VIIe, du VIIIe et du IXe siècle, qui n'employaient pas d'autre notation *dans la pratique*, il s'en suit nécessairement qu'il faut, pour bien comprendre ces témoignages, chercher un critérium d'appréciation en dehors de l'impossibilité prétendue de lire avec certitude l'ancienne écriture musicale de l'Europe.

« Or, l'histoire nous fournit ce critérium.

« D'abord, Jean de Muris avoue lui-même que les signes des anciens neumes n'étaient plus en usage, depuis longtemps, à l'époque où il écrivait : *Sed hæc nomina jam ab usu recesserunt.* (*Speculum Musicæ*, manuscrit 7207 déjà cité, fol. 246, recto.) Muris se trouvait donc exactement dans la position d'un auteur moderne qui voudrait parler des neumes dans une encyclopédie musicale; son témoignage n'a pas plus de valeur, car, au XIVe siècle, la séméiologie de l'art était tellement perfectionnée qu'il était fort naturel de qualifier d'*imparfaite* l'ancienne notation. Jean de Muris ne dit rien de plus.

« Quant à Jean Cotton, son témoignage est plus positif : *In neumis*, dit-il, *nulla est certitudo.* Mais ces paroles, comme je l'ai démontré plus haut, ne peuvent pas être comprises d'une manière *absolue* : l'incertitude qu'offraient les neumes était *relative* à l'époque où vivait Jean Cotton, et encore faut-il reconnaître ce qu'il y a une exagération évidente lorsqu'il ajoute : *Æqualiter omnes disponuntur* (neumæ), *et nullus elevationis vel depositionis modus per eas exprimitur.* Quoi qu'il en soit, j'engage mes lecteurs à relire, dans l'ouvrage même de Cotton, tout le contexte des paroles que j'ai citées plus haut : ils verront que cet écrivain ne parle que de trois notations : 1° de celle d'Hermann Contract; 2° des neumes de la période de transition, et 3° des perfectionnements séméiographiques inventés par Guy d'Arezzo. Jean Cotton n'hésite pas à se prononcer en faveur de la notation *guidonienne* dans laquelle tout est simplifié d'une manière admirable, où toutes les précautions sont prises pour que la place de chaque intervalle mélodique saute aux yeux des plus ignorants, et où enfin toute erreur de solmisation devient matériellement impossible. Prenant fait et cause pour cette nouvelle notation, il *exagère* les inconvénients de l'ancienne, à peu près comme un musicographe du XIXe siècle qui hausse les épaules de pitié en parlant de la notation proportionnelle du moyen âge, et qui dit gravement : « La notation des XVe « et XVIe siècles n'indiquait pas chaque me- « sure; elle était si incertaine que les au- « teurs mêmes du temps ne savaient à quoi « s'en tenir sur les inextricables propor- « tions des valeurs de notes : on disputait « à l'envi sur les *ligatures*, sur les *modes*, « sur les *prolations*, sur les *muances*, sur « une foule de choses, en un mot, qui sont « devenues des points fort élémentaires et « fort simples. » Et cet auteur d'en conclure que cette notation ne valait absolument rien, et que la nôtre seule est bonne. Chez Jean Cotton, comme chez notre moderne, il y a identité de conduite et d'appréciation : tous deux ne tiennent aucun compte de l'état de l'art avant eux; ils oublient, dans leur injustice, que si l'art s'est modifié, perfectionné, simplifié, ce n'est pas une raison pour calomnier l'art antique et n'y voir qu'*incertitude* ou *erreur*. Ici, comme en toute chose, il faut soigneusement se prémunir contre n'importe quelle exagération; il faut enfin, tout en rendant hommage au progrès, reconnaître qu'il y avait, dans les anciens neumes, de la logique, de l'ensemble, de la certitude et de la garantie, puisque, pendant plusieurs siècles, cette notation seule a conservé la liturgie musicale de l'Eglise catholique en Occident.

« Je viens de montrer dans quel esprit de système a été rédigé le passage de Jean Cotton. Or, les raisons que j'ai données sont parfaitement applicables aux paroles de Guy d'Arezzo et d'Hucbald. Le premier perfectionne la notation, le second en invente une nouvelle : il n'est donc pas surprenant qu'ils se soient exprimés, comme il l'ont fait, contre l'écriture musicale qu'ils voulaient remplacer par leur propre ouvrage. Les inventeurs actuels de nouveaux signes musicaux ne se conduisent pas autrement qu'Hucbald et Guy d'Arezzo : l'esprit humain est toujours le même...

« Je finirai cet article par quelques remarques qui compléteront ma réponse. A l'époque où ont écrit Hucbald, Guy d'Arezzo et Jean Cotton, la musique entrait dans une période de perfectionnements et d'élaborations intimes. De toutes parts, on cherchait à donner des bases systématiques à cet art enchanteur; de toutes parts, on voulait en rendre la lecture plus facile au profit de sa popularité. C'est à ce besoin de l'époque qu'il faut attribuer les traités nombreux et plus didactiques qui parurent alors sur l'art musical : ceux d'Aurélien de Réomé, d'Hucbald, de Réginon de Prum, d'Odon de Cluny, de Guy d'Arezzo, de Bernon de Reichnau, etc., etc. C'est aussi à ce besoin général qu'il faut attribuer l'heureuse idée qu'on eut alors d'élever ou d'abaisser les signes qui représentaient les sons, suivant le rang que ceux-ci occupent dans l'échelle mélodique. Cette idée avait un avantage immense : en se faisant jour, elle substituait un seul principe (*l'élévation respective des signes*) à un système complexe où tout était certain, sans doute, mais aussi où il fallait beaucoup d'habileté et d'habitude pour faire l'application raisonnée des règles mathématiques ou tonales qui lui servaient de bases. Par la nouvelle méthode, la *science*, qui était auparavant le domaine des érudits, devint le partage de tous. Bientôt les anciens errements furent mis de côté, oubliés même, et il ne fut plus question que de perfectionner la nouvelle découverte, due peut-être à un simple caprice de copiste. Mais l'esprit humain a beau faire : il ne procède jamais sans transitions plus ou moins lentes, plus ou moins pénibles ; il ne se jette jamais dans l'avenir sans retenir quelque chose du passé ; il ne progresse pas de manière à rejeter tout ce qui a eu cours avant sa marche innovatrice. Ainsi les artistes de l'époque de transition, eux qui ne jugeaient plus de la bonté d'un système d'écriture musicale que d'après la propriété plus ou moins parfaite qu'il avait de représenter l'élévation ou l'abaissement des signes (*arsis et thesis*), eux qui avaient oublié si rapidement la notation primitive et qui professaient pour elle un si profond mépris, ces artistes, dis-je, n'en conservèrent pas moins avec une opiniâtreté singulière, toute cette notation antique devenue inutile avec la portée musicale. Grâce à cette heureuse *routine*, j'ai pu trouver, dans les œuvres mêmes de ces musiciens, un éclatant démenti à leurs paroles. »

Après avoir examiné les documents des notations anciennes sous le rapport des ornements du chant, M. Nisard aborde la question de l'authenticité de l'Antiphonaire de Saint-Gall.

« On lit dans l'***Histoire de l'abbaye de Saint-Gall***, écrite, dans la deuxième moitié du xe siècle par Ekkard, surnommé le Jeune ou le Palatin, illustre et savant religieux de ce couvent, que l'abbé Harthmann aimait beaucoup à donner des leçons de chant d'après l'*Antiphonaire authentique*, et suivant les *traditions romaines : Maxime autem authenticum antiphonarium docere et melodias romano more tenere sollicitus* (509).

« Et pour justifier l'enseignement d'Harthmann, Ekkard ajoute aussitôt : *De quo Antiphonario altiora repetere operæ pretium putamus. Karolus imperator cognomine Magnus cum esset Romæ, Ecclesias Cisalpinas videns Romanæ Ecclesiæ multimodis in cantu, ut et Johannes scribit, dissonare, rogat Papam tunc secundo quidem Adrianum, cum defuncti essent quos ante Gregorius miserat, ut item mittat Romanos cantuum gnaros in Franciam. Mittuntur, secundum Regis petitionem, Petrus et Romanus, et cantuum et septem liberalium artium paginis admodum imbuti, Metensem ecclesiam ut priores adituri. Qui cum in Septimo lacuque Cumano aere Romanis contrario quaterentur, Romanus febre correptus vix ad nos usque venire potuit. Antiphonarium vero secum, Petro renitente, vellet nollet, cum duos haberent, unum S. Gallo attulit. In tempore autem Domino se juvante convaluit. Mittit imperator celerem quemdam, qui cum si convalesceret nobiscum stare nosque instruere juberet. Quod quidem Patrum hospitalitate regratiando libentissime fecit... Dein uterque fama volante studium alter alterius cum audisset, æmulabantur pro laude et gloria, naturali gentis suæ more, uter alterum transcenderet, memoriaque est dignum, quantum hac æmulatione locus uterque profecerit, et non solum in cantu sed et in cæteris doctrinis excrevit. Fecerat quidem Petrus ibi jubilos ad sequentias quas* METENSES *vocant : Romanus vero romane nobis e contra et amœne de suo jubilos modulaverat, quos quidem post Notkerus quibus videmus verbis ligabat :* FRIGDORÆ *et* OCCIDENTANÆ, *quas sic nominabant, jubilos illis animatus etiam ipse de suo excogitavit* (510). *Romanus vero, quasi nostra præ Metensibus extollere fas fuerit, Romanæ sedis honorem S. Galli cœnobio ita quidem inferre curavit. Erat Romæ ministerium quoddam et theca ad antiphonarii authentici publicam omnibus adventantibus inspectionem repositorii, quod a cantu nominabant* CANTARIUM. *Tale quidem ipse apud nos, ad instar illius circa aram Apostolorum, cum authentico locari fecit, quem ipse attulit, exemplato antiphonario :* IN QUO USQUE HODIE *si quid dissentitur, quasi in speculo, error ejusmodi universus corrigitur.* IN IPSO *quoque primus* ILLE LITTERAS ALPHABETI SIGNIFICATIVAS *notulis quibus visum est aut sursum aut jusum, aut ante aut retro* EXCOGITAVIT : *quas*

(509). « *Ekkeardi junioris cœnobitæ S. Galli liber de casibus monasterii S. Galli in Alemannia.* (*Apud* MELCH. GOLDAST, *Rerum alamannicarum scriptores* ; Francofurti, in-fol., 1606, t. I, p. 60.) Goldast dit que Ekkard le jeune mourut en 996. (*Ibid.*, p. 3.) Il rapporte les *Annales Breves* d'Hépidann, moine de Saint Gall, dans lesquelles on lit à l'année 921 : *Harthmannus abbas effectus est.* (*Ibid.*, p. 10.) »

(510) « Tout ce passage servira à compléter et à rectifier cette assertion de M. de Chateaubriand : « Les séquences, d'origine barbare, portaient (au « xe siècle) le nom de *frigdora.* » (*Analyse raisonnée de l'Histoire de France* ; Œuvres compl., édition de Pourrat et Furne, 1832, t. VI, p. 67.) »

postea cuidam amico quærenti Notker Balbulus dilucidavit... (Cap. 4, p. 60.)

« Dans ce curieux récit d'Ekkard le Jeune, tout se lie, tout s'enchaîne, tout se tient ; Harthmann, élu abbé de Saint-Gall en 921, enseignait le chant romain d'après une copie *authentique* de l'Antiphonaire de saint Grégoire ; cette copie avait été envoyée en France sous Charlemagne par le Pape Adrien ; Romanus, qui en était porteur, tomba malade en route, fut accueilli dans le célèbre monastère, y recouvra la santé et y finit ses jours. Plein de reconnaissance, Romanus fit don à l'abbaye de Saint-Gall de sa précieuse copie de l'Antiphonaire de saint Grégoire, qui fut plus tard la base de l'enseignement d'Harthmann, et qu'Ekkard, mort en 996, affirme être encore conservée *de son temps*. De plus, Ekkard dit que Romanus imagina *le premier* de mettre au-dessus ou au-dessous des neumes, avant ou après les signes de notation de cet Antiphonaire, des lettres alphabétiques que Notker Balbulus a expliquées plus tard à l'un de ses amis qui en demandait la signification.

« Jusqu'au XIXe siècle, ces indications claires et précises n'émeuvent aucun archéologue ; personne ne songe à visiter l'abbaye de Saint-Gall dans le but de savoir si l'exemplaire de l'antiphonaire, apporté au VIIIe siècle par Romanus et conservé dans le célèbre couvent jusqu'au XIe, y existe encore ? Et cependant, je le répète, la reconnaissance de ce fait est facile, car les détails qui doivent guider le monumentaliste sont fournis, un à un, par Ekkard.

« M. Joseph Sonnleithner, de Vienne, mort en 1835, est le premier qui songe à vérifier l'assertion de l'historien de Saint-Gall. Et quelle n'est pas sa joie, lorsqu'il retrouve, dans la bibliothèque de ce couvent, l'admirable manuscrit avec son étui d'ivoire, merveilleusement ciselé, et les lettres alphabétiques de Romanus !

« Cette précieuse trouvaille une fois constatée, un autre artiste de Vienne, M. Kiesewetter, se rend à Saint Gall et obtient la permission de publier, en *fac-simile*, quatre lignes du fameux Antiphonaire authentique.

« M. Fétis, tout préoccupé de l'idée que saint Grégoire avait noté les livres de chant avec les lettres romaines, et soutenant d'ailleurs que les neumes étaient une importation des Lombards, des Suèves, des Saxons, etc, dans l'Europe méridionale, écrit aussitôt trois articles contre M. Kiesewetter (511).

« Celui-ci avait soutenu que les neumes étaient la notation dont s'est servi saint Grégoire. M. Fétis soulève des difficultés historiques, prétend que l'illustre Pontife n'a pu recevoir aucune leçon musicale des Lombards, sinon en 593, et conclut qu'il n'a pas dû se servir des neumes, notation barbare, dont l'usage n'était pas encore assez général pour qu'il la préférât à la notation si simple, si claire et si facile, qui porte son nom. Abordant ensuite la question d'une manière plus directe, M. Fétis affirme que le manuscrit de Saint-Gall n'est pas de saint Grégoire : 1° parce que ce n'est pas un *Antiphonaire*, mais un *Graduel;* 2° parce que le fac-simile *Ostende*, publié par Kiesewetter, contient des altérations mélodiques sur les mots *misericordiam tuam ;* ce morceau est du deuxième mode, dit Guy d'Arezzo ; or, la mélodie du fac-simile, sur la dernière syllabe de *misericordiam*, n'est point conforme au deuxième mode, *parce que la médiante* ♮ *remonte à la dominante C, et y fait une terminaison incidente qui appartient plus au septième mode qu'au second ;* et 3° enfin, le manuscrit de Saint-Gall n'est pas authentique, parce qu'on y trouve du désordre dans la notation...

« Il y a toujours un extrême danger, dans le domaine de l'archéologie, à porter un jugement définitif sur une chose que l'on n'a point vue et dont on ne peut parler que sur échantillon. M. Fétis, je le regrette, n'a pas assez tenu compte de cette position dans laquelle il se trouvait, et sa critique a frappé complétement à faux.

« Ainsi, dans sa réponse à M. Kiesewetter, il se fonde sur une distinction subtile entre le *Graduel* et l'*Antiphonaire;* mais plus tard, en 1846, examinant *ce que contenait l'Antiphonaire noté de saint Grégoire* (512), il laisse échapper de sa plume cette conclusion beaucoup plus acceptable : « Serait-ce « donc que ce qu'on aurait appelé primiti- « vement l'*Antiphonaire* aurait été le Gra- « duel, et que le véritable Antiphonaire « n'aurait point eu de nom ? Ou bien, les « premiers recueils des chants de l'Eglise, « sortis de la main de saint Grégoire, ou « copiés d'après ceux-ci, auraient-ils ren- « fermé à la fois et l'Antiphonaire et le Gra- « duel ? »

« En second lieu, je suis bien fâché de le dire, M. Fétis ne s'est point ressouvenu qu'il y a, dans la liturgie, plusieurs morceaux qui commencent par les mots *Ostende nobis*. Celui dont M. Kiesewetter a donné le *fac-simile* d'après le Responsaire-Graduel de Saint-Gall, n'est point le Graduel de la VIe férie du 3e dimanche de l'Avent, comme l'a cru l'honorable écrivain de Bruxelles, mais bien le verset de l'*alleluia* du 1er dimanche de ce temps liturgique. Le premier de ces deux morceaux qui n'a aucun rapport avec le fac-simile, est en effet du deuxième mode ; l'autre, comme l'enseigne Bernon dans son *Tonarius*, est du huitième : c'est ce morceau qui se trouve noté en neumes dans le spécimen donné par M. Kiesewetter.

« En troisième lieu, lorsque l'on confond ainsi deux pièces de chant qui ont entre elles une si grande différence tonale, on

(511) *Gazette musicale*, année 1844, p. 205, 213 et 221.

(512) *Revue* de M. DANJOU, 2e année, p. 13 22.

peut fort bien se méprendre sur les caractères généraux de la notation elle-même. C'est ce qui a eu lieu dans l'appréciation de M. Fétis. Confondant deux morceaux dissemblables, il a cru que la notation du manuscrit de Saint-Gall était dans un immense désordre. Ajoutez à cela que M. Fétis regarde comme réguliers les seuls neumes qui peignent à la vue l'élévation ou l'abaissement des sons, et l'on aura une autre cause de l'erreur fondamentale de ce laborieux et infatigable musicographe. Sous le rapport de la régularité neumatique, le manuscrit de Saint-Gall est comme tous ceux de l'époque primitive : l'élévation des signes, considérée *comme système général*, n'y était point nécessaire, ni même connue; le copiste commençait *toujours* par transcrire le texte, puis on y ajoutait les neumes. Quand la place manquait, la notation se posait en montant sur la syllabe surchargée de signes, et les notes qui appartenaient à la syllabe d'après s'écrivaient *au-dessous* de la tirade mélodique appartenant à la syllabe précédente (513). Tout cela n'avait rien d'irrégulier, parce que les neumes impliquaient, d'une manière ingénieuse, notre portée musicale actuelle, du moins pour les notes modales et essentielles de chaque ton. Certains signes avaient, en outre, un sens toujours semblable, d'autres variaient suivant le mode. Indépendamment des signes fixes et de modalité, il y avait des groupes neumatiques qui, au premier coup d'œil, indiquaient le ton du morceau. Le chanteur, ainsi renseigné sur l'ensemble de la mélodie, n'avait plus qu'à rechercher la valeur des signes qui précédaient et suivaient les notes modales échelonnées de distance en distance, et c'était pour lui un déchiffrement beaucoup plus simple et plus facile qu'on ne le soupçonne aujourd'hui.

« C'est pour n'avoir pas découvert ces lois de lecture, que M. Fétis s'est fait une idée fausse de la régularité ou de l'irrégularité des plus anciennes notations de l'Europe. S'il avait dit que le manuscrit de Saint-Gall n'offre que des types neumatiques peu soignés et tracés à la hâte, j'aurais partagé son avis; mais cette assertion même aurait prouvé en faveur de l'authenticité du trésor de Saint-Gall : quand Charlemagne demanda au Pape des chanteurs instruits et une bonne copie de l'Antiphonaire grégorien, la transcription a dû en être faite à la hâte, pour obtempérer le plus vite possible au désir du grand monarque.

« Je me résume. Le manuscrit de Saint-Gall est bien une copie authentique de l'Antiphonaire de Saint-Grégoire : c'est là un fait maintenant incontestable. »

Or, ce manuscrit de Saint-Gall a été fac-similisé par le R. P. Lambillotte de la Compagnie de Jésus. Tout le monde peut en juger, puisqu'il est imprimé. Pour garantir la fidélité de son travail, le savant éditeur s'est muni des attestations les plus formelles des supérieurs de l'abbaye de Saint-Gall. De plus, il a enrichi son volume (ce que M. T. Nisard a fait d'ailleurs pour l'Antiphonaire de Montpellier) de plusieurs dissertations, qui contribueront, nous n'en doutons pas, à l'éclaircissement d'une question dont la solution définitive nous paraît toutefois éloignée. Voici, au reste, de quelle manière M. Vitet s'exprime sur cet important document.

— « Jusqu'à présent, le manuscrit de Saint-Gall n'a été attaqué que par des arguments de peu de valeur, et par des hommes qui ne l'avaient point vu. Il n'y a donc aucun motif de nier son authenticité, et même elle est assez plausible pour que la publication du Père Lambillotte soit accueillie avec reconnaissance, par tous les amis de l'archéologie musicale. Les études qu'elle suscitera ne peuvent manquer de fixer définitivement le degré de confiance que mérite le manuscrit. » (M. VITET, *loc. sup. cit.*, p. 40.)

M. DE COUSSEMAKER. — CHAPITRE Ier. — «.... Toutes les bibliothèques de l'Europe occidentale renferment des manuscrits, et en grand nombre, des VIIIe, IXe, X^e, XIe et XIIe siècles, notés avec des signes qui n'ont de rapport avec les lettres d'aucun alphabet connu. Cette notation est composée de deux sortes de signes : les uns, en forme de virgules, de points, de petits traits couchés ou horizontaux, représentaient des sons isolés; les autres, en forme de crochets, de traits diversement contournés et liés, exprimaient des groupes de sons composés d'intervalles divers.

« De ces virgules, de ces points, de ces traits couchés et horizontaux sont nées la longue, la brève, et la semi-brève de la notation carrée, usitées dans la musique mesurée du XIIe siècle et du XIIIe. Les crochets, les traits diversement contournés et liés, ont produit les ligatures ou liaisons de notes de cette même notation, ainsi que nous le démontrerons plus loin.

« Le célèbre Du Cange, le premier, a défini le nom qu'on donnait, au moyen âge, aux signes de cette notation, en disant que les notes musicales s'appelaient *neumes*, et que *neumer* voulait dire noter (514).

« Cette dénomination, adoptée par M. Kiesewetter (515), par M. Bottée de Toulmon (516) et par nous-même (517), a rencontré des objections.

« M. Fétis, après avoir soutenu que le mot *neume* ne s'appliquait pas aux signes

(513) « On aura une idée de ce procédé calligraphique en examinant, dans le *fac-simile* du manuscrit de Saint-Gall, les neumes placés sur le mot *Domine*. »

(514) « Neumæ, præterea, in musica dicuntur notæ, quas musicales dicimus : unde neumare est notas verbis musice decantandis superaddere. » (*Glossarium ad scrip. mediæ et infimæ latin.*, v° *Pneuma*.

(515) Geschichte der Europaeisch-abendlaendischen oder unsrer heutigen Musik (*Histoire de la musique européenne occidentale*), p. 115.

(516) *Instructions du Comité des arts et monuments.* — Musique, p. 6.

(517) *Mémoire sur Hucbald*, p. 145 et suiv.

de notation (518), a admis plus tard (519) que les groupes de sons étaient désignés ainsi.

« M. Théodore Nisard (520) définit le mot *neume* une réunion d'un certain nombre de signes placés tantôt sur une seule syllabe, tantôt sur plusieurs. Il se fonde principalement sur un passage de Guy d'Arezzo, (521) pour prétendre que le neume n'était pas une ligature, parce qu'il pouvait fournir un chant à plusieurs syllabes, et que ce n'était pas une note unique, puisqu'une seule note ne peut point s'appliquer à plusieurs syllabes.

« S'il n'existait que ce passage pour nous éclairer sur la signification du mot neume, l'explication de M. Th. Nisard pourrait paraître admissible jusqu'à un certain point, quoiqu'elle ne fût pas à l'abri d'objections; mais en présence de plusieurs textes du même auteur et d'écrivains à peu près contemporains qui déterminent le sens du mot neume d'une manière non équivoque, il faut attribuer à celui qu'invoque M. Th. Nisard une signification moins restrictive. S'il en était autrement, Guy d'Arezzo serait en contradiction avec lui même et avec tous les auteurs qui l'ont commenté. Que dit-il en effet dans le chapitre XVI de son *Micrologue*? « Tout neume, dit-il, est formé du double mouvement de l'arsis et de la thésis, excepté les neumes répercutés et les neumes simples. (522) » Et pour qu'il n'y ait pas de doute sur ce qu'on entendait par neume simple et par neume répercuté, Jean Cotton rapporte ce passage de Guy d'Arezzo, en ajoutant : « On appelle « *neume simple*, la virgule et le point; et « *neume répercuté*, celui que Bernon appelle « distrophe et tristrophe (523). »

« Aribon, le premier commentateur de Guy d'Arezzo, n'est pas moins formel (524). Jean de Muris explique aussi d'une manière précise ce que l'on entendait par *voces repercussæ* en les appelant *unissons* (525). Plusieurs autres passages de Jean de Muris, que nous nous bornons à citer en note, ne sont pas moins formels sur le sens du mot neume (526).

« Enfin un document du XIVe siècle, que nous pouvons qualifier de document capital pour tout ce qui est relatif à la notation musicale du moyen âge, et que nous sommes assez heureux de pouvoir offrir en entier à nos lecteurs, sous le n° VII de nos documents inédits (527), est tellement explicite à ce sujet, que toute équivoque doit disparaître. « Les neumes, dit l'auteur, sont « au nombre de huit; le neume simple est « formé d'une seule note par mouvement « direct, c'est-à-dire, ni par arsis ni par « thésis. Le neume répercuté est formé de « plusieurs notes, aussi par mouvement « direct, c'est-à-dire, ni par arsis ni par « thésis, mais à l'unisson. » (Doc. VII, 61.)

« Mais pour qu'on ne nous reproche pas de ne puiser nos preuves que dans des documents postérieurs à Guy d'Arezzo, nous nous empressons de faire remarquer que ce vers :

Neumarum signis erras qui plura refingis,

du tableau de neumes rapporté par l'abbé

(518) *Gazette musicale de Paris*, an. 1844, p. 215.

(519) *Bulletin de la classe des beaux-arts*, de l'Académie royale de Bruxelles, année 1847, p. 123.

(520) « *Etudes sur les anciennes notations musicales de l'Europe.* — *Revue archéologique*, t. V, p. 709 et suiv. — Ce travail, bien qu'inachevé, est un des plus remarquables qui aient été publiés sur cette matière. »

(521) « Aliquando una syllaba unam vel plures habeat neumas, aliquando una neuma plures dividatur in syllabas. » (*Microl.*, cap. 15 · GERB., *Script.*, t. II, p. 16.)

(522) « Igitur motus vocum, qui sex modis consonanter fieri dictus est, sit arsi et thesi, id est, elevatione et depositione : quorum gemino motu, id est, arsis et thesis, omnis neuma formatur, præter repercussas et simplices. » (GERB., *Script*, t. II, p. 17.) — On peut citer encore cet autre passage du *Micrologue* qui n'est pas moins formel : « Ac summopere caveatur talis neumarum distributio ut cum neumæ, tum ejusdem soni repercussione, tum duarum aut plurium connexione fiant, semper tamen, aut in numero vocum, aut in ratione tonorum, neumæ alterutrum conferantur atque respondeant. Nunc æquæ æquis, nunc duplæ vel triplæ simplicibus, atque alias collatione sesquialtera vel sesquitertia. » (*Ibid.*, p. 15.)

(523) « Quorum videlicet arsis et thesis omnis neuma præter simplices et repercussas gemella motione conformatur. Simplicem autem neumam dicimus virgulam vel punctum; repercussam vero, quam Berno distropham vel tristropham vocat. » (GERB. *Script.*, t. II, p. 263). — Nous avons vainement recherché, dans ce que Gerbert donne de Bernon, pour trouver cette explication des neumes répercutés; on doit supposer que nous ne connaissons pas encore tous les écrits de cet auteur, ou que ses ouvrages connus renferment des lacunes. M. Danjou a remarqué dans un manuscrit de Jean Cotton du Vatican, sous le n° 1196, fonds de la reine, le mot *distropha* surmonté du signe appelé, dans le tableau de neumes de Saint-Blaise, *pressus minor* et *tristropha*, surmonté du signe appelé *pressus major*. »

(524) « Neumæ nempe unius soni fiunt repercussione, id est, vel una virgula, vel una jacens, vel cum duplices aut triplices in ejusdem sunt soni repercussione, tum duorum aut plurium connexione fiant. Duorum aut plurium sonorum connexione fiunt omnes neumæ, exceptis præscriptis. » (GERB., *Script.*, t. II, p. 226).

(525) « Dicuntur autem repercussæ vel æquisonantes, quæ in eadem sunt linea vel in spatio eodem nisi mutentur litteræ vel tacti colores. » (*Speculum musicæ*, lib VI, cap. 72.) — « Diligenter igitur cantando sæpe et sæpius proferat quis tactas varias vocum simplicium et mixtarum secundum arsim et thesim modulationes, nec ignoret voces repercussas seu unisonantes suis in locis convenienter decantare, et primitus in manus juncturis in quibus pueri primo instruuntur. » (*Ibid.*)

(526) « Dicit autem (Guido) de neumis illis, id est notulis, quod inventæ sunt causa breviandi, quia cantus illis notulis brevius notantur quam per litteras. » (*Ibid.*) — « In hoc autem modo notandi, secundum Guidonem, tres requiruntur litteræ monocordi affixæ linearum capitibus, ipsæ lineæ et tactæ figuræ quas neumas vocat, id est, notas. » (*Ibid.*) — « Unde neumare, notare vel cantare est, licet neuma alias multas habeat significationes. » (*Ibid.*)

(527) « Ce document a pour auteur un moine car-

Gerbert (528), s'applique évidemment à tous les signes de ce tableau, par conséquent aux signes appelés *virgula*, *gnomo*, *franculus*, qui n'étaient que des signes représentant des sons isolés, comme à tous les autres.

« Les témoignages et les citations que nous venons de produire et que nous aurions pu multiplier au besoin sont tels, suivant nous, que tout doute doit disparaître. *Neume* était donc bien synonyme de note, et *neumer* voulait dire noter. Ce point doit être considéré comme irréfragablement résolu en faveur de Du Cange.

« Chapitre II. — *Origine des neumes.* — Une question plus grave et plus importante, soulevée dans ces derniers temps, et traitée en sens divers, est celle qui est relative à l'origine des neumes.

« Bien que les plus anciens livres de chants écrits en neumes ne remontent pas au delà du VIIIe siècle, tous les auteurs sont d'accord pour assigner à leur usage une date plus reculée; mais le même accord est loin d'exister en ce qui touche leur origine. La plupart des auteurs qui se sont occupés des neumes ont traité cette question d'une manière au moins indirecte. M. Fétis et M. Th. Nisard seuls l'ont nettement abordée, et résolue chacun à leur point de vue; mais ni l'un ni l'autre n'en ont donné la véritable origine.

« Nous croyons l'avoir trouvée, et nous espérons être assez heureux pour apporter à l'appui de notre opinion des raisons concluantes et même des preuves que nous croyons péremptoires.

« Les opinions émises jusqu'à présent sont au nombre de trois. La première en date est celle de M. Kiesewetter qui, sans avoir traité la question d'origine des neumes dans son entier, la résout du moins, quant à leur patrie. Suivant lui, les neumes ont été les notes romaines, *nota romana*, dont saint Grégoire se serait servi pour noter son Antiphonaire. Ce système est soutenu avec une grande force de logique et d'érudition.

« La seconde opinion est celle de M. Fétis, à qui revient l'honneur d'avoir le premier abordé la question sous toutes ses faces. Sa solution est hardie et surtout vigoureusement discutée. Elle consiste à attribuer aux peuples du Nord l'introduction de ce genre de notation en Europe.

« La troisième a pour auteur M. Th. Nisard, qui donne aux neumes la même origine qu'aux notes graphiques ordinaires, en usage chez les Romains. Ce système est, comme on le voit, le complément de celui de M. Kiesewetter.

« Ceux qui adoptent l'opinion du savant viennois se fondent : 1° sur ce que le plus ancien livre de chant connu, l'*Antiphonaire de Saint-Gall*, aurait été copié sur l'Antiphonaire même de saint Grégoire, ce qui nous paraît établi aujourd'hui par des documents incontestables; 2° sur un passage du moine d'Angoulême, où il est dit que « tous les chanteurs de France apprirent la « notation romaine, *nota romana*, qui alors « (du temps de Charlemagne) était appelée « *francique* (529); » 3° sur un passage inédit de Guy d'Arezzo, qui se trouve dans quelques manuscrits et qui est ainsi conçu : « C'est de cette manière sans doute qu'est « venu l'Antiphonaire au milieu de tous les « Apuliens et des Calabrois, leurs voisins, à « qui saint Grégoire envoya de tels neumes « par Paul (530). »

« Si l'on objectait à cette opinion que Boèce, le seul auteur qui nous fasse connaître la doctrine musicale des Latins, ne parle pas d'autre notation que de celle par lettres, on répondrait que Boèce a conçu son ouvrage sous un point de vue beaucoup plus théorique que pratique; l'on tomberait dans l'erreur si l'on croyait y trouver tout ce qui est relatif à la pratique, et si l'on jugeait par là que celle-ci était limitée aux seuls points indiqués par ce célèbre philosophe. Il fait bien connaître les noms des notes musicales, mais il ne dit nulle part qu'elles aient été exclusivement figurées par des lettres; il est donc permis d'en douter. On peut croire même, sans s'écarter des conjectures les plus vraisemblables, qu'il existait déjà de son temps une notation usuelle qui, bien que peu digne peut-être de l'attention spéculative d'un philosophe, obtint néanmoins peu à peu la préférence sur la notation par lettres. Le système de M. Kiesewetter, quoique incomplet, ne nous paraît pas avoir été victorieusement réfuté. Il n'a pas été démontré surtout que l'Antiphonaire de saint Grégoire ait été écrit dans une autre notation que la notation neumatique.

« Le système de M. Fétis se base sur l'analogie des neumes avec la notation éthiopienne des églises d'Abyssinie, celle des Chrétiens d'Arménie et les accents des juifs orientaux. M. Fétis en conclut que les neumes auraient passé de l'Orient dans les contrées septentrionales, d'où ils auraient été introduits dans l'Europe occidentale. Poussant plus loin son opinion, M. Fétis assigne une origine spéciale aux deux formes de cette notation qui lui ont paru les plus caractérisées. Ainsi, à l'une il a donné

mélite anglais, nommé Hothby, l'un des plus savants musiciens du XIVe siècle, si l'on en juge par ses nombreux écrits sur la même matière, répandus dans les bibliothèques d'Italie. Il a été découvert par MM. Danjou et Morelot, qui nous l'ont très-obligeamment communiqué. »

(528) *De cantu et musica sacra*, t. II, tab. X, n° 2.

(529) « Correcti sunt ergo Antiphonarii Francorum, quos unusquisque pro suo arbitrio vitiaverat, addens vel minuens; et omnes Franciæ cantores didicerunt *notam romanam*, quam nunc vocant notam *franciscam*. »

(530) « Ita sane procuratum sit Antiphonarium per Apulienses cunctos et vicinos Calabros, quibus tales misit neumas per Paulum Gregorius. At nos, miseri canentes, frequentato tempore sacros libros meditari penitus omittimus, quibus Deus summus bonus loquitur hominibus. » — Manuscrit du XIIe siècle de notre bibliothèque.

le nom de notation saxonne, à l'autre celui de notation lombarde, parce que, suivant lui, les formes des signes de chacune de ces notations se rapprochent le plus de l'écriture de ces peuples.

« Quand on examine soigneusement les notations orientales dont parle M. Fétis, on ne voit aucune analogie entre celle des Ethiopiens et les neumes. Il n'en existe pas davantage entre les neumes et les accents des Juifs. Les notes musicales des Arméniens ont, au contraire, une véritable analogie avec les neumes; mais leur origine est loin d'être aussi ancienne que le prétend M. Fétis. Ceux qui les font remonter le plus haut ne leur assignent pas une date antérieure à la dernière moitié du IVe siècle, et il y a lieu de croire qu'il faut la reporter encore à une époque plus rapprochée de nous. Rien ne prouve donc que la notation musicale arménienne soit assez ancienne pour que les peuples du Nord aient pu en avoir eu connaissance par la voie qu'indique M. Fétis. Tout porte à croire, au contraire, que les Arméniens ont emprunté leur notation des Occidentaux.

« D'un autre côté, pour attribuer aux neumes une origine barbare, il faudrait qu'il fût démontré que les peuples du Nord ont possédé une écriture musicale. Or, non-seulement cela n'est pas établi, mais encore il est fort douteux que les peuples du Nord aient eu une écriture quelconque. Si l'on s'en rapporte à Otfried, moine de Weisembourg au IXe siècle, plus à même que d'autres de se prononcer sur cette question, ses compatriotes ne faisaient pas usage de l'écriture dans leur propre langue (531). Dans sa lettre à Liutbert, archevêque de Mayence, il signale les difficultés qu'il a eues de formuler en lettres latines correspondantes certaines inflexions vocales de ses compatriotes. Il fait connaître que l'écriture latine ne possédait pas toutes les lettres nécessaires à rendre exactement divers sons (532). D'autres témoignages confirment ce fait (533).

« Un des principaux arguments du système de M. Fétis est tiré du rapport qui existe entre certains neumes et certaines écritures employées par les barbares après l'invasion. Mais cet argument n'aurait de la force que s'il était prouvé que ces peuples ont introduit une écriture nationale en Europe. Or, les auteurs du *Nouveau traité de diplomatique* ont démontré que les caractères d'écriture en usage en Europe, postérieurement à l'invasion, descendent de l'écriture romaine comme d'une source commune, et que ce n'est qu'en s'éloignant des premiers temps de l'invasion que des différences et des variétés se sont manifestées. Rien n'est donc moins constant que la substitution d'écritures septentrionales à l'écriture romaine. Il s'ensuit qu'on ne saurait attribuer une origine lombarde ou saxonne à la notation qui aurait même des rapports plus ou moins apparents avec le genre d'écriture de ces peuples aux IXe et Xe siècles.

« M. Th. Nisard, comme M. Kiesewetter, donne aux neumes une origine occidentale et romaine, mais il la porte à une date plus reculée que le savant allemand; il leur attribue en outre la même origine graphique qu'aux notes ordinaires. Selon lui, toute manière d'abréger l'écriture étant appelée *note*, la nature abréviative des neumes aurait valu à chaque signe de l'écriture musicale le nom de note, et les notes musicales, comme les notes tachygraphiques, inventées par Ennius et perfectionnées par Tiro, auraient pour base le point. M. Th. Nisard invoque, comme preuve à l'appui de cette théorie, le passage suivant de Prudence, poëte du IVe siècle.

Præfuerat studiis puerilibus et grege multo
Septus, magister litterarum sederat,
Verba notis brevibus comprehendere multa peritus
Raptimque punctis dicta præpetibus sequi.

« Ce passage, qui se rapporte aux notes sténographiques et nullement aux notes musicales, ne saurait être considéré comme suffisant pour servir de preuve d'un fait aussi important que celui que M. Th. Nisard a eu vue de démontrer. Armé néanmoins de ce texte, M. Th. Nisard marche en avant et, d'induction en induction, il arrive à conclure que les neumes avaient pour base le point. Ce musicologue a été frappé, comme par une sorte d'instinct, de l'idée que les neumes ont leur origine dans l'écriture, mais il n'en a pas découvert le véritable principe. Serons-nous plus heureux? Nous le croyons.

« Les neumes, suivant nous, ont leur origine dans les accents. L'accent aigu ou l'arsis, l'accent grave ou la thésis, et l'accent circonflexe, formé de la combinaison de l'arsis et de la thésis, sont les signes fondamentaux de tous les neumes.

« L'accent est la modification de la voix dans le ton et la durée. Le mot latin *accentus*, qui n'est que la traduction véritable de προσῳδία, signifie, à vrai dire, accompagnement du chant (534); car l'émission simple du son matériel, appelée prononciation syllabique, est accompagnée dans le langage de tous les hommes d'une espèce de modulation qu'on a comparée au chant. On ob-

(531) « Res mira, tam magnos viros, prudentia deditos, cautela præcipuos, agilitate suffultos, sapientia latos, sanctitate præclaros, cuncta hæc in alienæ linguæ gloriam transferre, et usum scripturæ in propria lingua non habere. »

(532) SCHILTER, *Thesaurus antiquitatum Teutonicarum*, t. I, p. 10.

(533) « Dès la fin du IVe siècle, Ulphilas fit transcrire en grec sa version évangélique, traduite en langue gothique et restée orale jusque là. — Ce n'étaient pas seulement les chants historiques qui, jusqu'à Charlemagne, furent conservés par la simple tradition, les lois elles-mêmes semblent avoir été mises par écrit pour la première fois par l'ordre de ce grand monarque. « Qui jura, quæ scripta non erant, describere ac litteris mandare fecit. » (EGINHARD, *Vita Caroli Magni*.) »

(534) « Chez les Grecs et même chez les Romains la grammaire formait une partie de la musique. »

serve dans la prononciation syllabique, comme dans le chant proprement dit, d'une part, l'élévation et l'abaissement de la voix, et, d'une autre, la durée des sons. Bien qu'on ait donné par la suite le nom de quantité à la durée des syllabes et le nom d'accent à l'élévation et à l'abaissement de la voix, le mot accent avait primitivement un sens plus général, il comprenait à la fois ces deux modifications de la voix (535).

« Pris dans son sens restreint et tel qu'on l'entend habituellement, l'accent consiste donc dans l'élévation et l'abaissement de la voix. L'élévation était marquée par le signe appelé *accent aigu*; l'abaissement, par le signe appelé *accent grave*; lorsque l'élévation et l'abaissement avaient lieu sur une même syllabe, on marquait cette modification par le signe appelé *accent circonflexe*.

« Ces signes tendant, dans l'application, au même but que les signes de notation musicale, y a-t-il eu rien de plus naturel que de s'en servir pour marquer les inflexions du chant? Y a-t-il eu rien de plus simple, de plus logique même que d'étendre à toutes les syllabes les signes qui, dans le langage ordinaire, s'appliquaient à quelques-unes seulement, et de les combiner entre eux de façon à exprimer les diverses modulations musicales, plus nombreuses évidemment que les modulations vocales (536)? Les fonctions que les accents remplissent, la place qu'ils occupent, le but qu'ils poursuivent, tout démontre d'une manière irrésistible qu'ils sont l'origine des neumes avec lesquels ils ont une analogie parfaite sous tous les rapports. Cela nous paraît tellement manifeste, que de plus amples considérations seraient superflues.

« Si l'on a donné aux signes musicaux le nom de neume au lieu de leur avoir conservé celui d'accent, cela vient, suivant nous, de ce que l'accent musical remplissait un rôle plus complet que l'accent vocal; de ce que, pouvant être considéré, abstraction faite de toute parole, contrairement à l'accent vocal qui n'en était qu'un accessoire, on a cru convenable de lui donner un nom qui exprimât mieux l'idée de ce son abstrait. Le mot neume tiré du grec πνεῦμα, qui signifie souffle ou son, nous paraît avoir été bien choisi à cet effet.

« Maintenant les faits sont-ils conformes à la théorie que nous venons d'émettre? Nous n'hésitons pas à dire qu'ils en sont la confirmation la plus entière. En effet, les neumes se composent, comme nous l'avons dit plus haut, de signes représentant les sons isolés, et de signes représentant les groupes de sons. Les premiers étaient les neumes simples; les autres, les neumes composés. Les neumes simples, fondamentaux, sont : la virgule, marquant l'élévation de la voix; le point, déterminant l'abaissement. Le neume composé, fondamental, était le signe appelé *clivus* ou *clinis*, représentant à la fois l'élévation et l'abaissement de la voix.

« Pour répondre à une objection qui pourrait être présentée, faisons remarquer de suite que le point n'était pas primitivement appelé ainsi. Ce n'est que plus tard, lorsque la forme de ce signe s'est rapprochée du point, qu'il en a pris le nom. Il suffit de jeter les yeux : 1° sur le tableau des neumes, rapporté par l'abbé Gerbert, où ce signe semble être repris sous le nom de *gnomo*; 2° sur le tableau du XIII° siècle et sur celui du XIV°, formant les n°s 4 et 5 de la planche XXXVIII, où il est appelé *punctus*, pour voir que ce signe y a bien plus la forme de l'accent que du point. C'est seulement après que certaines notes avaient pris la figure d'un point rond ou carré, que le nom de *punctus* a été donné à un des neumes.

« Comme l'accent circonflexe pouvait être grave ou aigu, suivant que le premier son était plus élevé ou plus bas que le second, il y avait deux sortes d'accents circonflexes. Il s'appelait *clivus* lorsque le premier son était plus élevé que le second, et *podatus* lorsque le second était plus élevé que le premier.

« En résumé donc : la virgule représentait l'accent aigu; le point, l'accent grave; le clivus et le podatus, l'accent circonflexe. De ces trois signes combinés les uns avec les autres sont nés tous les autres neumes, ainsi que nous le ferons voir.

« Voilà donc l'origine des neumes bien déterminée, bien constatée.

« Sans vouloir attacher à notre découverte plus d'importance qu'il ne convient de lui en attribuer, nous pensons qu'elle a une certaine valeur sous le point de vue paléographique et par rapport aux conséquences historiques qui en découlent.

« Chapitre III. — *Les neumes antérieurement au VIII° siècle. — Neumes primitifs. — Neumes à hauteur respective. — Neumes à points superposés. — Neumes guidoniens. — Lignes. — Clefs. — Neumes réguliers et irréguliers.* — Il serait difficile de déterminer, d'une manière même approximative, l'époque où l'on a commencé à se servir des accents comme signes particuliers destinés à marquer la modulation du chant. Cela n'a pu avoir lieu cependant que postérieurement à Isocrate; car c'est ce célèbre orateur athénien qui passe pour avoir inventé les accents, dans le but de rétablir la prosodie ou l'accentuation des mots de la langue grecque, qui commençait déjà à se corrompre de son

(535) « Malgré cela l'accent a toujours conservé son caractère prépondérant, à tel point que très-souvent il l'emporte sur la quantité syllabique à laquelle il se substitue. »

(536) « Qui dit même que l'idée de convertir les accents en signe de notation musicale, n'est pas venue de ce que, dans le débit oratoire, ils servaient à indiquer les diverses inflexions que devait prendre la voix de l'orateur, et que c'est pour cela que celui-ci était assisté d'un instrumentiste pour le soutenir dans le ton indiqué par l'accentuation? »

temps. Bien que, suivant toute probabilité, l'idée d'employer les accents comme notes musicales n'ait pas tardé longtemps à recevoir son application, il y a lieu de croire qu'il s'est passé un laps de temps assez considérable avant qu'ils ne fussent parvenus à un degré de développement propre à en former un système de notation proprement dit. Fixer l'époque de cette situation serait impossible en l'absence de monuments ou d'indications écrites. Si nous avions pourtant une opinion à émettre, opinion qui ne pourrait être que conjecturale, nous dirions que, suivant toute probabilité, ce n'est pas aux Romains, mais aux Grecs, que nous devons ce genre de notation, et que son usage date d'une époque voisine de l'ère chrétienne.

« Il en a été toutefois des neumes comme de l'harmonie; les Grecs et les Romains, qui les ont connus, n'ont pas entrevu leurs ressources, encore moins l'avenir qui leur était réservé. La constitution de l'harmonie, qui a fait de la musique un art nouveau, une science nouvelle; l'application et le perfectionnement des neumes, devenus pour la musique la langue universelle; ces deux résultats, d'une portée immense, sont dus au moyen âge et principalement au moyen âge chrétien.

« A la fin du VIII siècle, date de l'*Antiphonaire de Saint-Gall*, le plus ancien livre de chant noté connu, les neumes s'y montrent dans leur complet développement, par rapport du moins aux signes dont ils se composaient. Le manuscrit de Saint-Gall, le tableau de neumes du IX siècle, rapporté par l'abbé Gerbert, et quelques autres monuments de cette époque, en sont la preuve. C'est donc pendant les premiers siècles du christianisme que la notation neumatique s'est constituée et développée; c'est dans les premiers monuments de tradition chrétienne qu'elle apparaît pour la première fois comme un fait déjà en pleine vigueur. Il serait difficile de préciser avec certitude les diverses phases qu'elle a parcourues pendant cette période, mais il est impossible de contester que ce soit au sein du christianisme que s'est perfectionné ce remarquable instrument de propagation mélodique. Sans nier la part qu'ont pu y avoir prise les Papes, qui sont réputés avoir donné une attention particulière au chant ecclésiastique, on peut avancer, sans craindre de se tromper, que les neumes ont dû recevoir leur principal degré de perfectionnement dans l'école de saint Grégoire. On sait, en effet, que cet illustre pontife, pour assurer l'exécution parfaite des mélodies chrétiennes, avait institué une école de chantres qui, au temps de Jean Diacre, existait encore à Rome. Nul doute que la notation neumatique, comme mode de conservation et de propagation des chants recueillis avec tant de zèle, y a été enseignée avec soin; nul doute qu'elle y a reçu des développements et des améliorations; nul doute encore que c'est de là qu'elle a été répandue dans toute l'Europe par les missionnaires chrétiens, munis de livres copiés dans l'école et sous les yeux mêmes, pour ainsi dire, de saint Grégoire.

« Depuis le VIII siècle jusqu'à la fin du XII, c'est-à-dire pendant quatre des plus beaux siècles de la liturgie musicale, les neumes ont été la notation exclusivement adoptée dans toute l'Europe, tant pour les chants ecclésiastiques que pour la musique profane. Dès la fin du XI siècle, on la trouve établie en France, en Italie, en Allemagne, en Angleterre et en Espagne. Sauf quelques modifications de détail, résultat du génie calligraphique de tel ou tel peuple, il est facile de reconnaître qu'ils procèdent tous d'une seule et même source.

« Pendant ces quatre siècles il s'est opéré dans les neumes de nombreuses modifications, d'importantes transformations, qui les ont toujours conduits de plus en plus près de la notation carrée. Sous le point de vue historique, on peut les diviser en neumes primitifs, en neumes à hauteur respective, en neumes à points superposés et en neumes guidoniens. Ces divisions correspondent à trois périodes où les principales transformations ont eu lieu; mais il est à remarquer que l'amélioration qui caractérise les neumes des trois dernières classes n'a pas été assez absolue pour faire disparaître les systèmes antérieurs. Ainsi, au X siècle, aux XI et XII, on trouve des livres de chant écrits en neumes primitifs, et, après Gui d'Arezzo, on voit continuer, presque avec un égal succès, l'usage des neumes à hauteur respective et des neumes à points superposés.

« Les neumes primitifs sont écrits au-dessus du texte, sans lignes et sans clefs. La position d'élévation ou d'abaissement ne paraît pas y avoir été le caractère déterminatif absolu de l'intonation; la hauteur respective des signes n'en était pas du moins le principe général. Quelques signes, tels que le *scandicus*, le *climacus* et plusieurs autres, ont dû toujours être régis par la hauteur respective des points; et c'est probablement ce qui a donné lieu à l'idée de donner à tous les neumes une position relative d'élévation et d'abaissement.

« Les neumes primitifs ont été seuls en usage jusqu'à la fin du IX siècle. Vers cette époque, on voit dans certains manuscrits une tendance à donner à presque tous les neumes une position de hauteur déterminée. Au commencement du X siècle, ce principe, étendu à tous les signes, est complétement adopté; il en surgit même un système, où les signes sont superposés et en même temps simplifiés par la suppression d'un grand nombre de ligatures. C'est ce genre de neumes pour lesquels nous adoptons le nom de *neumes à points superposés*.

« L'introduction du principe de la hauteur respective des neumes a été un progrès considérable; il a exercé la plus grande influence sur la notation musicale. Par leur position d'élévation et d'abaissement, les neumes parlaient aux yeux en même temps qu'à l'intelligence; l'esprit était astreint à un effort bien moins grand qu'auparavant. Mais l'application de ce principe, tant dans les neumes à points superposés que dans les autres, lorsqu'il s'agissait de mélodies un peu compliquées, n'était pas toujours exempte d'erreurs, surtout chez les copistes peu intelligents. Il en résultait des hésitations, des incertitudes chez les chanteurs. Pour obvier à ces inconvénients, on imagina de tracer au-dessus du texte une ligne parallèle qu'on marqua d'abord à la pointe sèche, puis à la plume avec de l'encre rouge ou noire. Cette ligne, à laquelle on assigna la place d'une note fixe, servait aux notateurs de point de ralliement pour maintenir les signes dans une position de hauteur exacte, et elle aidait les chantres dans la lecture, en leur montrant une note invariable et leur fournissant les moyens de reconnaître avec plus de facilité et de certitude la signification des signes placés au-dessus et au-dessous de cette ligne. Dans les commencements, la ligne ne portait aucun signe indicatif de tonalité; bientôt elle fut marquée, soit par une lettre placée en tête de la ligne, soit par une couleur.

« Ces modifications, dont l'auteur n'est pas connu, se sont propagées avec une grande rapidité dans toute l'Europe, car on trouve des manuscrits ainsi notés dans les principales bibliothèques. Quant aux neumes à points superposés, dont l'usage a prévalu dans le midi de la France, ils n'ont trouvé que peu d'accueil en Italie; mais on y rencontre une autre espèce de neumes superposés.

« Les neumes guidoniens marquent une nouvelle période d'amélioration et de progrès. Gui d'Arezzo, avec la perspicacité qu'il a mise dans tout ce qui concerne la pratique, donna au système de lignes une nouvelle impulsion qui compléta la portée musicale. A la ligne, proposée et adoptée par ses devanciers, il ajouta une nouvelle ligne parallèle qui fut placée au-dessus de la première. Celle-ci, tracée en encre rouge, portait en tête la lettre F, qui était la clef de *fa*; la seconde, marquée en encre jaune, avait en tête la lettre C, qui était la clef d'*ut* (537).

« Une amélioration aussi importante, qui mettait les deux lignes, rouge et jaune, tantôt à une quinte, tantôt à une quarte de distance l'une de l'autre, contribua beaucoup à rendre la lecture de la musique plus facile, et fit disparaître presque toutes les incertitudes qui existaient auparavant. Cependant la position de trois notes intermédiaires n'était pas encore fixée pour qu'il n'y eût pas d'erreur possible. Gui ajouta deux autres lignes, qui furent marquées à la pointe sèche dans l'épaisseur du vélin, quelquefois à la plume. Elles furent placées, l'une entre les deux lignes rouge et jaune, l'autre tantôt au-dessous de la ligne rouge, tantôt au-dessus de la ligne jaune.

« Lorsqu'on se contenta des deux lignes principales, rouge et jaune, système qui prévalut pendant fort longtemps, surtout en Italie, la ligne jaune était toujours au-dessus de la ligne rouge. Mais, dans le système avec lignes intermédiaires tracées dans le vélin, la ligne rouge était tantôt au-dessus, tantôt au-dessous de l'*ut*; dans le premier cas, la place de l'*ut* tombait dans le deuxième espace inférieur; c'était alors l'espace qui portait la couleur ou la lettre (538). Cette explication de Gui d'Arezzo prouve clairement que son système se composait de la portée complète.

« Les lignes de couleur n'étaient pas d'une rigueur absolue; on marquait les quatre lignes tantôt dans l'épaisseur du vélin, tantôt en encre rouge ou noire. Alors il fallait nécessairement placer au commencement d'une ligne ou de deux des lettres indiquant la place des notes principales (539), ou au moins à la tête d'une des lignes un point qui marquât le *fa* (540).

« Les lettres ainsi placées à la tête des lignes principales sont l'origine des clefs de la notation moderne. Nous avons fait voir ailleurs (541) que c'est l'altération et la transformation des lettres F, C et G, qui ont produit nos clefs de *fa*, d'*ut* et de *sol*.

« Ainsi plus de doute sur la tonalité; son point de départ était déterminé par des lettres ou par des lignes colorées qui servaient de clefs; plus d'incertitude sur les intervalles, ils étaient fixés par les lignes; plus d'erreur possible, par conséquent, dans l'exécution des chants notés. Arrivés à ce point, les neumes étaient devenus faciles à lire pour tout le monde. Peu de temps suffisait pour s'y instruire et lire à livre ouvert (542). Dès ce moment une profonde dé-

(537) « Quia, in toto antiphonario et in omni cantu, quantæcunque lineæ vel spatia unam eamdemque habent litteram vel eumdem colorem, ita per omnia simili modo sonant. » (GUIDO, *Prologus in prosa*. Manuscrit du XIIe siècle, de notre bibliothèque.) — « Sive in lineis, sive inter lineas ipsi ducuntur colores. » (*Ibid.*)

(538) « Ubicunque igitur videris crocum, ipsa est littera tertia; ubicunque videris minium, ipsa est littera sexta. » (GERB., *Script.*, t. II.)

(539) « Idcirco has duas, litteram scilicet et c vel etiam colores quibus notantur, tantopere observari præcipimus, quoniam per eas aliæ notæ reguntur, eisque de loco motis cæteræ pariter moventur. » (JOAN. COTTON, *apud* GERB., *Script.*, t. II, p. 260.)

(540) « Quidam tamen si color desit, pro minio punctum in principio lineæ ponunt. » (JOAN. COTTON *Musica*, apud GERB., *Scriptores*, tom. II, p. 260.)

(541) *Mémoire sur Hucbald*, p. 156 et suiv.

(542) « Taliter etenim, Deo auxiliante, hoc antiphonarium notare disposui, ut per eum leviter aliquis sensatus et studiosus cantum ignotum discat; et, postquam partem ejus bene per magistrum cognoverit, reliqua per se sine magistro indubitanter agnoscat. De quo si quis me mentiri putat, veniat, experiatur et videat, quia tales apud nos hoc pueruli faciunt, qui pro psalmorum vulgarium litterarum ignorantia sæva adhuc suscipiunt flagella, qui sæpe et ipsius antiphonæ quam per se sine magistro recte possunt cantare, verba et syllabas nesciunt pronuntiare. Quod cum Dei adjutorio leviter aliquis sensatus et studiosus poterit facere, si, cum quanto studio neumæ disponantur, curet agnoscere. » (GUIDO, *Prol. en prose*. Ms. du XIIe siècle, de notre bibliothèque.)

munication s'est établie entre les neumes primitifs et les neumes guidoniens. Jean Cotton appelle ceux-ci *neumes réguliers ou musicaux*, par opposition aux neumes primitifs auxquels il donne le nom de *neumes irréguliers* (543). Ces dénominations sont, au surplus, basées sur le caractère même de ces deux sortes de neumes. Au fur et à mesure que des améliorations se sont produites, les neumes primitifs et irréguliers ont dû perdre et ont perdu effectivement de leur vogue, mais ils ont continué, nous l'avons fait observer, à être employés par les routiniers, et, comme le dit encore Jean Cotton, par les clercs ignorants et rustiques. Aussi, en signalant leurs nombreux défauts, le doute, l'incertitude, l'erreur qu'ils occasionnaient, la corruption qui en résultait dans le chant ecclésiastique, engage-t-il vivement les musiciens à les rejeter et à adopter le système de neumes réguliers. »

Après tout ce qu'on vient de lire, que conclure ? Rien encore, et s'il y avait moyen de conclure, cet article NOTATION ne serait pas certes aussi volumineux. Des cinq ou six écrivains dont nous avons exposé les opinions, deux au moins n'ont pas dit encore leur dernier mot : le P. Lambillotte et M. Th. Nisard. Voici deux nouveaux champions qui entrent dans la lice : MM. Tardif et Vincent. Le premier est un élève de l'Ecole des charte, qui a fait preuve d'érudition et de sagacité; le second est un maître jusqu'à ce jour peu habitué à se tromper. Attendons. D'ici à la publication de ce *Dictionnaire*, la question aura peut-être changé de face.

NOTATION BLANCHE. — Cette notation, qui consistait dans la substitution des notes blanches ou vides, aux notes noires ou colorées (*notæ coloratæ*) dont on se servait auparavant, remonte à la fin du XIVe siècle. Les ouvrages de Guillaume Dufay, de Binchois et de Dunstaple, mais particulièrement ceux de Dufay, sont les plus anciens, où les notes blanches sont habituellement employées. Toutefois on trouve dans le *Traité du contrepoint et de la notation* de Jean de Muris, ainsi que dans les livres de Marchetto de Padoue, des exemples de la *notation blanche* mêlée à la notation noire. De plus, si ce que dit M. Fétis est vrai, il prouverait, 1° par un traité de contrepoint de Jean de Muris, et un traité de musique daté de Paris le 12 janvier 1375, dont il est possesseur, que la *notation blanche* était déjà connue en France avant Guillaume Dufay, ou du moins dans sa jeunesse, quoique, poursuit M. Fétis, d'un usage peu répandu et bien qu'elle fût peu perfectionnée; 2° par la publication de morceaux de musique composés dans la première moitié du XVe siècle, que l'usage de la *notation blanche* ne s'était pas tellement répandu, qu'on ne se servît de la noire à cette époque; enfin, 3° par deux chansons à trois voix, composées également au temps de Dufay dans les Pays-Bas, et tirées d'un manuscrit des archives de Gand, que la notation noire était encore celle dont on se servait alors dans ce pays. (Voy. *Biog. univ. des mus.*, art. *Dufay*.)

A l'égard de l'origine de la *notation blanche*, M. de Coussemaker fait remarquer que la notation colorée exigeant l'emploi de plusieurs sortes d'encre, avait dû paraître d'un usage aussi incommode pour le compositeur que pour le notateur, et c'est ce qui, suivant lui, aura engagé quelque musicien à remplacer les notes noires par les blanches, et les rouges par les noires. (Voy. *Notic. sur les coll. mus. de la bib. de Cambrai*; Paris, 1843, p. 38.)

NOTATION FIGURÉE, MESURÉE, PROPORTIONNELLE. « — On nomme *notation*, dit M. Th. Nisard, tout système d'écriture musicale par des caractères spéciaux.

« Au moyen âge, on représentait ces sons, dans la musique mesurée, par des notes carrées ou losanges, soit blanches, soit noires, soit isolées, soit unies par des ligatures. Des règles spéciales et très-compliquées désignaient la valeur respective de chaque note, sans qu'il fût pour cela nécessaire de séparer chaque mesure par des barres, comme on a coutume d'en user aujourd'hui.

« Cette écriture musicale avait différents noms. Elle était appelée *mesurable*, *mesurée*, *carrée*, *proportionnelle*, *figurée*, etc. Toutes ces épithètes avaient pour raison déterminante le point de vue sous lequel on considérait la musique mesurée. Avait-on plus spécialement l'intention de rappeler les inextricables *proportions* sur lesquelles les différentes mesures musicales étaient alors fondées ? on disait *notation* ou *musique proportionnelle*. Faisait-on allusion à la mesure elle-même ? c'était alors *la musique* ou *la notation mesurée*, *mesurable*, etc. S'agissait-

(543) « Hoc autem de *musicis et regularibus neumis* breviter intimare possumus, quod musica tam vero tamque levi tramite ducat cantorem, ut, etiam si velit, errare non possit : et postquam quivis, seu magnus, seu pusillus, quatuor historias, vel totidem officia per eas a præcentore didicerit, Antiphonarium totum et Graduale absque magistro addiscere poterit. *Irregulares* vero, ut ostentum est, dubietatem gignunt et errores, nec tantulam utilitatem cantori conferre valent, ut postquam per eas totum graduale usque ad unum officium, et, ut amplius dicam, usque ad unam communionem a magistro didicerit, illam unam communionem, quæ restat, canere per se sciat. Liquet ergo, quod qui istas amplectitur, amator est erroris ac falsitatis, qui autem musicis adhæret neumis, tenere vult semitam certitudinis et veritatis. » (J. COTTON, apud GERB., *Script.*, t. II, p. 259.) — Le passage suivant fait voir qu'il ne saurait y avoir de doute sur ce que J. Cotton entend par *neumes irréguliers* : « Qualiter autem, dit-il, *irregulares neumæ* potius errorem quam scientiam generent, in virgulis et in clinibus, atque podatis considerari perfacile est. Quoniam quidem et æqualiter omnes disponuntur, et nullus elevationis vel depositionis modus per eas exprimitur. » (*Ibid.*, p. 258.) Une faute de copiste ou de typographie, qui a transformé *irregularibus* en *in legalibus*, dans une autre phrase du même chapitre, a fait croire à M. Nisard (*Etudes sur les anciennes notations*) que J. Cotton avait donné le nom de *légaux* aux neumes primitifs. C'est une erreur qu'il suffit de signaler pour la rendre évidente.

il d'exprimer la figure même des notes de cette espèce de musique ? on employait dans ce cas les expressions de *carrée* ou de *mesurée*.

« L'histoire de la *notation* de cette musique embrasse deux intéressantes périodes : celle de la *notation noire* et celle de la *notation blanche*.

« La *notation* noire est la première en date, elle remonte à l'origine même de la musique mesurée en Europe. L'époque précise de cette origine n'est point connue d'une manière chronologique. Tout ce que l'on sait à cet égard, c'est qu'il y avait, dès la fin du IVᵉ siècle, un chant mesuré (544), rhythmé, essentiellement différent du chant connu plus tard sous le nom de grégorien. Dom Jumilhac dit, en parlant de ce chant : « Il « est certain que Guy Aretin entendoit trop « bien la theorie et la pratique du chant « pour omettre un point si important à la « métrique, et qu'il sçavoit avoir esté si soi- « gneusement cultivé par saint Ambroise et « saint Augustin. C'est pourquoy non-seu- « lement il fait mention expresse de ces « chants metriques, mais encore, après avoir « traité des lignes, des notes et des clefs « avec lesquelles les intervalles doivent estre « marquez, il témoigne qu'il n'a pas eu « moins de soin de distinguer dans les figu- « res de ses notes leur temps et le temps de « leurs cadences que leurs intervalles. »

« Tout concourt donc à démontrer que saint Ambroise et son disciple, saint Augustin, ont introduit dans l'Eglise le chant métrique, puisque saint Augustin lui-même le dit dans son ouvrage sur la musique; le saint docteur ajoute que l'illustre pontife de Milan suivit en ce point la coutume des peuples orientaux : *Secundum morem orientalium partium*. (Lib. IX *Confess.*, cap. 7.)

« La constatation de ce fait historique, corroboré par le témoignage de saint Augustin, à la fin du IVᵉ siècle, et par les enseignements pratiques de Gui d'Arezzo, qui vivait six cents ans plus tard, nous conduit à des résultats d'une grande importance; c'est :

« 1° Que saint Ambroise a importé dans l'Europe le chant mesuré (encore une fois le chant métrique);

« 2° Que cet illustre docteur a imité, en ce point, la musique des peuples orientaux (545). »

. . . .

L'auteur s'appuie ici sur le témoignage de M. Fétis, qui dit (*Revue* de M. DANJOU, 1846, p. 225) que *de tout temps* les chantres de la chapelle pontificale ont conservé quelque chose des règles périodiques dans l'exécution des hymnes. « Or, poursuit M. Th. Nisard, c'est précisément la mélodie de ces hymnes qui forme le fond essentiel du chant ambroisien ; et comme ce chant a toujours été en vigueur, on peut et on doit dire, pour être dans l'exacte vérité, qu'il a donné naissance à la musique mesurable des temps modernes, et que, sous ce rapport, il n'était point distinct de l'art mondain (546)..... »

Je ne sais si cette conjecture n'a pas quelque chose d'exagéré ; mais quant à l'antiquité des chants cadencés et rhythmés, et à leurs rapports avec les chants mondains, voici un texte de l'abbé Lebeuf auquel, ce me semble, on n'a pas fait assez d'attention. Lebeuf, d'après Mabillon, parle d'abord des chants rhythmés « dont saint Adelme, évêque « de Sherbone, en Angleterre, sut adroite- « ment se servir au VIIᵉ siècle pour gagner « à Dieu quantité de peuples. » (MABILL., *Sæculo Benedict.* IV, part. I, p. 726.) Evidemment, si saint Adelme se servit *adroitement* de certains chants *pour gagner quantité de peuples à Dieu*, ces chants devaient avoir beaucoup de ressemblance avec les chants mondains. « A Rome, poursuit Lebeuf, « où les proses sont plus rares, la coutume « étoit aux XIIᵉ, XIIIᵉ et XIVᵉ siècles d'en chan- « ter à la fin des repas que le Pape donnoit aux « grandes fêtes à tout le clergé. » (MABILLON, tom. II, *Mus. ital.*, ord. rom. XI, p. 129, ord. XII, n. 35). « Et il est certain que plu- « sieurs Papes conçurent une grande idée « de Notker, moine de Saint-Gal (*sic*) au Xᵉ « siècle, sur ce qu'il en avoit mis en chant « un grand nombre (547.) »

On peut donc conclure d'après ce qui précède que les chants cadencés et rhythmés ont précédé l'institution du chant grégorien et se sont perpétués sans interruption, même dans l'Eglise ; mais revenons à la *notation* et laissons parler encore M. Th. Nisard :

« Peu à peu on sentit la nécessité de représenter par des signes arbitraires la durée des sons. On commença....... par la *notation* noire, écriture musicale d'une grande ressemblance avec celle dont nous nous servons encore dans le plain-chant. Il y eut d'abord des divergences assez considérables, car chaque époque eut son système de notation. Ce fut dans le XIIᵉ siècle seulement que les règles de l'écriture musicale prirent un caractère à peu-près général d'uniformité, grâce aux travaux de Francon célèbre écolâtre de Liége....» (Th. NISARD, *loc. cit.*) On peut faire remonter les ouvrages de Francon à la première moitié du XIᵉ siècle.

« Le livre qu'il (Francon) composa sur la musique figurée a pour titre : *Ars cantus mensurabilis mensurata per modos juris et cum allegationibus ad hoc sufficienter inclusis.* » (*Ibid.*)

Entre Francon et Jean de Muris auteur du *Speculum musicæ*, 1321, se placent d'autres théoriciens de la musique figurée, ce sont :

(544) N'était-ce pas plutôt un chant métrique qu'un chant mesuré? ainsi que le dit Jumilhac. La mesure musicale n'existait pas encore, il n'y avait que le chant métrique qui naissait des divers mètres des vers.

(545) *De la notation proportionnelle du moyen âge*, par M. Th. NISARD, tiré à 50 exempl. ; janvier 1847.

(546) Th. NISARD, *ibid.*

(547) *Dessein d'un recueil d'hymnes nouvelles, avec les plus beaux chants, selon chaque mesure*, par M. LEBEUF, *Mercure de France*, août 1726.

Walter Odington, auteur d'un traité de musique composé vers 1217; Jérôme de Moravie, XIIIe siècle: Marchetto de Padoue, auteur du *Pomerium musicæ mensuratæ*, 1283 à 1310; Philippe de Vitry, à qui l'on doit l'*Ars cujusvis compositionis de motetis* (548).

« L'époque où nous sommes arrivés, continue M. Th. Nisard, pourrait se nommer *période de transition entre la notation noire et la notation blanche*. En effet, ce dernier élément apparaît déjà dans l'ouvrage de Jean de Muris.

« Voici, pensons-nous, quelles furent les causes de l'abandon total de la *notation* noire.

« Depuis longtemps, *quelques* musiciens se servaient d'encre rouge pour écrire certaines notes dont ils voulaient modifier la valeur; Marchetto de Padoue est le plus ancien auteur connu qui fasse mention de cette particularité. Thomas Morley, écrivain anglais de la fin du XVIe siècle, en donne des exemples dans son livre intitulé: *A plaine and easie introduction on to practical musicke*, etc. Jean de Muris en parle aussi. Voici ses paroles: « Tempus partim perfectum et partim imperfectum, et modus continetur in moteto *Guarison selon nature*. Et ista sufficiunt de divisione temporis et modi. Qua de causa RUBEÆ NOTULÆ PONANTUR IN MOTETIS? NE ID SOLUM VIDEAMUR IGNORASSE, quia principaliter duabus de causis ponuntur, vel quia rubeæ de alia prolatione mensurantur, vel canuntur ut in *Thoma tibi obsequia*, apparet, quia in tenore illius moteti nigræ ex tempore imperfecto et modo perfecto cantantur, rubeæ vero econtra: vel rubeæ ponuntur, quia reducuntur, sub alio modo; ut in moteto *In arboris epyro*. Nam in tenore illius moteti NIGRÆ NOTULÆ SUNT IMPERFECTÆ DE TEMPORE IMPERFECTO, ET RUBEÆ PERFECTÆ DE TEMPORE PERFECTO, VEL RUBEÆ ALIQUANDO ponuntur in elegiis et rondellis hinc et illuc, ut ad invicem possint cum aliis perfectionibus computari. Secundo modo rubeæ ponuntur, ut pronuntiantur in diapason, ut in moteto *Lampadis os manuum*. Aliquoties vero ponuntur, ut longa ante longam non valeat tria tempora; vel ut secunda duarum brevium inter longas posita non alteretur ut in tenore: *In nova fert animus*. »

« On conçoit sans peine que l'obligation où l'on était d'employer deux sortes d'encre devait être incommode au compositeur et au copiste; et c'est ce qui engagea sans doute quelques musiciens, pour n'employer qu'une seule encre, à remplacer les notes noires par des notes *vides* ou blanches, et les notes rouges par des notes noires ou *pleines*, auxquelles on continua de donner le nom de *notæ coloratæ*. Ajoutons que les figures de notes se multipliant pour satisfaire aux progrès de la musique mesurable, il fallut bien écrire en *notation* blanche les signes musicaux qui, jusque là, avaient été représentés en notation noire, afin que l'on pût distinguer les nouvelles combinaisons de notes d'un mouvement plus vif, qui furent représentées par des figures noires.

« Les auteurs qui ouvrent, à proprement parler, la période de la *notation* blanche, sont Guillaume Dufay, né à Chimay, dans le Hainaut; Jean Dunstaple, natif d'Ecosse, et Egide Binchois, que l'on croit avoir vu le jour dans la Picardie.

« Dufay, Dunstaple et Binchois vivaient dans la première moitié du XVe siècle; leur influence sur les perfectionnements de la *notation* musicale ne saurait être mise en doute, car elle est attestée par Tinctoris, Adam de Fulde, Spotaro et Gaffori, écrivains qui vivaient à peu près à la même époque.

« La période de la *notation* blanche commence donc dans la première moitié du XVe siècle; elle se modifia dans les dernières années du XVIe et produisit bientôt la notation qui est actuellement en usage (549). »

NOTATION PROPORTIONNELLE. — La notation des XVe et XVIe siècles manquant de signes pour marquer les mesures, il s'ensuivit qu'on ne pouvait distinguer les mesures entre elles que par l'appréciation des valeurs et des proportions de chaque note; nous disons des *proportions*, parce que telle figure changeait de valeur suivant qu'elle avait la queue tournée à droite ou à gauche, suivant qu'elle était précédée ou suivie de tel ou tel signe. Cette combinaison des *ligatures*, des *modes*, des *muances*, des *prolations*, etc., etc., formait ce qu'on a appelé la *notation proportionnelle*.

NOTATION NOIRE. — Cette notation, qui se composait de notes, dont le plein était marqué à l'encre, remonte au XIe siècle. On en trouve les premières traces dans les ouvrages de Francon de Cologne, et elle a été en usage en France et dans la Belgique jusqu'à la dernière moitié du XVe siècle. Toutefois, vers cette époque, la notation blanche commença de se substituer à la *notation noire*, ou du moins à se mélanger avec elle. Mais dans les temps voisins du XVIe siècle, il serait difficile de signaler des fragments de *notation noire*.

A l'égard de la *notation colorée* (*notæ coloratæ*), c'est-à-dire composée de notes rouges et noires, elle rentre, comme on va s'en convaincre dans la *notation noire*.

Marchetto de Padoue, écrivain du XIIIe siècle, est le plus ancien auteur qui fasse mention d'un système de notation dans lequel les couleurs ou des signes particuliers

(548) Voir, dans la brochure que je cite en l'analysant, et qui est d'ailleurs reproduite dans la nouvelle édition de Jumilhac, pp. 150-155, les divers points de contestation auxquels ont donné lieu, parmi les savants, les écrits de Muris et de J. de Moravie.

(549) Th. NISARD, *loc. cit.* Voir à la suite de cette brochure les auteurs qui ont traité de la *notation blanche*.

auraient servi pour désigner les notes *parfaites* et *imparfaites*. Cette notation semble avoir été en usage pendant un certain temps. Un écrivain anglais du XVIe siècle, Morley, fait mention de cette particularité. Jean de Muris dit que la *notation colorée* n'aurait été usitée que dans les élégies et les rondeaux : *Notulæ rubeæ aliquando ponuntur in elegiis et rondellis, huc et illuc, ut ad invicem possint cum aliis perfectionibus computari*. On a vu à l'article NOTATION BLANCHE, que l'obligation d'employer deux sortes d'encre avait probablement inspiré à quelques musiciens l'idée de substituer la note blanche ou vide aux notes noires, et celles-ci aux notes rouges. C'est pourquoi on continua de donner le nom de *notation colorée* (*notæ coloratæ*) aux notes noires. La notation rouge et noire ne paraît pas cependant avoir été d'un usage très-répandu, et les pièces notées de cette manière, appartenant à cette époque, sont en petit nombre. (Voy. *Not. sur la coll. mus. de la bib. de Cambrai*, par M. DE COUSSEMAKER, p. 38.)

NOTE. — Le mot de *nota* a été appliqué dans l'origine à un signe calligraphique pour simplifier les procédés de l'écriture. La *note* musicale est venue des points neumatiques qui étaient une *notation* abrégée. Quoi qu'il en soit, on a donné à la chose indiquée le nom du signe qui la représentait. Jumilhac, qui fait cette dernière remarque, nous dit que « Boèce les a ainsi nommées (les *notes*), et nous a laissé les caractères dont les anciens se servoient pour les désigner. Aretin (Guido) a semblablement donné le mesme nom de notes aux lettres de son monocorde ou de sa gamme, et marque toujours la difference des sons et leurs intervalles par les mesmes lettres. L'on a encore attribué le nom de syllabes aux sons, depuis que Guy Aretin en a accompagné ses lettres, afin de faciliter la prononciation des mesmes sons aux enfants à qui il apprenoit le chant. » (JUMILHAC, *La science et prat. du pl.-ch.*, part. II.) On voit que l'auteur fait ici allusion aux premières syllabes de chaque vers de l'hymne de saint Jean-Baptiste : *Ut queant laxis*, etc., etc.

Ailleurs (part. II, chap. 14), l'auteur que je viens de citer dit encore : « Tout ainsi que les lettres ont esté inventées pour signifier et le nombre et la difference des sons et des voix, de mesme les *notes* ont esté establies pour donner à connoistre les mesmes lettres, et consequemment les sons, les voix et les syllabes dont elles sont les signes. C'est pourquoy les notes ne sont autre chose que les signes des lettres, ou des syllabes que l'on employe au lieu des voix ; de mesme que les lettres et les syllabes ne sont aussi que les signes des voix.

« Le sujet pour lequel on s'est servi aux livres du chant de *notes* ou de figures au lieu de lettres ou syllabes, a été afin d'exempter la lettre ou le texte de leur meslange, de distinguer plus nettement l'un d'avec l'autre, et par ce moyen éviter toute occasion de confondre les lettres du texte avec les lettres qui servent de *notes*.

« La façon avec laquelle ces *notes* sont placées n'augmente pas peu cette distinction, et rend leur usage aussi facile que commode. Car au plain-chant elles sont appliquées ou bien sur les quatre lignes parallelles des lignes du chant, ou bien dans les interlignes des mesmes lignes, ou bien dans l'espace qui est immediatement au-dessus ou au-dessous des deux lignes extresmes; tous lesquels espaces joints ensemble font le nombre de neuf, qui peuvent recevoir un pareil nombre de *notes* ou de voix, auquel chaque mode de chant a accoutumé d'estre borné.......

« Quand les *notes* excedent le nombre de neuf (ainsi qu'il a coustume d'arriver aux modes mixtes), l'on change ou transpose la clef sur une autre ligne ou plus haute ou plus basse, suivant que le chant demande à monter ou à descendre, et en mesme temps l'on ajoute un renvoy ou guidon, immediatement après la derniere *note* qui precède le transport de la clef. »

On sait que les *notes grégoriennes* étaient les sept premières lettres de l'alphabet A B C D E F G appliquées aux sons *la si ut ré mi fa sol*, qui sont les noms de nos *notes* actuelles. *Voyez* les diverses *notes* des systèmes de notation de Boèce, d'Herman Contract. *Voyez* aussi les *figures des notes*.

Le nom des notes est venu d'une méthode mnémonique que Guido d'Arezzo avait inventée pour ses élèves, pour apprendre un chant qu'ils ne savaient pas encore, *ad inveniendum ignotum cantum ;* il leur conseillait de prendre une mélodie déjà connue et de composer les intonations des notes de cette mélodie connue avec celles du chant qu'il s'agissait de graver dans sa tête. C'est ainsi qu'il se servait, comme il le dit lui-même, du chant de l'hymne de saint Jean-Baptiste :

> Ut queant laxis, Resonare fibris
> Mira gestorum, Famuli tuorum
> Solve polluti, Labii reatum
> Sancte Joannes.

« Prenant à cet effet, dit Jumilhac (part. II, chap. 11, p. 86), la premiere syllabe de ces trois vers saphiques, avec la premiere qui suit aprez la cæsure de chacun de ces trois vers, suivant l'ordre et la proportion des degrez harmoniques qu'avoit lors la melodie de ces trois vers, qui, en montant de bas en haut, faisoit un hexacorde ou sexte majeure composée de quatre tons et d'un demy ton au milieu des quatre tons, avec une si belle disposition, que les trois especes de quarte y sont contenues, et que les tons s'y eslevent toujours de bas en haut depuis les syllabes d'*ut* à *ré*, de *ré* à *mi*, de *fa* à *sol*, et de *sol* à *la*. » Voilà l'origine des sept notes *ut ré mi fa sol la ;* quant au *si*, il n'a pas été ajouté par Jean Lemaire comme tant d'écrivains l'ont cru

Cette erreur a été rectifiée dans des documents que nous donnons au mot SOLMISATION. M. S. Morelot a parfaitement éclairci le fait.

NOTE CHANGÉE. — Artifice au moyen duquel une ou deux dissonances se substituaient par un saut de tierce à une consonance que l'oreille attendait et que la suite de la mélodie semblait indiquer. Il n'est pas aisé de saisir la raison de pareilles combinaisons qui semblent, avant tout, se rattacher à certaines habitudes du chant et à certains ornements selon le goût des chanteurs que les compositeurs cherchaient à satisfaire. M. Fétis cite plusieurs curieux exemples de la note changée. (*Voy.* surtout son *Esquisse de l'hist. de l'harm.*, pp. 20 et 21, et son *Traité du contrepoint et de la fugue.*)

Cette figure cessa d'être en usage à la fin du XVIe siècle, ce qui semble confirmer ce qui vient d'être dit, savoir, qu'elle était de ces choses qui dépendent du caprice de la mode et des ornements d'exécution.

Le savant théoricien que nous venons de nommer, M. Fétis, ayant à analyser, dans la *Revue* de M. Danjou, un *Ascendit Christus* dont il fixe l'époque au XIIe siècle, s'exprime ainsi : « Ce morceau offre le plus ancien exemple connu du saut de la dissonance, qui a été appelé plus tard *la note changée.* Cet exemple se voit au début de la partie qui fait le *déchant* ou contrepoint, dans la suite des notes *fa, mi, ut,* contre *fa* du ténor ; *mi,* qui fait un intervalle de septième contre *fa,* fait un saut descendant de tierce sur la quinte. Les anciens auteurs considéraient, dans les cas de cette espèce, la septième comme tenant lieu de la sixte et la quarte comme remplaçant la tierce. La raison de cette règle de *note changée* consiste en ce que les sixtes et la tierce majeure n'étaient point encore comptées dès lors comme consonnances agréables, et que l'emploi de la septième et de la quarte paraissaient d'un meilleur emploi tonal que ces intervalles considérés dans la musique moderne comme les consonnances les plus douces. De là vient que la sixte n'est employée dans ce morceau, et dans plusieurs autres d'une époque postérieure, que pour le passage à la quinte ou à l'octave, par mouvement conjoint. A l'égard de la tierce majeure, elle n'y apparaît pas une seule fois. »

NOTE FEINTE. — Sous l'empire de l'ancienne tonalité du plain-chant, l'aversion que les musiciens avaient pour la relation du triton ou de la note *fa* contre *si* était telle que les maîtres les plus habiles se faisaient une loi d'intercaler des notes altérées, soit par le bémol, soit par le dièse, même contrairement aux conditions tonales du mode dans lequel ils écrivaient, afin de rendre la quarte juste, quelque irrégularité qu'il en résultât d'ailleurs. Ces notes ainsi ajoutées étaient ce qu'on appelait *musique* ou *notes feintes.* La *musique feinte* devait donc son origine à la nécessité où l'on se trouva *pour maintenir en une bonne suite les intervalles diatoniques,* ainsi que le dit Jumilhac (part. II, ch. 11), de *feindre* certaines notes au moyen d'autres lettres ou d'autres clefs que celles où elles devaient être suivant l'ordre des degrés ordinaires de la gamme ou du système. *Musica ficta fingit in quacunque clave quamcunque vocem, consonantiæ causa.* (GEORG. RHAU, *in Mus. pract.*, cap. 3.) Ainsi, bien que dans certains cas la *note feinte* apportât une certaine perturbation dans le mode, on préférait cette inconvénient à celui d'offenser l'oreille par la dissonance du triton. *Tonum extra naturalem ac primariam ejus dispositionem ductum possumus fictum, vel acquisitum appellamus.* (FRANCH., lib. I *Pract. mus.*, c. 8, et lib. III, c. 13.) Une observation importante se présente ici pour démontrer une fois de plus ce que nous établissons en plusieurs endroits, savoir, que l'ancienne tonalité ecclésiastique a été absorbée par la tonalité moderne, que ces deux tonalités sont incompatibles entre elles, et qu'elles ne sauraient régner conjointement sur des organes qu'elles modifient chacune d'une façon contradictoire. Quelle est, en effet, la raison qui déterminait les anciens musiciens et les symphoniastes à faire usage de la *musique feinte?* Nous l'avons déjà dit; c'était l'aversion qu'ils éprouvaient pour la relation de triton, pour toute quarte excédante ; mais aujourd'hui il n'en est pas ainsi. C'est que notre oreille, modifiée par la tonalité moderne, loin d'être blessée par la relation de triton, aspire après elle au contraire, et éprouve, pour ainsi dire, le besoin de la savourer en passant. Ainsi, ce qui était un objet d'horreur pour nos pères est précisément ce qui fait nos délices, et ce qui nous choque si fort actuellement était pour eux une source de sensations agréables. « Ce sont, dit M. Fétis, ces associations étranges qui souvent blessent notre oreille à l'audition de la musique des XVe et XVIe siècles, *habitués que nous sommes à un autre système de tonalité,* et recherchant avec avidité la relation que les anciens maîtres évitaient avec soin. » (*Gazette musicale* du 7 juillet 1850.) Que l'on dise après cela que l'ancienne tonalité n'est pas anéantie et que l'admirable langue que nous a parlée saint Grégoire est encore intelligible !

— Dans le plain-chant, les notes feintes ne doivent jamais être écrites comme leur nom l'indique, pour *feindre* que l'ordre diatonique ne doit pas être troublé aux apparences, comme dans les muances.

NOTE FRANÇAISE. — C'est le nom qui fut donné au chant romain, lorsque, grâce à la sollicitude de Charlemagne pour établir partout l'unité liturgique, le chant grégorien fut suivi en France, et les Antiphonaires furent corrigés d'après ceux envoyés de Rome. *Correcti sunt ergo,* dit le Moine d'Angoulême, *Antiphonarii Francorum, quos unusquisque pro suo arbitrio vitiaverat, addens vel minuens ; et omnes Franciæ cantores didice-*

runt NOTAM ROMANAM *quam nunc vocant* NOTAM FRANCISCAM. (*V.* Dom BOUQUET, *Vita Caroli M. per Mon. Engolismensem descripta*, ad an. 787.)

C'est ainsi que l'on appelait également *chant messin* le chant romain, parce qu'il avait été enseigné dans la célèbre école de Metz.

De la même manière, le chant romain fut désigné sous le nom de *chant gallican* dans la fameuse lutte qui eut lieu à Tolède entre les partisans de l'Antiphonaire mozarabe et ceux de l'Antiphonaire romain.

NOTEUR. — « On appelait ainsi autrefois les musiciens qui étaient employés dans les anciennes chapelles à écrire la musique qu'on distribuait aux exécutants. Ce nom n'est plus en usage; on l'a remplacé par celui de copiste. » (FÉTIS.)

NUANCES. — On appelle *nuances* ces modifications de la voix au moyen desquelles on enfle les sons, on les diminue, on les profère avec force, éclat ou douceur, selon l'expression propre au sentiment que l'on veut rendre. Il est certain que le chant grégorien a dû être exécuté avec des *nuances*, et quand les ornements du chant dont il est parlé dans les chroniqueurs sous les noms de *secabiles voces*, de *tremulæ*, de *vinnulæ*, etc., ne suffiraient pas pour montrer l'emploi qu'on a fait des *nuances*, on en trouverait la preuve irrécusable dans l'alphabet de Romanus; où l'on voit que le *C* signifiait *cito*, vite; le *M* (*moderari*), qu'il fallait donner à la voix un mouvement *modéré*; le *F*, *cum fragore*, qu'il fallait chanter avec force; etc., etc.

Un des commentateurs de Gui d'Arezzo, Engelbert, abbé d'Aimont, mort en 1331, dont on trouve les quatre livres dans les *Scriptores* de Gerbert, (tom. II, pp. 287-369) dit (*Voy.* les derniers chapitres du livre IV) « qu'au XIIIe siècle, comme à l'époque de Gui d'Arezzo, on faisait soigneusement sentir, dans l'exécution chaque période musicale de tout morceau de plain-chant. Ces périodes ou *distinctions* étaient de deux espèces : les unes *majeures*, les autres *mineures*. Elles sont admirablement expliquées dans le *Traité de musique* d'Aribon, autre commentateur de Gui d'Arezzo, qui florissait vers le milieu du XIe siècle, et dont l'ouvrage se trouve aussi dans le tome II des *Scriptores* de Gerbert (p. 197-229). » C'est ainsi que s'exprime un de nos savants les plus distingués, dans le *Correspondant* du 25 août 1850.

M. Th. Nisard nous dit encore dans le même article :

« Il est certain que saint Grégoire faisait chanter les mélodies de son *Antiphonaire* avec des nuances musicales. Romanus, l'un des artistes envoyés à Charlemagne par le Pape Adrien pour faire connaître en France le vrai chant grégorien et la vraie manière de l'exécuter, inventa un moyen assez ingénieux de fixer dans la mémoire de ses élèves les leçons d'expression musicale qu'il leur donnait. Ce moyen consistait dans l'emploi des lettres de l'alphabet, auxquelles il avait assigné différentes significations, et qu'il plaçait au-dessus, au-dessous ou à côté des neumes. On conserve encore aujourd'hui dans l'abbaye de Saint-Gall en Suisse la copie authentique d'une partie de l'Antiphonaire grégorien que Romanus avait apporté d'Italie, et c'est sur cette copie même que le chanteur célèbre appliqua son invention. Saint Notker Balbulus, abbé de Saint-Gall, dans la seconde moitié du IXe siècle, nous a laissé une épître dans laquelle il dévoile le sens que Romanus attachait à chaque lettre de l'alphabet.

«On voit donc que l'art de nuancer le plain-chant est aussi ancien que le plain-chant lui-même. Si la notation n'indique rien de semblable, il ne faut pas en être surpris : l'expression que les véritables artistes mettent dans leur chant est formée de mille accents de l'âme qu'on ne pourrait peindre aux yeux, même par des volumes de signes. C'est ce que les esthéticiens de toutes les époques ont parfaitement compris. Aussi l'invention de Romanus ne se maintint avec peine que jusqu'au XIe siècle. Depuis cette époque jusqu'à Dominique Mazzochi, compositeur de l'École romaine de la fin du XVIe siècle, les nuances musicales et l'expression dramatique des mélodies négligées dans la notation furent abandonnées à l'enseignement traditionnel, au goût des écolâtres et même au génie de chaque artiste. Ainsi, par exemple, la musique du XVIe siècle n'offre aucune indication séméiologique de nuances, et cependant personne n'oserait soutenir que l'art musical de cette époque n'en ait fait usage, puisque Jean-Baptiste Doni l'affirme positivement.

« Cet auteur érudit, faisant l'éloge de la musique de ce siècle, déclare qu'il n'y a point de peinture, si animée et si brillante de coloris qu'elle soit, qui puisse lutter avec elle. Les détails les plus gracieux s'échappent de sa plume ; on croirait suivre de l'œil les diverses voix d'un chœur, qui se croisent, se dessinent avec une harmonie suave, s'élèvent, descendent, se heurtent avec passion ou se fuient avec un art extrême ; et au milieu de tous ces raffinements de la science, l'oreille semble se délecter, comme à une audition réelle, des sons qui s'échappent à peine des poitrines et s'enflent peu à peu pour aboutir à l'explosion du *fortissimo* ; ou bien encore elle s'imagine entendre l'écho qui répète au loin les mélodies des exécutants, d'abord avec une certaine force, puis avec la fragilité d'une note qui expire sur les lèvres.» (Th. NISARD, *loc. sup. cit., ibid.*)

Enfin, le même écrivain s'exprime ainsi qu'il suit dans ses *Etudes sur les notations* (*Revue archéologique* du 15 juin 1850) : « Les lettres de Romanus nous révèlent un fait de la plus remarquable importance : c'est que d'après les plus pures traditions grégoriennes conservées à Rome, le plain-chant ne s'exécutait pas comme aujourd'hui. Les auteurs du moyen âge, à une époque où déjà les véritables conditions du chant religieux s'étaient oblitérées, n'ont pas compris cette définition de saint Bernard : *Musica plana est notularum sub una et æquali mensura simplex et uniformis pronuntiatio, sine incremento et decremento prolationis.* Sans aucun doute, saint Bernard fait ici allusion à la musique figurée, et déclare que le plain-chant est, par sa nature, essentiellement soumis à d'autres lois. Au commencement du XIIe siècle, une pareille définition pouvait être utile...

« Il est évident qu'à l'époque de saint Bernard la musique proportionnelle avait déjà fait invasion dans la musique plane de saint Grégoire, et c'est contre cette invasion que se récrie à bon droit l'illustre abbé de Clairvaux. Mais prétendre qu'il ait voulu enseigner la froide égalité de toutes les notes dans l'exécution des mélodies grégoriennes, c'est là une chose qui ne peut plus maintenant avoir droit d'asile chez les érudits. Saint Bernard ne pose qu'une règle générale; l'Antiphonaire de Saint-Gall et la lettre de Notker en donnent les exceptions. Il en résulte que le plain-chant n'est pas soumis aux lois de la prolation proportionnelle; mais tous les sons ne doivent pas avoir pour cela la même *nuance* de force ni de mouvement; cela dépend du sens des paroles. Si le texte indique un cri de l'âme, par exemple, la voix s'élève, s'enfle et rend ainsi la pensée liturgique. S'il s'agit d'exprimer l'humiliation, la note se traîne péniblement. Est-il question d'adresser à Dieu une prière qui annonce la détresse spirituelle? le chanteur imite alors le ton plaintif du mendiant qui tend la main (550-551). Les paroles sont-elles empreintes de joie? aussitôt le mouvement rapide de la voix manifeste à l'oreille l'allégresse de l'âme, etc., etc. Voilà une idée sommaire, mais juste, de l'exécution du plain-chant d'après la doctrine même de saint Grégoire (552). Quelle différence entre la méthode inintelligente et glaciale des modernes! Qu'il devait être beau ce chant romain ainsi exécuté par des artistes studieux et parfaitement pénétrés du sens des paroles! Les cantilènes de l'Eglise devaient à coup sûr charmer l'oreille du fidèle pieux; en écoutant le chant sacré, il s'assurait que le *præcentor* ou l'écolâtre avait bien déterminé l'accent propre à chaque passage mélodique, à chaque sentiment du texte; et *s'habituant aux explications d'une esthétique vraie et pleine de coloris dramatique,* il finissait par chanter lui-même avec goût, comme de nos jours ceux qui fréquentent les églises finissent par chanter lourdement d'incohérentes juxtapositions de notes. »

Je demande pardon de la longueur de ces citations, mais il est bien juste, lorsqu'un auteur a mis en lumière un point de doctrine important, de lui laisser, pour ainsi dire, le soin de faire les honneurs de sa propre idée. Je ne reproche à ce passage, écrit d'ailleurs sous l'empire d'un sentiment profond, que les *applications d'une esthétique vraie et pleine de coloris dramatique;* ces expressions où domine un peu trop le *coloris dramatique,* ont l'inconvénient d'assimiler les *nuances* de l'exécution du plain-chant à celles de la musique mondaine, et présente à la pensée de l'écrivain un je ne sais quoi où transpire la passion humaine et qui est bien loin de son esprit.

NUNNIE. — « C'était, chez les Grecs, la chanson particulière aux nourrices. » J.-J. ROUSSEAU.)

O. — Quatorzième degré de l'échelle de la notation boétienne correspondant au second *sol.*

Cette lettre, dans l'alphabet significatif de Romanus pour les ornements du chant, indiquait qu'il fallait arrondir la bouche en chantant. (*O figuram sui in ore cantantis ordinat.*)

Elle est aussi le quatrième degré du système des cinq voyelles, au moyen duquel, suivant M. Fétis, Guido désignait l'échelle des sons.

— « O majuscule, qui proprement est un double C, et que les italiens appellent à cause de sa figure *circolo,* est la marque de ce qu'ils appellent *tempo perfetto,* soit qu'il soit simple; ainsi : O, ou pointé ainsi ʘ, ou barré ainsi Ꝋ. Selon nos anciens, il étoit toujours la marque du *triple,* parce qu'ils prétendoient que le nombre *ternaire* étoit plus parfait que le *binaire,* et que le cercle était très-propre à le marquer, étant la plus parfaite des figures. » (*Dictionn.* de BROSSARD.)

— *O* désigne encore dans la liturgie ce qu'on appelle les *O* de l'Avent, les *O* de Noël, savoir, ces antiennes qui commencent par l'exclamation *O.* Dans les églises où l'on chantait les antiennes *O* en Avent, comme à

(550-551) *Melodiam moderari mendicando.* (*Lettre de Notker à Lantpert.*)

(552) « Je dis : *d'après la doctrine de saint Grégoire,* parce que Romanus, instruit à l'une des deux écoles qu'avait fondées cet illustre pontife, vivait à une époque très-voisine des enseignements personnels de saint Grégoire. Celui-ci était mort en 604, et comme il instruisait lui-même beaucoup d'enfants, il est naturel de supposer que parmi ces jeunes élèves, plusieurs atteignirent l'âge de quatre-vingts ans; ceci nous conduit à l'année 684. De cette date à la naissance de Romanus, qui se place vers 740 ajoutons une deuxième génération d'artistes sortis de l'école grégorienne; d'après cette hypothèse très-acceptable, Romanus aurait donc été instruit par les successeurs immédiats des propres élèves de saint Grégoire. Quant à Notker Balbulus, il est mort en 912. En admettant qu'il soit né vers 840, et que Romanus ait cessé d'exister dans le premier quart du IXe siècle, ces deux personnages ne sont séparés que par quelques années seulement. L'enchaînement traditionnel peut donc ici être considéré comme *non interrompu.* »

Saint-Maurice d'Angers, le matin, après *Laudes*, on chantait et on répétait douze ou quinze fois *O Noel*, jusqu'au jour de Noël inclusivement. (Voy. *Voyages liturgiques*, p. 90.)

OCTACORDE. — « Instrument ou système de musique composé de huit sons et de sept degrés. L'*octacorde* ou la lyre de Pythagore comprenait les huit sons exprimés par ces lettres *E, F*, G, *a*, ♮, *c*, *d*, *e*; c'est-à-dire deux tétracordes disjoints. »

(J.-J. ROUSSEAU.)

OCTAVA (OCTAVE). — « C'est un jeu à bouche ouvert, qui se trouve sans exception dans tous les orgues, soit qu'on le désigne par ce mot, soit qu'on lui donne d'autres dénominations. Il a le même diapason que le principal auquel il correspond, et sa grandeur est relative à celle de ce dernier. Lorsqu'il y a dans un orgue un principal de seize pieds, les Allemands donnent le nom de *octava* au principal de huit pieds. Le jeu à la double octave du seize pieds s'appelle *super octava* ou disdiapason, c'est le principal de quatre pieds; la triple octave est l'octave de deux pieds, etc. Si le principal le plus grand n'était que de huit pieds, l'*octave* aurait quatre pieds, le *superoctave* deux pieds, etc. On voit donc que cette expression *octave* n'a qu'une signification relative et variable. Le mot *octave* ne s'emploie ordinairement qu'à l'égard du principal ouvert, cependant on le trouve quelquefois appliqué à des jeux ouverts qui sonnent l'octave au-dessus d'un autre jeu bouché, mais jamais aux jeux d'anches. Au surplus, cette désignation n'est pas en usage dans les orgues de France, et l'on dit : *flûte de seize*, *flûte de huit*, *flûte de quatre*. Cette dernière prend le nom de *prestant*, et son octave supérieure prend celui de *doublette*.

« *Octave* se dit aussi de tous les intervalles qui la composent; dans ce sens, elle contient cinq tons entiers et deux demi-tons, et c'est l'octave diatonique; l'octave chromatique contient onze intervalles de demi-ton chacun.

« On se sert encore du mot *octave* pour indiquer l'étendue d'un clavier ou les différentes parties d'un jeu. On dit, dans ce sens : un *clavier de cinq octaves*, la *première*, la *deuxième*, la *troisième* ou la *quatrième octave*, etc. » (*Manuel du facteur d'orgues*, Paris, 1849, Roret, t. III, p. 561.)

OCTAVE. — Toute corde mise en vibration produit des harmoniques ou parties aliquotes au nombre desquels se trouve en premier lieu la huitième du son, c'est-à-dire l'*octave*, qui n'est que la reproduction à l'aigu d'une corde prise comme fondamentale ou tonique. L'*octave* est le premier produit de la dissonance simple.

L'*octave* est donc, dans la tonalité du plain-chant et la tonalité moderne, l'intervalle qui partage la série des sons en divisions identiques :

ton.	2ᵉ	3ᵉ	4ᵉ	5ᵉ	6ᵉ	7ᵉ	octave.							
ut,	*ré*,	*mi*,	*fa*,	*sol*,	*la*,	*si*,	*ut*,	*ré*,	*mi*,	*fa*,	*sol*,	*la*,	*si*,	*ut*,
PREMIÈRE OCTAVE.								DEUXIÈME OCTAVE.						

Ainsi de suite. La série de sons comprise entre *ut* et *ut*, *ré* et *ré*, etc., compose *l'ambitus* de l'octave. Il n'y a aucune différence entre les *octaves* graves, les *octaves* intermédiaires et les *octaves* aiguës, si ce n'est cette même différence qui naît de leur gravité ou de leur acuïté. Quant à la coordination des intervalles contenus dans la série, elle est la même dans toutes, qu'elles soient aiguës ou graves.

« De l'identité de cette huictiesme voix avec celles dont elle fait l'octave, s'ensuit une autre proprieté de la mesme octave qui est fort considerable à nostre sujet. C'est que l'octave est la voix qui est la plus aisée à discerner, et qui se fait connoistre la premiere. C'est pourquoy la reïteration ou la repetition des syllabes n'a pû estre faite dans une conjoncture, ni plus naturelle, ni plus propre, qu'aprés cette septiéme voix, qui termine tellement les sons, que la huictiéme ne fait autre chose que redoubler et recommencer les mesmes sons avec toute la consonance possible, et avec une si bonne suitte qu'elle ne se rencontre pas seulement dans la premiere, seconde ou troisiéme octave; mais aussi dans toutes les suivantes jusques à l'infini, si les voix et les instruments s'y pouvoient estendre.

« Puis donc que la nature a elle-mesme borné les voix differentes au nombre de sept et que la huictiéme et les suivantes jusques à l'infini ne sont jamais differentes des sept premieres, mais sont toûjours équisones ou de mesme son, et qu'elles demandent aussi naturellement d'estre redoublées ou recommencées dans le chant, comme le nombre de dix est artificiellement reïteré en l'arithmetique, ou que les sept jours de la semaine sont recommencez dans la supputation du temps : il faut par consequent conclure qu'il n'y a aucune harmonie ni melodie, qui ne puisse naturellement estre nombrée ou chantée par la repetition des sept voix; de mesme qu'il n'y a point de nombre quel qu'il soit, qui ne puisse estre compté en reïterant le nombre de dix, ni de temps qui ne puisse estre mesuré en recommençant les sept jours de la semaine : mais c'est avec cet avantage, que ce qui ne se rencontre ou ne se pratique qu'artificiellement dans l'arithmetique et dans le cours du temps, se fait naturellement dans la musique. C'est donc avec grand sujet que les anciens philosophes et musiciens n'ont reconnu que sept voix et sept chordes, et qu'ils ont donné le nom de diapason à l'octave qui les contenoit; que Aristote l'a appellée la mesure de la melodie; et que Guy Aretin mesme la compare aux sept jours de la semaine, en ce que comme le huictième jour est toûjours semblable et de mesme que le premier, ou que celuy duquel il fait l'octave, par exemple : le dimanche du dimanche; le lundi du lundi; et ainsi des autres. De mesme la huictiesme voix a toûjours le mesme son, et porte le mesme nom, que celle de qui elle fait l'octave; le C du c, le D du d, l'E de l'e, le F de f, le G du g, l'A de l'a. Ou bien : l'*ut* de l'*ut*, le *ré* du *ré*, le *mi* du *mi*, le *fa* du *fa*, le *sol* du *sol*, le *la* du *la*, et le *si* du *si*, ou le *sa* du *sa*.....

« De sorte que l'octave est en quelque façon l'*alpha* et l'*omega*, le commencement et la fin de toute melodie; car en la terminant, elle la recommence, et en la recommençant elle la termine par la seconde, la troisiesme et les autres octaves suivantes, qui estant ajoutées les unes aux autres peuvent estre multipliées sans fin. D'où vient qu'elle est non-seulement le commencement et la fin, mais encore le milieu; parce que c'est elle seule qui fait la liaison parfaite avec les extresmes. » (*La science et prat. du pl.-ch.*, part. II, ch. 13.) Nous citerons quelques textes pour justifier ce qui vient d'être dit. Ecoutons d'abord Guido :

« Diapason est eamdem litteram habere in utroque latere, ut a *B* in ♮, a *C* in *c*, a *D* in *d*, et reliqua. Sicut enim utraque vox eadem littera notatur, ita per omnia ejusdem qualitatis perfectissimæque similitudinis utraque habetur et creditur. Nam sicut finitis septem diebus, eosdem repetimus, ut semper primum et octavum diem eumdem dicamus; ita octavas semper voces esse easdem figuramus et dicimus, quia naturali eas concordia consonare sentimus. Unde verissime poeta dixit esse septem discrimina vocum, quia, et si plures fiant, non est adjectio, sed earumdem renovatio, et repetitio. Hac nos de causa omnes sonos secundum Boetium et antiquos musicos septem litteris figuravimus; cum moderni quidam nimis incaute quatuor tantum signa posuerint, quintum et quintum videlicet sonum eodem ubique charactere figurantes; cum indubitanter verum sit, quod quidam soni a suis quintis omnino discordent, nullusque sonus cum suo quinto perfecte concordet. » (GUIDO ARET., c. 5. *Microl.*, quod habet pro titulo : *De diapason et cur septem tantum sint notæ.*) « Cum septem sint voces, quia aliæ ut diximus sunt eædem, septenas sufficit explanare, quæ diversorum modorum et diversarum sunt qualitatum. » (GUIDO, c. 7 *Micrologi.*) — « Septem sunt litteræ monochordi (*la gamme*), sicut plenius postea demonstrabo. » *Et infra :* « Sicut in omni scriptura XX et IIII litteras, ita in omni cantu septem tantum habemus voces : nam sicut septem sunt dies in hebdomada, ita septem sunt voces in musica. Aliæ vero, quæ super VII adjunguntur eædem sunt, et per omnia cantus similiter in nullo dissimiles, nisi quod altius dupliciter sonant; ideoque septem dicimus graves, septem vero vocamus acutas; septem autem litteris dupliciter sed dissimiliter designantur hoc modo :

A	B	C	D	E	F	G
I.	II.	III.	IIII.	V.	VI.	VII.
a	♮	*c*	*d*	*e*	*f*	*g*
I.	II.	III.	IIII.	V.	VI.	VII.

« *Remarquez en passant qu'Aretin ne fait aucune mention du Gamma en ce passage; et que s'il le marque au passage suivant il ne le timbre point.* » (JUMILHAC.) *Et infra* : « Diapason in tantum concordes facit voces, ut non eas dicamus similes, sed easdem. » (GUIDO, cap. 5 *Prol. pros. Antiphonarii.*) — « Igitur sicut ex ipsa monstratur natura, et per beatum Gregorium divina protestatur auctoritas, septem sunt voces sicut et septem dies. Unde et sapientissimus poetarum septem cecinit discrimina vocum; quam sententiam et ipsi philosophi pari concordia firmaverunt. » (GUIDO, c. 8 *Prol. Antiphon.*) — « Notis ergo illis spretis, quibus vulgus utitur, qui sine ductore nusquam ut cæcus progreditur : Septem istas disce notas septem characteribus.

Γ	A	B	C	D	E	F	G
	I.	II.	III.	IIII.	V.	VI.	VII.
	a	♮	*c*	*d*	*e*	*f*	*g*
	I.	II.	III.	IIII.	V.	VI.	VII.

« Namque aliæ Septenæ, quæ sequuntur postea, non sunt aliæ, sed una replicantur regula, quia vocum ut dierum æque fit hebdomada. » *Et paulo infra :* « Tunc a prima sic octava locum sumit proprium. Imo, prima fit a prima, neque mutat numerum. Sic secunda dat secundam, tertiaque tertiam, quarta quartam, quinta quintam, quæque suam alteram : gravium acutum signat per eamdem litteram; vocis primæ ad octavam vel eamdem litteram. Hanc concordiam sonorum diapason nominant. Cujus nomen est de cunctis translatum ad litteram : omnes quia habet voces, vel quod tota linea, per duos partitur passus in eamdem litteram; eaque bis geminata monachordum terminet. Quinque habet ipsa tonos, duo semitonia.

« Habet in se diapente, atque diatessaron. Maxima Symphoniarum, et vocum est unitas. Minor quatuor fecisse quosdam signa vocibus; quasi quatuor sint eædem, quarum quædam dissonant. Quædam quamvis sint affines, non perfecte consonant. » *Et infra :* « Semitonia et toni, quia dissimiliter septem tonis coaptantur, septem sunt discrimina, ut nullius vocis sonus idem sit in altera. Vocibus tamen in septem quædam est concordia, sæpe enim, si non semper, eadem antiphona divisis cantatur sonis, nec mutat harmoniam. » (GUIDO ARET., in *Prol. rhythmico Antiphonarii.*)

Et Fr. Gaffori : « Dicta enim diapason per omne, quasi omnibus discretis sonis melopeiam seu modulationis affectionem sustinens. Omnes enim discretos sonos septem tantum esse constat, octavum vero diapason suscipit, primo quidem ipso sono iteratione per similem : quare æquisonam vocant. Sane inquam a Ptolemæo dictum diapason consonantiam talem vocis efficere conjunctionem, una ut eademque vox videatur simul esse prolata : Quot enim sunt diapason species, tot Bacchaus asserit consonantiarum formas, quibus totius exstat modulationis plenitudo. » (FRANCHIN, lib. I *Mus. pract.*, cap. 7.)

Et Glaréan : « Sana diapason dicta est, quod omnes essentiales, ut vocant, chordas comprehendat; quidquid enim ultra septem claves est, in priora recidit, ut haud temere dictum sit, de octavis idem esto judicium. » (GLAREAN., lib. I *Dodecachordi*, cap. 8.)

Et le P. Mersenne : « Aristote appelle l'octave μέτρον τῆς μελῳδίας, la mesure de la mélodie, à cause que sa raison étant la première des multiples, et conséquemment la mesure de toutes les autres raisons multiples, suivant la maxime générale que la moindre chose est la mesure des plus grandes, qui sont de même nature qu'elle. » (MERSENNE, *Harm. univ.*, tome Ier, liv. I, *Des consonnances*, propos. 12, n. 1.)

Et saint Augustin : « Quælibet rerum copulatio, atque connectio tunc maxime unum quiddam efficit; cum et media extremis; et mediis extrema consentiunt. » (AUGUST, lib. I *Mus.*, cap. 12.)

OCTAVIANTE (FLUTE). — « Jeu d'orgue qui n'est autre que le jeu appelé *flûte harmonique*, sauf que le premier parle à l'unisson du quatre pieds. La flûte harmonique est le jeu qui imite le mieux la flûte traversière. On la construit en métal et on la fait octavier dans les dessus. » (*Manuel du fact. d'org.*; Paris, Roret, 1849, t. III, pp. 111 et 114.)

OCTOÈQUE (Ὀκτώηχος). — Nom qu'on donne dans l'Eglise grecque à un livre qui contient les prières notées du matin et du soir, ou hymmes et antiennes. Ὀκτώηχος veut dire les *huit tons*. M. Fétis prétend que les *Kyrie* et *Christe* de nos messes actuelles ont été puisés en partie dans des antiennes de l'*octoëchos*, ou faits à leur imitation. (*Revue de la musique relig.*, décembre 1845, p. 493. *Voy.* le ms. de la Bibliothèque impériale, n. 405, in-8°.)

ODE. — Nom que l'on donne quelquefois à la *cantate*. (*Voy.* GERBERT, *De cantu et mus. sac.*, t. II, pp. 227 et 297.)

OFFERTOIRE. — « L'offertoire, dit Poisson, est une sorte d'antienne dont le chant doit être très-solennel; c'est le commencement du sacrifice. Autrefois le célébrant ou le diacre, accompagnés des ministres inférieurs, parcouroient les rangs des assistants, tandis qu'on chantoit l'*offertoire*, pour recevoir les aumônes des fidèles (Card. BONA, *De reb. liturg.*, l. I, c. 20, et lib. II, cap. 9); et c'étoit pour remplir le temps de cette collecte, que l'*offertoire* se chantoit plus haut encore que les autres parties de la messe. C'est aussi, suivant toutes les apparences, la raison pour laquelle, chez les anciens, cette pièce est la plus chargée de notes, que ses progressions sont plus graves, et qu'elle ne marche qu'avec poids et gravité. En effet, tout y doit sentir la majesté de Dieu, devant qui les anges tremblent, et dont le sacrifice va se renouveller.

« Si, pendant l'offrande du peuple, il est d'usage après l'*offertoire* de chanter un psaume, on le modullera comme les psaumes des introïts et du mode (lisez plutôt : *sur le* mode) de l'*offertoire* (553). Autrefois, à Sens, l'*offertoire* étoit la pièce qui se chantoit avec le plus de gravité. Dans cette église, le jour de Saint-Michel, l'*offertoire* se chante très-lentement; pendant ce temps les cinq premiers dignitaires, revêtus de chappes, encensent continuellement l'autel.

« Il est surprenant qu'une pièce si noble soit laissée à l'orgue dans quelques églises. Mais n'est-il pas tout à fait indécent, dans quelques-unes, de commencer l'*offertoire* sans le continuer, pour donner lieu à des fanfares, dont le jeu, par les distractions qu'il occasionne, est si évidemment déplacé ? L'exemple de Notre-Dame de Paris, qui chante cette pièce en entier, devroit servir de règle aux autres églises. Si on fait la faute de laisser l'*offertoire* à l'orgue, du moins ne devroit-on pas l'entonner comme si le chœur alloit le continuer ; il faut ou le retenir, ou le laisser tout entier. » (POISSON, *Traité du ch. grég.*, IIe part., p. 146.)

Nous reviendrons tout à l'heure sur cette opinion de Poisson lorsque nous parlerons des pièces d'orgue appelées *offertoires*. Occupons-nous maintenant de l'*offertoire* en tant que pièce pouvant être traitée par les musiciens. L'*offertoire* n'étant point une partie invariable de la messe, comme le *Kyrie*, le *Gloria in excelsis*, le *Credo*, le *Sanctus*, le *Benedictus* et l'*Agnus Dei*, n'entre point dans la composition d'une messe ordinaire en musique. Ce sont les morceaux que nous venons d'énumérer dont l'ensemble forme cet œuvre, et qui, par les divers ordres de sentiments qu'ils expriment, offrent un vaste champ à l'imagination du compositeur. Mais si l'*offertoire* ne fait pas partie d'une messe ordinaire, il fait partie des messes des Morts, parce que dans les messes des Morts cette portion de l'office ne change pas. Ici l'*offertoire* tient son rang entre la prose *Dies iræ* et le *Sanctus*, et si le musicien sait se maintenir à la hauteur de son texte, il a une aussi belle carrière à parcourir que dans la fameuse prose par laquelle l'Eglise nous représente la formida-

(553) C'est ce qui avait lieu à Saint-Jean de Lyon, où, suivant l'auteur des *Voyages liturgiques*, p. 56, « le chœur chantoit l'offertoire (aux offices de première classe) avec plusieurs versets d'un psaume sur un plain-chant composé. » Et à Notre-Dame de Rouen : « L'antienne de l'*offertoire* avoit toujours des versets comme à Lyon, et il y en a encore qui sont restés à quelques messes des dimanches, et principalement aux messes des morts. Il étoit défendu, par un ordinaire plus moderne de l'Eglise de Rouen, sous peine d'anathème, de les omettre, à moins que le prêtre ne fût prêt de dire la préface. *Statutum est in ecclesia Rothomagensi per totum annum versus offerendarum secundum suum ordinem cantare, et sub anathemate jussum ne dimittantur propter cleri negligentiam, nisi presbyter fuerit promptus ad* PER OMNIA. Alors on en omet quelques-uns. Quand cela arrive à Lyon on n'en omet point, mais on chante plus rondement aux derniers versets, comme je le vis pratiquer au jour de la Nativité de saint Jean-Baptiste, où il y avoit quatre versets à l'*offertoire* avec la répétition de l'antienne au premier verset, depuis l'astérisque (*) seulement, comme on fait à l'*offertoire* de la messe pour les morts. » (*Ibid.*, pp. 285-286.)

ble scène du jugement. A notre sens, la liturgie romaine n'offre rien d'aussi coloré, d'aussi riche, d'aussi achevé que la poésie de ce texte que nous citons en entier pour les personnes qui ne sont pas familiarisées avec le Missel romain. *Domine, Jesu Christe, Rex gloriæ, libera animas omnium fidelium defunctorum, de pœnis inferni et de profundo lacu ; libera eas de ore leonis, ne absorbeat eas tartarus, ne cadant in obscurum, sed signifer sanctus Michael repræsentet eas in lucem sanctam quam olim Abrahæ promisisti et semini ejus. ℣. Hostias et preces tibi, Domine, laudis offerimus; tu suscipe pro animabus illis quarum hodie memoriam facimus ; fac eas, Domine, transire ad vitam quam olim Abrahæ promisisti et semini ejus.*

Notons comme une chose digne de remarque que la plupart des musiciens qui ont composé des messes de *Requiem* se sont servis de cet *offertoire* du Missel romain. Nous ajouterons même que nous ne connaissons pas de messe de morts où l'on ait donné la préférence à l'*offertoire* de toute autre liturgie. Est-ce au discernement, au goût éclairé des compositeurs qu'il faut faire honneur d'un pareil choix ? Hélas ! nous ne le pensons pas. Nous croyons que les premiers auteurs de messes de *Requiem*, ayant employé l'*offertoire* de la liturgie romaine, leurs successeurs, fort peu familiarisés avec les divers rites, ont tout bonnement pris les textes de leurs compositions dans les textes des partitions de leurs devanciers. Ainsi, par exemple, le *Requiem* de Jomelli aura, sous ce rapport, servi de guide à Mozart, et celui de Mozart aura servi de guide à Cherubini, à M. Berlioz, etc., etc. On peut faire la même observation à propos de l'*Introit* de la messe des morts de la même liturgie latine : *Requiem æternam dona eis, Domine, et lux perpetua luceat eis. ℣. Te decet hymnus, Deus in Sion, tibi reddetur votum in Jerusalem; ad te omnis caro veniet. Requiem æternam*, etc., etc. En somme, quelle est la liturgie gallicane ou autre qui peut rivaliser avec cet éclat d'images, cet accent prophétique, cette sublimité d'idées, cette hardiesse, cet élan et cette expression à la fois terrible et touchante ! — Quelques compositeurs ont regardé certains *offertoires* de la liturgie comme des morceaux isolés propres à être mis en musique, et leur ont laissé ce titre d'*offertoire*. C'est ainsi que l'*offertoire : Confirma hoc, Deus, quod operatus es in nobis*, a fourni à Jomelli une de ses plus nobles inspirations ; c'est ainsi que l'*offertoire : Domine Deus salutis meæ* a été mis en musique par Haydn; et c'est sous ce nom d'*offertoires* que ces morceaux sont désignés.

— Venons maintenant aux pièces d'orgue connues sous cette dénomination d'*offertoire*. Si noble que soit la partie de la liturgie de la messe, ainsi nommée, nous ne saurions blâmer aussi sévèrement que Poisson l'usage de la remplacer par une belle composition exécutée sur l'orgue. Qu'il y ait de l'inconvenance à entonner seulement l'*offertoire* et à le discontinuer pour laisser éclater ensuite certaines *fanfares*, nous le voulons bien ; mais que la durée de l'*offertoire* entièrement employée par l'organiste à faire entendre une belle improvisation, dépare le service divin, c'est ce que nous ne saurions admettre. La forme d'un *offertoire* pour l'orgue est ordinairement celle d'un premier allegro d'une sonate. Quelquefois cet allegro est précédé d'une introduction ; d'autres fois il commence *ex abrupto* et se poursuit sans interruption jusqu'à la fin, sur un mouvement donné, ou bien il est coupé vers le milieu par un mouvement lent et doux, après lequel le premier motif reparaît avec une grandeur et des effets que relève une brillante péroraison. Enfin, il n'est aucune forme symphonique dont l'organiste ne puisse s'emparer. L'artiste a à sa disposition un clavier de positif, un grand orgue, un clavier de bombarde, un clavier d'écho, de hautbois, etc., pour les oppositions de sonorité et les diverses fractions dont se compose son improvisation. Tantôt et suivant les études particulières qu'il a faites des différents auteurs, il reproduit les formes de la sonate de Clementi, de Haydn, de Dusseck ; tantôt comme M. Boély, ou comme M. Lemmens, le tissu fugué, lié, contrepointé, fortement intrigué à la manière de Bach ou de Handel ; tantôt enfin, c'est M. Lefébure-Wély qui, se livrant à toute l'indépendance et à toute la fougue d'une riche imagination, nous représente ces développements imprévus, ces épisodes hardis que Beethoven a si souvent prodigués dans ses sonates et ses symphonies. En un mot, l'*offertoire* est la pierre de touche de l'organiste ; c'est dans cette pièce qu'il donne la mesure de son invention, de sa faculté mélodique, de son adresse à tirer parti d'un motif et de son habileté à mettre en usage les ressources si variées de son instrument. C'est particulièrement dans l'offertoire qu'il se révèle non-seulement comme un virtuose de talent, mais comme un musicien sérieux, un harmoniste profond. Et nous ne croyons pas que dans certaines solennités, la majesté de l'office divin perde à ce que l'*offertoire* soit entièrement confié à l'orgue.

Offertoire. — « Post symbolum, et quando non dicitur, post evangelium, sacerdos salutat populum et excitat ad orandum. Tum chorus canit antiphonam, quæ offertorium nuncupatur, quia antiquo more populus interim sua dona offerebat. Nomine autem offertorii sive offerendæ, ut Amalarius et alii veteres loquebantur, ea omnia comprehenduntur, quæ a sacerdote et ministris fiunt et recitantur a prædicta salutatione usque ad secretæ orationis conclusionem, cum excelsa voce sacerdos intonat : *Per omnia sæcula sæculorum*. Quis eam antiphonam cantari instituerit, non liquet. Plerique a Gregorio Magno primo institutam asserunt, quia in suo antiphonario propriam singulis missis assignavit. Sed jam vigebat in Africa hæc consuetudo, ut scribit Augustinus, lib. II *Retract.* cap. 2. Apud Gregorium singula offertoria plures versus habent adjunctos, et quandoque integer psalmus, repetita post singulos versus antiphona, cantari solebat, ut toto illo tempore quo populus offerebat, psallentium clericorum voces audirentur : sicut olim in Veteri Testamento cum populus offerret holocausta, in voce, et tubis et cymbalis laudes canebant Deo, ut ea nimirum modulatione se hilari mente munera Deo offerre indicarent. Hac ipsa de causa solent cantores eadem verba sæpius repetere, ne citius finiat cantus quam sacra functio absolvatur. Ideo non recte quidam recentiores hanc repetitionem inter musicæ hodiernæ abusus enumerant, cum præsertim quædam ejus exempla habeamus in ipso Gregorii magni antiphonario, ut in offertorio Quinquagesimæ bis dicitur, *Benedictus es, Domine, doce me justificationes tuas*. Et in offertorio hebdomadæ XXI post octavam Pentecostes in versu primo bis dicuntur hæc verba : *Utinam appenderentur peccata mea, quibus irammerui;* verbum autem et *calamitas* ter reperitur. Crebræ etiam repetitiones fiunt in sequentibus versiculis : in IV : *Quoniam non revertetur oculus meus ut videam bona*, ter dicitur: *Quoniam*, et novies *ut videam bona*. Rationem hujus repetitionis, sed mysticam ut solet, affert Amalarius lib. III, cap. 39. *Officii auctor*, inquit, *ut affectanter nobis ad memoriam reduceret ægrotantem Job, repetivit sæpius verba more ægrotantium*. Hodie ab offertorio sublati sunt versus, sed, his resecatis, ipsum offertorium morosius decantari debet, ut notavit Radulfus Tungrensis, prop. 23. Retinuerunt versus offertorii Lugdunenses in aliquot missis, Romani vero et alii eos sustulerunt, tum quia populi oblationes cessarunt, quæ longam psallendi moram exigebant; tum quia organa introducta sunt, quæ cum pulsantur, nec ipsum quidem offertorium decantatur. » (*Rerum liturgicarum*, Joanne BONA auctore, lib. II, c. 8, p. 388.)

— Hildebertus Cenomanensis, *De concordia veteris ac novi sacrificii :*

Affectum spondet chorus offertoria cantans.

Hugues de Saint-Victor, Honorius d'Autun et d'autres attribuent l'institution de l'*offertoire* à saint Grégoire le Grand, et disent qu'il ordonna qu'il fût chanté. Mais Durandus (lib. IV *Rational.*, cap. 27), dit qu'il ignore l'auteur de cette partie de la messe.

OPÉRA SPIRITUEL. — L'auteur de l'*Histoire des Français des divers états*, Am.-Al. Monteil, donne ce nom à une œuvre dramatique qu'un prêtre de Lyon, nommé Deportes, mit au jour sous le titre : *Colloquium ad gloriam Dei, regis, felicitatem populi*. Les acteurs étaient *Cantores, Deus, Rex, Populus*. L'ouvrage était divisé en six parties ou six actes. Alexis Monteil suppose que cette composition dut suggérer plus tard à l'abbé Pellegrin l'idée de mettre en musique l'Ancien et le Nouveau Testament. (Paris, Leclerc, 1713.) Mais l'abbé Pellegrin ne devait pas ignorer que des œuvres du même genre, c'est-à-dire des *mystères*, avaient été anciennement représentées dans les cérémonies du culte. Le livre qui contenait le *Colloquium* de Deportes était un recueil de cantiques latins, écrits pour les principales fêtes de l'année. Monteil dit que ces cantiques présentaient tous les éléments d'un opéra: *Historicus, sola vox, alia vox, chorus, altus, altus et tenor, bassus*. C'était l'époque où la musique dramatique excitait l'émulation des poëtes et des musiciens, et pénétrait jusque dans les colléges. Le livre de Deportes parut en 1685, chez Guignard, Paris. Nous ignorons s'il était l'auteur de la musique ; nous ignorons même si une musique quelconque a été mise sur cet *opéra spirituel*, le nom de l'abbé Deportes non plus que les œuvres qui lui sont ici attribuées ne figurant pas dans la *Biographie universelle des musiciens*, de M. Fétis.

« Il est certain, dit Alex. Monteil, que lorsque, au XIVe et au XVe siècles, on chantait au son des instruments de musique les scènes des comédies saintes ou mystères, on avait réellement un opéra, même avec machines, car un enfer s'ouvrait en bas et un paradis en haut ; des diables, des anges montaient, descendaient. On peut voir dans les *Mémoires de l'Académie des Inscriptions* la mention des anciens jeux antérieurs au XIVe siècle. »

Puisque nous avons eu à parler de l'*opéra spirituel*, il est peut-être à propos de faire connaître l'étymologie de ce mot *opéra*. Les Italiens avaient deux sortes de pièces : les unes étaient improvisées au théâtre par les acteurs, les autres écrites par les auteurs, et ce fut à cause du travail de composition que supposaient ces dernières qu'on leur donna le nom d'*opera scenica;* c'est ce qui explique pourquoi le mot *opéra*, d'origine tout italienne, a été si longtemps à se franciser, et pourquoi, jusqu'à ces derniers temps, il ne prenait point d'*s* au pluriel. Du reste, les opéras italiens, comme les opéras français, étaient désignés simplement sous le nom de tragédies. Les tragédies d'*Esther* et d'*Athalie* pourraient être regardées à certains égards comme des *opéras spirituels*.

ORATORIO. — « C'est une espèce d'*opéra spirituel*, ou un tissu de dialogues, de récits, de duos, de trios, de ritournelles, de grands chœurs, etc., dont le sujet est pris ou de l'Ecriture, ou de l'histoire de quelque saint ou sainte ; ou bien c'est une allégorie sur quelqu'un des mystères de la religion, ou quelque point de morale, etc. La musique en doit être enrichie de tout ce que l'art a de plus fin et de plus recherché. Les paroles sont presque toujours latines et tirées pour l'ordinaire de l'Ecriture sainte. Il y en a beaucoup dont les paroles sont en italien, et l'on en pourroit faire en françois. Rien n'est plus commun à Rome, surtout pendant le carême, que ces sortes d'*oratorio*. » (*Diction.* de BROSSARD.)

— « On appelle ainsi une espèce de petit drame, dont le sujet est une action choisie dans l'Histoire sainte, souvent même une pieuse allégorie, et qui est destiné à être exécuté dans l'église par des chanteurs représentant les différents personnages. On voit par là en quoi il diffère du drame sacré, qui peut avoir un sujet du même genre, mais qui est destiné pour le théâtre. On attribue communément l'invention de l'oratorio proprement dit à saint Philippe de Néri, né en 1515, et qui fonda en 1540, à Rome, la congrégation de l'Oratoire. Ce saint prêtre, voulant diriger vers la religion la passion que les habitants de Rome montraient pour le spectacle, et qui, pendant les jours du carnaval surtout, les éloignait de l'église, imagina de faire composer par de très-bons poëtes ces sortes d'intermèdes sacrés, de les faire mettre en musique par d'habiles compositeurs, et de les faire exécuter par d'excellents chanteurs. Son projet eut tout le succès qu'il pouvait désirer. La foule accourut à ses concerts, et ce genre de drame prit le nom d'*oratorio*, de l'église de l'Oratoire où ils étaient exécutés.

« Les premiers oratorios furent des poëmes très-simples et de fort peu d'étendue; peu à peu ils acquirent plus d'importance; enfin, ils sont venus au point d'être de véritables drames, à la pompe près du spectacle, que la localité ne permet pas d'y adapter. Les poëtes les plus célèbres se sont exercés en ce genre aussi bien que les compositeurs les plus distingués. Giov. Animuccia, l'un des compagnons de saint Philippe, fut le premier compositeur d'oratorios. On ferait une liste fort longue des poëtes et des compositeurs, tant allemands qu'italiens, qui, depuis l'origine de ce genre jusqu'à Métastase et Jomelli, se sont distingués en ce genre.

« Le style de l'oratorio fut d'abord un mélange du style *madrigalesque* et de la cantate; mais depuis que le style dramatique moderne a remplacé tous les autres, le style de l'oratorio ne diffère plus de celui du théâtre; et cela ne doit pas étonner, puisque la musique d'église n'en diffère elle-même aujourd'hui qu'en ce qu'elle est, s'il est possible encore, plus minaudière et plus maniérée. » (*Sommaire* placé en tête du *Diction. des music.* de CHORON.)

« L'Oratoire est une congrégation fondée par saint Philippe de Néri. Pour détourner la jeunesse de l'usage et du goût des chants licencieux, saint Philippe de Néri établit au XVIe siècle, dans l'église de l'Oratoire, une réunion pieuse dans laquelle on exécutait des cantiques spirituels, composés dans l'origine par Animuccia et Palestrina, amis de ce saint. Plus tard, ces cantiques ont pris la forme de drames et le nom d'oratorio, du lieu où ils s'exécutaient. (M. DANJOU, *Revue de mus. class. et relig.*)

— « L'oratorio, en Italie, en Allemagne et en Angleterre, fait partie de la musique religieuse; mais en France, ce n'est que de la musique de concert, car jamais on n'y exécute d'oratorios dans les églises. Lorsque les compositeurs français se livraient à ce genre de travail, ils faisaient toujours entendre leurs productions au concert spirituel. Handel, célèbre musicien allemand, qui a passé la plus grande partie de sa vie en Angleterre, a composé de magnifiques ouvrages en ce genre sur des paroles anglaises; le *Messie*, *Judas Machabée*, *Athalie*, *Samson* et la cantate des *fêtes d'Alexandre* sont cités surtout comme des modèles du style le plus élevé. Quelles que soient les transformations de la musique à l'avenir, Handel sera toujours cité comme un des plus beaux génies qui ont illustré cet art. » (FÉTIS, *La musique mise à la portée de tout le monde*, 3e édition, p. 205.)

Anima e corpo d'Emilio del Cavaliere, représenté à Rome en 1600, est le premier drame religieux dans lequel le dialogue a la forme du récitatif.

La *Passion* de J.-S. Bach, celle de Jomelli, le *Sacrifice d'Abraham* de Cimarosa, les *Saisons* et la *Création* de Haydn, *Jésus-Christ au mont des Oliviers*, de Beethoven, *Paulus* et *Elie*, de Mendelshôn, sont de beaux oratorios.

ORCHESTRE. — Il semble que ce mot ne devrait pas trouver place dans ce *Dictionnaire*, puisqu'il appartient à la musique mondaine; mais je suis porté à croire, d'après un texte cité par M. A. Le Glay, dans son *Programme de la fête communale de Cambrai*, que le mot *orchestre* a été appliqué pendant un temps à une réunion de voix. Au sujet de l'entrée de Charles V à Cambrai, le 20 janvier 1540, dont il existe un livret fort curieux de la plus grande rareté, (puisque l'exemplaire que nous avons vu en la possession de M. Farrenc était *unique*), on lit dans le *programme* de M. Le Glay qu'au dessous du portique du palais épiscopal « on avait placé un *orchestre composé de tous les chantres de la cathédrale*, qui chantoient moult délicieusement. » Ainsi, ces chantres *chantèrent* et ne *jouèrent* pas des instruments. Peut-être y avait-il quelques instruments qui les accompagnaient ou qui donnaient le ton, mais ils devaient être en petit nombre, et d'ailleurs il n'en est pas fait mention.

A l'égard de *l'orchestre* pris dans son acception ordinaire, nous nous bornerons à faire remarquer qu'il prit naissance à l'époque même où la musique dramatique se répandit en Europe et tourna tous les esprits du côté de la peinture de la vie réelle. M. Fétis nous a fait connaître la composition de l'orchestre du première opéra de Monteverde; nous la donnons plus loin.

Là, il n'y avait pas, à proprement parler, d'orchestre; il n'y avait qu'une collection d'instruments dont la fonction était d'accompagner tour à tour tel ou tel personnage. Ainsi l'orgue accompagnait Pluton. M. Meyerbeer a peut-être pris là l'idée de faire accompagner dans les *Huguenots* le rôle de Marcel par les violoncelles et les contre-basses. Mais à mesure que le drame lyrique ouvrait une nouvelle sphère à l'imagination, les instruments qui par les variétés de leur timbre, de leur sonorité, sont un puissant élément d'expression des passions humaines, devaient naturellement se perfectionner. A partir de xviiᵉ siècle, l'orgue avait disparu de l'orchestre, le nombre total des instruments de musique s'élevait environ à soixante. Presque tous venaient d'être inventés ou transformés. Le violon, dit un auteur, était, pour le son et la forme, l'intermédiaire entre le violon gothique du xviᵉ siècle, et celui que nous possédons aujourd'hui. Le violoncelle, la basse, avaient remplacé la basse de viole, et ce que l'on appelait les anciennes grandes violes avaient été réduites aux proportions de la quinte. Les basses de flûte, de hautbois et de trompettes n'existaient plus, et avaient définitivement cédé le pas aux flûtes, aux hautbois, aux clairons. La réunion des instruments était telle qu'elle complétait les divers degrés de l'harmonie. Les bassons doublaient la partie de basse. Pour ce qui était des cors d'argent ou de cuivre, les orfévres, les chaudronniers même de ce temps-là, en fabriquaient de tels que les anciens ne pouvaient leur être comparés. Le luth, le théorbe, la harpe virent leurs cordes doublées ou triplées ; enfin le clavecin parvint à son point de perfection.

On s'acheminait à cette belle ordonnance en vertu de laquelle les instruments de l'orchestre sont divisés en groupes, en familles d'instruments de même nature, et à cette hiérarchie que l'orchestre présente entre les mains du fondateur de la symphonie, de Haydn.

Il était utile d'entrer dans ce détail pour montrer que l'orchestre, qui joue un si grand rôle aujourd'hui dans ce que nous appelons la musique religieuse, est emprunté, ainsi que tous les éléments dont cette musique se compose, à la musique profane, et que l'on ne saurait commettre d'erreur plus grande que d'attribuer à l'inspiration chrétienne ce qui, en définitive, prend son origine à l'inspiration contraire.

D'un autre côté, il faut faire remonter à la même cause et à la même tendance l'augmentation des jeux de l'orgue, qui, en réalité, n'étaient autre chose que des instruments nouveaux destinés à lui prêter un caractère mondain, et qui devaient, par leur multiplicité, lui faire reproduire toutes les nuances des sonorités de l'orchestre au grand détriment de ses accents mâles et majestueux, de son harmonie massive et profonde.

« Le plus ancien monument qui soit venu jusqu'à nous sur la composition d'un orchestre, est l'opéra d'*Orfeo*, composé par Monteverde, en 1607, c'est-à-dire environ dix ans après que le premier essai de musique dramatique eut été fait à Florence. Cet ouvrage a eu deux éditions : la première, en 1608, la seconde, à Venise, en 1615. On y trouve en tête l'indication des instruments qui servent à l'accompagnement, dans l'ordre suivant : *Duo gravi cembali* (deux clavecins); *duo contrabasi da viola* (deux contrebasses de viole); *Dieci viole da brazzo* (dix dessus de viole); *un' arpa doppia* (une harpe double); *duoi violini piccoli alla francese* (deux petits violons français); *duoi chitaroni* (deux guitares); *duoi organi di legno* (deux orgues de bois [554]); *tre bassi da gamba* (trois basses de viole) ; *quatro tromboni* (quatre trombones); *un regale* (un jeu de régale [555]); *duoi cornetti* (deux cornets); *un flautina alla vigesima seconda* (un flageolet [556] ; *un clarino contre trombe sordine* (un clairon avec trois trompettes à sourdines). » (*Curiosités de la musique* par M. Fétis ; *Des révolutions de l'orchestre.*)

ORCHESTRION. — « Nom de deux instruments à clavier qui ont été inventés vers la fin du xviiiᵉ siècle. Le premier est un orgue portatif composé de quatre claviers, chacun de soixante-trois touches, et d'un clavier de pédales de trente-neuf touches. L'ensemble de l'instrument présente un cube de neuf pieds. Cet instrument fut construit en Hollande, sur le plan qui en fut donné par l'abbé Vogler, et fut rendu public, au mois de novembre 1789, à Amsterdam. On y trouvait un mécanisme de *crescendo* et de *decrescendo*, et l'intensité de ses sons était semblable à celle d'un orgue de seize pieds. L'autre instrument de même nom, inventé par Thomas-Antoine Kunz, à Prague, en 1796, était un piano uni à quelques registres d'orgue. »

(Fétis.)

ORDRES diatonique, chromatique, enharmonique. — On se sert du mot ordre diatonique, ou chromatique, ou enharmonique pour mieux indiquer encore que, dans les trois genres, les intervalles sont disposés et comme *coordonnés* d'une manière particulière, ainsi que l'explique fort bien Jumilhac (*Science et pratique du plain-chant*, part. ii, ch. 3, pp. 34, 35 et 36) :

« Le diatonique prend son nom de la multitude des tons dont il abonde et qui le rendent plus rude, mais plus naturel que les deux autres genres. Il est composé d'un demy ton mineur, et de deux tons, soit qu'il faille monter ou descendre, ou que le demy-ton se rencontre au commencement, au milieu, ou à la fin des trois intervalles du tetrachorde ; dautant que cette diverse situation ne varie point le genre du chant pour en establir un nouveau, mais seulement les differentes especes d'un mesme tetrachorde, qui, par consequent sont trois en nombre, conformement à la triple situation que le mesme demyton peut avoir

[554] « Par orgue de bois, l'auteur entend un jeu de flûte bouché, ou *bourdon*, tel qu'on le fait dans nos grandes orgues. »

[555] « Le jeu de régale était un petit orgue composé d'un jeu d'anches monté sur pied, mais sans tuyaux; le son avait de l'analogie avec celui du *phys-harmonica* de nos jours. On trouve encore un jeu de régale dans quelques orgues anciennes. »

[556] « Le flageolet est ici indiqué sous le nom de *flautina alla vigesima seconda*, parce que sa note la plus grave sonnait la triple octave aigüe du tuyau d'orgue de quatre pieds, qu'on prenait pour base des voix et des instruments. »

dans la quarte, sçavoir au commencement, au milieu, ou à la fin, en cette manière :

1.	Demyton,	Ton,	Ton.
2.	Ton,	Demyton,	Ton.
3.	Ton,	Ton,	Demyton.

« Le chromatique est ainsi appellé soit à cause des diverses couleurs, dont anciennement on le distinguoit du diatonique, soit parce qu'il diminuë de l'intention du mesme diatonique, et que ces tetrachordes abondent en demytons, qui luy donnent autant de douceur et de grâce, qu'un beau coloris a accoûtumé d'en donner à la peinture. Ces trois intervalles sont deux demy-tons, l'un mineur, l'autre plus grand ou majeur, et un hémiditon ou tierce mineure, qui en ce genre ne fait qu'un seul et simple intervalle, dont la diverse situation qui s'en fait au commencement, au milieu ou à la fin des deux demytons, varie pareillement, et establit les trois especes de ce genre, ainsi qu'il s'en suit :

1.	Tierce mineure,	Demyton,	Demyton.
2.	Demyton,	Tierce mineure,	Demyton.
3.	Demyton,	Demyton,	Tierce mineure.

« L'enharmonique a esté nommé de la sorte, parce qu'il contient une harmonie fort bien et fort proprement suivie par le moyen d'un plus grand nombre de dièses ou quarts de ton, dont il est remply; et que ses tetrachordes sont composez de dièses enharmoniques, dont chacune est la moitié du demyton mineur, et d'un diton ou tierce majeure, laquelle d'un plein sault fait son troisiesme et simple intervalle; soit qu'elle se trouve au commencement, soit au milieu, soit à la fin du tetrachorde. Car cette varieté ne fait que diversifier les espaces de ce genre; de mesme que la differente assiette du demyton change seulement celles du genre diatonique; ou bien celle de la tierce mineure, les especes du chromatique; comme on peut voir dans la table suivante :

1.	Tierce majeure,	Dièse	Dièse.
2.	Dièse,	Tierce majeure.	Dièse.
3.	Dièse,	Dièse,	Tierce majeure,

ORGANER. — Vieux mot qui signifiait chanter d'une certaine manière ou sur certaine modulation (*certa modulatione*). On lit dans les *Mirac. ms. de la B. M. V.* liv. II :

Tex chante bas et rudement,
Que Dex escoute doucement,
Plus que celui qui se cointoie,
Qui haut *organe* et haut pointoie.

ORGANIQUE. — « C'était, chez les Grecs, cette partie de la musique qui s'exécutait sur les instruments, et cette partie avait ses caractères, ses notes particulières, comme on le voit dans les *Tables* de Bacchius et d'Alypius. » (J.-J. ROUSSEAU.)

ORGANISATION, ORGANISER. — C'était l'art de chanter en parties, au moyen âge, *ars organandi*. Tous ces mots dérivaient d'*organum*, *orgue*, *instrument*, et prouvent l'influence que l'orgue a exercée sur les premiers essais de l'harmonie. L'*organisation* se faisait à deux, trois ou quatre voix. A deux voix, la partie qui *soutenait* le plain chant, *cantus firmus*, s'appelait *tenor*, et l'autre *discantus*. On ajouta une troisième voix chantant à l'octave, c'était le *triplum*; et enfin une quatrième appelée *quadruplum*.

Rousseau, et, de nos jours, le savant abbé de Solêmes, le R. P. Guéranger, ont traduit le mot *organare* par *s'accompagner des instruments*, ou bien jouer de l'orgue, tandis que ce mot signifiait *chanter en contrepoint*. C'est en ce sens que certains chroniqueurs disent *decantare in organo duplo, triplo, quadruplo*, c'est-à-dire *chanter en harmonie à deux, trois, ou quatre parties* (557).

ORGANISATION. — « C'est l'art d'ajuster un ou plusieurs jeux d'orgues à un piano, etc. Organiser, c'est exécuter cette organisation. » (*Manuel du facteur d'org.*; Paris, Roret, 1849, t. III, p. 562.)

ORGANISTE. — La plus belle fonction que l'artiste puisse exercer est de mêler l'harmonie du plus vaste et du plus majestueux des instruments aux chants institués pour concourir à la pompe des divins mystères. Cette fonction se rehausse de toute la noblesse de l'instrument, de la science et du talent que suppose l'art de le jouer, et du privilége que l'organiste a seul d'unir ses propres conceptions, les créations de son génie, aux chants séculaires consacrés par la liturgie. Effectivement, lorsque l'organiste fait parler ses claviers; lorsqu'il anime ses mille tuyaux; lorsqu'il marie entre eux leurs timbres divers à l'imitation des bruits et des sons de la nature, dont l'orgue est le résumé, comme le temple est le résumé de la création; lorsqu'à son ordre ces harmonies s'épandent en ondulations profondes sous les voûtes de la basilique, ce n'est plus un virtuose vulgaire que l'on écoute, c'est la voix même de l'édifice auquel l'orgue est incorporé. Ce qui frappe davantage, ce n'est pas la richesse de ces accords, la beauté de ces sons, c'est cette intelligence souveraine

(557) Bien que l'auteur des *Institutions liturgiques* ait été souvent bien inspiré en parlant du chant grégorien, dont il traite plus en liturgiste qu'en symphoniaste, on regrette pourtant qu'il se soit livré trop souvent à son imagination d'ailleurs si brillante, trop brillante peut-être. Avec une connaissance plus exacte de la tonalité du plain-chant, il n'eût pas dit (*Instit. liturg.*, t. II, p. 128), à propos de la messe de Dumont, en *ré mineur* (et non du *premier ton*), qu'il « est difficile de produire de plus grands effets et de tirer un plus brillant parti des ressources du chant grégorien, que Dumont ne l'a fait dans cette magnifique composition, etc., etc. » L'éloquent Bénédictin, que nous citons avec tant de bonheur toutes les fois que nous en trouvons l'occasion, et qui a si justement flétri *ces corrections* au moyen desquelles la musique s'est glissée si effrontément dans nos chants liturgiques, ne s'est pas aperçu qu'en dépit des intentions de Dumont, sa messe ou plutôt ses messes appartiennent en grande partie à la musique moderne, et que le chant grégorien n'était plus qu'une lettre morte pour le compositeur.

qui, par ces sons et ces accords, se met en communication avec l'esprit des saintes cérémonies qui s'accomplissent dans le sanctuaire, avec les hautes pensées qui en découlent, et qui, par la gravité de ses inspirations, fait naître ces mêmes communications dans l'âme des fidèles assemblés, et ne permet pas que, par son moyen, des pensées étrangères et profanes, des souvenirs lointains du monde et de ses plaisirs, viennent s'insinuer dans les esprits.

A ce point de vue, l'art de l'organiste est une sorte de prédication.

Mais pour qu'il en soit ainsi, plusieurs conditions sont nécessaires : il faut d'abord que l'organiste possède au plus haut degré le mécanisme de l'instrument; qu'il en connaisse toutes les ressources, tous les effets, toutes les combinaisons; qu'il en soit maître à ce point qu'il en tire à l'instant tout le parti qu'il conçoit, sans qu'il ait besoin de se préoccuper des procédés à mettre en œuvre; c'est ce qui constitue l'exécution matérielle. Rien ne choque plus l'auditeur, et ne fait déchoir l'organiste dans son esprit, que le sentiment d'une lutte impossible entre le gigantesque instrument et la faiblesse relative d'un pygmée inhabile à le manier, et qui tour à tour est emporté ou écrasé par son terrible adversaire.

Il y a plus : non-seulement l'organiste doit connaître parfaitement le mécanisme de l'orgue en général, mais cela ne le dispense pas d'étudier journellement le mécanisme du sien en particulier; de manière à pouvoir se rendre compte du fort et du faible, à montrer avec avantage les côtés brillants, à déguiser habilement les côtés défectueux; il ne doit pas se contenter d'apprécier les timbres et les sonorités des divers jeux en eux-mêmes, mais encore leurs résultats variés, par rapport à la manière dont ces timbres et ces sonorités sont modifiés, répercutés dans les diverses parties de l'édifice. Le vrai organiste devrait découvrir sans cesse de nouvelles combinaisons dans le mélange de ses registres, dans les contrastes et les oppositions de leurs effets.

Il faut, en second lieu, que l'organiste domine ses propres pensées musicales au même point qu'il domine son instrument, c'est-à-dire que l'emploi des divers styles ne soit qu'un jeu pour lui; que les formes d'imitation, le contrepoint, la fugue, les artifices canoniques les plus compliqués, lui soient aussi familiers que le style libre, et ces variétés qu'on appelle préludes, études, toccates, etc. Il faut aussi qu'il soit prêt à improviser à tout moment donné; mais comme le don d'improvisation est fort rare, comme tout organiste qui se respecte ne peut pas se permettre les banalités et les formules de remplissage, comme aussi il faut se tenir en garde contre la stérilité d'imagination dont les plus habiles ne sont pas toujours exempts, l'organiste doit meubler sa mémoire d'un répertoire composé des belles œuvres des Bach, des Handel, des Scarlatti, des Frescobaldi, et même des sonates de Haydn, de Mozart, de Beethoven, de Mendelssohn, etc., auxquelles il saura bien avoir recours en les produisant suivant les circonstances, soit en totalité, soit par fragments.

Mais l'étude la plus importante pour l'organiste est celle de la pédale, qu'il doit s'attacher à traiter, non comme une basse plaquée, mais comme une partie indépendante, concertante et harmonique à l'égal des parties représentées par deux mains. Il doit pour cela faire une étude profonde et suivie des trios de J.-S. Bach, dont la partie de pédale est remplie de telles combinaisons, de telles difficultés que l'imagination en est épouvantée. Ce sont pourtant ces trios que M. Lemmens, professeur d'orgue au Conservatoire de Bruxelles, et peut-être aujourd'hui le premier organiste de l'Europe, exécute avec une aisance, une liberté d'allure qui consternent la pensée et font douter de l'évidence. Ce sont également ces trios que notre premier compositeur pianiste, M. Ch.-V. Alkan, est parvenu à aborder, avec toute la ténacité de sa volonté, sur un piano à clavier de pédales que M. P. Erard, qui porte dans sa profession de facteur des goûts d'artiste, et, dans ses goûts d'artiste, la générosité d'un grand seigneur, a fait disposer pour lui.

Initié de bonne heure à ces fortes compositions, à ces œuvres si profondément combinées, le jeune organiste s'accoutumera à jeter sa pensée dans un moule fécond d'où elle sort armée de toutes pièces, surmontée de sujets et contre-sujets, sans qu'il ait à s'inquiéter de la manière dont il les produira au dehors, puisque au lieu de deux mains à ses ordres, il en a trois.

Quant à l'accompagnement du plain-chant, que cet accompagnement se fasse en accords plaqués ou en harmonie syncopée, l'organiste doit toujours s'efforcer, autant que possible, non-seulement de l'approprier à la tonalité du plain-chant, mais encore, dans une foule de cas, de rechercher les formes les plus convenables au genre des morceaux. Il doit tenir compte des caractères des divers modes, observer ceux qui s'éloignent le plus de la tonalité actuelle, ceux qui se rapprochent le plus de nos tons majeur et mineur. Toutes les pièces du plain-chant n'ont pas la même date. L'organiste ne devra donc pas accompagner le *Te Deum* ou le *Dies iræ* comme il accompagnera le *Credo* de Dumont ou le *Rorate;* il doit se faire le contemporain de toutes les œuvres. Il nous est d'autant plus difficile de donner des règles précises à cet égard, que notre conviction est, comme nous avons eu plusieurs fois l'occasion de l'exprimer dans cet ouvrage, que l'harmonie, même consonnante, est incompatible avec le plain-chant, que celui-ci est essentiellement mélodique et veut par conséquent l'unisson. Mais comme nous ne voulons ni ne pouvons détruire ce que l'usage a consacré, comme cet usage est autorisé par l'Eglise et a pour lui des autorités devant lesquelles nous nous inclinons, nous nous bornerons à demander que l'organiste ne sorte jamais des limites de cette harmonie consonnante et s'interdise sévèrement toute dissonance.

En troisième lieu, l'organiste doit avoir une connaissance suffisante de la liturgie, et, par ces paroles, nous n'entendons pas que cette connaissance se borne à savoir que tel dimanche est un double ou un semi-double, que telle fête est un annuel majeur ou un solennel mineur, par conséquent qu'il a à accompagner le *Kyrie*, le *Gloria*, la *Prose*, etc., etc., en tel ou tel ton. Cette connaissance là n'est qu'une pure routine que le dernier des chantres possédera après six mois d'exercice. Mais par une connaissance suffisante de la liturgie, nous entendons une étude assez profonde de l'esprit des mystères du christianisme dont les fêtes nous renouvellent la mémoire dans le cercle de l'année liturgique, pour qu'à son aide, l'organiste soit à même d'approprier son style et son jeu aux caractères des diverses solennités. L'abbé Lebeuf remarque quelque part, avec grande raison, que la jubilation du temps paschal ne commence pas le jour de Pâques, mais bien huit jours après, sans doute parce que, durant les trois jours de Pâques, les souvenirs de la passion, de l'agonie et de la mort du Sauveur sont encore trop rapprochés pour ne pas jeter un voile de tristesse sur la joie que doit faire éprouver le mystère de la Résurrection. Ici, nous savons qu'il y a mille nuances qui dépendent de la manière de sentir, et par conséquent, de la nature du talent, car la nature du talent est toujours l'expression de la manière de sentir. Mais on conçoit fort bien qu'une fête de la Vierge ne doit pas être traitée comme une fête du Saint-Sacrement, et qu'il y a un certain ton à prendre pour la fête de la Toussaint ou celle de la Dédicace, qui n'est pas celui des fêtes de Noël.

Si, aux conditions que nous venons d'énumérer, à la science du mécanisme qui le rend maître de son instrument, à la science de l'harmonie, de la fugue et du contrepoint, qui le rend maître de ses propres inspirations, aux notions de la science liturgique qui lui révèle le style propre à chaque solennité, si, à tout cela, l'organiste joint une piété vraie et sincère, une foi vive, profonde, une vie irréprochable, un caractère personnel digne d'estime, alors il occupe le sommet de la hiérarchie de l'art musical; il prend les âmes mondaines par le côté sensible de l'art, et chrétien, il les transporte émues aux pieds des saints tabernacles; car, dit Suarès, l'homme est un être sensible, et tout signe sensible le touche profondément. Il n'y a aucun inconvénient, ajoute-t-il, à ce que le peuple soit entraîné par la délectation des sens..... puisque cette délectation des sens est elle-même propre à exciter la dévotion de l'esprit. *Quia homo sensibilis est et sensibilibus signis promovetur...... nec obstat quod interdum videatur populus magis invitari et trahi ad delectationem sensus..... quia tota illa delectatio sensus per se est apta ad excitandam devotionem mentis.* (SUARES, *De cantu eccles.*, lib. IV, cap. 7). Quand donc l'organiste se fait l'interprète des textes sacrés; quand il les traduit en harmonies suaves, mâles, grandioses; quand ses mélodies sont le rejaillissement de sa prière intérieure; quand il s'empare tour à tour de la harpe du saint roi David, de la lyre lugubre de Jérémie, ou chante avec saint Jean l'*Hosanna* sans fin, c'est alors, comme nous l'avons dit, que l'art de l'organiste devient une véritable prédication, que ses fonctions sont revêtues d'un caractère en quelque sorte sacerdotal; c'est alors qu'en contemplant le colossal instrument, majestueusement assis sur les colonnes du grand portail, l'instrument architectural, faisant corps avec la basilique, le fidèle peut s'écrier : *Vivum Dei organum!* c'est là l'organe aussi de la parole sainte; c'est là aussi une chaire de vérité, car l'enseignement qui en découle, pour passer par les sens, n'en arrive que plus sûrement à l'âme, et c'est ce que disait saint Augustin à l'audition des chants sacrés : *Ut per oblectamenta aurium infirmior animus in affectum pietatis assurgat.* (*Confess.*, lib. X, c. 33.)

Mais où le trouver parmi nous l'organiste dont je parle? L'organiste complet, l'organiste chrétien, où existe-t-il de nos jours? L'un a de l'imagination, mais le savoir lui manque; l'autre a de la science, mais une science nue et aride; un dernier est habile à faire valoir les ressources de son instrument, mais la science et l'imagination lui font défaut. Quant au reste, quant à ces mercenaires qui viennent faire balbutier à l'orgue les fades ritournelles et les refrains éhontés du théâtre du Vaudeville, que dis-je! des concerts et des bals en plein vent!..... Je m'arrête; je craindrais dans mon indignation de rencontrer quelqu'une de ces expressions que Choron savait trouver lorsqu'il voulait flétrir ces saltimbanques, ces histrions, qui *font de la maison de Dieu une caverne de voleurs!* Il faut plaindre les paroisses et les fabriques des rudes nécessités qui leur imposent l'obligation de confier en de pareilles mains l'instrument auguste chargé d'embellir nos cérémonies. Mais aussi, mais surtout, il faut admirer cette force inhérente à tout ce qui tient à la religion, en vertu de laquelle l'idée du culte chrétien se maintient, malgré ces profanations, pure et sainte dans l'esprit des populations (558). Autrefois des conditions sévères étaient exigées dans le

(558). *Scandales de l'orgue.*— Suivant Baini, « la musique d'orgue participa à tous les scandales de la musique vocale, dans les XIVe, XVe et XVIe siècles; car, soit qu'on jouât sur la basse chiffrée, soit qu'on jouât sur des parties écrites, ou l'on exécutait des *ricercari*, — et les *ricercari* étant le plus souvent composés sur des airs vulgaires rappelaient à la mémoire des auditeurs le sens mondain (*lubriche idee*) des paroles qui les accompagnaient, et de fait prenaient les noms de la *Mimi*, la *Satarin*, la *Martinelle*, la *Charonne*, la *Basse flamande*, etc., etc., et autres semblables, empruntés aux chansons ou aux

choix d'un organiste. On voulait qu'il fût savant dans son art; la qualité d'honnête homme ne suffisait pas : il fallait qu'il fût chrétien, recommandable par ses bonnes mœurs : *bonis moribus præditus*. Je ne sais même si, en quelques endroits, la qualité d'homme marié n'était pas un cas d'exclusion. D'autres temps ont amené d'autres coutumes. Mais comment veut-on qu'un organiste ait, je ne dis pas du respect pour le lieu saint, mais du respect pour son art, lorsqu'il n'a pas le sentiment de sa dignité personnelle, lorsqu'il alterne entre les tréteaux de la barrière et des Champs-Elysées et la tribune de son orgue?

Mais aussi pourquoi les grands diocèses de France, celui de Paris, celui de Lyon, celui de Bordeaux, celui de Reims, etc., n'auraient-ils pas des écoles spéciales de musique religieuse, où l'on enseignerait, avec la grammaire, le plain-chant et l'orgue, et où les élèves seraient soustraits aux exhalaisons méphitiques de l'art des théâtres et des casinos?

Essayons de terminer par quelques détails sur les principaux organistes. Environ vers 1350, nous voyons apparaître l'aveugle Landino, étonnant organiste, couronné de lauriers par les mains du roi de Chypre, ainsi qu'on couronnait les poëtes. Puis l'allemand Bernhard, à qui on a attribué faussement l'invention de la pédale (559), mais qui se distingua tellement comme facteur, comme organiste, et de plus comme homme exemplaire, que la *Chronologia monasteriorium Germaniæ* (p. 368) le qualifie ainsi : *Virum præstantissimum artis musicæ, insigni pietate, multaque castimonia*. Ces épithètes, et c'est bien le lieu de le remarquer ici, se rapportent aux qualités que les écrivains ecclésiastiques exigent dans un bon organiste : *Organista bonis moribus præditus, pulsandi artis peritus* (*Praxi ceremoniali ambrosiano*, Andr. COSTALDO, lib. I, tit. *De organo*, p. 239.) — *Voy.* GERBERT, *De cantu*, t. II, p. 196.

En même temps que Bernhard, brillait Squaccialupi, que l'on surnomma *Antonio degli organi*, et sur lequel Gérard Vossius s'exprime en ces termes : *Anno 1430, Antonius Squaccialupus Florentinus tantopere musicæ arti excelluit, ut ex regionibus remotis advenirent ad eum conspiciendum, sonosque illius harmonicos audiendos. Eum tanti fecit senatus Florentinus ut ex marmore imaginem illius curavit ponendam prope valvas ecclesiæ cathedralis.* (*De univ. math. natura et constit.*; Amstelod., 1660, cap. 60, *De musicis latinis*, § 14, p. 357.) Si le buste de Squaccialupi n'existe plus, du moins l'inscription qui fut consacrée à sa mémoire par la ville de Florence subsiste encore. La voici : *Multum profecto debet musica Antonio Squaccialupo organistæ; is enim ita gratiam conjunxit ut quartam sibi vid. rentur charites musicam adscivisse sororem. Florentia civitas grati animi officium rata ejus memoriam propagare cujus manus sæpe mortales in dulcem admirationem adduxerat civi suo monumentum donavit.* (*Voy.* MICHELE POCCIANTI, *Catalog. script. Florentinor.*, p. 15.)

Le renom que s'était acquis Squaccialupi sous Laurent le Magnifique devint, sous Cosme, l'apanage de Francisco Corteccia et d'Alessandro Striggio, gentilhomme mantouan, grands organistes et habiles compositeurs. Mais, au commencement du XVIe siècle, la gloire de tous les organistes contemporains fut éclipsée par Paul Hofhaimer ou Hoffbaimer, de Rastadt, organiste au service de Maximilien Ier, qui le fit chevalier de l'Eperon d'or.

On compte dans le même siècle les organistes J. Bouchner à Constance, J. Kolter à Berne, Conrad à Spire, Schachinger (à Padoue), Wolfang dans la Pannonie, Erico Radesca di Foggia à Turin, Bindilla à Trévise, Vittoria à Bologne, Giulio Cesare Barbetta de Padoue, Francesco de Milan, qui s'éleva au-dessus de tous ses contemporains, Claudio de Corregio, Andrea de Canareggio, Vincenzo Bell'havere, Paolo de Castello, Alexandre Milleville, maître du célèbre Frescobaldi, Ercole Pasquini à Saint-Pierre du Vatican, Mathias de Rome, Annibal de Padoue, Giacchetto Baus, Giovanni Gabrielli, Giuseppe Guami, et Paolo Giusti à Saint-Marc de Venise, Girolamo Diruta, Lodovico Viadana, Francesco Bianciardi, Agostino Agazzari, et Girolamo Frescobaldi de Ferrare, qui, la première fois qu'il joua à Saint-Pierre du Vatican, réunit un auditoire de trente mille personnes. Nous terminerons cette énumération par le nom de Michelangelo Tonti de Rimini, fameux organiste de Santo Rocco a Ripetta. Tonti ayant été entendu plusieurs fois par Camillo Borghese, plus tard Souverain Pontife sous le nom de Paul V, reçut pour première marque de sa bienveillance un canonicat dans la basilique de Latran; il fut ensuite nommé archevêque de Nazareth, et dans la quatrième promotion de ce Pape, créé prêtre cardinal du titre de S. Bartolomeo all'Isola, et archiprêtre de Sainte-Marie-Majeure. (*Voy.* BAINI, *Memorie storico-critiche*, t. Ier, pp. 146-148.)

Comme il est impossible de donner une énumération complète des organistes allemands, nous nous contenterons de signaler ceux qui se sont distingués en cette qualité,

airs dont ces *ricercari* prenaient la mélodie pour thème; — ou l'on jouait textuellement les chansons mêmes, les madrigaux, les villottes, ou les compositions sacrées écrites sur ces villottes, madrigaux et chansons, etc., et en répétant les cantilènes appliquées aux paroles mondaines (*oscene parole*), on renouvelait les scandales de la musique vocale. Si bien que, quelle que fût la manière de jouer de l'orgue, elle devenait toujours, par le fait de cette profanation (*per vitio delle prostitute melodie*) indigne de la maison de la prière. » (BAINI, *Memorie storico-critiche*, t. I, p. 152.)

(659). J'avais moi-même répété cette erreur, d'après Lichtenthal, dans mon travail sur l'orgue, publié par l'*Université catholique*. M. Hamel n'avait pas encore éclairci ce point historique.

dans cette noble famille des Bach, à laquelle l'Allemagne musicale doit une partie de sa gloire, et dont on a dressé même l'arbre généalogique. (*Voy.* le n° 12 de la *Gazette musicale de Leipsick*, année 1823.)

Le chef de cette famille se nommait Weit Bach; il était boulanger à Presbourg. Forcé, par suite des querelles de religion, de se retirer dans un village de Saxe-Gotha, appelé Wechmar, il y prit la profession de meunier. Là il se délassait de ses travaux en chantant et s'accompagnant de la guitare, et communiquant ce goût à ses deux fils, qui, dit M. Fétis, commencèrent cette suite non interrompue de musiciens du même nom, qui inondèrent la Thuringe, la Saxe et la Franconie, pendant près de deux siècles. Tous furent ou chantres de paroisses, ou organistes, ou ce qu'on appelle en Allemagne *musiciens de ville*. Lorsque, devenus trop nombreux pour vivre rapprochés, les membres de cette famille se furent dispersés dans les contrées dont je viens de parler, ils convinrent de se réunir une fois chaque année, à jour fixe, afin de conserver entre eux une sorte de lien patriarcal; les lieux choisis pour ces réunions furent Erfurt, Eisenach ou Arnstadt. Cet usage se perpétua jusque vers le milieu du XVIIIe siècle, et plusieurs fois l'on vit jusqu'à cent vingt musiciens du nom de *Bach*, réunis au même endroit. Leurs divertissements, pendant tout le temps que durait leur réunion, consistaient uniquement en exercices de musique. Ils débutaient par un hymne religieux chanté en chœur, après quoi ils prenaient pour thèmes des chansons populaires, comiques, parfois grossières, et les variaient en improvisant, à quatre, cinq et six parties. Ils donnaient à ces improvisations le nom de *quolibets*. Plusieurs personnes les ont considérées comme l'origine des opéras allemands; mais les quolibets sont beaucoup plus anciens que la première réunion des Bach: car le D. Forkel en possédait une collection imprimée à Vienne en 1742. Un autre trait caractéristique de cette famille remarquable est l'usage qui s'y était introduit de rassembler en collection les compositions de chacun de ses membres; cela s'appelait *les Archives des Bach*. Charles-Philippe-Emmanuel Bach possédait cette intéressante collection, vers la fin du XVIIIe siècle.

Christophe Bach, né en 1613 à Wechmar, alla se fixer à Eisenach, où il fut *musicien de cour et de ville*, et de plus organiste distingué. Les *Archives des Bach* contiennent quelques-unes de ses pièces pour l'orgue.

Henri Bach, né à Wechmar, le 16 septembre 1615, fut plus tard organiste de l'église d'Arnstadt. Il eut le plaisir de voir, avant de mourir, dit M. Fétis, ses deux fils Jean-Christophe et Jean-Michel, plusieurs petits-fils et vingt-huit arrière-petits-fils, cultivant tous la musique avec plus ou moins de succès.

Jean-Egide Bach, né en 1645 à Erfurt, devint organiste de l'église de Saint-Michel de cette ville. Ses compositions sont conservées dans les *Archives des Bach*.

Georges-Christophe Bach, né à Eisenach en 1642, fut chantre et compositeur à Schweinfurt. Jean-Ambroise et Jean-Christophe, frères jumeaux, nés à Eisenach en 1645, furent tous les deux musiciens de cour et de ville. Il y avait tant de ressemblance entre eux, dit encore M. Fétis, que leurs femmes ne pouvaient les distinguer que par la couleur des vêtements. Leur voix, leurs gestes, leur humeur, et jusqu'à leur style en musique, tout était absolument semblable.

Ils avaient l'un pour l'autre l'amitié la plus tendre. Si l'un des deux était malade, l'autre éprouvait bientôt le même mal. Enfin ils moururent à très-peu d'intervalle l'un de l'autre. Ces deux frères excitèrent l'étonnement de ceux qui les connurent. Jean-Ambroise avait un talent distingué comme organiste; mais sa gloire la plus solide est d'avoir donné le jour à l'immortel Jean-Sébastien Bach.

Jean-Christophe Bach, né à Arnstadt, en 1643, fut un compositeur de premier ordre. Il fut organiste de la cour et de la ville à Eisenach. On dit de lui que ses doigts et sa tête avaient une telle facilité à traiter l'harmonie pleine, qu'il jouait le plus souvent à cinq parties réelles.

Jean-Michel Bach, frère de Jean-Christophe, fut organiste et greffier du bailliage de Amte-Gehren dans la principauté de Schwarzbourg Sondershausen. Il fut excellent compositeur de musique d'église. Les *Archives des Bach* contiennent plusieurs motets de sa composition. Jean-Nicolas Bach, fils aîné de Jean-Christophe, né à Eisenach le 10 octobre 1669, fut organiste à Iéna. Il composa des suites de pièces pour l'orgue et pour le clavecin qui dénotent un grand talent comme organiste et comme compositeur.

Jean-Bernard Bach, fils d'Egide, né à Erfurt le 23 novembre 1676, fut d'abord organiste de l'église des Négociants dans sa ville natale, puis organiste à Magdebourg, puis enfin organiste de l'église Saint-Georges à Eisenach, où il mourut. Entre autres ouvrages il a laissé d'excellents préludes pour des cantiques.

Jean-Sébastien Bach, le plus grand de tous les Bach, et peut-être, dit M. Fétis, le plus grand de tous les musiciens de l'Allemagne, naquit à Eisenach le 21 mars 1685. Orphelin à 10 ans, il fut recueilli par son frère aîné Jean-Cristophe Bach, organiste à Ordruff, qui fut son premier maître. Passionné pour la musique, le jeune Sébastien cherchait tout ce qui pouvait l'instruire en son art. Il avait remarqué un certain livre contenant plusieurs pièces des auteurs les plus célèbres, et que son frère cachait mystérieusement. Ses instances auprès de Jean-Christophe ne faisaient que rendre ce dernier plus entêté à lui en dérober la communication. Un jour que le jeune Sébastien était seul, il passa adroitement ses mains à travers le treillis de l'armoire où le précieux cahier était enfermé; il parvint à le rouler et à s'en emparer. Il résolut de le copier en secret ; mais comme il ne pouvait se livrer à ce travail que la nuit et qu'on ne lui laissait pas de chandelle, il était obligé d'attendre la pleine lune. On conçoit qu'il lui fallut beaucoup de temps pour en venir à bout. Enfin après six mois il était en possession de sa copie quand son frère s'en aperçut, et, par une bizarrerie qu'on ne conçoit pas, la lui arracha des mains.

Ce ne fut qu'à la mort de Jean-Christophe, qui arriva du reste peu de temps après, que Jean-Sébastien put recouvrer son précieux trésor.

Livré à lui-même, Sébastien faisait des voyages pour avoir l'occasion d'entendre des organistes et de la musique.

Plusieurs fois il se rendit à Hambourg pour entendre le célèbre organiste J.-A. Reinken. Enfin à l'âge de dix-huit ans il fut nommé organiste de la nouvelle église d'Arnstadt.

La ville de Lubeck n'était pas si éloignée d'Arnstadt que Jean-Sébastien ne pût se permettre d'y faire de fréquents voyages à pied pour entendre le fameux organiste Dietricht Buxtehude dont il admirait les œuvres. Il fut tour à tour organiste de Saint-Blaise à Mulhausen et organiste de la cour à Weimar, puis maître de chapelle du prince Léopold d'Anhalt-Coethen, puis directeur de musique à l'école de Saint-Thomas de Leipsick ; ce fut sa dernière position. Mais sa réputation avait rempli l'Allemagne. Son deuxième fils Charles-Philippe-Emmanuel était au service de Frédéric II, roi de Prusse. Frédéric lui avait témoigné plusieurs fois le désir de voir son père. Après plusieurs refus consécutifs, et sur de nouvelles et pressantes instances, Bach se décida à partir et se mit en route pour Potsdam. C'était en 1747. Le soir de son arrivée dans cette ville, et au moment où le roi Frédéric, qui tous les soirs avait concert chez lui, allait commencer un concerto de flûte, un officier, suivant l'usage, présenta à Sa Majesté la liste des étrangers arrivés le jour même dans la ville. Le roi, ayant vu sur cette liste le nom de Sébastien Bach, se tourna vers ses musiciens et leur dit : *Messieurs, le vieux Bach est ici.* Aussitôt, et avant que Sébastien Bach eût eu le temps de quitter ses habits de voyage, il fut conduit au palais. On juge de la réception qui lui fut faite.

Jean-Sébastien Bach et Handel vécurent dans le même temps ; mais ces deux grands artistes, bien dignes l'un de l'autre, ne purent jamais se réunir. Handel était fixé en Angleterre. Il fit trois voyages à Halle sa ville natale. Le premier voyage eut lieu en 1719 ; Bach était alors à Coethen. Aussitôt informé de l'arrivée de Handel, il partit pour se rendre auprès de lui, mais Handel avait quitté Halle le même jour.

Au second voyage de celui-ci en Allemagne, Bach était malade à Leipsick ; au troisième voyage de Handel en 1752, Bach était mort avec le chagrin de n'avoir jamais pu voir son rival, si, entre artistes d'un génie si élevé, il peut y avoir rivalité.

Il est impossible de faire l'énumération des œuvres innombrables qui sont sorties de la plume de Bach.

On peut dire que tous les grands organistes se sont formés d'après ses œuvres depuis les fils et les contemporains de Jean-Sébastien jusqu'aux organistes modernes dignes de ce nom, parmi lesquels nous ne voulons citer ici que Félix Mendelssohn qui, comme l'on sait, professa une telle admiration pour ce maître que l'œuvre principale de sa vie a été de remettre en lumière les compositions de Jean-Sébastien Bach. Effectivement, ce fut Félix Mendelssohn qui fit exécuter l'oratorio de la *Passion* cent ans après, jour pour jour, la première exécution de cette production immense.

Guillaume-Friedmann Bach, fils aîné de Jean-Sébastien, né à Weimar en 1710, fut en même temps que jurisconsulte et mathématicien, habile organiste de l'église de Sainte-Sophie de Dresde. Ce fut après son père le plus grand exécutant, le plus habile fuguiste et le plus savant musicien de l'Allemagne. Mais il écrivait peu et préférait l'improvisation à la composition.

Charles-Philippe-Emmanuel Bach, deuxième fils de Jean-Sébastien, né à Weimar le 15 mars 1714, fut également grand compositeur ; mais sa musique pleine de grâce et de légèreté ne fut pas appréciée de son temps comme elle méritait de l'être. Nous le mettons à son rang dans la biographie des Bach, bien qu'il n'ait pas été organiste.

Jean-Ernest Bach né à Eisenach le 28 juin 1722, fut maître de chapelle du duc de Saxe-Weimar.

Jean-Christophe-Frédéric Bach, neuvième fils de Jean-Sébastien, né à Leipsick en 1732, fut maître de chapelle du comte de Schaumbourg.

Jean-Chrétien Bach, onzième fils de Jean-Sébastien, né à Leipsick en 1735, se rendit en Italie et fut nommé organiste de la cathédrale de Milan. De là, il se rendit à Londres où il composa plusieurs opéras.

Mentionnons maintenant Cécile Bach, épouse de Jean-Chrétien ; Jean-Elie Bach, Jean-Michel Bach, Jean Guillaume Bach, A.-Willhelm Bach, Oswald Bach, Jean-Georges Bach, et enfin Henri-Armand Bach, né en 1791, qui termine cette série de musiciens dont les uns ont illustré leur patrie par des talents extraordinaires, et dont les autres ont fixé sur eux les regards par la seule magie d'un nom illustre.

A la dynastie musicale de Bach, en Allemagne, la France peut opposer la dynastie des Couperin. Cette famille était originaire de Chaume, en Brie, et se composait de trois frères, Louis, François et Charles Couperin. Mais il est nécessaire de dire un mot d'un autre organiste, André Champion de Chambonnières, dont les premiers Couperin furent les élèves, et que l'on peut considérer comme le chef d'une école qui s'est propagée jusqu'à Rameau. Car, dit M. Fétis, le caractère de la plupart des ornements des pièces du premier se retrouve jusque dans celles de ce dernier. André Champion de Chambonnières était fils de Jacques Champion et petit-fils de Thomas Champion, tous deux célèbres organistes sous le règne de Louis XIII. Chambonnières fut premier claveciniste de la chambre de Louis XIII. Ce fut lui qui produisit à Paris et à la cour, Louis, premier des Couperin. Ses autres élèves furent Hardelle, Buret, d'Anglebert et Lebègue.

Revenons maintenant aux Couperin.

Louis, dont nous venons de parler, né en 1630, vint fort jeune à Paris, et fut nommé organiste de Saint-Gervais et de la chapelle du roi. Louis XIII avait créé pour lui une place de dessus de viole dans sa musique.

François Couperin, organiste de Saint-Gervais, depuis 1679 jusqu'en 1698, naquit à Chaume, en 1631, et devint un des meilleurs élèves de son parent Chambonnières. Il périt malheureusement à l'âge de soixante-dix ans par une charrette qui le renversa. Suivant M. Fétis, le plain-chant est beaucoup mieux traité dans la musique de François Couperin qu'il ne l'a été depuis par des organistes plus renommés. J'oubliais de dire que François Couperin était sieur de Croully; il laissa deux enfants, Louise, née à Paris, en 1674, excellente cantatrice et claveciniste, qui fut attachée pendant trente ans à la musique du roi, et Nicolas Couperin, né à Paris, en 1680. Il fut pendant longtemps organiste de Saint-Gervais et mourut en 1748, à l'âge de soixante-huit ans.

Charles Couperin, troisième frère de Louis et de François, né à Chaume, en 1632, succéda à son frère aîné dans la place d'organiste de Saint-Gervais. Il avait, dit-on, pour son temps, un talent de premier ordre, et mourut en 1669, à l'âge de trente-sept ans, après avoir mis au monde Charles Couperin surnommé *le Grand*, né à Paris, en 1668; il fut élève d'un organiste nommé Tolin, et en 1696 il devint organiste de Saint-Gervais. En 1701, il fut nommé claveciniste de la chambre du roi et organiste de sa chapelle. Il mourut en 1733, laissant deux filles, toutes deux habiles sur l'orgue et sur le clavecin : l'une, Marie-Anne, religieuse à l'abbaye de Maubuisson dont elle fut organiste; l'autre, Marguerite-Antoinette, claveciniste de la chambre du roi. Couperin *le Grand*, comme compositeur et comme exécutant, mérite d'être placé à la tête des organistes français

Son neveu à la mode de Bretagne, Armand-Louis Couperin, né à Paris, le 11 janvier 1721, fut un faible compositeur, mais un exécutant des plus habiles. Il fut organiste du roi, de la Sainte-Chapelle, de Saint-Barthélemy, de Sainte-Marguerite et l'un des quatre organistes de Notre-Dame. Sa femme, fille d'un facteur de clavecins, nommé Blanchet, fut une claveciniste et une organiste célèbre. Elle vivait encore en 1810, et joua à cette époque à la réception de l'orgue de Saint-Louis, à Versailles; elle avait alors quatre-vingt-un ans (560). Comme son aïeul François-Armand, Louis Couperin mourut de mort violente, en 1789, des suites d'un coup de pied de cheval. Il eut trois enfants : Antoinette-Victoire qui fut organiste de Saint-Gervais à l'âge de seize ans; Pierre-Louis Couperin qui n'eut pas d'autres instituteurs que son père et sa mère, et qui partagea avec son père les places d'organiste du roi, de Notre-Dame, de Saint-Gervais et des Carmes Billettes. Il mourut fort jeune, en 1789; enfin Gervais-François Couperin qui vivait encore en 1815. Il ne fut guère qu'un compositeur et un organiste médiocre. En lui s'éteignirent la race et la gloire des Couperin. Toutefois, par respect pour le nom, on lui accorda sans peine les places d'organiste du roi, de la Sainte-Chapelle, de Saint-Gervais, de Saint-Jean, de Sainte-Marguerite, des Carmes-Billettes et de Saint-Méry. Nous croyons que c'est à Gervais-François Couperin qu'a succédé le plus habile de nos organistes français, M. Boëly, naguère organiste de Saint-Germain-l'Auxerrois et qui résume en lui, sous le double rapport de la composition et de l'exécution, la science et le talent de J.-S. Bach, de Handel et de Couperin *le Grand*.

La généalogie des Couperin ne nous ayant pas permis de mentionner certains organistes français suivant l'ordre chronologique, nous allons revenir sur nos pas et dire quelques mots des plus célèbres.

(560) « J'ai des exemples continuels de dames organistes, dont l'exactitude et les connaissances rendent chaque jour un véritable service à l'Eglise. On sait qu'à la cathédrale de Strasbourg, l'organiste actuel, M. Wackenthaler, est souvent remplacé par sa femme, qui possède la liturgie et le maniement de la pédale aussi bien que son mari. A Paris, M. Meuman, organiste protestant, m'a souvent fait entendre une de ses élèves, élégante et savante comme les maîtres dont elle jouait très-exactement les préludes et les fugues avec pédale obligée. En traversant les Vosges, il y a peu d'années, les étrangers qui visitaient la cathédrale de Saint-Dié, s'arrêtaient surpris des merveilleuses combinaisons harmoniques réalisées sur son orgue tout incomplet qu'il puisse être, et quand ils y montaient, il leur fallait saluer, à leur grande surprise, deux jeunes anglaises, mesdames Smitt, qui avaient pris au sérieux les idées du grand Sébastien Bach. Parmi les premiers prix de la classe d'orgue du Conservatoire, si habilement tenue par l'ancien organiste de la cour la plus brillante, M. Benoist, je trouve à l'année 36 le nom d'une jeune fille, parée de ce prix d'honneur (*a*).

« Au XVIIe siècle, la femme de l'organiste de Saint-Séverin et de Saint-Gervais, madame Elisabeth Jaquet de Laguerre, se faisait déjà remarquer par son talent d'improvisation sur l'orgue. Mais ce temps était déjà celui où l'on essayait de se soutenir d'une main à l'orgue, quand l'on étendait l'autre vers le clavecin; et bientôt le pied glissait à la pauvre organiste, qui tombait de tout son poids dans la sonate et l'opéra. N'importe; il reste prouvé que les femmes peuvent faire d'excellents organistes, si elles veulent s'astreindre à lire, et à ne pas servir deux maîtres. » (*De l'orgue*, par M. J. RÉGNIER, p. 421.)

(*a*) Mademoiselle Hervy.

Jean Titelouze, né à la fin du XVIe siècle et mort vers 1680, fut chanoine et organiste de l'église cathédrale de Rouen. Ses pièces d'orgue sont très-remarquables. Titelouze a eu pour élèves deux autres organistes fort habiles, André Raison et Gigault. Jean-Louis Marchand, né à Lyon, en 1669, fut chevalier de l'ordre de Saint-Michel, organiste du roi à Versailles et de plusieurs églises de Paris. Il jouit de son vivant d'une immense réputation et eut la gloire, vers 1717, d'être vaincu par J.-S. Bach, dans une lutte sur le clavecin qui eut lieu à Dresde entre le compositeur allemand et lui. Il mourut en 1757. Louis-Claude Daquin, né à Paris, en 1694, fut organiste du roi, et concourut en 1727, avec l'illustre Rameau, pour obtenir la place d'organiste de Saint-Paul. Il eut la gloire de l'emporter sur son rival. Daquin tint pendant soixante-dix ans l'orgue de cette paroisse, car il n'avait que huit ans lorsqu'il fut nommé titulaire. Dans sa dernière maladie qui ne dura que huit jours, il s'écriait : *Je veux me faire porter et mourir à mon orgue.* Il mourut le 15 juin 1772 et fut inhumé à Saint-Paul. Ajoutons ici un détail de simple curiosité. Daquin eut un fils qui fut littérateur fort médiocre. Il a laissé plusieurs ouvrages fort ennuyeux, ce qui a donné lieu au vers suivant :

On souffla pour le père, on siffle pour le fils.

Nicolas Séjan, né à Paris, en 1745, a été un des meilleurs organistes de la dernière moitié du XVIIIe siècle ; il obtint, en 1760, l'orgue de Saint-André-des-Arts, il n'avait alors que quinze ans ; il fut nommé, en 1772, un des quatre organistes de Notre-Dame, et, en 1789, organiste de la chapelle du roi. Il mourut en mars 1819, après avoir perdu et recouvré ses emplois par suite de la révolution et de la Restauration.

Son fils, Louis Séjan, né en 1786, succéda à son père dans les places d'organiste des Invalides, de Saint Sulpice et de la chapelle du roi. Il est mort il y a peu d'années, à Passy.

Moments où l'on doit toucher l'orgue. — « Le temps de l'année et les instants de l'office assignés à l'orgue sont prévus dans le Cérémonial des évêques, comme par divers auteurs ecclésiastiques ; nous ne pouvons mieux faire que d'en donner le résumé préparé par un savant prêtre romain, M. l'abbé Alfieri (561).......

« Il est convenable de toucher l'orgue « tous les dimanches, et les fêtes auxquelles « le peuple s'abstient d'œuvres serviles. Sont « exceptés les dimanches de l'Avent (à la ré- « serve du troisième, appelé *Gaudete*), et ceux « du Carême (à la réserve encore du quatriè- « me, nommé *Lætare*), jours auxquels on ne « peut toucher l'orgue qu'à la messe conven- « tuelle, ainsi que l'a déclaré Benoît XIII dans « le Concile romain de 1725, tit. XV, chap. 6. « On pourrait demander si l'on doit en « toucher aux messes des dimanches de la « Septuagésime, de la Sexagésime et de la « Quadragésime ; il faut répondre que oui, « parce que dans ces jours le diacre et le « sous-diacre portent encore la dalmatique « et la tunique. Ainsi l'a décidé la sacrée « congrégation des Rites (*in Aquen., ad* 9 « [562] : *Que les orgues jouent, lorsque les « ministres de l'autel, c'est-à-dire le diacre « et le sous-diacre, portent la dalmatique et « la tunique, encore que ces vêtements soient « de couleur violette.* On en touche encore « aux fêtes qui tombent pendant l'Avent et « le Carême, et que l'Eglise célèbre solen- « nellement : telles que saint Mathias, saint « Thomas d'Aquin, saint Grégoire le « Grand, saint Joseph, époux de la sainte « Vierge, saint Joachim, l'Annonciation et « autres semblables. On demande si l'on « peut en toucher aux messes votives qui « sont célébrées solennellement tous les sa- « medis de Carême, dans les quatre temps, « pendant l'Avent et dans les Vigiles, et « aussi aux Litanies, qui se chantent après « les vêpres pendant ces divers temps. La « sacrée congrégation répond que oui (*in « Conimbric., dubior., ad.* 4) : *Affirmative et « amplius.* On touchera encore le jeudi saint « à la messe seulement, le samedi saint à « la messe et à vêpres, et toutes les fois « que le jour devra être célébré avec solen- « nité pour quelque cause grave, laquelle « sera appréciée par l'Ordinaire. Il convient « de toucher l'orgue, lorsque l'évêque dio- « césain officie solennellement (à moins que la « raison du temps ne s'y oppose), ou lorsqu'il « entre dans l'église aux jours solennels pour « assister à la messe, qui doit être célébrée « par un autre, et qu'il sort après la céré- « monie. Il faut faire de même pour l'entrée « du légat apostolique, d'un cardinal, d'un ar- « chevêque, ou d'un évêque à qui le diocésain « voudrait faire honneur ; on touchera « jusqu'à ce que commence l'office. On « observera le même rite, par une louable « coutume, à l'entrée d'un prince, surtout « de celui de la nation, ainsi que du magis- « trat, le tout sous la réserve de la prohibition « du temps...

« Aux vêpres, aux matines et à la messe, « le premier verset des cantiques et hymnes « et aussi ceux auxquels on doit faire une « génuflexion, comme le *Ergo quæsumus* et « *Tantum ergo*, et autres semblables, seront « toujours dits par le chœur et non par l'or- « gue ; de même pour le *Gloria Patri* et les « doxologies des hymnes, encore que le « verset précédent ait été chanté par le « chœur. Cette règle est donnée par le célè- « bre cérémonialiste Pâris de Crassi, liv. I, « ch. 18. »

« Aux petites Heures, il n'est pas d'usage « de toucher l'orgue. Toutefois, aux jours « solennels, on pourra le faire entendre à « l'hymne de Tierce, à celle des Complies

(561) V. *Annali della scienza et della fede.*

(562) « Organa non silent quando ministri altari, diaconus scilicet et subdiaconus, utuntur in missa dalmatica et tunicella, licet color sit violaceus. »

« et au *Nunc dimittis*, si c'est la coutume, « et aussi à l'antienne *De beata* qui termine « cet office. Si l'évêque, qui doit officier so- « lennellement, se revêt des habits sacrés « pendant qu'on chante Tierce, on pourra « toucher l'orgue pendant cette partie de « l'office, et l'organiste aura soin, confor- « mément à l'avis de Pâris de Crassi (liv. I, « ch. 17), de la prolonger ou de l'abréger, de « manière que l'évêque ne soit pas obligé « d'attendre la fin, ni de se presser pour « y arriver plus tôt. Le même auteur traite « ce point d'une manière plus étendue en « son second livre, ch. 2 : Je dois avertir ici « que dans tous les cas où l'orgue fait en- « tendre des versets de musique figurée « alternés avec le chant, une personne du « chœur doit dire à haute voix, pendant « que l'orgue joue, les paroles qui ne se « chantent pas.

« Aux vêpres solennelles (où l'on redou- « ble les antiennes) il est d'usage de tou- « cher une pièce à la fin de chaque psau- « me, après le verset, *Sicut erat*, pour « remplacer l'antienne que l'on ne répète « pas; ainsi l'indique Bauldry dans son « *Manuel*, 1re partie, ch. 8, n° 4.

« A la messe solennelle, l'orgue com- « mence à jouer aussitôt que le célébrant « sort de la sacristie, et continue jusqu'à ce « qu'il soit arrivé à l'autel ; aussitôt qu'il a « cessé, le chœur commence l'*introït*. L'or- « gue alterne pendant le *Kyrie* et le *Gloria;* « il joue encore après l'épître, mais non au « graduel (563). S'il y a une prose, il l'al- « terne avec le chœur. Il joue depuis l'offer- « toire jusqu'à la préface ; mais aussitôt « qu'elle est commencée, il cesse entière- « ment de se faire entendre. Depuis quel- « ques années, s'est introduit dans plusieurs « églises l'abus d'accompagner le chant de « la préface avec l'orgue adouci, et cela « contre le rite de l'Eglise, qui l'exclut ab- « solument pendant que le prêtre chante à « l'autel. On touchera encore alternative- « ment au *Sanctus*, et ensuite avec plus de « gravité pendant l'élévation ; on alternera « l'*Agnus*, et l'on poursuivra jusqu'à l'orai- « son dite postcommunion. On touchera en- « core à la fin de la messe, et si c'est un « évêque qui a célébré, on continuera à jouer « jusqu'à ce qu'il soit sorti. La même re- « marque s'applique à la fin de l'office cé- « lébré en présence de l'évêque. Voyez sur « cet article le *cap. quæ ad officia divina* « *pertinent* du cinquième concile de la pro- « vince de Milan, tenu sous saint Charles « Borromée.

« Quant au chant du symbole, le Céré- « monial des évêques défend d'y faire al- « terner l'orgue, afin qu'il demeure intelli- « gible (564).

« Saint Charles, dans le troisième concile « de Milan, recommande la même chose « (cap. *De iis quæ pertinent ad missæ sacri-* « *ficium*). Dom Martène (*De antiquis Ecclesiæ* « *ritibus*, t. I, ch. 4, art 5, n° 10) loue la « coutume de l'Eglise de Sens, dans laquelle « *le symbole ne se chante pas à deux chœurs* « *alternatifs comme dans les autres églises,* « *mais tout entier par les deux chœurs réunis,* « *en signe, dit-on, de l'unité de foi*. De tout « cela il est advenu qu'en beaucoup d'en- « droits, où l'on fait usage du chant grégo- « rien, l'orgue s'est trouvé tout à fait exclu « du symbole.

« Cependant, si je ne me trompe, il me sem- « ble que des dispositions précitées et spé- « cialement de celle du Cérémonial des évê- « ques, on ne peut conclure à une prohibi- « tion absolue de l'orgue dans la circonstance « particulière dont il s'agit. Elles se bor- « nent à prescrire que cette partie de la « messe soit chantée de suite et sans inter- « ludes, afin que l'on ne perde pas le sens des « paroles ; ce qui certainement n'emporte « pas l'exclusion du son de l'instrument. « Si donc on veut faire chanter le symbole « tout entier par les deux côtés du chœur « et l'accompagner par l'orgue, en telle fa- « çon que les paroles soient entendues des « assistants, je suis d'avis qu'on peut le « faire sans aller contre les prescriptions de « l'Eglise.....

« On demande si dans les lieux où s'est « introduit l'usage de l'orgue aux messes « de *Requiem*, on peut le continuer. Il faut « répondre, avec la sacrée congrégation des « Rites, qu'on le peut, pourvu que le genre de « musique adopté soit d'un effet lugubre (565).

« Enfin, l'on doit avertir que l'orgue n'ait « pas à répondre l'*Amen*, mais qu'il laisse « ce soin aux voix. L'abus du contraire s'est « introduit il y a longtemps en beaucoup « d'endroits de nos provinces, et il persiste « encore, malgré la discordance choquante « qui se trouve presque toujours entre « cette réponse et le chant du prêtre. »

« Telle est l'instruction que nous four- nissent sur cette matière le Cérémonial des évêques, les auteurs les plus accrédi- tés qui ont écrit sur les rites ecclésiasti- ques, et la pratique des Eglises primai- res de Rome. On doit donc faire en sorte de s'y conformer. » — (*De l'orgue*, par M. J. Régnier, pp. 391 à 396.)

— « Dans son *Explication de la Messe*, le P. Lebrun, célèbre liturgiste, dit : « La ru- « brique marque expressément qu'aux « messes solennelles le prêtre doit chanter « la préface et le *Pater*. Ce qui suffit pour « condamner l'usage, ou plutôt l'abus des « églises où le célébrant fait chanter la « préface et le *Pater* par l'orgue. La préface « *doit être entendue* de toute l'assemblée, « parce que c'est une exhortation mutuelle « du prêtre et du peuple à rendre grâces à « Dieu, à qui l'on demande de pouvoir

(563) « Je trouve une note sur le concile de Reims, de 1564, qui défendrait l'orgue aux *Credo*, *Gloria in excelsis* et *Sanctus*, et le permettrait au contraire dans les proses. »

(564). « Sed cum dicitur symbolum in missa, non est intermiscendum organum ; sed illud per chorum cantu intelligibili proferatur. » (Cap. 28.)

(565). « Organorum pulsatio tono lugubri permitti potest in missis defunctorum. » (*In Savonem.* 31 mart. 1629.)

« joindre nos voix à celles des anges pour « dire tous ensemble : *Saint*, *Saint*, etc. » Il ajoute dans une note : « Je ne puis m'en- « pêcher de marquer ici la surprise où je « fus d'entendre en plusieurs églises d'Al- « lemagne et de Flandre (juillet et août 1714) « que le célébrant ne chantait que les deux « ou trois premiers mots de la préface que « l'orgue poursuivait et continuait à jouer « pendant que le prêtre récitait tout bas le « reste de la préface et le canon ; après quoi, « il interrompait l'orgue en disant : *Per* « *omnia sæcula sæculorum;* et cessait tout « d'un coup après avoir commencé le *Pater*, « pour avancer tout bas, et céder le chant « au jeu d'orgue. Il y a longtemps que cet « abus a commencé en Allemagne et qu'il « y a été condamné. Le concile de Bâle en « 1431 ordonna que ceux qui continueraient « cet abus seraient punis... *Abusum aliqua-* « *rum Ecclesiarum in quibus* CREDO IN UNUM « DEUM *quod est symbolum et confessio fidei* « *nostræ, non complete usque in finem canta-* « *tur, aut præfatio seu oratio Dominica* « *obmittitur. Abolentes statuimus ut qui in* « *his transgressor inventus fuerit, a suo* « *superiore debite castigetur...* (Sess. XXI, « n. 8. Conc. 12, coll. 554.) — L'Agenda de « Spire de 1512 recommande au prêtre de « chanter jusqu'au bout la préface et l'o- « raison dominicale... *Ut vos ipsi Præfatio-* « *nem et orationem Dominicam, nisi urgens* « *necessitas exegerit, ad finem cantetis.* Le « concile de Cologne représente que c'est « une mauvaise coutume de quelques « églises d'omettre ou d'abréger le chant « de l'épître, du symbole de la foi, de la « préface et du *Pater;* c'est pourquoi il « ordonna de chanter distinctement et in- « telligiblement toutes ces parties de la « messe, à moins qu'une cause importante « n'obligeât d'abréger le chant. Il est irré- « gulier d'omettre dans l'office les parties « principales pour le plaisir d'entendre « l'orgue et les chanteurs... *Jam et illud* « *non recte fit.* (Conc. Colon. ann. 1536.) Il y a « lieu d'espérer que tant de décrets seront « exécutés dans tous les États de Son Al- « tesse Electorale de Cologne. C'est là « principalement où j'ai vu qu'on ne disait « que les deux premiers mots du *Pater*, « pour laisser jouer des fantaisies sur l'or- « gue. » Il est à remarquer que parmi les choses principales dont le concile recommande le chant exact et intelligible, il compte l'épître, le *Credo*, la préface, l'action de grâce, le *Pater*, et non l'offertoire. Donc, encore une fois, les organistes, fidèles à l'esprit de leur art comme à celui de l'Église, doivent soigneusement conserver pour le jeu de l'orgue, cet intervalle solennel, et le défendre contre *tous* les empiétements. » (*De l'orgue*, par M. J. RÉGNIER, p. 540.)

Jusqu'à la fin du XVIe siècle, en Italie, l'orgue n'accompagnait pas le chant, la fonction de l'organiste consistait à préluder et à répondre au chant dans les intervalles. Dans l'éloge d'Hofhaimer, Ottomaro Luscinio dit que ce puissant organiste transportait jusqu'à l'ivresse l'empereur Maximilien lorsque dans les saints offices il préludait sur l'orgue : *Cujus ille aures tenet quoties organo sacris præcinit, trahitque simul quolubet.* (*Musurgia*, p. 15), et Landino voulant absolument appliquer à l'orgue les vers suivants du Dante :

> Quando a cantar con organi si stea
> Ch' or sì, or nò, s'intendon le parole.
> (*Purg.*, cant. 9.)

les explique ainsi, conformément à la coutume de son temps : « Le poëte feint avec raison que les bons esprits chantèrent à son entrée, puis il suppose que cette hymne (le *Te Deum*) se chantait, un verset avec la voix, l'autre verset avec l'orgue, d'où résultait que, dans la voix de ces esprits, les paroles s'entendaient mais non dans le son de l'orgue. » Cette alternation du chant figuré et du son de l'orgue est encore plus clairement établie dans un écrit anonyme signé des initiales D. B. à la date du 25 septembre 1654, et imprimé à Rome par Mauritio Balmonti, en 1655 sous le titre suivant : *Dubbi quali furono proposti sopra la messa*, panis quem ego dabo del Palestrina, *etc., a quali si risponde in forma di dialogo.* D'après cet écrit, les compositeurs divisaient les messes purement vocales en plusieurs parties et terminaient la première à la quinte du ton adopté, la seconde partie à la quarte, etc., pour permettre aux organistes de jouer dans les intervalles du chant en divers tons : *Dal Palestrina fu osservato (come che fu tanto perito) di finir sempre nelle mediationi, le parti intermedie, per variar le consonanze, et le cadenze; accioche l'organista potesse aser regola certa, per rispondere al choro, come conviene..... Et benchè l'entrata della* GLORIA *non consona, nè si accorda con la clausula della mediatione, che è* FILIUS PATRIS : *consona però col finale del terzo* KYRIE, *appresso il quale seguita : et in questa forma continua tutta la messa, acciochè l'organista possa rispondere, come è obligato* (p. 26). (*Memorie storico critiche*, t. Ier, pp. 147-148.) De là vient que dans les ouvrages de Giovanni Matteo, Asola, du P. Adriano Banchieri et d'autres auteurs didactiques, on enseigne aux organistes la manière de *répondre au chœur*, c'est-à-dire de jouer dans le ton sur lequel se termine le chant, et non dans le ton principal. Néanmoins, dans le chant choral de la psalmodie, les organistes accompagnaient *quelquefois* le chœur, comme on peut l'inférer de la *nouvelle* racontée par Doni l'ancien, où l'on lit : « J'ai dernièrement remarqué aux vêpres de ma paroisse, quand on touche l'orgue et qu'on chante le *Magnificat* que tout le monde se lève, etc. » Mais, je le répète, cela n'avait lieu que dans le seul plain-chant et dans le chant des psaumes, et ne peut ni ne doit s'appliquer à la musique figurée.

ORGANISTES DE L'ALLELUIA. — Nom que l'on donnait dans quelques églises à quatre chantres qui *organisaient l'alleluia*, c'est-à-dire qui chantaient l'*alleluia* en parties harmoniques. (*Voir* M. FÉTIS, *Époques* *caractéristiques de la musique d'église*, 1er article, *Revue de mus. relig.*, mai 1847, p. 181.)

L'abbé Lebeuf cite un manuscrit du XIIIe siècle, où il est dit, à propos de l'établissement d'une fête qu'il ne désigne pas : « *Clerici, qui intererunt missæ, habebunt videlicet quilibet duos denarios; et* ORGANISTÆ ALLELUIA, *si quatuor fuerint, duos solidos, si organizetur; scilicet quilibet sex denarios.* « Les quatre *chantres de l'alleluia* sont appelés *organistes de l'alleluia*, parce qu'ils organisaient le chant.

« Or, qu'étoit-ce qu'organiser le chant? C'étoit y insérer de temps en temps des accords à la tierce. » (*Traité sur le chant ecclés.*, p. 76.) Ici Lebeuf explique qu'un des deux chantres chantait un *alleluia* en faisant à la terminaison deux ou trois notes au-dessous de la finale, tandis que l'autre chantait le même alleluia en faisant à la terminaison deux ou trois notes au-dessous de la même finale, et il donne des exemples d'un *alleluia* et d'un répons-graduel, puis il continue : « Il est visible que deux chantres basse-contre chantant en même temps ces deux parties, qui sont un peu différentes sur les dernières syllabes....., il résultera de ces différences un accord à la tierce. Si alors on vouloit *triplum* ou *organum triplum*, un troisième chantre haute-contre chantoit à l'octave la partie du premier chantre; et si on vouloit du *quadruplum* ou *organum quadruplum*, une haute-contre chantoit à l'octave la partie du second chantre. Voilà ce que c'étoit que les quatre *organistes de l'alleluia*, et tout de même au verset du répons-graduel, ou des répons des vêpres; car il faut observer que les anciens titres d'où j'ai puisé ce que je dis, ne marquent point d'organisation dans les parties de chant qui sont sur le compte du chœur.

« Je ne dois point céler ce qui m'a conduit à découvrir la véritable signification de cet *organum*, de ce *triplum* et de ce *quadruplum*. J'étois à Autun en 1724, le premier jour de septembre à la Saint-Lazare, fête patronale de la cathédrale. Des quatre personnes en chappes qui entonnèrent l'introït de la messe *Gaudeamus*, deux chantèrent:

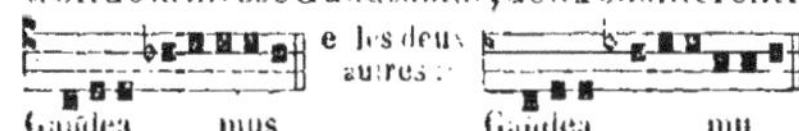

« On observa la même chose à toutes les intonations qui se faisoient par plusieurs voix, et aux finales de versets qui indiquoient la réclame du chœur. On m'assura que c'étoit l'ancien usage, même à Lyon, aux grandes fêtes. C'est ainsi qu'une petite minutie d'usage conservée sert à expliquer des titres qui sans cela resteroient inintelligibles, et dont l'obscurité jetteroit dans des méprises étonnantes. » (*Ibid.*, p. 78-79.)

Du Cange cite : *Necrolog. eccl. part. Non. Jul. : Et quatuor clericis qui organisabunt alleluya cuilibet sex den.*

ORGANISTRUM. — Du Cange désigne ainsi le lieu de l'église où les orgues sont placées. Il cite Galbertus *in Vita Caroli comit. Flandriæ*, cap. 4 : *Se in organistro, scilicet in domicilio quodam organorum Ecclesiæ..... occultaverat.*

ORGANUM. — L'*organum*, selon Francon, est ce qu'on appelle la *musique mesurée en partie. Dividitur autem mensurabilis musica in mensurabilem simpliciter et partim mensurabilem. Mensurabilis simpliciter est discantus eo quod in omni parte, suo tempore mensuratur. Partim mensurabilis dicitur organum pro tanto quod non in qualibet parte sua mensuratur* (566). »

— Les premiers essais de l'harmonie, comparés aux notions que nous avons aujourd'hui de cette belle science, nous paraissent avec raison fort informes et fort grossiers. Nous avons peine à comprendre qu'ils aient pu sembler, je ne dis pas agréables, mais supportables à une oreille humaine. Cependant, à en croire les écrivains du moyen âge qui ont pu juger par eux-mêmes de l'effet de ces premières ébauches de notre art, ces rudiments exerçaient déjà un grand charme sur les organes. Un des vénérables patriarches de la science de l'harmonie, Hucbald, connu dans l'histoire sous le nom de *Monachus Elnonensis*, parlant de diverses successions de quartes et de quintes, c'est-à-dire de ce que l'amalgame des sons peut présenter de plus insupportable pour l'oreille, s'écrie dans son enthousiasme : *Videbis nasci suavem ex hac sonorum commixtione concentum !*

Des écrivains modernes se sont fort agréablement moqués du goût barbare des auditeurs de ce temps-là. Ils se sont beaucoup lamentés sur ce que les fondateurs de l'art étaient à ce point disgraciés de la nature que les perceptions de leur oreille pussent les abuser jusqu'à leur faire prendre pour des intervalles agréables les intervalles les plus rocailleux. Il est fort aisé, aujourd'hui que la science est sinon fixée, du moins arrêtée dans ses bases et ses parties essentielles, de s'égayer sur la rudesse de goût

(566) Ce texte de Francon était resté absolument inintelligible, et par son obscurité avait mis aux abois les commentateurs qui avaient essayé de l'interpréter, lorsque Bottée de Toulmon, à force de compulser des manuscrits, parvint à le rectifier. Effectivement, la négation *non* qu'on lit dans la seconde phrase, ayant été omise par Gerbert dans son texte de Francon (*Scriptores eccles.*, vol III, p. 2), il devenait impossible de saisir la distinction que Francon établit entre le *déchant* et l'*organum* Bottée de Toulmon rectifia la phrase par la restitution du mot *non*, et, par ce moyen, non-seulement le sens de la phrase a acquis un degré de clarté satisfaisant, mais encore il est fortifié par un texte d'un écrit de Jean de Maris où il est dit : « Et propterea cantus hic mensurabilis dicitur, quia in eo distinctæ voces simul sub aliqua temporis morula certa vel *incerta* proferuntur. Dico autem incerta propter *organum duplum* quod ubique non est certa temporis mensura, mensuratum ut in floraturis, in penultimis, ubi supra vocem unam tenoris in discantu multæ sonantur voces. » *Vox* est ici pris pour *nota*, ce qui semblerait dire, comme l'observe Bottée de Toulmon, que le reste est un faux-bourdon.

des premiers théoriciens. Mais si nous faisions le moindre effort pour nous transporter en esprit à leur époque; si nous considérions les diverses modifications que le goût doit subir eu égard aux divers degrés de culture de l'oreille; nous penserions qu'à leur place nous eussions admiré comme eux, sans doute, des choses qui maintenant nous feraient saigner le tympan; non que notre organisation eût été pour cela malheureuse, mais parce qu'elle n'eût pas été suffisamment exercée. De nos jours, la musique est tellement répandue, que, chez les gens mêmes qui n'en possèdent pas les premiers éléments, l'éducation de l'oreille se trouve formée par l'habitude d'entendre, et les successions de quartes et de quintes d'Hucbald révolteraient ces gens-là comme nous, sans qu'ils pussent néanmoins expliquer la cause de leurs sensations. Mais les musiciens du xe siècle étaient, sous ce rapport de l'éducation de l'oreille, bien moins avancés qu'un homme du peuple de notre temps, au moins en ce qui concerne l'instinct harmonique. Il n'est pas nécessaire de se livrer à de profondes méditations sur l'attrait de la musique en général et la nature de l'organisation humaine, pour comprendre le charme que l'on dut éprouver d'abord à l'audition de deux sons simultanés, après surtout qu'on avait cru pendant si longtemps que toutes les ressources de l'art se bornaient à des successions mélodiques de sons, et cela dans toute la chaleur de la découverte de ce nouveau principe. Et quant à la dureté des intervalles de quintes et de quartes, il faut remarquer qu'ils ne nous paraissent tels que parce que nous sommes façonnés dès longtemps à toutes les délicatesses, je dirai presque, à tous les raffinements de notre tonalité; que ce n'est que parce que notre oreille peut comparer et classer entre elles toutes ses perceptions, que nous avons établi des distinctions entre les accords. Du reste, il faut observer encore que les musiciens du moyen âge, tout en faisant des choses prohibées aujourd'hui, ne faisaient rien pourtant qui ne soit dans l'essence même de l'art, puisque leurs successions de quartes et de quintes sont admises par nous, soit comme fractions d'harmonies plus complètes, soit comme accords auxquels nous faisons subir ce qu'on appelle une préparation.

J'ai insisté sur ce point, parce que rien ne me semble à la fois plus étroit et plus faux que de prétendre juger les choses d'autrefois avec les idées, les sentiments et les préjugés du jour; que de supposer que les anciens ne pouvaient avoir d'autre manière de sentir que la nôtre; disposition fatale qui, s'il m'est permis de le dire ici, a induit en bien des erreurs, et dans des sujets plus importants et plus graves que celui qui fait l'objet du présent travail.

Enfin, si je puis souffrir que l'on accuse nos pères en harmonie de s'être trop laissé préoccuper par les systèmes des Grecs, je ne puis souffrir qu'on leur reproche de n'avoir pas assez tenu de compte des jugements de l'oreille, attendu, premièrement, que ces jugements de l'oreille ne pouvaient être il y a huit cents ans ce qu'ils sont aujourd'hui, et, secondement, que ce prétendu jugement de l'oreille est chose trop vague, trop arbitraire par elle-même pour pouvoir jamais donner lieu à une règle infaillible; et la preuve, c'est que l'échelle musicale est diversement constituée chez les divers peuples anciens et modernes, septentrionaux et méridionaux, orientaux et occidentaux. Mais cette question nous mènerait trop loin. Je la traiterai ailleurs.

Il est très-probable, suivant les traditions les plus certaines sur l'histoire de la musique, que Hucbald est l'auteur des essais les plus anciens de l'exécution simultanée d'intervalles différents, et il paraît que le traité qu'il a publié sur cette matière est le premier qui ait vu le jour.

C'est là aussi, selon les apparences, un bonheur que notre nation peut revendiquer, car certains biographes veulent que Hucbald soit Français. Il est vrai que d'autres prétendent qu'il est Belge. C'est dire que le lieu de sa naissance n'est pas parfaitement connu. Il naquit vers 840 et mourut, après l'âge de quatre-vingt-dix ans en 930 ou 932 (567). Il fut moine de Saint-Amand, au diocèse de Tournay. Les connaissances musicales que Hucbald avait acquises dans le monastère de Saint-Amand, où il avait fait de brillantes études sous la direction d'un oncle nommé Milon, excitèrent la jalousie de ce dernier. A peine âgé de vingt ans, Hucbald avait composé et noté un chant pour l'office de saint André. Milon, reprochant à son élève de vouloir briller à son préjudice, le chassa de son école. Celui-ci alla successivement à Nevers où il y avait une école et y enseigna la musique, et à Saint-Germain d'Auxerre, pour y prendre des leçons de Heiric, personnage d'un grand savoir. Après la mort de Milon, en 872, avec lequel il s'était réconcilié, Hucbald, revenu à Saint-Amand, succéda à son oncle dans la direction de son école.

M. Fétis raconte, dans sa *Biographie universelle des musiciens*, que Hucbald, après avoir formé des élèves capables de le remplacer à l'école de Saint-Amand, se rendit, en 883, au monastère de Saint-Bertin, pour y diriger une école semblable, à la demande de Raduife, abbé de cette maison. Cet abbé en reconnaissance des services de Hucbald lui donna des terres considérables situées dans le Vermandois, mais ce savant homme n'accepta le don qui lui était fait que pour le transmettre aux moines de Saint-Bertin. Vers la même année, Foulques, archevêque de Reims, voulant rétablir les anciennes écoles de son Eglise, appela près de lui,

(567) La première de ces dates est donnée par M. Kiesewetter et la seconde par M. Fétis.

pour les diriger, Hucbald et Remi d'Auxerre; ce dernier est auteur d'un *Commmentaire sur Martianus Capella*, et qui avait été condisciple de Hucbald, sous Heiric, à Saint-Germain d'Auxerre. Les soins des deux savants maîtres obtinrent les succès que le prélat s'était promis, et beaucoup d'élèves distingués furent formés dans ces écoles. Foulques étant mort au mois de juin de l'année 900. Hucbald retourna à son monastère de Saint-Amand et n'en sortit plus. On peut supposer que c'est à cette époque qu'il rédigea ses principaux traités de musique. Il mourut le 25 juin 930, suivant certains chroniqueurs, ou le 21 octobre de la même année, ou enfin le 20 juin 932, suivant d'autres autorités.

On peut voir dans les *Scriptores ecclesiastici* de l'abbé Gerbert, tom. Ier, pages 103 et suiv., les divers ouvrages que Hucbald a écrits sur la musique. Le plus important est celui qui a pour titre : *Musica enchiriadis*. La Bibliothèque Richelieu de Paris contient quatre manuscrits de ce livre sous les numéros 7202, 7210, 7211, 7212, in-folio. Le premier est intitulé : *Enchiridion musicæ, auctore Uchubaldo Francigenæ*. Le deuxième qui, suivant M. Fétis, est incomplet, a pour titre : *Liber* Enchiriadis de musica sive *Theoria musicæ, authore anonymo*. Le troisième, complet, est aussi anonyme; enfin, le dernier, fort beau manuscrit du XIIe siècle, est anonyme comme le deuxième et le troisième. Le numéro 7211, toujours suivant M. Fétis, est le plus correct et le meilleur.

Hucbald avait composé, dit-on, le chant d'un office de nuit pour la fête de saint Thierry, et l'avait noté d'après son système. Ce travail paraît être perdu

Ainsi que je l'ai déjà dit, Hucbald admet comme consonnance la *quarte*, la *quinte* et l'*octave* (568); il n'en reconnaît point d'autres. On conçoit fort bien en effet que la quinte et l'octave durent lui paraître des intervalles agréables, et quant à la *quarte*, on pourrait supposer peut-être que le renversement de la quinte lui suggéra l'idée d'assimiler la quarte aux deux autres intervalles. D'après ce principe, il crut sans doute pouvoir prolonger et varier l'impression produite par une semblable symphonie, en établissant sur un chant une ou deux voix continues. Il nomma cette réunion de voix de l'ancien nom de *diaphonie* (plusieurs voix, *discantus*), ou de celui de *symphonia* (sons ensemble, réunion de voix), ou enfin du nom d'*organum*.

Pourtant le mot *organum* n'était pas de l'invention de Hucbald. D'abord, il paraît certain que la diaphonie ou harmonie ecclésiastique était connue d'Isidore de Séville, près de deux siècles auparavant. Cet auteur, qui vivait dans le VIIe siècle, dit effectivement : *Harmonica est modulatio vocis, et concordantia plurimorum sonorum, et coaptatio* (569). En outre, le Moine d'Angoulême se sert du terme *ars organandi* pour signifier la méthode que les chantres romains enseignèrent aux chantres français, et suivant laquelle les chanteurs auraient fait sentir, légèrement il est vrai, mais simultanément, deux sons éloignés l'un de l'autre d'une tierce majeure ou mineure. C'est là une idée que le terme d'*organum* exprimait quelquefois encore dans le courant des XIIe et XIIIe siècles, et même, à en croire le traité d'un abbé Odon, que l'anonyme de Molk, publié par le P. Pez, dit, sans beaucoup de fondement peut-être, saint Odon de Cluny, dès le Xe siècle (570). Il est de fait que les offices de l'Eglise de France conservèrent des vestiges de cet ancien usage de l'*organum* ou accord à la tierce, et que Sigon, célèbre personnage de l'Eglise de Chartres, était réputé pour son talent particulier d'*organiser* le chant. (*Analect.*, t. II.) Les jeux de l'orgue durent probablement contribuer à développer et à propager cette méthode. Le fameux Gerbert, l'âme de toutes les sciences au Xe siècle, comme le nomme l'abbé Lebeuf, s'employa, dans ce but, pour faire venir des orgues d'Italie à l'abbaye d'Aurillac. « Il écrivit, continue Lebeuf, à un moine de Fleury, qu'il s'offrait d'enseigner l'art d'organiser à ceux de cette abbaye qui voudraient l'apprendre. Ce n'est que par le moyen des instruments qui pourraient accompagner une voix à la tierce ou à la quinte qu'on peut expliquer ces sortes d'organisations (571). »

Les historiens contemporains sont tous d'accord pour expliquer de cette manière l'influence de l'orgue ou des instruments de musique sur cette sorte d'harmonie.

Quoi qu'il en soit, Hucbald distingue et explique deux sortes d'*organum* : la première qui consiste dans la réunion de deux ou plusieurs sons qui procèdent avec le chant principal, *cantus firmus*, en quintes, ou bien quinte et octave, ou en quartes, ou

(568) C'est d'après le système des Grecs qu'Hucbald en agit ainsi. Les Grecs, en effet, n'admettaient de consonnances que la quarte, la quinte, l'octave. La tierce et la sixte étaient rangées par eux au nombre des dissonances. Mais les Grecs n'employaient leurs consonnances que par *ordre méthodique*. C'est ce que ne vit pas Hucbald.

(569) *Script. ecclesiast.*, tom. Ier, p. 21.

(570) « Ce traité est parmi les manuscrits de la bibliothèque Colbert, n° 2415. (Voy. le chap. *De diaphonia*). Ce témoignage est un grand préjugé en faveur du sens que je donne au terme d'*organum* et d'*organare*, puisque S. Odon avait appris le chant ou la musique de Remi d'Auxerre, qui florissait à la fin du IXe siècle et qui avait pu voir quelques disciples d'Alcuin et même des chantres Romains. Il y a des églises en France où la diaphonie à la tierce dont je parle a encore lieu plus ou moins en certains jours de l'année. » (Note de l'ab. Lebeuf : *De l'état des sciences dans l'étendue de la monarchie française sous Charlemagne* ; Paris, 1734.)

(571) *Dissertation sur l'état des sciences dans les Gaules depuis l'époque de Charlemagne jusqu'à celle du roi Robert;* en tête du tom. II du *Recueil de divers écrits pour servir d'éclaircissement à l'histoire de France*, par l'ab. Lebeuf; Paris, 1738.

bien quarte et octave. Il double aussi ces sons à l'octave au grave ou à l'aigu, ce qui porte l'*organum* à quatre ou cinq parties. Toutes ces parties marchant en mouvement semblable forment une série de quartes, de quintes et d'octaves que, de nos jours, l'oreille la plus grossière ou la plus courageuse ne pourrait tolérer un instant, et il s'écrie : *Videbis nasci suavem ex hac sonorum commixtione concentum!*

Dans la seconde espèce, Hucbald place au-dessus du chant principal d'autres intervalles non consonnants, tels que la *seconde* et la *tierce* (car il regardait cette dernière comme dissonance), en ayant soin de placer ces secondes et ces tierces entre les consonnances, tantôt en les réunissant en mouvement semblable, tantôt en mouvement oblique; rarement en mouvement contraire, mais toujours d'une manière inadmissible pour nous. Cependant, il n'emploie ce système qu'à deux voix, et encore fait-il remarquer que tous les chants n'y sont pas propres. Il faut observer que, dans ces deux sortes d'*organum*, l'intervalle favori, et, pour ainsi dire, celui qui y joue le rôle fondamental, est le *diatessaron* (la quarte); tandis que la seconde et la tierce n'y apparaissent qu'accidentellement.

En terminant cette courte analyse des deux espèces d'*organum* de Hucbald, il convient de mentionner la notation dont il se servit et dont on le croit l'inventeur. On trouve l'exposé de cette notation à la page 229 du tome Ier des *Scriptores ecclesiastici*, de l'abbé Gerbert, ainsi que de celle d'Hermann Contract. Suivant M. Fétis, la notation de Hucbald est un reste aussi précieux qu'authentique au moyen duquel on peut avoir la clef de ce que cet écrivain nomme la notation saxonne, et qui offre un instrument certain de traduction de celle-ci. Par la lettre T, il entendait la progression d'un son entier (*tonus*), et la lettre S voulait dire demi-ton, etc. Avec le F latin, diversement renversé, tourné, couché, incliné, retourné, la notation de Hucbald peut représenter une étendue de deux octaves et demie. Les sons représentés par ces signes étaient tous d'égale valeur, parce que, d'une part, la quantité prosodique dans l'exécution du chant n'était plus observée, surtout dans les Gaules, et que, d'autre part, la mesure, expression d'un sentiment inconnu dans l'art, ne s'était pas introduite encore dans la musique.

Après avoir suivi d'assez près Kiesewetter, dans ce qui vient d'être dit de l'*organum*, nous le laisserons parler lui-même sur les rudiments harmoniques dont l'*organum* aurait, suivant quelques-uns, été précédé.

« L'absence de renseignements précis oblige à recourir à des hypothèses ou à des rapprochements de circonstances qui tendraient peut-être à la rigueur à présenter, en tant qu'invention, le mérite de Hucbald comme très-douteux. Je n'ai pourtant pas dû hésiter à mettre cet honorable auteur en tête de la première époque, parce que, bien qu'à la vérité on ne doive pas tenir pour témoins irrécusables ceux qui prétendent faire dater l'*ars organandi* d'une époque si éloignée, néanmoins Hucbald est, dans tous les cas, celui dans les ouvrages de qui l'on trouve pour la première fois la description et les premiers exemples explicatifs de la diaphonie et de ce que l'on appella l'*organum*.

« L'on a voulu conclure du passage qui se trouve dans le traité de Hucbald : « *non* « *assuete organum vocamus*, » que le procédé, décrit par lui, pour chanter à plusieurs parties, était connu avant lui et déjà en usage. Mais comme les auteurs, principalement les didactiques, parlent volontiers d'eux-mêmes, au pluriel, à la manière des princes, et que, de plus, aucun des auteurs antérieurs, dont nous possédons des traités de musique, n'a fait la moindre mention de cet *organum*, l'on devrait rejeter cette supposition comme inadmissible, si elle n'avait été partagée par des écrivains recommandables. Le savant et intrépide investigateur l'abbé Gerbert, dans son *De cantu et musica sacra*, et, après lui, un écrivain moderne très-recommandable ont assuré que le chant à plusieurs parties avait été déjà introduit dans la chapelle pontificale par le Pape Vitalien (655-669). Il paraîtrait aussi, « d'après le té« moignage de beaucoup d'auteurs, » que, du temps de ce Pape, on entretenait des enfants de chœur, « dans la chapelle apostoli« que, » lesquels, sous le nom de *pueri symphoniaci*, étaient logés et nourris dans le *Parvisio* (*Ord. rom.*; MABILLON, *Mus. ital.*), et, d'après le témoignage d'un certain Baleus, compilateur du XVIe siècle, le Pape Vitalien aurait introduit l'harmonie, qui depuis a reçu le nom d'*organum : ars organandi*. De plus, Gerbert avance que la même chose fut confirmée par Eckardus, à Saint-Gall, qui écrivit au XIIe siècle (*in Vita S. Notkeri Balbuli*), en alléguant « que, du « temps de Notker (913), il avait existé, « dans la chapelle papale, certains chanteurs « que l'on appelait *vitaliani*, et qui entonn« naient le chant introduit par le Pape de ce « nom, lorsque ce Pape officiait; qu'ainsi, « l'on pouvait admettre, avec quelque rai« son, que l'*organum* était le *cantus roma*« *nus* que les chantres de Charlemagne de« vaient apprendre des chantres du Pape « Adrien Ier. »

« Quelque estimables que puissent paraître d'ailleurs ces autorités, il me semble cependant que les témoignages allégués par ces auteurs ne justifient pas entièrement les conséquences que l'on en tire.

« Je me garde bien d'inférer l'existence de l'*harmonie* ou d'un *organum* des mots *pueri symphoniaci*. Ces enfants pouvaient très-bien être appelés *symphoniaci*, parce qu'ils accompagnaient *à l'octave*, avec leurs voix élevées, le chant des hommes dans la chapelle; et enfin *puer symphoniacus* ne signifie pas littéralement *puer concinens* (enfant chantant en même temps), et ne doit pas se rapporter à une exécution simultanée.

En outre : un chant simple, une pure mélodie, furent souvent appelés *symphonia*, car Guido se sert de ce mot, en opposition à celui de *diaphonia*. Quant à ce qui concerne le témoignage de Eckardus, qui est, je l'avoue, d'un certain poids, il ne me paraît pas du tout prouvé que, dans le passage cité, il ait voulu désigner, ni même eu en idée, le prétendu chant nommé *organum*. Le chant *vitalien*, dont Eckardus parle, mais qu'il ne décrit pas, ne fut pas autre chose, à en juger par toutes les circonstances, qu'un chant choral, orné, dans l'exécution, par les chantres. Il est très-possible que ce fut un chant de cette espèce qui plut à Charlemagne, dans son séjour à Rome (776), et que ce fut celui que durent apprendre les chantres francs, dont les gosiers rudes et grossiers, d'après ce que les chroniqueurs nous rapportent, pouvaient si peu se plier aux *quilismes* et autres agréments des chantres Romains dans la vocalisation. L'Antiphonaire de Saint-Gall, le même qui a été déposé dans la bibliothèque de ce couvent par un des chantres envoyés à l'empereur, par Adrien, présente, en effet, à la fin des versets, de semblables *neumes* (tournures de chant), qui ne furent pas autre chose que des vocalises de longueurs considérables, avec la manière dont ils devaient être exécutés, soigneusement indiquée dans le texte, au moyen de petites lettres placées au-dessus des signes de notation, selon le système du maître de chant, propriétaire de ce livre. La signification de ces petites lettres a été expliquée par Notker Balbulus, dans une *Epistola ad Lambertum*. Ce Notker a par-là obtenu une place parmi les auteurs musicaux du moyen âge. Or, dans le nombre des écrivains contemporains, je ne sache qu'Eghinard qui ait fait mention de l'amour de Charlemagne pour le chant ecclésiastique, et il ne dit pas un mot de l'*organum*.

« Le témoignage de Baleus, en faveur de l'introduction antérieure de l'*organum* dans la chapelle pontificale, perd tout son poids lorsque l'on considère que les commentateurs des mêmes passages ou phrases presque identiques ne sont nullement d'accord sur ce qu'ils veulent accorder à Vitalien; car ils confondent, dans leurs opinions respectives, l'*organum*, l'*orgue-organa* (les instruments) et *organum*, chant à plusieurs parties.

« Forkel (tom. II, p. 356) a éclairci ces erreurs avec une critique très-lucide; il est vrai que c'est au sujet d'une autre question et sur ce que, à l'occasion de l'histoire de l'orgue, plusieurs auteurs voulurent attribuer à Vitalien l'introduction de l'orgue dans l'église. Voici le passage qui se rapporte à Vitalien dans la vie des Papes de Platina : *Cantum ordinavit, adhibitis ad consonantiam, ut quidam volunt, organis.* Or, ce passage se trouve presque littéralement dans Baleus, à l'exception des mots, *ut quidam volunt*, qui, vraisemblablement, lui déplaisaient. Baleus dit : *Organa per consonantias humanis vocibus adhibuit.* Il est donc alors très-difficile de préciser ce que Baleus a entendu par le mot *organa*, qu'il a tout simplement copié sur un auteur plus ancien. N'aurait-il pas voulu indiquer l'orgue? Mais, si effectivement il y a eu quelque chose de vrai dans les récits des anciens chroniqueurs à l'égard du Pape Vitalien et de son introduction des *organa*, on n'a pas pu entendre autre chose, d'après l'ancienne acception classique de ce mot, que les instruments (*organa*) qui auraient accompagné le chant en employant les consonnances les plus simples et celles qui furent usitées de toute antiquité, savoir : l'unisson et l'octave ; ce mot enfin n'a pu désigner l'*orgue, organum*, ainsi nommé *per excellentiam*, puisque le premier orgue n'est arrivé dans les pays orientaux qu'environ cent ans après le Pape Vitalien comme un présent de l'empereur grec Constantin Copronyme au roi Pepin (756). Ce ne peut être davantage l'*organum*, la *symphonie* ou la *diaphonie* de Hucbald, car cet *organum* tirait son nom de l'orgue dont il devait être une imitation.

« Indépendamment de ces motifs différents, que je crois assez concluants, il me semblerait de soi-même incroyable que les Papes eussent pu trouver du plaisir, n'importe dans quel temps, à entendre l'*organum*, ou, généralement, une harmonie telle qu'on la connaissait dans le moyen âge jusqu'au XIVe siècle, et qu'ils en eussent pu tolérer l'exécution. De tout temps, ennemis par principe de toute innovation, les Papes, comme on peut le prouver par toutes les périodes de leur histoire, n'admirent dans l'Eglise les inventions ou perfectionnements de la musique qu'après un mûr examen, et lorsque l'exécution pratique de ces améliorations avait acquis un certain degré de facilité et qu'elles étaient de nature à pouvoir contribuer à l'édification des âmes ainsi qu'à la splendeur du culte. Hucbald lui-même aurait été le premier à abandonner l'*organum*, si jamais il l'avait entendu de ses oreilles. Il est même vraisemblable que le supérieur de son couvent en eût empêché l'exécution après avoir entendu le premier verset, à l'essai qu'on en aurait fait, attendu que l'audition d'une semblable musique eût sans contredit trop ajouté à la rigueur des pénitences et des macérations imposées par les règles de l'ordre.

« Plusieurs écrivains qui ont traité de l'*organum*, et parmi lesquels on peut compter Forkel, sont d'avis que, dans l'origine, l'*organum* avait été une imitation de ce que l'on appelle *fourniture*, dans les orgues. La *fourniture*, car il faut que je le dise pour les lecteurs qui sont peu au fait de ce qui concerne cet instrument, est un registre dans lequel chaque touche fait parler à la fois sa quinte, son octave et même, actuellement, sa troisième majeure, et donne l'accord parfait majeur en entier. Ce registre, dans les lieux où il existe encore et où il est en usage, n'est jamais employé seul, mais mêlé avec d'autres registres plus forts, de manière à produire à peu près l'effet d'un millier de mauvais chanteurs. Seth Calvisius et Mich. Prætorius, auteurs de la fin du XVIe siècle et du commencement du XVIIe, sur lesquels s'appuie Forkel (tom. II, p. 368), prétendent que déjà, dans les plus anciennes orgues, la *fourniture* $\begin{smallmatrix}12\\8\\5\end{smallmatrix}$ avait été introduite, non comme registre, car il n'en existait pas encore, mais réunie une fois pour toutes à chaque son, et c'est ainsi qu'elle serait parvenue jusqu'à nous. Cependant, ni les auteurs cités, ni Forkel n'ont produit de témoignages ni de motifs de vraisemblance pour appuyer cette assertion. Pour mon compte, je nie la supposition, par ce que je ne conçois pas la raison qui aurait pu engager les constructeurs des plus anciennes orgues, qui étaient déjà très-considérable quoique fort simples, à y faire entrer un son, la quinte, dont le mauvais effet, en pressant plusieurs touches l'une après l'autre, avait dû les frapper de suite, et, par cela même devoir les engager à éviter une irrégularité aussi désagréable que superflue (572). Il me paraît plus plausible que la *fourniture* a été essayée dans un temps postérieur, alors que l'on connaissait déjà les registres, et cela pour imiter l'*organum* des anciens théoriciens spéculatifs, et par un respect exagéré de ce qui était vieux, peut-être même d'après l'autorité fort vénérée de Guido. On regarde vraisemblablement ce jeu comme praticable dans une orgue un peu étendu, ou même comme une découverte heureuse en le mêlant à des registres plus forts à cause du *gros* effet qui en résultait, et, par la suite, on le renforça de la tierce majeure, afin de rendre le monstre plus monstrueux encore. C'est ainsi que j'explique l'existence des *fournitures* dans les orgues; car, autrement, je soutiens que jamais créature humaine n'aurait pu supporter, même pendant une minute, l'infernale torture d'une fourniture isolée, sans tomber en convulsions.

« Je vais maintenant expliquer comment, d'un autre côté, l'*organum* pourrait bien avoir reçu son nom de l'orgue et en avoir été une imitation.

« Les plus anciennes orgues étaient d'une construction extrêmement défectueuse; leurs touches larges d'un demi-pied, séparées par un intervalle, ces touches que l'on devait abaisser avec le poing ou avec le coude, n'étaient sans doute pas propres à pouvoir produire une harmonie quelconque, et l'on ne devait guère être tenté de le faire. Cependant, cet instrument a pu fournir, par l'abaissement simultané d'une seconde touche, et cela d'une manière isolée, l'effet physique des consonnances alors admises. De plus, le joueur d'orgue a pu, à dessein ou par maladresse, rester sur une note pendant que les chanteurs auxquels il donnait le ton continuaient leur chant; il a pu même arriver que, par hasard, il ait abaissé la quinte avec le ton principal et qu'il ait éprouvé une surprise agréable à l'audition du bon effet que sa quinte avait produit.

« On n'avait certainement pas par là trouvé l'harmonie, mais on avait été mis à portée de juger des résultats qui purent donner à des théoriciens spéculatifs l'idée de bâtir des systèmes hasardés. La réunion de plusieurs voix humaines, qu'ils imaginèrent là-dessus, fut si peu heureuse, qu'elle était une imitation de ce que l'orgue leur avait fait entendre, et, de cette manière, leur *diaphonie* ou *polyphonie* aurait reçu assez à-propos le nom d'*organum*.

« Si, enfin, d'après ces essais, Hucbald a reçu de l'orgue la première idée de son *organum*, nous ne pouvons nous empêcher d'admettre que d'autres aussi avant lui, et même de son temps, ont pu concevoir la même pensée, et que l'*organum* a pu être connu antérieurement, si ce n'est d'une manière pratique, au moins en théorie parmi les musiciens scolastiques.

« Je crois inutile de faire remarquer, en parlant de ces premiers essais d'harmonie, que quelques historiens, tels que Printz et ensuite Marpurg, ont attribué l'invention du chant à plusieurs parties à saint Dunstan, archevêque de Cantorbéry (900-988). Cette opinion n'a été vraisemblablement fondée que sur cette circonstance que ce pieux pasteur, qui, suivant sa légende, protégea avec tant de zèle le chant d'église et s'entendait à la construction des orgues et à la fonte des cloches, a été représenté jouant de la harpe avec les deux mains.

« On a depuis longtemps renoncé à cette opinion, qui n'est pas suffisamment appuyée de preuves, et maintenant que nous possédons les traités de Hucbald, Dunstan ne peut plus lui contester la priorité. » (*Hist. de la musique de l'Europe occidentale*, Epoque Hucbald.)

..... « Si nous examinons les traités de Guido, nous y trouvons exactement l'ancien *organum* de Hucbald. L'*organum* fait avec la quinte semble pourtant un peu trop dur à Guido. Il prétend la remplacer par sa *diaphonie*, qui lui paraît plus agréable, *nostra autem mollior*, et qui n'est pas autre chose que l'*organum* avec la quinte, d'où l'on peut juger que Guido n'avait pas puisé dans Hucbald, dont il paraît avoir entièrement ignoré et les ouvrages et ce qui a rapport à l'*organum*, et la notation qu'il passe entièrement sous silence.

« Au reste, Guido, à l'exemple de son

(572) Il n'y a pourtant rien là de bien extraordinaire, puisque les successions de quintes produisaient un si grand charme dans l'*organum*. Du reste, nous donnons cette opinion comme tirant sa plus grande valeur du nom de celui qui l'émet. Jamais M. Kiesewetter, si instruit du reste, n'a compris les modifications que l'oreille devait subir des transformations de l'art aux époques diverses, et jamais il n'a eu une idée nette des principes des tonalités. C'est ce qui nous a suggéré les réflexions préliminaires que nous avons placées à la tête du présent article.

prédécesseur, compose son *organum* à trois ou quatre voix (*triphonia, tetraphonia*), par redoublement d'une octave plus haute ou plus basse. Aussi, chez lui comme chez Hucbaud, les voix, dans le premier genre de l'*organum*, procèdent par mouvement direct et suites continues de quartes et de quintes.

« Guido connaît aussi l'espèce d'*organum* à deux voix, auquel je voudrais qu'on donnât le nom d'*organum vagans*, décrit également par Hucbald, et dans lequel Guido n'a pas été plus loin que lui. » (*Hist. de la musique de l'Europe occidentale*, Epoque Guido.)

Je terminerai cet article par une citation peu connue de l'abbé Lebeuf qui, outre une mention de la notation de Hucbald, contient plusieurs détails historiques dignes d'intérêt. « On a déjà fait remarquer que le chant étoit difficile à apprendre dans le IXe et le Xe siècles, et qu'il n'y avoit que l'usage du monocorde qui pût en faciliter l'exécution aux apprentifs (573). Hucbaud, moine de Saint-Amand, trouva le secret de placer, sur les différentes touches ou divisions de cet instrument, les lettres de l'alphabet, de manière qu'une personne, sans l'aide d'aucune autre, pût apprendre un air qu'elle ne savoit pas. On conserve en manuscrit, à la Bibliothèque du roi, son manuel intitulé : *Enchiridion Uchubaldi Francigenæ*, d'une écriture du Xe siècle. On voit, par ce petit ouvrage, que ce moine inventa des signes de chacun des sons de l'octave, indépendants de lignes et de barres. On y trouve une table de leur valeur, appliquée sur l'hymne *Sanctorum meritis*, qui peut bien être de la main de l'auteur, et une savante explication de l'organisation du chant, qu'il représente comme un contrepoint grave, et qu'on ne faisoit guère sentir qu'aux endroits des repos du chant, appelés alors du nom de *distinctions*. Mais, malgré l'invention de Hucbaud, le chant resta également obscur dans les livres. Dans d'autres pays, il y eut des signes de dix-sept ou dix-huit sortes, pour marquer les différents assemblages des sons : au moins Theager n'en compte pas davantage dans ce que le P. Pez nous a donné de lui (*Thes. anecd.*, t. Ier, *in præfat.*, p. XV), non plus que le manuscrit de la Bibliothèque Colbert, très-curieux sur cet article (*Cod. Colb.*, 1297, fol. 110 [574]). Ces signes se placèrent sur les paroles, sans cordes ni sans clefs, de sorte que Bertrand, moine de Charroux (575), a eu raison de dire dans son poëme sur la musique, que c'étoit une science difficile, et qu'à moins que les sons ne fussent appris de mémoire, ils périssoient, parce qu'on ne pouvoit pas les écrire.

« L'obscurité de cette science et sa difficulté n'empêchèrent pas une infinité de savants de composer des pièces de chant; ni ne rebutèrent pas les jeunes gens qui aspiroient aux emplois de l'Eglise. C'étoit, au contraire, dans les deux siècles dont je parle, une science attachée, pour ainsi dire, à tous les personnages qui étoient distingués par d'autres endroits. Charles le Chauve (576) et Charles le Gros aimèrent le chant. Quelle peine ne se donnèrent pas Elisachar et Amalaire pour arranger l'Antiphonier, sous Louis le Débonnaire? C'étoit vouloir s'ériger en *philosophe* mal à propos, que d'entreprendre de composer du chant, sans avoir été instruit méthodiquement des règles. Milon de Saint-Amand regarda comme tel son neveu, qui avait osé composer des antiennes, en l'honneur de saint André, sans sa participation, et il le chassa honteusement de son abbaye. Hucbaud en ayant composé à Reims, et ensuite à Nevers, se fit connoître de plus en plus et devint fort fameux. Combien de pièces de chant n'eut-on pas de saint Odon de Cluny, qui avoit appris la musique à Paris, sous Remi d'Auxerre? Si j'entreprenois de rapporter ici ceux qui composèrent alors du chant d'Eglise, je nommerois Radbod, évêque d'Utrecht, mort en 917; Guy, évêque d'Auxerre, mort en 961; Olbert et Etienne, abbés à Gemblours; Heriger, à Lobbes, plusieurs célèbres moines de Saint-Gall, de Saint-Laurent de Liége; le fameux Gerbert; Fulbert, évêque de Chartres; Renaud, évêque de Langres. La plupart de ces personnages sont connus pour avoir été illustres par d'autres écrits; et le goût pour le beau chant ne les détourna pas de leurs occupations plus importantes. Létald de Micy, qui en composa aussi, a fait observer qu'on sentit alors dans plusieurs pièces un goût nouveau : ce goût, que j'ai remarqué comme lui, ne se trouva nouveau qu'en ce qu'on revenoit plus souvent se reposer sur la corde finale. Cela fut surtout sensible dans les chants de la façon d'Etienne, évêque de Liége (*Office de la Trinité*). Je ne dis rien du roi Robert : personne n'ignore combien ce prince se signala de ce côté-là, et que, voulant aller à Rome, il choisit pour l'accompagner ceux de son royaume qui avaient le plus de réputation dans la science de la musique et des offices divins. (*Chronic. Hariulfi centul. de Engilsamno.*)

« Les historiens n'oublièrent pas de marquer alors la musique parmi les sciences qu'on enseignoit aux jeunes gens de distinction. Il en est fait mention dans le faux

(573) Il est certain, ainsi que l'observe M. Fétis, que la musique était une science fort difficile au siècle de Hucbald, à cause de l'obscurité qui résultait pour la théorie du mélange des échelles des modes grecs avec l'échelle monome réformée par saint Grégoire.

(574) Je laisse aux paléographes musiciens le soin de nous indiquer les numéros correspondants des mss. cités ici, dans la Bibliothèque nationale.

(575) « Cet auteur est appelé *Bertrandus Prudentius*, dans le ms. de la *Biblioth. Colbert*, cod. 1297, *Reg.* 5976. 2. »

(576) Ce fut peut-être à cause du goût de ce prince pour la musique qu'Hucbald eut l'idée de lui dédier un poëme à la louange des chauves, intitulé : *Ægloga de calvis*, et dont tous les mots commencent par un *c*. Selon l'auteur de la *Biographie universelle des musiciens*, ce morceau de poésie barbare a été publié plusieurs fois dans les XVIe et XVIIe siècles.

Hincmar, à l'occasion d'un clerc du palais, nommé Vaudelman, enseigné par Teutgaire, maître de chant à Saint-Denis, chez celui qui écrivit la vie de saint Aldric, évêque du Mans, dans celle du bienheureux Jean de Gorze, dans Frodoard au sujet d'Hervé, archevêque de Reims, successeur de Foulques. Abbon de Fleury l'avoit apprise d'un clerc, à Orléans, à prix d'argent, et cela en secret, à cause des envieux : il l'enseigna depuis à ses propres écoliers. Herbert, fils d'un Juif, élevé dans l'église de Chartres, et depuis abbé de Lagny, avoit brillé dans cette science sous l'évêque Fulbert . . . . .

« Les moines ne connurent pas seulement l'orgue; il y en avoit à Saint-Gall, dès le règne de Charles le Chauve, qui surent jouer des instruments à cordes et à vent : tel fut un nommé Tutilon, disciple d'Ison, mort en 871. (*Ann. Bened.*, t. III, p. 173.) Ce fut aussi de ces quartiers-là qu'émanèrent les séquences de la messe à la fin du IXe siècle, et qui se répandirent si fort en France et en Allemagne dans le Xe : ouvrages où l'on porta le chant à toute l'étendue que peuvent avoir les plus fortes voix humaines, et dans l'exécution desquels on ne faisoit pas difficulté de nommer à Dieu ou aux saints, ou même aux fidèles, les noms grecs des pièces qu'on chantoit, jusqu'à y parler de magadization (577). On donna aussi à quelques-unes de ces séquences les noms de *frigdora*, d'*occidentale* et de *clarella*, qui sont restés à deviner.

« Quoique le règne du roi Robert fût fort distingué par la science de la musique, il l'eût été davantage, s'il n'eût point un peu précédé la découverte que Guy Arétin fit en Italie, d'un nouveau secret d'enseigner et de noter le chant. J'avoue qu'on en trouve quelques idées préliminaires de Corbie à l'an 936. (*Annal. Bened.*, t. IV, p. 36.) Mais le religieux italien bénédictin que je viens de nommer n'en passe pas moins pour être inventeur des signes de chant et par clefs (578). »

ORGUE. — I. « Le christianisme a inventé l'orgue, » a dit Chateaubriand, et cette parole n'est pas une hardiesse de poëte; c'est le mot profond d'un historien. Oui, le génie religieux a pu seul faire de l'orgue le merveilleux instrument que nous connaissons, et qui est l'expression la plus complète à la fois et la plus parfaite de la pensée chrétienne, dans l'art envisagé comme forme du culte. Mais ce qu'il y a d'admirable, c'est que l'*orgue*, en dehors des attributions qu'il exerce, en vertu d'une destination particulière, qui l'associe aux cérémonies les plus augustes et les plus imposantes, est encore, dans un ordre tout à fait différent, c'est-à-dire dans la sphère de la musique proprement dite, investi d'une véritable suprématie, soit comme créateur de l'harmonie, soit comme générateur de l'orchestre et des instruments à clavier, soit comme ayant donné lieu à certaines formes de style, soit enfin à cause de son influence générale sur les progrès et les transformations de l'art.

Aussi, tandis que l'orgue résume en lui les traditions ecclésiastiques et liturgiques, auxquelles son histoire se lie étroitement, d'un autre côté il est le pivot autour duquel se déroulent les périodes et s'accomplissent les révolutions de l'art musical. Sacerdotal par sa destination, architectural par sa forme, chef-d'œuvre de l'esprit humain dans sa structure, il participe en quelque sorte à ces grands caractères que la religion communique à tout ce qu'elle touche : l'antiquité, la perpétuité, l'universalité, l'unité, l'autorité. L'unité, avons-nous dit : mais en même temps que l'orgue est un, il est varié et multiple ; il est voix et orchestre tout ensemble ; instrument monumental, il représente ce qu'il y a d'immuable dans les formes du chant liturgique, et cet art qui se développe au dehors ; il se modifie d'après cet art et le modifie à son tour. Et malgré cela, l'orgue ne cesse jamais d'être la voix du temple, auquel il est incorporé, privilége qu'aucun instrument, qu'aucun orchestre, si puissants qu'ils soient, ne sauraient lui disputer. Il est donc l'intermédiaire entre le temple et la cité ; il est le lien entre le plain-chant et la musique. Placé entre les deux inspirations, il participe de l'une et de l'autre ; il adoucit ce que la première a de trop austère ; il imprime à la seconde une certaine gravité et la contient dans ses écarts. Il résume l'art tout entier, les traditions anciennes, les progrès actuels. C'est pour cela que la voix unanime l'a investi d'une sorte de magistrature et qu'il est appelé le roi des instruments (579).

Que l'orgue remonte à une haute antiquité, que son origine soit humble, obscure, ignorée, c'est ce qui est hors de contestation. Plusieurs auteurs, parmi lesquels il faut citer Héron le mécanicien et Athénée, attribuent l'invention du *clepsydre* ou *hydraule*, c'est-à-dire de l'*orgue* hydraulique (de ὕδωρ, eau, et αὐλός, flûte), à Ctésibius, célèbre mathématicien d'Alexandrie, qui vivait sous le règne de Ptolémée Phiscon, environ cent vingt ans avant Jésus-Christ. Mais il est certain que le type de l'orgue existait avant Ctésibius, et que l'invention de celui-ci étant admise, elle ne peut-être, d'après de graves autorités, qu'un changement ou une transformation. Or, ce type, quel est-il?

(577) « Plangat plectrica voce summa omnis concio, atque tanta succinat perplexa ordine armonia terminalis magadis resultet sonora. » (Prosa S. Carilefi, ex ms. Floriacensi 64.) On y voit tous les termes du métier. *Pro me castra concio carmina, organa subnectens hypodorica.* (In plurib. Missal. ab undecimo sæculo.). »

(578) LEBEUF, *Dissert. sur l'état des sciences dans les Gaules depuis Charlemagne jusqu'au roi Robert*, en tête du tom. II du *Recueil de divers écrits pour servir d'éclaircissement à l'Hist. de France*, par le même; Paris, Barois fils, 1738.

(579) Et de tous les instrumens le roi
Dirai ci, comme je croi,
Orgue, etc.
(GUILLAUME DE MACHAULT.)

L'origine de l'orgue, dit Lichtenthal, remonte à l'antiquité la plus reculée et doit être cherchée dans l'instrument le plus ancien, dans le simple chalumeau (*el simplice zufolo*). D'un registre, sur lequel plusieurs tuyaux étaient joints ensemble, sortit une espèce d'*orgue*. Pan en réunissait déjà quelques-uns avec de la cire :

Pan primus calamos cera conjungere plures
Instituit..... (VIRG., *Eclog.*)

et il enseignait à en tirer des sons avec la bouche.

... Nam te calamos inflare labello
Pan docuit..... (CALPHURINUS *apud* BARTHOL.)

Le nombre des tuyaux n'était pas déterminé. Virgile parle d'un instrument pastoral qui avait sept tuyaux inégaux (580), et Théocrite fait mention d'un instrument qui en avait neuf (581). (*Dizionario e bibliographia della musica del dottore* Pietro LICHTENTHAL, voce *Organo*.)

Plus le fait principal, que nous cherchons à mettre en lumière, semble être pueril en lui-même, plus nous devons, pour l'objet que nous nous proposons, l'entourer de preuves péremptoires. Il est maintenant démontré, grâce à M. F. Danjou, que, du temps de Pindare, un instrument complétement portatif était adapté à la *syrinx* ou flûte de Pan. « On est fondé à croire, dit ce littérateur, qu'on imagina de placer la flûte de Pan ou *syrinx* sur un coffre, en y adaptant de petits soufflets; que ce nouvel instrument, en raison de sa construction grossière, demeura peu connu jusqu'à l'époque où Ctésibius..... inventa le moyen d'attirer et de refouler l'air par l'impulsion de l'eau, et, appliquant sa découverte à l'orgue, on rendit les sons plus forts et plus soutenus. Un passage précieux justifie cette conjecture. Pindare (pythique 12) attribue à Minerve l'invention d'un instrument avec lequel elle voulut reproduire les cris lugubres de la Gorgone au moment où Persée l'extermina, et les sifflements des serpents qui s'agitaient sur sa tête; l'ode est adressée à Midas d'Agrigente, habile sur cet instrument, et vainqueur des Grecs dans son art, aux jeux Pythiques. Le poëte s'exprime ainsi : *Pallas avait fait triompher des périls ce héros* (Persée) *cher à son cœur; alors elle inventa une flûte qui produisait une multitude de sons, et imitait les cris plaintifs poussés par la Gorgone. Elle nomma cette flûte* l'INSTRUMENT A PLUSIEURS TÊTES; *elle en fit don aux hommes, pour qu'il les appelât aux combats glorieux; ses sons s'échappent à travers un mur d'airain et des roseaux qui croissent près de la ville des Grâces et sur les bords ombragés du Céphyse.*

« On voit qu'il est question dans ce passage d'un instrument d'une espèce particulière (582) composé de plusieurs tuyaux, dont quelques-uns étaient de métal, tel qu'aurait pu être un petit orgue portatif. Plusieurs considérations me semblent favoriser cette hypothèse : d'abord le scoliaste (583) à cet endroit raconte qu'à peine Midas eut-il commencé à jouer, un accident survint à l'instrument; que, sans se déconcerter, il n'en continua pas moins à jouer avec les seuls tuyaux à la *manière de la syrinx*.

« Or, on sait que cet instrument présente encore aujourd'hui l'image de la disposition des tuyaux dans un orgue, et en supposant que le clavier, ou ce qui en tenait lieu, se soit dérangé subitement, on concevra qu'il ait pu se servir de l'instrument comme d'une flûte de Pan, ce qu'il n'eut pas eu besoin de faire, sans l'accident survenu ; et alors quel autre qu'un petit *orgue* aurait pu présenter l'image de la syrinx, sans être joué de la même manière? et il est important de remarquer que, quelques siècles plus tard, Pollux a écrit que l'orgue ressemblait à une syrinx renversée (584). Un dernier rapprochement peut venir à l'appui de cette opinion. Minerve était surnommée *Tritonia*, parce que, suivant Pausanias, elle était fille de Neptune et de la nymphe Tritonide; τρίτω en dialecte éolien, signifie *tête*, et l'orgue est appelé *triton* dans Cornelius Severus, soit qu'on entendît par ce mot l'instrument consacré à Minerve Tritonia, qui l'avait inventé, ou *l'instrument à plusieurs têtes*, ainsi que Pindare l'appelle lui-même. Peut-être objectera-t-on, d'après les récits de plusieurs auteurs, que la flûte inventée par Minerve était construite avec un os de cerf, et que cette déesse la jeta dans une fontaine, parce qu'elle lui enflait les joues d'une manière ridicule; mais cette fable est tout à fait différente de celle racontée par Pindare, et dans cette dernière, il est question d'un instrument à plusieurs tuyaux, et il n'y est dit nulle part que le souffle de celui qui jouait y fût nécessaire. Pollux (585) désigne l'*orgue* par le nom de

(580) *Est mihi disparibus septem compacta cicutis*
Fistula. (Eclog. 2.)

(581) Σύριδγ' ἂν ἐποίησα καλὰν ἐγὼ ἐννεάφωνον.
(THÉOCRITE, idyll. 8.)

Une flûte à neuf trous, qu'avec un art extrême,
De neuf tuyaux unis, j'ai su faire moi-même.
(Trad. par LONGEPIERRE.)

(582) Nonnus (*Dyonis.*, c. XXIII) raconte le même événement et dit aussi que Minerve inventa, pour cette occasion, un instrument composé de flûtes sonores et assemblées avec ordre.

(583) « Voici les expressions du scoliaste : « Ἀγωνιζομένου γὰρ αὐτοῦ ἀνακλασθείσης τῆς γλωσσίδος ἀκουσίως « καὶ προσκολληθείσης τῷ οὐρανίσκῳ, μόνοις τοῖς καλάμοις « τρόπῳ σύριγγος αὐλῆσαι : La languette s'étant recourbée subitement et s'étant attachée au sommet, « il joua avec les seuls tuyaux à la manière de la sy- « rinx. » Le savant Bœck a pensé qu'il s'agissait de la flûte double, mais cette opinion est inadmissible. Comment un seul homme aurait-il pu tirer des sons de plusieurs tuyaux à languette sans cette languette même? Ensuite la flûte double ne ressemblait en rien à la syrinx : comment donc aurait-on pu s'en servir de la même manière? Il est bien plus naturel de croire que γλωσσίς répond à la partie appelée *linguamen* ou soupape dans l'*orgue* moderne, et οὐρανίσκος à la partie appelée sommier, *summa*. »

(584) POLLUX, *Onomasticon*, lib. IV, cap. 9.

(585) *Ibid.*

flûte tyrrhénienne; il nous apprend qu'il y avait deux instruments de ce nom; l'un plus grand était hydraulique, le plus petit était *pneumatique*. Ce nom de flûte tyrrhénienne semblerait indiquer que cet instrument est originaire d'Etrurie, mais il ne pourrait détruire en rien mon opinion sur celui de Pindare, car les Tyrrhéniens reçurent leur nom d'une tribu de Pélasges, expulsée de Béotie par les Eoliens, et qui vint s'établir au sud de la Méonie, dans le pays du Tyrrha, et il est permis de penser qu'ils importèrent cet instrument de Grèce en Etrurie. Je me suis appesanti sur ce passage de Pindare, parce que les commentateurs, n'ayant pas songé qu'il y pût être question d'un petit orgue, ont vainement cherché à l'expliquer autrement. En admettant que l'existence de l'*orgue* y soit prouvée, on voit qu'il remonterait à une très-haute antiquité...» (*Revue musicale*, 7e année, 1833, n° 29.)

Cette longue citation donne une valeur historique à l'origine que nous attribuons à l'*orgue*. Le chalumeau, la syrinx, le *sifflet de Pan*, ou *flûte des paysans*, n'est donc autre chose que l'*orgue* ancien, le générateur de l'orgue moderne (586).

Tel est l'instrument dont Homère parle presque avec mépris. Si, dans l'*Iliade*, le poëte veut peindre une fête nuptiale, ce sont la flûte et la cithare qui accompagnent les chants. Quand il s'agit des danses des vendanges, la cithare seule guide la voix des chanteurs; mais lorsqu'il est simplement question de bergers et de troupeaux, alors il n'est plus fait mention que de la syrinx, du petit instrument pastoral, qui joue un si grand rôle dans la fable de *Daphnis et Chloé* (587). Voilà l'état d'abjection dans lequel cet instrument traîne son existence, ainsi que l'atteste encore le nom dont on le désigne et l'usage auquel on l'emploie, dans une partie du midi de la France. Mais il ne suffit pas d'établir que l'origine de l'orgue est vulgaire, *puérile* même, comme on l'a dit; il faut encore remarquer dans le chétif instrument dont l'orgue est le développement, deux autres caractères qui contrastent singulièrement avec cette même origine. En effet, Lichtenthal observe très-bien que le chalumeau, toujours en usage chez nous, a été trouvé dans les contrées méridionales les plus récemment découvertes. — Il est de fait que la flûte de Pan, la syrinx, le *sifflet*, en un mot, est connu depuis un temps immémorial en Arcadie, en Béotie, en Chine où il existe toujours; il est chanté par des poëtes, et des poëtes tels qu'Homère, Pindare, Théocrite, Virgile, Lucrèce; chez les Arabes, c'est le *alam*, le *kalamos* chez les Grecs, le *calamus* chez les Romains, en France le *chalumeau*. Il n'est aucune région du globe où il ne se montre dans sa constante et grossière simplicité; il ne subit nulle part aucun changement, aucune modification, malgré cette loi générale en vertu de laquelle tout produit des arts tend à un perfectionnement quelconque; et, à moins qu'on ne veuille se prévaloir du rôle qu'on lui attribue dans les cérémonies et les danses sacrées des Hébreux et de son introduction fort incertaine dans l'Eglise au VIe siècle, il se perpétue sans utilité réelle ou appréciable. Quelle peut être la raison de cette propagation, de cette durée? Comment expliquer la destinée de cet instrument mystérieux, soit qu'il se présente sous sa forme brute et primitive, soit qu'il apparaisse sous la forme majestueuse de l'orgue? Ici, c'est un instrument, le premier, quant à l'ancienneté; le dernier, quant à l'importance, qui, à cause de sa petitesse, de sa trivialité, des limites étroites dans lesquelles son diapason est resserré, n'a pas même un rang dans la hiérarchie des instruments de musique, et ne peut exercer aucune fonction dans l'art même le plus banal; là, c'est un instrument grandiose, colossal, imposant, que le langage humain proclame souverain dans l'ordre instrumental, que la théorie reconnaît également comme souverain dans l'ordre des découvertes et des progrès scientifiques, que l'histoire, d'accord avec la théorie et le langage, nous montre comme le pivot sur lequel roulent toutes les périodes de l'art. L'un, stationnaire dans sa forme, l'autre, progressif, appellant successivement à lui tous les procédés, toutes les connaissances mécaniques, toutes les industries, tous les métiers, qui, tous, se sont donné pour ainsi dire rendez-vous à cette merveille des perfections humaines. Celui-ci, forçant l'écho des montagnes à répéter imperturbablement le sifflement perçant et monotone du pâtre, ou la chanson du chevrier, comme dit Longus; celui-là, harmonie du chant sacré, interprète de la voix du peuple dans le temple; dans le temple aussi, écho des chants de la création, et symbole des concerts de l'homme et de la nature célébrant le Dieu de l'univers. L'un et l'autre enfin, premier et dernier anneau de la chaîne musicale, indiquent les limites du domaine de l'art: au sommet, l'orgue; à l'extrémité la plus reculée, le chalumeau. Tous les deux néanmoins sont populaires; ce dernier, dans la signification littérale et vulgaire du mot; le premier, populaire selon l'acception la plus élevée, parce qu'il exprime le chant de la multitude rassemblée dans le temple. Tous les deux enfin se partagent en commun le double caractère de perpétuité et d'universalité: perpétuité de l'un, qui, errant et vagabond, se propage dans son état d'isolement prolongé, comme pour rendre à la fois témoignage à l'origine obscure et

(586) « Le *hagub*, "ancien *orgue*, n'était pas autre chose que ce qu'on appelle aujourd'hui la flûte *de Pan*, puisqu'il était composé de roseaux, d'inégale longueur, attachés ensemble. » (*Hist. de la mus.*, trad. de l'anglais de STRAFFORD, p. 12).

(587) *Voy.* dans les *Métamorphoses* d'Ovide l'histoire de la nymphe Syringe.

humble, à la mission splendide et relevée de l'autre; universalité de ce dernier, manifestée par le rôle qu'il est appelé à remplir dans le culte chrétien, et par la domination et l'influence illimitée que sa prééminence sur tous les autres instruments lui confère dans le cercle des conceptions et des développements de l'art.

Quel est donc l'inventeur de l'orgue? Autant vaudrait demander le nom de l'inventeur de l'architecture du moyen âge. Les arts ne s'inventent pas; l'homme s'exprime par la parole, les peuples par les langues, la société par les monuments. L'orgue est un monument. Comme l'architecture chrétienne, l'instrument chrétien est une invention anonyme et collective. Les hommes ont eu besoin de prier en commun, et, avec des idées plus épurées sur la nature et la création, ils ont construit la basilique chrétienne, symbole de l'univers, auquel préside une sagesse infinie; ils ont eu le besoin de prier en commun dans ce temple, et ils ont créé l'orgue, symbole et réunion de tous les instruments de musique. L'orgue est l'instrument des instruments (588), et voilà pourquoi il en a retenu le nom, *organum*; de même (et ce n'est pas moi qui ai fait le rapprochement), de même que le livre des livres a été appelé la Bible.

Parmi un grand nombre d'ouvrages sur l'orgue dans ses rapports avec le culte chrétien cités dans la *Bibliographie* de Lichtenthal, il est un discours du curé George-Godefroy Richter, dont le titre m'a frappé; il est intitulé : ***VIVUM DEI ORGANUM.*** La même idée se retrouve au fond d'une foule de sermons prononcés à l'occasion de la dédicace ou de la consécration des orgues dans les temples catholiques ou protestants, et Carraccioli a exprimé la pensée du curé Richter quand il a dit que « l'orgue et les cloches sont les ***interprètes de la vérité même,*** à qui elles sont spécialement consacrées. »

Voilà l'orgue dans l'église; à quelle époque y est-il entré?

Le premier fait relatif à son usage dans le culte est l'envoi d'un orgue au roi Pépin par l'empereur Constantin Copronyme, en 757, orgue qui fut placé dans l'église de Sainte-Corneille, à Compiègne. En 826, Louis le Débonnaire commandait un orgue à un prêtre vénitien, nommé Georges, pour l'église d'Aix-la-Chapelle. Plus tard, le Pape Jean VIII, élu en 872, écrivait à Anno, évêque de Freising, en Bavière, pour le prier d'envoyer en Italie un orgue et un artiste qui fut à la fois facteur et organiste. Mais l'introduction générale de l'orgue dans les temples ne date que de la fin du xe siècle ou du commencement du xie. A cette époque, l'orgue fût adopté dans les églises et les couvents de l'Italie, de l'Allemagne, de l'Angleterre et de presque toute l'Europe.

Il n'y a nulle proportion entre sa structure au viiie siècle, telle alors qu'il fallait frapper les touches à coups de poing ou à coups de marteau pour faire résonner les tuyaux, et l'orgue qu'en l'année 951, Elphégus, évêque de Winchester, fit construire dans le couvent de ce lieu : cet instrument était composé de trente soufflets, et il ne

(588) Je saisis cette occasion de faire remarquer la véritable origine de la règle qui permet d'employer le mot *orgues* au pluriel pour exprimer l'orgue au singulier. Le mot *organum* signifiait *instrument* : comme l'orgue comprenait plusieurs instruments, il fut désigné sous le nom d'*organa*, les instruments, et, peu a peu, il retint seul le nom et il fut appelé *organum* ou *organa*.

Il en fut de même pour le français : on disait tantôt *orgue* au singulier et tantôt *orgues* au pluriel. Mais je crois le pluriel plus ancien, et cela s'explique par ce qui vient d'être dit.

On lit dans le roman de Brut :

> Moult oissiez orgues sonner,

et dans le *Roman de la Rose* :

> Orgues avoient bien maniables
> A une main portables

Plus tard en effet nous trouvons *orgue* au singulier.

> Et de tous les instruments le roi.
> . . . .
> Orgue, etc. (GUILLAUME DE MACHAULT.)

Et il est très-remarquable que Guillaume de Machault se serve du mot *orgue* au singulier pour exprimer cette prééminence de l'orgue sur tous les instruments qui lui a conféré une sorte de royauté dans l'ordre instrumental, car le même poëte emploie le mot *orgues* au pluriel dans ses deux poëmes sur la *Prise d'Alexandrie* et *Le temps pastour*, où il ne fait qu'une simple énumération des divers instruments de musique.

Ainsi, l'on doit maintenir l'usage du singulier et du pluriel pour désigner un seul instrument, et dire indifféremment : *L'orgue de Saint Maximin a été construit*, ou *les orgues de Saint-Maximin ont été construites* par le P. Isnard.

Mais, comme le remarque fort bien M. Hamel (*Avant-Propos* du *Facteur d'orgues*, p. 1) la difficulté naît lorsqu'on veut parler de plusieurs instruments distincts; je suppose qu'on veuille dire : L'orgue de Saint-Maximin a été construit par le P. Isnard comme *celles* de Cavaillon et de l'Isle, mais ces deux dernières sont bien moins puissantes que celui de Saint-Maximin.—On voit tout de suite combien il serait bizarre de présenter dans la même phrase le même substantif sous deux genres différents; bizarrerie qui entraînerait une foule d'équivoques, en raison de ce que la même église peut contenir deux ou plusieurs orgues, comme Saint-Pierre de Rome, et la plupart des paroisses de Paris qui ont un grand orgue et un orgue de chœur. Il est donc nécessaire, croyons-nous, de prendre le parti indiqué par M. Hamel, savoir, de donner au mot orgue le genre masculin, soit au singulier, soit au pluriel, lorsqu'on veut parler de plusieurs orgues différents. Selon cette manière, la phrase suivante n'a plus rien de choquant.

« L'orgue de Saint-Maximin a été construit par le P. Isnard, comme ceux de Cavaillon et de l'Isle, mais ces deux derniers sont bien moins puissants que celui de Saint-Maximin. »

L'embarras des grammairiens est fort divertissant au sujet du mot orgue. Je ne parle pas de la vraie origine du pluriel appliqué à un seul instrument, origine qu'aucun d'eux n'a entendue.

La *Grammaire des grammaires* dit fort sérieusement : « Fabre est d'avis qu'il ne faut pas dire : C'est *un* des plus *belles* orgues. *Fabre est d'avis qu'il ne faut pas* est aussi heureusement trouvé que l'exemple. »

fallait pas moins de soixante-dix hommes pour les mettre en mouvement et distribuer l'air dans quatre cents tuyaux.

M. Hamel va nous parler d'un orgue hydraulique que M. Danjou, dans la *Revue musicale*, et M. Bottée de Toulmon, dans sa *Notice des instruments du moyen âge*, ont mentionné aussi.

« Le seul écrit, dit M. Hamel, qui puisse nous donner quelque idée de la forme de l'orgue hydraulique est une pièce de vers figurés, de Porphyre Optatien, qui vivait au IVe siècle. Comme ce petit poëme est curieux et rare, et qu'il peut jeter quelque lumière sur le sujet qui nous occupe, nous allons le transcrire ici :

Post martios labores
Et Cæsarum parantes
Virtutibus per orbem
Tot laureas virentes,
Et principis tropæa;
Felicibus triumphis
Exsultat omnis ætas,
Urbesque flore grato,
Et frondibus decoris
Totis virent plateis.
Hinc ordo veste clara
Cum purpuris honoru
Fausto precantur ore,
Feruntque dona læti.
Jam Roma culmen orbis
Dat munera et coronas
Auro ferens corusto
Victorias triumphis
Votaque jam theatris
Redduntur et coreis.
Me sors iniqua lætis
Solemnibus remotum
Vix hæc sonare sivit
Tota vota fonte Phæbi
Versuque compta solo
Augusta rite sæclis.

AUGUSTO VICTORE JUVAT RATA REDDERE VOTA.

O si diviso metiri limite Clio
Una lege sui, uno manantia fonte
Aonio, versus heroi jure manente
Ausuro donet metri felicia texta,
Augeri longo patiens exordia fine
Exiguo cursu; parvo crescentia motu,
Ultima postremo donec fastigia tota
Ascensus jugi cumulato limite cludat,
Uno bis spatio versus elementa prioris
Dinumerans, cogens æquari lege retenta
Parva nimis longis, et visu dissona multum
Tempore subparili, metri rationibus isdem
Dimidium numero musis tamen æqui parantem.
Hæc erit in varios species aptissima cantus,
Perque modos gradibus surget fecunda sonoris
Æve cavo et tereti, calamis crescentibus aucta.
Quis bene suppositis quadratis ordine plectris
Artificis manus in numeros clauditque aperitque
Spiramenta, probans placitis bene consona rythmis,
Sub quibus unda latens properantibus incita ventis.
Quos vicibus crebris juvenum labor haud sibi discors
Hinc atque hinc animæque agitant augetque reluctans
Compositum ad numeros, propriumque ad carmina præstat,
Quodque queat minimum admotum intremefacta frequenter
Plectra adaperta sequi, aut placidos bene claudere cantus;
Jamque metro et rythmis præstringere quidquid ubique est.

« Le poëte a voulu représenter par la forme de cette pièce l'instrument qu'il décrit. Vingt-six vers ïambiques tiennent lieu des touches. Le vers

Augusto victore juvat rata reddere vota

placé horizontalement, désigne le sommier sur lequel sont posés les tuyaux figurés par vingt-six vers hexamètres, dont le premier a vingt-cinq lettres, et dont chacun des autres s'accroît d'une lettre jusqu'au dernier, qui en a cinquante.

« C'est au quatorzième vers hexamètre que commence la description de l'orgue, dont voici la traduction, que nous empruntons à l'intéressante notice que M. F. Danjou a publiée dans la *Revue musicale* (n° 47, 5e année) :

« Ces vers sont la figure de l'instrument, « sur lequel on peut faire entendre des « chants variés et dont les sons puissants « s'échappent de tuyaux d'airain creux, ar« rondis, et dont la longueur s'accroît régu« lièrement. Au-dessous des tuyaux, sont « placées des touches, au moyen desquelles « la main de l'artiste ouvrant ou fermant à « son gré les conduits du vent, enfante une « mélodie agréable et bien rhythmée. L'eau « placée au-dessous de ces tuyaux et agitée « par la pression de l'air que produisent le « travail et les efforts de plusieurs jeunes « gens, donne les sons nécessaires et assor« tis à la musique. Au moindre mouvement « les touches ouvrant les soupapes peuvent « exprimer aussitôt des chants rapides et « animés, ou une mélodie calme et simple; « ou bien encore, par la puissance du rhy« thme et de la mélodie, répandre au loin « la terreur. »

« Ce qu'il y a de plus remarquable dans ce document, c'est la disposition des tuyaux qui vont en croissant de longueur de la gauche à la droite de l'organiste. » (*Man. du fact. d'orgues*; Paris, Roret, t. Ier. *Notice hist.*)

Tous les orgues qui servirent dans les dernières fêtes de l'empire romain, ou qui furent employés dans les cérémonies religieuses jusqu'au IXᵉ siècle de l'ère chrétienne, tous ces orgues étaient *hydrauliques*. Celui que Pépin reçut, en 757, de Constantin Copronyme, et qui fut placé dans l'église de Sainte-Corneille à Compiègne, était de ce genre. On n'entend pas très-bien aujourd'hui le sens de ce mot *hydraulique*, mais tout concourt à prouver que l'orgue hydraulique était un instrument *à vapeur*. L'eau était mise en ébullition dans un réservoir placé sous les tuyaux, et chaque fois qu'en frappant une touche on levait la soupape qui bouchait la partie inférieure d'un des tuyaux, la vapeur en s'échappant par ce cylindre de métal produisait un son. Le passage suivant, cité par Du Cange (ad voc. *Organum*), et tiré par lui d'un écrivain du XIIᵉ siècle, Guillaume de Malmesbury, ne permet pas de douter que ce ne soit là la véritable définition du mot *hydraulique* : *Exstant etiam apud illam ecclesiam organa hydraulica, ubi mirum in modum aquæ calefactæ violentia ventus emergens implet concavitatem barbiti, et per multiforalites transitus æneæ fistulæ modulatos clamores emittit.* M. Hamel (*Fact. d'org.*, Avant-Propos, p. XXIX) cite un autre fait plus ancien. Pollux, qui vivait au commencement du IIᵉ siècle, dit, en parlant de la flûte tyrrhénienne : *Sed huic rursum contraria est tyrrhena tibia, inversæ syrinzi similis, cujus quidem arundo ferrea est quæ inferne inflatur, spiritu quidem minore, sed propter* AQUAM EBULLIENTEM *major sono spiritus aura emittitur. Multi sonans hæc tibia est; et ferrum vocem reddit validiorem.* (Julii POLLUCIS, lib. IV, cap. 9, §§ 67-70 : *De instrumentis quæ inflantur.*) Ainsi, dès les premiers siècles de notre ère, on connaissait la force de la vapeur, *aquæ calefactæ violentia*, et il a fallu plus d'un millier d'années pour qu'un mécanicien eût l'idée d'en profiter.

Tel nous paraît être aujourd'hui l'orgue hydraulique qui a excité l'admiration des anciens écrivains. Claudien en parle avec enthousiasme. Tertullien le regarde comme résumant déjà en lui tous les instruments de musique : « Voyez, dit-il, « cette machine étonnante et magnifique, « cet orgue hydraulique composé de tant de « parties différentes, de tant de jointures, « de tant de pièces, formant une si grande « masse de sons et comme une armée de « tuyaux, et cependant *tout cela pris ensemble n'est qu'un seul instrument !* » D'après le témoignage de Corneille Sévère et de Pétrone, « l'orgue hydraulique, en raison de « la beauté et de la puissance de ses sons, « fut placé dans les grandes enceintes ; au « cirque, pour animer les athlètes par ses « accents ; au théâtre, où il accompagnait et « réglait le jeu des pantomimes. »

Déjà sous cette première forme, l'orgue semblait pressentir ses futures destinées, tant il offrait dans sa structure de grandeur et de majesté.

(589) *Voy.* LICHTENTHAL, *Dizion.*, vᵒ *Organo.*

(590) *Résumé philos. de l'hist. de la musique*, par M. FÉTIS, p. CLIX.

II. Rien ne se rapporte plus au caractère de l'expression du plain-chant que le caractère de la sonorité de l'orgue. Le plain-chant ne module pas, et nous avons maintes fois eu lieu d'établir par l'analyse des éléments constitutifs de la tonalité qui lui est propre, qu'il est heureusement privé de la dissonance, de la transition, de tous les moyens d'expression des passions humaines, et que, par le privilége qu'il a de faire naître l'idée du repos sur chaque intervalle, il possède éminemment ce caractère de calme, de placidité qui correspond si bien à l'état supérieur de l'âme lorsqu'elle est en présence de Dieu, et dégagée de toute attache aux choses de la terre.

Ce n'est point à cause du genre d'harmonie employée sur l'orgue (cet emploi est facultatif), mais par les causes productrices du son, que cet instrument est le seul digne d'accompagner le plain-chant et de mêler sa voix aux accents du sanctuaire. Effectivement, si la tonalité du plain-chant est privée de la faculté de moduler, l'orgue est heureusement privé aussi de la faculté d'outrer et de diminuer graduellement les sons, de passer, sur le même registre, du faible au fort, et de produire ainsi ces mille nuances que l'art moderne a mis au service du drame lyrique. Sa résonnance massive, égale, tranquille, majestueusement traînante, fait naître, comme le caractère du plain-chant, l'idée du repos. Je parle ici de l'orgue tel qu'il est en soi, de l'orgue ancien, non de l'orgue *perfectionné*, instrument bâtard qui veut absolument se donner l'orchestre pour père, et qui renie l'Eglise comme sa mère. Car l'envahissement de la musique dans le temple se manifeste par une double tendance : ici, en s'efforçant de substituer l'harmonie moderne au plain-chant; là, en assimilant l'orgue à l'orchestre.

Cette proposition sera justifiée par l'examen de la structure de l'orgue, mais il faut auparavant entrer dans quelques détails historiques.

Durant plusieurs siècles, l'orgue n'a été composé que du jeu d'anches de *régale*. On ne sait guère à qui attribuer l'invention de ce jeu (589), qui est ou le germe ou le produit de l'instrument ancien appelé de ce nom. C'est ce qui fit que le premier orgue à un seul jeu avait reçu le nom de *regabellum* ou de *rigabellum* (590). Quand l'usage de l'*organisation* ou chant à plusieurs parties fut devenu général, l'addition de plusieurs jeux fut nécessaire, et l'on vit alors successivement paraître des jeux accordés à l'octave, d'autres à la quinte, à la tierce, etc., de manière que chaque touche fit entendre un accord complet (591). Telle fut l'origine des jeux nommés *jeux de mutation*. Il paraît cependant que l'orgue régal subsista jusqu'aux XIVᵉ et XVᵉ siècles, et qu'on s'en servit dans les écoles pour don-

(591) « L'orgue de plusieurs jeux accordés à la quinte et à l'octave fut appelé *Torsellum.* » (*Ibid.*, même page.)

ner le ton aux enfants, encore qu'on ne pût le faire résonner qu'à coups de poing, de coude ou de marteau (592). Il exista donc simultanément avec l'orgue *tétraphonique*, car vers la fin du XIVe siècle et dans le courant du XVe, époque à laquelle la musique figurée fit de grands progrès, l'orgue prit de nouveaux accroissements en raison de ce nouveau genre de musique. Ce fut alors que les divers registres furent rendus indépendants les uns des autres, qu'on les distingua par un nom particulier, et qu'on leur appropria les accents de certains instruments. Les Allemands, qui possédaient dès le IXe siècle d'excellents facteurs, commencèrent à y introduire les jeux de cromorne, de hautbois et de basson (593), auxquels on ne tarda pas à ajouter la trompette, la voix humaine, la chèvre. Dans le même temps, on établit la mesure des trente-deux, des seize, des huit, des quatre pieds, pour les tuyaux, en considération de l'octave que les anciens appelaient *diapason*, c'est-à-dire *mesure du son*. Ainsi l'on désigne un orgue par la longueur en pieds de son plus long tuyau sonnant la note la plus grave du clavier. Ce tuyau a l'une des quatre grandeurs suivantes : quatre, huit, seize ou trente-deux pieds, selon l'importance de l'instrument. On dit : un orgue de trente-deux, de seize, de huit, de quatre pieds. Les tuyaux de seize pieds de longueur ont trois pieds de circonférence; ceux de trente-deux pieds en ont six. Le plus grand tuyau de l'orgue est le *bourdon*. Les tuyaux des jeux qu'on appelle *jeux de fonds* sont bouchés (à bouche), ou ouverts. Les tuyaux bouchés n'ont que la moitié de la longueur de ceux qui, étant ouverts, résonnent à l'unisson, en sorte qu'un huit pieds bouché équivaut à un seize pieds ouvert.

Dans le courant des XVe et XVIe siècles, l'Europe vit naître de celèbres facteurs : en Italie, ce fut Barthélemy Antegnati, facteur des orgues du dôme de Milan, de Côme, de Bergame, de Brescia, de Crémone, de Mantoue; en Allemagne, ce furent Erard Schmidt, Frédéric Krebs, Nicolas Müllner, Rodolphe Agricola, et ce célèbre Bernhard, à qui on a attribué faussement l'invention de la pédale, dont il n'a fait qu'étendre le clavier, mais qui s'est distingué autant par les perfectionnements qu'il introduisit dans l'instrument que par la supériorité de son jeu.

Ces perfectionnements successifs de l'orgue se rapportent à ses progrès dans les diverses contrées. Nous avons parlé de l'orgue qu'Elphégus, évêque de Winchester, fit construire pour le couvent de ce lieu, vers le milieu du Xe siècle (594); le moine Wolstan célèbre ainsi cet instrument dans les vers suivants :

Talia et auxistis hic organa, qualia nusquam
Cernuntur, gemino constabilita sono.
Bisseni supra sociantur in ordine folles,
Inferiusque jacent quatuor, atque decem
Brachia versantes, multo et sudore madentes.
Certatimque suos quisque monet socios,
Viribus ut totis impellant flamina sursum
Rugiat et pleno Kapsa referta sinu.
Sola quadringentas quæ sustinet ordine musas,
Quas manus organici temperat ingenii.

Baldrich, évêque du XIIe siècle, écrivant à des moines, leur parle d'un orgue qu'il avait entendu dans un monastère : « Il y avait, dit-il, dans cette église, un objet qui me fit beaucoup de plaisir parce qu'il avait été fait pour la gloire de Dieu; c'était un instrument de musique composé de tuyaux de métal qui, mis en jeu par des soufflets de forge, produisait une suave mélodie; on l'appelait orgue, et l'on en jouait en certaines circonstances (595). » On voit que dès le Xe siècle, l'usage de l'orgue commença à se répandre dans les monastères et les couvents. Nous passerons rapidement sur les développements que cet instrument acquit dans les quatre derniers siècles, entre les mains de facteurs tant religieux que séculiers ; parmi ceux-ci, on compte Cristoforo Valvasora, Milanais; Azzolino della Ciaja ; la famille Serassi, de Bergame, dans laquelle il faut distinguer Joseph Serassi, auteur de plusieurs découvertes ingénieuses, et qui a perfectionné le mécanisme des soufflets; Callido, Vénitien, qui, seul, en 1795, avait construit trois cent dix-huit orgues. Mais, dans le nombre des facteurs italiens, la célèbre famille des Antegnati tient le premier rang. Le plus renommé des Antegnati fut Graziado, fils de Bartolomeo. Costanzo, fils de Graziado, fut à la fois organiste, compositeur sacré et profane, facteur d'orgues et écrivain. Il est auteur d'un ouvrage devenu très-rare, publié à Brescia sous ce titre : l'*Arte organica*, 1608 (596). Une multitude d'autres facteurs de Turin, de Parme, de Modène, de Bologne, de Mantoue et particulièrement de Milan, sortit successivement de l'école lombarde des Antegnati et des Valvasora. Chez les Allemands, Christian Förner, organiste à Wetin, invente la *balance pneumatique*, au moyen de laquelle les tuyaux ne reçoivent que la quantité d'air suffisante pour l'intonation. Après, viennent Scheibe, les frères Silbermann, Wagner, Ernest Marx, Gabler de Ravensburg, Tauscher, Christian-Amédée Schroëter, auteur d'une innovation dont nous avons à parler, et on arrive ainsi jusqu'à l'abbé Vogler, savant théoricien, excellent organiste, inventeur de l'*orchestrion*, d'un mécanisme de *crescendo* et de *decrescendo* et du fameux *système de simplification*. Tous ces artistes peuplent les temples de la chrétienté d'orgues magnifiques, et l'Europe contemple avec étonnement les

(592) Les Allemands disent encore : *Orgel schlagen*, et l'expression latine était : *pulsare organa*.
(593) LICHTENTHAL, *Dizion.*, v° *Organo*.
(594) Mabillon dit en 1001.

(595) *De cantu et musica sacra*, tom. II, p. 143 et suiv.
(596) LICHTENTHAL, *loc. cit.*

orgues colossales de Rottembourg, de Milan, et surtout celles de l'abbaye de Weingarten, en Suède, ouvrage de Gabler, composé de quatre claviers de quarante-neuf touches chacun, de soixante-seize registres et de six mille six cent soixante-six tuyaux d'étain seulement. Cet orgue est plus considérable que celui de Harlem, en Hollande, qui a coûté quatre cent mille florins, lequel l'emporte, au rapport de Burney, sur celui de Hambourg (597).

Enfin, dans le courant du XVIII° siècle, plusieurs facteurs français, à la tête desquels il faut compter Dallery et Henry Clicquot, auteur de presque tous les orgues de Paris et de ses environs, profitèrent des nouvelles découvertes mécaniques pour enrichir l'orgue d'une foule de perfectionnements de détail. N'oublions pas de citer un religieux dominicain, le Frère Isnard, auteur du bel orgue de Saint-Maximin (Var), des petites orgues de Cavaillon et de l'Isle, de l'orgue des Dominicains à Bordeaux, et de plusieurs autres dans la Provence et le Comtat.

III. « Nous avons aperçu l'esprit de l'instrument, voici le corps. L'orgue est un clavier pneumatique, à sons fixes et soutenus à volonté, uniquement consacré au service de l'église. Cette définition soumet l'orgue aux doubles exigences de l'art et de la religion. Au premier aspect de son buffet, l'on n'est guère frappé que de ses immenses tuyaux en montre, que l'on croit être les plus bruyants et qui le sont le moins ; de son clavier qui, pense-t-on, ferait aussitôt parler ces mêmes tuyaux si l'on s'avisait de le toucher; enfin d'une quantité de boutons ou poignées qui sortent de la boiserie de l'orgue à l'entour du clavier, et portent chacun l'étiquette d'un instrument, flûte, viole, trompette, etc. Or, rien de tout cela n'agit ou ne parle seul : il faut l'union de toutes les parties de l'orgue, et toutes ne sont pas apparentes. L'orgue n'a de voix que par le moyen du vent aspiré par de grands soufflets aussi rapprochés que possible de sa carcasse, afin d'envoyer cet air plus direct et plus puissant à des tuyaux qu'elle soutient. C'est comme l'homme, qui ne saurait se faire entendre, si l'air qu'il respire n'était également absorbé puis renvoyé par ses poumons dans le passage vocal. La soufflerie est la poitrine de l'orgue : autant de poumons que de soufflets. Mis en mouvement par le serviteur de l'orgue, le souffleur, ils s'enflent l'un après l'autre, et se dégorgent de même dans un commun conduit placé à leur extrémité; c'est le *grand canal*, ou *grand porte-vent*. De ce conduit général partent des porte-vents particuliers, comme les racines d'un même tronc, qui vont porter la sève de la sonorité dans le corps de l'instrument; ou plutôt, puisque nous avons pris l'homme pour comparaison, c'est comme les artères qui dirigent le sang que le cœur attire et refoule par le mouvement divin de la circulation. L'air, ainsi porté par un ou plusieurs canaux, s'engouffre et se tient comprimé dans une sorte de coffre ou grande table creuse qui supporte les tuyaux de l'orgue et qu'on appelle *sommier*. Son intérieur est presque aussi compliqué que tout l'organe vocal du corps humain. C'est de là que l'air comprimé doit échapper par des soupapes, pour se transformer en sons distincts et variés dans des milliers de tuyaux qui hérissent la surface du sommier. Cette boîte à vent, ce sanctuaire transformateur de l'air comprimé, c'est le centre de toutes les parties organiques de l'instrument, leur résumé, leur somme, *somma*, d'où vient le nom de la chose (598). Ce que la soufflerie a de puissance ou de faiblesse pulmonique, ce que la main de l'organiste ébranle ou sollicite en vain, ce que les soupapes font chanter harmonieusement ou laissent désagréablement corner, vient se concentrer au sommier. C'est à la fois, pour continuer notre image, le cœur et le gosier où afflue et d'où s'échappe tout le système de la circulation, la parole et la vie.

« Mais comment s'opère ce mouvement du mécanisme, cette transformation de l'air, car on aurait beau gorger de vent tous les sommiers imaginables, cela ne suffirait pas à créer un son, encore moins une harmonie? L'instrument sorti des mains du facteur et muni d'air par l'action du souffleur, n'est encore qu'une machine muette : la parole de l'orgue est le secret de l'organiste, qui, après une opération préliminaire dont nous parlerons, pose les doigts sur le *clavier*, véritable clef de ce secret, comme l'indique son étymologie latine, *clavis;* alors seulement l'instrument chante ou pleure, parle ou soupire, selon le génie de l'homme dont il est à la fois l'esclave et le dominateur. Ainsi trois choses concourent au jeu de l'orgue : une soufflerie, voilà le point de départ; des tuyaux posés sur un sommier, voilà le but. Où est le moyen? Encore une fois dans la main de l'organiste, qui, maîtresse du mécanisme depuis le clavier jusqu'au sommier inclusivement, ouvre et ferme à son gré les issues de l'air que pompent les tuyaux. Puisque les détails de ce mécanisme les plus intéressants aboutissent au sommier, analysons sommairement ses formes et son action. Nous referons l'inventaire des pièces qui le composent, quand il nous faudra l'expertiser; encore ne parviendrons-nous jamais à la clarté d'un simple examen visuel. Il faut surtout en facture voir beaucoup pour connaître un peu. On peut se représenter le sommier, comme nous l'avons dit, en forme de longue caisse carrée, haute de six à huit pouces; la surface percée d'autant de trous qu'il y a de tuyaux, puisqu'ils s'y dressent tous plantés comme une harmonieuse forêt, alignant sur un même rang les

(597) *De cantu et musica sacra*, tom. II, p. 195.

(598) « Et non la *partie supérieure*, *summa pars*, comme le prétendent quelques auteurs. Car dans beaucoup d'orgues, surtout dans les petits *positifs*, le sommier était autrefois comme aujourd'hui encore la partie *inférieure* de l'instrument. »

tuyaux d'un même timbre. Chaque série d'un timbre identique se nomme *jeu.* Le trou de chaque pied de tuyau est en communication avec l'intérieur du sommier, mais demeure séparé du vent par deux obstacles : 1° un *registre;* 2° une *soupape.*

« Le registre est une règle de bois placée à l'intérieur du sommier immédiatement sous les pieds des tuyaux, et glissant horizontalement par un mouvement de va-et-vient dans une rainure aussi exacte que douce. Cette règle, justement appelée *registre*, puisqu'elle *régit* l'action du vent, est elle-même percée de trous égaux de forme et d'espace à ceux de la surface du sommier dans lesquels s'emboîtent les pieds des tuyaux, de telle sorte que, selon le mouvement de la règle, les trous des pieds de tuyaux et ceux de la règle sont perpendiculaires ou non les uns aux autres; quand ils sont perpendiculaires, la règle ou registre, loin d'être un obstacle à l'introduction de l'air dans les tuyaux, en est au contraire le conducteur, car alors le pied des tuyaux est en communication immédiate avec l'intérieur du sommier. Je suppose donc que l'organiste veuille faire entendre sur toute la longueur de son clavier le timbre ou jeu de la trompette : avant de poser la main sur son clavier, il la porte sur l'un des boutons qui sortent de la boiserie de l'orgue : ce bouton est un ressort qui porte l'inscription d'un registre. Par exemple, la trompette : l'organiste tire le bouton, aussitôt l'air enfermé dans le sommier *pourra* pénétrer dans les tuyaux du timbre désigné. Voilà *l'opération préliminaire* terminée. L'organiste la fait autant de fois qu'il veut avoir de registres dans son orchestre. Ainsi, a-t-il besoin de la flûte et du bourdon en même temps que sa trompette; avant de poser la main sur le clavier, il tirera les trois boutons de registres. Ne veut-il plus ensuite que deux registres, il en repoussera un; ainsi des autres. Mais il lui reste toujours à surmonter le second et dernier obstacle : il faut ouvrir la soupape. C'est une sorte de petite porte à ressort occupant dans le sommier une région inférieure, que l'on peut appeler la région des tempêtes; car le vent la presse de toute part, et si bien, qu'en s'ouvrant elle a besoin d'une certaine vigueur de traction pour vaincre la résistance du vent, qui se précipite dans la trappe ouverte par le bâillement de la soupape, et qu'on nomme *gravure.* La soupape tient à la bouche du clavier par un fil quelquefois très-éloigné; mais si loin qu'elle soit du clavier, elle en reçoit toutes les impressions avec d'autant plus de rapidité que le mécanisme est mieux construit. Il n'y a pas moins de soupapes que de gravures, pas moins de soupapes et de gravures que de touches, et souvent davantage pour les notes de la basse, qui, étant composées de plus gros tuyaux, ont besoin de plus de vent, et par conséquent d'un plus grand nombre d'ouvertures pour l'aspirer. Ainsi, les soufflets pleins, les registres tirés, autant il y a de touches abaissées par le doigt de l'organiste, autant de notes qui parlent; car alors non-seulement l'air chassé par les soufflets pourra, mais *devra* pénétrer du sommier aux tuyaux dont le registre est ouvert et la soupape béante. Voilà l'air transformé, sonore...

« Mais dans un instrument si vaste n'y a-t-il donc qu'un seul sommier, qu'un seul clavier? L'orgue n'a qu'une âme, mais cette âme peut animer plus d'un corps. Il y a autant de sommiers et par conséquent autant de claviers qu'un orgue peut comporter de corps ou de parties principales; l'expérience et les besoins de l'art en ont restreint le nombre à trois ou quatre. Souvent l'orgue, borné par l'espace ou la dépense, n'a qu'une seule partie principale, qu'un seul corps; mais lorsqu'il en a plusieurs, celui qui offre un plus grand développement, qui parle avec plus d'éclat, se nomme le *grand orgue.* Dans un rang immédiatement inférieur de volume et de sonorité, se place le *positif.* Entre ces deux corps principaux se glisse un faisceau de voix intermédiaires, le *récit,* qui fait valoir en effet les récitatifs de l'orgue, les phrases destinées à un élégant isolement, et que l'on peut accompagner d'une sonorité faible comme celle du positif. Enfin un quatrième faisceau de voix grêles, étouffées, se nomme l'*écho.* Le nom en dit plus que la chose, qui est d'assez mince invention. Ces diverses parties peuvent être abritées dans le même corps de menuiserie, dans le même buffet; cependant le positif, dans les anciennes orgues surtout, est d'ordinaire séparé du grand buffet et porté en avant de manière à former à lui seul, avec sa boiserie particulière, l'apparence d'un orgue en miniature. Mais tous les claviers, même celui du positif, sont échelonnés l'un sur l'autre au même râtelier; ainsi : clavier de positif; un degré au-dessus, clavier du grand orgue, surmonté du clavier récit, que surmonte parfois un clavier d'écho. Nous n'avons rien dit encore d'une autre espèce de clavier posé au niveau du sol, aux pieds de l'organiste, qui en effet le foule avec un art tout particulier. C'est la *pédale,* dont les touches, alternativement longues et courtes comme celles du clavier manuel, commandent à un sommier particulier chargé des plus graves sonorités de l'instrument. Sans la pédale, le concert de l'orgue est incomplet, avec elle l'organiste possède une basse fondamentale, puissante, qu'il peut même élever à la hauteur d'un chant personnel, indépendant, mais toujours grave, et d'autant plus riche que l'organiste saura y mettre à la fois plus d'énergie et de légèreté. Assis en face de ces divers claviers, entre l'orgue et l'autel, l'organiste semble un pilote posé entre le mât et le gouvernail, attentif au signal du capitaine et au mouvement des flots. C'est ici le flot populaire que l'organiste soutient par la majesté de ses accords. Ses signaux lui viennent du chœur, dont il suit les cérémonies; au moyen d'un miroir oblique, il peut, même en tournant le dos à l'autel, comme dans les anciennes orgues, le voir comme de face, et s'unir au prêtre qui offre les divins mystères.....

« Les tuyaux sont, nous l'avons dit, le but vers lequel tendent à la fois la soufflerie et le sommier. Pour comprendre comment l'air aspiré par les tuyaux se transforme en sonorité, il faut savoir de quoi un tuyau se compose : de trois parties, *un pied*, sur quoi s'appuie tantôt une *bouche*, tantôt une langue ou *languette*, au-dessus de quoi s'élève le *corps* du tuyau. Le pied s'appellerait mieux la tête, si cette tête ne touchait terre; car il n'est pas dans l'ordre naturel qu'une bouche soit en bas ni un corps en l'air; et c'est pourtant ce qui a lieu dans le tuyau d'orgue. Le pied est un tube étroit par sa base, et s'élargissant en forme de cône renversé : la pointe plonge dans le sommier, ou plutôt s'appuie hermétiquement sur la surface du sommier, d'où lui vient le vent : la base de cône renversé qui forme le sommet du pied vient s'ajuster à la base du *corps*, qui est un tube cylindrique ou rectangulaire, pouvant s'élever depuis un pouce jusqu'à trente-deux pieds. L'adoption d'une bouche, ou d'une languette, constitue une différence radicale dans la facture et le son du tuyau. Les tuyaux d'orgue appartiennent donc à deux classes : 1° tuyaux à bouche; 2° tuyaux à anches. » (*De l'orgue*, par M. J. Régnier, pp. 17-25.)

Les jeux à bouche se divisent en jeux *d'octave* ou *de fonds* et en jeux *de mutation*. Voici ce que nous écrivîmes nous-même, en 1836, sur ces derniers jeux.

Les jeux de mutation sont nommés ainsi, parce qu'ils changent le diapason naturel de l'orgue en surajoutant à chaque note du diapason fondamental, représenté par le *bourdon*, la quinte, l'octave, la dixième, la douzième, la dix-septième, la dix-neuxième, etc., c'est-à-dire qu'il suffit d'abaisser une seule touche du clavier pour faire entendre, avec la note qu'elle représente, les sons harmoniques de cette même note, prise comme tonique d'un accord parfait. Quelques-uns de ces jeux, tels que la *tierce*, la *quarte de nazard*, etc., indiquent, par leur nom seul, le degré qu'occupe leur diapason relativement au diapason général. On conçoit quelle dissonance horrible résulterait, pour l'oreille, du jeu de l'organiste, touchant l'instrument de ses deux mains, si l'effet des jeux dont je viens de parler était réellement appréciable dans la masse de l'harmonie. Ajoutez que les jeux de mutation sont toujours des jeux *composés*, c'est-à-dire qu'ils sont formés de quatre, de cinq, et quelquefois de sept rangées de tuyaux, au lieu de n'en avoir qu'une seule, ce qui doit augmenter prodigieusement la confusion et la cacophonie. Nous avouons, pour notre compte, que la raison de ces jeux nous a préoccupé longtemps. Sans nous méprendre sur l'origine de leur institution, et bien que nous n'ignorassions pas qu'ils avaient été établis pour mettre l'orgue en rapport avec l'harmonie à plusieurs parties en usage dans les églises, nous avions peine à concevoir que les organistes, pour la plupart, gens sévères sur les conditions d'une harmonie correcte et pure, consentissent à employer ces jeux, *sachant bien*, comme dit Rameau, que chacun de leurs accords était un jurement épouvantable. Nous allâmes même jusqu'à nous persuader que nous nous étions fait illusion sur l'excellence des premières découvertes relatives à l'orgue, et nous n'étions pas éloignés de regarder la conservation de ces jeux comme un reste d'une époque de barbarie. Comme nous ne pouvions nous tromper sur la discordance harmonique des *jeux de mutation*, nous ne pouvions nous en expliquer la nécessité, et, ce qui est à peu près la même chose, la perpétuité. Ce qui contribuait encore à augmenter nos doutes, c'était la tranquille indifférence avec laquelle les organistes continuaient à faire usage de la *tierce*, de la *cymbale*, de la *fourniture*, du *larigot*, etc., etc. Enfin, puisque nous sommes en train de raconter nos perplexités à cet égard, ajoutons que, pour faire cesser notre incertitude sur ce point, nous nous décidâmes, bien jeune alors, à aller trouver un homme auquel nous étions parfaitement inconnu, mais que sa science et son intelligence de la musique religieuse avaient élevé très-haut dans notre esprit, et que notre imagination nous représentait comme le seul qui pût résoudre le problème qui nous avait si fort tourmenté. Cet homme était Choron. Nous nous rappellerons toujours qu'après avoir exposé notre question, ses premiers mots furent ceux-ci : « *Le mécanisme de l'orgue a quelque chose de mystérieux analogue aux mystères chrétiens* ; c'est ce qu'observait, il y a quelques jours, continua Choron, un journal (599) à propos de nos exercices de musique sacrée, et son observation est de la plus grande justesse. » Cette réponse nous frappa et nous disposa à cette admiration confuse qui n'a pas encore la conscience de la valeur des choses, et qui s'accroît en raison de l'idée de mystère qui s'y attache. Choron leva tous nos doutes en nous disant que les jeux de mutation, tout discordants qu'ils sont en eux-mêmes, mais dont les discordances se perdent dans la masse harmonique de l'instrument, étaient destinés à imiter ces sortes de bruits qui, dans toutes les vibrations de la nature, se mêlent toujours au son principal. Dans toute vibration, il y a, en effet, une foule d'autres vibrations partielles qui accompagnent la première et semblent absorbées par elle. Au moment où le corps sonore reçoit le choc qui le met en mouvement, il se manifeste dans les molécules qui environnent le centre d'ébranlement, de petits mouvements qui coexistent avec le mouvement primitif. Ainsi, la commotion du corps sonore donne naissance à ces bruits inappréciables, confus, multiples, qui sont comme la *fourniture* du son principal, et soulève, pour ainsi dire, cette poussière, ce nuage de sons qui se prolongeant un instant, finissent par se décomposer et

(599) *L'Universel.*

se confondre dans un seul et même son. L'observation de ce phénomène et de la diversité des timbres qui en résultent a fait dire à l'auteur du *Spectacle de la nature* que « le son d'une cloche ou des orgues agite quelquefois et semble animer des instruments à cordes, d'autres espèces de corps, des pierres même (600). » Nous comprîmes alors comment les jeux de mutation se rapportaient à la destination de l'orgue, qui, en même temps qu'il accompagne les chants sacrés, doit résumer, dans sa sonorité symbolique, tous les accents, tous les bruits de la nature. Depuis, un passage de M. Fétis nous a confirmé dans l'opinion de Choron. « Ces jeux singuliers de *cymbale* et de *fourniture*, qu'on a conservés dans les orgues modernes, dit-il......., entrent dans la combinaison de ce qu'on nomme le *plain-jeu;* mais, par un artifice ingénieux, on a absorbé le dur et détestable effet de l'harmonie diaphonique du moyen âge, en construisant ces jeux avec de petits tuyaux, qui rendent des sons aigus, et en les accompagnant de beaucoup de jeux de flûte accordés à l'octave, qui n'en laissent entendre *que ce qui suffit pour frapper l'oreille d'une sensation vague, indéfinissable, mais pénétrante et riche d'harmonie* (601).

Il est impossible d'exprimer l'effet des *jeux de mutation* plus heureusement que ne l'a fait M. V. Hugo, lorsqu'il a peint le bruissement des cloches au repos. La nature n'a pas plus de secrets pour le poëte que pour le savant. Seulement, ce que celui-ci ne voit qu'en décomposant et disséquant les objets, le poëte le devine et le peint en donnant la vie à ces même objets:

Sous cette voûte obscure où l'air vibrait encore
On sentait remuer comme un lambeau sonore.
On entendait les bruits glisser sur les parois,
Comme si, se parlant d'une confuse voix,
Dans cette ombre où dormaient les légions ailées,
Les notes chuchottaient à demi réveillées.
Bruits douteux pour l'oreille et de l'âme écoutés!
Car même en sommeillant sans souffle et sans clartés,
Toujours le volcan fume et la cloche soupire;
Toujours de cet airain la prière transpire,
Et l'on n'endort pas plus la cloche aux sons pieux
Que l'eau dans l'océan et le vent dans les cieux.
(*Chants du crépuscule.*)

Il semble aussi que le caractère des jeux de mutation se retrouve dans ce passage, où le moine de Saint-Gall, parlant d'un orgue qui avait été envoyé à Charlemagne par l'empereur grec Michaël, s'exprime ainsi: « Les mêmes ambassadeurs apportèrent des instruments de toute espèce......., et principalement cet instrument admirable qui, formé de tuyaux métalliques, entonné au moyen d'un réservoir d'air métallique et de soufflets de cuir, égale, par son prodigieux bourdonnement, tantôt l'éclat du tonnerre, tantôt, par la grâce de ses sons, la légèreté d'une cymbale ou d'une lyre. *Adduxerunt etiam iidem missi omne genus organorum, sed et variarum rerum secum......, et præcipue illud musicorum organum præstantissimum, quod doliis ex ære conflatis, follibusque taurinis per fistulas æreas mire perflantibus, rugitu quidem tonitrui boatum, garrulitatem vero lyræ vel cymbali dulcedine coæquabat.* » (*De cant. et mus. sacra*, par GERBERT, tom. II, p. 140.)

IV. L'orgue a donc été construit à l'imitation de la voix humaine. C'est ce qui résulte de tout ce qui a été dit sur son mécanisme. Sous ce rapport, l'orgue est symbolique, comme l'a fort bien observé M. Régnier, jusque dans sa nomenclature; et tous les savants qui ont voulu analyser l'appareil de l'organe vocal chez l'homme, les physiciens, comme les linguistes, ont comparé cet appareil à l'appareil intérieur de ce roi des instruments (602). Il y a plus, l'orgue, à cause de la multiplicité de ses jeux, a été destiné à représenter un chœur de voix humaines. Mais la voix humaine subit des modifications variées de fort et de faible, de gradations et de dégradations, d'inflexions et de nuances. L'harmonie de l'orgue, égale, prolongée, *plane*, est, par cela même, en rapport avec le caractère du plain-chant; et le christianisme, après avoir institué celui-ci, a fait de celui-là son instrument d'adoption. Les instruments de l'orchestre qui, de la pression de nos doigts, du frottement de l'archet, du contact de nos lèvres, du souffle de notre poitrine, reçoivent une partie de notre sensibilité, ces instruments n'ont, dans l'église, qu'une expression factice et grimaçante, tandis que l'orgue, dont le clavier est insensible et froid, l'orgue a, dans ce même temple, une expression grandiose et pleine de majesté, qui écrase le plus formidable orchestre, comme, dans une salle de concert, l'orchestre écrase les sons grêles d'un piano. C'est que l'orgue est un concert de voix. L'orchestre résonne, l'orgue *parle*, bien qu'il soit dépourvu, nous le répétons, de la faculté d'enfler et de diminuer les sons; mais en cette impuissance réside son caractère, et les bornes, et l'imperfection de son mécanisme sont précisément ce qui atteste sa haute destination.

Nous verrons bientôt que cette faculté *d'expression* que l'on cherche à communiquer à l'orgue, n'est que le résultat de cette tendance, si souvent signalée de la tonalité moderne

(600) Tom. III, p. 54; Paris, 1737.

(601) *Résumé*, p. CLIX.

(602) On lit dans le tout petit *Traité élémentaire de physique*, de MM. Babinet et Bailly: « Dans l'organe vocal on doit considérer d'abord la poitrine qui, recevant l'air, représente le soufflet dans l'orgue. L'air chassé vers l'orifice extérieur par le conduit de la trachée-artère, arrive au fond de la bouche, où il traverse un appareil vibrant analogue à une *anche;* cet appareil est la véritable pièce importante de l'organe vocal et le générateur des sons. Ceux-ci, modifiés par la langue, la forme du palais, l'ouverture du nez, les dents et enfin les lèvres, se répandent avec diverses articulations dans l'air environnant, emportant pour ainsi dire avec eux l'empreinte de toutes les circonstances qui ont présidé à leur formation. »

Voy. aussi une citation de Charles Nodier, tirée de ses *Notions de linguistique* (Introduction, p. 13) à notre article PHILOSOPHIE DE LA MUSIQUE.

à se substituer au plain-chant, et de la musique dramatique à envahir l'église.

Il est superflu d'énumérer les jeux d'anche, que depuis dom Bedos on a ajoutés à l'orgue.

On comprend que nous ne pouvons entrer ici dans tous les détails de la fabrication et de la facture. Notre plan ne nous permet qu'un aperçu général de l'histoire de cet instrument, de son emploi, de sa construction et de ses rapports avec le chant d'église. Ceux qui voudraient approfondir un sujet aussi vaste, et, disons-le, beaucoup trop négligé par la plupart des ecclésiastiques, doivent étudier *L'Art du facteur d'orgues* du Bénédictin que nous venons de citer dans l'édition que M. Hamel a donnée, qu'il a enrichie de savants commentaires, et qui, à cause de la modicité de son prix et la commodité de son format, devrait se trouver entre les mains de tous les organistes, ainsi que de tous les ecclésiastiques éclairés qui portent intérêt à cet instrument de nos églises. On doit consulter aussi les nombreux écrits de M. Danjou sur cette matière, et le livre *De l'orgue* de M. J. Régnier, où cet auteur considère l'orgue dans tous les détails de sa structure, en s'attachant à les rapporter constamment à la véritable expression du plain-chant, à l'accent de la prière, de telle sorte que, chez M. J. Régnier, l'amour de l'orgue et de l'art se confond avec la foi vive du Chrétien, foi courageuse autant que sincère, car elle a inspiré à l'écrivain la pensée d'oser faire en plein XIXe siècle ce que l'on faisait seulement dans les siècles de foi, je veux dire de mettre son livre sous la protection de la vierge Marie (603).

Il n'y a guère plus de cent soixante ans que l'on a essayé de faire perdre à l'orgue ce majestueux caractère qu'il tire de la *planitude* et de l'égalité de ses accents, pour lui communiquer les inflexions et les nuances de la musique mondaine, laquelle est destinée à exprimer, comme nous le disons si souvent, les modifications de l'âme humaine considérée dans le milieu des choses terrestres. On sera sans doute surpris de voir des artistes aussi éminents que plusieurs de ceux dont il va être question, travailler ainsi à l'anéantissement d'un des plus magnifiques attributs de l'orgue; mais il est permis de croire que les uns n'ont pas su résister à cette fatale impulsion, en vertu de laquelle la musique profane tend depuis plus de deux siècles à envahir la musique sacrée, tandis que les autres se sont laissés séduire uniquement par les difficultés du problème qu'il s'agissait de résoudre, et dont Grétry regardait la solution comme *la pierre philosophale en musique.*

On eut d'abord l'idée d'adapter à l'instrument des trappes ou des jalousies qui s'ouvraient et se fermaient à la volonté de l'organiste et au moyen desquelles il pouvait concentrer le son dans l'intérieur de l'instrument, ou lui donner une plus ample issue. Déjà l'on avait appliqué ce mécanisme assez simple au clavecin; un bouton pressé par le genou en soulevait le couvercle pour produire un *crescendo*, et le baissait pour le *diminuendo*. Quant à l'orgue, ce moyen bien que vanté par les anciens organistes et mis encore en pratique vers la fin du siècle passé, par le célèbre abbé Vogler, n'obtint pas un grand succès. Néanmoins, faute de mieux, on l'employa en Allemagne et en Angleterre. Son insuffisance détermina le même abbé Vogler à y ajouter un appareil acoustique dont il a lui-même donné une description fort curieuse dans la *Gazette musicale de Leipsick* (604).

Après divers essais de cette nature et dont il est peu intéressant de s'occuper, on en fit d'autres qui avaient pour but de trouver dans le mécanisme de l'instrument même les moyens de modifier le son. Nous ne parlerons que de ceux-ci.

On commença par imaginer des venteaux particuliers, au moyen desquels l'organiste pût régler à son gré l'intensité du vent. Le *diminuendo* que l'on obtint était sensible; mais il avait un détestable effet. Le son perdait de sa justesse en même temps qu'il perdait de sa vigueur, et le pianissimo n'était plus qu'un affreux râlement péniblement articulé et aussitôt étouffé. L'auteur de cette invention demeura ignoré; il ne mérite guères, en effet, d'être connu. Après bien des tâtonnements infructueux, on sentit la nécessité de changer de route.

L'honneur de cette découverte était réservé à la France. Ce fut Claude Perrault qui en eut la première idée. Cet homme célèbre, à la fois littérateur, médecin et architecte, s'occupait de reconstruire l'orgue hydraulique des anciens, d'après la description, fort obscure pour nous, de Vitruve. En suivant cette idée, il crut arriver aux moyens de donner à l'orgue la faculté de *pousser des sons différents en force, pour imiter les accents de la voix, et le fort et le faible que le maniement de l'archet produit sur les violons, et la variété du souffle dans les flûtes et dans le hautbois.* On voit clairement qu'il s'agit de faire de l'orgue un instrument mondain. Dans une note de la traduction de Vitruve, Perrault donne l'explication de son système. Ce passage est curieux, mais il ne regarde que les facteurs (605). On y trouve l'idée première d'un orgue improprement appelé *expressif*, c'est-à-dire, à sons renflés et diminués selon

(603) Voici cette dédicace

NOTRE DAME DES VICTOIRES, PATRONNE DE L'ARCHICONFRÉRIE.

Très-pure et très-aimable vierge Marie, mère de Dieu! son cœur trois fois saint n'a rien à refuser au vôtre. Aussi, en osant vous faire hommage de mes travaux, ai-je pour but d'attirer par vous le cœur de Notre-Seigneur Jésus-Christ vers les artistes, mes frères, et de travailler ainsi à sauver avec eux ma patrie.

(604) Tom. III, p. 366 et suiv.

(605) PERRAULT, *Architect. de Vitruve*, édit. de 1684, p. 327.

la pression plus ou moins forte des touches.

Ce mécanisme, tout ingénieux qu'il était, laissait beaucoup à désirer pour le résultat voulu; le renflement du son ne pouvait guère s'effectuer que par saccades et non graduellement et sans solution de continuité. Un facteur d'orgues français, Jean Moreau, qui vivait à Rotterdam dans la première moitié du XVIIIe siècle, est le premier qui semble avoir voulu tirer parti de l'idée de Claude Perrault; du moins ce facteur a-t-il fait quelque chose de pareil en produisant un *crescendo* par l'intonation successive de plusieurs tuyaux. En 1736, Jean Moreau construisit l'orgue de l'Eglise Saint-Jean à Gonda. L'instrument, à trois claviers et à pédales, avait cinquante-deux registres ou jeux. Le clavier avait ceci de particulier, que lorsque tous les trois étaient accouplés, l'organiste pouvait renfler et diminuer le son au moyen de la pression des doigts. Quand il enfonçait la touche de l'épaisseur d'un écu, le jeu de ce clavier parlait. L'enfonçait-il un peu davantage, l'autre clavier faisait parler aussi son jeu, et enfin lorsque la touche était abaissée jusqu'au fond, tous les trois claviers parlaient ensemble (606).

Peut-être l'Allemagne aurait-elle à réclamer aujourd'hui l'honneur de cette découverte si elle avait secouru un homme laissé dans la misère et mort dans le découragement. Schroëter, organiste de la cathédrale de Nordhausen et qui fut en même temps l'inventeur du piano, Schroëter avait aussi consacré ses veilles à la recherche des moyens de rendre l'orgue expressif.

En 1740, il prétendit avoir réussi et fit un dessin de l'instrument, mais il manqua des ressources nécessaires pour le construire. Un mécanicien se présenta, qui lui offrit cinq cents écus de son secret, à la condition que Schroëter renoncerait à l'honneur de l'invention. Indigné d'une offre semblable, Schroëter refusa et jeta son devis de côté. Quelques-uns même prétendent qu'il le brûla. Il est certain du moins qu'il n'a pas été trouvé après sa mort parmi ses papiers (607).

Gerber parle d'un orgue que les frères Buron, facteurs français, construisirent en 1769, à Angers, et qui avait un mécanisme propre à renfler et à diminuer le son; mais il ignore lui-même la nature de ce procédé.

Jean-André Stein, célèbre facteur de pianos et d'orgues, fit, vers 1772, un piano organisé, dont le jeu de flûte était susceptible de nuances. Le renflement et la diminution des sons dépendaient de la pression des doigts; mais cette pression avait l'inconvénient de faire hausser et baisser les tons. Pour les maintenir justes, en les renforçant ou en les diminuant, il fallait appuyer le genou sur une pommette.

Ce serait ici le lieu de parler du procédé de Sébastien Erard; mais ce procédé, trouvé dans les dernières années du XVIIIe siècle, n'ayant guère été complété que de nos jours, et d'ailleurs ayant été regardé pendant longtemps comme ayant définitivement résolu le problème, nous croyons devoir ne l'examiner qu'après tous les autres.

En 1803, les frères Girard, à Paris, prirent un brevet d'invention *pour des moyens de construire des orgues dont on peut enfler ou diminuer les sons à volonté, sans en changer la nature ou le ton.* A l'expiration du brevet, leur procédé fut rendu public, mais il serait fort long et fort difficile d'en donner une explication satisfaisante sans le secours des planches (608). Vers la même époque, M. Grenié, s'occupant de recherches pour la construction d'un orgue expressif, prétendit que les frères Girard avaient puisé leur idée dans ses conversations. Les résultats obtenus ne lui paraissant pas propres à remplir le but qu'il se proposait, il poursuivit ses essais avec persévérance. Au moyen d'un procédé à *anches libres*, lesquelles, quoique inventées depuis longtemps, étaient restées inconnues à tous les facteurs, il parvint à former un instrument qui, *en partant d'un son égal en douceur à celui de l'armonica, s'élève à toute la force d'une musique militaire* (609). En 1811, le même facteur présenta à l'Institut un petit orgue de chambre, consistant en un simple jeu d'anches libres; l'*expression résidait dans la disposition et l'action des soufflets subissant des pressions variables dont l'intensité, transmise aux tuyaux, leur donnait le caractère et l'accent des instruments à vent.* Le rapport de la commission de l'Institut, daté des 20 et 22 avril 1811, proclame l'auteur de cet instrument le premier qui ait inventé *cette intensité d'expression, jusqu'à présent inouïe dans les orgues.* Néanmoins, ce mécanisme présentait encore des inconvénients dont l'auteur ne tarda pas à s'apercevoir. Après avoir trouvé d'autres perfectionnements, M. Grenié prit, en 1816, un nouveau brevet pour un instrument qui, outre les jeux d'anches, avait un jeu de flûte dont les tuyaux étaient munis de soupapes appelées *conservateurs du ton.* Enfin, malgré toutes les améliorations que les diverses parties de l'instrument ont tour à tour subies, le système de M. Grenié n'en est pas moins resté fondamentalement le même, c'est-à-dire que, dans ses orgues, l'expression n'est pas immédiate pour chaque touche, mais elle se communique à toute la masse du clavier. Sébastien Erard a combiné les deux systèmes, l'expression par nuances (de chaque touche) avec l'expression par masse (de tout le clavier); mais ce mécanisme, le plus complet et le plus parfait de tous, est resté un secret.

(606) GERBER, *Nouveau diction. des musiciens*, art. MOREAU.

(607) *Voir le Diction. des musiciens*, de CHORON et FAYOLLE.

(608) *Voir* la *Description des machines et procédés spécifiés dans les brevets d'invention*, etc., par CHRISTIAN; Paris, Huzard, tom. II, p. 265-270.

(609) *Ibid.* tom. VI, p. 63.

M. Muller, élève de M. Grenié, M. Mieg (610), M. Chameron, ont profité, dans la fabrication de leurs orgues, des découvertes de leurs devanciers et ont introduit quelques perfectionnements de détail qui, sans changer la nature du mécanisme, rendent l'instrument plus commode et plus facile à toucher.

Nous avons dû indiquer rapidement toutes les tentatives que l'on a faites dans le but de rendre l'orgue expressif, pour prouver que, sous prétexte d'un progrès dans les arts mécaniques et d'un perfectionnement purement instrumental, il s'agit ici, au fond, comme on a pu s'en convaincre d'après les paroles caractéristiques que nous avons citées, de substituer l'expression et l'accent tère de la musique mondaine à l'expression et à l'accent de la musique sacrée. Or, la découverte de Sébastien Erard étant celle sur laquelle les partisans de cette réforme musicale fondaient naguère leurs plus grandes espérances, nous allons examiner cette invention dans toutes les conséquences qu'on lui attribue.

Chargé de construire un piano organisé pour la reine Marie-Antoinette, Sébastien Erard eut l'idée d'en rendre le jeu d'orgue expressif. Après d'innombrables essais, il parvint à réaliser ce qu'il avait conçu. Il commença l'instrument et communiqua sa découverte à Grétry, qui en parle avec enthousiasme dans ses *Essais sur la musique.* « J'ai touché, dit ce dernier, cinq ou six notes d'un buffet d'orgue qu'Erard avait rendues susceptibles de nuances..... Plus on enfonçait la touche, plus le son augmentait; il diminuait en relevant doucement le doigt: c'est la pierre philosophale en musique que cette trouvaille. » La révolution survint, et l'instrument ne fut point achevé. Dès que Erard put se livrer de nouveau à ses travaux, il se consacra entièrement à perfectionner le piano et la harpe. Cependant il ne perdait pas de vue le projet d'appliquer son invention de l'orgue expressif à un instrument de grandes dimensions. En 1827, il présenta, à l'exposition des produits de l'industrie, un grand orgue qui, sous le rapport de la perfection du mécanisme, excita l'admiration de tous ceux qui l'entendirent. Cet orgue avait deux claviers; le clavier supérieur était celui de l'expression; on se servait de l'inférieur si on ne voulait produire que l'effet de l'orgue ordinaire. L'instrument était destiné à la chapelle du roi, mais des raisons de localité s'opposèrent à son installation. Erard en fit un second sur les dimensions données, et celui-ci était encore plus parfait. Il avait trois claviers; l'un, le clavier supérieur, était expressif au moyen de la pression des doigts, c'est-à-dire que chaque touche pouvait séparément renfler le son; les deux autres claviers n'avaient qu'une expression commune à toutes les touches ensemble; on l'obtenait au moyen d'une pédale qui, selon la pression du pied plus ou moins forte, renflait ou diminuait le son de toute la masse de l'instrument. Par quel procédé ce résultat s'opérait-il? Encore une fois, c'est là ce qui est demeuré un secret.—L'orgue construit pour la chapelle du roi a été en partie détruit à la révolution de 1830; l'autre, resté en la possession de son auteur, figure maintenant dans les ateliers de M. Pierre Erard, digne successeur de son oncle (611).

Toutes ces innovations ont donc, ainsi que nous l'avons dit, une date très-récente: elles ont toutes, et peut-être à l'insu de leurs auteurs, été sollicitées par la tendance de la musique dramatique à envahir la musique sacrée, par la tendance de l'esprit du monde à séculariser les choses de la religion et du culte. Voilà pourquoi les dernières de ces innovations, si intéressantes d'ailleurs sous un point de vue industriel et dont on pourrait tirer un utile parti dans certaines limites et certaines conditions, ont été accueillies par la généralité des musiciens comme annonçant une époque où la musique doit changer de face dans toutes ses parties. Cette unanimité ne nous effraye pas. Elle montre seulement à nos yeux à quel point les notions les plus simples et les plus saines s'altèrent, à quel point les idées les plus claires s'obscurcissent dans les meilleurs esprits, lorsque la réflexion ne réagit pas puissamment contre un certain milieu, un certain courant d'erreurs qui nous enveloppe à certaines époques Mais, par une singularité remarquable, ceux-là même qui paraissent le plus engoués de ces découvertes et pour qui elles sont le signal de brillantes destinées pour la musique, n'ont pu échapper à la rencontre lumineuse des principes éternels, des principes fondamentaux de tout art, de toute expression humaine, lorsqu'ils ont voulu ériger leurs idées en théories, et, telle est la puissance et, pour ainsi dire, la vertu de ces principes qu'ils ont repris leur évidence et leur autorité jusque dans la bouche de ceux qui les méconnaissaient momentanément.

Ecoutons les paroles d'un compte rendu de l'orgue d'Erard, publié en 1829. L'auteur établit d'abord qu'une révolution « s'est opérée dans la musique » depuis Mozart et « s'est consommée de nos jours; » que, pour ce qui est de « sa nature, elle consiste dans l'introduction d'un système dramatique dans les compositions vocales ou instrumentales et dans l'*expression substituée aux formes mécaniques de l'art;* que *la musique religieuse même a subi les conditions de cette transformation du but et des moyens.* » Il établit en second lieu « qu'une révolution générale a commencé vers la fin du XVIe siè-

(610) *Voir* la *Revue encyclopédique* de 1825, p. 627.

(611) Les faits ci-dessus ont été tirés d'un article plein d'érudition de M. Anders, inséré dans la *Gazette musicale de Paris*, 1re année, n° 21.

tle, où *l'on a imaginé* de se servir de la musique pour les actions théâtrales. » Puis il ajoute : « Cette tendance vers les formes dramatiques, vers l'expression et vers les formes mélodiques, a continué sans interruption jusqu'aujourd'hui, et *a rendu nécessaire une réforme bien entendue de la musique d'église et particulièrement du style de l'orgue* (612). »

Voilà qui est clair, mais en quoi doit consister la *réforme bien entendue d'église et du style d'orgue?* Nous allons le voir; ce qui suit n'est pas moins clair :

« Mais, il ne suffit pas que les organistes modifient la musique qu'ils exécutent et y introduisent des phrases expressives, il faut encore que l'instrument dont ils se servent seconde leurs inspirations; or, c'est ce qui n'a point lieu dans les orgues construits d'après l'ancien système. Un orgue bien établi est certainement un fort bel instrument : sa puissance est grande et majestueuse, et, lorsqu'il est touché par un habile organiste, l'impression qu'il produit est profonde *au premier abord;* mais dans les pièces d'une certaine étendue, la monotonie est inévitable malgré les changements de claviers, parce que l'instrument, riche de sonorité, est dépourvu d'accent. Ce que j'appelle accent, c'est la modification de la force du son, *sans laquelle il n'y a point d'expression possible.* Dans l'orgue ancien, le passage du fort au faible ne peut se faire que par masse et non par nuance. *C'est donc un instrument en dehors de l'expression et de l'effet dramatique.* Il est religieux, simple et noble; mais *il manque de sensibilité.* Il est propre aux choses larges et brillantes; il ne l'est pas à *la musique colorée.* Le nouvel instrument de M. Erard est pourvu de toutes les qualités de l'orgue ancien et n'a pas ses défauts, ou plutôt il est en possession des avantages qui manquent à celui-ci. Il offre aux organistes *les moyens de se mettre en harmonie dans leurs inspirations avec la musique du siècle,* sans les obliger à abandonner les larges formes classiques qui sont de leur domaine; ils acquièrent avec lui ce qui leur manquait *pour émouvoir,* sans rien perdre de ce qu'ils possédaient pour étonner. *Ou je me trompe fort, ou le moment est venu d'une révolution dans la musique d'orgue, révolution dont la découverte de l'orgue expressif est le signal.* Bien des critiques seront faites des innovations qui seront tentées en ce genre : on dira que *c'est perdre un style consacré;* que c'est abandonner la manière sublime de Jean-Sébastien Bach; et l'on ne comprendra pas d'abord que ce grand artiste, homme de génie s'il en fut, aurait modifié son style et l'eût mis en rapport avec les besoins de l'époque actuelle s'il y eût vécu. Après tout, si quelque Jean-Sébastien Bach peut naître encore, et s'il fait la révolution nécessaire, il vaincra les résistances d'école *en charmant le public* (613). »

Nous avons dû citer ce long passage en entier pour faire voir qu'il se rencontre toujours un moment dans la vie où les meilleures têtes perdent l'équilibre. *Aliquando bonus dormitat Homerus.* Disons-le franchement, M. Fétis, par complaisance, par amitié, par un motif quelconque d'obligeance fort honorable, s'est fait un jour le champion de l'orgue de Sébastien Erard. Que cet instrument fût un chef-d'œuvre d'invention et de mécanisme, nous y souscrivons, mais que cet instrument ait été le point de départ de toutes les tentatives actuelles qui tendent à dénaturer l'orgue dans sa racine, à lui faire perdre son caractère chrétien, c'est ce qui est non moins incontestable.

Il ne s'agit de rien moins, en effet, selon M. Fétis, que d'introduire le drame dans le temple, l'opéra dans le sanctuaire. Ecoutez plutôt : L'*orgue ancien est un instrument en dehors de l'expression et de l'effet dramatique; il manque de sensibilité! il n'est pas propre à la musique colorée. Le nouvel instrument de M. Erard*, au contraire, *offre aux organistes les moyens de se mettre en harmonie avec la musique du siècle,* de produire *l'émotion en charmant le public;* et c'est là cette *révolution dont le moment est venu et dont la découverte de l'orgue expressif est le signal,* révolution qu'il faut opérer à tout prix, *au risque de perdre un style consacré!* et pourquoi cette *réforme* simultanée du style d'orgue et du chant d'église? parce que l'orgue est *monotone,* qu'il est *dépourvu d'accent* terrestre. Mais la musique d'église est comme lui *monotone,* c'est-à-dire *plane, dépourvue d'expression et d'accent* terrestre, c'est-à-dire pleine d'une expression calme et céleste et du souffle de vie; donc, encore une fois, l'orgue et la musique d'église ont le même caractère comme ils ont la même destination, et l'on peut dire que le style qui naît des conditions de l'un et de l'autre est également *consacré.*

Mais alors il faut aussi *réformer* le plain-chant, le chant grégorien, ce chant que vous vous efforcez vous-même de rétablir dans son ancienne intégrité, dans sa *simplicité* première. Il faut encore *réformer* le langage, la poésie, les arts, dans lesquels se manifeste un double élément, l'élément divin, céleste, spirituel, et l'élément de l'activité et de la sensibilité humaine. Que dis-je? il faut *réformer* aussi l'homme lui-même, car l'homme aussi vit de deux vies, l'une qui le met en rapport avec Dieu, l'autre qui le met en rapport avec les êtres créés; deux modifications de sa nature d'où naissent nécessairement deux modes distincts, deux expressions diverses en lesquelles sa pensée et ses sentiments s'incarnent alternativement, selon que ses sen-

(612) *Revue musicale,* de M. Fétis, tom. VI, p. 30.

(613) *Revue musicale,* ibid.

timents e. sa pensee appartiennent à l'un ou l'autre de ces deux ordres.

C'est à de pareilles conséquences qu'on est malgré soit entraîné, lorsqu'on se renferme trop exclusivement dans un seul point de vue de l'art; on finit par subordonner les autres au premier, sans songer que, demain peut-être, l'esprit préoccupé d'un autre objet, on transportera le principal là où l'on avait placé l'accessoire.

« Il n'est cœur si dur, ny ame si reuesche, qui ne se sente touchée de quelque reuerence, a considerer cette vastité sombre de nos églises, la diuersité d'ornements, et ordre de nos ceremonies, et ouyr le son déuotieux de nos orgues, et l'armonie si posée et si religieuse de nos voix. Ceux mesme qui y entrent avec mespris, sentent quelque frisson dans le cœur et quelque horreur, qui les met en deffiance de leur opinion (614). »

Il nous semble, d'après ce passage, qu'aux yeux de Montaigne, l'orgue n'était pas dénué d'une expression religieuse, *posée, dévotieuse*, et d'autant plus frappante qu'elle est toute différente de celle de nos instruments vulgaires. La musique d'église, le chant grégorien, l'harmonie de l'orgue, sont dépourvus de cette dernière expression, il est vrai (615); mais l'absence de cette expression en produit une autre plus élevée, plus noble, en ce qu'elle n'a rien d'humain et de terrestre. Quoi! il y a une *expression dramatique*, une expression et un *accent* pour les *passions* (616), pour les *actions théâtrales*, et il n'y en a point pour la piété, pour la prière, pour l'adoration, pour la contemplation, pour l'extase! Mais c'est rabaisser l'art à n'être plus que l'organe de la partie inférieure de l'homme, de la partie en quelque sorte animale; c'est le réduire à la pure sensation. L'orgue ancien est sans *expression!* Et cependant, il est *grand* et *majestueux*, il *étonne*, il est *riche de sonorité*, *il est religieux, simple et noble, il est propre aux choses larges et brillantes!* Et tout cela, encore une fois, ne dit rien, *n'exprime* rien! Il n'y a donc pas d'*expression grande et majestueuse, noble, simple, religieuse!*

Grétry, dont l'écrivain rappelle les paroles touchant les premiers résultats obtenus par Sébastien Erard; Grétry, tout en témoignant la plus vive admiration pour la découverte de l'*orgue expressif*, n'avait pas songé, nous le pensons du moins, à bâtir sur cette découverte une *réforme* du chant d'église. « C'est, disait-il, la pierre philosophale en musique que cette trouvaille. La nation devrait faire établir un grand orgue de ce genre, et récompenser Erard, l'homme du monde le moins intéressé (617). »

Or, il y a ici une circonstance dont il faut tenir compte, c'est que Grétry écrivait ces lignes en 93, ainsi que le remarque M. Fétis (618). Et quand notre auteur ajoute : « Au moment où plusieurs églises sont en « construction à Paris, il serait à désirer « que le gouvernement chargeât M. Erard « de la confection d'un pareil instrument, « *et satisfît ainsi au vœu de Grétry* (619), » nous craignons bien qu'il ne se méprenne sur le *vœu* réel de Grétry qui ne nous paraît pas avoir eu en vue un orgue destiné à un temple chrétien. Que dis-je! nous sommes sûrs du contraire, car voici ce que Grétry dit dans le 1ᵉʳ livre de ses *Essais*: « L'on cherche les moyens de diriger les aérostats; cherchons donc aussi à perfectionner le plus beau, le plus noble instrument de musique que nous ayons. L'orgue en effet serait à lui seul un orchestre superbe, si l'on pouvoit donner au son la gradation du doux au fort, à la volonté de l'organiste. J'en ai parlé à M. Charles, et il n'a pas cru cette découverte impossible..... Je ne puis supporter longtemps le meilleur orgue, touché par le plus habile organiste : j'ai cherché la cause de cet ennui ; il provient sans doute de l'uniformité des sons; l'artiste a beau changer de jeu, il retrouve partout des sons pleins et sans nuances. » (*Essais sur la musique*, liv. I, t. Iᵉʳ, p. 57.) On voit que lorsque Grétry écrivait ces lignes, il n'était pas question encore de l'invention d'Erard; ces mots : *J'en ai parlé à M. Charles*, etc., le prouvent évidemment. De plus, par cette autre phrase: *L'orgue en effet serait à lui seul un orchestre superbe*, etc., l'auteur indique assez qu'il ne désire voir *perfectionner l'orgue* que pour le mettre en état de remplacer l'orchestre à l'opéra. C'était en effet là une *idée fixe* chez Grétry. Déjà dans le même livre de ses *Essais* (*Ibid.*, pp. 55 56), il avait conseillé aux directeurs des théâtres de placer *quelques gros tuyaux d'orgues derrière la scène* pour soutenir les voix. Mais au livre VII (tom. III, p. 295 et suiv.), il caresse d'avance, avec la plus touchante bonhomie, l'idée que l'orgue exercera un jour, dans les salles de spectacle, les fonctions de l'orchestre. Les paroles qui, suivant M. Fétis, contiennent un *vœu* relatif au perfectionnement de l'orgue des églises et à la réforme du style sacré, sont si éloignées de se rapporter à cet objet, qu'elles sont amenées par un *vœu* tout contraire. Le passage est, du reste, trop curieux par lui-même pour ne pas le mettre sous les yeux du lecteur. « L'orgue remplacera peut-être un jour tout un orchestre de cent musiciens. Si Erard achève sa superbe invention; si chaque tuyau d'orgue devient susceptible de toutes les nuances sous le doigt de l'organiste, quel grand parti ne tirera-t-on pas de cet instrument

(614) *Essais* de MONTAIGNE, liv. II, chap. 12, tom. II, p. 393, édit. de 1669.

(615) On ne peut pas dire absolument que l'orgue *n'offre aucun moyen d'expression*, même dans ce sens, puisque par le changement de claviers, par l'adjonction des jeux et le secours des pédales, on peut *modifier* considérablement *la force du son*.

(616) *Résumé philosoph. de l'hist. de la musique*, p. CCXV-CCXXVI.

(617) *Essais sur la musique*, livre VII, tom. III, p. 295; Bruxelles.

(618) *Revue musicale*, t. VII, p. 105.

(619) *Ibid.*, p. 139.

alors parfait! » (Ici se place la note sur cette *trouvaille* appelée la *pierre philosophale en musique*, et sur la *récompense* que la *nation* devrait décerner à son auteur.) « Il faudra cependant se garder de donner au son des tuyaux plus de charme que n'en ont les voix humaines. » (Excellent Grétry! il faut bien *perfectionner* l'orgue, mais pourtant se garder de lui *donner trop de charme!*) « Le violon n'a de prééminence dans l'accompagnement, que parce qu'il est aigrelet, et qu'il n'efface point la douceur des voix naturelles; le violon est bon partout; parce que, outre qu'il soutient ou détache les notes au gré du compositeur, le son en est mixte. Il faudra sans doute que l'orgue, pour remplacer un orchestre, possède tous les jeux de flûtes et d'anches, cors, trompettes et timbales, ce qui ne sera pas difficile; ce sera au compositeur d'indiquer à l'organiste de quel jeu il devra se servir. Jamais de flûte avec les voix de femmes; jamais de trop belles basses avec les voix graves; enfin, il faut s'arranger pour que le son des tuyaux soit plus ou moins hétérogène avec les voix. *Comme je ne doute pas qu'on ne fasse un jour au théâtre l'essai de ce que je propose*, je préviens que je voudrais un orgue fort d'unissons, et tout au plus d'octaves; car les aliquotes *tierces* ou *quintes* (les *jeux de mutation*), donnant partout avec certains jeux, ne présentent, à mon avis, qu'un harmonieux galimathias (!!!). Je connais l'opinion de quelques musiciens sur l'impossibilité de construire un orgue sans aliquotes; mais, leur dirais-je, puisque les instruments à vent s'en passent, l'orgue peut bien s'en passer; et les voix humaines ne peuvent-elles pas aussi se regarder comme des instruments à vent, des tuyaux? Qui a jamais songé d'ajouter des aliquotes à un chœur de femmes ou d'hommes? Enfin, qui sait si tous les sons de la nature n'ont pas leurs aliquotes? Il est au moins permis d'en douter. S'il était bien prouvé que les instruments à tuyaux, ainsi que les voix, ne produisent point de sons accessoires, voici peut-être une règle qu'il faudrait prescrire; elle consisterait à dire : *Unissez toujours les instruments qui ne fournissent point d'aliquotes harmoniques aux instruments à timbres et à cordes qui en fournissent; sans cette réunion vous auriez de la sécheresse dans l'harmonie. Je désire aussi que l'orgue et que l'organiste soient absolument cachés aux yeux des spectateurs. L'organiste peut être à la place du souffleur; son orgue immense à la place de l'orchestre, mais recouvert de légères planches de sapin, que l'organiste pourra entr'ouvrir et fermer à volonté.* J'ai, je l'avoue, un penchant invincible pour le violon, la basse et la quinte, qui sont de la même famille. *Je crains* que les tuyaux les plus perfectionnés n'impriment une teinte de tristesse dans l'âme des spectateurs. Au reste, l'orgue ne fût-il propre que pour accompagner les chants tragiques, ne servît-il que dans les spectacles des départements, où trois ou quatre mauvais violons composent un orchestre, *je crois* que l'orgue serait d'un secours marqué. Je ne parle pas de l'orgue tel qu'il est; sa monotonie serait préjudiciable; mais de l'orgue susceptible d'inflexions partielles et générales, c'est-à-dire d'un ou de plusieurs tuyaux, selon la volonté de l'organiste. Un homme pourra-t-il, sur l'orgue le plus formidable, produire autant de grands effets qu'un orchestre majeur? *Peut-être que non;* mais deux hommes peuvent être assis au même clavier, de même que l'on exécute des sonates à quatre mains, et l'orgue aura de plus ses pédales. Au reste, je ne donne ici qu'une première idée, *qu'il faudra perfectionner, si elle est bonne.* »

Ce passage est long, mais il est instructif et divertissant. Ne vous semble-t-il pas que le musicien de génie, l'écrivain spirituel a fort à faire à débrouiller son idée et à la rendre praticable? Nous demandons si c'est là perfectionner un instrument; si ce n'est pas au contraire l'appauvrir ou plutôt le détruire pour en construire un nouveau, sans caractère, sans accent propre, et calqué servilement sur l'orchestre dont il n'égalerait jamais la souplesse, l'agilité, la délicatesse, l'éclat. Il n'est donc pas d'imaginations bouffonnes, tranchons le mot, de folies, auxquelles les meilleurs esprits ne se laissent entraîner lorsque, par le malheur de leur naissance et les circonstances de leur éducation, leur intelligence s'ouvre aux fausses lueurs d'une de ces époques fatales où les idées arrivent altérées et perverties, où les notions les plus saines se dénaturent et forment, autour de la raison de l'homme, comme une atmosphère d'erreurs et de préjugés, dont les rayons de la vérité ne peuvent pénétrer l'épaisseur. Et quant à M. Fétis, n'est-ce pas lui qui a dit que : « Un examen approfondi de l'histoire de la musique démontre que cet art n'a eu d'existence solide, chez les Européens, que *par* l'église; » que « les théâtres même ne peuvent prospérer sans l'existence des chapelles (620); » que « la chute de la musique d'église avait eu pour résultat *la décadence de toutes les parties de l'art musical* (621); » Qu'au IVe siècle de l'ère chrétienne, « l'art n'ayant plus rien à faire dans le monde, il se réfugia dans l'église; « que *ce fut elle qui le sauva en le transformant* (622)? » N'est-ce pas lui qui a dit, en parlant de la révolution opérée par C. Monteverde, c'est-à-dire, de la création de cette même *musique dramatique* que Grétry avait voulu introduire dans l'orgue : « Dès lors le caractère de la musique religieuse fut changé, ET PEUT-ÊTRE EST-IL PERMIS DE DIRE QUE CELUI QUI LUI CONVENAIT LE MIEUX FUT PERDU. LES VARIÉTÉS DE SONORITÉ DES INSTRUMENTS SONT DES MOYENS D'EXPRESSION DES PASSIONS HUMAINES,

(620) *Curiosités de la musique*, p. 221.
(621) *Ibid.*, p. 225.

(622) *Résumé philosoph. de l'hist. de la mus.*, par M. FÉTIS, pp. CXLVIII et CLXXIII.

QUI NE DEVRAIENT PAS TROUVER PLACE DANS LA PRIÈRE. Palestrina avait mieux compris qu'aucun autre LE STYLE CONVENABLE POUR L'ÉGLISE et l'avait porté à sa perfection; après lui, on a fait de belles choses d'un autre genre, MAIS OU IL Y A MOINS DE SOLENNITÉ, DE DÉVOTION ET DE CONVENANCE (623). » N'est-ce pas lui, enfin, qui a dit que « Allegri et Foggia semblent se distinguer des autres par les qualités D'UNE EXPRESSION RELIGIEUSE PLUS PÉNÉTRANTE, BIEN QU'ILS N'AIENT PU SE DÉFENDRE DES DÉFAUTS DE L'APPLICATION DU STYLE DRAMATIQUE A LA MUSIQUE D'ÉGLISE (624)? » Ici, il est question d'une *expression religieuse et pénétrante*, tandis que tout à l'heure il n'existait d'autre expression que l'*expression dramatique et passionnée*.

Remarquez que nous n'attaquons pas M. Fétis, que nous le justifions, au contraire, vis-à-vis de ceux qui, lisant le compte-rendu de l'orgue de Sébastien Erard, s'imaginaient que la pensée constante de l'écrivain a été d'anéantir la musique d'église et de la remplacer par la musique théâtrale. Qui n'a pas eu, en sa vie, un jour, une heure fatale où il s'est laissé entraîner à une idée systématique? Celui qui a beaucoup écrit, qui a surtout remué beaucoup d'idées, qui, par conséquent, a été amené à envisager ces idées sous des faces fort diverses, a bien pu se prendre un matin de la pensée de faire de l'*éclectisme* (625), de vouloir concilier le caractère de la musique d'église avec le caractère de la musique dramatique; d'opérer, comme on dit, une *fusion* entre deux genres différents, opposés même; d'associer la *majesté*, la *grandeur* avec l'*accent passionné;* le style *religieux, simple et noble*, avec *la musique colorée; de mettre en harmonie la musique du siècle avec les larges formes classiques; de prétendre émouvoir* en même temps qu'*étonner;* car, comme dit l'écrivain avec beaucoup de justesse, les styles participent, jusqu'à un certain point, les uns des autres (626), et se pénètrent en quelque sorte.

Or, tout ce qui vient d'être dit, Beethoven l'a réalisé en partie dans ses sublimes symphonies, dans ses sonates, dans ses quatuors, où, par moments, sa pensée s'est élevée aux plus hautes contemplations. Qui empêche l'organiste d'en faire autant, s'il a du génie? Mais, pour cela, vouloir détruire l'orgue ancien, et penser que l'organiste ne saura pas appropri.r ses pensées à la nature de son instrument, c'est là une assertion erronée, et d'autant plus dangereuse, qu'elle emprunte plus d'autorité de la plume dont elle émane.

Redisons donc avec M. Fétis, qu'il est « certains systèmes de tonalité dans la musique qui ont un caractère calme et religieux, et qui donnent naissance à des mélodies douces et dépouillées *de passion, comme il en est qui ont pour résultat nécessaire l'expression vive et passionnée.....* QUOI QU'ON FASSE, ON NE DONNERA JAMAIS UN CARACTÈRE VÉRITABLEMENT RELIGIEUX A LA MUSIQUE SANS LA TONALITÉ AUSTÈRE ET SANS L'HARMONIE CONSONNANTE DU PLAIN-CHANT; *il n'y aura d'expression passionnée et dramatique possible qu'avec une tonalité susceptible de beaucoup de modulations, comme celle de la musique moderne....* (627)? Nous n'en finirions plus si nous voulions réunir ici tout ce que le célèbre écrivain a dit dans sa *Revue*, dans la *Gazette musicale*, dans celle de M. Danjou, pour fortifier la thèse que nous soutenons.

V. Il ne s'agit plus maintenant de l'orgue d'Erard, que nous avons dû prendre pour point de départ de tout ce que nous avions à dire de l'orgue expressif. Cet orgue d'Erard est bien dépassé; nos facteurs, tout en admirant le génie de l'auteur, regardent l'œuvre comme un jeu d'enfant. Savez-vous à quoi nos facteurs rêvent? La musique du siècle est symphonique; nous avions la symphonie de Beethoven, de Berlioz, ce n'est pas assez; nous avons eu l'opéra symphonique de Weber, de Rossini même, le drame, l'oratorio symphonique, la messe symphonique. Eh bien, nos facteurs veulent créer l'orgue symphonique! mais ils n'ont pas pensé à une chose, c'est que la symphonie est exécutée par quatre-vingts virtuoses, et que l'orgue n'est joué que par un seul.

Ecoutons M. Danjou :

« Jusqu'au XVIIe siècle il ne paraît pas que le système de construction des orgues fût différent dans les diverses parties de l'Europe. Un auteur fait remarquer qu'en 1639 les orgues de Rome n'avaient pas autant de registres variés que les orgues de Paris à la même époque (628). Titelouse, organiste de Rouen au commencement de ce siècle, s'exprime ainsi dans la préface de ses hymnes, publiées en 1623 : *Outre que nous avons augmenté la perfection de l'orgue depuis quelques années, en faisant construire en plusieurs lieux, avec deux claviers séparés pour les mains et un clavier de pédales à l'unisson, des jeux de huit pieds contenant vingt-huit ou trente, tant feintes que marches, pour y toucher la basse-contre à part sans la toucher de la main, la taille sur le second clavier, la haute-contre et le dessus sur le troisième.*

« Arrêtons-nous à ces paroles du chanoine-organiste de Rouen; elles indiquent clairement que de son temps l'orgue venait d'être constitué sur les bases qu'il conserve encore, c'est-à-dire qu'il possédait deux claviers différents pour les mains et un clavier de pédales séparées. La même disposition est jugée nécessaire aujourd'hui pour former un orgue complet. Il faut deux

(623) *Résumé philosoph. de l'hist. de la mus.*, par M. FÉTIS, p. CCXX.
(624) *Ibid.*, p. CCXXIX.
(625) *Résumé*, p. CXXXIII, et *passim*
(626) *Revue Musicale*, tom. VI, p. 130.
(627) *Résumé*, p. LIII.
(628) *Réponse à un curieux sur le sentiment de la musique d'Italie.*

claviers et des pédales séparées pour exécuter la musique des grands maîtres et tirer de l'orgue les effets qui lui sont propres. On a été plus loin; on a construit des orgues à quatre ou cinq claviers à main; on a même imaginé d'y mettre deux claviers de pédales. Mais ces additions ont augmenté la variété des jeux, la diversité des effets, sans donner à l'organiste plus de ressources réelles pour produire des compositions parfaites, eu égard à la nature de l'instrument et au genre de musique qu'il comporte. Reconnaissons donc qu'au XVII° siècle le système mécanique de construction des orgues était définitivement arrêté, qu'il a été depuis agrandi et perfectionné, mais qu'il n'a reçu aucune modification essentielle, si ce n'est par la découverte toute récente et si remarquable du levier pneumatique inventé par M. Barker. . . . . Il n'en est pas de même de la partie harmonique de l'orgue qui embrasse tous les jeux qu'il est susceptible de recevoir. Depuis le XVII° siècle, les différences de culte, de religion, de goût, de climat, d'édifices, de nation, ont donné lieu à des manières bien diverses de composer les jeux d'un orgue. On a trouvé, pour ces jeux mêmes, des variétés nombreuses de formes, de nature, et par suite de timbre et de qualité. Les uns considérant l'orgue comme un écho de l'orchestre moderne, ont cherché à emprunter à ce dernier ses effets ou du moins ses instruments; les autres, cherchant au contraire à conserver à l'orgue son caractère spécial, se sont abstenus de toute imitation des instruments qu'on emploie dans la musique moderne et dramatique. En Allemagne, on a songé à développer la puissance et le nombre des jeux doux et graves; en France, on s'est efforcé d'obtenir des sons bruyants et éclatants. » (*Revue de la mus. relig.*, octobre 1846.) — Dans le numéro suivant de son excellent journal, M. Danjou revient encore sur le même sujet : « Au seul point de vue de l'art, il faut d'abord faire observer que jamais dans l'orgue les instruments ne joueront le rôle qui leur est assigné dans l'orchestre. Il faudrait quarante mains, autant de claviers, et une intelligence capable de les faire mouvoir à la fois, pour employer les jeux de l'orgue, comme on emploie les instruments dans l'orchestre. La trompette prolonge un son éclatant, les instruments à cordes jettent des fusées de notes rapides, la contrebasse joue pizzicato, la flûte lance les arpéges; chaque instrument a une marche différente, et les effets de l'ensemble sont dus à cette diversité de sons, à la manière de les grouper, de les coordonner. Jamais l'organiste n'aura le pouvoir de diriger sa pensée en cinquante directions différentes, quand même, ce qui ne peut avoir lieu, le mécanisme lui en donnerait la faculté. Ainsi l'imitation de l'orchestre par l'orgue est, au point de vue de l'art, une chimère qu'on a tort de poursuivre. Mais au point de vue religieux, ce n'est plus seulement une chimère, mais une inconvenance. L'orchestre a été créé et combiné pour la musique passionnée, sensuelle; sans cette expression dramatique qui lui est propre, l'orchestre moderne n'a pas de signification. Il est vrai qu'au moyen âge, même dans nos églises, on employait quelquefois de nombreux instruments, mais ils jouaient alors le rôle qu'ils doivent jouer dans l'orgue, ils accompagnaient uniformément les voix et ne produisaient pas, comme aujourd'hui l'orchestre, une musique séparée, distincte du chant. Jamais, quoi qu'on fasse et qu'on dise, l'orchestre moderne ne sera bien séant dans la musique religieuse, et en tous cas, s'il y est admis, ce sera pour ces solennités dans lesquelles l'exercice du culte paraît se changer en un spectacle où les curieux, les amateurs se rendent en foule. Si ces solennités sont nécessaires, qu'on les tolère, mais qu'on laisse à l'orgue qui chante et résonne à tous les offices, dans toutes les circonstances, son caractère grave, dévotieux, dénué de passion et de cette expression sensuelle que tous les saints, que tous les conciles, que toute l'Eglise a repoussée comme nous du lieu saint. C'est déjà bien assez, c'est déjà trop d'avoir admis dans nos orgues les jeux et claviers dits expressifs, et bien que cette prétendue expression ne soit après tout qu'un moyen de diminuer ou d'augmenter la puissance du son, c'est cependant un don funeste à cause de la manière dont s'en servent la plupart des organistes. » (*Revue de la mus. relig.*, novembre 1846.)

Il faudrait plaindre ceux qui ne seraient pas frappés de la sagesse et de la justesse de ces paroles. C'est la raison la plus saine, c'est le jugement le plus droit qui s'expriment, en excellent langage, par la bouche de M. Danjou.

On peut demander maintenant ce que deviendra le plain chant avec un orgue symphonique; ce que deviendra ce style d'orgue qui, depuis deux siècles, a fait la gloire des grands artistes, depuis J.-S. Bach et même depuis ses devanciers jusqu'à M. Lemmens, M. Hesse et M. Boëly; je veux parler du style syncopé et lié, de ce style qui, disparaît moins encore par la faute des organistes que par la faute des facteurs qui s'obstinent à vouloir changer la nature de l'instrument. Je ne parle pas, remarquez-le bien, du style fugué, de cet objet d'effroi pour ces dilettanti délicats qui, sous prétexte qu'ils n'aiment que la mélodie, et que la musique savante est trop forte pour eux, se pâment aux plus plats fredons de nos théâtres. Je conçois que le plain-chant se maintienne en face d'un style d'orgue grave, pompeux, riche, plein d'onction; ces deux inspirations produisent un heureux contraste; rien ne choque l'imagination ni les convenances dans cette alternation du chant grégorien et du style de chapelle. Mais je ne comprends pas que le plain-chant puisse subsister en face de ce instrument qui, à force d'expression, à force de *sensibilité*, à force de nuances, perdra et a perdu déjà, entre les mains de très-habiles facteurs, tout mordant, toute rondeur, tout accent. Et a-t-on pensé à quels abus, à quelles fadeurs d'exécution entraîneraient ces jeux à anches libres, à sonorités pâles, indistinctes, vacillantes, chatoyantes, qui flattent sans doute au premier abord, mais qui, au bout d'un instant, tremblotent à l'oreille et produisent sur cet organe l'effet que les clartés factices produisent sur l'œil en faisant mirouetter les objets?

Je ne m'en dédis pas: l'orgue vraiment expressif est l'orgue ancien. C'est l'orgue qui chante. L'orgue *perfectionné* ne chante ni n'exprime, il imite. Quand il plaît, c'est par l'effet de son analogie avec l'instrument ou avec la voix, mais ce n'est plus par lui-même, par ses accents propres; il a quelque chose d'emprunté, de faux; c'est un plagiaire. La preuve que l'orgue ancien est le seul expressif, c'est qu'il a inspiré de sublimes compositions, des chefs-d'œuvre qui resteront autant que l'art subsistera, des chefs-d'œuvre sur lesquels les novateurs eux-mêmes doivent commencer par pâlir, sans quoi, à quelque école qu'ils appartiennent, il y aura toujours une lacune dans leur éducation première.

Voici une phrase que je reproduis textuellement d'une notice sur J.-S. Bach, insérée dans la *Revue musicale*; je ne saurais dire l'année ni le numéro, mais elle est textuelle: « Les moyens dont il se servit pour arriver à un style si éminemment religieux, se trouvent dans sa manière de traiter les anciennes modulations d'église, dans son harmonie divisée, dans l'usage de la pédale obligée, et dans la manière d'employer les registres. Tous ceux qui voudront examiner les chants chorals à quatre voix de J.-S. Bach, pourront apprendre combien la musique d'église est particulièrement propre à produire des modulations originales, inhabituelles enfin, telles qu'elles appartiennent à l'Eglise. » Ne dites pas que ce style était le style adopté généralement sur l'orgue; l'auteur que je cite affirme qu'il était *très-différent de l'harmonie usuelle des organistes.* Sans contredit, l'orgue *vrai* ne fait pas toujours de *vrais organistes*, mais les *vrais* organistes seront toujours formés par l'*orgue vrai*. Que l'on nous montre les compositions de ceux qui ont adopté l'orgue nouveau, et nous les comparerons. Nous voyons, au contraire, que toutes les œuvres solides de notre époque ont été écrites par des artistes qui se sont formés sur l'orgue ancien; je cite Rinck, Mendelsshon, MM. Lemmens, Boëly, et d'autres dont le nom m'échappe.

Quoi! lorsque la voix mâle de l'orgue embrasse toutes les parties de l'édifice dans la plénitude de sa résonnance, lorsque la pédale de *bombarde* roule dans la voûte comme le tonnerre et la tempête; quand la prière s'exhale aux sons voilés et mystérieux des flûtes et que les *fonds d'orgue* emplissent le temple de leurs ondulations sonores; quand, à l'offertoire, les jeux d'anches, le basson, la trompette, le hautbois, le clairon, qui ont leur accent propre et non celui de l'orchestre, courent successivement d'un clavier à l'autre, ou se mêlent dans un *tutti* formidable, ou se taisent pour laisser parler le cromorne, le hautbois, le cor anglais; lorsque le plein jeu mêle le bruissement de ses sons harmoniques aux unissons de la multitude; quand, dans les versets du *Gloria*, du *Magnificat*, de la *Prose* et de l'hymne solennelle, l'organiste passe d'un prélude à une *toccata*, et parcourt toutes les ressources de son instrument pour arriver à l'explosion magnifique et foudroyante du *grand jeu*, du *grand jeu* soutenu par cette double gamme de pédales souterraines, rejetées dans les profondeurs du son; tout cela est donc *monotone*, froid et *sans couleur!*

Nous avons donc perdu le sens des choses vraies et simples! Nous ne sommes plus sensibles qu'aux délicatesses d'art, aux chatouillements sensuels, et nous oublions, nous, si scrupuleux sur les convenances de notre société factice, que de pareilles sensations sont au moins un contre-sens énorme dans une église tantôt construite au milieu d'un cimetière, tantôt cimetière elle-même, où le Chrétien ne peut faire un pas sans que la dalle ne lui renvoie le son sourd d'une tombe.

La religion, si grave, si austère dans la plupart de ses cérémonies, semble pourtant se dérider dans certaines fêtes où elle se prête plus particulièrement à la manifestation innocente d'une joie naïve. Je ne parle pas de Paris, où le septicisme a tout gâté; je parle de nos contrées méridionales où, il y a trente ans, certaines fêtes de l'année avaient gardé le caractère d'une fête de famille.

Le moyen âge s'est perpétué longtemps dans certains endroits. Nous avons marché vite depuis trente ans; et ce contraste même donne de la vivacité aux souvenirs. Si je ne me trompe, l'orgue ancien s'harmonisait admirablement avec cette poésie du christianisme. Avez-vous jamais remarqué, dans une messe de la nuit de Noël, ce jeu de *tremblant* et de *chèvre*, dont l'accent était si pittoresque et qui imitait si bien le bêlement des troupeaux? Ce jeu était placé dans le buffet au-dessous des claviers et des lignes des registres *à la main*, ce qui signifiait assez qu'il n'était qu'une fantaisie du facteur. Presque partout on a retranché ce jeu de *tremblant*, et l'on a eu raison, car ce qui charme dans un temps devient insipide dans un autre. Mais alors, il faut mutiler, balayer toutes ces figures d'animaux, d'arbres de plantes, et, pour nous servir d'une expression du comte de Maistre, toute cette *mythologie que la religion chrétienne pousse naturellement* et dont les symboles décorent nos basiliques du moyen âge. Aussi bien est-ce là ce que nous avons fait, tant nous sommes civilisés. Avez-vous remarqué, à cette même messe de minuit, cette voix *humaine* qui *parlait* si mordante; si nasillarde, dans le *noël* dialogué entre un Chrétien et un Juif? La *voix humaine* désignait le Juif; le Chrétien était représenté par un jeu de flûte. Eh bien! des facteurs d'orgues milanais viennent de supprimer cette voix humaine et lui ont substitué un jeu insipide, sans accent, sans analogue dans la nature, et que, faute probablement de le pouvoir caractériser, ils ont appelé *voix angélique*. Puis, quand venait le jour de l'Epiphanie, vous eussiez entendu cette belle *marche des Rois*, si connue dans le midi de la France, autrement appelée la *marche de Turenne*, car c'était la marche du régiment de ce grand homme. C'était d'abord comme un murmure confus, un rhythme douteux qui, partant des extrémités du *pianissimo*, devenait graduellement plus distinct en passant par les claviers intermédiaires, pour signifier le pèlerinage des rois mages, venus de leur pays éloigné pour se prosterner en la présence de l'Enfant-Dieu; bientôt la marche triomphale était entonnée magnifiquement sur les jeux les plus brillants. Elle reprenait ensuite, puis s'éloignait insensiblement jusqu'à ce que les sons et le rhythme se perdissent dans le lointain. Que de moyens de surprise s'offraient en foule à la fantaisie de l'organiste! C'était tantôt l'*écho*, le *cornet d'écho*, le *flageolet*, le *fifre*, qui subsistent toujours; enfin, le premier dimanche du mois de mai, c'étaient les jeux du *coucou* et des *petits oiseaux* que l'on mettait en action, le chant du *rossignol*, autrement dit l'*avicinium*, car ce jeu avait été pris au sérieux; il avait un nom scientifique. J'en demande bien pardon à M. Hamel, mais ce jeu attirait bien des braves gens à la grand'messe qui ne seraient allés qu'à la messe basse. Cela amusait, cela faisait rire; et pourquoi pas! Les hommes qui font la religion si sévère, si inflexible, ne sont pas les plus religieux. Le mélange de choses familières et de choses imposantes est précisément ce qui caractérise tout ce qui est grand et populaire. Sous prétexte de corriger la *dureté* de certains jeux, le *sifflement* des autres, on a dénaturé leurs timbres, émoussé leur mordant. (V. *Revue musicale*, tome VI, pp. 136 et 137.) On a fait disparaître bien des puérilités de l'orgue, mais ces puérilités imitaient quelque chose dans la nature, un cri, un chant d'oiseau. On les a remplacées par des combinaisons très-savantes, qui sont des imitations d'imitations.

Mais l'on dit: De quoi vous plaignez-vous? L'orgue moderne contient tous les éléments de l'orgue ancien, et il offre des ressources nouvelles. Je connais l'objection. Eh bien! je dis que l'assertion est inexacte. L'orgue nouveau ne contient pas les éléments de l'orgue ancien, ou s'il les contient, il les modifie profondément dans le sens de l'orchestre et au profit des jeux d'*expression*. Mais en admettant que ce qu'on dit fût vrai, je réponds que ce n'est pas enrichir l'orgue que de le pourvoir d'une multitude d'accents qui ne sont pas les siens, qui, encore une fois, ne sont que des imitations d'autres imitations, tout en lui laissant son accent propre. Voilà un homme qui a de l'or, croyez-vous l'enrichir beaucoup en mêlant à son or du cuivre ou du clinquant? Et malheureusement, en fait d'art, le vulgaire préférera le cuivre et le clinquant à l'or pur. Et l'organiste, qui, le plus souvent, vise à l'effet, se gardera bien de ne pas correspondre aux goûts du vulgaire.

M. Hamel dit avec toute raison, que « si l'on considère l'origine et la marche progressive de l'orgue, on remarquera une tendance continuelle à lui faire imiter les accents d'un orchestre »... Mais il remarque aussi que « vouloir le réduire au rôle servile d'imitateur serait lui faire perdre ses plus beaux avantages, ce serait le dégrader », et qu'alors même qu'il remplit la fonction d'un orchestre, « il l'exerce sans rien perdre de son caractère distinctif; il traduit, mais ne s'abaisse pas à copier. » Puis il ajoute: « Revêtez de couleurs la plus belle statue, vous en ferez un mannequin; donnez le mouvement à ses membres, vous n'aurez qu'un automate effrayant. Je pense donc que le facteur peut bien s'exercer à perfectionner le timbre de quelques jeux qui portent le nom de ceux que l'on emploie dans les orchestres, surtout pour les jeux qui sont destinés au clavier de récit, mais je maintiens que ce n'est point cette imitation plus ou moins imparfaite, et souvent grotesque, qui pourra faire le mérite réel d'un orgue.

« Une autre cause s'oppose encore à ce qu'un orgue puisse reproduire les effets d'un orchestre: c'est la marche de chacune des parties dont se compose un morceau d'ensemble. Que l'on ouvre une partition, on verra que chaque instrument y joue un rôle distinct; dans l'orgue, au contraire, les jeux qui sont réunis sur un même clavier parlent tous ensemble à l'unisson ou à l'octave l'un de l'autre. Pour les isoler, il faudrait les séparer sur autant de claviers qu'il y a de parties différentes, ce qui exigerait à peu près autant de musiciens que dans l'orchestre; et tout cela pour n'obtenir qu'un résultat imparfait et fort au-dessous du médiocre. Reconnaissons donc que cette imitation impossible n'est point le but vers lequel doivent tendre les efforts des facteurs, et qu'ils ne peuvent raisonnablement prétendre augmenter le domaine de l'orgue au delà des limites que la nature lui a tracées. »

Après un passage aussi sage et aussi sensé, on s'étonne de trouver les paroles suivantes: « On lui a donné la force, la puissance et la majesté, et l'on voudrait le priver de la grâce et du sentiment! » (*Man.*, *Avant-Propos*, p. XIII.) C'est apparemment de la *grâce* et du *sentiment* religieux que M. Hamel veut parler. Or, je le demande, l'artiste chrétien a-t-il besoin d'un instrument *expressif* pour trouver cette grâce et ce sentiment? Et les trouvera-t-il plus facilement sur un instrument perfectionné évidemment au point de vue de la grâce mondaine et du sentiment dramatique?

Ayons quelque culte pour nos vieux souvenirs. Ne bannissons pas de nos temples un art né avec nos temples et générateur de cet autre art qui nous charme hors du temple. Laissons-le régner paisiblement dans ces vénérables et saints asiles où les éléments de l'art moderne se sont élaborés. Nous possédons dans les instruments de l'orchestre assez d'éléments d'expression des sentiments humains pour ne pas sacrifier l'orgue, la seule expression d'un ordre d'idées plus élevé au désir insensé d'en faire une imitation superflue et très-imparfaite de l'orchestre. Ne brisons pas cette unité de la religion et de l'art; cette union intime, mystérieuse, contractée entre l'église et l'orgue, qui sanctifie l'orgue, qui embellit l'église; union telle que si vous prêtez à l'orgue les accents d'un chanteur de théâtre, vous en faites un apostat, un blasphémateur, et vous rendez l'église déserte en forçant le vrai chrétien à fuir, comme un spectacle sacrilége, les cérémonies où l'orgue élève la voix; union telle encore, que si vous arrachez l'orgue à l'église pour le transporter à l'opéra et le charger de la fonction de l'orchestre, le public, par un sentiment de convenance et de pudeur, désertera l'opéra. Mais dans le temple, que la mission de l'orgue Chrétien est belle! là, interprète du dogme musical, il conserve son caractère ineffaçable et sacré : il exerce sur l'art extérieur, comme une espèce de sacerdoce. Et si, dans quelques cas rares, *la musique du siècle* vient prêter un luxe inutile à des solennités assez imposantes par elles-mêmes, l'orgue, en présence de cet art hypocrite et vide, tout parfumé de fioritures, tout bouffi d'élégance et de fatuité, et qui, par bienséance, s'efforce en grimaçant de contrefaire le recueillement et l'onction; l'orgue se plaît à conserver ses formes austères et graves, et prouve par là qu'il est chez lui, *dans sa maison*, et que l'*autre* n'est qu'un étranger et un intrus.

On n'entend pas sa voix profonde et solitaire
Se mêler, hors du temple, aux vains bruits de la terre;
Les vierges à ses sons n'enchaînent point leurs pas,
Et le profane écho ne les répète pas.
Mais il élève à Dieu, dans l'ombre de l'église,
Sa grande voix qui s'enfle et court comme une brise,
Et porte, en saints élans, à la Divinité
L'hymne de la nature et de l'humanité.

(LAMARTINE)

Je voudrais en terminant ce travail, et comme corollaire à ce qui précède, écrire ici une pensée qui m'a frappé il y a seize années, et que je fixai dès lors sur le papier pour en conserver le souvenir!

La voici :

Tant que le catholicisme a été, en quelque sorte, le régulateur de la pensée humaine, l'orgue a régné seul dans le domaine de la musique, l'orchestre n'existant pas, ou pour mieux dire, n'existant que partiellement et par fractions. Mais, quand suivant une nouvelle impulsion, l'art s'est sécularisé et a déserté le temple, l'orgue a perdu son empire parce qu'il a failli aussi à sa mission. Cependant l'orgue a joui encore d'une souveraineté indirecte et éloignée, en se reproduisant au dehors sous deux types correspondant aux deux caractères que nous avons remarqués en lui. Considéré comme générateur des instruments sous le rapport de l'unité de l'harmonie, il s'est reproduit sous la forme du piano; sous le rapport de la multiplicité des instruments, il s'est reproduit sous la forme de l'orchestre. Par l'un, il a pénétré dans les salons et les concerts; par l'autre, il a envahi les théâtres.

Voilà donc établie cette souveraineté de l'orgue, et lorsque aujourd'hui, on l'appelle encore le *roi des instruments*, il est certain que c'est par un sentiment rétroactif de son influence passée.

Laissant de côté la question de savoir par quels progrès l'orchestre et le piano sont parvenus au point où nous les voyons aujourd'hui, nous remarquerons deux tendances dans les derniers développements du piano et de l'orchestre. Tandis que certains compositeurs, Rossini et son école, ont fait entrer dans l'orchestre une foule de traits, de formules d'accompagnement qui leur avaient été fournis par le mécanisme du piano, et qu'ils avaient trouvés, pour ainsi dire, tous faits sous leurs doigts; d'un autre côté, une nouvelle école s'est formée, qui s'efforce d'approprier au piano certaines combinaisons et certains effets appartenant à l'instrumentation. En tête de cette seconde école brillent Beethoven, Weber, Schubert, Moschelès, Hummel. Ainsi les premiers ont voulu introduire le piano dans l'orchestre, les seconds transporter l'orchestre dans le piano. En sorte que maintenant l'on peut dire que l'orchestre et le piano, tous deux issus de l'orgue comme deux branches sorties de la même tige, tendent à se rapprocher et à se rejoindre, pour venir peut-être un jour se rattacher au tronc commun et puiser une nouvelle séve au sol toujours fécond du christianisme.

ORGUE D'ACCOMPAGNEMENT. — Dans toutes les grandes paroisses on a placé, près du lutrin, un orgue d'accompagnement ou de chœur, tout à fait indépendant du grand orgue. Cet orgue de chœur est tenu par un maître de chapelle qui accompagne les chants. Si cet orgue se bornait à accompagner certains morceaux de musique large et grave aux saluts et à d'autres parties de l'office, ou bien les cantiques de la confrérie de la Vierge, etc., nous n'aurions rien à dire. Mais cet orgue accompagne tout ce qui se chante à l'église, musique et chant grégorien. Or, nous avons déjà eu l'occasion d'exprimer notre opinion à cet égard, savoir que l'orgue d'accompagnement, dont l'usage est aujourd'hui presque universel, a porté le dernier coup au chant ecclésiastique. Nous savons que sur ce point, nous avons le malheur d'être en désaccord avec d'éminents prélats qui ont recommandé eux-mêmes l'emploi de l'orgue d'accompagnement. Mais nous les conjurons de bien peser le témoignage de l'artiste distingué à qui est due cette innovation. Tout ce que nous pourrions dire ne saurait qu'affaiblir les paroles suivantes de M. Adrien de La Fage :

« L'usage devenu si commun d'accompagner le plain-chant par l'orgue (629), comment le plierez-vous à l'exécution ancienne du plain-chant, qui ne supportait aucune sorte d'accompagnement ? Apparemment vous tenez en réserve des formules nouvelles qui apprendront à l'organiste-accompagnateur comment il devra se comporter pour revêtir d'une harmonie raisonnable des mélodies qui, aujourd'hui, le paraîtraient si peu ? Vous lui révélerez vraisemblablement votre secret, et il saura de vous comment on doit traiter musicalement des cantilènes d'un mouvement continuellement équivoque ; d'un effet toujours douteux, d'une forme rhythmique qui n'existe plus nulle part, et dont, pour tout dire, l'introduction, ou si l'on veut, la rentrée dans le domaine de l'art, serait la négation de la mesure moderne, et produirait le désordre mélodique et harmonique le plus complet, le plus choquant, et le plus injustifiable. » (*De la reproduction des livres de plain-chant romain*, par Adrien DE LA FAGE, pag. 63, 64.)

« Avant tout, et je l'entends de la manière la plus absolue, mon avis, et j'y ai trop réfléchi pour en changer désormais, a toujours été que l'essence même du plain-chant et celle de l'harmonie telle que nous la concevons aujourd'hui sont tout à fait contradictoires, et que par conséquent le plain-chant ne doit en aucun cas porter d'autre harmonie que celle de l'unisson et de l'octave, et n'avoir d'autres organes que celui des voix humaines sans aucun mélange d'instruments. L'usage de le chanter en solo ayant été abandonné depuis un temps presque immémorial, si ce n'est pour quelques rares parties, le meilleur moyen de lui conserver ce qui lui reste de couleur est de ne pas le laisser sortir du cercle des voix : c'est ainsi que même dépouillé des formes rhythmiques qui ajoutaient tant à sa valeur, mais convenablement émis, articulé et phrasé, il produira encore son véritable effet, le plus d'effet possible, et l'effet le plus noble, le plus imposant, le plus grandiose. » (*Ibid.*, p. 141.)

M. Adrien de La Fage ajoute en note :

« Ceux qui me connaissent depuis longtemps, pourraient ici me faire deux objections et me rappeler d'une part que j'ai publié beaucoup de plain-chant avec harmonie et que j'en ai composé bien davantage; de l'autre, que c'est moi qui, en 1829, ai introduit à Paris l'usage de l'accompagnement de l'orgue dans le chœur des églises, usage qui s'est si rapidement propagé. Je ne manquerais pas de réponses. Sur le premier point je dirais que mes compositions en harmonie sur le plain-chant datent de ma première jeunesse, et par conséquent, d'une époque à laquelle force était de s'adapter à la pauvreté de moyens qu'on avait pour l'exécution et notamment à l'ignorance de la musique, universelle alors parmi les chantres. Sur le second point, je répondrais que mon but principal en introduisant l'orgue dans le chœur, était l'abolition de cet abominable et honteux usage connu seulement en France, d'accompagner le chœur par le serpent, instrument grossier, si contraire aux voix, au goût et au bon sens, et dont la présence était le principal obstacle à tout progrès quelconque. Il fallait dès lors, que l'orgue accompagnât le plain-chant ainsi que la musique. Le but essentiel était atteint ; l'orgue, quand on le voudra, pouvant toujours s'abstenir. »

Il ne s'abstiendra pas, soyez-en sûr, l'orgue d'accompagnement étant d'intelligence avec l'esprit du siècle qui est tout à la musique, et qui a tourné le dos au plain-chant. Ce *grossier instrument*, ce *serpent abominable* et *honteux*, pouvait certainement enlaidir le chant ecclésiastique, mais au moins il ne le détruisait pas.

ORGUENER. — Vieux mot, qui signifiait *jouer de l'orgue* (*organo canere*). On lit, *in Poem. ms. Alex.*, part. II :

Et à les lever fist à la feste refortier,
Tromper et *orguener* et après vieler.

ORNEMENTS, AGRÉMENTS DU CHANT. — Ekkeardus le jeune dit, en parlant de l'Antiphonaire apporté par Romanus à Saint-Gall : *In ipso* (Antiphonario) *quoque primus ille litteras alphabeti significativas notulis quibus visum est aut sursum aut jusum, aut ante aut retro excogitavit : quas postea cuidam amico quærenti Notker Balbulus dilucidavit.* (EKKEARDUS jun., *De casib. monasterii S. Galli*, apud MELCH. GOLDAST, *Rerum alamannicarum scriptores;* Francf., in-fol., 1606, t. Ier, p. 69.

Ainsi Romanus s'était servi des lettres de l'alphabet, en leur donnant à chacune une *signification* pour les ornements du chant, et Notker Balbulus avait écrit pour un de ses amis, nommé Lantbert ou Lampert, à la demande de celui-ci, une explication touchant la signification de ces lettres.

Voici ce morceau curieux, qu'on trouve dans Canisius, dans Mabillon, dans les *Scriptores* de Gerbert, et que M. Th. Nisard a donné, en le commentant, dans ses *Etudes*

(629) « Les musiciens capables de parfaitement accompagner le plain-chant ne sont pas aussi communs que quelques personnes pourraient le croire. La grande difficulté d'accompagner purement, et sans que l'oreille en soit choquée, le plain-chant actuel, naît des cas où sa tonalité diffère de celle de la musique moderne; il est aisé de comprendre combien elle serait augmentée par une variété de durées qui n'étant pas, comme celles de la musique, soumises à une périodicité régulière, généraient à chaque instant la succession et l'enchaînement des accords et en détruiraient le plus souvent tout l'effet et toute l'élégance. »

sur les notations anciennes (*Revue archéol.* des 15 mars et 15 juin 1850).

Notker Lamberto fratri, salutem. Quid singulæ litteræ in superscriptione significent cantilenæ, prout potui, juxta tuam petitionem explanare curavi.

A ut altius elevetur, admonet.
B secundum litteras, quibus adjungitur, ut bene, id est, multum extollatur, vel gravetur sive teneatur, belgicat.
C ut cito vel celeriter dicatur, certificat.
D ut deprimatur, demonstrat.
E ut æqualiter sonetur, eloquitur.
F ut cum fragore seu frendore, flagitat.
G ut in gutture gradatim garruletur, genuine gratulatur.
H ut tantum in scriptura aspicat, ita et in nota idipsum habitat.
I Jussum vel inferius insinuat, gratitudinem pro G indicat.
K licet apud latinos nihil valeat, apud nos tamen Alemannos pro X græca positum chlenche, id est, clange, clamitat.
L *levare* lætatur.
M mediocriter melodiam moderari mendicando memorat.
N notare, id est, noscitare notificat.
O figuram sui in ore cantantis ordinat.
P pressionem vel prensionem prædicat.
Q in significationibus notarum cur quæritur? Cum etiam in verbis ad nihil aliud scribatur, nisi ut sequens U, vim suam amittere quæritur.
R rectitudinem vel rasuram non abolitionis, sed crispationis rogitat.
S susum vel sursum scandere, sibilat.
T trahere vel tenore debere testatur.
V licet amissa in sua, veluti valde VAU græca, vel hebræa velificat.
X quamvis latina verba per se non inchoet, tamen *exspectare* expetit.
Y apud latinos nihil *hymnisat.*
Z vero, licet et ipsa mere græca, et ob id haud necessaria Romanis, propter prædictam tamen Z litteræ occupationem ad alia requirere in sua lingua *Zilisc* require. Ubicunque autem duæ vel tres, aut plures litteræ ponuntur in uno loco, ex superiore interpretatione, maximeque illa, quam de B dixi, quid sibi velint, facile poterit adverti. Salutant te Ellenecci fratres, monentes te fieri de ratione embolismi triennis, ut absque errore gnarus esse valeas, biennis contempto pretio divitiarum Xercis.

M. Th. Nisard a savamment et longuement commenté cette lettre. Nous avons cité quelques-unes de ses interprétations aux diverses lettres qui ouvrent chaque série alphabétique de notre livre. Nous devons nous borner là, pour éviter d'abord de donner des notions encore douteuses et contestables; ensuite, parce que nous ne faisons pas, à proprement parler, un dictionnaire d'archéologie musicale. Il s'agit bien moins pour nous des ornements du plain-chant, que de l'apprendre, s'il est possible, dans ses éléments essentiels.

Toutefois il est intéressant de montrer que le chant grégorien n'était pas moins *orné* que la musique à notre usage. Ainsi en ont jugé les maîtres anciens, comme on voit, et les derniers maîtres modernes, l'abbé Baini, Perne, MM. Fétis, Danjou, de Coussemaker, T. Nisard, etc., bien que ceux-ci ne soient pas d'accord entre eux sur la valeur des signes qui représentaient ces *ornements.*

« On lit dans les anciens auteurs, dit l'abbé Baini dans ses *Mémoires sur la vie et les ouvrages de Palestrina* (t. II, p. 82), que l'on faisait communément usage du piano, du forte, du crescendo, du decrescendo, des trilles, des groupes et des *mordents;* tantôt on accélérait le chant, tantôt on le ralentissait, tantôt la voix arrivait insensiblement jusqu'au pianissimo, et elle éclatait ensuite jusqu'au fortissimo. De là l'habitude prise par les chanteurs, nos devanciers, non-seulement à Reims, à Metz, à Soissons, mais encore à Rome, de marquer sur les livres de chant envoyés à Pépin et à Charlemagne par saint Paul Ier, Adrien Ier et Léon III, quelques petites lettres sur les notes, telles que *t, u, c, s, p, d, e, a, o, r,* etc., pour rappeler aux chanteurs des ornements tels que *tremulas, vinnulas, collisibiles, secabiles,* de même que *podatum, pinnosam, diatinum, exon, ancum, oricum,* etc., autant d'ornements que les Français en pouvaient exprimer (630). »

« Nous nous rangeons, dit M. de Coussemaker, dans son *Mémoire sur Hucbald* (Appendice v, pp. 163-166), de l'opinion du savant auteur des *Mémoires de Palestrina*..... L'emploi des initiales ajoutées aux neumes pour faciliter la mémoire des chanteurs nous semble une nouvelle preuve que, parmi les neumes, il y en avait qui représentaient des nuances et ornements du chant..... Nul doute, dit encore le même écrivain, que certains neumes représentaient des nuances; on en trouverait une nouvelle preuve, si elle était nécessaire, dans un passage du traité de musique d'Engelbert, où cet auteur cite ce trille (*vox tremula*), comme étant représenté par la neume *quilisma.* »

Perne, dans sa préface des *Chansons du châtelain de Coucy,* dit que la *plique* se rapporte à ce que nous appelons *agréments du chant.* En effet la *plique* était ce qu'on nomme aujourd'hui *port de voix.* M. Danjou parle en plusieurs endroits de sa *Revue de musique religieuse,* des *ornements du chant.* Il dit (année 1848, p. 82) que les signes simples et composés de la notation en neumes, *même*

(630) « Leggesi in varii scrittori antichi, che se usava communemente il piano, il forte, il crescere e calare la voce, i trilli, i gruppi, i mordenti: ora si accelerava il canto, ora andava piu rimesso, si smorzava pian piano la voce fino al pianissimo, si spandeva fino al massimo forte, etc . . . . Quindi il ripiego preso dai nostri cantori predecessori non solo in Reims, in Metz, ed in Soissons, ma eziando in Roma di notare nei libri di canto che S. Paolo I, Adriano I, e Leone III inviarono a Pippino, ed a Carlo Magno alcune picc ole lettere sopra le note, come: *t, u, c, s, p, d, e, a, o, r,* etc. onde rammentare a que, cantori *tremulas, vinnulas, collisibiles, secabiles,* e cosi *podatum, pinnosam, diatinum, exon, ancum, oricum,* etc., tutti ornamenti, che i Francesi *non poterant exprimere.* » (*Mem. storico-critiche della vita e delle opere di Giovan-Pierluigi da Palestrina;* Roma, 1828, t. II, pp. 82 83.)

Nous nous sommes bien gardé de traduire les noms latins de tous ces ornements sur la valeur et la signification desquels se disputent nos archéologues musiciens.

les *signes d'ornements*, étaient placés sur des lignes. Ailleurs (août 1847), il donne un tableau des signes de cette notation, où il envisage le *quilisma* comme un *ornement de chant*, ou *port de voix*. Les signes neumatiques se partagent, suivant lui, en quatre classes: la dernière sont les *signes d'ornement*. Enfin, dans son *Résumé philosophique de l'histoire de la musique* (pp. CLXIII, CLXXXVIII, CXCI), comme dans ses *Origines du plain-chant* (5e art. *Revue* de M. DANJOU, 1846, pp. 231-233), M. Fétis passe en revue diverses formes d'*ornements* du chant, les *trilles*, les *fioritures*, les *ports de voix*, etc., auxquels il attribue une origine orientale.

Nous terminerons cet article par trois observations, l'une pour faire remarquer que, suivant l'abbé Baini, notre signe moderne représentant le *crescendo* et le *decrescendo*, était connu sous le nom de *pinnosa*. La *pinnosa*, dit ce savant historien, contenait deux notes ascendantes, et devait s'exécuter comme s'il y avait eu sur chacune de ces deux notes le signe moderne < >: « La *pinnosa* contenera due note ascendenti, e dovevano amendue eseguirsi *aumentando*, e quindi subito *scemando* la forza della voce; perciocchè mostravasi per la sua stessa figura, ch'è tal quale il moderno segno <> ma doppio <> <> <>; se non che questo è giacente, e la *pinnosa* era diritta. » (BAINI, *loc. sup. cit.*, p. 84.)

Sur quoi M. Nisard prétend qu'il existait toutefois deux différences entre ces notes antiques et leurs synonymes modernes : « La première, que la figure qui exprime maintenant le *crescendo* et le *decrescendo* était dans l'origine, et un signe de nuance et tout ensemble un signe de notation ; la seconde, c'est que cette figure s'écrivait perpendiculairement, de cette manière pour les deux notes de la *pinnosa* »

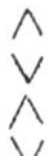

La seconde observation est pour faire également remarquer, toujours d'après Baini, que le *trille* des anciens, inconnu aux chanteurs des XVe et XVIe siècles, fut renouvelé par un chanteur nommé Jean-Luc Conforti, admis, le 4 novembre 1591, parmi les chanteurs de la chapelle pontificale. Baini cite à l'appui de ce fait le témoignage de Thomas Acci, cité par Gabriel Bari. Or, toujours suivant Baini, le *trille* commençait par la figure *tremula*, et la lettre *r* en indiquait la fin.

Enfin, ma troisième observation se rapporte aux mots *vinnula, collisibiles et secabiles voces*. Isidore de Séville définit ainsi *vinnula* : *Vinnolata vox est levis et mollis atque flexibilis. Et vinnolata dicitur a vinno, hoc est concinno molliter flexo.* (lib. III *Orig.*, cap. 19.) D'après M. T. Nisard, *vinnula* est synonyme de *tremula* dont le sens est significatif. Voici un autre commentateur sur lequel on ne comptait pas. C'est *maistre* Sebastian Rouillard, de Melun, auteur du *Grand aulmosnier de France*; Paris 1607, p. 149 : « Et adiouste néantmoins, que jamais nos chantres françois ne sceurent venir a bout de pouvoir contrefaire les *voix tremblantes*, ny *gringotes*, *fredons*, et *entre-coupes* de ces chantres romains, ains les estouffoient dans le gosier, comme inepte à exprimer telles délicatesses ; *Franci naturali voce barbarica non potuerant perfecte exprimere, tremulas, vel vinnulas, sive collisibiles seu secabiles voces, frangentes in gutture voces potius quam exprimentes.* »

« Les ornements, dit M. de Coussemaker dans son *Histoire de l'harmonie au moyen âge* (Paris, Didron. in-4°, p. 121)), qui ne sont non plus indiqués par aucun signe de notation, la plique exceptée, se composaient de la plique, de la réverbération et de ses diverses espèces, des fleurs longues, ouvertes et subites; du trille appelé « nota procellaris. » Jérôme de Moravie explique avec le plus grand soin dans quelles circonstances et sur quelles notes se pratiquaient tous ces ornements.

« Cet important chapitre est à lui seul un véritable traité sur le rhythme et l'ornementation du chant ecclésiastique au moyen âge..... Quand il sera connu dans toute son étendue (631) et avec les explications dont il a besoin d'être accompagné, alors, seulement, on pourra avoir une idée des immenses ressources d'exécution dont le plain-chant disposait, au moyen âge, pour émouvoir ses auditeurs et faire pénétrer dans leur cœur les sentiments les plus nobles et les plus élevés. Quand on connaîtra la prodigieuse variété de rhythme, les nombreux ornements dont le plain-chant était pourvu, alors on se figurera ce qu'il a pu être, pendant que ces traditions étaient en pleine vigueur et à leur apogée. Le traité de Jérôme de Moravie nous révèle en grande partie tous ces mystères. Quand on se transporte un instant par l'idée au temps où tout cela existait dans son éclat, l'imagination reste éblouie du degré de grandeur, de noblesse et de sublime auquel avait atteint cet art véritablement divin. »

ORTHIEN. — « Le *nome orthien*, dans la musique grecque, était un nome dactylique, inventé, selon les uns, par l'ancien Olympus le Phrygien, et selon d'autres par le Mysien. C'est sur ce nome *orthien*, disent Hérodote et Aulu-Gelle, que chantait Arion quand il se précipita dans la mer. »

(J.-J. ROUSSEAU.)

O SALUTARIS. — « En l'an 1512, après la bataille de Ravenne, le Pape Jules II ayant fait une ligue avec l'empereur Maximilien et les Vénitiens contre le roy Louis XII, et ayant ordonné qu'en Italie, lorsqu'on sonneroit la cloche pour dire la *salutation* de l'ange à la Vierge Marie, on diroit quant et quant, contre les François, trois petites oraisons par lui faites et adressées à la sainte Vierge. Le roy Louis XII en estant adverty, ne voulut jamais entendre à aucune alliance avec le Turc ni avec le Sou-

(631) M. de Coussemaker prépare une édition du *Traité* de Jérôme de Moravie.

dan du Grand-Caire, quoyque l'un et l'autre s'offrist à se liguer avec lui; il obtint, des evesques de son royaume, que tous les jours, aux églises cathédrales et conventuelles, pendant la messe, à l'élévation de l'hostie, on chanteroit ce cantique :

O salutaris hostia,
Quæ cœli pandis ostium :
Bella premunt hostilia;
Da robur, fer auxilium.

« Mais en la chapelle du roy, au lieu de *fer auxilium*, les chantres et musiciens disoient *serva lilium*, garde la fleur de lys; dans quelques autres églises on chantoit :

O salutaris hostia,
Quæ cœli vandis hostium
In te confidit Francia;
Da pacem, serva lilium.

« Le livre intitulé *Le Rosier des guerres* porte toutefois que cette institution fut faite par Louis XII, lors de sa maladie. » (*Encyclopédie pittoresque de la musique.*) L'auteur des *Voyages liturgiques* dit tout simplement : « Ce fut Louis XII qui demanda qu'on chantât *O salutaris hostia* à Notre-Dame de Paris à l'élévation de l'hostie. » (p. 117.)

OXYPYCNE. — Mot grec formé de ὀξὺς aigu, *acutus*, et de πυκνὸς, son pressé, condensé, demi-ton. Lorsque, dans un tétracorde, le demi-ton se trouve à l'aigu comme dans *sol la si ut*, on dit que le chant est de l'espèce *oxypycne*

P

P. — Quinzième et dernier degré de l'échelle dans la notation boétienne, correspondant au *la* suraigu. — P. dans l'alphabet significatif des ornements du chant de Romanus indiquait *pressio*. (*Pressionem vel prensionem prædicat.*)

P. — Par abréviation, signifie *piano*, c'est-à-dire, *doux*.

« Le double *PP.* signifie *pianissimo*, c'est-à-dire, *très doux*. » (J.-J. ROUSSEAU.)

PAIRS ET IMPAIRS (MODES). — Saint Ambroise, comme l'on sait, emprunta quatre modes à la théorie des Grecs, sur lesquels il formula les divers chants de son Eglise; mais ces modes ne suffisant plus à l'époque de saint Grégoire le Grand, celui-ci, tout en conservant les quatre premiers modes de saint Ambroise, fit dériver de chacun un second mode qui prit son rang à la suite de celui dont il était tiré. Il forma les nouveaux modes en transportant au-dessous la quarte au-dessus de chaque mode de saint Ambroise. Le premier mode de saint Ambroise étant, comme les trois suivants, formé par la division harmonique, c'est-à-dire ayant la quinte dans le bas et la quarte dans le haut, saint Grégoire en créa un second mode en transportant la quarte d'en haut dans le bas. De cette manière :

Premier mode.	*Ré*	*La*	*Ré*
La	*Ré*	*La*	
Deuxième mode.	*Mi*	*Si*	*Mi*
Si	*Mi*	*Si*	
Troisième mode.	*Fa*	*Ut*	*Fa*
Ut	*Fa*	*Ut*	
Quatrième mode.	*Sol*	*Ré*	*Sol*
Ré	*Sol*	*Ré*	

Ainsi, par le renversement de la quinte à la quarte, et de la quarte à la quinte, se produisit un mode nouveau. Le premier, l'ancien, l'authentique, à côté de son dérivé, le plagal, le collatéral. Le premier produit de la division harmonique, le second, produit de la division arithmétique. Mais comme l'un avait engendré l'autre, comme ils avaient une finale commune, les nouveaux furent intercalés dans les rangs des premiers, de telle sorte que ceux-ci furent les *impairs*, les seconds les *pairs*.

PAPADIKE. — Les *papadike* sont des livres dont les Grecs modernes se servent dans leurs cérémonies religieuses. Ces livres, mêlés de grec littéral, de grec vulgaire et de certains mots techniques barbares contiennent tous leurs chants notés. On y trouve une théorie musicale où sont démontrés la propriété et l'usage des signes musicaux. Quiconque possède bien ce traité est en état d'exécuter et d'improviser toute espèce de chant. (*Voy.* ce que dit Villoteau des *papadike* dans *l'Etat actuel de la musique chez les Orientaux :* Chants religieux des Grecs; et M. Fétis dans le *Résumé philosophique de l'histoire de la musique.*)

PARADIAZEUXIS, ou DISJONCTION PROCHAINE. — « C'était, dans la musique grecque, au rapport du vieux Bacchius, l'intervalle d'un *ton* seulement entre les cordes de deux tétracordes, et telle est l'espèce de disjonction qui règne entre le tétracorde synemménôn et le tétracorde diézeugménôn. » (J.-J. ROUSSEAU.)

PARAMESE. — « C'était, dans la musique grecque, le nom de la première corde du tétracorde diézeugménôn. Il faut se souvenir que le troisième tétracorde pouvait être conjoint avec le second; alors sa première corde était la mèse ou la quatrième corde du second; c'est-à-dire que cette mèse était commune aux deux.

« Mais quand ce troisième tétracorde était disjoint, il commençait par la corde appelée *paramèse*, laquelle, au lieu de se confondre avec la mèse, se trouvait alors un *ton* plus haut, et ce *ton* faisait la disjonction ou distance entre la quatrième corde ou la plus aiguë du tétracorde méson, et la première ou la plus grave du tétracorde diézeugménôn.

« *Paramèse* signifie proche de la mèse; parce qu'en effet la *paramèse* n'en était qu'à un *ton* de distance, quoiqu'il y eût quelquefois une corde entre deux. »

(J.-J. ROUSSEAU.)

PARAMÈSE. — C'était, dans le système des tétracordes grecs, la sous-moyenne, c'est-à-dire la corde placée immédiatement au-dessus de la mèse. Elle était corde immobile ou barypycne.

PARANÈTE. — « C'est, dans la musique ancienne, le nom donné par plusieurs auteurs à la troisième corde de chacun des trois tétracordes synemménôn, diézeugménôn et hyperboléôn; corde que quelques-uns ne distinguaient que par le nom du genre où ces tétracordes étaient employés. Ainsi la troisième corde du tétracorde hyperboléôn, laquelle est appelée hyperboléôn-diatonos par Aristoxène et Alypius, est appelée paranète hyperboléôn par Euclide, etc. » (J.-J. ROUSSEAU.)

PARANÈTE DIÉZEUGMENON. — C'était dans le système des tétracordes grecs, la pénultième des séparées. Elle était corde mobile et oxypycne.

PARANÈTE HYPERBOLÉON. — C'était dans le système des tétracordes grecs, la pénultième des excellentes ou des plus hautes. Elle était corde mobile et oxypycne.

PARANÈTE SYNEMMÉNON. — C'était dans le système des tétracordes grecs, la pénultième des conjointes, ou du tétracorde synemménôn. Elle était mobile et oxypycne.

PARAPHONIE. — « C'est dans la musique ancienne, cette espèce de consonnance qui ne résulte pas des mêmes sons, comme l'unisson qu'on appelle *homophonie*; ni de la réplique des mêmes sons, comme l'octave qu'on appelle *antiphonie;* mais des sons réellement différents, comme la quinte et la quarte, seules *paraphonies* admises dans cette musique : car pour la sixte et la tierce, les Grecs ne les mettaient pas au rang des *paraphonies*, ne les admettant pas même pour consonnances. » (J.-J. ROUSSEAU.)

PARHYPATE. — « Nom de la corde qui suit immédiatement l'hypate du grave à l'aigu. Il y avait deux *Parhypates* dans le diagramme des Grecs ; savoir, la *parhypate-hypaton*, et la *parhypate-méson*. Ce mot *parhypate* signifie *sous-principale*, ou *proche la principale*. » (J.-J. ROUSSEAU.)

PARHYPATE HYPATON. — Ce mot signifiait la corde proche de la principale des principales dans le premier tétracorde des Grecs. C'était une corde mobile et mésopycne.

PARHYPATE MÉSON. — C'était dans le système des tétracordes grecs la sous-principale des moyennes. Elle était corde variante et mésopycne.

PARTIE. — « On appelle de ce nom la portion de musique appartenant à chacune des voix ou à chacun des instruments qui concourent à former l'ensemble d'un morceau de musique. Ainsi, quand on dit *une partie de hautbois, de cor, de violon*, ou de *ténor, de soprano*, on parle de la musique destinée à ces instruments ou à ces voix pour l'exécution d'une symphonie, d'une ouverture, d'un chœur, etc.

« *Partie* est aussi la portion d'un morceau de musique séparée d'une autre par une double barre verticale accompagnée de points qui indiquent l'obligation de recommencer chacune des deux parties, lorsque tous les premiers morceaux des sonates, des symphonies, des quatuors, etc., sont coupés en deux parties. » (FÉTIS.)

PARTIMENTI. — C'est le nom italien (au sing. *partimento*) de certains exercices d'harmonie que l'on fait faire aux élèves en leur donnant des basses chiffrées sur lesquelles ils faisaient mouvoir et se dessiner avec élégance toutes les parties. En France, on a l'habitude de plaquer les accompagnements sous la basse chiffrée; les Italiens sont plus raffinés : aussi, ont-ils conservé une incontestable supériorité dans ce genre. Les *études* de Fenaroli sont excellentes sous ce rapport.

PARTITION. — On nomme *partition* la réunion de toutes les parties d'un morceau de musique, les unes au-dessous des autres, et se correspondant entre elles, mesure pour mesure, valeur pour valeur. Chaque ligne est affectée à une partie et quelquefois à deux. Un bon lecteur, un bon accompagnateur préfère la *partition* à un accompagnement réduit, parce qu'il voit le dessin et pour ainsi dire le jeu de chacune des parties. Les voix et l'orchestre sont disposés de manière à ce que le musicien exercé puisse les distinguer sans confusion.

PARTITION. — « *Partition* est aussi une certaine règle d'après laquelle les accordeurs d'orgue et de piano accordent ces instruments. Chacun a sa méthode à cet égard; la meilleure est celle qui permet de comparer le plus souvent et le plus sûrement les différents sons qu'on accorde entre eux avec celui qui a servi de point de départ, parce que celle-là permet de rectifier avec promptitude les erreurs de l'oreille. » (FÉTIS.)

PARTITION A TEMPÉRAMENT ÉGAL ET INÉGAL, d'après dom Bédos. — « Quand on veut accorder un clavier, on commence par faire ce qu'on appelle la *partition*, c'est-à-dire la répartition de la justesse sur un petit nombre de notes ; celles-ci, une fois accordées, servent de type à toutes les autres.

« Laissons parler notre maître (article 1135 [632]) : « La (gamme) diatonique est « la gamme ordinaire, *ut, ré, mi, fa, sol, la,* « *si, ut*, qui est composée de cinq tons et de « deux demi-tons. La gamme chromatique est « divisée en douze demi-tons, qui sont *ut,* « *ut* ♯, *ré*, *mi* ♭, *mi, fa, fa* ♯, *sol, sol* ♯ « *la, si* ♭, *si, ut*. Il n'est pas possible de « diviser l'octave en douze demi-tons justes, « car si on l'accorde de façon que tout y soit

(632) « Dans l'abrégé de Dom Bédos, fait par M. Hamel, c'est le n° 1108. »

« juste, on se trouvera outre-passer l'octave « d'une quantité très-sensible, jusqu'à cho- « quer l'oreille, et qui ne peut souffrir la « moindre altération dans l'octave. On ne « peut accorder l'octave de demi-ton en demi- « ton ; ces intervalles ne pouvant s'apprécier « assez sensiblement par leur harmonie. On « a imaginé d'accorder par quintes, qui sont « des intervalles très-sensibles, et par consé- « quent bien appréciables. Comme l'octave « chromatique contient douze demi-tons, elle « contient aussi douze tierces, douze quartes, « douze quintes, etc. Si l'on ne peut diviser « l'octave en douze demi-tons justes, il s'en- « suit nécessairement que les douze tierces, « les douze quartes, les douze quintes, etc., « ne peuvent pas non plus être justes. On est « donc obligé de rendre un peu plus petits, « ou d'affaiblir d'une certaine quantité ces « intervalles, pour parvenir à l'octave juste. « C'est cette altération qu'on appelle le *tem-* « *pérament*, ou, en termes de facteurs d'or- « gues, la *partition* (633). La difficulté de la « partition consiste à trouver le juste point « de cette altération, et s'il convient mieux « de tempérer également ou inégalement les « quintes, ou, si l'on se détermine à préférer « cette inégalité, sur quelles quintes on la « fera tomber... Dans le nombre des systèmes « qu'on a inventés, il y en a deux qui sont « les plus remarquables. L'un, qu'on appelle « l'ancien système, qui consiste à tempérer « inégalement les quintes; et le nouveau, « selon lequel on affaiblit moins les quintes, « mais toutes également;... les quintes n'y « sont affaiblies que d'un douzième de « *comma* (634), et toutes le sont de même ; « mais aussi il n'y a aucune tierce majeure « qui ne soit outrée, ce qui rend l'effet de « cette partition dure à l'oreille. Selon l'an- « cienne partition, on affaiblit environ onze « quintes d'un quart de *comma*. Cette altéra- « tion est bien plus considérable qu'un dou- « zième de *comma*, ce qui se fait ainsi pour « rendre juste huit tierces majeures ; et « comme en altérant ces quintes on ne par- « viendrait pas à l'octave juste, on fait tom- « ber tout ce qui manque sur une seule « quinte que l'on sacrifie, pour ainsi dire, « et qui devient outrée ; elle se trouve sur « un ton le moins usité. Les facteurs ap- « pellent cette quinte : la quinte *du loup*. »

« Nous ne suivrons pas dom Bédos dans tous ses développements contre la partition égale et en faveur de la partition inégale, mais nous résumerons ce qu'il dit de cette dernière pour servir de terme de comparaison à des tentatives plus heureuses. La partition inégale rend inabordables des tons majeurs fort usités dans les compositions des grands maîtres, ainsi *la* ♭, et *ré* ♭ ; *si* ♭ même n'y est point agréable : plusieurs tons mineurs y sont aussi d'une mollesse fatigante. Mais le tempérament égal a un bien autre défaut, c'est que toutes les quintes y sont fausses, affaiblies ; toutes les tierces forcées et non moins fausses ; et pas un seul ton qui sorte de la monotone fausseté des autres. Le tempérament égal a été, dès les premiers essais faits sous le règne de Rameau, blâmé et définitivement rejeté. Le *Dictionnaire* de J.-J. Rousseau a servi d'organe aux anathèmes qui l'ont anéanti. Les facteurs les plus renommés de nos jours ont trouvé un juste milieu entre ces deux extrêmes, quoique chacun de leurs accordeurs varie dans la répartition de l'affaiblissement des quintes ; mais comme ils ne donnent pas leur secret, voici, en attendant mieux, celui des anciens facteurs à *quinte du loup*.

« Toute partition dépendant de la manière dont on divise la gamme, ou dont on altère ses divers tons et demi-tons, dom Bédos commence par établir sa division de la gamme chromatique ; adoptant la division des tons et demi-tons en parcelles nommées *comma* par les théoriciens de son temps, tels que Rameau, d'Alembert, Rousseau, etc.

« (Article 1139.) Il faut remarquer que de « douze quintes dont l'octave est composée, « on n'en accorde que onze ; la douzième, « qui est la *quinte du loup*, se trouve d'elle- « même au point où elle doit être. On n'ac- « corde aucune tierce, elles se trouvent « toutes justes, ou outrées au point qui « leur convient. Les huit bonnes servent de « preuve à la juste altération qu'on doit « avoir donnée aux quintes. Les quatre « autres seront d'elles-mêmes outrées, « autant qu'elles doivent l'être. » Voici en notes la pratique de la partition :

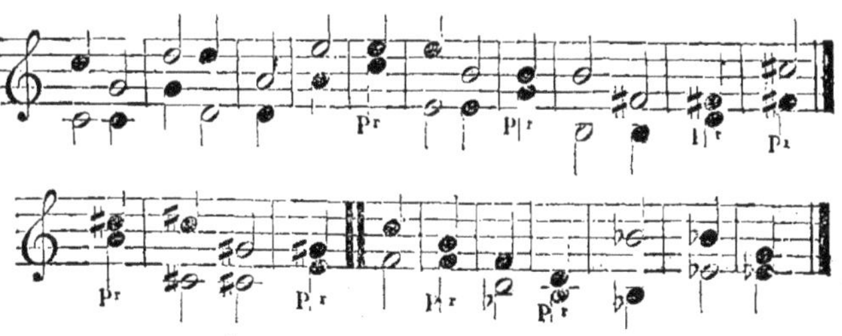

(633) Cette définition de la partition par D. B. est différente de la nôtre, mais ne lui est nullement contraire.
(634) « Il en faut neuf pour faire un ton plein. »

« Les noires s'accordent sur les blanches.

« Les quintes de cette partition sont tempérées ainsi : il faut que la première, *ut-sol* donne sur le *sol*, à peu près quatre ou cinq battements par seconde. La suivante, *sol-ré*, fera sur le *ré* cinq ou six battements par seconde, étant du nombre des trois qui doivent s'affaiblir un peu plus que les huit autres. Les deux suivantes, *ré-la* et *la-mi*, seront tempérées au même point que *ut-sol*. *Ut-mi* doit faire une tierce juste et servir de preuve. La quinte *mi-si* doit s'affaiblir au même point que *ut-sol*; *si* doit servir de preuve en faisant la tierce juste de *sol*. La quinte *si-fa dièse* comme *sol-ré*. *Fa dièse* doit être la tierce juste de *ré*. *Fa dièse-ut dièse*, comme *ut-sol*. *Ut dièse la* doit former tierce juste.

« Le tempérament d'*ut dièse-sol dièse* se règle par la tierce juste que ce *sol-dièse* doit faire avec le mi le plus voisin. *Sol dièse-mi* b, qui est la *quinte du loup*, se trouve d'elle-même à son point sans être accordée. *Ut-fa* se tempérera comme *sol-ut*, et la preuve se fera par la tierce juste de *fa-la*. La quinte de *fa-si* b sera comme celle de *ré sol* et aura pour preuve *si* b-*ré*, tierce *affaiblie* tant soit peu, et battant lentement avec l'octave de *si* b; on fera la quinte *si* b-*mi* b comme *sol-ut;* et la partition finira par la preuve de *mi* b-*sol*, tierce juste.

« Quoiqu'il importe peu de commencer la partition par telle note ou telle autre, et que la seule difficulté soit de déterminer la quantité d'altération des *quintes*, cependant les auteurs ont leur préférence dont il faut tenir compte, puisque le choix des notes par lesquelles ils commencent à faire le tempérament semble agir sur la délicatesse de leurs sensations. Ainsi le célèbre pianiste J. Hummel avait adopté, dit-on, la partition suivante :

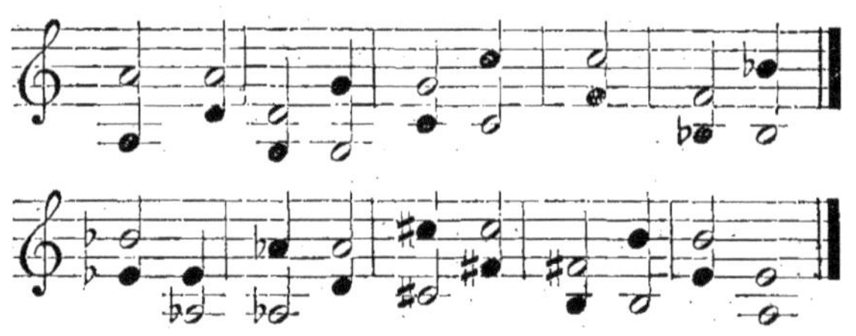

« Cette marche de quintes et d'octaves ne nous montre nullement la quantité dont les quintes sont tempérées, et nous ne la donnons que comme exemple de la diversité des marches adoptées par les divers accordeurs. Celle-ci semblerait presque un renouvellement de la partition égale s'il fallait en croire les facteurs qui s'en servent, et qui donnent pour principe que *toutes* les tierces majeures soient forcées, les quartes justes, les quintes faibles, et les octaves nécessairement justes, puisque, si les octaves étaient fausses, ce ne serait plus accorder l'orgue, mais le désaccorder.

« Il reste donc établi qu'il y a autant de partitions que de manières de diviser les demi-tons de la gamme, et qu'une fois que la partition est faite, c'est-à-dire que l'on a réparti sur un point du clavier (ordinairement sur le *médium*), les diverses intervalles de la gamme chromatique, de manière à pouvoir y frapper des accords justes dans tous les tons, il n'y a plus qu'à accorder entre elles toutes les octaves du clavier, ce qui est facile. Mais il faut que cet accord soit complet ; car tant qu'il restera entre les deux notes, dont l'une est à l'octave de l'autre, le moindre vacillement, la moindre inégalité, l'accordeur devra ne point les quitter, sans quoi il exposerait les octaves suivantes à de nouvelles altérations, et sa partition serait totalement neutralisée par le désordre des octaves prétendues; qui dit octave, dit répétition *exacte* du son à un degré supérieur ou inférieur.

« La partition faite et les tuyaux reposés et vérifiés encore, dit le maître, il ne faut plus y porter la main, dont le moindre contact les échauffe et en change le ton. C'est une observation applicable à tous les tuyaux accordés.

« Lorsqu'on réfléchit au défaut de fixité des diverses partitions, on se prend à regretter qu'il n'existe pas quelque moyen de prendre au vol et daguerréotyper pour ainsi dire la meilleure partition, celle du moins qui semble la meilleure, puisque les goûts varient en ce point comme en tant d'autres.

« Eh bien! ce qu'une pareille invention aurait de précieux pour l'art et d'honorable pour son inventeur, il faut nous hâter d'en faire hommage à un simple facteur de village, oublié dans un coin de nos Vosges françaises, et ne songeant nullement à réclamer de la publicité ou du gouvernement la part d'honneur et de profit qui lui serait si équitablement décernée. M. Jeanpierre (de Nompatelize) s'exprime ainsi dans les notes qu'il a bien voulu me confier ainsi qu'au digne continuateur de dom Bédos :

« Que l'on fasse quatre partitions de suite « sur quatre jeux différents, il y a cent contre « tre un à parier que, de ces quatre parti- « tions, il n'y en aura pas trois parfaitement « d'accord entre elles. Ceci m'a fait sentir « la nécessité, dans l'intérêt de l'art, de « construire un instrument au moyen du- « quel l'opération d'une bonne partition fût « ramenée à une opération en quelque sorte « purement mécanique » Et cela posé,

M. Jeanpierre inventa son *Métroton*, dont la description pourrait ici entraver notre marche déjà forcément ralentie par le besoin des exposés pratiques..... » (*De l'orgue*, par M. J. Régnier, pp. 297 à 303.)

PASTOURELLE. — On appelait ainsi l'office des pasteurs dans les églises de Clermont en Auvergne, d'Angers, de Jargeau, etc., qui se célébrait dans la nuit de Noël à Laudes, lesquelles étaient enclavées dans la messe. A Clermont, la *pastourelle* se faisait par cinq clercs et par un prêtre qui concluait la cérémonie; le psaume *Deus regnavit* y était triomphé, c'est-à-dire entremêlé à chaque verset du *Pastores dicite*, etc. Les autres paroles sont à peu près les mêmes que l'on disait à Rouen où l'on a fini par abolir toutes ces petites farces ou comédies spirituelles La faculté même de théologie de Paris employa son zèle et son autorité pour les abroger; de sorte qu'elles furent interdites dans presque toutes les églises quant aux personnages, sans qu'on ait pensé à en changer les paroles qui ont servi pendant longtemps d'Antiennes à Laudes dans la plupart des églises. (*Voy. lit.*, pp. 76, 91 et 217.)

PATTE A RÉGLER. — « On appelle ainsi un petit instrument de cuivre, composé de cinq petites rainures également espacées, attachées à un manche commun, par lesquelles on trace à la fois sur le papier, et le long d'une règle, cinq lignes parallèles qui forment une portée. » (J.-J. Rousseau.)

PATTÉE. — On donnait jadis ce nom aux quatre lignes parallèlles sur lesquelles les notes sont posées, à cause qu'avant l'impression l'on avait coutume de les tracer à la main avec une plume à quatre pieds faite en forme de patte. (Jumilhac, *La sc. et prat. du pl.-ch.*, p. 106.)

PAUSE. — *Des pauses ou silences qu'il est nécessaire de faire après les cadences.* — « I. Les pauses ne sont autre chose qu'une artificieuse et agreable omission de voix (634), ou un silence qui est fait à propos. Elles sont necesaires dans le cours du chant pour plusieurs raisons, I. à cause de la nature de la voix humaine qui n'est pas moins bornée dans la continuité de son discours et de son chant (635), qu'elle l'est dans l'elevation ou l'abbaissement de ses sons : car comme elle a une certaine etenduë au delà de laquelle elle ne peut ni s'elever, ni s'abbaisser : elle a pareillement un certain terme de son haleine, qu'elle ne peut outre passer ni en discourant, ni en chantant, si de nouveau elle ne la reprend par quelque respiration ou silence, ou repos.

« II. Une autre raison pourquoy les pauses sont necessaires est la distinction (636), la beauté, et l'agreement des pieces de chant qui ne sont renduës ni accomplies, ni propres a causer de l'agreement aux auditeurs, si ce n'est par les repos et par les silences qui se font a propos apres leurs membres ou leurs cadences : de mesme que la suite d'une piece de rethorique ou de poësie ne peut estre ni parfaite ni agreable, si elle n'est prononcée avec la distinction de ses membres ou de ses cesures. De sorte que comme les peintures sont renduës beaucoup plus eclatantes, plus gayes et plus vives, par les ombres que l'on y ajoûte : aussi le chant est rendu plus doux et plus agreable par l'assortissement des silences, qui sont a l'egard des sons, ce que les ombres sont au regard des couleurs.

« III. Troisiemement, les pauses et les silences, font une partie fort considerable de la mesure totale et accomplie du chant (637), car comme cette mesure consiste en la durée et au temps, et que le temps n'est pas seulement la mesure du mouvement, mais encore du repos (638), aussi la durée de ces pauses, de ces repos, et de ces silences ne doit pas estre moins reglée, que le temps et le mouvement des sons (639.)

« IV. En quatrieme lieu, l'accord et le concert, qui est la piece la plus necessaire au chant et à l'harmonie, ne peut se conserver et s'entretenir avec plusieurs qui

(634) (La pause, selon les Italiens est une *figure muette, figura muta*. Mais ceci s'applique à la musique figurée et mesurée.) « Pausa est artificiosa vocis omissio. Ea autem inventa est, tum ad cantantium quietem respirationemque, tum ad cantus suavitatem, scilicet ne perpetuus unius vocis tenor obtunderet auditorem ; sed ut reficeretur auditus, sensus alioqui petulantissimus; quare non mediocrem jucunditatem affert cantui, si suo inseratur loco. » (Glarean., lib. III *Dodec.*, cap. 3.)

* Franch., l. II *Mus. pract.*, c. 6.

* « Pausa est silentium vocis, vel aspirationis mensura per tantum intervallum aut spatium temporis quantum figura pro qua ponitur contineri potest. » (Orantius Finæus, *In appendice ad lib.* V *Margaritæ philosophicæ.*)

(635) « Quæ continua vox est, et ea rursus qua decurrimus cantilenam naturaliter quidem infinitæ sunt. Consideratione enim accepta nullus modus vel evolvendis sermonibus fit, vel acuminibus attollendis, gravitatibusque laxandis ; sed utrisque natura humana fecit proprium finem. Continuæ enim voci terminum humanus spiritus fecit, ultra quem nulla ratione valet excedere. Rursus diastematicæ voci natura hominum fecit terminum, quæ acutam eorum vocem, gravemque determinat ; tantum enim unusquisque vel acumen valet extollere, vel reprimere gravitatem quantum vocis ejus naturaliter patitur modus. » (Boet., lib. I *Mus.*, cap. 13.)

(636) « Distinctio sensum auget, ignavis dant intervalla vigorem. » (Ausonius.)

* « Etenim ut in sermonis ductu necesse est quasdam fieri silentii distinctiones, tum ut auditor intelligat clausularum diversitatem ; tum etiam ut is qui loquitur captato spiritu, majori acrimonia pronuntiet; idem quoque faciamus oportet in cantu, ut per quædam signa confusionem illam distinguamus. » (Georgius Rhau, cap. 7 *Mus. practicæ.*)

(637) « Ubi et vacua tempora assumunt; est autem tempus vacuum, quod absque sono existit ad complendum rhythmum. » (Aristides Quintil., lib. I *De musica*, post medium.)

* « Annumeratur sono certum, atque dimensum intervalli silentium. » (August., lib. III *Mus.*, cap. 8.)

(638) « Tempus est numerus, *seu mensura*, motus et quietis. » (Aristot., IV *Phys. c.*)

(639) « In iis autem numeris qui non verbis finiuntur, sed aliquo flatu, vel ipsa etiam lingua; nullum in hac re discrimen est, postquam voce per-

chantent ensemble (640) si ces repos et ces silences ne sont aussi ponctuellement et uniformement observez, que les intervalles et la durée des sons le doivent estre. Il y a encore quelques autres raisons que les musiciens apportent pour faire voir la necessité des pauses, mais parce qu'elles appartiennent plûtost à la musique qu'au plain-chant, il suffit de les ajouter aux notes de ce chapitre (641). » (JUMILHAC, *Science et pratiq. du pl.-ch.*, part. V, chap. 11.)

De la durée ou mesure des pauses, et de la façon de les marquer. — « I. La durée des silences qui se doivent garder apres les cadences tant du plain-chant, que des chants metriques, ne doit estre que pendant le temps d'une de leurs breves.

« II. Celle des pauses de la psalmodie soit aux mediations soit a la fin des versets, doit estre reglée suivant l'usage de chaque église ou communauté, en sorte toutefois que la pause de la mediation, et celle qui se fait a la fin de chaque verset ait au moins un silence de la valeur d'une breve (642.)

« III. Les pauses des autres chants rythmiques comme sont ceux des leçons, des epistres, des evangiles, des capitules, et autres choses semblables demandent le silence de deux de ses breves aux cadences medianes des deux points; et le silence de trois breves ou environ aux cadences des points, d'autant que les pauses de ces chants non plus que leurs sons n'ont pas une regle si precise de leur mesure que les especes des autres chants la peuvent avoir; et que la continuité de ces sortes de chants demande un plus grand repos. »

(JUMILHAC, *loc. cit.*)

PÉAN. — « Chant de victoire parmi les Grecs, en l'honneur des dieux, et surtout d'Apollon. » (J.-J ROUSSEAU.)

PÉDALE. — On nomme *pédale* cette partie de la fugue qui la termine et qui prépare la cadence finale. Cette partie n'est pas absolument nécessaire dans la fugue, mais quand elle s'y trouve, la pédale a lieu simultanément avec le *stretto*. Il n'est pas nécessaire de dire que la pédale tire son nom de la pédale de l'orgue, soit à cause de la gravité du colossal instrument, soit à cause de ses sons prolongés. De là le nom de pédale a été étendu à toute note soutenue dans l'harmonie, soit à la basse, soit aux parties intermédiaires, soit à l'aigu.

Dans la fugue, la pédale produit un effet merveilleux par le contraste du calme et de l'immobilité du son soutenu à la basse et des mouvements précipités des figures harmoniques qui se pressent dans le stretto et qui sont la récapitulation de toutes les imitations auxquelles le sujet et les contre-sujets ont donné lieu. Nul artifice plus que celui-ci, ne communique à l'âme de l'auditeur le sentiment de la grandeur, de la plénitude et de l'ordre en même temps; car à travers toutes les hardiesses harmoniques et les rencontres de dissonances accumulées dans les diverses parties, on sent que la pédale n'a qu'à s'accentuer sur une seule note, pour que ce désordre apparent se termine par un accord solennel.

PÉDALE. — « On nomme ainsi tous les jeux qui correspondent au clavier de pédale et qu'on joue avec les pieds. Tous les jeux qu'on met à la pédale sont de plus grosse taille que les autres jeux semblables, et on leur donne ordinairement plus d'étendue dans les basses. » (*Man. du fact. d'org.* Paris, Roret, 1849, t. III, p. 565.)

L'art de la pédale suppose chez l'organiste une grande habileté et de longues et de persévérantes études. Il faut voir et entendre M. Ch.-V. Alkan sur le magnifique piano à pédales de M. Erard ; il faut voir et entendre M. Lemmens sur le bel orgue de Saint-Vincent de Paul, construit par M. A. Cavaillé-Coll; il faut les voir employant tour à tour ou simultanément les mains et les pieds, les pieds, qui, dans une complète indépendance à l'égard des mains, se livrent à une gymnastique à part, et, à l'aide du talon et de la pointe, du *saut* et du *glisser*, attaquent des doubles octaves, des batteries, des gammes rapides, des arpéges, des trilles, avec un tel aplomb et une telle aisance que plus d'un organiste s'estimerait heureux d'en faire autant avec les mains. — Voir pour l'étude de la pédale et le *doigter* de cette partie, les règles et les exercices que M. Lemmens a donnés dans son *Nouveau journal d'orgue*

cussioneve sileatur modo ut legitimum secundum supradictas rationes intercedat silentium. » (AUGUST., lib. IV *Musicæ*, cap. 14.)

* « Cur in silentiorum intervallis nulla fraude sensus offenditur, nisi quia eidem juri æqualitatis, etiam si non sono, spatio, tamen temporis, quod debetur, exsolvitur? Cur sequente silentio etiam brevis syllaba pro longa accipitur, non instituto, sed ipso naturali examine, quod auribus præsidet, nisi quia in spatio temporis longiorem sonum coarctare in angustias eadem illa æquabilitatis lege prohibemur? » (AUGUST., lib. VI *Musicæ*, cap. 10.)

(640) « Ut in poematis non parum facis affert decora carminis cæsura : multum etiam ornatus luculenta arsis ac thesis; ita in cantu si defuerit concinna vocum mensura, et in cantantium cœtu æqua omnium acceleratio, mira fit confusio. » (GLAREAN., lib. III *Dodecachordi*, cap. 7.)

(641) « Secundo sunt inventæ pausæ propter notulæ difficilem positionem, et formandarum fugarum gratia, etc. 3° Propter evitare Tritonum, semidiapenten, et alia musicæ prohibita intervalla. Item ad duarum concordantiarum perfectam distinctionem, quæ mutuo sese neutiquam possunt sequi, nisi vel pausa vel nota interveniat. 4° Propter varias cantilenæ partes, ne concentus suavitas strepere magis, quam consonare videatur; tanto enim omnis cantilena auditu suavior æstimatur, quanto pausarum idonea interceptione variabilior efficitur. » (GEORGIUS RHAU, *in Enchiridio musicæ mensuralis*, cap. 1.)

* Joannes GALLICULUS, *De compositione cantus*, cap. 2.

(642) « Ut autem minus quam duo tempora occupet syllaba ; dum præstat saltem taciturnitatis, quædam fraus æqualitatis est, quia minus quam in duobus esse æqualitas non potest. » (AUGUST., lib. VI *Musicæ*, cap. 10.)

PENTACORDE. — « C'était chez les Grecs tantôt un instrument à cinq cordes, et tantôt un ordre ou système formé de cinq sons : c'est en ce dernier sens que la quinte ou diapente s'appeloit quelquefois *pentacorde.* »
(J.-J. ROUSSEAU.)

PERFECTION.—IMPERFECTION.—Dans le système des valeurs du moyen âge, la *perfection* étoit attribuée à la division ternaire, et l'*imperfection* à la valeur binaire; le nombre *trois*, ne souffrant pas de division, était regardé comme plus parfait que le nombre deux. (BROSSARD.)

Voilà pourquoi la *perfection* ou le *triple* était marquée par un cercle ou un O, qui est la figure la plus *parfaite* de toutes, et l'*imperfection* ou mesure *binaire* par un demi-cercle ou C, qui n'est qu'un cercle imparfait.

L'*imperfection* fut marquée par les notes rouges, qui ne parurent qu'au XIVe siècle, et c'est dans Guillaume de Machault qu'on remarque peut-être pour la première fois le mélange des notes rouges et des notes noires. Ce musicien nous dit lui-même dans sa messe (ms. n° 25, fonds La Vallière), au morceau qui précède le *Kyrie*, à la partie du ténor et à celle du contra-ténor : *Nigræ sunt perfectæ; rubræ sunt imperfectæ*, ce qui voulait dire que les notes *imparfaites* perdaient le tiers de leur valeur.

PERIELESES.—Sur un sujet pareil, ainsi que nous l'avons fait pour CHANT SUR LE LIVRE, nous nous contenterons de citer les théoriciens. Lebeuf, après avoir parlé de l'*organisation*, s'exprime ainsi sur les cadences périélèses (*Traité hist. sur le ch. eccl.*, pp. 79-82):

« Le lecteur me prévient déjà, et s'apperçoit que de là vient l'origine des cadences périélèses, ou circonvolutions si communes dans les versets des répons de Paris, et presque inséparables des intonations. Oui, les périélèses [notation] n'ont point d'autre origine que l'organisation du chant que l'on vouloit faire sentir. De là vient que communément la périélèse est restée d'usage dans les anciennes Eglises, et qu'en d'autres c'est quelquefois l'autre partie de la composition organisante qui est restée. Par exemple à Sens on dit dans les pseaumes d'Introïts :

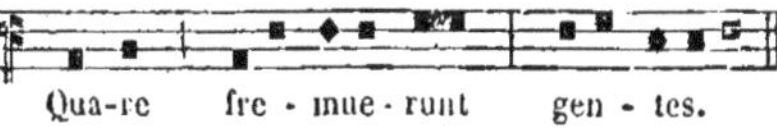

et à Auxerre :

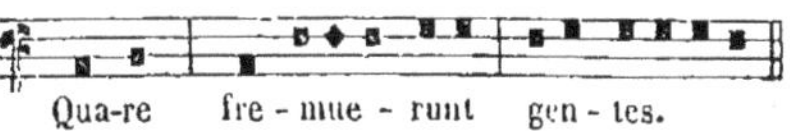

« Que deux voix réunissent les deux parties en même tems, cela formera une organisation à la tierce. Etant à Lyon en 1729, j'ai remarqué de même, que la manière d'y finir les neumes ou *jubilus*, qui terminent certaines Antiennes, n'est pas de finir comme on fait à Paris et ailleurs communément, par une périélèse. Ainsi où l'on diroit ailleurs en finissant la neume du premier mode :

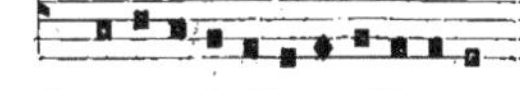

« Les chantres de Lyon disent :

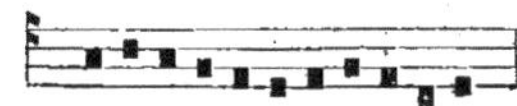

par la raison que l'habitude leur a fait retenir le son de l'*ut* qui formoit l'accord à la tierce, lorsque d'autres chantres redoubloient le *mi*. C'est ce qui me fait croire que la manière bizarre de finir le petit *Benedicamus* des Vêpres par une périélèse qu'on fait sur *Deo gratias*, vient de la même habitude que l'on avoit prise de faire sentir un accord à la tierce, comme une espèce d'agrément, en finissant l'office.

« Au reste, quoique ces périélèses se soient multipliées dans les chants des versets des répons, je suis persuadé qu'originairement il n'y avoit que les enfans de chœur qui en faisoient dans les versets de répons qui étoient de leurs charges, comme ils sont encore les seuls qui en font en plusieurs églises : mais depuis qu'on les mit dans les copies des livres, cela passa en usage; et c'est ainsi que cela s'est étendu et multiplié. On conclura peut-être de tout ceci, que ces sortes de modulations sont encore un peu trop fréquentes dans quelques versets : mais la loi qu'impose l'usage entraîne quelquefois malgré qu'on en ait. Il me reste à observer que l'usage de noter les périélèses comme on les note aujourd'hui n'a pas toujours été ainsi. Je parle de celles qui sont restées pour indiquer une intonation, ou pour marquer la fin d'un verset de répons. L'avant-dernière note de la périélèse ou circonvolution se marquoit ainsi : [notation] on se contentoit de figurer un point, qui signifioit qu'il falloit tenir cette note longue. Depuis l'usage de l'imprimerie, les fontes n'ayant pas de points pour placer ainsi dans tous les entre-lignes, les imprimeurs aimèrent mieux mettre une brève en place du point, et la périélèse d'intonation ou de terminaison se trouva ainsi notée : [notation] Ce n'est guères que dans le dernier siècle que l'on s'est avisé de noter la périélèse de la manière suivante : [notation] ce qui a fait naître certaines réduplications de la part des Enfans-de-Chœur, lesquelles étoient inconnues aux anciens, mais qui n'ont cependant rien de désagréable, lorsqu'elles sont bien faites. »

Des intonations et des cadences ou périélèses. — « Dans la plupart des églises, on désigne l'intonation des différentes pièces de chant par l'addition de quelques notes. Cette addition, qui marque un repos, est pour faire sentir que celui ou ceux qui commencent cette pièce de chant ne doivent pas poursuivre plus loin ; mais que c'est au chœur à reprendre où ils se sont arrêtés, et poursuivre la pièce.

« On appelle cette addition de notes et ce repos *cadence*, ou *périélèse*, ou *petite neume*.

« Les périélèses se font de trois façons, 1° par circonvolution ; 2° par intercidence ou diaptose ; 3° par simple duplication. La circonvolution est la manière la plus commune et la plus usitée : elle se fait en ajoutant, avant la note qui termine l'intonation, une note au-dessus et deux notes au-dessous qui se lient à cette dernière note du mot, ce qui fait comme un contour avant de toucher cette dernière note, et ce contour est toujours une tierce majeure ou mineure, suivant les cordes sur lesquelles elle tombe....

« Si la dernière syllabe du mot qui fait l'intonation est chargée de plusieurs notes, dont la pénultième soit immédiatement au-dessus de la dernière, cette pénultième note servira pour faire la cadence, sans qu'il soit besoin d'en ajouter une autre première, et de cette note on descendra à la tierce au-dessous, ou on ajoutera les deux autres qui seront liées avec celle de dessus, qui est la dernière du mot ; il ne faudra qu'une demi-addition....

« Les cadences qui se font par intercidence ou diaptose sont plus rares ou moins usitées. Cette diaptose, ou petite chute, se fait après la dernière note du mot marqué pour l'intonation, en ajoutant immédiatement après et au-dessous deux notes qui seront liées avec une troisième ajoutée sur la même corde de la dernière note.

« On emploie la diaptose quand la dernière syllabe du mot de l'intonation est chargée, en montant, d'une tierce ou d'une quarte, ou même d'une quinte, et que pour faire la circonvolution il faudroit un trop grand élancement de voix....

« C'est par des diaptoses qu'à Paris et en plusieurs autres églises on fait les points ou les repos, dans le chant de l'évangile, sur la pénultième syllabe longue, ou sur l'antépénultième, si la pénultième est brève, ou sur la dernière, si le mot est hébreu ou monosyllabe.

« A Sens, dans tous les chants du troisième mode, dont l'intonation se termine à l'*ut* dominante, la cadence ne se fait que par diaptose....

« Dans la même église, pour rendre sensible la différence des intonations du premier mode et de celles du septième, lorsqu'elles paroissent être dans la même progression et la même tournure, on fait les cadences du septième par diaptose....

« On distingue de même les intonations du cinquième de celles du septième, lorsqu'elles paroissent être dans la même progression et avoir la même tournure....

« Les intonations par simple duplication se font en doublant la pénultième note du mot de l'intonation sans rien changer. Cette intonation par simple duplication de pénultième note s'emploie lorsque la dernière syllabe du mot est chargée de plusieurs notes par degrés conjoints en montant....

« Voilà les trois manières les plus simples et les plus aisées pour l'imposition ou l'intonation des différentes pièces de chant, qui ne dérangent jamais rien et qui ne peuvent embarrasser les chantres.

« On a donné à Paris des règles un peu différentes, qui par leurs exceptions, les changements, les additions, les retranchements qu'il faut faire dans les différents cas, exigent un travail et une attention dont il n'y a que les plus habiles chantres qui soient capables ; on sçait que partout ce ne sont pas toujours les plus habiles qui imposent les antiennes ou autres pièces de chant : il est donc à propos de les aider, en rendant les cadences plus faciles, et par là on s'éloignera moins de la simplicité du romain qui n'en fait jamais. M. Nivers dit, et avec justice, que c'est une erreur de croire que pour donner le ton du pseaume, on doit faire tomber la dernière note de l'intonation de l'antienne sur la dominante du même psaume : au contraire, il faut les chanter simplement, comme elles sont notées, et avec la périélèse où elle est d'usage.

« Les cadences, pour intonation, se font au commencement de toutes les pièces de chant, lorsqu'elles sont commencées par un ou par plusieurs, et que le chœur doit poursuivre, ce qui doit être marqué par une double barre perpendiculaire à l'endroit où doit finir l'intonation. On fait aussi les cadences à la fin des versets de répons qui se chantent par un ou plusieurs députés, et cela, pour avertir le chœur de reprendre la réclame. Voilà l'usage commun.

« L'usage moderne de l'Eglise de Paris, qui ne paroît marqué dans les livres de cette église que depuis l'Antiphonier de 1681, multiplie ces cadences dans le corps des versets de répons, des versets de graduel, des versets d'*alleluia*, ce qu'on appelle machicotage ; pour avertir le chœur de reprendre, on insiste un peu plus sur la dernière cadence : mais à Paris, comme ailleurs, le chœur ne fait jamais de cadence. C'est pourquoi, dans les livres de chant où il est d'usage de les mettre à chaque pièce, on ne les marque point dans celles que tout le chœur reprend, comme les antiennes. C'est pour la même raison que dans le Processional, lorsqu'on prend un répons de l'office, on en retranche les cadences dans le verset que le chœur doit chanter.

« Dans quelques églises on ne fait aucune cadence à l'office des Morts, seulement on pèse ou on insiste sur les notes sur lesquelles elles pourroient être faites, soit pour l'intonation, soit pour terminer les versets de répons.

« Comme les cadences sont un petit repos, pour le marquer avec exactitude, il faut être attentif à ne pas faire de contre-sens (643), comme on ne doit pas se contenter de la

(643) « A Paris dans le verset du répons des premières Vêpres du Saint-Sacrement, on a fait une cadence sur *suos* qui termine le sens, puis de suite on dit : *qui erant in mundo, in finem ;* le contre

moitié d'un mot (644). S'il se trouve un monosyllabe qui appartienne au mot précédent, il faut le joindre dans l'intonation, comme *Invenerunt me*, *Congregati sunt*. Si ce monosyllabe appartient au mot suivant, comme *Immobilis in* . *Dei timore*, *Omnis qui audit : Omne quod dat mihi Pater : Ab auditione mala non timebit*, il faut bien se donner de garde de joindre ce monosyllabe au mot précédent, comme qui diroit *Immobilis in : Omnis qui : Omne quod : Ab auditione mala non :* on en sent le ridicule ; l'intelligence du texte réglera aisément....

« Dans les intonations des pseaumes et des cantiques, on ne fait point de cadences, mais on chante pour intonation jusqu'à la médiation inclusivement. Les psaumes des introïts de la messe, et de certaines antiennes, qui ont le même rite, ont, en plusieurs églises, des cadences à cette médiation. Ce chant solennel doit être toujours marqué au long dans son lieu.

« A Paris, on fait, dans le chant des pseaumes des introïts, la cadence dès le commencement, comme nous l'avons marqué ci-devant; le chœur poursuit et chante la médiation et la terminaison. Il seroit à propos de pousser l'intonation jusqu'à la médiation, quand il n'y a pas assez de mots pour distinguer l'une de l'autre, ou que cette distinction coupe le sens de la lettre, comme dans *Miserere mei, Deus*. Si on fait l'intonation comme à Paris, au mot *Miserere*, on fait dire au chœur *mei Deus*, qui a le même sens que si l'on disoit : *Deus mei*, qui est un contre-sens.

« Il n'en est pas de l'intonation des hymnes comme de celle des autres pièces de chant : l'intonation des hymnes se doit faire suivant l'exigence du vers.

« Si c'est un petit vers ïambique à quatre pieds, comme

Jam lucis orto sidere ;
Pastore percusso, minas.

l'intonation doit renfermer le vers en entier, à la fin duquel on fait la cadence.

« [A Auxerre, on ne fait jamais de cadence à l'intonation des hymnes : chaque église a sur cela ses usages, auxquels on doit se conformer, comme en toutes autres choses, puisque, suivant les saints canons, il n'est permis à aucun particulier de s'écarter du rite de son église cathédrale, sans l'autorité de son supérieur.]

« Si l'hymne est de mètre brachycatalecte ou de petits vers à six syllabes, comme

Ave maris stella,

il faut aussi que l'intonation renferme le premier vers.....

« Ce premier vers est très-varié d'une église à l'autre ; la première manière paroît la meilleure, parce que la queue de notes sur la dernière syllabe répond à celle qui se fait partout sur la dernière syllabe du troisième vers, elle est aussi la plus ancienne. Ceux qui terminent le premier vers au *sol*, dérangent la modulation propre à ce mode, et font joindre le second vers au premier, comme s'il n'étoit qu'un même vers ou une même partie de vers, ce qui, dans *Ave maris stella*, fait dire *stella Dei*, au lieu qu'il faut dire : *Dei mater alma*. Mais quand il n'y auroit point de contre-sens, le chant d'un vers doit être nécessairement distingué du suivant, et se reposer sur une note essentielle au mode, ou au moins sur une corde de repos ordinaire dans ce mode, et sans gêner sa mélodie, comme il arriveroit ici en s'arrêtant au *sol*.

« Si dans quelque église, comme à Paris, on ne chante pas toujours le premier vers en entier pour intonation d'hymnes de vers ïambiques, c'est une exception qui confirme la règle, quoique cette exception paroisse assez sans fondement; car pourquoi ne dire que *Statuta*, sans joindre *decreto Dei*, pour achever le vers, *Vexilla*, et laisser au chœur *Regis prodeunt*, et quelques autres, vu que pour tous les autres chants d'hymnes du même mètre on dit le premier vers en entier pour intonation, ce qui donne au chœur l'entrée de l'hymne et lui facilite la suite du chant : autrement l'entrée ne signifie rien, n'annonce rien, et corrompt même la mesure, tant pour la lettre que pour le chant.

« Si les hymnes sont de grands vers, comme les vers asclépiades, par exemple :

Cœlo quos eadem gloria consecrat,

ou de phérécraces, qui sont semblables aux asclépiades pour les deux premiers vers, mais qui au troisième n'ont que sept syllabes au lieu de douze, comme

Felix morte tua qui cruciatibus,

ou des vers alcaïques, comme

Stupete gentes, fit Deus hostia

ou des vers saphiques, comme

Christe, pastorum caput atque princeps,

ou des vers alcmanes, comme

O vos ætherei plaudite cives,

ou des iambes trimètres ou à six pieds, comme

Sublime numen, ter potens, ter maximum,

ou des vers élégiaques, comme

Virgo Dei genitrix, quem totus non capit orbis,

pour ces sortes de grands vers, il faut que l'intonation s'en fasse à la césure, c'est-à-dire qu'il faut, par l'intonation, partager le vers en deux, sans autre égard que celui qu'on doit avoir à la mesure et non au sens.....

« Pour les vers trochaïques, comme

Pange lingua gloriosi,

et semblables, on dit le premier vers en entier pour intonation.....

« Tout ce que nous venons de dire doit, ce semble, suffire pour bien régler les intonations des hymnes.

sens est frappant. C'est une imitation servile du verset *Venite, comedite panem meum* de l'ancien répons. »

(644) « Autrefois à Sens pour commencer le répons *Ecce jam coram te* de saint Etienne, on se contentoit de dire *Ec* chargé de plusieurs notes, le chœur reprenoit *Ec* et finissait le mot. »

« Un compositeur doit tellement être attentif à la tournure particulière et propre de chaque mode, ce que nous répétons ici à l'occasion des intonations, qu'il faut qu'il fasse sentir, dès l'entrée de la pièce, de quel mode elle est, en sorte que, pour peu que quelqu'un soit versé dans le chant, il sente dès l'intonation quel est le mode de la pièce qu'on commence. (C'est une des perfections du chant romain, ce qui a aussi été exactement observé à Sens, tant dans les anciens chants que dans les nouveaux.)

« Il faut encore éviter de marquer les intonations sur des notes qui feroient finir ces intonations d'une manière guindée et gênée, ce qui arrive, surtout lorsque cette intonation est au-dessus de la dominante de la pièce et dans des sons trop aigus..... La grande règle est que les intonations soient naturelles, simples et frappantes, sans jamais, par la cadence, rien déranger des notes marquées; c'est-à-dire qu'il y ait cadence ou non, la dernière note de l'intonation doit toujours être celle qui est marquée, et qui par là sera invariable: autrement on ne cause que de la confusion dans les intonations, et il n'y a rien de fixe. Nous ne prétendons pas néanmoins blâmer les usages contraires à cette simplicité, qui n'est embarrassante pour personne, mais seulement indiquer les usages des églises qui se sont moins écartées du romain, qui procurent plus de facilité, et qui demandent moins d'étude pour les intonations avec cadence. » (POISSON, *Tr. du ch. grég.*, pp. 389 à 399.) On peut voir dans l'ouvrage même les exemples de toutes ces règles; nous avons cru devoir les supprimer ici.

PERISTEPHANON. — Second recueil des hymnes de Prudence. « Ce deuxième recueil est appelé ainsi, parce que le poëte y célèbre le triomphe d'un grand nombre de martyrs, savoir: les saints Héméterius et Calédonius, saint Laurent, sainte Eulalie, les dix-huit martyrs de Sarragosse, saint Vincent, les saints Fructueux, Eulogius et Augurius, saint Quirinus, saint Cassien, saint Romain, saint Hippolyte, les saints apôtres Pierre et et Paul, saint Cyprien et sainte Agnès. » (D. GUÉRANGER, *Inst. lit.* t. Ier, pp. 116-117.)

PHILÉLIE. — « C'était chez les Grecs une sorte d'hymne ou de chanson en l'honneur d'Apollon. » (J.-J. ROUSSEAU.)

PHILOSOPHIE DE LA MUSIQUE. — I. *De l'organe vocal dans l'homme. — Deux éléments constitutifs de la parole: la voyelle et la consonne. — La voyelle, élément musical. — Distinction du chant naturel et du chant musical.* — La musique a pour premier élément le son, et la voix de l'homme pour premier instrument.

Ce qui constitue l'organisation de l'homme pour la parole constitue aussi son organisation pour la musique. Cette proposition se démontre d'elle-même (645); mais il y a une différence immense entre la parole ou le langage articulé et le langage inarticulé ou la musique.

La parole réclame le concours de deux éléments: l'élément vocal ou la voyelle, et l'élément consonnant ou la consonne.

La voyelle est l'élément positif du son; elle est l'émission du son, émission modifiable par l'accent, par l'inflexion, par le circuit de l'aigu au grave et du grave à l'aigu; mais émission inarticulée; car, en tant qu'élément positif du son, elle est illimitée en ce qu'elle ne rencontre sa limite que dans l'articulation de la consonne. La voyelle n'a nul besoin de mettre en jeu les touches de la parole. Dans le langage, elle ne sert, comme on l'a dit, qu'à vocaliser la lettre consonnante, en faisant pour elle l'office du soufflet dans l'orgue, ou de l'*âme* dans le violon. Elle ne saurait par elle-même fournir aucune notion relative à ce qui est des mots radicaux d'une langue, non plus que de l'étymologie. Elle ne peut donc être considérée comme constituant seule la parole; elle n'en forme, pour ainsi parler, que le fonds sonore.

La consonne est cet élément matériel du langage qui sonne avec la voyelle, comme son nom l'indique, qui s'assimile l'élément positif du son, en se l'incorporant et en le limitant dans l'espace et dans la durée, qui le modifie par une foule d'articulations variées, l'arrête, le colore, engendre le mot radical, et produit le verbe (646). La consonne, en limitant le son, détermine donc et forme la parole; elle la crée, car la création, c'est l'acte par lequel une substance est manifestée extérieurement par la réalisation de sa forme et sous la condition de sa limite. (647).

(645) « L'homme est arrivé. — Il tenoit de la nature animale la propriété de la vocalisation ou du cri; il lui devoit l'instinct d'imitation, qu'il partage avec des races entières de quadrupèdes et d'oiseaux, et que nous verrons devenir l'agent méchanique le plus ingénieux de la pensée dans la formation des langues parlées et des langues écrites. Il avoit par-dessus toutes les espèces l'heureuse conformation d'un organe admirablement disposé pour la parole, instruments à touches, à cordes et à vent dont la construction sublime fera le désespoir éternel des facteurs et qui module des chants si supérieurs à toutes les mélodies de la musique artificielle, dans la bouche des Malibran et des Damoreau. Il avoit dans ses poumons un soufflet intelligent et sensible; dans ses lèvres, un limbe épanoui; mobile, extensible, rétractile, qui jette le son, qui le modifie, qui le renforce, qui l'assouplit, qui le contraint, qui le voile, qui l'éteint; dans sa langue, un marteau souple, flexible, onduleux, qui se replie, qui s'accourcit, qui s'étend, qui se meut, et qui s'interpose entre ses valves, selon qu'il convient de retenir ou d'épancher la voix; qui attaque les touches avec âpreté ou qui les effleure avec mollesse; dans ses dents, un clavier ferme, aigu, strident; à son palais, un tympan grave et sonore: luxe inutile pourtant s'il n'avoit pas eu la pensée. Et celui qui a fait ce qui est n'a jamais rien fait d'inutile: l'homme parla parce qu'il pensoit. » (*Notions de linguistique*, par CH. NODIER; Paris, Renduel, 1834 *Introd.*, p. 13.)

(646) Voir les *Notions de linguistique* de CH. NODIER, pp. 107, 118.

(647) Dieu, en créant l'homme et les objets qui composent l'univers, n'a fait que réaliser hors de

Pour rendre plus sensible encore cette distinction des deux éléments nécessaires à la parole, considérons l'enfant. « On a longtemps cherché, dit J.-J. Rousseau, s'il y avait une langue naturelle et commune à tous les hommes; sans doute, il y en a une, c'est celle que les enfants parlent avant de savoir parler. Cette langue n'est pas articulée; mais elle est accentuée, sonore, intelligible. » Ainsi, chez l'enfant, l'élément vocal est développé dès la naissance. Cet élément vocal lui fournit l'expression des sentiments qu'il éprouve; l'enfant a divers accents, diverses inflexions, pour la joie, la plainte, la frayeur, le désir; voilà son langage. Lorsque plus tard, doué du sens d'imitation, l'enfant se forme une parole, et cela, avant même qu'il puisse comprendre la parole, lorsque, à mesure que ses organes s'exercent et que les perceptions de son ouïe se classent, il articule successivement les consonnes *labiales*, les *nasales*, les *dentales*, les *sifflantes*, etc., etc., et qu'enfin il se met en possession de tous les instruments de la parole; l'enfant n'ajoute rien à cet élément vocal qui subsiste indépendamment de tout procédé technique et conventionnel du langage et qu'il partage du reste avec des races entières de quadrupèdes et d'oiseaux.

Or, cet élément vocal ou la voyelle, qui n'est que le fonds sonore de la parole, c'est là proprement le principe essentiel de la musique. Il est évident qu'il existe un abîme entre le sens précis et déterminé propre à la parole et cet autre sens que développe la musique; il est évident que l'expression de l'idée est absolument interdite à cette dernière. Aussi son expression est-elle toujours indéterminée et vague. Mais dans le cercle qui lui est propre, et si borné qu'il soit, cette expression acquiert une grande extension et devient même indéfinie, à raison même de son vague. L'homme qui est transporté de joie, de douleur, de colère, d'amour, s'exprime par de simples interjections, par de simples inflexions de voix. C'est là la vraie puissance de la musique. Dans cet ordre de sentiments, son expression est illimitée, parce que le langage musical n'admet pas l'élément de la consonne qui, déterminant la parole, limite le son par une multitude d'articulations.

« Il existe donc, a dit excellemment Villoteau, entre la musique et le langage, une analogie naturelle qui unit intimement ces deux arts l'un à l'autre, par les principes qui les constituent essentiellement....... En effet, c'est par l'organe de la voix et par des sons que se forme le chant, qui est la partie essentielle et primordiale de la musique, de même que c'est par l'organe de la voix et par des sons que se manifeste l'expression de nos sentiments dans le langage. On ne peut donc nier que l'expression inarticulée des sons ne soit tout à la fois la partie essentielle et de la musique et du langage des mots (648). »

Après ces paroles, nous pouvons citer un fait bien singulier. Démétrius de Phalère raconte que « en Egypte les prêtres invoquent les Dieux avec les sept voyelles qu'ils chantent l'une après l'autre, et le son de ces lettres, à cause de l'euphonie, s'emploie au lieu de la flûte et de la cythare. » Ces sept voyelles étaient *a, é, ê, i, o, ô, u*. Chacune était, ainsi que chaque jour de la semaine, assignée à un Dieu. Emettre une de ces voyelles, c'était invoquer une divinité (649).

De ce qui précède, il suit que l'homme peut chanter sans parler, mais que, dans un sens très-réel, il ne saurait parler sans chanter, puisque le son vocal ou l'élément du chant est la base de la parole. C'est d'après ce principe que Platon a dit que les *discours sont une partie de la musique* (650) et que suivant Vossius, *tout discours est une espèce de chant* (651).

L'homme chante par cela seul qu'il parle, comme il parle par cela seul qu'il pense.

Lorsque nous disons d'un discours oiseux et insipide : *Chansons que tout cela !* nous exprimons fort bien que toutes ces paroles n'ayant aucun sens, il ne reste qu'une série de sons, un vain bruit.

On connaît le mot de César à un poëte qui lui faisait une lecture : *Vous chantez mal si vous prétendez chanter; et si vous prétendez lire, vous ne lisez pas, mais vous chantez* (652).

La seule différence qui existe entre le chant produit par la voix de l'homme qui parle et le chant musical, c'est que, dans le premier, la voix parcourt des intervalles extrêmement rapprochés les uns des autres, indéterminés, qui ne peuvent être ramenés à aucune gamme, et par cela même inappréciables; tandis que dans le second, elle observe des intervalles déterminés, appréciables, perceptibles, c'est-à-dire qui appartiennent à une gamme connue, et dont l'oreille peut assigner la place dans l'échelle des sons.

Dans l'antiquité, la musique étant liée étroitement au langage, la distinction de ces deux sortes de chants était trop importante pour qu'elle pût être négligée et par les musiciens et par les orateurs. Suivant Aristoxène, « il fallait que, dans le chant, le mouvement de la voix fût séparé par des intervalles, afin que de cette manière le chant musical fût distingué de celui qui a lieu dans le discours; car on dit que le

lui, en les limitant dans le fini, quelques-unes de ses pensées infinies.

(648) *Recherches sur l'analogie de la musique et des arts qui ont pour objet l'imitation du langage*, tom. II, p. 582.

(649) Voir l'ouvrage de Chabanon intitulé : *De la musique considérée en elle-même et dans ses rapports avec la parole, les langues, la poésie et le théâtre;* 1785, p. 198, et le livre du P. MÉNESTRIER, *Des représentations en musique ancienne et moderne*, p. 88.

(650) *De rep.*, lib. II.

(651) « Cum vero omnis sermo sit veluti cantus quidam. » (*De poematum cantu et viribus rhythmi.*)

(652) *Voy.* le P. MÉNESTRIER, *loc. cit.*, p. 57.

discours forme une espèce de chant qui se compose des accents que nous ajoutons aux mots. En effet, il est naturel d'élever et d'abaisser la voix en parlant....... Il est clair sous tous les rapports, continue le même écrivain, que le chant musical diffère de celui qui se forme par les seules dispositions naturelles, en ce qu'il emploie un autre intervalle et un autre mouvement de la voix que celui qui est modulé et plus informe (653). » Suivant Cicéron, « toute espèce de prononciation renferme une espèce de chant, non un chant musical...., mais un chant peu marqué (654). » J.-J. Rousseau a dit ensuite : « Il n'y eut point d'abord d'autre musique que la mélodie, ni d'autre mélodie que le son varié de la parole; les accents formaient le chant, les quantités formaient la mesure (655). »

Dans la parole les intonations sont donc inappréciables, parce que, loin d'être réglées par le sentiment d'une *tonalité*, ou soumises aux lois d'un ton musical fondamental, elles sont dirigées par des inflexions conformes au mouvement de la pensée, à la véhémence de la passion, au sens de chaque mot.

Le chant seul, au contraire, est contraint, dans la nécessité de former un sens musical, de procéder par intervalles appréciables et déterminés pour que ces intervalles puissent être distinctement perçus par l'oreille.

Ainsi, dans la musique, les conditions du sens exigent que le son se crée à lui-même une limite dans des intervalles fixes pour former la langue des sons, de même que, dans la parole, le son vocal réclame impérieusement la limitation de la consonne pour former la langue articulée.

Prenant pour point de départ cette observation que la parole comporte une espèce de chant composé d'intonations inappréciables et de vocalisations libres, en tant qu'elles sont uniquement déterminées par les accents et les inflexions propres au sentiment qu'elle exprime, et que la musique livrée à elle-même parcourt des intervalles fixes et saisissables à l'oreille pour former un sens, nous arrivons à comprendre que, dans les *tonalités* ou systèmes musicaux qui sont basés sur l'élément nécessaire de la parole et inséparables d'elle, l'échelle des sons était constituée sur de très-petits intervalles, comme des quarts de ton. Mais nous reviendrons bientôt sur ce sujet.

Si l'élément vocal est la base de la parole, les sons vocaux doivent être les mêmes dans toutes les langues et dans tous les alphabets, puisque c'est là la partie invariable du langage de l'homme. Il n'en est pas ainsi quant à l'élément de la consonne; car si la voyelle est le langage universel, la consonne est l'élément par lequel le langage se particularise et se diversifie. Il y a plus : certaines consonnes sont propres à certaines langues et à certains peuples, et donnent lieu à ces articulations caractéristiques dont l'imitation est si difficile pour tout individu appartenant à un peuple étranger (656). Et voilà ce qui donne lieu aux diverses tonalités; car, bien qu'une tonalité devienne générale et soit chantée universellement, d'autres tonalités ne subsistent pas moins, qui se maintiennent sous l'empire de la tonalité dominante. Aujourd'hui même, malgré l'extension de notre système, il est impossible de méconnaître, dans la musique de chaque nation, certains caractères particuliers, et ce sont ces différences qui donnent lieu à la distinction des différentes écoles. Nous voyons de plus que certains types caractéristiques de tonalité se perpétuent dans les chants populaires, dans ces airs indigènes, particuliers aux provinces, qui sont, relativement à notre musique, comme autant d'idiomes et de dialectes. Antérieures à notre système, et ayant certainement contribué d'une manière occulte à sa formation, ces tonalités populaires se conservent; ainsi que les langues locales, les patois, antérieurs à nos langues, se conservent sous l'empire de la langue commune. C'est là une question d'un haut intérêt, qui a besoin d'être vérifiée par une étude approfondie de l'histoire des races humaines et des langues, et qui pourrait devenir en temps et lieu l'objet de ce que nous appellerions l'ethnographie musicale.

Après avoir considéré le son vocal comme élément musical dans l'homme, considérons l'élément musical hors de l'homme, savoir le *son* tel qu'il nous est donné par la nature physique, en un mot, ce qui composait pour les anciens l'*harmonie universelle* ou l'harmonie de l'univers; puis nous passerons immédiatement à la formation des *tonalités*.

II. *Principe de la musique dans la nature, ou harmonie universelle.—Échelles.—Gammes.—Tonalités.—Deux tonalités à notre usage.—Sur quoi sont basées les tonalités anciennes et celles de l'Orient.*—Les êtres créés ont une parole, suivant le Roi-Prophète. « Cette parole s'est répandue dans toute la terre, et elle a retenti jusqu'aux extrémités du monde : *In omnem terram exivit sonus eorum, et in fines orbis terræ verba eorum* (657). » Et le Seigneur a dit à Job : « Qui assoupira les harmonies des cieux ? *Concentum cæli quis dormire faciet* (658)? » Aussi l'homme ne se contente pas de ce merveilleux instrument de musique qui est sa propre voix; il se sert encore de certains corps étrangers pour en

(653) Aristox., *Harmon. Elem.*, lib. I, p. 18.

(654) Cic., *De orat.*

(655) *Essai sur l'origine des langues.*

(656) Frédéric Schlegel a dit : « Les consonnes pures et propres sont ce qu'il y a de caractéristique dans une langue : elles en sont le corps. Les voyelles contiennent la partie musicale, et répondent au principe de l'âme. » (*Hist. de la Littér.*, traduct. de M. W. Duckett, t. Ier, p. 215.) — Winckelmann fait aussi la même observation à propos des Grecs de l'Asie Mineure. (*Hist. de l'Art*, liv. I, ch. 3.)

(657) *Ps.* XVIII.

(658) *Job*, XXXVIII.

faire des intruments destinés à remplacer la voix humaine ou à l'accompagner ; et, remarquons-le dès à présent, il y a une sorte de hiérarchie entre ces instruments, suivant qu'ils imitent plus ou moins la voix humaine. Le principe de la musique est donc en tout ce qui existe : il est dans l'homme comme dans tous les ordres de la création inférieure. Les mille voix de l'univers, ce concert unanime des êtres, c'est ce qu'on a appelé l'harmonie universelle, la musique créée dont nous ne pouvons percevoir que quelques notes.

« La musique créée, dit le P. Mersenne, comprend les rapports harmoniques, les sons, les mouvemens et les alterations particulieres de chaque espece, car si nous pouvions entendre le chant de tous les oiseaux, la voix de tous les animaux, les bruits de tous les tonnerres et des vents, et que nous considerassions leurs differences et leurs proportions, nous y trouverions une admirable harmonie..... Mais ce son est trop esloigné de nous, trop grave, trop aigu ou trop grand pour estre entendu, ce qui arrive à plusieurs autres choses; car nous ne pouvons ouïr le son ou le bruit que font les fourmis et les autres petits animaux quand ils marchent, qu'ils courent, qu'ils se traînent, ou qu'ils volent, d'autant que le son est trop petit et trop foible. D'où nous pouvons conclure que le son a deux extremitez qui nous sont imperceptibles : l'une quand il est trop fort, trop violent, et l'autre quand il est trop foible et trop petit; l'une quand il est fait par un mouvement trop petit ou trop lent, et l'autre quand il est fait par un mouvement trop viste, trop grand et trop précipité; car l'une et l'autre de ces extremitez surmonte la sphere que l'oreille a pour son activité et son estendue..... Je ne doute pas que l'auteur de la nature n'ait si bien disposé les especes de l'univers les unes avec les autres, que leurs relations, leurs dependances, leurs mouvements et leur ordre louent le Créateur et font les cadences naturelles d'un mode très-parfait, puisque Dieu est le maistre du concert (659). »

Supposez à présent un vaste clavier comprenant tous les sons de la nature perceptibles à nos sens, comprenant le diapason de la voix humaine, l'étendue de la voix des animaux, les timbres, les accents infiniment variés de tous les corps ; divisez ces sons en intervalles aussi rapprochés qu'on puisse le concevoir, de telle sorte que chacun, si petit qu'il soit, ait sa touche correspondante dans ce clavier universel : voilà le type de la musique à l'usage de l'homme, le type de la musique vocale et instrumentale, et comme l'alphabet universel de la langue des sons.

Prenez ensuite à volonté, dans cette échelle immense, un son considéré comme corde fondamentale ; mettez cette corde en vibration ; elle produira, avec le son générateur, d'autres sons appelés ses harmoniques, parties intégrantes de ce son producteur. De ces sons harmoniques ou générés, les uns sont certains, c'est-à-dire immuables, en ce qu'ils occupent toujours le même intervalle à l'égard du son fondamental, et quelle que soit la nature du corps sonore mis en vibration ; les autres sont incertains; il en est même deux qui manquent de justesse relativement aux habitudes de notre oreille. Tout le monde nous comprendra lorsque nous dirons qu'au nombre des intervalles certains se trouve l'*octave*, et l'octave étant la répétition au grave ou à l'aigu du son fondamental, partage la série générale des sons en autant de divisions identiques. Ces divisions, quel que soit leur degré d'abaissement ou d'élévation, peuvent donc être ramenées à un type unique. Or, la gamme, c'est-à-dire la succession de certains sons fixes compris dans l'étendue de l'octave, la coordination et la subordination de ces sons à l'égard du son fondamental ou *tonique*, c'est là ce qui constitue la *tonalité*. Les tonalités peuvent donc être constituées de diverses manières. Nulle n'est essentielle en elle-même. Seulement elles possèdent toutes, au nombre de leurs intervalles, les harmoniques fixes et certains de la tonique, produits du phénomène simple de la résonnance (660), et qui, par cela même, doivent être considérés, avant tous les autres, comme parties intégrantes du son producteur; et, quant aux autres intervalles, ils peuvent être réduits à un petit nombre, ou bien être multipliés d'une manière presque indéfinie, suivant la nature et la fonction de chaque tonalité.

Parlons immédiatement des deux tonalités qui sont familières à notre oreille. Ceci nous aidera à comprendre ce qui doit être dit de la constitution des tonalités qui sont tout à fait étrangères aux habitudes de notre organisation.

La première fondée, sur ce principe, que les intervalles qui composent la gamme, au nombre de huit, diatoniques et naturels, n'ont aucune relation nécessaire les uns avec les autres, ni aucune affinité ou attraction entre eux. D'où il résulte que chaque degré pouvant être le terme de la succession, emporte virtuellement l'idée de repos et d'un sens complet. Telle est la constitu-

(659) *Traité de l'harmonie universelle*, in-8°, 1627, pages 63 et 348 combinées.

(660) Nous disons *phénomène simple* de la résonnance, parce que toute corde mise en vibration donnant pour aliquotes sa 8ᵉ, sa 12ᵉ, sa 15ᵉ, sa 17ᵉ, sa 21ᵉ, sa 22ᵉ, sa 23ᵉ, sa 24ᵉ, sa 25ᵉ, sa 26ᵉ, etc., il s'ensuit que si l'on supprime de cette échelle harmonique les octaves comme ne formant qu'un seul son avec le son qu'elles redoublent, il ne reste aux trois premiers degrés de l'échelle harmonique, avec le son générateur supposé *ut*, que la 12ᵉ *sol*, et la 17ᵉ *mi*, tous trois formant accord parfait. Les trois degrés suivants de cette échelle appartiennent à un accord étranger au son générateur, et, par leur éloignement, ils sont le résultat du phénomène composé de la *résonnance*. C'est, pour le dire en passant, au moyen de cet accord composé que s'est formée l'harmonie dissonante.

tion des systèmes de musique religieuse et particulièrement du chant grégorien. Voulant, pour nous rendre intelligible à tout le monde, nous abstenir, autant que faire se peut, d'explications techniques, nous recourrons aux comparaisons toutes les fois qu'il nous sera possible d'arriver par ce moyen du connu à l'inconnu. Concevons donc une langue composée d'un certain nombre de substantifs qui n'admettraient pas l'adjonction de l'article, comme le mot *Dieu*, par exemple; monosyllabes sublimes, identiques au fait même de l'institution de la parole, interjections immenses qui embrasseraient tous les sentiments d'adoration, de contemplation, d'extase, qui contiendraient toutes les idées de durée, de permanence, d'infini, et comme tous les attributs de l'Etre incréé, immuable, éternel, *en qui il ne saurait exister ni changement, ni ombre de vicissitude* (661); une langue pour les éléments de laquelle nul mode de succession déterminé, puisque tous, quel que fût leur rang par rapport les uns aux autres, viendraient se confondre et s'absorber dans l'unité de Dieu, et nous comprendrons la nature de la constitution du plain-chant (662).

La seconde est constituée de manière que les degrés, les mêmes que ceux de la tonalité du plain-chant, peuvent chacun donner naissance à deux nouveaux intervalles, l'un par la propriété du *dièse*, l'autre par la propriété du *bémol;* ce qui porte à douze le nombre des sons compris dans l'échelle; ce qui porte également à douze le nombre de gammes ou de tons appartenant à notre tonalité. Le mode de succession entre les intervalles est déterminé par diverses affinités et attractions qui leur sont propres, qui, si nous pouvons ainsi parler, les *incitent*, celui-ci à descendre sur le degré inférieur, celui-là à s'élever au degré supérieur, un troisième à persister en lui-même comme sur un point de repos. Tous ces intervalles sont susceptibles de s'attribuer les fonctions les uns des autres, de substituer accidentellement à leurs propriétés naturelles les propriétés des autres intervalles, et de changer, dans la même proportion, les attributions respectives de ceux-ci. D'où il suit que chaque degré isolé ne renfermant pas en lui un sens complet, loin de pouvoir être arbitrairement le terme de la succession, il ne saurait être regardé autrement que comme élément de cette succession dont le mode est déterminé par les propriétés naturelles ou transitionnelles des intervalles, conformément au sens musical qu'ils concourent à développer. Ainsi, dans le langage habituel, des mots pris séparément, bien qu'exprimant chacun une idée particulière, ne peuvent collectivement former un sens suivi qu'autant qu'ils sont liés entre eux par ce qu'on appelle les parties du discours, et qu'ils se rangent sous les lois de la construction grammaticale. Telle est la tonalité actuelle. Bornons-nous, pour le moment, à donner une idée de ces deux tonalités, auxquelles nous ne tarderons pas de revenir pour expliquer et leur raison d'être et le principe de leur origine.

Nous avons dit que dans le simple acte de la parole, la voix parcourt un circuit d'intonations inappréciables à l'oreille, mais déterminées par le sens et le sentiment inhérents à chaque mot; qu'ainsi la parole forme un chant réel, qui ne diffère du chant musical qu'en ce que, dans celui-ci, la voix parcourt des intervalles parfaitement appréciables et distincts.

Nous avons dit aussi qu'entre la parole et la musique, telle que nous concevons cette dernière, et antérieurement aux deux tonalités dont nous venons de parler, il existe d'autres tonalités qui procèdent par des intervalles excessivement rapprochés les uns des autres, lesquels correspondent à des *tiers* et des *quarts de ton.* Il est bien évident que ces tonalités sont basées sur l'alliance étroite de la parole et du chant, que la parole est un élément intime de leur constitution, et qu'on ne peut trouver la raison de ces tonalités qu'en remontant à l'institution de la parole (663). On fera des volumes sur cette matière sans rien expliquer, aussi longtemps qu'on s'obstinera

(661) *Pater luminum, apud quem non est transmutatio, nec vicissitudinis obumbratio.* (*Jacob.*, I, 17.)

(662) Il n'est pas besoin de prévenir qu'il n'existe aucune langue du genre de celle dont nous parlons ici. Mais nous trouvons dans l'*Apocalypse* un verset qui peut justifier la supposition que nous faisons, en même temps qu'il peut faire comprendre ce que nous disons du caractère de la tonalité ecclésiastique. Voici ce verset : *Dicentes : Amen, benedictio, et claritas, et sapientia, et gratiarum actio, honor, et virtus, et fortitudo Deo nostro in sæcula sæculorum. Amen.* (*Apoc.*, VII, 12.)

(663) Dans l'analyse d'une leçon prononcée par M. Fétis au Cercle artistique et littéraire de Bruxelles, on lit ce qui suit : « Ici le savant professeur fait cette observation profonde que *les petits intervalles des sons de ces systèmes* (les anciens systèmes de musique), *étaient des accents nécessaires pour les peuples sensuels et voluptueux des populations orientales.* De là vient que dans l'Inde, dans la Perse, dans la Syrie, chez les Arabes, dans l'Asie Mineure et dans la Grèce, aux temps les plus anciens, *ces intervalles sont des quarts et des tiers de ton.* Des documents authentiques venant de l'Inde et de la Perse, et dont l'antiquité remonte à 1500 ans avant l'ère chrétienne, cités par M. Fétis, prouvent ses assertions à ce sujet. Quant à la musique des Arabes, elle existe encore telle qu'elle était aux temps les plus anciens. Enfin, les mélodies enharmoniques d'Olympe, qui vivait deux cents ans avant la guerre de Troie, et qui sont citées par Aristote comme étant encore connues de son temps, ne sont pas autre chose que cette musique par quarts et par tiers de ton. (*Gazette et revue musicale* du 14 avril 1850. » De bonne foi, comment admettre que *ces petits intervalles de quarts et de tiers de ton, accents nécessaires aux peuples sensuels et voluptueux* de l'Orient, ne soient pas *les accents nécessaires* de leur musique et de leur langage? Comment admettre une distinction entre les accents de l'une et les accents de l'autre?

à se restreindre dans le cercle spécial de l'art purement musical. Le fait de l'existence de ces tonalités n'est pas un de ceux qui se dérobent pour jamais à notre investigation. Ce fait se perpétue dans l'Inde et dans l'Egypte moderne. Les Hindous divisent leur échelle en vingt-deux parties, c'est-à-dire en intervalles formant presque des quarts de ton. Cette échelle est partagée en un nombre considérable de modes, que l'on peut évaluer de trente à trente-six. Le système des Arabes et celui des Perses sont, dans leur sphère particulière, composés d'une manière analogue et comportent des intervalles très-petits, imperceptibles, en quelque sorte, par rapport à nous, quant au degré qu'ils marquent dans l'échelle. Or, s'il est une chose incontestable, c'est que ces petits intervalles sont autant d'accents, autant d'inflexions au service, non du sens musical, mais de la parole, et leur fonction essentielle est de fortifier, dans toutes ses nuances, l'expression de celle-ci. Aussi les musiciens hindous disent-ils que chaque mode est l'expression d'une passion, et, dans la langue sanskrite, le mot *raga*, qui signifie *mode*, correspond à une passion, à une affection de l'âme (664). De pareilles tonalités sont inharmoniques évidemment, puisque, expression et auxiliaires de la parole, elles ne sauraient admettre d'autre mode de manifestation que le mode de manifestation propre à la parole, savoir le mode successif sans le concours à quelque degré que ce soit de l'élément des sons simultanés, élément purement musical et dont l'effet serait de paralyser l'action de la parole, paralysé par elle à son tour. Exécutés à plusieurs voix, les chants appartenant à ces tonalités ne peuvent comporter que l'unisson. Ces tonalités ont donc dans la parole même leur harmonie essentielle ainsi que leur raison. Privées de l'harmonie, elles sont encore, et pour le même motif, privées de l'élément de la mesure, car la mesure, partageant le temps en divisions égales et symétriques, anéantirait radicalement cette autre mesure libre et naturelle qui naît de la prosodie, c'est-à-dire de l'observation dans le langage des syllabes longues et des syllabes brèves, des désinences, des prolongations et des inflexions nécessaires à l'énonciation de l'idée et à la manifestation du sens intellectuel, c'est-à-dire le rhythme.

Voilà donc pourquoi, dans l'antiquité comme chez les peuples modernes de l'Orient, la musique est le seul art auquel on a attribué une origine divine; voilà donc pourquoi elle est partout représentée comme opérant des prodiges : origine et prodiges dont on s'est tant moqué, et, disons-le, avec si peu d'intelligence. Voilà donc pourquoi, chez les Chinois, chez les Egyptiens, chez les Grecs, la musique était réglée par des lois, pourquoi le mot *loi* correspondait au mot *chant*, pourquoi les musiciens étaient législateurs, pourquoi il était défendu sous les peines les plus sévères de rien changer à la théorie de cet art et d'ajouter une corde à la lyre ; pourquoi Platon disait, en parlant des lois musicales : « Ces espèces et quelques autres une fois réglées, il n'est plus permis à personne d'en changer la destination, en les transportant à une autre mélodie ; pourquoi enfin le musicien Phrynis ayant porté à neuf les cordes de la lyre, au lieu de se borner à sept, l'éphore Emérépès coupa les deux cordes ajoutées en s'écriant : *Ne viole pas les lois de la musique*. C'est que la musique était la parole élevée à sa plus haute puissance.

Mais on sentira qu'à mesure que la musique se détacha de la parole pour se développer dans son principe interne et pour former un art individuel, elle fut contrainte de chercher dans l'énergie de ses propres éléments un sens, une signification que la parole ne pouvait plus lui donner. Elle trouva les éléments de ce sens dans une division d'intervalles beaucoup plus éloignés, parfaitement limités les uns par rapport aux autres, et, par cela même, appréciables, saisissables et distincts à l'oreille. Ce ne furent ni les aristoxéniens, qui voulaient qu'on fixât les intervalles en invoquant le seul jugement, de l'oreille; ni les pythagoriciens, qui prétendaient soumettre les sons au calcul des rapports, qui arrêtèrent les bases des nouvelles echelles. Ce n'est pas par des moyens semblables que se font les tonalités. Elles ne s'improvisent pas ainsi *a priori* par voie de combinaison et de délibération. Bien que conventionnelles, en ce sens que leur constitution, sauf les intervalles produits du phénomène de la résonnance, n'émane pas d'un principe essentiel, nécessaire, identique à l'institution de la musique; comme les langues, elles s'élaborent lentement dans les profondeurs de l'organisation humaine et jaillissent spontanément du travail et du concours d'une foule de choses complexes, telles que l'éducation de l'ouïe, les conditions du climat, les facultés physiologiques distinctives des races, les éléments du langage, etc., etc. Et puisque les langues n'ont pu agir sur la constitution des systèmes musicaux par les sons vocaux, identiques dans le langage de tous les pays, il est évident que c'est par l'élément de la consonne qu'elles ont influé sur les dernières tonalités, bien que celles-ci soient séparées de l'élément de la parole.

Ainsi, diverses entre elles quant à la coordination des intervalles et à la subordination de ceux-ci au son fondamental ou tonique, les tonalités rentrent néanmoins les unes dans les autres par les intervalles

(664) C'est peut-être d'après ce principe que saint Augustin a dit : « Mira animi nostri cum numeris cognatio... Omnes affectus spiritus nostri pro sui diversitate habere proprios modos in voce, atque cantu, quorum occulta familiaritate nescio qua excitentur. » (*Conf.*, lib. x, cap. 33.)

communs à toutes, et qui sont le produit *simple* de la résonnance.

D'après ce qu'on a vu plus haut, qu'à mesure que la musique, absorbée jadis dans la parole, et tendant à se dégager de ses liens comme à se développer dans son principe interne pour former un art à part, était forcée de chercher dans une division d'intervalles fixes et appréciables les éléments d'un sens propre, on pourrait s'étonner, au premier coup d'œil, que, dans notre tonalité actuelle, postérieure à celle du plain-chant et issue de cette dernière, l'échelle soit divisée en douze demi-tons, tandis que la tonalité du plain-chant ne comporte que sept tons naturels.

Mais il faut observer ici que la tonalité du plain-chant, constituée au point de vue de l'idée religieuse, doit, à cause de cela même, être beaucoup plus sobre que la nôtre de ces nuances d'expression si bien représentées par le demi-ton. L'échelle du plain-chant ne comporte en effet que deux demi-tons naturels dans chacun de ses modes. Cela suffit entièrement à l'expression de supplication, de plainte, de grave mélancolie et d'onction, qu'il sait si bien prendre en certaines circonstances.

Ce qui dans notre musique semblerait faire croire, au premier aspect, qu'elle est par son principe plus voisine que le plain-chant de l'institution de la parole, est précisément ce qui prouve à quel point elle est indépendante du langage, à quel point elle cherche à se développer par la seule énergie de ses éléments propres. La division de son échelle par demi-tons ou intervalles chromatiques, les affinités, les attractions de ces mêmes intervalles toujours plus multipliées, le développement de son système harmonique fondé sur les attributions de ces mêmes intervalles, ou sur les lois de la gamme, cette propriété, au moyen de laquelle elle fait naître la sensation incertaine d'une double tonalité, nous voulons dire l'*enharmonie;* l'élément de la mesure qu'elle s'est approprié, le cercle de son expression qu'elle agrandit incessamment par des accents nouveaux, de nouvelles inflexions, de nouvelles nuances, et par de nouveaux procédés, des ressources nouvelles d'instrumentation, tout cela démontre la plénitude de son développement dans sa marche propre et indépendante.

Elle ne possède pas, comme l'ancienne musique, comme la musique ecclésiastique, un grand nombre de modes correspondant aux diverses affections de l'âme. Elle n'a que deux modes, le majeur et le mineur; mais, ces deux modes, elle a le pouvoir de les varier, en quelque sorte, d'une manière illimitée, en les reproduisant autant de fois que l'échelle comporte d'intervalles, et en faisant naître le sentiment de plusieurs *tons relatifs* se reflétant les uns dans les autres avec divers caractères, diverses attributions et diverses nuances de sonorité. C'est ainsi que l'art musical, livré à ses propres forces, s'éloigne de plus en plus de la parole; c'est ainsi que, dans le drame lyrique, son union avec la parole devient de plus en plus artificielle et forcée. Mais il est très-vrai de dire aussi qu'à mesure que l'art musical s'éloigne de la parole, il s'en rapproche toujours davantage, en ce sens qu'il s'empare peu à peu de tous les moyens, non de manifestation au point de vue de l'idée, mais d'expression au point de vue du sentiment, propres à la parole : car, par les petits intervalles de demi-tons, par les sensibles, par les enharmonies, il rentre dans son principe essentiel, savoir l'élément vocal, les accents et les inflexions libres de la nature. Sous ce rapport, on peut affirmer que la musique se retrempe constamment à la source de son origine, qui est celle du langage, et qu'elle tend visiblement à renouer avec le langage, dans un avenir peut-être prochain, une alliance depuis longtemps rompue.

Nous n'aurons plus maintenant à nous occuper que des deux tonalités familières à notre organisation, celle du plain-chant et la tonalité actuelle. Il faut d'abord examiner de quelle manière s'engendrent les éléments distinctifs de ces deux tonalités, et particulièrement du système moderne.

III. *Génération des divers éléments de la musique. — Du mouvement et du rhythme. — De la mesure. — De la mélodie.* — La musique procédant par une série de sons pour former un sens, il est évident que le mouvement est inhérent à la musique comme à la parole. Mais il y a deux sortes de mouvements : le mouvement purement matériel, qui est le principe physique du son, et en vertu duquel un son produit d'autres sons, et un autre mouvement intelligent qui, dans la musique et le langage, détermine le mode propre au développement de l'idée, mode nécessairement successif et modifiable en cent manières, par la lenteur, la vitesse, selon le caractère du sentiment qui en est le principe.

Envisagé quant à la série des intonations, ce mode de succession est ce qui constitue la mélodie.

Envisagé quant à ces contours, à ces périodes, à ces ondulations au grave et à l'aigu, que semblent décrire les intonations, ce mode de succession est ce qui constitue le rhythme.

La mélodie et le rhythme sont donc étroitement unis. L'une est le sens et le dessin musical que développe cette série d'intonations; l'autre est la forme, la proportion de cette succession et de ce dessin.

La mélodie est le principe vital, l'âme de la musique; le rhythme en est la respiration.

Mais laissons un instant de côté la question de la mélodie, qui ne peut manquer de se représenter plus tard avec celle de l'harmonie.

On s'aperçoit tout de suite combien nous sommes éloigné de partager l'idée de certains théoriciens, qui, selon nous, ont beaucoup trop restreint la notion du rhythme. Confondre le rhythme avec la mesure, faire dériver celui-là de celle-ci, est un principe subversif de toutes les lois de l'art. Car il s'ensuit que toutes les fois que le rhythme non-seulement semblera contrarier la mesure, mais en sera simplement indépendant, on ne manquera pas de se récrier en disant que ces deux éléments s'entre-détruisent; tandis qu'en effet ce sont les théoriciens dont nous parlons, qui, par leur définition incomplète ou fausse, détruisent le rhythme. Le rhythme est antérieur à tout système de musique; il ne change pas de nature en entrant comme élément dans la constitution de l'art; et cette observation, ajoutée à tant d'autres, démontre une fois de plus combien il importe de ne pas isoler la musique des lois générales des êtres, auxquelles tout doit obéir sous peine de cesser d'exister.

Le rhythme est donc la forme et la proportion du mouvement. Loin d'être engendré par la mesure, il a donné l'idée de la mesure, qui n'est elle-même qu'une espèce de rhythme régulier et symétrique. Le rhythme a un principe intelligent, puisqu'il obéit au mouvement de l'âme, qui se manifeste par le mouvement mélodique. La mesure n'a qu'un principe matériel, en quelque manière fatal, puisqu'elle résulte de certaines divisions métriques et rationnelles du temps; et les modifications du mouvement, appelées lenteur et vitesse, et tous leurs degrés, ces modifications produites par la prolongation ou la rapidité des durées égales des temps formant la mesure, ont leur principe dans la mélodie seule. La mesure n'est donc pas un élément essentiel, identique à l'institution de la musique, de telle sorte que, cet élément absent, l'art musical serait anéanti. La mesure est à la musique ce que les lois de la versification sont au langage; elle n'est pas essentielle, elle est conventionnelle. Et de même que la versification ne constitue pas la poésie, et que celle-ci est indépendante de la forme propre aux vers ou à la prose; de même la poésie dans la musique, c'est-à-dire la beauté, l'inspiration, est indépendante de la mesure, et n'éclate pas moins dans la musique *plane* (*planus cantus, plain-chant*) que dans la musique mesurée. Les monuments du chant ecclésiastique le témoignent assez haut.

Néanmoins, et nous l'avons déjà observé, la mesure est devenue si inhérente à notre système musical, par la nécessité où la musique s'est trouvée, en se développant dans son principe interne, de chercher en elle-même son plus haut degré d'expression, qu'elle peut être considérée comme un élément essentiel de ce même système. La mélodie jaillit du cerveau du compositeur, incarnée dans sa mesure fixe, assouplissant ses formes aux proportions de celle-ci, s'assujettissant au temps fort et au temps faible. Ce n'est pas que la mélodie ne puisse momentanément briser ce joug. Laissant la mesure suivre paisiblement son cours régulier, elle a la faculté d'introduire par le rhythme une mesure accidentelle dans la mesure fondamentale, et de combiner ainsi des consonnances et des dissonnances de temps. De cette manière, la mélodie et le rhythme reprennent leurs droits d'antériorité.

Quant au rhythme, il est manifestement un élément essentiel de toute musique, puisque toute musique est basée sur le mouvement. Et, à moins de s'être fait de fausses notions des choses les plus communes, il est impossible de ne pas sentir tout ce qu'il prête de vie au simple plain-chant. Ces graves périodes s'élevant et retombant avec magnificence; ces vastes ondulations qui se déroulent dans leur plénitude, se prolongent et montent vers les voûtes du temple; ces alternations incessantes de chants et de repos; ce flux et reflux majestueux de souffles, d'accents, d'aspirations, sont l'effet d'un rhythme d'autant plus puissant qu'il ne s'y mêle rien de symétrique et de régulier.

La mesure est artificielle comme la rime; et la rime, dans la versification, et la mesure, dans la musique, ont une origine analogue. Il est de fait que les premières proses de plain-chant où le chant a été soumis à la mesure, ont été les premières aussi à subir l'addition de la rime. La mesure n'est pas dans la nature : le rhythme est primordial; il est dans tout, et c'est le lieu de le remarquer : quelque fatale que soit en elle-même la loi de la mesure, il est rare, dans l'exécution, qu'elle ne soit pas modifiée par le rhythme. Les compositeurs sentent qu'il en doit être ainsi, en multipliant les repos, les suspensions; en prescrivant de ralentir ou d'accélérer certains passages. Les exécutants le prouvent davantage encore. L'exécution au métronome d'une musique, même d'une musique de danse, serait impossible. C'est que le rhythme tient, ainsi que nous l'avons vu, à la mélodie dont il manifeste le mouvement; à la mélodie, première puissance de la langue des sons, et dont il est la seconde puissance.

Nous avons vu également que le rhythme appartient en commun à la parole et à la musique, ainsi qu'à tous les arts, du reste, qui ont le mouvement pour principe. Il entre même dans les arts dont le principe est l'immobilité, mais qui figurent le mouvement. Il y a rhythme dans le langage, prose ou vers, comme dans la musique plane ou mesurée; il y a rhythme dans la voix, le geste, la période de l'orateur et de l'acteur, comme dans les strophes du poëte, comme dans les pas harmonieux de la sylphide. Il y a rhythme aussi dans les contours et les ondulations des lignes d'une statue, d'un tableau, d'un monument architectural. Mais, à ne parler que du langage, qu'est-ce qui prête tant de force, de puissance et d'antique majesté au livre des *Psaumes?* Qu'est-ce qui découpe en groupes harmonieux et variés, en nombres épanouis et sonores, en faisceaux d'ombres et en gerbes lumineuses, les poésies bibliques? N'est-ce pas le rhythme? Et, quelque impossible qu'il soit aujourd'hui de pouvoir préciser les procédés techniques des langues antiques, et, conséquemment, de pouvoir contempler leurs beautés dans leur première splendeur, ne sentez-vous pas à travers les reflets que, du fond des âges, ces textes sacrés, traduits dans toutes les langues, projettent jusqu'à nous comme des rayons affaiblis par des réfractions successives; ne sentez-vous pas, dans ces livres, même sous le froid tissu et l'enveloppe inanimée de nos langues vivantes, quelque chose de puissant et de fécond se mouvoir, palpiter, gronder et tressaillir en bonds gigantesques? Ce quelque chose c'est toujours le rhythme. Tout ce qui est de combinaison artificielle comme de convention, a disparu de ces merveilleux livres Les images de la poésie ont perdu de leur opulence et de leur vivacité. Quelquefois même le sens littéral s'est voilé d'un mystère auguste. Le rhythme seul a résisté; il a triomphé des temps et des langues.

Pour achever de rendre sensible l'analogie de la mesure et de la rime, arrêtons un instant nos regards sur cette autre analogie que présentent la forme de nos grands opéras et les drames de Shakspeare. On sait que Shakespeare, guidé par l'instinct de la nature et du vrai, a mêlé alternativement, dans ses drames, les vers et la prose. Ce n'est pas que la prose ne puisse être aussi poétique, aussi noble que les vers; nous l'avons déjà dit. Mais comme il est nécessaire à l'effet du drame que les personnages et les héros mis en action se représentent aux yeux de l'imagination, tantôt dans une stature et des proportions plus qu'humaines et sous des formes conventionnelles en quelque sorte, tantôt dans la nudité des habitudes de la vie réelle et commune, il en résulte qu'il est également nécessaire de mettre dans leur bouche un langage de convention, et de réserver le langage naturel, c'est-à-dire la prose, pour les situations ordinaires. Les conditions de la vérité dans l'art sont souvent des choses convenues et factices, car les arts ont beaucoup moins pour objet la reproduction de la réalité matérielle, qu'une expression idéale, bien que le drame puisse parfois opposer l'une à l'autre, ainsi que l'a tenté Shakspeare avec une grande hardiesse de génie. Qu'on examine maintenant nos opéras, et l'on se convaincra que l'usage alternatif du récitatif toujours non mesuré (665) et de la musique mesurée, y correspond d'une certaine manière et selon les modifications qu'entraîne la différence des genres, à l'emploi de la prose et des vers dans les drames de Shakspeare. Et cela s'est fait non par la volonté expresse des compositeurs, mais par le sentiment et le besoin de la vérité qui les ont dirigés à leur insu. On ne dira pas que le récitatif est, dans l'œuvre lyrique, un accessoire sans importance. Les récitatifs des beaux opéras de notre grande école, dans lesquels le génie des compositeurs ne brille pas moins que dans tout le reste, sont là pour démontrer le contraire.

Nous avons à examiner présentement l'élément de l'harmonie.

IV. *Continuation du même sujet. — Harmonie. — Harmonie basée sur la consonnance. — Sur la dissonance. — Courte digression.* — Les sons harmoniques produits par un corps sonore mis en vibration ont donné l'idée de l'harmonie. Ainsi, le principe harmonique est en soi indépendant de toute tonalité. Ainsi, dans toute tonalité, harmonique ou mélodique, il y a des éléments communs à toutes les autres, puisque dans toutes, se retrouvent les sons harmoniques produits du phénomène simple de la résonnance. Mais le système harmonique, dans toute tonalité qui le comporte, n'est que l'effort par lequel la musique tend à se développer dans sa propre essence, et à s'élever, par l'énergie et la fécondité de ses éléments intimes, à sa plus haute puissance d'expression. On comprendra donc aisément que le système harmonique, dans cette tonalité, ne peut être autre chose que le développement naturel des lois de la gamme, développement en extension de chaque élément considéré isolément dans sa tendance ou son attraction. On comprendra non moins aisément, d'après ce qui a été dit plus haut sur les diverses attributions des intervalles dans l'une et l'autre tonalité, que l'harmonie, *consonnante* dans le système du plain-chant, (si le plain-chant comporte l'harmonie, ce que, pour notre compte, nous sommes loin d'admettre), doit être, dans la tonalité moderne, basée sur la *dissonance* ou l'élément de *transition*; consonnante dans le système du plain-chant, parce que chaque intervalle portant avec soi son sens complet et faisant naître l'idée de repos, ne peut être représenté que par une consonnance, c'est-à-dire par un *accord parfait* au delà duquel l'oreille n'a rien à désirer. D'où il suit que l'idée de la succession se perd et s'absorbe à chaque degré dans l'idée de l'infini, puisque la succession amène sur chaque accord le sentiment de la plénitude, de la durée et de l'unité abstraite.

Mais, dans la tonalité moderne, plusieurs intervalles possédant une propension particulière à se résoudre sur d'autres pour former un sens, et tous d'ailleurs, instruments de la modulation au service de la mélodie, étant doués de la faculté de s'attribuer les fonctions les uns des autres et de substituer à leurs propriétés particulières les propriétés des autres intervalles, l'harmonie doit être, disons-nous, basée sur la dissonance et sur l'élément de la transition. En effet il fallait bien que des accords simples ou parfaits,

(665) Il serait puéril d'objecter que les compositeurs mesurent le récitatif. Oui, sans doute, sur le papier pour faciliter l'exécution; mais dans l'esprit et la conception de l'œuvre le récitatif est et doit être non mesuré.

produit immédiat de la résonnance, on en vînt tôt ou tard aux accords *composés*, produits de la tonalité; car, dans ce système, le mouvement des intervalles dépend de leurs tendances particulières, des substitutions qui s'opèrent sur chacun, et des transformations qu'ils subissent transitionnellement. D'où la nécessité, pour chaque élément mélodique marquant un degré quelconque de passage, ou manifestant une attraction et une affinité appellatives d'un autre élément, de déterminer, dans l'accord qui lui correspond, une propension analogue. Ainsi, dans ce système, le sens musical parcourt une certaine période successive pour se développer et se compléter, et il reste suspendu jusqu'à ce que la *préparation* ou *l'acte de cadence* se fasse sentir pour amener la résolution sur un point de repos ou tonique, à moins que, par un artifice ingénieux, l'idée prenant tout à coup une nouvelle extension, cette résolution pressentie d'avance, ne fuie encore au moment où l'oreille croyait la saisir, par une transformation subite de la tonique attendue en un intervalle de transition, et que l'incertitude de l'auditeur ne se prolonge à travers une série de modulations imprévues, jusqu'au moment enfin où la terminaison arrive, et d'autant plus agréable qu'elle s'est fait désirer plus vivement. Mais remarquons bien que l'idée de succession domine dans ce système de musique, et que le sentiment de repos, loin d'absorber en lui le sentiment de succession, n'est relatif seulement qu'à la durée de la période qui vient de finir, et qu'une fois satisfait, il fait place, à l'instant même, au désir instinctif de nouveaux développements. Et cela est si vrai que, dans tout morceau de longue haleine, la péroraison a besoin de s'appuyer longtemps sur la répétition fréquente de l'accord final. Or, il est de toute évidence que, dans ce système, ces mêmes lois d'affinité et d'attraction qui déterminent le mode de succession des éléments mélodiques, doivent présider à la contexture et aux combinaison de l'harmonie.

De là cette conséquence que, l'élément harmonique étant contraint de se pénétrer en quelque sorte de la nature et de la propriété de l'élément mélodique, c'est la mélodie qui est la véritable puissance, le principe vital de musique.

Dans chaque élément mélodique réside en effet la raison de l'accord qui lui correspond. La mélodie est la raison de l'harmonie : isolée, elle a une signification, un sens; isolée, l'harmonie n'exprime rien que des rapports d'intervalles qui se résolvent dans une proportion numérique de sons. Retranchez, s'il se peut, d'un tout musical, la partie mélodique; cette harmonie ne réveillera aucune idée dans votre esprit, ou si, par intervalles, il vous apparaît quelque lueur ou quelque ombre d'une idee, ce sera alors que le mode de succession de la mélodie aura jeté sur le mode de succession de l'harmonie comme un reflet fugitif de la pensée (666). Aussi l'harmonie n'est pas dépourvue d'un certain mouvement; mais c'est un mouvement borné, stérile, impuissant à rien féconder. La mélodie seule possède un mouvement intelligent, fécond et créateur, parce qu'elle produit le sens musical. Que fait donc l'harmonie si nécessaire pourtant à la mélodie? Elle l'*accompagne*, l'entoure, fait ressortir, met en relief, arrête le sens musical. Lorsque dans un morceau de musique vous voyez la basse, ou bien une ou plusieurs parties intermédiaires suivre un dessin fortement accusé, de telle façon que le sens semble résulter de ce dessin même, ce n'est pas l'harmonie qui produit le sens musical, c'est la mélodie qui se disperse, s'échelonne, s'épanouit, dans les diverses parties du tout. Mais comme cette basse et ses parties intermédiaires sont plus particulièrement les organes de l'harmonie, les musiciens distinguent l'harmonie mélodique et la mélodie harmonique. Le sens musical jaillit directement de la mélodie pour illuminer l'harmonie. Celle-ci, à son tour, s'identifie avec la mélodie et lui donne un corps. Ainsi, dans le langage, le sens propre d'une phrase poétique est indépendant du cortége de tropes, de figures et d'images qui ennoblissent l'idée en la rendant plus saisissante et plus vive. Mais cette idée, en s'incarnant dans ces figures et ces images, les pénètre de ses clartés et se revêt en retour de leur éclat.

Il faut aller ici au-devant d'une objection. Il arrive très-souvent que telle incise, tel hémistiche, appartenant à une phrase mélodique, peut comporter, au choix du compositeur, plusieurs harmonies absolument diverses, et que l'expression et le sens changent de nature par suite de cette transformation. Cela est très-vrai; mais au lieu d'en conclure que l'harmonie seule détermine l'expression et le sens musical, on doit au contraire admirer cette fécondité de la mélodie, dont les compositeurs savent tirer de grandes richesses. Que s'opère-t-il, en effet, dans ces transformations? Rien autre chose si ce n'est que, dans chaque version, les intervalles de la mélodie, qui reste toujours littéralement la même, s'approprient, les uns à l'égard des autres, des propensions et des attributions différentes

(666) Cette observation n'a pas échappé à Chabanon : « Une expérience simple peut mettre tout le monde à portée d'apprécier les effets de la mélodie et ceux de l'harmonie, et peut faire juger entre elles de la prééminence.

« Qu'on exécute la basse d'un air et tous ses accords, sans indiquer quel en est le chant; ensuite que l'on chante l'air en le dépouillant de toutes ses parties harmoniques, des deux parts on verra le nu; et comparant l'un à l'autre, on sentira que les accords dénués de chant sont bien peu pour l'oreille, et que le chant, même sans accords, peut encore la satisfaire. Le chant est proprement toute l'essence de l'art; l'harmonie n'en est que le complément. » (*De la musique considérée en elle-même et dans ses rapports avec la parole, les langues, la poésie et le théâtre*, p. 30.)

de celles qu'ils affectent dans les autres versions, et, conséquemment, déterminent différentes séries d'accords en rapport avec les nouvelles tendances qu'ils manifestent. Prenons encore pour analogue une phrase poétique. La forme de cette phrase peut admettre, sans rien perdre de l'idée qui s'y rattache, l'emploi de plusieurs figures très-diverses; elle peut même se prêter à un certain nombre de comparaisons et d'images qui toutes tendent à la présenter sous un jour nouveau. Est-ce à dire que ces images et ces comparaisons donnent à la pensée un sens qu'elle n'avait pas par elle-même? Evidemment non. Ces figures concourent seulement à la manifestation de ce sens, et cela prouve la fécondité de cette idée par l'étendue et la variété de ses applications.

Ces considérations sur la mélodie et l'harmonie nous conduisent naturellement à dire un mot des aptitudes musicales propres aux peuples du Nord et aux peuples du Midi. Il n'est personne qui n'ait remarqué la prééminence des Italiens, sinon dans la mélodie proprement dite, du moins dans la musique vocale, et la prééminence des Allemands, sinon dans l'harmonie proprement dite, du moins dans la musique instrumentale. Cette observation est inséparable de cette autre observation touchant l'euphonie, la limpidité, la transparence de la langue italienne, et l'austérité et l'âpreté caractéristiques de la langue germanique. Mais à quoi tiennent ces diversités de caractères dans les langues comme dans la musique, si ce n'est aux influences prépondérantes des localités qui modifient l'organisation humaine de manière à déterminer ici, la prédominance de l'élément vocal, de la voyelle, de l'euphonie mélodique; là, la prédominance de la consonne, de l'articulation, qui est comme le corps et la partie instrumentale des idiomes?

Une réflexion en amène une autre. Les trilles, les roulades, les fioritures, tous ces ornements prodigués avec un ridicule excès dans la musique italienne, tiennent, il ne faut pas s'y tromper, non moins radicalement au caractère vif, expansif, passionné des peuples du Midi, ainsi qu'aux éléments de leur langue. Que sont en eux-mêmes ces ornements, si ce n'est autant de composés de petits intervalles, de petites intonations en rapport avec cette multitude d'accents, d'inflexions à l'aide desquels les méridionaux nuancent leur parole? Les Italiens nous ont donné le *port de voix* (portamento), dans lequel la voix coule, pour ainsi dire, d'une intonation à une autre, et glisse également sur les divisions les plus imperceptibles des sons compris entre ces deux notes. Le violon, l'instrument le plus propre à l'expression des passions, nous dirons ailleurs pourquoi, rend parfaitement ces *ports de voix*, ainsi que ces espèces de tremblements au moyen desquels l'intonation semble rester quelque temps suspendue, hésitant entre une foule de petits intervalles qui semblent vouloir le disputer au son réel attendu par l'oreille. On sait à quel point nos grands violonistes excellent dans tous ces artifices. Il est de fait qu'aux époques où les Européens se sont trouvés en rapport avec les Orientaux, ceux-ci, dont l'échelle, ainsi qu'on s'en souvient, est divisée par petits intervalles, ont introduit dans notre musique ces sortes de *fredons*, dont nous avons fait de simples ornements, mais qui n'en sont pas moins, dans leur principe, des éléments d'accentuation inhérents à la langue de ces peuples et à leur système de tonalité. Par une raison semblable les vocalises, les roulades, les points d'orgue sont aussi naturels aux Italiens, que l'accent concentré, la rêverie et les harmonies colorées et sauvages le sont aux Allemands. *Affectatur præcipue asperitas soni*, dit Tacite, en parlant des chants guerriers des anciens Germains. Toutes ces choses ont leur excès. D'un côté, l'on tombe dans l'afféterie, le maniéré, le faux brillant qui n'est autre chose que le faux, et, ce qui est pire que le faux, le mépris du vrai; de l'autre, on tombe dans une expression triste et maladive, dans une recherche du vrai exagérée et minutieuse. Mais ces choses ont aussi leur beauté qui s'harmonise avec le naturel des peuples et les conditions du climat. En Italie, c'est la beauté du dehors, vive, sémillante, rayonnant de tous les feux du jour, c'est la grâce insouciante et sensuelle. Dans le Nord, c'est la beauté du dedans, la rêverie sombre et la mélancolie exaltée et profonde.

V. *Langue des sons.—Son expression et ses limites.* — Après avoir analysé, suivant l'ordre de leur génération et de leur production, les divers éléments propres à la musique, examinons de quelle façon ces éléments concourent à la formation de cette langue appelée la langue des sons. Laissons ici l'exposition des principes, pour en faire, s'il se peut, une application vivante. Transportons-nous donc à une séance du Conservatoire, à l'audition du premier morceau d'une symphonie.

Un sujet, un motif, une idée s'établit avec sa tonalité, son mouvement fondamental, son rhythme, sa mesure; ou bien sort peu à peu d'une espèce de prélude, d'un préliminaire appelé introduction, se dessine, se met en relief et s'installe définitivement dans l'oreille. Ce sujet se scinde, se divise ou se développe, puis donne naissance à une ou plusieurs phrases incidentes, lesquelles se rattachent toujours par quelque côté au sujet principal. On arrive ainsi à une conclusion qui termine ce que l'on nomme la première reprise. Cette conclusion, liée d'ordinaire au motif principal, sert à recommencer le morceau, ou met sur la voie des développements qui vont suivre. C'est ici la belle partie du morceau de musique, celle où le sujet principal, qui domine toujours avec tous ses accidents, est traité conjointement avec tous les sujets secondaires; celle où il s'établit un conflit de tous ces motifs, où toutes ces idées présentées sous un nouveau jour, sous des faces diverses, s'enlacent et s'enroulent dans une savante intrigue, pleine d'intérêt; celle où une lutte, d'abord partielle, puis générale, s'engage entre tous les motifs à la fois, pour arriver à travers mille contrastes, mille jeux de rhythme et d'effet, mille épisodes inattendus, au sujet principal, qui jaillit victorieux de la mêlée, étale de nouveau ses richesses, et les rassemble enfin dans une péroraison triomphante.

Or, n'est-il pas vrai que chacune de ces phrases, de ces périodes, vous donne, ainsi que le motif principal, le sentiment irrésistible d'un commencement, d'un milieu et d'une fin? Quelquefois néanmoins le sens est suspendu comme par une interjection, comme par un point d'interrogation; le trait reste inachevé, l'accent est entrecoupé, et l'oreille complète ce que la musique sous-entend. N'est-il pas vrai aussi que ce morceau de musique, ainsi conçu dans son ensemble et ses détails, vous donne le sentiment non moins irrésistible de l'unité, d'un plan parfaitement coordonné, de telle sorte que si, dans le courant du morceau, il apparaît pendant quelques instants une phrase, un motif, quelque remarquable qu'il soit en lui-même, mais qui ne se lie pas par quelque point au motif principal, on se sent tout à coup comme dépaysé, et que l'on se perd dans ce qu'on appelle des hors d'œuvres, des divagations?

Prenant maintenant une simple phrase isolée, ne pourrions-nous pas décomposer ce que nous appellerons ses formes grammaticales, de manière à trouver dans l'accord de la tonique, dans le repos de la période, dans l'acte de cadence et la résolution, les parties essentielles qui président à sa construction? Ne pourrions-nous pas scander telle phrase musicale comme on scande un vers, et montrer l'élément correspondant à la césure dans le repos de chaque période, l'élément correspondant à la rime dans l'identité des désinences, et l'élément correspondant à la rime masculine ou féminine, suivant que la terminaison a lieu sur le temps fort ou se prolonge sur le temps faible? Et soit qu'un rhythme ternaire se joue dans une mesure binaire, et réciproquement, soit que la phrase fléchisse sous le mouvement d'un rhythme saccadé, soit que le rhythme s'assouplisse au gré de la mesure, ne pourrions-nous pas trouver dans ces combinaisons une sorte d'enjambement, les strophes boiteuses et les strophes tombant uniformément l'une après l'autre dans leur carrure pleine et cadencée? La musique enfin n'a-t-elle pas aussi sa ponctuation dans les divisions de la mesure qui partagent la phrase en fragments, ou qui marquent sa conclusion? Nous adressons ces questions aux compositeurs, aux artistes, à tous ceux qui savent entendre. Il faut se garder sans doute de pousser trop loin ces rapprochements. Cela suffit pour démontrer, ce nous semble, que les lois de la syntaxe musicale ne sont pas moins évidentes que les lois du langage : les unes et les autres sont identiques.

Mais tout cela, phrase, idée musicale, ou discours musical, *ne prouve rien*. Sans doute, nous l'avons déjà dit, tout cela ne prouve rien au point de vue de l'idée pure; car le langage musical se composant uniquement de l'élément vocal et excluant l'élément de la consonne, tout sens intellectuel lui est interdit. Mais cela prouve apparemment quelque chose, puisque cette phrase et sa construction, et ses formes grammaticales, ce morceau de musique, avec son plan, son unité, ses diverses parties, s'enchaînant les unes aux autres, tout cela existe, non par la volonté des musiciens, qui, loin d'avoir songé à l'inventer, n'y ont pas même réfléchi, mais par les lois impérieuses de la logique universelle; tout cela subsiste comme les lois de la syntaxe, les parties du discours subsistent indépendemment de toute convention, les plus grands écrivains étant forcés de les subir et ne pouvant en aucune façon ni les changer ni s'y soustraire. Et cela prouve beaucoup; cela prouve que la musique a un sens, un sens réel, qui ne saurait être traduit, il est vrai, par des mots pris dans le dictionnaire, mais un sens que l'homme entend, car l'homme chante naturellement, comme il parle naturellement.

Disons-le donc en nous résumant : la musique est une seconde parole, une transformation et un auxiliaire de la parole; elle est un auxiliaire de la parole et elle n'a pas d'auxiliaires. Le premier chant de l'homme fut une parole, et sa première parole fut un chant. Aujourd'hui même, que la musique s'est développée dans sa force et dans son individualité propres, après avoir brisé l'alliance qui la liait étroitement à la parole; aujourd'hui même on ne saurait méconnaître les signes visibles de cette identité d'origine. Il y a toujours de la musique dans la parole et de la parole dans la musique, parce que celle-ci ne peut se passer d'accent. Non, la musique n'exprime pas l'idée pure. Elle l'exprimait autrefois, alors que, lien de toutes les connaissances divines et humaines, elle n'était que la parole portée à sa plus haute puissance. Mais si la musique n'exprime plus l'idée pure, souvent elle la réveille indirectement par une certaine analogie, par une certaine correspondance entre le sentiment et l'impression qu'elle fait naître et cette même idée.

La musique n'exprime pas l'idée pure, parce que c'est là la fonction essentielle du langage. Le langage est l'instrument universel; il exprime tout l'homme. Mais, remarquons-le, il est des choses qu'il n'exprime que par l'accent, par l'inflexion de la voix, par le cri, et alors il n'emploie que l'élément vocal, principe de la musique. Les angoisses d'une mère, les douleurs d'une épouse, ces sentiments sous le poids desquels la nature succombe, le langage seul les explique, les analyse laborieusement, les décrit plutôt qu'il ne les peint.

Ce qui les exprime, ce sont ces inflexions spontanées, ces répétitions, ces accents indéfinissables par lesquels se révèle spontanément la nature intime, souffrante et passionnée de l'homme. C'est là ce qui fait que la passion est aussi éloquente dans la bouche d'un homme du peuple que dans celle d'un roi : c'est que le langage rentre dans la musique, en quelque sorte. Plus aussi l'expression du langage est exacte, plus elle est fugitive; elle se borne à quelques mots pour un sentiment incommensurable. C'est dans cet ordre que se déploie la puissance illimitée de la musique; illimitée, parce qu'elle exhale indéfiniment ses accents, sans être obligée de substituer l'idée au sentiment, la description à l'idée. Elle pénètre dans les replis les plus cachés de l'âme, la remue dans ses fibres les plus secrètes, et y fait résonner mille échos mystérieux. Tout ce qu'il y a dans l'homme de vague, de flottant, d'indécis, d'indélibéré, d'instinctif : joie, tristesse, passion, exaltation, extase, éprouvé dans une mesure telle que l'expression ne saurait qu'être affaiblie et limitée par le sens précis, fixe et circonscrit de la parole; tout ce que l'homme sent et qu'il confesse être impuissant à rendre par des mots; ce sentiment de l'infini qui dilate et opprime l'âme tour à tour, et la refoule par sa grandeur dans l'idée du néant; ce perpétuel état d'oscillation inquiète d'un cœur *qui ne sait où se poser*, comme parle saint Augustin, ballotté qu'il est entre deux existences, entre deux régions extrêmes qu'il désire alternativement et sans cesse, et qu'il ne peut atteindre; ces douloureuses voluptés que réveille comme un souvenir lointain d'un monde de pures essences qu'on croit avoir habité autrefois, avant de passer dans le monde des réalités sensibles; tout cela, cette seconde moitié de l'homme, cette seconde moitié de la vie, la musique, cette seconde parole, l'exprime et l'exprime seule. A la parole, la vie de la réalité, la vie de la veille; à la musique, la vie du sommeil et du rêve (667).

Nous prierons M. Cousin de terminer ce chapitre :

« Tous les arts vrais sont expressifs, mais ils le sont diversement. Prenez la musique; c'est l'art sans contredit le plus pénétrant, le plus profond, le plus intime. Il y a physiquement et moralement entre un son et l'âme un rapport merveilleux. Il semble que l'âme est un écho où le son prend une puissance nouvelle..... Et il ne faut pas croire que la grandeur des effets suppose ici des moyens très-compliqués. Non, moins la musique fait de bruit, et plus elle touche. Donnez quelques notes à Pergolèse, donnez-lui surtout quelques voix pures et suaves, et il vous ravit jusqu'au ciel, il vous emporte dans les espaces de l'infini, il vous plonge dans d'ineffables rêveries. Le pouvoir propre de la musique est d'ouvrir à l'imagination une carrière sans limites, de se prêter avec une souplesse étonnante à toutes les dispositions de chacun, d'irriter ou de bercer, aux sons de la plus simple mélodie, nos sentiments accoutumés, nos affections favorites. Sous ce rapport, la musique est un art sans rival; elle n'est pourtant pas le premier des arts.

« La musique paye la rançon du pouvoir immense qui lui a été donné; elle éveille plus que tout autre le sentiment de l'infini, parce qu'elle est vague, obscure, indéterminée dans ses effets. Elle est justement l'art opposé à la sculpture, qui porte moins vers l'infini parce que tout en elle est arrêté avec la dernière précision. Telle est la force et en même temps la faiblesse de la musique : elle exprime tout, et elle n'exprime rien en particulier. La sculpture, au contraire, ne fait guère rêver, car elle représente nettement telle chose et non pas telle autre. La musique ne peint pas (668), elle touche; elle met en mouvement l'imagination, non celle qui reproduit des images, mais celle qui fait battre le cœur, car il est absurde de borner l'imagination à l'empire des images. Le cœur, une fois ému, ébranle tout le reste : c'est ainsi que la musique peut indirectement, et jusqu'à un certain point, susciter des images et des idées; mais sa puissance directe et naturelle n'est ni sur l'imagination représentative, ni sur l'intelligence : elle est sur le cœur; c'est un assez bel avantage.

« Le domaine de la musique est le sentiment, mais là même son pouvoir est plus profond qu'étendu, et si elle exprime certains sentiments avec une force incomparable, elle n'en exprime qu'un très-petit nombre. Par voie d'association, elle peut les réveiller tous; mais directement elle n'en produit guère que deux, les plus simples, les plus élémentaires, la tristesse et la joie, avec leurs mille nuances. Demandez à la musique d'exprimer l'héroïsme, la résolution vertueuse, et bien d'autres sentiments où interviennent assez peu la tristesse et la joie : elle en est aussi incapable que de peindre un lac ou une montagne. Elle s'y prend comme elle peut : elle emploie le large, le rapide, le fort, le doux, etc.; mais c'est à l'imagination à faire le reste, et l'imagination ne fait que ce qui lui plaît. Sous la même mesure, celui-ci met une montagne, et celui-là l'Océan; le guerrier y puise des inspirations héroïques, le solitaire des

(667) Ceci, ce n'est pas nous qui le disons, c'est Rousseau : « La mélodie imite les accents des langues et les tours affectés dans chaque idiome à certains mouvements de l'âme : elle n'imite pas seulement, elle parle; et son langage inarticulé, mais vif, ardent, passionné, a cent fois plus d'énergie que la parole même. »

(668) On pourrait peut-être trouver une contradiction entre ces paroles et ce que Rousseau nous dira plus tard et ce que nous dirons nous-même. Mais M. Cousin s'est déjà expliqué dans les pages qui précèdent celle-ci, et où il établit philosophiquement que le *son* ne constitue pas *une image*.

inspirations religieuses. Sans doute, les paroles déterminent l'expression musicale, mais le mérite alors est à la parole, non à la musique, et quelquefois la parole imprime à la musique une précision qui la tue et lui ôte ses effets propres, le vague, l'obscurité, la monotonie, mais aussi l'ampleur et la profondeur, j'allais presque dire l'infinitude. Je n'admets nullement cette fameuse définition du chant, — une déclamation notée. Une simple déclamation bien accentuée est assurément préférable à des accompagnements étourdissants; mais il faut laisser à la musique son caractère, et ne lui enlever ni ses défauts ni ses avantages. Il ne faut pas surtout la détourner de son objet et lui demander ce qu'elle ne saurait donner. Elle n'est pas faite pour exprimer des sentiments compliqués et factices, ou terrestres et vulgaires. Son charme singulier est d'élever l'âme vers l'infini. Elle s'allie donc naturellement à la religion, surtout à cette religion de l'infini qui est en même temps la religion du cœur; elle excelle à transporter aux pieds de l'éternelle miséricorde l'âme tremblante sur les ailes du repentir, de l'espérance et de l'amour..... »(669).

VI. *Résumé des chapitres précédents.*—Au moment où nous nous disposons à considérer la musique dans ses rapports et l'analogie de son expression avec les autres arts, il est nécessaire d'embrasser ce qui précède d'un seul coup d'œil et d'éclaircir certains points de détail.

Examinant le principe de la musique dans l'homme, nous avons tâché d'établir d'abord qu'elle se confond originairement avec la parole, puisque le son vocal, qui ne constitue pas seul la parole, mais qui en est l'élément initial et comme le fonds sonore, est aussi l'élément du langage musical. Observant ensuite la parole elle-même, nous avons reconnu qu'elle ne pouvait exister qu'à la condition du concours d'un second élément, au moyen duquel le son vocal, ou l'élément positif du son, c'est-à-dire la voyelle, s'arrête, se détermine, se limite et crée le verbe. Ce second élément est la consonne ou l'articulation.

Ces principes une fois posés, nous avons vu en découler comme autant de conséquences :

1° Que le chant précède la parole, de même que le son vocal ou la voyelle précède l'articulation ou la consonne, et que, si le chant peut être séparé de la parole, la parole, dans un sens très-réel, ne peut être séparée du chant.

Voilà donc un chant naturel, antérieur à la parole, et qui lui est indispensable pour sa production. Mais est-ce là le chant musical proprement dit? évidemment non. Ces deux sortes de chant se distinguent l'un de l'autre en ce que, dans le chant naturel ou l'émission du son nécessaire à la parole, la voix parcourt des intonations extrêmement rapprochées et par cela même indéterminées, inappréciables, tandis que, dans le chant musical, elle parcourt des intervalles parfaitement déterminés et saisissables à l'oreille. Pourquoi cela? la raison en est simple; c'est que, dans la parole, le son considéré en lui-même n'est pas tenu de former un sens musical, tandis que, dans le chant musical, le son est contraint de se créer en quelque sorte une limite à lui-même dans des espaces fixes, précis et distinctement perceptibles pour produire ce sens.

2° Que l'élément musical ou la voyelle, étant l'élément positif du son et ne pouvant être modifié, limité et circonscrit que par l'articulation ou la consonne, le langage-voyelle ou la musique, quoique bien plus vague que le langage-consonne ou la parole, est, à raison de ce vague même, bien plus étendu et varié dans son expression.

3° Enfin que les sons vocaux étant la base de la parole, et la partie invariable du langage de l'homme, ils doivent être identiques dans tous les alphabets et toutes les langues; d'où il suit, d'une part, que les systèmes musicaux, quelque différents qu'ils soient entre eux, ne sauraient l'être au même point que les langues le sont entre elles; et que, d'autre part, les langues n'ont pu généralement influer sur ces systèmes divers que par l'élément de la consonne, et ces articulations caractéristiques par lesquelles les idiomes se diversifient les uns à l'égard des autres.

Ces principes établis, nous étudions le principe de la musique dans la création inférieure, car la nature est douée d'une vaste parole dont tous les êtres sont les organes. Placé au centre de cette harmonie profonde, indéfinissable, incessante, dont il ne peut saisir que quelques notes, à cause des bornes et de l'infirmité de ses sens, l'homme mêle sa voix à ces concerts de la nature; il y joint des instruments artificiels, et tel est le type de la musique à son usage, de la musique vocale et instrumentale.

Mais comment faire dériver de cette musique naturelle notre art régulier et les divers systèmes en usage chez les différents peuples? Par les lois de la nature elle-même. Dans cette vaste échelle des sons, nous avons pris au hasard un son considéré comme corde fondamentale; cette corde mise en vibration, nous a fourni des harmoniques, les uns certains et fixes, les autres incertains ou mobiles, et, au nombre des premiers, l'*octave*, qui partage la série des sons en divisions identiques. Or, la série des sons ou des intervalles compris dans l'étendue de l'octave, leur coordination entre eux, leur subordination à l'égard du son producteur, leurs diverses attributions, conçues sous différents modes ou manières d'être, c'est là ce qui constitue les diverses tonalités. Nulle tonalité n'est donc nécessaire en soi. Elles naissent du concours d'une foule de circonstances, telles que les éléments de la langue, les qualités physiologiques dis-

(669) *Du beau et de l'art*, par M. Cousin.

tinctives des races humaines, les habitudes de l'oreille, circonstances qui expliquent non-seulement la diversité des systèmes, mais encore les caractères différents des écoles sous l'empire d'un même système. Mais si, par l'influence de ces différentes causes, ces tonalités se diversifient entre elles de manière à former autant d'idiomes, elles rentrent néanmoins les unes dans les autres, par les intervalles fixes, produits du phénomène simple de la résonnance, lesquels se retrouvent dans toutes. D'où il suit que le principe de la résonnance est antérieur à toute tonalité.

Pour nous rendre compte de la loi des tonalités, nous avons examiné d'abord celles qui sont selon les habitudes de notre oreille. Analysant les éléments de la gamme du plain-chant, de ses espèces d'octaves ou modes, nous avons vu que cette gamme et ces espèces d'octaves étaient composées d'intervalles distants les uns des autres, n'ayant entre eux aucune relation nécessaire, aucune affinité, aucune propension qui les rende appellatifs les uns des autres; conséquemment que, dans ce système, chaque degré peut être pris comme terme de la succession des sons, et fait naître l'idée de repos, de l'unité abstraite et absolue.

Dans la tonalité moderne, au contraire, nous avons vu que l'échelle est constituée sur des intervalles de demi-tons, (nous disons l'échelle et non la gamme) ; que ces intervalles possèdent diverses attributions, diverses propriétés, en vertu desquelles ils tendent tour à tour à se résoudre les uns sur les autres, et à persister en eux-mêmes comme sur un point de repos; que ces intervalles sont autant d'éléments de la modulation, doués de la faculté de s'attribuer les fonctions des autres intervalles, et par suite, de changer les fonctions de ceux-ci, en déterminant proportionnellement, par le fait même de cette métamorphose, dans le système général, et sur chaque degré de l'échelle, la présence du mode majeur et du mode mineur les seuls propres à ce système. D'où il suit que chaque degré ne peut être considéré autrement qu'en tant qu'élément de la succession, puisque l'idée de repos se perd et s'absorbe à chaque instant dans l'idée de cette même succession.

Passant ensuite à certaines tonalités en usage dans l'antiquité et à quelques-unes usitées aujourd'hui chez certains peuples de l'Orient, nous voyons, par l'examen de leur constitution, qu'au lieu de procéder par intervalles distincts, appréciables, saisissables, comme dans les deux systèmes dont il vient d'être parlé, le son y observe des intervalles tellement rapprochés, voisins les uns des autres, que ces intervalles se confondent, pour ainsi dire, entre eux et se refusent à la perception de l'oreille la mieux exercée. D'où il résulte que le son, n'étant pas suffisamment limité par rapport à lui-même, est impuissant à former un sens, musicalement parlant, et que ces singuliers systèmes, si étranges relativement à nous, et par le grand nombre des intervalles, sont fondés uniquement sur l'élément de la parole, dont ils reproduisent les accents et les nuances insaisissables. Et ceci nous a dévoilé le sens de ces antiques et universelles traditions touchant l'origine divine de la musique, ses merveilleux effets, et le culte dont elle fut l'objet (670). Nous ne nous sommes pas moins clairement expliqué, ce nous semble, comment ces dernières tonalités étaient inharmoniques, puisque constituées exclusivement au point de vue de la parole, elles trouvaient en elle leur harmonie essentielle.

Une fois séparée de la parole, la musique a dû se développer dans son énergie propre, et tendre à remplacer les éléments d'expression qu'elle empruntait à la poésie, son ancienne alliée. Elle a trouvé ces nouveaux élements dans l'harmonie, la mesure, et enfin dans l'emploi toujours plus riche des ressources instrumentales et vocales, de tous les effets et de tous les contrastes de sonorité. Mais nous avons en même temps fait voir que la musique, tout en se fécondant incessamment et s'éloignant de plus en plus de la parole, s'en rapprochait dans un autre sens en s'emparant de tous les moyens de manifestation, non au point de vue de l'idée pure, mais au point de vue du sentiment, propre au langage de l'homme.

La raison de la constitution des diverses tonalités, étant donnée, nous examinons de quelle manière s'engendrent les divers éléments musicaux, la mélodie, le rhythme, la mesure, l'harmonie.

Tous découlent de cette identité d'origine établie en premier lieu entre la musique et la parole, et en vertu de laquelle le mode de succession nécessaire à la manifestation de la parole, est également nécessaire à la manifestation de la musique. Dans la musique ce mode de succession, avons-nous dit, envisagé quant à la série des intonations que parcourt le chant, est ce qui constitue la mélodie. Envisagé quant à ces contours, à ces périodes, à ces ondulations au grave et à l'aigu que semblent décrire les intonations, ce mode de succession est ce qui constitue le rhythme, puisque l'une est le sens musical que développe cette série d'intonations, et que l'autre est la proportion et la forme de la succession et du mouvement mélodiques.

Point de mouvement qui n'ait son rhythme, puisque tout mouvement a sa forme, sa figure, son temps fort et son temps faible, l'*arsis* et la *thesis*. Le rhythme est dans toute la nature, dans tout ce qui vit et se meut,

(670) C'est ce que Rousseau a parfaitement bien compris. « Ainsi la *mélodie*, commençant *à n'être plus si adhérente au discours*, prit insensiblement une existence à part, et la musique devint plus indépendante des paroles. Alors aussi cessèrent peu à peu ces prodiges qu'elle avait produits *lorsqu'elle n'était que l'accent et l'harmonie de la poésie*, et qu'elle lui donnait sur les passions cet empire que la parole n'exerça plus dans la suite que sur la raison. » (*Essai sur l'origine des langues*, chap. 19.)

dans le pas de l'homme, dans le vol de l'oiseau, dans le galop du cheval, dans le flux et le reflux de la mer, dans les soupirs des vents. Le rhythme a donc précédé la mesure, et en a donné l'idée. Celle-ci est même, à plusieurs égards, indépendante du mouvement, puisque des mouvements très-divers comportent une mesure identique, et qu'il peut se faire que des morceaux entiers admettent deux sortes de mesure indifféremment.

Le rhythme obéit au mouvement de l'âme, qui se manifeste par le principe mélodique. La mesure est une division inflexible et en quelque sorte fatale de la durée. D'où il résulte, d'un côté, que le rhythme est inhérent à toute musique, comme à la parole, comme aux arts de la parole, l'art oratoire, l'art de la déclamation : comme à la danse, comme aux arts qui expriment le mouvement figuré, et qu'il se retrouve jusque dans les proportions et les ondulations des lignes de l'architecture. D'où il résulte, d'un autre côté, que la mesure n'est pas un élément essentiel de la musique, identique au fait même de l'institution de l'art, de telle sorte que cet élément absent, l'art disparaîtrait. En effet, nous voyons qu'elle est absolument étrangère au plain-chant auquel le rhythme prête tant de vie, d'élan, un souffle si puissant.

La mesure est néanmoins un élément essentiel de notre musique moderne, par la nécessité où ce système s'est trouvé de chercher hors de la parole tous ses moyens d'expression. Là, la fonction de la mesure est de servir de limite au rhythme; mais le rhythme en se combinant avec la mesure, n'est pourtant pas absorbé par elle. Elle lui laisse la liberté de ses allures, elle contribue même à le mettre en relief par la faculté particulière au rhythme d'intercaler une mesure accidentelle dans la mesure fondamentale, en contraste avec celle-ci, et de produire ainsi des irrégularités et comme des dissonances de temps.

Comme la rime et les lois de la versification dans le langage, la mesure partage le discours musical en nombres égaux et assujettit la période à certaines lois symétriques. Mais de même que la rime et les lois de la versification ne constituent pas la poésie, de même le beau musical est indépendant de la mesure. La mesure et la rime sont donc choses de convention; ce qui ne veut pas dire qu'elles ne soient pas des éléments d'expression du vrai, et c'est ce que nous avons essayé de montrer par le rapprochement que nous avons fait des fonctions de la prose dans les drames de Shakspeare et de l'usage du récitatif, dans nos grands opéras.

Après la mesure, l'harmonie. Si nul système de tonalité n'est nécessaire en soi, il n'en existe pas moins un principe, celui de la résonnance, antérieur à toute tonalité. Effectivement, toute tonalité comporte, au nombre de ses intervalles fixes, les harmoniques produits du phénomène simple de la résonnance. Ces harmoniques ont naturellement donné l'idée de l'harmonie, et comme il a été prouvé que tout système harmonique serait inadmissible, contradictoire même, dans un système de musique fondé sur la parole et au profit d'elle seule, par la raison que l'action successive de la parole ne saurait admettre le concours des sons simultanés propres à l'harmonie, il s'ensuit que l'harmonie, dans toute tonalité qui la comporte, est l'effort par lequel la musique tend à se développer dans son essence et à produire son expression la plus complète, car c'est dans l'harmonie que la mélodie vient s'incorporer, comme dans son milieu ou plutôt son lieu le plus naturel.

Et cette considération nous fait comprendre comment l'harmonie, née du principe premier de la résonnance, est néanmoins venue si tard. L'harmonie étant donc subordonnée à la mélodie, elle ne peut être autre chose que le développement des lois de la gamme, développement *dans l'espace* de chaque intervalle considéré *dans sa durée*, puisque la mélodie s'explique par ces mêmes intervalles. En d'autres termes, chaque intervalle de la mélodie pourvu d'une attribution, d'une propension, d'une propriété déterminant un sens quelconque, s'incarne dans un accord et lui communique la propriété, la propension dont il est doué. Ce qui ne signifie pas que le choix des accords puisse être arbitraire, mais que l'idée mélodique, les dirige dans le sens qu'elle veut. D'où il suit que l'harmonie est nécessairement consonnante dans le plain-chant, si celui-ci la comporte, puisque chaque intervalle de ce système, en faisant naître l'idée de repos, nécessite un accord parfait, au delà duquel l'oreille n'a rien à désirer; tandis que dans le système moderne, elle doit être non moins nécessairement basée sur la dissonance, puisque chaque intervalle y est un élément de la modulation et de la transition.

De ce qui précède on conclut que l'harmonie n'a qu'un mouvement matériel, stérile, borné; que le mouvement fécond, intelligent appartient exclusivement à la mélodie par laquelle seule l'idée se manifeste; qu'isolée, la mélodie a un sens, une signification, une expression ; qu'isolée, l'harmonie ne signifie rien, n'exprime rien, à moins que la mélodie n'ait laissé, pour ainsi dire, à la surface du tissu harmonique, comme quelque chose de son empreinte. C'est en vertu de ce mouvement, de cette énergie qui est en elle, que la mélodie se glisse souvent dans les régions de l'harmonie, pour y faire jaillir le sens musical d'un accent, d'une inflexion, quelquefois d'une simple note. La fécondité de la mélodie apparaît surtout dans les chants susceptibles de comporter des harmonies très-diverses, et qui, bien que restant littéralement les mêmes, revêtent, sur chaque forme d'accompagnement, une expression nouvelle.

Après avoir ainsi passé en revue les éléments propres à la musique, les uns nécessaires, essentiels, les autres conventionnels, en un certain sens ; après les avoir examinés autant que possible dans l'ordre de leur génération en suivant le mode de leur production, il nous restait encore à voir de quelle manière ces éléments combinés entre eux, conformément aux lois de leur nature, concourent à former ce que nous nommons le langage des sons. Ici, analysant le plan du premier morceau d'une symphonie, dont la forme résume en quelque sorte les autres formes musicales, nous avons essayé de montrer que les diverses parties de ce morceau, enchaînées les unes aux autres, obéissent aux lois d'une syntaxe aussi réelle que celle du langage et auxquelles les musiciens ne sauraient se soustraire. De tout cela on conclut que la musique a un sens, un sens non susceptible d'être traduit par des mots, mais un sens que l'homme entend, puisque le plan de ce morceau de musique, son unité, les formes et la construction de chaque phrase, loin d'être le résultat d'une convention, dérivent rigoureusement des lois de la logique universelle. Ainsi nous n'oublions pas que la musique ou la langue-voyelle, étant essentiellement inarticulée, ne peut réveiller l'idée pure, du moins directement. Mais, d'un autre côté, et par cela même, nous montrons que le langage musical, tout vague qu'il est, est bien plus illimité dans son expression que la parole, et tandis que celle-ci exprime l'homme intellectuel, raisonnable, la musique et la musique seule exprime complétement l'homme mobile, changeant, tourmenté de désirs indéfinissables, et aspirant après un bien-être qui le fuit sans cesse.

VII. *Rapports de la musique avec les autres arts. — Arts de l'écriture, arts de la parole. — Leur génération et classification. — Examen de l'objection que la musique est un art sujet au changement.* — Confondue dans son essence même, avec la parole, la musique présente avec la parole de nombreuses analogies, et partout on la voit, dans les éléments intimes de sa constitution comme dans les phases de son évolution, plus ou moins étroitement liée au langage.

Par l'élément du mouvement et du rhythme, et par cet élément seul, la musique s'unit aussi à l'art du geste et à la danse, tableau du mouvement, qui, par ses cadences en harmonie avec les mouvements et les rhythmes des sphères célestes et des corps naturels, rentre en quelque sorte dans l'harmonie universelle.

Mais les autres arts, l'architecture, la sculpture, la peinture, n'ont ni le son, ni le mouvement pour éléments. Est-ce à dire que ces arts n'ont avec la musique aucun rapport ? Non sans doute ; car si ces arts ne sont autre chose que des manifestations différentes d'un même principe, il s'ensuit que tout en accomplissant leur évolution individuelle, indépendante, conforme à leurs lois propres, ils doivent refléter, jusque dans leur constitution, des éléments communs, et présenter dans leur développement certains phénomènes analogues. C'est ce qui faisait dire aux plus grands philosophes de l'antiquité qu'il existait entre tous les arts une union étroite et comme un lien d'amitié (*quadam amicitia*), et que cette merveilleuse alliance devait frapper tous les esprits capables de pénétrer les causes et les effets (671). Et déjà nous pouvons saisir une relation particulière entre le son, élément de la musique, et la lumière, élément des arts proprement dits : son et lumière, deux lois identiques en elles-mêmes, quoique diverses dans le mode de leur production. Par la même analogie, nous saisissons une relation non moins réelle entre l'ouïe, mode de perception de la musique, et la vue, mode de perception des autres arts (672). Ces derniers, disons-nous, ont le même principe que la musique, c'est-à dire qu'ils sont des *signes*, comme la musique, comme la parole sont des *signes* au moyen desquels l'homme s'exprime. Les sons de la voix, a dit Aristote, sont les *signes* et l'expression des affections de l'âme, comme les mots écrits le sont du langage (673). Or, nous allons voir que les arts de la forme immobile sont à l'écriture ce que la musique est à la parole. Mais il faut les examiner selon l'ordre de leur génération.

Tant que le genre humain peu nombreux ne forma qu'une seule société, la parole put lui suffire, et la musique, dont on ne peut séparer la parole dans l'antiquité, composa la tradition orale, et fut, ainsi qu'on l'a dit, une *chronique auriculaire*. « Il a doncques esté un temps que la marque et monnoye de la parole qui avoit cours, estoient les carmes, les chants et cantiques, parce que alors toute histoire, toute doctrine de philosophie, toute affection, et brief toute matière qui avoit besoin de plus grave et ornée voix, ils (les anciens) la mettoient toute en vers poétiques et en chants de musique (674). » Toutefois, il y avait tels événements, tels grands faits de la civilisation dont le souvenir devait être perpétué par des signes plus durables : telle fut l'origine de l'architecture qui affecta dès le commencement des formes colossales. Sans doute les monuments de cette architecture indi-

(671) « Est etiam illa Platonis vera, et tibi, Catule, certe non inaudita vox, omnem doctrinam harum ingenuarum et humanarum artium uno quodam societatis vinculo contineri. Ubi enim perspecta vis est rationis ejus qua causæ rerum atque exitus cognoscuntur, mirus quidam omnium quasi consensus doctrinarum concentusque reperitur. » (Cic., *De orat.*, lib. III, n. 6.)

(672) « La plupart de nos idées du beau nous viennent par la vue et par l'ouïe, car tous les arts, sans exception, s'adressent à l'âme par le corps. » (*Du beau et de l'art*, par M. V. Cousin.)

(673) « Voces quidem signa ac notæ sunt affectuum animi, scripta vocum. » (Arist., *De interpret.*)

(674) Plutarque, *Des oracles de la Pythie*, n. 22, trad. d'Amyot.

quèrent clairement l'objet de leur destination, et l'on dut y mêler, suivant les circonstances, d'informes essais de statuaire et de sculpture, c'est-à-dire d'art plastique (675).

Mais lorsque cette première société, devenue plus nombreuse, se divisa en diverses tribus ; lorsque par des migrations successives les nouvelles sociétés mirent entre elles des continents entiers, un nouveau moyen de communication devint nécessaire. De là, la peinture allégorique ou l'emblème ; l'emblème, comme on l'a dit, qui est la métaphore du peintre (676). L'écriture fut un tableau. De l'emblème naquit l'hiéroglyphe ; de l'hiéroglyphe l'écriture phonétique ou la langue écrite.

Les arts de la parole et les arts de l'écriture ont donc été les instruments de la civiments de la langue écrite, de même que la musique a été l'élément et l'instrument de la langue parlée. Ainsi, tous les arts ont accompli la mission de l'*utile* avant d'accomplir la mission du *beau*, et il est à croire qu'ils ont commencé cette dernière avant que la première fût achevée.

Partez de l'instant où le premier son s'échappa des lèvres de l'homme pour exprimer un sentiment ; arrivez jusqu'au moment où le premier signe de l'écriture figura le son de la parole et *colora la pensée;* considérez ensuite cette parole éternisée et multipliée à l'infini par l'imprimerie, vous parcourez tout le cercle du développement humain.

Les arts de la parole et les arts de l'écriture ont donc été les instruments de la civilisation, et tous suivant des modes de manifestation et d'expression en rapport avec les diverses facultés humaines.

Parlons d'abord de l'architecture qui occupe un rang à part dans les arts de la forme immobile.

L'architecture se rapproche de la musique en ce qu'elle n'exprime pas des types déterminés. Mais ce n'est pas à cause de cela seul qu'on l'a appelée la musique du silence. L'architecture, ainsi que la sculpture et la peinture, n'a pas le mouvement pour principe. Néanmoins, elle le figure dans sa majestueuse tranquillité. Les architectes distinguent deux lignes fondamentales, la verticale et l'horizontale, qui, savamment combinées, concourent autant à la beauté de l'édifice qu'à sa solidité. L'une se dirige vers le centre de la terre, tandis que par l'autre la pesanteur s'équilibre. Le cube donne naturellement l'idée du repos; la sphère fait naître l'idée du mouvement. L'homme communique à l'architecture un mouvement tout à fait idéal, en spiritualisant, pour ainsi dire, la matière et en lui imprimant l'élan de sa pensée. C'est ainsi que, dans le temple chrétien, cette ligne verticale qui se dirige vers la terre, semble, contrairement aux lois de la pesanteur, monter vers le ciel ; et que ces tours altières, ces flèches ailées, ces fines aiguilles, ces clochetons transparents, suspendus dans les airs, tendent bien plus haut que le point précis où ils s'arrêtent et lancent l'imagination dans des espaces incommensurables. Pénétrez dans la nef : l'âme n'est pas à l'aise si les regards rencontrent des bornes, car elle est en présence du Dieu infini. Il faut donc que, dans un espace de quelques toises, l'homme crée des lointains, ouvre de longues percées de lumière, des perspectives sans terme. C'est sur ce principe que repose le symbolisme du temple, c'est à-dire son expression figurative, que l'Eglise chrétienne n'a pas négligé de soumettre à certaines règles fondamentales. Donc, avec l'image du mouvement, l'image du rhythme, forme du mouvement. De plus, le temple représentant l'univers, a, comme l'univers, ses divers aspects. Vu au dedans, les gradations et dégradations des rayons qui pénètrent à travers les vitraux, tout chargés des nuances et des teintes du prisme, et les gradations et dégradations des ombres emplissant ses profondeurs, transforment d'heure en heure son horizon symbolique. Vu au dehors, il a sa beauté du plein midi, sa beauté du crépuscule, sa beauté du clair de lune ; et lorsque le sommet de ses pans gigantesques se perd mystérieusement dans les vapeurs de l'atmosphère, le temple grandit à nos yeux de plus encore que ne lui dérobe le voile humide replié sur son front. On dirait que l'image de la variété et du changement, emblème de la vie humaine, soit plus permise à l'architecture, en raison de ce que ses monuments sont immobiles et éternels.

L'architecture est l'art des formes générales; la sculpture est l'art des formes individuelles. Aussi la sculpture fournit-elle ces mille formes d'animaux, de végétaux, ces infinies productions de la nature que le temple doit représenter dans son ensemble. C'est ce qu'on appelle, en termes d'art, la *sculpture appliquée* ou le *bas-relief.* Mais la sculpture *libre* ou *ronde-bosse*, sans s'interdire le domaine de la création inférieure, demande à la représentation de l'homme ses plus nobles produits. Donner la vie à des matières mortes, rendre les corps transparents en quelque façon, de manière à montrer ce qui est caché, c'est-à-dire le jeu des muscles et

(675) La Bible, en plusieurs endroits, vient confirmer cette assertion : *Ite ante arcam Domini Dei vestri ad Jordanis medium, et portate inde singuli singulos lapides in humeris vestris, juxta numerum filiorum Israel, ut sit signum inter vos : et quando interrogaverint vos filii vestri cras, dicentes: Quid sibi volunt isti lapides? respondebitis eis : Defecerunt aquæ Jordanis ante arcam fœderis Domini, cum transiret eum : idcirco positi sunt lapides isti in monumentum filiorum Israel usque in æternum. Fecerunt ergo filii Israel sicut præcepit eis Josue, portantes de medio Jordanis alveo duodecim lapides, ut Dominus ei imperarat, juxta numerum filiorum Israel, usque ad locum in quo castrametati sunt, ibique posuerunt eos. Alios quoque duodecim lapides posuit Josue in medio Jordanis alveo, ubi steterunt sacerdotes qui portabant arcam fœderis : et sunt ibi usque in præsentem diem.* (*Jos.*, IV, 5, 6, 7, 8, 9.)

(676) *Notions de Linguistique*, par Ch. NODIER, p. 88.

l'emboîtement des os; animer la physionomie, laisser errer une parole sur ses lèvres, calculer la pose et les allures de telle sorte qu'elles semblent se dessiner naturellement, selon l'impulsion d'un sentiment ou d'une passion; voilà le triomphe de cet art. La figure du mouvement fait donc partie de l'expression de la sculpture (677) et, alors même que la représentation se borne à l'idée du repos parfait, il y a toujours, dans les rapports, le jeu et les ondulations des lignes, ce rhythme des corps immobiles dont parle Aristide Quintilien, rhythme si bien compris par les anciens statuaires.

Si la sculpture représente les objets sous leurs formes corporelles et sphériques, de telle sorte que le spectateur peut tourner autour, et qu'au besoin le toucher pourrait suppléer à la vue, la peinture ne peut que nous donner une idée de ces formes corporelles, puisqu'elle n'en reproduit que l'apparence sur des surfaces. De là cette opinion répandue parmi les artistes, que la peinture, de tous les arts, est arrivée la dernière, parce qu'on fut longtemps à regarder comme un problème insoluble, de reproduire des corps qui ont trois dimensions sur la surface qui n'en a que deux (678). Il fallut du temps avant que l'on considérât les ombres comme *repoussoirs*, et que l'on s'en servît pour donner de la sphéricité aux objets. C'est pourquoi le principal mérite du sculpteur consiste dans le dessin, tandis que chez le peintre cette qualité doit se joindre à plusieurs autres non moins essentielles. Du reste, le but de la peinture est le même que celui de la sculpture; c'est toujours d'animer la nature, et de montrer dans l'image de la vie, et jusque dans celle de la mort, la trace des idées des sentiments et des passions.

Le mouvement figuré appartient donc à la peinture comme à la sculpture; car c'est un privilége de certains arts de dépasser, dans leur expression, les limites où s'arrêtent leurs moyens matériels; et, remarquons pour ce qui est de la peinture, qu'elle ne dépasse ces limites qu'autant qu'elle ne s'astreint pas à une imitation servile et qu'elle se borne à n'être qu'une illusion.

Si cette faculté du mouvement n'était pas inhérente aux arts dont nous parlons, le dessin proprement dit, la statuaire, la peinture, devraient s'interdire tous les objets pris dans la nature vivante: les sujets de bataille, par exemple, puisque rien ne serait plus absurde que de représenter l'attitude du mouvement, souvent le plus animé, sous l'apparence de l'immobilité. Mais il faut distinguer ici le mouvement figuré, propre à l'architecture, du mouvement figuré, propre à la sculpture et à la peinture. L'architecture étant l'art des formes générales, il est clair que ces formes n'affectent aucune sorte de mouvement inhérent à leur nature; mais le but de l'architecture étant aussi de s'élever vers le ciel, comme si elle voulait faire oublier la terre par le renversement des lois de la pesanteur, il s'ensuit que le mouvement de cet art n'est autre chose que l'expression du mouvement de la pensée, d'un mouvement idéal, nous l'avons dit, tandis que dans la sculpture et la peinture, arts des formes individuelles, le mouvement est l'expression de l'action particulière des êtres qu'elles représentent. Et ces deux sortes de mouvements ont leur forme, c'est-à-dire leur rhythme, qui réside toujours dans les contours, les périodes, les ondulations des lignes par lesquelles ils sont figurés.

On a trop abusé des comparaisons puisées dans l'ordre des couleurs et dans l'ordre des sons, pour pouvoir établir sur de semblables bases les véritables rapports de la musique et de la peinture, et pour ne pas faire remarquer avec quelque hésitation une certaine analogie que présente le premier genre de peinture, savoir la peinture *monochrome*, avec le genre de musique désigné sous le nom de *monotone* ou d'*unitonique*, parce qu'il est fondé sur l'unité d'un seul son. Ce n'est pas que cette peinture monochrome, dans laquelle les objets représentés étaient couverts d'une seule teinte plate, et qui ne fut sans doute qu'un rudiment fort grossier, puisse être comparée, quant aux perfectionnements de l'art, au système du plain-chant, magnifique expression du sentiment divin dégagé de tout ce qui est terrestre et périssable. Mais c'est que ce genre de peinture, borné à une simple représentation des objets, et, du reste, dénué des accessoires de la couleur, du fond et de la perspective aérienne, de la coloration de la lumière et des ombres, se rapporte plus particulièrement au type du plain-chant, qui ne consiste qu'en une mélodie nue et non accompagnée.

Il existe donc entre le langage, la musique et les arts du dessin, des rapports réels, fondés sur un principe dont nous avons déjà parlé. Ce principe est celui de l'identité de la loi du son et de la loi de la lumière. Par le son, nous percevons l'organisation intérieure des corps, comme par la lumière appliquée aux objets, c'est-à-dire par la couleur, nous percevons les qualités de leur surface. Or, le son, constatant l'organisation intérieure des corps, donne lieu, dans le langage, à l'*onomatopée*, nous voulons dire ces mots imitatifs, formés des bruits élémentaires des êtres qu'ils désignent, et dont ces mots sont comme une partie intime. Dans la musique, il fournit un

(677) « Les statues des anciens, dit Athénée (*Deipnosophistes*, lib. XIV) sont les restes de la danse antique. On avait observé les gestes et on les avait déterminés, parce qu'on cherchait à donner aux statues des mouvements beaux et nobles.... Ensuite, on adaptait aux chœurs ces beaux mouvements; des chœurs ils passaient à la palestre qui, joignant la musique à un exercice continuel du corps, contribuait à donner la plus grande force d'âme à tous ceux qui s'y livraient. »

(678) *Leçons sur la théorie des beaux-arts*, de W. SCHLEGEL, trad. par M. Couturier, de Vienne, p. 77.

élément analogue dans le son particulier ou *timbre* de divers instruments dont ce timbre révèle la nature spécifique; de même que dans la peinture, la lumière constate la qualité extérieure ou la surface des objets par le moyen des couleurs. De là vient que, soit pour désigner un poëte dont le style se fait remarquer par la richesse des images, la profusion des figures et l'expression pittoresque, soit pour désigner un compositeur qui excelle dans la musique instrumentale, on dit: C'est un grand coloriste.

Il y a une telle affinité entre les perceptions de l'ouïe et celles de la vue, que ces deux sens se suppléent souvent l'un l'autre. Tout le monde sait que l'aveugle-né Saunderson, interrogé sur l'idée qu'il se faisait de la couleur rouge, répondit qu'elle devait ressembler au son de la trompette. Le sourd-muet Massieu n'hésita pas à faire une réponse semblable à la même question, prise au sens inverse, que lui adressa un de nos plus habiles écrivains (679.) La musique a le secret de nous faire *voir* non seulement les objets qu'elle peut représenter, mais encore ceux dont la représentation lui est interdite; non qu'elle ait la faculté de peindre au moyen des timbres et des nuances de son des divers instruments, mais par les impressions et les sensations qu'elle fait naître, elle réveille le sentiment ou le souvenir des impressions et des sensations que produisent en nous les objets de la nature auxquels elle semble par là même s'associer. Et de même que la sculpture et la peinture n'ont le privilége de dépasser la limite de leurs moyens matériels qu'à la condition de ne pas copier servilement la nature et de ne pas la représenter telle qu'elle est, mais telle qu'elle s'offre à nos regards, de même la musique ne conserve toute la puissance et la plénitude de son expression illimitée qu'autant qu'elle évite soigneusement, sauf certains cas très-rares, de s'assujettir à une représentation trop littérale et trop matérielle. « En dépit de la science et du génie, dit admirablement M. Cousin, des sons ne peuvent peindre des formes. La musique bien conseillée se gardera de lutter contre l'impossible; elle renoncera à figurer en détail le soulèvement et la chute des vagues et d'autres phénomènes semblables; mais elle fera mieux: avec des sons elle fera passer dans notre âme les sentiments qui se succèdent en nous pendant les scènes diverses de la tempête. C'est ainsi que Haydn deviendra le rival, le vainqueur même du peintre, parce qu'il a été donné à la musique de remuer et d'ébranler l'âme plus profondément encore que la peinture. (680.) » En limitant son expression à la configuration d'un objet arrêté, la musique ne borne pas seulement cette expression, elle la détruit encore: car le propre de cette expression est d'être idéale et vague. Elle sort alors de son élément qui est la voyelle. Elle veut devenir consonne. Cette faculté particulière à la musique de faire naître la *vision* des choses *insonores*, de représenter la lumière, les ombres, les ténèbres et jusqu'au silence même, est un des mystères de cet art (681.)

La peinture, ainsi que le dit Rousseau, rend difficilement à la musique les imitations que celles-ci tire d'elle. Elle ne sait pas, comme la musique, exciter par un sens des émotions semblables à celle qu'on peut exciter par un autre. Mais elle représente des objets déterminés, et dans cet ordre, ses effets sont merveilleux. Et avec quels moyens? A l'aide d'un frêle tissu, de quelques substances colorées, d'un pinceau, l'artiste va nous faire contemporains de toutes les histoires, de toutes les époques, de tous les personnages; il va transporter des climats, des cités au milieu de nos cités et de nos climats. Sur cette toile large de quelques pouces, il va faire entrer des horizons indéfinis. L'homme vivant, il l'entoure d'une création vivante; par la perspective aérienne, il détermine la proportion des figures isolées et leur éloignement. Pour que l'œil arrive à ces figures lointaines, il va, par le clair-obscur, le forcer de traverser un milieu atmosphérique; il colore les ombres mêmes et les rend transparentes. Par la combinaison de la lumière, de l'air et des ombres, il donne de la sphéricité aux objets, et met à découvert ceux qui semblaient devoir être cachés par la surface des autres. L'œil s'égare dans ces contours et dans ces lignes, le regard plonge dans ces

(679) Ch. Nodier. Voyez ses *Notions de linguistique*, p. 43.

(680) *Du beau et de l'art*, par M. V. Cousin.

(681) Il faut citer ici en son entier le passage de Rousseau :

« C'est un des plus grands avantages du musicien de pouvoir peindre les choses qu'on ne saurait entendre, tandis qu'il est impossible au peintre de représenter celles qu'on ne saurait voir, et le plus grand prodige d'un art qui n'agit que par le mouvement est d'en pouvoir former jusqu'à l'image du repos. Le sommeil, le calme de la nuit, la solitude, et le silence même, entrent dans les tableaux de la musique. On sait que le bruit peut produire l'effet du silence, et le silence l'effet du bruit, comme quand on s'endort à une lecture égale et monotone, et qu'on s'éveille à l'instant qu'elle cesse. Mais la musique agit plus intimement sur nous, en excitant par un sens des affections semblables à celles qu'on peut exciter par un autre; et, comme le rapport ne peut être sensible que l'impression ne soit forte, la peinture, dénuée de cette force, ne peut rendre à la musique les imitations que celle-ci tire d'elle. Que toute la nature soit endormie, celui qui la contemple ne dort pas, et l'art du musicien consiste à substituer à l'image insensible de l'objet celle des mouvements que sa présence excite dans le cœur du contemplateur. Non-seulement il agitera la mer, animera les flammes d'un incendie, fera couler les ruisseaux, tomber la pluie et grossir les torrents, mais il peindra l'horreur d'un désert affreux, rembrunira les murs d'une prison souterraine, calmera la tempête, rendra l'air tranquille et serein, et répandra de l'orchestre une fraîcheur nouvelle sur les bocages. Il ne représentera pas directement ces choses, mais il excitera dans l'âme les mêmes sentiments qu'on éprouve en les voyant. » (*Essai sur l'origine des langues*, chap. 16.)

vapeurs flottantes. Puis ramené au sujet principal du tableau, le spectateur voit que tous ces accessoires concourent à la manifestation de l'idée dominante, de telle sorte que l'idée et ses accessoires se confondent dans une merveilleuse unité.

Nous venons de voir qu'il y a deux sortes d'expressions dans les arts : l'une indéterminée, c'est celle de la musique, de la danse, de l'architecture ; l'autre, déterminée, c'est celle de la sculpture et de la peinture. Et de même que le langage ou la langue parlée, dont l'expression est parfaitement déterminée, a pour premier auxiliaire et pour première manifestation la musique, dont l'expression est indéterminée, de même l'écriture phonétique ou la langue écrite a pour premier auxiliaire et pour plus durable manifestation l'architecture, dont l'expression est pareillement indéterminée. D'où il suit que les lois de la théorie des arts doivent subir certaines modifications, selon que l'expression de ceux-ci est déterminée ou ne l'est pas. Ainsi, pour ne parler que des arts des formes individuelles, les conditions de vérité dans la peinture et la sculpture exigent que l'artiste ne cherche pas hors de la nature visible l'objet de ses inspirations, à moins qu'il n'ait à représenter des sujets mystiques, emblématiques ou symboliques ; et alors il est tenu de se conformer aux règles de convention établies pour cet ordre de représentation. Cependant il peut se faire que l'artiste de génie trouve des types plus convenables que ceux en usage pour ce genre d'expression, ou bien qu'un nouveau développement de l'idée religieuse dans les esprits, en dévoile de plus parfaits et les substitue aux anciens. M. de Maistre a fort bien observé que toute religion *pousse* une mythologie qui lui est propre. Mais cette mythologie se transforme, à mesure que les types révélés par la religion s'épurent par les progrès mêmes de la religion dans la société, et s'offrent à l'imagination sous des formes plus parfaites et plus poétiques.

Nous avons tenu peu de compte, en ce qui touche les arts de la forme immobile, de la distinction des genres secondaires. Une aussi rapide esquisse ne nous permettait guère de considérer les arts que dans leur développement le plus complet et leur plus haute expression. Si maintenant on nous demandait dans quel ordre nous rangeons les arts entre eux selon qu'ils s'élèvent de l'expression la plus terrestre à l'expression la plus spirituelle, nous dirions, après les avoir divisés en deux classes, d'après notre distinction des arts immobiles ou qui n'expriment que le mouvement figuré, et des arts qui ont le mouvement pour principe, que l'architecture précède la sculpture, comme le monde inorganique, auquel l'architecture correspond, précède le monde organique auquel la sculpture se rapporte, et que celle-ci précède la peinture.

Néanmoins, nous sentons ici la nécessité de faire deux observations relatives aux deux premiers arts, quand bien même notre classification semblerait devoir en être modifiée. Nous savons, pour ce qui est de la sculpture, tout ce que le ciseau de l'artiste peut prêter d'animation, de vie et de noblesse à une belle statue. Mais la sculpture manque de la faculté de donner de la vie à l'organe qui, avec la bouche, révèle le mieux l'expression de l'âme. Chose singulière ! dans la représentation de la nature vivante, la scuplture laisse l'œil impassible et froid, tandis que dans l'image de la mort, elle fait reposer, dans les cavités des yeux fermés, comme une pensée solennelle que la mort a respectée, qui jette un reflet d'immortalité sur la face du cadavre, et transforme ainsi le trépas en sommeil. Ce type appartient exclusivement au christianisme. Mais par cela même l'expression morale de la sculpture est renfermée dans certaines bornes. Aussi le propre de l'art plastique est de faire ressortir les formes corporelles et de représenter la beauté physique. C'est là son véritable domaine.

Quant à l'architecture, art des formes générales, elle n'a rien qui corresponde à l'expression positive des idées et à la représentation des formes individuelles ; mais, en raison de ses formes indéterminées, elle a quelque chose de plus immatériel que la sculpture et la peinture, en ce qu'elle ne fixe pas irrévocablement l'idée du spectateur sur une chose limitée, à l'exclusion de toute autre, et qu'elle ouvre un champ sans bornes à l'imagination. C'est la matière spiritualisée sous l'étreinte de la pensée, qui obéit à l'élan de l'esprit, qui procède suivant des lois morales, et qui, dans l'unité multiple du temple chrétien, rassemble, sous mille formes idéales, toutes les idées et tous les sentiments dont se composent les croyances des peuples.

Dans la classe des arts animés de mouvement, nous mettons la danse au degré inférieur, la danse qui se lie à la sculpture par les poses et les attitudes corporelles, à la musique par le rhythme, à l'art oratoire par la mimique. Mais nous ne plaçons pas au même rang la danse individuelle, capricieuse et sensuelle, celle que l'on peut comparer à ces airs dans lesquels nos cantatrices prodiguent les roulades, les trilles et les fioritures, et cette autre danse, la danse collective, la danse en chœur, qui faisait partie des cérémonies religieuses chez les anciens peuples. Celle-ci, noble et grave, représentait soit les chœurs des nymphes, des muses, de toutes les divinités dont le paganisme avait peuplé son Olympe ; soit les évolutions et les vastes cadences des globes suspendus dans les cieux.

Au-dessus de la danse, à laquelle elle se lie par le rhythme, et immédiatement au-dessous des arts de la parole, de la parole dont elle est la première et la plus puissante manifestation, la musique. Et ici le lecteur nous prévient en observant que la musique est le seul art, avec les arts de la parole, qui ait l'ouïe pour organe de perception, l'ouïe qui est, suivant Charron, « un sens spirituel, l'entremetteur et l'agent de l'entendement, l'outil des sçavants. » Puis, les arts de la parole, savoir : l'éloquence écrite, ou l'art du style; l'éloquence parlée, ou l'art oratoire, et enfin la poésie, la poésie qui est la parole transfigurée, l'idée pure s'adressant à l'homme par toutes ses facultés, s'appropriant toutes les manifestations particulières aux autres arts, s'incarnant dans toutes les formes de la nature; prisme décomposant tous les feux du jour, tous les rayons de la lumière; cadence de tous les mouvements et de tous les rhythmes des corps; écho des mélodies et des harmonies de tous les êtres. La poésie contient donc tous les arts, et la musique, la danse, l'architecture, la peinture, la sculpture sont autant de formes de la poésie.

Dans l'opinion des gens du monde, la musique, nous ne l'ignorons pas, est loin d'occuper le rang que nous lui assignons ici dans la hiérarchie des arts. La grande raison que l'on allègue est que les monuments de la musique ne sont pas durables, ou du moins que cet art est sujet au changement; d'où quelques personnes concluent que c'est un art faux. On se laisse aller volontiers aux enchantements de la musique, mais avec la conviction qu'elle n'est autre chose qu'un plaisir qui se transforme au gré de la mode. Il faut pourtant observer que les formes des objets représentés par la sculpture et la peinture demeurent invariables, tandis que l'ordre d'idées et de sentiments qu'exprime la musique, sans changer fondamentalement, puisque la nature humaine ne change pas, se modifie néanmoins suivant les tendances des diverses époques, et que ces modifications donnent naissance, dans les productions musicales, à divers types, qui, toujours fondés sans doute sur ce qu'il y a d'immuable et de constant dans l'homme, se pénètrent néanmoins à un haut degré du caractère et de l'esprit des temps. Nous dirons encore, après avoir confessé que les plus grands maîtres n'ont pas usé avec assez de sobriété de certaines formules, nécessaires peut-être pour faire pénétrer l'intelligence de leurs œuvres dans les masses, mais appropriées au goût de l'époque où ils ont vécu, et vieillies après eux; nous dirons que le savant, comme le simple paysan, est libre d'aller à chaque heure du jour et chaque jour de l'année contempler un tableau de Raphaël ou du Dominiquin, exposé dans un Louvre; tandis qu'un monarque n'est pas libre d'entendre une messe de Palestrina exécutée par un grand nombre de voix, et surtout avec l'intelligence et l'expression que ce genre de musique réclame. La peinture s'adresse à nous directement, sans intermédiaire, sans interprète; la musique a besoin d'un milieu, et ce milieu, c'est l'exécution. Les productions musicales d'une époque absorbant pour elles seules tous les moyens d'exécution, les compositions des époques antérieures restent ensevelies dans les bibliothèques. Il y a donc ici quelque chose qui tient, non à l'essence de l'art, mais à son mode de production extérieure. La déclamation, ou l'art de l'acteur, cet art qui suppose une si grande faculté de personnification, une si haute puissance créatrice même, puisque l'acteur, en *créant un rôle*, refait en quelque sorte l'œuvre du poëte et prête souvent du génie à un auteur médiocre, cet art meurt tout entier avec l'artiste. On ne s'est pourtant jamais avisé de dire que l'art de Lekain et de Talma fût un art faux. Les monuments de la musique passent; eh! grand Dieu, les langues passent aussi. Qui est-ce qui se flatte de posséder aujourd'hui la langue à la fois riche, complexe, souple et mâle de Joinville, de Rabelais, de Marot, d'Henry Estienne, d'Amyot et de Montaigne? Cette langue vit dans les livres, sans doute, et pour le petit nombre de ceux à qui cette lecture est familière, il y a plus que le charme du style, il s'y joint encore une sorte de satisfaction égoïste. Eh bien! les œuvres de nos vieux compositeurs vivent aussi au même titre, et, proportion gardée entre le nombre des archéologues littéraires et celui des archéologues en musique, elles font les délices d'une portion égale d'amateurs. Les chants populaires, les lais, les noëls, les pastorales, les différents airs des danses locales, ces cantilènes qui sont à notre musique efféminée et sans caractère ce que les patois, ces langues si musicales, si naïvement énergiques, si délicieusement nuancées, si pittoresques, sont à nos langues artificielles et bâtardes, toutes ces cantilènes se perpétuent encore. Hâtons-nous pourtant de recueillir ces chants du moissonneur et du pâtre, de ces modestes troubadours, dépositaires, pauvres ignorants! des trésors de la poésie de la nature, pour qu'ils servent un jour à raviver l'inspiration exténuée de nos compositeurs, et à renouer peut-être la chaîne de nos traditions nationales. L'invasion de notre musique factice n'est pas moins menaçante que l'invasion de notre langue aristocratique. Hâtons-nous donc; ne nous laissons pas surprendre par le temps, car vient le moment où les patois, ces langues originales illustrées par Goudouli, La Monnoye, Brueys, Labellaudière, Gros, Saboly, et de nos jours par Jasmin, Roumanille, Castil-Blaze, Mistral, J.-B. Gaut, Lafare-Alais, Foucaud, de Limoges, etc., se corrompant de plus en plus au contact des langues de seconde formation, filles dénaturées qui étouffent leurs mères, et les chants populaires, types primitifs d'une tonalité perdue, traqués de bourgade en bourgade, expulsés des campagnes, seront contraints de chercher un dernier asile dans quelques hameaux perchés sur de hautes montagnes, où Dieu veuille qu'ils échappent aux grandes eaux d'une civilisation dévastatrice.

Alors les langues seront confondues en une seule, et les peuples en un seul. Ce sera sans doute le règne de la fraternité humaine. D'avance nous applaudissons à cet immense bienfait; mais alors aussi il se rencontrera un homme en proie dans son cœur à une vaste amertume, à cause d'un souvenir confus de la patrie qui ne l'aura pas quitté. Après l'avoir vainement demandée à ce qui l'entoure, il ira la chercher dans des lieux inaccessibles, et ses yeux se mouilleront de larmes en voyant la vieille arche échouée sur un sommet stérile, parce qu'il ne s'est plus trouvé sur la terre un seul rameau vert.

VIII. *Du beau. — Trois ordres de rapports d'où découle le beau dans les arts.* — Les arts ont pour principe le beau; ils ont une origine commune et une commune destination. Premiers besoins de communication entre les hommes, ils sont sociaux de leur nature, et ne cessent jamais d'être un des besoins de l'humanité, un instrument de civilisation, puisque l'expression du vrai et du beau est un besoin pour l'homme, *qui ne vit pas seulement de pain.*

Or, le beau est en Dieu; et il est absolu en Dieu, parce que Dieu possède la plénitude de l'être ou le vrai absolu. Et Dieu, en se manifestant extérieurement par l'acte libre de la création, nous révèle sa propre beauté par la beauté de son œuvre, reflet fini de l'essence infinie, car cette beauté répandue dans l'univers est la splendeur, le vêtement et l'harmonie des lois mystérieuses et divines qui le gouvernent. Considérée dans la nature et dans l'homme, *image et ressemblance de Dieu,* cette beauté incessamment nous reporte à la source féconde d'où elle dérive.

Ainsi, chez l'homme, l'amour du beau est identiquement l'amour de la Divinité, et cet insatiable sentiment qui fait palpiter son cœur, qui l'embrase, le dilate et le remplit de délices, est néanmoins un état douloureux, parce que l'objet de ce désir étant infini, l'âme aspire ardemment au moment où, dégagée des entraves matérielles qui bornent son action, elle pourra librement se plonger dans cet océan infini de beauté, et contempler le divin exemplaire dans son incompréhensible essence. Ainsi ce modèle du beau que l'artiste voit intérieurement, et dont, en le réalisant au dehors, il réveille la perception dans les autres hommes; ce modèle du beau, l'artiste le voit en Dieu. Si donc l'artiste qui fait revivre dans les créations de son art quelques traits affaiblis de la création divine, ose vous dire qu'il ne croit pas en Dieu, répondez-lui hardiment que chez lui la raison contredit le sentiment, que son œuvre dément sa bouche, et que cette œuvre est un acte de foi en la Divinité.

Le beau a diverses manifestations, et les arts, expression du beau, ont aussi divers modes de manifestation, c'est-à-dire que les uns s'adressent à l'âme par l'intermédiaire de la parole, que les autres s'adressent à l'âme par l'intermédiaire de l'ouïe, sans le secours de la parole, que les autres enfin s'adressent à l'âme par l'intermédiaire de la vue, sans le secours des autres organes. Les arts ont donc entre eux des rapports étroits, parce qu'ils expriment tous le beau, leur principe commun, identique dans toutes ses manifestations, et parce qu'il existe aussi des relations non moins réelles entre les divers modes de perception de l'homme. Les arts s'échelonnent donc entre eux, suivant la gradation des facultés humaines auxquelles ils correspondent, et leur cercle d'expression et leur mode de manifestation sont délimités et déterminés par la nature des éléments intimes qui les constituent. Cela posé, il est évident que les arts ne sont autre chose que des organes, des instruments extérieurs et, dans leur principe, antérieurs à l'homme, au moyen desquels l'homme exprime celles de ses perceptions, transmises par ses propres organes, qui réveillent en lui la notion du beau. Il est non moins évident que la théorie des arts ne saurait être arbitraire, puisque, dans la sphère de chacun, elle dérive de leur mode de manifestation combiné avec le mode de perception auquel il se rapporte, et du développement naturel des lois de leur action propre. D'où il suit que l'homme, qui ne peut rien créer, ne peut rien changer à la constitution fondamentale des arts, parce qu'il ne pourrait changer leur mode particulier de manifestation qu'en leur faisant ou violer les lois ou excéder les bornes de leur nature.

Les arts étant des organes, des instruments au moyen desquels l'homme s'exprime lui-même dans ses rapports avec les autres êtres, il faut voir quels sont ces rapports.

Parmi les êtres soumis à notre observation, l'homme seul est formé d'une nature intelligente et d'une nature physique. Le règne de l'intelligence commence en lui, en lui finit le règne de la matière. L'homme est donc le centre de la création, il en est le nœud, le lien et le pivot. C'est pour cela qu'on dit qu'il en est le roi. Il n'est rien dans la sphère des existences à quoi il ne puisse s'assimiler. Il lève les yeux en haut; sa pensée franchit les distances, et il lui est donné de plonger dans les régions sans bornes et d'entrevoir quelque chose des lois de l'intelligence éternelle. Il abaisse ses regards, contemple les merveilles répandues à la surface de l'univers, ou sonde les entrailles de la terre, interroge ses abîmes pour y contempler d'autres merveilles encore, puis, ramenant sa vue à son propre niveau, il s'associe aux êtres semblables à lui par une double action conforme à sa double nature, se communique à eux, se confond avec eux, de telle sorte que chaque élément de sa vie individuelle devient, qu'il le veuille ou non, un élément de la vie commune.

De là trois ordres de rapports :

Rapports de l'homme à Dieu, principe absolu de toute existence;

Rapports de l'homme à l'homme, fondés sur sa double nature;

Rapports de l'homme à toute la création

matérielle, fondés sur sa nature physique.

Mais comme l'homme ne peut, sans se détruire, se départir de la plus noble faculté de son être, qui est l'intelligence, il s'ensuit que, même dans ses rapports avec la création matérielle, il tend sans cesse à la spiritualiser et à l'élever à lui.

Le langage qui est, ainsi que nous l'avons dit, l'instrument universel, exprime ces trois ordres de rapports, soit qu'ils aient pour objet le vrai, le beau et l'utile. Le vrai et le beau étant un besoin de l'âme, une jouissance intellectuelle, se confondent dans leur essence. L'utile correspond aux besoins physiques; mais les arts expriment ces trois ordres de rapports, en tant que ceux-ci ont le beau pour objet.

Ces trois ordres de rapports se subdivisant, se modifiant presque à l'infini, en vertu de l'éducation de l'homme, de ses diverses facultés et de ses manières diverses de sentir, comme aussi de la nature infiniment variée des objets sur lesquels il s'exerce, forment les modifications de l'être humain; et ici encore, ces rapports ainsi modifiés, en tant qu'ils ont le beau pour objet, donnent lieu dans les arts et dans les trois ordres de beau fondamentaux, à des modifications et des nuances variées de ces trois ordres de beau.

Mais pour que le but des arts soit atteint, pour que leur expression réalise le beau, il faut que cette expression soit vraie, sans quoi il est évident que cette expression n'existe pas; car une expression fausse ne serait que l'expression de rapports qui n'existeraient pas non plus. Or, qui dit rapport, dit communication nécessaire et naturelle entre les êtres.

Les trois ordres principaux de rapports existant entre l'homme et les autres êtres, déterminent les trois ordres principaux d'inspirations, et ce qu'on nomme les divers genres dans les arts.

IX. *Trois genres principaux de musique. — Musique religieuse. — Musique dramatique. — Musique instrumentale. — Leur distinction. — Conclusion.* — Pour ce qui est de la musique, ces trois ordres de rapports donnent lieu à trois types, entre lesquels on peut établir des distinctions fondamentales.

L'expression des rapports de l'homme à Dieu constitue proprement la musique religieuse, et cet ordre de rapports se modifiant, ainsi qu'il a été dit, suivant les divers états de l'homme, et suivant les divers aspects sous lesquels l'idée de Dieu s'offre à son imagination, ce genre de musique exprime le sentiment religieux sous une foule de nuances, la crainte, l'amour, la confiance, la terreur, et présente ces différents caractères d'humilité, d'anéantissement profond, de divine mansuétude, d'exaltation ou de triomphe, dont les simples plain-chants de l'Eglise sont les plus désespérants modèles. De là divers genres de beautés et de styles appartenant au même ordre fondamental d'expression.

L'expression des rapports de l'homme aux autres hommes constitue proprement la musique dramatique, et ces rapports se diversifiant en raison des différentes individualités, de la mobilité propre à l'homme, de l'intensité et de la profondeur des sentiments et des passions qui l'agitent, donnent lieu à une multitude d'expressions, joie, volupté, amour, haine, colère, désespoir, qui déterminent aussi diverses nuances de beautés et de styles dans la même sphère d'inspirations.

Enfin, l'expression des rapports de l'homme à la nature physique est le principe de la musique instrumentale. Sans rappeler ici ce que nous avons dit des timbres des divers instruments correspondant aux bruits de l'univers, aux mille voix de la nature, nous remarquerons que ce genre de musique a été désigné dans tous les temps par le nom qui caractérise la création inférieure, c'est-à-dire la *musique organique* (organum), nom que l'orgue seul, cet orchestre chrétien, à la fois un et multiple, a retenu, parce qu'il embrasse en quelque sorte tous les instruments dans l'unité de sa structure.

Bien que la musique instrumentale convienne mieux au genre lyrique qu'au genre dramatique, elle comporte néanmoins un mélange de tous les ordres d'inspirations: de l'inspiration religieuse même, l'orgue en est la preuve, puisqu'elle est la seule musique qui possède, pour ainsi parler, la plénitude de son développement individuel. Aussi voyons-nous que tantôt elle nous transporte, nous exalte; tantôt nous refoule en nous-mêmes et remue notre être dans ses profondeurs; tantôt nous promène dans des régions aériennes, tout émaillées de fleurs, toutes pleines de parfums et de brises rafraîchissantes, toutes peuplées de formes idéales et de ravissantes apparitions. Ici, pompeuse, imposante, elle entraîne l'homme tout entier, le dilate au dehors, s'empare en quelque sorte de son organisme, et, agissant physiologiquement sur les masses, provoque l'expansion extérieure des applaudissements. Là, douce, rêveuse, insinuante, elle est écoutée avec recueillement et en silence, parce qu'elle s'adresse à un sens intérieur, et qu'elle ne peut réveiller ce sens qu'après avoir comme endormi les sens extérieurs et les avoir privés de la faculté du mouvement.

Ce sont ces divers ordres de beauté qu'il faut savoir apprécier dans nos jugements sur la musique. Nul doute qu'il n'y ait une gradation entre ces genres de beauté, selon le degré où ils s'élèvent de l'expression matérielle à l'expression intellectuelle. Aussi n'est-ce pas immédiatement et comme sous le coup de l'excitation nerveuse que l'on doit formuler son opinion; il faut attendre que nos facultés, un instant subjuguées, reprennent le dessus et réagissent sur l'objet qui les a absorbées, de peur de confondre le plaisir avec le beau, la sensation avec l'émotion. C'est surtout la nature du souvenir et de l'impression que la musique laisse dans l'âme qu'il faut consulter.

Bien entendu que ce que nous disons ici doit s'appliquer à cette classe, malheureusement trop peu nombreuse, chez laquelle le véritable sentiment du beau est suffisamment développé. Quant à cette masse d'auditeurs sur lesquels la musique agit d'autant plus vivement qu'elle est plus vulgaire, plus superficielle, et plus pauvre d'expression et de caractère, ses arrêts, il est vrai, sont momentanément revêtus d'une autorité assez imposante, celle du grand nombre ; mais il est rare qu'ils ne tombent pas d'eux-mêmes en désuétude, et longtemps avant la révision sévère de la postérité.

Divers, quant aux ordres d'inspirations, les trois genres de musique dont nous avons fait l'énumération sont encore divers quant aux moyens qu'ils emploient. Aussi, en tenant toujours compte des circonstances exceptionnelles, la voix, l'instrument le plus immatériel, puisqu'il est directement animé du souffle de l'âme, est l'organe ordinaire de la musique religieuse ; la voix et les instruments sont les organes de la musique dramatique, et les instruments sans les voix composent la musique instrumentale. Nous verrons pourtant tout à l'heure qu'il existe une sorte de gradation entre les instruments, fondée sur la nature de leur expression particulière et les conditions différentes de leur sonorité.

Les divers ordres d'inspirations dans l'art dérivant des divers ordres de rapports, doivent, par là même, déterminer, dans la constitution de chaque genre, des caractères particuliers, des types radicaux.

En effet, cette expression calme, grave, impassible au point de vue humain ; cette image de continuité, de permanence, d'immutabilité, d'infini, propre à cette sorte de chant qui a directement Dieu pour objet, tient au principe constitutif du système ecclésiastique, système privé de la faculté de moduler, de l'élément de la *transition*, et dont l'harmonie, dans les cas où ce système la comporte, toujours consonnante, fait naître, sur chaque accord, le sentiment irrésistible du repos. On peut dire de cette musique qu'elle ondule et ne module pas. Ramené à son type le plus parfait, ce système ne saurait admettre le concours de la musique instrumentale, ou plutôt de l'instrumentation, qui, comme nous ne tarderons pas à le voir, exprime les modifications de l'espace, et la mesure, expression de l'élément humain, en ce qu'elle donne l'idée des modifications de la durée. Dans ce système, les notes ont une valeur inégale sans doute ; mais cette valeur est toujours abstraite, et cette inégalité ne vient pas de la relation d'une valeur avec une autre, combinée d'après une division rationnelle et métrique du *temps*. Elle a sa raison dans les lois de la prosodie. C'est pourquoi, bien que soumis, en certains lieux, à des réformes individuelles et maladroites qui en ont altéré le caractère, le plain-chant reste fondamentalement, dans son principe et son expression dominante, un art social, produit d'une œuvre collective, inspiré, dans son ensemble, par le seul génie d'une époque, la foi. C'est pourquoi enfin la plupart des monuments authentiques du plain-chant sont anonymes, comme les monuments de l'architecture chrétienne, comme l'orgue, créations immortelles qui n'immortalisèrent personne.

La musique dramatique, au contraire, vit de variété, de diversité, de mouvement, de changement, de trouble, d'agitation. Elle se précipite, éperdue, dans le grand drame de l'humanité : scènes bouffonnes, scènes lugubres, rires et larmes, elle s'empreint de tout. Et ces caractères tiennent non moins essentiellement à sa constitution. La mesure, avec ses subdivisions et ses modifications de lenteur et de vitesse ; la dissonance, la transition, la modulation, et ces mille nuances d'inflexions et d'accents qui concourent à son expression propre, sont les éléments essentiels de ce système. Et il est bien remarquable que ce genre de musique a pris naissance à la fin du XVIe siècle, époque d'émancipation, époque où l'activité humaine se déploya en tous sens avec une incroyable énergie. Aussi, cette musique est-elle douée au plus haut degré de la faculté de l'évolution et du progrès. Elle s'est fractionnée en une foule de genres secondaires ; elle s'est fait jour dans l'oratorio ; elle a envahi jusqu'au sanctuaire ; et ses productions, tout en reflétant toujours les sentiments, les idées et les tendances générales de leur époque, portent un cachet d'individualité qu'il est impossible de méconnaître. Ce n'est plus l'art social, collectif, dont le lent développement n'altère en rien l'auguste caractère ; c'est l'art individuel, multipliant sans cesse ses ressources, se modifiant à l'infini, se transformant toujours.

Il y a donc une différence fondamentale, radicale entre ce genre de musique et le précédent. Chacun a sa constitution, sa tonalité et son mécanisme propres. La distinction de ces deux types de musique est une conquête de notre époque. Cette distinction sera féconde pour l'avenir de l'art. Elle donnera lieu peut-être à la formation d'un nouveau style religieux en dehors du plain-chant. Mais il a fallu, pour en arriver là, l'inique scandale de la musique dramatique la plus cynique, la plus impie, se ruant dans nos temples aux grands applaudissements d'une multitude désœuvrée.

Néanmoins, entre la tonalité ecclésiastique et la tonalité actuelle, il peut y avoir lieu à certains emprunts, et c'est là ce qui constitue ce qu'on appelle les styles mixtes. Disons d'abord que, hors de la tonalité ecclésiastique, il ne saurait exister de véritable musique religieuse, le caractère de cette tonalité et celui de la tonalité moderne s'excluant réciproquement : *Hæc enim sibi invicem adversantur* (682). Le style sacré ne pourrait, sans défaillir ni se corrom-

(682) *Gal.*, v, 1.

pre, admettre des éléments inférieurs à son type essentiel. Mais il n'en est pas de même quant à la musique dramatique. Un ordre inférieur se rehausse en empruntant accidentellement quelque chose du type supérieur. Et comme dans telle situation dramatique, la foi religieuse peut se trouver en lutte avec les passions humaines, ce genre de musique ne saurait être incompatible, en certains cas et dans certaines bornes, avec la tonalité ecclésiastique. D'heureux essais sur la scène française l'ont prouvé de nos jours. Il est superflu, du reste, de remarquer une fois de plus que la tonalité moderne tend à un développement illimité, en absorbant les propriétés des autres tonalités, comme certaines langues gravitent vers l'universalité en s'assimilant les éléments des langues rivales.

A l'égard de la musique instrumentale, ce qui a été dit plus haut montre que sa tonalité ne saurait être différente de celle de la musique dramatique. Ce n'est donc pas pour une raison semblable qu'elle constitue un style à part.

On peut faire à l'égard des instruments une distinction importante. Il est de fait que les instruments à cordes, tels que le violon, agissant puissamment par la nature de leurs vibrations sur l'appareil nerveux de l'homme, irritant les fibres de l'organisation, produisent au plus haut degré la sensation du plaisir physique. Les instruments à vent, tels que la clarinette, le hautbois, le cor anglais, etc., directement animés par le souffle humain, sont également très-propres à l'expression voluptueuse de la musique. Dans l'orgue, les tuyaux sont mis en jeu par le vent, mais il n'y a ici aucune insufflation. L'air, condensé dans un vaste réservoir appelé *sommier*, se distribue dans les tuyaux à mesure qu'on lui ouvre une issue, et leur résonnance, toujours égale et continue, n'est pas susceptible de la moindre inflexion, de la moindre nuance, puisque l'air est inerte et passif. Ainsi, par une singularité remarquable, les instruments sont plus convenablement admis dans le temple en proportion de ce qu'ils sont moins animés du mouvement intelligent de l'homme. Nous n'allons pas cependant jusqu'à prétendre exclure absolument les instruments de l'église. Mais, comme l'ont pensé d'habiles compositeurs, il serait à souhaiter qu'on n'y employât que les gros instruments à cordes et à vent, tels que les violes, les violoncelles, les contre-basses, les cors, les trompettes, les trombones, lesquels se prêtent moins par la gravité de leur diapason et les conditions de leur mécanisme, à cette variété et à cette délicatesse d'accents incompatibles avec le caractère de la musique sacrée.

Revenons à la musique instrumentale, c'est-à-dire à celle qui a l'orchestre pour organe. Ce qui rend cette musique très-propre à peindre les scènes de la nature, c'est la faculté qu'elle a de faire naître l'idée de l'espace au moyen des timbres ou des sons particuliers des divers corps sonores qu'elle emploie. La masse totale des instruments qui composent une symphonie se divisant en groupes ou familles de timbres différents, il semble qu'en raison de leurs oppositions de sonorités, ces groupes s'isolent les uns des autres à des distances incommensurables, placent entre eux des horizons entiers, des lointains indéfinis, et par un savant mélange des sons les plus graves et les plus aigus, les plus éclatants et les plus sombres, par un art infini de couleurs et de nuances, unissent, dans le même tableau, les règnes les plus éloignés de la nature, dont les échos se répondent dans toutes les régions de l'orchestre. L'orgue, autant par la variété de ses registres que par l'écartement prodigieux des extrêmes de son harmonie, est pourvu de la même expression. Il est inutile d'observer que cette idée de l'espace se trouve en quelque manière matérialisée dans l'architecture chrétienne, à laquelle l'orgue est incorporé, et qui, dans son expression idéale, comprend le symbolisme de l'univers. Nous n'avons pas négligé non plus de montrer jusqu'à quelle puissance d'illusion la réalisation de cette idée de l'espace était portée dans la peinture, au moyen des combinaisons de la lumière et de l'air atmosphérique et des admirables artifices du clair-obscur.

Exclusivement propre aux genres lyrique et descriptif, la musique instrumentale comporte néanmoins, nous l'avons vu, un mélange de tous les ordres d'inspirations, et cela pour deux raisons : en premier lieu, parce que, quel que soit l'ordre de rapports que l'homme exprime, il lui est interdit, ainsi qu'on l'a montré ci-dessus, de se départir de la plus noble faculté de son être, c'est-à-dire l'exercice de son intelligence, qui constitue sa nature propre ; en second lieu, parce que le symphoniste est libre de se livrer à l'essor illimité de son génie, son idée n'étant plus subordonnée à une idée étrangère. C'est là précisément ce qui fait que la musique instrumentale forme un art à part. Ainsi, de la peinture des objets sensibles, le musicien peut passer aux sentiments dramatiques et passionnés et s'élever même jusqu'à l'idée de l'être infini. Cette triple expression, cette complexité d'inspirations fondue dans une merveilleuse unité, est ce qui prête tant d'éclat et de majesté aux grandes compositions instrumentales des symphonistes modernes. C'est aussi pour cela que le genre instrumental est le véritable domaine de la musique ; c'est dans cette sphère qu'elle règne dans sa souveraine puissance. Ce n'est pas qu'il n'y ait de grands effets d'expression dans la musique dramatique, mais toutefois en dehors de toute poésie. Inséparables autrefois, la poésie et la musique sont aujourd'hui complétement détachées l'une de l'autre, et ce n'est qu'en faisant réciproquement violence à leur nature qu'on peut maintenir entre elles un simulacre d'union. On a bien souvent remarqué que les chœurs de Racine ne pouvaient comporter une musique quelconque, et cela parce qu'ils sont trop beaux, dit-on. Rien n'est plus vrai. En sens inverse, une belle musique ne peut guère comporter qu'une prose rimée. Il y a dans la belle poésie une musique naturelle qui tue radicalement la musique artificielle, c'est-à-dire faite après coup; et il y a, dans la belle musique une poésie naturelle, spontanée, qui absorbe et qui étouffe la poésie à laquelle on la superpose, également après coup. Vienne donc le musicien-poëte, le poëte armé de la lyre, le barde inspiré, qui, par une double création, fasse jaillir simultanément la poésie et la musique de son moule de feu! Vienne le divin artiste qui dise, dans le sens antique : *Je chante!*

La poésie s'est donc retirée de la musique dramatique. Malgré cela, celle-ci s'est développée, mais dans le sens instrumental, et, ce qui est digne de réflexion, tandis que la symphonie se développait dans le sens dramatique.

Il y a, évidemment, dans l'incompatibilité mutuelle de deux arts qui se confondent dans leur essence et qui s'embrassent originairement l'un l'autre; il y a là quelque chose de mystérieux, et comme un état contre nature. Mais il y a là aussi des symptômes visibles d'une nouvelle alliance entre la poésie et la musique: car si l'une et l'autre se sont séparées, c'est à cause du développement individuel de celle-ci, et la musique ne pouvant se développer en elle-même qu'en appelant à elle tous les moyens d'expressions propres à la parole, il est clair que plus elle recule ses propres limites, plus elle se rapproche de la parole. Peut-être l'œuvre de cette réconciliation est-elle déjà commencée; néanmoins elle ne peut avoir son entier accomplissement qu'après l'épuisement de tous les moyens conventionnels et factices à l'aide desquels le système actuel prolonge son éphémère existence (683).

Et alors la musique reprendra dans l'opinion le rang qu'elle occupe réellement dans les choses de l'intelligence; car, il ne faut pas s'y tromper, c'est à cause de son divorce avec la parole que la musique est réputée un art arbitraire et bizarre comme le caprice, inconsistant comme la vogue, fugitif comme le plaisir. Chose étonnante! on honore les grands musiciens, on leur élève des statues, on en fait des dieux, et, par une inexplicable contradiction, la musique est reléguée loin, bien loin, dans je ne sais quel recoin obscur, solitaire, en dehors de cette sphère qu'éclaire l'intelligence, et où elle se meut en tous sens. Tandis qu'aujourd'hui, dans toutes les parties des connaissances humaines, l'on cherche ardemment la raison de toutes choses, il est triste, il est douloureux de penser que celui qui s'efforce de chercher la raison de l'art le plus universel, le plus populaire, dans sa communauté d'origine avec la parole, le plus beau don que le Créateur ait fait à l'homme, puisque la parole lui révèle sa propre intelligence et Dieu lui-même; il est douloureux de penser que celui-là ne doit pas s'attendre à exciter de vives sympathies chez ceux qui se sont voués au culte du même art.

Et nous aurons beau dire, nous aurons beau invoquer la raison, le bon sens, le progrès des sciences et le rapprochement qui s'opère de jour en jour entre les divers centres de l'activité intellectuelle, une routine aveugle et fatale, un pédantisme inepte et jaloux n'en continueront pas moins de construire laborieusement leur ridicule et lourd échafaudage aux confins de l'art musical, à ce point précis où il donne la main aux autres arts. Eh! laissez donc l'esprit d'analyse pénétrer jusqu'à cet art pour le tirer de son engourdissement; laissez-le vérifier sa théorie par la théorie générale des langues et des autres arts, afin de la rendre intelligible par les lois de l'ensemble, lois simples parce qu'elles sont universelles; laissez enfin cet art sympathique entre tous, recevoir la chaleur vivifiante, les bienfaisants rayons de la lumière commune, à la faveur de laquelle les divers ordres d'idées, les manifestations diverses de la pensée se communiquent mutuellement leurs clartés sans cesser de briller de leur éclat particulier.

Ces différents aperçus sont ceux que nous avons essayé de réunir dans l'essai bien imparfait qu'on vient de lire. Rien de plus propre, selon nous, à répandre de justes notions d'un art, à expliquer la nature de ses effets, les causes de ses transformations, à ouvrir les esprits à l'intelligence de ses produits, comme aussi à montrer que cet art est une expression du vrai, au même titre que toutes les autres expressions de l'homme. Ce n'est pas que nous ajoutions aucun mérite de nouveauté à nos observations sur l'identité originelle de la musique et du langage, et sur la corrélation de certains éléments propres aux arts divers. Tout cela découle naturellement de la théorie de la parole si lucidement exposée par d'éloquents écrivains, de l'analyse des facultés humaines, des faits les mieux constatés par l'expérience. Nous ne réclamons pour nous que l'application de ces principes à la musique, et une étude sérieuse et désintéressée des lois de sa constitution fondamentale.

PHONASQUE. — Villoteau, dans ses *Recherches sur l'analogie de la musique et du langage*, tome Ier, p. 339, dit qu'il y avait anciennement dans l'Eglise un *phonasque* chargé de régler les intonations des chantres, et qu'il fut plus tard remplacé par le *serpent*. Il ne nous dit pas si le *phonasque* avait en sa possession quelque instrument à l'aide duquel il pût être assuré lui-même de la justesse de l'intonation. Il le compare à ces joueurs d'instruments auxquels les orateurs

(683) Voir les mêmes idées développées dans l'ouvrage de Chabanon, déjà cité.

anciens avaient recours pour fixer les inflexions de leur voix : *Cum eburneola solitus est habere fistula, qui staret occulte post ipsum cum concionaretur, peritum hominem, qui inflaret celeriter eum sonum quo illum aut remissum excitaret, aut a contentione revocaret.* (Cic., *De orat.*, lib. III, cap. 60, § 225.) Nous n'avons vu nulle part qu'il y ait eu dans l'Église des chantres exerçant spécialement cette fonction. Les statuts du chapitre de Lascars, cités par Bordenave dans son *Estat des églises cathédrales et collégiales*, parlent du *phonasque* comme d'un simple prévôt de chœur, chargé de la direction du chant : *Volumus et statuimus et districte ordinamus, ut quicunque in canonicum deinceps recipietur, notarum ascensiones descensionesque temperatas, nec non mensuras omnes ediscat et infra sex menses a die sua receptionis computandos, planum cantum et modulos quibus toni ipsi discernuntur ad invicem scire teneatur : atque interim iis qui minus hujus modulationis capaces sunt, donec a* PHONASCO *seu musico erudiantur, melius convenit ut sileant, quam cantare volendo quod nesciunt, aliorum voces dissonare compellant.*

PHRYGIEN. — *Du troisième mode dans sa position naturelle.* — « Le troisième, dans l'ordre des modes du chant, appelé phrygien ou hyperphrygien, est formé de la cinquième octave, dont il est la division harmonique ; il est authente et impair, de l'espèce de chant barypycne ou mineure inverse. Son octave commence au *mi* E, et finit au *mi* e : sa division se fait à sa quinte *si* b, mais sa dominante est à la sixte ou sixième de sa finale, c'est-à-dire, à la corde *ut* c : elle est de tous les modes impairs, la plus éloignée de sa finale. Il a fallu l'élever au-dessus de sa quinte *si*, qui n'est que demi-ton, parce que ce *si* n'est point fixe, mais variable, et la seule note variable chez les anciens, comme nous l'avons dit.

« Ce mode, outre sa finale et sa dominante, a ses repos à sa quinte, à la tierce au-dessus de sa finale, à la tierce au-dessous de sa dominante et à la seconde parfaite au-dessous de sa finale, même à la seconde imparfaite au-dessus de cette finale, mais très-rarement.

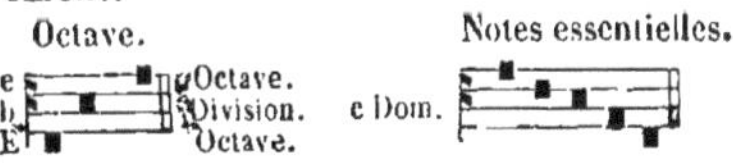

« Ce mode est propre aux textes qui marquent beaucoup d'action, d'impétuosité, des désirs véhéments, des mouvements de colère, de fureur, d'ardeur, de vigueur, de vitesse et d'empressement. Il exprime heureusement les ordres, les commandements et les menaces. Il frappe par sa vivacité ; il a des bondissements dans ses progressions, et convient aux sujets qui annoncent l'orgueil, la hauteur, la cruauté, les paroles dures, et celles qui traitent des combats spirituels ou corporels : il réveille avec plus de promptitude qu'aucun autre mode, les affections du cœur ; il est pathétique : sur ce mode, on varie heureusement les mouvements de force, de grandeur, de noblesse et de douceur. Mais le contrepoint ni le faux-bourdon n'ont pas encore trouvé le moyen de s'accorder comme il faut avec lui, comme l'avouent les meilleurs symphonistes. »

De la transposition du troisième mode. — « Le mode phrygien peut se transposer à la quarte au-dessus de sa finale ; alors il commencera son octave au *la* a, sa division sera au *mi* e, sa dominante au *fa* f, immédiatement au-dessus de sa quinte, son octave finira à aa ; mais pour lui conserver sa qualité, il lui faudra un bémol à la corde au-dessus de sa finale, pour en faire une tierce mineure inverse à sa fin. » (POISSON, *Tr. du ch. gr.*, pp. 247-253.)

PIÈCE. — Nom qu'on donne à une foule de morceaux de plain-chant et de musique de genres différents. On peut dire qu'un offertoire, une antienne, un répons, sont des *pièces*, comme on applique ce nom à une sonate, une toccate, un ricercare, pour l'orgue.

PIFFARO, jeu de l'orgue. — Selon Sponsel, « c'est le jeu le plus doux et le plus agréable qu'on puisse jamais imaginer. Ses tuyaux ont le diapason du principal ; ils sont bouchés au pied, et l'on n'y fait qu'un très-petit trou ; sur la même touche, on en place deux qui sont accordés de manière à produire un battement ; il n'existe que dans les deux octaves supérieures : dans les deux octaves inférieures, on le continue par une flûte douce pour compléter le jeu quand il n'y a qu'un clavier dans l'orgue. Il demande à être joué lentement, et sert au lieu de tremblant, dans les morceaux d'un genre triste. Le charme de ce jeu peut bien être senti, mais on ne saurait le décrire. » (*Manuel du facteur d'orgues;* Paris, Roret, 1849 t. III, p. 567.)

PILOTA. — *Mercure de France*, mai 1726. — « ...Voici un autre mot dont l'explication vous paroîtra moins douteuse (684). C'est le substantif *pilota.* Nos ancêtres ont passé généralement pour être grands joueurs de paume, aussi bien que grands chasseurs. On peut juger de leur aptitude à l'un et à l'autre exercice par les récits qui se trouvent dans les *Mercures* du mois de septembre 1724 et janvier 1725. J'entends parler seulement des séculiers, qu'il étoit nécessaire que l'exercice du corps formât à l'usage des armes, pour soutenir les guerres si longues de la Bourgogne, dont Auxerre a été et est encore la

(684) « Cet usage a quelque analogie avec ce qui se pratiquait dans les réjouissances ecclésiastiques appelées *de fructus.* (Voir les *Coustumes des Marseillois* de MARCHETTI. — Voyez le *Mercure* de février 1726, et, dans celui de mai de la même année, une autre dissertation sur le jeu de la pelote, ou *pilota*, accompagné de danses, qui avait lieu dans les églises, à Noël et après Pâques.) Ce jeu faisait partie de ce qu'on appelait *Libertas decembrica*, et était une imitation des Saturnales, dit le chanoine Beleth. Ces deux dissertations sont de l'abbé Lebeuf. » (*Monnaies des évêques des Innocents et des Fous*, note 1, p. 158.)

clef; ce qui leur a valu des franchises et des priviléges particuliers, confirmés par tous nos rois. Il ne s'est point présenté jusqu'ici d'occasion de vous parler de l'exercice corporel des ecclésiastiques de ce pays. Vous allez voir qu'ils ne se le sont point cru défendu, et qu'il y avoit autrefois ici un jeu de paume affecté aux chanoines. Le terme *pilota*, dont je vais essayer de vous faire l'anatomie, vous en développera l'origine, les circonstances et la durée. M. Du Cange cite dans son *Glossaire* tous les auteurs indifféremment, pour faire remonter à la plus haute antiquité qu'il peut les termes de la basse latinité qui lui sont tombés sous les yeux. Je ne remonterai point, pour celui-ci dont il ne parle pas (685), plus haut qu'au XIVe siècle. Mais, pour en avoir la véritable interprétation, il faut auparavant ouvrir Beleth et Durand, écrivains des XIIe et XIIIe siècles. Ils nous parlent tous les deux du jeu de paume, dont les évêques et archevêques ne dédaignoient point de jouer quelques parties avec leurs inférieurs. Voici les termes de Beleth, qui écrivoit à Paris vers la fin du XIIe siècle, et qui fleurit ensuite dans l'Eglise d'Amiens : *Sunt nonnullæ ecclesiæ in quibus usitatum est, ut vel etiam episcopi et archiepiscopi in cœnobiis cum suis ludant subditis, ita ut etiam sese ad lusum pilæ demittant. Atque hæc quidem libertas ideo dicta est decembrica, quod olim apud ethnicos moris fuerit, ut hoc mense servi, et ancillæ, et pastores velut quadam libertate donarentur, fierentque cum dominis suis pari conditione, communia festa agentes post collectionem messium. Quanquam vero magnæ Ecclesiæ, ut est Remensis, hanc ludendi consuetudinem observent, videtur tamen laudabilius esse non ludere* (686). Durand, évêque de Mende, qui écrivoit cent ans, ou environ, après Beleth, son *Rational des offices divins*, et qui copie souvent ce théologien de Paris, dit, en parlant du jour de Pâques : *In quibusdam locis hac die, in aliis in natali, prælati cum suis clericis ludunt, vel in claustris, vel in domibus episcopalibus; ita ut etiam descendant ad ludum pilæ, vel etiam ad choreas et cantus* (687).

« Voilà, selon le témoignage de deux auteurs graves, un jeu de paume pratiqué par des prélats, le jour de Noël ou de Pâques ; et le premier assure que c'étoit la coutume de l'Eglise de Reims. Je ne veux point m'arrêter à l'étymologie du *pila*, que quelques-uns disent avoir été donné aux balles de paume, parce qu'on les faisoit originairement de poils de chèvres ; mais il est constant que *pilota* en est un dérivé. C'étoit une pelotte qui servoit d'amusement au clergé de quelques églises, les fêtes de Pâques; et le terme de *peloter*, usité parmi les joueurs de paume, ne peut venir que de semblables pelotes bondissantes, qu'on se renvoyoit les uns aux autres par manière de délassement.

« Il faut à présent vous dire, Monsieur, ce que j'ai trouvé de plus ancien pour prouver l'identité du *pila* dont Beleth et Durand parlent, avec le *pilota* de quelques Eglises, et surtout de la nôtre, et vous serez convaincu que ce *pilota* n'est qu'une filiation, pour ainsi dire, et une extension du *pila*. C'est là le jeu de paume dont j'ai eu intention de vous parler. Son origine se prend de l'usage particulier de quelques Eglises de France des XIIe et XIIIe siècles. Mais il n'y en a peut-être point eu où il ait plus éclaté et plus duré que dans la nôtre. Je trouve d'abord un règlement du chapitre d'Auxerre du 18 avril 1396, qui est intitulé ainsi : *Ordinatio de pila facienda.* En voici la teneur : *Ordinatum fuit quod domini Stephanus de Hamello et magister Johannes Clementeti qui fuerunt novi stagiatores, facient pilotam proxima die lunæ post Pascha... et consensit primum mensem pro dictâ pila solvi......* On nommoit encore alors cette cérémonie, comme vous voyez, tantôt *pila*, tantôt *pilota*. Mais depuis ce temps-là, je ne la trouve plus nommée que *pilota*. Il s'agissoit d'une balle ou ballon, que chaque nouveau chanoine devoit présenter à la compagnie, afin qu'elle s'exerçât dessus. Il falloit que cette balle fût considérablement grosse, puisque le mercredi 19 avril 1412, il fut statué que la pelote seroit réduite à une grosseur un peu moindre, et cependant qu'elle ne seroit point si petite qu'on pût la tenir d'une seule main ; mais de telle grosseur, qu'il fût nécessaire d'y mettre les deux mains pour l'arrêter; qu'elle seroit offerte avec les solennités accoutumées; qu'on en joueroit comme à l'ordinaire, et que le président de la compagnie pourroit, s'il jugeoit à propos, l'enfermer chez lui, de crainte de quelque inconvénient. Ne vous impatientez point, Monsieur, de tout ce détail, vous allez voir qu'il conduit à quelque chose de sérieux et que l'un de nos rois voulut être informé de la cérémonie, telle qu'elle se pratiquoit parmi nous, il y a deux cents ans. Elle reçut quelque échec, dès l'an 1471. Il n'y avoit pas longtemps que maître Gérard Royer, célèbre docteur de Paris, avoit été reçu chanoine d'Auxerre. Son tour vint à fournir et représenter la pelote le jour de Pâques, qui étoit cette année, le 14 avril. L'heure venue pour la cérémonie, tous les principaux de la ville, gentilshommes, magistrats, etc., assemblés avec le clergé dans la nef de la cathédrale, il ne se trouva point de pelote. Celui qui devoit la fournir étoit présent; on s'en prit à lui. Il s'excusa, disant qu'il avoit lu dans le *Rational* de l'évêque de Mende que cette cérémonie n'étoit pas convenable. Mais sa raison n'ayant pas été reçue, il fut obligé d'avoir recours à Etienne Gerbault, chanoine, qui avoit chez lui la pelote qu'il avoit présentée l'année précédente, et de l'emprunter de lui. Après quoi le murmure étant cessé, il la présenta

(685) Carpentier, ou les autres continuateurs de Du Cange ont fait l'article *Pelotea* avec les documents publiés ici ; le supplément de Carpentier ne parut qu'en 1738, dix ans après la lettre que nous citons.

(686) BELETH, cap. 120. — Le texte est cité dans DU CANGE au mot *Kalendæ*.

(687) DURAND, lib. VI, cap. 86.

publiquement avec sa gravité doctorale (688) à M. le Doyen, qui s'appeloit alors Thomas-la-Plotte, et à MM. du chapitre, assemblés en présence de M. Tristan de Toulongeon, capitaine et gouverneur d'Auxerre pour le duc de Bourgogne; de Jean Régnier, seigneur de Montmercy, grand bailli; de Jean de Thyard, seigneur du Mont-Saint-Sulpice, et de tous les citoyens accourus en grand nombre. *Et postea*, dit le registre, *more solito, inceperunt choream ducere; qua facta ad capitulum redierunt pro faciendo collationem.*

« Qui est-ce qui ne reconnoit pas à ce trait une plus grande bizarrerie, dans l'usage que Gérard Royer improuvoit, que dans celui dont le docteur Belethe avoit dit, qu'il étoit plus expédient de s'en abstenir? La cérémonie cependant, avec tout son ridicule, subsista encore plus de soixante ans. Un chanoine nommé Laurent Bretel, qui étoit curé de Saint-Renobert, dans la cité d'Auxerre, crut, sans être docteur en théologie de la Faculté de Paris, qu'il ne lui convenoit pas de tremper dans le *pilota* et il refusa de s'y soumettre. Aussitôt grand bruit de la part des zélateurs de la prétendue antiquité, et instance au bailliage d'Auxerre; mais, contre l'attente des demandeurs, la cérémonie, qu'on croyoit y devoir être soutenue, vu le divertissement qu'elle donnoit aux magistrats du lieu, aussi bien qu'aux bourgeois, fut blâmée et condamnée, et ordre au chapitre de la changer en quelque chose de plus édifiant. La sentence fut prononcée le 22 août 1531. Appel intervint de la part du chapitre, où l'on disoit toujours : *C'est l'usage, donc cela est bon*, c'est-à-dire, *cela existe, donc cela est bon.* Le vigoureux chanoine se roidit contre le sophisme grossier et suivit l'affaire. On ne parloit plus au parlement et ailleurs que de la pelote d'Auxerre. Le roi François Ier en fut informé étant à Lyon. Comme on ne lui en fit le récit que d'une manière fort générale, en présence des cardinaux de Lorraine et du Bellay, il se contenta de dire qu'il falloit ôter *l'abus et la difformité* qui pouvoit y être. Il en dit autant des festages d'Angers. Je tire ces circonstances d'une lettre de M. Thiboust, procureur général, à François de Dinteville, évêque d'Auxerre, que j'ai en original. Ce prélat, dont Rabelais et ses commentateurs ont dit tant de contes pour le décrier, ne laissoit de s'intéresser à l'abolissement de la cérémonie. Le procureur général l'avertissoit que le meilleur moyen de la faire cesser étoit d'en dresser un bon procès-verbal qui mettroit la cour en état de juger des circonstances et des dépendances; il fallut en effet en venir là. La cour commit M. François Disque, conseiller, qui se rendit à Auxerre pour le jour de Pâques de l'année 1535, qui fut le 28 mars. Florent de La Barre, doyen, officioit ce jour-là, selon les registres que j'ai vus ; et comme il n'étoit reçu que depuis un an, il y a apparence que la pelote fut aussi fournie par lui ; car aucun n'en étoit exempt. Quoi qu'il en soit de celui qui fit l'offrande du ballon, vous pouvez croire que cette fois on fit le reste de la cérémonie le moins mal qu'on put, en présence et sous les yeux d'un spectateur si distingué, et venu exprès pour la voir. Au retour de ce commissaire, le procès-verbal fut examiné par quatre conseillers du parlement, quatre chanoines de Notre-Dame de Paris, et par quatre docteurs de Sorbonne, les procureurs des parties présents ; et enfin, en 1538, le 7 juin, il fut prononcé en confirmation de la sentence du bailliage d'Auxerre, que la *complainte prinse par les doyens, chanoines et chapitre d'Auxerre étoit non recevable*, que la cérémonie seroit réformée, et qu'elle seroit *sans aucune oblation de pelote en forme sphérique, ni aucune comessation;* et les protecteurs de la pelote furent condamnés en tous dépens envers Maître Laurent Bretel. Ce chanoine décéda dix ans après. Il est représenté en soutane de couleur violette et rouge cramoisi, à l'un des vitrages de la cathédrale, dans la croisée du côté du septentrion. Il est inutile de vous entretenir de la commutation qui fut faite du repas en une somme que tous les chanoines, nouvellement reçus, payent encore sous le nom de *pilota*. Mais ce que je vous réserve, en finissant l'histoire de la bonne ou mauvaise fortune de ce *pilota*, est une description abrégée de la cérémonie, telle que je l'ai trouvée dans un manuscrit un peu postérieur au temps de l'histoire, mais dont les termes énergiques du latin suppléeront au défaut du récit de plusieurs circonstances : *Accepta* PILOTA *a proselyto seu tirone canonico, decanus, aut alter pro eo olim gestans in capite almutiam cæterique pariter, aptum diei festo Paschæ prosam antiphonabat quæ incipit :* VICTIMÆ PASCHALI LAUDES : *tum læva* PILOTAM *apprehendens, ad prosæ decantatæ numerosos sonos, tripudium agebat, cæteris manu prehensis choream circa dædalum ducentibus, dum interim per alternas vices* PILOTA *singulis aut pluribus ex choribaudis a decano serti in speciem tradebatur aut jaciebatur. Lusus erat et organi ad choreæ numeros. Prosa ac saltatione finitis, chorus post choream ad merendam properabat. Ibi omnes de capitulo, sed et capellani atque officiarii, cum quibusque nobilioribus oppidanis in corona sedebant in subselliis seu orchestra; quibus singulis nebulæ oblatæ, bellariola, fructeta, et cætera hujusmodi cum apri, cervi aut leporis conditorum frustulo offerebantur, vinumque candidum ac rubrum modeste ac moderate una scilicet aut altera vice propinabatur, lectore interim e cathedra aut pulpito Homiliam festivam concinente. Mox signis majoribus ex turri ad vesperas*, etc., c'est-à-dire que le chanoine nouvellement reçu, étant

(688) « Il est appelé dans nos registres *Magister in sacra pagina*. On voit au VIIe tome de l'*Histoire de l'Université de Paris*, p. 694, avec quel zèle, en 1456, l'université conclut que la Faculté de théologie prendra fait et cause contre l'inquisiteur à l'occasion de quelques thèses de sa Vespérie qu'il avait improuvées. »

tout prêt avec sa pelote devant sa poitrine, dans la nef de Saint-Etienne, à une heure ou deux après midi, il la présentoit au doyen ou plus ancien dignitaire, lequel, pour s'en servir plus commodément, mettoit dans sa tête ce qu'on appelle aujourd'hui la poche de l'aumusse. Ayant reçu la pelote, il l'appuyoit pareillement sur sa poitrine avec son bras gauche, et à l'instant il prenoit un chanoine par la main, et ouvroit une danse qui étoit suivie de celle des autres chanoines, disposés en cercle ou d'une autre manière. Alors on chantoit la prose *Victimæ paschali laudes;* et pour en rendre le chant plus régulier et plus accordant avec le mouvement de la danse, il étoit accompagné de l'orgue. Cet instrument étoit à la portée des acteurs, puisqu'ils exerçoient leur personnage presque au-dessous du buffet, dans l'endroit de la nef où, avant l'an 1690, on voyoit sur le pavé une espèce de labyrinthe en forme de plusieurs cercles entrelacés de la même manière qu'il y en a encore un dans la nef de l'église de Sens. Mais le plus beau de l'affaire étoit la circulation de la pelote, ou le renvoi qui s'en faisoit du premier de l'assemblée aux particuliers, et réciproquement des particuliers à ce président. Je ne sais si ce personnage n'étoit point au milieu du cercle avec tous ses habits et ornements distinctifs. Il faudroit avoir un détail plus spécifié de la cérémonie et même une copie du procès-verbal en entier, pour savoir selon quelles règles on y dansoit, et si ce n'étoit pas tous ensemble en manière de branle. Il paroît au moins que telle étoit cette danse ecclésiastique, selon l'expression des registres, qui est conforme à Durand : *Inceperunt choream ducere.* En ce cas si tous les chanoines avoient leur aumusse dans leur tête, et leur soutane retroussée, je m'en rapporte à vous touchant l'effet que devoit produire derrière eux l'agitation des queues de l'aumusse qui voltigeoit tout à l'aise, comme vous pouvez agréablement vous l'imaginer. Cette scène auroit été digne de tenir un rang distingué parmi les peintures flamandes. Ce n'étoit là au reste que la moitié de la cérémonie, puisque la collation suivoit en attendant l'heure de Vêpres. Elle étoit fournie dans la salle du chapitre par le présentateur de la pelote. On y mangeoit avec modestie; on y buvoit avec sobriété, et même pendant le temps de la réfection, une personne lisoit dans l'Homiliaire manuscrit le reste de l'homélie du jour. Mais quoique cette conclusion de la cérémonie n'eût rien de semblable avec le commencement, elle ne laissa pas d'être supprimée par le Parlement, ainsi que vous l'avez vu. Aujourd'hui le mot de *pilota* n'est plus connu que parmi les chanoines, à cause du statut qui fut fait alors sur l'évaluation de la collation. Les peuples n'ont aucun souvenir de cette cérémonie, et s'il reste parmi eux quelque vestige de chose approchante, ce ne peut être que dans le terme de *roullée* ou *grollée*, qui est le nom qu'on donne ici aux présents qu'on fait aux enfants durant les fêtes de Pâques. Je ne sais si M Ménage a connu ce terme du bas françois. Vous devez être content de celui de la basse latinité, dont je viens de donner l'explication.

« Je suis, Monsieur, etc. — A Auxerre, le 5 février 1726. » (*Mercure de France*, mai 1726, pp. 912-925.)

Suivant d'autres textes que l'on trouve dans Du Cange, les mêmes cérémonies qui avaient lieu dans l'église d'Auxerre étaient en usage à Vienne en Dauphiné, mais d'une manière plus décente : « Cujus cæremoniæ meminit codex ms. ejusdem ecclesiæ 500 annorum in Rubricis diei lunæ post Pascha his verbis : *Ad vesperas, dum signa pulsantur, totus conventus conveniat in domo archiepiscopi; ibi debentur mensæ apponi, et ministri archiepiscopi debent apponere pigmentum cum aliis, et postea vinum. Postea archiepiscopus jactet pelotam.* In margine ejusdem codicis recentiori manu adnotatum legitur : *Et est sciendum quod mistralis debet providere de pelota, et debet eam jactare domino archiepiscopo absente,* etc., etc. »

PILOTES. — « Ce sont de petites tringles qui transmettent le mouvement des touches du clavier du positif aux branches qui forment l'éventail, et de là aux soupapes de son sommier. » (*Manuel du facteur d'orgues ;* Paris, Roret, 1849, t. III, p. 567.)

PIPETH. — Genre de chant, et peut-être aussi genre instrumental qui imitait le son d'une *pipe, pipa*, musette ou cornemuse, et qui employait les sons les plus aigus. Voilà pourquoi il fut sévèrement interdit dans l'église, ainsi que le *faucet. In monasterio officium clericorum in missis et horis teneant. Organum tamen et decentum, fausetum, et* PIPETH *omnino in divino officio omnibus nostris utriusque sexus prohibemus.* (*Regula ordinis de Samprinpgam*, p. 717.)

PIQUEUR (*Punctator*). — C'était celui qui, dans les anciens chapitres, était chargé de pointer les chantres qui s'absentaient du chœur. *Punctatori deinde negotium dedit, eos qui abessent aut infra officium confabularentur... connotandi.* (In *Vita S. Bogumili*, tom. II, Junii, p. 347.) — Voir aussi in *Epist. Clementis IV pp.*, ann. 1267, *apud* MARTEN., tom. II *Anecd.*, coll. 480.)

A Rome, le chœur de la chapelle Sixtine est soumis à une discipline très-sévère. Là aussi se trouve un *punctator*, chargé de relever le moindre retard, la moindre intonation fausse, enfin la plus légère erreur des chanteurs du Pape; et ces fautes sont punies d'une amende pécuniaire. Voici l'article qui concerne le *punctator* dans les *Constitutiones capellæ pontificiæ* de Jos. Santarelli, que l'on trouve au troisième tome des *Script. eccles.* de Gerbert, p. 392.

« Cap. XL. — DE PUNCTATORE. — *Est etiam in dicta capella electivus ad nutum dicti collegii amovibilis punctator vulgariter nuncupatus, et debet exerceri per unum de antiquioribus cantoribus habilem, idoneum et expertum in constitutionibus et observantiis dictæ capellæ. Ad cujus electionem omnes cantores collegialiter interesse tenentur, et facta electione decanus dictæ capellæ defert juramentum eidem cantori electo, quod juramentum idem cantor electus in manibus decani præstabit, quod bene et fideliter se habebit in dicto officio sibi tradito et facto juramento dabitur sibi facultas eligendi unum cantorem modernum ex alia natione ad scribendum et punctandum quoties opus fuerit : et si aliquis cantor super executione hujusmodi officii contra dictum punctatorem altercaverit, seu puncta sibi tangentia solvere recusaverit, debet puniri per dictum collegium cantorum, qui altercando contra dictum officialem totum collegium vituperavit ; et si dictus punctator electus malitiose aliquem cantorem falso punctaverit, debet puniri tanquam perjurus, ut supradictum est de cantore revelante secreta capellæ : qui punctator habebit mancias duplices sicut decanus et abbas.* »

PLAGAL. — Saint Grégoire ayant fait dériver un mode nouveau de chacun des modes de saint Ambroise, par le renversement de la quarte supérieure au grave, il en résulta que les nouveaux modes, au lieu de s'étendre depuis la corde finale jusqu'à son octave, s'étendirent depuis la quarte inférieure jusqu'à l'octave de celle-ci, tout en conservant la même finale que les modes dont ils étaient dérivés. C'est à cause de cet intervalle de quarte au bas que ces modes furent appelés *plagaux*, du mot grec πλάγιον, c'est-à-dire *a latere, de côté*, ou πλαγίως, obliquement; la quarte se trouvant placée à côté de la tonique.

C'est pour la même raison qu'on appelle aussi les plagaux *collatéraux;* le chant s'y promène, pour ainsi dire, de chaque côté de la tonique : *collaterales*, dit Gaforio, *dicti, quoniam consimilibus ducuntur lateribus, scilicet diatessaron et diapentes speciebus; vel ex conversione unius lateris, scilicet diatessaron superioris deorsum ducta.* (*Mus. practica*, lib. I, cap. 7.)

De même qu'il y a quatre authentiques, il y a quatre plagaux, puisque chaque authentique a donné naissance à un plagal. On en trouve trop souvent le tableau dans ce livre pour qu'il soit nécessaire de le donner ici.

PLAGALE (Cadence). — On nomme *cadence plagale* la cadence qui se fait à la tonique par un accord de sons dominante. Cette cadence ne termine pas le chant comme la cadence dite *parfaite*, mais elle produit un effet grave et religieux. On l'appelle *plagale* à cause des modes *plagaux* du plain-chant, qui sont le renversement à la quarte inférieure des modes *authentiques*.

PLAIN, PLAINE, et quelquefois **PLANE.** — Vieux adjectif qui signifie uni, égal, et qui, appliqué au chant ou à la musique, indique que cette musique ou ce chant doit avoir un certain caractère de calme, de placidité, de simplicité, qui ne saurait être celui de la musique fondée sur la dissonance, la transition, la modulation.

Ce mot, qui vient de *planus*, ne saurait être jamais confondu avec l'adjectif *plein*, *plenus;* et l'on peut s'étonner que Richelet, qui a fort bien saisi la signification de *plain, plaine*, après avoir écrit *plain chant*, renvoie à *plein-chant* pour la définition de ce mot.

L'abbé Féraud n'est pas tombé dans cette faute. Après avoir soigneusement distingué les deux significations des deux adjectifs *plain* et *plein*, et observé que des auteurs et des imprimeurs les ont trop souvent confondus en parlant du chant grégorien, il dit que chanter en *plein-chant* « signifierait plutôt chanter à pleine voix. »

On dit donc *plain-chant, musique plaine* ou *plane*, de la même manière que l'on dit *plain-pied* en parlant de deux appartements qui sont de même niveau ou sur le même *plan*. Et ce n'est pas sans dessein que nous faisons cette comparaison ; la dissonance, la modulation étant précisément ce qui fait naître les inégalités dans le chant, ce qui sert de passage, de transition d'un *plan* à un autre, de telle sorte que l'oreille ne saurait s'y reposer. Ces rapprochements sont peut-être minutieux, mais ils mettent en lumière les vrais principes du chant grégorien, et c'est tout ce que nous nous proposons ici.

L'adjectif masculin *plain*, précédant le substantif chant désigne donc exclusivement le chant d'église, le chant liturgique.

On dit aussi *musique plaine* ou *plane*, et, bien que dans l'origine, comme nous l'observons en son lieu, l'expression de musique plane, *musica plana*, ait été opposée à celle de *musique mesurée* ou *figurée*, pour désigner le plain-chant qui, tout en empruntant, dans la notation, les valeurs et les figures de l'art profane, n'en resta pas moins non mesuré et non figuré; nous pensons qu'aujourd'hui cette même expression peut désigner toute musique dont l'harmonie repose sur la consonnance de l'accord parfait, sans qu'elle soit écrite pour cela suivant le système des modes ecclésiastiques. A propos de l'accompagnement du plain-chant et du genre d'harmonie dont il est susceptible, nous avons remarqué que même l'harmonie consonnante détruit radicalement les caractères des divers modes. Du moins c'est l'opinion personnelle de l'auteur de ce *Dictionnaire*, et nous ne pensons pas qu'elle rencontre beaucoup de contradicteurs chez les gens réfléchis. Si cette opinion est fondée, ne pourrait-on pas donner le nom de *musique plaine* ou *plane* à toute musique dont l'harmonie est composée d'accords parfaits, musique différant de la musique proprement dite, en ce que celle-ci admet la dissonance et la modulation ; différant aussi du plain-chant, puisque, tout en portant repos, comme le plain-chant, sur chacun de ses intervalles, elle ne saurait être rattachée aux divers modes ecclésiastiques ?

De cette manière, le style mixte dont on a tant parlé, qui tient le milieu entre le plain-chant et la musique, serait parfaitement connu et défini, et c'est ici, croyons-nous, le seul qui subsiste en effet.

PLAIN-CHANT. — « Le plain-chant est, comme on l'a dit, le genre diatonique de la musique, *planus et simplex cantandi modus*, c'est-à-dire le chant le plus grave, le plus simple, le plus naturel, qui va plus uniment que ce qu'on entend généralement par musique ; et qui n'admet point cette multitude d'inventions de mélodie, et qui rejette cette variété d'harmonie, dont la plupart sont peu propres à la majesté de l'office divin.

« On peut donc le définir ainsi : *Récit mesuré et animé, toujours également grave et mélodieux.*

« On l'appelle *récit*, parce qu'il exprime toujours quelque texte, ou plutôt qu'il en est une déclamation mélodieuse, plus propre que le simple récit à inculquer et produire les affections et les sentiments dont l'âme doit être animée et pénétrée en le récitant. Pour bien réciter ou bien déclamer, il faut bien prononcer ; ce qui ne se peut sans tout articuler d'une manière tellement distincte, qu'aucune syllabe n'échappe à la prononciation : il faut rigoureusement observer les accents et la quantité, sans rien précipiter ; que les mots se suivent avec la liaison qui leur est naturelle ; que les membres de chaque phrase soient tellement liés et unis entre eux qu'ils fassent un tout qui soit intelligible, tant à celui qui récite ou qui déclame, qu'à ceux qui l'entendent. Il faut par conséquent observer les points et les virgules, suspendre où la pluralité des paroles du texte peuvent, sans interruption de sens, souffrir cette suspension. Il faut de plus faire sentir l'énergie des paroles ; baisser le ton où la nature de la chose l'exige ; l'élever lorsque l'expression ou la chose exprimée le demande.

« M. Rollin dans son *Traité de la musique*, dit « que les anciens avoient pour le « théâtre une déclamation composée et qui « s'écrivoit en notes, sans être pour cela un « chant musical ; et que c'est dans ce sens « qu'il faut prendre quelquefois dans les « auteurs latins ces mots, *canere, cantus*, et « même *carmen*, qui ne signifient pas toujours un chant proprement dit, mais une « certaine manière de déclamer ou de « lire.

« Suivant Bryennius, la déclamation se « composoit avec les accents, et par conséquent on devoit se servir, pour l'écrire en « notes, des caractères mêmes qui servoient « à marquer ces accents..... L'accent est la « règle qui enseigne comment il faut élever ou baisser la voix dans la prononciation « de chaque syllabe.

« Outre le secours des accents, les syllabes « avoient dans la langue grecque et dans « la latine une quantité réglée, sçavoir, des « brèves et des longues. La syllabe brève « valoit un temps dans la mesure, et la syllabe longue en valoit deux. Cette proportion entre les syllabes longues et les brèves « étoit aussi constante que la proportion qui « est aujourd'hui entre les notes de différente « valeur..... Ainsi lorsque les musiciens « grecs et les romains mettoient en chant « quelque composition que ce fût, ils n'avoient pour la mesure qu'à se conformer « à la quantité des syllabes sur lesquelles « ils posoient chaque note.

« C'est encore ce que l'on doit faire aujourd'hui quand on veut composer du « chant. »

« Le même M. Rollin nous apprend que « ces compositeurs de déclamation élevoient, rabaissoient avec dessein, varioient « avec art la récitation. Un endroit devoit « quelquefois se prononcer selon la note, « plus bas que le sens ne paraissoit le demander ; mais c'étoit afin que le ton, où « l'acteur devoit sauter à deux vers de là, « frappât davantage. »

« On doit suivre le même esprit dans la composition du plain-chant.

« On appelle *mesuré* le récit dont il s'agit ici, pour le distinguer du récit ordinaire qui est quelquefois prompt et vif, suivant la matière qui en est le sujet, ou suivant le tempérament du récitateur : au lieu que dans le plain-chant, c'est la note qui gouverne la voix et la fait prononcer lentement et d'une mesure toujours égale, excepté les syllabes brèves de prononciation qu'on prononce avec plus de légèreté.

« On dit de ce récit qu'il est *toujours grave*, pour le distinguer de la musique proprement dite, dont les mouvements sont tantôt graves, tantôt prompts, vifs et précipités : au lieu que le plain-chant va toujours avec la même gravité.

« On le dit *mélodieux* pour le distinguer du ton d'orateur qui est éclatant et varié, sans être mélodieux.

« De tout ce qui vient d'être dit, on peut aisément tirer les conséquences suivantes, qu'on doit regarder comme des règles générales, dictées par la nature, et qui se soutiennent par elles-mêmes.

« *Règles générales de la composition du plain-chant* (689). — Pour bien composer le chant, il faut : 1° Bien entendre le texte qu'on doit mettre en chant et sçavoir la quantité. « La quantité de prononciation s'y « doit garder entièrement, dit M. Nivers, « parce que le chant doit perfectionner la « prononciation, et non pas la corrompre. » — 2° Bien comprendre les différents rapports de la lettre pour les faire accorder ; ensorte que le substantif ne soit point séparé de son adjectif, le cas de son verbe, la préposition de son régime, etc. Avoir égard aux différentes parties qui composent le texte, pour en faire un tout conforme aux règles. — 3° Se pénétrer soi-même, pour ainsi dire,

(689) Ce n'est pas tant pour les compositeurs de plain-chant que nous donnons ces règles que pour ceux qui l'exécutent. Il ne peut plus être question aujourd'hui de compositeurs de plain-chant. Il est impossible d'écrire ou de parler une langue quand on pense dans une autre.

de l'energie des paroles, pour les animer et les rendre sensibles aux autres; parce que le chant est une expression plus authentique de la prononciation des paroles, dit le même M. Nivers. — 4° Observer exactement que les chutes, les repos, les notes terminantes ne se trouvent qu'où le sens des paroles le peut souffrir. — 5° Que le choix du mode et la modulation conviennent au texte et à son objet; car tout mode n'est pas propre à tout texte. — 6° Posséder parfaitement tous les modes et leurs différences spécifiques, pour ne les pas confondre les uns dans les autres.....

« Ceux qui ont du goût pour le plain-chant, qui sont capables d'y apporter toute l'attention qu'il mérite, trouveront aisément, que si les compositeurs avaient eu en vue ces règles dictées par le bon sens, on ne trouverait pas des fautes aussi souvent qu'on en rencontre, même dans ce que l'on chante plus ordinairement ou qu'on a presque tous les jours à la bouche. Les réviseurs de chant et les nouveaux compositeurs n'auraient pas non plus perpétué ces fautes en ne les corrigeant pas dans les livres nouveaux, etc. » (POISSON, *Traité du chant grégorien*, IIe part., pp. 92-96.)

— « Les diverses formules des chants *prosodiques* que l'on trouve notés dans les rituels de l'Eglise, ainsi que dans les autres livres qui servent à diriger les ecclésiastiques dans les cérémonies, et surtout celles qui prescrivent la manière de lire les épîtres, les évangiles, les leçons de matines, et, en général, tout ce qui doit être récité à haute voix et sans mélodie figurée, sont autant de monuments qui nous ont été transmis de la pratique du chant du discours.

« Quant aux règles du chant musical des anciens, nous les retrouvons en partie dans la théorie de cette musique religieuse que nous appelons aujourd'hui le *plain-chant*. Les tons ou modes de cette musique furent même désignés pendant très-longtemps dans l'Eglise chrétienne, par les premiers noms que leur avaient donné les Grecs. Chacun de ces tons a encore aujourd'hui ses *notes modales*, propres, c'est-à-dire sa *dominante*, sa *médiante* ou *discrétive*, et sa *finale*, exactement déterminée ainsi que l'étendue des sons. Enfin, la mélodie de notre plain-chant nous donne une idée juste des chants graves et religieux des anciens; et il s'y rencontre un assez grand nombre de morceaux qui sont encore regardés, par les gens de goût et par les plus célèbres musiciens comme des chefs-d'œuvre inimitables de la plus belle et de la plus sublime simplicité. Ces chants ont, en effet, un caractère religieux si plein d'aménité et de grâce, et tout à la fois si noble et si imposant, qu'ils commandent toujours le recueillement et le respect; ils portent même à l'adoration, quand ils sont chantés avec toute la pureté et la décence qu'ils exigent (690). » (VILLOTEAU, *De l'analogie de la musique avec le langage*; Paris, 1807, t. Ier pp. 263 et 264.)

— Il n'est peut-être pas de mots, dans notre *Dictionnaire*, qui ne porte mieux avec lui sa définition que le mot de plain-chant. Le plain-chant est le chant *plane*, *planus*, la *musique plaine* comme disait le vieux français; ce qui veut dire chant tout uniforme, tout simple, tout uni. Les hommes auront beau introduire des variétés, des enjolivements, des nouveautés dans leur art à eux; le chant consacré à Dieu restera *plane*, *uni*, c'est-à-dire sans enjolivements, sans nouveautés. Son caractère sera de n'avoir aucun des caractères que les hommes donnent aux choses de leur fabrication. C'est le chant naturel, le chant tel que l'enfant l'a reçu de sa mère, et qu'il cultive avant même qu'il soit en état d'acquérir les autres connaissances; et c'est saint Ambroise qui le dit: *Hunc tenere gestit pueritia, hunc meditari gaudet infantia, quæ alia declinat ediscere.*

(690) Nous aimons à rapprocher l'opinion de l'abbé Baini de celle de Villoteau :

« Les anciennes mélodies du chant grégorien sont absolument inimitables. On peut les copier, les adapter, Dieu sait comment, à d'autres paroles; mais en composer de nouvelles comparables aux anciennes, on ne saurait le faire, et personne ne l'a fait. Je ne dirai pas que la plus grande partie de ces chants fut l'ouvrage des premiers chrétiens; que quelques-uns appartiennent à l'antique Synagogue, et qu'ils sont nés, s'il m'est permis de me servir de cette expression, quand l'art était vivant; je ne dirai pas que beaucoup sont les œuvres de saint Damase, de saint Gélase et principalement de saint Grégoire le Grand, pontifes illuminés de l'esprit de Dieu pour cette mission; je ne dirai pas que quelques-uns de ces chants ont pour auteurs les moines les plus saints et les plus doctes qui fleurirent dans les VIIIe, IXe, Xe, XIe et XIIe siècles, et qui, avant de les écrire, s'inspiraient par le jeûne et par la prière; je ne dirai pas, bien que cela soit évident par une multitude de monuments encore existants, qu'avant de composer un chant ecclésiastique, les auteurs considéraient la nature, la forme et le sens des paroles, les circonstances dans lesquelles il devait être exécuté, et qu'en prévoyant le résultat, ils se plaçaient dans le mode ou ton dont l'élévation ou la gravité, le mouvement ou manière de procéder, soit par le placement des demi-tons, soit par les formes particulières de modulations, soit enfin par le mouvement propre de la mélodie, y correspondaient le mieux, établissant des différences entre le chant de la messe et celui de l'office; qu'ils avaient soin de faire qu'autre fût le caractère du chant pour l'introït, autre pour le graduel, autre pour le trait, autre pour l'offertoire, autre pour la communion, autre pour les antiennes, autre pour les répons, autre pour la psalmodie après l'antienne de l'introït, autre pour la psalmodie dans les heures canoniques, autre pour le chant qui devait être exécuté à voix seule, autre pour le chant du chœur; et tout cela dans l'extension limitée de quatre, cinq ou six intervalles, et quelquefois, mais rarement, de sept ou huit. Je ne dirai, je le répète, rien en particulier de ces choses; mais je dis que de tous ces mérites réunis résulte, dans l'ancien chant grégorien, un je ne sais quoi d'admirable et d'inimitable, une finesse d'expression indicible, un pathétique qui touche, un naturel élégant et facile, toujours frais, toujours nouveau, toujours fleuri, toujours beau, qui ne se fane pas, qui ne vieillit point; tandis qu'on reconnaît immédiatement que les mélodies des chants changés ou ajoutés, depuis le milieu du XIIIe siècle jusqu'à l'époque actuelle, sont stupides, insignifiantes, fastidieuses et grossières. » (*Memorie storico critiche*, etc., t. II, p. 81.)

(*Præfat. in psal.*) C'est le chant, dit toujours le même saint, tel que les vieillards, les jeunes hommes, les jeunes filles, les enfants, le peuple en un mot le chante dès qu'il est réuni dans la maison de la prière : *Plebs psallit et infans*, ajoute Fortunat.

Voulez-vous avoir une idée de ce chant, remontez à l'institution. Conversez entre vous, dit saint Paul, par le moyen des psaumes, des hymnes, des cantiques spirituels, chantant et psalmodiant en vos cœurs en présence du Seigneur : *Loquentes vobismetipsis in psalmis et hymnis et canticis spiritualibus, cantantes et psallentes in cordibus vestris Domino.* (*Eph.*, v, 19; *Coloss.*, III, 16.)

Et saint Augustin : « Combien ai-je versé de pleurs par la violente émotion que j'éprouvais lorsque j'entendais, dans votre église, chanter des hymnes et des cantiques à votre louange? En même temps que ces sons si doux et si agréables frappaient mes oreilles, votre vérité se glissait par eux dans mon cœur. »

Comme on le voit, pas la moindre idée d'art. Et remarquez que le mot de *plain-chant* n'est venu qu'au moment où il a fallu caractériser le chant d'église. Jusque-là qu'est-ce que le plain-chant? C'est le chant proprement dit, *cantus ;* quelquefois il est désigné par le nom de son auteur, *chant ambrosien* pour les uns, *chant grégorien* pour le plus grand nombre. Mais, dès qu'au XIVe siècle un nouveau chant s'introduit, le chant *figuré*, *mesuré*, réglé suivant certaines formes, combiné en valeurs différentes, avec son cachet humain, mobile, successif, changeant, alors le chant d'église s'intitule de lui-même *chant plane, cantus planus.* « Le chant est de deux sortes, dit Glaréan : l'un simple et uniforme, usité communément dans l'église, et dont traite la musique *plane* appelée grégorienne; l'autre varié et multiforme, d'où est sortie la musique appelée aujourd'hui figurée suivant les uns, mesurée suivant les autres. *Cantus duplex est : alter simplex ac uniformis, quo nunc vulgo in templis utuntur, et de hoc tractat musica plana, quam gregorianam vocant ; alter varius ac multiformis, de quo est musica, quam alii figuralem, alii mensuralem nunc vocant* (GLARÉAN, lib. I *Dodecachordi*, cap. 1.)

Le P. Kircher dit à peu près la même chose, seulement il ajoute un détail : *Duplex cantus in Ecclesia catholica usurpatus huc usque fuit, ecclesiasticus, sive cantus firmus vel planus; deinde cantus figuratus* (*Mus. univers.*, t. Ier, cap. 8.)

Ainsi, le chant figuré a pénétré dans l'église. Il n'est que trop vrai, toujours l'art profane a tâché de se substituer à l'art chrétien. Mais aussi toujours l'art chrétien (je ne me sers de ce mot, *art chrétien* que pour l'opposer à l'autre) a pris soin de se définir, de se distinguer de l'art mondain, et il s'est distingué, par un seul mot, *planus.*

Porro cantus, dit le cardinal Bona, *ab eo institutus est ille planus et unisonus, quem ab ipso gregoriano nuncupamus, progrediens per certos limites et terminos tonorum, quos modos seu tropos vocant musici et octonario numero definiunt, secundum naturalem generis diatonici dispositionem.* (*De rebus liturgicis*, lib. I, cap. 25.)

Mais écoutons M. T. Nisard : « A partir de cette nouvelle direction de l'art musical (le chant proportionnel, la musique mesurée, figurée), celui-ci reçut différentes dénominations qui nous montrent clairement sous quel aspect on le considérait. C'est ainsi que le nom de *musique plane*, de *plain-chant*, inconnu auparavant, s'établit alors dans les traités et dans les écoles, pour distinguer le chant grégorien de la musique proprement dite, de la musique *subalterne*, comme disait Francon de Cologne. » (Article de M. NISARD, dans le *Correspondant* du 25 août 1850.)

M. Danjou fait observer avec une grande sagacité que le plain-chant fut écrit avec les signes et les valeurs de la musique mesurée, mais qu'il ne tint pas compte des diverses valeurs de notes que ces signes indiquaient. « C'est pour cela, ajoute-t-il, que l'on adopta le mot *planus* pour caractériser le chant d'église, bien qu'il fût écrit avec les mêmes signes qu'on employait pour la musique figurée. » (*Revue de la musiq. relig.*, 1848, p. 76.)

Et lorsque le contrepoint a fait son entrée dans l'église, ou plutôt a pris naissance dans l'église, car l'église a été le berceau de toutes les formes de l'art mondain, qui en récompense a outragé sa mère et a déshonoré sa maison; lorsque le contrepoint prit le plain-chant pour thème de ses combinaisons et de ses artifices, le plain-chant au moins resta invariable au milieu des accessoires dont on le surmontait; on l'appela *cantus firmus*, chant ferme, dans l'Eglise, *canto fermo* chez les Italiens, *canto llano* en Espagne, *choral* en Allemagne.

Ainsi, quand le plain-chant règne seul, il s'appelle chant, il s'appelle même musique, *musica;* car alors il n'y a pas de système musical en dehors de lui. Mais dès qu'un autre chant apparaît, le chant d'église lui dit : Soyez ce qu'il vous plaît d'être, soyez ce que vous voudrez, quant à moi je suis et reste ce que j'ai toujours été. Je me nomme *plain-chant.*

Il faut rendre justice à l'abbé Lebeuf. Sans contredit, ce symphoniaste érudit a contribué beaucoup à la cacophonie liturgique au milieu de laquelle nous vivons, contre laquelle ont protesté d'éminents prélats, des écrivains catholiques, des artistes chrétiens; cacophonie qui, nous en avons la ferme espérance, fera place un jour, du moins dans la lettre et dans la note, à l'unité romaine. Sous prétexte que saint Grégoire avait compilé, corrigé, composé pour ériger son Antiphonaire, l'abbé Lebeuf se dit qu'il en pouvait faire autant ; sous prétexte que l'ancienne liturgie gallicane différait de la romaine par certains usages particuliers, par certaines modulations qui lui étaient propres; bien plus, sous prétexte que les livres d'Auxerre, de Sens, de Rouen, de Notre-Dame de Paris, différaient en beaucoup de points, l'abbé Lebeuf s'imagina qu'il pourrait prendre ceci, rejeter cela, corriger le reste, transposer, composer, décomposer à sa guise; je vais plus loin, sous prétexte que « le goût supérieur de la musique d'aujourd'hui (1741) fait naître dans l'esprit de ceux qui enfantent du plain-chant de certains progrès de voix et de certaines mélodies qui ont leur douceur particulière, etc. (*V.* p. 102 du *Traité sur le chant ecclésiastique*); » il alla jusqu'à rêver certaines *améliorations* qui ne tendaient qu'à rien moins qu'à substituer l'échelle chromatique à la gamme diatonique du plain-chant, comme nous l'avons montré ci-dessus à l'article MA; eh bien! quand il s'agit d'écrire *plain-chant*, *planus cantus*, le bon abbé entre dans une sainte colère contre ceux qui écrivent *plenus cantus*. A propos d'un traité manuscrit cité par Gerson, il dit aigrement : « M. Dupin a tiré ce traité d'un manuscrit de Saint-Victor de Paris, où je l'ai vu, et où j'ai lu *planum cantum*, et non pas *plenum cantum* comme il a mis dans son édition. » (LEBEUF, *ibid.*, p. 93.)

Ce n'est pas tout : douze ou treize ans auparavant, dans une lettre qu'il adressait au *Mercure de France* (février, 1728, p. 217), sur un système de chant inventé par un prêtre de Saint-Sulpice, il dit : « J'écris *plain-chant*, je vous prie de le remarquer attentivement, et je dis en latin *planus cantus*, après les plus habiles qui en ont traité depuis quatre cents ans, que ce mot est en vogue (Jean de Muris, Glaréan, Franchin, Angelus Pirigitonensis, Alstède, etc., etc.). Les copistes ou imprimeurs nous font dire quelquefois ce que nous ne voulons pas. »

Ne valait-il pas mieux cent fois que Lebeuf écrivît *plein-chant*, *plenus cantus*, comme l'a fait d'ailleurs Nivers, et qu'il se montrât plus respectueux envers les traditions grégoriennes? Sans doute, et nous devons l'excuser d'autant plus que ses scrupules sur le mot prouvent qu'il n'avait nullement conscience des altérations sans nombre qu'il introduisait dans la chose.

Il en est ainsi de tous les réformateurs. Croyant corriger, ils détruisent. Et comme le nom reste, ils se rassurent.

Nous conjurons NN. SS. les évêques, de ne vouloir d'autre chant que le chant défini par Benoît XIV, dans la bulle dirigée contre la musique de son temps. Quel est ce chant? *Cantus ille est quem ad musicæ artis regulas dirigendum formandumque multum elaboravit sanctus Gregorius Magnus prædecessor noster, qui fidelium animos ad devotionem et pietatem excitat, qui si recte decenterque peragatur in Dei ecclesiis, a piis hominibus libentius auditur et alteri, qui musicus dicitur, merito præfertur* (691).

PLAIN-CHANT MAJEUR. — Nom que l'on donne en Italie à une espèce de plain-chant *alla mente*.

PLAIN-CHANT MUSICAL. — Voici un article qui se composera entièrement de citations. Il faut montrer que des hommes également compétents à beaucoup d'égards, et placés à des points de vue fort différents en fait d'art et de religion, se sont néanmoins accordés à flétrir cette corruption du chant grégorien qu'on a appelée le *plain-chant musical*, et qui n'est autre chose que la tonalité moderne avec ses tons majeurs et mineurs, ses modulations, sa phraséologie, ses cadences, substituée effrontément à la tonalité grave et unitonique des modes du plain-chant.

Ecoutons d'abord le judicieux Poisson. On ne peut douter qu'il n'ait en vue le *plain-chant musical* dans le passage suivant :

« L'amour des nouvelles productions a dans plusieurs églises fait changer et multiplier les chants des *Kyrie*, *Gloria in excelsis*, *Credo*, *Sanctus* et *Agnus Dei*. On n'a pas voulu s'en tenir à ce qu'on avoit : la noble simplicité du chant du symbole, si ancienne, a été négligée et abandonnée, ou réservée seulement pour les offices les plus simples, en plusieurs endroits. Cette profession de foi, qui, suivant les bonnes rubriques, doit être chantée par tout le chœur, est devenue une pièce à plusieurs parties dans les églises où la musique a été introduite : dans d'autres, les chants de ce symbole sont si diversifiés et souvent si bizarres que le peuple ne peut le chanter. » (*Traité du chant grégorien*, IIe part., p. 196.) Mais dans l'introduction de son excellent livre, il combat certains auteurs de méthodes qui ne tendaient à rien moins qu'à remplacer le plain-chant par la musique. C tons toujours :

« Je ne parle pas non plus de ces maîtres de musique, d'ailleurs habiles, que le goût de leur science ou l'usage de leurs églises a rendu dédaigneux du plain-chant, ou qui n'en ont composé qu'en vue du contre-point, sans faire assez d'attention que le contre-

(691) Il existe un traité de plain-chant qui doit remonter environ à l'année 1532, et qui est demeuré inconnu aux meilleurs bibliographes. Ce traité fut imprimé à Paris, sans doute sous le titre suivant : *Enchiridion musices Nicolai Villici Barroducensis, Sororis-Villæ, de Gregoriana et figurativa atque contrapuncto simplici, percommode tractans*; in-4°, gothique, figures en bois. Dom Calmet avait attribué cet écrit à Volcyr; on s'en tint là, et quoique les expressions *Villicus Sororis-Villæ* ne fussent pas une traduction fidèle des mots Volcyr et Sérouville, quoique le secrétaire d'Antoine s'appelât lui-même en latin *Volkyrus Cererisvicinus*, cet ouvrage fut toujours donné à Volcyr. Il n'est pas de lui cependant, mais d'un écrivain parisien, qui vivait encore en 1559, c'est-à-dire dix-neuf ans après la mort de Volcyr, et qui, cette année-là, publia une nouvelle édition du livre intitulé : *Manuale seu officiarium sacerdotum ad usum insignis ecclesiæ et diocesis Tullensis continens*, etc. Cette édition, imprimée à Paris (typis Joannis Albi), est dédiée à Toussaint d'Hocédy, évêque de Toul. Une autre édition avait paru en 1525. (Voir la *Notice sur Nicolas Volcyr*, (note 64) par M. Aug. DIGOT, dans les *Mémoires de la Société des sciences, lettres et arts de Nancy*, de 1848; Nancy, 1849, in-8°, p. 142.)

point est une invention des siècles d'ignorance, par conséquent de nouvelle date ; qu'il n'est qu'accidentel au plain-chant, et qu'il ne doit point influer dans sa composition simple. Je parle de ceux qui, sçachant la langue de l'Eglise, étoient d'ailleurs instruits jusqu'à un certain point des règles de la composition du plain-chant : en combien de rencontres leur chant ne se sent-il pas de leur humeur et de leur imagination, qu'ils ont plus écoutées et plus suivies que les règles qu'ils connoissoient ?

« Les uns naturellement vifs et gais paroissent n'avoir eu pour guides que les caprices d'une imagination féconde en sons et pleine de saillies. Parce que d'ailleurs ils avoient du goût pour le chant, ils ont cru pouvoir en composer ; et parce que leur composition plaisoit à leurs oreilles, ils l'ont jugée propre à charmer celle des autres et bonne à paroître en public : mais..... ne pourroit-on pas leur appliquer ce qu'on lit dans le *Spectacle de la nature* (tome VII, entret. 18, p. 97 et suiv.), de certains mauvais musiciens dont parle l'auteur de cet ouvrage, et dire que comme il est une musique baroque, il est aussi un plain-chant baroque, qui n'est point rare en ce siècle, non plus que dans ceux qui l'ont immédiatement précédé....... »

Jusqu'à présent, Poisson s'est renfermé dans des généralités ; il badine agréablement ces compositeurs *vifs et gais*, qui n'ont *pour guides que les caprices d'une imagination féconde en sons* (c'est fort bien dit) *et pleine de saillies.* Mais le voici aux prises avec un adversaire réel, avec l'auteur d'un *Traité critique du plain-chant :*

« Il paroît depuis peu un ouvrage intitulé : *Traité critique du plain-chant* (imprimé chez Le Mercier, 1749), *contenant les principes qui en montrent les défauts et qui peuvent conduire à le rendre meilleur.* Comme cet ouvrage nous est adressé, nous ne pouvons nous dispenser d'en parler......Nous sommes très-persuadé que le chant doit nécessairement exprimer le sens et l'esprit du texte sacré, et nous avons eu soin d'insister sur ce point dans le traité que nous donnons. Mais nous ne pensons pas que, pour produire cet heureux effet, le plain-chant ait besoin de plus de musique qu'il n'en a par lui-même.

« Le nouveau système qu'il (le livre cité) renferme n'a rien de semblable qui le doive faire préférer à celui des auteurs du chant grégorien. On y voit qu'on voudroit tout amener à la musique moderne. On veut appeler ton, ce qu'en chant grégorien on appelle mode : on prétend qu'il n'y a que deux tons, le majeur et le mineur ; qu'au lieu de douze modes on en peut distinguer vingt-quatre et même plus, qui dans le fond ne seront que des sous-divisions du majeur et du mineur ; tout cela n'est pas fort important en soi-même, mais il paroît plus convenable de s'en tenir à la distinction ordinaire. Les règles les plus simples et les plus connues seront toujours préférables à tout autre, quand elles peuvent avoir le même succès. »

Tout cela est *fort important*, au contraire, mais soit qu'il n'aperçoive pas toutes les conséquences du système qu'il combat, soit qu'il veuille ménager un contemporain, il ne croit pas devoir se montrer plus sévère. Pourtant la modération de son langage ne l'empêche pas de dire son fait au malencontreux *critique du plain-chant :*

« Les exemples qu'on donne dans le Traité dont nous parlons suffisent pour faire voir combien ce qu'on propose est hors de la portée des voix communes, et nullement du ressort du peuple, qui a plus de part à l'office que les musiciens. Or, le peuple n'est pas ici d'une petite considération. C'est pour lui principalement que s'est formé l'extérieur du culte divin ; et le chant des offices, qui en fait une partie si considérable, ne lui est pas indifférent. On sait au contraire quel est son attrait pour quantité de pièces qu'il affectionne, chacun suivant son goût et son caractère. Qu'à la place de ces chants populaires on en substitue de plus parfaits si l'on veut, et même plus harmonieux, mais plus difficiles, jusqu'à ce que le peuple soit accoutumé à un pareil changement, combien faut-il qu'il s'écoule de temps ? n'y auroit-il pas aussi lieu de craindre qu'il ne passât du mécontentement au dégoût même des offices publics, si le chant étoit si peu à sa portée, qu'il fût obligé d'y renoncer ?

« Il y a de plus dans le système du Traité dont nous parlons, un autre inconvénient qui paroît insurmontable ; je veux dire la difficulté de la composition d'un tel chant. Qui considérera en effet la multitude et l'infinie variété de toutes les pièces de la liturgie, aura de la peine à se persuader qu'on puisse trouver aisément des hommes en nombre suffisant, assez lettrés d'une part et assez musiciens de l'autre pour un corps et un assemblage de tant de chants à la fois, tellement assortis entre eux qu'ils répondissent tous à l'idée de notre auteur. Le vrai chant grégorien, au contraire, a cet avantage particulier que, malgré le grand nombre et la variété de ses chants, il ne sort pourtant jamais d'un certain caractère qui lui est propre ; caractère universel et toujours le même, qui, en se communiquant à toutes ses pièces, produit entre elles, sans nuire à leur mélodie respective, une espèce de sympathie, d'où il résulte naturellement pour la composition et pour l'exécution une facilité tout autre que dans le nouveau plan. On en peut juger par les pièces que l'auteur a fait graver pour modèle à la fin de ce Traité. Qu'on se représente des milliers de chants à composer dans ce goût, qui voudra s'en charger ? Qui osera l'entreprendre avec quelque espérance de succès, et qui ne voit qu'au lieu de certain ordre de chants uniformes entre eux et, pour ainsi dire, homogènes, tels que ceux du grégorien, il lui faudroit embrasser toutes les espèces possibles de chant et même les plus disparates?

« L'introduction d'un chant d'un genre tout nouveau ne doit donc pas être admise facilement dans l'église à cause des suites fâcheuses qu'elle peut avoir. » (POISSON, *Tr. du ch. gr.*, chapitre préliminaire, pp. 6 à 16.)

On ne saurait établir en meilleurs termes la supériorité du plain-chant sur toutes les élucubrations de ces petits esprits qui, dans leurs petites vanités, ne résistent pas à la tentation de substituer leurs petites inventions aux grandes et universelles institutions contemporaines de la liturgie elle-même.

Nous avons déjà remarqué la modération de cette réfutation. Notre polémique moderne pouvait y puiser de bons modèles, quant à la manière dont on doit concilier les intérêts de la vérité avec les égards dus aux personnes. Poisson s'explique là-dessus, et il fait voir que l'on doit d'autant plus montrer de ménagements vis-à-vis des autres qu'on est soi-même sujet à l'erreur, et que le véritable point de départ de toute critique devrait être un salutaire retour sur soi-même:

« Peut-être qu'entre les ouvrages dont j'ai relevé les défauts, il y en auroit d'auteurs encore vivants, et qu'ils pourroient s'offenser de ma critique; mais je proteste que l'amour seul du vrai, et non à beaucoup près la passion de les rabaisser, encore moins celle de les décrier, m'a engagé à faire les observations que j'ai crues nécessaires au but de ce Traité, et dont je présume que la nécessité prouvera suffisamment la droiture de mes intentions. Je confesse hautement que j'ai besoin moi-même d'indulgence pour les ouvrages dont j'ai été chargé, et quelque attention que j'y aie apportée, je ne prétends pas être parvenu dans toutes les pièces au point de perfection que je propose et que j'ai toujours eu en vue. » (*Loc. cit.*, p. 12.)

Sans prétendre le moins du monde diminuer le mérite d'une si louable modestie, ceci, pour quiconque sait lire, signifie que Poisson, ayant été chargé de *corriger* la mélodie de certaines pièces, sentait bien, quelque effort qu'il eût fait pour se conformer à la véritable tradition du chant grégorien, qu'il avait été dominé jusqu'à un certain point par le sentiment de la musique moderne, et qu'en conséquence il devait se montrer indulgent pour ceux qui, glissant sur la même pente, s'étoient laissé entraîner plus loin que lui. Car, n'en doutons pas, la véritable source du *plain-chant musical* et de toutes les conceptions bâtardes du même genre, c'est l'influence toujours croissante de la tonalité moderne sur les modifications de l'organisation humaine.

Assurément on peut dire que si quelqu'un était opposé de doctrine, de croyance, de goût, de manière de voir, à l'esprit dans lequel Poisson a conçu son ouvrage, c'était Rousseau. Nous allons voir pourtant de quelle manière Rousseau a parlé du plain-chant musical.

Mais auparavant disons avec M. S. Morelot que le *plain-chant musical* a eu pour premier propagateur en France Lully, dont on chante une messe fort connue dans le midi sous le nom de *La Baptiste*, du prénom de son auteur; Dumont, l'auteur de la fameuse *Messe* dite *royale*, sur laquelle Poisson a exprimé un jugement auquel nous souscrivons de tout point (*Traité du chant grégorien*, p. 196); et surtout l'organiste Nivers à qui l'on doit pourtant une *Dissertation sur le chant grégorien* (Paris, 1683) qui contient d'excellentes choses. Après ces trois compositeurs est venu La Feillée qui, par sa *Méthode de plain-chant musical* si souvent réimprimée, a donné une triste célébrité à cette monstruosité. « Ce n'est pas seulement en France, continue M. Morelot, que ce genre bâtard a eu du succès; il en a encore beaucoup en Italie, où même il paraît avoir commencé plus tôt que chez nous. Les auteurs du XVe et du XVIe siècle, Othby et Gaforio entre autres, parlent d'un *Credo cardinalesque*, dans lequel, à la différence des autres plains-chants, on observait une mesure composée de brèves et de semi-brèves. Ce chant, que nous croyons être celui du cinquième mode, noté dans la plupart des livres d'usage romain, morceau d'ailleurs remarquable et conforme à la tonalité ancienne, qui était seule connue au moment de sa composition, paraît être le point de départ de ce que l'on a appelé en Italie *canto fratto*. Les compositeurs, qui ont continué à cultiver ce genre de musique après l'avénement de la tonalité moderne, ont subi les lois de cette tonalité, en sorte que ce chant, toujours purement mélodique, a fini par constituer un ordre de composition tout à fait différent du plain-chant ou *canto fermo*. Il existe un grand nombre de messes en ce genre (692), qui se chantent généralement au lieu des messes grégoriennes, lorsque, bien entendu, il n'y a pas de musique. Les livres de chœur des ordres religieux en renferment un grand nombre, copiées souvent sur le parchemin même où l'on avait écrit autrefois les anciennes messes en plain-chant, lesquelles sont passées de cette manière à l'état de palimpsestes. Il est inutile d'ajouter que toutes ces compositions sont du plus mauvais goût.» (*Revue* de M. DANJOU; art. de M. S. Morelot, sur Dumont.)

Venons maintenant à J.-J. Rousseau. Il n'est pas inutile d'observer que son goût

(692) « Nous avons sous les yeux un recueil de ce genre qui contient vingt-quatre messes, composées par un religieux Franciscain nommé le P. *Illuminato da Torino*. Ce recueil, de l'existence duquel doute M. Fétis, est intitulé : *Canto ecclesiastico diviso in quattro parti*, etc.; Venise, Bartolli, 1733, in-fol. Le luxe de l'impression témoigne de l'intérêt qu'on portait en Italie à ce genre de publications. » (M. MORELOT.)

pour le plain-chant lui vient surtout de ce qu'il lui plaît de le considérer « comme un reste bien défiguré, mais bien précieux, de l'ancienne musique grecque, laquelle, après avoir passé par les mains des barbares, n a pu perdre encore toutes ses premières beautés. Il lui en reste assez, continue-t-il, pour être de beaucoup préférable, même dans l'état où il est actuellement, et pour l'usage auquel il est destiné, à ces musiques efféminées et théâtrales, ou maussades et plates, qu'on y substitue en quelques églises, sans gravité, sans goût, sans convenance et sans respect pour le lieu qu'on ose ainsi profaner. » (*Dict. de mus.*, au mot *Plain-chant.*) Au mot *Mottet*, il dit encore : « Il faut n'avoir, je ne dis pas aucune piété, mais je dis aucun goût, pour préférer, dans les églises, la musique au *plain-chant.* »

On voit ce que pense Rousseau de la substitution de la musique au plain-chant. Voyons s'il sera moins sévère pour le *plain-chant musical.* « On peut dire, s'écrie-t-il, qu'il n'y a rien de plus ridicule et de plus plat que ces *plains-chants* accommodés à la moderne, *prétintaillés* des ornements de notre musique, et *modulés sur les cordes de nos modes :* comme si l'on pouvait jamais *marier* notre système harmonique avec celui des modes anciens, *qui est établi sur des principes tout différents* (693). On doit savoir gré aux évêques, prévôts et chantres, qui s'opposent à ce barbare mélange, et désirer, pour le progrès et la perfection d'un art qui n'est pas, à beaucoup près, au point où l'on croit l'avoir mis, que ces précieux restes de l'antiquité soient fidèlement transmis à ceux qui auront assez de talent et d'autorité pour en enrichir le système moderne. Loin qu'on doive porter notre musique dans le plain-chant, je suis persuadé qu'on gagnerait à transporter le plain-chant dans notre musique; mais il faudrait avoir pour cela beaucoup de goût, encore plus de savoir, et surtout être exempt de préjugés. »

Eh bien ! que dit-on de ceci ! C'est pourtant Rousseau le Génevois, Rousseau le philosophe, Rousseau le protestant qui a parlé.

— Nous conjurons de nouveau NN. SS. les évêques, messieurs les curés et les ecclésiastiques préposés au chant, de ne jamais donner entrée dans l'église à tous ces prétendus plains-chants harmonisés, arrangés, vulgarisés. Malheureusement ces monstruosités sont en usage dans plusieurs églises, et beaucoup de prêtres les laissent subsister sous prétexte qu'elles existent depuis longtemps. Nous y sommes habitués, disent-ils; nos chantres, nos fidèles y sont faits, et ce serait les désorienter que de vouloir introduire une nouvelle manière. Nous supplions NN. SS. les évêques de ne pas se laisser abuser par ces sophismes de la routine et d'une coupable paresse. Il y va non-seulement de la liturgie tout entière; il y va, je ne crains pas qu'on me taxe d'exagération, il y va de la foi ; car le chant a été de tout temps le meilleur conducteur, le meilleur véhicule de la foi. Les choses ont beau être anciennes, il y a eu un moment où elles ont été des innovations, des innovations insolemment usurpatrices des anciennes coutumes. Il faut donc les extirper.

Quant aux églises où l'on chante le plain-chant, non du pur plain-chant grégorien, mais enfin le plain-chant tel qu'on l'a appris, eh bien ! que l'autorité ecclésiastique le garde fidèlement jusqu'à ce que de grands travaux de restauration, approuvés et promulgués par le Souverain Pontife, aient rendu la liturgie à l'unité grégorienne.

PLAIN-CHANT ROULANT. — Epithète que Lebeuf donne à un plain-chant en *pur unisson*, sans serpent. Ce mot paraît s'appliquer à des répons brefs, dépourvus de faux bourdons et de fleuretis, que l'on chantait en carême, « de manière, dit cet auteur, que si, en d'autres saisons, l'usage étoit, dans les grands chœurs, d'admettre des fleuretis ou faux bourdons sur les répons brefs pour leur donner un certain relief, on pût se priver de cet accompagnement en modulant ces répons d'une manière qui fît paroître le chant grégorien affectueux et beau dans sa simplicité, et que toutes les voix chantant à l'unisson, l'oreille fût néanmoins touchée de la douceur du chant. Je ne promets point de découvrir dans quelle église de la France furent enfantés ces chants tendres et affectueux. Je me contenterai d'en rapporter quelques exemples tirés des anciens livres de Paris du temps de saint Louis, ce prince qui aima tant le chant ecclésiastique, et qui le faisoit chanter selon l'usage de la même église de Paris jusque dans ses voyages d'outre-mer. »

L'auteur cite trois de ces répons brefs qu'il tire d'un des petits Antiphoniers du temps de saint Louis. Puis il ajoute : « Le témoignage de plusieurs personnes qui ont ouï chanter pendant bien des années en quelques églises cathédrales ces sortes d'anciens chants, et qui ont été charmées de leur exécution, pourrait servir à persuader qu'il en a dû être de même autrefois à Paris. Au moins on tombera d'accord que ce chant, en pur *plain-chant roulant* et sans serpent, convenait très-fort au carême, qu'il était capable d'y exciter la piété et la componction, et que le mélange de toutes les voix au pur unisson fait en cette occasion un très-bon effet sur ces paroles ou équivalentes dans un gros chœur, surtout étant répétées pendant plus d'un mois; parce qu'il donne le loisir de les goûter, et à tout un chœur nombreux la facilité de les exécuter comme s'il n'y avait qu'une seule voix qui les chantât. » (*Traité sur le ch. ecclésiast.*, pp. 138-142.)

Comment se fait-il que le même homme, qui parle si bien par moment du vrai plain-chant et de l'expression qui lui est propre, ait pu vanter si souvent les périclèses, les fleuretis, le chant sur le livre, et toutes ces inventions de mauvais goût qui ont fini par

(693) Toutes ces expressions doivent être pesées.

le dénaturer entièrement, du moins à Paris?

PLECTRUM, PLECTRE. — « Morceau de bois ou d'ivoire, terminé par un crochet à ses extrémités, dont on se servait dans l'antiquité pour pincer ou pour frapper les cordes de la lyre et de la cithare. » (FÉTIS.)

PLEIN-JEU. — « C'est (dans l'orgue) le mélange de tous les jeux de fond et des doublettes avec les fournitures et les cymbales. On nomme aussi *plein-jeu* le registre sur lequel la fourniture et la cymbale sont réunies. » (*Man. du fact. d'org.*; Paris, Roret, 1849, t. III, p. 569.)

PLIQUE (*Plica*). — La *plique* est, suivant Francon, un signe de division du même son en grave et en aigu : *Plica est signum divisionis ejusdem soni in gravem et acutum.* Elle était appelée ainsi, dit M. Fétis, parce que c'était une note à deux queues, l'une à droite, l'autre à gauche, de manière à former un *pli* d'où lui est venu son nom. Cette figure s'appliquait à la longue, à la brève, et à la semi-brève ; elle n'en changeait pas la valeur, mais elle indiquait que le même son, suivant la définition de Francon, devait être *divisé en grave et en aigu*, ce qui équivalait à ce que l'on a nommé trille ou cadence. Lorsque, reprend M. Fétis, la queue de droite était plus longue que celle de gauche, la note était parfaite, c'est-à-dire d'une valeur ternaire ; lorsque la queue de gauche était plus longue que celle de droite, elle rendait la *plique* imparfaite, c'est-à-dire d'une valeur binaire.

Nous ne savons sur quel document M. Fétis se fonde pour affirmer que ce fut au XIIIe siècle seulement que la *plique* devint le signe du trille, lequel, dit cet auteur, est aussi un *pli* de la voix. Il cite un manuscrit de l'abbé de Tersan, aujourd'hui à la Bibliothèque impériale de Paris, et dans ce manuscrit, sous le chapitre qui a pour titre: *De prima divisione*, il lit ces mots sur la signification de la *plique : Notandum est quod plica nihil aliud est, quam signum dividens sonum in sono diverso per diversas voces, tam ascendendo, quam descendendo*; et plus loin, ajoute-t-il, cette division du son en diverses intonations, tant en montant qu'en descendant, est clairement expliquée, quant au mécanisme de la voix, par ces mots : *Fit autem plica in voce per compositionem epiglotti cum repercussione gutturis subtiliter inclusa.*

Nous demandons en quoi cette double définition du manuscrit de l'abbé de Tersan diffère si fort de celle de Francon, qui écrivait au XIe siècle, et que nous croyons devoir répéter ici : *Plica est signum divisionis ejusdem soni in gravem et acutum?*

M. Stéphen Morelot observe très-bien que le signe de la *plique* ne se présente pas aux mêmes endroits dans tous les manuscrits, et qu'il se trouve quelquefois ou supprimé, ou remplacé, soit par une note simple, soit par le signe ordinaire de ligature de deux notes descendantes par degrés conjoints. On conçoit aujourd'hui que ces diverses manières d'exprimer une même chose dans la notation du moyen âge, à l'aide des signes de convention en usage en ces temps reculés, rendent fort difficile pour nous la traduction de ces vieux monuments. (*Voy.* la *Revue de la musique religieuse*, publiée par M. DANJOU, livraisons de mars, de juillet et d'octobre 1847.)

Du reste, voici comment parle M. Fétis : « La *plique* est ainsi appelée parce que c'est une note à deux queues, l'une à droite, l'autre à gauche, qui semble former un *pli*, d'où lui est venu son nom. Cette figure s'appliquait à la longue à la brève et à la semi-brève; elle n'en changeait pas la valeur, mais elle indiquait que le même son devait être divisé en deux sur la même syllabe, en faisant entendre une deuxième articulation du gosier. » — C'est de là peut-être qu'est venu le *tremblement* dont parle Lebeuf. « Lorsque la queue de droite étoit plus longue que celle de gauche, la note étoit parfaite, c'est-à-dire, d'une valeur ternaire ; lorsque la queue de gauche étoit plus longue que celle de droite, elle rendoit la *plique* imparfaite, c'est-à-dire d'une valeur binaire. » (*Voy.* TINCTORIS, *De imperfect. notarum*, lib. 1, cap. 3.) » Les auteurs modernes qui ont parlé de la *plique*, termine M. Fétis, n'ont rien compris à sa destination ni à son effet. » (*Des époques caractéristiques de la musique d'église*, par M. FÉTIS ; *Revue de la mus. relig.*, juillet 1847, pp. 234 et 235.)

— « Quant à l'exécution de la musique de ces anciens temps, il ne nous est pas donné de la connaître plus que celle entendue de nos aïeux. Tout ce qui tient au moral, aux sensations, à la mode même, est tellement fugitif, principalement en musique, qu'on ne pourrait avoir quelques indices certains de cette exécution qu'au moyen de signes qui indiqueraient les principaux ornements alors employés par les chanteurs. La seule trace que l'on trouve dans les plus anciens manuscrits de ce que nous appelons *agréments du chant* est un signe ou note appelée *plique* par les anciens, du terme *plica*, mot latin qui veut dire *pli*. Cette note, qui était tantôt de figure carrée, tantôt de figure losange, avait toujours deux queues, et cela pour la distinguer des autres valeurs de note dont elle faisait partie ou contre lesquelles elle était accolée comme signe de *trille* ou *de brisement de la voix*. Sa présence indiquait que la note qu'elle désignait devait être partagée en deux sons contigus, et battus l'un contre l'autre par le mouvement de la glotte. Les deux sons opérés par ce mouvement se formaient en montant, si la note qui suivait la plique était plus élevée ou sur le même degré qu'elle; et en descendant, si la note qui la suivait était d'un ou plusieurs degrés plus bas. On ne peut affirmer que ce mouvement de la glotte, indiqué par la plique, fût effectivement le même que celui de la voix dans l'exécution du *trille* moderne, mais le terme *plique* indique assez que par la présence de cette note, la voix devait se plier au mouvement de sons contigus, ce qui est enseigné dans les anciens ouvrages sur le plain-chant et le chant figuré, et démontré par les manuscrits des chansons du châtelain du XIIe siècle, où les mêmes passages de mélodie sont écrits en deux ou trois notes dans l'un des manuscrits, et en plique d'une seule figure dans l'autre. On peut aussi considérer comme *petites notes, notes de goût*, ces fréquentes *appogiatures* qui précèdent ou qui suivent les notes dont la valeur à elle seule remplirait l'un des temps de la mesure, et qui, s'associant une petite note, rendent alors ce même temps ternaire de binaire qu'il serait sans la présence de cette valeur minime. » (PERNE, *Introduction à la musique des Chansons du châtelain de Coucy*.)

— « La plique, dit M. de Coussemaker, était un ornement ainsi appelé de ce que, dans la notation neumatique où elle a été d'abord en usage, la note pliquée avait une queue en forme de pli (694). Ce pli, qui fut conservé dans la notation carrée, s'est transformé bientôt en une deuxième queue semblable à celle de la longue, mais plus courte.

« D'après Francon, les notes pliquées étaient rangées parmi les figures ou notes simples (695), bien qu'elle fût une sorte de double note, puisque, suivant les didacticiens des XIIe et XIIIe siècles, la plique était une note qui se divisait en deux sons dont l'un était inférieur ou supérieur à l'autre (696).

« La plique était une sorte d'appogiature, le plus souvent à la seconde inférieure ou supérieure de la note principale, quelquefois à la tierce, à la quarte ou à la quinte (697).

« La longue, la brève et la semi-brève même pouvaient être pliquées (698). On les appelait alors plique longue, plique brève, plique semi-brève.

« La plique était ascendante ou descendante.

« La plique longue ascendante était figurée par une note carrée ayant une queue à droite et tournée en haut. Exemple : ▟ (699), et plus régulièrement par une note carrée ayant deux queues en haut dont celle de droite était plus longue que celle de gauche (700). Exemple : ▙▟

« La plique longue descendante avait les deux queues tournées en bas (701). Exemple : ▛▜

« La plique brève ascendante était figurée par une note carrée dont les queues étaient disposées en sens contraire de la plique longue ascendante (702). Exemple : ▙▟

« La plique brève descendante avait les queues tournées en bas (703) Exemple : ▛▜

« Lorsque trois semi-brèves se suivaient par degrés conjoints, la dernière pouvait être pliquée.

« Les notes pliquées étaient, quant à leur valeur, soumises aux mêmes règles que les notes simples, c'est-à-dire qu'elles étaient parfaites ou imparfaites suivant leur position, abstraction faite de la plique (704).

« Dans les notes liées, la dernière pouvait être pliquée, mais le signe de la plique n'y était pas le même que dans les notes pliquées non liées. Une queue en haut ou en bas, attachée à la dernière note carrée d'une ligature, désignait la plique longue, ascendante ou descendante.

« La plique brève ascendante ou descendante se reconnaissait à la queue, en haut ou en bas, attachée à la dernière note d'une ligature oblique ascendante ou descendante.

« Dans la plique longue parfaite, l'appogiature prenait le tiers de la valeur de la note, et dans la plique longue imparfaite,

(694) « Plica dicitur a plicando. » (JEAN DE MURIS, *Summa musica*. Apud GERB., *Script.*, t. III, p. 202; et note 1 de la page suivante.)

(695) « Præterea sunt aliæ quædam figuræ simplices illud idem quod prædictæ significantes eisdem etiam nominibus cum additione hujus quod plica est, nominatæ. » (Texte de JÉRÔME DE MORAVIE.)

(696) « Plica est nota divisionis ejusdem soni in gravem et acutum. » (FRANCON, *apud* GERB., *Script.*, t. III, p. 6.) — « Continet duas notas; unam superiorem et aliam inferiorem. » (JEAN DE MURIS, *ibid.*, p. 202.)

(697) « Plica nihil aliud est quam signum dividens sonum in sono diverso per diversas vocum distantias, tam ascendendo quam descendendo, videlicet per semitonium et ditonum et per diatessaron et diapente. » (ARISTOTE.) — Jean de Muris, qui rapporte ce passage dans le livre VII, ch. 22, de son *Speculum musicæ*, le donne ainsi : « Est autem plica signum divisionis soni importantis per ipsam notulam in gravem et acutum, ut ait Aristoteles, per semitonium, per tonum, per semiditonum, per ditonum, diatessaron vel diapente. »

(698) « Plicarum alia longa, alia brevis, alia semibrevis; sed de semibrevibus nihil ad præsens intendimus cum non in simplicibus figuris possit plica semibrevis inveniri. In ligaturis autem et ordinationibus semibrevium plica est possibilis accipi. » (FRANCON, *apud* GERB., *Script.*, t. III, p. 6.)

(699) « Plica ascendens quædam quadrangularis figuratio solum tractum gerens a parte dextra ascendente. » (FRANCON, texte de J. DE MORAVIE.)— « Ascendendo unum solum retinet tractum. » (ARISTOTE, Ms. 1136. — On trouve un exemple de plique ainsi marquée, sur le mot *per*, de l'*Agnus fili Virginis*. Le bémol placé un peu à gauche de la note ne laisse même aucun doute sur l'intervalle que représente ici le pli. On rencontre dans l'*Ascendit* d'autres exemples de pliques indiquées par un seul trait en haut. »

(700) « Magis proprie duos quorum dexter longior est sinistro; propter illos duos tractulus nomen plica habere meretur. » (FRANCON, texte de J. DE MORAVIE.)

(701) « Longa vero descendens similiter duos habet tractus, sed descendentes, dextrum, ut prius, longiorem sinistro. » (FRANCON, *ibid.*)

(702) « Plica brevis ascendens est quæ habet duos tractus ascendentes, sinistrum tamen longiorem dextero. » (FRANCON, *ibid.*)

(703) « Descendens vero brevis duos tractus habet descendentes sinistrum longiorem. » (FRANCON, *ibid.*)

(704) « Et nota istas plicas similem habere potestatem et similiter in valore regulari quemadmodum simplices supradictæ. » (FRANCON, texte de J. DE MORAVIE.)

la moitié (705). Les auteurs n'expliquent pas d'une manière précise la valeur de la plique dans la brève, mais il semblerait résulter d'un passage de Marchetto de Padoue qu'elle était dans la même proportion que dans la longue (706).

« Ce qui distinguait la note pliquée de deux notes liées de même valeur, c'est la manière dont elle s'exécutait (707). Suivant l'auteur de notre cinquième document inédit (708), et suivant Aristote (709), elle se formait par un mouvement de l'épiglotte, subtilement exécuté avec répercussion du gosier. Marchetto dit qu'elle se faisait avec la voix de fausset ou de tête, qui ne ressemble pas à la voix pleine ou de poitrine (710). » (*Hist. de l'harm. au moyen âge*, par DE COUSSEMAKER, pp. 191-193.)

PODATUS. — Signe de notation neumatique. Signe composé, au moyen duquel on exprimait des groupes de sons liés. La ligature de seconde, de tierce, de quarte et même de quinte ascendante, se notait par un signe appelé *podatus*. C'était le plus ou moins de développement du trait calligraphique qui révélait à l'œil la nature de l'intervalle ascendant. (Th. NISARD., *Revue du monde catholique, Etude sur la musique religieuse*, III.)

POINT. — Le point est l'élément originaire de la notation. C'est la note. De là le mot *contrepoint*, contraction de *punctum contra punctum*. C'est dans ce sens qu'il faut entendre les textes suivants des statuts anciens de l'ordre des Chartreux, 1re part., cap. 39, § 1 : *Si ea, quæ cantando delectationem afferunt, amputentur, ut est fractio et inundatio vocis, et geminatio puncti, et similia, quæ potius ad curiositatem attinent, quam ad simplicem cantum.*

Et le § 4 : *Punctum nullus teneat, sed cito dimittat, post punctum bonam pausam faciat.*

Punctum est donc la note, et la fraction de la voix, *fractio vocis* (*voix*, la voix est peut-être ici la syllabe), de même que son, extension de la voix, *inundatio*, produisent une note redoublée, ou mieux, un accouplement de notes, *geminatio vocis*, sur la même syllabe. Et c'est ce que les mêmes statuts, § 5 du chapitre 50, exigent dans la lecture de l'épître et de l'évangile, où il faut faire un accouplement de deux notes, *geminatio puncti*, sur une interrogation, un mot hébreu ou un monosyllabe : *In monosyllabis vel barbaris dictionibus debet in fine geminari punctum, cum fit interrogatio, tam in epistola quam in evangelio.*

C'est toujours dans le même sens qu'il faut interpréter le texte suivant : *Semper in psalmodia punctus et pausa teneantur.* (In *Institut. Patrum de modo psallendi*, apud THOMAS. *In Appendic. ad Respons. S. Greg.*, p. 443.) Ainsi la *note* et la pause doivent toujours être observées dans la psalmodie.

De là le mot *punctatim*, qui veut dire sur une même note, *eodem tenore*, savoir sans modulation, comme dans la prescription suivante : *Volumus, quod in ipsa deinceps Ecclesia secundum ordinem Parisiorum Ecclesiæ per libros, quos eidem Ecclesiæ dedimus, divinum officium celebretur, punctatim videlicet atque tractim.* (Charta Caroli II, regis Siciliæ ann. 1304, *ap.* UGHELLUM, *Ital. sac.*, t. VII, p. 897.) C'est là ce qu'on a appelé en France la récitation directanée, qui a lieu *punctatim* et *tractim*.

Punctatim psallendo Deo contentque morose.
(Stat. antiq. Canonic. Regular. ap. R. DUELLIUM, t. I *Miscell.*, p. 86.)

Semper unus levet psalmos, et punctatis (peut-être *punctatim*), *sine syncopa legunt psalmos ac lectiones.* (Statut. Valent. eccles. inter *Concil. Hisp.*, tom III, p. 511.)

Nous pouvons donc conclure que le mot *punctum*, *point*, signifiait note, d'où est venu le vieux mot français, *ponctoier*, c'est-à-dire, multiplier les notes.

Le glossaire de Du Cange nous a fourni les textes précédents, sans toutefois les avoir éclaircis comme nous espérons l'avoir fait.

— On compte encore : le *point de perfection*, c'est-à-dire celui qui *perfectionnait* la brève en lui donnant la valeur de trois temps au lieu de deux, puisque la mesure ternaire était plus parfaite que la mesure binaire. — Le *point d'imperfection* que l'on mettait avant une ronde suivie d'une longue, et alors il ôtait à la longue une de ses

(705) « Habet autem omnem potestatem, regulam et naturam quam habet perfecta longa, nisi quod in corpore duo tempora tenet et unum in membris.... Est plica imperfecta in forma perfectæ similis, sed regulam imperfectæ tenet et naturam, et continet unum tempus in corpore, reliquum in membris. » (ARISTOTE, Ms. 1136.) — Voici comment ce passage est rapporté par J. de Muris : « Et dicit Aristoteles quod si sit plica longa perfecta, duo tempora tenet in corpore, aliud in membris, id est in plica vel inflexione; si vero fuerit longa imperfecta, unum tempus tenet in corpore, aliud in membris. » (*Speculum musicæ*, lib. VII, cap. 22.)

(706) « Si autem plica fuerit brevis et in deorsum, dicimus quod, si de tempore perfecto cantabitur, tertia pars ipsius brevis plicabitur in deorsum usque ad sequentem distantiam. » (MARCHETTO, *apud* GERB., *Script.*, t. III, p. 181.) « Si autem plica fuerit in tempore imperfecto, tunc quarta pars ipsius plicabitur modo prædicto, si fuerit brevis; si longa, sui ultimi temporis quarta pars. » (*Ibid.*)

(707) « Ubi sciendum quod plica fuit inventa in cantu, ut per ipsam aliqua similia dulcius proferantur, quod fuerit ad constituendam perfectionem scilicet harmoniam. » (MARCHETTO, t. III, p. 181.)

(708) « Debet formari in gutture cum epiglotto. »

(709) « Fit autem plica in voce per compositionem epiglotti cum repercussione gutturis subtiliter inclusa. » (Ms. 1136.)

(710) « Plicare autem notam est prædictam quantitatem temporis protrahere in sursum vel in deorsum cum voce ficta, dissimili a voce integre prolata. » (GERB., *Script.*, t. III, p. 181.) — La plique aurait-elle eu du rapport avec le *Jodeln* ou *Jodler* des Tyroliens? On serait tenté de le croire, d'après l'explication de Marchetto. »

six parties. — Le *point de division*, qui faisait la séparation des notes. On le mettait dans le *temps parfait* devant une ronde, suivie d'une brève ou carrée, et alors cette carrée ne valait plus que deux temps. — Le *point d'augmentation*, qui augmente la note de la moitié de sa valeur. C'est le seul que nous ayons conservé. — Le *point de translation*, qui était le transport de la valeur d'une note à une autre, laquelle était quelquefois assez éloignée. — Le *point d'altération*, qui placé entre deux rondes placées elles-mêmes entre deux brèves était un temps à chacune de ces deux brèves. — Dans le plain-chant gallican de Chastelin, Lebeuf et autres, un point placé à côté de la note pénultième indiquait que la périélèse ou circonvolution devait être faite sur cette note.

POINT D'ORGUE. — Ce point est figuré par un C renversé au-dessus ou au-dessous des lignes avec un point au milieu, de manière à présenter le point à la note qu'il frappe. Il est appelé *point d'orgue* parce que le son doit se prolonger pendant un certain temps.

POLYCÉPHALE. — « Sorte de nome pour les flûtes en l'honneur d'Apollon. Le nome *polycéphale* fut inventé, selon les uns par le second Olympe Phrygien, descendant du fils de Marsyas, et selon d'autres, par Cratès disciple de ce même Olympe. »

(J.-J. Rousseau.)

POLYMNASTIE ou **POLYMNASTIQUE.** — « Nome pour les flûtes, inventé, selon les uns, par une femme nommée Polymneste, et selon d'autres, par Polymnestus, fils de Mélès Colophonien. » (J.-J. Rousseau.)

POLYPHONIE. — Harmonie à plusieurs parties.

POMPE — « On appelle ainsi la partie d'un soufflet par laquelle on aspire l'air, pour l'introduire dans un réservoir, où il est comprimé par un poids qui en détermine la densité. » (*Manuel du facteur d'orgues*; Paris, Roret, 1849, t. III, p. 571.)

PONCTOIER. — Vieux mot qui signifie varier et multiplier les *notes* dans le chant; de *punctum*, point, type primitif de la note musicale.

Tu chantes bas et rudement,
Que Dex escoute doucement,
Plus que celui qui se contoie,
Qui haut organe et haut pontoie.
(*Mirac. mss. B. M. V.*, lib. II.)

Ce qui veut dire que le chant simple est plus agréable à Dieu que le chant orné et compliqué.

PONCTUER. — « C'est, en terme de composition, marquer les repos plus ou moins parfaits, et diviser tellement les phrases qu'on sente par la modulation et par les cadences leurs commencements, leurs chutes et leurs liaisons plus ou moins grandes, comme on sent tout cela dans le discours à l'aide de la ponctuation. » (J.-J. Rousseau.)

PORTÉE. — On appelle *portée*, et anciennement on nommait *puttée*, la réunion des quatre lignes sur et entre lesquelles on écrit le plain-chant. Au commencement de la *portée* doit se trouver la clef, et à la fin, quand il y a lieu, le guidon. Pour la musique d'orgue, on se sert de deux et quelquefois de trois *portées*, l'une pour la main droite, l'autre pour la main gauche, la troisième pour la partie de pédale exécutée, comme ce nom l'indique, avec les pieds, mais ici, chaque *portée* doit avoir cinq lignes ainsi que pour la musique ordinaire.

J.-S. Bach a plusieurs morceaux écrits sur trois *portées* et dont la troisième partie est aussi travaillée que les deux autres.

PORTER L'INTONATION, PORTER L'ANTIENNE. — Un chantre va porter l'antienne, ou l'intonation de l'antienne au chanoine ou au dignitaire dont le tour va venir d'entonner un chant. *Rem cantandam alicui præcinere*, dans Du Cange. *Ordo Cluniac.*, Bernardi monachi, part. I, cap. 14 : *Est autem armarii portare abbati omnes cantus, quos ipse cantat aut incipit.*

Le *chantre* ou le *préchantre* faisait souvent les fonctions de bibliothécaire, *armarius*. Udalricus, lib. III, *Consuet. Cluniac.*, cap. 10 : *Præcentor et armarius : armarii nomen obtinuit, eo quod in ejus manu solet esse bibliotheca, quæ et in alio nomine armarium appellatur.* (*Voy.* Du Cange, au mot *Armarius.*)

De là est venue l'expression proverbiale : *Porter une antienne*, c'est-à-dire aller donner un avertissement à quelqu'un, ou lui apprendre une nouvelle plus ou moins désagréable.

PORTE-VENT. — « Il y en a de deux espèces : ceux qu'on nomme grands porte-vent de bois, qui amènent le vent aux sommiers, et les petits porte-vent qui conduisent le vent du sommier aux tuyaux de montre et à tous ceux qui sont postés. » (*Manuel du facteur d'orgues*; Paris, Roret, t. III, pp. 571, 572.)

POSAUNE. — « C'est le nom que les Allemands donnent au jeu que nous appelons *bombarde de seize pieds* et *de trente-deux pieds*. Quelquefois ils le donnent aussi à la trompette de pédale. Le posaune de trente-deux pieds prend souvent le nom de *contra-posaune* ou *gross posaune, grober posaune, grober posaun untersatz*. Lorsque le mot *posaune* s'applique à la trompette, c'est pour en désigner une dont le diapason est plus large que celui de la trompette ordinaire. » (*Manuel du facteur d'orgues*; Paris, Roret, 1849, t. III, p. 572.)

POSITIF. — « On nomme ainsi un buffet d'orgue plus petit que le grand buffet et séparé de celui-ci; il est posé sur le devant. Le nombre et le diapason de ses jeux sont ordinairement moindres que ceux du grand orgue. Quelquefois le positif n'est point posé séparément dans un buffet particulier, sur le devant du grand orgue; mais on le met ou dans le soubassement du grand buffet, ou on place le sommier au niveau du grand sommier. » (*Manuel du facteur d'orgues*; Paris, Roret. 1849, t. III, p. 572.)

POSTCOMMUNION. — Antienne qui se

chante après la communion de la messe, et qu'on appelait autrefois *ultima oratio ad complendum*. (Walafrid Strabo, *De reb. eccl.*, cap. 2.) Saint Bernard dit, dans son *Traité du chant*, que plusieurs de son temps avaient confondu les antiennes de la postcommunion avec les répons : *In multis etiam historiis postcommuniones ab iis, qui simplicitatem cantus ignorant antiphonarii, pro responsoriis appositas invenimus.* (*Ap.* Du Cange.)

POSTLUDE. — Comme son nom l'indique, c'est un morceau que l'organiste joue à la conclusion de l'office. C'est ce qu'on appelle la sortie.

POST-SANCTUS. — C'est une oraison qui se dit, dans le rite mozarabe, aux messes solennelles. *Sequitur deinceps quarta* (leg. *quinta*) *oratio vocata post-sanctus, cujus initium solet esse*, vere sanctus, vere benedictus. (*In Ordine offic. goth.*, t. III *Concil. Hisp.*, p. 266.)

PRÉCENTEUR, PRÉCHANTRE. — Alors que des membres du clergé remplissaient eux-mêmes les fonctions de chantre, elles étaient réparties dans un ordre hiérarchique qui indiquait le rang et l'emploi de chacun d'entre eux. Le chœur des chantres était présidé et dirigé par un principal dignitaire, connu sous plusieurs dénominations désignant la même charge. On l'appelait indifféremment le chantre par excellence, *cantor;* préchantre, *præcentor;* archichantre, *archicantor;* primicier, *primicerius;* capiscol, *capiscolus*, de *caput chori*, et grand chantre. « Le chantre, dit saint Isidore, est celui dont la voix chante en mesure. Il y en a de deux espèces dans l'art musical : le précenteur (préchantre) et le succenteur (sous-chantre). Le précenteur fait le premier partir sa voix dans le chant, et le succenteur se met à la suite et lui répond en chantant. On appelle *concenteur* (co-chantre) celui qui chante d'accord avec d'autres; mais celui qui détonne et ne chante pas juste ne sera ni chanteur, ni concenteur : *Cantor vocatur, quia vocem modulatur in cantu. Hujus duo genera dicuntur in arte musica..... præcentor et succentor : præcentor scilicet qui vocem præmittit in cantu, succentor autem qui subsequenter canendo respondet. Concentor autem dicitur, quia consonat : qui autem non consonat nec concinit, nec cantor nec concentor erit.* » (*Apud* Gerbert., *De cantu et musica sacra*, t. Ier, p. 303.)

Les attributions du préchantre etaient importantes et supposaient un mérite distingué dans l'ecclésiastique investi de cette charge. Il devait, au moins dans les fêtes solennelles, commencer les psaumes et les antiennes, et donner le ton au chœur. En tout temps, c'était à lui à prescrire aux autres ce que chacun devait chanter; à régler l'office divin et à tout disposer pour cela ; à expliquer, dans les cas douteux, le sens des rubriques; à composer les hymnes, les séquences, les leçons, d'après les histoires des saints, pour l'usage du chœur et le besoin du service divin, et autres choses semblables, qui ne pouvaient être faites que par un homme fort instruit : *Præcentoris erat, saltem diebus solemnioribus, psalmos et antiphonas inchoare et intonare, et omni tempore quid cuique cantandum aliis præscribere; divinum officium ordinare et disponere, rubricarum sensum in dubiis explicare; hymnos, sequentias, lectiones ex historiis sanctorum ad usum chori componere, et similia præstare, quæ non nisi per virum eruditum fieri poterant.* (*Ibid.*, t. Ier, p. 306.)

C'est de lui, dit Hugues de Saint-Victor, que dépendent les acolytes, les exorcistes, les lecteurs, et les psalmistes ou chantres. C'est lui encore qui indique aux clercs leur fonction, veille à leur bonne conduite, règle le chant de l'office, et détermine quel clerc doit dire les leçons, les bénédictions, les psaumes, les chants de louange, l'offertoire et les répons : *Ad primicerium pertinent acolythi, exorcistæ, lectores, atque psalmistæ, id est cantores. Signum quoque dandum pro officio clericorum, pro vitæ honestate, et officium cantandi, peragendi sollicite lectiones, benedictiones, psalmos, laudes, offertorium et responsoria quis clericus dicere debeat.* L'école (ou collége) des chantres, dit Onuphre, avait à sa tête, dans Rome, un préfet appelé primicier, et, ailleurs, prieur de l'école des chantres, lequel jouissait d'une grande autorité et d'une extrême considération. Il choisissait dans les meilleures familles les jeunes gens qui se destinaient au chant, les faisait instruire à la lecture des Livres saints et aux bonnes mœurs : *Hæc schola habebat magnæ in urbe dignitatis et existimationis præfectum, qui primicerius, aliàs prior scholæ cantorum vocabatur : cujus opera optimi juvenes selecti in cantu, lectione sacrorum librorum, et optimis moribus instituebantur.* (*Ibid.*, p. 307.)

On voit ici l'origine du titre de *chantre*, qui est encore aujourd'hui une dignité canoniale dans plusieurs chapitres cathédraux de l'Eglise de France, et l'une des sources du pouvoir revendiqué plus tard, avec plus ou moins de fondement, par le clergé sur l'enseignement public.

(L'abbé A. Arnaud.)

Précenteur. — Synonyme de préchantre : *Præcentor*. Lebrun-Desmarettes, parlant de Saint-Maurice de Vienne, dit : « Les chanoines y ont la chasuble et l'aumusse pardessus (comme à Rouen en hiver); et le *précenteur*, le chantre, le capiscol ou scolastique, et le maître du chœur y sont représentés avec de longs bâtons (comme des bourdons) pour marque de leurs dignités ou fonctions. » (*Voyages liturg.*, p. 8.) Le même auteur dit encore en parlant de Saint-Jean de Lyon : « Le *précenteur* est à la première place du côté de l'épître, et le chantre à la première place du côté de l'évangile, proche le crucifix, ayant leurs bâtons d'argent à côté d'eux. » (*Ibid.*, p. 54.)

Quant à l'origine du mot *præcentor*, voici ce que dit Grandcolas : « Marie, sœur de Moïse formoit un chœur avec les autres femmes, chantant la première, et les autres lui répondoient en répétant ce qu'elle avoit chanté : *Sumpsit Maria tympanum in manu sua, egressæque sunt omnes mulieres post eam cum tympanis et choris, quibus præcinebat, dicens : Cantemus Domino gloriose*..... (*Exod.* xv, 20); où l'on voit qu'au son de l'instrument qu'elle avoit en sa main, elle chantoit la première, *præcinebat;* et c'est de là qu'est venu le nom de *præcentor*, qu'on donne à celui qui chante le premier en chœur; et *succentor* étoit celui qui répétoit en chantant après. » (*Commentaire historique sur le Bréviaire romain;* Paris, in-12, 1727, tom. Ier, p. 104 et 105.)

— On lit dans le Martyrologe de l'Eglise d'Orléans, arrêté en l'année 1623, et signé de tous les chanoines capitulaires : *In festis annualibus cantor præcinit in utrisque Vesperis, Matutino et Missa: succentor vero in duplicibus; et deesse non possunt officio nisi de licentia capituli.* Le chantre et le sous-chantre en prêtoient serment à leur réception. (Cité dans les *Voyages liturgiques*, p. 192.)

— *Missarum ac totius officii divini cantum apprime scire, eumdemque tam in choro quam extra chorum secundum præscriptum proprii missalis, breviarii ac ordinarii normam dirigere, invitatoria, antiphonas, nec non psalmos, responsoriorum versus, hymnosque cantare, vel saltem incipere ac præintonare; psalmodiam item, vel nimis elevatam, vel nimis depressam ad ordinarium tonum reducere, ac discordantes ad concordiam revocare. Ejusdem psalmodiæ pausas convenientes juxta qualitatem ac festorum solemnitatem ordinare; eos qui in choro aliquid vel extra chorum cantaturi sunt congruo tempore præmonere, ne vel ipse vel alius in aliquo erret, aut tempus præveniat aut cunctetur.* (*Rit. eccl. Laudunensis*, part. IV, c. 1.)

Dans Du Cange : Le *concentor* est donc le chef de chœur, celui qui fait concorder les deux côtés du chœur.

PRÉCHANTRE, PRÉCENTEUR, PRINCHANTRE. — In charta ann. 1469. Ex Chartul. 21 Corb., fol. 132 v°. *Vénérable personne maistre Nicole de Conty, docteur en décret, princhantre et chanoine d'Amiens.*

Præcentoria. — Dignitas præcentoris, apud ARNULPHUM Lexoviensem, in *Epist.*, p. 50; et in charta ann. 1332, in *Tabull. Gellon.* Eadem.

Præcentura dicitur apud HUGONEM Flaviniacensem, p. 261, charta Evrardi Ambianensis episcopi, ann. 1218, qua *præcentoriam* erigit in sua Ecclesia. *Sic autem distincta sunt dictorum personatuum* (cantoriæ et præcentoriæ) *officia. Præcentor proximum stallum post decanum, cantor proximum stallum post præcentorem habebunt. Præcentor in superiori stallo canonicos installabit, cantor in inferiori. Uterque dabit regimen duarum scholarum cantus. Jurisdictio puerorum communis erit utrique. Communi consilio recipient in choro pueros. Uterque poterit ejicere delinquentem; ejectus ab uno non introducetur ab alio, nisi ejicientis satisfecerit arbitrio. Præcentor audiet a pueris id quod debent cantare. Cantor etiam pro excessibus suis verberabit. Præcentor et cantor simul regent chorum in Nativitate Domini, in Epiphania, in Pascha, in Ascensione, in Pentecoste*, etc. *In aliis duplicibus cantor cum uno de canonicis reget chorum in ordinibus, in consecratione Chrismatis, in benedictionibus abbatum. Præcentor chorum reget in synodo. Prima dies est præcentoris; secunda cantoris. Præcentor officium anni prænuntiabit, et in iis omnibus, si alter absens fuerit, ille qui præsens erit supplebit defectum. Cantoris erit scribere tabulam cantorum*, etc.

De officio *præcentoris* agunt præterea *statuta Ecclesiæ Leichefeldensis in monastico anglic.*, tom. III, p. 241.

Voir dans le livre de M. A. de La Fage, intitulé *De la reproduction des livres de plain-chant romain*, des détails curieux sur les fonctions des *préchantres*, avec celles des autres dignitaires qui dépendaient du premier, p. 58 et suivantes.

Præcentorissa. (La même dignité conférée aux femmes) *in monasteriis sanctimonialium*, ex charta ann 1420, in *Tabul. S. Vict. Massill.* (de Saint-Victor de Marseille).

Præcentria, in monasteriis sanctimonialium. Vide *Statuta ordinis de Sompringham*, p. 767.

Præcentrix, eodem sensu, in sententia arbitrali ann. 1221, *inter archiepisc. Arelat. capitulumque et monasterium S. Cæsarii ex Schædis præs. de Mazaugues : Juraverunt S. cellararia et Florentia sacristana, et Berengaria præcentrix in animas ipsius abbatissæ et conventus.* (*Ap.* DU CANGE.)

Cantrix (*cantorina*), dignité de chantre conférée aux femmes. C'est celle qui impose le chant, et qui préside aux *cantatrices* dans les couvents de religieuses. *Ap.* DU CANGE. Petrus Abelardus, p. 155 : *Cantrix toti choro providebit et divina disponet officia, et de doctrina cantandi vel legendi magisterium habebit, et de eis quæ ad scribendum pertinent vel dictandum*, etc. Vide *Vitam B. Margaritæ Hungariæ*, cap. 64 et *Revelat. S. Gertrudis*, lib. I, cap 4; lib. V, cap. 6.

PRÉFACE. — Cette partie de la messe est ainsi appelée parce qu'elle précède le sacrifice, la consécration, dont elle est une préparation. De là vient qu'Alcuin dit : *Huc usque præfatio, id est, prælocutio et allocutio populi, hinc sequitur exhortatio, sursum corda.* (*lib. de div. officiis*) et Ugutio : *Præfatio, quod præcinitur ante sacramentum corporis et sanguinis Christi.* Plusieurs auteurs font remonter l'usage de la *préface* jusqu'aux apôtres. Le chant de la préface est un des plus majestueux de la liturgie. Ce doit être aussi un des plus anciens. Mais on ne peut se permettre aucune conjecture à l'égard de son origine.

« Les Grecs n'ont qu'une préface. Les Latins en ont eu, depuis le VIe siècle jusque vers la fin du XIe, de différentes presque pour toutes les fêtes, dans lesquelles on marquait en peu de mots le caractère du mystère ou de la fête, pour les actions de grâces que l'on vouloit rendre à Dieu. Mais vers le XIe siècle, toutes ces préfaces furent réduites à dix, qui sont dans tous les plus anciens Sacramentaires, et qui sont marquées dans une lettre attribuée au Pape Pélage, prédécesseur de saint Grégoire, qui est citée par le *Micrologue*, et insérée dans toutes les collections de Burchard, d'Ives de Chartres, d'Anselme et de Gratien. » (*Catalogue des Mss. de M. de Cambis-Velleron*; in-4°, p. 43; Avignon, L. Chambaud, 1770.)

PRÉLUDE. — Le *prélude* est, comme son nom l'indique, un morceau d'une certaine étendue qui varie suivant les circonstances, et qui sert d'introduction ou de préparation à d'autres morceaux, à une pièce, etc. Il y a eu un temps où ce que nous nommons ouverture n'était qu'un prélude. Il est vrai que l'ouverture n'avait pas alors les développements qu'on lui a donnés depuis.

Lorsque les premiers compositeurs de musique instrumentale du XVIe siècle, après s'être exercés dans le genre de composition appelé *alla mente*, se dégoûtèrent de ce style, ils essayèrent de composer des morceaux plus réguliers, qu'ils destinèrent à servir comme de préface à d'autres plus étendus, et ils produisirent ainsi une grande quantité de préludes, de *ricercari*, sorte de pièce fort *recherchée* dans ses combinaisons. Les organistes les imitèrent ; eux aussi firent des *préludes*, des *ricercari*, et l'on a fini par nommer *préludes*, non-seulement les morceaux qui sont joués sur l'orgue au commencement de la cérémonie, morceaux appelés aussi *entrées*, mais encore ceux que l'orgue fait entendre entre les versets d'une hymne ou à la fin des psaumes, et qui étaient beaucoup mieux désignés par le nom d'*interludes*. M. Fétis a donné d'excellents avis sur la manière de jouer les *préludes*. On nous saura gré de les transcrire :

« Il ne suffit pas que les préludes de l'organiste soient dans le ton de la pièce de plain-chant à laquelle ils servent d'introduction; il faut encore qu'ils se terminent de manière à être en rapport avec la note par laquelle le chant commence. Pour cela, il faut avoir égard aux faits suivants : 1° La plupart des pièces de plain-chant du premier ton commencent par la finale ou par sa tierce; l'organiste doit terminer dans ce cas en *ré* mineur, ou à la tonique du ton adopté dans son église. — 2° Lorsque le chant commence par la dominante de *ré* mineur ou du ton en usage dans l'église, l'organiste doit finir le prélude sur la dominante de *ré* mineur. — 3° Les mêmes règles sont applicables au deuxième ton. — 4° Les préludes du troisième ton doivent toujours se terminer en *mi* mineur, parce que les chants de ce ton commencent par *mi* ou par *sol*. — 5° Quelques chants du quatrième ton commencent par la tierce au-dessous de la finale; pour ceux-là, le prélude de l'organiste doit se terminer en *la* mineur. D'autres commencent par la finale même; dans ce cas, le prélude doit finir en *mi* mineur. Enfin le plus grand nombre des chants de ce ton commence par la note au-dessus, ou par la note au-dessous de la finale; pour ceux-là, le prélude doit finir en *la* mineur, et l'organiste doit donner immédiatement l'accord parfait de *ré* mineur, quand il n'y a pas de serpent pour donner le ton. — 6° La plupart des chants du cinquième ton commençant par la finale, le prélude doit se terminer en *fa*, ou en *ut*, si le ton est transposé. — 7° La plupart des chants du sixième ton commençant par la finale, le prélude doit être terminé en *fa*. — 8° Le plus grand nombre des chants du septième ton commençant par la dominante, le prélude se termine en *ré* majeur ; pour ceux qui commencent par la finale, le prélude finit en *sol*. — 9° Les chants du huitième ton qui commencent par la finale exigent la terminaison du prélude en *sol*. Quelques-uns commencent par la note au-dessous de la finale ; le prélude doit finir alors en *ut*, pour donner immédiatement l'accord de *fa*, s'il n'y a pas de serpent au chœur. » (*Méth. élém. de plain-chant*, p. 32.)

PRÉLUDER. — « C'est en général chanter ou jouer quelque trait de fantaisie irrégulier et assez court, mais passant par les cordes essentielles du ton, soit pour l'établir, soit pour disposer sa voix ou bien poser sa main sur un instrument, avant de commencer une pièce de musique.

« Mais sur l'orgue et sur le clavecin l'art de *préluder* est plus considérable. C'est composer et jouer impromptu des pièces chargées de tout ce que la composition a de plus savant en dessin, en fugue, en imitation, en modulation et en harmonie. C'est surtout en *préludant* que les grands musiciens, exempts de cet extrême asservissement aux règles que l'œil des critiques leur impose sur le papier, font briller ces transitions savantes qui ravissent les auditeurs. C'est là qu'il ne suffit pas d'être bon compositeur, ni de bien posséder son clavier, ni d'avoir la main bonne et bien exercée, mais qu'il faut encore abonder de ce feu de génie et de cet esprit inventif qui font trouver et traiter sur-le-champ les sujets les plus favorables à l'harmonie et les plus flatteurs à l'oreille. C'est par ce grand art de *préluder* que brillent en France les excellents organistes, tels que sont maintenant les sieurs Calvière et Daquin, surpassés toutefois l'un et l'autre par M. le prince d'Ardore, ambassadeur de Naples, lequel, pour la vivacité de l'invention et la force de l'exécution, efface les plus illustres artistes, et fait à Paris l'admiration des connaisseurs. » (J.-J. Rousseau.)

Préluder. — Jouer un prélude sur l'orgue ou le piano. Quelquefois le mot *préluder* s'entend dans le sens d'improvisation.

PRESTANT, « du latin *præstare*, qui signifie *être devant*, parce que ce jeu est ordinairement placé sur le devant; d'autres, traduisant ce mot par *l'emporter sur*, prétendent qu'on a donné au prestant le nom qu'il porte, parce qu'il l'emporte sur les autres jeux par la place qu'il tient dans l'échelle générale des sons, ce qui fait que ne s'élevant au-dessus ni ne descendant au-dessous des sons appréciables, on le choisit de préférence pour faire la partition. Dans les orgues d'Allemagne, c'est la même chose que le principal de quatre pieds. » (*Manuel du facteur d'orgues*, Paris, Roret, 1849, t. III, pp. 573, 574.)

PREVOIR. — Faire *prévoir* aux enfants de chœur les leçons qu'ils avaient à chanter à l'office était un usage qui se liait étroitement à celui admis dans plusieurs églises de *chanter de mémoire*. On entendait, par cette expression, faire repasser d'avance aux enfants ou aux clercs la partie de l'office qu'ils avaient à chanter, comme qui dirait voir avant. *Ut autem speciatim et diligenter cuncta compleantur, statim post capitulum lectiones audiantur*, dit le Rituel de Rouen. C'était le maître des écoles qui étoit chargé du soin de faire *prévoir* les leçons ou de les faire *recorder*, ce qui revenait au même. (*Voyag. liturg.*, pp. 336 et 393.) Ainsi, le samedi saint à Saint-Lô (*S. Laudus*) de Rouen, après l'office de Sexte, on *prévoyait* les leçons et prophéties afin de n'y point faire de fautes. (*Ibid.*, p. 403.)

Prévoir est ce qu'on appelait AFFIRMARE (ou *firmare*) CANTUM, PSALMOS, etc. *Id quod canendum est in ecclesia prævidere et prius in eo sese exercere.* (S. WILHEL. *Constit. Hirsaug.*, cap. 89.) *Et hoc subnotandum est, quia nemo cantat in claustro in festis duodecim lectionum, quæ apostolis feriantur, nisi fratres illi, qui notati ad Graduale, vel Alleluia. Isti quidem ante Primam prædictum cantum ad invicem affirmare possunt, suppressa tamen voce. Quod si Prima in tantum acceleratur, ut brevitas spatii illud non patiatur, tum quidem in vestiario, quando se albis induunt, eundem cantum, audiente armario, prævidebunt.* (*Ap.* DU CANGE.)

PRIÈRE. — On donne le nom de *prière* à certains morceaux courts, d'un style doux, grave, onctueux. Le *Nouveau Journal d'orgue* de M. Lemmens en contient quelques-unes d'une mélodie touchante et d'une très-élégante et très-pure harmonie. Je recommande surtout celle qui est en *mi majeur* dans une des premières livraisons. — Haydn, Beethoven ont aussi mis de fort belles prières dans certains morceaux de musique instrumentale.

PRIMICIER. — Au nombre des fonctions ecclésiastiques on a compté, dès les temps anciens, le primicier, qualification donnée au premier des chantres ou préchantre. Le mot de primicier, *primicerius*, vient de *primus in cera*, le premier sur le catalogue de cire, parce que c'était autrefois sur un tableau de cette sorte qu'étaient inscrits les chantres, usage qui subsistait encore, au siècle dernier, dans l'Eglise de Laon. D'après le livre Ier des Décrétales, titre 25e, ce dignitaire prenait rang immédiatement après les vicaires des évêques, et saint Isidore décrit en détail sa fonction dans les églises cathédrales. Dans le privilége que le Pape Léon IX donna à l'autel du monastère de Saint-Arnoul de Metz, pour les messes qui devaient s'y célébrer, le primicier est parmi les prêtres désigné le premier, avant le doyen et le premier chorévêque, et dom Mabillon pense que c'était un honneur accordé au chef des chantres : distinction qui s'explique facilement dans une église qui cultivait, depuis le règne de Charlemagne, la musique avec tant d'éclat. Le primicier était quelquefois appelé aussi le *grammairien*, dénomination qui tirait son origine de la surveillance qu'il exerçait sur l'école où l'on enseignait la grammaire, c'est-à-dire les lettres humaines. (GERBERT, *De cantu et musica sacra*, t. Ier, p. 306.)

Pierre, évêque d'Orviéto, dans sa *Vie du Pape Léon IV*, fait remonter au temps de ce Souverain Pontife, c'est-à-dire au milieu du IXe siècle, l'institution du *primicériat* à Rome. Parmi les travaux de ce Pape, il compte la création d'une école des chantres, qui était commune pour les églises de cette ville. C'est de cette école ou collége qu'étaient tirés les chantres dont on avait besoin pour les stations, les processions, et les fêtes principales des églises de la cité; car ils vivaient en commun, et avaient à leur tête un prélat appelé primicier. C'était alors une grande dignité, ce titulaire étant le chef de tout le clergé qui était soumis à sa direction. Dans cette école, les jeunes gens se formaient au chant, à la lecture et aux bonnes mœurs. C'est de là que se répandit dans les églises cathédrales de l'univers l'office et la dignité de primicier : *Ideoque fuit ordinata schola cantorum, quæ fuit communis in Urbe, quia sequebantur ex schola stationes, processiones, et festa principalia ecclesiarum Urbis : vivebant enim in communi, et habebant primicerium in prælatum. Et erat tunc hæc magna dignitas in Urbe, quoniam caput erat totius cleri, et quasi rector : et in hac schola informabantur juvenes in cantu, et in lectione et in moribus. Hinc vero in ecclesiis cathedralibus processit per mundum primicerii dignitas seu officium*, etc. (*Ibid.*, p. 294.) Dans les temps modernes, quelques primiciers furent, à Rome, décorés de la mitre épiscopale, et devinrent assistants au trône pontifical, glorieuse récompense d'un office qui avait jeté un si grand lustre sur le culte catholique. (*Ibid.*)

Le rite grec avait deux primiciers, assistés des domestiques, officiers intermédiaires entre eux et les simples chantres, et les primiciers chantaient aussi l'office. Le premier commandait, et donnait le signal du chant dans l'église : *Duo primicerii stant cum domesticis, ipsique etiam cantant. Proximus imperat, et signum dat psalmodiæ tempore in catholica Ecclesia.* (*Ibid.*)

Autrefois, dans l'Eglise de France, beaucoup de chapitres cathédraux avaient un primicier, investi d'une grande autorité, pour donner une forte impulsion à la direction du chant liturgique. Il était chargé d'en conserver les saines traditions, de le régler suivant l'importance des fêtes, de discipliner le chœur, de veiller à l'instruction et à la bonne tenue des chantres, et le soin qu'il mettait à remplir ces graves obligations contribuait beaucoup à la splendeur du culte et à l'édification des peuples. Aujourd'hui cette dénomination n'existe plus en France, et les attributions qui s'y rattachaient appartiennent au chanoine chantre ou grand chantre, qui, par malheur, ne voit souvent dans cette distinction qu'un titre honorifique facile à porter. Les anciens primiciers ne pensaient pas ainsi de leur dignité; aussi les résultats étaient bien différents. (L'abbé A. Arnaud.)

PRINCE. — On appelait ainsi, aux puys de musique, le personnage élu chaque année pour présider la solennité. Dans l'intéressant article que nous empruntons au savant Bottée de Toulmon sur les puys de palinods et de musique, on trouve des détails circonstanciés sur les fonctions et les obligations du *prince* ou *maître*.

PRINCIPAL. « Præstant, Regula primaria, Dorff, Fonds d'orgue, sont les noms que l'on donne, surtout en Allemagne, au jeu le plus important de l'orgue. On en fait les tuyaux en étain le plus pur et on en place les plus grands en montre. C'est une flûte ouverte dont le timbre varie considérablement, selon la place qu'elle tient dans l'orgue. Chaque clavier a son principal auquel on donne, ainsi qu'aux jeux qui lui sont annexés, une qualité de son différente des autres jeux de même espèce.

« La grandeur de l'orgue se détermine ordinairement d'après celle du principal; ainsi, par exemple, on dit un orgue de trente-deux pieds de celui qui a un principal de trente-deux pieds. Les anciens appelaient orgue entier celui de seize pieds, demi-orgue celui de huit pieds, et quart d'orgue celui de quatre pieds; mais de nos jours ces dénominations n'ont plus aucune signification. Lorsqu'on désigne un principal comme ayant vingt-quatre pieds, cela signifie ou que le jeu ne descend que jusqu'au *fa*, ou que les tuyaux au-dessous de ce *fa* sont placés dans l'intérieur. » (*Manuel du facteur d'orgues;* Paris, Roret, 1849, t. III, pp. 574, 575.)

PROCESSION, en latin *Chorea*. — Comme *Chorea* signifie encore l'étendue du chœur, le tour des chapelles, *ambitus chori, qui in variis capellis seu sacellis plerumque consistit* (V. Du Cange), le mot de *procession* signifie un chœur ambulant, qui parcourt harmoniquement et en une sorte de cadence, les diverses parties de l'église, et dont les mouvements sont réglés par des rites, comme on l'a vu au mot Baler. Il est indubitable que les *processions* ont été instituées, soit pour imiter les mouvements des sphères célestes, soit pour rappeler les danses sacrées antiques, lesquelles à leur tour n'étaient autre chose qu'un symbole des concerts de la nature. Il est donc tout simple que les *processions* aient été toujours accompagnées de chants et qu'elles s'exécutent le plus souvent aux sons des instruments de musique.

Bordenave, dans sa vaste et savante compilation, a fort bien expliqué et l'origine des *processions* et les divers sens que l'Eglise a attachés à cette cérémonie. Nous lui emprunterons les passages suivants :

« *Processio* n'est autre chose qu'une priere publique que fait l'Eglise en s'acheminant vers quelque saint lieu, et est ainsi appellée *a procedendo et eundo in publicum*, selon Grégoire (711) en ses *Partitions du droict canon* : *Processio, quasi progressio*, dit Durand (712), pour ce qu'une multitude de peuple, ordonné et rengé, marche en prieres avec le clergé, pour impétrer quelque grace. Quelques-uns nomment les *Rogations* et *Letanies*, *Præcessiones, quod binos præcedendo bini longo ordine sequantur, a loco ad locum progrediendo, ac magna voce orando.* Mais il vaut mieux retenir le mot *processiones*, puisque le commun en use, avec la saincte Eglise. »

— « Les vrais docteurs catholiques orthodoxes prouvent par toute sorte d'authorités sacrées que l'usage des *processions* remonte à la plus haute antiquité. Ils disent que cette cérémonie tire son origine et *procede* de Dieu même, parce que Dieu n'est qu'une éternelle *procession*. Pareillement tout le cours de la vie de Jésus-Christ en ce monde est une belle *procesion*. Si nous jetons les yeux sur la face de l'univers, nous verrons que tout est en *procession* : les cieux qui roulent sur nos testes, les saisons qui s'entrepoussent, l'air qui s'agite, l'eau qui coule, le feu qui est toujours mouvant, la terre qui change de face, la vicissitude ordinaire des choses humaines; tout cela est une roue qui *procede* et tournevire incessamment par la disposition et volonté de Dieu.

« La ceremonie des *processions* en la saincte Eglise est introduicte principalement pour nous rappeler cette verité, que nous sommes tous pelerins sur la terre, comme nos devanciers ont esté. Si bien que la *procession* n'est qu'un pelerinage raccourcy, et le pelerinage n'est qu'une *procession*; celle-là estant la plus parfaite *letanie*, où l'on contemple mieux le pelerinage de cette vie. Et de grâce, quand nous ne bougerions de nos licts, que faisons-nous à chaque moment, sinon un perpétuel voyage depuis nostre berceau jusqu'à nostre tombeau. Nous allons tous ce grand et general branle : aussi bien les estoilles fixes, qui ne bougent de leur place que les planètes, à qui quelques-uns donnent des mouvements concentriques et excentriques entre ceux de leur propre sphere. Tournez le dos à la mort tant qu'il vous plaira, vous y allez comme les rameurs qui voguent en une galere, lesquels advancent où ils ont les epaules tournées. Nous ne sommes embarqués au port de la vie que pour surgir au port de la mort. Pour ce semble-t-il qu'à dessein l'on fasse commu-

(711) Petr. Gregorius, l. i *Part. Can.*, tit. 20, cap. 4.

(712) Duranti, *De ritibus Eccles.*, lib. ii, cap. 10.

nément les *processions* autour des cloistres et cimetières, afin de nous apprendre et signifier qu'après avoir beaucoup rôdé et tournoyé sur la terre, nous tomberons dans la fosse, comme les eaux qui, après plusieurs destours serpentez, s'engouffrent dans les eaux de la mer. Enfin, tout autant que nous vivons, nous sommes voyageurs et pelèrins devant Dieu, selon saint Paul (713), faisans un pèlerinage *processionel* et une *procession* première. »

PROCESSIONNAL. — Livre de chant qui contient les litanies et autres pièces que l'on chante d'ordinaire dans les processions. Ce livre est une des divisions de l'Antiphonaire, en ce qu'il renferme une des parties séparées de l'office contenu dans celui-ci.

PROLATION. — Deremos con el doctissimo Franquino : ***Prolatio est essentialis quantitas semibrevibus ascripta divisionem monstrans totius in partes propinquas.*** Que es, diziendolo mas claro con Pedro Aron, una cantidad de minimas consideradas y aplicadas a la figura semibreve. Y es de dos maneras, ***perfeta e imperfeta***; la qual anezes de los escriptores praticos y compositores, impropriamente es llamada ***mayor y menor*.........** ***Prolacion perfeta*** sera, quando hallamos en la composicion la semibreve, que vale tres minimas, ***Alia namque ternariam in semibrevi recipit sectionem, dividens ipsam in tres minimas; quam perfectam vocant.***

PROLATION. — Nous dirons avec le très docte Franchino Gaffori : ***prolatio***, etc , etc., c'est-à-dire parlant plus clairement avec Pierre Aron, une quantité de minimes considérées et appliquées à la figure semi-brève. Elle est de deux sortes ***parfaite*** et ***imparfaite***, termes que les théoriciens et les compositeurs remplacent quelquefois improprement (714) par ceux-ci, ***majeur*** et ***mineur*.....** La prolation est parfaite, lorsque nous trouvons dans la composition la semi-brève valant trois minimes......(***Voir le texte en regard.***)

Quando pues la semibreve es del valor de tres minimas, segun los indicios, ***ansi antiguos como modernos***, es un punto dentro de un circulo entero, o dentro de un semicirculo, como aqui vemos.

Quand la semi-brève vaut trois minimes, c'est, selon les règles anciennes et modernes, un point dans un cercle entier ou un demi-cercle comme ci-contre.

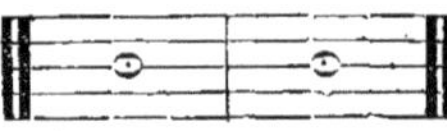

En qualquiera canto pues se hallare una destas dos señales, seremos avifados que la semibreve vale tres minimas, siendo perfeta y que la minima altera.

Donc en tout chant où se trouve un de ces signes nous sommes avertis que la semi-brève vaut trois minimes, étant parfaite et que la minime s'altère.

Mas la prolacion imperfeta sera quando la semibreve valiere solamente dos minimas : oygan a Franquino : ***Alia binariam, duas tantum unicuique semibrevi minimas ascribens, hanc imperfectam dicunt.*** El indicio cierto para conocer la prolacion imperfeta, es harto facil, pues se haze con la ausencia (***id est per privationem***) del dicho punto. ***Perfectam prolationem*** (dize Gaforio) ***solet : imperfecta vero, deficiente hujusmodi punctus Temporali signo inscriptus, declarare puncto, facile consideratur : en esta manera :***

Mais la prolation sera imparfaite lorsque la semi-brève ne vaudra que deux minimes. Qu'on écoute Fr. Gafori : ***alia***, etc. L'indice certain pour connaître la prolation imparfaite est bien facile, elle se marque par l'absence du dit point. ***Perfectam prolationem*** dit Gaforio, etc. (***Voir l'exemple et le texte ci-contre.***)

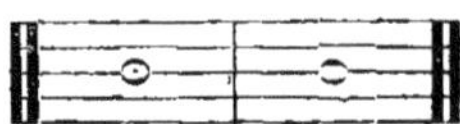

En qualquiera canto pues, se hallare una señal destas, seremos advertidos que la semibreve vale solamente dos minimas y; que no es sopuesta a la perfeccion; asi como tampoco la minima a la alteracion, ni a otros accidentes del numero ternario. (**Cerone**, ***El Melopeo*, 1613**, lib. **XVII**, cap. **6**, p. **944**.)

Donc en tout chant où se trouve ce signe, nous serons avertis que la semi-brève vaut seulement deux minimes et qu'elle n'est pas soumise à la perfection, non plus que la minime à l'altération ni à tout autre accident du nombre ternaire. (**Cerone.**)

Effectivement, après la minime, la division était toujours binaire et par conséquent il n'y avait plus lieu de la qualifier de parfaite.

— On donne aussi dans le plain-chant le nom de ***prolation*** à une figure qui consiste en deux ou trois notes communes sur la même syllabe, où il convient d'insister plus

(713) *II Corint.*, v.

(714) Pourquoi *improprement?* le mode majeur et le mode mineur tels que nous les entendons, c'est-à-dire faisant subir à la gamme une modification par la tierce majeure ou mineure, n'existant pas alors, quel inconvénient y avait-il à appeler *mode majeur* la mesure ternaire et *mode mineur* la mesure binaire?

longtemps. On trouve dans les anciens livres jusqu'à quatre et six notes de suite sur une même syllabe et une même corde, et c'est probablement ce qui avait donné naissance au *tremblement* (*trepidatio*). Nous croyons aussi qu'on entendait par prolation le rapport des syllabes brèves avec les longues, et c'est à cause de cela qu'on disait autrefois : chanter *cum bona prolatione et mensura*.

PROLONGATION. — La prolongation est un artifice usité dans le contrepoint, au moyen duquel une note commencée sur le temps faible, par exemple, se continue sur le temps fort par la syncope, et se prolonge d'une partie de la durée qui semblait appartenir à la note qu'elle retarde.

La prolongation n'altère point la nature des intervalles du contrepoint; elle ne fait que retarder l'attaque des notes. Toute prolongation produit donc un retardement et se résout comme aurait fait la note non prolongée. Il suit de là que le prolongement d'une note n'est que le retard d'une autre; que la note retardée doit se faire entendre quand le prolongement cesse; que le contrepoint syncopé a pour radical celui de note contre note; (Voy. *Traité du contrepoint et de la fugue*, par Fétis, p. 14); enfin que la prolongation introduit dans le contrepoint sur le plain-chant des dissonnances artificielles qui n'altèrent point la tonalité ecclésiastique. On en trouve des exemples dans la musique du XIVᵉ siècle.

PROPORTION. — La proportion, suivant Jumilhac (*Science et pratiq. du plain-chant*, p. 53), n'est autre chose qu'un certain rapport ou comparaison de deux quantités de même genre, ou bien de deux termes, l'un à l'autre. » Or, *proportion* veut dire *raison*, c'est-à-dire le rapport qui existe entre deux termes, deux nombres, deux sons, comme entre *ut* grave et *sol* aigu. Il y a deux sortes de *proportions*.

« La première, dit Brossard, qu'on nomme *proportion d'égalité*, c'est lorsque les deux termes sont égaux ou ne contiennent pas plus de parties l'un que l'autre, comme 1 à 1, ou 2 à 2, 8 à 8. La seconde, qu'on nomme *proportion d'inégalité*, est lorsqu'un des termes est plus grand; c'est-à-dire contient plus de parties que l'autre, comme la raison de 4 à 2 est une *proportion d'inégalité*, puisque le premier terme contient quatre unités et que le second n'en contient que deux. On ne se sert dans la musique que de cette seconde *proportion*. Or, cette *proportion d'inégalité* se peut faire en cinq manières que les Italiens appellent *generi*, comme qui dirait *genres* ou *generales*.

« La première est nommée *moltiplici* ou *multiple*. C'est lorsque le plus grand terme contient juste le plus petit plus d'une fois, comme la proportion de 4 à 2 est une *proportion multiple*, parce que 4 contient deux fois 2, et cela justement et sans qu'il reste rien. [« Si ce plus grand terme ne contient le petit que deux fois, comme 4, 2, ou 6, 3, ou 16, 8, etc..., cela s'appelle *proportio dupla*, ou proportion double. S'il le contient justement trois fois comme 3, 1, ou 6, 2, ou 9, 3, etc., cela s'appelle *proportio tripla* ou *proportion triple*. S'il le contient quatre fois, comme 4, 1, ou 8, 2, ou 12, 3, c'est *proportione quadrupla* ou proportion quadruple et ainsi à l'infini.

« La seconde *proportion d'inégalité* est *proporzione del genere superparticolare* ou proportion sur-particulière. C'est lorsque le plus grand terme contient le plus petit une seule fois, et en outre une des parties précisément de ce plus petit comme 3, 2, car trois contient une fois deux, et en outre une *unité* qui est une des parties de deux; or, si cette partie restante est précisément la moitié du plus petit nombre, comme 3, 2, cette proportion s'appelle autrement *sesquialtera* ou *sesqui-altere* du mot *sesqui* qui veut dire *tout*, et *altera* qui veut dire *moitié* ou *une autre partie*. Si cette partie restante est la troisième partie du plus petit nombre, comme 4, 3, cela s'appelle *sesqui-terza;* si elle est la quatrième partie comme 5, 4, on l'appelle *sesqui-quarta :* et ainsi à l'infini, ajoutant toujours à *sesqui* le nombre ordinal du plus petit terme.

« La troisième *proportion d'inégalité* est *proporzione del genere super parziente* ou *proportion sur-partiente*. C'est lorsque le plus grand terme contient une fois le plus petit et en outre *deux*, ou *trois*, ou *quatre*, etc., des parties qui composent le plus petit, c'est-à-dire proprement selon Zarlin, deux ou trois ou quatre unités, etc. Ce que l'on marque en mettant tant en italien qu'en français *bi* pour deux, *tri* pour trois, *quattre* pour quatre, etc., entre *super* ou *sur* et parziente. Ensuite de quoy on ajoute le nombre ordinal du plus petit terme. Ainsi la proportion entre 5 et 3 se doit appeler *super-bi-parziente terza*, parce que 5 contient une fois 3, et en outre deux qui sont deux parties de 3. De même la proportion de 7 à 4 se nomme *super tri-parziente quarta*, parce que 7 contient une fois 4, et en outre trois de ses parties ou trois unités. De même la proportion de 9 à 5 se doit nommer, *super-quadri-parziente quina*, parce que le nombre 9 contient une fois 5, et en outre 4 des parties de cinq ou quatre unités, et ainsi des autres.

« La quatrième et cinquième *proportion d'inégalité* sont des composés de la *multiple* et d'une des deux que nous venons d'expliquer, mais nous n'en parlerons point ici, parce que les trois que nous venons d'expliquer sont suffisantes pour la pratique de la musique et pour expliquer quelles sont les *termes* et les *racines* de toutes les *consonnances* et *dissonances* de la musique, comme on le verra dans la table suivante :

TABLE DES PROPORTIONS.

CONSONNANCES.

L'octave	tire son origine et sa forme de la proportion.	double.	2.	1.
La quinte.		sesqui-altere.	3.	2.
La quarte.		sesqui-tierce.	4.	3.
La tierce majeure.		sesqui-quarte.	5.	4.
La tierce mineure.		sesqui-quinte.	6.	5.
La sixte majeure.		sur-bi-partiente troisième.	5.	3.
La sixte mineure.		sur-tri-partiente quinte.	8.	5.

DISSONANCES.

La septième majeure.	idem.	sur sept-partiente octave.	15.	8.
La septième mineure.		sur-quadri-partiente cinq.	9.	5.
La fausse quinte.		sur-dix-neuf partiente quarante-cinq.	64.	45.
Le triton.		sur-treize-partiente trente deux.	45.	32.
Le ton majeur ou seconde majeure.		sesqui-huitième.	9.	8.
Le ton mineur.		sesqui-neuvième.	10.	9.
Le semi-ton majeur ou seconde mineure.		sesqui-quinzième.	16.	15.
Le semi-ton mineur.		sesqui-vingt-quatrième.	25.	24.
Le comma.		sesqui-quatre-vingtième.	80.	81.

« Mais il faut encore remarquer que tout ce que nous avons dit se doit entendre, lorsqu'on compare le plus *grand nombre* au *plus petit*, et que par conséquent il est écrit le premier ainsi 3. 1. ou au dessus ainsi $\frac{3.}{1.}$ Car si au contraire on vouloit comparer le *plus petit* au *plus grand*, pour lors il faudroit renverser cet ordre, et mettre le plus petit nombre *devant* ou *au-dessus* du plus grand, ainsi 1. 3. ou ainsi $\frac{1.}{3.}$ Et pour dénommer leur proportion, il n'y a qu'à mettre la proposition *sub*, ou *sous* devant les dénominations ci-devant expliquées, et cela suffira pour marquer qu'on compare le *petit nombre* au *plus grand*. Ainsi, par exemple, *proportio tripla* se marque ainsi 3. 1. ou 3. et *proportio sub-tripla* se marque ainsi 1. 3. ou $\frac{1.}{3.}$ etc. »

PROPRIÉTÉ. — Mot qui exprime les conditions tonales du chant, suivant qu'il procède par nature, par bécarre ou par bémol, et comme disent les auteurs : *Proprietas est qualitas consequens essentiam rei.*

Dans la solmisation par les muances, le *sol* grave déjà ajouté au-dessous de la note la plus grave du système, à savoir le *la*, A. devient le premier degré du premier hexacorde, *ut ré mi fa sol la*, répondant aux lettres Γ, A, B, C, D, E, que nous nommons aujourd'hui *sol, la, si, ut, ré, mi :* C'était la propriété de *b* quarre, parce que le son B, *si*, était toujours *dur*.

Le second hexacorde reprenait en C et se continuait ainsi : C, D, E, F, G, *a* (*a* minuscule, à cause de la seconde octave), c'est-à-dire *ut ré mi fa sol la;* c'était la propriété de nature, le B, la seule note susceptible d'altération par *b* mol ou par *b* quarre ne paraissant pas dans cette série.

Le troisième hexacorde commençait en F et se poursuivait de cette manière : F, G, *a, b, c, d*, c'est-à-dire *fa sol la sib ut ré;* c'était la propriété de *bémol*, car B *quadrum est quædam dura proprietas, natura est medialis et naturalis proprietas, sed B molle ut quædam dulcis proprietas.* (*Voy.* CERONE, *El Melopeo.*)

Ensuite on reprenait encore à l'octave l'hexacorde G *a b c d e*, par bécarre et ainsi de suite.

En sorte que la présence du *si* déterminait la *propriété* par bécarre ou par bémol, et l'absence de ce même *si* déterminait la *propriété* par nature.

PROSAIRE, *PROSARIUS*. — Livre ecclésiastique contenant les *proses*. (*Voy.* l'*Histoire de l'abbaye de Condom* (*Condomensis*), p. 507. *Scripsit manu propria libros ecclesiasticos, videlicet duo Missalia...., item duos Graduales, sive Jornaria, duo Prosaria*, etc. Nous appelons *Diurnal* les prières de notre Bréviaire à l'usage quotidien des ecclésiastiques. (*Voy.* DU CANGE.)

PROSIER NOTÉ. — In invent. gall. S. Capel. Paris. (*Voy.* DU CANGE, au mot *Prosarius.*)

PROSE. « Prosam, libri Rituales ecclesiastici eam orationem quæ in missa canitur ante Evangelium in majoribus festis quam alias *sequentiam*, vocant. Udalricus in *Consuet. Cluniac.*, lib. I, cap 2 : *Prosa, quod alii sequentiam vocant, non cantatur nisi in quinque festis principalibus.* BERNARDUS Mon. in *Ordin. Cluniac.*, part. I, cap. 17: *Pro signo prosæ, vel quod a Teutonicis sequentia nominatur, leva manum inclinatam, et a pectore amovendo eam inverte, ita ut quod prius erat sursum, sit deorsum.* (De ratione nominis, *vide* GENEBRARDUM in *Liturgia apostolica*, p. 131.)

Neque vero liberum erat cuique pro libitu ejusmodi *prosam*, in majoribus etiam festis, instituere; ad id quippe requirebatur episcopi consensus in Ecclesiis *suæ* jurisdictionis, et summi pontificis auctoritas in monasteriis quæ ipsi suberant, ut colligitur ex litteris Willelmi cardinalis sedis apostolicæ legati anno 1161, in *Tabul. S. Albini Andegav.*, *statuentes ut in annuntiatione genitricis Dei Mariæ et beatissimi confessoris atque pontificis Albini festo* Te Deum laudamus *et* Gloria in Excelsis *et prosas solemnes ad tantas solemnitates altius excolendas perpetuo decantetis, purificationem quoque ipsius in eisdem laudibus attollatis.* Tunc temporis ergo usus obtinuerat ut non nisi in solemnioribus festis prosæ illæ decantarentur, quomodo et hymnus *Gloria in excelsis*, qui a solis Episcopis in iis etiam festivitatibus dici solebat, ut testatur Walafridus Strabo cap. 22 : *Statutum est ut ipse hymnus in summis festivitatibus a solis episcopis usurparetur, quod etiam in capite libri Sacramentorum designatum videtur.* » (*Vid.* card. Bona, *Rer. liturg.*, lib. II, cap. 4, § 5. — *Ap.* Du Cange.)

Prose. — Dans la liturgie, on appelle *prose* des cantiques affranchis de toute sorte de mètre. Le mot de *prose* se trouve dans la *Vie de saint Césaire d'Arles*, par saint Cyprien, où l'on voit ces paroles : « Il fit une innovation par laquelle il obligea le vulgaire des laïques à se procurer les psaumes et les hymnes, et à chanter à haute voix et avec harmonie, comme les clercs, les uns en grec, les autres en latin, les *proses* et les antiennes. *Adjecit atque compulit, ut laicorum popularitas psalmos et hymnos pararet, altaque et modulata voce instar clericorum alii græce alii latine prosas antiphonasque cantarent.* » (*Apud* Gerbertum, *De Cantu*, lib. I, p. I, pag. 340.)

Dom Carpentier, dans le supplément au *Glossaire* de Du Cange, au mot *Pneumatica nota*, cite un passage de l'Ordinaire manuscrit de l'église de Cambrai, duquel il résulte qu'aux matines de Noël on chantait quelquefois les notes d'une *prose*, c'est-à-dire les tons des voix, sans dire les paroles : « Viennent deux autres sous-diacres qui chantent la prose *Verbum Patris*, pendant laquelle les précenteurs se tiennent assis devant le pupitre de bois, et les autres à leurs places. La *prose* étant finie, le chœur dit la neume de la prose *Super fabricæ mundi*; ensuite arrivent deux diacres qui chantent la prose *Lumen de lumine*..... Deux chapelains (ou clercs en chapes) chantent la troisième prose *Facturæ dominans : Accedunt alii duo subdiaconi cantantes prosam*, Verbum Patris, *præcentoribus sedentibus ante pulpitum ligneum, cæteris vero in suis locis. Finita prosa, a choro dicitur pneumatica nota prosæ* Super fabricæ mundi ; *deinde accedunt duo diaconi cantantes prosam* Lumen de lumine..... *dicitur tertia prosa* Facturæ dominans *a duobus capellanis.* » (*Apud* Gerb., *ibid.*)

On voit par le passage de saint Cyprien cité plus haut que la prose est d'une haute antiquité, et que les liturgistes qui attribuent ce genre de composition sacrée et son introduction dans les offices de l'Eglise au moine Notker, abbé de Saint-Gall en Suisse, vers l'an 880, se sont certainement trompés.

Dans le moyen âge, on composa quelquefois des proses en langue vulgaire pour l'instruction du peuple, qui n'entendait plus le latin.

La prose est particulière à l'Eglise latine. Elle se chante immédiatement après le graduel et avant l'évangile. Par suite de la réforme opérée par le Pape Pie V, le Missel romain n'en contient plus que quatre : *Victimæ paschali laudes*, pour le jour de Pâques ; *Veni, sancte Spiritus*, du Pape Innocent III, pour la Pentecôte ; *Lauda, Sion, Salvatorem*, pour la fête du Saint-Sacrement, attribuée par les uns à saint Bonaventure et par les autres à saint Thomas d'Aquin, à qui l'on doit l'office de cette solennité ; et le *Dies iræ, dies illa*, pour la commémoration des morts, dont nous parlons longuement au mot *Requiem* et qui est attribuée selon les uns, à Thomas de Cellano de l'ordre des Frères Mineurs de Saint-François, et, selon les autres, au cardinal Frangipani-Malabranca, au cardinal Matthieu, général des Mineurs, au cardinal Ursin, à Humbert V, général de l'ordre des Dominicains ou Prédicateurs, et à saint Bonaventure. Une des plus belles de ces proses est incontestablement le *Lauda, Sion*, composition admirable, où un grand mérite littéraire s'allie avec une rare habileté à la précision rigoureuse de la doctrine catholique sur le divin mystère de l'Eucharistie, et dont la mélodie est d'une souplesse et d'une verve incomparables. Nous n'avons pas besoin de faire remarquer le génie sombre et le caractère lamentable qui se révèlent dans le *Dies iræ* : quel est celui qui n'a pas été saisi de terreur à cette peinture formidable du dernier jugement, qui sera prononcé, à la fin des siècles, par le souverain juge des vivants et des morts, par celui qui doit juger les justices mêmes ?

Outre les quatre proses que renferme le Missel romain, ce rite en offre encore un certain nombre, entre lesquelles nous signalerons le *Stabat mater dolorosa*, dont Jacopon, religieux de l'ordre des Mineurs au XIVe siècle, est l'auteur.

Le rite parisien, qui a conservé ces quatre proses, en a une grande quantité d'autres, lesquelles lui sont propres, et ne sont en usage que dans les diocèses qui l'ont adopté. Il est peu de fêtes importantes qui n'aient une prose particulière, adaptée à la solennité du jour.

A propos de la prose *Lauda, Sion*, dont nous venons de parler, nous ferons connaître un rapprochement fort curieux que fait M. Vincent.

Cet écrivain, après avoir cru trouver entre le chant de la première pythique de Pindare et la prose *Lauda, Sion*, quelques rapports mélodiques (moins mélodiques suivant nous que de mouvement et de rhythme), qu'il attribue du reste à *l'effet d'un pur hasard*, s'exprime ainsi qu'il suit : « Certes, en admettant, ainsi que plusieurs auteurs le pensent, sans que ce soit pour cela une opinion généralement admise (cf. card. J. Bona, *De rebus liturg.*, p. 319, col. 2 ; et M. Gerbert, *De cantu et musica sacra*, t. II, p. 27), en admettant que ce chant ait été composé au XIIIe siècle par saint Thomas d'Aquin, il n'y aurait aucune vraisemblance à lui attribuer quelque relation d'origine avec la première pythique. Mais, si cependant la prose ou séquence *Lauda, Sion*, n'avait de moderne que les paroles, comme on ne saurait douter que pareille chose n'ait lieu pour beaucoup de morceaux qui composent le chant ecclésiastique, alors on pourrait aimer à rechercher si les antécédents de ces deux mélodies ne présentent pas quelques points de contact.

« Quant à l'ode de Pindare, remarquons d'abord que le poëte, ayant à célébrer pour la première fois une victoire remportée aux jeux pythiens, doit avoir cherché à rappeler à ses auditeurs l'origine de la solennité. Et, en effet, nous trouvons, au début, une invocation à la lyre d'Apollon; puis, plus loin, le supplice que subit, au fond du Tartare, Typhon, le reptile aux cent têtes; puis, plus loin encore, les flèches célèbres du fils de Péan; enfin, on voit que le poëte s'efforce à multiplier les images qui peuvent présenter quelque allusion au triomphe du Dieu Phébus sur le serpent Python. Or il est naturel de penser que Pindare aura voulu donner à la partie musicale le même caractère; et, pour cela, avait-il autre chose à faire que d'établir son chant sur quelque idée empruntée au célèbre nome pythien dont Pollux et Strabon nous ont conservé des analyses?

« D'un autre côté, la fête où se chante l'hymne du Saint-Sacrement, qui dans les premiers siècles de l'Eglise n'était pas séparée de la fête de Pâques, ayant été établie spécialement pour célébrer la victoire du Fils de Dieu de toute lumière sur le prince des ténèbres, de l'erreur sur la vérité,

Umbram fugat veritas
Noctem lux eliminat,

si quelque chant emprunté aux mystères païens était propre à entrer ici dans l'esprit de la nouvelle loi, c'était certes bien encore ce même nome pythien, ce chant de triomphe en l'honneur d'Apollon, Phébus, du Dieu soleil vainqueur des ombres de la nuit. Et en effet, il est aisé de reconnaître dans la contexture de la prose en question plusieurs parties bien distinctes, tout à fait comparables aux différents actes qui, suivant les auteurs que nous avons cités, composaient le nome pythien. (Cf. Boekh, *De metris Pindari*, p. 182.) » — (*Notices sur les manuscrits grecs relatifs à la musique*, pp. 167-169.)

— « On connoit par expérience que le chant des proses bien cadencées est un grand attrait pour les fidèles, et quoique la plupart n'entendent pas le latin, la mesure qu'on sait à présent y donner fait sur eux le même effet que les chants dont saint Adelme, évêque de Sherbone en Angleterre, sut adroitement se servir, au VIIe siècle, pour gagner à Dieu quantité de peuples. (Mabill., *Sæculo benedict.* IV, part. I, p. 726.) Ainsi au VIIe siècle il y avoit des chants rhythmés.) A Rome, où les proses sont plus rares, la coutume étoit aux XIIe, XIIIe et XIVe siècles d'en chanter à la fin du repas que le Pape donnoit aux grandes fêtes à tout le clergé (Mabill., t. II *Mus. ital.*, Ord. rom. XI, p. 129; ord. XII, n. 35.), et il est certain que plusieurs Papes conçurent une grande idée de Notker, moine de Saint-Gall au Xe siècle, sur ce qu'il en avoit mis en chant un grand nombre. » (*Dessin d'un recueil d'hymnes nouvelles avec les plus beaux chants, selon chaque mesure*, par Monsieur Lebeuf; — *Mercure de France*, aoust 1726.)

— Dans l'église de Saint-Maurice d'Angers, pendant qu'on chantait à la messe l'*Alleluia*, le chantre allait annoncer au grand diacre l'*Ante Evangelium*, qui était ordinairement l'antienne du *Benedictus*, laquelle a succédé apparemment aux proses et séquences qui s'y disaient autrefois. *Voy.* Durand, *Rationale*, liv. IV, ch. 24. (*Voyages liturg.*, p. 88.) Après le *Munda cor meum*, le grand diacre commençait l'antienne *Ante Evangelium*, que l'orgue continuait, et l'on allait ensuite au jubé. (*Ibid.*, p. 88.)

A Saint-Etienne de Sens ainsi qu'à Lyon, à Paris, à Rouen, on chantait des proses aux fêtes annuelles, semi-annuelles, doubles et aux dimanches privilégiés. Mais, dit l'auteur des *Voyages liturgiques*, p. 168, on ne doit pas en regretter beaucoup la perte, la plupart n'étant que de pitoyables rapsodies, témoin celle qui commence par *Alle nec non et perenne cœleste luia*.

— A Saint-Aignan d'Orléans, le jour de la Pentecôte, au second *Alleluia, Veni sancte Spiritus* et durant la prose, on jetait du haut de l'église en bas du feu, des étoupes, des fleurs, et on lâchait des oiseaux. (*Ibid.*, p. 210.)

— M. l'abbé Picard, qui nous a fourni déjà des renseignements curieux sur les mystères des enfants, va nous donner une curieuse interprétation de la prose *Victimæ paschali* :

« Tout le monde connaît la prose qui, dans l'Eglise latine, se chante au jour de Pâques, et qui commence par ces mots : *Victimæ paschali laudes*.

« Cette prose remonte à une très-haute antiquité. On la trouve dans les plus anciens livres composés pour les offices de l'Eglise, et tout porte à croire qu'elle date des commencements même de la liturgie romaine.

« Au premier aspect, elle paraît peu remarquable sous le rapport littéraire. On la confondrait volontiers avec tant d'autres compositions du même genre, appartenant à des siècles postérieurs, et qui, si elles respirent le parfum d'une douce piété, n'ont cependant aucun droit à être proposées comme des modèles de goût et d'élégance.

« Mais en l'examinant de plus près, on y découvre, dans les expressions, une énergie, dans la marche du poëme (si l'on peut appeler ainsi une simple *prose*), un mouvement, un enthousiasme qui supposent certainement du génie dans celui qui en fut l'auteur.

« Cette idée éminemment dramatique d'un

combat solennel entre la *vie* et la *mort* personnifiées :

Mors et vita duello
Conflixere mirando,

ferait envie à plus d'un poëte de notre époque, et l'on ne peut refuser de reconnaître une admirable précision dans ces paroles, qui résument si bien le dogme chrétien :

Dux vitæ mortuus
Regnat vivus.

« J'oserai même aller plus loin, et je ne serais pas éloigné de croire que, dans l'origine, cette prose a pu être comme le *texte* d'un de ces anciens mystères dont on vient de parler. (*Voir* au mot Enfant.)

« Pour peu, en effet, qu'on donne carrière à son imagination, il est facile de décomposer cette prose, de telle sorte que les strophes qui la partagent se trouvent mises dans la bouche de différents personnages, qui exerceraient une action vraiment dramatique.

« Voici, sur ce point, mes conjectures :

« Je suppose les fidèles assemblés sous la présidence du Pontife dans une des vénérables basiliques des temps anciens. On célèbre la fête de *Pâques*.

« Le Pontife annonce aux fidèles l'objet de la fête. Il demande qu'un sacrifice de louanges soit offert, par le peuple chrétien, à la victime pascale :

Victimæ paschali, laudes
Immolent Christiani.

« Ensuite, soit par lui-même, soit par l'organe de ses prêtres, il expose le grand mystère du jour :

Agnus redemit oves.
Christus innocens Patri
Reconciliavit peccatores.

« Plusieurs chœurs de psalmodie donnent comme le *récitatif* de la mort et de la résurrection du Sauveur.

Mors et vita duello
Conflixere mirando;
Dux vitæ mortuus
Regnat vivus.

« Alors apparaissent trois personnages. Ce sont les saintes femmes qui reviennent du sépulcre. Leurs traits annoncent les sentiments de surprise, de joie et d'espérance dont elles sont pénétrées.

« Le Pontife s'adresse à Marie-Madeleine, la première d'entre elles :

Dic nobis, Maria,
Quid vidisti in via?

« Chacune rend témoignage de ce qu'elle a vu, de ce qu'elle a éprouvé, et ces témoignages concordent parfaitement avec les récits de l'Evangile :

Sepulchrum Christi viventis
Et gloriam vidi resurgentis.
Angelicos testes
Sudarium et vestes
Surrexit Christus spes mea,
Præcedet vos in Galilæa.

« La foi de la pieuse assemblée, confirmée par ces témoignages, devient de plus en plus vive et expressive. Tous, d'une commune voix, proclament la certitude de la résurrection du Sauveur, et implorent sa miséricordieuse protection.

Scimus Christum surrexisse
A mortuis vere.
Tu nobis, victor Rex, miserere.

« *Le chant* même de cette prose, qui, probablement, est aussi ancien que les paroles, vient, ce me semble, à l'appui de mes conjectures. Il est facile d'y reconnaître un véritable *dialogue*. »

PROSLAMBANOMENOS, ou **PROSLAMBONOMENOS**. — Ce mot voulait dire *l'ajoutée*, la corde ajoutée au système des tétracordes des Grecs, afin d'achever, dit Jumilhac, d'après Boëce (*La sc. et prat. du pl.-ch.*, part. II, ch. 10), la plus basse octave, et faire que la *mèse*, selon que son nom le porte, soit la corde du milieu de ce système qui joigne ensemble les deux octaves si étroitement, qu'elle soit la plus haute corde de la plus basse octave et la plus basse chorde de la plus haute octave. *Proslambonomenos*, dit Gafori, *primum ac gravissimum vocis locum, quem modulari possumus, dicitur obtinere.* (Lib. I *Mus. instrum.*, cap 4.)

Cette corde était immobile et apycne.

PROSODIAQUE. — « Le nome *prosodiaque* se chantait en l'honneur de Mars, et fut, dit-on, inventé par Olympus. »

(J.-J. Rousseau).

PROSODIE. — « Sorte de nome pour les flûtes, et propre aux cantiques que l'on chantait chez les Grecs, à l'entrée des sacrifices. Plutarque attribue l'invention des *prosodies* à Clonas, de Tégée selon les Arcadiens, et de Thèbes selon les Béotiens. »

(J.-J. Rousseau.)

PROSULE, Prosellus, Prosulula, diminutif de *prose, petite prose.* — *Tum sequitur prosellus, alibi necdum nobis lecto termino, idem forte quod in Romano usu versiculus dicitur, hoc modo :* Omnes igitur humili corde ponimus, etc. (In *Act. S. Dicentii*, t. V, Jun., p. 91.)

PROTOPLASTES, ou **PROTOPSALTES**. — On donnait ce nom, dans l'Eglise de Constantinople, au premier chantre que l'on appelait aussi *domesticus cantorum*. Suivant Gretfer, *protoplastes* et *domsticus cantorum* signifiaient la même chose. Le *protoplastes* du clergé de l'empereur était *exarque*, titre qui répondait à une dignité relevée, comme celle de légat ou de vicaire du patriarche et du métropolitain, ou de lieutenant de l'empereur. Le protoplastes (*protopsaltes*) était vêtu de blanc aux solennités des fêtes de Noël, tandis que les chantres étaient vêtus de pourpre.

PROTUS. — Mot forgé du grec πρῶτος, et qui signifie du premier rang, *primarius*. Le mot *protus* s'applique aux deux premiers modes du plain-chant, qui, ayant la même corde fondamentale *ré*, sont considérés comme doubles ou compairs. Brossard dit que les Grecs modernes désignent les modes ecclésiastiques par les mêmes noms.

PSALLETTE. — Maison où les enfants de chœur sont élevés ; de *psallere*, chanter. C'est la maîtrise.

On lit dans les *Acta mss. Ecclesiæ Brioc. : Dominus Johannes Ardenel capellanus dictæ ecclesiæ Briocensis et magister psalletæ* ; et dans les *Stat. ant. eccl. Redon.*, cap. 48, ex cod. reg. 9612, L. : *Ut ipsa psalleta punctis et ordinationibus regetur, statuimus quod sub communi vocabulo psalletæ una sit societas octo puerorum ac unius magistri..... ac ipse magister sit receptor et gubernator emolumentorum ipsius psalletæ.* — Le mot *psalleta* s'appliquait aux enfants eux-mêmes : *Samsoni Olivier clerico diocesis Andegavensis nuper puero symphoniaco, alias psalleta, ecclesiæ Turonensis, in musicis experto.* (*Stat. collegii Turon.*, ann. 1540, p. 423, *Hist. Par.*) — *Duæ illæ bursæ dabuntur pueris seu clericis qui fuerint infantes ecclesiæ Cenomanensis, quos pueros de psalleta vocant.* (*Charta fundat. colleg. Cenom.*, ann. 1526 *apud* LOBINELL., t. III *Hist. Paris.*, p. 589.)

Dans le *Mercure de France* de 1728, p. 2357, l'abbé Lebeuf signale « ces jeunes enfants de sept à huit ans qu'on élève dans les psallètes des cathédrales de France, et qui souvent à neuf ou dix chantent à livre ouvert, je ne dis pas du plain-chant, mais de la musique la plus difficile du contrepoint, ou accompagnée du plain-chant, et cela avec une volubilité inconcevable. »

Ce qui prouve qu'à toutes les époques il y a eu des *petits prodiges*.

PSALMISTE. — Chantres qu'on appelle *psalmistes* du nom des *psaumes*. Raban, dans son livre *De ordin. Antiphon.*, cap. 11 : *Lectores a legendo,* PSALMISTÆ *a psalmis canendis vocati. Illi prædicant populis quid sequantur : illi canunt, ut excitent ad compunctionem animos audientium.* (Voir d'autres citations dans DU CANGE.)

PSALMODIE (QUELQUES OBSERVATIONS SUR LA). — « Des différentes parties de l'office divin, il n'en est point de plus respectable par son origine, de plus importante par la fréquence de son emploi, de plus précieuse par sa popularité, que le chant des psaumes. Bien que l'histoire des premiers temps du chant ecclésiastique soit entourée d'obscurités impénétrables, on peut avec quelque confiance, rapporter à la psalmodie les passages dans lesquels les SS. Pères nous parlent des chants de l'Eglise primitive comme d'emprunts faits aux institutions de l'ancienne Loi. Philon, dans un passage célèbre et souvent cité de son livre sur *la vie contemplative*, nous décrit une assemblée de solitaires pratiquant la psalmodie dans les formes mêmes que l'Eglise catholique a conservées. « Tous se lèvent; deux chœurs se « forment, l'un d'hommes, l'autre de femmes, chacun d'eux ayant à sa tête un chef « éminent par sa dignité et son habileté « dans le chant. Ensuite ils chantent des « hymnes composées en l'honneur de Dieu, « de mètres et de modulations variés, tantôt « chantant d'une seule voix, tantôt se ré« pondant tour à tour. Après que chaque « chœur s'est rempli de ces délices, comme « enivrés d'amour, ils ne forment plus par « leur mélange qu'un seul chœur, à l'imita« tion de celui qui fut institué jadis sur le « bord de la mer Rouge, après le miracle de « la délivrance. » Les critiques ne sont pas d'accord sur la religion que professaient ces solitaires, appelés esséniens ou thérapeutes; les uns en font des Juifs, les autres des Chrétiens. Quoi qu'il en soit, on retrouve dans ce tableau de leurs assemblées toutes les formes de la psalmodie ecclésiastique : les chœurs alternatifs, les sur-chantres préposés à leur direction, leur réunion à la fin du psaume, qui forme ce que l'on a appelé depuis l'*antienne*. C'est ainsi que, chez les Grecs, l'*épode*, formée par la réunion du chœur tout entier, était le complément obligé des évolutions de la *strophe* et de l'*antistrophe*. L'Eglise catholique, héritière des traditions de la société antique comme des promesses de l'ancienne Loi, a conservé avec soin ces formes essentielles de l'art chez les peuples qui ont précédé sa venue. Au sein de ses basiliques, deux chœurs se succèdent dans le chant des louanges de Dieu, comme l'humanité dans les travaux de cette vie; l'un fonctionne tandis que l'autre se repose, et l'orgue les accompagne tous les deux sans s'interrompre, parce qu'il est le symbole de la nature matérielle qui accomplit toujours son service sans se reposer jamais.

« Le trait qui termine le tableau tracé par Philon nous montre que ces formes étaient traditionnelles dans la Synagogue. D'autres observations complètent la vraisemblance de l'hypothèse qui ferait remonter au culte mosaïque, sinon les mélodies actuelles des psaumes, du moins le système général d'après lequel ce chant est constitué. Les philologues ont renoncé à trouver dans la poésie hébraïque les lois métriques qui présidaient à cet art chez les autres peuples de l'antiquité. L'alternative des longues et des brèves, le nombre des pieds et des syllabes, sont remplacés dans les cantiques des prophètes par ce qu'on appelle aujourd'hui le *parallélisme*, c'est-à-dire par cette coupe symétrique du verset formant antithèse ou répétition, par ce balancement et ce retour de la phrase poétique qui sont à l'intelligence ce que la rime est à l'oreille (715). Il semble qu'un pareil système ne pouvait comporter une mélodie parfaitement déterminée dans toutes ses parties, mais bien plutôt une sorte de récit s'adaptant sans effort à la phrase quelle qu'en fût la longueur, et marquant par des inflexions caractéristiques ses principaux points de division. Tel est le procédé de la psalmodie. Un son principal appelé *dominante* ou *teneur*, sur lequel

(715) « *Voy.*, sur ce sujet, les auteurs qui ont traité de la poésie hébraïque : LOWTH, *De sacra poesi hebr.* ; LA HARPE, *Discours prélim. sur les psaumes.* »

s'établit la récitation du texte, suspendu dans son prolongement, au milieu et à la fin du verset, par une courte modulation, voilà tous les éléments qui la composent. Cette grande simplicité est le signe d'une époque où la musique se distinguait à peine de la déclamation, avec laquelle elle a une identité d'origine.

« Ces considérations générales, qui n'ont d'ailleurs rien de nouveau, nous ont paru utiles à rappeler pour réveiller en faveur de la psalmodie l'intérêt que la pratique de tous les jours tend à affaiblir plutôt qu'à fortifier. Maintenant nous devons aborder un ordre d'idées plus pratiques, entrer dans les détails de l'exécution, répondre à quelques observations que l'on nous a faites, et discuter certaines tentatives d'amélioration.

« Si le système sur lequel est fondée la psalmodie est des plus simples, il n'en est pas tout à fait de même de la pratique de ce chant. Si les formules du chant des psaumes sont faciles à apprendre et à retenir, leur application aux nombreux textes du psautier avec toutes les modifications qui naissent de la variation du nombre des syllabes, de la différence de leur accentuation, de la survenance des brèves, etc., n'est pas dénuée de difficultés. Aussi cette partie de l'enseignement cantoral a-t-elle particulièrement préoccupé tous les auteurs de traités de plain-chant. Ils sont généralement d'accord sur les règles transmises par la tradition ; leurs dissentiments ne portent que sur des points secondaires. Nous citerons particulièrement D. Benoît de Jumilhac, Poisson, Lebeuf et Lafeillée ; le travail de ce dernier est rédigé avec clarté et généralement répandu. Mais dans la plupart de ces travaux, on sent le défaut d'une base rationnelle qui explique et justifie les enseignements de la pratique. Faute de cette base, les règles, les exceptions qu'elles subissent dans certains cas, les particularités relatives à certaines formules, tout cela n'apparaît plus que comme un ensemble de prescriptions arbitraires. Cette base, il faut la chercher dans les éléments grammaticaux du texte, dans les règles d'*accent* de la langue latine. Rappelons brièvement quelle est la nature de cet élément dans la prononciation des langues, et quelles sont ses règles.

« L'accent n'est autre chose que l'insistance de la voix sur certaines syllabes : c'est le rhythme de la parole, et, par conséquent, un de ses éléments essentiels. Sans lui, le langage humain ne serait qu'un son privé de vie, un bruit monotone comme ceux de la nature physique. Il détermine en même temps les inflexions de la voix, d'où il a été appelé *tonique*, et la durée des syllabes. C'est en vertu de cette dernière propriété qu'il est devenu, dans le plain-chant grégorien, un élément rhythmique, et qu'il s'est substitué, sous ce rapport, à la prosodie, constituée dans les langues anciennes suivant des lois complétement indépendantes de l'accent. Ces lois, qui présidaient chez les anciens, à la formation du rhythme musical, ne pouvaient s'adapter à un chant appliqué à des textes en prose ; c'est pourquoi l'accent, qui est l'élément naturel de la prononciation de la prose, dut jouer un rôle important dans le chant ecclésiastique. Aussi est-ce toujours d'après l'*accent*, et jamais d'après la *quantité* (excepté dans les chants métriques), que l'on détermine les longues et les brèves du plain-chant.

« Ne nous étonnons donc pas que l'auteur du plus savant des traités de plain-chant écrits dans notre langue, D. Benoît de Jumilhac, ait consacré plusieurs pages à l'exposition des règles toutes grammaticales de l'accent. Sans la connaissance de ces règles, on ne comprendra jamais bien la nature du plain-chant, et, comme nous aurons occasion de le remarquer, on n'entrera jamais dans le véritable esprit de son exécution.

« Mais c'est surtout dans la psalmodie que l'oubli de ces principes se fait gravement sentir. On se plaint avec raison du désordre qui règne dans cette partie de l'office divin. Plusieurs personnes ont cherché à y remédier. Ce besoin a fait naître quelques tentatives que l'on a bien voulu nous soumettre, et sur lesquelles nous allons dire notre avis (716).

« Ces tentatives consistent dans l'emploi de signes particuliers pour déterminer, 1° la valeur des syllabes longues ou brèves ; 2° la place que doivent occuper les inflexions de la *médiation* et de la *terminaison*.

« Les signes qui se rapportent au premier objet nous paraissent inutiles, et leur multiplication serait, à notre sens, une source d'embarras. D'ailleurs, la difficulté qu'ils ont pour but de prévenir, l'est déjà depuis longtemps dans les livres de chœur. Les *accents aigus* placés sur certaines syllabes du texte n'ont pas d'autre but. Rappelons en peu de mots l'usage et la valeur de ces signes, introduits dès la plus haute antiquité par les grammairiens.

« L'accent aigu se place, dans les mots latins, sur la pénultième syllabe ; si dans les mots de plus de deux syllabes, la pénultième est brève, il remonte à l'antépénultième. *En aucun cas, il ne peut remonter au delà ; jamais*, non plus, *deux accents ne peuvent se trouver dans le même mot*, quelles que soient sa longueur et sa composition.

« Les monosyllabes portent accent, au moins lorsqu'ils font partie intégrante du discours et qu'ils terminent un membre de phrase. Telle est l'origine des médiations rompues que l'on doit faire lorsque cette partie du verset est terminée par un monosyllabe. La même chose a lieu pour les mots hébreux et indéclinables, parce que les règles de la grammaire leur attribuent l'accent sur la syllabe finale.

(716) *Amélioration dans la psalmodie*, par un prêtre du diocèse de Bordeaux. — *Méthode abrégée de plain-chant*, par M. DE GRAMONT. »

« Dans les livres de chœur, on ne marque pas l'accent sur toutes les syllabes qui le demandent ; on se contente de l'indiquer dans les mots qui ont l'accent sur l'antépénultième, parce qu'ils font exception à la règle générale.

« Nous renvoyons, pour plus de détails, aux traités spéciaux, et nous nous hâtons de rechercher quel doit être l'effet de ces signes dans l'exécution de la psalmodie.

« Les auteurs qui ont examiné avec le plus de soin cette question nous apprennent que les syllabes accentuées sont *seules* considérées comme longues ; toutes les autres sont brèves (717). Il ne faut donc pas s'en rapporter, comme on paraît le faire, à la pratique ordinaire du chant, d'après laquelle l'accent servirait uniquement à augmenter la durée de l'antépénultième, et à rendre brève la syllabe suivante, toutes les autres syllabes, y compris les pénultièmes accentuées, étant comptées comme longues. Cette règle peut avoir cours dans le plain-chant proprement dit, dans lequel, à cause de la multiplicité des notes sur une même syllabe, on est obligé d'observer une certaine égalité de prononciation. Mais elle est tout à fait contraire à la nature de la psalmodie ; au moins n'y peut-elle recevoir d'application que dans les inflexions mélodiques de la médiation et de la terminaison, et jamais dans la *teneur*.

« On oublie ces principes lorsqu'on cherche à donner une mesure exacte et uniforme à la psalmodie, supposant des temps entre lesquels on répartit la valeur des différentes syllabes. On veut par là donner plus d'ensemble à l'exécution, mais on sacrifie à ce but le caractère spécial et l'esprit de la psalmodie.

« Cet ensemble, il le faut chercher dans l'exacte prononciation de la langue latine selon les règles de l'accent. Tous les exécutants étant bien instruits de ces règles et munis de livres correctement accentués, que l'on convienne de donner à chaque syllabe accentuée une valeur double des autres, exécutant celles-ci avec une légèreté exempte de précipitation ; que l'on évite de donner à la psalmodie ce caractère lourd, embarrassé, cet air de contrainte qui serait la conséquence inévitable d'un procédé en quelque sorte mécanique. Avec de semblables moyens on a déjà fait perdre au plain-chant l'accent, et par conséquent la vie, en le faisant exécuter à notes égales, sans avoir égard à la ponctuation du texte et à sa force rhythmique. Tel est le plain-chant dans les églises de Paris. Ailleurs on a exagéré encore cette tendance, et nous pourrions citer une cathédrale où l'on emploie à cette fin un métronome ! La perfection du système consisterait à remplacer les chantres par des machines, par des automates. Nous confions ce projet au génie de nos modernes Vaucansons.

« Quant à l'autre partie des réformes proposées, la détermination au moyen de signes convenus des syllabes sur lesquelles porte le chant de la médiation et de la terminaison lorsqu'il quitte la *teneur*, on doit reconnaître qu'elle aurait pour effet de prévenir des difficultés que l'on n'a pas toujours le temps de discerner et de prévoir dans l'exécution improvisée de la psalmodie. Mais ici encore il faut prendre garde que la multiplicité des signes ne nuise à la clarté. Ainsi il faut remarquer que, 1° ces difficultés n'existent que dans un petit nombre de formules composées de quatre syllabes, et dans lesquelles le chant s'élève en quittant la dominante. Telles sont les médiations et les terminaisons du septième mode. La règle défend de faire cette élévation sur la dernière syllabe d'un mot, parce que cette syllabe est essentiellement exclusive de l'accent ; il faut donc, en ce cas, anticiper, et remonter jusqu'à une syllabe accentuée. Ici se révèle, pour le dire en passant, la force tonale de l'accent, et son influence sur les inflexions de la voix. Ainsi s'explique une prescription qui autrement ne semblerait que l'effet du caprice. Quant à la difficulté qui en résulte, elle pourrait être prévenue par l'emploi d'un signe particulier, tel que ceux dont on se sert aujourd'hui dans les missels pour indiquer les flexes de l'épître et de l'évangile, signes dont l'usage remonte au XVIIe siècle, comme on le voit dans la *Dissertation sur le chant grégorien*, de Nivers (Paris, 1683). 2° Pour toutes les autres formules, s'il pouvait rester encore quelque difficulté, on la préviendrait en exprimant l'accent aigu sur toute syllabe pénultième ou antépénultième qui devrait porter l'avant-dernière note de la médiation et de la terminaison. Par là on permettrait de distinguer avec plus de sûreté les syllabes qui doivent entrer dans la composition de la formule. — Nous soumettons ces différentes propositions aux personnes qui se sont occupées de cette matière dans la théorie et dans l'application.

« La cause de la mauvaise exécution de la psalmodie, et même de tout le plain-chant, c'est l'oubli des règles de l'accent. Le premier soin de ceux qui veulent s'appliquer à restaurer cette partie de notre culte sera donc de répandre la connaissance de ces règles et d'en surveiller l'application. Cette observation s'adresse spécialement à MM. les directeurs de séminaires. Outre que l'intelligence du plain-chant et son exécution y gagneront, la prononciation barbare du latin, qui règne dans toutes les écoles, cessera d'y être en usage. Cette réforme aura une influence décisive, non-seulement sur la psalmodie, mais encore sur l'exécution du plain-chant, à laquelle seule elle peut donner la vigueur, l'expression, la vie qui lui manquent. Les populations méridionales ont, sous ce rapport, un avantage marqué, habituées qu'elles sont à une prononciation fortement accentuée. Rien ne

(717) *Voy.* JUMILHAC.

s'oppose à ce que leur exemple ne nous profite en ce point. Car il ne s'agit pas, qu'on le remarque, de changer notre prononciation latine quant au son des lettres, mais seulement de lui donner une accentuation plus correcte et plus énergique.

« Il est un dernier point sur lequel nous devons attirer l'attention des personnes qui s'occupent de l'amélioration de la psalmodie, c'est le repos ou silence obligé qui marque le point de la médiation. Les ordres monastiques, qui doivent nous servir de type pour tout ce qui se rattache aux traditions chorales, marquent longuement cette pause, coupant court la syllabe qui la précède, ainsi que le veut la règle de l'accent ; de plus, ils ne se permettent aucun autre repos dans le cours du verset, ce qui fait ressortir d'autant mieux la médiation et la terminaison. Dans la plupart des églises, au contraire, ces points caractéristiques de la psalmodie passent presque inaperçus ; la pause médiane est peu soutenue, et l'effet en est encore amoindri par la multiplicité de petits repos accessoires qui rompent l'unité de la phrase psalmodique. C'est là un défaut considérable; tout l'effet de la psalmodie tient à ces repos solennels de la médiation et de la terminaison. C'est en vain que l'on allègue le besoin de la respiration; elle peut toujours s'effectuer dans le courant du verset, sans en interrompre l'émission continue. Cette règle résulte de la pratique constante des ordres monastiques; elle n'admet d'exception que pour les versets qui ont une triple division (718). Dans ce cas, on termine la première par une cadence particulière nommée *flexe* dans les usages bénédictins, ou même, selon d'autres coutumes, on répète deux fois la formule de la médiation (719). Là où de pareils usages n'existent pas, on doit se contenter de faire un repos sans inflexions; mais dans tous les versets qui ne renferment pas cette triple division, quelle qu'en soit d'ailleurs l'étendue, il ne faut établir aucune pause autre que celle de la médiation.

« Ces détails peuvent paraître minutieux; ils sont pourtant bien incomplets, si on les rapproche des innombrables traités qui ont été écrits sur cette matière. Les moindres particularités de l'office divin ont donné naissance à de volumineuses dissertations, à des décisions sans nombre, tant l'objet auquel elles se rapportent est élevé, tant il est digne de la sollicitude des chefs de l'Église ! Un ancien statut de Cîteaux, rapporté par saint Bernard (720) et par le cardinal Bona (721), renferme, sur le sujet qui nous occupe, des notions précises et pleines d'autorité. Aussi croyons-nous devoir le reproduire comme conclusion de ce travail, et en confirmation de plusieurs des propositions que nous y avons énoncées.

« Ne traînons pas trop la psalmodie, mais chantons rondement et d'une voix animée. Commençons ensemble et finissons de même chaque verset. Qu'aucun ne prolonge le point d'arrêt, mais qu'il abandonne aussitôt la syllabe sur laquelle il repose. Après chaque partie du verset, qu'il y ait une pause sensible. Que personne ne commence avant les autres, ou n'aille plus vite; que personne non plus ne traîne après les autres en insistant sur la finale. Chantons ensemble, faisons les pauses ensemble, en nous prêtant l'oreille les uns aux autres. Nous vous avertissons, nos très-chers frères, de vous présenter devant le Seigneur pour chanter ses louanges avec autant de joie que de respect : n'y soyez point avec un air paresseux, ou endormi, ou nonchalant, ne chantant qu'à demi-voix ; prenez garde de couper les mots ou de n'en prononcer que la moitié, ou d'en passer d'entiers; évitez de chanter d'une ma-manière molle, efféminée, négligée, et comme du nez seulement; mais prononcez d'un ton mâle et avec affection les paroles du Saint-Esprit (722). » (S. M.; *Revue* de M. Danjou.)

PSALMODIER, anciennement **PSALMISTER**, *chanter des psaumes*. — *Apud* Du Cange : *Vitæ SS.*, mss., ex cod. 28. S. Vict. Paris., fol. 6, v°, col. 2, ubi de S. Eulalia : ***Li prevos li fist appareiller une cheminee de feu ardant, auquel com ele psalmistast, il la fist metre.***

Psalmodier. — « C'est, chez les catholiques, chanter ou réciter les psaumes et l'office d'une manière particulière, qui tient le milieu entre le chant et la parole ; c'est du chant, parce que la voix est soutenue ; c'est de la parole, parce qu'on garde presque toujours le même ton. » (J.-J. Rousseau.)

PSALTERIUM ou **PSALTERION**. — Le *psaltérion* était un instrument ancien, destiné, comme son nom l'indique, à accompagner les voix.

« Le nom de *psaltérion* tire vraisemblablement son origine d'un mot ancien que les Arabes prononcent *santyr*, lequel désigne aujourd'hui, en Egypte, un instrument de musique qui a la forme d'une *harpe* renversée et posée sur un corps sonore..... Les anciens Egyptiens, qui joignaient ordinairement l'article à leurs noms, ainsi que nous le faisons en français, et qui, par consé-

(718) « Tels sont les trois derniers versets du psaume CXI. »

(719) *Voy.* Poisson, *Tr. du ch. greg.*, p. 120.

(720) *Serm.* XLVII, *in Cant. canticor.*

(721) *De divin. psalmod.*

(722) « Psalmodiam non nimium protrahamus, sed rotunde et viva voce cantemus. Metrum et finem versus simul intonemus, et simul dimittamus. Punctum nullus teneat, sed statim dimittat. Post metrum, bonam pausam faciamus. Nullus ante alios incipere, et nimis currere præsumat, aut post alios pneuma trahere vel punctum tenere. Simul cantemus, simul pausemus, semper auscultando... Monemus vos, dilectissimi, ut sicut reverenter, ita et alacriter Domino assistatis, non pigri, non somnolenti, non oscitantes, non parcentes vocibus, non præcidentes verba dimidia, non integra transilientes, non fractis et remissis vocibus, muliebre quid tam de nare sonantes, sed virili sonitu et affectu voces Spiritus sancti depromentes. »

quent, durent ajouter au mot *santyr* l'article du masculin *pi*, le prononçaient donc *pisantyr*.

« Les Assyriens, chez lesquels cet instrument fut connu sous ce même nom, y ayant joint la terminaison propre à l'idiome de leur langue, l'appelèrent *pisanterin* ou *phisanterin*. Le prophète Daniel est le premier qui en ait fait mention dans la Bible sous ce dernier nom, comme d'un instrument de musique des Assyriens; et l'on voit clairement que ce mot ne put appartenir ni à la langue hébraïque, ni à la langue chaldéenne, puisque, dans ces langues, tout mot ne doit contenir que trois lettres radicales, et que dans celui de *pisanterin* il s'en trouverait quatre.

« Ce même instrument ayant été depuis porté chez les Grecs avec son dernier nom, ceux-ci sans doute en firent d'abord le mot *pisanterion;* mais, comme la seconde syllabe produisait un son nasal, qui devait déplaire à la délicatesse de leurs oreilles, par un changement assez fréquent dans toutes les langues, de l'*n* en *l*, ils transformèrent ce nom en celui de *pisalterion*, et, par contraction, *psalterion*. » (*Dissertation sur les instruments de musique des Egyptiens*, par VILLOTEAU.)

Partout chez les Assyriens, les Grecs, les Qobtes, le *psaltérion* est un instrument destiné à accompagner la voix.

— Le mot *psaltérion* était appliqué en 1411, comme aujourd'hui le mot *violon*, à cette prison où l'on dépose pour une nuit les personnes qui se sont rendues coupables d'un délit.

— Le chœur des enfants est quelquefois appelé *psalterium*. On lit dans Charta Baldduini comit., inter *Instr.*, t. III, *Novæ Galliæ christ.*, col. 22 : « Psalterio puerorum acclamante *justi hæreditabunt terram*..... et iterum in eodem subsequuntur pueri lectitantes et divitibus hujus mundi significantes : *Nolite sperare in iniquitate*, etc. »

PSALTEUR. — Synonyme de choriste : « Au *Te Deum*, les enfants de chœur vont de chaque côté au haut du chœur, et se tournent le visage vers les choristes ou *Psalteurs* de leur côté, et chantent tous ensemble le *Te Deum*, quand même ce ne serait qu'un semi-double. » (*Voyag. liturg.*, Saint Maurice d'Angers, p. 85.)

PSAUME. « — L'*hymne* ou l'*ode*, dit M. Munk (*Palestine*, p. 442), qui, dans le langage des traductions bibliques, porte le nom de *psaume*....., s'adresse ordinairement à Jéhovah, soit comme Dieu de l'univers, ou comme Dieu protecteur du peuple hébreu. Tantôt le poëte chante la gloire de Dieu se manifestant dans sa création, tantôt ce sont des actions de grâces ou des prières adressées à la Divinité. Dans plusieurs psaumes le sentiment national s'est entièrement effacé, et le poëte a su s'inspirer de la seule idée d'un Dieu universel, créateur de tout ce qui existe, comme, par exemple, dans le psaume VIII et dans le psaume CIV (Vulg., CIII); mais il est naturel que, dans la plupart des psaumes de ce genre, le poëte hébreu n'oublie pas ce que son peuple doit aux faveurs de Jéhovah, et qu'il le présente comme le protecteur spécial des hébreux. Beaucoup de ces hymnes furent évidemment composés pour le culte public; on peut y distinguer des chants de chœur, et souvent les strophes paraissent destinées à être chantées alternativement par une ou par plusieurs voix. — Au milieu des psaumes nous trouvons aussi quelques odes qu'on peut appeler profanes, et dans lesquelles un poëte offre ses hommages au roi; tels sont les psaumes CX et LXXII adressés, l'un à David, l'autre à Salomon; tel est encore le psaume XLV, adressé très-probablement à Salomon, lors de son mariage avec la princesse égyptienne. »

— On appelait *psaumes graduels* les psaumes à partir du CXX^e^ jusqu'au CXXXV^e^, qui se chantaient, soit sur les quinze degrés du temple de Salomon, soit en élevant graduellement la voix. *Sic appellantur quindecim psalmi a psalmo* CXX *usque ad* CXXXV *quod canebantur in* 15 *templi Salomonis gradibus vel quia vox gradatim elevabatur, ut scribunt commentatores. Ii quotidie quadragesimali tempore recitati usque ad Pium V. PP. qui in feriis quartis tantum eos in choro recitari statuit, bulla breviariis præfixa, qua ab hac obligatione eximuntur ii qui extra chorum officium dicunt.* (*Ap.* CANGIUM.)

— *Psalmi graduales, quindecim psalmi, qui ad quinque parvas horas congrue distribuuntur, in quotidiano officio Deiparæ, ut ait Radulphus Tungrensis lib. De canonum observ.*, *cap.* 20, 21. (*Vide* EUCHERIUM *De quæst. utriusque Testamenti ;* DURANDUM lib. V *Ration.*, c. 2, n. 39, et supra.) — *Graduale. Chronicon Reicherspergense* de eodem pontifice, ann. 424 : *Hic constituit, ut psalmi Davidis* CL *ante sacrificium antiphonatim canerentur, quod ante non fiebat, sed tantum Epistola et Evangelium recitabantur. Ex hoc instituto excerpta de psalmis a B. Gregorio pp. primo Introitus, Gradualia, Offertoria, Communiones cum modulatione* ad missam in Ecclesia Romana cantari cœperunt.

— *Gradus, modi pro* XV *psalmis qui graduales vocari solent* S. WILHELMI *Constit. Hirsaug.*, lib. I, cap. 29: *Post prædictas tres orationes recitantur quindecim gradus vel triginta psalmi; si talis est dies, quando non debent ad orationem procumbere. Ad illas eorumdem quindecim graduum incisiones, hi, qui super sedilia sedent, exerta manu, propter hoc parum, retro versi solent leniter ea erigere.* » SCHRAMB., *Chron. Melliceme*, p. 426 : *quia quindecim gradus sedendo dicuntur, ad* GLORIA PATRI *sine resurrectione tamen, erit aliquantulum inclinandum.*

— *Incisio*. Ordo Romanus :..... *Secunda namque incisione, id est lectione sexta, egreditur pontifex de ecclesia S. Petri, et ascendit monasterium S. Martini*, etc. — *Consuetudines Floriacensis monasterii : et* 15 *cantica graduum sub silentio ab unoquoque dicuntur, et post singulas incisiones ab unoquoque procumbitur ad formas.* Adde ODALRICUM, lib. V *Consuet. Cluniac. monast.*, cap. 5, et BERNARDUM monachum part. II *Ord. Cluniac.*, cap. 15. — *Interscissiones*, apud CASSIANUM lib. II *De nocturnis orat.*, cap. 11 : *Et idcirco ne psalmos quidem ipsos, quos in congregatione decantant, continuata student pronuntiatione concludere; sed eos pro numero versuum duabus vel tribus interscissionibus cum orationum interjectione divisos, distinctim particulatimque consummant.* — *Distinctiones* dicuntur in admonitione synodali antiqua: *Psalmorum verba et distinctiones regulariter ex corde cum canticis consuetudinariis pronuntiare sciat.* — *Pausationes* vocat synodus Narbonensis sub Recaredo rege: *Per majores vero psalmos, si fuerint prolixiores, pausationes fiant*, etc.

— *Diapsalma.* OPTATUS, lib. IV : *Legimus quadragesimo nono psalmo sub secundo diapsalmate Spiritum S. dixisse*, etc. S. HIERON., in *Epist. ad. Marcell.* 138, varias de vocis notione sententias refert : *Quidam*, inquit, *diapsalma commutationem metri dixerunt esse, alii pausationem spiritus, nonnulli alterius sensus exordium: sunt qui rhythmi distinctionem: et quia psalmi tunc temporis juncta voce ad organum canebantur, cujusdam musicæ varietatis existiment silentium.* Eadem ferme ISIDOR., lib. VI *Orig.*, cap. 19; L. EUCHER. Lugdun. *De variis vocabul.*, et CASSIOD. *in Psalmos;* S. AUGUSTIN., *in psal.* IV : *Diapsalma, interpositum in psalmo silentium interpretatur.* AMALARIUS, lib. IV, cap. 48: *Unde et diapsalma apud Hebræos de nonnullis interponitur, quod significat intervallum vocis distinguendæ.* S. HILARIUS in *Prologo ad psalmos extremo : In diapsalma vero, quod interjectum plurimis psalmis est, cognoscendum est demutationem aut personæ, aut sensus sub conversione modi musici inchoari*, etc.

Sympsalma. — *Consonantia psalmi, vel vocis copulatio in cantando.* (JOAN. DE JANUA.) *Simpsalma, consonnance de psaumes ou couple de voix.* (*Gloss. lat.-gall. Sangerman.*)

— *Sonus, psalmus Davidicus*, VENITE EXSULTEMUS, etc., *qui in Matutinis canitur, forte sic dictus*, inquit Garcias Zoaisa, *quia sonora voce decantatur, ut contra* NULLO SONO INTERVENIENTE *orationem dici*, ait Amalarius in *Eclogis de officio Missæ, quæ voce submissa dicitur.* — Concilium Emeritense, cap. 2: *Oportet igitur, ut sicut in aliis Ecclesiis vespertino tempore, post lumen oblatum, prius dicitur vespertinum, quam sonus in diebus festis. Ita et a nobis custodiatur in Ecclesiis nostris.* — Breviarium Mozarabum : *Statim dicitur sonus, si sit festum; eo quod dies ferialis caret sono, nisi in tempore Resurrectionis propter solemnitatem dicitur. Hæc regula sonus est : Venite, exsultemus Domino, jubilemus Deo salutari nostro. Versus : Præoccupemus faciem Dei, in confessione, et in psalmis jubilemus Deo.*

Saint Augustin distingue le psaume octonaire (*octonarium*), le psaume alphabétique et le psaume alléluiatique, ce dernier qui a l'*alleluia* soit au commencement, soit au milieu, soit à la fin. (AUG., *in ps.* CV *et* CXVIII, *ap.* GERBERT, *De cantu*, t. I, p. 56.)

PSAUTIER. — Livre contenant les psaumes de David. Il est appelé *Liber psalmorum* dans les *Actes des apôtres*. Saint Augustin le nomme : *Codex psalmorum, qui Ecclesiæ consuetudine psalterium nuncupatur.* Les deux vers suivants ont été composés pour le Psautier de David :

Ter quinquagenos David canit ordine psalmos,
Versus bis mille sexcentos sex canit ille.

On appelle *Psalterium planum* le Psautier qui ne contient que le texte des cantiques, *sine glossa. Item inveni in armario,.... psalterium planum, colletanum, psalterium Ieronimi planum*, — *psalterium cum glossa* (*Inventar. ann.* 1118, inter probat. tom. I, *Hist. Nem.*, p. 66, col. 1.) — *Psalterium B. V. Mariæ*, un Psautier que l'on a disposé pour la dévotion à la sainte Vierge. On lit dans la bulle de Sixte IV, ann. 1479, ex Biblioth. reg.: « *In ducatu Britanniæ et pluribus aliis locis, crescente fidelium devotione, ab aliquo tempore certus innovatus, et modus sive ritus orandi, pius et devotus, qui etiam antiquis temporibus a Christi fidelibus in diversis mundi partibus observabatur, videlicet quod quilibet volens eo modo orare, dicit qualibet die ad honorem Dei et beatissimæ Virginis Mariæ, et contra imminentia mundi pericula, toties angelicam salutationem*, AVE MARIA, *quot sunt psalmi in psalterio Davidico videlicet centies et quinquagesies, singulis decem salutationibus hujusmodi orationem Dominicam semel præponendo; et iste ritus sive modus orandi, Psalterium beatæ Virginis Mariæ vulgariter nuncupatur.*

PUERI SYMPHONIACI. — Enfants de chœur que, du temps du Pape Vitalien (659-669), on entretenait dans la chapelle apostolique, et qui étaient logés et nourris *in parvisio.* (*Ord. rom.*; MABILLON, *Mus. ital.*)

Si par le mot *symphoniacus* on entend *qui chante en harmonie*, l'organum ne devrait pas remonter à Hucbald, mais au temps du Pape Vitalien. Mais les enfants de chœur dont il est ici question pourraient bien être nommés *symphoniaci*, parce que, avec leurs voix élevées, ils doublaient à l'octave le chœur des hommes dans la chapelle; et enfin *puer symphoniacus* ne signifie pas littéralement *puer concinnens* (enfant chantant en même temps) et ne doit pas se rapporter à une exécution simultanée. Il ne faut pas oublier non plus que Guido a appelé du nom de *symphonia* un chant uni, une simple mélodie, par opposition à celui de *diaphonia.* (*Voy.* l'*Histoire de la musique occidentale*, par KIESEWETTER, Époque Hucbald.)

PUERILITIA. — Titre que l'on donnait anciennement à certaines compositions qui devaient être exécutées par des enfants.

PUPITRE, PULPITRE. — On appelle ainsi des meubles en bois dont on se sert dans les églises, dans les salles de concerts, etc., pour soutenir les livres de chant, les partitions, les parties séparées, etc. — On voyait anciennement à Saint-Ouen de Rouen, dans l'allée du cloître, qui est du côté de l'église, deux rangs de *pulpitres* dont l'un est de *pulpitres* en bois et l'autre de *pulpitres* de pierre pratiqués dans les colonnes qui soutiennent la voûte. C'était là que les religieux s'assemblaient pour étudier, pour lire et pour copier des livres. De là sont venus ces manuscrits qui enrichirent les bibliothèques de tant d'abbayes, et qui, depuis, ont passé dans les dépôts publics et entre les mains des curieux. On voit peut-être encore dans ce cloître une grande armoire pratiquée dans la muraille pour serrer des livres. L'abbé ne se dispensait point d'assister à ces exercices. Pendant longtemps on a vu au bas de l'escalier de l'église, au cloître, le banc de l'abbé ainsi que son *pulpitre* de menuiserie qui avait un fronton ou chapiteau sculpté. (*Voyag. liturg.*, p. 387.)

PUY DE PALINOD, PUY DE MUSIQUE. — On sait que le mot *puy* vient de *podium*, *colline*, désignation de l'emplacement choisi comme amphithéâtre naturel pour entendre les débats de nos premiers poëtes. On nommait donc *puys* les premières réunions littéraires qui s'établirent en France. Des prix étaient ordinairement distribués aux vainqueurs de ces joûtes de la parole et de l'imagination. Les *puys de palinods* ou cours d'amour furent établis, dans le nord de notre patrie, vers la fin du XIe siècle. Robert Wace, dans une pièce intitulée *Établissement de la fête de la Conception*, fait le récit détaillé du miracle à la suite duquel fut institué le *puy* de Rouen, nommé plus tard *la fête aux Normands* (723), on en établit ensuite plus tard dans toutes les villes célèbres de la Normandie et des pays environnants. L'histoire littéraire du moyen âge signale à chaque instant la gloire des puys de Caen, d'Amiens, d'Abbeville, d'Arras, de Valenciennes, de Douai, de Dieppe, etc. On rappelait au souvenir de tous, par des publications et des annonces, que le puy de telle ville devait avoir lieu à une époque fixe; chacun donc s'efforçait d'être assez heureux dans ses inspirations pour mériter les prix qui s'y distribuaient. Les pièces les plus ordinairement exigées étaient les chants royaux, les ballades et les rondeaux, le plus souvent en l'honneur de l'immaculée conception de la sainte Vierge, mystère sous l'invocation duquel tous les puys littéraires étaient institués.

Les prix consistaient presque toujours en représentations de fleurs en argent. Ainsi, Sainte-Palaye, dans le n° 735 de ses *Notices manuscrites*, Bibliothèque royale, indique un manuscrit au premier folio duquel on lit : « Le dimanche XIIIe jour de Décembre 1533, à Rouen, au couvent des Carmes, honorable homme Jean Leuze, seigneur de Feuguère, bourgeois et marchand de cette ville de Rouen, comme prince tint le puy à l'honneur et révérence de l'immaculée conception de la sainte Vierge, etc. — Le prince supplie à tous poëtes et orateurs de composer en langue françoise vulgaire et latine, apporter et envoyer audit puy chants royaux, ballades, rondeaux et épigrammes en l'honneur d'icelle conception, etc. Au chant royal sera donné la palme et au débattu le lis; pour la meilleure ballade de huit syllabes et huit lignes à tel refrain que l'auteur voudra sera donné la rose; pour le plus parfait rondeau de 13 lignes clos et ouvert le signet; pour la meilleure épigramme héroïque, sans excéder le nombre de trente mètres, sera donné le chapeau de lauriers et au débattu l'estrille (*sic; lisez étoile*); tous lesquels prix seront rédimés par autres prix de honnête valeur. » — Si j'ai cité ce texte, c'est que j'ai pensé que rien ne pouvait mieux donner l'idée de ce qui se passait aux *puys*. Maintenant ce qui me permet d'avancer que les prix étaient en argent, c'est que je vois dans une brochure sur le *puy* de Rouen, p. 55 : « Au 2e chant royal, communément appelé le débatu, sera donné pour signe ledit bouquet de fleurs de lys....... seront environ de 8 livres, argent et façon. »

Telles étaient les idées qui dirigeaient les institutions littéraires, connues dans le Nord sous le nom de *palinods* ou *puys d'amour*. Il me reste à faire observer que la musique n'était pour rien dans ces réunions. La musique y était présente comme dans toutes les solennités et réjouissances; elle venait aider à la pompe de la réunion, mais elle n'en faisait pas partie d'une manière inséparable (724). On conçoit qu'une opinion semblable ne peut se soutenir qu'avec une forte autorité; car on pense généralement que l'on chantait toutes les poésies présentées aux *puys*. Or, nous trouvons dans Eustache Deschamps une preuve irrécusable du contraire. En effet, examinons la pièce intitulée : l'*Art de dictier et fère chançons, ballades, virelais et rondaulx*, etc. ; elle se trouve à la fin du volume des poésies de cet auteur, imprimé chez Crapelet. Il y est dit : « Et est à sçavoir que nous avons deux musiques : l'une est artificielle et l'autre naturelle, dont dessus est fait mention, et est appelée artificielle de son art; car par les six notes qui sont appelées *ut, ré, mi, fa, sol, la*, l'on peut apprendre à chanter, accorder, doubler,

(723) *Voy.* dans le *Catalogue de la bibliothèque de Ch. Nodier* (Techener, 1844, in-8°), le livre indiqué sous le n° 298; *Palinodz, chantz royaulx, ballades, rondeaulx et épigrammes à l'honneur de l'immaculée conception de la toute belle mère de Dieu Marie* (patronne des Normands), *présentez au Puy à Rouen, composez par scientifiques personnaiges desclairez par la table cy dedans contenue, imprimez a Paris.*, s. d., in-8° goth. *Voy.* aussi la note qui accompagne ce numéro.

(724) On trouve, il est vrai, dans l'*Histoire d'Abbeville*, par M. LOUANDRE, (p. 229 dans une note) : « Ces menestriels par courtoisie a ceux faits des graces de la ville, le jour de la Pentecouste qui cornoient au Puy d'amour pour l'honneur et estat d'icelle ville (comptes de l'hôtel-de-ville). » Ce fait confirme ce que j'ai avancé, car il est ici question d'un ménétrier qui venait d'une manière accidentelle.

quintoyer, tierçoyer, tenir, dechanter par figures de notes, etc. » Et plus loin : « Et ainsi peut estre entendu des autres instruments des voix, comme reberbes, guiternes, etc. »

Voilà donc bien établi que la *musique artificiele* était ce que de nos jours nous appelons musique, qu'elle soit vocale ou instrumentale. Voyons maintenant ce qu'il dit de la *musique naturele* : « L'autre musique est appelée naturele, pour ce qu'elle peut estre aprinse à nul de son propre courage, naturelement ne s'i applique, et est une musique de boucho en proférant paroules metrisées aucune foiz en lais, etc. » Et plus loin : « Et ja sait que ceste musiquo naturele se fasse de volonté amoureuse à la louange des dames et en autres manieres, selon les matieres et le sentiment de ceux qui en ceste musique s'appliquent, et que les faiseurs d'icelle ne saichent pas communement la musique artificiele, ne donner chant par art de notes à ce qu'ils font, toutes voies est appelée musique ceste science naturele, par ce que les diz et chançons par eulx faiz, ou les livres métrisiez se lisent de bouche et proféran par voix non chantable, tant que les douces paroles ainsi faictes et recordées par voix, plaisant aux escoutans qui les oyent, si que *aux puys d'amours*, anciennement et encore accoustumez en plusieurs villes et citez des pais et royaumes du monde. » Et plus loin : « Et semblablement les chançons natureles sont delectables et embelies par les melodies et les teneurs, trables et contre-teneurs du chant de la musique artificiele. Et neantmoins est chacune de ces deux, plaisant à ouyr par soy, et se peut l'une chanter par voix et par art, sans paroles, et aussi les diz des chançons se puevent souventes fois recorder en plusieurs lieux où ils sont moult volontiers dits, ou le chant de la musique artificiele n'auroit pas toujours lieu, comme entre seigneurs et dames estant à leur privé et secretement, ou la musique naturele se peut dire et recorder par un homme seul de bouche ou lire aucun livre de ces choses plaisans devant un malade et autres cas semblables ou le chant musical n'auroit pas lieu, etc. »

Cette musique naturelle est donc simplement l'art de bien réciter, cela me paraît positif; terminons par une nouvelle citation à ce sujet : « Pour ce que neant plus que l'on pourroit proferer le chant de musique sans la bouche ouvrir, neant plus que l'on pourroit proferer cette musique naturele sans voix et sans donner son de pause aux dicts qui faiz en sont. »

Or, comme le même auteur vient de nous dire que l'on se servait aux *puys* de cette musique naturelle, il est donc certain que les poésies y étaient récitées avec une déclamation rhythmée, peut-être même psalmodiée; mais elles n'y étaient pas chantées. Tout ce qui s'y passait était donc poétique et non musical.

Toutefois, il est naturel de penser que lorsque la poésie était encouragée par des moyens aussi puissants, la musique ne devait pas être négligée ; car s'il y avait des occasions où ces deux arts n'étaient pas réunis, toujours est-il vrai qu'ils marchaient de concert. L'histoire de nos ancêtres nous présente effectivement des assemblées musicales où se distribuaient des prix. Or, comme c'est cette dernière particularité qui caractérisait les *puys*, je crois que les assemblées qui avaient pour but d'exciter l'émulation des compositeurs par des récompenses décernées aux plus habiles étaient de véritables *puys*, quand bien même elles n'en auraient pas porté le nom. Or, si les *puys d'amour* étaient sous l'invocation de l'immaculée conception de la sainte Vierge, les *puys de musique* étaient sous celle de sainte Cécile, patronne généralement adoptée par les musiciens..... Ces assemblées (les *puys de musique*), dont j'ai rencontré les traces dans l'histoire de notre pays, sont très-peu nombreuses. Des renseignements positifs nous en désignent trois, à Paris, à Rouen et à Evreux. Une lettre que l'on trouve dans le *Mercure de France*, 1732, donne à penser qu'il pouvait exister au Mans une institution de ce genre. Je ne fais que l'indiquer en passant, parce que l'auteur ne dit pas autre chose, sinon qu'il a vu une circulaire en forme d'affiche, dans laquelle le maître de musique du Mans invitait tous les musiciens du royaume à mettre en musique un morceau destiné à servir de motet à la messe de Sainte-Cécile. Il ajoutait que l'auteur du meilleur morceau recevrait pour récompense une croix d'or; du reste nul renseignement qui puisse faire penser que cette lettre provînt d'une fondation régulière ou d'une académie spéciale. Je ne parle donc de ce fait que comme mémoire.....

Les renseignements qu'on a sur celle (la société de Sainte-Cécile) de Rouen sont très-peu étendus ; on les trouve dans l'*Histoire de la cathédrale de Rouen*, in-4°, Rouen, 1686, par D. Pommeraye. On y voit qu'en 1601 la société existait depuis longtemps, sans que rien puisse faire supposer la date précise de son origine. Les détails que l'auteur donne indiquent qu'à cette époque on prit un arrêté pour régler les dépenses excessives faites par quelques *princes* ; c'est ainsi qu'on appelait la personne élue chaque année pour présider la solennité. Il paraît que cette fureur que les princes avaient de briller continua toujours, et fut regardée comme un obstacle à la prospérité de la société, parce qu'elle rendait les fonctions de prince de plus en plus coûteuses, et que celles-ci éloignaient beaucoup de personnes honorables de l'idée de les accepter. Le 11 octobre 1660 plusieurs membres s'assemblèrent donc *pour tâcher de rétablir la confrérie*, expressions qui prouvaient sa décadence, et fixèrent à 150 livres seulement la dépense de chaque prince, ordonnant que le surplus serait pris sur le revenu et fonds de la société, qui paraît avoir été assez considérable. Il fut en outre arrêté, le 16 juin 1661, qu'à l'avenir les prix qui se donnaient aux musiciens seraient de la valeur de 100 livres, savoir : 70 livres fournies par la caisse de la confrérie, et 30 livres par une rente fondée par un des membres. Le 11 octobre 1666, un membre nouvellement reçu fonda en outre, pour le deuxième prix des motets à deux chœurs, une écritoire d'argent de la valeur de 30 livres.

Cette dernière institution indique d'une manière positive qu'il y avait deux prix pour les motets à deux chœurs. Mais nous ne trouvons rien qui puisse nous faire présumer quels étaient les autres prix. Cette société subsistait encore en 1686, époque où D. Pommeraye écrivait, puisqu'en commençant il dit : « Il ne nous paroît pas en quel temps la société a été établie ; je croirois seulement qu'elle est ancienne, mais que d'abord elle n'a pas été en l'état où nous la voyons. » Tels sont les seuls renseignements que je puisse donner sur le puy de musique de Rouen.

Examinons actuellement les documents qui peuvent nous faire connaître la société de Sainte-Cécile établie à Paris. On les trouve dans un livret imprimé en 1576, chez Adrien Leroy et Robert Ballard, pour les membres de ladite association. C'est l'acte de fondation de cette société en 1575. Après l'avoir lu, on ne doit être nullement surpris que cette institution eût passé inaperçue quant à ses résultats, car le seul article où il soit question de musique est ainsi conçu : « Seront avertis tous bons et excellens musiciens de ce royaume et autres d'envoyer, si bon leur semble, au dict jour et vigille de Saincte-Cécile, quelques motetz nouveaux ou autres cantiques honnestes de leurs œuvres, pour estre chantés : afin de cognoistre et remarquer les bons auteurs, nommement celuy qui aura le mieux faict, pour estre honoré et gratifié de quelque présent honorable, ainsi que l'on advisera. » Rien ne fait supposer la valeur du prix, et le reste de la fondation ne parle que de service funèbre pour la mémoire des membres défunts, de cierges et de pain bénit; en un mot, cet acte ressemble plutôt à une fondation de fabrique qu'à celle d'une association qui aurait pour but de faire fleurir l'art musical.

Il nous reste à examiner le *puy de musique* d'Evreux. Ici, nous sommes mieux informés : les renseignements abondent ; on les trouve dans les archives de l'Eure..... C'est aux soins de MM. Bonin et Chassant que l'on doit la publication de ce curieux document ; c'est un registre dont le titre est ainsi conçu : » Cy est le livre de la fondation du service faict et estably en l'honneur de Dieu sous l'invocation de madame saincte Cecille, en l'eglise cathedrale Nostre-Dame d'Eureux, au iour et feste d'icelle saincte par chacune anee à venir à perpetuité. » Après quelques considérations sur le rôle que joue la musique dans l'histoire sainte, vient la fondation du service en l'honneur de sainte Cécile par les chantres et les clercs de semaine de la cathédrale d'Evreux. Tout ce qui suit est relatif à la célébration de la solennité. Ainsi l'on voit la désignation des messes qui doivent être dites, celle des psaumes et des antiennes qui doivent être chantés, comme aussi les droits de chacun des célébrants ecclésiastiques et séculiers. L'organiste avait 7 sols 6 deniers pour tout ledit service, et, ce qui doit surprendre, le souffleur avait 6 sols. Certes, l'on ne doit nullement s'étonner de la décadence de l'orgue, si le manœuvre devait être payé à l'égal de l'artiste. — On peut suivre, dans l'acte de fondation, l'origine du *puy de musique*. On voit d'abord que les chantres et les clercs de semaine de la cathédrale avaient célébré un service en l'honneur de Dieu, au jour de Sainte-Cécile, les années 1570, 1571 et 1572. Jusque-là il n'y a point de fondation. Le 5 novembre 1573, une réunion a lieu. Parmi les membres présents, on remarque Guillaume Costelley, valet de chambre et organiste de Charles IX. Cette assemblée a pour but de fournir aux frais du service qui doit être établi à perpétuité. Ils déposent donc entre les mains des chanoines la somme de *huit vingt livres*, pour être la rente de huit livres tournois employée tous les ans à ladite célébration. Les articles supplémentaires de la fondation donnent des renseignements d'abord sur l'élection du prince ou maître. Il devait être renouvelé tous les ans, et devait, à ses frais, faire tapisser la chapelle, fournir des cierges si la fondation ne suffisait pas; il devait enfin « préparer lieu honneste et la table pour, après la grande messe du jour de ladicte feste, recepvoir amiablement la compagnie aux convives du disner qui se passera sans aucun scandalle, insolence ou excès, en quoi ne sera obligé le dit prince, faire autre frais s'il ne lui plaist, car chacun des fondateurs fera porter son vivre. » On remettait au prince, avant la fête, une pièce portant ce titre : « Copie du contenu au gref que l'on baille au prince pour le rendre certain du devoir de sa charge :

Prince, qu'il plaist à Dieu sur nous constituer
Ici est le moyen de la feste conduire,
Puis qu'avez cet honneur, il faut sans se tuer
Pour l'année en suivant si bien s'évertuer,
Qu'en tout puisse de Dieu le service reluire.

Dans tout ceci rien de musical ; la fête commençait par un service religieux et finissait par un repas.

Il paraît que l'idée d'établir un *puy de musique* eut lieu en 1575; car on trouve dans les charges du prince de cette année l'obligation de prévenir l'orfèvre pour procéder à la confection des prix, comme aussi de faire imprimer pour le moins deux cents affiches chez Adrien Leroy, imprimeur de musique, « afin que par icelles plusieurs musiciens soient invitez d'envoyer de leurs œuvres audit puy. » La fondation officielle de cette institution n'eut lieu qu'en 1576, comme porte le registre. Voici les principaux articles de cet acte : « Le vingt troisième jour de novembre par chacune année à venir, le lendemain de ladite feste et solemnité, suivant ce qu'il pleut à Messieurs du chapitre, pour accorder l'an passé par l'intercession de Monseigneur de Blanfossé, Raoul Boullene, trésorier en ladite église, sera célébré un puy ou concertation de musique en la maison des enfants de chœur dudit lieu. — Auquel puy seront receuz moletz latins à cinq parties et deux ouvertures dont le texte sera en l'honneur de Dieu ou collaudation de la D. Vierge et sera délivré au meilleur motet l'*orgue d'argent* et au débatu qui est le meilleur d'après la *harpe d'argent.* — Seront receus chansons à cinq parties à tel dict qu'il plaira au facteur, hors texte scandaleux partout. La meilleure aura pour loyer le *lût d'argent*, celle qui fera le débatu la *lyre d'argent.* — L'air à quatre parties trouvée la plus agréable sera gratifiée du *cornet d'argent.* — La meilleure chanson légère, facescieuse aussi, à quatre parties seulement, emportera la *flûte d'argent.*

— « Au plus excellent sonnet chrétien françois faict à deux ouvertures sera donné le *triomphe de la Cécile enrichi d'or*, qui est le plus grand prix. — A l'entour des prix susdits seront escriptes et gravées les devises suivantes : pour l'orgue : *Pectora plena Deo rapis atque sono inseris astris*; pour la harpe : *Protinus ad numeros mens acta furore quiescit*; pour le luth : *Ut numeris mens læta tuis et plena quiete*; pour la lyre : *Legit amor tua plectra; potes nam solvere curas*; pour le cornet : *Pectora mœsta moves dum cœlos aere findis*; pour la flûte : *Tibia læta, jocos et Bacchi munera sitis*; pour le triomphe : *In te omnis choros hinc virtus tua clara refulget.* Aux pieds de la figure de la Cécile sera escript : *Trophæum virginitatis ergo*; au doz de chacun des dits prix, faits en forme de bague en ovale, sera pour heureuse mémoire escript le nom du prince en l'année duquel aura esté le dit puy celebré, à sçavoir au doz des cinq premiers prix ce qui en suit : *Victori ad aram ebroicensem. principe. anno.* Et au doz des deux concertans ou débattuz sera escript : *Certanti ad aram ebroicensem. principe. anno.* » Et plus bas : « Et pour ce qu'il est trèsséant et necessaire pour la decoration dudit puy de faire par chacun an nouvelles invitations aux musiciens, le prince en son année aura soin d'employer quelque gentil esprit à composer nouvelles semonces en latin et en françois, comme le motet est latin et la chanson françoise. Lesquelles il fera délivrer correctes et en temps opportun audit Adrien Leroy pour de bonne heure les imprimer et les envoyer aux maistres musiciens des villes prochaines et éloignées qui par ce moyen seront advertis de la celebration et continuation dudit puy. » Ensuite : « Le jugement résolu, le prince accompagné des fondateurs et confreres, marchent avec les chantres, lesquelz, pour rendre grâce à Dieu de l'heureux succès de leur concertation, s'iront presenter devant le grand portail de l'église Notre-Dame, et là chanteront à haulte voix les deux motets premiers au puy, après chacun desquelz chantés ils feront entendre aux assistants pour le doyen le nom des autheurs suivant ce qui fait en a esté l'an passé. — A leur retour dedans la cour de la maison des enfants de chœur, ils chanteront semblablement à haulte voix les chansons, airs et sonnets premiers, et sera déclaré aux assistants le nom des autheurs. » Enfin l'acte se termine par cette clause : « Et affin que les œuvres plus excellents qui auront esté premiers et aultres qui pourroient meriter et servir à l'Eglise et apporter instruction aux enfants de chœur et aultres, ne tombent en oubly, le maistre des enfans sera tenu transcrire ou faire transcrire en cinq livres, qui lui seront baillez pour cet effet, appartenant aux fondateurs, toute la musique susdite qui sera premier et qui pourroit mériter prix avec le nom des autheurs. » — Ce qui suit mérite d'être remarqué : « Mon dict seigneur (le duc d'Aumale) n'estoit présent, madame son épouse assista durant toute la solemnité, et par son commandement fut inséré au présent repertoire ce que dessus. » — La présence de cette dame........ est assez singulière, car le puy finissoit, comme la fondation dont nous avons parlé plus haut, par un repas.....

On doit regretter que ce registre n'ait pas été achevé, ce que l'on voit par la liste des princes qui va jusqu'en 1602, tandis que celle des prix, qui est très-importante à cause des renseignements biographiques que l'on y rencontre, ne va que jusqu'en 1589; et cependant on distribuait encore des récompenses après cette époque, puisque je trouve une quittance de Rousset, orfèvre d'Evreux, en date du 27 novembre 1614, pour payement de quatre prix d'argent, savoir : l'*orgue*, le *luth*, la *lyre* et la *harpe*.

Tels sont les renseignements que j'ai pu rassembler sur les puys de musique en France. On peut les désirer plus nombreux sans doute; mais, tels qu'ils sont, il m'a semblé qu'ils étaient surtout précieux, en ce sens qu'ils servaient à prouver que la France s'est toujours distinguée dans les institutions favorables aux beaux-arts.

(Bottée de Toulmon.)

— A propos d'une monnaie portant :

GILLE. DAMOVRETTE. MAISTRE : DV. PVIS.

et qui représente la Vierge tenant dans ses bras l'enfant Jésus, auprès d'elle un puits, M. Rigolleau s'exprime ainsi :

« La confrérie de Notre-Dame-du-Puy d'Amiens est célèbre; elle a été établie dit-on, en imitation de celle qui existait au Puy-en-Velay. Les uns prétendent que le nom de puy vient de *podium*, signifiant lieu élevé, théâtre; d'autres le rapportent à un miracle de la Vierge du Puy-en-Velay, qui sauva un enfant de chœur jeté dans un puits par un Juif. Ce meurtre, qui aurait été commis vers l'an 1325, fut l'occasion du bannissement de tous les Juifs qui habitaient cette ville. Cette tradition est la plus en vogue à Amiens, et dans la chapelle de la cathédrale, où cette confrérie se réunissait, on voit une statue de la Vierge retirant un enfant d'un puits, avec l'inscription : *Origo confraternitatis putei*. Dans le XVe siècle, les confrères représentaient, le jour de leur fête, quelque mystère, et donnaient une couronne d'argent à l'auteur de la meilleure ballade en l'honneur de Notre-Dame. On nommait chaque année un roi ou maître du puy, qui adoptait une devise. On a la liste de ces maîtres depuis l'an 1389 jusqu'en 1755... Gilles d'Amourette, marchand, receveur de Rubembré, fut maître du puy en 1510. »

Suivent des détails sur l'établissement de la confrérie de la Paix, au Puy-en-Velay, qui remonte, selon Rigord, historien de Philippe-Auguste, jusqu'en 1183.

« Dans la suite des temps, ces confréries encouragèrent les lettres et les arts, en couronnant les poëtes, en commandant des monuments de sculpture et des tableaux, dont quelques-uns, exécutés par de bons maîtres du commencement du XVIe siècle, se conservent encore à Amiens.

« Le palinod de Caen, qui se nommait le *puy de la Conception*, parce qu'il avoit lieu le jour de la Conception de la Vierge, remonte, dit-on, au XIe siècle. Il me semble que l'on confond mal à propos l'établissement de cette fête littéraire avec celui de la fête de la Vierge, qui effectivement fut instituée, à la fin de ce siècle, par Guillaume le Roux, duc de Normandie, ainsi que Robert Wace, mort en 1180, le raconte dans une pièce de vers dont M. Roquefort a publié des extraits. Les concours littéraires n'eurent lieu que dans le XVIe siècle......... (« Il existait des associations semblables dans les principales villes de la Normandie, notamment à Rouen et à Dieppe. Là, les palinods se faisaient les jours de la Nativité et de l'Assomption de la Vierge [note de M. C. Leber.] ») A Valenciennes, qui réclame l'honneur d'avoir donné l'exemple de ces associations, où le *chapel de rose* récompensait la plus belle chanson, la confrérie de Notre-Dame-du-Puy ne fut érigée que vers l'an 1229. La même confrérie s'établit à Douai au XIVe siècle. Les Jeux Floraux de Toulouse ne remontent qu'à l'année 1324. »

M. Rigolleau cite ensuite une autre monnaie portant :

POUR. LES. CHANTRES. DU. PUY.

℟. SANCTA. MARIA. ORA PRO NOBIS.

qui confirme ce qui vient d'être dit de la pièce précédente. (Voy. *Monnaies des évêques des innocents et des fous;* Paris, 1837, pp. 128-132.)

PYCNUM. — Rien, dans la musique des Européens, ne ressemblant au πυκνὸν des Grecs, il est impossible de représenter ce *système de trois sons très-rapprochés* par aucun mot français actuellement existant, sans s'exposer à en donner une idée entièrement fausse. Pour des idées nouvelles, il faut des mots nouveaux ; et dans la nécessité d'inventer une expression spéciale, je me suis décidé, après de longues hésitations, et n'imaginant rien de mieux, à franciser ou plutôt à latiniser le mot grec........ Je ferai observer que le mot πυκνὸν, qui joue un si grand rôle dans la musique ancienne, n'y signifie pas précisément *dense* ou *serré*, mais bien *divisé en petites parties*, ce qui n'en est pas moins conforme à la signification radicale du mot, parce que, plus sont petites les parties dans lesquelles une ligne est divisée, plus les points de division sont rapprochés ou serrés les uns contre les autres.....

« Le *chromatique mou* se divise, d'après Euclide, en deux *diésis chromatiques*, composés chacun de quatre *douzièmes* ou un *tiers* de ton, et les vingt-deux *douzièmes* restants; de sorte que le *pycnum* se trouve composé de huit *douzièmes* de ton, ce qui fait deux *diésis* enharmoniques et deux *douzièmes* de ton, ou ce qui est la même chose, *trois diésis* moins *un douzième de ton*. » (M. VINCENT, *Notice sur les manuscrits grecs*, pp. 21, 22 et 102.)

Q. — Cette lettre, dans l'alphabet significatif des ornements du chant, de Romanus, signifie que l'*u* perd sa force (*vim suam amittere queritur*).

QUARRE (725). — « On appelait autrefois B *quarré* ou B *dur* le signe qu'on appelle aujourd'hui *béquarre*. » (J.-J. ROUSSEAU.)

QUARRÉE ou BRÈVE. — « Sorte de note faite ainsi ═══, et qui tire son nom de sa figure. Dans nos anciennes musiques, elle valait tantôt trois rondes ou semi-brèves, et tantôt deux, selon que la prolation était parfaite ou imparfaite.

« Maintenant la *quarrée* vaut toujours deux rondes, mais on l'emploie fort rarement. » (J.-J. ROUSSEAU.)

QUART DE SOUPIR. — « Valeur de silence qui, dans la musique italienne, se figure ainsi ⋎ ; dans la française, ainsi 𝄿 et qui marque, comme le porte son nom, la quatrième partie d'un soupir, c'est-à-dire l'équivalent d'une double croche. » (J.-J. ROUSSEAU.)

QUART DE TON. — « Quatrième partie de l'intervalle d'un ton. Notre oreille n'est point habituée à mesurer de si petits intervalles; c'est pourquoi celui-ci n'est employé ni dans la mélodie ni dans l'harmonie. Les peuples orientaux, habitués à faire usage de beaucoup de petits intervalles dans la musique, ont une gamme chromatique par quarts de tons. » (FÉTIS.)

QUARTE. — La quarte, en grec διατέσ-

(725) Orthographe du temps de Rousseau, pour *carre*, *carrée*.

σάρων, comprend deux tons et un demi-ton. Le demi-ton peut être placé au commencement, comme dans *mi fa sol la*, au milieu, comme dans *ré mi fa sol*, ou à la fin, comme dans *ut ré mi fa*

Suivant Marchetto de Padoue (*Lucidarium musicæ planæ*, traités V et VI), la quarte est une *consonnance divine*, parce qu'elle mesure le sacré quaternaire des pythagoriciens, et sur cette belle découverte on faisait des successions interminables de quartes !

Toutes les octaves ne peuvent être divisées par quartes ou arithmétiquement dans l'ordre diatonique, car si nous prenons la série des quartes : *sol ut, la ré, si mi, ut fa, ré sol, mi la*, nous nous trouverons arrêtés à *fa si* qui n'est pas une quarte juste, qui est plutôt une quarte excédante. De même, toutes les octaves ne peuvent être divisées harmoniquement ou par quintes, car si nous disons : *ut sol, ré la, mi si, fa ut, sol ré, la mi*, nous nous trouverons pareillement arrêtés à la quinte diminuée ou fausse *si fa*. Or remarquez que dans l'une et l'autre progression, ce sont ces deux intervalles qui viennent se heurter l'un contre l'autre et produire le *triton fa si, si fa*, c'est-à-dire un intervalle de trois tons consécutifs.

C'est pour cela que le *si* a été bémolisé, c'est-à-dire qu'il est devenu corde mobile, tantôt procédant de la propriété de bécarre, tantôt procédant de la propriété de bémol.

C'est pour cela que le tétracorde synemménôn des Grecs a été ajouté.

C'est pour éviter la mauvaise suite que cette corde mobile donnait au chant, que la solmisation des hexacordes ou des muances a été imaginée.

C'est enfin en mettant hardiment en présence ces deux intervalles dont la relation était sévèrement proscrite autrefois, à tel point qu'on l'appelait le *diable en musique*, *diabolus in musica*, qu'un compositeur du XVIe siècle a donné naissance à l'art moderne et a créé une tonalité nouvelle.

La quarte de tout temps a été l'objet de discussions fort vives entre les musiciens. Francon l'avait admise au nombre des consonnances parfaites; J. de Muris l'en retrancha ; plus tard elle prend son rang parmi les consonnances imparfaites; mais elle est bannie, sauf quelques exceptions, du contrepoint simple, parce qu'elle manque d'aplomb et qu'elle fait pour ainsi dire boiter l'harmonie. Cette considération n'empêche pourtant pas que dans certains cas autres que le contrepoint, elle ne produise un fort bel effet, par exemple : l'accord de sixte et quarte qui commence et termine l'andante de la symphonie en *la*, et le même accord employé par les trombones basses dans la fanfare de la *Marche au supplice* de M. Berlioz.

Villoteau observe que l'instrument appelé *Kemangeh a'gouz* chez les Orientaux, dont l'accord est la quarte formée par *sol*, pincé par la première corde, et *ré* inférieur, pincé par la deuxième corde, est en rapport avec le principe harmonique des anciens, chez lesquels la quarte était regardée comme la plus parfaite des consonnances après l'octave, et comme le type de tout le système musical et la limite naturelle des divisions de ce système. Ce principe, continue-t-il, était fondé sur ce que les sons, dans l'ordre diatonique naturel (726), se présentent toujours respectivement de quarte en quarte dans les mêmes rapports entre eux. La quinte ne leur paraissait pas être une consonnance aussi naturelle, parce qu'elle ne résultait pas aussi directement de ce qu'ils appelaient l'*harmonie*, et qu'ils ne la regardaient que comme un renversement de la quarte ou un complément de l'octave. Elle était pour eux le renversement de la quarte, quand du son grave de cette consonnance on descendait à l'octave du son aigu, comme lorsque de la quarte descendante *fa, ut*, nous descendons à l'octave du premier *fa*, de cette manière : *fa, ut, fa;* elle était le complément de l'octave, quand on voulait passer du son aigu de la quarte à l'octave aigue du son *ut*, et que nous entonnons en montant *ut, fa, ut* : mais ils ne se servaient jamais de la quinte pour composer, ordonner ou diviser l'étendue de leur système musical. Par la même raison, ils ne l'employaient pas non plus dans l'accord de leurs instruments de musique.

QUARTE. — « Jeu de l'orgue. Quoique ce jeu soit à l'unisson de la doublette, on lui a donné le nom de *quarte*, parce qu'en suivant la progression ascendante des jeux du cornet, dont il est une des parties constituantes, il se trouve à la quarte au-dessus du nasard. Aussi l'appelle-t-on réellement *quarte de nasard*, et ce n'est que par abréviation qu'on dit simplement *quarte*. » (*Manuel du facteur d'orgues;* Paris, Roret, 1849, t. III, p. 576.)

QUARTER. — Vieux mot qui s'appliquait à la manière d'exécuter le déchant qui procédait par *quartes* et par *quintes*. Le mot latin, comme l'observe Rousseau, valait le mot français. Ce mot latin était *diatessonare*.

QUILISME (*Quilisma*). — Sorte d'ornement dont Jean de Muris a traité, et qui devait être une tournure de chant; nous dirions aujourd'hui, une sorte de vocalise qui se faisait sur le neume final d'un morceau ou d'une période. Suivant M. Danjou (*Revue de la mus. relig.*, 1848, p. 75), la *plique* correspondait au *quilisma*, et les chantres de la chapelle pontificale, qui ont encore conservé l'usage du port de voix dans toutes les intonations, ne font qu'exécuter des pliques ou *quilisma*.

Ailleurs (*ibid.*, p. 82), M. Danjou dit, à

(726) « Nous appelons *ordre diatonique naturel* celui qui résulte d'une génération de sons naturels, tels que ceux du système des Grecs, qui étaient produits par cette génération harmonique *si, mi, la, re, sol, ut, fa*, dont ils avaient formé leur heptacorde *si, ut, ré, mi, fa, sol, la*. » (*Note de Villoteau.*)

propos de la couverture d'un livre intitulé : *Defensio belli Savonarolæ* (Bibl. du Vatican, impr. n° V, *m.*, 6, 33) : « Il résulte entre autres remarques de l'examen de ce fragment (écrit sur la couverture du livre), que le signe nommé *quilisma* avait une double fonction; il représentait, dans certains cas, un groupe de trois ou cinq notes ascendantes, et, dans d'autres cas, une sorte d'appogiature ou port de voix. Ce même effet apparaît souvent dans la notation proportionnelle, et est indiqué par le signe nommé *pliqua* ou plique, et qui avait également une double signification. Cette remarque, relative à la signification commune du *quilisma* et de la *plique*, a déjà été faite par le chanoine Lazare Belli, dans sa *Dissertazione sopra li pregi del canto gregoriano ;* Frascati, 1788, in-4°.

— « Le *quilisma* est un neume dont la valeur a été complétement méconnue dans les temps modernes. Le P. Marinelli, confondant cette figure sémiologique avec la plique ꟼ, a dit qu'elle avait la valeur d'une double note (*Via retta della voce corale;* Bologne, in-4°, 1671, 1re partie, chap. 2, observat. 3e). M. Danjou (*Revue*, année 1847, p. 269) a cru que le *quilisma* représentait tantôt un groupe de trois ou cinq notes ascendantes, tantôt l'appogiature de la plique.

« Avec un peu d'attention, toutes ces hésitations se seraient dissipées sans peine.

« Du Cange fait dériver le mot *quilisma* du grec χύλισμα, qui signifie *succus expressus*. Or, en appliquant cette étymologie au neume que j'essaye de faire connaître en ce moment, on voit qu'elle a tous les caractères d'une parfaite exactitude. Le *quilisma* est toujours représenté par une ligne brisée ∿∿. Les Ethiopiens, qui notent la musique avec l'alphabet *amara*, marquent constamment le son tremblé, cadencé, trillé, par la lettre *arakrek* ⁑. Le *kilisma* des Grecs modernes ressemble assez à cette figure brisée (∽), mais il n'a aucune valeur mélodique, et règle seulement les degrés de certaines notes. La ligne brisée (∿∿), signe de l'*n* chez les Egyptiens, représentait l'eau dans l'écriture de ces peuples. Les géographes de tous les pays et de tous les temps ont usé de ce trait ondulé, pour peindre aux yeux les surfaces liquides du globe terrestre. Ainsi, il est permis de croire *a priori* que lorsqu'on voit un pareil signe dans les neumes, c'est qu'il s'agit d'un tremblement de la voix, comme il s'agit ailleurs du tremblement ondulatoire de l'eau.

« Et ceci est tellement vrai qu'Engelbert, abbé d'Aimont, dans la haute Styrie, vers la fin du XIIIe siècle, dit positivement : *Vox tremula..... vocatur quilisma*, c'est-à-dire : *La voix tremblée s'appelle quilisme*. (Forkel, *Allgemeine Geschichte der Musick*, t. II, p. 347.) Et Jérôme de Moravie (*Tract. de musica*, ms. ex Biblioth. Reg., XIIIe s.), appelant *flos harmonicus* ce que les neumatistes antérieurs à lui nommaient *quilisma*, s'exprime en ces termes : *Est autem flos harmonicus, decora vocis sive soni et celerrima procellarisque vibratio. Procellaris dicitur eo quod procella fluminis aura levi agitata sine aquæ interruptione; sic nota procellaris in cantu fieri debet cum apparentia quidem motus, absque tamen soni vel vocis interruptione.* C'est de toutes ces traditions que le signe ∿∿ a pris naissance dans les temps modernes, pour s'ajouter au-dessus de certaines notes et marquer le trille.

« Intrinsèquement, le *quilisma* des neumatistes du moyen âge n'exprimait que deux notes ascendantes ou descendantes. La première était tremblée; la seconde rentrait dans la catégorie de la plique, c'est-à-dire qu'elle était *liquescente*, selon l'expression de Guy d'Arezzo. Toutes les erreurs proviennent de ce que les archéologues n'ont pas su faire cette distinction essentielle. » (*Antiphonaire de Montpellier*, préface, p. 33 et 34, transcription de M. T. Nisard, Bibliot. nat., suppl. lat., ms. n° 1307.)

QUINTE. — La quinte, en grec διαπέντε, comprend trois tons et un demi-ton, comme de *ut* à *sol*, de *ré* à *la*, de *mi* à *si*, quelle que soit la position du demi-ton.

Le renversement de la quinte produit la quarte, *ut sol, sol ut*.

L'observation que nous avons faite au mot Quarte, sur la division arithmétique ou harmonique de l'octave, s'applique également ici. La quinte forme une consonnance parfaite.

— Parmi les règles qui avaient pour but de prescrire l'étendue des sons que la voix devait parcourir dans le chant du discours et dans la récitation poétique, la principale était, selon Denys d'Halicarnasse, que la voix ne devait pas s'élever au delà d'une quinte, ni s'abaisser au-dessous de cet intervalle. « La mélodie du discours, dit-il, se renferme ordinairement dans un seul intervalle, que l'on nomme *diapente*, en sorte qu'elle ne s'élève pas au delà de trois tons et demi vers l'aigu, et qu'elle ne s'abaisse pas au delà de cet intervalle. » (Dionys. Halicar., *De collat. verb. græc. et lat.*, ex editione Sim. Bircovii; Samoscii, 1604, in-4°. — *Voy*. Villoteau, *Descript. des instrum. de mus. des Orientaux*.)

On voit ici combien le plain-chant se rapportait, à l'origine, à l'institution du discours chanté et de la récitation poétique, puisqu'il est de règle, dans le plain-chant, que la voix ne doit point s'élever au-dessus de la quinte de la finale, ni descendre au-dessous de la quarte de cette même finale, si ce n'est peut-être d'un degré au delà que l'on permet pour ne pas resserrer trop rigoureusement le chant dans les limites d'une octave. Mais c'est ce degré de plus, soit au-dessous de la quarte dans les modes plagaux, soit au-dessous de la quinte dans les modes authentiques, qui complète justement l'*ambitus* que Denys d'Halicarnasse attribue ici à la voix.

Il ne faut pas douter que le plain-chant n'ait été soumis d'abord aux règles de la *prosodie*, non de ce que nous entendons aujourd'hui par ce mot qui, dans l'acception que nous lui donnons, n'a plus aucun rapport avec le sens étymologique et des idées que les anciens y attachaient, mais avec cet art qui réglait la manière d'élever ou d'abaisser la voix dans le discours, de modifier les sons de la parole et d'en former une espèce de musique, suivant la vraie signification du mot *prosodie*, lequel, dans le grec comme dans le latin, est composé de deux mots qui veulent dire *pour le chant*.

QUINTE DU LOUP. — Pour se rendre compte de ce qu'était cette *quinte du loup*, il faut savoir que, dans l'ancienne partition au moyen de laquelle on accordait les orgues, on affaiblissait environ onze quintes d'un quart de *comma*. Cette altération était bien plus considérable qu'un douzième de *comma*, ce qui se fait ainsi pour rendre justes huit tierces majeures; et, comme en altérant ces quintes on ne parvenait pas à l'octave juste, on faisait tomber tout ce qui manquait sur une seule quinte que l'on sacrifiait, et qui devenait outrée; on avait soin qu'elle se trouvât sur le ton le moins usité. Les facteurs appelaient cette quinte, *quinte du loup*.

QUINTES CACHÉES. — « On donne ce nom, en musique, à des successions harmoniques qui font pressentir la succession de deux quintes consécutives. » (FÉTIS.)

QUINTOYER, ou QUINTER. — Vieux mot qui signifie faire la quinte dans l'harmonie. Ce mot s'appliquait probablement au déchant.

QUODLIBET. — « Pièce de musique, autrefois en usage en Allemagne, et qui était composée pour les voix sur des paroles comiques et quelquefois grivoises. » (FÉTIS.)

Dans les réunions annuelles de tous les membres de la famille des Bach, on chantait et on improvisait des *quodlibets*.

QUEUE. — La *queue* est ce trait perpendiculaire qui part de la tête de la note et qui monte ou descend à travers les lignes de la portée. La *longue*, dans le plain-chant, a une *queue*, et il n'est pas indifférent qu'elle soit placée à droite ou à gauche de la note. Cependant, il est un cas, celui de la *liaison*, où la queue sert seulement d'ornement aux notes et ne varie en aucune manière l'égalité de leur mesure.

Dans plusieurs signes de la notation figurée du moyen âge, tels que la *ligature*, la *plique*, les différentes positions de la queue, à droite ou à gauche, changeaient la valeur de ces signes.

R

R. — Cette lettre, dans l'alphabet significatif des ornements du chant, de Romanus, est ainsi interprétée par Notker : *rectitudinem vel rasuram non abolitionis, sed crispationis rogitat*. Suivant l'abbé Baini (*Mém. sur Palestrina*, t. II, p. 84) le *trille* commencé par la figure *tremula* se terminait par la lettre *R*.

RALEMENT D'UN TUYAU D'ANCHE. — « On dit qu'un tuyau d'anche râle lorsqu'il ne parle pas net, qu'il a un son enroué, désagréable. » (*Manuel du facteur d'orgues;* Paris, Roret, 1849, t. III.)

RALLENTANDO, *en ralentissant*. — « Ces mots se mettent sous les passages d'un morceau de musique dont l'expression exige que le mouvement soit ralenti dans de certains endroits. » (FÉTIS.)

RAVALEMENT. — « On désigne par ce terme les touches d'un clavier qui sont ajoutées en dessous de son étendue ordinaire, et par analogie on l'a appliqué aussi aux notes qui excèdent les quatre octaves dans les dessus des claviers à la main, mais qui ne complètent pas une cinquième octave. Aux pédales, le ravalement s'entend toujours des notes au-dessous du C, et l'on dit : un ravalement en A, en G, en F (ce qui est le plus grave), selon que le clavier descend en *la*, ou en *sol* ou en *fa*. Il est rare que l'on fasse descendre les tuyaux à bouche dans ce ravalement, parce que leur grosseur, leur hauteur et leur prix sont souvent des obstacles, mais il vaut mieux donner moins d'étendue au clavier et le compléter. Aux claviers à la main, il est très-rare de trouver un ravalement dans les basses, mais dans les dessus on le fait monter jusques et compris le *fa*, ce qui donne quatre octaves et demie d'étendue. » (*Manuel du facteur d'orgues;* Paris, Roret, 1849, t. III.)

(*RÉ*. — « Syllabe par laquelle on solfie la seconde note de la gamme. Cette note, au naturel, s'exprime par la lettre D. »
(J.-J. ROUSSEAU.)

REBEC. — « Instrument d'une forme à peu près semblable à celle du violon, dont on faisait usage en France dans le moyen âge, et qui ne fut abandonné qu'à la fin du XVIIe siècle par les ménétriers. Le rebec était monté de trois cordes; il y avait des dessus, des quintes, des tailles et des basses de rebec. » (FÉTIS.)

RECIT. — « On appelait autrefois de ce nom tout morceau de musique à voix seule. On disait *un récit de taille, de basse* ou *de haute-contre*, pour un air un motet écrit pour ces voix. » (FÉTIS.)

RECLAME (*Regressus*). — On appelle *réclame* dans les répons et dans les invitatoires la reprise qui a lieu après le verset ou le psaume. Ainsi, dans les répons, on chante le répons d'abord, puis le verset, puis on répète le répons: c'est ce qui s'appelle la *réclame*, qui se marque par un signe, et de là vient ce nom de *répons*. — *Responsorium circumdederunt cum versu et regressu, sine Gloria.* (*Cærem. vet. ms. eccl. Carnot.*) — *Cantore incipiente responsorium* Sicut ovis ad occisionem, *cum versu et regressu*. — Infra. *Cantor incipiat* Maria Magdalene, *cum versu et regressu*. — Rursum : *tres de majori sede cantent versum in pulpitum* Veni sancte Spiritus. *Et dum cantabunt, chorus flectat genua.* Regressus. *et repleti.* (*Ordin. mss. Rotomag.*, *ap.* Du Cange.)

RECORDATION, Recorder.—A l'abbaye de Fontevrault, on *recordait* les leçons devant le bibliothécaire, et devant le chantre les répons qu'on devait chanter à l'église. (*Voy. liturg.*, p. 110.) A Saint-Lô (*S. Laudus*) de Rouen, on faisait *recorder* les leçons des matines à ceux qui les devaient chanter, ainsi qu'à la cathédrale. (*Ibid.*, p. 393.)

On comprend que cet usage de *recorder* (se remémorer) ce qu'on devait chanter à l'office n'était propre qu'aux églises où il était prescrit de *chanter de mémoire.*

A Saint-Maurice de Vienne en Dauphiné, les *recordations* avaient lieu tous les samedis pour le bas chœur. (*Ibid.*, p. 9.)

REDUPLICATION. — Lebeuf applique ce mot à une répétition de neumes sur le dernier mot des grands répons, ce qui se faisait quelquefois pour donner le temps de rentrer au chœur après une station faite dans la nef.

Rousseau a fait un article sur le mot *duplication* qu'il applique à une sorte de périélèse. Nous pensons qu'il se sera trompé. Nous ne voyons rien de semblable dans les auteurs.

REGALE. — « Ancien jeu de l'orgue qui n'est plus guère d'usage que pour les orgues en table. C'est aussi le nom générique d'un assez grand nombre de jeux d'anches dont on ne trouve plus que la description dans les auteurs anciens. Il paraît que l'origine du mot *régale* vient d'un instrument autrefois très-estimé, et qui, à raison de son prix élevé, ne pouvait être acheté que par les grands personnages, ce qui lui valut l'épithète de royal (*regalis*), d'où l'on a fait *régale.* » (*Manuel du facteur d'orgues;* Paris, Roret, 1849, t. III.)

REGISTRE. — Le mot de *registre* vient de *regere*, parce que l'organiste *régit* et gouverne le vent par leur moyen.

« Les registres sont des règles mobiles (qui font partie du sommier) qui servent à ouvrir ou fermer le vent au jeu, au moyen des tringles carrées qu'on appelle *tirants*, qu'on tire ou qu'on repousse, et qui sont placées aux deux côtés de la fenêtre du clavier. Ces tirants communiquent leur mouvement aux pilotes tournants, lesquels le transmettent aux balanciers, et ceux-ci aux registres auxquels ils sont accrochés. C'est ainsi que l'organiste ouvre et ferme les jeux. Quand il veut toucher l'orgue, il ouvre les jeux dont il a dessein de se servir en tirant les baguettes nommées *tirants* qui sont relatives à leurs registres; il baisse avec ses doigts les touches du clavier qui font ouvrir les soupapes au moyen de l'*abrégé* (c'est une machine faite pour transmettre le mouvement des touches aux soupapes). Le vent entre alors dans les gravures ouvertes, et fait parler les tuyaux des jeux dont les registres sont ouverts. A mesure que l'organiste lève ses doigts, les soupapes, en se relevant au moyen d'un ressort placé sous chacune, bouchent les gravures comme auparavant, et les touches se relèvent en même temps. » (*Man. du facteur d'orgues;* Encycl. Roret, t. Ier, p. 98.)

REGISTRES DE LA VOIX. — « Etendue naturelle de chaque genre de voix. La voix de poitrine est un *registre;* la voix de tête, communément appelée *faucet*, et plus exactement *sur-laryngienne*, est un autre registre. L'égalisation de l'intensité et de la qualité du son dans le passage d'un registre à l'autre est une des plus grandes difficultés de l'art du chant. » (Fétis.)

RELATION. — On appelle *relation* le rapport qui existe entre un intervalle et un autre. Les *relations* justes sont celles qui ont lieu entre deux intervalles qui sont produits de la division harmonique ou de la division arithmétique, comme *ut fa*, *fa ut*. Les *relations* fausses sont celles qui se font entre des intervalles qui ne sont produits ni de l'une ni de l'autre de ces divisions; comme *fa si*, *si fa*. De là vient la propriété de la note *si* d'être variante, c'est-à-dire de subir la propriété de *bémol* ou de *bécarre*, pour éviter la fausse *relation* du triton. De là vient aussi l'emploi de la *note feinte* ou *musique feinte*, toutes les fois que la suite de l'ordre diatonique amène cette même *relation* de triton.

RÉMISSE. — « Les sons *rémisses* sont ceux qui ont peu de force, ceux qui étant fort graves ne peuvent être rendus que par des cordes extrêmement lâches, ni entendus que de fort près. *Rémisse* est l'opposé d'*intense*, et il y a cette différence entre *rémisse* et *bas* ou *faible*, de même qu'entre *intense* et *haut* ou *fort*, que *bas* et *haut* se disent de la sensation que le son porte à l'oreille; au lieu qu'*intense* et *rémisse* se rapportent plutôt à la cause qui le produit. »

(J.-J. Rousseau.)

RENTRÉE. — Lorsque une voix ou un instrument ont fait un silence, ils opèrent leur *rentrée* sur telle note, tel accord. Mais ce mot s'applique surtout au sujet et à la réponse d'une fugue.

RENVERSEMENT. — Le renversement est la substitution à un degré inférieur d'un son qui par rapport à un autre se trouve à un degré supérieur, et réciproquement. Ainsi, par exemple, *ut fa* forment un intervalle de quarte; placez *fa* en bas et *ut* en haut, vous aurez une quinte *fa ut* qui sera le renversement de la quarte.

Dans le contrepoint et dans la fugue, le renversement repose sur le même principe; c'est l'échange réciproque des sons entre les parties supérieures et inférieures.

« C'est un fait connu des harmonistes les moins habiles, dit M. Fétis, que deux notes étant données, elles forment des intervalles différents selon que leur position respective est ou supérieure ou inférieure; *ut* et *mi*, par exemple, formant une tierce si *mi* est dans une position supérieure à *ut;* si c'est le contraire, il en résultera un intervalle de sixte. C'est cette faculté de changement de position respective des notes qu'on appelle *ren-*

versement. » (Fétis, *Traité du contrepoint et de la fugue*, liv. III, p. 2.)

REPLIQUE. — On appelait réplique la répétition d'un ou de plusieurs intervalles à l'octave, ou à la double, ou à la triple octave.

REPONS, ***RESPONSORIUM***, ***RESPONSUM*** (quelquefois ***RESPONSORIA, Æ***), *chant responsorial, responsorius cantus.* — « *Responsorium, responsorius cantus*, cantus ecclesiastici species, sic dictus, inquit Isidorus, lib. I *De Eccl. offic.*, cap. 8, et lib. VI *Orig.*, cap. 19 : *Quod uno canente, chorus consonando respondeat.* Rabanus, lib. II *De Instit. cleric.*, cap. 51 : *Responsoria ab Italis longo tempore ante* (Antiphonas) *sunt reperta, vocata hoc nomine, quod uno canente chorus consonando respondeat. Antea autem id solus quisque agebat, nunc interdum duo vel tres communiter canunt, choro in pluris respondente.* — Idem, lib. I, p. 33 : *Inter responsoria vero et antiphonas hoc interest, quod in antiphonis unus dicit versum, in responsoriis vero alternant versibus chori.* » (*Ap.* Du Cange.)

Responsorium modulatum « Statut. Gaufr. abb. Rivipul., ann. 1157, ex cod. Reg. 5132, fol. 102, r° : *Cantor ebdomadarius in loco suo* responsorium *beatæ Mariæ, non breve, sed* modulatum *solus decantabit.* » (*Ap.* Du Cange.)

— Reponsorial, anciennement Responcier, Responsoire, en latin *Responsoriale, Responsonarium*, livre ecclésiastique contenant les répons » Necrolog. Parthenonis S. Petri de Casis : 15. *Aug. Randona domina d'Aleto dedit duos libros vocatos* Responcier. » — « *Responsoire* » dans l'inventaire ms. de l'église de Cambrai, de l'an 1371. (*Ap.* Du Cange.)

— *Responsum*, vel *Responçum* vel *Responsus.* « Nonnihil est discriminis est *Responsum*, seu *Responsorium*, inter et *Graduale.* Hoc peculiare *Responsorium* est, quod in gradibus, sive juxta pulpiti gradus, canitur; illud vero, quod matutinis, aliisve horis canonicis, ubi voluerit clerus, cantari consuevit. »

— « *Responçum* vel *Responsus*, eadem notione. Ceremoniale ms. B. Mariæ Deauratæ : *primus* (responcellus, c'est-à-dire *répons bref*) *loco quarti Responci; et secundus dicitur loco octavi Responci; tertiusque dicitur loco duodecimi Responci. Diebus vero in quibus est istoria propria, et in festis habentibus proprietatem chantus non habent locum Responcelli, sed omnes Responci dicuntur per ordinem, et etiam in festis in albis vel in capis seu majoribus.* » (*Ap.* Du Cange.)

— *Des grands répons.* — « Dans les grands répons, qu'on appelle simplement du nom de répons, tels que sont les répons des nocturnes, il y a trois choses à observer, qui sont l'Imposition, le Verset et la Réclame.

« L'imposition ou intonation finit presque toujours par une périélèse, laquelle dans l'Antiphonier est suivie d'une barre transversale ou perpendiculaire. Le chœur continue aussi le répons jusqu'au verset.

« Dans les simples fêtes et semi-doubles le répons est entonné par un seul chantre ; dans les doubles, par deux.

« Le verset du répons est chanté par celui ou par ceux qui ont entonné le répons. Il a une double périélèse, selon l'usage de Paris (727), une au milieu, et une à la fin. Si les paroles en sont courtes, il n'en a qu'une, qui est celle de la fin. Si ce verset a un chant propre, alors il a davantage de périélèses, à proportion de la quantité de paroles (728). La périélèse de la fin doit se chanter plus lentement, pour avertir par là le chœur qu'il se dispose à chanter la reprise.

« Le verset étant fini, cette reprise est faite par le chœur à l'endroit du répons marqué d'une étoile et d'une double barre transversale.

Après la réclame, si l'on doit dire *Gloria Patri*, on le trouve ou dans son lieu du répons même, s'il est propre, ou à la fin du livre, selon le mode du répons.

« En l'église métropolitaine, on ne touche jamais de (*sic*) l'orgue aux répons des vêpres ni des nocturnes; ailleurs on en touche suivant l'usage des lieux. (Cependant il faut observer que si l'on partage le corps du répons entre l'orgue et le chœur, ce n'est pas toujours l'astérisque ou étoile, non plus que les deux barres transversales, qu'il faut prendre pour la marque de ce partage, parce qu'il s'ensuivroit quelquefois de là que la première partie du corps de ce répons finiroit hétéroclitement, soit pour le sens, soit pour le chant, et qu'elle resteroit suspendue à un *et* ou a un *quia.* Mais si on partage le corps du répons en deux, soit avant le verset, soit à la répétition qui se fait aux fêtes annuelles, après le *Gloria*, en ce cas il faudra prévoir l'endroit où le chant finira, soit que ce soit l'orgue qui l'exécute, ou que ce soit un des côtés du chœur. Et pour éviter l'inconvénient de rester court après un *et* ou après un *quoniam*, il conviendra de marquer le lieu du partage, suivant que le sens l'exige, parce que l'étoile n'est que pour indiquer la reprise d'après le verset, et la croix pour désigner celle d'après le *Gloria Patri*, et non pour d'autre usage.)

« Dans les répons où avant le verset on intercale un psaume ou bien un cantique, on observe ce qui est marqué dans l'Antiphonier aux vêpres du jour de Pâques, sur le *Laudate* et l'*In exitu.* En ces cas, c'est le commencement du verset qui régit la terminaison psalmodique de ce qu'on y chantera, laquelle sera différente, selon que ce commencement de verset sera différemment modulé... »

Des répons brefs. — « Les répons brefs sont toujours chantés par un seul, excepté à

(727) Oui, selon l'usage de Paris qu'il faut se garder d'imiter ailleurs.

(728) Aimez-vous la *périélèse?* on en a mis partout.

primes et à complies des doubles et au-dessus, auxquelles fêtes ce sont deux clercs qui les chantent.

« Celui qui le chante fait une périélèse à la fin, comme on voit au *Christe fili* de l'Antiphonier ou du Psautier à primes; le chœur répète le même répons sans périélèse.

« Le tout est assez expliqué dans l'Antiphonier. On voit au Commun la manière de les chanter avec *Alleluia.* » (*Traité sur le chant ecclés.*, par l'abbé Lebeuf, pag. 245-248.)

Des grands répons et de leurs parties. — — « Le nom de répons paroît venir de ce qu'il est toujours ou presque toujours précédé d'une leçon, grande ou petite; grande, comme celles de l'office nocturne; ou petite, comme les capitules, dont il est comme une récollection en forme de réponse, ou de réflexion sur ce qu'on vient de lire ou sur ce qui fait le sujet de la solemnité.

« Un répons est un texte qui a différentes parties: un texte suivi qui fait le corps du répons, ensuite un autre texte qui fait le verset, après lequel on reprend une partie du premier texte, ce qu'on appelle *réclame.* Il a aussi souvent le verset *Gloria Patri*, ensuite duquel on reprend aussi la réclame, ou on répète le texte du répons en entier, chaque église selon ses usages.

« Pour bien composer le chant d'un répons, il faut une attention particulière à toutes les parties. Le chant du corps du répons doit être plus orné que celui d'une antienne ordinaire. Le compositeur doit donner un corps à ce répons, qui ne soit ni trop chargé, ce qui le rendroit trop lourd et insipide, ni trop simple, ce qui le rendroit semblable aux antiennes; mais il doit lui donner une mélodie grave et mâle, et toujours suivant l'exigence du mode choisi, dont il ne faut point s'écarter; varier les différentes progressions soit en montant, soit en descendant. Si le texte demande plusieurs terminaisons, à cause qu'il est composé de plusieurs phrases, il faut, autant qu'on le pourra, les varier et garder la plus parfaite et la plus préparée pour la dernière, si ce n'est qu'il y fallût quelque tour singulier à cause d'une expression rare ou extraordinaire du texte.

« Les versets des répons sont ordinairement sur une routine particulière à chaque mode. Quand on suit ou qu'on veut employer cette routine, il faut veiller à ne point couper le sens du texte, diviser où la lettre le demande et où elle peut souffrir cette division. Il n'est pas nécessaire que le verset d'un répons se termine par la note finale du mode, qui est seulement et nécessairement la note finale du répons. Le chant du verset *Gloria Patri* doit être imité sur le chant du répons, mais il n'est pas nécessaire qu'il en prenne toutes les notes ni qu'il se termine toujours de même. Le chant des versets des répons doit être plus léger et moins chargé que le chant du corps du répons.

« Un répons est comme un corps, et les versets comme les bras ou les jambes de ce corps; qu'il serait difforme si ces membres étoient aussi gros que le corps !

« Les versets qui ont un chant propre et particulier sont ordinairement plus beaux que ceux qui sont seulement suivant la routine. On fait très-bien d'en avoir de tels, surtout aux offices solemnels. C'est une richesse dans un Antiphonier. On les a rendus très-rares dans celui de Paris. On a cru que les périélèses ou cadences, aussi multipliées qu'elles le sont, donnoient assez de beauté. Cet usage de les multiplier dans les versets n'est pas ancien, puisqu'on ne les trouve point dans l'Antiphonier de cette église, imprimé sous le pontificat de M. de Gondy, ni dans les précédens, ni dans les autres églises, où on ne fait ces cadences qu'à la fin de chaque verset pour avertir le chœur de reprendre la réclame.

« Après le verset le chœur reprend la partie du répons qu'on appelle *réclame.* Cette réclame doit être aisée à reprendre, naturelle, sonore, frappante; c'est ce qui fait une partie de la beauté d'un répons. Le compositeur doit y être attentif, en la comparant avec la fin de son verset; mais qu'il se donne bien de garde de la considérer comme une seconde partie du répons, qui lui feroit terminer la première partie avant cette réclame, comme ont fait quelques mauvais auteurs, et qui, par là, ont coupé le sens de la lettre du texte. Par exemple : *A peccato meo munda me quoniam : Iniquitatem meam ego cognosco.* Ne seroit-il pas insupportable de trouver la première partie de ce texte terminée à *quoniam.* De pareilles fautes ne sont pas rares.

« Il faut donc que, depuis le commencement du texte d'un répons jusqu'à sa fin, il n'y ait qu'un même corps de chant, d'où on puisse détacher une ou plusieurs parties, sans que cette division défigure ou soit occasion de défigurer ce corps.

« Quand le texte des versets d'un répons est plus long que le texte du répons même, comme cela arrive quelquefois, pour lors on doit charger d'un peu plus de notes le corps du répons, afin qu'il y ait une espèce de proportion de longueur entre le répons et son verset.

« Dans les églises où il est d'usage de faire chanter les répons, partie par l'orgue, partie par le chœur, il faut en faire le partage suivant le sens du texte, et non toujours à la réclame, pour éviter les inconvéniens dont on vient de parler ; et pour cela il faudroit, dans les livres de chant, marquer ces différentes parties du chœur ou de l'orgue par quelque figure, pour l'uniformité, comme on fait pour les réclames après les versets. Après le verset et le *Gloria Patri*, l'orgue peut et doit reprendre seulement les réclames où elles sont marquées ; cela n'a aucun inconvénient, parce que ces réclames ont toujours ou doivent avoir un sens parfait.

« Les répons des vêpres, qui se chantent ordinairement avec plus de cérémonie, doivent être aussi plus solemnels et plus graves, ce qui ne se peut qu'en les chargeant un peu plus de notes. Si les répons ont plusieurs versets, et par conséquent plusieurs réclames, il faut faire attention à ce que toutes les réclames, quoique différentes et sur différentes notes, s'accordent chacune avec la fin de chacun de ces versets. »

Des répons brefs ou petits répons. — « Un compositeur doit savoir qu'outre les répons dont nous venons de parler, il y en a d'autres qu'on appelle répons brefs, parce qu'ils sont courts et d'un chant simple et toujours uniforme, suivant les différents degrés de fêtes et suivant les temps où ils se chantent; s'ils doivent avoir *Alleluia* ou non : car après la Septuagésime, suivant le rite de l'Eglise latine, on doit les mettre sur un autre chant, parce qu'ils ne doivent point avoir *Alleluia*, à quelque degré que soit la fête qui y échoit.

« En Avent, presque toutes les Eglises s'accordent à n'employer pour l'office du temps que le même chant, qui est celui du répons bref de complies le plus commun.

« Il faut, sur le chant de ces répons, se conformer à l'usage de son église cathédrale. » (Poisson, *Traité du chant grégorien*, pp. 122 à 125.)

Comme on l'a dit ci-dessus, le graduel était appelé anciennement *Responsorium*, *Répons*, parce qu'après le verset le corps du graduel est répété. (*Voy. liturg.*, p. 158.)

— A Saint-Etienne de Sens, les jours de grande fête où l'évêque officiait aux premières et aux secondes vêpres, les deux chanoines qui tenaient le chœur avec le chantre et le bas-chœur allaient au trésor *quérir* l'évêque revêtu pontificalement, et, après l'avoir salué, le chantre imposait un *répons* convenable à la fête, que l'on appelait *in deductione episcopi*. Ce prélat était conduit au chœur par la porte méridionale. Aux secondes vêpres, la même chose se pratiquait, à cette seule différence que le préchantre y paraissait aussi, et que c'était lui qui commençait le *répons*. (*Ibid.*)

— « Saint Grégoire de Tours nous tesmoigne au huictiesme livre de son Histoire, chap. 2 et 3, que s'estant troué au disner de Gontran, roy d'Orléans, et petit-fils du grand Clouuis : le roy, ayant laué ses mains, prit la benediction des euesques là presens, puis, s'estant assis, commanda que le diacre, qui auoit le matin chanté messe deuant luy, entonnast un repons, et que les autres clercs (peut estre chappellains là presens), chantassent tous ensemble : — *Rex, ablutis manibus, accepta a sacerdotibus benedictione, ad mensam accedit, deinde medio prandii peracto, jubet rex ut diaconum nostrum, qui ante diem ad missas psalmum responsorium diceret, canere juberem, quo canente jubet iterum mihi, ut omnes sacerdotes qui aderant, per unam commonitionem, datis ex officio singulis clericis coram rege juberentur cantare. Per me enim secundum regis imperium admoniti, quisque, ut potuit, in ejus præsentia psalmum responsorium decantavit.* » (*Le grand aulmonier de France*, p. 133 et 134.)

Répons. — « Espèce d'antienne redoublée, qu'on chante dans l'Eglise romaine après les leçons de matines ou les capitules, et qui finit en manière de rondeau, par une reprise appelée *réclame*.

« Le chant du *répons* doit être plus orné que celui d'une antienne ordinaire, sans sortir pourtant d'une mélodie mâle et grave, ni de celle qu'exige le mode qu'on a choisi. Il n'est cependant pas nécessaire que le verset d'un *répons* se termine par la note finale du mode; il suffit que cette finale termine le *répons* même. » (J.-J. Rousseau.)

RÉPONSE. — On appelle ainsi l'imitation du sujet d'une fugue. Dans la fugue tonale, cette réponse se fait avec mutation, c'est-à-dire avec une légère altération pour déterminer la modulation. Dans ce cas, si la mutation a lieu au commencement de la réponse, la fugue est *tonale* proprement dite, si la mutation n'a lieu que vers la fin de la réponse, la fugue est *irrégulière*.

Dans la fugue réelle, la réponse se fait sans mutation.

Malheur au contrepointiste, à l'organiste, dont les connaisseurs peuvent dire : *Il a manqué la réponse !* Il ne s'en relèvera jamais.

REPOS. — On appelle *repos*, dans le plain-chant, le moment de suspension que l'on observe à la médiante ou à la terminaison des versets dans la psalmodie, et, dans les autres morceaux, entre les périodes, pour en marquer la distinction. Dans le plain-chant, on peut dire qu'il y a, comme dans la musique, le *repos incident* et le *repos final*.

Mais le mot de *repos* a une signification bien plus importante. On peut dire que le *repos* est l'expression du caractère propre au plain-chant.

Nous avons vu, en traitant des consonnances parfaites et imparfaites, sur lesquelles on s'est disputé si longtemps en vain, que leur véritable classification dépend du degré où elles expriment le sentiment du *repos*. En effet, dire que les accords consonnants sont appelés ainsi parce qu'ils sont les plus agréables, c'est dire une chose bien vague d'abord, bien fausse en second lieu; car il arrive fort souvent qu'une heureuse dissonance produit un effet délicieux par la vivacité même du désir qu'elle communique à l'oreille, tandis qu'un accord consonnant ne vous frappe souvent que par sa monotonie.

D'un autre côté, si l'on prétend que les consonnances parfaites ou imparfaites dépendent du plus ou moins d'harmonie des intervalles entre eux, on arrivera à admettre parmi les consonnances parfaites les tierces majeures et mineures, les sixtes majeures et mineures, et à rejeter parmi les imparfaites la quinte et l'octave, qui sont regardées comme des intervalles moins harmonieux. Et cependant, les sixtes manquent de ce qu'on appelle aplomb, et le sentiment de tonalité qui en résulte demeure indécis.

Il faut donc recourir à une autre règle, la seule vraie, qui est que la consonnance parfaite est celle qui fait naître le plus complétement l'idée de *repos*.

Or, comme le dit M. Fétis, « il est de certains systèmes de tonalité dans la musique, qui ont un caractère calme et religieux, et qui donnent naissance à des mélodies douces et dépouillées de passion, comme il en est qui ont pour résultat nécessaire l'expression vive et passionnée..... A l'audition de la musique d'un peuple, il est donc facile de juger de son état moral, de ses passions, de ses dispositions à un état tranquille ou révolutionnaire, et enfin de la pureté de ses mœurs ou de ses penchants à la mollesse. Quoi qu'on fasse, on ne donnera jamais un caractère véritablement religieux à la musique sans la tonalité austère et sans l'harmonie consonnante du plain-chant; il n'y aura d'expression passionnée et dramatique possible qu'avec une tonalité susceptible de beaucoup de modulations, comme celle de la musique moderne. » (*Résumé de l'hist. de la musique*, p. LIII.)

M. Fétis va devenir de plus en plus précis : « On comprend qu'un système de tonalité qui repoussait l'attraction des deux demi-tons de la gamme ne pouvait avoir pour base de l'harmonie que des accords consonnants; car, en l'absence d'attraction de ces notes de la gamme, il n'y a que *repos* dans la musique. » (*Gazette musicale* du 7 juillet 1850.)

Ainsi, la gamme du plain-chant étant constituée de manière à ce que les intervalles qui la composent soient dépourvus d'attraction et d'affinité les uns vers les autres, il s'ensuit que le plain-chant ne module pas; qu'aucun de ses degrés ne peut être pris pour élément de transition, et que, mélodique ou harmonique, il réalise sur chaque période, sur chaque note même, l'idée de *repos*. Ce qu'il exprime, c'est le calme des passions, la paix en Dieu, la vue de la cité permanente, *manentem civitatem*.

Quant à la musique moderne, M. Fétis vient de nous le dire, l'analyse de ses éléments prouve qu'elle est pourvue au plus haut degré de l'expression passionnée, agitée, de tout ce qui correspond à l'idée de l'être successif, variable et changeant, de cet être tellement ballotté par ses penchants, qu'il peut dire à chaque instant de sa vie : *Non habemus hic manentem civitatem.*

REPRISE. — *Reprise*, en musique, signifie la répétition d'un morceau. Un allegro de quatuor, de sonate, de symphonie, etc., est divisé en deux reprises. Ces reprises se marquent par deux barres flanquées de deux points aux deux côtés.

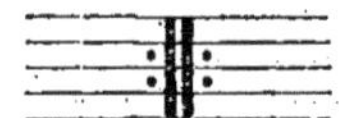

Le mot de reprise s'applique encore au moment où le sujet principal reparaît, bien que cela ait lieu dans le courant de la seconde reprise.

C'est de la même manière qu'on dit *reprise du sujet* dans la fugue, c'est-à-dire rentrée par le thème d'une partie qui a fait un repos.

Quelques auteurs donnent le nom de *reprise*, dans le mécanisme des hexacordes, à cette combinaison par laquelle chaque hexacorde vient prendre son point de départ sur un degré de l'hexacorde précédent.

PREMIER HEXACORDE.

Sol, la, si, ut, ré, mi.

DEUXIÈME HEXACORDE.

(*Reprise*) *Ut, ré, mi, fa, sol, la.*

TROISIÈME HEXACORDE.

(*Reprise*) *Fa, sol, la, si* ♭, *ut, ré.*

Le premier degré *ut* du second hexacorde étant le quatrième degré du premier, et le premier degré *fa* du troisième hexacorde étant le quatrième degré du second, c'est sur ces cordes *ut* et *fa* que s'opère la *reprise*.

On donne encore le nom de *reprise* dans le plain-chant à deux notes placées l'une auprès de l'autre sur la même corde et sur la même syllabe, de manière que la seconde forme effectivement une *reprise* de la mélodie; on doit alors les séparer en les articulant et en respirant après la première avant d'attaquer la seconde.

Exemple :

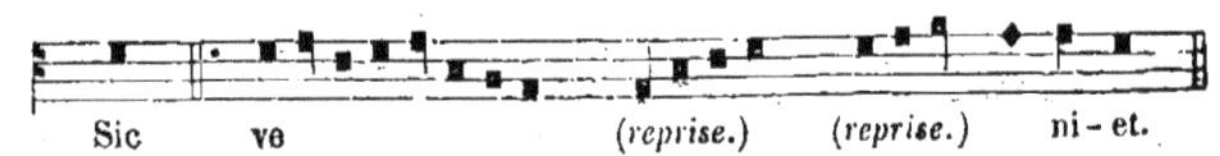

REQUIEM. — On appelle *Requiem* ou *messe de Requiem* une messe en musique composée pour les morts, à cause des premiers mots de l'Introït : *Requiem æternam dona eis, Domine.* Le *Kyrie*, le *Sanctus* et l'*Agnus Dei* sont les trois prières communes à la messe ordinaire et à la messe de *Requiem*; et encore faut-il observer que le *Kyrie*, dans cette dernière, s'enchaîne pour l'ordinaire à l'introït *Requiem* et que l'*Agnus Dei* se termine par la supplication *Dona eis requiem... sempiternam*, ce qui en change entièrement le caractère. Mais le morceau saillant du *Requiem* est la prose *Dies iræ, dies illa*, si colorée, si dramatique et si variée de ton dans ses différentes strophes.

Nous n'avons pas dissimulé que nous sommes peu partisan des messes en musique, lesquelles, pour la plupart, ont le grand défaut, quelque mérite qu'elles aient d'ailleurs, de n'être plus des prières. Nous comprenons néanmoins qu'une poésie comme celle du *Dies iræ*, de l'*Offertoire*, du *Libera*, a dû tenter l'imagination des compositeurs, et qu'ils aient eu l'idée de mettre à contribution toutes les ressources et toutes les combinaisons de la science, d'appeler à leur aide toutes les forces d'une orchestration gigantesque pour retracer ce drame suprême de l'humanité. Nous ajouterons qu'à raison même du reflet de quelques traditions païennes dont le rite chrétien, dans la liturgie des morts, semble s'être pénétré, il est concevable que l'emploi des moyens et des effets de l'art profane se trouve jusqu'à un certain point justifié. Ne nous montrons pas plus sévère que l'Eglise et ne perdons pas de vue que Michel-Ange a mis la sibylle au rang des prophètes.

Mais disons quelques mots sur la prose des Morts.

Cette prose terrible et touchante, que l'Eglise entonne aux heures où elle porte le deuil de ses enfants; cette poésie qui tantôt éclate en formidables images, tantôt en sanglots déchirants; cette grande lamentation qui contient le cri d'angoisse de l'humanité à la vue de ce jour qui doit consommer le règne du temps et ouvrir le règne de l'éternité; ce chant lugubre, ce *Dies iræ*, ce monument de la foi qui a éclairé le monde depuis dix-huit siècles, nul ne sait dire quel en est l'auteur ni le moment précis où il a vu le jour. Il est bien vrai qu'il existe aujourd'hui des chants que toute oreille a entendus, que toute bouche a répétés, et dont les auteurs sont restés ignorés; il est bien vrai aussi que chaque cité renferme un de ces merveilleux édifices, demeure du Seigneur et maison de tous, sur les murs duquel chaque siècle a marqué son âge, chaque année sa ride, chaque fait sa date, chaque révolution sa cicatrice; mais la pierre où l'on pourrait lire la signature de l'ouvrier, cette pierre, nul ne la voit; elle est enfouie ou absente. C'est là le propre de l'art social : l'homme s'y abrite derrière la société; ce qu'il crée n'est pas son œuvre, mais celle de la croyance qu'il professe. Il n'en retire pas même le bénéfice de vivre dans la postérité. L'art individuel est plus avisé; c'est pour lui-même qu'il travaille il se nomme.

Le *Dies iræ* a-t-il été, comme quelques-uns le prétendent, composé par un moine espagnol durant la nuit qui précéda son supplice ordonné par l'inquisition? Faut-il l'attribuer à Thomas de Cellano qui, vers 1250, fut de l'ordre des Frères Mineurs, ou, suivant l'opinion d'autres religieux du même ordre, à Bonaventure ou Matthieu d'Aquasporta, mort cardinal en 1302? Faut-il dire avec quelques savants Dominicains qu'il est de Humbert, général de l'ordre, mort en 1277, ou bien, avec d'autres Dominicains, qu'il est dû à leur frère Latinus Frangipani, surnommé *de Urfiniis*, mort aussi cardinal en 1294? Soutiendra-t-on, avec les Augustins, qu'il est d'Auguste Bugellensis? Enfin, malgré les assertions du cardinal Bona et les démonstrations qui vont suivre, n'essayera-t-on pas d'en rapporter l'honneur, ainsi qu'on l'a déjà fait, à saint Grégoire le Grand ou à saint Bernard?

L'incertitude qui règne relativement à l'origine du *Dies iræ* est on ne peut mieux démontrée par la diversité de ces prétentions. Mais ce qui tout à la fois, nous le croyons du moins, expliquera cette diversité d'opinions et changera tout à fait la nature de la question, sera la supposition infiniment plausible que le *Dies iræ*, loin d'être l'œuvre d'un homme isolé, est en réalité une œuvre préparée de loin en quelque sorte, l'œuvre de plusieurs hommes et de plusieurs époques, et dont le germe et les types principaux existaient, longues années avant son apparition définitive, dans les liturgies particulières de quelque monastère ou de quelque diocèse. On nous permettra de consigner ici les faits sur lesquels s'appuie notre conviction.

Il y a quelques années (en 1836 ou 1837), M. Paulin Blanc, bibliothécaire à Montpellier, découvrit, sur les feuillets de garde d'un manuscrit du xe siècle, provenant de l'abbaye de Saint-Benoît d'Aniane, une prose notée en *neumes*.

La pièce découverte par M. Paulin Blanc contient évidemment le germe des idées qui sont le sujet du *Dies iræ*. Elle se compose de vingt-deux strophes en prose poétique, où l'on reconnaît de loin en loin le retour des rimes, à en juger par un calque que nous devons à l'obligeance du savant bibliothécaire (729). « L'écriture appartient incontestablement à la forme graphique franco-saxonne qui précéda de plus d'un demi-siècle la forme caroline dite renouvelée, et assure au monument en question une date antérieure au xe siècle. »

Voici un fragment de cette prose :

Que la terre écoute! que les rivages de la grande [me
Que l'homme, que tout ce qui vit sous le soleil [écoute!
Le jour du pardon est proche!
Le jour du châtiment suprême, le jour terrible, af- [freux,
Où le ciel doit s'évanouir, le soleil se calciner,
La lune se voiler, la lumière s'obscurcir,
Où les astres tomberont sur la terre.
Hélas! misérables! misérables! pourquoi, homme,
Courir après de vaines joies!
Jusqu'à présent la terre est demeurée ferme sur ses [bases;
Ce jour-là, elle vacillera comme l'onde des mers..... [etc., etc. (730).

Le jet et le mouvement du *Dies iræ* se font déjà sentir dans cette pièce, mais ils sont bien plus apparents dans une autre pièce rapportée sous le titre : *Versus de die judicii* que Bottée de Toulmon nous a fait

(729) Lorsque cet article a été écrit, l'intéressante et savante brochure de M. Paulin Blanc intitulée : *Nouvelle prose sur le dernier jour;* Montpellier, 1847, in-4°, et dans laquelle il s'est montré si bienveillant pour nous, n'avait pas encore paru.

(730) Audi Tellus, audi magni maris limbus,
Audi homo, audi omne quod vivit sub sole.
Veniæ prope est dies,
Iræ supremæ dies, dies invisa, dies amara,
Qua cœlum fugiet, sol erubescet,
Luna mutabitur, dies nigrescet,
Sidera super terram cadent.
Heu! miseri! heu miseri! quid, homo
Ineptam sequeris lætitiam!
Bene fundata hactenus mansit terra;
Tunc vacillabit velut maris unda.... etc., etc.

connaître et que l'on voit à la bibliothèque Richelieu, dans un manuscrit provenant de Saint-Martial de Limoges, sous le n° 1154, ancien fonds. Celle-ci est composée, comme le *Dies iræ*, de vers dits rhythmiques de huit pieds. Les strophes sont de six vers. Ce manuscrit est du XIe siècle. Il est visible que nous nous rapprochons de la forme de la prose des Morts.

Lorsque l'éternelle flamme
Dévorera l'orbe terrestre
Lorsque le feu terrible redoublera de fureur,
Lorsque le ciel se ploiera comme un livre,
Lorsque les astres tomberont, ce sera le signe
Que la fin des siècles arrive.

Jour terrible, jour de colère,
Jour d'ombre et d'obscurité,
Jour de clairons, jour de trompettes,
Jour de deuil, jour d'épouvante,
Où le poids des ténèbres
Tombera sur les pécheurs!

Quelle frayeur descendra du ciel,
Quand le roi courroucé s'avancera..... etc.,
[etc. (731).

Observons avec Bottée de Toulmon que le premier vers, le vers le plus saillant du *Dies iræ*, ouvre ici la seconde strophe. De plus, ce vers est visiblement indiqué dans la pièce de M. Paulin Blanc : *Dies illa tremenda, dies calamitatis*. Dans la filiation nous saisissons le trait de ressemblance.

Un pas de plus, — car, dans le christianisme où tout est lent, les pas se marquent par siècles; — un pas de plus, et nous touchons au *Dies iræ*. Mais ici, nous rencontrons tout à coup un troisième monument dont la date est certaine. C'est le fameux répons *Libera* qui fait partie des prières de l'absoute. Ce répons est de Maurice de Sully, évêque de Paris, qui le fit chanter dans son église en 1196. Or, ce répons a précédé le *Dies iræ*, puisque cette prose est la dernière pièce qui soit entrée dans la liturgie de l'office des morts. Si, d'un autre côté, nous observons que le *Dies iræ* est une *séquence*, que ce genre d'hymnes, déjà fort amélioré aux XIe et XIIe siècles, fut porté à sa perfection vers le commencement du XIIIe, nous rapporterons à cette dernière époque l'apparition du *Dies iræ*, qui, avec le *Lauda Sion*, son contemporain, peut être regardé comme le modèle le plus accompli de cette sorte de poésie liturgique (732).

Maintenant, plus d'essais, de tâtonnements. Le *Dies iræ*, longtemps ébauché, a enfin trouvé sa forme. Le moule est coulé, il est indélébile. Les strophes en jaillissent brûlantes, emportées par leur rhythme ternaire et roulant sur leurs rimes uniformes. Le *Dies iræ* est consacré.

Sans doute, entre les traditions relatives à l'origine du *Dies iræ*, nous aimerions voir triompher celle qui l'attribue à ce moine espagnol condamné par l'inquisition et suivant laquelle la victime aurait pour ainsi dire improvisé cette poésie lugubre en face du bûcher. Cela serait poétique et beau. Malheureusement cette hypothèse, si séduisante aux yeux de l'imagination, tombe devant la raison et les faits. Qui ne sent que le *Dies iræ*, composé dans une semblable situation, aurait certainement été le résultat de l'inspiration du moment, une œuvre originale, comme d'un seul jet. Nous voyons, au contraire, qu'il a plusieurs antécédents dans la liturgie. Il est donc inutile de chercher l'auteur de cette prose, dont l'histoire est celle de la plupart des productions de ce que nous avons appelé l'art social. Comme l'art social est le fruit lent et graduellement élaboré des inspirations d'une époque et d'une croyance, il parcourt une série de phases diverses avant d'arriver à son complet développement. *Crescit occulto velut arbor ævo*, c'est ce que l'on peut dire d'une foule de monuments de l'art du moyen âge, particulièrement de ceux du plain-chant et de l'architecture gothiques, monuments presque toujours polyonymes quand ils ne sont pas anonymes.

Mais il faut descendre à présent à l'art profane, et, laissant à l'art religieux et social ce caractère auguste, incommunicable, d'autorité, de majesté, nous avons presque dit d'authenticité, que son rival sera toujours tenté de lui envier, nous examinerons de quelle manière cette liturgie de la messe des Morts, si admirablement complétée par la prose *Dies iræ*, a inspiré les compositeurs modernes qui n'ont pas craint de lutter avec une pareille poésie, avec ce plain-chant surtout, dont nous n'avons pas encore parlé, parce que ses beautés sont d'une nature qui échappent aux formes ordinaires de l'analyse. Nous le dirons tout d'abord : la science moderne avec ses séductions, ses combinaisons, ses ressources, ses effets, n'a rien produit qui puisse approcher du simple plain-chant du *Dies iræ*. Cette mélodie, nue comme la mort, aux tons crus, aux contours anguleux et abruptes, a quelque chose qui

(731) Cum ab igne rota mundi
Tota cœperit ardere,
Sæva flamma concremare,
Cœlum ut liber plicare,
Sidera tota cadere,
Finis sæculi venire.

Dies iræ, dies illa,
Dies nebulæ et caliginis
Dies tubæ et clangoris,
Dies luctus et tremoris,
Quando pondus tenebrarum
Cadet super peccatores.

Qualis pavor tunc caderit
Quando rex iratus venerit... etc.

(732) *Institutions liturgiques*, par D. Prosper Guéranger, abbé de Solêmes; 1840, tom Ier, *passim*, pp. 261, 302, 303, 307, 349, 350. — M. de Cambis-Velleron, décrivant un missel manuscrit du commencement du XIIIe siècle, dans lequel se trouvent plusieurs messes de Morts, observe que la prose *Dies iræ* ne se trouve dans aucune de ces messes ; et il attribue cette prose, selon les uns au cardinal des Ursins (*De Ursinis*), mort en 1278, et suivant d'autres au cardinal latin Malabranca, Dominicain, mort en 1294. (*Catalogue raisonné*, p. 60

frappe de stupeur et qui glace jusqu'aux entrailles; et, ce qu'il y a d'admirable, c'est que la même période mélodique se prête aussi merveilleusement à l'expression de la terreur qu'à l'accent de la supplication. Aussi, loin de nous toute idée de comparaison entre deux choses qui procèdent de deux principes opposés, qui appartiennent à des ordres d'idées différents : entre l'art liturgique et l'art proprement dit, entre le plain-chant et la musique.

La constitution de l'un est productive de l'expression calme et céleste; la constitution de l'autre engendre l'expression terrestre et passionnée. La puissance de la musique moderne réside dans la *dissonance* ou la *modulation*, élément d'agitation, de trouble, de tout ce qui est propre au drame. L'expression du plain-chant est tout entière dans l'élément du repos parfait et qui exprime l'absorption de l'être fini dans la contemplation de l'être infini. Cela se prouve, cela s'est prouvé jusqu'à l'évidence, par l'analyse des deux *tonalités* propres, l'une à la musique mondaine, l'autre au chant ecclésiastique. Les partisans des messes à grand orchestre auront beau entasser sophismes sur sophismes, en invoquant je ne sais quel sentiment religieux; je ne sais quelle couleur religieuse, il restera éternellement à fixer les limites de cet art prétendu religieux et de l'art mondain, et l'objection de la confusion des genres se représentera éternellement.

Aujourd'hui même, pour tout homme doué du sentiment des hautes convenances des choses, l'introduction de la musique mondaine dans le sanctuaire a tout à la fois quelque chose de faux et de choquant, autant pour le goût de l'artiste que pour la piété du fidèle, et il n'est pas nécessaire d'être chrétien pour sentir que les accents du plain-chant sont les seuls qui puissent s'allier avec l'austère poésie des textes sacrés, comme les seuls qui puissent dignement retentir sous les voûtes de la basilique.

Les messes des Morts les plus connues aujourd'hui ont eu pour auteurs Palestrina, Jomelli, Mozart, Cherubini qui en a fait deux, et enfin M. Berlioz.

Nous n'enregistrerons que pour mémoire la *Missa pro defunctis* de Palestrina. Il est visible que ce grand homme n'a pas rattaché cet ouvrage à l'idée d'une solennité particulière et qu'il l'a écrite dans le seul but de compléter le service des chanteurs dont il avait la direction, aux offices de commémoration des morts, dans la chapelle Sixtine. Cette œuvre, du reste, ne contient ni l'*introït* ni la *prose*. Sous le rapport de l'étendue, elle a donc moins d'importance que les messes ordinaires du même maître, et, sauf l'offertoire, morceau réellement digne de lui, les fragments qui en ont été exécutés nous ont montré qu'elle leur était fort inférieure.

Après Palestrina, la messe de Jomelli, intitulée également *Missa pro defunctis*, a joui longtemps d'une grande célébrité. Nous ne saurions fixer l'époque précise à laquelle cet ouvrage fut composé. L'auteur était né en 1714, année de la naissance de Gluck, et, comme Gluck, il commença d'écrire fort tard. Il est à croire que cette messe de *Requiem* vit le jour pendant les vingt ans que Jomelli passa à Stuttgard en qualité de maître de chapelle du prince de Wurtemberg. Au point de vue liturgique, cette messe est plus complète qu'aucune de celles du même genre dues aux autres compositeurs, car outre l'*introït* et la *prose*, elle contient encore le *Libera* qui, comme nous l'avons dit, se chante à l'absoute. Nous sommes ici en pleine musique moderne. Une révolution fondamentale s'est opérée depuis un siècle et demi dans l'art musical. A l'harmonie consonnante du prince de l'école romaine a été substitué le système d'harmonie basé sur la dissonance. Mais le style pittoresque n'existe pas encore. Ni Jomelli, ni Pergolèse, dans son *Stabat*, ne songent à demander à l'orchestre l'éclat de ses images et de ses couleurs; un simple quatuor d'instruments à cordes leur suffit pour accompagner les voix et soutenir l'harmonie. Le P. Martini blâmait Pergolèse de n'avoir fait aucune différence entre le style du *Stabat* et celui de ses ouvrages dramatiques. Si jamais reproche ne fut plus fondé, jamais il n'en fut de plus inutile. Il s'adresse avec une égale justesse à Jomelli, à Haydn, à Mozart, à Cherubini. Ce n'est pas la faute des compositeurs, mais celle du système qui a triomphé Mais ce qui surprendra bien des personnes aujourd'hui, c'est que la messe des Morts de Jomelli est écrite d'un bout à l'autre en ton majeur. Ceci est remarquable, et prouve qu'avec des idées de convenance bien arrêtées, les compositeurs d'une certaine époque n'attachaient pas la même importance que nous à des choses qui nous paraissent rigoureuses. Quoi qu'il en soit, l'œuvre de Jomelli, ne contînt-elle qu'un morceau de la force de l'*Introït*, serait digne de sa réputation. Ce début est grand et majestueux; le motif est dessiné avec calme et lenteur par les instruments pendant les quatre premières mesures, et dès la cinquième, les voix entrent doucement sur les mots *Requiem æternam*. C'est bien là le repos éternel, cette paix sans fin que l'Eglise demande pour ceux qui ont combattu pendant leur vie terrestre. Le *Dies iræ* n'est pas sur ce ton. Ainsi que nous venons de le faire entendre, pour apprécier un morceau de cette étendue, il faudrait se désintéresser des préjugés habituels relatifs à notre art, s'isoler des circonstances actuelles, faire la part des formes reçues à une époque déjà loin de nous, et se rendre compte de certaines convenances dont la raison nous échappe. Citons pourtant, entre autres fragments, le *Pie Jesu*, et le retour du *Requiem* dans le *Libera*, morceaux d'un grand style, d'une belle et touchante expression, qui montre qu'après tout le génie sait, à ses instants, élargir le cercle des théories contemporaines, s'élever au-dessus de son temps, et plier les formes de convention à des inspirations dignes de l'art qui ne meurt point.

La circonstance à laquelle on doit le *Requiem* de Mozart est trop connue pour que nous nous croyions obligé de la rappeler. Cet ouvrage fut le dernier de l'auteur de *Don Juan*, et, bien que resté inachevé et qu'il ait été terminé par une main habile et discrète, qui sut déguiser sa touche sous celle du maître, il peut être considéré comme un des chefs-d'œuvre les plus originaux sortis de la plume de ce génie créateur et fécond. Cette tristesse intime, cette suave mélancolie dont toutes les productions de Mozart, même les plus légères, sont empreintes, il les exhala dans cette œuvre suprême qui, ainsi qu'il se l'était dit à lui-même, averti par un pressentiment trop sûr, devait être chantée autour de son cercueil. Ici encore une nouvelle révolution s'est accomplie, due presque en totalité à Mozart lui-même; une révolution partielle dans certaines formes de style; une révolution complète dans l'instrumentation. La musique pittoresque est créée. Les diverses sonorités des instruments habilement mélangées et groupées, ou savamment opposées entre elles, les timbres variés de l'orchestre vont fournir au compositeur des couleurs au moyen desquelles il reproduira les images du texte liturgique. Mais quelle sobriété dans l'emploi de ces moyens! Mozart se garde bien de faire un tableau; il se contente d'esquisser le principal trait; l'imagination fait le reste, et comme le musicien évite de borner l'action de cette faculté chez son auditeur, l'impression que celui-ci perçoit est toujours à la hauteur du sujet. Ainsi, le *Quantus tremor est futurus* est peint par un vigoureux *tremolo* de deux mesures; ainsi, une phrase de trombone de trois mesures signale le *Tuba mirum*; ainsi, dans l'offertoire, la figure *De ore leonis* est indiquée par un saut brusque des violons de l'octave aiguë à l'octave inférieure. Voilà pour la partie poétique. Dans la partie consacrée à la prière, à la supplication, aux gémissements, l'auteur emploie un tout autre procédé. Les images, les couleurs disparaissent et font place à l'accent du cœur, au cri de l'âme. Ce sont, tantôt des sanglots entrecoupés, comme ceux que l'on entend sur les vers *Cum vix justus sit securus;* tantôt un trait d'orchestre menaçant et terrible, comme celui qui accompagne le verset *Rex tremendæ majestatis*, et qui, tout en conservant sa forme et son dessin, change tout à coup de caractère et d'expression sur les paroles : *Salva me;* tantôt le triple élan sur lequel s'élèvent les trois vers de la strophe *Ingemisco tanquam reus;* tantôt l'accord déchirant qui opère la résolution des deux périodes suivantes : *Qui Mariam absolvisti et latronem redemisti;* tantôt comme dans le *Voca me cum benedictis*, les placides accents des élus opposés aux imprécations des réprouvés; tantôt la triple période enharmonique et le triple *crescendo* de l'*Oro supplex*, qui peignent si merveilleusement le pécheur demandant grâce, prosterné le front dans la poussière, la poitrine gonflée de soupirs; tantôt enfin, cette mélodie pleine d'angoisse du *Lacrymosa*, où toutes les voix réunies s'élèvent, se prolongent et montent sans fin, et retombent ensuite épuisées pour s'éteindre dans le silence.

La messe des Morts de Cherubini (celle qu'il écrivit pour les funérailles du duc de Berry, car nous n'avons pas dessein de parler de son *Requiem pour voix d'hommes*, ouvrage de la vieillesse de l'auteur, et qui, malgré d'incontestables beautés, n'en est pas moins fort loin du premier dont il reproduit fidèlement le calque) la messe des Morts de Cherubini, disons-nous, est sinon composée d'après un système, du moins d'après un point de vue différent de celui de Mozart. Mozart avait conçu son œuvre sous une forme analogue à celle de l'*oratorio ;* il avait divisé sa prose en plusieurs morceaux de divers caractères, ce qui lui avait permis d'y intercaler des soli, des quatuors, des ensembles et des chœurs. Après avoir ménagé les forces de son orchestre dans deux mouvements que lui a inspirés le *Requiem æternam*, tous les deux admirables de noblesse et d'onction funèbre, Cherubini prend la prose en bloc ; il en fait un grand chœur, une action dramatique où tout se suit sans interruption. Il faut reconnaître que ce plan est plus conforme à l'idée du *Dies iræ*. La rapidité de cette marche est peu compatible, il est vrai, avec cette recherche de détails, cette curiosité de travail et ces finesses d'intentions auxquelles Mozart s'est laissé aller si complaisamment. Mais jamais le tumulte, le désordre, la confusion que nous nous figurons devoir précéder la scène du jugement dernier ne furent retracés sous des traits plus vigoureux et d'aussi sombres couleurs; l'on croit voir l'ange de la colère céleste chassant, le glaive en main, la foule tremblante des mortels et les poussant pêle-mêle au pied du trône du juge inexorable. Le *Mors stupebit* qui dans Mozart passe inaperçu, ici vous remplit d'effroi. Si le *Requiem* de Mozart se distingue surtout par une expression tendre et pathétique, c'est par la peinture de la terreur que celui de Cherubini est remarquable. Il est pourtant deux morceaux, le *Pie Jesu* et l'*Agnus Dei*, véritables chefs-d'œuvre dans ce chef-d'œuvre qui, pour l'expression poétique et profondément élégiaque, pourraient le disputer à Mozart : le caractère de l'*Agnus* surtout, lugubre dans le début, par degrés s'adoucit et s'éclaire comme d'un rayon séraphique; on sent que la prière est exaucée aux cieux avant qu'elle ne soit achevée sur la terre.

On conçoit aisément qu'avec son instinct des grands effets, M. Berlioz ait essayé de s'inspirer du génie de Michel-Ange et de reproduire en musique la page gigantesque du jugement dernier. Chargé, en 1837, de composer une messe de *Requiem*, pour un service funèbre en l'honneur des victimes de Juillet. M. Berlioz écrivit l'ouvrage que nous connaissons; toutefois, la cérémonie projetée n'eut pas lieu, et la nouvelle partition fut exécutée dans l'église des Invalides aux obsèques du général Damrémont. Dans l'un et l'autre cas, on mettait à la disposition de l'auteur un local vaste et sonore, ainsi que toutes les ressources dont il pouvait avoir besoin. M. Berlioz en profita largement; il s'entoura d'un personnel et d'un matériel énormes. La prose fut conçue dans les proportions de la musique de festival. L'effet répondit à tant d'efforts. A cette grande phrase de plain-chant articulée d'abord par les basses, à ces accents timides des soprani, à ces deux motifs marchant ensemble, à ces mouvements impétueux de l'orchestre aussitôt comprimés, à cette fanfare des cuivres qui éclate sur le *Tuba mirum* et semble se répercuter aux quatre coins du monde, à ces syncopes terribles, à ces convulsions de l'univers qui s'abîme dans le néant, à ces voix menaçantes qui s'élèvent sur le roulement profond des timbales, à toutes ces images présentées avec une si effrayante réalité, on éprouve un frémissement involontaire et l'on se sent dominé par un génie puissant qui se joue au milieu des plus grands effets.

L'*Introït*, le *Quærens me*, le *Lacrymosa*, le *Sanctus*, l'offertoire (fugue instrumentale qui se déroule sur un chœur vocal de deux notes), sont des morceaux pleins de beautés originales et grandioses.

Mais quand nous assistons à l'exécution de certaines œuvres contemporaines, nous ne savons pourquoi nous ne pouvons nous défendre d'une pensée triste, à l'idée que ces productions admirées aujourd'hui seront peut-être oubliées dans un certain nombre d'années, soit parce qu'elles auront cessé d'être en rapport avec les moyens d'exécution, soit parce que l'on ne saura plus en pénétrer le sens et l'esprit. Cette pensée nous vient surtout à propos de ces compositions que l'on nomme religieuses, parce qu'elles ont été inspirées par les textes sacrés. Oui sans doute, ces messes de *Requiem*, ces *Te Deum*, sont bien beaux, bien imposants au point de vue de l'art. Notre esprit, néanmoins, en revient toujours malgré nous au plain-chant de l'office des Morts, à ce *Dies iræ*, à ce *De profundis* en faux-bourdon que de simples chantres entonnent auprès de la bière du pauvre comme autour du catafalque du riche? Ce plain-chant ne suffit-il pas à la prière, à la foi, à l'appareil même de la mort? faut-il donc donner le change à la douleur par ces pompes importunes? Depuis plus de six cents ans, les fidèles versent des larmes et les essuient aux accents du *Dies iræ*. Dans six cents ans, la douleur n'aura-t-elle plus besoin d'être consolée, et la mort ne sera-t-elle plus la même?

RES FACTA, ou ***RES FACTÆ***. — On appelait *res facta* (chose faite) la musique écrite par opposition au *déchant* que l'on improvisait au lutrin.

Res facta, suivant Tinctoris, *est quod cantus compositus*; chant composé, c'est-à-dire écrit, opposition aux contrepoints improvisés, chants sur le livre, etc.

« Tinctoris, dit M. Fétis, donne les définitions des différences qui existent entre la composition des *res factæ*, le contrepoint simple, et le contrepoint vulgaire, ou *chant sur le livre*, dans le vingtième chapitre du second livre de son *Traité du contrepoint*. Gerson en parle aussi en détail dans son traité intitulé : *Utilissime musicales regule cunctis summopere necessarie plani cantus, simplicis contrapuncti, rerum factarum*, etc. Enfin on trouve quelque chose concernant cette composition, mais seulement à l'égard des figures de notes qu'on y employait, dans les *Rudiments de musique pratique, réduitz en deux briefz traictez*, par Maximilien Guilliaud ; Paris, Nicolas Du Chemin, 1554, in-4° obl. » (*Esquisse de l'hist. de l'harm.*, p. 27.)

Selon M. Fétis, on donna le nom de *res factæ* aux premiers essais de canon à deux voix, vers le milieu du xve siècle. Mais il ne cite pas Lebeuf qui dit que *res factæ* étaient ce qu'on appelait *figmenta* que chantaient les *cantatores figmentarii* (p. 72 de son *Traité*), comme nous l'avons vu à l'art. FIGMENTA.

RÉSOLUTION. — On nomme résolution, dans la musique, la succession d'un accord consonnant à un accord dissonant. Comme l'accord dissonant est nécessairement l'élément de transition d'une consonnance à une autre consonnance, élément de repos, on dit que l'accord dissonant ou l'intervalle dissonant (qui sonne *double*) se résout sur l'accord consonnant (qui sonne *avec, cum*).

RÉSONNANCE. — « On dit d'un bourdon de quatre pieds qu'il résonne ou sonne huit pieds. Une trompette n'a quelquefois que sept pieds, si elle est de même taille ; on dit cependant qu'elle est de huit pieds en résonnance, ou qu'elle sonne huit pieds. On peut dire de même de la voix humaine, de la régale, du basson, quoique ce soient de forts petits jeux, qu'ils sonnent huit pieds ou qu'ils sont de huit pieds en résonnance. » (*Manuel du facteur d'orgues* ; Paris, Roret, 1849, t. III.)

RESPONSAIRE. — Livre d'église qui contient les répons.

RETARD. — Le retard d'une note est l'effet de la prolongation de la note qui l'a précédée. L'artifice de la prolongation et du retard a donné lieu, dès le XIVe siècle, à des modifications d'harmonie qui ont amené ce qu'on appelle le style syncopé, les dissonances artificielles, etc., dont on a tiré un si grand parti dans le contrepoint et dans le style lié pour l'orgue.

RÉVERBÉRATION (*Reverberatio*). — Mot qui veut dire l'action de *refrapper*, et qui exprime une figure d'ornement du chant. Suivant un musicien encyclopédiste du XIIIe siècle, que M. T. Nisard ne nomme pas ; *Reverberatio est brevissimæ notæ ante canen-*

dam notam celerrima (sic) *anticipatio, qua scilicet mediante sequens assumitur.* N'est-ce pas l'appogiature, la petite note d'anticipation, la crispation (v. *Crispatio* à la lettre R de l'alphabet de Romanus), la *vox secabilis et collisibilis* du moine d'Angoulême? (*Voy.* Th. Nisard, 5ᵉ art. *Sur les notations*, dans la *Revue archéol.* du 15 juin 1850.)

RHOMBOIDE. — Nom de notes en forme d'équerre; la valeur de ces notes est entre la *commune* et la *losange*.

RHYTHME. — Voici un élément essentiel de la musique, de toute musique, de la parole, de toute parole, comme de tout ce qui repose sur le mouvement, et que les musiciens, même les théoriciens de nos jours, confondent souvent avec ce que l'on appelle la mesure musicale. Nous croyons pourtant qu'il est impossible de se rendre bien compte de l'expression et du caractère du plain-chant comme de la musique, si l'on ne distingue soigneusement la mesure musicale du rhythme.

Etablissons d'abord qu'il y a dans toute musique un rhythme indépendant de la mesure, puisque toute musique repose sur le son, et que pour tout son il y a deux périodes, la période qui correspond à l'*arsis* et celle qui correspond à la *thesis*, celle de l'élan et celle de la chute, celle de l'aspiration et celle de l'expiration, celle de la systole et celle de la diastole.

Etendues jusqu'à une certaine série de sons que la voix parcourt avec diverses inflexions, ondulations et cadences, ces périodes produisent comme un flux et reflux sonores, et déterminent un certain parallélisme que l'on désigne précisément par le nom même de *périodes*.

Or, voilà en quoi consiste le principe vivant et fécond de la musique; c'est le jet, c'est le souffle, c'est l'âme. Et comme ce mouvement est intelligent et libre en lui-même, comme il n'est pas limité, circonscrit dans son essor par certaines divisions matérielles du temps, qui sont autant de manifestations d'un ordre borné et fini, il s'ensuit que le plain-chant seul, fondé sur une mesure abstraite, absolue, fait naître, par conséquent, sur chaque intervalle, l'idée du repos, comme il la fait naître d'un autre côté par l'unité de ton, en vertu de laquelle chaque intervalle ne se résout pas sur un autre, n'est pas appellatif d'un autre et est à lui-même son complément.

Dans la musique proprement dite, comme nous le montrons ailleurs, le rhythme se combine tantôt avec la mesure, tantôt contraste avec l'uniformité invariable de celle-ci par la liberté de ses allures, tantôt la contrarie en introduisant momentanément une mesure binaire dans une mesure ternaire, et réciproquement, tantôt enfin l'enveloppe dans la largeur de ses périodes et lui communique plus particulièrement son principe intelligent. C'est ce qui fait aussi la beauté et l'âme de la musique, bien que l'expression qui en résulte soit moins pure et moins élevée que celle du plain-chant qui, par la nature de sa constitution, s'interdit toute manifestation de l'ordre fini.

Voilà le rhythme en lui-même, dans son essence. C'est la loi universelle, la loi de la vie, et il ne faut pas s'étonner que de savants médecins l'aient étudiée comme les orateurs, les poëtes et les musiciens. Voici comment s'exprime le docteur Colombat (de l'Isère) dans un curieux *mémoire* intitulé : *De l'influence du rhythme sur l'homme et sur les animaux:*

« L'oreille de l'homme est si naturellement amie du rhythme, qu'elle le cherche partout, même à son insu, comme l'œil cherche les proportions et l'accord des lignes. Son influence est si puissante et si indispensable dans la musique, que sans lui il n'est pas de véritable chant. C'est également le rhythme appliqué à la parole qui a donné naissance à l'art oratoire, à l'éloquence et à la poésie. Si dans la prose il est soumis à des règles plus larges, plus libres et infiniment plus variées, elles sont cependant si essentielles, que Cicéron n'en dispensait pas même les personnes qui improvisaient.

« C'est en se conformant aux règles du rhythme que l'orateur prend haleine à propos et soutient l'attention de l'auditeur, en séparant les phrases et les membres de phrases de son discours. Dans la poésie, le rhythme est encore plus indispensable: il était si bien caractérisé dans les vers des poëtes anciens, qu'il est presque impossible d'entendre réciter des vers grecs sans battre malgré soi la mesure à deux temps. Nous dirons même que si Démosthènes est devenu le prince des orateurs, après s'être délivré d'un vice de la parole qui l'eût éloigné pour toujours de la tribune aux harangues, il doit sa guérison et la gloire qui a immortalisé son nom au rhythme des vers de Sophocle et d'Euripide, qu'il récitait aux bords de la mer, et non aux cailloux dont on parle tant, mais qui, par une espèce de fatalité, ne guérissent plus le bégayement. » (*Revue synthétique*, 1843, 31 décembre [733].)

Le rhythme dont il vient d'être parlé n'est donc pas le rhythme secondaire qui dépend

(733) Nous croyons faire plaisir aux lecteurs en leur faisant connaître plus à fond cette curieuse et instructive dissertation.

L'auteur remarque avec raison que le rhythme, c'est-à-dire la régularité appliquée au mouvement, ne dépend pas de l'intelligence humaine, et n'a pas été le résultat de l'art et du raisonnement.

Le rhythme n'est pas seulement réservé à la musique; il est le régulateur des principales fonctions et des mouvements de tous les êtres organisés. En effet, le cœur et le poumon ne suivent-ils pas un rhythme à deux temps marqués dans le premier de ces organes par la systole et la diastole, et dans le second, par l'inspiration et l'expiration. « Chaque être vivant a donc été, dit l'auteur, animé d'après les lois de la musique, puisque l'une des premières bases de cet art sert à expliquer la plupart des phénomènes de la vie. »

Les hommes suivent instinctivement une sorte de rhythme dans la plupart de leurs mouvements; c'est aussi d'après les lois du rhythme que les diverses espèces animales marchent, rampent, nagent et volent.

Le docteur Colombat cite une expérience qu'il a faite sur lui-même et qui prouve l'influence du rhythme sur

des lois de la quantité et de la mesure du vers. Guido d'Arezzo, qu'il faut toujours consulter en tout ce qui se rapporte à l'essence du chant grégorien, a fort bien concilié le rhythme considéré en lui-même, le rhythme primitif, pour ainsi parler, avec le rhythme poétique et métrique. Il dit qu'il est des chants en quelque sorte prosaïques, dans lesquels il ne faut pas s'inquiéter de savoir si quelques parties ou périodes sont plus grandes ou plus petites, comme il arrive dans la prose. Pourtant, selon lui, les chants sont métriques, parce qu'en les chantant nous semblons les scander par pieds comme des vers. De même que les poëtes lyriques assemblent entre eux tels et tels pieds, de même ceux qui composent des chants doivent les diviser *raisonnablement* en neumes différentes et distinctes. Cette distinction est *raisonnable* s'il en résulte une variété bien ordonnée de neumes et de périodes, de telle sorte que les neumes correspondent harmoniquement aux neumes, les périodes aux périodes par une sorte de ressemblance, c'est-à-dire, ajoute-t-il, par une *ressemblance dissemblable* à la manière de l'harmonieux Ambroise. (*Microlog.*, cap. 15. — JUMILHAC, *La sc. et prat. du pl.-ch.*, p. 265.)

Résumons-nous donc : le son ne se forme que par le mouvement.

la circulation. Cette expérience consiste à placer deux doigts sur l'artère radiale de l'un des bras, puis à chanter un air dont la mesure est indiquée par les pulsations artérielles. Après quelque temps, si l'on chante le même air en augmentant ou en diminuant peu à peu la vitesse de la cadence, on ne tarde pas à constater que le pouls accélère ou ralentit son mouvement, selon que l'on chante plus ou moins vite. Il cite aussi une expérience de Haller, qui a observé que le sang coulait avec plus de force et de vivacité, en ouvrant la veine dans une saignée, pendant que l'on battait une marche sur le tambour.

Cette influence du rhythme sur les mouvements, qu'il rend plus réguliers et plus parfaits, a inspiré à l'auteur l'idée d'employer la mesure pour régulariser les contractions anormales qui caractérisent plusieurs affections nerveuses ou qui donnent naissance à divers vices de la parole, et en particulier au bégayement.

« De tout temps on avait remarqué que ce vice de l'articulation cessait comme par enchantement, lorsque les personnes qui en étaient affligées chantaient ou récitaient des paroles réglées par la poésie ou par un rhythme musical; mais aucun physiologiste n'avait cherché à se rendre compte de ce phénomène dont l'explication est cependant de la plus haute importance pour le traitement d'une infirmité qu'on avait regardée comme étant au-dessus des ressources de l'art, et dont néanmoins nous avons eu le bonheur de délivrer plus de huit cents personnes depuis quinze ans.

« Ce qui fait que les bègues ne bégayent plus en chantant, c'est qu'étant obligés de soumettre leur parole à un rhythme musical et poétique, les mouvements des agents de la phonation se font nécessairement alors avec plus de précision et de régularité, et l'excitation cérébrale se trouvant ainsi modifiée, l'irradiation nerveuse a lieu avec plus d'ordre et de lenteur, et se trouve alors plus en harmonie d'action avec les contractions musculaires des organes de la parole. Il est probable aussi que la prolongation du son et l'espèce de traînement de chaque syllabe contribuent également, en maintenant la glotte ouverte, à faciliter l'articulation des mots. Nous devons dire cependant que, si le rhythme est dans certains cas l'une des bases de notre méthode curative de bégayement, cet agent orthophonique n'exerce son heureuse influence que dans le milieu des mots et des phrases, c'est-à-dire lorsque les bègues sont parvenus à articuler les premières syllabes qui ordinairement décèlent le plus leur infirmité. Nous employons donc toujours, conjointement avec la mesure, divers autres moyens que nous avons fait connaître dans un précédent mémoire, et qui agissent sur tout l'appareil phonateur et respiratoire.

« Une particularité très-remarquable et qui prouve encore l'influence du rhythme et du chant sur l'affection qui nous occupe, c'est que les peuples qui habitent la Chine et la Cochinchine ne bégayent jamais quand ils parlent leur langue, qui est toute musicale; tandis que quelques individus de ces nations ont fourni l'exemple du bégayement dans un autre idiome que le leur (a); nous avons été à même de constater ces heureux priviléges des peuples de la Chine sur le fils d'un consul, qui, par une faveur qu'aucun européen n'avait encore obtenue, était parvenu au rang éminent de mandarin. Le jeune homme dont il est question, fils d'un Français et d'une Chinoise, parlait sans hésiter la langue de sa mère, tandis qu'il bégayait beaucoup en s'exprimant dans celle de son père, qui lui était tout aussi familière. On comprendra facilement qu'il en devait être ainsi, lorsqu'on saura que la langue parlée des Chinois n'est composée que d'environ quatre à cinq cents mots susceptibles de recevoir chacun plusieurs tons qui varient suivant la signification que chacun des tons donne au même mot. Par exemple, dans cette langue qui est presque toute monosyllabique, le mot *ma*, prononcé avec telle ou telle intonation, signifie *moisson, souhaiter du mal, dorer, argenter, chanvre, jour, fantôme nocturne, mais, afin que, sépulcre, astre, génie*, etc. Encore ne donnons-nous que les significations radicales. Le ton juste de chaque mot est d'autant plus indispensable pour être compris, que le même mot exprime souvent des idées tout à fait opposées, selon l'inversion qu'on lui donne. »

Ce n'est pas seulement les mouvements irréguliers des organes de la voix que le rhythme peut régulariser, il exerce encore une heureuse influence sur tous les organes du corps humain. M. Colombat cite à l'appui les faits suivants :

Un élève de l'Ecole polytechnique, qui, affecté de chorée et de bégayement, voyait disparaître l'un et l'autre dès qu'il entendait le piano;

Une jeune fille bègue, et qui avait des mouvements involontaires des membres, et chez laquelle le bégayement et ces mouvements ont cessé par l'habitude de la mesure;

Une jeune dame qui, à chaque expiration, laissait entendre une sorte de cri involontaire, et qui a été débarrassée de cette infirmité en réglant sa respiration d'après le rhythme que lui indiquait la lyre *orthophonique* imaginée par le docteur Colombat.

Il cite encore une dame qui cessait de boiter dès qu'elle dansait ou marchait au pas; un jeune homme très-bègue qui articulait sans difficulté pendant qu'il nageait, ce qui provenait sans doute de ce qu'il réglait sa parole sur le mouvement de ses jambes et de ses bras. Toutes ces observations semblent prouver que l'on emploierait avec avantage la musique ou plutôt le rhythme seul, comme moyen curatif de plusieurs affections nerveuses, et surtout de la chorée ou danse de Saint-Guy.

(a) Ceci n'est pas propre aux Chinois : nous connaissons un Français qui bégaye en parlant le latin, qu'il sait du reste à merveille, et qui parle couramment lorsqu'il revient à la langue habituelle.

Le mouvement est un acte de changement qui se fait avec succession, et par conséquent dans le temps.

Le temps est *plane*, indéterminé, irrationnel (c'est Jumilhac qui le dit), s'il n'est pas assujetti à certaines divisions mathématiques; c'est le cas du plain-chant.

Il est *figuré, fixe, déterminé*, s'il est divisé suivant certaines mesures uniformes; c'est le cas de la musique proprement dite.

Le rhythme est la forme du mouvement. — On s'est beaucoup occupé du rhythme dans ces derniers temps. Voyez dans la *Gazette musicale* une série d'articles de M. Fétis sur le *Rhythme*, qui ont soulevé une polémique dans plusieurs journaux. Voyez aussi ce que M. de Coussemaker a dit du rhythme dans son *Histoire de l'harmonie au moyen âge*. Nous emprunterons à la brochure qu'un très-savant musicien amateur, M. D. Beaulieu, a publiée récemment sous le titre : *Du rhythme, des effets qu'il produit et de leurs causes*, un passage où il rapproche les principaux pieds des anciens poëtes des rhythmes variés de notre musique, en faisant observer toutefois que cette citation eût été plus convenablement placée au mot *mesure*, si l'opuscule de M. Beaulieu eût paru plus tôt :

« Les principaux pieds, dit-il, dont les Grecs et les Latins se servaient dans les versifications sont au nombre de huit :

« Le spondée, composé de deux syllabes longues, qu'on indique ainsi : – –;

« Le pyrrhique, de deux brèves, qu'on indique de la manière suivante : ◡ ◡ ;

« L'ïambe, d'une brève suivie d'une longue : ◡ – (734);

« Le trochée, d'une longue et d'une brève : – ◡ ;

« Le dactyle, d'une longue suivie de deux brèves : – ◡ ◡ ;

« L'anapeste, de deux brèves et d'une longue : ◡ ◡ –;

« Le molosse, de trois longues – – –;

« Et le tribraque, de trois brèves : ◡ ◡ ◡.

« Or, de ces huit sortes de pieds : le spondée, le pyrrhique, le dactyle et l'anapeste, sont évidemment des mesures à deux temps égaux plus ou moins rapides, et l'ïambe, le trochée, le molosse et le tribraque, des mesures à trois temps égaux plus ou moins vifs.

« Il y avait bien encore quatre autres espèces de pieds simples, mais elles étaient moins usitées ; c'étaient :

« L'amphibraque, une longue entre deux brèves : ◡ – ◡ ;

« L'amphimacre, une brève entre deux longues : – ◡ –;

« Le bachique, une brève suivie de deux longues : ◡ – –;

« Et l'antibachique, deux longues suivies d'une brève : – – ◡.

« Le premier est une mesure à deux temps avec une syncope au milieu, et les trois autres peuvent se rapporter à la mesure à cinq temps. . . . .
Mais, je le répète, ces quatre dernières sortes de pieds n'étaient point d'un usage aussi habituel que les précédentes. Quant aux pieds composés, tels que le dispondée, le procéleusmatique, le double trochée, le double ïambe, etc., ils étaient tous formés de deux de ces quatre pieds : le spondée, le pyrrhique, l'ïambe ou le trochée, dont les deux premiers, comme nous l'avons déjà fait observer, sont relatifs à la mesure à deux temps, et les deux autres à la mesure à trois temps (735).

« Il est donc évident que les espèces de pieds les plus usitées dans les poésies grecques et latines se rapportent aux combinaisons binaires et ternaires du rhythme, et qu'elles en tirent leur origine.

« Passons maintenant aux figures des valeurs de temps employées en musique au moyen âge. Ces figures, qui ne furent pas toutes inventées à la même époque, étaient au nombre de cinq : la maxime, la longue, la brève, la semi-brève et la minime ; chacune d'elles pouvait valoir, suivant les cas, deux ou trois fois la valeur qui lui était immédiatement inférieure, c'est-à-dire que la maxime valait tantôt deux, tantôt trois longues ; la longue, deux ou trois brèves, etc. Dans le premier cas, lorsque le rapport était binaire, la note la plus longue était ce qu'on nommait imparfaite; dans le second cas, lorsque le rapport était ternaire, cette même note était parfaite. Ainsi, une maxime par-

(734) On sait que, dans les langues grecque et latine, la prononciation de la syllabe brève ne durait que moitié du temps employé à prononcer la syllabe longue.

(735) Voici le tableau des pieds composés, qui sont au nombre de seize :

Le dispondée, deux spondées : – – – –;
Le procéleusmatique, deux pyrrhiques : ◡ ◡ ◡ ◡ ;
Le double trochée, deux trochées : – ◡ – ◡ ;
Le double ïambe, deux ïambes : ◡ – ◡ –;
L'antispaste, un ïambe et un trochée : ◡ – – ◡ ;
Le choriambe, un trochée et un ïambe : – ◡ ◡ –;
Le grand ionique, un spondée et un pyrrhique : – – ◡ ◡ ;
Le petit ionique, un pyrrhique et un spondée : ◡ ◡ – –;
Le péan, 1re espèce, un trochée et un pyrrhique : – ◡ ◡ ◡ ;
2e espèce, un ïambe et un pyrrhique : ◡ – ◡ ◡ ;
3e espèce, un pyrrhique et un trochée : ◡ ◡ – ◡ ;
4e espèce, un pyrrhique et un ïambe : ◡ ◡ ◡ –;
L'épitrite, 1re espèce, un ïambe et un spondée : ◡ – – –;
2e espèce, un trochée et un spondée : – ◡ – –;
3e espèce, un spondée et un ïambe : – – ◡ –;
4e espèce, un spondée et un trochée : – – – ◡.

faite valait trois longues, et l'imparfaite n'en valait que deux; la longue parfaite valait trois brèves, et l'imparfaite deux seulement, et de même pour toutes les autres valeurs. Les combinaisons binaire et ternaire du temps mesuré se retrouvent donc encore dans les premiers essais faits au moyen âge d'une mesure musicale absolue et indépendante de toute quantité prosodique.

« La musique, une fois entrée dans cette nouvelle voie, développa successivement ses premiers essais. De nouvelles variétés de mesure furent imaginées, puis tour à tour abandonnées et reprises; mais ces variétés, bien qu'assez nombreuses, bien qu'elles se succèdent depuis plus de 800 ans (736), se rapportent toutes aux combinaisons binaire et ternaire. L'imagination vive, ardente des compositeurs, excitée par le besoin d'exprimer tous nos sentiments, toutes nos passions, n'est cependant point sortie de ce cercle. » (*Du rhythme*, pp. 7-10.)

RHYTHMIQUE. — « Partie de l'art musical qui enseignait à pratiquer les règles du mouvement et du *rhythme*, selon les lois de la rhythmopée.

« La *rhythmique*, pour le dire un peu plus en détail, consistait à savoir choisir, entre les trois modes établis par la rhythmopée, le plus propre au caractère dont il s'agissait, à connaître et posséder à fond toutes les sortes de rhythmes, à discerner et employer les plus convenables en chaque occasion, à les entrelacer de la manière à la fois la plus expressive et la plus agréable, et enfin à distinguer l'*arsis* et la *thesis*, par la marche la plus sensible et la mieux cadencée. » (J.-J. Rousseau.)

RICERCARE, RICERCATA. — Mots italiens qui signifient *rechercher, recherche*. Les premiers compositeurs de musique instrumentale firent des morceaux auxquels on donna ces noms. Les organistes en firent pour l'orgue. On a appelé aussi *ricercare, ricercata*, tous les morceaux soit pour les instruments, soit pour les voix, dans lesquels on s'est attaché à des formes d'imitation et des jeux harmoniques. Ainsi on peut donner, comme M. Fétis l'a fait, le nom de *ricercari* aux duos et trios de Clari, de Handel, de l'abbé Steffani, de Durante, etc.

RINFORZANDO, *en renforçant.* — « Mot italien qui indique une nuance de force croissante des sons dans l'exécution de la musique. » (Fétis.)

RIPIENO, Ripieni au pluriel. — Mot italien qui veut dire *rempli, remplissage*. Pour avoir une idée de ce qu'est *un choro ripieno*, chœur d'accompagnement, il faut dire que, dans le style du contrepoint ancien qui a précédé le xvie siècle, les compositions n'ayant pas plus de quatre parties, ce qui suffisait pour compléter l'harmonie, toutes les voix étaient *réelles*, en ce sens qu'elles étaient essentielles à l'accord et qu'elles avaient un mouvement particulier. Postérieurement au xvie siècle, on imagina de se servir d'un chœur appelé *ripieno* pour *remplir* ou plutôt pour doubler les parties tantôt des voix réelles, tantôt d'un autre. Ainsi, dit Brossard, les *ripieni* « multipliant les parties, doublent par conséquent l'harmonie... On trouve souvent des messes pour l'exécution desquelles deux dessus avec une basse et une basse continue suffisent en rigueur, même dans les endroits où ils chantent tous ensemble, parce que ces trois parties sont disposées de manière que l'harmonie ne laisse pas d'être complète. Mais, pour une plus grande perfection, on y ajoute une haute-contre et une taille et souvent même deux violons dont le chant est tout différent des trois parties nécessaires, ce qui fait sept parties différentes, qui rendent l'harmonie bien plus complète et plus pleine dans le temps que toutes les voix doivent chanter ensemble. »

On conçoit maintenant que le *ripieno* ait donné naissance aux accompagnements d'orchestre; et c'est pourquoi l'on dit en Italie *violino di ripieno*, c'est-à-dire partie de violon non obligée.

RISOLUTO, c'est-à-dire *d'une manière résolue*. — « Indication de mouvement décidé dans la musique. » (Fétis.)

RITARDANDO, *en retardant*. — « Mot qui indique l'obligation de ralentir dans l'exécution de la musique. Ce mot est synonyme de *rallentando*. » (Fétis.)

ROGATIONS. — Processions dans lesquelles on chante les litanies appelées *Litanies des Rogations*. On disait anciennement *Roaisons*, ou *Rouvoisons*. « La Letanie menour est dite aussi *Rouvoisons*; car adonques nos prions et requerons l'aide de tous les sainz. » (*Vitæ SS. mss.*, ex cod. 28. S. Vict. Paris., fol. 119, vo. col. 1.) [*Ap.* Du Cange.]

— « *Rogatio* est un mot qui descend du verbe *rogo*, lequel a diverses significations parmi les autheurs classiques. Tantost il se prend pour αἰτέω, qui veut dire autant que demander, requerir et chercher : tantost, *pro utendum petere, accipere, ac præbere*, emprunter et prester. Quelquefois il signifie *interrogare et agere cum aliquo*, consulter quelqu'un. Et aujourd'huy l'on se sert communément de ce verbe *rogare, prorogare, precari*, δρομαι. De là vient *rogatio* et *rogationes, id est, rogandi actus*; la prière ou les Rogations que nous faisons en procession solemnelle, trois jours avant la feste de l'Ascension. Mais la saincte Eglise comprenant toutes ces significations, appelle *rogations*, ces prières et letanies, qui finissent par ces mots reiterés, *Te rogamus audi nos.* » (Bordenave, *Estat des églises cathédrales et collegiales.*)

— « Par une belle matinée de mai, dit M. Berlioz dans son *Voyage musical*, à la côte Saint-André, chez mon père, j'étais assis dans une prairie à l'ombre d'un groupe de

(736) « Les premiers essais d'une mesure musicale indépendante du rhythme poétique ont eu lieu entre 850 et 1050. »

grands chênes, lisant un roman de Montjoie, intitulé : *Manuscrit trouvé au mont Pausilippe.* Tout entier à ma lecture, j'en fus distrait cependant par des chants doux et tristes, s'épandant par la plaine à intervalles réguliers. La procession des Rogations passait dans le voisinage, et j'entendais la voix des paysans qui psalmodiaient les *Litanies des saints.* Cet usage de parcourir, au printemps, les coteaux et les plaines, pour appeler sur les fruits de la terre la bénédiction du ciel, a quelque chose de poétique et de touchant qui m'émeut d'une manière indicible. Le cortége s'arrêta au pied d'une croix de bois, ornée de feuillages; je le vis s'agenouiller pendant que le prêtre bénissait la campagne, et il reprit sa marche lente en continuant sa mélancolique psalmodie. La voix affaiblie de notre vieux curé se distinguait seule parfois, avec des fragments de phrases.

. . . .
. . . . *conservare digneris !*
LES PAYSANS.
Te rogamus audi nos!

« Et la foule pieuse s'éloignait, s'éloignait toujours.

. . . .
(Decrescendo.)
Sancte Barnabe. . .
Ora pro nobis.
(Perdendo.)
Sancta Magdalena.
Ora pro. . . . . . .
Sancta Maria.
Ora . . . .
Sancta. . . . . . .
. . . . *nobis*
. . . . »

RONDE, *adj. pris subst.* — « Nom d'une note de musique de forme circulaire, sans queue, dont la durée est double de la blanche et quadruple de la noire. On l'appelait autrefois *semi-brève.* » (Fétis.)

RONDEL (*Rondellus*). — Petite composition poétique et musicale, à intervalles simultanés. Du Cange dit que c'était une chanson *intercalaire,* c'est-à-dire dans laquelle un fragment de la chanson venait s'*intercaler* dans les autres parties. Il s'appelle aussi *circularis cantilena;* c'est de là qu'est venue la petite espèce de vers appelée *rondeau.*

Le *rondel* était chanté, comme le *motet,* avec *ténor,* c'est-à-dire en plain-chant, sur lequel on brodait diverses parties. Tandis que le *motet* se composait de paroles différentes pour chaque voix, le *rondel,* au contraire, était chanté sur les mêmes paroles pour toutes les parties. On fit un grand abus des *rondels* dans les cérémonies religieuses, car ils devinrent plusieurs fois l'objet de prohibitions ecclésiastiques.

Cette espèce de composition faite expressément pour les raffinés en musique, était fort recherchée dans son harmonie presque barbare.

— Jean de Muris dit que les notes rouges se mettent quelquefois çà et là dans les élégies et dans les *rondels,* pour qu'elles puissent être comptées tour à tour avec les autres *perfections. Notulæ rubræ aliquando ponuntur in elegiis et rondellis huc et illuc, ut ad invicem possint cum aliis perfectionibus computari.*

— Il est remarquable que la coupe du rondel (*intercalaris, circularis*) s'est conservée dans le morceau symphonique appelé *rondo.* En effet, le *rondo* de la sonate, du trio et du quatuor, comme de la symphonie proprement dite, a été ainsi appelé à cause de sa *coupe à retour,* comme l'on disait autrefois, et qui consistait à ramener adroitement le motif entendu d'abord, en ornant quelquefois ces répétitions de formes d'accompagnement aussi piquantes qu'imprévues.

S

S. — Lettre qui dans l'alphabet significatif des ornements de chant, de Romanus, est interprétée par Notker *susum vel sursum scandere, sibilat.* Dans la notation d'Herman Contract, elle signifiait *semi-ton* ou seconde mineure.

SALICIONAL, Salicet, Salcional, Sicilienne, etc. — « Ce sont des noms qui viennent du latin *salix* (saule), d'où l'on a fait *salicis fistula* (flûte de saule). C'est un des plus beaux registres de l'orgue, mais qui bien rarement réunit les qualités qu'il doit avoir. On fait quelquefois ce jeu à doubles lèvres. » (*Manuel du facteur d'orgues;* Paris, Roret, 1849, t. III.)

SALUT. — Le *Salut* est cette partie de l'office qui a lieu le soir et qui suit immédiatement Complies; voilà pourquoi il est appelé *preces vespertinæ.*

Dans plusieurs églises, qui suivent le rite parisien, le *Salut* commence par une première bénédiction, pendant laquelle on chante les premières strophes du *Pange lingua.* On passe à l'antienne de la sainte Vierge, qui varie selon les temps, tantôt *Alma Redemptoris mater,* tantôt *Ave Regina,* tantôt *Regina cœli,* tantôt enfin *Salve Regina.* Après l'antienne, l'oraison ; après l'oraison, l'*Inviolata,* puis l'*Adoro te supplex,* ou l'*Ave verum,* ou le *Sub tuum.* La cérémonie se termine par la bénédiction solennelle qui a lieu après les dernières strophes du *Pange lingua.* Nous nous abstiendrons ici de toute réflexion sur la manière dont MM. les maîtres de chapelle, pour la plupart, composent les programmes d'un *Salut en musique.* Nous aimons mieux citer quelques fragments peu connus sur l'origine de cette partie de l'office.

« Des synodes tenus en France, dit

M. Leber, avaient ordonné de réciter l'*Angelus*, le soir, au couvre-feu, *ad ignitegium, gallice* COUVRE-FEU. D. Martène en rapporte deux exemples du commencement du XIVe siècle. *Item. Præcipimus ut ipsi faciant hora consueta pulsari campanus in ecclesiis suis, ad ignitegium, gallice* COUVRE-FEU, *et præcipiant parochianis ad pulsationem hujusmodi dicere, genibus flexis, verbum salutationis ab angelo gloriosæ virginis Mariæ*, AVE MARIA, *et ex hoc lucrantur decem dies indulgentiæ.* (*Ex stat. D. Simonis, quondam episc. Nannetensis*, art. V.) Cette pratique, et l'usage de réciter l'*Ave Maria* à la fin de l'exorde des sermons, subsistaient déjà du temps de Gerson, qui en fit la remarque dans son sermon sur la cène : *Salutatio angelica solita videretur*. . . . . On en trouve l'application aux monnaies, sous le règne de Charles VI, où l'on frappa des nobles d'or appelés *saluts*, du nom donné à l'Annonciation, gravée sur le revers avec le mot *ave*. Le malheur des temps accrut l'ardeur de cette dévotion, sous le règne de Charles VII; et l'on pourrait dire qu'elle fut portée à l'excès par le roi Louis XI, qui établit en France la coutume de sonner l'*Angelus* à midi. *Et le dit premier jour de may 1442, fut fait à Paris une moulte belle et notable procession en l'église, et fait ung preschement bien solemnel par ung docteur en théologie, nommé maistre Jehan Brete, natif de Tours, lequel dit et déclaira.... que le roi avoit singulière confidence en la benoiste vierge Marie, prioit et exhortoit son bon populaire, manants et habitants de la cité de Paris, que doresenavant, à l'heure de midi, que sonneroit à l'église du dit Paris la grosse cloche, chacun feust fléchi ung genouil en terre, en disant* AVE MARIA, *pour donner bonne paix au royaume de France.* (*Chronique du greffier de l'hôtel-de-ville* [*Jean de Troye*], p. 172, in-4°.) C'est à cette dernière époque que le P. Texte, savant Dominicain, crut pouvoir rapporter l'origine d'un jeton de cuivre à l'écu de France, ayant pour légende *Ave Maria*, dont il donna l'explication dans le courant de juin 1735...., etc., etc. » *Voy.* l'*Introduction* que M. C. Leber a mise en tête des *Monnaies inconnues des évêques des innocents, des fous*, etc., de M. J. Rigolleau, d'Amiens (pp. XXVIII et suiv.); Paris, 1837, in-8°.

Au commencement du XVIe siècle, les statuts du collége de Montaigu portaient des peines contre celui qui manquerait le salut : *Similiter, si saluti serotinæ deesset, nocturnis matutinis, vel horæ tertiæ.., mulctaretur pœna.* (*Statut. collegii de Monte-Acuto*, anno 1501, *ap.* LOBINELL., t. V *Hist. Parisiens.*, p. 734.)

La *Notice sur les collections musicales de la bibliothèque de Cambrai*, par M. de Coussemaker (Paris, Techener, 1843), nous fournit une pièce fort importante sur le salut en musique que la ville de Valenciennes possédait pendant ce même XVIe siècle, et qui se chantait tous les jours à la chapelle de Saint-Pierre; institution, dit cet écrivain, d'où sont sortis en grande partie les musiciens distingués de cette ville. Voici ce curieux morceau que M. de Coussemaker a emprunté à l'ouvrage de M. Hécart, intitulé : *Recherches sur le théâtre de Valenciennes.*

SALUT EN MUSIQUE *de la chapelle de Saint-Pierre, à Valenciennes.* — « On voit dans Simon Leboucq (*Histoire ecclésiastique de la ville et comté de Valenciennes*) que, dès 1575, on chantait tous les jours, à la chapelle de Saint-Pierre, un salut en musique, et cet auteur déclare qu'il n'a pas pu découvrir le titre constitutif de ce salut, ce qui fait présumer qu'il est beaucoup plus ancien, puisque, par la résolution du conseil particulier, tenu le 24 avril 1577, il a été ordonné de payer aux chantres les années 1575 et 1576, à l'avant, 40 livres l'an, comme ils avaient eu du passé.

« Cette chapelle a été érigée, selon les uns, en 1095, selon d'autres en 1171; Simon Leboucq pense que ce ne fut qu'une réédification et qu'on la rebâtit alors plus solidement qu'elle ne l'était, mais sa dernière construction fut faite en 1277, et bénite en 1280. On peut la regarder dès lors comme la chapelle du Magistrat, et il serait possible que dès lors on établit le salut en musique. Ce n'est pourtant là qu'une conjecture dont rien ne garantit la vérité. On ne sera peut-être pas fâché de trouver ici la composition de ce salut, tel qu'il était en 1577, quoique le nombre des musiciens ait été considérablement augmenté depuis :

— « Quant aux frais du salut qui se dit tous les jours, en suite dudit règlement (celui du 16 janvier 1623, qui régloit les offices qui se chantoient à Saint-Pierre), premièrement, le chapelain, pour chanter la collecte et donner l'eau bénite au peuple, a tous les jours trois sols tournois; le maistre chantre, six sols tournois; l'organiste, quatre sols, et deux pour le souffleur, à tous ceulx-ci sont payés généralement tous les jours de l'année, sans leur faire déduction; d'aucuns les suivants ne sont payés que pour les jours qu'ils comparent, et, à cet effet, on leur donne un *plommot* (c'était un jeton de cuivre aux armes de la ville), à chaque fois qu'ils viennent pour recepvoir tous les demi-an du recepveur, commis pour ledit salut seulement (c'est-à-dire qu'ils ne venaient qu'au salut, tandis que les autres étaient tenus à tous les offices du jour). Premier, à cestuy jouant du fagot, quatre sols à chaque comparution; au *crom cornet*, quatre sols; les *basses*, trois sols; les *tenor*, trois sols; les *contratenor*, aussi trois sols; les *superius*, deux sols; le tout à chascun; cestuy ou celle distribuant journellement les plommots de comparution, at tous les jours quatre sols et y avoit au temps présent *deux basses, deux tenor, deux contratenor et quatre superius.* Pour fournir aux frais, le conseil particulier, tenu le 3 décembre 1599, ordonna de prendre et tenir les parties suivantes, etc. » (L'auteur détaille les différentes branches de revenus qui devaient servir à assurer le salaire des musiciens.)

« Par suite, le nombre des musiciens, tant chantant que jouant des instruments, fut considérablement augmenté. Basse, contre-basse, serpent, violon, alto, tous les instruments à vent ordinairement employés dans la musique d'église, rien n'y manquait, et ce salut, peut-être l'un des premiers qui furent institués dans le pays, acquit une certaine célébrité. » (HÉCART, *Recherches sur le théâtre de Valenciennes*, Supplément inédit.)

Règlement pour les musiciens de la chapelle de Saint-Pierre et Académie (1697). — « Estant venu à la cognoissance de MM. du Magistrat que la musique qui se chante journellement dans la chapelle de Sainct-Pierre, va diminuant, tant par les fréquentes absences des musiciens qui la composent, que par le peu de soin de plusieurs d'entre eux d'observer les ordonnances et reglement qui ont esté édités ci devant sur ce sujet, et de se conformer comme ils sont obligés de faire, à ce qui leur est enjoint par les échevins commis à ladite chapelle et à la direction supérieure de ladite musique, pour laquelle ils ont esté autorisés avec le sieur conseiller de Ranst, mesdits sieurs désirant y pourvoir et procurer à cet esgard, autant qu'il peut dépendre d'eux, le bien et advantage de la jeunesse, et de seconder les intentions louables de parens qui prennent soin de faire instruire leurs enfans, à chanter et à jouer des instruments musicaux, afin de les rendre, par ce moyen, plus recommandables, soit pour l'estat de religion ou pour toute autre vocation, ont approuvé et confirmé, approuvons et confirmons le reglement projeté par le dit sieur commis, dont ils ont eu lecture et qui est tel qui s'ensuit :

« Premièrement, que tous ceux d'entre les musiciens qui se trouveront absens du salut qui se chante tous les jours en la dite chapelle de Sainct-Pierre, ou des autres solennités qui se font en icelle, de la part de mesdits sieurs du Magistrat, seront pour chaque fois privés de leur plomb, dont la valeur leur sera déduite sur les payemens qu'ils reçoivent de leurs défauts.

« Que pour parvenir à la cognoissance desdits absens, il sera establi un controlleur à la distribution desdits plombs, qui se fait chaque jour; lequel tiendra un mémoire exact et fidel des défaillans, et en rendra compte toutes les semaines à l'un desdits sieurs commis, pour la rétribution desquels devoirs il aura un patar chaque jour.

« Et comme rien ne peut tant contribuer à instruire et perfectionner les jeunes gens à la musique et au jeu des instruments, que les exercices fréquens et les concerts qui se font dans les assemblées, il sera establi une académie à la quelle se devront trouver tous lesdits musiciens de la chapelle de Sainct-Pierre, pour y chanter et jouer par chacun d'eux la partie qui lui sera donnée une fois chaque semaine, à tel jour et heure qui sera marquée par lesdits sieurs commis et les académiciens, à peine par les défaillans estre privés de la valeur de leur plomb de ce jour-là, pour l'argent qui proviendra de ces défauts, estre employé en achats de livres de musique ou d'instruments nécessaires, tant pour ladicte chapelle que pour l'académie.

« Que lesdites académiciens, à l'intervention desdits sieurs commis, feront élection d'un prince chaque année, et establiront telle regle, pour le succez de ladicte académie, qu'ils trouveront convenir, et personne ne pourra estre reçu ou celle, que de leur gré et consentement.

« Que tous les débats et difficultés qui arriveront entre les musiciens, de quelque nature elles soient, seront réglées et décidées par les mesmes commis et académiciens, aux jugemens desquels les parties seront obligées de s'arrester.

« Que, pour exciter lesdits musiciens à se bien acquitter de leur debvoir, il leur sera donné, par forme de gratification, quelque chose des deniers qui seront fournis par ceux qui voudront venir par plaisir entendre la musique de ladicte académie, à proportion de ce qu'ils seront jugés d'avoir mérité, pour les animer à se rendre diligens, et à s'appliquer à leur emploi.

« Tous lesquels points et articles mesdicts sieurs du Magistrat ont ordonné et ordonnent estre observés ponctuellement par tous ceux auxquels la chose peut toucher, sans aller au contraire. Fait à Valenciennes, le 4 de septembre 1697. — *Signé :* TORDREAU DE BELLEVERGE. »

A Messieurs, Messieurs du Magistrat de Valenciennes. — « Les sieurs échevins, commis à l'académie que vos seigneuries ont establie par ordonnance du 4 septembre 1697, ayant remarqué que la chambre de Saint-George, présentement vuide, seroit propre pour l'exercice d'icelle, ils demandent que ladicte chambre leur soit accordée à l'effect que dessus, et cela n'empêchera pas que le grand conseil ne puisse s'en servir comme du passé. Quoi fesant, etc. — P. LETRANGE. »

Apostille. — « Messieurs du Magistrat accordent la chambre demandée, et c'est par provision, et jusqu'à ce que la ville pourra en avoir besoing. Fait à Valenciennes, le 3 octobre 1697. — Il est ainsi *signé :* TORDREAU DE BELLEVERGE. » (HÉCART, *Recherches sur le théâtre de Valenciennes*, Supplément inédit.)

SALVE REGINA. — On attribue cette antienne à Pierre, évêque de Compostelle, au XIIe siècle; d'autres en font honneur à Herman Contract; d'autres encore à Adhémar, évêque du Puy, mort à Antioche en 1098; de là viendrait le nom d'*antienne du Puy*, *antiphona de Podio*. On raconte que saint Bernard l'ayant entendu chanter dans l'église de Spire, y ajouta les dernières paroles : *O clemens, o pia, o dulcis Virgo Maria!* On chante le *Salve* depuis la Trinité jusqu'à l'Avent dans le rite romain et dans plusieurs rites particuliers. A Châlons-sur-Marne, on ne le récite que depuis la Purification jusqu'au jeudi saint. Nous avons entendu l'admirable *Salve* des Trappistes, et nous croyons qu'il n'y a rien dans aucune église qui puisse être comparé à ce chant magnifique et si digne de la Mère de Dieu. (N. D.)

SANCTUS. — Invocation qu'on adresse à Dieu immédiatement avant le canon. Il était nommé *trisagion* par les Grecs. Toutefois le *Sanctus* qui termine la préface ne doit pas être confondu avec le *trisagion* que l'Église latine chante le vendredi saint pendant l'adoration de la croix. On trouve le *Sanctus* désigné sous le nom d'*Epicinion* ou chant de la victoire; on en parle dans les constitutions apostoliques et dans saint Cyrille, ce qui prouve qu'il existait dans les temps les plus anciens. Dès le VIe siècle, le Pape Sixte Ier ordonna que le peuple chantât le *Sanctus* de concert avec le prêtre. Lorsqu'on donna au *Sanctus* un chant différent de celui de la préface, le prêtre le récita tout bas, mais il attendait que le chant fût fini avant de commencer le canon. M. l'abbé Pascal (*Dictionnaire de liturgie catholique, Encyclop.* de M. Migne; Petit-Montrouge, 1846) fait remarquer « qu'un prêtre instruit ne fait jamais l'élévation du corps de Jésus-Christ avant que le chœur du *Sanctus* n'ait fini, et, selon les expressions d'un savant liturgiste, il ménage la récitation de ce qui précède ce moment solennel pour donner au chœur le temps de terminer le *Sanctus*, ou bien le chœur exécute plus rondement cette partie du chant. — Nous dirons, à cette occasion, que plusieurs messes en musique, composées par des auteurs peu instruits, donnent au *Sanctus* une longueur démesurée, ce qui pèche contre les règles de la liturgie et de la convenance. »

Charlemagne fit une ordonnance pour empêcher les prêtres de commencer le canon pendant que le peuple chantait le *Sanctus*. Dans quelques anciens rituels on exigeait que, pendant le *Sanctus*, les deux côtés du chœur s'inclinassent l'un vers l'autre et qu'ils se relevassent aux mots : *pleni sunt cœli*. « — On lit dans une rubrique tirée de l'Ordinaire de Notre-Dame de Daoulas, citée par D. Claude de Vert : *Tanto moderamine sacerdos canonem perficiat ut cum* Sanctus *solemniori nota cantatur, antequam finiatur et memoriam* (le *Memento*) *compleat et consecrationem Dominici corporis non attingat*. Le même auteur cite encore la rubrique de l'ancien Ordinaire des Jacobins et du Missel de l'ordre de la Merci, en 1507 : « Le chœur « en tout temps doit tellement s'abstenir « de traîner trop longuement le chant du « *Sanctus*, et le prêtre de son côté doit ré- « citer si posément ce qui précède l'élévation « de l'hostie, que cette élévation ne se fasse « jamais sans que le *Sanctus* ne soit achevé. » Le Missel des Carmes de 1574 porte la même rubrique. Il résulte de ces rubriques, qui sont du XVIe siècle, qu'en ce temps-là comme aujourd'hui, il existait des abus sur la prolongation du chant du *Sanctus* au delà de l'élévation, ce qui jette dans la fonction la plus auguste du culte catholique une perturbation déplorable; et l'on doit bien se pénétrer de ce fait, le *Sanctus* n'est qu'une continuation de la préface. » (PASCAL, *loc. sup. cit.*)

Le même auteur raconte qu'on faisait dans le *Sanctus* des intercalations qui se rapportaient aux fêtes du jour, mais l'usage, dit-il, n'en a jamais été admis dans la liturgie latine; cette coutume se bornait à quelques églises particulières, et principalement aux monastères.

SAUMOIER. — Vieux mot qui signifie *chanter des psaumes, psalmodier*.

Maint clerc, maint moine, maint provoire,
Car au marché ou à la foire
Semblent bien que fuir s'en doient
Quand ils versellent ou *saumoient*.
(*Miracul. mss. B. M. V.*, lib. I, *ap.* CANGIUM.)

SAUT. — On applique le nom de *saut* à toute progression mélodique ou harmonique qui n'a pas lieu par intervalles conjoints. On dit un *saut de tierce*, un *saut de quarte*. Il y a une espèce de contrepoint qui s'appelle *contrepoint sauté, contrapunto saltando*, par opposition à celui qu'on appelait *alla diritta*, par intervalles directs. La figure nommée *note changée* procède aussi par un *saut*.

— SAUT est encore un procédé du *doigter* de la pédale. M. Lemmens (voir son *Nouveau journal d'orgue*) distingue le *saut* et le *glisser*. Le *saut* s'opère par le talon et par la pointe. Si le pied tient une touche par le talon, il *saute* sur une autre par la *pointe*, et *vice versa*.

SAUVER LA DISSONANCE. — « C'est la résoudre en la faisant descendre d'un degré sur la note suivante. » (FÉTIS.)

SCHISMA. — « Petit intervalle qui vaut la moitié du *comma*, et dont, par conséquent, la raison est sourde, puisque, pour l'exprimer en nombres, il faudrait trouver une moyenne proportionnelle entre 80 et 81. » (J.-J. ROUSSEAU.)

SCOLASTIQUE. — Synonyme de *capiscol, caput scholæ*. « Le chancelier est l'intendant ou maître des écoles, dit l'auteur des *Voyages liturgiques* (page 356), et est par conséquent ce qu'on appelle dans les autres églises capiscol, écolâtre, ou scolastique. C'est lui qui a soin de faire la table chronologique qui se met au cierge pascal, et de faire la matricule, ou d'y commettre quelqu'un à sa place. C'est aussi à lui de faire prévoir les leçons de Matines aux enfants de chœurs et autres clercs (et même aux trois sous-diacres chanoines qui chantent les leçons du premier nocturne aux Matines des grandes fêtes;) et il les doit tous entendre quand il en est requis. » (Voyez le texte cité au mot PRÉCENTEUR.) — « Pendant qu'on faisoit la bénédiction du cierge, le capiscol ou scolastique revêtu d'une chappe de soye faisoit bénir l'encens et le feu, et ensuite il alloit porter les grains d'encens à l'archidiacre. » (*Voyages liturg.* : Le samedi saint à Saint-Maurice de Vienne, p. 23.)

SEBHAH. — Nom que les musulmans donnent à une prière. Laissons parler Villoteau : « Pendant plusieurs jours de suite et au plus pendant neuf jours consécutifs après le trépas d'une personne décédée, les musulmans, parents et amis du défunt, se rassemblent dans sa maison pour y faire en commun des prières pour lui, et y exécuter un chant à peu près semblable à ceux des *Zehr*. On appelle ces prières *sebhah*, parce que, tandis que quelques-uns lisent quelques chapitres du Qoran, les autres récitent le chapelet musulman appelé *sebhah*. Ce chapelet, peu différent du nôtre, si ce n'est qu'il n'y a point de croix, consiste dans une centaine de grains égaux, sur chacun desquels on prononce successivement le nom de Dieu, *Allah* ou *Allaho lâ ilaha illa hou el hayo-l-quayoum*, jusqu'à ce qu'on ait parcouru ainsi tous les grains; ce qu'on recommence 10, 12, 20, 30 fois, 100 fois et 200 fois, ou plus, suivant la dévotion de chacun de ceux qui font cette prière. Pendant ce temps, d'autres chantent ce qui suit, et chaque jour on répète la même chose :

Là i - lah ell all lah Moham-

med ra-soul al - lah. Là - i

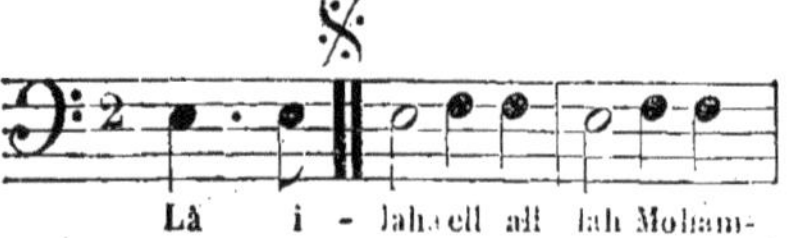

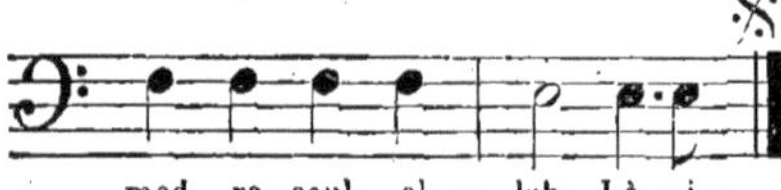

(*Etat actuel de la musique en Egypte.*)

SECONDE. — Intervalle dissonant d'un ton à un autre soit en montant soit en descendant. Elle est majeure ou mineure, selon que l'intervalle est d'un ton ou d'un demi-ton.

SECUNDICERIUS. — Dans notre article PRIMICERIUS, nous avons au moins implicitement expliqué ce que l'on doit entendre par ce mot.

SECRÈTE. — Oraison qui se dit à la messe immédiatement avant la préface. Dans la liturgie ambrosienne, le prêtre après avoir salué le peuple, récite le symbole et chante l'oraison *Super oblata*, qui répond à nos *secrètes*.

SEGNO (AL). — « Ces mots, placés près d'un signe quelconque à la fin d'un morceau, indiquent qu'il faut recommencer à l'endroit où ce signe est placé. »

(FÉTIS).

SEGUE, *suivez*. — « Ce mot, placé entre deux morceaux de musique, fait connaître que le second doit suivre immédiatement le premier. » (FÉTIS.)

SÈME ou **SEPME.** — Service mortuaire qui se faisait le septième jour après le décès. On lit dans le testament d'Isabelle d'Avangour (Thoarc. ann. 1400, ex Bibl. reg., *ap.* DU CANGE) : « Ordonnons que en outre ce que nous avons ordonné aux jours de nos obit et *sepme*, il soit fait un service solempnel; » et dans le testament de Jéhan Lessillé, seigneur de Juigné, de l'an 1382, (*Ap.* MENAG., *Histor. Sabol.*, p. 389) : « Ge vuil et ordonne que les jours de mon obit et de mon *seme*, soient fais et celebrez solempnelment et honorablement de luminaires, et d'autres divins offices..... que à chacun desdits jours de mon obseque et de mon *seme* une charité generale soit faite en la ville de Sablé. » Cette locution était surtout en usage en Anjou et en Poitou.

SEMI. — Particule qui veut dire demi, et qu'on lie aux mots *ton, brève, minime, croma*, pour *demi-ton, demi-brève*, etc.

SEMI-BRÈVE. — Figure de la notation mesurée. Le temps était la mesure de la *brève* et de la *semi-brève*, la prolation était la moyenne de la *semi-brève* et de la *minime*. Il fallait trois *minimes* pour faire la valeur d'une *semi-brève*. La semi-brève correspond à notre ronde.

SEMI-FUSA. — Figure de la notation mesurée. Elle répondait à notre double croche, et se nommait autrement *semi-chroma*.

SEMONCE. — Il existait un usage dans l'église d'Auxerre, par lequel chaque chanoine était tenu, aux principales fêtes de l'année, d'inviter un des choristes à sa table. Cette coutume se borna dans la suite aux seuls enfants de chœur. Le chanoine dont le tour était venu, était dit *en semonce*. *De invitationibus seu semoniciis in quinque anni festivitatibus. Anno Domini 1456, statutum fuit quod si canonici..... non receperint unum chorarium vel plures, si fuerit opus, ad invitationem, non habeat quinque solidos.* (*Statuta eccl. Autiss. mss., ap.* DU CANGE.) Ce qui veut dire, croyons-nous, que le chanoine dont le tour était venu, et qui négligeait de se conformer à la règle, était privé de ses honoraires.

SEMONDEUR, SEMONNEUR. — Dans les anciennes coutumes, on nommait semonneur le crieur d'enterrement, celui qui distribuait les lettres pour convier les parents et les amis du défunt. A Reims, cette fonction existe encore; seulement le dialecte du pays a fait *semonceur* de *semonneur*, qui est le terme consacré dans les vocabulaires. Outre les attributions ci-dessus données, les *semonceurs* sont généralement sonneurs, chantres, porteurs de cercueils, etc. C'est un véritable cumul ; ils pourraient, en effet, revêtir la souquenille noire du porteur ou l'habit de ville, et adresser, selon les cas, aux clients la question de maître Jacques.

(N. DAVID.)

SENS (LI CHANTEOR DE). — *Lettre de M. L. B., ch. et souchantre de l'église d'Auxerre, écrite à M. l'abbé Fenel, chanoine de l'église métropolitaine de Sens, touchant l'origine du proverbe*, LI CHANTEOR DE SENS. » — Vous avez cru peut-être, Monsieur, que je ne parlois pas sérieusement, lorsque je vous ai demandé par ma dernière lettre ce qu'on pensoit à Sens touchant la dénomination qu'un manuscrit de Saint-Germain des Prez, dont il y a un extrait dans le *Mercure* de septembre dernier, donne à cette ville. Je n'ai nulle envie de vous surprendre, lorsque je me suis informé de vous, si cette épithète *li chanteor de Sens* n'avoit réveillé l'attention de personne. Supposé que l'auteur publié dans le *Mercure* dise la vérité, et que, la liste des proverbes courans anciennement en France, soit du temps de Philippe le Bel, ou environ, il s'ensuivra seulement par rapport à la ville de Sens, qu'elle étoit alors distinguée par un endroit honorable; et cependant que d'autres villes étoient renommées, je ne sais de quelle manière, la vôtre qui avoit le chant en affection, ou qui étoit peuplée de chantres, se faisoit considérer de ce côté-là. Vous êtes convaincu en me faisant réponse, que le chant a été cultivé autrefois chez vous plus que médiocrement; les preuves que vous en apportez sont : 1° la mesure que battoit le préchantre en certaines occasions; 2° l'usage ancien où le même préchantre étoit de *baller*, en sorte qu'on disoit, *à tel jour le préchantre balle* (737); 3° la coutume de vos dignités de venir à la neume du grand Répons, vis-à-vis le bas chœur. Vous avez très-grande raison, ces preuves sont des indices assez forts; mais je puis vous dire de plus qu'il fallait que le chant dans votre ville fût en très-singulière recommandation, puisque l'archevêque se faisoit un devoir de chanter lui-même le célèbre répons *Aspiciens*, qui est le premier des nocturnes de l'Avent. C'est ce que j'ai lu dans l'un des monuments de votre église et j'en conclus qu'il fallait qu'alors la science du chant fût très-florissante parmi vous.

« Cependant pour que cet attachement au chant ait fait naître le proverbe en question, je pense qu'il faut encore quelque chose de plus fort. Je me flatte de l'avoir trouvé. C'est que votre église a été apparemment l'une des premières qui ait admis le *déchant*, qui étoit la musique du XII° siècle et des suivants. Le *Credo* que je vous ai fait voir, noté à deux parties dans un des missels du XIII° siècle, conservés chez vous, en est une preuve manifeste. Car si la profession de foi étoit récitée musicalement, comment ne l'étoient-elles point les autres parties de l'office. Le déchant, *discantus*, fit donc grande fortune dans l'église de Sens, et de là, probablement il s'étendit dans les églises suffragantes. Galvanée, Dominicain italien, qui mourut en 1297, dit de Charlemagne dans son *Manipulus Florum*, t. XI *Scriptorum italicorum*, p. 601: *Tres scholas pro Gregoriano officio ad discendo ultra montes instituit. Primam posuit Metis, secundam Senonis, tertiam Aurelianis.* Je pense que cet auteur n'a écrit ceci que parce qu'au XIII° siècle on le croyoit ainsi et qu'on n'attribuoit point alors à d'autre qu'à Charlemagne l'émulation qui régnoit dans le chant à Sens et à Orléans. Je ne sais pas en quel temps votre chapitre a congédié les musiciens, mais je sais bien qu'on y chantoit encore ce déchant ou musique ancienne sur les *O* de Noël, en 1553. Ce fut cette année-là que notre chapitre tenant à honneur de se régler sur le vôtre, conclut en ces termes, le 16 décembre : *Insuper Domini volentes insequi vestigia ecclesiæ Metropolitanæ Senonensis et plerarumque aliarum cathedralium hujus regni, concluserunt et ordinaverunt quod dum decantabuntur illæ novem solemnes Antiphonæ ad* Magnificat *quæ incipiunt per O ante novem dies præcedentes festum nativitatis salvatoris D. N. J.-C. quælibet earum antiphonarum cantabitur bis, videlicet in principio et in fine dicti cantici* Magnificat *in musicalibus sive discantu et cum organis; et tunc ad aquilam deferentur duæ cruces argenteæ cum duabus tædis accensis, ad majorem jubilationem et divini cultus augmentationem.* Si votre chapitre fut des premiers à admettre l'organisation du chant grégorien, c'est-à-dire qu'on fit des accords sur ce chant, il fut aussi des premiers à rejeter cet usage; non pas que ces accords blessassent l'oreille, mais parce qu'on sentit peut-être quelques inconvénients de la part de ceux qui l'exécutoient. Je crois que votre église a très-prudemment fait de prévenir le temps des raffinements où nous sommes à présent, temps auquel la musique voudroit supplanter le plain-chant. Les musiciens en général et ceux qui leur sont, pour ainsi dire, affiliés, ou qui leur touchent par quelque endroit, comme, par exemple, seroit un chanoine qui sait un peu toucher du clavecin ou chanter sa partie de musique, font des raisonnements si pitoyables en fait de plain-chant, et traitent si mal cette science, que tout est à craindre pour les églises où ils sont écoutés.

« Je présume (quoique votre nouveau Bréviaire n'en dise rien) que vous avez conservé l'ancien usage de chanter dans votre chœur, le jour de Saint-Etienne, le psaume alléluiatique *Laudate*, CXLVIII, dans un des modes qui sont différents du système grégorien, un mode psalmodique dont la dominante est corde finale même de l'ancienne, conformément aux anciens livres de l'une et de l'autre Eglise. Ces modes sont l'écueil de tous les musiciens. Ils n'y entendent rien tous tant qu'ils sont; et en effet, si la science de quelques-uns ne va pas jusqu'à connoitre seulement le détail du système grégorien, comment pourroient-ils pénétrer dans les systèmes de chant qui sont plus anciens et reconnoître dans nos offices ce qui en est émané. Continuez, Monsieur, à conserver des vestiges de ces anciens modes. Il ne dépendra pas de moi qu'on n'en fasse de même ici, non plus qu'à Tours et à Langres, dont les livres contiennent des restes de cet ancien système, usité dans les Gaules avant le siècle de Charlemagne.

« Qui conservera donc toutes les variétés

(737) Statuta capituli Senon., art. *De præcentore : Sciendum quod die inventionis B. Stephani ad processionem in navi Ecclesiæ, apud S. Columbum in S. Lupi, dum cantatur in choro,* O venerandum antistem, *præcentor in his duobus locis, in chirotecis et annulis cum baculo debet ballare, et non plus per annum.* (Apud Du Cange.)

de chant, si ce n'est les églises cathédrales dont le clergé est nombreux? Il n'y a de contradiction à attendre là-dessus que de la part de ceux qui n'y comprennent rien, et qui ne sont pas en état d'y rien comprendre. Il y a aussi certaines autres variétés dans le chant de l'office divin, que l'on supprime parfois sans assez d'attention, pour abréger seulement, sous prétexte que les paroles ne sont pas tirées de l'Ecriture sainte. Mais ce que j'ai à leur opposer passeroit les bornes d'une simple lettre; je n'ai garde de m'étendre là-dessus. Lorsque ce sont des chanoines qui raisonnent ainsi, je les fait ressouvenir de cette belle parole de l'auteur du livre de la *Coutume d'adorer Dieu debout*, qu'une église cathédrale doit être la dépositaire et la conservatrice de tout ce qui est négligé dans les petites églises, et que c'est dans son sein qu'on doit retrouver l'antiquité qui périt presque partout ailleurs, par manque de clergé, ou faute de zèle pour sa conservation. — J'ai lu avec beaucoup de satisfaction l'éloge que fait de votre église M. de Moléon dans son *Voyage liturgique*, pp. 162 et 163, tant sur la séparation de toutes les heures de l'office que sur le reste. Ce livre, imprimé en 1718, mérite d'avoir sa place dans la bibliothèque du chapitre. L'auteur, en rapportant sur quel pied il a vu célébrer l'office de Primes, lorsqu'il passa par Sens vers l'an 1697 : *Primes*, dit-il, *est de toutes les petites heures l'office qui est toujours le mieux chanté à Sens. Ils ont retenu l'ancien office de Primes. Le dimanche, ils disent le* MAGNA PRIMA *ou les grandes Primes, qui outre les nôtres, contiennent les six psaumes qu'on distribue à Primes chaque jour de la semaine.* Si vos nouveaux Bréviaires ont un peu abrégé le nombre des psaumes, ils n'ont rien diminué de la noblesse avec laquelle vous chantez *Primes* les dimanches. Tous les étrangers qui assistent en sont édifiés, comme aussi de la majesté et de la gravité avec laquelle on chante l'antienne. Pour le coup, on peut bien dire, *Li chanteor de Sens*. Cet exemple, au reste, est à proposer aux églises de la province, qui toutes ont eu comme vous le *Magna Prima* les dimanches, et dans quelques-unes desquelles on est près de se relâcher sur ce qui en tient lieu. Il mérite encore mieux d'être imité que celui de la musique sur les *O* de Noël que nous avons prise de vous; et ce que vous pratiquez est plus canonique que ne l'est la démarche de ceux qui sollicitent et pressent pour qu'on chante ces *Primes dominicales* à la manière des jours. Joly, chantre de Notre-Dame de Paris, a fort bien remarqué, dans son traité *De horis canonicis*, p. 40, que l'office des Primes a été établi pour honorer spécialement la sainte Trinité; et c'est sans doute le fondement sur lequel est appuyé la sage pratique de votre église.... — A Auxerre, le 29 décembre 1733. » (*Mercure de France*, février 1734, pp. 210-218.)

SENSIBLE (NOTE). — Cette expression, dont bien des maîtres de chapelle, des chantres, et même des symphoniastes se servent, n'a point de signification dans le plain-chant : car il n'y a de *note sensible* que par l'effet de l'attraction d'une dissonance naturelle, et le plain-chant ne module pas; et alors même qu'il admet l'harmonie, il ne peut comporter qu'une harmonie consonnante.

La *note sensible* appartient donc exclusivement au système de la tonalité moderne. Elle est produite par le septième degré de la gamme lorsque ce septième degré est mis en rapport avec le quatrième. L'attraction du *si* (septième degré) vers l'*ut*, et l'attraction du *fa* (quatrième degré) vers *mi*, ont fait donner le nom de *note sensible* à ce *si*, parce qu'il fait sentir le ton d'*ut*.

Si, pour donner un autre exemple, vous avez les deux notes *ut* et *sol* sonnant ensemble, et que, tout en maintenant le son d'*ut*, vous descendiez d'un demi-ton, de *sol* sur *fa dièse*, ce *fa dièse*, mis en rapport avec *ut*, devient *note sensible*, par la tendance de cette quarte excédante *ut, fa dièse*, cherchant à se résoudre sur le sixte *si sol*. Vous modulez en *sol*, et ce *fa dièse* fait *sentir* le ton de *sol* qu'il détermine.

Alors même que, pour éviter, dans le plain-chant, la fausse relation du triton, on fait entendre un demi-ton au-dessous des finales, et même dans les cas de *musique feinte*, ce demi-ton ne doit pas prendre le nom de *note sensible;* car, encore une fois, le plain-chant ne module pas.

A l'égard des cas où les exigences de la tonalité moderne ont contraint les organistes et les accompagnateurs d'altérer par le dièse la note immédiatement inférieure de la finale dans les premier, deuxième, troisième et quatrième modes, il est évident que ces modes étant assimilés ainsi à notre ton mineur, la note inférieure de la finale devient véritablement une *note sensible*. Mais si *l'introduction de l'orgue dans les églises a fait passer dans le plain-chant une foule d'altérations qui ont enlevé à ce chant son caractère primitif en beaucoup d'endroits, sans qu'il fût possible d'éviter cet inconvénient* (tant il est impossible de se soustraire à la loi tonale dominante [FÉTIS, *Revue de la mus. rel.*, mars 1845, pp. 106 et 107]), ce n'est pas une raison pour que la constitution du plain-chant en souffre en elle-même, et qu'on tolère qu'on lui applique des règles qui ne sont pas de son domaine, et qui, par cela seul qu'elles lui sont appliquées, le détruisent radicalement.

SÉPARATION. — On appela séparation, dans le système des tétracordes grecs, la disjonction qui avait lieu entre le tétracorde des moyennes et celui des *séparées;* par exemple :

(1er tétrac.) (2e tétrac.)
mi fa sol la séparation *si ut ré mi*

C'est ce qu'on nommait *diazeugsis*.

Cette séparation avait lieu entre la mèse et la paramèse : *Disjunctio unica est duorum tetrachordorum quorum alterum est tetrachordum mediarum, alterum vero tetrachordum notarum disjunctarum, quæ uno communi tono disjunguntur, qui est inter mesem et paramesem.* (EUCLIDES in *Musica.*)

SEPTIÈME. — La septième ou l'heptacorde est, ou majeure comme de *ut* à *si*, ou mineure comme de *ut* à *si b*. Ni l'une ni l'autre ne sont admises dans le plain-chant.

SEPTIÈME. — « Intervalle dissonant, formé de deux notes qui sont à la distance de six degrés diatoniques. Il y a trois sortes de septièmes : la *septième mineure*, composée de quatre tons et deux demi-tons inégaux ; la *septième majeure*, composée de cinq tons et un demi-ton ; la *septième diminuée*, composée de deux tons et trois demi-tons inégaux. » (FÉTIS.)

SÉQUENCE. — « *Sequentia*, canticum exsultationis, quæ et *prosa* dicitur, sic appellatum, *quia pneuma jubili sequitur*, inquit Durandus (*Ration.*, lib. IV, cap. 21.) — Ordo romanus, et Alcuinus, *Lib. de divin. offic. : Sequitur jubilatio, quam sequentiam vocant.* Observat idem Durandus *sequentias* a Notkero abbate S. Galli primum compositas, et Nicolaum PP. ad missam cantari præcepisse, (quod de Nicolao II accipiendum opinatur Papebrochius.) Huc spectant, quæ habet Eckehardus de vita B. Notkeri episcopi Saltzburg., cap. 17 : *Sequentias, quas idem pater sanctus fecerat, destinavit per bajulum urbis Romæ Nicolao.* — Cap. 18 : *Sequentiam dico, quæ est de Spiritu sancto : sancti Spiritus assit nobis gratia.* — Bromptonus, *De Roberto rege Franc. : Hic Robertus rex fecit sequentiam illam de festo Pentecostes, quæ sic incipit : sancti Spiritus assit nobis gratia.* — Johannes Adelphus *sequentias* commentariis suis illustratus edidit Argentinæ ann. 1513. — Binas composuit Albertus Magnus, unam de Trinitate, alteram de Ascensione. Utraque exstat in Missali prædicat. Paris, ann. 1519 ; excuso. — Sequentiæ, *quas Metenses vocant*, apud Eckehardum junior., *De casib. S. Galli*, cap. 4. » (*Apud* DU CANGE.)

— « PROSE ou SÉQUENCE, c'est-à-dire certaines espèces d'hymnes, qui le plus souvent sont de la prose rimée et cadencée, que de véritables vers, et qu'on chante en beaucoup d'églises après le Graduel, immédiatement avant l'Evangile, et quelquefois aux Vêpres, avant *Magnificat*, etc. L'usage en étoit autrefois bien plus fréquent que maintenant. L'office romain n'en a retenu que trois, que les Italiens appellent *le tre sequenze dell' anno*. Ce sont : *Victimæ paschali laudes*, pour le jour et l'octave de Pâques ; *Veni, sancte Spiritus*, pour le jour et l'octave de la Pentecôte ; *Lauda, Sion, Salvatorem*, pour le jour et l'octave du Saint-Sacrement. On les chante en beaucoup d'endroits en musique ; en d'autres, on les chante alternativement avec l'orgue et sur le livre, ou en contrepoint, etc. Il y en a encore une, qui est *Dies iræ, dies illa*, pour l'office des Morts, dont le chant est admirable, et sur laquelle il y a des compositions excellentes de Legrenzi, Lully, et autres. » (*Diction.* de BROSSARD.)

SÉQUENCE. — On donne indifféremment le nom de *séquence*, qui veut dire *suite*, ou de *prose*, au cantique qui est chanté à la messe, après le graduel et avant l'évangile ; mais avec cette différence que le mot de *Prose* désigne le genre de style de cette composition, tandis que celui de *séquence* indique seulement la place qu'elle occupe dans l'office de la messe, où elle *suit* immédiatement l'*Alleluia* qui termine le graduel. Elle est appelée *séquence*, dit Durandus (lib. IV, c. 21), parce qu'elle suit le neume de jubilation, *quia pneuma jubili sequitur* : l'*Ordinaire romain* et Alcuin s'accordent à dire : *Sequitur jubilatio, quam sequentiam vocant.*

Dans l'origine, la *séquence* n'était que la modulation prolongée de la dernière syllabe de l'*Alleluia*, cri de joie auquel on donnait une étendue démesurée, pour lui donner un caractère plus solennel. « La jubilation, dit Amalaire, est appelée par les chantres du nom de *séquence ; jubilatio quod cantores sequentiam vocant.* » (*Apud* Martinum GERBERTUM, *De cantu et musica sacra*, t. I, p. 408 (738). Le cardinal Hugues (*Expos. miss.*, cap. 2) dit lui-même à ce sujet : « L'*Alleluia* se répète avec neume et signifie *louange de la patrie*, qui s'exprime par des *séquences*, qui ne sont autre chose que la neume ; d'où il arrive que dans les anciennes *séquences* on ne voit point de paroles, parce que nous ne connaissons pas la manière de louer Dieu dans la patrie (céleste) : *Alleluia repetitur cum neuma, et significat* laudem patriæ. *Significatur autem per sequentias idem ac per neuma. Unde in antiquis sequentiis sunt verba incognita, quia ignotus est nobis modus laudandi Deum in patria.* » (*Ibid.*)

A ces *séquences*, qui d'abord consistaient uniquement en modulations, dit Gerbert, on substitua dans la suite des cantiques à la louange de Dieu et des saints ; c'est ce qui fait dire à Guibert de Tournai : « On ajoute la *séquence*, et l'on ne prolonge point le second *Alleluia*, parce que la *séquence* en tient lieu : *Additur sequentia, et non protrahitur secundum* Alleluia, *quia sequentia ejus loco dicitur.* » (GERB., *De cant.*)

Le Bénédictin dom de Vert rapporte que, dans l'église de Saint-Etienne, à Metz, les chanoines et les religieuses de Sainte-Glossinde, le jour de la fête de ce saint martyr, chantaient alternativement la *séquence* : « Les dames, dit-il, doivent chanter la lettre de la séquence *Congaudet angelorum*, et les messieurs doivent chanter la note qui est sur la lettre : *Dominæ debent cantare litteram sequentiæ* Congaudet angelorum ; *domini vero debent cantare notam juxta litteram.* » Ce Bénédictin observe, d'après un auteur du XVIe siècle, qu'autrefois la mélodie de la *séquence* était la même que celle de l'*Alleluia*. Aussi, Pierre Cervel, dans son *Exposition de la messe*, et le cardinal Bona, disent que, dans la messe pour les morts, il ne doit point y avoir de *séquence*, par la raison qu'on

(738) C'est sans doute l'*alleluia* appelé *Baha*, qui était chanté avec une neume ou *jubilus*, en faisant une certaine modulation sur la lettre *a* plusieurs fois répétée : *Alleluia quod dicitur Baha et cantatur a choro alternatim ad modum sequentiæ*, dit le vieux Ordinaire ms. de Cambrai pour la messe du 1er dimanche de l'Avent.

n'y chante point l'*Alleluia* au graduel; mais l'usage contraire a prévalu contre la règle liturgique. (GERB., *De cantu*, pp. 408, 409.) — *Fecerat quidem Petrus ibi jubilos* (739) *ad sequentias, quas* Metenses *vocant : Romanus vero romane nobis e contra et amœne de suo jubilos modulaverat, quos quidem post Notkerus quibus videmus verbis ligabta.* Frigdoræ *et* occidentanæ, *quas sic nominabant his jubilos, animatus etiam ipse de suo excogitavit.* (ECKEARDI junioris *Lib. de cas. monast. S. Galli*, ap. Melch. GOLDAST, *Rerum alamannicarum Scriptores;* Francoforti, in-fol., 1606, t. Ier, p. 60.)

Tout ce passage, dit M. Th. Nisard, servira à compléter et à rectifier cette assertion de M. de Chateaubriand : « Les séquences d'origine barbare portaient (au xe siècle) le nom de *Frigdoræ.* » (*Analyse rais. de l'Hist. de Fr.;* Œuvres comp.; Pourrat, 1832, t. VI, p. 67.)

Et l'abbé Lebeuf, dans sa *Dissertation sur l'état des sciences dans les Gaules depuis Charlemagne jusqu'au roi Robert*, en tête du tom. II de *Divers écrits pour servir d'éclaircissements à l'histoire de Fr.*, par le même, Paris, Barois fils, 1738, dit qu'on « donna à quelques-unes de ces séquences les noms de *frigdora*, d'occidentale et de *clarella*, qui sont restés à deviner. »

C'est l'expression dont Du Cange se sert : voici son article sur *Clarella* que nous compléterons en citant à la suite ce qui regarde le *frigdoræ* et *occidentanæ*. Nous donnons l'un et l'autre sans commentaire.

« Clarella adde. f. a *clarasius* vel *claro*, quod una cum tubis decantaretur. — Clarella, in vetutissimo ms. S. Benedicti ad Ligerim legitur, *prosa clarellæ :* quia posteriori voce an designetur auctor prosæ, an tonus seu musices modus, quo decantari debebat, *divinandum.* — *Frigdoræ et occidentanæ*, toni vel modi musici, a Notkero Balbulo adinventi. Eckehardus junior de casib. S. Galli cap. 4 : fecerat quidem Petrus (le reste comme ci-dessus). Eadem propemodum habet Eckehardus minimus *De vita Notkeri Balbuli* cap. 9, Jodocus Mezlerus : *S. Notkerus vocatus Balbulus, magni Ottonis nepos, natus in castro Heligow, abbati Grimaldo oblatus est juvenculus, voce balbulus...., Primus adinvenit jubilos seu sequentias modulatas, quas ipse ad distinctionem Metensium appellabat frigdoræ, aut occidentanæ, quas et in ter sacrosancta mysteria toties Ecclesia repetit.* Sed ex his vim aut etymon vocabuli vix quis agnoscat. Goldastus ad Eckehardum scribit, *frigdorarum* originem a Græcis, occidentanarum a Latinis esse, ipsa nomina fidem facere; *frigdoramque* appellatam, quod constiterit ex modis, quos *phrygium* et *dorium* vocant Græci. Cætera, quæ ibidem de musica recentiorum commentatur, majorem lucem horum vocabulorum et ymis non afferunt. In veteri cod. Bibliothecæ Cesareæ, scripto ante annos circiter 700, quo continentur hymni ecclesiastici varii, apud Petrum Lambecium, lib. II *Commentar. de Bibl. Cæsar.*, cap 8. hymnus describitur, qui in sancti Paschatis die decantatur, in quo hæc habentur : *In sancto die Paschæ frigdola. Laudes Salvatori voce modulemus supplici, et devotis melodiis*, etc. Qua quidem *Frigdolæ* inscriptione innuitur hoc tono hymnum cani debere : unde cum hymno, qui canitur in Natali S. Stephani, *Hypodiaconissa;* in Natali sancti Joannis Evangelistæ, *Romana;* denique hymno de S. Andrea apostolo, et hymno de apostolis, *aurea;* voces præponantur : prorsus existimo, ita eo ævo appellatos certos musicos tonos ac modos, quibus ii hymni decantari deberent. (Hymni et tropi inscribuntur aut *romani*, aut *græci*, *aurei*, *fidiculi*, *frigdoli*, aut *occidentani* pro tonorum diversitate, in codicibus sæc. x, qui hodie quoque apud S. Gallum exstant. *Vide* PERTZ, vol. II *Script.*, p. 102, not. 53.)

— Voici au reste de quelle manière s'exprime l'abbé Lebeuf sur l'origine des séquences dans le culte. « J'ai trouvé dans un manuscrit très-ancien de la bibliothèque du roi, que c'est le Pape Adrien II qui leur a donné plus de cours qu'elles n'en avoient. Je rapporterai le passage en entier quoique long, parce que cette addition, faite à Rome au livre d'Anastase le Bibliothécaire, est inconnue à tous les savants même d'Italie, et qu'elle peut servir à éclaircir le fait de l'établissement des tropes qui étoient des prologues faits pour amener les introïts, etc. « Adrianus Papa VIII sedit annos v, na« tione Romanus, patre Julio. Hic ecclesiis « ornamenta multa pretiosa superadmini« stravit. Hic Antiphonarium romanum, sicut « anterior Adrianus, diversa per loca corro« boravit, et secundum prologum versibus « hexametris ad missam majorem in die « primo adventus Domini J. C. decantan« dum instituit, qui similiter incipit sicut « anterioris Adriani præmium : quod ille ad « omnes missas in eadem Dominica prima « adventus decantandum strictissimum confe« cerat; sed pluribus iste constat versibus. « Hic constituit per monasteria ad missam « majorem in solemnitatibus præcipuis, non « solum in hymno angelico *Gloria in excel« sis* Deo canere hymnos interstinctos quos « laudes appellant, verum etiam in psalmis « Davidicis, quos Introitus dicunt, interserta « cantica decantare, quæ Romani *Festivas « laudes*, Franci *tropos* appellant; quod « interpretatur, *figurata ornamenta in laudi« bus Domini.* Melodias quoque ante Evan« gelium concinendas tradidit, quas dicunt « *sequentias;* quia sequitur eas Evange« lium (740). Et quia a domino papa Grego« rio primo et post modum ab Adriano una « cum Alcuino abbate, delicioso magni im-

(739) Le mot *neume*, suivant le P. Martini (*Storia*, t. Ier, p. 379) n'a eu la signification de *Jubilus* qu'après le XIe siècle.

(740) « L'historien, qui peut-être fidèle dans tout ce qu'il dit, donne ici une mauvaise origine du mot *sequentia*. On voit au reste que dom Mabillon a douté prudemment, dans sa *Liturgie gallicane*, que Notker fût le premier auteur des proses ou séquences. »

« peratoris Caroli, hæ cantilenæ festivales « constitutæ accommodatæ fuerant, multum « in his delectato supradicto Cæsare Carolo, « sed negligentia cantorum jam intermitti « videbantur; ab ipso almifico præsule de « quo loquimur, ita corroboratæ sunt ad « laudem et gloriam Domini nostri J. C. ut « diligentia studiosorum cum antiphonario « simul deinceps et tropiarius in solempni- « bus diebus ad missam majorem cantilenis « frequentetur honestis. » (*Traité sur le chant eccl.*, pp. 103-105.)

SÉQUENTIAIRE, — SÉQUENTIAL, — SÉQUENTIONNAIRE, livre d'église qui contient des *séquences*. — « Sequentiarius, dit Du Cange, liber seu codex, in quo continentur *sequentiæ*. Eckehardus junior *De casibus S. Galli*, cap. 2 : *Quidam fratrum ecclesia egressus sequentiarium manu ferebat, quem illi assumentes in sequentia dici Notkerum Balbulum laudant.* — *Acta Murensis monasterii*, pag. 10 : *Antiphonarium, partem de Graduali, sequentiarios 4.* — Alibi : *Tres antiphonarii, ex quibus unus musice notatus est, et decem sequentinarii.* — Sed legendum *sequentiarii*, aut *sequentionarii*, ut habetur p. 33. (*Sequentionarius* rursum occurrit in *Catalogo libr. canon. S. Nicolai Patav.*, apud Bern. Pezium, tom. I *Anecd.*, in præfat., pag. LII : *Unus gradualis liber, unus sequentionarius cum tropis*, etc.)

« Sequentialis, eadem notione, apud Schannat. in *Vindem. litter.*, pag. 8 : *Missales specialiter cum orationibus sex, et septimus cum gradualibus et sequentiali.. .... sequentiales undecim, capitulares quatuor*, etc. »

SERPENT. — « Instrument à vent dont on se sert particulièrement dans les églises et dans la musique militaire, où il forme la basse avec le trombone et l'*ophicléide*. Le serpent se joue avec une large embouchure, qu'on appelle *bocal*. Cet instrument a été longtemps fort imparfait ; on l'a perfectionné en y ajoutant des clefs. » (Fétis.)

C'est cet instrument que la *Revue* de M. Danjou appelle un *désastreux engin*, que M. A. de La Fage caractérise de *grossier*, *abominable* et *barbare instrument*, et qui a enfin été détrôné par l'*orgue d'accompagnement*, lequel, sous d'autres rapports, a été, pour le moins, aussi nuisible au chant grégorien.

Quant à son origine, voici ce qu'en dit l'abbé Lebeuf (*Mercure* de juillet 1725, p. 1602) : « Si l'on pouvoit juger des siècles passés par ce qui se voit aujourd'hui, on pourroit dire que du temps de saint Germain, on jouoit du *serpent* dans l'église de Notre-Dame : *Inde senex largam ructat ab ore tubam.* Y a-t-il un instrument de l'église qui mérite mieux le nom de *larga tuba* qu'un serpent? Néanmoins, on ne peut pas traduire ainsi la pensée de saint Fortunat, parce qu'il est certain qu'il n'y a guère que six-vingt ans que cet instrument a été inventé en France, ainsi qu'il est marqué dans un des *Mercures*. »

Cette dernière indication est fort précieuse sans doute ; mais elle est trop vague pour donner lieu à de nouvelles recherches. Gerbert dit que le *serpent* a été nommé ainsi à cause de sa forme.

Mais ce que beaucoup de gens ignorent sans doute, c'est qu'un professeur de serpent à Paris, nommé Imbert de Sens, a publié un livre dont le titre est toute une révélation : « *Nouvelle méthode ou principes raisonnés du plain-chant dans sa perfection,* tirés des éléments de la musique, *contenant aussi une méthode de serpent pour ceux qui en veulent jouer avec goût, où l'on trouve des cartes pour apprendre à connoître le doigter*, etc. *On y trouvera aussi des pièces de basses*, des variations et des accompagnements pour ledit instrument. — Sans avoir recours à d'autres livres, les maîtres trouveront dans ladite méthode toutes sortes de pièces de chant choisies, comme duo, trio, quatuor, messes, proses, hymnes, antiennes, répons et autres pièces de composition en parties, pour enseigner à leurs élèves. » (Paris, chez la vᵉ Ballard, 1780, 268 p. in-12.) — Voir la *Biographie de* Lichtenthal, t. II, p. 132.

SERPENT, du latin *serpens*, en italien *serpente*, en allemand *schlangenrohr* (tuyau à serpent), ophicléide. — « C'est un jeu d'anche dans la pédale de seize pieds. Le son en est plus faible que celui de la posaune, mais plus fort que celui du fagott ou basson. Ce jeu imite l'instrument du même nom dans la musique militaire. » (*Manuel du facteur d'orgues*; Paris, Roret, 1849, t. III.)

SESQUIALTER, SESQUIALTERA, Zynk. — « C'est un jeu composé de deux rangées de tuyaux en étain ou en étoffe, du diapason du principal ; il se compose d'une quinte et d'une tierce supérieure, de manière que les deux rangées donnent une grande sixte. Ainsi, sur la touche C^1 on entend G^1, e^2. Le premier *G* est de deux pieds, deux pieds deux tiers, et la tierce *e* d'un pied trois cinquièmes. Dans ce cas, ce jeu a quelque ressemblance avec le *scharf*. L'expression *ozynk* ou *zichk*, qu'on trouve dans les orgues anciens a souvent la même signification que le mot *sesquialter*. » (*Manuel du facteur d'orgues*; Paris, Roret, 1849, t. III.)

SI. — On sait que la note *si*, dont le signe graphique existait dans l'échelle du plain-chant, n'était pourtant pas *nommée*, parce qu'elle était corde variante, c'est-à-dire qu'elle se présentait tantôt à l'état de *bémol* et tantôt à l'état de *bécarre*. De là le système des muances qui furent imaginées pour maintenir en bonne suite apparente les séries mélodiques, soit que le chant procédât de l'une ou de l'autre des deux propriétés ci-dessus énoncées. Nous voulons dire que la note *si* se présentant cinq fois dans le mécanisme des hexacordes, trois fois *bécarre* et deux fois *bémol*, il fallait trouver un moyen de faire disparaître cette infraction à l'ordre diatonique, résultat que l'on obtenait en solfiant invariablement la série des sept hexacordes par les notes *ut*, *ré*, *mi*, *fa*, *sol*, *la*, de sorte que le *si* était nommé tantôt *mi* et tantôt *fa*. Ainsi, comme le dit Burette dans sa *Dissertation*, p. 104 du t. XVII des *Mémoires de l'Ac. des inscript.*, au lieu de dire, comme à présent, *ut, ré, mi, fa, sol, la, si, ut*, en montant, et *ut, si, la, sol, fa, mi, ré, ut*, en descendant, il fallait dire alors en montant: *ut, ré, mi, fa, sol, la, mi, fa*, et en descendant : *fa, mi, la, sol, fa, mi, ré, ut*. Lorsqu'on substitua la gamme ordinaire à la gamme par muances, on chercha à nommer cette note, et il paraît que les uns la nommèrent *ba*, d'autres *bi*, d'autres *di*, d'autres *ni*. Enfin, la syllabe *si* paraît, dit M. S. Morelot, avoir été employée pour la première fois par un Flamand nommé Anselme, contemporain de Walrëant, et qui dispute à celui-ci l'honneur d'avoir simplifié la solmisation. C'est, du moins, le témoignage de Zacconi, dans un ouvrage publié en 1622. (*Revue* de M. Danjou, sept. 1847.) Que dire après cela de la jolie historiette de Al. Monteil, qui, dans son *Histoire des Français des divers états*, dit qu'à l'époque de l'invention de la syllabe *si*, qu'il attribue à Lemaire, il arriva que plusieurs jeunes professeurs, pour avoir adopté cette syllabe, se virent chassés de leurs maîtrises et accusés d'avoir porté atteinte aux bonnes mœurs? Le bon Al. Monteil a voulu donner un pendant à l'ancienne histoire de Timothée.

SIGNE. — Toutes les figures dont on se sert dans le plain-chant et dans la musique; les lignes, les clefs, les notes et leurs différentes espèces; les bâtons de mesure, etc., prennent le nom de signes.

Il y a des signes accidentels comme le bémol et le bécarre, et des signes de silence, comme les pauses, etc.

SIGNUM. — C'est un de ces mots de la basse latinité, sous lesquels on désignait les cloches, prises comme signal d'une cérémonie, d'une fête, ou signal d'alarme. C'est en ce sens que l'on disait : *signa pulsantur*.

SILENCES. — « Interruptions dans l'audition des sons, qui sont mesurées comme les sons eux-mêmes. On donne aux signes de ces interruptions le nom de *silences*. » (Fétis.)

SIRVANDOIS, ou Sirventois, ou Serventeys. — Ancienne pièce de vers, divisée en strophes, ordinairement propre à être chantée.

SIXTE. — La sixte ou sixième ou hexacorde se divise en majeure ou mineure. Elle est composée, dans le premier cas, d'une quarte et d'une tierce majeure, comme *ut, ré, mi, fa, sol, la*, et dans le second, d'une tierce mineure et d'une quarte, comme *mi, fa, sol, la, si, ut*. Elle ne peut être employée que très-rarement dans le plain-chant, comme *mi* finale et *ut* dominante, dans le troisième mode. Elle forme une consonnance imparfaite. Et l'on dit que de toutes les consonnances admises dans le contrepoint, la quarte en étant exclue, elle est celle qui a le moins d'aplomb, parce qu'elle laisse la tonalité incertaine. Le repos sur la *sixte* était condamné par les anciens théoriciens : *Principia et fines*, dit Guido (*Microlog.*, c. 13), *distinctionum minime licet ad sextas intendere.*

SOFFA. — C'était probablement une corruption de *sol fa*. Chanter *cum soffa*, ou *cum sol fa* signifiait, croyons-nous, chanter suivant les règles de la musique, *cum nota*. Odon, archevêque de Rouen, parle d'un certain personnage qui ne savait rien chanter sans *soffa*, et qui pourtant détonnait en *soffa : Nihil sciebat cantare sine* soffa, *sive nota, et etiam discordabat in* soffa, *sive nota.* (*Reg. visitat. Odon. archiep. Rotom.*, ex Cod. reg. 1245, fol. 69, v°.) Mais cette locution est rectifiée au fol. 415, où il dit : *Non cantabant* (monachi Gaaniaci) *omni die officium secum cum* solfa, *sed missas solum in diebus festivis*. (*Ap.* Cangium.

SOL. — « La cinquième des six syllabes inventées par l'Arétin pour prononcer les notes de la gamme. Le *sol* naturel répond à la lettre G. » (J.-J. Rousseau.)

SOLENNEL majeur et mineur. — Degrés de festivité qui viennent immédiatement, dans le rite parisien, après l'*annuel*.

SOLFEGE. — On nomme ainsi un recueil d'exercices progressifs, en plusieurs suites, pour former la voix aux intonations des notes et de leurs intervalles, en même temps qu'elle doit articuler les noms des notes.

Ces exercices doivent être accompagnés d'une basse chiffrée, pour que l'élève puisse se rendre compte des accords et pour former son oreille à la marche indépendante des parties.

SOLFIER. — C'est entonner les sons des notes en les nommant par leurs syllabes *ut, ré, mi, fa*, etc. Cet art se compose de la connaissance des notes, des clefs, des signes accessoires et de l'intonation juste des notes. On appelle *solmisation* l'action de solfier. Il est remarquable que la première syllabe de ces mots *solfier, solfége, solmisation*, est empruntée à la première note du premier des hexacordes sur le mécanisme desquels était fondée la solmisation par les muances.

Solfier, dit Cerone, est un exercice au moyen duquel on observe une modulation réglée en chaque chant; articulant les sons musicaux avec leur due proportion, teneur et valeur; pour ce faire, il est nécessaire de savoir lire couramment pour connaître quand on doit faire un ton ou un demi-ton, suivant l'intervalle qui se trouve entre les notes. 1° Il faut d'abord observer la clef, et voir s'il y a changement de clefs. 2° Il faut remarquer jusqu'à quel intervalle s'élève le chant à l'aigu, et à quel intervalle il descend au grave. 3° Il faut savoir si l'on chante par *b* quarre, par nature ou par *b* mol (en quel ton on est). 4° La mesure. 5° Dans le plain-chant, bien observer la nature du mode, les intervalles fondamentaux du mode et la note finale (741). — La meilleure manière de solfier consistait en ceci, suivant Cerone (*El Melopeo*, lib. III, pp. 347-349) : 1° chanter la note ; 2° ensuite seulement (742) les intonations des intervalles, à la manière des instruments, puis en se servant d'une des voyelles *a, e, i, o, u;* 3° puis les paroles. Cerone ajoute que d'autres maîtres faisaient *solfier* leurs élèves en proférant arbitrairement sur les intervalles, quels qu'ils fussent, les six notes *ut, ré, mi, fa, sol, la,* répétées note par note jusqu'à la fin du morceau, et cela, disaient-ils, pour s'assurer davantage de leur intonation. En sorte que la note du demi-ton *mi fa* s'appliquait souvent à un saut de quarte ou de quinte. (Cerone parle ici du système des *muances*.)

SOLMISATION. — Observons que les deux premières syllabes de ce mot expriment un espace de six notes, c'est-à-dire les deux termes d'un hexacorde, *sol-mi : sol la si ut ré mi*, qui était le premier hexacorde grave. Or, c'est sur le mécanisme des hexacordes qu'était basé le système de *solmisation*. Mais, pour l'exposer, il faut reprendre les choses de plus haut.

Tout le monde a répété, et malgré de récentes réfutations de cette opinion, plusieurs auteurs répètent encore que la première strophe de l'hymne de saint Jean-Baptiste, de Paul, diacre d'Aquilée, moine du Mont-Cassin, que nous avons reproduite à la colonne 1044, avait fourni à Guido les noms des six premières notes de la gamme actuelle. Effectivement, dans la mélodie de cette hymne, l'intonation s'élève d'un degré sur chacune des syllabes *ut ré mi fa sol la;* mais est-ce à dire pour cela que Guido ait tiré les noms des notes de ces mêmes syllabes ? Non. Voici ce qui a donné lieu à cette opinion.

Le système de *solmisation* usité avant Guido, ou, pour mieux dire, l'absence de tout système régulier de *solmisation* multipliait à l'infini les incertitudes et les difficultés quant à la pratique du chant et à l'enseignement des élèves. L'usage des lettres de la notation, dite grégorienne, n'était pas le moindre des obstacles. Ces lettres figurent bien aux yeux les divers degrés de l'échelle des sons, mais elles étaient impuissantes à donner l'intonation principale ainsi que les rapports d'intonation des autres intervalles. Pour ce qui est du monocorde, instrument connu depuis longtemps et qui jusqu'alors n'avait servi, entre les mains des savants, qu'à bâtir des théories spéculatives sur les proportions des sons ; pour ce qui est du monocorde, disons-nous, Guido, ainsi que nous le verrons bientôt, n'avait pas encore tiré parti de son emploi pour la pratique, et n'en avait pas fait encore le régulateur du chant. Guido imagina donc, pour faciliter l'étude du chant, de prendre en quelque sorte pour type une mélodie usitée, familière à toutes les oreilles, n'importe laquelle d'ailleurs (*alicujus notissimæ symphoniæ*), et, procédant, pour ainsi dire, du connu à l'inconnu, d'appliquer aux notes des airs qu'on voulait apprendre l'intonation des mêmes notes correspondantes dans la mélodie que l'on savait déjà. C'était une méthode de comparaison et d'analogie, au moyen de laquelle on devait graver dans sa mémoire toutes les intonations des degrés de l'échelle. C'est ainsi que lui-même avait choisi l'hymne de saint Jean-Baptiste, qu'il présentait comme point de comparaison et d'étude aux enfants de chœur qu'il enseignait. C'est ce qu'il nous apprend dans sa lettre au moine Michel, son ami, où il s'exprime ainsi qu'il suit : « Si vous désirez fixer dans votre mémoire un son ou une neume, de telle sorte qu'en quelque endroit que vous vouliez, dans quelque chant que ce soit, connu ou ignoré de vous, vous puissiez le saisir sur-le-champ et l'articuler sans hésiter, vous devez graver dans votre tête ce même son ou cette même neume que vous avez déjà entendu dans une mélodie *quelle qu'elle soit*, et pour chaque son que vous voulez retenir, avoir en vue une mélodie de même sorte, qui commence par la même note, telle que cette mélodie dont j'ai coutume de faire usage pour l'enseignement des enfants, les plus jeunes comme les plus avancés : *Ut queant laxis*, etc., etc. (743).

On voit ici clairement que Guido n'indique pas cette hymne de préférence à toute autre. Seulement, il lui a plu de se servir de celle qu'il nomme et voilà tout. M. Fétis fait observer, dans sa *Biographie*, art. *Guido*, qu'il ne faut pas prendre à la lettre ces noms *ut ré mi fa sol la*, placés par l'abbé Gerbert au-dessus et au-dessous des lettres grégoriennes, dans le *Prologue rhythmique de l'Antiphonaire*, attendu que ces noms ne se trouvent dans aucun bon manuscrit et auront été ajoutés par quelque copiste ignorant. Ce critique ajoute avec raison que ces noms sont d'ailleurs en contradiction avec le vers qui précède l'exemple, et il a omis de citer ce vers ; le voici :

Septem istas disce notas septem characteribus (744).

Une connaissance imparfaite du fait qui vient d'être expliqué a fait supposer que Guido était inventeur des notes, de même

(741) « Si cantum quempiam volueris solfizare, consideres oportet inprimis ejus tonum. » (GEORG. RHAU.)

(742) Quand les élèves possèdent bien les notes, les maîtres leur font proférer les intonations connues dans l'entendement : *proferir solo el sonido y voz concebida en el entendimiento.*

(743) « Si quam ergo vocem vel neumam vis ita memoriæ commendare, ut ubicunque velis, in quocunque cantu, quem scias vel nescias, tibi mox possit occurrere, quatenus illum indubitanter possis enuntiare, debes ipsam vocem vel neumam in capite alicujus notissimæ symphoniæ notare, et pro unaquaque voce memoriæ retinenda hujus modi symphoniam in promptu habere, quæ ab eadem voce incipiat : utpote sit hæc symphonia, qua ego docendis pueris in primis atque etiam in ultimis utor : UT QUEANT LAXIS, etc. »

(744) Voir *Script. ecclesiast.*, t. II, p. 25.

qu'on en a conclu, non moins faussement, qu'il était l'auteur du système de solmisation par les hexacordes et de la main harmonique. C'est ce que je vais examiner :

Il est certain que l'opinion où l'on était que Guido, d'après l'exemple tiré de l'hymne de saint Jean-Baptiste, avait réduit les noms des notes à six, a dû favoriser beaucoup cette seconde opinion qui lui attribue le système des hexacordes (745) et des muances; et c'est probablement par respect pour les six syllabes, comme le dit Kiesewetter, que ce système a été inventé après coup. Mais, si la première de ces opinions est erronée, il est évident que la seconde n'a aucune valeur. Du reste, ici encore le témoignage de Guido anéantit toute affirmation contraire. Il faut l'entendre parler lui-même de l'octave, des sept sons de l'échelle musicale, qu'il compare aux sept jours de la semaine, des sept lettres ou caractères qui les représentent. « L'octave, dit-il, est la répétition de la même lettre de chaque côté de la gamme comme de B en *b*, de C en *c*, de D en *d*, ainsi du reste. Car de même que l'un et l'autre sons sont indiqués par la même lettre, ainsi ils sont considérés comme étant de même nature et d'une similitude parfaite. De même aussi, les sept jours de la semaine étant écoulés, nous les recommençons de telle sorte que nous appelons toujours du même nom le premier et le huitième jour, ainsi nous figurons et nous nommons de la même manière les sons à l'octave, parce que nous sentons qu'ils consonnent entre eux en vertu d'une harmonie naturelle. D'où vient que le poëte a pu dire avec grande raison qu'il y a sept degrés dans les sons qui, alors même qu'ils semblent se multiplier, ne constituent pas pour cela une addition, mais une répétition, une récapitulation des uns et des autres (746). De même que dans tout l'alphabet nous comptons vingt-quatre lettres, de même dans toute mélodie il y a sept sons seulement, car s'il y a sept jours dans la semaine il y a sept sons dans la musique. Ceux qui sont ajoutés à ces sept sons ne sont pas autres, le chant y est partout semblable et ne présente d'autre différence si ce n'est qu'ils résonnent double et plus haut : voilà pourquoi nous disons qu'il y en a sept graves, sept aigus, qui sont désignés deux fois et d'une manière dissemblable par les mêmes lettres (747). »

Si ce qui précède ne suffisait pas pour prouver que Guido n'a jamais pensé au système des hexacordes, il resterait à examiner de quelle manière il concevait la constitution de la gamme du premier ton de l'église, constitution parfaitement conforme à celle de notre gamme mineure. La voici telle qu'il l'expose dans sa lettre au moine Michel :

ton.	demi t.	t.	t.	d. t.	t.	t.
A	B	C	D	E	F	G

Mais bien que Guido ne soit, ainsi qu'on le voit, pour rien dans l'invention du système des hexacordes, comme ce système tient une grande place dans l'histoire de la musique au moyen âge, je ne puis m'empêcher de citer un passage de M. Fétis qui en fait comprendre parfaitement le mécanisme.

« Quel qu'ait été, dit-il, l'auteur du système de la division de l'échelle en hexacordes, et de la solmisation par ce système, il est certain qu'il introduisit dans l'art une des erreurs les plus singulières que l'histoire signale, et qu'à une méthode de chant simple et facile (celle de Guido), il en substitua une autre hérissée de difficultés et d'embarras (748). Si tous les chants avaient été renfermés dans l'intervalle de six notes, la nouvelle méthode n'aurait pas eu d'inconvénients; mais il n'en était pas ainsi, et souvent la mélodie descendait plus bas que la note la plus grave de l'hexacorde, ou s'élevait au-dessus de la plus haute. De là naissait la difficulté de changer souvent d'hexacorde, et de passer de l'un à l'autre plusieurs fois dans le cours d'un même chant. Ces changements d'hexacordes furent appelés *muances*. Voici quel en était le mécanisme.

« L'échelle des sons alors employés dans la musique s'étendait depuis le *sol* grave de la voix de basse jusqu'au *mi* supérieur des voix de femme ou d'enfant; ce qui présentait une étendue de deux octaves et une sixte. On divisa cette étendue en sept hexacordes dont le premier commençait au *sol* grave, le second à *ut*, le troisième à *fa*, le quatrième à *sol*, au-dessus de ce *fa*, le cinquième à *ut* (octave supérieure), le sixième à *fa* (octave supérieure), le septième à *sol* aigu. Mais dans l'étendue de l'échelle divisée de cette manière, le septième son, que nous désignons aujourd'hui par la syllabe *si*, se présentait trois fois, tantôt à l'état de *bémol*, tantôt à celui de *bécarre*, suivant la nature des tons du plain-chant. Or, dans le système des hexacordes, il n'y avait point

(745) L'*hexacorde* était le pendant du *tétracorde* des Grecs, comme nous le démontrons en son lieu.

(746) « Diapason est eamdem litteram habere in utroque latere, ut a B in *b*, a C in *c*, a D in *d*, et reliqua. Sicut enim utraque vox eadem littera notatur, ita per omnia ejusdem qualitatis perfectissimæ que similitudinis utraque habetur et creditur. Nam sicut finitis septem diebus, eosdem repetimus, ut semper primum et octavum diem eumdem dicamus; ita octavas semper voces easdem figuramus et dicimus, quia naturali eas concordia consonare sentimus. Unde verissime poeta dixit esse septem discrimina vocum, quia etsi plures fiant, non est adjectio, sed earumdem renovatio et repetitio. » (*Microlog.*, cap. 5 : *De diapason et cur septem tantum sunt notæ.*)

(747) Nous avons reproduit ce texte à la colonne 1053.

(748) C'est sur ce point que MM. Morelot et l'abbé David ont réfuté M. Fétis, comme on le verra à la suite.

de nom pour cette note (749), puisqu'on avait réduit les syllabes appellatives au nombre de six, c'est-à-dire *ut, ré, mi, fa, sol, la*. C'est l'absence de cette septième note qui causait tous les embarras de la solmisation par hexacordes; car, pour remplir l'intervalle qu'elle laissait dans l'étendue de l'échelle, on n'imagina pas de meilleur moyen que de changer le nom des notes, suivant les circonstances, et d'appeler *ut* tantôt *sol*, tantôt *fa*, tantôt *ut*; en sorte que le premier hexacorde, qui commençait par *sol* grave, au lieu d'être solfié par les syllabes *sol la si ut ré mi*, l'était par *ut ré mi fa sol la*; le deuxième, commençant par *ut*, était solfié par les mêmes syllabes; enfin, le troisième qui commençait par *fa*, et dont les notes auraient dû être appelées *fa sol la si* (*bémol*) *ut ré*, était aussi solfié par les mêmes syllabes *ut ré mi*, etc.; et ainsi des autres. La conséquence inévitable d'un tel système est que chaque note avait trois noms dont il fallait l'appeler en solfiant, suivant les circonstances; car lorsqu'une mélodie sortait des bornes de l'hexacorde, il fallait, avant que cette sortie eût lieu, changer *ut* en *fa* ou en *sol*, *sol* en *ut* ou en *fa*, *fa* en *ut* ou en *sol*, et nommer les autres notes d'après ces changements. La règle principale de ces *muances* était qu'il fallait appeler les deux notes de demi-ton qui se trouvent entre *mi, fa* et *si, ut*, des noms de *mi-fa*, quand ces notes montaient, et de *fa-mi*, quand elles descendaient. Plusieurs fois de pareils changements se présentaient dans le cours d'une mélodie, et de là résultait une incertitude sur le nom qu'il fallait attribuer aux notes, incertitude dont n'étaient pas toujours exemptés les chanteurs qui avaient acquis le plus d'habitude par la pratique.

« Bien que les gammes d'hexacordes commençant par *sol*, par *ut* ou par *fa* se nommassent toutes trois *ut, ré, mi, fa, sol, la*, elles n'étaient point désignées de la même manière : chacune avait son nom particulier. Ainsi, la gamme qui commençait par *ut* ne contenait point le septième son que nous appelons *si*; on lui donnait à cause de cela le nom d'*hexacorde naturel*; la gamme qui commençait par *fa* avait pour quatrième note le *si bémol*, et on l'appelait *hexacorde mol*; enfin, celle qui commençait par *sol* avait pour troisième note le *si bécarre*: on lui donnait le nom d'*hexacorde dur*. De là vient qu'on rencontre souvent chez les anciens auteurs cette manière de s'exprimer : *chanter par nature, par bémol, par bécarre* (750). »

Les tableaux suivants représenteront à l'œil le mécanisme des hexacordes et des muances. Nous les empruntons au *Dictionnaire* de Lichtenthal

TABLEAU DES HEXACORDES ET DES MUANCES.

HEXACORDE DE BÉCARRE. *sol la si♮ ut ré mi*
DUR. *ut ré mi fa sol la*

HEXACORDE DE NATURE. *ut ré mi⁀fa sol la*
ut ré mi fa sol la

HEXACORDE DE BÉMOL. *fa sol la⁀si♭ ut ré*
MOL. *ut ré mi fa sol la*

HEXACORDE DE BÉCARRE. *sol la si⁀ut ré mi*
DUR. *ut ré mi fa sol la*

HEXACORDE DE NATURE. *ut ré mi⁀fa sol la*
ut ré mi⁀fa sol la

HEXACORDE DE BÉMOL. *fa sol la⁀si♭ ut ré*
MOL. *ut ré mi⁀fa sol la*

HEXACORDE DE BÉCARRE. *sol la si⁀ut re mi*
DUR. *ut ré mi⁀fa sol la*

(749) Il n'y avait point de nom pour cette note, pourquoi? Parce que cet intervalle était *mobile*, ou si l'on veut *double*, en ce qu'il se présentait tantôt à l'état de bémol et tantôt à l'état de nature; c'est pour cela qu'on ne voulait pas le *nommer*. On en avait peur, parce qu'il était suspect *de chromatisme* Et voilà pourquoi on *feignait* qu'il n'existait pas. C'est là ce qui plus tard a donné l'idée de désigner cette note par *za*.

(750) FÉTIS, *Résumé philos. de l'hist. de la mus.* p. CLXX et suiv

	22 SONS DU SYSTÈME.	PREMIER HEXAC.	DEUXIÈME HEXAC.	TROISIÈME HEXAC.	QUATRIÈME HEXAC.	CINQUIÈME HEXAC.	SIXIÈME HEXAC.	SEPTIÈME HEXAC.
mi	ee							*la*
ré	dd						*la*	*sol*
ut	cc						*sol*	*fa*
si ♮	♮♮							*mi*
si ♭	*bb*						*fa*	
la	*aa*					*la*	*mi*	*ré*
sol	*g*					*sol*	*ré*	*ut*
fa	*f*					*fa*	*ut*	
mi	*e*				*la*	*mi*		
ré	*d*			*la*	*sol*	*ré*		
ut	*c*			*sol*	*fa*	*ut*		
si ♮	♮				*mi*			
si ♭	*b*			*fa*				
la	*a*		*la*	*mi*	*ré*			
sol	G		*sol*	*ré*	*ut*			
fa	F		*fa*	*ut*				
mi	E	*la*	*mi*					
ré	D	*sol*	*ré*					
ut	C	*fa*	*ut*					
	B	*mi*						
la	A	*ré*						
sol	Γ	*ut*						

— Nous donnons le travail suivant presque en son entier, parce que l'auteur nous paraît avoir envisagé la *solmisation* par hexacordes ou par *muances* sous un point de vue nouveau, le seul vrai à notre avis, à savoir que ce système, malgré tous les reproches d'absurdité dont il a été l'objet, était pleinement justifié par la constitution diatonique du plain-chant auquel il était inhérent; et on ne saurait trop remarquer qu'il n'a été remplacé par un autre que lorsqu'une révolution radicale de l'art a amené une transformation de la tonalité, preuve de plus que le retour à l'ancienne tonalité est devenu impossible.

De la solmisation. « La *solmisation* est, comme on sait, un exercice musical qui consiste à chanter une mélodie en appliquant à chacun des sons qui la composent un nom monosyllabique de convention, dont la prononciation facilite l'émission du son qu'elle rappelle à la mémoire. La solmisation n'est donc en réalité qu'un procédé mnémonique. Elle forme le premier degré de l'instruction musicale et le préliminaire obligé de l'art du chant. C'est un des exercices les plus nécessaires pour initier l'élève à la connaissance et à la pratique des faits musicaux. Ces faits, qui sont les éléments constitutifs de l'idiome musical, comme les diverses parties du discours sont les éléments du langage, sont représentés chacun par un certain ensemble de signes, par un certain vocabulaire de convention qui rappellent aux yeux et à la mémoire ce que la voix ou l'instrument doivent réaliser. Ainsi la portée avec ses différentes clefs exprime l'ordre des sons qui forment le clavier général des instruments et des voix; les modifications de la forme des notes se rapportent à l'élément du rhythme, etc. Cela posé, l'on se demandera à quoi se rapporte la *solmisation;* quel est le fait représenté par cette nomenclature dont le chanteur épèle les mots en même temps qu'il s'efforce d'émettre les sons que ces mots représentent? La réponse à cette question, qui paraît oiseuse, se trouvera dans la suite de ce travail. Il n'est pas besoin de longues et profondes réflexions pour s'apercevoir que la solmisation, ne consistant que dans l'usage d'une formule commémorative des *sons*, abstraction faite de toute idée de rhythme et de durée, ne peut se rapporter qu'à l'élément de la *tonalité*. Mais ce mot lui-même, dont on fait grand usage aujourd'hui, est susceptible de deux sens fort différents. En effet, la tonalité ne consiste pas seulement dans les rapports mathématiques des sons de l'échelle musicale, mais encore dans les affinités qui les unissent entre eux, et qui sont du pur domaine de l'art. Selon la première de ces deux acceptions, on dira qu'il existe une différence essentielle de tonalité entre notre musique européenne, par exemple, et celle de tel peuple de l'Orient dont la gamme, contraire à toutes nos idées d'euphonie, est constituée d'après d'autres proportions que celles qui sont admises par notre sens auditif. En sorte que nos chants sont aussi odieux aux oreilles de ce peuple que le pourraient être à notre égard, habitués que nous sommes à un système musical tout différent, des mélodies comme celles des Orientaux, dans lesquelles on fait souvent emploi des tiers ou des quarts de tons. Il n'en est pas ainsi de la différence qui existe entre la musique européenne antérieure à la fin du XVIe siècle et celle qui lui a succédé depuis cette époque. Dans toutes deux l'échelle diatonique, leur base commune, se compose des mêmes intervalles; les mêmes instruments peuvent, sans changer leur accord, exécuter les productions de ces deux arts issus l'un de l'autre, bien qu'appartenant à des *tonalités* diverses. Ici la *tonalité* n'est plus considérée comme la loi qui préside à la formation même de l'échelle, mais comme l'ensemble des rapports qui règnent entre les différents degrés de cette échelle, et qui, constitués différemment dans chacune des deux tonalités, leur impriment aussi à chacune un caractère absolument différent. La distinction de ces deux *tonalités* encore existantes, puisque la première s'est conservée jusqu'à nos jours dans le chant ecclésiastique, est une vérité que plusieurs personnes persistent encore à méconnaître. La cause de leur erreur est, à ce que nous croyons, dans cette confusion que l'on a l'habitude de faire des deux acceptions du mot *tonalité:* l'une qui se rapporte aux lois mathématiques des sons, telles que la spéculation les formule; l'autre qui ne voit dans les relations de ces sons entre eux que des rôles divers qui sont assignés à ceux-ci par les lois de la composition musicale.

« Cette digression n'est pas sans rapport avec le sujet de cet article, puisqu'il ne s'agit d'autre chose que de savoir lequel de ces deux ordres d'idées, que réveille en nous le mot *tonalité*, est représenté par la solmisation. Nous examinerons pour cela non-seulement l'usage présent, mais encore et surtout l'ancienne et célèbre méthode qui, sous le nom de *muances*, joue un si grand rôle dans tous les ouvrages didactiques antérieurs au XVIIIe siècle, méthode dont la connaissance est indispensable à toute personne qui veut faire une étude même superficielle de l'histoire de la musique

« Une tradition répétée par tous les auteurs attribue à Guy d'Arezzo l'invention de la méthode des *muances*. Dans une dissertation spéciale (751), M. Fétis a prouvé, par l'examen des ouvrages du célèbre Bénédictin, que cette opinion ne reposait sur aucun fondement solide. Mais comme les assertions les mieux prouvées des érudits ont rarement le pouvoir de détruire les opinions fortement enracinées par le temps dans la généralité des esprits, il est probable qu'on dira et qu'on écrira

(751) Art. *Guido*, dans la *Biographie universelle des musiciens*, t. IV, p. 451.

longtemps encore que c'est à Guy d'Arezzo qu'on doit les noms des notes tirés de l'hymne de saint Jean et la création de la méthode des muances. Notons toutefois, après M. Fétis, que si ce religieux n'a pas lui-même imaginé cette méthode, il n'en est pas moins vrai qu'elle a suivi de très-près la publication des ouvrages dans lesquels on a cru en trouver l'origine, puisqu'on la trouve clairement indiquée dans le traité de Jean Cotton, écrit peu d'années après l'époque présumée de cette publication. Ajoutons qu'un manuscrit du Mont-Cassin, qui paraît remonter à une époque fort voisine de Guy, et que son caractère d'écriture indique assez clairement avoir été rédigé en Italie, contient, au milieu de fragments recueillis sans ordre, une copie à peu près complète des écrits du moine Arétin, parmi lesquels se trouvent, sans autre explication, des exemples notés avec les syllabes mêmes dont on lui attribue l'invention. Mais s'il est constant que le XIe siècle a vu naître la méthode de solfier par les syllabes que nous venons d'indiquer et qui sont encore en usage, il n'en résulte pas que le principe même de la solmisation ne soit pas antérieur à cette époque. On voit au contraire, par un passage d'Aristide Quintilien, que les Grecs appliquaient aussi des syllabes aux degrés de l'échelle musicale, dans le même but sans doute qu'on l'a fait depuis. L'importance de ce fait nous oblige à l'exposer avec quelque détail, et même à rappeler, pour le mettre dans tout son jour, les principes généraux sur lesquels se fondait l'ancienne musique grecque. On sait que l'échelle de la musique grecque était composée de quatre *tétracordes*, ou série de quatre sons, dont les deux extrêmes forment un intervalle de quarte. Le demi-ton qui doit nécessairement se trouver dans le tétracorde, d'après sa définition même, était ordinairement considéré, dans la construction de l'échelle, comme placé entre la première et la deuxième corde. Les tétracordes étaient *conjoints* ou *disjoints;* c'est-à-dire que dans le premier cas, le tétracorde succédant à un autre commençait sur la corde même qui terminait celui-ci, ou, dans le second cas, un ton au-dessus. La réunion de ces quatre tétracordes formait quatorze sons, auxquels on en ajoutait un quinzième placé au bas de l'échelle. Le système se trouvait ainsi composé de deux octaves, ou *disdiapason*, d'où il était souvent désigné par cette dernière dénomination. Bien que ces notions se trouvent exposées dans tous les ouvrages qui traitent de l'histoire de la musique, nous avons cru devoir les reproduire afin d'éviter au lecteur la peine de les chercher ailleurs. Le même motif nous porte à y joindre le tableau du système grec, réduit aux caractères de notre musique; les noms dont chaque note est accompagnée sont ceux qui étaient usités dans le langage des anciens théoriciens qui ont transmis cette nomenclature aux écrivains du moyen âge :

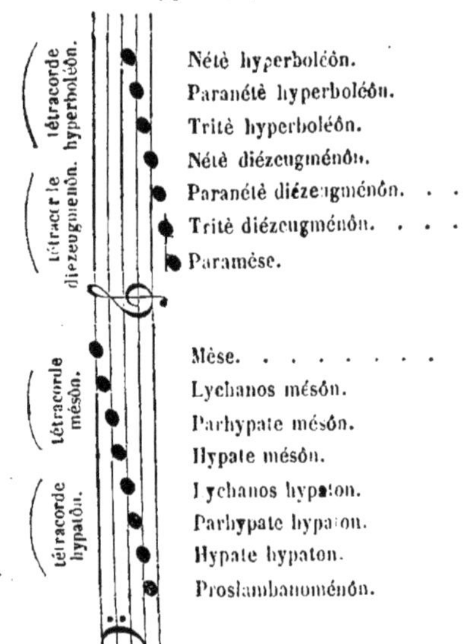

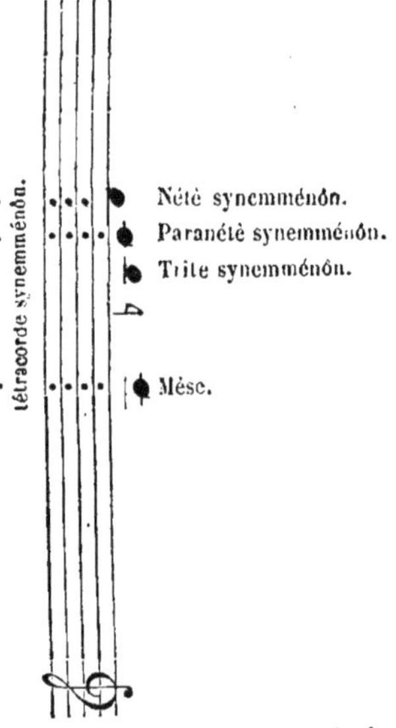

« Voici maintenant quels étaient les procédés de la solmisation : comme le tétracorde était le fait générateur du système, c'est-à-dire la série modèle dont le retour périodique servait à former l'échelle totale, on avait pensé que quatre désignations respectivement appliquées à chacun des sons congénères de chaque tétracorde suffisaient pour guider l'oreille en lui rappelant, par la répétition fréquente de la même syllabe appliquée à des sons réellement divers, cette périodicité qui présidait à la constitution même de la tonalité. Ainsi les cordes qui portaient le nom d'*hypate*, c'est-à-dire la première de chacun des deux premiers tétracordes, durent recevoir la même appellation, parce que leurs fonctions étaient analogues; les secondes cordes, nommées *parhypate* dans les tétracordes inférieurs, et *trite* dans les supérieurs, furent également assimilées entre elles, et ainsi du reste. Il faut seulement remarquer que la série des syllabes ne se complétait pas à chaque tétracorde lorsque le suivant recommençait sur la corde même où avait fini le précédent, ce qui était le cas de la *conjonction;* alors, après la troisième syllabe, on retournait tout de suite à la première, comme pour recommencer un autre tétracorde: en sorte que la quatrième syllabe n'apparaissait qu'à la *mèse*, c'est-à-dire à l'endroit où s'opérait la *disjonction*, et à son octave inférieure ou *proslambanomène*, qui était la première note du système, bien qu'elle ne fît partie d'aucun tétracorde.

« Cette explication fera mieux comprendre le passage d'Aristide Quintilien qui contient l'exposition de cette méthode. Cet auteur commence par dire qu'on fit choix de quatre voyelles, ε, α, η, ω, pour les appliquer à chacun des sons du tétracorde, et qu'en les contractant avec l'article (τὸ), on en forma les syllabes τε, τα, τη, τω, qui se plaçaient dans l'ordre suivant: « Le premier son du premier système, ou tétracorde (752) est proféré en ε̃, les autres se suivent dans l'ordre même que nous avons assigné aux voyelles, c'est-à-dire le second en α̃, le troisième en η̃, le dernier en ω̃, selon le nombre de sons qui se succèdent par degrés conjoints. Ceux qui viennent ensuite sont repris par consonnance (de quarte), la seule voyelle ε̃, placée au commencement de la première et de la seconde octave, sert pour la *proslambanomène* et la *mèse*, qui a le même son qu'elle (753). » D'où il suit que les syllabes correspondaient de la manière suivante aux cordes du système: Proslambanomène : τε ; hypate hypaton : τα ; parhypate hypaton : τη ; lichanos hypaton : τω ; hypate mésôn : τα ; parhypate mésôn : τη ; lichanos mésôn : τω ; mèse : τε, etc.

« Il paraît que l'exposition de ce système ne se trouve pas seulement dans l'ouvrage d'Aristide Quintilien. J.-B. Doni, dans son livre intitulé *Progymnastica musicæ* (754), assure avoir trouvé dans un manuscrit du Vatican contenant divers traités de musique, la mention de ces syllabes et de leur usage. L'ordre qu'il leur assigne diffère peu de celui que nous venons de faire connaître et il a paru si beau à cet auteur, qu'il emploie plusieurs pages à en démontrer la supériorité sur le système de solmisation en usage de son temps. Si Doni, moins fidèle aux habitudes des érudits d'alors, eût pris la peine de désigner d'une manière un peu plus claire la source où il a puisé ce document, s'il nous eût appris au moins dans quelle langue et à quelle époque il avait été rédigé, nous ne serions peut-être pas réduits à des conjectures sur la question de savoir jusqu'à quelle époque se conserva cette méthode de solmisation, et s'il en transpira quelque chose dans notre Occident. Il serait curieux de savoir si le moyen âge, qui a emprunté à l'antiquité grecque toute sa doctrine musicale, vulgarisée par Boèce, a possédé également quelques notions de la pratique de cet art, de la nature de celle dont il s'agit en ce moment. A défaut de documents, il est impossible de rien affirmer. Mais il semble peu probable que cette partie des traditions musicales des anciens soit demeurée absolument inconnue à des hommes dont tout le savoir en cette matière n'était qu'un écoulement de la science antique. D'un autre côté, est il possible de supposer que l'usage de la solmisation, dont l'expérience nous démontre la nécessité en même temps que l'histoire en prouve l'antiquité, n'ait commencé chez nous que dans la seconde moitié du XIe siècle? Il est vrai qu'on n'en trouve aucune mention dans les traités de musique antérieurs à celui de Jean Cotton, car les formules *Noneaeane*, *Nocagis*, etc. qu'on trouve dans la plupart des ouvrages didactiques antérieurs à Guy d'Arezzo, comme Aurélien de Réomé, Hucbald, Bernon, Odon de Cluny, aussi bien que dans la compilation anonyme du Mont-Cassin, avaient bien une valeur mnémonique sans qu'elles paraissent constituer pour cela un système de solmisation. Les nombreux exemples de leur emploi qui se trouvent dans les traités mentionnés plus haut indiquent assez que l'application des sons aux diverses syllabes de ces formules, qui sont indiquées comme étant d'origine grecque, n'était fondée sur aucune loi de tonalité. Avait-on davantage songé à employer comme moyen de solmisation les sept lettres de l'alphabet latin, dont on marquait chaque degré de l'échelle? L'existence de cet usage, auquel il eût été si facile de se conformer, n'est indiquée non plus par aucun texte, et s'il est suivi aujourd'hui en Allemagne, où il a remplacé généralement la solmisation par les anciennes syllabes, son adoption n'y remonte pas à une époque fort reculée. D'ailleurs, il serait contre toute vraisemblance, qu'après

(752) « On doit remarquer que le système tétracordal est considéré ici comme prenant son point de départ à la *proslambanomène*, d'où il suit que le demi-ton, au lieu d'être placé entre la première et la seconde corde, l'est entre la seconde et la troisième. »

(753) « Cæterum primi systematis, quod tetrachordum est, primus per ε̃ profertur sonus; reliqui deinceps eodem quo vocales se consequuntur ordine; secundus scilicet per α̃, tertius per η̃, ultimus per ω̃, decore secundus sonituum multitudinem sine medio, se invicem excipientium. Et quidem qui prædictos tres sequuntur per consonantiam sumuntur; solus autem ipsius ε̃ sonus, primi diapason et secundi initio, mesen eumdem sonum quem proslambanomenon habentem, proferet. » (ARIST. QUINTIL., l. II *Ex interpret.* MEIBOMII, t. II, p. 94.)

(754) « Opp., t. I, p. 245.

avoir pratiqué un système de solmisation dans lequel chacun des sons de l'octave avait sa désignation, on l'eût abandonné tout à coup pour une méthode aussi compliquée que celle des muances. Un tel fait serait peu conforme à la marche ordinaire de l'esprit humain. Il nous paraît plus naturel de supposer que l'ancienne solmisation par tétracordes s'était conservée par tradition dans quelques écoles, jusqu'à ce qu'un inconnu, assidu lecteur des ouvrages de Guy d'Arezzo, ait fini, à force de creuser les théories de son maître, par y découvrir un système nouveau auquel l'auteur n'avait pas songé. Dans un passage souvent cité de sa *Lettre à Michel*, le célèbre religieux propose à son ami une formule propre à fixer dans la mémoire l'intonation précise de chaque son. Pour cela il choisit le chant alors en usage de l'hymne de saint Jean-Baptiste, *Ut queant laxis*, dans lequel chaque demi-vers commence par une corde différente, chacune de ces notes initiales s'élevant d'un degré dans l'étendue d'une sixte majeure. Frappé de cette remarque, notre théoricien imagina que l'exercice mnémonique recommandé par Guido aurait bien plus d'efficacité si l'on pouvait se servir de l'exemple cité par lui comme d'une clef générale des intonations Pour cela il chercha de combien de manières, ou, pour parler le langage d'aujourd'hui, en combien de tons cette mélodie pouvait être notée sans sortir des limites du système diatonique, le seul en usage alors. Il en trouva trois : la première suivant laquelle le chant commençait à la parhypate du premier tétracorde ou C-*fa ut*, pour s'élever jusqu'à la mèse *a-la mi ré;* la seconde qui partait du lichanos meson ou G-*sol ré ut*, pour monter à la note diezeugmenon *e-la mi*, en passant par la paramèse ou ♮-*mi*, ce qui correspondait au système disjoint des anciens; la troisième enfin, qui s'étendait de la parhypate du second tétracorde F-*fa ut* à la note synemménôn *d-la sol ré*, en passant par la trite synemménôn ou *b-fa*, représentait ainsi le système conjoint. En outre, comme les notes initiales de chacune des divisions mélodiques de cette strophe correspondaient dans le texte à une syllabe différente, il était naturel que chacune de ces syllabes devînt un point de rappel que la mémoire se rendait familier pour s'en servir avec avantage dans la pratique du chant. Ainsi fut créée la solmisation de l'*hexacorde* et la *main harmonique*, qui devaient être pendant plusieurs siècles le premier degré des études musicales. On s'étonne aujourd'hui qu'on ait pu imaginer et conserver pendant un temps si long un système qui paraît contraire aux principes les plus vulgaires de la logique, puisque tout en reconnaissant que l'échelle musicale était composée de *sept* degrés, il ne fournissait réellement que *six* appellations différentes; en sorte qu'il y avait nécessité d'opérer un déplacement continuel des syllabes, dont plusieurs servaient ainsi pour la même note, alors que celle-ci était invariablement représentée par la même *clef*. On donnait ce nom aux sept premières lettres de l'alphabet latin, se répétant d'octave en octave, sans autre modification que celle de la forme du caractère, qui était majuscule pour la première octave, minuscule pour la seconde et double pour la troisième. La contradiction qui semble résulter de la fixité de ces signes et de la variabilité des syllabes existait également dans le système grec, où chaque note avait un nom différent dans l'ordre de construction de l'échelle, et où néanmoins quatre syllables étaient seules usitées dans la solmisation. Maintenant, si l'on suppose, comme il nous semble probable, que cette dernière méthode avait pénétré dans les écoles de l'Occident, la facilité avec laquelle le nouveau système se propagea n'a plus rien qui doive surprendre. La similitude de ces deux solmisations,... est un fait qui aurait dû frapper les historiens de la musique et leur faire conclure qu'elles avaient dû naître l'une de l'autre (755). Nous nous étonnons particulièrement que

(755) « Le plain-chant, à son origine, ne fut et ne put être qu'une appropriation de la musique des anciens aux besoins du culte catholique; c'est donc dans les principes de cette musique qu'il faut chercher les règles du chant grégorien. Or, le système des Grecs ne reposait pas, comme le nôtre, sur l'échelle de l'octave se reproduisant indéfiniment toujours semblable à elle-même; mais il avait pour base l'emploi répété du tétracorde. Et, bien que les anciens eussent remarqué la consonnance des sons reproduits à l'octave (ce qu'ils appelaient *antiphonie ;* par opposition à *l'homophonie* qui consistait à chanter à l'unisson), toutefois ils ne considéraient pas comme liés ensemble par l'unité tous les sons diatoniques qui pouvaient être entendus dans l'intervalle d'une octave. Celle-ci était toujours divisée en tétracordes : or, le tétracorde ne dépassait jamais l'étendue d'une quarte juste, quelle que fût la disposition *intérieure* des tons et demi-tons dont il était composé; d'où il suit que l'intervalle de triton n'existait pas dans ce système. Il se présentait cependant de fait dans la suite des tétracordes; mais nous allons voir que les deux notes extrêmes de l'intervalle n'avaient aucun rapport entre elles

« En effet, les tétracordes se surajoutaient les uns aux autres de deux manières. Ils étaient dits *conjoints*, lorsque la dernière note du premier était la première du second; comme *sol, la, si, ut — ut, ré, mi, fa;* ou *si, ut, ré, mi, — mi, fa, sol, la :* dans ce cas, il n'y avait jamais de triton. On les nommait au contraire tétracordes *disjoints*, lorsque la première note du second tétracorde était plus élevée d'un degré que la dernière du précédent : comme *ut, ré, mi, fa, — sol, la, si, ut ;* ou *mi, fa, sol, la, — si, ut, ré, mi.* Ainsi la gamme des modernes est composée de deux tétracordes *disjoints*, et ce n'est que dans cette combinaison que le triton peut se rencontrer.

« Les anciens employaient, il est vrai, les tétracordes *disjoints*, mais, comme en passant de l'un à l'autre, ils étaient censés moduler (*a*), changer de système, il est évident que la fausse quarte ne pouvait se faire entendre dans une même déduction; avant d'attaquer, par exemple le *si* de notre gamme d'*ut*, il fallait avoir fait abstraction de *fa*, dernière note du tétracorde inférieur. Aussi nous pensons que, pour bien entonner la gamme entière, il faut, après avoir fait résonner le *fa*, le séparer mentalement du *sol* qui suit, pour commencer un nouveau tétracorde.

(*a*) Expression impropre.

M. Fétis (756), dont les savantes recherches ont jeté une si vive lumière sur l'histoire des tonalités, n'ait pas tiré parti de cette circonstance. Peut-être alors, au lieu de traiter les muances de *système monstrueux* (757), eût-il reconnu que ce système, loin de n'être qu'une conception bizarre sortie de quelque cerveau solitaire, fut au contraire un développement régulier de la doctrine musicale, et une expression juste à certains égards de la constitution tonale de l'art au moyen âge.

« Mais avant de pousser plus loin l'examen de cette question, nous allons mettre sous les yeux du lecteur, comme nous l'avons fait pour le système de la musique grecque, le tableau de la solmisation par hexacordes. Nous n'avons pas besoin de faire remarquer l'analogie de ses deux tableaux. La seule modification que présente le suivant à l'égard du premier est l'addition au grave d'une corde désignée par le Γ ou *gamma*, addition faussement attribuée à Guido par les écrivains du moyen âge et par ceux qui les ont suivis. Cette nouvelle corde, ajoutée du reste antérieurement à la création des muances, était nécessaire à la formation de ce système, puisque sans elle le premier hexacorde demeurerait incomplet. Comme elle représente un son peu usité dans la pratique, elle semblerait avoir été ajoutée au système en vue d'une solmisation tétracordale où l'on aurait considéré le tétracorde comme composé de deux tons, suivis d'un demi-ton, tandis que, suivant l'exposition d'Aristide Quintilien, le demiton y est placé entre les deux tons; circonstance d'ailleurs assez indifférente en elle-même, mais qui aurait pu n'être pas sans influence sur la transformation de la solmisation. Quant à l'addition d'un cinquième tétracorde sur aigu, mentionné par tous les auteurs du moyen âge, nous n'avons pas cru devoir le reproduire dans ce tableau, attendu qu'il ne modifie en rien la constitution tonale, et qu'il a même disparu dans la pratique actuelle du chant ecclésiastique.

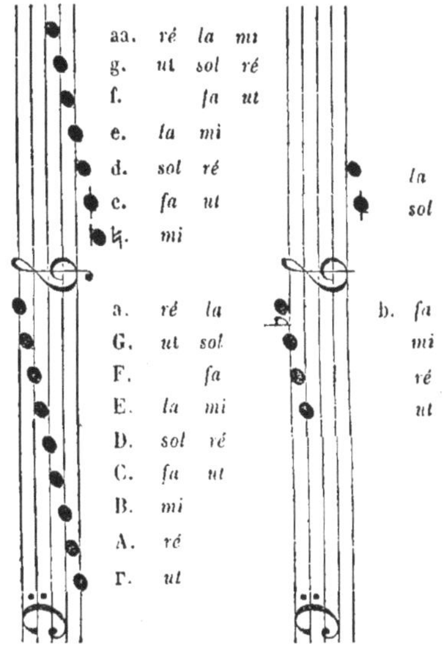

Les Grecs avaient bien compris cette difficulté, car ils appelaient διάζευξις, *séparation*, l'intervalle existant entre les tétracordes disjoints. Lors donc qu'il fallait, dans la même neume, frapper successivement les deux notes *fa* et *si*, il y avait obligation d'altérer une note de l'un des deux tétracordes disjoints pour les rendre conjoints.........

« Mais puisqu'il fallait, dans certains cas, altérer l'un des deux sons extrêmes de l'intervalle du triton sur lequel des deux devait tomber la préférence? Les Grecs remarquèrent sans doute que tous les degrés diatoniques de leur diagramme ou échelle des sons pouvaient être la base d'un tétracorde, à l'exception de celui qui correspondait à notre *fa*, parce qu'il rencontrait le *si* qui dépassait la quarte juste. Il leur sembla donc naturel de donner à cette note le privilége dont jouissaient toutes ses sœurs, en créant, entre le *la* et le *si*, un degré intermédiaire correspondant à notre *si bémol*. D'ailleurs, c'est entre ces deux notes que se faisait la *séparation* des tétracordes disjoints; autre raison de placer dans cet intervalle l'altération nécessaire pour corriger le triton. Telle a été l'origine de notre demi-ton accidentel........

« En adoptant ces principes, les premiers auteurs du plain-chant reconnurent qu'il n'y avait dans toute l'échelle que sept sons différents qu'ils désignèrent par les sept premières lettres de l'alphabet A B C D E F G, correspondant aux notes *la si ut ré mi fa sol;* après ces sept signes, si le chant montait plus haut, on reproduisait les mêmes lettres dans le même ordre, mais en caractères minuscules, *a b c d e f g;* c'était le second heptacorde; enfin le troisième se marquait *aa*, *bb cc*, etc. Or, il arriva que le *b* minuscule correspondait au degré sur lequel les anciens avaient établi l'altération qui servait à joindre ou à séparer les tétracordes. Il fut convenu, en conséquence, que ce *b* serait écrit tantôt rond, *b*, tantôt carré ♮, selon que le ton devait être plus haut ou plus bas d'un demi-ton. Voilà le *b* mol.......

« Guido d'Arezzo ne changea rien au fond du système; il n'inventa qu'une nouvelle méthode de solmisation. Son hexacorde revient au contraire, par le fait, à l'échelle tétracordale; car ses divers hexacordes ne se surajoutaient pas les uns à la suite des autres; mais ils faisaient des reprises sur eux-mêmes pour recommencer sur les lettres qui servaient de base aux tétracordes, soit *conjoints*, soit *disjoints* ..... D'où il est facile de conclure qu'avec des noms différents c'était toujours l'échelle des anciens, où l'on ne trouvait qu'un seul demi-ton accidentel, le si *b*, dans l'octave des sons aigus.... » (*Du demiton dans le plain-chant*, par M. A.-M. David, archiprêtre de la cathédrale d'Agen; dans la *Revue de la musiq. relig.*, sept. 1845, pp. 373-376.)

(756) Cependant M. Fétis, en remarquant que le dernier degré du premier tétracorde devenait par la *conjonction*, le premier degré du tétracorde suivant, a dit, *Revue music.* tom. II, p. 385 : « Ce changement de tétracorde a beaucoup d'analogie avec les *muances* du plain-chant; car, quoique Guy d'Arezzo ait basé son système sur l'hexacorde, il a été obligé de remonter par ses muances dans la *solmisation* par tétracordes, toutes les fois que le chant sort des bornes de l'hexacorde. » Donc l'analogie des deux systèmes n'a pas échappé à M. Fétis.

(757) *Résumé philosophique* en tête de la *Biographie des musiciens*, et *passim*.

« Nous nous trouvons obligés de revenir, à propos de la solmisation, sur l'emploi du demi-ton selon les principes de l'ancienne tonalité. Dans les deux tableaux que nous avons représentés, celui du système grec et celui du système ecclésiastique, on a remarqué cette espèce de bifurcation qui commence à la mèse ou *a-la mi ré*, ouvrant ainsi une double voie à la modulation, selon que celle-ci procède par tétracorde conjoint ou disjoint, à partir de cette même corde, ou pour parler le langage des théoriciens du moyen âge, selon que l'on suit la déduction de *b* mol ou celle de *b* quarre. On sait que, dans l'ancienne notation, les signes du ♮ et du ♭, qui servaient respectivement d'enseigne à ces deux routes, demeuraient le plus souvent sous-entendus; en sorte que la connaissance de la tonalité pouvait seule guider le chantre. Pour celui qui manquait d'une profonde instruction théorique, le mécanisme de la solmisation suppléait au défaut des signes. Arrivé à la mèse, qui forme la limite aiguë de l'hexacorde de *nature* (ainsi appelé parce qu'il ne renferme ni ♮ ni ♭), le chantre qui possédait bien la *main*, savait qu'il devait passer à l'hexacorde de *b* mol ou de *b* quarre, selon que le chant s'élevait ou non au-dessus de C-*sol*, *fa*, *ut*, ou selon qu'il retombait ou non sur le F-*fa*, *ut*. Aujourd'hui que ce mécanisme n'est plus qu'un point d'érudition, les chantres, chez lesquels d'ailleurs, le sentiment de la tonalité ecclésiastique est émoussé par l'habitude qu'ils ont d'entendre et d'exécuter la musique moderne, n'ont plus d'autre guide qu'une routine aveugle qui ne leur fournit aucun secours lorsqu'ils se trouvent en présence d'une mélodie qui ne leur est pas familière. On pourrait dater la décadence du plain-chant de l'époque à laquelle on a abandonné l'étude des muances. Maintenant, si nous comparons cette méthode avec la solmisation grecque, nous trouverons entre ces deux systèmes de nombreux points de contact. Les syllabes τε, τα, τη, τω correspondent exactement aux syllabes modernes *ré*, *mi*, *fa*, *sol*, auxquelles Doni proposait de se borner pour l'exercice de la solmisation (758); en comparant entre eux nos deux tableaux, on verra que ces syllabes se retrouvent constamment aux mêmes endroits. Il est vrai que le système grec ne présentait aucun cas de *muance*, c'est-à-dire de dénomination double ou triple de la même note, sinon dans les cordes qui appartenaient à la fois aux tétracordes conjoints et disjoints; mais les muances elles-mêmes furent un perfectionnement du système, en ce qu'elles faisaient très-bien apercevoir les différentes fonctions que remplit une même note, suivant le progrès de la mélodie. Au reste, la méthode des muances ne détruisit pas la solmisation tétracordale. J.-J. Rousseau (759) affirme qu'elle s'était conservée en Angleterre. P. Maillart, dans son livre *Des tons*, publié en 1610, parle aussi d'une solmisation à quatre syllabes qui s'était répandue de son temps en Belgique. Nous avons parlé plus haut de la réforme proposée par Doni. Deux autres théoriciens du XVIIe siècle, Jumilhac (760) et J. Millet (761), exposent de semblables procédés, que leurs défenseurs s'efforçaient de faire prévaloir sur la méthode des muances, et qui n'étaient en réalité qu'un système de muances encore plus compliqué. Il est difficile de ne pas tirer de tous ces faits une présomption en faveur de l'existence de l'ancienne solmisation tétracordale dans les contrées européennes. Un fait curieux, qui prouve jusqu'à quel point on regardait les muances comme inhérentes à la tonalité elle-même, c'est que, des divers systèmes de solmisation qui furent imaginés pendant le moyen âge, on n'en trouve aucun qui s'exemptât de cette loi incommode, si toutefois on doit considérer comme une véritable diversité de système l'emploi de syllabes différentes choisies arbitrairement. Un passage de J. Cotton nous montre qu'à l'époque même où la méthode de l'hexacorde paraît avoir pris naissance, les syllabes *ut*, *ré*, *mi*, etc., usitées en France, en Angleterre, en Allemagne, ne l'étaient point en Italie, où d'autres tenaient leur place (762); fait que M. Fétis n'a point oublié de relever, pour décharger Guy d'Arezzo de la responsabilité du système des muances. Ces syllabes usitées en Italie étaient sans doute celles dont parle Burtius, dans un livre imprimé en 1487, et qu'il dit avoir lues à la fin d'un manuscrit de Boèce. Ce sont les suivantes : *tri*, *pro*, *de*, *nos*, *fe*, *ad*. Nous les avons retrouvées dans la compilation anonyme du Mont-Cassin, qui donne également les syllabes ordinaires, et de plus celles-ci : *an*, *chi*, *tho*, *gen*, *mi*, *lux*. Il est difficile de deviner le motif qui a fait proposer l'adoption de pareilles syllabes, beaucoup moins harmonieuses que celles que le hasard avait fait trouver dans l'hymne de saint Jean; la popularité de cette pièce était encore un motif de préférence en leur faveur. Mais le succès de l'invention fit naître la contrefaçon, ainsi qu'il arrive d'ordinaire; et pour qu'il ne manquât rien à celle-ci, les nouvelles syllabes furent enchâssées dans de prétendus vers, auxquels on s'efforça d'appliquer la mélodie de l'hymne. En voici quelques-uns, toujours d'après le manuscrit du Mont-Cassin:

(758) *Loco cit.*

(759) *Dict. de musique.*

(760) *La science et la pratique du plain-chant*, 1672.

(761) *Directoire du chant grégorien*, 1666.

(762) « Sex sunt syllabæ quas ad opus musicæ assumimus, diversæ quidem apud diversos, verum Angli, Francigenæ, Alemanni his utuntur : *ut*, *ré*...; Itali autem alias habent, quas qui nosse desiderant stipulentur ab ipsis. (C. 1.)

(763) « Cette strophe se lit avec son chant dans un manuscrit très-ancien de Guy d'Arezzo, conservé dans la bibliothèque de l'Oratoire à Rome. »

Trinum et unum pro nobis miseris
Deum precemur nos puris mentibus, etc. (763).

ou bien :

Ante solem et lunam Melchisedech sacer, etc.

« Il faut arriver jusqu'au XVIe siècle pour être témoin des premières tentatives faites contre un système que protégeaient et sa longue existence et le nom de son auteur présumé. Déjà, en 1487, Nicolas Burtius (764) attaquait avec la dernière violence l'Espagnol Ramis, qui, dès 1482 (765), avait proposé de substituer aux anciennes syllabes celles que renferme la phrase suivante : *Psalletur per voces istas*. Plus tard, vers 1547, un musicien belge nommé Hubert Waëlrant établit à Anvers une école de musique dans laquelle on croit qu'il remplaça les six syllabes ordinaires par ces sept autres : *bo, ce, di, ga, lo, ma, ni*. Cette méthode, qui se répandit en Belgique où on la désignait sous le nom de *bocédisation*, fut reprise et défendue en 1594, par Seth Calvisius, dans son livre intitulé *Compendium musicum*, qui eut une seconde édition en 1602. Cette même année fut publiée la *Musathena*, du Flamand Henri Van Putte (766), qui avait déjà paru à Milan, quatre ans auparavant, sous le titre de *Modulata Pallas*. L'auteur de ce livre démontre clairement l'imperfection du système des muances, et propose l'adoption d'une nouvelle syllabe qu'il nomme *bi*, laquelle, jointe aux six premières, complète la série de l'échelle musicale. Il paraît se donner pour l'inventeur de cette méthode (767), qui avait déjà été mise en pratique par Waëlrant et par d'autres. Car le changement de solmisation ne consiste point dans l'adoption d'une nouvelle série de syllabes forgées par le caprice, mais bien dans la substitution du septenaire à l'hexacorde. Aussi passerons-nous légèrement sur les diverses dénominations que l'on a proposées pour la septième note. La syllabe *si*, qui lui est demeurée affectée, paraît avoir été employée pour la première fois par un Flamand, nommé Anselme, contemporain de Waëlrant, et qui dispute à celui-ci l'honneur d'avoir simplifié la solmisation. C'est du moins le témoignage de Zacconi, dans un ouvrage publié en 1622. Le même écrivain attribue à Anselme un nouveau perfectionnement qui n'est pas sans importance : nous voulons parler de l'introduction d'une syllabe particulière servant à désigner le septième degré lorsqu'il est affecté du *b* mol, tandis qu'il conservait le nom de *si* lorsqu'on chantait par *b* quarre. Ce procédé se trouve déjà mentionné dans la *Cartella di musica*, publiée en 1614, par le P. Banchieri, Olivétain. Plus tard, en 1636, le P. Mersenne le revendique pour un musicien français, nommé J. Lemaire ; celui-ci aurait donné à la note bémolisée le nom de *za*, qui s'est conservé dans les écoles de plain-chant. On voit par là que l'idée de distinguer par des syllabes différentes les fonctions diverses du septième degré, selon qu'il était affecté du ♮ ou du ♭, est presque aussi ancienne que l'addition même d'une nouvelle syllabe à celles qui formaient l'ancien hexacorde.

« Mais ici se présente une question : l'adoption de la nouvelle méthode appelée *gamme du si* mit-elle fin à l'usage des muances? Pour comprendre cette question, il ne faut pas perdre de vue le fait que nous venons d'exposer, à savoir que dans l'origine il ne vint à l'idée de personne que l'on pût, en solfiant, appliquer une seule et même syllabe au septième degré, que celui-ci fût marqué du *b* ou du ♮. Tout le mécanisme si compliqué des muances ne paraissait créé que pour prévenir cette confusion ; on avait voulu obtenir le même résultat par l'adjonction des syllabes *si* et *sa* (ou *za*). Aussi, dans le système de ceux qui se contentaient de la première de ces deux syllabes, continuait-on à nommer *fa* le septième degré de l'échelle affecté du *b* mol, et alors toutes les autres notes changeaient également de nom, jusqu'à la réapparition du *b* quarre. De là vint l'usage de ces dénominations que l'on trouve encore dans les auteurs du XVIIIe siècle : A *mi, la*, B *fa, si*, C *sol, ut*, etc. Jumilhac, examinant les différents systèmes de solmisation en usage de son temps, refusait le nom de *gamme sans muances* à cette dernière méthode, parce que l'absence d'une syllabe spéciale pour distinguer le ♭ du ♮ y donnait naissance à une double série de dénominations tonales, de même que l'absence de la septième syllabe avait autrefois nécessité la création du triple rang d'hexacordes. L'addition de ces deux syllabes pouvait suffire dans le plain-chant, mais non dans la musique moderne, où tous les degrés de l'échelle sont mobilisés par les dièses et les bémols dont chacun d'eux peut être affecté. On se borna donc aux sept syllabes indicatives de l'échelle diatonique, et l'on convint de solfier chaque note de la gamme par sa syllabe respective, sans avoir égard aux signes d'altérations dont cette note pouvait être marquée.

(764) « Nicolai Burtii Parmensis.... opusculum incipit, cum defensione Guidonis Aretini, adversus Hyspanum quemdam veritatis prævaricatorem. *Bonon.*, 1487. »

(765) *De musica tractatus, sive musica practica.* » Bonon., 1482.

(766) « Le nom de cet auteur, traduit par lui-même en latin *Erycius Puteanus* et *Dupuy* par les Français, a donné lieu aux plus singulières équivoques. Le cardinal Bona, dans son livre intitulé *De divina psalmodia* (c. 17, § 3, n° 1), faisant l'histoire de la solmisation, et venant de parler de Guy d'Arezzo auquel il attribue l'invention des muances, arrive au réformateur de ce système dont il parle en ces termes : « *Hoc item sæculo*, Erycius Puteanus, vir cruditissimus, etc. » Rousseau, traduisant mal les premiers mots de cette phrase, s'est imaginé qu'elle parlait d'un auteur contemporain de Guy d'Arezzo, et différent de Van Putte auquel il avait déjà attribué l'adjonction de la septième syllabe ; tandis que le cardinal n'entend parler que de son propre siècle. Ce n'est pas tout : l'abbé Poisson, dans son *Traité de plain-chant*, se fondant sur le même passage, laisse indécise la question de savoir si l'honneur de cette réforme appartient à Van Putte, à Erycius Puteanus ou à M. Dupuy! »

(767) ..... Viam hanc novam aperuisse, styli acumine coæquasse, etc, etc. (*Musathena*, p. 121). »

quée, non plus qu'à l'armature de la clef. Ce n'est pas qu'on n'ait proposé plusieurs fois de nouvelles syllabes, qui, s'appliquant à chaque degré de l'échelle chromatique, prévinssent cette confusion. Le premier système de solmisation chromatique paraît avoir été imaginé, en 1659, par un théoricien allemand nommé Gibel (768). Le même projet a été reproduit plusieurs fois, mais sans succès. De nos jours plusieurs professeurs font usage de la solmisation chromatique; et l'on doit convenir que leur procédé est justifié par la nature de la musique actuelle, qui se surcharge tous les jours davantage de transitions et de modulations compliquées.

« Pour compléter l'histoire de la solmisation, il faudrait faire connaître les discussions auxquelles a donné lieu le changement opéré dans cette partie de l'enseignement par la destruction des muances. Ces discussions commencèrent en Allemagne. Seth Calvisius, que nous avons vu entrer dès 1594 dans la voie nouvelle, publiait en 1611, dans son *Exercitatio musicæ tertia*, une défense péremptoire de sa méthode, qui avait été attaquée par Hübmeier (769). Néanmoins, la dispute n'était pas finie, car nous la voyons recommencer plus d'un siècle après, entre Mattheson et Buttstedt. Ce dernier, défenseur tardif des muances, publia, vers 1716, un livre intitulé : *Ut, ré, mi, fa, sol, la, tota musica*, auquel son adversaire répondit avec violence dans son *Beschütze Orchester*. Mais déjà cette discussion avait perdu son intérêt; car la solmisation par les syllabes avait commencé depuis longtemps à disparaître des écoles allemandes, où elle était remplacée par la solmisation par lettres, qui est aujourd'hui la seule en usage dans ce pays. Mattheson en attribue la propagation à un théologien protestant nommé Pancrace Crüger, qui mourut en 1614, après avoir excité contre lui, par cette innovation, la haine de ses confrères. Au reste, l'origine de cette substitution, et en même temps la raison de la facilité avec laquelle elle paraît s'être effectuée, se trouve dans l'usage, particulier à l'Allemagne, de la tablature instrumentale par lettres, usage qui dura pendant la plus grande partie du XVIIe siècle. Comme la connaissance de cette solmisation est nécessaire pour l'intelligence des ouvrages allemands, nous pensons que le tableau suivant, où elle est figurée, ne sera pas sans intérêt.

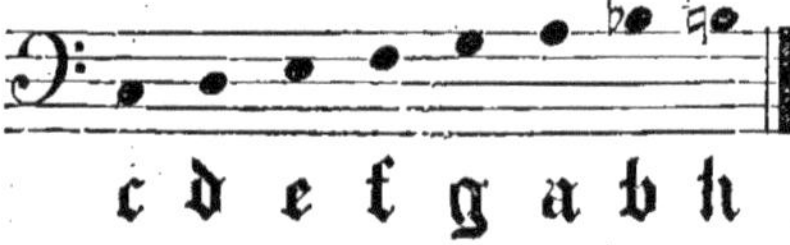

« La lettre *h* remplace, comme on voit, le ♮, substitution qui s'explique naturellement par la ressemblance de ce dernier signe avec l'*h* de l'écriture gothique, dont l'usage s'est conservé au delà du Rhin. Ce système s'est complété par l'emploi des terminaisons *is* et *es*, qui, jointes à chacune des lettres, indiquent que la note qu'elle représente est affectée du ♯ ou du ♭.

« En Italie, l'usage des muances s'est conservé jusqu'à ces derniers temps, sans autre changement que celui de la syllabe *ut* en *do*. Cette solmisation est enseignée dans tous les ouvrages didactiques publiés dans cette contrée pendant le cours du XVIIIe siècle. En 1743, un musicien de Sienne, nommé Fr. Provedi, ayant voulu lui substituer la nouvelle solmisation qu'il appelait *méthode d'Anselme*, eut à soutenir une polémique à ce sujet avec le P. Fausto Fritelli, maître de chapelle de la cathédrale. Un écrivain du commencement de ce siècle, C. Gervasoni, dans la *Scuola di musica*, que Choron a reproduite dans son *Encyclopédie de la musique* (770), tout en reconnaissant les avantages de l'emploi de sept syllabes dans la solmisation de la musique moderne, revendique les muances pour le plain-chant comme la seule méthode de solmisation qui lui convienne. Cette opinion, qui semblera moins étrange si l'on veut bien tenir compte des observations que nous avons présentées plus haut, est soutenue avec vigueur dans une dissertation sur le chant ecclésiastique, publiée il y a deux ou trois ans par M. l'abbé Ferrigny-Pisone, chanoine théologal de la métropole de Naples et l'un des hommes les plus instruits en cette matière que l'on puisse citer en Italie.

« Il est temps de tirer quelques conclusions de cette longue exposition de faits que nous aurions pu étendre encore davantage, s'il eût été dans notre intention d'écrire une histoire complète de la solmisation. Ces conclusions nous ramèneront aux principes que nous avons posés en commençant ce travail. En premier lieu, nous ferons remarquer à ceux qui nous ont suivis dans l'exposition de la théorie des muances combien un pareil système, s'il était encore pratiqué de nos jours, serait de nature à justifier les déclamations de ceux qui attribuent à l'imperfection des signes et des méthodes la difficulté qu'ils trouvent à propager l'instruction musicale. Pendant toute la durée du moyen âge, cet art paraissait défendu contre les invasions de la multitude par deux barrières qui sont encore pour nous des obstacles sérieux à la connaissance de la musique de ce temps-là : les *muances* et la *notation proportionnelle*. Ces barrières ont été détruites, mais elles n'ont point entraîné dans leur ruine tout le reste du système dont elles faisaient partie; l'écriture et la nomenclature musicale, qui sont le résultat du travail des siècles, se sont maintenues, tout en se simplifiant. Ceux qui voudraient aujourd'hui renverser ce système pour lui

(768) « *Kurzer jedoch gründlicher Bericht von den vocibus musicalibus*; Bremen, 1659. »
(769) « *Disputationes quæstionum illustrium*, Iéna, 1609. »
(770) « Dans la collection des *Manuels-Roret*. »

en substituer un autre qui n'a point la sanction de l'expérience, combattraient non-seulement contre le bon sens pratique, mais encore contre le bon sens de l'histoire, qui nous montre toujours les procédés extérieurs de l'art en parfaite analogie avec sa constitution intrinsèque. En second lieu, nous avons voulu montrer que l'adoption des muances, et leur conservation pendant une période aussi longue, ne fut point une pure anomalie, ainsi qu'on paraît généralement le croire. On ne nous attribuera point la pensée de vouloir ressusciter ce système, dont les inconvénients sont trop manifestes pour que nous ayons besoin de les énumérer. L'existence d'une triple nomenclature tonale, dans laquelle il fallait choisir les syllabes convenables au passage qu'on voulait solfier, formait, dès le début des études musicales, un obstacle qui rendait les progrès extrêmement lents et pénibles (771). Mais, d'un autre côté, elle était conforme à la nature même de la tonalité sous l'empire de laquelle elle avait pris naissance, et devenait, par cela même, pour les musiciens instruits, un instrument d'analyse dont ils se servaient avec avantage dans l'application souvent difficile des lois de cette tonalité. Il faut remarquer, à ce sujet, que ces lois ne se formulent ordinairement que d'une manière purement empirique dans l'esprit de ceux qui ne connaissent qu'une seule forme d'art, attendu que c'est seulement par la comparaison de plusieurs de ces formes qu'il est possible de caractériser nettement la nature de chacune d'elles. Il en est ainsi des deux tonalités ecclésiastique et moderne : leur distinction n'a été constatée qu'après coup par la science, et n'est pas même aujourd'hui un fait vulgairement reconnu. La création de la tonalité moderne, opérée, vers la fin du XVIe siècle, par l'invention de l'harmonie dissonante, en changeant les rapports des sons entre eux, a profondément modifié la constitution de l'échelle musicale, tout en respectant néanmoins les bases mathématiques sur lesquelles elle était fondée. M. Fétis a le premier constaté cette révolution; et la reconnaissance d'un fait aussi important dans l'histoire de l'art, et qui était demeuré inaperçu jusqu'alors, ne sera pas le moindre titre aux éloges dont la postérité honorera la mémoire de ce savant. A la lumière qui sort de cette découverte, les faits de l'histoire apparaissent dans leur véritable enchaînement, et s'expliquent l'un par l'autre; et c'est en nous aidant nous-même que nous avons cru trouver la raison d'une singularité qu'on avait constatée sans chercher à l'expliquer.

« En effet, il est assez remarquable que les premières tentatives pour changer un mode de solmisation consacré par la pratique de cinq siècles aient eu lieu précisément à l'époque même où tous les efforts des artistes tendaient à transformer l'art par la tonalité; transformation d'abord vaguement pressentie par les compositeurs de musique populaire de la seconde moitié du XVIe siècle, puis complétement réalisée dans les dernières années de ce même siècle par C. Monteverde. Les combinaisons harmoniques hasardées par ce musicien donnèrent naissance à la *note sensible* qui auparavant n'existait pas, puisque, tous les accords étant consonnants, aucune loi de résolution n'obligeait la septième note à monter plutôt qu'à descendre; en sorte que cette septième note ayant une fonction parfaitement analogue à la troisième, qui servait à former le demi-ton de la gamme, il paraissait tout à fait logique de lui donner le même nom. Les appellations syllabiques, qui formaient le système de la solmisation, étaient donc considérées comme servant à désigner la *fonction* particulière de chaque note, et non point son *degré de hauteur* relative dans l'échelle. Celui-ci était indiqué par la lettre ou *clef* qui était invariable; celle-là, essentiellement variable, au contraire, était exprimée par l'une des deux ou trois syllabes dont chacune de ces clefs était acccompagnée. Ainsi nous sommes ramenés à la distinction posée au commencement de cet article relativement aux différentes acceptions du mot *tonalité*. On voit que la solmisation était bien l'expression de la tonalité, si l'on entend par ce mot l'ensemble des rapports qui existent entre les divers sons du système musical, suivant des lois qui assignent à chacun de ces sons une fonction spéciale dans la conduite du chant ou de l'harmonie. Ces fonctions se trouvant absolument changées par les nouvelles découvertes, il fut nécessaire de changer aussi les noms qui leur servaient d'étiquettes. Mais la destination de la solmisation ne changea point pour cela; elle continua d'être, comme par le passé, l'expression de la tonalité, c'est-à-dire des fonctions des divers degrés de l'échelle et de leurs affinités respectives, telles que le sentiment des artistes venait de les constituer. Ainsi la note sensible reçut le nom de *si*, sur quelque degré de l'échelle qu'elle se trouvât portée par la survenance des dièses et bémols, de même que le quatrième degré fut désigné par la syllabe *fa*. Cette règle, qui laisse subsister la nécessité des muances tout en la restreignant, est constatée par le témoignage de tous les auteurs du XVIIe siècle. Elle est formulée dans les termes suivants par Calvisius, dans l'ouvrage dont nous avons parlé plus haut : « Syllabæ *si* « locus stabilis et perpetuus est in regulari « quidem systemate in clave ♮ quadrato;

(771) « Senæ illæ notæ sic inventæ usum sui apud musicum passim gregem, sed tardum, admodumque difficilem præbent..... Videas plerosque, atque indigneris, bonam ætatem impendisse huic arti; et exiguum tamen profecisse perfectis annis priusquam istius modi lectione, etc. » (ERYC. PUT., *Musathena*, p. 54.)

(772) « *Exercitatio musicæ tertia;* Lips., 1611, quæst. quinta.

« in transposito vero, nec unquam hæc « ratio variatur, nisi ♭ adscriptum syllabam « *si* in *fa* mutet (772). » Mais il arriva bientôt que les relations tonales se compliquèrent par la multitude toujours croissante de dièses et de bémols. Si on se fût contenté de placer ces signes à la clef, pour indiquer le changement de tonique, le système de solmisation, pourvu de toutes les syllabes indicatives de l'ordre diatonique, eût pu s'appliquer à une musique ainsi faite, pourvu qu'on nommât invariablement *ut* la tonique, *sol* la dominante, etc. Rousseau proposa de se conformer à cette méthode, qui n'était, au reste, que la conséquence obligée de son nouveau système de notation, dans lequel chaque degré de la gamme était figuré par un chiffre, abstraction faite de la position de la tonique, laquelle était inscrite une fois pour toutes en tête du morceau (773). Mais pour être conséquent à ce système, il aurait fallu en venir à changer le nom et la figure de chaque note, toutes les fois qu'il y aurait eu changement de ton. Car l'usage des clefs armées ne s'introduisit dans l'écriture musicale, que lorsque la multiplicité des modulations fut devenue elle-même une des conditions ordinaires de l'art. On s'accoutuma donc à ne plus considérer les syllabes comme exprimant des fonctions tonales, comme ne servant qu'à indiquer la situation de chaque note du grave à l'aigu ; et, malgré les critiques de Rousseau, cette méthode s'est perpétuée jusqu'à l'époque actuelle. Il est certain néanmoins que ces critiques étaient fondées, et que leur auteur aurait pu appliquer l'épithète de *monstrueuse* à notre méthode de solmisation, plus justement qu'on ne l'a fait à celle des muances. Car, si la solmisation n'est qu'une nomenclature abrégée des sons qui entrent dans le système musical, cette nomenclature doit être complète ; et elle ne saurait l'être, sans présenter une dénomination spéciale pour chacun des degrés de l'échelle, soit diatoniques, soit chromatiques, soit même enharmoniques, qui tous sont appelés à jouer un rôle dans notre musique. Or, les premiers seulement sont représentés dans la solmisation actuelle, créée à une époque où le genre diatonique était seul en usage. De nos jours, au contraire, où la musique tend à accroître sans cesse la fréquence des changements de ton, à mettre en rapport des sons appartenant à des gammes diverses, il serait logique de représenter par des syllabes toutes les notes de la gamme, soit naturelles, soit accidentelles. Nous avons vu que l'Allemagne est depuis longtemps en possession d'une semblable méthode, avantage qu'elle doit à la tendance particulière du génie de ses compositeurs vers une harmonie fortement dissonante et modulée, qui est le principe des développements extraordinaires de la musique instrumentale dans ce pays. Les musiciens qui savent unir l'habitude des considérations théoriques à l'expérience de l'enseignement, pourront examiner si la grammaire musicale réclame chez nous un perfectionnement de cette nature, ou si la difficulté qu'il aurait pour but de prévenir dans l'esprit des élèves pourrait être levée au moyen d'un autre procédé. » (Stéphen Morelot.)

SOMMIER. — « Espèce de coffre dont la table supérieure est percée de trous, dans lesquels se place l'orifice des tuyaux d'un orgue dont le registre est ouvert, et les fait sonner lorsque l'organiste ouvre leur soupape en pressant avec les doigts les touches qui leur correspondent. » (Fétis.)

SON. — « Le *son* (parlant en général) n'est autre chose, selon Boèce, qu'un battement d'air continué jusques au sens de l'oüye sans interruption aucune... Il est produit en l'air à peu près de la mesme façon qu'un cercle est formé dans l'eau par le jet d'une pierre, et qu'il y est augmenté ou estendu sans aucune discontinuation. La force du son est d'autant plus grande, qu'il est causé par un battement d'air plus prompt et plus violent ; et ce battement est plus violent lorsqu'on frappe une plus grande quantité d'air en mesme temps. Ses deux principales propriétés sont d'estre grave ou aigu, c'est-à-dire bas ou haut. Sa gravité est d'autant plus grande qu'il se fait par des battemens plus tardifs ; et, au contraire, il est d'autant plus aigu qu'il est formé par des battemens plus vistes. De sorte qu'un son qui est formé par cent battemens d'air en même temps, sera deux fois plus aigu que celuy qui n'est causé que par cinquante battemens. Les sons sont l'objet des sens de l'oüye, de mesme que les couleurs le sont de celuy de la veüe, les saveurs de celuy du goust, et les odeurs de l'odorat.....

« Voilà les définitions des sons.. .. que les philosophes ont accoutumé de donner. Mais les musiciens en matière de chant les définissent autrement, et disent que le son est une chûte de voix propre à la mélodie par le rehaussement ou le rabaissement qu'on en peut faire; car de soy il ne signifie qu'une voix qui tient ferme sur une mesme note, ou une continuation de voix en mesme estat, laquelle toutes fois a de l'aptitude pour estre rehaussée ou rabaissée. Le son est à l'égard du chant et de la musique, ce qu'est l'unité à l'arithmétique, le point à la geométrie, et le moment au temps. Car de mesme que l'unité

(773) « *Dissertation sur la musique moderne;* Paris, 1743. Voy. aussi le *Dictionnaire de musique*, v° *Solfier.* »

(774) L'auteur s'appuie sur les textes suivants :

« Sonus est aeris percussio indissoluta usque ad auditum. » (Boet., lib. I *Mus.* c. 3.) — « Si foret rerum omnium quies, nullus auditum sonus feriret; id autem fieret, quoniam cessantibus cunctis nullæ inter se res pulsum cierent. Ut igitur sit vox pulsu opus est ; sed ut sit pulsus, motus necesse est, antecedat : ut ergo sit vox, motum esse necesse est. Sed omnis motus habet in se tum velocitatem tum etiam tarditatem ; si igitur sit tardus in pellendo motus, gravior redditur sonus ; nam et tarditas proxima

ne fait pas le nombre, ny le point la ligne, la superficie ou le corps, ny l'instant le temps : mais qu'ils sont seulement les principes ou du nombre, ou de la quantité, ou du temps ; ainsi le son n'est point le chant, mais seulement son origine ou son plus petit commencement. » (*La science et la pratique du plain-chant*, par JUMILHAC, part. II, chap. 1, pp. 28 et 29 [774]).

Je veux, en finissant, faire une observation qui aura son prix auprès de certaines personnes. Jumilhac nous a dit que les deux principales propriétés du son étaient d'être grave et aigu. Mais outre le son grave et le son aigu, il y a le son moyen. Or, ces trois sons, le grave, le moyen, l'aigu, avaient, suivant des auteurs liturgiques, une signification symbolique relativement aux trois ordres de l'Église ; c'est Hugues de Saint-Victor qui le dit (*in Speculo*, lib. I, c. 3) : *Voces autem graves et acutæ, et superacutæ, innuunt tribus modis prædicandum esse tribus ordinibus ecclesiæ.*

Il y a quelquefois un sens plus élevé dans ces assimilations. Il suffit d'indiquer ces derniers aux personnes versées dans la lecture des lettres chrétiennes pour leur faire pénétrer la beauté de ces rapports.

SON FÉRIAL. — On appelait ainsi, dans l'Eglise de Rouen, une *sonnerie* qui annonçait une fête de trois ou de neuf leçons ; elle se faisait à trois cloches. (*Voyag. liturg.*, p. 381.)

SONATE, SUONATA DI CHIESA. — Le mot de sonate vient de *suono, suonare*, parce que cette pièce est exclusivement composée pour les instruments. La sonate est le type de toutes les compositions instrumentales. Les quatuors, quintettes, septuors, symphonies, ne sont que de grandes sonates écrites pour divers instruments et pour l'orchestre. Il est telles *sonates* de Beethoven qui, pour les proportions, l'élévation du style, les développements ne le cèdent en rien à des symphonies. Mais la sonate dont nous voulons parler, la sonate d'église (*di chiesa*) n'avait pas tout à fait cette forme ; elle se composait d'un mouvement grave et majestueux proportionné à la gravité du lieu, à la suite duquel on exécutait une fugue d'un mouvement plus animé. (*Voy.* BROSSARD.)

SONNERIE. — On appelle ainsi la collection des cloches qui appartiennent à une église. La *sonnerie* de Notre-Dame de Rouen était une des plus belles. Elle se composait de douze cloches très-harmonieuses et parfaitement accordées entre elles. La principale, qui était seule dans l'une des tours, s'appelait *George d'Amboise*, parce qu'elle avait été donnée par George d'Amboise, archevêque de Rouen. On l'entendait de huit lieues sur la rivière. Elle pesait de trente-six à quarante milliers (775). Les autres cloches se nommaient *Marie, Robin de Lhuys, les Saints Benoîts*, etc., etc.

Il y avait dans le chapitre de la cathédrale une grande pancarte intitulée : *Déclaration de la sonnerie ordinaire de l'église de Notre-Dame de Rouen, ordonnée en chapitre général* l'an 1476, dont il est parlé à l'article BOUTTE-HORS. Cette déclaration contenait deux ou trois articles dignes d'être observés, et qui pourront aider à éclaircir certaines choses qu'on ne connaît plus présentement. Les voici : « Es fêtes triples on ne sonne l'heure de complie. En toute autre fête, soit de trois leçons ou de neuf, ou *per ferias*, entre cinq et six heures du soir se fait une *sonnerie* qui s'appelle complie et doit avoir quarante traits ; en laquelle il y a deux sons : le premier son, soit férial ou fête de trois leçons ou de neuf leçons, se fait à trois cloches, *Marie*, *Robin de Lhuys* et un des *Saints Benoits.* Le second son sans intervalle depuis que le premier est sonné, s'il n'est double, se fait à une seule cloche qui se nomme complie ; et s'il est double, avec elle sonne l'une des Saints Benoits. » (*Voyag. liturg.*, pp. 380-381.)

SONNETTE. — « On met ordinairement une sonnette à la soufflerie pour avertir le sonneur, et une autre qu'on sonne du chœur pour prévenir l'organiste. Il vaut mieux remplacer cette dernière par un balancier qui peut, sans bruit, avertir l'organiste qu'il est temps de terminer son morceau. » (*Manuel du facteur d'orgues* ; Paris, Roret, 1849, t. III.)

SONNEUR. — Qui sonne les cloches. — *Campanarius, custos campanarii, qui campanas pulsare solet.* (*Ap.* DU CANGE.)

SORTIE. — On appelle ainsi un morceau à effet, et assez bruyant pour l'ordinaire, que l'organiste joue à la fin de la messe, tandis que l'assemblée des fidèles défile peu à peu pour gagner les portes. La sortie est en quelque sorte l'*Ite missa est* de l'artiste. Il y a de fort belles sorties dans le *Nouveau journal d'orgue* de M. Lemmens.

SORTISATIO. — Ce fut le nom que les théoriciens donnèrent à un déchant improvisé à plusieurs voix, en opposition au mot

stationi est ; ita gravitas contigua taciturnitati. Velox vero motus acutam voculam præstat. » (*Ibid.*, cap. 4.) — « Tale enim quiddam fieri consuevit in vocibus, quale cum paludibus vel quietis aquis, jactum eminus jacitur saxum ; primum enim in parvissimum orbem undam colligit, deinde majoribus orbibus undarum globos spargit, atque eo usque, dum fatigatus motus ab eliciendis fluctibus conquiescat ; semperque posterior et major undula pulsu debiliore diffunditur. Quod si quid sit, quod crescentes undas possit offendere, statim motus ille revertitur, et quasi ad antrum unde profectus fuerat, eisdem undulis rotundatur. Ita igitur cum aer pulsus fecerit sonum, pellit alium proximum, et quodam modo rotundum fluctum aeris ciet, itaque diffunditur, et omnium circumstantium fecit auditum ; atque illi est obscurior vox, qui longius steterit, quoniam ad eum debilior pulsi aeris unda pervenit. » (*Ibid.*, cap. 14.)

(775) Cette cloche était placée dans la belle tour de droite, haute de 230 pieds, appelée la *Tour de beurre*, comme à Bourges, parce qu'elle fût bâtie des deniers donnés par les fidèles pour la permission d'user du beurre et du lait en carême. Ce que leur accorda le Pape Innocent VIII aux instances du cardinal d'Estourville, archevêque de Rouen.

contrepoint (punctum contra punctum), pour montrer probablement que ce déchant, ainsi improvisé, était en quelque sorte *deviné*, ce que signifiait le verbe *sortisser, pro divinare, præsagire*, dit Du Cange : *Lequel subtil homme sortissoit bien tout ce qui leur en advint.*

SOTTE VOCE. — « Ces mots écrits dans la musique indiquent un mode d'exécution *à demi-voix* ou *à demi-jeu*, c'est-à-dire avec peu d'intensité de son. » (FÉTIS.)

SOUFFLERIE. — On lit dans la *Notice sur la facture d'orgues* par M. Danjou (Paris, 1844). « Un ou plusieurs réservoirs s'élevant horizontalement et alimentés par deux pompes dont le jeu est alternatif, et qui fonctionnent par le va-et-vient d'une seule bascule, tel est le système qui a remplacé l'ancien mode de soufflerie, avec avantage pour la solidité de la soufflerie et pour l'égalité du vent. Plusieurs perfectionnements de détails ont été apportés dans la maison Daublaine-Callinet à ce mode de soufflerie, qui est emprunté aux orgues d'Angleterre, où il est en usage depuis assez longtemps. Ces perfectionnements consistent : 1° dans un appareil destiné à neutraliser les secousses ; 2° dans un moyen d'opérer intérieurement la décharge du trop-plein du vent; 3° dans la possibilité de réunir dans un même réservoir de l'air dont la pression est différente. »

— « On nomme la *soufflerie* de l'orgue, non-seulement l'ensemble d'un certain nombre de soufflets pour fournir le vent nécessaire à l'orgue, mais encore le lieu où l'on place les soufflets. Ce lieu doit être le plus près de l'orgue qu'il est possible, et garanti des excès des températures de l'air, comme du froid excessif, des grandes chaleurs et de l'humidité.—La soufflerie se compose de plusieurs gros soufflets, depuis deux jusqu'à douze ou quatorze soufflets, selon la qualité de l'orgue, lesquels un homme et quelquefois deux font jouer continuellement, tandis que l'organiste touche, ce qui fournit au sommier tout le vent qu'il dépense à faire parler les tuyaux. « (*Man. du facteur d'orgues ;* Encycl. Roret, t. Iᵉʳ, p. 96 et 136.)

Empruntons maintenant à M. J. Régnier quelques détails sur l'histoire de *la soufflerie*

« Dès le IVᵉ siècle, saint Augustin, dans son commentaire sur le psaume LVI, parle de la soufflerie adaptée à l'orgue, au grand orgue : *Istud organum dicitur quod est grande et inflatur follibus..* Cet ordre pneumatique semble d'après l'histoire une innovation qui vient faire concurrence à l'orgue hydraulique ou à vapeur établi dans le monde, dès le temps de Ptolémée Evergète, c'est-à-dire un siècle et demi environ avant l'ère chrétienne. On trouve des traces de l'hydraule ou orgue à eau un siècle après, sous Néron; le poëte Cornélius-Sévère en parle dans son *Etna*. Au IIᵉ siècle, Tertullien le cite avec admiration dans son quatrième chapitre sur l'*Ame*. Claudien lui trouve une place dans les vers de son *Panégyrique de Théodose*, dont il était contemporain. Cependant l'orgue hydraulique soutient dans la poésie la rivalité que lui fait en prose, et que va lui faire en sculpture, l'orgue à soufflerie ; car, au IVᵉ siècle toujours, Porphyre Optatien célèbre l'hydraule en vers allongés graduellement, ou, comme on dit, rangés en tuyaux d'orgue. Un obélisque du Vᵉ siècle, dit-on, et dont Bottée de Toulmon a publié le premier le dessin rapporté de Constantinople par M. Texier, confirme le témoignage de saint Augustin, et représente une soufflerie primitive : deux orgues, posés aux extrémités d'une galerie sur laquelle dansent les bayadères du temps, sont animés chacun par une sorte de soufflet de forge, sur les plis duquel sont montés deux hommes qui s'apprêtent à le fouler. On voit que le *Kalcant* des Allemands ne date pas d'hier. Un siècle après, Cassiodore continue le témoignage de saint Augustin sur l'orgue à soufflets; tandis que saint Jean Chrysostome, contemporain de saint Augustin, a fait voir dans son exposition du psaume VIII, la vogue qu'obtient dans les théâtres et les cirques l'orgue au contraire sans soufflets, l'orgue hydraulique que Martianus Capella, poëte du Vᵉ siècle, déclarera établi partout : *Hydraulas per totum orbem inveni*. Du VIIIᵉ siècle date le premier orgue posé en France dans une église par le roi Pépin, à qui l'avait expédié Constantin Copronyme; et quoique l'on n'en sache pas la construction exacte, il est probable que cet orgue parlait au moyen d'une soufflerie, comme celui que Charlemagne reçut encore des empereurs de Constantinople en 811, et cet autre que son fils Louis le Débonnaire fit construire pour l'église d'Aix-la-Chapelle. A quelques années de là, l'empereur Théophile commandait pour sa cour des orgues à manivelle ou tout autre moteur mécanique, qui chantaient aussi par le moyen d'une soufflerie cachée; et en 880, le Pape Jean VIII demandait à l'évêque de Freysingen un orgue à soufflets et un organiste capable de le gouverner. A partir de cette époque, nous ne trouvons plus d'hydraules ou d'orgues à vapeur qu'en Angleterre, dans l'église de Glastenbury, où l'on en voyait encore un au XIIᵉ siècle, dont Guillaume Malmesbury donne la description et qu'il attribue à saint Dunstan. Mais de toutes ces orgues historiques, aucun n'est plus célèbre par sa soufflerie que celui de Winchester, construit également au Xᵉ siècle ; lequel orgue, pour alimenter quatre cents tuyaux et obéir à quarante touches, avait vingt-six soufflets qui exigeaient le nombre incroyable de soixante-dix souffleurs. Sur ce clavier encore énigmatique, on ne jouait et l'on ne pouvait jouer que des pièces à quatre mains ou à quatre poings ; car une pareille décharge de soufflets devait amener dans les tuyaux un vent capable non de les faire chanter, mais tonner ; les touches devaient avoir une résistance épouvantable et commander aux deux artistes des efforts cyclopéens. Ces créations gigantesques étaient peu propres à vulgariser l'orgue dans les églises; et au lieu de s'amuser à faire parler des tuyaux gros comme des chênes, on amoindrit leur volume aux dimensions de la *flûte*, et la soufflerie y gagna en simplicité. Une image extraite d'un psautier d'Eadwine, moine anglo-normand au XIIe siècle, et publiée par le savant anglais Joseph Strutt, dans son livre des *Mœurs et usages des Anglo-Saxons*, donne de la soufflerie des orgues de cette époque l'idée qu'on pourrait encore donner aujourd'hui des souffleries en lanternes, dont les plis au lieu d'être horizontaux formeraient une spirale; seulement aujourd'hui l'on toucherait difficilement une pièce à quatre mains sur un clavier de onze notes, et il ne faudrait plus comme sur cette image quatre souffleurs à bras pour onze tuyaux. Dès le XIIIe siècle, l'orgue de Notre-Dame de Dijon avait quatre soufflets de quatre pieds sept pouces chacun, et pouvaient, dit M. Hamel, être réduits à un seul à vent continu. Jusqu'au XVIe siècle, les soufflets étaient foulés directement par le poids des souffleurs, ce qui donnait force saccades et inégalités dans l'émission du vent. Ce n'est qu'en 1570, qu'un facteur de Nuremberg, nommé Jean Lobsinger, inventa les soufflets à éclisses (ou plis de bois), tels qu'on les fait encore, avec les perfectionnements que le temps a introduits et dont les premiers ont rendu célèbre au XVIIe siècle le facteur Henning d'Hildesheim. Nous pouvons donc sans trop nous tromper sauter du XVIIe siècle au commencement du XIXe..... En principe, la meilleure soufflerie est celle qui, par la simplicité de son mécanisme, se prête le mieux à l'égalité, à la plénitude du vent, et par conséquent du timbre. Donc, toutes celles qui procureront ces avantageux résultats avec le moins de dépenses possibles en force et en temps, sont bonnes et recevables. Trois systèmes sont en activité : 1° le soufflet cunéiforme à plis de bois dont la table supérieure s'élève diagonalement par rapport à l'inférieure; 2° le soufflet en lanterne, dont la table supérieure s'élève horizontalement ou perpendiculairement à la table inférieure; 3° enfin la soufflerie à pompes et à réservoir. » (*De l'orgue*, pp. 267 à 270.)

SOUFFLETS DE L'ORGUE. — « Appareil composé de planches réunies par des peaux collées, qui fournissent le vent aux sommiers de l'instrument, pour être ensuite distribué dans les tuyaux. » (FÉTIS.)

SOUFFLEUR D'ORGUE. — « Homme qui fait mouvoir les soufflets de cet instrument. » (FÉTIS.)

SOUPIR. — « Signe de silence dont la durée est égale à celle d'une noire. » (FÉTIS.)

SOUS-CHANTRE, *succentor* (776). — « C'est le nom qu'on donnait primitivement au chantre qui chantait après le préchantre ou chantre en chef. Cette dénomination s'appliquait en général à tous les inférieurs de cet ecclésiastique, directeur du chant des offices, qui avait le droit et le devoir d'entonner et de faire entendre sa voix le premier, comme le guide et le modèle des autres chantres. Amalaire, constatant la différence des usages de l'Eglise de Rome et de celle de Metz, dit : « La sainte Eglise romaine et notre pays ne chantent pas dans le même ordre les répons et les versets. A Rome, le précenteur (préchantre) dit le premier le répons jusqu'à la fin, puis les succenteurs (sous-chantres) répondent et font comme lui. Ensuite le précenteur chante le verset, lequel étant fini, les succenteurs recommencent le répons qu'ils reprennent dès les premiers mots et conduisent jusqu'au bout. Après cela, le précenteur chante le *Gloria Patri, et Filio, et Spiritui sancto*, à la suite duquel les succenteurs reprennent le répons vers le milieu, et le disent jusqu'à la fin. Le précenteur chante alors pour la dernière fois le répons depuis le commencement jusqu'à la fin, après quoi les succenteurs le chantent une troisième fois d'un bout à l'autre : *Non enim sancta Romana Ecclesia et nostra regio uno ordine canunt responsoria et versus. Apud eam præcentor in primo ordine finit responsorium; succentores vero eodem modo respondent. Deinde præcentor canit versum : finito versu, succentores secundo incipiunt responsorium a capite, et usque ad finem perducunt. Deinde præcentor canit* Gloria Patri, et Filio, et Spiritui sancto, *quo finito, succentores circa mediam partem intrant in responsorium, et perducunt usque ad finem. Postremo præcentor incipit responsorium a capite, et perducit illud ad finem. Quo finito, succentores tertio repetunt responsorium a capite, et perducunt illud usque ad finem.* » (*Apud* GERB., *De cantu et musica sacra*, t. I, p. 303.)

Dans la suite, le sous-chantre devint comme le lieutenant, le suppléant et le pendant du chantre supérieur; c'était une sorte de doublure de ce dignitaire, qui ne trouva dans ce nouvel office aucun amoindrissement pour ses droits et ses privilèges, mais seulement un subordonné d'un rang plus élevé que les simples chantres, et qui l'aidait à soutenir le chant comme à diriger le chœur. « Le chantre (préchantre), dit un document recueilli par dom Martène, doit être placé vers le chœur de droite, et le sous-chantre vers le chœur de gauche. Chacun d'eux, dans son chœur, doit tenir éveillés les Frères et les exciter à chanter; il doit corriger les fautes dans le chant des antiennes, des psaumes, des répons et des hymnes, et même des versets dans l'un ou l'autre chœur, si l'un d'eux ne le fait pas; avoir soin de faire, à propos, tenir les Frères debout ou assis; de diriger le chœur dans les fêtes doubles, et, à toutes les heures, de commencer les hymnes et d'imposer les antiennes : *Cantor debet stare in dextro*

(776) Le mot *succentor* signifie proprement le chantre qui répète, qui chante après. Le précenteur (*præcentor*) est celui qui chante le premier (*præcinit*), et, comme dit saint Isidore de Séville (*Orig.*, lib. VII, chap. 12), *qui vocem præmittit in cantu*. Voir le passage de Grandcolas cité au mot PRÉCENTEUR.

choro, et succentor in sinistro, et unusquisque in choro suo fratres ad vigilandum et cantandum excitare, negligentias de antiphonis, psalmis, responsoriis et hymnis, atque versiculis unusquisque in suo et in altero, si alter non emendaverit, corrigere; ut fratres ordinate stent vel sedeant providere, in festis duplicibus chorum custodire, et ad omnes horas hymnos incipere, et antiphonas imponere. » (*Apud* Gerbert., *De cantu et musica sacra*, t. I, p. 304.)

Lorsque plus tard, au grand détriment de l'édification des fidèles et de la prospérité du plain-chant grégorien, les membres du clergé séculier regardèrent comme au-dessous d'eux de remplir les divers offices de chantres, et désertèrent honteusement le lutrin pour céder leur place à des laïques, le titre de sous-chantre périt, et sa disparition simultanée avec celle du préchantre commença une ère de décadence dans le chant ecclésiastique. La police du chœur resta une attribution du chanoine revêtu du titre de chantre ou de grand chantre dans quelques chapitres cathédraux. Insensiblement, ce titre, par une négligence trop regrettable, s'est transformé en une dignité canoniale à peu près purement honorifique, dans laquelle s'est évanouie l'antique et réelle importance d'un office autrefois si fécond en beaux résultats pour la majesté du culte, et arrivé aujourd'hui à l'état de ruine, que l'incurie fatalement dédaigneuse du titulaire, pour ne rien dire de plus, ne fait souvent que mettre mieux en relief, par un contraste frappant avec le zèle vénérable des siècles passés. Pourtant la gloire de la religion, la considération du clergé et l'intérêt de l'art voudraient qu'il retrouvât des imitateurs. (L'abbé A. Arnaud.)

— *Charte portant établissement d'un sous chantre et d'un maître ou écolâtre en l'église de Senlis pour apprendre le chant et à lire aux jeunes clercs des églises de Notre-Dame et de Saint-Rieul*, par Thibaut lors évêque de Senlis et le chapitre qui assignèrent à chacun d'eux certains revenus savoir l'évêque quarante sols à prendre sur son droit de tonlieu, *de teloneo suo*, et le chapitre vingt sols, le tout *publice monete*, ce qu'ils entendirent ainsi, *id est qua venditiones et emptiones in urbe Silvanectensi fiant.* Ainsi le mot de *publice* doit s'entendre de la monnaie qui avait alors cours en la ville de Senlis, sans spécifier si elle y avait été frappée.

Outre ce revenu, ils leur assignèrent dix sols à prendre sur chaque prébende des chanoines mineurs de Notre-Dame et de Saint-Rieul, qui étaient en outre obligés de leur payer un certain honoraire lorsqu'ils s'en faisaient instruire, et est à remarquer qu'aucun autre ne pouvait dans la ville apprendre à lire ou à chanter à un clerc sans la permission du sous chantre ou du maître.

Enfin l'évêque Thibaut, dont le nom n'est marqué que par la lettre initiale T, accorde au chapitre le pouvoir de faire le sous chantre, se réservant apparemment la nomination du maître.

Cette charte n'est point datée, mais elle est de 1151 ou environ. On n'y voit point de sceaux ni de marque qu'il y en ait jamais eu, quoiqu'elle porte qu'elle a été scellée des sceaux de l'évêque et du chapitre, ce qui me fait présumer que cet ancien parchemin n'est qu'une copie du temps et aussi ancienne que le titre original. (*Archives de l'église de Senlis*, Titres généraux, cote 40, art. 2.)

(Circa 1151. Senlis.) « Inito venerabilis Silvanectensium pontifex T Cum Capitulo beate Marie Consilio Cum profectui Ecclesie et dei servitio maximam impenderet diligentiam. Succentorem et magistrum eidem Ecclesie providit necessarios quoꝝ doctrina et labore assiduo cotidiane (*sic*) servitutis in eadem Ecclesia vigeret obsequium. episcopus igitur alicujus beneficii erogatione illoꝝ Curam recumpensare non negligens. Ecclesie beate. marie silvanectensis pro anime sue. et predecessoꝝ suoꝝ salute. Quadraginta solidos publice monete id est qua venditiones et emptiones in urbe silvanectensi fiant concessit succentori et magistro equaliter dividendos. et de teloneo suo singulis annis accipiendos. xx[ti] scilicet solidos in festivitate omnium sanctoꝝ persolvendos! x[em] in natali Domini x[em] in pascha. Canonici vero sui Episcopi Liberali munificentie congratulantes. similiter xx[ti] solidos ejusdem monete succentori et magistro Communiter habendos hilariter super addiderunt quoꝝ. x[em] in festivitate sancti remigii persolverentur. v[que] in natali Domini. v[que] in pascha Illud etiam sub silentio non est pretereundum quod idem episcopus et Totus prefate Ecclesie conventus firmaverunt. ut de reddîtu unius Cujusque Canonici beate marie et S[ti] REGVLI infra subdiaconi gradum Tam presentis in urbe quam absentis succentor et magister. x[em] solidos Communiter accipient in festivitate s[ti] remigii singulis annis persolvendos. instituerunt preterea quatinus Clericoꝝ docendoꝝ merces eoꝝ inquam quicumque beate marie et S[ti] Reguli choros frequentarent. equa lance succentori et magistro distribuerentur. de aliis vero tantum sub magistro Legere volentibus merces magistri propria haberetur. De cantantibus tantummodo merces propria esset succentoris. de Legentibus vero et cantantibus simul merces Communis utrique redderetur. ibidem etiam prohibitum est ne quis sine magistri Licentia in urbe prefata Clericum docere presumeret in Legendo. vel preter succentoris assensum erudiret in cantu! silendum etiam non est quod idem episcopus Capitulo beate marie occasionem eligendi succentorem et faciendi potestatem Concessit. si quis vero posteroꝝ hec instituta et sigilloꝝ domini Episcopi T. et Capituli beate marie munimine Corroborata voluerit infringere et prenominatos redditus ad alios usus ausus fuerit Transferre. a prefato Episcopo Anathematis vinculo se sciat astrictum.

Actum in Capitulo beate marie Silvanectensis a domno T. Episcopo in presentia Ilberti decani, stephani precentoris. Wilardi archidiaconi! et aliorum ejusdem Ecclesie Canonicorum. — *Signum* Odonis de Nova. — *Signum* Johannis. — *Signum* Raineri succentoris. — *Signum* Bonefacii. — *Signum* Guidonis de Credulio. — *Signum* Petri Paris. — *S.* Reinoldi Camus. — *S.* Aslhonis. — *S.* Petri de Cramil. — *S.* Nevelonis. — *S.* Guilermi. — *S.* Petri de Ponte. — *S.* Guidonis de Ponte. — *S.* Balduini. — *S.* Petri de Vaus. » — Collationné : Afferty.

SPE ou SPÉ. — Nom fabriqué avec l'ablatif du mot *spes, espérance*. On disait le *spe* dans la cathédrale de Paris pour désigner celui des enfants de chœur qui était *en espérance* de devenir petit chanoine. On l'appelait aussi doyen, parce qu'il était le plus ancien. Nous ne saurions dire s'il existait quelque analogie entre le *spe* et ce qu'on nommait à Vienne et ailleurs le *petit évêque* des enfants de chœur, lequel, à certaines fêtes, telles que celles de saint Etienne et de saint Jean l'Evangéliste, faisait tout l'office, excepté à la messe. Nous ne savons non plus le rapport qui pouvait y avoir entre le *spe* de Notre-Dame de Paris et le *grand enfant* de chœur de Rouen, de Narbonne et d'autres églises. (V. *Voyag. liturg.*, passim.)

Quoi qu'il en soit, voici, pour ce qui concerne le *spe*, les renseignements que les auteurs nous fournissent. Il y avait autrefois dans le chœur de Notre-Dame de Paris douze enfants qui, pendant la durée de leur service, jouissaient en commun d'une prébende canoniale attachée à leur corps, et que l'on appelait *prébende morte*, parce qu'elle n'était pas servie par un titulaire particulier. Mais, en dehors de ces enfants, il y avait des chanoines qui n'appartenaient pas au corps des chanoines proprement dits, qui n'étaient pas chanoines *in sacris*, et qui, sous beaucoup de rapports, étaient assimilés au corps des enfants de chœur dont ils remplissaient parfois les fonctions; ainsi, par exemple, ils portaient de temps en temps la croix du chœur aux fêtes cantonales et aux processions générales. Comme les enfants de chœur, les petits chanoines n'avaient place dans l'église qu'au petit banc, et ils n'avaient pas le droit de se tenir assis aux parties de l'office où les enfants devaient se tenir debout, etc., etc. (777).

Or, le dernier reçu, parmi les jeunes chanoines, précédait immédiatement le plus ancien des enfants de chœur, autrement dit le *spe*, à cause qu'il était, pour nous servir d'une expression triviale, chanoine en herbe, et qu'il avait l'espérance de sortir bientôt pour être mis au collége de Fortet (778) où les enfants allaient terminer leurs études, le chapitre leur accordant des bourses à cette fin. On voit qu'à cet égard la constitution de l'Eglise de Paris avait retenu quelque chose de ces anciens séminaires d'enfants dont on tirait des chanoines du temps de Fortunat. Le *spe* portait dans l'Eglise de Paris la chape de laine noire de chanoine sous son chaperon. Quand les enfants de chœur s'inclinaient au *Gloria Patri* ou à la seconde élévation de la sainte hostie, le *spe* seul demeurait debout et, comme les chanoines, se contentait de tourner la face vers l'autel. (*Voy.* le *Traité hist. des écoles épiscop. et ecclésiast.*, de Cl. Joly; in-12, 1678, IIe part., chap. 9.)

Au *Sanctus* des grandes fêtes, le sous-diacre, étant monté à l'autel, y prenait la patène, la donnait à baiser par dehors au *spe* revêtu d'un soc par-dessus son aube; celui-ci, debout au bas ou au milieu des marches de l'autel, tenait un grand bassin d'argent recouvert d'un voile; le sous-diacre, ayant baisé intérieurement la patène, la plaçait au milieu du voile dans ce bassin que le *spe* tenait ensuite élevé à une certaine distance de l'autel. Au commencement du *Pater*, le dernier se rapprochait des marches de l'autel, le sous-diacre reprenait la patène dans le bassin, et, de sa main droite enveloppée du voile, la tenait découverte. Enfin au *panem nostrum* le sous-diacre la présentait au diacre et revenait au *spe* pour lui remettre le voile. (*Voyag. liturg.*, p. 245.)

Telles étaient en partie les fonctions attachées à la dignité de *spe*. A la cathédrale de Narbonne, le grand enfant de chœur avait le privilége de faire tous les jours à l'offertoire l'essai du pain, du vin et de l'eau, de même qu'un cardinal est chargé de cet office lorsque le Pape célèbre la messe. A Rouen, les jours de bénédictions de l'eau, c'était encore le grand enfant de chœur qui portait le bénitier après l'officiant.

SPECTACLES RELIGIEUX. — « L'esprit du temps, dit Legrand d'Aussy, dans ses *Recherches sur le glossaire français*, avait fait imaginer et écrire beaucoup de Vies de saints en vers. Ces ouvrages étaient faits pour être déclamés, et on leur avait donné le beau nom de *tragédies*. Peu à peu l'art se perfectionnant par l'instinct, on resserra ce cadre trop vaste; on l'astreignit à un fait particulier (ordinairement c'était un miracle); on le mit en action, et comme ces nouvelles pièces furent *jouées*, et qu'elles étaient faites pour l'être, on les nomma *jeux*, afin de les distinguer des tragédies, qui n'étaient que déclamées. »

Notre but n'est pas d'entrer dans le détail des divers genres de ces compositions dramatiques, ni de montrer les rapports, ainsi que les différences qui existent entre les uns et les autres. Ceux de nos lecteurs qui voudraient avoir des renseignements

(777) L'institution de ces jeunes chanoines semble se rapporter à celle des huit *petits chanoines* de l'Eglise de Rouen dont parle l'auteur des *Voyages liturgiques* (p. 278) : « Il y a huit petits chanoines de quinze marcs et de quinze livres, qui n'ont point de voix au chapitre, et n'ont place qu'au second rang des stalles avec les chapelains, chantres et musiciens. »

(778) « Le collége de Fortet, fondé en 1391, dans la rue des Sept-Voies. La sainte Vierge et saint Jérôme en sont dits patrons. » (Lebeuf, *Hist. du diocèse de Paris*, tom. Ier, IIe partie, p. 405.)

sur ce sujet peuvent consulter les *Mémoires de l'Académie des inscriptions et belles-lettres*, sur les jeux antérieurs au XIVe siècle, les *Etudes sur les mystères* de M. Onésime Leroy, l'*Histoire du théâtre français* des frères Parfait, l'article *Mystère* de M. Pélissier dans le *Dictionnaire de la conversation*, les *Remarques sur les anciens jeux et mystères* de M. Berrial Saint-Prix, insérées au tome V des *Mémoires de la Société des Antiquaires de France*; l'*Histoire de René d'Anjou*, par M. de Villeneuve-Bargemont; etc., etc. Pour l'objet que nous nous proposons dans ce *Dictionnaire*, il suffit de rechercher le rôle que la musique a joué dans ces représentations et de montrer que les arts dont nous nous enorgueillissons tant aujourd'hui ont tous une origine religieuse; que nous les devons au christianisme lequel n'est pas responsable assurément du mauvais usage que nous en avons fait et des abus qui s'y sont introduits; qu'en un mot, notre art dramatique, notre opéra, notre mise en scène, nos jeux et nos machines, sont, comme notre orchestre, notre musique lyrique et instrumentale, sortis de l'église.

Nos drames pieux sont bien antérieurs aux croisades, époque à laquelle plusieurs auteurs se contentent de les faire remonter. Ezéchiel le tragique avait donné, dès le IIIe siècle, un drame sur la *Vie de Moïse*, et l'on cite, dans le siècle suivant, une pièce de même genre, *Le Christ mourant*, attribuée à saint Jean Chrysostome. Il est à croire que les chants et les instruments entrèrent pour quelque chose dans ces cérémonies.

Sous les rois de la seconde race, les fêtes de Noël et de l'Epiphanie deviennent l'occasion de solennités dramatiques dans les églises, et l'on mentionne une foule de compositions qui furent représentées dans les XIe et XIIe siècles tant en France qu'en Angleterre et en Allemagne. Nous en indiquerons quelques-unes des temps postérieurs.

Aux fêtes de la Pentecôte de l'année 1313, la venue du roi d'Angleterre à Paris et de la *chevalerie* des trois fils de Philippe le Bel donnèrent lieu à des réjouissances pendant lesquelles la corporation des tisserands et des corroyeurs se signalèrent par une représentation dans l'île de Notre-Dame. Suivant un chroniqueur, « tous les bourgeois de Paris en robes neuves, à pied et à cheval, ordonnés par métiers et confréries, avec trompes, tambourins, banières et ménestriers, et bien jouant de très-beaux *jeux*, entrèrent en la cité et crièrent à grande joie à la cour du palais du roi..... Lesdits bourgeois, par leurs costumes et feintises, représentoient le paradis, l'enfer et la procession du renard, où maintes gens feignoient d'exercer leurs métiers sous le déguisement de divers animaux. » Le chant n'était pour rien dans ce *mystère*, puisque les personnages y étaient muets; mais, comme on le voit, la musique instrumentale y remplissait un rôle important.

Mais le chant était pour beaucoup dans le *jeu* suivant, au dire de Froissart. A l'époque de l'entrée à Paris d'Isabeau de Bavière pour son mariage avec Charles VI, l'historien nous décrit « le ciel tout estellé qui s'elevoit a la première porte Saint-Denis, et dans lequel jeunes enfans, appareillés et mis en ordonnance d'anges, chantoient moult melodieusement; et avec tout ce une ymaige de Nostre-Dame qui tenoit son petit enfant, lequel s'esbatoit à un petit moulinet. »

Mais le drame, ainsi que plusieurs compositions qui faisaient partie du culte ecclésiastique, ne se borna pas à parler la langue consacrée par l'Eglise; il adopta, comme certaines épîtres, certains cantiques, le langage vulgaire, et alors l'enceinte et le parvis du temple deviennent trop étroits pour lui. « Il fallut, dit M. H. Lepage, transporter le lieu de la scène dans les cimetières, sur les places publiques, et même sur les collines qui étaient propres à y dresser des *échafauds*. Le nombre des personnages était, en effet, quelquefois si considérable, qu'on ne s'est pas trompé en disant que la moitié d'une ville était, par moments, chargée d'amuser l'autre (779). »

Les prêtres prenaient part à ces représentations. On lit dans l'*Histoire de la ville de Lille*, par l'abbé Montlinot, 1764, p. 168, que « les chanoines de Saint-Pierre de Lille se joignoient encore, en 1526, à des vicaires, et le visage couvert d'un masque, représentoient des comédies au milieu de la place publique (780). » On conçoit dès lors que tout ce qui se sentait ou se croyait capable d'y remplir un rôle, tenait à singulier honneur d'y figurer. « Les acteurs étaient choisis et les rôles distribués par le maire et les échevins de la ville, qui, après avoir reçu leur serment, faisaient publier à son de trompe *que nul ne fût si osé ni si hardy de faire œuvre mecanique en la ville l'espace des jours en suivant esquels on devoit jouer le mystère.* » Tel était le *cry* par lequel les représentations étaient annoncées, et ceux qui y prenaient un rôle s'engagaient *par corps et sur leurs biens à parfaire l'emprise*, la pièce dût-elle durer plus d'un jour, plus d'une semaine, plus d'un mois. « Parmi ces acteurs, dit encore M. Lepage, il y en avait un auquel on donnoit le nom de *meneur de jeu*, et qui, semblable au chœur grec, remplissait le rôle de l'homme de bien, *officium virile*, et faisait ressortir par ses commentaires les prescriptions de l'Ecriture sainte (781). »

Quand il s'agissait de peindre le purgatoire ou l'enfer, on avait soin de choisir des voix dont le diapason et le timbre pussent produire une harmonie imitative, et cela *pour faire noise et tempeste.* « Notez que le timbre doit estre en la fasson d'une

(779) *Etudes sur le théâtre en Lorraine*, et sur Pierre Gringoire, par M. Lepage, dans les *Mémoires de la Société des sciences, lettres et arts de Nancy*; 1848.

(780) *Monnaies des évêques des innocents et des fous*; Paris, Merlin, 1837, p. 14, note.

(781) *Etudes sur le théâtre en Lorraine*, loc. cit.

grosse tour quarrée, environnée de retz et de filetz ou d'aultre chose clere, afin que, parmi les assistans, on puisse voir les ames qui y seront; et derrière la dicte tour, en ung entretien, doit avoir plusieurs gens *crians et gullans horriblement tous à une voix ensemble, et l'ung d'eulx*, qui aura *bonne voix et grosse*, parlera pour lui et les aultres ames dampnées de sa compaignie (782). »

Suivent des détails très-étendus et fort intéressants que nous avions pris la peine d'analyser et auxquels nous sommes obligés de renoncer pour ne pas grossir démesurément ce volume. On les trouvera dans les *Etudes* de M. Lepage, auxquelles nous renvoyons. Ce qui précède va servir d'introduction à la *lettre* suivante sur les anciens spectacles d'Auxerre, que nous croyons pouvoir attribuer à l'abbé Lebeuf (783).

Remarques envoyées d'Auxerre, sur les spectacles que les ecclésiastiques ou religieux donnoient anciennement au public hors le temps de l'office. — « Le dernier volume des *Mémoires de littérature et d'histoire*, qui a paru, renferme différentes pièces, qui m'ont fait ressouvenir de la promesse que je vous ai faite il y a longtemps, de vous envoyer un essai des tragédies ou comédies qu'on représentoit anciennement dans les églises ou dans les monastères. La lecture que j'ai faite du chapitre que M. l'abbé d'Aubignac a ajouté à sa *Pratique du théâtre*, et qui est imprimé dans ce volume, depuis la page 210 jusqu'à la page 226, m'a rappelé non-seulement ce que j'ai lu dans nos registres et dans les comptoirs de la ville, mais encore ce qui se trouve dans un manuscrit singulier en ce genre.

« On jouoit ici comme en d'autres villes l'histoire de la vie et de la passion de Notre-Seigneur dans le XVe siècle et dans les suivants; cela s'appeloit *jouer le mystère*, et de là vint que, lorsqu'on représentoit la vie d'un saint sur le théâtre, on disoit pareillement *jouer le mystère d'un tel saint*. C'étoit, par exemple, chez nous, l'usage de dire : le mystère de saint Germain sera joué un tel jour; et en effet il fut joué ici dans l'église des Cordeliers l'an 1452, aux fêtes de la Pentecôte, en présence de toute la ville. A Saint-Quentin, en Picardie, jouer le mystère de ce saint, n'étoit autre chose que de représenter le martyre de ce saint, par le moyen de différents acteurs. Hémérè en parle dans son *Augusta Veromanduorum*. Jouer, comme chacun voit, ne signifie là autre chose que représenter. De là vient que dans l'édition de la tragédie de la Passion, donnée au public, l'an 1539, laquelle contient les *additions faites par très-éloquent et très-scientifique docteur, Maître Jehan Michel*, on lit au titre du livre, ces paroles naïves : *lequel mystère fut joué à Angers moult triumphamment et dernièrement à Paris*.

« Cette édition, que je ne crois pas fort commune, commence par ces deux vers : *Isaye a écrit ce titre en son* XLe *chapitre;* et elle finit par une magnifique description de la précaution que les Juifs prirent de mettre des gardes au tombeau de Jésus-Christ. Je comptois de vous donner simplement un échantillon du style de l'ouvrage, sans autre façon que de le prendre à l'ouverture du livre, après vous en avoir indiqué le commencement et la fin; mais sans qu'il soit nécessaire de rétrograder, je trouve au dernier feuillet dont je viens de parler, de quoi arrêter le jugement que vous pouvez porter sur ce livre.

« Comme dans cet ouvrage il n'y a point d'acteur qui n'ait son nom particulier, les deux gardes du sépulcre ont chacun le leur : l'un s'appelle Marchantonne et l'autre Rubion. Voici en quels termes Marchantonne assure à Caïphe et aux autres Juifs qu'il aura très-grand soin que le corps du crucifié ne soit pas dérobé.

. . . . Messeigneurs,
Nous promettons sur nos honneurs,
De veiller si bien nuit et jour,
Et d'y faire si bon séjour,
Que nous vous répondons du corps,
Pourvu que nous soyons les plus forts :
Ou il y en aura de torchés.

« Rubion ajoute :

Je sois pendu ou escorché
S'il en approche chien ou chat,
Si je ne l'assomme tout plat,
Du premier coup sans marchander;
Et puis m'en vienne demander,
De ses nouvelles qui voudra.

« Si vous avez le livre où sont contenues de si belles choses, il vous sera facile d'y trouver maintes expressions aussi naïves que celles que je viens de rapporter; mais dans l'édition de 1539, rien ne distingue ce qui est de la première main d'avec ce qui est de Maître Jehan Michel. Il auroit été cependant utile ou curieux de démêler d'avec le reste les productions de ce docteur.

« Ce n'est point un homme entièrement indifférent, puisqu'on remarqua en lui tant de piété et de science, qu'il fut fait évêque d'Angers. Il mourut en odeur de sainteté l'an 1447, et le chapitre d'Angers fit même quelques poursuites pour sa canonisation. Il était natif de Beauvais. Ce seroit peut-être de sa plume que seroit sortie une comédie, qui est un dialogue entre Dieu, l'homme et le diable, qu'un manuscrit de Saint-Victor de Paris, coté 880, dit avoir été jouée, l'an 1426, à Paris, au collége de Navarre.

« Je ne connois aucun endroit où la coutume ait persévéré de représenter la Passion de Notre-Seigneur, selon ce vieux langage,

(782) *Ibid.*

(783) Ce morceau et d'autres encore étaient destinés à entrer au mot DRAME RELIGIEUX ou à OPÉRA SPIRITUEL. La crainte de dépasser les limites qui nous étaient fixées nous l'a fait supprimer. Au point où l'impression de notre livre est arrivé, nous pensons sans inconvénient pouvoir placer cette lettre fort curieuse au mot SPECTACLES RELIGIEUX.

et d'y mêler mille circonstances et dialogues qu'on ne trouve point dans l'Ecriture sainte ni dans la tradition. On a cessé même, communément parlant, de représenter les vies ou le martyre des saints, comme on le faisoit anciennement.

« De ma connoissance il n'y a plus de nos côtés que la représentation de la vie et du martyre de sainte Reine, qui se fait à la procession du 7 septembre, dans le bourg de son nom, bourg célèbre, comme vous le savez, par ses eaux minérales; mais c'est un spectacle où il y a plus d'action que de paroles, et auquel les yeux prennent plus de part que les oreilles; et peut-être même que peu à peu ces vestiges de l'ancienne représentation de la tragédie de sainte Reine disparoîtront entièrement de la cérémonie, quoique le tout ensemble serve admirablement à attirer chaque année en ce lieu des milliers de pèlerins.

« On conserve dans la bibliothèque de l'abbaye de Saint-Benoît-sur-Loire un manuscrit du XIIIe siècle qui contient un grand nombre de ces anciennes représentations. Je doute qu'on en trouve en France d'aussi anciennes en langage françois. Ces espèces de tragédies sont écrites en rimes latines; et ce qu'il y a de plus particulier, c'est que la rimaille est notée en plain-chant, comme les anciennes proses. Je voulois tirer au basard une de ces anciennes productions pour vous donner une idée de cette grotesque et gothique composition; mais la remarque que j'ai lue sur la légende de saint Nicolas, dans le volume du mémoire de littérature, ci-dessus cité, m'a fait prendre le parti de vous envoyer l'une des quatre qui sont sur la vie de ce saint évêque.

« Molanus, docteur de Louvain, est fort embarrassé dans son *Traité des Images*, de dire pourquoi l'on représente auprès de saint Nicolas une cuvette d'où sortent trois jeunes gens. Il ne sait si c'est une figure des personnes injustement condamnées à la mort, que saint Nicolas délivra, selon que l'a dit Eustachius avant Métaphraste; ou si c'est une représentation mal formée des trois pauvres filles qu'il dota; ou enfin si ce n'est point pour figurer les trois enfants qu'une femme avait taillés en pièces et mis dans un saloir, et qui furent ressuscités par le saint évêque. La prose ou prosule faite au sujet de ce saint, ne parle que d'un enfant qui étoit en péril sur la mer, et non pas de trois : *Vos in mari mersum patri redditur, cum filio.* Molanus ne sachant à quoi se déterminer sur l'origine de cette peinture, dit qu'il vaudroit mieux représenter saint Nicolas comme on fait à présent à Rome et en Italie, c'est-à-dire lui mettre simplement une crosse dans une main et dans l'autre son livre, et sur ce livre trois masses d'or ou espèces de pommes d'or, en mémoire de l'or dont il se servit pour empêcher la chute de trois pauvres filles. Car, dit-il, plus anciennement les Italiens représentoient encore saint Nicolas dans une autre manière, c'est-à-dire qu'ils se contentoient de le représenter sans mitre, pour le faire distinguer parmi les autres évêques. Cela était fondé, ajoute-t-il, sur une vieille tradition. On racontoit de ce saint, qu'étant au concile de Nicée, un jour qu'il sentit son zèle enflammé plus qu'à l'ordinaire, il s'approcha d'un arien et lui donna vigoureusement sur la joue; ce qui fit que le concile le priva de l'usage de la mitre et du *pallium*, pour avoir ainsi violé les préceptes de saint Paul, qui dit : *Non percussorem.* C'est de là qu'étoit venue aux peintres d'Italie l'idée de ne point donner de mitre à saint Nicolas, idée dont ils sont revenus dans ces derniers temps.

« Mais il semble que Molanus n'auroit pas dû hésiter à dire que la représentation des trois jeunes gens tout nus auprès de ce saint vient de ce que souvent on représentoit au public, réellement et sur le théâtre, l'histoire de la résurrection des trois jeunes gens, qui fut faite par le saint prélat : il étoit naturel qu'ils figurassent ensuite les choses comme ils les avoient vu représenter sur le théâtre. Les traditions populaires avoient un peu varié là-dessus, puisqu'en certains pays on disoit que c'étoient trois enfants dont les chairs avoient été taillées en lambeaux et salées.

« Voici comment le manuscrit de Saint-Benoît rapporte le fait. Ces jeunes gens sont des écoliers que le manuscrit appelle du nom de clercs, car autrefois l'étude et la science s'appeloient *clergie*, et les étudiants ou savants étoient appelés *clercs*, parce qu'il n'y avoit guère que le clergé et les moines qui étudiassent et qui fussent en état d'enseigner les autres. Ces trois écoliers ou clercs, qui alloient se rendre pour la première fois dans quelque université, étant surpris par la nuit, demandèrent à loger à un vieux aubergiste qui se trouva sur leur route. Ce vieillard, de mauvaise humeur, faisant de la difficulté, ils s'adressèrent à l'hôtesse, qui n'étoit pas moins âgée, l'assurant que, si elle pouvoit obtenir de son mari qu'il leur donnât le couvert, peut-être Dieu, en récompense, permettroit qu'elle mît un fils au monde. La femme, plus polie que son mari, en fit son affaire. Les trois écoliers furent retenus au logis; Ils y soupèrent et y furent couchés. C'est sur quoi le rimailleur n'entre dans aucun détail.

« Mais voici bien une autre scène, qu'il fait paroître. Les jeunes écoliers étoient dans leur premier somme, et ils n'avoient pas eu la précaution de fermer sur eux la porte de leur chambre. Le vieux aubergiste y entre, il prend leurs sacs, ou leurs besaces, les vient montrer à sa femme, en lui disant qu'il n'y auroit pas grand mal à s'approprier l'argent qui y étoit renfermé. La femme y consent, et ne trouve point d'autre expédient pour relever leur fortune que de leur faire couper le cou à tous trois par son mari. C'est une action, qui s'opéroit derrière la toile du théâtre. Le prosateur ou rimailleur continue et fait paroître ensuite à la porte de la même auberge M. saint Nicolas, qui demande à loger, ne pouvant passer outre à cause qu'il étoit trop fatigué. L'aubergiste, ne voulant rien risquer, sans l'avis de sa femme, lui demande ce qu'il fera. Nicolas, sur son air d'honnête homme, est reçu d'un commun accord et il prend son logis dans ce lieu. Le maître de l'auberge lui propose quantité de mets différents pour son souper; le saint dit qu'il ne lui faut rien de tout cela, mais qu'il souhaiteroit bien avoir de la chair fraîche. Le vieux reître de cabaretier : *Pour de la viande*, dit-il, *je vous la donnerai, telle que je l'ai, car de fraîche, je n'en ai pas un morceau.* — « *Ah ! pour le coup*, dit saint Nicolas, *voilà le dernier mensonge que vous m'avez fait de la journée. Car pour de la chair fraîche, je sais que vous en avez à foison ; ah !.... que l'argent fait faire de choses !* Aussitôt l'hôte et l'hôtesse se reconnoissant à ce portrait, se prosternent aux pieds du saint, avouent leur crime, et prient saint Nicolas de leur obtenir le pardon. Le saint évêque se fait apporter les trois corps, et ordonne aux meurtriers de se mettre en pénitence. Lui de son côté se met en prières et demande à Dieu de les ressusciter. Ils ressuscitent et on chante le *Te Deum*.

« Voilà, Monsieur, le précis de la tragédie, qui peut suffire, pour que tout le monde juge du génie de l'auteur; il faut à présent vous rapporter la pièce entière, qui n'est pas longue, afin que vous en connoissiez le style. Cette pièce est de la mesure de quelques anciennes proses, comme le *Languentibus in purgatorio ;* elle est notée en plain-chant syllabique, et, prise totalement, elle est du premier ton, pour amener naturellement et tout de suite le cantique *Te Deum*, qui commence *mi sol la.* Ne doutez point, je vous prie, qu'on ne chantât en déclamant et en gesticulant.

PRIMUS CLERICUS.

Nos quos causa discendi litteras,
Apud gentes transmisit cæteras,
Dum sol adhuc extendit radium,
Perquiramus nobis hospitium.

SECUNDUS CLERICUS.

Jam sol equos tenet in littore,
Quos ad pisces merget sub æquore,
Nec est nota nobis hæc patria :
Ergo quæri debent hospitia.

TERTIUS CLERICUS.

Senem quemdam maturum moribus,
Hic habemus coram luminibus,
Forsan nostris compulsus precibus,
Erit hospes nobis hospitibus.

(*Simul omnes ad senem dicunt.*)

Hospes cave, quærendo studia,
Huc relicta venimus patria ;
Nobis ergo præstes hospitium,
Dum durabit hoc noctis spatium.

SENEX.

Hospitetur vos factor omnium :
Nam non dabo vobis hospitium ;
Nam nec mea in hoc utilitas,
Nec est ad hoc, nec opportunitas.

CLERICI *ad vetulam.*

Per te, cara, fit impetrabile,
Quod rogamus, et si non utile ;
Forsan propter hoc beneficium
Votis Deus donabit puerum.

MULIER *ad senem.*

Nos his dare, conjux hospitium,
Qui sic vagant quærendo studium ;
Sola saltem compellat charitas ;
Nec est dampnum, nec est utilitas.

SENEX.

Acquiescam tuo consilio,
Et dignabor istos hospitio.

SENEX *ad clericos.*

Accedatis, scolares, igitur ;
Quod rogatis vobis conceditur.

SENEX, *clericis dormientibus.*

Nonne vides quanta marsuphia?
Est in illis argenti copia.
Hæc à nobis absque infamia,
Possideri posset pecunia.

VETULA.

Paupertatis onus sustulimus,
Mi marite, quandiu viximus ;
Hos si morti donare volumus,
Paupertatem vitare possumus.
Evagines ergo jam gladium
Namque potes morte jacentium
Esse dives quandiu vixeris ;
Atque sciet nemo quod feceris.

NICHOLAUS.

Peregrinus fessus itinere,
Ultra modo non possum tendere ;
Hujus ergo per noctis spatium,
Mi præstes, precor, hospitium.

SENEX *ad mulierem.*

An dignabar istum hospitio,
Cara conjux, tuo consilio?

VETULA.

Hunc persona commendat nimium,
Et est dignus ut des hospitium.

SENEX.

Peregrine, accede propius,
Vir videris nimis egregius :
Si vis, dabo tibi comedere ;
Quidquid voles tentabo quærere.

NICHOLAUS *ad mensam.*

Nihil ex his possum comedere,
Carnem vellem recentem edere.

SENEX.

Dabo tibi carnem, quam habeo ;
Namque carne recente careo.

NICHOLAUS.

Nunc dixisti plane mendacium ;
Carnem habes recentem nimium ;
Et hanc habes magna nequitia,
Quam mactari fecit pecunia !

SENEX *et* MULIER.

Miserere nostri, te petimus,
Nam te sanctum Dei cognoscimus ;
Nostrum scelus abominabile,
Non est tamen incondonabile.

NICHOLAUS.

Mortuorum afferte corpora ;
Et contrita sint vestra pectora :
Hi resurgent, per Dei gratiam
Et vos flendo, quæratis veniam.

ORATIONES NICHOLAI.

Pie Deus, cujus sunt omnia.
Cœlum tellus aer et maria,
Ut resurgant isti præcipias,
Et hos ad te clamantes audias.

(*Et post, omnis chorus dicat :* TE DEUM LAUDAMUS.)

« Ce 6 *décembre* 1728. » (*Mercure de France*, décembre 1729, pp. 2981-2995.)

SPONDÉASME. — « C'était, dans les plus anciennes musiques grecques, une altération dans le genre harmonique, lorsqu'une corde était accidentellement élevée de trois dièses au-dessus de son accord ordinaire; de sorte que le *spondéasme* était précisément le contraire de l'*éclyse*. »

(J.-J. ROUSSEAU.)

STABAT. — On ne connaît pas d'une manière précise l'auteur du *Stabat*; cette prose est attribuée à Innocent III et à un moine du commencement du XIVe siècle, nommé Jacopone; il est plus raisonnable, dit M. l'abbé Pascal, de l'attribuer au premier.

On a vanté le *Stabat* de Pergolèse, malgré le reproche sérieux qui lui a été fait de l'avoir conçu à peu près dans le même style que la *Serva padrona*; de nos jours Rossini en a composé un qui est de la charmante musique mondaine. La manière toute théâtrale dans laquelle ce chant de douleur a été trop souvent conçu et exécuté, inspire les réflexions suivantes à l'auteur du *Dictionnaire de liturgie catholique*. (*Encyclopédie* de M. Migne, 1846, in-4°.)

« Cette admirable séquence de la Compassion n'est pas exclusivement celle de la solennité des Sept-Douleurs de Marie. Tous les vendredis du carême, en plusieurs églises, elle est chantée au salut du soir sur ce mode hypolydien, qui y répand tant de charme et qui s'adapte parfaitement aux paroles. On l'exécute surtout le soir du jeudi saint dans la chapelle du tombeau, par anticipation sur le vendredi saint; cela serait plus opportun en ce jour, sur les trois heures de l'après-midi, au pied d'une croix. C'est là que l'âme, se reportant au calvaire de Jérusalem, compatit à l'affliction maternelle de Marie, et réfléchirait avec fruit sur les premières causes de cette immense douleur : *Magna sicut mare contritio*. On pardonnera sans doute à un prêtre de signaler avec amertume l'exécution du *Stabat*, surtout au jeudi de la semaine sainte, et par des musiciens, chanteurs et acteurs de théâtre, qui attirent une foule plus curieuse que recueillie, et font souvent dégénérer cet exercice, si édifiant par lui-même, en une impie et scandaleuse représentation. O mère de douleur! est-ce ainsi que des Chrétiens peuvent compatir à votre douleur!!! »

STABLES (*Soni stantes*). — On donnait ce nom, chez les Grecs, à la proslambanomène, l'ajoutée, et aux deux extrêmes de chaque tétracorde qui, sonnant la quarte, ne changeaient jamais; tandis que les cordes du milieu que l'on tendait ou relâchait suivant les *genres*, étaient mobiles.

Dans le système de la double octave, chez les Grecs, *disdiapason*, il y avait huit *sons stables : la si mi la, si ré mi la*. (*Voy.* les remarques de Burette, *Mém. de l'Acad. des Inscript.* tom. XV, p. 386.)

Il est bon de donner ces notions, car les mots *soni stantes*, *soni mobiles*, reviennent souvent chez les théoriciens du moyen âge.

STRETTO. — Le *stretto* ou la *strette* (en italien *étroit, serré*), est une partie de la fugue. Lorsque le musicien s'est livré à tous les développements que son thème comporte, et qu'il a tiré tout le parti possible du sujet, du contre-sujet et de leurs reprises variées, il rentre dans le ton, et c'est alors qu'il *serre* son motif et que les imitations du sujet et de la réponse produisent, par leurs répétitions plus étroites et plus fréquentes, une espèce de cliquetis harmonique qui est comme le bouquet de cette composition pleine d'artifice. Le *stretto* s'opère ordinairement sous une pédale.

Dans la musique de théâtre on donne le nom de *stretto* au dernier mouvement accéléré des quatuors, quintettes, et surtout des finales. Nous ne voyons pas pourquoi on ne nommerait pas ainsi les derniers mouvements de certains *Gloria* et *Credo* de nos messes en musique, alors même que ces derniers morceaux ne sont pas fugués.

Brossard donne une signification différente du mot *stretto*. Il dit que ce mot « se met fort souvent (en tête d'un morceau) pour marquer qu'il faut rendre les temps de la mesure *serrez* et *courts*, et par conséquent *fort vites*. Ainsi c'est l'opposé et le contraire de *largo*. »

STYLE LIÉ. — On appelle ainsi une forme de style où les parties s'unissent et s'enchaînent sans interruption. Le *style lié* convient particulièrement à l'orgue à cause de la prolongation indéfinie de ses sons. Sur les autres instruments à clavier le son expirant, du moins diminuant sensiblement aussitôt que la touche a été frappée, il a été nécessaire de répéter les notes, de disposer les parties d'une autre manière; de là un genre différent de composition. Le *style lié* est propre surtout à l'école d'orgue allemande. Les œuvres de Jean-Sébastien Bach nous en présentent des modèles immortels. Tous les organistes célèbres de l'Allemagne sont restés fidèles à cette tradition. Parmi les Français, nous citerons un organiste, dont le talent égale la modestie, M. Boély, qui est à peu près le seul représentant parmi nous de cette belle et classique manière de toucher l'orgue. Le *style lié* suppose d'ailleurs toutes les connaissances que l'organiste doit posséder au plus haut degré, car il comporte l'emploi fréquent des retards, des prolongations, des syncopes, des imitations et de toutes les formes canoniques. Bien que, comme nous venons de le dire, le *style lié* convienne spécialement à l'orgue, néanmoins les perfectionnements dont le piano a été l'objet dans ces derniers temps ont permis à certains virtuoses d'appliquer le *style lié* à cet instrument. Un grand nombre d'*études* de M. Thalberg sont très-remarquables sous ce rapport. On peut, du reste, découvrir les traces de ce style jusque dans les sonates de Beethoven. Mais il faut surtout, dans les morceaux de cette nature, que l'exécution se distingue par une grande netteté, et que le virtuose possède ce que les pianistes appellent l'indépendance des doigts.

SUJET. — Thème musical qui sert de fondement à un contrepoint, à un canon, à une fugue, à tous les genres qui dérivent de l'imitation. — Quand le contre point est composé sur une phrase de plain-chant, cette phrase est appelée *sujet*.

On donne aussi le nom de *sujet* à un texte sur lequel on écrit une composition.

SUITE. — « Nom ancien d'une certaine collection de morceaux pour le clavecin, l'orgue, etc. Ces suites contenaient des fugues, des préludes, des gigues, des allemandes, etc. On a les suites de Handel et de Bach, qui sont des modèles de beautés instrumentales. » (Fétis.)

SYLLABES. — Les Grecs avaient fait choix de quatre voyelles ε, α, η, ω, pour les appliquer à chaque son du tétracorde, et en les contractant avec l'article τὸ, ils formèrent les syllabes *the, tha, thè* et *tho;* mais si ce dernier degré du tétracorde, par la loi de *conjonction*, devenait le premier degré du tétracorde suivant, il s'appelait *tha.* Lorsque, par suite de la méthode de solmisation mise en usage après Guy d'Arezzo, les hexacordes furent substitués aux tétracordes, les syllabes *ut, ré, mi, fa, sol, la,* qui commencent les six premiers vers de la première strophe de saint Jean-Baptiste, désignèrent les notes exprimées par les lettres A B C D E F G. Les dénominations par les syllabes furent adoptées par les Italiens, quoi que dise Jean Cotton (784), les Anglais, les Français et les Allemands.

SYMPHONIA (Συμφωνία), — mot grec qui signifie *sons assemblés, réunion de voix.* On a quelquefois donné ce nom à l'*organum*. Aujourd'hui il ne sert plus qu'à désigner les grandes compositions écrites pour l'orchestre, les *symphonies* de Haydn, de Mozart, de Beethoven, de Berlioz, de Mendelshon, etc., etc. Pourtant Guido se sert du mot *symphonia* pour exprimer un chant simple, une pure mélodie, par opposition au mot *diaphonia.*

— *Hæ tres species, symphonias, id est suaves vocum copulationes memineris esse vocatas, quia in diapason diversæ voces unum sonant: diapente vero et diatessaron, diaphonæ, id est organi jura possident, et voces utcunque similes reddunt.* (Guido, c. 6, *Microl.*)

Symphonie. — La *symphonie*, suivant Isidore de Séville, est l'accord des sons graves et aigus, soit dans les voix, soit dans les instruments: *Symphonia est modulationis temperamentum ex gravi et acuto concordantibus sonis sive in voce, sive in flatu, sive in pulsu.* (Gerbert, *Scriptores*, t. 1, p. 21.) Cette définition de la *symphonie* est la reproduction presque textuelle de la définition donnée par Cassiodore: *Symphonia est temperamentum sonitus gravis ad acutum vel acuti ad gravem, modulamen efficiens, sive in voce, sive in percussione, sive in flatu.* (*Ap.* Gerbert, *ibid.*, p. 16.) Les intervalles discordants ou dissonants étaient rangés sous le nom de diaphonie. Le contraire de la *symphonie*, ajoute saint Isidore, est la diaphonie, qui se compose de voix discordantes ou dissonantes: *Cujus contraria est diaphonia, id est voces discrepantes vel dissonæ.* (*Ibid.*, p. 21.) Il ne compte que cinq *symphonies* ou accords: l'octave, la quarte, la quinte, l'octave et la quinte, et la double octave, tandis que Cassiodore et les autres auteurs du moyen âge, suivant en cela les théoriciens grecs, en admettent six: la quarte, la quinte, l'octave, l'octave et la quarte, l'octave et la quinte et la double octave. Saint Isidore les appelle aussi consonnances.

A la fin du IXᵉ siècle, Hucbald appelle la *symphonie*, considérée comme intervalle harmonique, un accord agréable de sons dissemblables réunis entre eux: *In musica quædam sicut certa intervalla, quæ symphonias possunt efficere. Est autem symphonia vocum disparium inter se junctarum dulcis concentus.* (*Ibid.*, t. 1, pp. 159-160.) Hucbald nomme encore la *symphonie* un mélange agréable de certains sons: *Dulcis quarumdam vocum commixtio.* (*Ibid.*, p. 184.) Il conserve les six *symphonies* admises par ses devanciers. Il les divise en symphonies simples: l'octave, la quinte et la quarte; et en symphonies composées: la double octave, l'octave unie à la quinte, et l'octave unie à la quarte: *Quarum* (symphoniarum), *tres sunt simplices, diapason, et diapente ac diatessaron. Tres sunt compositæ, disdiapason, diapason et diapente, diapason ac diatessaron.* (*Ibid.*, p. 184.) Les deux espèces de *symphonies* produisaient deux espèces de *diaphonies.* (*Voy.* l'*Histoire de l'harmonie au moyen âge* par M. de Coussemaker; Paris, Vict. Didron, 1852, in-4°, pp. 9, 12 et 13.)

SYMPHONIASTE. — Ce mot désigne un compositeur, ou correcteur, ou arrangeur de plain-chant. C'est l'abbé Lebeuf qui l'a mis à la mode; il l'applique aux anciens liturgistes qui ont laissé des chants d'église, et il dit tenir ce terme de l'abbé Chastelain. (Voy. *Traité hist. sur le ch. ecclésiastique*, p. 49.)

SYNAGOGUE (Chant de la). — *Du chant des Juifs en général et du caractère de leurs chants religieux en particulier.* (*Etat actuel de la musique en Egypte*, par Villoteau, pp. 467-476.) — « Depuis plus de 1700 ans, sans patrie et errants, les Juifs ont cessé d'avoir des chants nationaux. Dans tous les

(784) « Sex sunt syllabæ, quas ad opus musicæ assumimus, diversæ quidem apud diversos; verum Angli, Francigenæ, Alemanni utuntur *ut re mi fa sol la.* Itali autem alias habent... » etc. (Joan. Cottonis, *Tract. de music.*, cap. 1, *apud* Gerbert., *Script.*, t. II, p. 232.)

pays où l'industrie et le commerce les ont appelés, ils ont été obligés, quand ils y ont été reçus, de se soumettre aux usages qui y étaient généralement suivis, et de renoncer à plusieurs de ceux qui leur étaient propres. Un de ces usages qu'ils n'ont conservé nulle part, c'est celui de leurs chants civils : partout ils ont adopté, pour ces sortes de chants, le goût des peuples parmi lesquels ils ont habité.

« Il n'en est pas de même à l'égard de leurs chants religieux : quoiqu'ils en aient varié le style dans les divers pays, et qu'ils distinguent parmi ces chants ceux du style allemand, ceux du style italien, ceux du style espagnol, les chants du style oriental et les chants du style égyptien, ces chants leur sont toujours propres, et n'ont réellement rien de commun avec les chants ou religieux ou civils d'aucun des autres peuples, pas même avec ceux de la nation dont ils portent le nom. Ils ne les appellent ainsi que pour distinguer seulement le style de ceux qu'ils ont adoptés dans chacun des divers pays où il leur est permis d'avoir des synagogues. Quant au caractère principal, il est partout le même, et ils prétendent qu'il n'a pas changé depuis l'institution de ces chants par Moïse, David et Salomon. Le caractère du *Pentateuque* est doux et grave; celui des *Prophètes* a un ton élevé et menaçant; celui des *Psaumes* est majestueux, il tient de l'extase et de la contemplation; celui des *Proverbes* est insinuant; celui du *Cantique des cantiques* respire la joie et l'allégresse; enfin, celui de l'*Ecclésiaste* est sérieux et sévère; mais, dans chaque pays, ces chants sont différemment exécutés, parce que les accents musicaux, quoique portant le même nom, ne se composent pas des mêmes inflexions de voix et varient la forme de la mélodie, sans cependant en changer le caractère. »

Du style des chants religieux des Juifs d'Egypte. Conformité de ce style dans les chants religieux des deux sectes différentes qui sont en Egypte; opposition des mœurs et diversité des rites de ces deux sectes. — « L'expérience prouve qu'il n'existe aucune différence dans les chants respectifs des deux sectes de Juifs qui sont en Egypte, et montre en même temps que la diversité apparente de leurs chants ne vient point de celle de leurs rites, mais qu'elle n'est occasionnée que par la seule manière dont ils expriment, dans certains pays, leurs accents musicaux. Des deux sectes de Juifs opposées l'une à l'autre, presque en tout, excepté dans leurs chants religieux, l'une est la secte des *rabbanym;* elle est ainsi nommée parce qu'elle suit la doctrine des rabbins; l'autre est la secte des *karaym*, qui sont sadducéens; celle-ci a rejeté au contraire l'autorité des rabbins. Il faut donc que les Juifs aient un grand respect pour leurs chants religieux, puisque, malgré l'opposition de mœurs, d'usage et de rites, qui les divisent, ils n'ont pas osé apporter le moindre changement à ces chants.

« Nous avons assisté plusieurs fois à leurs prières, dans les principales synagogues qu'ils ont en Egypte, et nous ne nous sommes pas aperçus, en effet, qu'ils chantassent autrement dans l'une que dans l'autre secte. Si l'on en croit la tradition que les Juifs conservent aujourd'hui, les rites et les chants en usage dans ce pays y ont éprouvé beaucoup moins d'altération que partout ailleurs, y ayant été transmis sans interruption depuis la plus haute antiquité. A la vérité, on voit encore, en Egypte, dans plusieurs synagogues, des Bibles écrites en ancien hébreu, c'est-à-dire écrites sans points-voyelles ou diacritiques. On garde une Bible écrite ainsi, dans la synagogue du Caire, appelée *Mysry;* on en garde une semblable dans celle qu'on appelle *Rokhaym el-Karpouçy*, du nom de son fondateur. Il y en a aussi une dans la synagogue située au vieux Caire, et connue sous le nom de synagogue de *Ben Ezra sofer*, c'est-à-dire *du fils d'Esdras l'écrivain* (785), ainsi appelée, parce qu'on prétend que cette Bible a été écrite de la main même du grand pontife Esdras. On nous a dit qu'il y avait encore à Mehallet, près de Mansourah, une Bible fort ancienne, écrite comme les précédentes, mais sur du cuivre; ce qui a fait donner à cette synagogue le nom de *Sefer nahas*, c'est-à-dire *livre de cuivre*. Quelles que soient l'antiquité des rites des Juifs d'Egypte et celle du style de leurs chants religieux, il est certain au moins que la mélodie en est fort différente de celle qu'ont adoptée les Juifs d'Europe, et que leurs accents musicaux, quoique portant le même nom qu'on leur donne partout, sont cependant formés, en

(785) « Les Juifs assurent que cet écrivain, nommé *Esdras*, fut le grand pontife Esdras lui-même, celui qui, 467 ans avant Jésus-Christ, recueillit les livres canoniques de la Bible, les purgea des fautes qui s'y étaient glissées par l'ignorance des copistes juifs, lesquels, depuis la captivité de Babylone, avaient oublié l'usage de leur langue maternelle, et qu'il partagea le texte de la Bible en 22 livres, suivant le nombre des lettres hébraïques. Au milieu de la synagogue de *Ben Ezra sofer*, on voit encore un pupitre ruiné de vétusté, et presque entièrement abattu, près duquel on rapporte qu'Esdras faisait sa prière. Au haut de ce pupitre est une armoire destinée à renfermer une Bible en volume, c'est-à-dire roulée, et cette Bible, est, à ce qu'on croit, celle-là même qui fut écrite de la main d'Esdras. On monte à cette armoire par une échelle roulante en bois, haute de neuf à dix pieds. Cette armoire est perpétuellement entourée de lampes et de bougies allumées, que chacun s'empresse d'y entretenir, par le respect qu'inspirent ce monument et le livre sacré qu'il renferme. Les malades se font porter dans cette synagogue, et couchent au pied du pupitre pendant deux ou trois jours. Ceux qui viennent de loin trouvent à se loger dans des appartements qui sont au-dessus de la synagogue, quand il n'y a pas de place au dedans; ils restent dans l'un ou l'autre de ces appartements jusqu'à ce que leur tour pour coucher près du pupitre arrive. Les chambres qu'ils occupent en attendant sont grandes et commodes; il y en a trois avec une cuisine. Quelquefois les étrangers y demeurent pendant huit jours. »

Egypte, d'inflexions de voix différentes de celles dont ces mêmes accents se composent ailleurs. »

De la mélodie du chant et des accents musicaux des Juifs d'Egypte. — « Nous ne donnerions qu'une idée fort imparfaite de la mélodie du chant des Juifs d'Egypte, si nous nous bornions à en offrir un seul exemple, comme on l'a fait à l'égard des Juifs d'Allemagne, d'Italie, d'Espagne, etc., etc. (786); car, comme nous l'avons déjà observé, le chant propre à chaque livre de la Bible ayant un caractère particulier et très-distinct de celui des autres, si nous choisissions nos exemples parmi les chants de tel caractère, nous laisserions nécessairement ignorer quel est le style de la mélodie des chants d'un caractère différent; et si nous voulions donner autant d'exemples de ces chants qu'il y a de livres dans la Bible auxquels on a consacré un genre particulier de mélodie, on en trouverait sans doute le nombre trop grand; pour éviter l'un et l'autre inconvénient, nous nous sommes donc déterminé à rendre compte seulement de ce que nous avons remarqué à cet égard dans une des plus grandes solennités parmi les Juifs.

« Le 21 nivôse, an VIII de la république (787), nous fûmes conduits à la synagogue Misry, par un Juif, interprète du général Dugua, alors commandant de la ville du Caire. Dès que chacun se fut revêtu des ornements d'usage en pareille circonstance, et eut pris sa place, on commença par un chapitre du *Pentateuque*, qui fut exécuté sur un ton soutenu, mais doux : les modulations, quelque sensibles, se succédaient, sans qu'il y eût d'autre cadence de repos bien marquée, que celle qui se faisait dans le premier ton, auquel on revenait à la fin de chaque phrase, au moins à en juger suivant les principes de notre musique. Ce chant se renfermait dans l'étendue d'une sixte mineure, et le mouvement en était très-modéré. On fit ensuite une prière expiatoire, pour obtenir le pardon de ne pas faire le sacrifice du mouton. Le chant de cette prière fut plus énergique que le premier : la mélodie n'en était cependant composée que de sept sons différents; mais ce qui en rendait l'expression plus triste et plus plaintive, c'est qu'ils étaient en mode mineur, et qu'ils répondaient aux sons suivants, combinés de diverses manières :

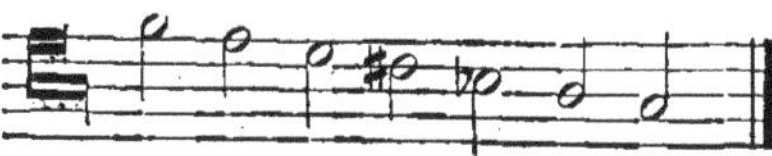

« Ces sons, selon notre système, seraient dans le mode mineur; ils s'élèveraient à une tierce mineure au-dessus de la tonique, et descendraient d'une quinte juste au-dessous : or, de quelque manière qu'on veuille combiner ces sept sons, à moins qu'on ne le fasse avec une légèreté et une précipitation affectées, il est presque impossible que le chant qui en résulte n'ait pas une expression de douleur et de plainte.

« Enfin, cette cérémonie fut terminée par le cantique de Moïse, après le passage de la mer Rouge; le mouvement et la mélodie de ce cantique furent plus vifs et plus gais que ceux des autres chants, quoique la modulation en fût encore dans un ton mineur.

« Il nous est donc démontré par l'expérience que la différence du style dans le chant des Juifs ne change rien au caractère particulier de la mélodie qui, de temps immémorial, a été consacrée à chacun des livres de la Bible; et nous avons la certitude que les Juifs d'Egypte n'ont pas cessé, jusqu'à ce jour, de donner à chacune de leurs diverses espèces de chant une vérité d'expression qui ne permet pas de douter un seul instant qu'ils n'aient apporté les plus grands soins à leur conserver le caractère qui leur est propre. »

— Les chants actuels des Juifs de l'Europe ne sont pas anciens. Ce qui peut être considéré comme ancien, c'est la psalmodie, qui se rapproche beaucoup de la psalmodie chrétienne, et qui pourrait bien avoir la même origine dans l'ancien *récitatif*, ou les chants exécutés par les lévites pendant les sacrifices. Il y a aussi une autre chose ancienne, c'est le récit du *Pentateuque* et des *Prophètes*, dans les synagogues. Il y a des mélodies pour l'un et pour les autres. Mais ces mélodies ont une médiation et une terminaison. Elles peuvent remonter à une certaine antiquité, mais non pas proprement aux temps anciens, parce qu'elles ne sont pas les mêmes dans tous les pays. On peut distinguer, sous ce rapport, trois espèces de récits : 1° celui des Juifs orientaux; 2° celui des Juifs d'origine espagnole et portugaise; 3° celui des Juifs d'origine allemande. Chez ces derniers, ce récit touche déjà un peu à la mélodie. Il est plus simple et plus monotone chez les Juifs espagnols, et encore plus chez les orientaux. Peut-être la manière de réciter des orientaux reproduit-elle celle des anciens. Pour ce qui concerne les chants actuels de la Synagogue, ils remontent à plusieurs siècles, sans qu'on puisse préciser l'époque. Ces chants ont été en partie composés exprès pour la Synagogue, et en partie pris dans la musique des divers pays. Dans le livre de prières des Juifs espagnols, on trouve encore maintenant, en tête de certaines hymnes, les premiers mots d'un chant espagnol connu alors, et qui a fourni la mélodie. Ainsi l'on dit : *sur l'air de Venistes amiga*, *Porque no me hablad*, etc., etc. Là encore, on peut remarquer que dans les chants des synagogues allemandes il y a plus de mélodie, plus de musique, même dans ceux qui remontent à trois ou quatre siècles. D'où l'on pourrait conclure qu'à cette époque, la mu-

(786) « Voyez la *Grammaire hébraïque et chaldaïque*, etc., par Pierre GUARIN (*Grammatica hebraica et chaldaica*, etc.; Lutetiæ Parisiorum, 1726, 2 volumes in-4°), le traité sur la musique intitulé *Ars magna consoni et dissoni*, par KIRCHER, et plusieurs autres ouvrages semblables. »

(787) Samedi 11 janvier 1800.

sique était plus avancée en Allemagne qu'en Espagne.

Quant aux Juifs établis dans la Pologne depuis le xe ou le xie siècle environ, ils parlent encore aujourd'hui un patois allemand. Leur chant synagogal, qui est le même au fond que celui des Juifs allemands, a cependant un caractère particulier, et s'est modifié sans doute sous l'influence de la musique locale. C'est, en général, le caractère d'une mélancolie sauvage.

Les lecteurs qui voudraient avoir une idée des formules des chants de la Synagogue doivent consulter Bartolocci, *Bibliotheca rabbinica*, et le *Thesaurus antiquitatum sacrarum* d'Ugolini. Avant d'emprunter à un savant israélite, M. S. Munk, des détails intéressants sur la musique des Hébreux, nous croyons faire plaisir au lecteur en lui donnant quelques extraits de la 41e leçon de Blair, sur la poésie de cette antique nation. Il est visible qu'il s'est aidé pour cette leçon du bel ouvrage du docteur Lowth, *De sacra poesi Hebræorum*. Après une très-belle dissertation sur le style prosaïque et poétique des Hébreux de la Bible, Blair s'exprime ainsi :

« Les Hébreux cultivaient la musique et la poésie depuis un temps très-reculé; on rapporte qu'à l'époque où ce peuple eut des chefs, il existait des écoles ou des colléges de prophètes, dans lesquels on s'exerçait à chanter les louanges de Dieu. Nous voyons au premier liv. de *Samuel* (ch. x, ỹ. 5) que Samuel dit à Saül qu'il rencontrerait une troupe de *prophètes* descendant de la montagne où était probablement située cette *école*, et qui auraient des tambours, des flûtes et des harpes. *Et cum ingressus fueris ibi urbem, obvium habebis gregem prophetarum descendentium de excelso, et ante eos psalterium et tympanum et tibiam et cytharam.* (Le traducteur anglais dit *psaltery* pour *psalterium* : la Société biblique française a traduit par lyre.) Mais sous le règne de David la musique et la poésie furent à leur plus haut degré de perfection. Ce prince attacha quatre mille lévites au service du tabernacle, les divisa en vingt-quatre légions et mit à la tête de chacune un chef uniquement occupé à chanter des hymnes, et à jouer de divers instruments pendant les cérémonies. Asaph, Heman et Jeduth étaient les principaux directeurs de la musique, *et il paraît par les titres de quelques psaumes, qu'ils avaient aussi composé des hymnes et des poëmes sacrés.* On trouve dans le ch. xxv des *Chroniques* quelques détails sur les institutions de David par rapport à la musique. »

Il parle ensuite de la construction toute particulière de la poésie hébraïque, et il dit : « C'est à cette forme particulière que nos versions, même en prose, sont redevables d'une sorte de tournure poétique; car ces versions, en nous donnant l'original mot pour mot, ont dû conserver la structure et l'ordre des phrases, de sorte que cette correspondance alternative de chaque partie est restée assez sensible à l'oreille pour faire prendre au style un ton plus cadencé que celui de la prose ordinaire.

« Il faut chercher l'origine *de ce mode poétique* dans la manière dont les Hébreux chantaient leurs hymnes sacrées. La musique accompagnait leurs chants, et cette musique était exécutée par deux bandes de musiciens qui se répondaient alternativement. Lorsque l'un des chœurs, par exemple, commençait ainsi : *Dominus regnavit, exsultet terra,* l'autre continuait en chantant la seconde partie du verset : *Lætentur insulæ multæ*, etc., etc..... C'est ainsi que leur poésie, mise en musique, se divise naturellement en *strophes* et en *antistrophes* successives, et telle est probablement l'origine des *Antiennes* et des *Répons* en usage dans le service public de presque toutes les églises chrétiennes. Il est expressément dit dans l'*Esdras* que les lévites chantaient alternativement, et l'on voit assez que les psaumes de David n'ont été composés que pour être chantés de cette manière. Le psaume xxiii, entre autres, que l'on présume avoir été composé pour cette importante et solennelle occasion du transport de l'arche dans le temple du *Saint des saints*, devait produire un bien grand effet, lorsqu'il était chanté d'après cette méthode; c'est ce qu'a démontré le docteur Lowth. On y suppose que tout le peuple assiste à la procession. Les lévites et les chanteurs, divisés par bandes et accompagnés de divers instruments de musique, ouvrent la marche. Après les deux premiers versets, qui servent d'introduction au psaume, la procession s'avance vers la montagne sacrée, et l'un des chœurs fait entendre cette question : *Quis ascendet in montem Domini? Aut quis stabit in loco sancto ejus?* aussitôt les deux chœurs reprennent ensemble avec la plus grande dignité : *Innocens manibus et mundo corde, qui non accepit in vano animam suam, nec juravit in dolo proximo suo.* Lorsque la procession est près des portes du tabernacle, les deux chœurs, soutenus par les instruments, s'écrient à la fois : *Attollite portas, principes, vestras, et elevamini, portæ æternales; et introibit rex gloriæ.* Ici un demi-chœur demande d'une voix plus basse : *Quis est iste rex gloriæ?* Et au moment où l'arche est introduite dans le tabernacle, le chœur tout entier répond : *Dominus fortis et potens : Dominus potens in prælio.* J'ai choisi cet exemple de préférence à tout autre, afin de montrer en même temps que, pour sentir toute la grâce et toute la richesse des poésies sacrées et même de tous les poëmes en général, il faudrait bien connaître les occasions particulières pour lesquelles ils ont été composés; et que la plupart des beautés de l'Écriture sainte sont perdues pour nous, parce que nous n'avons pas des connaissances assez exactes sur les mœurs et les coutumes religieuses des Hébreux.

— Extrait de l'ouvrage intitulé : *Palestine*, par S. Munk, employé au département des manuscrits de la Bibliothèque impériale, dans l'*Univers, Histoire et description de tous les peuples*; Paris, F. Didot, 1845, p. 453 et suiv. — « Malheureusement nous manquons entièrement de données authentiques pour nous former une idée de la musique des Hébreux, et, malgré le nombre prodigieux d'ouvrages qui ont été écrits sur cette matière depuis le commencement du XVIIe siècle (788), aucune des questions qui s'y rattachent n'a été suffisamment éclaircie et ne le sera jamais.

« Les traditions des Hébreux font remonter l'origine de la musique avant le déluge; dans la *Genèse* (IV, 21), l'invention des instruments à cordes est attribuée à Jubal, descendant de Caïn. Dans l'histoire de Jacob (*ib.*, XXXI, 27), on mentionne le tambourin servant à accompagner les instruments à cordes et les chants, ce qui suppose déjà la mesure et la cadence (789). A la sortie d'Egypte, nous voyons Miriam, sœur de Moïse, et d'autres femmes, se servir du tambourin pour accompagner leurs chants et leurs danses (*Exode*, XV, 20 et 21); bientôt après on mentionne le *schophar* (*Exod.*, XIX, 16), et une autre espèce de trompettes (*Nombres*, X, 1). Les traditions de la *Genèse* prouvent, dans tous les cas, que le commencement de l'art musical chez les Hébreux était antérieur aux temps historiques; et, en effet, les monuments égyptiens paraissent confirmer la haute antiquité de tous les instruments mentionnés dans le *Pentateuque*. (*Voy.* HENGSTENBERG, *Die Bücher Moses und Ægypten*, pp. 133-136.) L'art musical se développa surtout dans les confréries des prophètes qui s'inspiraient aux sons des instruments et qui cultivaient principalement la poésie religieuse et la musique (790). On cite dans l'histoire de Saül plusieurs exemples de l'effet merveilleux que produisaient leurs chants. Saül, après avoir reçu l'*onction* par Samuel, rencontre une troupe de prophètes qui récitent des chants au son de plusieurs instruments de musique; à l'étonnement des assistants, le nouveau roi est lui-même inspiré et partage les transports des prophètes. Plus tard, dans ses fréquents accès de mélancolie, le jeune David parvient à le soulager par son jeu de harpe, et lorsque le vieux roi, animé d'une haine mortelle contre David, veut le faire saisir dans les demeures des prophètes, ses messagers, ainsi que lui-même, ne peuvent résister aux accents mélodieux des chants prophétiques qui leur font oublier la haine et les sentiments de vengeance. (*Voy. I Sam.* X, 5; XVI, 14-23; XIX, 20-42 [791].) Sous David, la musique, considérée comme un puissant moyen d'élever vers Dieu les âmes des fidèles et devenue une des parties essentielles du culte, arriva au plus haut degré de perfection qu'elle ait jamais atteint chez les Hébreux. Un nombreux corps de musiciens, divisé en diverses sections, fut chargé de la musique sacrée (792). Chaque chœur des chanteurs et chaque orchestre avait en tête

(788) « Le P. Lelong, dans sa *Bibliotheca sacra*, publiée en 1723, compte douze cent treize auteurs qui ont écrit sur les psaumes et qui ont aussi parlé de la musique des Hébreux. Dans le *Thesaurus antiquitatum sacrarum* d'Ugolino, t. XXXII, on trouve quarante traités spéciaux sur la musique et les instruments des Hébreux; le plus ancien est celui du médecin juif de Mantoue, Abraham ben-David de Porta-Leone, qui traita cette matière dans son ouvrage d'antiquités *Schilté-Haggiborim* (le bouclier des forts), ch. 4 à 11. Forkel, dans son *Histoire de la musique* (en allemand), tom. Ier, p. 174 et suiv., énumère un grand nombre d'autres ouvrages sur le même sujet, auquel il a consacré lui-même tout le troisième chapitre de son important ouvrage. On peut aussi consulter Pfeiffer, *Sur la musique des anciens hébreux* (en allemand), 1779; Martini, *Storia della musica*, t. I; Roussier, *Mémoire sur la musique des anciens*. Constant de la Molette, *Essai sur la poésie et la musique des Hébreux*, Paris, 1781, a copié Roussier. — Les dissertations les plus récentes sont celles de Saalschütz (Berlin, 1829) et de P. J. Schneider (Bonn, 1834). »

(789) La mesure, oui, dans un sens général, mais non la mesure musicale telle que nous la connaissons et qui ne peut être liée qu'à un système musical qui comporte l'harmonie.

(790) « C'est du temps de Samuel que nous voyons paraître pour la première fois les *associations* ou *confréries de Nébiein* (prophètes), et c'est avec raison qu'on a considéré Samuel comme leur fondateur et leur chef. Loin du bruit des armes et de la trompette guerrière, les jeunes prophètes chantaient les louanges de Jéhova aux sons plus doux du luth, de la flûte et de la harpe, et, dans une paisible retraite, ils méditaient sur Dieu et sur le vrai sens de la Loi. » (P. 247 du même ouvrage.)

(791) « Arrivé à Gabaa et voyant la troupe de prophètes venir au-devant de lui, Saül se sentit inspiré par l'esprit de Dieu, et il récita à son tour des chants et des discours prophétiques. » (P. 250 du même ouvrage.) — « Depuis sa dernière entrevue avec Samuel, le roi était saisi souvent d'une profonde mélancolie. Ses gens furent d'avis que la musique seule pouvait rasséréner son âme abattue, et ils lui conseillèrent de faire venir un habile musicien qui pût lui procurer du soulagement dans ses accès de tristesse. Un des serviteurs du roi vanta le jeune David, fils d'Isaï de Bethléem, qui, avec un grand talent musical, réunissait les avantages de la beauté, de l'esprit et du courage. Saül expédia un message à Isaï, pour lui demander d'envoyer auprès de lui son fils David. Celui-ci arriva aussitôt, apportant avec lui un cadeau dont Isaï l'avait chargé pour le roi. David parvint en effet par son jeu de *kinnôr*, à soulager le roi dans ses accès de mélancolie. » (Pp. 257 et 258 du même ouvrage. — V. p. 260 sur les fureurs de Saül contre David.) — « La musique et la poésie étaient également cultivées par les prophètes; dans les associations fondées par Samuel, les jeunes prophètes improvisaient au son des instruments (*I Sam.* x, 5). Leurs paroles et leurs chants étaient d'un effet bien puissant; quand David se fut réfugié auprès de la confrérie de Rama, tous les messagers que Saül y envoya pour se faire livrer son adversaire furent inspirés et s'associèrent aux prophètes Saül y alla lui-même et il fut lui-même inspiré (*I Sam.*, XIX, 20-24). (P. 421 du même ouvrage.) »

(792) « Le corps des lévites se composait alors de trente-huit mille hommes âgés de trente à cinquante ans. David les divisa en quatre ordres : vingt-quatre mille furent affectés au service des prêtres et chargés en même temps de présider à la construction du temple; six mille entrèrent dans les corps des juges et des *schoterim*; quatre mille, appelés *portiers*, furent chargés de la garde du temple, et quatre mille de la musique sacrée. Les ordres particulièrement destinés au culte furent subdivisés en différentes

un virtuose (MENASSÉACH) qui dirigeait le chant ou la musique, et qui chantait ou jouait les solos.

« Dans la vie domestique et sociale les Hébreux faisaient de tout temps un grand usage de la musique; on a vu qu'elle ne manquait jamais dans leurs festins et leurs réjouissances, et qu'elle mêlait aussi les accents lugubres aux chants de deuil (793). Dès les temps de Moïse on mentionne l'usage de la trompette guerrière. (*Nomb.*, x. 9; xxxi, 6.)

« Les Hébreux avaient, comme on vient de le voir, des instruments à cordes, des instruments à vent et des instruments de percussion; mais nous sommes loin d'avoir des notions exactes sur la forme des instruments mentionnés dans la Bible, et nous devons nous contenter de reproduire les conjectures les plus probables qui aient été faites à cet égard, et qui souvent diffèrent beaucoup les unes des autres.

« A. Les *instruments à cordes* (NEGHINÔTH) étaient de différentes espèces; on en mentionne surtout deux qui étaient d'un fréquent usage : 1° le KINNOR, instrument sur lequel excellait David, avait, selon Josèphe (*Antiq.*, VII, 12, 3), dix cordes qu'on touchait avec le *plectrum*. Cependant le texte biblique dit positivement que David jouait du *kinnor* avec la main (*voy. I Sam.*, XVI, 23; XVIII, 10; XIX, 9). On jouait peut-être des deux manières, suivant les dimensions de l'instrument. Quant à la forme du *kinnor*, les opinions sont divisées; les uns y voient un instrument semblable à notre harpe (selon le livre *Schilté-Haggiborim*, chap. 9); le *kinnor* ressemblait exactement à notre harpe, mais il vaudrait mieux lui donner la forme de la harpe égyptienne. (*V.* Forkel, tabl. v, fig. 50.) les autres, une espèce de guitare. (*V.* PFEIFFER, p. XXXI.) Saint Jérôme lui attribue vingt-quatre cordes et la figure de la lettre *delta* des Grecs, c'est-à-dire la forme triangulaire. (*V.* saint JÉRÔME, *Epist. ad Dardanum*; FORKEL, *Hist. de la mus.*, t. Ier, p. 131.) Probablement le nombre des cordes n'était pas toujours le même; il paraîtrait qu'il y avait une espèce particulière de *kinnor* à huit cordes (*I Chron.*, XV, 21), appelé *scheminith*; car il n'est nullement probable que les Hébreux aient employé ce mot dans le sens moderne d'*octave*, comme l'ont cru plusieurs auteurs. Sur les monuments égyptiens on voit également des harpes à huit cordes. (*Voy.* ROSELLINI, *I monumenti dell' Egitto e della Nubia*, II, 3, p. 13; — HENGSTENBERG, *l. c.*, p. 136.) —2° Le NÉBEL, instrument phénicien, que les Grecs appellent *nabla*, avait, selon Josèphe (*loc. cit.*), douze sons et était pincé avec les doigts. Sur sa forme on n'est pas plus d'accord que sur celle du *kinnor*. Le mot *nébel* ayant aussi le sens d'*outre* ou d'*amphore*, on a pensé que l'instrument qui portait ce nom devait offrir quelque ressemblance de forme avec l'amphore, ou le vase qui servait à conserver le vin (selon Abr. de Porta-Leone, *Schilté-Haggiborim*, ch. 8, il ressemblait au *luth*). Selon saint Jérôme et d'autres, il avait la forme d'un *delta* renversé, et on a cru le retrouver dans une espèce de lyre orientale dont Niebuhr, dans ses *Voyages*, a donné la description et le dessin, et dont la forme présente en effet un delta renversé, sur un coffre rond en bois, couvert de cuir. Cet instrument, à la vérité, n'a que cinq cordes, mais on a pu en augmenter le nombre. Ce qui est certain, c'est

classes, dont chacune avait son chef, et qui se relevaient chaque semaine; l'ordre des musiciens comptait vingt-quatre classes. Un soin tout particulier fut donné à l'organisation de ce dernier ordre, formé par le roi sous les inspirations des prophètes Gad et Nathan (*II Chron.*, XXIX, 25). David en dirigea lui-même les études et composa, en grande partie, les cantiques sacrés et la musique; nous aurons l'occasion de revenir.... sur les grands mérites de David pour la musique et la poésie, qui, sous son règne, prirent le plus grand essor. Ici, nous nous contenterons d'observer que David, poëte et musicien, composa un grand nombre d'hymnes ou de *psaumes*, dont nous possédons encore une partie. A côté de lui se distinguaient dans la poésie lyrique et la musique, les lévites Asaph, Jéduthun et Héman (ce dernier petit-fils de Samuel), auxquels il confia la direction suprême de la musique sacrée. Leurs fils, au nombre de vingt-quatre, composaient avec d'autres membres de leurs familles un chœur de deux cent quatre-vingt-huit individus, divisés en vingt-quatre sections qui formaient sans doute le noyau des vingt-quatre grandes classes de musiciens (*I Chron.*, XXV). » (*Même ouvrage*, p. 282.) Voyez aussi le détail suivant où il est dit que « Asaph avec ses chœurs restait chargé de l'office musical qui fut célébré chaque jour près de l'arche sainte à Jérusalem (*I Chron.*, XVI, 37-42). » (*Ibid.*)

(793) A propos des funérailles, l'auteur s'exprime ainsi : « Les parents et les amis suivaient le convoi en pleurant et en se lamentant à haute voix (*II Sam.*, III, 32); à leurs gémissements se mêlaient les chants des *pleureuses* (*Jérém.*, IX, 17) et le son lugubre des flûtes (*Ib.*, XLVIII, 36; *Matth.* IX, 23). Selon les docteurs juifs, le plus pauvre dans Israël devait faire accompagner le convoi de sa femme par une *pleureuse* et deux flûtes. (*Mischna*, IIIe part., traité *Kethouboth*, ch. 4, § 4.) » — « Les chants funèbres accompagnés de flûtes, qui retentissaient dans la maison mortuaire pendant les préparatifs de la sépulture, se continuaient aux funérailles et à l'enterrement. Il paraîtrait qu'il y avait pour cet usage des chants consacrés, qui, selon la circonstance, commençaient par les mots : *Hélas, mon frère! — Hélas! ma sœur! — Hélas! Seigneur*, et *Hélas! sa gloire!* » (Pp. 380 et 381 du même ouvrage.) — « Les grands festins étaient ordinairement accompagnés de musique, et les convives animés par le vin mêlaient leurs chants joyeux au son des instruments. (V. *Amos*, VI, 4-6; *Isaïe*, v, 12; *Ps.* LXIX, 13; *Ecclésiastique*, XXXII, 7.) Il est probable que, dans les grands festins, les femmes se trouvaient dans une salle particulière; tel était du moins l'usage général en Orient (*Esther*, I, 9. Voyez cependant *Evang. S. Matthieu*, XIV, 6, où il est parlé de la fille d'Hérodias, dansant en pleine salle, au festin de la naissance d'Hérode). Les principaux plaisirs des anciens Hébreux étaient les festins et la musique... etc..... » (P. 384 du même ouvrage.) — « Leurs plaisirs, dit l'abbé Fleury, étaient simples et faciles; ils n'en avaient guère d'autres que la bonne chère et la musique. Leurs festins étaient ..... des viandes simples qu'ils prenaient chez eux, et la musique leur coûtait encore moins, puisque la plupart savaient chanter et jouer des instruments. » (*Ib.*, p. 385.)

qu'il y avait un *nébel* à dix cordes, appelé, dans les psaumes, NÉBEL-ASOR. (*Ps.* XXXIII, 2; CXLIV, 9 [794].) — Le *kinnor* et le *nébel* sont les seuls instruments à cordes qu'on puisse avec certitude attribuer aux anciens Hébreux. Ils servaient l'un et l'autre aussi bien pour la musique profane que pour la musique sacrée; des bayadères, qui chantaient dans les rues, s'accompagnaient du *kinnor*. (*Isaïe*, XXIII, 16.)

« B. Les *instruments à vent* que nous trouvons chez les Hébreux avant l'exil sont au nombre de quatre : 1° OUGAB, dont la forme est inconnue, mais qui, selon les anciennes versions, est une espèce de flûte ou d'orgue. Les savants y ont vu, les uns une espèce de cornemuse, composée d'une peau enflée et de deux flûtes, la *sampogna* des Italiens (795), les autres la flûte de Pan, composée de sept tuyaux de longueur différente et proportionnée. (V. JAHN, *Archéologie*, I, 1, p. 500.) — 2° HALIL ou NEHILA, la flûte, faite de roseau, de bois ou de corne, et qui avait probablement différentes formes. (*V.* JAHN, *loc. cit.*, p. 502.) — 3° HAÇOCERA (*Nombres*, X, 2), la trompette droite, en métal, telle qu'on la trouve représentée sur l'arc de triomphe de Titus. — 4° SCHOPHAR, la trompette recourbée, faite en corne, et qui est aussi désignée par les noms de KÉREN (corne) et de JOBEL (jubilation, retentissement [796]). Voyez *Exode*, XIX, 13 et 16. Le mot *jobel* n'est qu'une épithète; dans le livre de *Josué* (chap. V, v. 4, 5 et suiv.), cet instrument est appelé *Kchophar ha-yobel et séren ha-yobel* (corne de jubilation). Il y en a qui pensent que le *K éren* était distinct du *Schophar* et plus courbé. » (L'auteur renvoie a la pl. 16, fig. 22 de son livre, qui représente le *Schophar*, dit-il, tel qu'on le voit encore maintenant employé dans les synagogues au premier jour de l'année religieuse des Juifs.)

« C. Les *instruments de percussion* étaient également au nombre de quatre : 1° TOPH, sans doute ce même instrument que les Arabes appellent encore maintenant *Doff* et les Espagnols *Aduffa*, c'est-à-dire le tambourin, ou le tambour de basque, dont se servaient sans doute les femmes pour battre la mesure avec la main, en dansant et en chantant (*V. Exode*, XV, 20; *Juges*, XI, 34; *I Sam.* XVIII, 6). — 2° CELCELIM (*II Sam.* VI, 5), ou MECILTHAIM (*I Chron.*, XIII, 8); ces mots dont l'un a la forme du pluriel et l'autre celle du duel, désignent les *cymbales* des anciens. Il y en a chez les Orientaux deux espèces : l'une se compose de deux petits morceaux de bois ou de fer creux et ronds qu'on tient entre les doigts et qui sont connus sous le nom de *castagnettes*; l'autre est composée de deux demi-sphères creuses en métal. Dans un passage des psaumes (CL, 5), on paraît distinguer les deux espèces et désigner les castagnettes par les mots CILCÉLÉ SCHEMA (*cymbala benesonantia*) et les grandes cymbales par les mots CILCÉLÉ THEROUAH (*cymbala jubilationis*). (*V.* FORKEL, *loc. cit.*, t. Ier, pp. 139 et 140; JAHN, *loc. cit.*, pp. 507 et 508.) — 3° MENAANÉIM (*II Sam.*, VI. 5), du verbe *noua*, (agiter, mouvoir), probablement les *sistres* (*sistra*) très-usités chez les Egyptiens (*V.* PLUTARQUE, *De Is. et Osir.*, chap. 63); selon la description du livre *Schilté-Haggiborim*, chap. 5, c'est un bois carré, sur lequel descend des deux côtés une chaîne ou une corde garnie de petits anneaux de bois). — 4° SCHALISCHIM, que nous voyons entre les mains des femmes, à côté des tambourins (*I Sam.* XVIII, 6); ce sont très-probablement les triangles qui, selon Athénée (IV, 23), sont d'origine syrienne. (*V.* JAHN, *loc. cit.*, p. 509.)

« Nous ne nous arrêterons pas à quelques autres noms qu'on trouve dans les inscriptions de plusieurs psaumes, tels que GUITTHITH (*Ps.* VIII, LXXXI, LXXXIV), ALAMOTH (*Ps.* XLVI), MAHALATH (*Ps.* LIII, LXXXVIII), etc.; ces mots, dans lesquels on a vu aussi des noms d'instruments, désignent plus probablement certains modes du chant; quelquefois la mélodie paraît être indiquée par les premiers mots d'un chant alors généralement connu; c'est ainsi, sans doute, qu'on doit expliquer les mots *al-taschheth, ne détruis pas* (*Ps.* LVII, etc.), *ayyéleth ha-schahar*, *la gazelle de l'aurore* (*Ps.* XXII), *yonath elem rehokim, la colombe muette au loin* (*Ps.* LVI), et quelques autres.

« L'usage fréquent que les Hébreux faisaient de la musique, dans le service divin comme dans le commerce de la vie, dans les circonstances joyeuses comme dans le deuil, montre avec évidence qu'ils avaient un grand amour pour cet art, et ils y étaient probablement plus avancés que les autres peuples de l'Orient. L'opinion qu'un des plus célèbres historiens de la musique a cherché à faire prévaloir (FORKEL., *l. c*, p. 146 et suiv.), et selon laquelle la musique des Hébreux n'aurait été qu'une espèce de récitatif monotone, semblable aux psalmodies des synagogues et des églises, nous paraît peu vraisemblable, et est entièrement dénuée de preuves. La mélodie est une chose très-naturelle, et il serait étonnant que les Hébreux, qui employaient la musique comme l'expression des sentiments les

(794) « Quelques auteurs prennent le *nébel-asor* (*décacorde*, de ASOR, dix), appelé aussi *asor* tout court (*Ps.* XCII, 4), pour un instrument à part, auquel on attribue une forme quadrangulaire. (*V.* FORKEL, *loc. cit*, p. 133.)

(795) Cette *sampogna* des Italiens ne serait-elle pas la *fanfoni* des provençaux? Honnorat (*Dict. provençal*) cite deux vers de Labellaudière sur la *fanfoni*. V. aussi les *Instrum. de mus. au moyen âge* de BOTTÉE DE TOULMON.

(796) « Le premier jour du septième mois était un véritable jour de fête..... Moïse l'appelle *jour de retentissement* (*Nomb.*, XXIX, 1) et *souvenir de retentissement* (*Lev.*, I), parce qu'on l'annonçait au son des trompettes (la Vulgate porte dans le passage des *Nombres : Quia dies clangoris est et tubarum*; et dans celui du *Lévitique : Sabbatum memoriale clangentibus tubis*). Pendant le sacrifice des jours de fêtes et des NÉOMÉNIES on sonnait toujours de la trompette *pour un souvenir devant Dieu*. (*Nomb*, X, 10.) La Loi veut que la septième *néoménie* s'annonce par des sons retentissants, plus forts et plus solennels que ceux des autres *néoménies*.... » (P. 184 du même ouvrage.)

plus variés, ne fussent pas arrivés à tirer de la voix humaine et de leurs différents instruments certaines mélodies caractéristiques. Si la poésie des Hébreux n'était pas mieux connue que leur musique, et si la Bible n'était pas là pour témoigner de sa supériorité, on serait certainement bien loin de deviner sa haute portée et de l'apprécier à sa juste valeur. Ce serait donc hardi de nier que les Hébreux aient pu porter l'art musical à un certain degré de perfection. Néanmoins, nous ne sommes pas de ceux qui exagèrent la valeur de la musique hébraïque, et qui en font des descriptions pompeuses, sans avoir pour eux l'ombre d'une preuve historique. En considérant la simplicité des instruments des Hébreux et le caractère général de la musique des anciens, on sera forcé d'avouer que les mélodies hébraïques durent être très-simples; la musique des Hébreux dut manquer, dans tous les cas, de ce que dans l'art moderne on appelle l'*harmonie* (797); son imperfection résulte aussi de l'absence de toute écriture musicale, dont on ne trouve aucune trace; le chant et l'accompagnement ne pouvaient être transmis que par tradition. Le seul mot SÉLAH, qu'on ne trouve que dans les psaumes et dans la prière du prophète Habacuc (ch. III), est évidemment un signe musical; mais on s'est vainement épuisé en conjectures pour en déterminer le sens qui n'était déjà plus connu aux anciens interprètes juifs, car la version chaldaïque rend ce mot par LEALEMIN (*in sæculum*), et c'est dans le même sens qu'il est employé dans les antiques prières du rituel juif. Comme le mot *sélah* se trouve généralement à la fin des strophes, il indique probablement une pause dans le chant, et peut-être une espèce de *ritournelle* exécutée par les musiciens (798). »

Après avoir fait justice d'une ridicule explication du mot *sélah* donné par Laborde (*Essai sur la mus.*, t. Ier, p. 206), le savant Israélite termine son chapitre par quelques détails sur les danses des Hébreux.

« Nous nous trouvons, dit-il, dans la même incertitude sur la nature de la danse chez les Hébreux, bien que les danses accompagnées de musique soient fréquemment mentionnées dans la Bible. Il résulte de plusieurs passages qu'on exécutait des danses, avec une certaine pompe, dans les réjouissances publiques, et que loin d'être, comme dans l'Orient moderne, un métier vil, au service de la volupté, la danse des Hébreux avait un caractère grave et servait à rehausser l'éclat des fêtes nationales. Les femmes et les jeunes filles les plus honorables (*Jérém.*, XXXI, 13) dansaient publiquement dans les occasions solennelles, notamment à la rentrée triomphale des guerriers victorieux (*I Sam.*, XVIII, 6), ou dans les autres solennités patriotiques (*Exode*, XV, 20); les hommes eux-mêmes ne croyaient pas se compromettre en prenant part à ces démonstrations de la joie publique, comme nous le voyons par l'exemple de David dansant dans une procession solennelle, lorsqu'il fit transporter l'arche sainte à Jérusalem. Le nom hébreu de la danse (MAHOL ou MEHOLA) semble indiquer un mouvement circulaire, ou des groupes formant un cercle, et dans les mots: *David dansait de toutes ses forces* (*II Sam.*, VI, 14), nous croyons trouver une allusion à une pantomime très-animée. Nous avons déjà dit que les danseuses battaient la mesure avec le tambourin. »

SYNAPHE. — « Conjonction de deux tétracordes, ou, plus précisement, résonnance de quarte ou diatessaron, qui se fait entre les cordes homologues de deux tétracordes conjoints. Ainsi, il y a trois *synaphes* dans le système des Grecs: l'une entre le tétracorde des hypates et celui des mèses; l'autre, entre le tétracorde des mèses et celui des conjointes; et la troisième, entre le tétracorde des disjointes et celui des hyperbolées. » (J.-J. ROUSSEAU.)

SYNAXIS (Συνάξις). — Mot grec qui signifie cours (*cursus*) de l'office divin; le cercle des heures canoniales: *Synaxis decantatio horarum, vel illa hora, qua sol ab axe descendit, et dicitur quasi sine axe.* (Glossæ mss.) Et la Règle de Saint-Benoît, chap. 17: *Vespertina autem synaxis quatuor psalmis cum antiphonis terminetur.* Et la Règle de Saint-Colomban, cap. 7: *De synaxi, id est de cursu psalmorum. Synaxis matutinalis* et *synaxis vespertinalis.* (*Ap.* ANDUAM FLORIAC.)

More suo surgens cantare synaxim
Nocturnam, magnus licet algor stringeret artus
Devote gracilis surgit tamen ipsa Mathildis.

(DOMNIZO, lib. I *De vit. Mathildis*, cap. 21, *ap.* CANGIUM.)

SYNCOPE. — On nomme *syncope* la prolongation sur le temps faible d'une note commencée sur le temps fort, et, réciproquement, la prolongation sur le temps fort

(797) Jusqu'ici nous n'avons pas cru devoir rien retrancher de cette longue et intéressante citation, alors même que l'auteur, plus savant que musicien, émet sous la forme de conjectures, des vérités tellement évidentes qu'elles n'ont pas besoin de démonstration. Il est manifeste que l'*harmonie* n'a pu naître dans les tonalités étroitement liées à la parole telles que celles de l'antiquité, et, comme nous l'établissons en plusieurs endroits de cet ouvrage, elle n'a pu se former que dans cette période où l'art musical, se détachant peu à peu des divers ordres d'idées auxquels il avait été rattaché, a été livré à ses propres forces et s'est développé dans l'énergie de sa nature intime et selon les tendances combinées de ses éléments constitutifs.

(798) Nous ne pensons pas que cette dernière supposition puisse être admissible. La *ritournelle*, si peu qu'elle soit en musique, suppose deux choses: une phraséologie musicale indépendante de la parole, une musique instrumentale. Or, on peut affirmer que rien de tout cela n'existait chez les Hébreux; ils avaient des instruments, mais point de musique instrumentale. Les instruments ne figuraient que pour l'éclat et le rhythme. Leur musique était enchaînée à la parole, et c'est ce que reconnaît fort bien l'auteur que nous citons: «La poésie lyrique remonte chez les Hébreux à une haute antiquité; dans l'origine, elle était inséparable de la musique » (P. 442)

d'une note commencée sur le temps faible. Voici un exemple de chacune de ces syncopes :

Pour le premier cas :

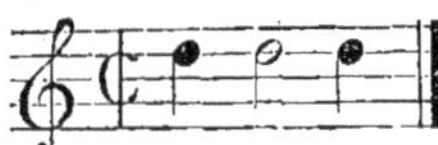

la mesure étant à deux temps, il est évident que le *ré* blanche commence sur la seconde moitié du temps fort, et se prolonge sur la première moitié du temps faible.

Pour le deuxième cas :

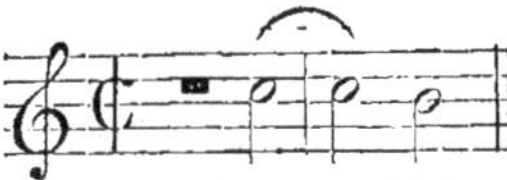

l'*ut* commence sur le temps faible et se prolonge sur le temps fort. C'est une ronde qui, au lieu d'être renfermée dans une mesure entière, occupe la seconde moitié d'une mesure et la première moitié de la mesure suivante.

Le mot de *syncope* vient, selon Brossard, du verbe grec *σύγκόπτω*, qui veut dire *ferio* ou *verbero*, parce qu'elle *frappe* et *heurte*, pour ainsi dire, les temps naturels de la mesure et la main de celui qui la marque.

L'emploi de la *syncope* remonte au XIVe siècle ; elle fut employée d'abord dans des chansons à deux et à trois voix, et cet artifice donna lieu aux dissonances artificielles et aux retards des consonnances dont les compositeurs des XVe et XVIe siècles tirèrent un si grand parti.

SYNEMMÉNON (TÉTRACORDE). — Le tétracorde synemménôn, c'est-à-dire *des conjointes*, fut appelé ainsi parce qu'il fut ajouté pour se joindre au tétracorde des moyennes, lequel était séparé du tétracorde des *séparées* par la mèse, son dernier terme, et la paramèse, premier degré des séparées. Mais ce tétracorde synemménôn ne fut ajouté que pour éviter le triton entre le *si*, premier degré du tétracorde des disjointes, et le *fa*, second degré du tétracorde des moyennes. Or, pour éviter ce triton, il fallait que le *si* subît l'altération du *bémol*. D'un autre côté, comme il était de rigueur que tout tétracorde fût composé d'un demi-ton suivi de deux tons, ce *si bémol* ne pouvait plus être point de départ d'un tétracorde; il fallait dès lors que le tétracorde commençât au *la*, c'est-à-dire à la mèse, et qu'il eût le *si bémol* au second degré. C'est ce qui nous a fait assimiler le tétracorde synemménon à l'hexacorde de bémol, l'un et l'autre, comme l'observe Gafori, ayant été ajoutés pour éviter la dureté du triton. Et c'est ce qui fait aussi que le même Gafori appelle l'hexacorde de bémol, l'hexacorde de synemménôn. Mais il est évident que cela ne pouvait avoir lieu que par un déplacement réciproque de la disjonction et de la conjonction.

SYNTONIQUE ou DUR. — « C'est l'épithète par laquelle Aristoxène distingue celle des deux espèces du genre diatonique ordinaire, dont le tétracorde est divisé en un semi-ton et deux tons égaux : au lieu que dans le diatonique mol, après le semi-ton, le premier intervalle est de trois quarts de ton, et le second de cinq. » (J.-J. ROUSSEAU.)

SYNTONO-LYDIEN. — « Nom d'un des modes de l'ancienne musique. Platon dit que les modes mixolydien et syntonolydien sont propres aux larmes. »

(J.-J. ROUSSEAU.)

SYSTÈME. — Dans son acception générale, le mot de *système* s'applique à la coordination des intervalles de la gamme et aux rapports que ces intervalles ont entre eux, par suite de la loi de leur arrangement. Envisagé de cette manière, le mot de *système* rentre dans la notion de tonalité, puisque lorsqu'on dit : le *système* des Grecs, le *système* des Orientaux, le *système* du plain-chant, le *système* moderne, on dit l'équivalent de : tonalité en usage chez les Grecs, chez les Orientaux, de tonalité ecclésiastique ou moderne. C'est dans un sens analogue que Boèce a traduit le mot de *système* par le mot latin de *constitutio*, *constitution*, puisque *système*, dit Brossard, *n'est rien autre chose qu'un assemblage ou un arrangement de plusieurs parties qui sont ou qui constituent un tout*. De semblables notions sont bien près de la notion de tonalité. Brossard s'en rapproche encore davantage, lorsqu'il dit, dans le même article, que « *système* et *gamme* sont à peu près dans la musique ce que les *alphabets* sont dans la grammaire. Or, comme il y a eu différents alphabets, selon la diversité des langues, des temps, des lieux, etc., de même il y a eu plusieurs systèmes des sons. » Ceci est très-remarquable.

Chez les Grecs le *système* ne pouvait se composer de moins de deux *diastèmes*.

Le mot de *système*, dans un sens plus restreints, s'applique : 1° aux trois genres diatonique, chromatique, enharmonique, etc.

2° Au *système* des *tétracordes*, au *système* des *hexacordes*, au *système* de *notation*, au *système* de *solmisation*, de basse fondamentale, etc.

Système se dit encore d'une méthode de calcul pour pouvoir déterminer et juger les rapports des sons admis dans la musique; c'est ainsi que l'on dit le *système* des aristoxéniens, des pythagoriciens.

SYSTÈMES D'ENSEIGNEMENT MUSICAL. — Depuis quelques années, la musique vocale a fait de grands progrès dans les masses, grâce à des études dirigées avec plus ou moins d'intelligence. Les uns suivent le système manuel de Wilhem, les autres le système chiffré de MM. Gallin, Paris, Chevé; laquelle de ces méthodes est la bonne? *Adhuc sub judice lis est.* Nous n'aurions que des éloges à donner à toutes ces tentatives de régénération musicale si on les appliquait en grand et avec conscience au chant d'église, qui est toujours exécuté avec la plus déplorable faiblesse par les choristes. Il est permis de se demander si l'influence de l'exemple ne serait pas la meilleure démonstration : nous n'en voulons pour preuve que les quelques messes chantées dans les églises par certaines sociétés chorales. Si, au lieu de faire chanter à ces sociétés cette musique bâtarde, sans caractère, n'osant être ni complétement sacrée, ni complétement profane, on les dirigeait vers la grande et solennelle musique grégorienne, il est certain qu'un avenir meilleur se dessinerait en faveur de la restauration du chant ecclésiastique, si instamment demandée et si peu efficacement encouragée. (N. DAVID.)

T

T, dans l'alphabet significatif des ornements du chant de Romanus, voulait dire *trahere vel tenere*. — Cette même lettre, dans la notation d'Hermann Contract, signifiait *ton* ou seconde majeure ; quand elle précédait un S comme TS, elle signifiait *ton* et *semi-ton* ou tierce mineure ; quand elle était jointe à un autre T comme TT, elle signifiait *ton* et *ton*, c'est-à-dire deux tons, ou tierce majeure.

TA. — « L'une des quatre syllabes avec lesquelles les Grecs solfiaient la musique. » (J.-J. ROUSSEAU.)

TABLATURE. — « Manière de noter la musique de certains instruments, tels que le *luth*, le *clavecin*, *l'orgue*, dans les XVIe et XVIIe siècles, afin d'en faciliter l'impression, la complication de ce genre de musique offrant de trop grandes difficultés par les caractères ordinaires de musique, à une époque où la typographie n'était pas avancée sous ce rapport.

« TABLATURE est aussi le tableau de l'étendue des instruments à vent et à trous latéraux, et du doigté de ces instruments. » (FÉTIS.)

TABLEAU (*Tabula officialis*). — C'était un tableau sur lequel étaient inscrits les noms de ceux qui devaient prendre part à l'office pendant la semaine et que l'on exposait dans le chapitre ou dans la sacristie. La charge de *præcentor tabularum* était une fonction monastique, c'était celui qui *tabulis officialibus præerat. Præcentori tabularum ac ejus assignationibus in choro tam abbas et prior, quam tota cætera congregatio humiliter obediat.* (INGULPHUS.) — *Item provideant dicti cantor et canonici de tabello* (ou *tabula*) *in choro, quo singuli canonici capellani et habituati ecclesiæ sciant suum turnum in ministerio divino, tam pro missis, horis, lectionibus, gradualibus et responsoriis legendis et cantandis, ac multiplex indistinctio confusionem faciat.* (FERRICUS de Cluniaco, Turnac. episc., in confirmatione capituli canonicorum Mildeburg., ann. 1480, apud MIRÆUM, tom. II, p. 1343, n° 17.) — C'étaient donc le préchantre ou le chantre qui avaient la charge du tableau ; on les nommait *tabelarii*. *Cantoris est scribere tabulam cantorum.* (Charta Everardi episcopi Ambian., ann. 1218, pro erectione præcentoriæ in eadem ecclesia.)

Il arrivait souvent que le chant de l'église était indiqué d'avance sur le tableau, bien que cet usage ne fût pas général. On se servait aussi du tableau dans les communautés de femmes : *Cum vero legeretur tabula, in qua pronuntiabantur nomina earum, quæ ad matutinas erant cantaturæ vel lecturæ.* (S. GERTRUDIS lib. IV *Insinuat. divinæ pietatis* cap. 2. — *Ap.* DU CANGE.)

TABLETTE. — Instrument de bois dont on se servait pendant les trois derniers jours de la semaine sainte au lieu de cloches, soit dans les églises pour appeler les fidèles à l'office, soit dans les couvents pour annoncer les repas, les convocations au chapitre. (*Voyages liturg.*, p. 399.)

TABOURIN, TAMBOURIN. — Espèce de tambour dont la caisse est deux ou trois fois plus longue que celle du tambour ordinaire, et d'un plus petit diamètre. Le musicien qui en joue ne le bat que d'une seule baguette et d'une seule main. De l'autre, il joue de ce qu'on appelle en Provence le *fleitet*, flûte à trois trous, autrement dit *galoubet*. Suivant Marchetti, auteur des *Usages et coustumes des Marseillois* (Marseille, Brebion, 1683, in-12, pag. 416), le fréquent usage du *tambourin* en Provence remonte, ainsi que l'attestent les anciennes descriptions de Gruterus, au culte de Cybèle, déesse particulièrement honorée à Marseille. Le tambourin est l'instrument universel en Provence ; il anime toutes sortes de fêtes, les *farandoules*, les jeux champêtres, les aubades, les processions, etc. On a publié pendant longtemps à Marseille un petit almanach dont la reliure en maroquin rouge portait sur les plats un *tambourin* ou *tambourineur*, avec ces mots : *Siou lou boute en trin* : — *Je suis le boute-en-train.*

Pastous de la raso plâno
Al soun del *tambourinet* (799)
Abis franchit, etc.
(JASMIN.)

Din la rasa campagna
Mé sieou dabor mes en camin
En jouguen de moun tambourin
Et pan pan parapatapan senso creigné l'eigagna.
(*Noël* de SABOLY.)

Si cet instrument se rapporte au *taborellus*, *taborinus* et *tamborinum* dont il est parlé dans d'anciens auteurs, on verra que son intervention dans les fêtes populaires et religieuses date d'un temps fort reculé : *Eo etiam utebantur*, dit Du Cange, *in processionibus ecclesiasticis*, et il ajoute deux textes que nous lui emprunterons : « Comput ann. 1391, inter Probat. tom. III *Hist. Nem.*, pag. 124, col. 1 : *Quæ quidem processio facta in dicta villa cum omnibus mimmis, tam cordarum grossorum instrumentorum, trompa-*

(799) Diminutif de *tambourin*

rum et taborellorum. — Annal. Mediolan., ad ann. 1381, *apud* MURATOR., *Antiq.*, tom. XVI, col. 795 : *Conduci fecit publice quemdam fratrem ordinis minorum per civitatem mediolanis cum* tamborino *præcedente.* »

TACET. — « Mot latin qu'on écrit dans la musique pour indiquer le silence d'une partie pendant un morceau. » (FÉTIS.)

TACTÉE. — « C'est une note dont on n'entend que le commencement et dont le reste est en silence, pour n'en faire sentir que le tact. Elle vaut ordinairement le quart d'une croche ou le huitième d'une noire. » (*Manuel du facteur d'orgues*; Paris, Roret, 1849, t. III.)

TAILLE. — « Nom qu'on donnait autrefois en France à la voix de *ténor*. On dit encore *basse-taille*, qui signifie ténor grave, au lieu de dire simplement comme les Italiens, *basse.* » (FÉTIS.)

TAPISSERIES (QUESTION D'ACOUSTIQUE A PROPOS DE). — Il y a onze ans, il s'est élevé, au sein d'une société littéraire de province, l'Académie de Reims, une discussion à laquelle nos lecteurs accorderont peut-être quelque intérêt, malgré l'excentricité de la question soulevée. Il s'agissait au fond de savoir si l'on avait bien ou mal fait de supprimer, le long des murs des bas côtés de la cathédrale de Reims, des tapisseries historiées représentant l'*Histoire du fort roy Clovis*, la *Passion de Jésus-Christ*, et d'autres scènes religieuses. Nous allons donner le résumé de cette discussion à laquelle prirent part un archéologue-bibliographe, un musicien, un peintre, sans compter l'intervention d'un journal de la localité, qui confia aussi la question à un musicien. Nous ferons comparaître nos antagonistes sur le terrain; nous les analyserons ou nous les citerons, puis nous dirons ce que nous pensons de chacun d'eux, tout en regrettant qu'il ne se soit pas trouvé là un physicien ou un architecte suffisamment expert pour apporter le poids de son expérience et de ses lumières. Nous écarterons tout ce qui sent trop l'archéologie, ce serait allonger sans nécessité un article d'une importance musicale très-secondaire ; persuadé, d'ailleurs, que nous sommes, de l'inanité des dissertations archéologiques, quand il ne s'agit pas d'éclaircir quelque point historique ou architectonique.

M. Louis Paris (l'archéologue). — « Les peintures, les cadres, les tapisseries, disent certains admirateurs de la nudité de la pierre, les *pétrophiles* (qu'on nous passe ce méchant mot), rompent désagréablement les lignes d'un monument chrétien; je ne saurais complétement partager cet avis; les basiliques de Rome sont dès les premiers siècles de l'Eglise surchargées d'ornements. A Reims, les rues et les églises sont, lors du baptême de Clovis, au rapport de Grégoire de Tours, ombragées par des toiles peintes, et ornées des plus riches tentures : *Telis depictis adumbrantur plateæ, ecclesiæ cortinis albentibus adornantur.* Flodoard nous parle des riches tapis qu'Hincmar donna à son église, et, parmi les nombreux présents que fit à la cathédrale l'archevêque Hérivée, le chroniqueur se garde bien d'omettre les tapisseries. » Nous ne suivrons pas M. Paris dans les détails qu'il donne sur les souverains, les prélats, qui donnèrent des tapisseries à l'Eglise de Reims; nous le suivrons encore moins dans son énumération plus ou moins authentique des actes de destruction commis à diverses époques. Nous arrivons à la suppression des tentures. « On se plaignait de la détérioration de quelques-uns de ces tissus, et notamment de leur mauvaise disposition dans l'église. Fatigué de ces perpétuelles doléances, le conseil de fabrique jugea le moment venu de signaler son autorité par une démonstration significative. Dans les premiers jours du printemps de 1840, les quarante-quatre tentures qui décoraient les murs des nefs collatérales furent subitement décrochées et disparurent avec la magique instantanéité d'une décoration de théâtre.... On demanda le motif de cette énorme résolution.... Les personnes religieuses réclamaient contre l'enlèvement subreptice de ces tableaux de la *Vie du Christ* et de a *sainte Vierge*, les seules images de piété qui pussent convenablement remplir le vide immense des parois latérales.... Le conseil de fabrique sentit la nécessité d'une justification. Le 28 mai, parut dans un des journaux de la localité l'article qu'on va lire: « Les murs latéraux de la cathédrale vien- « nent d'être débarrassés des tapisseries qui « les couvraient, et qui interrompaient « d'une manière désagréable les lignes ar- « chitecturales, sous prétexte de présenter « à l'œil de fort mauvaises copies de bons « tableaux de l'ancienne école italienne. « C'est donc preuve de bon goût d'avoir fait « disparaître ces tentures décolorées, dont « le seul mérite est d'avoir été fabriquées à « Reims et à Charleville sous le cardinal de « Lorraine...... Sous un autre rapport, la « cathédrale a beaucoup gagné aussi : nous « voulons parler des *propriétés acoustiques* « *du monument qui, parfaitement calculées* « *par les architectes, souffraient considéra-* « *blement de l'immense absorption de son cau-* « *sée par ces tentures.* Maintenant ces sons « roulent librement dans l'édifice, s'y corro- « borent sans se répercuter, pourvu toute- « fois qu'ils ne soient pas émis avec trop « de précipitation et que les chants soient « graves, *comme il convient pour des exer-* « *cices religieux faits dans un vaste local.* « Il faut espérer que cette réforme, com- « plément indispensable de la première, « s'opérera, et que le *quoniam mercenarii* « *sunt* ne percera plus dans la précipitation « avec laquelle on semble souvent vouloir « se débarrasser des chants sacrés. » M. Paris reprend : .... « Seulement, on croit à propos de flatter quelques goûts excentriques; le goût de certains architectes, qui dans une église gothique ne veulent que le nu de la pierre; le goût des amis des arts, dont les mauvaises copies de bons tableaux devaient attrister les yeux; le goût enfin du maître de chapelle et du SERPENT, dont les plus heureuses modulations se trouvaient absorbées par ces épais tissus de laine. Voilà bien des gens satisfaits !.... Nous ne discuterons pas la question de savoir si les tentures qui tapissaient les collatéraux (*sic*) de la cathédrale étaient de nature à amoindrir la vibration des sons de l'orchestre ou la résonnance des chants du lutrin. Il pourrait être trop facile d'exciper contre nous de l'opinion du grand chantre ou de l'autorité du serpent, qui tous deux ne manqueraient pas de nous dire qu'ils ont comparé l'état acoustique de la cathédrale, et que depuis l'enlèvement des tapisseries, les sons de leur réciproque instrument roulent bien plus librement dans l'édifice, et s'y corroborent enfin sans la moindre répercussion...... Mais est-il jamais venu dans l'idée de quelqu'un, pour la plus grande glorification du lutrin, de renoncer à tendre de noir les églises au jour des funérailles et des commémorations? Et dans les cérémonies d'apparat, où l'église tient à honneur de déployer sa magnificence, à la messe du sacre, au mariage du souverain, au baptême du prince héréditaire, a-t-elle jamais cessé d'exposer ses plus somptueux tapis, et s'est-on jamais arrêté devant les scrupules ou les exigences du maître de chapelle! Nous voudrions que l'on fût moins exclusif et que la passion du contrepoint, non plus que celle des lignes directes, n'entraînât personne au delà du raisonnable.... Nous ne serions pas mieux venu à demander la suppression de la musique dans les églises, sous prétexte qu'elle distrait les esprits de la contemplation des images, que l'on ne peut l'être à solliciter l'éloignement des produits de la peinture, par la raison qu'ils nuisent à l'effet de l'acoustique ou des lignes architecturales. Le raisonnable ici, c'est de ménager tous les intérêts.»

Pour un artiste, les réflexions de M. Paris, qui demande à être préservé des physiciens, fût-ce le premier de l'époque, et celles du journal qu'il cite, sont d'une légèreté par trop évidente, et leurs facéties successives sont loin de faire la lumière. Passons maintenant à l'opinion de M. Fanart, élève de Lesueur, homme expérimenté, d'un mérite musical reconnu.

M. L. Fanart. — Après avoir repris un à un les arguments français et latins de M. Louis Paris, l'orateur développe les considérations suivantes : « Un temple est un lieu destiné à adorer la Divinité, à écouter l'instruction du prêtre. Or, chez tous les peuples et dans tous les cultes, l'adoration et la prière sont formulées par le chant, l'instruction sacerdotale, le discours. Donc, favoriser l'audition par tous les moyens possibles, offrir aux ondulations sonores les lignes les plus favorables à leur propagation, tel a dû être, à toutes les époques de civilisation avancée, le but constant des architectes qui ont élevé des constructions religieuses. — Dans un édifice quelconque, destiné au chant et à la parole, trois défauts sont particulièrement à redouter : la déperdition, l'absorption et la répercussion des ondes sonores. Quel que soit celui de ces inconvénients qui domine dans un tel édifice, il n'est plus que très-imparfaitement propre à sa destination, il manque aux conditions les plus essentielles que l'on est en droit d'exiger de lui. — Dire comment les artistes d'Athènes, de Byzance et de Rome étaient parvenus à tracer les règles acoustiques qui doivent présider à l'érection des grands monuments..., cela serait difficile... Leurs traditions, leurs secrets précieux étaient arrivés jusqu'aux artistes chrétiens. Rien n'est plus rare que de voir un édifice du moyen âge ne pas être dans les conditions acoustiques les plus favorables et les mieux raisonnées. »

Après avoir parlé des auteurs qui ont traité les questions d'acoustique, Aristote, Chladni entre autres, M. Fanart accuse l'esprit d'innovation et de réforme qui pénétra jusque dans le sanctuaire et amena insensiblement ce mutisme déplorable de la foule dans le temple, mutisme dû, selon lui, à l'introduction de ces *taurinæ voces* affectionnées par François Ier, qui «aimait singulièrement entendre ces grosses voix escalader péniblement l'échelle vocale, arriver au sommet, beugler à tout rompre, puis descendre dans les régions les plus caverneuses et marmotter *in limo profundi* un inintelligible galimatias... Le *servum pecus* ne put se dispenser de trouver admirable cette royale billevesée, et pour prouver combien elle était prisée, on s'empressa de doter les cathédrales de chœurs recrutés parmi les susdites voix de taureaux. De proche en proche, ce fut à qui aurait les plus beaux mugissements; les cathédrales de toutes les villes de l'est et du nord de la France retentirent des beuglements des Picards et des Allemands..... Les conséquences d'une pareille folie étaient inévitables : le chant ecclésiastique, que saint Ambroise et saint Grégoire s'étaient ingéniés à ordonner de telle sorte qu'il fût accessible à tous, chanté qu'il était désormais par des voix tout exceptionnelles, et qui sont en immense minorité dans la race humaine, fut abandonné par le peuple qui ne pouvait plus suivre le chœur.... Contre toutes les règles ecclésiastiques, le clergé et le peuple ne chantèrent plus qu'*in petto* les louanges du Très-Haut, et le chant populaire vint expirer devant une courtisanerie aussi grotesque que coupable.»

M. Fanart espère que les tentatives de régénération qui se sont produites de nos jours en faveur de l'archéologie plastique finiront aussi par la régénération musicale. Il allègue, pour réclamer l'enlèvement définitif des tapisseries, les bonnes conditions acoustiques dans lesquelles se trouverait la cathédrale de Reims. « Cette basilique est une de celles où les lignes sonores sont les mieux entendues; elle est un peu retentissante, et, remplie, elle devient parfaite en raison de la qualité absorbante qu'exercent sur le son les vêtements. Elle vibre dans toute son étonnue comme un instrument à cordes; nulle part il n'y a déperdition de son, ni écho; les ondulations sonores ne s'y répercutent en aucun lieu, mais s'y propagent en se renforçant; les sons grêles y prennent du corps, les sons aigus s'y adoucissent, tout y acquiert un fini, un fondu qui, pour celui qui étudie avec soin cet admirable monument, en font une véritable merveille d'acoustique. »

Nous regrettons de nous trouver ici en désaccord avec ce savant observateur; mais ici le musicien exclusif a un peu trop oublié le physicien. Non, la cathédrale de Reims n'est pas plus que les autres édifices catholiques du moyen âge une *merveille d'acoustique;* non, les sons aigus ne s'y adoucissent pas; non, les sons grêles n'y prennent pas de corps; elle a tous les inconvénients d'un vaste vaisseau coupé de ci, de là, par des colonnes, des voûtes ogivales, des fenêtres à angles sortants, des profondeurs anguleuses qui nuisent à la qualité du son, et produisent souvent des répercussions que tout le monde peut apprécier, en se plaçant à certains points du monument; aussi ne pouvons-nous pas attribuer à la présence des rares tapisseries qui couvrent quelques pans de murailles l'imperfection de sonorité qui est propre à l'ensemble des lignes architecturales. Et si nous voulions consulter les architectes de l'antiquité, ils vous diraient qu'une des principales conditions de la sonorité d'un bâtiment quelconque, c'est l'absence ou au moins la sobriété des angles; ils vous diraient que les lignes courbes et elliptiques renvoient mieux à l'oreille humaine, également composée de lignes circulaires, l'harmonie pleine de toutes les espèces d'instruments, et de la voix humaine surtout, que toutes les lignes gracieuses, heurtées, accidentées de l'art du moyen âge (799*). Nous ne voyons pas non plus, avec M. Fanart, comment les défauts acoustiques provenant des ondes sonores étaient moins intolérables et moins sensibles dans les temps anciens que de nos jours; comment, aux XIVe et XVe siècles, on supportait des inconvénients que nous ne pourrions plus aujourd'hui supporter. C'est attribuer une bien grande délicatesse de conque, de tympan et de conduit auditif à nos contemporains que d'essayer de nous faire croire à l'indifférence d'oreille de nos ancêtres, alors qu'au lieu du silence trop significatif des fidèles qui peuplent les églises d'aujourd'hui, une foule attentive répétait les chants sacrés d'une commune voix, comme dit Venance Fortunat : ***Plebs psallit et infans.*** Soyons archéologues, soit, mais aussi n'apportons pas nos préjugés dans les questions où cette science un peu creuse n'a rien à faire, et surtout ne concluons pas avec M. Fanart, que *rétablir les tapisseries, c'est faire disparaître immanquablement la perfection des lignes sonores de notre cathédrale, et que, dans l'état actuel du chant ecclésiastique, c'était moins que jamais le moment opportun de diminuer la sonorité des édifices religieux.* Ce n'est pas toutefois que, comme lui, nous ne préférions les œuvres des Libergier et des Robert de Coucy aux études à l'aiguille de Daniel Pepersack, le malvenu et malmené tapissier du cardinal de Lorraine, qui s'attendait à dormir tranquillement dans sa tombe sans exciter de pareilles tempêtes.

Nous arrivons maintenant au dernier orateur qui ait pris la parole dans cette discussion. Ici la question se résume et change de place. A argumentateur argumentateur et demi.

M. Herbé (le peintre). — Il ne défend pas la cause des tapisseries qu'il espère voir replacer. Il défend la cause de la peinture, de la sculpture, dont les chefs-d'œuvre ont été de tout temps invoqués par l'Eglise pour orner les monuments du culte. M. Herbé, et c'est tout simple, n'est pas *pétrophile;* il demande des tableaux, des fresques, des tapisseries; il demanderait même encore toutes les fantasmagories de la polychromie byzantine; il justifie en partie les badigeonnages, les peinturlurages de la voûte de certaines églises. Ici nous croyons qu'il dépasse le but, et qu'un peu moins de couleur broyée ne nuirait pas à la splendeur du culte catholique. Passant à la question musicale, qu'il traite en quelques lignes, il répond à M. Louis Fanart : « Puisque la sonorité est maintenant le motif avoué de l'expulsion des tapisseries, je prendrai la liberté de relever une petite erreur qui se rapporte à la musique. On a dit que François Ier avait fait rechercher pour sa chapelle les plus fortes basses-tailles, que je ne flétrirai pas du nom de taureaux, et que cette innovation, s'étant répandue dans toutes les églises, avait fait cesser les chants du peuple : c'est une erreur, et j'en atteste toutes les petites églises de province et celles des campagnes, où il se trouve cependant des chantres à fortes voix, mais où il n'y a pas de musique. Oui, c'est la musique seule

(799*) Nous trouvons dans le *Dictionnaire d'Astronomie physique et de météorologie* de M. Jéhan (*Encyclop. théolog.*, Montrouge, 1850, in-4°), à l'appui des deux thèses, quelques lignes que nous croyons utile de reproduire : « Une sphère dont le point sonore occuperait le centre serait la surface résonnante par excellente. Les enceintes hémicylindriques dans l'axe desquelles se produit le son, offrent évidemment une disposition favorable à la résonnance; aussi est-ce la forme qu'on donne aux théâtres, aux salles des assemblées délibérantes, à celles où se donnent les cours publics. Mais il y a d'autres conditions indispensables pour l'effet qu'on se propose de produire. Il faut que l'enceinte présente une surface véritablement réfléchissante, et telle ne serait pas celle dont le contour serait entrecoupé par des colonnes, comme on en voit dans certaines salles. Les draperies dont les murs sont quelquefois couverts offrent une surface défavorable à la résonnance; d'une part, cette matière mobile et dépourvue de réaction étouffe pour ainsi dire le choc de l'air qui tombe sur elle, d'autre part, surtout les plis qui rident cette surface, reçoivent l'ébranlement sur une foule d'angles différents et doivent éparpiller le mouvement réfléchi dans une foule de directions diverses et véritablement désordonnées. Il faut donc éviter autant que possible ces deux circonstances qui sont des causes d'assourdissement. »

qui a fait cesser dans nos temples les chants du peuple, parce que, ne retrouvant plus ses airs simples et habituels et ne pouvant pas suivre les modulations variées de la musique, il fut bien forcé de se taire pour éviter la cacophonie. Mais un reproche aussi grave et aussi juste que l'on doit adresser à la musique, c'est d'avoir avili nos églises en les assimilant à des salles de concert; c'est d'y avoir attiré une foule de curieux qui viennent s'y promener avec impudence et scandaliser les personnes vraiment pieuses. Assurément la grande musique peut attirer des amateurs aux offices, mais elle ne fera pas de Chrétiens. Puisque c'est pour elle que l'on a retiré les tapisseries, je dirai que bien des personnes ont pu regretter qu'elles ne fussent plus là pour adoucir parfois le désaccord des instruments et des chanteurs, et si, comme on nous l'a dit, nous devons entendre longtemps encore les voix de taureaux, c'était une raison pour ne pas nous priver de leur présence bienfaisante. Sans doute leur bannissement est prononcé sans retour, puisque l'on suffit à tout maintenant par la majesté des grandes lignes... C'est une étrange maladie, que je craindrais de qualifier, que celle qui soumet quelques hommes à demander le dépouillement de nos églises, quand tout le monde, depuis le riche bourgeois qui, fût-il pétrophile, orne son appartement de tableaux, jusqu'au malheureux ouvrier qui attache des images à ses murailles, tout le monde manifeste l'aversion que leur nudité inspire. Pour moi un mur de pierre est l'image de la dureté, de la captivité et de la mort : ce n'est qu'un cercueil ou un cachot; à sa vue mon cœur se serre, mon imagination se glace, et son aspect repoussant m'attriste et m'éloigne !... Sans être belles, nos tapisseries représentaient la Vierge et la vie de Jésus-Christ, et chacune d'elles nous rappelait que lui aussi est mort pour la cause de l'humanité. Ah ! contre de pareilles considérations, le prolongement d'un cordon de pierre ou un peu plus de sonorité me paraissent de bien pauvres raisons ! »

Ici s'est terminée cette discussion, perdue dans un coin obscur de la France, et qui touche cependant à des considérations artistiques d'une certaine valeur. Pour nous, parfaitement désintéressé, et peu disposé à rompre une lance de plus dans ce tournoi sans issue, nous regrettons vivement qu'on ait fait un *monstrum horrendum* de ce qui en réalité n'était qu'une question de convenance. Nous savons très-bien que messieurs les artistes d'imagination font bon marché des sciences positives, et le même archéologue dont nous avons exposé les doctrines a commis quelque chose de plus grave encore dans sa vie, en laissant se dégrader, par une ignorance complète des lois de la chimie, une partie des toiles du musée de Reims; mais ce ne sera pas une raison pour nous de ne pas préférer la physique la plus élémentaire à l'archéologie la plus raffinée; chaque fois que nous rencontrerons des *pange lingua* sur la décadence de l'art, sur la nécessité d'y remédier, nous irons demander à la nature les secrets constitutifs de ses merveilles avant de disserter agréablement sur les beautés factices et conventionnelles d'un art quelconque. Ainsi, dans la question des tapisseries, nous nous serions demandé d'abord de quelle manière le son se transmet dans l'air. Descartes nous aurait répondu que c'est par voie d'*ondulation*, c'est-à-dire en imitant les orbes liquides qu'on aperçoit dans un réservoir plein d'une eau tranquille, quand on y jette successivement ou à la fois plusieurs pierres ; d'autres physiciens nous auraient dit que le son se propage par voie de *pression;* que le son, grave ou aigu, fort ou faible, se répand persévéramment avec la même vitesse pendant tout le temps qu'il subsiste et qu'il se fait entendre ; que la vitesse du son, grave ou aigu, fort ou faible, est augmentée par un vent favorable, et diminuée par un vent faible. Or, si les sons se produisent par ondulation, en quoi la présence d'un corps flottant, comme un tissu de laine, peut-elle faire obstacle à la diffusion du son : qu'on n'objecte pas la propriété de résorption de la laine ; elle était complétement nulle dans l'espèce ; tous ceux qui n'avaient pas de préjugé d'oreille ont pu s'en assurer. Nous nous demanderons comment la sonorité d'un édifice, dont les dimensions sont aussi vastes que celles de la cathédrale de Reims, peut être rendue mauvaise parce que l'on aura appendu quelques tissus à une partie relativement très-faible de ses murailles. En ce cas, soyez conséquent, supprimez les nattes de paille qui garnissent aujourd'hui les nefs des églises, supprimez les boiseries, les tambours des portes, les auvents, les chaises, les confessionnaux, les baldaquins et toutes ces superfétations qui meublent l'édifice, selon vos dires, aux dépens de l'harmonie. — Quoi qu'il en soit, les combats oratoires n'auront abouti qu'à diviser un petit groupe de lettrés en deux camps : car, quant à ce qui touche le fond de la question, une réponse triomphale a donné gain de cause aux admirateurs des églises meublées, au grand désespoir des pétrophiles ; les tapisseries de Daniel Pepersack ont reconquis leur place, le grand chantre et le serpent lui-même en ont pris leur parti. Toutefois nous dirons que si à nos yeux la présence de ces tapisseries ne fait pas un obstacle sérieux à la transmission du son dans une vaste cathédrale, il n'en serait pas de même dans une église à modestes proportions. Un bon architecte doublé d'un musicien non exclusif suffira dans tous les cas pour conseiller les voies les plus sûres qui puissent conduire à une bonne émission vocale ou instrumentale. Aristote, bien qu'il ait parlé de tout et d'autre chose encore, n'a certainement rien à voir en cette affaire.

(N. David.)

TARTEVELLES. — C'était le nom que le peuple avait donné à Rouen aux tablettes qui remplaçaient les cloches les jeudi et vendredi saints. (*Voyag. liturg.*, p. 300.) Ces *tartevelles* étaient en usage avant que les cloches fussent inventées ou du moins affectées au service divin. Dans d'autres endroits, et peut-être dans le même lieu, durant les jours saints, on convoquait les fidèles à l'office en frappant les portes de l'église avec des maillets de bois. (*Ibid.*, p. 317.)

TASTO SOLO (*à touche seule*). — « Mots italiens qu'on écrivait autrefois dans la partie de l'organiste pour lui faire connaître qu'il ne devait pas accompagner la basse par les accords de la main droite. » (FÉTIS.)

TEMPERAMENT.—« Egalisation approximative des demi-tons chromatiques de l'échelle musicale, que les accordeurs de pianos et d'orgue obtiennent en altérant un peu la justesse absolue de tous les intervalles. » (FÉTIS.)

TEMPS. — Le *temps*, dans la musique figurée, était un signe qu'on mettait à la clef pour marquer combien de semi-brèves étaient contenues dans une brève. Le temps était *parfait* ou *imparfait* selon que la brève valait trois semi-brèves, ou deux semi-brèves. Dans le premier cas, on le marquait par un cercle entier ou tranché, ainsi O ⦶; dans le second cas, par un demi-cercle ou un C également entier ou tranché : C ₵, car si le cercle est le signe de la perfection, le demi-cercle est le signe de l'imperfection.

Nous avons conservé quelque chose de ce système dans notre notation actuelle. Le C ouvert et le C barré ₵ marquant l'un la mesure à quatre temps, l'autre la mesure à deux temps *alla breve*, viennent évidemment de là (800). Le mot temps aujourd'hui signifie seulement les divisions de la mesure; ainsi l'on dit la mesure à deux, à trois, à quatre temps.

TEMPS FORT, TEMPS FAIBLE. — Le plain-chant devant être exécuté sur une mesure égale et binaire, on appelle *temps fort*, celui de l'attaque de la note, et qui est le plus sensible comme son nom l'indique, et *temps faible*, le second qui n'est que la prolongation de la durée de la mesure.

Dans le contrepoint de deux notes contre une, la partie qui fait deux notes marque le temps fort et le *temps* faible sur chaque note. Dans le contrepoint de quatre notes contre une, le temps fort et le temps faible sont divisés en deux noires. Exemples :

CONTREPOINT DE DEUX NOTES CONTRE UNE :

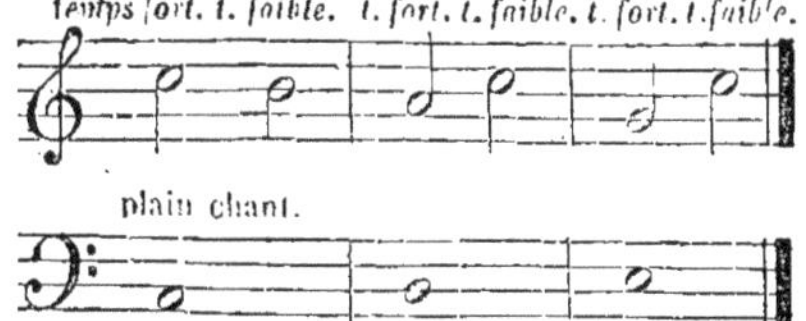

CONTREPOINT DE QUATRE NOTES CONTRE UNE :

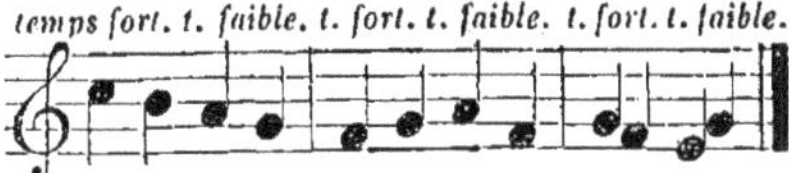

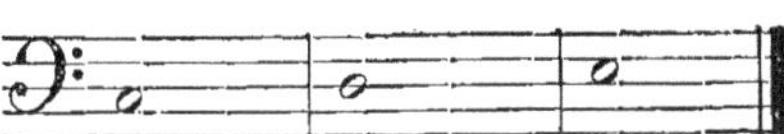

TENEDIUS. — « Sorte de nome pour les flûtes dans l'ancienne musique des Grecs. » (J.-J. ROUSSEAU.)

TENIR LE CHOEUR, L'ORGUE. — *Tenir le chœur*, c'est avoir la direction du chant, et la haute main sur les chantres et les enfants. — On lit dans le serment du chantre de la Sainte-Chapelle de Paris (*apud* LOBINELL., tom. III *Hist. Paris.*, p. 151, col. 2): *item, quod in festis annualibus, videlicet in utrisque vesperis..... tenebo chorum nisi debilitate corporis aut infirmitate fuero excusatus;* et dans *Statut. S. Capel. Bituric.*, *ann.* 1407, ex Bibliot. reg. : *In festis autem novem lectionum duo vicarii tenebunt chorum.*

L'expression de *tenir le chœur* s'applique aussi aux chanoines qui assistent à l'office. Le Nécrologue eccl. de Paris ms. : *Statuit universum capitulum præfati regis* (Philippi) *anniversarium singulis annis solempniter celebrari, et missam ad majus altare celebrari, canonicis in vesperis et in missa chorum tenentibus in capis sericis.*

— *Tenir l'orgue* se dit de celui qui joue momentanément de l'orgue, et quelquefois de l'organiste en titre d'une église.

TENOR. — « Voix d'homme dont l'étendue est la même à peu près que le *soprano*, une octave plus bas. Au reste, cette étendue varie selon les individus. » (FÉTIS.)

TENOR, TENOUR, TENEUR. — Le *ténor*, dans le déchant, était la partie qui, comme son nom l'indique, *soutenait* le chant, c'est-à-dire une mélodie de plain-chant, déjà connue, une antienne, par exemple. C'était sur ce chant qu'une harmonie simultanée était formée par les autres parties, tantôt avec des paroles différentes pour chaque partie comme dans les motets, tantôt sur les mêmes paroles pour toutes, comme dans les rondels. *Primo*, dit Francon, *accipitur cantus aliquis prius factus, qui tenor dicitur, eo quod discantum tenet, et ab ipso ortum habet.* (FRANCON, l. XI *De discantu et ejus speciebus*, ap. GERBERT., *Script. eccles.*) — *Tenor*, dit Glaréan (*Dodec.*, lib. III, cap. 13,) *tenor autem veluti thematis filium et primum vocum inventum quem fere aliæ respiciant voces, ad quem omnia ordinentur, dictus videtur.* — *Tenor est vocum rector, et guida tonorum. Bassus alit voces, ingrassat, fundat et auget*, etc. (MESLINUS poeta Mantuanus.) — On donnait encore le nom de *concordant*

(800) Nous trouvons le passage suivant dans Brossard, art. *Tempo*. « D'autres plus modernes divisent le temps en deux seules espèces. La première est *tempo maggiore*, ou *temps majeur*, qui se marque par un ₵ barré, et signifie qu'on peut changer toutes les notes *alla breve*, c'est-à-dire en ne les faisant valoir que la moitié de leur valeur ordinaire. La seconde est *tempo minore*, ou *temps mineur*, qui se marque par un simple C et sous lequel toutes les notes valent leur valeur naturelle. »

à la voix de ténor, parce qu'il était en quelque sorte le pivot de la relation entre les voix hautes et les basses (*fundamentum relationis*, dit Gafori); parce que tenant le milieu entre les unes et les autres, le ténor les faisait concorder entre elles (*namque et acuto cantu, et graviore baritonante circumscriptus est, medium obtinens locum, quare ipsum concorditer conspiciunt, observant et venerantur.* (GAF., *Mus. pract.*, lib. III, cap. 15.) — *Incipiet chorialis offertorium*, Sanctus *et* Agnus *et post-communionem in tono sacerdotis missam celebrantis, nisi sacerdos prædictus sit tenor, quia tunc altius poterit incipere.* (*Statut. capellæ Bituric.*, ann. 1407, ex Bibl. reg.) — « Jehan Tromellin Tenour de la chapelle de monseigneur, LXX, l. par an. » (*Comput.*, ann. 1413 et seqq.) *ap.* LOBINELL., tom. II *Hist. Britann.*, col. 962.) — « Jehan Ales, que on dist estre Corial et Teneur en l'église de Nostre-Dame de Chartres. » (*Litt. remiss.*, ann. 1457, ex reg. 189, Chartoph. reg., ch. 176.)

— Le nom de *ténor* est resté à la voix qui tient le milieu aujourd'hui entre le contralto et le baryton, de même que le baryton tient le milieu entre le *ténor* et la basse. On voit que la dénomination de *ténor* n'a plus de sens aujourd'hui, puisque celui qui remplit cette partie ne *soutient* pas plus que les autres voix un chant ou un thème principal qui sert de base à l'harmonie.

On disait anciennement *ténor* ou *tenure*. On lit dans l'*Histoire ecclesiastique et civile de Cambray*, par Dupont, p. XXI, de la part. IV, qu'environ en 1449, au départ de Philippe le Bon, « II petits des enfants d'autel cantèrent une canchonète de laquelle un des gentilshommes du duc tint le tenure. » (V. *Notice des collections musicales de la Biblioth. de Cambray*, par M. DE COUSSEMAKER; Paris, Techener, 1843, p. 9.)

TENURE, TENEURE, est désigné comme une espèce de composition dans le *Roman de la Rose*, ms.:

> Et chante haut à plaine bouche
> Motés, gaudis et teneure.

TENUE. — Suivant Poisson, la *tenue* est un groupe de notes sur une même corde et sur une même syllabe qui font comme une espèce de durée dans le chant, et qu'à cause de cela on appelle *tenue*. On doit alors, sans couper les sons, insister avec un petit tremblement sur les notes, en évitant pourtant d'articuler à part ces notes de la même corde. Les anciens avaient beaucoup de ces notes multipliées sur la même corde et sur une même syllabe, et c'est ainsi qu'ils faisaient la tenue.

Les réviseurs du chant romain, ajoute Poisson, ont retranché presque toutes ces tenues, et ont été suivis de quelques modernes; néanmoins quand ces *tenues* ne sont pas fréquentes, elles donnent de la beauté et de la majesté au chant.

TENUE. — « En général, c'est la partie parlante des notes dont la longueur varie suivant le genre d'expression qu'il convient de donner à un morceau de musique. Elle est déterminée par la longueur des silences nécessaires à l'articulation de la note.

« La *tenue* proprement dite s'entend de la partie parlante d'une note dont la longueur excède la valeur d'une tactée.

« La *tenue simple* est celle qui n'exprime qu'un son, comme sont toutes les tactées et les notes sans agrément.

« La *tenue composée* est celle qui exprime plusieurs sons alternativement modulés, dont l'ensemble concourt à ne former qu'une seule note, tels que sont tous les agréments.

« La *tenue finale* est la partie parlante qui termine tous les agréments. » (*Manuel du fact. d'orgues*; Paris, Roret, 1849, p. 594.)

TERMINAISON. — « La terminaison est une modulation par laquelle on finit les versets d'un pseaume ou d'un cantique. Au sujet de quoi il y a trois choses à observer.

« Premièrement, la terminaison ne se fait pas toujours sur la corde finale de son mode; mais souvent elle est arrêtée et suspendue sur une des cordes qui sont au-dessus de cette corde finale, et quelquefois aussi la terminaison s'étend encore plus bas que la même corde finale. De là vient que chaque mode ou ton a différentes terminaisons, et que ces terminaisons, si elles aboutissent à la corde finale, sont dites *des terminaisons complètes*; et si elles finissent au-dessus ou au-dessous, elles sont dites *des terminaisons incomplètes*, par la raison que le psaume et l'antienne ne font qu'un seul et même corps, dont le dernier membre est l'antienne par laquelle le chant reçoit *son complément* ou couronnement. C'est aussi pour cela que toutes les fois que l'on module les pseaumes, leur modulation est suivie d'une antienne : d'où l'expression de *chanter des pseaumes* est devenue identique avec celle de *dire avec antienne*, et au contraire, *chanter tout droit* est la même chose que *dire sans antienne*, parce que c'est l'antienne qui désigne le mode de psalmodie, et que c'est pour cela qu'anciennement, afin de le désigner d'une manière qu'on ne pût pas s'y tromper, elle se chantoit en entier avant le pseaume. Au reste, on observera que dans l'Antiphonier de Paris, comme chaque mode est marqué par le nombre ou chiffre qu'il désigne, aussi la corde sur laquelle doit cesser chaque terminaison, est désignée par une lettre propre à signifier cette même corde. Si cette corde est celle-là même sur laquelle le chant de l'antienne finit, en ce cas elle est désignée par une lettre majuscule; sinon, la lettre est minuscule. Par exemple 1. *f.* signifie qu'il faut chanter le pseaume sur la mélodie psalmodique du premier mode avec la terminaison incomplète qui reste sur la corde *f.* c'est-à-dire sur la corde *fa*. Voilà l'emploi de la petite lettre, autrement dite lettre minuscule; et au contraire la grande lettre D se met après le chiffre 1. lorsque la dernière note de la terminaison de psalmodie est un *ré*, comme dans l'antienne c'est la dernière note du chant.

« Secondement, il faut observer que la terminaison psalmodique dépend du commencement de l'antienne qui y est liée : de sorte que dans chaque mode les terminaisons sont corrélatives à ces commencements.....

« Troisièmement, il est à remarquer que les inflexions de voix qui composent la terminaison se font sur telle ou telle syllabe, plutôt ou plûtard, suivant la différence des mots qui finissent le verset : sur quoi il y a certaines règles que voici :

« Si le dernier mot a plus de deux syllabes, et que l'avant-dernière syllabe soit brève, on ne peut en ce cas faire sur cette avant-dernière syllabe aucune des inflexions de voix qui diversifient la terminaison : mais on la chante sur la même corde que la syllabe suivante, pourvû que cette syllabe suivante n'ait qu'une note, et encore une note qui ne soit pas plus élevée que la précédente, ou que ladite syllabe suivante se trouve sur une corde qui puisse supporter une syllabe brève ; au défaut de quoi on la chante sur la corde de la syllabe précédente. Cependant si la syllabe précédente avoit plusieurs notes, cette même avant-dernière syllabe seroit chantée brève sur la première des notes de la dernière syllabe.....

« C'est la même chose, lorsque le verset du pseaume finit par un monosyllabe : car alors la dernière syllabe du mot précédent est toujours censée brève, et l'avant-dernière est toujours réputée longue, comme dans *frumenti satiat te*. Mais si le verset finissoit par deux monosyllabes comme *filiis tuis in te*, on module le chant de la même manière que si le verset finissoit par un mot de deux syllabes. Si le dernier mot est composé de deux syllabes, et que le mot précédent soit plus long, et ait sa pénultième brève, on fera la terminaison comme elle est marquée à *Spiritui sancto* dans chaque terminaison (c'est-à-dire sur la corde finale).

« Dans la terminaison incomplète du 3e mode et dans toute terminaison du 7e, l'élévation qui se fait d'un degré au-dessus de la dominante en commençant cette terminaison, ne doit point se faire sur la dernière syllabe d'un mot; mais on l'avance sur la pénultième comme dans *filiorum lætantem*, ou bien *frumenti satiat te*. L'élévation ne se fait point en ces cas sur *rum*, ni sur *ti*, mais sur les syllabes précédentes.....

« Et même quelquefois, c'est-à-dire, lorsque la pénultième est brève, on avance cette élévation jusques sur l'antépénultième, comme dans ces mots, *ante luciferum genui te*, où l'élévation ne se fait point sur *rum*, ni sur *fe*; mais elle s'anticipe sur *ci*... » (LEBEUF, *Traité sur le chant ecclésiastique*, p. 183 à 187.)

TETARTUS. — Les modes ecclésiastiques étant au nombre de huit, quelques auteurs les ont rangés deux par deux, chaque authentique avec son plagal, chaque impair avec son pair, puisque l'un et l'autre ont la même finale. Ainsi, ils ont appelé *protus*, les deux premiers qui ont pour finale *ré*, ce qui veut dire du premier rang ; *deuterus*, le troisième et le quatrième qui ont pour finale *mi*, ce qui veut dire du second rang ; *tritus* les 5e et 6e qui ont pour finale *fa*, ce qui veut dire du troisième rang; et enfin *tetartus*, les deux derniers qui ont pour finale *sol*, ce qui veut dire du quatrième rang. Ces mots sont forgés du grec πρῶτος, δεύτερος, τρίτος, τέταρτος. Les Grecs modernes, selon Brossard, conservent ces dénominations.

TÉTRACORDE. — Le mot de *tétracorde* vient de τέτρα, quatre, χορδὴ, cordes, ce qui forme, selon Ptolémée, une disposition de quatre sons dont les extrêmes se trouvent distants l'un de l'autre en sexqui tierce proportion, c'est-à-dire de quarte ou de diatessaron.

Comme le système des *tétracordes* grecs a une grande affinité avec celui des hexacordes qui devint, après Guido d'Arezzo, le fondement de la solmisation par les muances, comme d'ailleurs il explique le mécanisme de la transposition des modes du plain-chant, et d'autres questions importantes, telles que celles de l'origine du triton et du demi-ton accidentel, nous devons l'exposer ici dans ce qu'il a de plus essentiel.

Bien que les Grecs connussent parfaitement l'octave, puisqu'ils avaient nommé *antiphonie* la consonnance des sons reproduits à l'octave ou à la double octave par opposition à l'*homophonie*, qui était le chant à l'unisson, il est pourtant vrai de dire que la base de leur échelle n'était pas, comme chez nous, l'octave se reproduisant sans cesse, toujours semblable à elle-même ; mais cette base était l'emploi répété du tétracorde, et l'octave elle-même subissait toujours la division tétracordale. Le système entier se composait de quatre tétracordes consécutifs, plus une corde surnuméraire, ou ajoutée, le tout faisant quinze cordes; quinze, remarquez bien, et non pas dix-sept, à cause des tétracordes conjoints.

On appelle tétracorde *conjoint* celui dont la dernière note est à l'unisson de la première du tétracorde suivant, comme :

Conjonction.

(Ier TÉTRAC.) *si ut ré mi — mi fa sol la* (IIe TÉTRAC.)

et tétracorde *disjoint*, celui dont la dernière note est immédiatement au-dessus de celle qui sert de point de départ au second tétracorde, comme :

Disjonction.

(Ier TÉTRAC.) *mi fa sol la — si ut ré mi* (IIe TÉTRAC.)

D'après ce que nous venons de dire du nombre des cordes du système, on comprend qu'il était composé de deux octaves ou *disdiapason*, espace suffisant pour les différentes voix.

Voici le tableau des *tétracordes* grecs. Il est superflu de faire observer que les noms des notes ne sont pas de ce système, puisqu'ils ont été inventés après Guido d'Arezzo.

SYSTÈME DIATONIQUE DES GRECS.

Tétracordes	Cordes			
Tétracordon hyperboléôn. Tétracorde des aiguës.	Nétè hyperboléôn, la dernière des aiguës.	aa.	la.	15.
			Ton	
	Paranétè hyperboléôn, la pénultième des aiguës	g.	sol.	14.
			Ton	
	Trite hyperboléôn, la troisième des aiguës.	f.	fa.	13.
			Demi-ton.	
(conjonction)	Nétè diézeugménôn, la dernière des séparées.	e.	mi.	12.
			Ton	
Tétracordon diézeugménôn. Tétracorde des séparées.	Paranétè diézeugménôn, la pénultième des séparées.	d.	ré.	11.
			Demi-ton	
	Trite diézeugménôn, la troisième des séparées.	c.	ut.	10.
			Ton	
	Paramèse, proche la moyenne.	b.	si.	9.
			Ton	
Tétracordon méson. Tétracorde des moyennes.	Mèse, la moyenne.	a.	la.	8.
			Ton.	
	Lycanos méson, celle des moyennes qui se touche du premier doigt.	G.	sol.	7.
			Ton	
	Parhypate méson, proche la principale des moyennes.	F.	fa.	6.
			Demi-ton	
(conjonction)	Hypate méson, la principale des moyennes.	E.	mi.	5.
			Ton	
Tétracordon hypatôn. Tétracorde des principales.	Lycanos hypatôn, celle des principales qui se touche du premier doigt.	D.	ré.	4.
			Ton	
	Parhypate hypatôn, proche de la première des principales.	C.	ut.	3.
			Demi-ton	
	Hypate hypatôn, la principale des principales.	B.	si.	2.
			Ton.	
	Proslambonaménos, l'ajoutée ou surnuméraire (801).	A.	la.	1.

(Accolade de droite, de *d.* à *a.* : Tétrac. synemménôn ou des conjointes.)

Aristide Quintilien nous dit qu'on fit choix de quatre voyelles ε, α, η, ω, et qu'en les contractant avec l'article, on avait formé les quatre voyelles *thé*, *tha*, *thé*, *thô* qui s'appliquaient aux sons du tétracorde, pour les besoins de la solmisation.

Le tableau ci-dessus nous présente d'abord une série de quatre tétracordes, conjoints deux par deux. Le plus grave, l'*hypate* ou des *principales*, conjoint avec le *meson* ou des *moyennes* par la corde de conjonction *mi ;* le tétracorde *diézeugmenon* ou des *séparées*, conjoint avec l'*hyperboléon* ou des *aiguës* par la corde de conjonction *mi*.

Au milieu de ces quatre tétracordes, c'est-à-dire entre le second et le troisième s'opérait la *séparation* ou *disjonction*. L'ordre essentiel à observer dans les tétracordes, pour l'ordre diatonique, était qu'ils devaient être divisés par un demi-ton suivi d'un *ton majeur* et d'un *ton mineur*, comme on peut le voir dans ce tableau :

MI	LA
ton mineur.	
RE	SOL
ton majeur.	
UT	FA
demi-ton.	
SI	MI

Le demi-ton était partagé en deux quarts de ton par une corde enharmonique ; le ton majeur était partagé en deux semi-tons, dont le plus bas, le majeur, était également partagé en deux quarts de ton ; le plus haut, le mineur, n'était point partagé, non plus que le *ton mineur*, leur *minorité* les rendant tous deux incapables, suivant la doctrine des anciens, de recevoir aucune corde, ni *chromatique*, ni *enharmonique*. (*Voy.* Brossard, au mot *Tetracordo.*)

Cela posé, on appelait cordes *permanentes* ou *immobiles* (*soni stantes*) les deux extrêmes de chaque tétracorde, *si mi*, *mi la*. Ces deux cordes restaient toujours les mêmes. Les cordes *mobiles* ou *variables* (*soni mobiles*) étaient celles comprises entre les extrêmes invariables. Elles étaient douées de la propriété de *mobilité* pour faciliter le passage de l'ordre diatonique dans le genre chromatique ou enharmonique.

Pourtant (et c'est ici que nous allons remarquer la singulière propriété de cette corde *si*, qui, bien que formant dans les quatre tétracordes ci-dessus une corde immobile, devait néanmoins être altérée, parce qu'il arrivait que, dans telle disposition du chant, elle se trouvait en relation de trois

(801) Nous croyons devoir donner ici un passage important de Boëce, passage dont l'existence paraît, suivant M. Fétis, avoir été ignorée de la plupart des auteurs qui se sont occupés de la musique grecque. On y voit, dit le savant auteur du *Résumé philosoph. de l'hist. de la musique*, p. CVI, « que le nom de *hypate* a été donné à la *note la plus grave de l'échelle*, comme on donnait celui d'*hypatos* aux consuls, qui étaient les premiers magistrats de la république, et à Saturne qui était la plus considérable des planètes. Toutes les autres notes sont également expliquées dans ce passage dont voici le texte : « In quibus (chordis) his quam gravissima quidem erat, vocata est hypate, quasi major atque honorabilior : unde Jovem etiam *hypaton* vocant. Consulem eodem quoque nuncupant nomine propter excellentiam dignitatis, eà quæ Saturno est attributa propter tarditatem motus, et gravitatem soni. *Parhypate* vero secunda, quasi juxta hypaten posita et collocata. *Lichanos* tertia idcirco, quoniam *Lychanos* digitus dicitur quem nos indicem vocamus. Græcus a *lingendo lichanon* appellat. Quarta dicitur mese, quoniam inter septem semper est media. Quinta est paramese, quasi juxta mediam collocata. Septima autem dicitur nete, quasi neate, *id est inferior*. Inter quam *neten*, et *paramesen* est sexta, quæ vocatur *paranete*, quasi juxta neten vocata. *Paramese* vero quoniam tertia est a nete, eadem quoque vocabulo trite, id est tertia nuncupatur. » (Boet., *Mus.*, lib. I, cap. 20, p. 1383, edit. Glareani.)

tons ou de *triton* avec le *fa*, ce qui était contraire aux lois de toute harmonie et prohibé par le sentiment de l'oreille); pourtant, disons-nous, cet ordre tétracordal n'était pas tellement rigoureux qu'il ne pût être interverti, soit par le déplacement de la conjonction, soit par la transposition d'un tétracorde. C'est ce qui avait lieu lorsque le *si*, se rencontrant tout à coup en relation de trois tons consécutifs avec le *fa* inférieur, cessait d'être le premier degré du tétracorde diézeugménon, devenait le second degré d'un nouveau tétracorde dont la base ou le point de départ était la corde *la* ou la *mèse*, avec laquelle il n'était plus distant que d'un demi-ton, puisqu'il était *bémolisé*, et donnait lieu à un nouveau tétracorde conjoint avec le second tétracorde méson ou des moyennes, et séparé du tétracorde hyperboléon ou des aiguës, nouveau tétracorde, qui, pour cela, était appelé *synemménon*, et qui était figuré ainsi : *la*, *si* b, *ut*, *ré*.

C'est ce que Jumilhac expose avec beaucoup de clarté. « Il faut, toutefois, remarquer, dit ce profond théoricien, que comme le second tetrachorde appellé *meson*, c'est-à-dire des moyennes, pour estre joint avec le troisième, qui est immédiatement au-dessus par la chorde de *mese*, il en peut pareillement estre séparé par la chorde de *paramese*, c'est-à-dire la plus proche au-dessus de la *mese*. Quand donc le troisième tetrachorde est joint avec le second, il est avec les trois chordes qui sont immédiatement au-dessus de la *mese*, appellé tetrachorde de *sinemenon*, c'est-à-dire des conjointes; bien que, d'autre part, il soit séparé d'avec le tetrachorde *hyperboleon*, c'est-à-dire des excellentes (qui est le dernier et le plus haut système) par la chorde *nete diezeugmenon*, c'est-à-dire la dernière des disjointes, qui, en ce cas-là, conserve le nom de son tetrachorde, à cause qu'elle seule de son tetrachorde demeure lors disjointe des autres trois chordes de son tetrachorde, qui demeurant unies au tetrachorde *sinemenon*, en prennent aussi le nom; et qu'en outre, elle sépare lors le quatrième et dernier tetrachorde *hyperboleon* d'avec le tetrachorde *sinemenon*, qui est lors le troisième. Mais quand le troisième tetrachorde est disjoint du second de la plus basse octave, nommé *meson*, il change le nom de *sinemenon* en celui de *diezeugmenon*, et a la chorde de *paramese* entre la *mese* et les trois chordes qui portent son mesme nom *diezeugmenon*, quoyqu'alors il soit, d'autre part, conjoint par sa plus haute chorde, qui est *nete diezeugmenon* avec le tetrachorde *hyperboleon*, de sorte que quand la conjonction se fait entre le second tetrachorde *meson* et le troisième qui est lors appellé *sinemenon*, il se fait disjonction entre le troisième et le quatrième *hyperboleon*; et au contraire, lorsque la disjonction se fait entre le second tetrachorde et le troisième, qui est alors nommé *diezeugmenon*, il se fait conjonction entre ce troisième tetrachorde et le quatrième *hyperboleon*. C'est ce qui a pu donner occasion à Bacchius et à quelques autres anciens de dire qu'il y a deux disjonctions, quoyqu'Euclide et les autres n'en content qu'une, laquelle, toutefois, se peut rencontrer aux deux endroits qui viennent d'estre marquez. »

Remarquons bien ce qui suit pour le rapport des *tétracordes* avec les *hexacordes*. « Les deux tétrachordes du milieu de ce système peuvent donc estre conjoints ou disjoints, selon que la mélodie ou l'harmonie le demandent, soit pour éviter le triton ou la mauvaise suite des voix, soit pour empêcher la dissonance des parties, soit afin de pouvoir commodement transposer les modes du chant, sans outrepasser les extrêmes du système. Quant aux autres tetrachordes, ils sont régulièrement conjoints; de sorte que lorsqu'on y fait quelques autres conjonctions ou disjonctions qui ne sont pas dans la suite régulière de leurs chordes, c'est par une espèce de licence, et par des chordes feintes ou ajoutées, que maintenant l'on appelle notes feintes. » (*Science et pratique du plain-chant*, part. II, ch. 10, pp. 75 et 76.)

On voit, par ce qui précède, 1° que pour éviter la relation de triton, soit dans les tétracordes, soit dans les hexacordes, le tétracorde *sinemenon* a été ajouté au système des premiers, *adjunctum tetrachordum sinemenon*, comme dit Gafori, et cela *ad demulcendam tritoni duritiem* (liv. V, *theor.*, cap. 1 et 3), et que l'hexacorde de bémol a été introduit dans les seconds pour adoucir cette même dureté du triton : *Exachordum b molle dictum*, QUOD ET CONJUNCTUM DICI POTEST, *superductum est ut et tritoni asperitas fiat in modulatione suavior*, dit le même Gafori (*Music. pract.*, lib. I, cap. 2); 2° que, conséquemment, le tétracorde hypaton ou des principales, savoir, *si ut ré mi*, peut être considéré dans un sens très-réel comme le tétracorde de bécarre, par comparaison à l'hexacorde *sol la si ut ré mi;* que le tétracorde méson ou des moyennes, savoir, *mi fa sol la*, peut être considéré comme le tétracorde de nature, par comparaison à l'hexacorde *ut ré mi fa sol la;* et qu'enfin le tétracorde *synemménon* ou des conjointes, savoir, *la si b ut ré*, peut-être considéré comme le tétracorde de bémol, et assimilé à l'hexacorde *fa sol la si b ut ré;* effectivement, ces trois tétracordes ne sont pour ainsi dire que des hexacordes abrégés ou réduits d'un tiers; 3° que les phénomènes de conjonction que présentent ces trois tétracordes sont analogues à ceux que l'on remarque dans les divers hexacordes qui, *s'emboîtant* perpétuellement les uns dans les autres, suivant l'expression de Villoteau, et se superposant les uns aux autres à divers degrés intermédiaires, forment une série non interrompue d'hexacordes conjoints; 4° enfin, que le système des muances s'appliquait également aux tétracordes comme aux hexacordes, puisque dans les premiers les syllabes *thé*, *tha*, *thé*, *thô*, désignaient les quatre degrés de chaque tétracorde indifféremment.

TÉTRAPHONIE. — On appelait ainsi l'*organum* à quatre voix par redoublement d'une ou deux parties à l'octave basse ou haute. C'est ainsi que Guido l'avait pratiqué.

TÉTRATONON. — « C'est le nom grec d'un intervalle de quatre *tons*, qu'on appelle aujourd'hui *quinte superflue.* »
(J.-J. ROUSSEAU.)

TEXTE. — « C'est le poëme, ou ce sont les paroles qu'on met en musique. »
(J.-J. ROUSSEAU.)

THE. — « L'une des quatre syllabes dont les Grecs se servaient pour solfier. »
(J.-J. ROUSSEAU.)

THECA. — C'était une sorte de cassette où l'on déposait l'Antiphonaire authentique, de manière à ce qu'il fût toujours présent aux yeux et qu'il pût être consulté à chaque instant. On l'appelait aussi *cantarium.* «*Erat Romæ ministerium quoddam et theca ad Antiphonarii authentici publicam omnibus adventantibus inspectionem repositorii, quod a cantu nominabant Cantarium.* » (EKKEARDUS Junior, *ap.* GOLDAST, *Rerum alamannicarum script.*, t. I, p. 60.)

THÈME. — C'est la phrase qui sert de sujet et de motif à une composition et que l'organiste développe. On dit encore : Les airs des chansons vulgaires et profanes ont servi de *thème* à une foule de messes des compositeurs des XVe et XVIe siècles.

THEORBE. — « C'est un ancien jeu d'anche de quatre pieds et peut-être aussi de huit pieds, qui était placé au clavier à la main, et qui, d'après les auteurs, aurait dû imiter le son de l'ancien instrument appelé théorbe ou basslaute, qui avait quatorze ou quinze cordes. » (*Manuel du facteur d'orgues;* Paris, Roret, 1849, t. III, p. 595.)

THESIS. — « Abaissement ou position. C'est ainsi qu'on appelait autrefois le temps fort ou frappé de la mesure. »
(J.-J. ROUSSEAU.)

THO. — « L'une des quatre syllabes dont les Grecs se servaient pour solfier. »
(J.-J. ROUSSEAU.)

THUBAL. — « Nom que les Allemands donnaient à un jeu d'orgue que l'on présume être la même chose que le *jubal.* » (*Manuel du facteur d'orgues*; Paris, Roret, 1849, t. III, p. 595.)

TIERCE. — Intervalle composé de deux degrés ou de trois tons diatoniques.

On distingue la tierce majeure, autrement appelée *diton*, (deux tons) comme *ut mi, fa la;* et la tierce mineure, ou hemiditon, et dont le nom grec devrait être proprement *triémitonion.* La tierce mineure se divise en *tierce mineure droite* et *tierce mineure inverse.* La première, ainsi appelée, parce que le demi-ton ne se trouve qu'après le ton en montant tout droit à la troisième note, comme dans *ré mi fa ;* la seconde, parce que le demi-ton est au bas de la tierce en la renversant, comme dans *sol fa mi.*

Mais ces définitions et distinctions sont récentes; elles sont le fait de symphonistes dominés par les habitudes de la tonalité moderne, et qui ne se sont pas aperçus qu'à leur insu la musique, à l'aide de ces théories, empiétait dans le système des modes ecclésiastiques. On ne saurait trop répéter qu'il n'y a ni *ton majeur* ni *ton mineur* dans le plain-chant.

La tierce majeure et mineure est une consonnance imparfaite.

TIERCE. — Jeu d'orgue et de mutation, qui, comme son nom l'indique, sonne la tierce au-dessus du prestant.

TIERCE DE PICARDIE OU PICARDE. — M. Fétis nous paraissant avoir trouvé la véritable origine de ce qu'on nomme la *tierce de Picardie*, nous lui emprunterons ses paroles. Après avoir exposé que les perfectionnements de l'harmonie vers la fin du XIVe siècle, dus principalement à Guillaume Dufay et à Binchois, avaient eu pour résultat de substituer, dans les terminaisons finales ou cadences des premier, deuxième, septième et huitième modes, la note sensible, c'est-à-dire l'*ut* et le *fa* dièses à l'*ut* et au *fa naturels*, de telle sorte que la terminaison des deux premiers modes ne fût plus *ut-ré*, mais *ut ♯ ré*, et celle des septième et huitième modes ne fût plus *fa-sol*, mais *fa ♯ sol*, M. Fétis poursuit ainsi :

« Mais, le dièse ainsi placé, formant un accord parfait majeur dont le son fondamental est la cinquième note au-dessus de la finale des premier et deuxième tons, il en résulte une fausse relation harmonique de quarte diminuée ou de quinte augmentée entre *ut ♯*, par exemple, et *fa ♮*, comme on peut le voir ici :

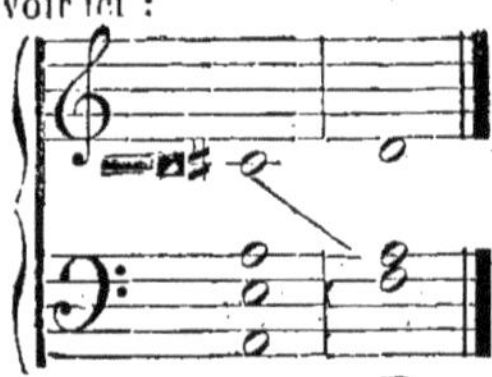

« Or, cette fausse relation ne paraissant pas moins vicieuse aux anciens compositeurs de musique d'église sur le plain-chant et aux organistes du même temps que la fausse relation de triton, on n'imagina pas de meilleur moyen de l'éviter qu'en faisant majeure la tierce de l'accord parfait de la finale, parce que la note qui fait cette tierce majeure est en relation de quarte ou de quinte juste avec l'avant-dernière note diézée, ainsi qu'on le voit dans cet exemple :

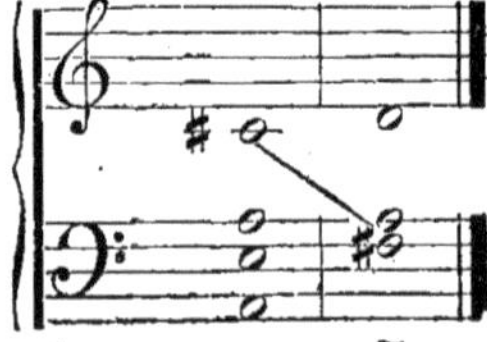

« Telle est l'origine de la tierce majeure, appelée autrefois en France, *tierce de Picardie*, par laquelle se terminent toutes les compositions de musique d'église et toutes les pièces d'orgue du premier et du deuxième ton, depuis le XIVᵉ siècle jusque vers le milieu du XVIIᵉ. Nous ne nous rappelons pas avoir vu cette origine indiquée par aucun auteur. quoiqu'elle soit incontestable. (*Du demi-ton dans le plain-chant*, deuxième article. » (*Revue de la mus. relig.*, mars 1845, p. 108.)

Quant à l'épithète de *picarde* donnée à cette tierce finale majeure, il est à croire qu'elle tire son origine du pays des premiers compositeurs qui l'ont employée. (Voir *Dufay* et *Binchois* dans la *Biograph. univ. des music.*)

Maintenant, tout en constatant la grande probabilité de cette origine, ne pouvons-nous nous demander si l'harmonie, ainsi appliquée au plain-chant, n'en a pas par cela même altéré la nature? N'est-il pas vrai que ces terminaisons majestueuses qui s'opèrent par la chute de l'intervalle d'un ton sur la note finale, sont absolument détruites par la substitution de la note sensible? Cela est de la dernière évidence. N'est-il pas également vrai que cette substitution anéantit le sentiment de la tonalité des modes ecclésiastiques et le remplace par le sentiment de nos modes majeur et mineur? En d'autres termes, l'harmonie, bien que maintenue dans l'ordre des accords consonnants, n'est-elle pas incompatible avec le plain-chant? Celui-ci étant essentiellement mélodique, sa mélodie n'est-elle pas forcément dénaturée en se soumettant aux exigences de l'harmonie? Telle est la question qui, à nos yeux, ne fait pas l'ombre d'un doute, mais que nous soumettons à l'appréciation des savants, en les priant de s'abstraire autant qu'il leur est possible de toute idée systématique d'association entre le chant d'église et l'harmonie, et de ne pas se laisser dominer par les préjugés de l'oreille.

TIERÇOYER. — Vieux mot qui signifiait faire la tierce dans le déchant, comme *quintoyer* signifiait faire la quinte. Voir dans l'article que nous avons emprunté à Bottée de Toulmon sur les *Puys de palinods*, la citation de l'art de *dictier et fère chançons*, pp. 1288 et 1289.

TIMBALE ou **Cymbale**, ou **Timbre** — Petite cloche sonnée à l'élévation de l'hostie et du calice (*Voy. liturg.*, p. 117). Elle servait aussi à appeler les religieux au réfectoire. Dans ce dernier cas le timbre était plus particulièrement appelé *tympanum*. (*Ibid.*, 396). — *Tymbres* au pluriel, signifie les cloches d'une église : *campanistria*.

TINTEMENT (*Tabustellus*). — Manière de sonner la cloche en frappant de petits coups réguliers sur un de ses côtés. On lit dans les *Statuts mss. de l'église de Lyon : Clerici de terra ad matutinas sive ad omnes alias horas dici conveniant simul in unum locum cisdem præparatum, scilicet in capella B. Photini dum* tabustellus *sonat, vel retornus cujuscunque horæ, vel classus in festivis diebus* (*Voy.* Du Cange, *Tabustellus*). De ce mot *tabustellus* est venu probablement *tabuster* : *Celui qui ainsi tabustoit ladite cloche*, etc., lit-on dans Du Cange : *tabussare*.

TIRASSE. — « On nomme ainsi un clavier de pédale qui tire ou fait baisser seulement les basses des touches du clavier à la main. On fait ordinairement une tirasse dans un petit orgue où il n'y a point de pédales séparées. » (*Manuel du facteur d'orgues ;* Paris, Roret, 1849, t. III, p. 596.)

TIRA-TUTTO. — « Registre qui ouvre tous les jeux de l'orgue à la fois et qui épargne à l'organiste la peine de les ouvrir successivement. » (Fétis.)

TOCCATE. — « Pièce composée pour le clavecin ou le piano. Ce mot vient de *toccare* (toucher). La toccate diffère de la sonate en ce qu'elle n'est souvent composée que d'un seul morceau. » (Fétis.)

TON. — On appelle *ton* l'intervalle d'une note à une note entre lesquelles on peut faire deux demi-tons, comme de *ut* à *ré*, de *ré* à *mi*, mais les anciens distinguaient le *ton majeur* du *ton mineur*. Les tétracordes grecs étaient composés d'un demi-ton suivi d'un ton majeur et d'un ton mineur. Ainsi dans le tétracorde *si ut ré mi*, ils comptaient un demi-ton de *si* à *ut*, un ton majeur de *ut* à *ré*, et un *ton mineur*. de *ré* à *mi*. Le *ton majeur* était celui qui pouvait être partagé en deux semi-tons, l'un majeur et l'autre mineur; le *ton mineur* ne pouvait être partagé, parce que, selon la doctrine des anciens, la *minorité* s'opposait à ce qu'il pût, ainsi que le demi-ton mineur, recevoir une corde en harmonique.

De là la nécessité de *tempérament* pour les instruments à touches fixes.

TON d'orgue, — Tons de l'orgue. — Grâce aux perfectionnements, sinon aux progrès de la facture d'orgues, ce que l'on appelait anciennement le *ton d'orgue* a disparu, les facteurs modernes ayant assimilé le diapason de cet instrument à celui de l'orchestre.

Lorsque l'orgue était accordé d'après les proportions canoniques des longueurs de 32, ou 16, ou 8 pieds pour l'*ut* grave, cet accord constituait le *ton d'orgue*, et le distinguait du ton de l'orchestre, plus haut d'un demi-ton environ en 1796, et aujourd'hui, élevé de plus d'un ton.

Ce système en avait remplacé un plus ancien, selon lequel, en Italie, en Espagne et en Portugal, l'orgue était accordé une tierce mineure au-dessous du ton du diapason moyen.

Jumilhac (*La science et pr. du plain-chant*, part. IV, chap. 9,) reproduit une table qui avait été dressée de son temps pour rapporter les huit tons du plain-chant au *ton de l'orgue*, suivant les différentes espèces de voix. Voici cette table :

LES HUIT TONS ORDINAIRES DE L'ORGUE POUR LES VOIX BASSES.

le 1ᵉʳ en D *la ré sol* (*ré mineur*).
le 2ᵉ et le 3ᵉ en G *ré sol ut* par ♭ (*sol mineur*).
le 4ᵉ en E *mi la* (*mi mineur*).

LES TONS ORDINAIRES POUR VOIX HAUTES.

le 1ᵉʳ en G *ré sol ut* par ♭ (*sol mineur*).
le 2ᵉ et 3ᵉ en A *mi la ré* (*la mineur*).
le 4ᵉ ou C *sol ut fa* par ♭ à la dominante (*ut mineur* finissant sur *sol*.)

le 5e en C *sol ut fa* (*ut majeur*).
le 6e en F *ut fa* (*fa majeur*).
le 7e en D *la ré sol* diésé (*ré majeur*).
le 8e en F *ut fa* (*fa majeur*).

TONS EXTRAORDINAIRES POUR LES VOIX BASSES.

du 1er en C *sol ut fa* (*ut mineur*).
du 1er ou du 2e en E *mi la* (*mi mineur*).
du 3e en A *mi la ré* (*la mineur*)
du 5e en D *la ré sol* (*ré majeur*).
du 6e en G *ré sol ut* (*sol majeur*).
du 8e en G *ut sol ut* (*sol majeur*).

Mais en général les tons de l'orgue appliqués au plain-chant, dont l'usage a prévalu, sont les suivants :

Premier ton. . . . . *ré mineur.*
Deuxième ton. . . . *sol mineur.*
Troisième ton. . . . *la mineur.*
Quatrième ton. . . . *la mineur* finissant sur la dominante ou [illegible] de quart.
Cinquième ton. . . . *ut majeur.*
Sixième ton. . . . . *fa majeur*
Septième ton. . . . . *ré majeur.*
Huitième ton. . . . *sol majeur*, et faisant sentir le ton d'*ut.*

Nous allons voir maintenant que cette réduction des tons du plain-chant au *ton de l'orgue* ne pouvait manquer d'altérer à la longue le caractère du chant ecclésiastique. Le fait était trop évident pour qu'il pût échapper à M. Fétis. Il le constate en plusieurs endroits.

Dans sa discussion sur l'emploi du *demi-ton* dans le plain-chant et dans la *Méthode élémentaire du plain-chant*, nos 79, 80, 81, 82, 83, le savant auteur montre d'une manière fort remarquable que, depuis la création de l'harmonie moderne, les développements de la science, les progrès de l'instrumentation, les perfectionnements mécaniques apportés à la facture d'orgue, tout a conspiré pour favoriser cet envahissement de la tonalité moderne dans le chant d'église.

« 79. Dans les anciens temps, dit l'écrivain, l'organiste, se conformant à la tonalité du plain-chant, accompagnait ce chant par une harmonie non modulante, semblable à celle dont faisaient usage les compositeurs de messes et de motets, en l'ornant seulement de fioritures. Les oreilles, accoutumées d'ailleurs à cette tonalité, et à l'harmonie qui en était la conséquence, ne trouvaient ni trop monotone une musique qui ne modulait pas, ni trop dure certaines cadences, dont nos habitudes de la tonalité moderne rendent aujourd'hui la préparation nécessaire.

« 80. Les conséquences de cette différence dans l'accompagnement du plain-chant par l'organiste étaient que certains tons n'étant jamais employés autrefois, les facteurs d'orgues ne faisaient point usage du tempérament dans l'accord de leurs instruments, rejetant toutes les imperfections de l'accord sur les notes des tons dont on ne se servait pas, et accordant d'une justesse absolue celles qui appartenaient aux tons du plain-chant. De là vient que les tons où il y avait beaucoup de bémols ou de dièzes n'étaient pas capables sur les anciennes orgues, et que la modulation y était en quelque sorte interdite.

le 5e en F *ut fa* (*fa majeur*).
le 6e en G *ré sol ut par* ♮ (*sol majeur*).
le 7e en F *ut fa* (*fa majeur*).
le 8e en G *ré sol ut* (*sol majeur*).

TONS EXTRAORDINAIRES POUR LES VOIX HAUTES.

du 1er en D *la ré sol* (*ré mineur*).
du 1er en E *mi la* (*mi mineur*).
du 2e en G *ré sol ut* (*la mineur*).
du 4e en E *mi la* (*mi mineur*).
du 5e en C *sol ut fa* (*ut majeur*).
du 5e en D *la ré sol* (*ré majeur*).
du 6e en A *mi la ré* (*la majeur*).

« Insensiblement on a essayé d'appliquer la tonalité moderne à l'accompagnement du plain-chant sur l'orgue, et cet usage s'est étendu de jour en jour; par suite de cet usage, l'accord tempéré de l'orgue a été adopté; en sorte que les règles prescrites autrefois pour l'accompagnement du chant par l'organiste ne peuvent plus être conservées, et que de nouvelles indications doivent être données pour opérer dans l'accompagnement et dans la modulation la fusion des deux tonalités, sans altérer toutefois la qualité du chant par de trop fréquentes transitions accidentelles.

« 81. Et d'abord, il est nécessaire de dire que les usages particuliers des églises et les genres de voix qu'on y trouve servent de règle pour la transposition des tons du plain-chant dans les tons de l'orgue. Ainsi, pour la commodité du chœur, on transpose souvent un ton plus haut, ou un ton plus bas, le ton réel du chant... Par exemple, à Paris, on transpose en général les pièces du premier ton en *ut* mineur, ou même en *si* mineur, au lieu de *ré* mineur, qui devrait être le ton de l'orgue. De même le cinquième ton transposé, qui devrait répondre à *ut* majeur, se transpose en *si* bémol. Les usages à cet égard varient à l'infini.....

« 82. Sauf les considérations particulières des localités, cette analogie s'établit de la manière suivante :

1er ton du plain-chant, ton de de l'orgue, *ré mineur.*
2e . . . . *id. ré mineur* ou *sol mineur.*
3e . . . . *id. la mineur* avec finale sur *mi* et le *sol* sans dièse.
4e . . . . *id. mi mineur* appuyant sur *fa.*
5e . . . . *id. fa majeur* ou *ut majeur.*
6e . . . . *id. fa majeur.*
7e . . . . *id. sol majeur* appuyant sur *ré.*
8e . . . . *id. sol majeur* avec finale en *sol.*

« 83. A l'égard de la modulation, l'application de l'harmonie moderne au plain-chant oblige à préparer des cadences correspondantes à notre tonalité actuelle pour tous les repos marqués par des traits verticaux sur la portée, ou des modulations incidentes par les intervalles qui ne répondent pas à la tonalité actuelle. L'exemple suivant indiquera comment se succèdent les modulations :

RÉPONS DES MATINES DE LA FÊTE-DIEU. (1er ton.)

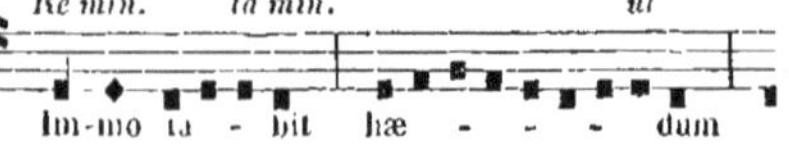

cadence préparée :

en *fa* ré *min.*

mul-ti-tu - do fi - li-o-rum. etc. »

Et sur cette dernière cadence, M. Fétis renvoie à une note ainsi conçue : « L'introduction de la tonalité moderne dans l'harmonie qui accompagne le plain-chant, a fait passer dans celui-ci la note sensible pour les cadences immédiates. Dans les premier, second, troisième et quatrième tons, on emploie donc cette note sensible aux cadences finales, lorsque le signe de cette note sensible ne donne point lieu à de fausses relations de triton, ou de quarte diminuée, avec ce qui précède ou ce qui suit. »

Nous le demandons maintenant, cette harmonie ne fait-elle pas disparaître le plain-chant? Mais ce résultat est forcé, dit-on. Sans doute, et c'est ce qui prouve que l'harmonie est incompatible avec le plain-chant qui, de sa nature est essentiellement mélodique, et c'est ce que nous démontrons ailleurs. Il n'est plus question des premier ton, second ton, mais des tons de *ré mineur*, *fa majeur*, *la mineur*, etc., etc. Dira-t-on encore que la tonalité du plain-chant est dans nos oreilles? autant vaudrait dire que nous parlons indifféremment la langue des XIVe et XVe siècles et la nôtre, et que nous faisons une *fusion* de l'une et de l'autre; langue bâtarde qui ne serait que la corruption des deux.

TON DU QUART. — « C'est ainsi que les organistes et musiciens d'église ont appelé le plagal du mode mineur qui s'arrête et finit sur la dominante au lieu de tomber sur la tonique. Ce nom de *ton du quart*, lui vient de ce que telle est spécialement la modulation du quatrième *ton* dans le plain-chant. » (J.-J. ROUSSEAU.)

TON RELATIF. — Par opposition au *ton simple*, on appelle ton relatif celui qui exprime « le rapport, la comparaison, ou une certaine distance (par la voix seule sensible) qu'il y a d'un ton à un autre ton prochain : de sorte qu'il ne faut qu'un son pour faire un ton simple, mais il faut deux tons simples pour faire un ton relatif. Cela supposé, vous observerez que de l'*ut* au *ré*, il y a un ton relatif; de même du *ré* au *mi*, du *fa* au *sol*, du *sol* au *la*, et du *la* au *si* : mais du *mi* au *fa*, et du *si* à l'*ut*, il n'y a qu'un demi-ton relatif, tant en montant qu'en descendant :.. mais en montant du *mi* au *fa*, ou du *si* à l'*ut*, il faut un peu feindre, parce qu'il n'y a qu'une petite distance, laquelle est de même en descendant de l'*ut* au *si* et du *fa* au *mi*. » (*Méthode pour apprendre le chant d'église*; Ballard, 1719.)

Le ton *relatif* est ce que Poisson appelle le ton *disparat*.

TON SIMPLE. — On nomme *ton simple*, par opposition au *ton relatif*, « celui que l'on appelle tout court *ton*; et c'est un seul son que la voix pousse, comme quand on dit, prendre le ton, ou *prenez mon ton*, c'est-à-dire chantez et commencez le même son que moi, ou à l'unisson; aussi les compositeurs n'appellent ce ton que simplement *son*. » (*Méthode pour apprendre le chant d'église*; Ballard, 1719.)

Le *ton simple* est ce que Poisson appelle le *ton uniforme*.

TONS ECCLÉSIASTIQUES. — On a donné le nom de *tons ecclésiastiques* ou *tons de l'église* aux modes du plain-chant pour les rapprocher et à la fois pour les distinguer de nos tons modernes. Les tons de l'église sont donc les modes grégoriens appliqués à la pratique du chant et à l'usage de l'orgue.

On peut s'en rapporter à la formule que nous avons donnée aux articles CHANT GRÉGORIEN, MODES et TON D'ORGUE.

TONALITÉ. — I. Que faut-il entendre par *tonalité* (802)?

Suivons ce mot à travers les âges, en faisant connaître, autant que possible, ses diverses significations. Puis, nous rechercherons quels sont les mots sous lesquels, suivant l'état des connaissances musicales aux différentes époques, on a exprimé une notion analogue à celle que le mot de *tonalité* comprend aujourd'hui.

Dès le XIIIe siècle, le mot *tonaliter* se trouve employé trois fois adverbialement dans des chartes citées par Du Cange : *Missa* TONALITER *decantetur*. (In Charta ann. 1283, *apud* GADEN, *Cod. diplom.*, tom. II, p. 339.) — *Missa pro defunctis in choro tonaliter celebretur.* (Confederatio ann. 1300, in *Chronico Mellicensi*, p. 187. col. 1.) — *Si tonaliter finis versuum deponitur, oportet ut sæpius accentus infringatur.* (*Instituta Patrum*, apud THOMASIUM in *Appendice ad Antiphon. Roman.*, pag. 444.)

Mais par cette expression *tonaliter*, il y a apparence qu'on n'entendait autre chose que chanter avec note, avec modulation, *cum modulatione et notis*, ou avec *haute note*, comme on disait autrefois, c'est-à-dire en suivant une certaine série d'intonations, par opposition à ce que l'on entendait par chanter à voix basse, psalmodier sur un seul ton, *submissa voce*.

On comprendra bientôt pourquoi le mot de basse latinité *tonaliter* ne pouvait avoir une autre signification à une époque où le système du plain-chant existant sans rival, la notion actuelle, et la plus générale, de *tonalité* ne pouvait naître de la comparaison de deux ou plusieurs systèmes musicaux entre eux.

Il faut arriver jusqu'au temps où la musique moderne a déjà fait invasion dans le monde et a soumis l'oreille et l'organisation des peuples à des conditions tonales autres que celles qui étaient propres au plain-chant, pour trouver un premier indice du sentiment juste de la *tonalité*.

II. Ce premier indice se rencontre dans un petit article du *Mercure de France* du

(802) Nous serons obligé, dans le cours du présent travail, de rappeler de temps en temps des notions déjà exposées dans notre article PHILOSOPHIE DE LA MUSIQUE.

mois de février **1728** (pp. 235-237), *sur la coutume d'employer les sept lettres de l'alphabet pour désigner les sons.* L'auteur y parle de *la science du tonal ecclésiastique*, que dans sa pensée il oppose évidemment à ce qu'on pourrait appeler *la science du tonal mondain* (803).

Le mot *tonal*, pris ici substantivement et accompagné de l'épithète *ecclésiastique*, dénote bien clairement un système de musique particulier, une *tonalité* en rapport avec le sens liturgique des choses et des usages du culte, qui n'a, sinon rien de commun, du moins ni but, ni destination analogues avec le système de musique moderne.

De plus, ce substantif *tonal*, qui est déjà au fond le mot de *tonalité*, implique l'idée d'un certain ordre, et d'un certain arrangement de sons dont l'oreille est affectée.

III. De substantif, le mot *tonal* est devenu adjectif, et, restreignant sa signification, il a été appliqué à la prédominance d'un accord dans l'harmonie. C'est ainsi que l'on dit en parlant d'une modulation : *le sentiment tonal*, ou *la force tonale qui résulte de tel accord exige que l'on passe dans tel ton.*

De là il est aisé de comprendre que le mot de *tonalité* a été pris successivement dans plusieurs acceptions. Et il est non moins aisé de comprendre que ces diverses acceptions sont en rapport avec quelques-unes de celles du mot *ton.*

Effectivement, outre que le mot *ton* signifie l'intervalle d'un ton à un autre dans l'ordre diatonique, comme de *ut* à *ré*, de *ré* à *mi*, de *sol* à *la*; outre qu'il signifie le degré d'élévation que prennent les voix suivant qu'elles chantent au *ton* de l'orgue ou au *ton* de l'orchestre; etc., significations dont nous n'avons pas à nous occuper ici, le mot *ton* se prend aussi pour une règle de modulation relative à une note principale appelée *tonique;* et encore pour le mode général *majeur* ou *mineur* dans lequel est écrit un morceau de musique. Dans les deux cas, il faut admettre la prédominance d'un accord ou d'un ton sur d'autres accords ou sur d'autres tons.

Donc, entendu dans son sens le plus restreint, le mot *tonalité* exprime la prépondérance de tel accord ou de tel ton qui détermine telle modulation, telle résolution dans l'accord suivant. Dans ce sens, le mot *tonalité* ne se rapporte qu'à la sensation momentanée que fait naître tel accord envisagé dans sa relation immédiate avec le membre de phrase ou la période qui suit.

IV. Pris dans un sens plus étendu, le mot *tonalité* s'applique à la prédominance d'un ton pendant la durée d'un morceau de musique. C'est ainsi que l'on dit le *ton* d'*ut*, de *fa mineur*, de *la*, de *mi bémol*, etc. Tout morceau de musique, depuis la romance jusqu'à la symphonie, est généralement soumis à cette loi de prépondérance d'un ton fondamental en vertu de laquelle l'œuvre, quelle qu'elle soit, doit commencer et finir dans ce même ton. Le compositeur dispose son sujet dans un ton donné, et le sujet se nuance selon le caractère du ton, car chaque ton a sa physionomie particulière, non-seulement en rapport avec son degré d'élévation dans l'échelle générale, mais encore en rapport avec les divers timbres des voix et des instruments qui varient pour chaque ton. Une fois la *tonalité* du morceau bien établie, le compositeur développe son discours musical en passant successivement dans d'autres tons, c'est-à-dire en modulant. Mais le sentiment de la *tonalité* principale reste, et, quelle que soit la longueur du morceau, des divertissements et des épisodes qu'il comporte, l'oreille n'est satisfaite que lorsqu'elle sent reparaître le ton ou plutôt la *tonalité* primitive à laquelle le compositeur doit revenir souvent comme à son point de départ, et sur laquelle il doit surtout insister en finissant.

V. Nous allons progressivement d'une notion à une autre, de la plus restreinte à la plus large. Nous voici arrivés à cette dernière, et, par le mot *tonalité* nous n'entendons plus la prédominance d'un accord sur un autre accord, ni d'un ton sur les autres tons, mais la prédominance de tel ou tel système de musique sur tout autre système dans l'oreille et l'organisation humaines.

Il y a divers systèmes de musique, c'est-à-dire diverses manières de concevoir l'échelle des sons; et cette diversité des échelles de sons implique aussi pour notre oreille et notre organisation diverses manières d'en être affectées.

Revenons à cette vaste échelle générale des sons dont il a été déjà parlé, laquelle comprend tous les sons naturels perceptibles à notre ouïe, depuis le plus grave jusqu'au plus aigu, et qui est, avons-nous dit, comme l'alphabet universel de la langue des sons à notre usage, de la musique vocale et instrumentale.

Supposons, dans cet immense clavier, une corde attachée d'un côté à un chevalet fixe, de l'autre à une clef mobile. Mettons cette corde en vibration, et par le moyen d'une tension à la fois insensible et progressive de la corde, faisons pour ainsi dire glisser le son sur cette multitude de petits intervalles compris entre le premier son donné, le son primitif, et la reproduction du même son à l'aigu que nous ne nommerons pas *octave*

(803) Voici le passage : « Mais ce que ne savent pas ceux qui ne sont versés que superficiellement dans la science du tonal ecclésiastique, ou qui croient que tout y est *ad libitum*, c'est que l'on n'arrête jamais un chiffre à une lettre dans un bréviaire en qualité de caractères distinctifs de la psalmodie, que le chant de l'antienne ne soit fait auparavant, parce que c'est l'antienne qui régit la psalmodie. » Il est évident que l'auteur fait ici allusion aux musiciens qui, préoccupés des deux uniques modes de la musique moderne, ne tiennent aucun compte des modes du plain-chant, lesquels modes constituent précisément, dans les deux systèmes, les différences des deux tonalités.

ici, parce que ce mot n'aurait aucun sens, puisque nous considérons la série des sons abstraction faite de toute idée de division préconçue. Or, entre ce son primitif et le son qui est sa reproduction à l'aigu, qui *équi-consonne*, ou, pour mieux dire, qui *équi-sonne* avec le premier, il n'est aucun point intermédiaire qui ne puisse être considéré comme la place d'un intervalle; car, à l'exception des aliquotes qui sont le produit du phénomène simple de la résonnance, lesquels se rencontrent dans presque tous les systèmes musicaux, il n'est aucun des autres intervalles qui soit essentiel en soi. On peut donc concevoir des systèmes de sons composés d'intervalles indéfinis et placés à des degrés indéterminés. Jetons un coup d'œil sur la division des échelles particulières de quelques systèmes que l'analyse scientifique a fait connaître.

VI. Faisons observer, en premier lieu, que, chez les Grecs, ce que nous appelons l'intervalle d'un ton était divisé en quatre parties, puisque, dans leur échelle enharmonique, chaque degré était à la distance d'un quart de ton.

L'échelle musicale des Hindous est divisée en vingt-deux parties, correspondant à peu près à des quarts de ton de notre gamme. Ces vingt-deux parties sont ainsi disposées :

sa, *ri*. *ga*, *m.c*, *pa*, *dha*, *ni*. *sa* (804).

4 5 2 4 4 5 2

La gamme des Chinois est divisée, comme celle de notre musique moderne, en sept sons, tons et demi-tons; mais elle diffère essentiellement de la nôtre en ce que le premier tétracorde, au lieu d'être composé de deux tons et d'un demi-ton, comme dans notre mode majeur, se compose de trois tons consécutifs, et se rapporte à une gamme de *fa* dont le *si* serait bécarre, ou à une gamme d'*ut* dont le *fa* serait dièse. C'est là une circonstance vraiment extraordinaire qui rend cette gamme presque aussi éloignée des habitudes de notre oreille que si elle était composée d'intervalles plus petits. De plus, l'échelle des Chinois se divise en douze demi-tons *égaux*, ce qui exclut toute analogie entre ce système et le nôtre, dont les demi-tons sont classés en majeurs et mineurs (805).

Pour avoir une idée du système de la musique arabe, il faut laisser parler Villoteau : « Il paraît, dit-il, que le système de musique des Arabes n'a pas conservé une forme constante, et que les auteurs n'ont pas toujours été d'accord sur la manière de la composer; les uns divisent l'octave par tons, demi-tons et quarts de ton, et comptent par conséquent vingt-quatre tons différents dans l'échelle musicale; d'autres la divisent par tons et tiers de ton, et font l'échelle musicale de dix-huit sons; d'autres y admettent des demi-quarts de ton, ce qui produit quarante-huit sons; quelques-uns enfin prétendent que le diagramme général des sons comprend quarante sons; mais, la division la plus généralement reçue étant celle des tiers de ton, il s'ensuivrait que ces quarante sons comprendraient deux octaves et un tiers pour toute l'étendue de ce système; ce qui est, en effet, d'accord avec le diagramme général des sons que nous avons trouvés notés en arabe (806). »

Nous pourrions pousser beaucoup plus loin cette énumération des divers systèmes musicaux; nous nous bornerons à ajouter que l'échelle musicale des Ethiopiens « se compose de diverses espèces d'intervalles, les uns plus grands, les autres plus petits, et qu'elle comprend vingt et quelques de ces intervalles (807). »

Et remarquons que nous n'avons parlé ici ni des espèces d'octaves, ni des modes innombrables de ces divers systèmes.

VII. Il est donc évident qu'à l'exception de certains intervalles tels que ceux que nous nommons l'octave, la quinte, la quarte, lesquels se rencontrent dans la plupart des systèmes de musique et qui sont les intervalles fondamentaux de toute gamme, tous les autres intervalles qui entrent dans la composition des divers systèmes n'ont rien d'absolu ni d'essentiel en soi, c'est-à-dire ne sont nécessités par aucune loi qui contraigne l'oreille à les choisir de préférence à tous autres. Or, d'où vient cette différence entre les systèmes ? Des diversités d'organisation, de sensibilité, d'éducation, d'habitudes chez les individus et chez les peuples. Voilà ce que répondent tous les auteurs qui se sont occupés de la question des divers systèmes de musique; mais cette explication est insuffisante et vague. Il en est une beaucoup plus vraie, plus profonde, plus logique, plus en rapport avec la philosophie de l'art, avec la connaissance de son origine, de sa nature, de son but, qu'on ne doit point séparer de la philosophie de l'homme. La musique est un langage comme la parole. Ce langage, comme la parole, est commun à tous les hommes. Mais si les hommes ont un langage, ils ne parlent pas la même langue. Les peuples ont une langue, un idiome, un dialecte, plus ou moins dérivé d'une langue de première formation, et en harmonie avec leur civilisation, les conditions du climat, leurs mœurs agricoles, pastorales, commerçantes, conquérantes, etc. Les divers systèmes de musique sont comme les idiomes et les dialectes du langage musical ; et les diverses gammes et échelles de ces systèmes de musique, avec la division d'intervalles qui leur est propre, avec les fonctions, les propriétés, les affinités et répulsions de ces mêmes intervalles entre eux,

(804) *Voy.* le *Résumé philosoph. de l'hist de la mus.*, par M. Fétis, p. XLIII.

(805) *Ibid.*, p. LV-LVII.

(806) *De l'état actuel de l'art musical en Egypte*, dans la *Description de l'Egypte*, t. XIV, édit. in-8°, p. 13 et 14.

(807) *Ibid.*, p. 283.

sont comme les alphabets de ces divers dialectes, idiomes ou langues.

Comme cette théorie nous paraît, sinon nouvelle, puisque elle a été entrevue par d'excellents esprits dont nous allons bientôt invoquer le témoignage, mais non encore développée d'une manière correspondante à l'état actuel de la science, ne craignons pas d'entrer plus avant dans la démonstration des principes posés.

VIII. Supposons tel peuple, telle tribu dont nous lisons l'histoire. Cette agglomération d'hommes, cette peuplade a un système de musique, basé sur une gamme ou une échelle, laquelle est constituée d'une certaine manière. C'est là sa musique, son chant maternel.

Le même peuple parle une langue, un idiome, un dialecte. Cette langue a un certain accent, triste, guttural, fier, âpre, doux, suivant que ce peuple est commerçant, trafiquant, guerrier, agricole, pasteur, religieux; suivant qu'il habite la plaine, la montagne, le bord d'un fleuve, le rivage de la mer; suivant qu'il est issu de telle race, qu'il est mêlé à telle autre, qu'il a été conquis ou conquérant, ou bien qu'il se perpétue dans son unité originaire; suivant que la zone sous laquelle il habite est chaude, froide, tempérée; suivant que le climat est sec, pluvieux, en un mot accidenté de telle ou telle façon, etc.

Maintenant, concevez-vous que la musique maternelle de ce peuple, son chant naturel, n'ait aucun rapport, aucune affinité avec la langue ou le dialecte qu'il parle? Concevez-vous que *l'accent*, ce cri de l'âme, ce principe vital de la parole comme de la musique, ne se manifeste pas dans l'une et dans l'autre? que les mêmes habitudes, des mœurs constantes, des occupations semblables, les circonstances de climat et mille autres choses qu'il est impossible de spécifier, n'engendrent pas des caractères analogues et dans le langage de ce peuple et dans son chant?

Allons plus loin: Concevez-vous que la musique de ce peuple se soit formée d'une autre manière que sa langue? Entendons-nous: Si ce peuple a reçu une partie de sa langue ou de son idiome d'une colonie conquérante qui est venue s'établir chez lui et se mêler à lui, concevez-vous qu'il n'en ait pas reçu également une partie de sa musique, ou que son système musical n'ait pas été modifié par suite de cette invasion?

Cela posé, il est bien certain que si vous allez chez ce peuple, si vous assistez à ses cérémonies, si vous entendez ses chants, ses concerts, cette musique vous déchirera les oreilles et vous paraîtra barbare. Quant à sa langue, vous n'y comprendrez rien, et vous n'en pourrez juger que par les accents, les inflexions, les articulations qui probablement vous paraîtront fort désagréables. Il est très-vraisemblable que, sous le rapport de l'art, en tant qu'expression du vrai et du beau, la musique de ce peuple est fort inférieure à celle que nous cultivons. Mais prenez garde; ne vous hâtez pas de la déclarer absolument fausse, insupportable, car les naturels du pays, n'ayant pas davantage les oreilles façonnées à la vôtre, se serviront des mêmes épithètes pour qualifier le système que vous leur opposez.

IX. Il est curieux d'entendre Villoteau raconter l'effet que produisit sur ses oreilles la musique des Orientaux, qu'il eut la mission d'aller étudier sur les lieux, lors de l'expédition d'Egypte. « Accoutumé au plaisir d'entendre et de goûter, dès la plus tendre enfance, les chefs-d'œuvre de nos grands maîtres en musique, il nous fallut, avec les musiciens égyptiens, supporter tous les jours, du matin jusqu'au soir, l'effet révoltant d'une musique qui nous déchirait les oreilles, de modulations forcées, dures et baroques, d'ornements d'un goût extravagant et barbare, et tout cela exécuté par des voix ingrates, nasales et mal assurées, accompagnées par des instruments dont les sons étaient maigres et sourds, ou aigres et perçants.

« Telles furent les premières impressions que fit sur nous la musique des Egyptiens; et si l'habitude nous les rendit par la suite tolérables, elle ne put jamais néanmoins nous les faire trouver agréables, pendant tout le temps que nous demeurâmes en Egypte.

« Mais, de même que certaines boissons, dont le goût nous répugne les premières fois que nous en buvons, deviennent cependant moins désagréables plus nous en faisons usage, et finissent même quelquefois par nous paraître délicieuses quand nous y sommes tout à fait habitués; de même aussi une plus longue habitude d'entendre la musique arabe eût pu diminuer ou dissiper entièrement la répugnance que nous faisait éprouver la mélodie de cette musique. Nous n'oserions assurer qu'un jour nous n'aurions pas trouvé des charmes précisément dans ce qui d'abord nous a le plus rebuté; car combien de sensations, que nous regardons comme très-naturelles, ne sont cependant rien moins que cela! Les Egyptiens n'aimaient point notre musique, et trouvaient la leur délicieuse; nous, nous aimons la nôtre, et trouvons la musique des Egyptiens détestable: chacun de son côté croit avoir raison et est surpris de voir qu'on soit affecté d'une manière toute différente de ce qu'il a senti; peut-être n'est-on pas mieux fondé d'une part que de l'autre. *Pour nous, nous pensons que la musique la plus agréablement expressive doit plaire le plus généralement, et que celle qui n'a que des beautés factices et de convention, qui n'expriment aucun sentiment, ne peut plaire que dans le pays où l'on est accoutumé à l'entendre* (808). Nous

(808) Ce n'est pas cela. La musique égyptienne, sans être aussi perfectionnée que la nôtre, sans doute, est *expressive relativement;* elle a ses beautés factices comme elle a ses beautés réelles.

avons connu en Egypte des Européens remplis de goût et d'esprit, qui, après nous avoir avoué que, dans les premières années de leur séjour en ce pays, la musique arabe leur avait causé un extrême déplaisir, nous persuadèrent néanmoins que, depuis dix-huit à vingt ans qu'ils y résidaient, ils s'y étaient accoutumés, au point d'en être flattés, et d'y découvrir des beautés qu'ils auraient été fort éloignés d'y soupçonner auparavant; elle n'est donc pas aussi baroque et aussi barbare qu'elle le paraît d'abord (809). »

Le passage qu'on vient de lire est d'autant plus instructif, que le savant qui l'a écrit, tout en se rendant parfaitement compte de la constitution des divers systèmes de musique qu'il examine, ne se doute en aucune manière, comme il est aisé de le voir par ses paroles, de leur base et de leur origine. Uniquement préoccupé de l'ancien système grec, qu'il regarde comme le seul vrai, et dont on ne s'est écarté, selon lui, que pour se jeter dans l'arbitraire et le conventionnel, il n'admet aucun système, pas même le nôtre, comme naturel et vrai, et il ne paraît pas se préoccuper du phénomène le plus important, qui est le fait même de l'existence de systèmes si différents.

X. Cependant, il est certain que, sans prétendre comparer les divers systèmes entre eux, et les regarder comme également bons et admissibles, il y a, pour chacun de ces systèmes, une raison d'être relative, une *force des choses* déterminante, qui, abstraction faite de toute idée de convention et de délibération, les ont fait adopter avec leurs irrégularités, conformément et parallèlement aux langues, aux idiomes qui se sont formés, toujours en dehors d'un calcul et d'un choix humain, et qui se perpétuent avec les imperfections et les anomalies de leur syntaxe. Nous en trouverons tout à l'heure la preuve dans la raison fondamentale qui fait que l'élément de l'*harmonie* est tantôt compatible et tantôt incompatible avec les divers systèmes musicaux.

Mais, en attendant, montrons que cette idée de l'identité originaire de la formation des langues et des systèmes de musique n'a pas échappé à de graves théoriciens.

« Le mot de Gamme ou de Systeme, dit dom Jumilhac, ne signifie autre chose qu'un amas ou assemblage, et une suite ou composition de plusieurs dictions, ou syllabes, ou lettres, qui signifient et donnent à connoistre les sons graves et les aigus, leur différence et leurs intervalles, leur harmonie et leur melodie, leur bonne suite et leurs consonnances; de sorte que les systemes ou les gammes sont à l'égard du chant ce que les alphabets sont au regard de la grammaire, c'est-à-dire les premiers élemens des sons, de leurs intervalles, et de tout le reste qui concerne le chant, comme les alphabets le sont des syllabes, des dictions, des discours, des livres, de leur lecture ou prononciation, et de tout le reste qui appartient à la grammaire... Mais comme il y a eu divers alphabets, selon la difference ou des langues, ou des temps, ou des lieux (quoyqu'ils n'ayent tous esté dressez que pour signifier les mesmes voyelles et les mesmes consonnes:) de mesme les philosophes et les musiciens, par succession de temps, ont pareillement inventé (810) diverses façons de systemes, composez de différentes dictions, ou characteres, ou lettres, ou syllabes, selon qu'il leur a semblé le plus commode pour mieux exprimer ou representer les mesmes sons et leurs intervalles (811). ».

Et, en effet, dom Jumilhac expose immédiatement les systèmes de la gamme des Grecs, de celle de Guido d'Arezzo, qui est celle du plain-chant, de la *gamme commune*, c'est-à-dire de la gamme *commune* au plain-chant comme à la musique, alors que pour l'un et l'autre on admettait la solmisation par les *muances*, et enfin le système de la gamme *sans muances*, qui est la nôtre (812).

On ne saurait se méprendre sur le sens de ce passage. Brossard, pour être plus concis, n'est ni moins précis, ni moins formel. « *Système* et *Gamme*, dit-il, sont à peu près dans la musique ce que les *alphabets* sont dans la grammaire. Or, comme il y a eu différents alphabets, suivant la diversité des langues, des temps, des lieux, etc., de même il y a plusieurs *systèmes* des sons (813).»

Eh bien! ces *systèmes*, ces *gammes*, qui

(809) *Etat actuel de l'art musical en Egypte*, p. 114-116.

(810) Nous ne pensons pas que le mot *inventé* doive être pris ici dans le sens de création *a priori*, par voie de convention et de délibération. Les peuples sont bien pour quelque chose dans la formation de leurs langues et de leurs systèmes de musique, puisque ce sont eux qui les parlent et qui les chantent. Ils les *font* comme ils *font* leur mœurs, leur histoire, leur génie. Mais une armée de philosophes et de linguistes, et une armée de philosophes et de musiciens, ne sont pas plus capables l'une que l'autre d'*inventer* un dialecte ou un système musical et surtout de l'imposer à la masse des individus.

(811) *La science et la pratique du plain-chant*, in-4°, 1673, part. II, ch. 9, p. 68.

(812) On comprend ici la nécessité de distinguer la *gamme* de l'*échelle*, deux choses que les théoriciens ont trop souvent confondues. Nous avons dû nous conformer jusqu'à présent à l'usage général et employer indifféremment l'une et l'autre expressions, pour éviter de jeter de la confusion dans les esprits par une observation dont l'application eût été prématurée. Mais on conçoit parfaitement que notre *gamme*, par exemple, qui exprime la série des sons dans l'ordre diatonique, et l'*échelle* des sons, qui comprend en outre les demi-tons propres au genre chromatique, sont deux choses tout à fait différentes. La première, majeure ou mineure, renferme une série de cinq tons et de deux demi-tons diatoniques; la seconde une série de douze demi-tons dont deux diatoniques et les dix autres chromatiques.

(813) *Dictionnaire de musique*, par Séb. DE BROSSARD, au mot *Système*. — M. l'abbé David, dans ses articles de la *Revue de musique religieuse* de M. Danjou, a rencontré la même idée. M. Fétis, qui n'admet pas cette identité d'origine des langues et des tonalités, qui a même protesté contre la théorie que nous exposons dans une lettre qu'il nous a fait l'honneur de nous adresser, M. Fétis a dit pourtant dans la *Revue*

sont un *amas* ou *assemblage*, une *suite* ou *composition* de *sons graves et aigus*, qui *donnent à connoistre leur difference et leurs intervalles, leur harmonie, leur mélodie, leur bonne suite et leurs consonnances*, et qui diffèrent entre eux, comme les *alphabets, suivant la diversité des langues, des temps, des lieux*, etc.; ces gammes et ces systèmes sont ce que nous appelons les *tonalités*.

XI. Ici, le mot *tonalité* prend son vrai sens. Il exprime les conditions *tonales* propres à chaque système musical, en raison des intervalles dont il se compose, de leurs propriétés, de leurs fonctions, et les modifications dont ce système affecte l'oreille.

Ainsi, lorsqu'on dit : la tonalité du plain-chant, la tonalité moderne, on comprend que le plain-chant et notre musique reposent, de part et d'autre, sur une échelle de constitution absolument différente.

Il y a plus. La notion de tonalité implique le concours de certaines circonstances physiologiques qui, agissant d'une certaine façon sur l'organisation des individus, les disposent à concevoir l'échelle des sons dans un certain ordre et un certain enchaînement plutôt que dans un enchaînement et un ordre différents. Elle suppose un accent particulier, une harmonie caractéristique, en un mot, une force euphonique en rapport avec l'accent, l'harmonie, l'euphonie de la langue avec laquelle ce système musical coexiste.

Cette notion de la tonalité s'est dégagée peu à peu de l'analyse comparée des éléments du plain-chant et de la musique moderne, comme aussi des divers systèmes propres aux peuples orientaux, analyse qu'on ne devra plus désormais séparer de la science de l'homme, c'est-à-dire de la connaissance de ses instincts moraux et de ses facultés physiologiques, suivant les temps, les lieux, les races, non plus que de l'étude des langues.

XII. Nous avons vu que Villoteau avait beaucoup contribué à l'éclaircissement de cette notion par son exposition des diverses constitutions de l'échelle musicale chez les peuples de l'Orient, bien qu'il ait considéré ces échelles comme des faits arbitraires en soi, sans en tirer la moindre conséquence relativement à la question philosophique qui nous occupe.

M. Fétis est allé beaucoup plus loin. S'emparant des documents mis en lumière par Villoteau, pour ce qui concerne les Arabes et les peuples de même souche, et des recherches des savants anglais, sir William Jones, Ouseley, Paterson, ainsi que du P. Amyot, pour la musique de l'Inde et de la Chine (814), ce savant a porté dans son analyse un véritable esprit de critique, et, bien que sa théorie soit loin d'être complète, faute par lui d'avoir rattaché la question des tonalités à celle de la formation des langues et de l'origine des races humaines, il n'en est pas moins vrai qu'il a jeté une vive lumière sur les bases de la constitution des deux tonalités en usage parmi nous, je veux dire celles du plain-chant et de la musique moderne.

XIII. Cependant la question véritable, entrevue d'abord, comme nous l'avons montré, par dom Jumilhac et Brossard, n'avait pas été abandonnée. Un écrivain du commencement de ce siècle lui avait fait faire un nouveau pas.

L'auteur des *Notions sur l'ouïe* (815), Fabre d'Olivet, avait développé cette proposition, savoir, que, tantôt par suite de sa conformation, l'oreille de quelques individus, *accessible à de certains sons, se refuse à en admettre certains autres*, et tantôt *reste absolument étrangère à de certaines inflexions vocales*. Appliquant cette remarque à des populations entières, l'auteur que nous citons y voit la raison des différences des échelles musicales des divers peuples : « Cette observation très-importante, dit-il, rend raison des différences notables que les différents peuples apportent dans leur échelle musicale, et dans le nombre ou la nuance de leurs articulations. On sait, par exemple, que les peuples orientaux, qui suivent le système musical des Arabes, et qui prennent le ton *ré* pour ton fondamental au lieu du ton *ut* que nous prenons, donnent au son *fa bécarre*, qui est la tierce naturelle de ce même *ré*, un quart de ton de plus que nous; en sorte que leur ton naturel *ré* n'est exactement ni *majeur* ni *mineur*, selon notre manière de parler. Le son *fa demi-dièse*, ainsi constitué, qui plaît à leurs oreilles, est insupportable aux nôtres : ce qui indique une différence d'organisation, et dépend certainement de la cause toute simple que j'indique. On sait aussi que ces mêmes Arabes, et tous les peuples qui tiennent à la même souche, ne peuvent point articuler la consonne P, ce qu'ils feraient assurément si leur oreille n'y était point étrangère de sa nature, car cette consonne labiale n'a rien de difficile. Le peuple chinois, qui comprend plus de deux cent millions d'individus, est resté étranger aux consonnes B, R et Z, et l'on a trouvé, parmi les peuplades américaines, des hordes assez considérables chez lesquelles manquaient plus de la moitié de nos articulations vocales ou consonnantes. »

Est-il nécessaire de dire que, si nous admettons, pour *quelques individus*, le phéno-

musicale, année 1832, p. 82 : « Mais qu'est-ce que des sons isolés, si l'on ne connaît les lois métaphysiques qui en règlent les affinités et les répulsions suivant l'organisation, les besoins et l'éducation du peuple dont on veut étudier la musique? » Ou ces paroles n'ont aucun sens, ou bien *ces lois métaphysiques des affinités et des répulsions des sons suivant l'organisation, les besoins et l'éducation des peuples*, sont les lois mêmes en vertu desquelles les langues, les idiomes, les dialectes, ont un certain accent, une certaine harmonie, en un mot une *tonalité* caractéristique.

(814) *Voy.* les deux premiers chapitres du *Résumé philosophique de l'histoire de la musique.*

(815) Montpellier, 1819, in-8°, p. 127, note 26, 2° édition.

même qui sert de point d'appui à cette argumentation, nous ne l'admettons pas pour une race d'hommes tout entière; que, selon notre conviction, fondée sur des lois physiologiques constantes, la conformation de l'oreille chez l'Arabe n'est pas d'une *nature* différente que chez l'Européen? Mais qu'importe si les effets sont les mêmes, quelle qu'en soit la cause, si les habitudes, l'éducation, les accentuations propres à la langue et d'autres circonstances extérieures modifient le sens auditif d'une manière telle qu'il en résulte chez les individus une corrélation intime entre la tonalité et l'idiome qui lui correspond.

XIV. Avant d'aller plus loin, il est nécessaire de donner une explication. Nous parlons ici des tonalités dans leurs rapports d'origine avec les langues. On ne peut douter, en effet, que chaque langue, du moins chaque langue de première formation, n'ait engendré une tonalité analogue, car l'oreille des peuples est une. Est-ce à dire qu'il y a autant de tonalités que de langues? Il faut s'entendre. Pour les tonalités, comme pour les langues, il en est qui sont plus ou moins universelles; il en est d'autres qui sont circonscrites dans des limites étroites; il est enfin des *tonalités mortes*, c'est-à-dire qui ont été absorbées dans la tonalité régnante. Nous voyons que la tonalité de notre musique moderne est universelle en ce sens qu'elle est commune à toutes les régions de l'Europe, et qu'elle pénètre peu à peu dans les diverses parties du globe. Mais dira-t-on pour cela que chaque région, chaque contrée n'ait pas ou n'ait pas eu une tonalité à elle, sa tonalité autochtone? Voyez les parties de l'Europe où la musique est aujourd'hui le plus en honneur, l'Italie, l'Allemagne, l'Angleterre, la France, etc.; à coup sûr, une même tonalité régit l'oreille chez ces différentes nations, qui parlent néanmoins des langues différentes. Mais les grands caractères, les traits saillants qui distinguent la musique italienne, la musique allemande et la musique française, et qui ont donné lieu à la classification des *écoles*, peut-on les considérer isolément des éléments euphoniques propres aux langues française, italienne et allemande? Et les éléments euphoniques musicaux de ces trois langues, débris peut-être d'une tonalité primitive, ne les trouverait-on pas disséminés, éparpillés, dans les chants et les dialectes populaires que l'on recueille si avidement aujourd'hui, parce qu'on sent instinctivement que, pour saisir la physionomie d'un peuple, il faut l'étudier dans les monuments de sa langue, de sa musique, de sa poésie, de ses chants; car tout cela c'est tout un, puisque tout cela forme son langage? L'Angleterre, l'Irlande, l'Ecosse, la Suède, le Danemark, la Russie, la Pologne, l'Algérie, chantent aujourd'hui notre musique. Hé bien! l'Angleterre conserve ses chants populaires, ses airs gallois, ses chants des druides et des bardes, que l'on retrouve dans l'Armorique ou Bretagne française; l'Ecosse, ses vieux airs montagnards ou des highlanders; la Suède, les chants des Goths; les Danois, ceux des Scandinaves; les Russes, les Cosaques, les Tatars, les tristes et monotones mélodies des Scythes; les Polonais, les accents des Vandales. Autant de tonalités que de peuples. M. Fétis a constaté même plusieurs tonalités en Irlande, et deux gammes distinctes en Ecosse (816). Ces divers peuples ont des instruments spéciaux, le goudok, la gously, la harpe, le crwth, etc., qui, tous, par la manière dont ils sont accordés, se rapportent à des gammes particulières. Ces tonalités varient entre elles ou par l'arrangement des intervalles dans l'échelle, ou parce que les unes comportent l'harmonie que d'autres repoussent, ou parce qu'elles donnent lieu à certaines bizarreries de rhythme. Et quant aux provinces de l'Algérie, qui reçoivent actuellement, avec les bienfaits de notre civilisation, notre langue et notre musique, pense-t-on que, par suite de cette lente et salutaire assimilation, elles perdront toutes traces de leurs chants, de leurs concerts orientaux, de cet art natif fondé sur de petits intervalles? Non, ces traces subsisteront aussi longtemps que les souvenirs de leurs traditions, de leurs usages, de leur religion, de leur langue.

XV. Renfermons-nous dans notre France. Comparez les airs populaires, les cantiques, les légendes chantées, les chants d'amour et de guerre, les danses, etc., du midi de la France à ceux de la Bretagne, de l'Auvergne, à ceux du nord; vous vous convaincrez que ces chants offrent des dissemblances, des singularités bien remarquables; non qu'à proprement parler ils reposent, pour la plupart, sur une constitution particulière de la gamme; mais ils affectionnent certains intervalles de préférence à d'autres, et ces intervalles y revêtent des propriétés distinctives qui ne se rencontrent pas ailleurs. N'oublions pas de mentionner ici les combinaisons de rhythme propres aux divers pays (817). Or, que sont ces chants populaires, à l'égard de notre art musical pro-

(816) « Une origine orientale semble exister dans une partie de la langue et de la musique de l'Irlande; les rapports sont surtout sensibles avec les dialectes de l'Inde..... Le mélange des peuples dont paraît s'être formée l'ancienne population de l'Irlande a exercé son influence sur les tonalités de musique. Je dis ces tonalités, car il en existe plusieurs dans la musique irlandaise... » Et quelques lignes plus loin, M. Fétis établit les rapports des mélodies et de certains modes de l'Inde avec quelques mélodies irlandaises. (*Voy.* le *Résumé* déjà cité, pp. CXL à CXLIII.) Ici, au moins, M. Fétis a constaté l'identité d'origine de la langue et de la tonalité.

(817) En Auvergne, par exemple, les chants des pays de plaine sont à deux temps, ceux des pays de montagnes à trois temps. On connaît même des danses de certaines provinces espagnoles qui sont dans la mesure à cinq temps. Pour la facilité de la notation et de la lecture on partage chaque mesure en deux, dont la première est à trois temps et la seconde à deux, alternativement.

prement dit, si ce ne sont des espèces de dialectes musicaux, tels que le provençal, le languedocien, la langue *moundino*, le bourguignon, le patois messin, le bas-breton, qui, sous l'empire de la langue dominante, commune à toutes les provinces de la France, se maintiennent encore, quoiqu'ils soient de jour en jour resserrés dans les régions qui furent leur berceau, et qui, rapprochés des chants populaires, se groupent en diverses familles de dialectes et de tonalités, et découvrent ainsi les couches successives, latine, celte, gauloise, germaine, dont s'est formé peu à peu le sol de la patrie.

Dans notre opinion, la théorie générale des langues et de leurs ramifications ne pourra être complétée que par une théorie générale des tonalités et de leurs dérivés, non que les tonalités doivent différer les unes à l'égard des autres au point où les langues diffèrent entre elles; car il ne faut pas perdre de vue que l'élément vocal étant la base de la parole et de la musique, les sons vocaux sont les mêmes dans toutes les langues et dans tous les alphabets; qu'ainsi les langues ne peuvent influer sur les tonalités que par l'élément de la consonne ou de l'articulation par lequel elles se diversifient entre elles. Il faut également se rappeler que dans tous les systèmes musicaux qui ne sont pas liés étroitement à l'institution de la parole, mais qui existent comme art indépendant, le son, dans la nécessité où il est de former un sens, un sens purement musical, bien entendu, est contraint de se créer en quelque sorte une limite à lui-même dans des intervalles en affinité les uns avec les autres, mais distincts les uns des autres, fixes, précis, de manière à être parfaitement perceptibles à l'oreille. Or, ces intervalles ainsi arrêtés forment comme autant d'articulations sonores, et c'est par ce côté que les tonalités se rapportent au caractère propre des langues, caractère qu'elles reçoivent, nous le répétons, de l'élément de la consonne et de l'articulation, qui est, pour ainsi parler, la partie instrumentale des idiomes.

XVI. Pour ce qui est du plain-chant ou chant grégorien, presque aussi universel que notre musique, il importe de considérer qu'il fut, ainsi que cette seconde appellation l'indique, une institution liturgique autant qu'un système musical, qu'il a dû se maintenir aussi longtemps qu'il ne s'est pas trouvé en présence d'une tonalité rivale, et qu'à raison de son universalité même, sa paisible domination n'a pu être troublée par des tonalités restreintes à certains pays.

XVII. Constituées ainsi que nous venons de le dire, les tonalités s'installent, pour ainsi parler, dans l'oreille des peuples; elles s'assouplissent à leur organisation et se confondent avec leur langage. Les éléments euphoniques de la tonalité ne sont pas d'une autre nature que ceux de la parole elle-même, et, de même que l'enfant parle sa langue sans l'avoir apprise grammaticalement, il chante aussi sa musique, c'est-à-dire sa tonalité maternelle, sans en connaître la théorie. La gamme, l'échelle des sons s'établit peu à peu dans sa tête; les relations des sons se révèlent à son instinct; son oreille s'y forme, ses organes s'y prêtent; il ne sait rien encore, mais il sent tout; c'est une langue dont il a la clef. Et comment ce phénomène s'opère-t-il? La mère, la nourrice, sont les grandes institutrices. Connaissez-vous ces simples et naïfs fredons, ces douces cantilènes que la mère chante ou improvise au berceau de son enfant? Vous pensez, et elle le pense aussi, que ces refrains incessants ne servent qu'à calmer, consoler, bercer ou endormir l'enfant. Eh bien, elle fait plus! Elle lui apprend ainsi Gluck et Beethoven dont elle n'a sans doute jamais entendu parler; comme en lui faisant épeler les mots, en lui déliant les organes par son caquet perpétuel, elle l'initie, sans qu'elle s'en doute non plus, à la langue de Bossuet et de Pascal. Cet enfant a la voix juste, ce qui veut dire qu'il évite naturellement les intonations irrégulières, ou qu'il les rectifie peu à peu de lui-même, en se conformant instinctivement au type de l'échelle musicale commune. Sans rien savoir, il connaît mieux cette tonalité maternelle que le théoricien le plus habile ne connaît un système musical étranger qu'il voudrait se rendre familier. Il y a donc une éducation primordiale précédant l'éducation qui fait le musicien de profession, ainsi que, pour le langage proprement dit, il y a une éducation primordiale précédant celle qui fait le grammairien ou le lettré. C'est d'ailleurs à cette éducation primordiale que se bornent, pour la langue comme pour la musique, les neuf dixièmes des individus. Pour les autres, la société vient ensuite avec les chefs-d'œuvre de l'un et l'autre genre, et c'est par le moyen de lectures ou d'auditions fréquentes qu'ils parviennent à perfectionner cette première éducation, et à se rendre aptes à juger, jusqu'à un certain point, du mérite d'une composition musicale ou d'une œuvre littéraire. Enfin, la tonalité sous l'empire de laquelle nous vivons pénètre en nous par tous les sons qui arrivent à notre oreille, par les chants de l'ouvrier, les refrains de l'orgue de Barbarie, les sons de la cloche même, et les éléments de cette tonalité se mêlent si naturellement aux éléments de la langue que nous parlons, que lorsque nous voulons apprendre une langue étrangère, nous sommes obligés de plier nos organes à des accentuations et à des intonations nouvelles. Mais ce qu'il y a de plus remarquable, c'est qu'en s'insinuant ainsi par toutes sortes de voies secrètes dans notre organisation, elle ferme les issues de notre être à la perception des éléments caractéristiques des autres; en sorte que notre oreille est une fois pour toutes pliée, façonnée, modifiée dans le sens des éléments que la tonalité maternelle comporte. Et c'est ainsi que nous chantons notre tonalité de la même manière que nous parlons notre langue. Il faut bien nous y résigner; nous faisons de la musique comme M. Jourdain faisait de la prose, *sans le savoir*.

XVIII. Une autre raison de l'identité d'origine et de l'étroite corrélation des langues et des tonalités se tire de ce que la plupart de ces dernières sont inharmoniques. Nous disons la plupart, quoique de toutes les tonalités que l'histoire de la musique nous fait connaître, il n'en est réellement qu'une seule, la nôtre, dont l'harmonie soit un élément essentiel (818).

Examinons donc quelles sont les tonalités incompatibles avec l'harmonie, quelle est leur nature, quelle est leur destination.

Citons d'abord M. Fétis, car il nous importe d'asseoir nos raisonnements sur des faits que la science a rendus incontestables.

« Mais qu'y a-t il de commun entre la musique des Grecs, celle des Hindous, des Chinois, des Arabes, la psalmodie harmonique du moyen âge, le contrepoint des maîtres du XVIe siècle, et l'art de Beethoven, de Weber et de Rossini? Chez tous ces peuples, à toutes ces époques, l'art semble n'avoir ni le même principe, ni la même destination. L'échelle des sons même, ce qu'en un mot nous appelons la *gamme* (819), a été tour à tour considérée de vingt manières diverses; l'effet de chacune de ces gammes a été de donner à la musique une puissance particulière, et de lui faire produire des impressions qui n'auraient pu être le résultat d'aucune autre gamme. *Avec l'une l'harmonie est non-seulement possible, elle est une nécessité; avec l'autre, il ne peut y avoir que de la mélodie*, et cette mélodie ne peut être que d'une certaine espèce. L'une engendre nécessairement la musique calme et religieuse; l'autre donne naissance aux mélodies expressives et passionnées. L'une place les sons à des distances égales, d'une facile perception par leur étendue; *dans l'autre, ces distances sont irrationnelles et excessivement rapprochées*. Enfin, l'une est essentiellement monotone, c'est-à-dire d'*un seul ton*; dans l'autre, le passage d'un ton à un autre s'établit facilement, et la modulation y est inhérente. Chez de certains peuples, le rhythme musical est le produit de la langue; chez d'autres, il est le fruit même de la constitution de la musique (820). »

Ces tonalités inharmoniques, ces gammes, ces échelles, avec lesquelles *il ne peut y avoir que de la mélodie*, sont précisément celles où *les distances* des intervalles *sont irrationnelles et excessivement rapprochées*.

Nous avons vu que l'échelle musicale des Hindous se divise en vingt-deux parties équivalant à peu près à des quarts de ton.

« Faut-il que je dise, s'écrie M. Fétis (821), que des gammes semblables à celles de la musique des Hindous sont absolument inharmoniques? Non, sans doute; mes lecteurs l'ont déjà deviné. Quels accords pourraient résulter des intervalles bizarres qu'on y rencontre? Quels enchaînements d'harmonie pourraient se faire dans ces gammes, privées souvent d'une partie de leurs notes naturelles et altérées dans d'autres? On conçoit que rien de tout cela n'est possible avec de semblables éléments. Ne nous étonnons point de voir Jones, Ouseley et les autres écrivains, qui ont traité de la musique des Hindous, déclarer qu'ils n'ont rien entendu dans l'Inde qui ressemblât à de l'harmonie..... »

Nous avons vu que les Arabes divisent leur échelle musicale en dix-huit intervalles selon les uns, vingt-quatre selon les autres, quarante et quarante-huit selon d'autres encore. Admettons la division des dix-huit intervalles, la plus généralement adoptée. « Il était absolument impossible, dit toujours M. Fétis (822), qu'une musique basée sur de telles gammes ne fût pas inharmonique; aussi l'harmonie est-elle inconnue aux Arabes. »

A propos d'une mélodie irlandaise à laquelle le même auteur attribue une origine orientale, et qu'il rapporte au mode *bhai rava* des Hindous, il observe que l'*harmonie ne saurait s'appliquer aux mélodies de cette nature, tandis que toutes les mélodies irlandaises d'origine septentrionale s'accompagnent sans peine d'accords réguliers* (823).

Nous avons vu que, dans le système enharmonique des Grecs, ce que nous appelons le *ton* était divisé en quatre parties, ce qui donnait environ vingt-deux intervalles ou *quarts de ton* pour l'échelle comprise dans l'étendue de l'octave. Que l'harmonie ait été inconnue aux Grecs, ainsi qu'aux anciens Egyptiens, c'est ce que M. Fétis reconnaît encore formellement. Du moins, si l'on découvre chez les Grecs quelques essais d'harmonie, ce ne peut être que dans le genre diatonique, comme le prouve la musique à sons simultanés de la première pythique de Pindare, donnée par M. Vincent dans son volume des *Notices*. Nous avons la déclaration formelle de ce savant que cette pythique est dans le genre diatonique et du mode dorien.

Pour ce qui est des mélodies enharmoniques, voici ce qu'on lit dans l'analyse d'une

(818) Nous montrons ailleurs que le plain-chant comporte l'harmonie, puisque l'on cite de magnifiques œuvres composées sur des thèmes de plain-chant et qui se distinguent par toutes les richesses de l'harmonie et du contrepoint; il n'en est pas moins vrai que le plain-chant à l'usage du culte, le chant liturgique, est incompatible avec l'harmonie, et que celle-ci en détruit radicalement le caractère. « N'oublions pas, dit parfaitement M. Fétis, que l'harmonie ne saurait entrer dans la musique comme accessoire; il faut qu'elle en soit un des principes constitutifs, ou qu'elle n'y entre point. » (*Résumé*, p. CXVI.) Nous prétendons que l'harmonie est absolument étrangère au plain-chant. Le contrepoint des maîtres du XVIe siècle constitue un genre à part.

(819) *Voy.* ci-dessus notre distinction de l'*échelle* et de la *gamme*.

(820) *Résumé* déjà cité, pp. XXXVIII et XXXIX.

(821) *Ibid.*, p. L.

(822) *Ibid.*, p. LXXX.

(823) *Ibid.*, pp. CXLI-CXLIII.

leçon professée par le même M. Fétis à Bruxelles (824) : « Les mélodies enharmoniques d'Olympe, qui vivait deux cents ans avant la guerre de Troie, et qui sont citées par Aristote comme étant encore connues de son temps, *ne sont autre chose que cette musique par quarts ou par tiers de ton.* » Or, M. Fétis vient de nous dire que des *gammes semblables étaient absolument inharmoniques* (825).

Ainsi, constatons bien ce fait : toutes les tonalités constituées sur de petits intervalles de tiers et de quarts de ton sont, sans exception, incompatibles avec l'élément de l'harmonie, c'est-à-dire que, dans aucun cas, elles ne peuvent la comporter. Car, ajoute encore M. Fétis : « N'oublions pas que l'harmonie ne saurait entrer dans la musique comme accessoire; il faut qu'elle en soit un des principes constitutifs, ou qu'elle n'y entre point (826). »

Ajoutons un fait extrêmement curieux que, suivant M. Vincent (*Notices*, p. 111), Photius a extrait de Damascius. « Ce dernier auteur raconte que le philosophe Asclépiodote, quoique très-heureusement né pour la musique, ne fut cependant pas capable de sauver le genre enharmonique, alors perdu. Il eut beau subdiviser et rapetisser les intervalles du chromatique et du diatonique, il ne put parvenir à trouver le genre enharmonique, quoiqu'il eût déplacé et changé au moins 220 chevalets. La cause de son manque de succès fut la petitesse excessive de l'intervalle enharmonique appelé *diésis*. C'est cet intervalle qui, perdu pour notre oreille, dit-il, a entraîné la perte du genre enharmonique lui-même. » Or, pourquoi le genre enharmonique s'était-il perdu, si ce n'est à cause de la séparation de la musique d'avec la parole, ainsi que l'a fort bien observé Rousseau ?

XIX. Mais pourquoi les tonalités fondées sur les petits intervalles sont-elles antipathiques à l'élément de l'harmonie ? Si nous nous rappelons ce qui a été dit précédemment sur la distinction fondamentale de la parole et du chant, lesquels ont pour base commune le son vocal, savoir que, dans le simple acte de la parole, le son parcourt des intervalles très-rapprochés, très-voisins les uns des autres, et se confondant pour ainsi dire entre eux, de telle sorte qu'ils se dérobent à l'appréciation de l'oreille, ainsi qu'à une classification quelconque, tandis que, dans le chant musical, le son, contraint de puiser en lui-même les éléments d'un sens (musical), procède par intervalles distincts, appréciables et saisissables ; on se convaincra que les tonalités constituées par tiers et quarts de ton ont été formées exclusivement au point de vue de la parole, et qu'ainsi ces petits intervalles ne sont autre chose que les éléments mêmes de ces mille accents, de ces inflexions variées, de ces nuances multiples, au moyen desquels la parole se colore ; on se convaincra également que ces tonalités, trouvant dans la parole leur harmonie essentielle et comme leur raison d'être, ne sauraient admettre d'autre mode de manifestation que le mode successif, propre à la parole, sans le concours, à quelque degré que ce soit, de l'élément des sons simultanés, élément purement musical et dont l'effet serait d'anéantir et d'absorber la parole quand il ne serait pas absorbé ou anéanti par elle. On ne peut douter que Rousseau, fort étranger du reste à la connaissance des tonalités, n'ait eu l'instinct de cette vérité quand il a dit : « Il n'y eut point d'abord d'autre musique que la *mélodie*, ni d'autre *mélodie* que le son varié de la parole ; les accents formaient le chant, les quantités formaient la mesure, et l'on parlait autant par les sons et par le rhythme que par les articulations de la voix (827). »

Nous nous permettrons donc de regarder comme infiniment probable, et, si nous osons le dire, comme définitivement acquise à la science, cette assertion, que les tonalités constituées sur de petits intervalles, sur des intervalles inappréciables à notre oreille, ont uniquement leur raison d'existence dans l'ancienne alliance de la musique et de la parole, et en sont comme les vestiges encore vivants, et ce qui le prouve, c'est que la musique, une fois dégagée de la parole, et suivant, livrée à elle-même, une marche indépendante, a désormais cherché, dans l'élément de l'harmonie et dans de grands intervalles plus propres à faire naître celle-ci, un complément à ce sens, dont elle s'était trouvée, depuis son divorce avec la parole, complétement dépourvue. C'est ce que Rousseau justifie encore par cette observation pleine de justesse : « A mesure que la langue se perfectionnait, la *mélodie*, en s'imposant de nouvelles règles, perdait insensiblement de son ancienne énergie, et le calcul des intervalles fut substitué à la finesse des inflexions. C'est ainsi, par exemple, que la pratique du genre enharmonique s'abolit peu à peu. » Et dans le même chapitre : « Ainsi la *mélodie*, commençant à n'être plus si adhérente au discours, prit insensiblement une existence à part, et la musique devint plus indépendante des paroles. Alors cessèrent peu à peu ces prodiges qu'elle avoit produits lorsqu'elle n'était que l'accent et l'*harmonie de la poésie* (remarquez bien : l'*harmonie de la poésie !*), et qu'elle lui don-

(824) *Gazette musicale* du 14 avril 1850.

(825) Dans son *Résumé* (p. CVIII, note 1), M. Fétis avance qu'*il ne saurait y avoir d'enharmonie purement mélodique*, et que l'*harmonie doit faire nécessairement partie de ce qu'on appelle de ce nom*. M. Fétis a sans doute en vue l'*enharmonie* telle qu'elle existe dans notre système moderne. Du reste, ce passage du *Résumé* est en opposition manifeste avec les lignes que nous avons citées de la *Gazette musicale* du 14 avril 1850. Dans le *Résumé*, l'auteur nie l'existence du genre enharmonique chez les Grecs. Mieux renseigné, il l'affirme dans la *Gazette musicale*.

(826) *Résumé*, p. CXVI.

(827) *Essai sur l'origine des langues*, chap. 12.

nait sur les passions cet empire que la parole n'exerça plus dans la suite que sur la raison (828). »

Les principes précédents étant exposés, passons à une question très-importante, celle de la lutte, ou, pour mieux dire, de l'incompatibilité des deux systèmes du plain-chant et de la musique moderne. Mais, auparavant, une brève exposition de ce dernier.

Il y a deux gammes comme deux modes : la gamme de mode majeur :

ut ré mi⁀fa sol la si⁀ut.

la gamme de mode mineur :

la si⁀ut ré mi⁀fa sol la.

La gamme du mode majeur se divise en deux tétracordes parfaitement identiques; c'est-à-dire que tous les deux se composent de deux tons suivis d'un demi-ton. La note pénultième du second tétracorde constitue la *sensible*, parce qu'elle fait *sentir* le ton, parce qu'elle se porte sur la note du ton. La note pénultième du premier tétracorde, *mi*, peut aussi être considérée comme une espèce de *sensible* qui fait *sentir* accidentellement le ton de *fa*.

Dans la gamme du mode mineur, les tétracordes sont différents l'un de l'autre. En effet, dans le premier, on compte un ton, un demi-ton, un ton; et, dans le second, un demi-ton suivi de deux tons. Ou bien, si l'on veut conserver la note sensible du ton, on disposera ce second tétracorde ainsi : *mi-fa* ♯ *-sol* ♯ *-la;* ce qui assimilera ce tétracorde aux deux du mode majeur.

Dans l'une et l'autre gamme, il y a cinq tons et deux demi-tons, disposés, comme on le voit, de différentes manières qui constituent le *mode.* Mais comme l'une des propriétés essentielles de la tonalité moderne est de transformer à l'instant n'importe quelle note de la gamme en note sensible, en mettant cette note en rapport avec un degré formant une quarte excédante au grave, ou en un intervalle de trois tons consécutifs, il en résultera la présence de certains intervalles que la gamme majeure ni la gamme mineure n'ont pu nous donner. Par exemple, si nous prenons la note *ut*, et que nous la métamorphosions tout d'un coup en *sensible;* de plus, si nous la mettons en rapport avec sa quarte excédante au grave, savoir *sol bémol*, cette note *ut* nous indiquera *ré bémol* comme tonique, et en même temps que cet *ut* montera sur *ré bémol*, *sol bémol* descendra sur *fa*, ainsi :

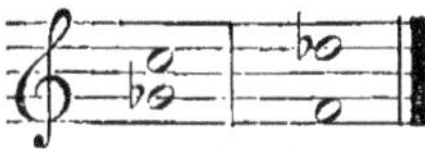

il en sera de même de *ré*, de *fa*, de *sol*, de *la*, pris pour notes sensibles, c'est-à-dire que chacune de ces notes fera apparaître une note située à un demi-ton au-dessus, prise comme tonique nouvelle.

De là la formation de l'*échelle* que nous avons soigneusement distinguée de la gamme, parce que l'échelle comprend l'alphabet de tous les sons au service de la modulation, par le moyen de la note sensible, c'est-à-dire des tons et des demi-tons de la gamme, plus des demi-tons compris entre les cinq tons entiers de la même gamme; tandis que la gamme réalise tour à tour le mode majeur ou le mode mineur sur chaque degré de l'échelle, à l'aide de cette même modulation par la note sensible.

En sorte que l'échelle de notre tonalité sera celle-ci :

Ut, demi-ton intermédiaire, *ré*, demi-t. inter., *mi*, *fa*, demi-ton interm., *sol*, demi t. interm., *la*, demi-ton interm., *si ;*

à savoir douze intervalles différents. Mais ces demi-tons compris entre les tons entiers de la gamme pouvant être pris comme *sensibles*, soit ascendantes, soit descendantes, suivant que le demi-ton se porte sur la note supérieure ou la note inférieure, le tableau exact de l'échelle sera le suivant :

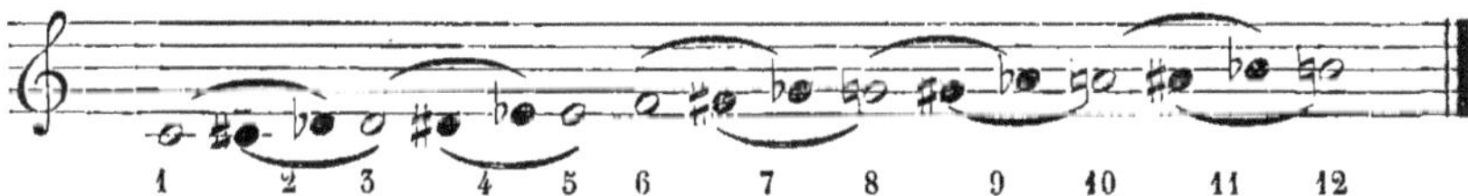

(828) *Ibid.*, chap. 19. -- Cherubini disait avec plus de mauvaise humeur que de vérité d'un de nos plus célèbres compositeurs : *Il n'aime pas la fugue, parce que la fugue ne l'aime pas.* On peut dire en toute assurance de J.-J. Rousseau qu'*il n'aimait pas l'harmonie, parce que l'harmonie ne l'aimait pas.* Cette rancune que Rousseau a toujours nourrie contre l'harmonie, et pour cause, a offusqué son jugement dans le passage suivant qui n'est ni complétement vrai, ni complétement faux : « La mélodie étant oubliée et l'attention du musicien s'étant tournée entièrement vers l'harmonie, tout se dirigea peu à peu vers ce nouvel objet; les genres, les modes, la gamme, tout reçut des faces nouvelles : ce furent les successions harmoniques qui réglèrent la marche des parties. Cette marche ayant usurpé le nom de mélodie, on ne put reconnaître, en effet, dans cette nouvelle mélodie les traits de sa mère; et notre système musical étant devenu par degrés purement harmonique, il n'est pas étonnant que l'accent oral en ait souffert, et que la musique ait perdu pour nous toute son énergie. Voilà comment le chant devint par degrés entièrement séparé de la parole, *dont il tire son origine;* comment les harmoniques des sons firent oublier les inflexions de la voix, et comment enfin, bornée à l'effet purement physique du concours des vibrations, la musique se trouva privée des effets moraux qu'elle avait produits quand elle était doublement la voix de la nature (*Ibid.*). » Rousseau, qui vient de dire que la *mélodie* était primitivement l'*harmonie de la poésie*, ne voit pas que depuis son divorce avec la parole, elle avait besoin précisément de l'élément de l'harmonie pour terminer son sens; et de plus, il ne voit pas que cet élément de l'harmonie, loin de borner la puissance de la mélodie, lui prête une nouvelle force et multiplie indéfiniment ses accents et son expression.

En y regardant bien, ce tableau présente les trois genres diatonique, chromatique et enharmonique; le premier, si l'on ne tient compte que des rondes qui forment la gamme ordinaire; le second, si l'on ne tient compte, après chaque ronde, que de la noire qui la suit en montant, et de même en descendant; le troisième, si l'on ne tient compte de la double position du demi-ton, soit dièse, soit b'mol. Voilà notre système, notre tonalité. Or, ce système, par sa propriété de la modulation au moyen de la note sensible mise en rapport avec la quarte excédante ou triton, a donné à l'oreille humaine des habitudes, une éducation qu'elle n'avait pas il y a trois cents ans. Et, puisqu'il faut enfin lâcher le mot qui jusqu'à ce moment expire sur nos lèvres, LA TONALITÉ MODERNE A TUÉ LA TONALITÉ DU PLAIN-CHANT.

XXI. Oui, c'est une chose triste à penser, triste à dire, qui nous a poursuivi pendant tout le cours de notre long pèlerinage à travers les traces à demi effacées des usages et des chants liturgiques, et qui, néanmoins, n'a pas laissé de jeter un charme mélancolique sur notre travail, ce charme qui s'attache à l'exploration de ce qui peut être exhumé pour un temps, mais qui ne doit plus revivre, et qui, à mesure qu'on avance vers les régions obscures de l'avenir, semble perdre à chaque pas de sa raison d'être. Oui, ce chant grégorien, cette forme du culte, objet d'un vrai culte pour nous; ce chant qui se lie aux plus purs souvenirs de notre enfance, à la grâce virginale de notre fugitive innocence, aux ineffables mystères de notre âme, aux premiers tressaillements d'une jeune intelligence, s'ouvrant, se dilatant d'elle-même aux effluences de l'esprit divin; ce chant grégorien doit bientôt disparaître : la lettre subsistera, mais l'esprit n'y sera plus. La lettre subsistera! oui, peut-être; il est possible qu'on la retrouve, mais on aura beau faire, ce ne sera plus qu'une lettre morte. Le vase est brisé, et les parfums en sont évaporés. Demandez au haut clergé, demandez aux simples prêtres, et parmi eux, aux jeunes prêtres surtout, qui, la plupart, secondent si amoureusement l'envahissement de la musique profane; demandez aux chantres qui, par suite de la situation qu'on leur fait, surtout à Paris, se trouvent obligés de contracter un double engagement avec le théâtre et avec l'Eglise; demandez aux organistes, aux maîtres de chapelle, qui chaque jour font retentir le sanctuaire des refrains qu'ils rapportent des représentations lyriques, des concerts et des bals en plein vent; demandez enfin aux fidèles, demandez à cette foule empressée qui se précipite dans nos temples les jours où l'on annonce une messe à grand orchestre de la composition de M. un tel, habitué aux triomphes de la scène, surtout si les solos sont chantés par M. un tel, l'acteur en vogue, qu'on a applaudi la veille et à qui, le lendemain, on ira jeter des couronnes; à cette foule qui laissera vides ces mêmes temples les jours où l'office sera réduit à l'auguste simplicité, à la majesté touchante des cérémonies et des chants de notre sainte liturgie. Oui, cela est douloureux à penser, douloureux à dire; mais l'illusion sur ce point arrêtera t-elle le mal? La réticence, en le palliant, ne l'aggravera-t-elle pas ?

XXII. Qui n'a été frappé des unanimes réclamations auxquelles a donné lieu, de nos jours, l'état de décadence du chant religieux, et surtout du plain-chant, dans les cérémonies de l'Eglise? Il semblait, en effet, que dans un temps où les arts du moyen âge refleurissaient parmi nous et présentaient le spectacle d'une splendide renaissance; où les cathédrales gothiques se paraient, grâce à d'intelligentes restaurations, de leurs formes symboliques adroitement renouvelées; où les œuvres immortelles de Palestrina, de Vittoria, de Moralès, d'Animuccia, etc., étonnaient les esprits par je ne sais quoi d'auguste et d'inusité; il semblait, disons-nous, que les chants liturgiques devaient suivre le même mouvement, et que les mélodies grégoriennes, peu à peu dégagées des lourds contrepoints de nos chantres et de faux bourdons barbares, devaient nous être rendues dans leur pureté primitive. Il n'en fut pas ainsi. Et pourtant on avait vu surgir de toutes parts des hommes éminents, capables de se dévouer à cette magnifique restauration : Choron d'abord, puis le prince de la Moskowa; puis des prélats, S. E. Mgr. de Bonald, Mgr. Parisis, etc.; puis le R. P. dom Guéranger, le R. P. Lambillotte, MM. Fétis, A. de La Fage, Th. Nisard, de Coussemaker, Leclerq, Danjou, Morelot, etc

Un jeune savant plein d'initiative, M. F. Danjou, déplorant l'incurie avec laquelle le clergé abandonnait le plain-chant aux caprices des chantres, aux mutilations des arrangeurs et fabricateurs de contrepoints, entreprit de réunir dans un centre commun toutes les plumes dévouées à la cause des traditions grégoriennes et liturgiques; il fonda la *Revue de la musique religieuse, populaire et classique*, et en partagea la collaboration avec M. Fétis, M. S. Morelot et quelques ecclésiastiques distingués. Nous sommes d'autant plus à l'aise pour parler des services que ce recueil rendit au chant religieux, que nous ne prîmes aucune part à sa rédaction. Dans le court espace de trois années, depuis 1845 jusqu'en 1848, ce journal, dont la suspension a été un véritable malheur pour l'art contemporain, opéra tout le bien qu'on en pouvait espérer; il sut concilier les égards dus au sacerdoce avec l'énergie des réclamations et la sévérité des enseignements qu'il lui adressait; il suscita les plus honorables sympathies dans l'épiscopat comme dans le clergé du second ordre; il éclaircit une foule de questions relatives à l'art du moyen âge et à l'application de cet art à l'époque actuelle. Mais parmi ces questions, celle qu'il mit le mieux en lumière fut la question même de l'impossibilité du rétablissement de la tonalité ecclésiastique. Chose singulière! ce journal fut fondé dans la pensée de ce rétablissement, et la seule chose qu'il constata d'une manière claire et péremptoire fut que ce rétablissement n'était qu'une belle illusion! Nous l'avons déjà donné à entendre: la pire des choses dans tous les ordres d'idées et de faits, n'est pas qu'une institution ait disparu, mais bien de se persuader qu'elle peut être rajeunie lorsqu'elle est décrépite; qu'elle vit lorsqu'elle est morte; sans compter que cette idée fausse en provoque également une autre non moins fausse en sens contraire, à savoir qu'une institution, alors qu'elle n'est plus en harmonie avec un état actuel donné, ne laisse aucun germe dans le fonds social qui compose la vie des peuples; que conséquemment les institutions destinées à succéder aux premières peuvent n'avoir avec celles-ci aucun lien d'origine et s'implanter sans transition, après avoir fait table rase. Mais ces généralités nous mèneraient trop loin. Il nous suffit pour le moment de bien préciser ce point-ci, que le journal de M. Danjou, malgré sa brève apparition, aurait certainement amené pour résultat la restauration du plain-chant, si cette restauration eût été possible.

Trojaque nunc stares, Priamique arx alta maneres!

XXIII. Envisageons donc courageusement le mal dans toute son étendue; considérons-en, de sang-froid, sans timidité comme sans amertume, les causes, causes générales, profondes, invétérées, mais en même temps immédiates et palpables. Nous disons sans amertume, car nous n'avons à faire ici le procès à personne: Là où tous sont complices, là où il y a lieu d'accuser tout le monde, chacun est justifié individuellement. Ce qu'il faut accuser, ou plutôt constater, c'est l'existence d'un grand fait, d'un fait aujourd'hui universel, qui absorbe et annule toutes les causes secondaires. Ce fait, fait que nous subissons tous, clergé, fidèles, maîtres de chapelle, chantres, organistes, c'est celui de la domination exclusive de la tonalité moderne, qui, comme l'atmosphère, nous enserre et nous enveloppe de toutes parts.

Effectivement, la tonalité moderne s'est tellement emparée de notre organisation, elle s'est tellement imposée à nos organes en les modifiant dans le sens des éléments qu'elle comporte, qu'elle nous a en quelque sorte rendus sourds à l'égard de la tonalité ecclésiastique, comme à l'égard des autres tonalités, lesquelles peuvent être considérées, par rapport à la tonalité régnante actuellement dans l'Europe entière, comme autant d'idiomes étrangers ou éteints en présence d'une langue vivante et de plus en plus envahissante.

XXIV. Mais pourquoi et comment la tonalité actuelle a-t-elle été substituée à l'ancienne, à celle du plain-chant?

Nous l'avons fait pressentir plus haut : par des causes à la fois indépendantes de la volonté des hommes et supérieures à cette volonté. Autant vaudrait demander comment et pourquoi la langue que parle un peuple conquérant se substitue, en l'absorbant toutefois jusqu'à un certain degré, à la langue du peuple conquis.

Ou mieux, comment et pourquoi deux idiomes, se modifiant profondément l'un par l'autre et se pénétrant pour ainsi dire l'un l'autre, parviennent à former une seule langue.

C'est encore comme si l'on demandait pourquoi et comment, depuis le XVIe siècle, le génie catholique s'est retiré peu à peu en présence du génie séculier.

Ou bien, pourquoi et comment l'élément humain, individuel, a remplacé l'élément traditionnel et collectif depuis la même époque.

La question musicale, la question de la formation de la tonalité moderne, comme celle de l'abandon de l'ancienne, rentre donc dans les questions ci-dessus énoncées; c'est-à-dire qu'elle implique non-seulement une révolution radicale dans l'art, mais encore un certain état des esprits, une certaine tendance sociale à une époque donnée, sans lesquels cette révolution musicale ne saurait s'expliquer.

Ainsi, sans cesser d'être une et distincte en elle-même, cette question se rattache à la grande unité des causes supérieures.

Où chercher les conditions du problème, si ce n'est dans l'histoire? C'est ce que nous allons faire en montrant, par l'étude des faits et par des témoignages irrécusables, que le retour à l'ancienne tonalité est non-seulement un rêve, mais encore que toute tentative, faite dans le but de la conservation du chant grégorien proprement dit, est et doit être radicalement frappée d'impuissance.

XXV. Il y a dans les écrits de M. de Maistre une phrase devenue célèbre :

« Il me semble que tout vrai philosophe doit opter entre ces deux hypothèses : ou qu'il va se former une nouvelle religion, ou que le christianisme sera rajeuni de quelque manière extraordinaire ; c'est entre ces deux suppositions qu'il faut choisir, suivant le parti qu'on a pris sur la vérité du christianisme (829). »

A notre tour nous dirons :

Tout musicien qui réfléchit doit opter entre ces deux hypothèses : ou qu'il va se former une nouvelle musique religieuse autre que le chant grégorien, ou que la musique religieuse (toujours le chant grégorien) sera rajeunie de quelque manière extraordinaire : c'est entre ces deux suppositions qu'il faut choisir, suivant le parti qu'on a pris sur l'existence de la tonalité ecclésiastique.

Remarquez bien le point en quoi notre proposition diffère de celle de l'illustre auteur des *Considérations sur la France*. M. de Maistre pense que le christianisme subsiste et subsistera toujours, et il conclut à un simple *rajeunissement*, c'est-à-dire à une nouvelle phase chrétienne plus brillante et plus complète que celles dont l'histoire fait mention.

(829) *Consid. sur la France*, chap. 5, p. 85, édition de 1821; in-8°.

Pour nous, — qu'on nous pardonne de mettre ainsi notre personnalité à côté d'un aussi grand nom, — pour nous, qui ne croyons plus, sinon à l'existence, du moins à la vie de la tonalité ecclésiastique, nous concluons à une nouvelle forme de la musique religieuse.

Qu'on ne se récrie pas. Dieu sait ce que nous donnerions pour être dans l'erreur! Mais l'erreur véritable est de s'imaginer que la tonalité du plain-chant vit toujours, qu'elle subsiste dans le présent et qu'elle subsistera dans l'avenir comme elle a subsisté dans le passé. Voilà l'erreur; et si nous la combattons, on peut croire que c'est à contre-cœur, comme un homme qui l'a partagée longtemps, et qui va jusqu'à l'aimer dans ses adversaires, dans ceux qui se figurent pouvoir ressusciter cette tonalité, y façonner de nouveau nos organes, et y plier les habitudes de notre oreille. Mais il faut prouver, l'histoire en main, que cette tonalité est bien réellement, ou, si l'on veut, bien malheureusement disparue, ainsi qu'une langue éteinte, et combien vaines et stériles (du moins quant au but qu'on se propose) sont toutes ces tentatives de résurrection par lesquelles d'excellents esprits, et, nous ajouterons, des cœurs fervents, se laissent abuser.

XXVI. Ouvrons celui de nos historiens de la musique qui a incontestablement remué le plus d'idées et de faits; nous l'avons déjà beaucoup cité. On ne se plaindra pas de la longueur des passages que nous aurons encore à lui emprunter, car nul mieux que lui n'a fait ressortir par une lumineuse et curieuse analyse toutes les faces de la question, et nous ne savons pas de moyen plus propre à rendre inattaquable notre proposition, formulée sur celle de M. de Maistre, que de lui donner le commentaire qu'on va lire.

« Il me reste à parler, dit M. Fétis, d'une audacieuse innovation qui opéra tout à coup, vers la même époque (la fin du XVIe siècle), une transformation complète de la tonalité, je veux dire de l'art tout entier. Les règles de l'harmonie, depuis le XIVe siècle jusqu'à la fin du XVIe, avaient proscrit toute relation de *mi* contre *fa*, c'est-à-dire de la note supérieure du premier demi-ton avec l'inférieure du second (*fa si*); car, selon la méthode de solmisation par les tétracordes (830), on appelait toujours *mi fa* les deux notes qui étaient naturellement à la distance d'un demi-ton l'une de l'autre. Ainsi la note que nous nommons *si* ne pouvait jamais se rencontrer avec celle que nous nommons *fa*, soit par une succession de deux tierces majeures, soit par un repos de la tierce majeure *sol si*, sur la quinte *fa ut*, soit enfin par l'harmonisation de *fa* avec *si* qu'on appelait *mi*. Or, le résultat de la prohibition des rapports de la note supérieure du premier demi-ton (*fa*) avec la note inférieure du second (*si*), était qu'il ne pouvait y avoir de *note sensible* réelle dans la musique, conséquemment que la tonalité de la musique actuelle ne pouvait exister. Car remarquez qu'il n'y a de note sensible que parce qu'il y a répulsion harmonique entre la quatrième note et la septième; répulsion qui conduit l'une à descendre, l'autre à monter, en sorte que la note sensible n'aurait pu naître de la seule mélodie (831). »

Nous interrompons cette citation pour faire observer que M. Fétis ne parle ici que du système de l'harmonie. Mais ce n'était pas seulement à partir du XIVe siècle que le rapport de *fa* et de *si*, c'est-à-dire que la dissonance, que le *triton* était condamné; il l'était longtemps auparavant par tous les musiciens qui n'avaient en vue que l'enseignement théorique et pratique du chant. M. Fétis va nous dire que *les siècles* l'avaient *proscrit*. Guido, parlant du *bémol* (le *si*), s'exprime ainsi : *Et ideo additum est, quia cum quarta a se ♮ tritono differente, nequibat habere concordiam* (832); et Fr. Gafori, qui vécut beaucoup plus tard, mais qui parle des temps antérieurs, dit que le tétracorde *synemménôn* fut ajouté *ad demulcendam tritonis duritiem, cujus dissonum, asperumque modulamen ars abjicit, et perhorrescit natura* (833). Ainsi, le rapport de *fa* à *si*, autrement dit la dissonance naturelle, le *triton*, en un mot, n'était pas seulement une chose proscrite de tout temps, c'était une chose que l'art repoussait, qui faisait *horreur à la nature* (*perhorrescit natura*), qui faisait violence à l'organisation humaine; et comme l'organisation humaine était déterminée à cette répulsion par l'influence seule de la tonalité suivant les conditions de laquelle elle s'était modifiée, il s'ensuivait que le *triton* était le renversement et l'anéantissement de la tonalité elle-même. C'était là le monstre, l'épouvantail, contre lequel la doctrine avait lancé l'anathème, contre lequel l'oreille protestait; c'était enfin, ainsi qu'on l'avait nommé, *le diable dans la musique, diabolus in musica* : l'abomination de la désolation.

Or, qu'advint-il? Ici nous prévenons M. Fétis, qui ne nous contredira pas, il advint que ce *diabolus in musica*, que cette chose qui, nous le répétons à dessein, faisait horreur à la nature, faisait violence à l'organisation, et que l'art rejetait hors de sa sphère; il advint que cet élément subversif, destructif de la tonalité ancienne, fut la base, le fondement, la clef de voûte de la tonalité moderne, l'élément par lequel l'oreille est inévitablement sollicitée, vers lequel elle est entraînée invinciblement, et en vertu

(830) Nous renvoyons, pour l'intelligence de ce passage, aux mots MUANCES et HEXACORDE. — Mais, comme il est très-important que cette citation soit comprise de prime-abord, disons tout simplement que, dans la tonalité du plain-chant, le rapport du quatrième degré de la gamme avec le septième était non-seulement proscrit et réprouvé par l'oreille, mais qu'il constituait un fait destructif de la tonalité même.

(831) *Résumé philosophique de l'hist. de la musique*, p. CCXX CCXXIII

(832) *Microl.*, cap. 5.

(833) Lib. V *Theor.* cap. 1 et 3.

duquel se développe ce que nous appellerons son *accoutumance* pour les diverses propriétés du système tout entier. D'où il suit que, l'absence de l'élément du triton étant la condition nécessaire et essentielle de la tonalité ancienne, et la présence de ce même triton étant la condition nécessaire et essentielle de la tonalité moderne, il y a entre ces deux tonalités incompatibilité radicale, et que si, pour juger de l'une comme de l'autre, on invoque le sentiment de l'oreille, le moyen le plus sûr de ne pas se tromper est de conclure plutôt en sens inverse de ce même sentiment, c'est-à-dire qu'au lieu de se prononcer sur des convenances ou des perceptions sympathiques, on doit décider d'après des répulsions. L'absurde ! voilà donc le dernier critérium.

XXVII. Mais ce n'est pas assez de montrer qu'il ne peut y avoir compatibilité entre les deux tonalités; il faut montrer encore qu'il ne peut y avoir entre elles cet accord passif qui consiste à vivre chacun de son côté, à coexister ensemble. Si la tonalité actuelle, ainsi que le dit M. Fétis, *ne pouvait exister* avec l'ancienne, comment concevrait-on que celle-ci pût exister avec la moderne, de sa nature bien plus envahissante? avec la tonalité conquérante, victorieuse, celle dont toutes les oreilles sont complices? celle qui a pour elle, nous ne dirons pas la vogue et la mode, car ce dont il s'agit est bien plus profond que la mode et la vogue, mais la vie, le mouvement, le progrès, et finalement le *monde*, qui lui a donné son épithète la plus caractéristique? Cette seule considération suffit.

Cela posé, cédons la parole à M. Fétis :

« Eh bien! ce que la doctrine avait condamné, ce que les siècles (les siècles !) avaient proscrit, un homme osa le faire un jour. Guidé par son instinct, il eut plus de confiance dans ce qu'il lui conseillait que dans les règles, et malgré les cris d'épouvante de tout un peuple de musiciens, il osa mettre en rapport la quatrième note de la gamme, la cinquième et la septième (le triton). Par ce seul fait, il créa les dissonances naturelles de l'harmonie, une tonalité nouvelle, le genre de musique qu'on appelle *chromatique*, et conséquemment la *modulation*. Que de choses produites par une seule agrégation harmonique! L'auteur de cette merveilleuse découverte est... Monteverde..... Lui-même s'attribue l'invention du genre modulé, animé, expressif dans la préface de l'un de ses ouvrages. C'est qu'en effet l'accent passionné n'existe et ne peut exister que dans la note sensible, et que celle-ci ne peut naître que de son rapport avec le quatrième et le cinquième degré de la gamme; c'est que toute note mise en rapport harmonique de quarte majeure avec une autre détermine la sensation d'un ton nouveau, sans qu'il soit nécessaire de faire entendre une tonique ou de faire un acte de cadence, et que par cette faculté de la quarte majeure de créer immédiatement une note sensible, la modulation, c'est-à-dire la succession nécessaire des tons différents, devient facile. Admirable coïncidence de deux idées fécondes! Le drame musical prend naissance; mais le drame vit d'émotions, et la tonalité du plain-chant, grave, sévère et calme, ne saurait lui fournir d'accents passionnés, car l'harmonie de cette tonalité ne renferme pas les éléments de la transition. Alors le besoin inspire le génie, et tout ce qui peut donner la vie à la musique du drame est créé d'un seul coup. Grandes et rapides furent les conséquences de cette belle découverte, car, dans la première moitié du XVIIe siècle, l'expression dramatique de la musique était déjà parvenue à des effets d'une puissance remarquable (834)..... »

N'est-il pas évident qu'un nouvel ordre d'idées, un élément social nouveau, un nouvel esprit s'introduisait dans la musique par le seul fait de la création de la tonalité, et que la dissonance, la modulation, la transition, la *note sensible*, l'*accent passionné* (remarquez ces mots), n'étaient que l'enveloppe matérielle, le moyen, l'expression extérieure, grâce auxquels le principe nouveau, savoir le *moi humain*, qui avait déjà pénétré, pour ainsi dire, les couches supérieures de la pensée, se faisait une issue dans l'art musical? Car, de même que l'ancienne tonalité, par le fait de sa constitution, comportait le sentiment du repos (835), c'est-à-dire faisait naître l'idée de perma-

(834) *Ouvrage cité.* Voir aussi la deuxième *Lettre* de M. Fétis, adressée à M. Halévy (*Gazette musicale*, du 29 décembre 1850), dans laquelle on lit les passages suivants : « Je suis arrivé... au moment où les artistes, ayant épuisé les ressources de la musique diatonique, étaient en quelque sorte acculés dans une impasse. *Alors un de ces hasards providentiels qui ne manquent presque jamais aux nécessités se fit en faveur de l'art et le transforma par un miracle...* Vous savez comment Monteverde... osa, dans les dernières années du XVIe siècle, introduire dans la musique, par la seule autorité de son instinct, les harmonies dissonantes sans préparation. Par cette prodigieuse invention, il changea tout à coup la tonalité et créa celle de notre musique; car il ne peut y avoir, par exemple, d'accord de septième de la dominante que là où les deux notes de demi-ton sont mises en rapport, de manière que la septième note monte à la tonique, et que la quatrième descende à la troisième. Les conditions étant égales pour tous les tons, il en résulte nécessairement que toutes les gammes doivent être faites sur le même modèle, etc., etc. » Et plus loin : « Il est démontré que la découverte des accords dissonants naturels par Monteverde a changé à la fois le principe de la musique et la tonalité; que ce changement de principe a été la substitution de l'échelle chromatique, source unique de l'identité des formes de toutes les gammes de chaque mode, à la gamme diatonique, qui ne peut engendrer que les gammes multiformes de la tonalité du plain-chant. » Voyez encore le n° du 7 juillet de la même année 1850.

(835) « On comprend qu'un système de tonalité qui repoussait l'attraction des deux demi-tons de la gamme ne pouvait avoir pour base de l'harmonie que des accords consonnants; car, en l'absence d'attraction de ces notes de la gamme, il n'y a que repos dans la musique. » (FÉTIS, *Gazette musicale* du 7 juillet 1850.)

nence, d'immutabilité, d'infini, qui convient à l'expression des choses divines; de même aussi le trouble, l'agitation, l'expression fébrile et tumultueuse des passions, qui sont de l'essence des choses terrestres, sont inhérents à la tonalité moderne, et cela en vertu de sa constitution qui repose sur la *dissonance* et la *transition.*

XXVIII. Mais laissons conclure M. Fétis.

« Monteverde, qui avait fort bien aperçu les résultats de son heureuse témérité, sous le rapport de l'expression dramatique, n'en vit pas les conséquences à l'égard de la tonalité. Attaqué avec violence par quelques zélés partisans de l'ancienne doctrine, particulièrement par Artusi, il ne comprit pas plus que ses adversaires qu'il venait d'*anéantir* l'existence des tons du chant ecclésiastique dans la musique mondaine. On peut se convaincre, par la lecture de quelques-unes des préfaces de ses ouvrages, qu'il n'avait pas porté ses vues sur cet important objet. Il n'est pas moins certain, cependant, qu'après que l'harmonie des dissonances de septième, de neuvième, et celles qui en dérivent, se fut introduite dans la musique de chambre et de théâtre, il n'y eut plus de premier, de second, de troisième ton, d'authentique ni de plagal dans la musique : il y eut un mode majeur et un mineur; en un mot, *la tonalité ancienne disparut* et la moderne fut créée (836). »

La première observation qui se présente après la lecture de ce passage remarquable, c'est que les révolutions qui s'opèrent dans les arts, comme celles qui s'opèrent dans les empires, se font malgré ceux qui les font. Rarement l'action de l'homme est en harmonie avec sa volonté. L'homme n'a l'idée que d'un progrès, d'une amélioration, d'une réforme ; mais un instinct dont il n'a pas conscience le pousse à une révolution. Cette révolution est bien le fait de tels ou tels hommes en particulier, puisqu'ils en ont été les instruments; mais, moralement, elle est l'œuvre de la civilisation entière; elle est le produit, la résultante des éléments amoncelés de longue main dans la société, éléments divers, les uns sympathiques, les autres hétérogènes aux apparences, qui finissent pourtant par se combiner, et, comme l'électricité, par faire explosion sur un seul point. M. Fétis s'écrie : « Admirable coïncidence de deux idées fécondes ! Le drame musical prend naissance..... Alors le besoin inspire le génie, et tout ce qui peut donner la vie à la musique mondaine est créé d'un seul coup. » Mais la création du drame musical et celle de la tonalité mondaine ne sont que deux faits, deux conséquences, deux accidents bien minimes dans cette transformation plus complète, plus générale, qui déjà avait envahi les profondeurs comme les points culminants de l'ordre social, et qui, de proche en proche, devait s'étendre à toutes les conceptions. Il n'y avait pas deux idées fécondes se rencontrant fortuitement. Il n'y en avait qu'une seule, et ces révolutions partielles dont l'histoire du drame musical et celle de la tonalité offrent le tableau, si radicales qu'elles fussent, n'étaient autre chose que le contre-coup de ce que le principe d'émancipation intellectuelle, l'expansion de l'individualité humaine, la théorie du libre examen, proclamés par la science du XVIe siècle et la réforme, avaient produit dans les zônes supérieures de la pensée. *Le besoin inspire le génie !* voilà le vrai mot. Bonne ou mauvaise, une fois déterminée la tendance d'une époque, tout se développe harmoniquement dans le même sens, car la première loi de l'esprit humain, c'est l'unité.

XXIX. Voilà donc la révolution consommée ! Voilà, par le fait de la création de l'harmonie dissonante naturelle, voilà *anéantie* la tonalité ecclésiastique, et *anéantie* dès le XVIe siècle ! M. Fétis nous l'a dit. La voilà *disparue* sans retour en présence d'une tonalité nouvelle, incompatible avec la première ! Celle-ci s'établit, se propage, gagne du terrain, et force sa rivale vaincue à se réfugier dans les temples, où elle ne tarde pas à venir lui disputer ce dernier asile. Cette tonalité ecclésiastique, qui jadis prêtait ses formes à la musique mondaine, revêt peu à peu les formes moins austères de la tonalité nouvelle. Ce n'est qu'à la condition de se déguiser ainsi qu'il lui est permis de vivre. En d'autres termes, la musique religieuse, qui absorbait autrefois la musique profane, est à son tour absorbée par elle. Et cela n'est pas le produit d'une lente élaboration ; M. Fétis nous l'a dit encore : « Grandes et rapides furent les conséquences de cette belle découverte ; car, dès la première moitié du XVIIe siècle, l'expression dramatique de la musique était déjà parvenue à des effets d'une puissance remarquable. »

Mais il faut voir les conséquences que ce fait entraîna dès le principe dans la pratique du chant grégorien. Il faut aussi se donner le spectacle curieux que présente toute révolution, le spectacle de cette classe d'hommes qui, surpris par un événement qu'ils n'avaient pu prévoir, bien qu'ils aient contribué à l'amener eux-mêmes, se cramponnent épouvantés aux débris du passé ; puis, se sentant, malgré qu'ils en aient, dominés par une force irrésistible, envahis par les idées nouvelles, sont conduits, sans en avoir conscience, à rêver je ne sais quel amalgame de principes contradictoires, d'éléments qui s'excluent, et à se contenter enfin d'une sorte de compromis tel quel entre le passé et le présent, voire le futur ; car il y a un peu de tout cela dans les faits que nous nous proposons d'exposer.

XXX. Parlons maintenant des *corrections* des Graduels et des Antiphonaires, qui se sont si souvent renouvelées depuis le XVIIe siècle jusqu'à nos jours, et grâce auxquelles, presque

(836) *Résumé philosophique de l'hist. de la musique, loc. cit.*

partout en France, notre plain-chant a été si complétement défiguré et mutilé, qu'il arrive fort souvent qu'une personne habituée aux chants d'église de tel diocèse ne les reconnaît plus si elle vient à passer dans un diocèse voisin. Cette divergence liturgique existait dès longtemps avant Lebeuf; lui-même le constate au moment où il écrivait (837), et l'on peut penser que depuis lors le mal n'a pas été en s'affaiblissant (838).

Le désir d'innover, la manie de se distinguer, de se singulariser même, qui, pour le dire en passant, furent toujours un caractère de l'esprit gallican, ont été pour beaucoup sans doute dans cette guerre déclarée avec tant d'acharnement, dans les deux derniers siècles, contre les graduels et les antiphonaires romains. Mais cette guerre avait une autre cause, plus profonde, plus persistante, c'était la lutte que la tonalité moderne, déjà établie et tendant de plus en plus à la domination, livrait à la tonalité ancienne; et cela, remarquez-le bien, dans l'esprit même des réformateurs, dans leur organisation, dans leur oreille, dont cette tonalité moderne s'était emparée. L'on peut dire que les perceptions qu'ils recevaient à l'église des chants de l'office étaient à l'instant même, et à leur insu, transformées, rectifiées, corrigées par leur oreille d'après un type différent; et ce type, qu'était-il autre chose que la musique mondaine avec ses propriétés de dissonance, de modulation, de transition, de mouvement, d'expression colorée, sensible et passionnée? Nous avons sur ce point l'aveu de Lebeuf, et nous devons prêter une attention d'autant plus grande à ses paroles qu'il se rend moins compte lui-même de leur portée :

« ... Ce serait une injustice, dit-il, de ne pas reconnaître que le *goût supérieur de la musique d'aujourd'hui* a fait naître *dans l'esprit de ceux qui enfantent* du plain-chant, de *certains* progrès de voix, et de *certaines* mélodies qui ont leur *douceur particulière;* qu'il y a des *tours gracieux qui ne peuvent être suggérés que par des organes qui ont été souvent rebattus de sons agréables et affectueux;* et on ne peut douter que les personnes *dont l'idée est pleine de belles pensées de chant,* pour me servir de ce terme, et de *morceaux de mélodie douce et aisée,* ne soient plus en état de juger, *de quel côté ce gracieux et ce naturel* se rencontrent dans la composition, *que non pas ceux qui ne chantent ordinairement que du commun et trivial* (838*). »

Quelques pages plus loin, le même auteur parle des « *avantages qui sont revenus au chant grégorien par le canal des compositeurs accoutumés au beau chant, et par le moyen des voix excellentes* qui ont paru dans les derniers temps, et qui exécutent avec grâce ce qu'il y a de doux et de mélodieux dans l'arrangement des sons (839). »

A coup sûr, Lebeuf, non plus que les théoriciens ecclésiastiques ou autres de son époque, n'avait ni ne pouvait avoir l'idée de ce que nous appelons aujourd'hui *tonalité,* de cette notion féconde, qu'entre les mains de M. Fétis surtout, la science et la philosophie ont dégagée des mystères de l'art, de l'analyse des éléments des divers systèmes comparés, ainsi que des obscurités de l'histoire. Ce n'est pas que ces théoriciens ne fissent la distinction de la *musique* et du plain-chant, des chantres et des musiciens. Et quant à Lebeuf, il avait publié, en 1729 un *mémoire* qui ne manquait pas de piquant sur l'autorité (prétendue) des musiciens en matière de chant ecclésiastique. Mais, observons-le bien, faute d'une connaissance suffisante de ce grand principe de la tonalité, cette distinction entre la musique et le plain-chant ne tendait à rien moins qu'à séparer le plain-chant de la musique, les chantres des musiciens, comme si les premiers n'étaient pas dignes d'être appelés des musiciens, comme si le plain-chant était en dehors et au-dessous du domaine de la musique. Que s'ensuivait-il? Il s'ensuivait que la musique seule était un art, et que le plain-chant n'était autre chose qu'une sorte de routine, consacrée par un certain usage, ayant une certaine destination, et qui pouvait indifféremment se plier à telles ou telles règles, suivant que cet usage et cette destination les avaient sanctionnées. Mais quant à tirer de cette distinction de la musique et du plain-chant la moindre conséquence relativement à la constitution de l'une et de l'autre, à l'ordre d'idées et d'expression qui devait découler de chacune en particulier, à la manière dont l'organisation humaine pouvait en être affectée, aux modifications qui devaient en résulter dans nos facultés de perception et de sensibilité, c'est à quoi Lebeuf ni les autres théoriciens n'avaient nullement songé.

Nous aurions bien des expressions curieuses à relever dans les deux citations que nous a fournies l'abbé Lebeuf. Tenons-nous-en à ce *goût supérieur de la musique d'aujourd'hui, qui fait naître dans l'esprit de ceux qui enfantent du plain-chant de certains progrès de voix, de certaines mélodies,* etc., etc. *Ce goût supérieur,* n'est-ce pas cette puissance invincible d'une tonalité triomphante, *supérieure* à sa rivale, qui s'est emparée définitivement de notre oreille, qui l'a domptée, qui lui dicte ses lois? Et cette expression : *ceux qui enfantent du plain-chant!* Que peut être en effet désormais la composition du plain-chant, si ce n'est un *enfantement* labo-

(837) *Traité hist. sur le ch. ecclés.* in-12. 1741, chap. 6, p. 95.

(838) Témoin le P. Lambillotte qui a dit tout récemment : « Et voyez quelle déplorable diversité dans le chant ecclésiastique! à peine si l'on pourrait trouver, je ne dis pas deux royaumes, mais deux diocèses, où les hymnes sacrées se chantent avec une parfaite conformité. » (*De l'unité dans les chants liturgiques,* in-fol. 1851.)

(838*) Lebeuf, *ibid.*, p. 102.

(839) Lebeuf, *ibid.*, p. 106.

rieux, un travail fait à froid, sans inspiration, entrepris obstinément en dépit de soi-même, de sa propre organisation, des exigences de l'ouïe, et poursuivi par esprit de système, tel en définitive qu'ont été toutes ces *corrections* de bréviaires et de livres de chant, lesquelles participaient avant tout de la petitesse et de la taquinerie des rivalités locales, des amours-propres de clocher?

Mais revenons à Lebeuf, et concluons avec M. Danjou que « Lebeuf était vaincu par la musique et lui rendait les armes ; qu'il avait subi l'influence de la mélodie et de l'harmonie modernes, et qu'il porta dans son travail (son Antiphonaire), des marques certaines de cette influence. La mâle énergie, la gravité majestueuse du plain-chant, ne valaient pas pour lui *les tours gracieux*, *les sons agréables et affectueux* de la tonalité nouvelle. Tout le clergé de notre temps, ajoute M. Danjou, partage cette *erreur* (840). »

Il nous semble qu'il y a ici plus qu'une *erreur;* il y a un fait, une nécessité que M. Danjou a reconnus et signalés avec sa sagacité ordinaire, quand il a établi, une page plus haut, qu'à l'époque de Lebeuf « le clergé n'apprenait plus la théorie du plain-chant, comme les enfants dans les colléges n'entendaient que de la musique suivant la mode du temps (841). » Seulement M. Danjou aurait dû nous dire ce qui empêchait les évêques et les directeurs des séminaires, maîtres de l'enseignement ecclésiastique, de maintenir dans leurs maisons une classe de plain-chant, et ce qui faisait que les enfants n'entendaient plus de musique que *suivant la mode du temps.* Il faut le reconnaître : saint Paul a dit que la foi vient de l'ouïe : *fides ex auditu.* La tonalité, qui est aussi, en un sens, une *foi* pour nous, comme la langue, comme toutes les choses que nous acceptons d'instinct et sans raisonner, la tonalité nous vient de l'ouïe, *ex auditu.*

XXXI. Ce que Lebeuf nous a appris sur cette *suggestion des organes rebattus des sons agréables et affectueux* de la musique de son temps; sur ces *personnes dont l'idée est pleine de belles pensées de chant et de morceaux de mélodie douce et aisée*, en comparaison de *ceux qui ne chantent ordinairement que du commun et du trivial* (du plain-chant sans doute) ; tout cela n'était pas le premier symptôme de cette révolution qui avait changé non-seulement toute l'économie de l'art, mais encore qui devait agir si profondément sur les conditions physiologiques de l'organisation musicale de l'homme. Déjà, en 1553, un organiste de Metz, nommé Claude Sébastien, avait célébré en style burlesque la querelle entre deux royautés désormais ennemies, la royauté de la *musique plane*, et celle de la *musique mesurée*, ainsi que le triomphe de celle-ci, bien que cette grande guerre se termine, dans le livre, par une entente cordiale (842). Cette plaisanterie avait bien son côté sérieux; mais ce qui fut sérieux de tout point, et ce qui mérite de fixer l'attention, ce fut la transformation que le chant d'église subit par le fait d'un homme qui, pour maintenir intact l'usage du chant grégorien, ou ce qu'il pensait être tel, dans la chapelle royale de Versailles, d'où l'on voulait l'exclure pour le remplacer par la musique, ne craignit pas de se mesurer de toute sa hauteur d'artiste et de chrétien avec ce personnage, « qui faisait voyager de Gênes à Versailles le chef d'une puissante république, et l'obligeait de venir s'agenouiller devant lui. » Ce personnage s'appelait Louis XIV. Cet homme qui osa tenir tête au monarque s'appelait Henri Dumont, l'auteur de cette messe célèbre dite *Messe royale*, qui contient ce *Credo* fameux devenu si populaire, connu sous le nom de *Credo* de Dumont. Nous sommes loin de méconnaître la beauté mélodique, l'ampleur, le tour naturel et noble de cette composition; mais nous dirons que, par l'emploi fréquent de la note sensible, par la modulation qui revient sur les principales périodes, par la cadence qui termine cette modulation, ce *Credo* appartient à la tonalité moderne. Et, bien qu'un ingénieux critique, mais chez qui l'enthousiasme n'est pas toujours tempéré par la réflexion, ait imprimé un beau matin que le *Credo* de Dumont était une des plus belles inspirations du XIIIe siècle, nous ajouterons que ce *Credo* n'est pas dans le *premier mode* du plain-chant, mais dans le ton du *ré mineur*, et, nous en appelons sur ce point à tout homme compétent, à M. S. Morelot, par exemple, un des plus habiles et des plus judicieux défenseurs de la cause du chant grégorien, qui s'exprime ainsi au sujet de la *Messe royale.*

« L'influence de la tonalité moderne qui s'y fait sentir, *sans doute à l'insu de l'auteur*, nous paraît être pour *quelque chose* dans l'admiration dont elle est l'objet. *Dumont n'a pu secouer entièrement le joug de ses habitudes de musicien, en sorte que son inspiration s'est trouvée jetée comme par force dans un moule qu'il n'avait pas choisi.* Il en est résulté que le public, habitué à la tonalité moderne, mais pénétré encore d'une sorte de respect traditionnel pour la majestueuse gravité du chant d'église, a reporté avec empressement son admiration sur une œuvre qui conciliait assez bien ses goûts nouveaux et ses habitudes anciennes. » Ajoutons à cela que le public a été trompé; et par qui? — Eh! mon Dieu ! par cet auteur qui se trompait lui-même, qui pensait faire du plain-chant, tandis qu'il ne faisait autre chose que de la musique, et qui faisait graver sa messe en caractères carrés et sur quatre lignes comme les livres du lutrin. Cela suffisait pour faire illusion à tout le monde, à lui tout le pre-

(840) *Revue de la musique religieuse*, mai 1846, p. 150.

(841) *Revue de la musique religieuse*, ibid., p. 149.

(842) *Bellum musicale inter plani et mensurabilis cantus reges, de principatu musicæ provinciæ obtinendo contendentes;* Argentorati, 1553, in-4° ; autres éditions de 1563 et 1568, in-4°. Lire l'article sur Cl. Sébastien, dans FÉTIS, *Biograph. univ. des music.*

mier. Le spirituel auteur du *Voyage autour de ma chambre* parle de certains individus qui, pour se voir une épée au côté et sur le dos un uniforme brodé, *croient fermement être des généraux;* et l'armée, qui le *croit* aussi, leur donne ce titre *sans rire, jusqu'à ce que la présence de l'ennemi les détrompe* tous. L'armée, c'est le public; le général, c'est Dumont.

A propos des autres messes de Dumont, le même critique dit encore : « Ce mélange des tonalités différentes est bien plus sensible encore dans les autres messes écrites par Dumont. Les formes mélodiques empruntées à la musique moderne, les altérations arbitraires de la tonalité par les dièses et les bémols, les cadences étrangères au mode, toutes les licences enfin qui sont la conséquence d'un pareil système, y apparaissent bien plus fréquemment et y sont aussi moins rachetées par l'élévation de la pensée. » Et voilà l'homme, voilà le maître de chapelle qui osa opposer sa volonté à celle de Louis XIV, qui osa citer au roi le décret du concile de Trente qui proscrit la musique profane des temples, qui força le monarque à consulter M. de Harlay, et qui, sur la décision peu scrupuleuse du prélat courtisan, prit la détermination de demander sa retraite; ce qu'il fit un peu plus tard.

XXXII. Que Dumont ait su ce qu'il faisait en introduisant la tonalité moderne dans l'office ecclésiastique, c'est ce qu'il est superflu d'examiner. Comment l'aurait-il su, puisque Lebeuf, qui vint longtemps après lui, n'eut jamais l'idée de la tonalité, à plus forte raison celle d'un changement de tonalité? Dumont était dominé par certains faits de la science moderne qu'il avait admis, sans soupçonner que ces mêmes faits avaient amené dans l'art un bouleversement complet. Ce n'est qu'à distance qu'on peut se rendre compte de la portée et des effets d'une pareille révolution, et, comme le dit M. Morelot, « l'un des premiers résultats du réveil de l'esprit religieux dans l'art a été de nous ouvrir les yeux sur l'immense désastre qu'elle a causé (843). »

Eh bien! M. Fétis n'avait-il pas raison de nous dire tout à l'heure que *grandes et rapides avaient été les conséquences* de la *belle découverte* de l'harmonie dissonante? Mais, malheureusement, nous n'en avons pas fini sur ce sujet : il faut montrer que *ce mélange de tonalités différentes*, c'est l'expression de M. Morelot, si tant est qu'il ait jamais existé, ne pouvait avoir qu'un temps; que le plain-chant devait s'effacer de plus en plus devant les empiétements incessants de l'art musical, et qu'à partir de Dumont jusqu'à nos jours, les plus intrépides partisans d'un système mixte, d'un *juste-milieu tonal*, placés d'un côté entre les exigences de la tonalité, et de l'autre, leur respect pour les traditions grégoriennes et liturgiques, ont été condamnés, soit à une lutte impossible avec l'une, soit

(843) *Rev. de la mus. rel.*, janvier 1848, pp. 20 21, 24, 25.

à l'abandon complet des autres, et qu'alors même qu'ils ont affirmé le plain-chant en théorie, ils l'ont nié dans la pratique, et que tout en proclamant son existence en paroles, ils l'ont détruit de fait.

XXXIII. Mais, dira-t-on, on peut donc faire de belles choses en plain-chant avec un mélange de musique moderne? Nous allons nous expliquer tout à l'heure sur ce mot de *mélange ;* mais, en attendant, nous répondrons hardiment : Non. En premier lieu, la messe de Dumont n'est pas du plain-chant; c'est de la musique moderne fort habilement ou plutôt fort heureusement revêtue de la formule grégorienne. En second lieu, cette messe ne nous paraît si belle aujourd'hui que parce que la plupart d'entre nous ont perdu le sens des véritables beautés du plain-chant. Voyez à ce sujet le jugement qu'en a porté Poisson. En troisième lieu, si l'on admet que le plain-chant peut s'allier à la musique, une fois engagé dans cette voie, l'on ignore où l'on s'arrêtera, la question d'une limite reconnue et acceptée par tous devant se reproduire éternellement. Supposez aujourd'hui une tentative analogue à celle de Dumont, et, remarquons-le, tentative faite sciemment; eu égard à la différence des temps, que serait-elle si ce n'est l'invasion du chant italien le plus *expressif* dans nos temples, avec je ne sais quel assaisonnement bâtard et monstrueux de psalmodie hétéroclite?

Il y a eu certainement un moment où l'on aurait pu croire, ou, pour parler plus juste, où nous pourrions croire à la coexistence de deux tonalités simultanées; où l'oreille se trouvait à la fois sollicitée par les habitudes traditionnelles des modes ecclésiastiques, et par le charme de certaines formules d'autant plus séduisantes qu'elles étaient plus nouvelles. C'est là le moment de Dumont et de Lulli, qui, lui aussi, composa une messe devenue célèbre et que l'on désigne dans le Midi sous le prénom de ce musicien, *la Baptiste*. Cette messe est loin de l'allure noble et grandiose de celle de Dumont, mais elle se distingue par un certain tour mélodique et gracieux. Nous ne dirons pas qu'elle est du sixième mode, nous dirons qu'elle est en *fa*. On peut la placer, comme la *Messe royale*, « sur les confins des deux époques de l'histoire de l'art (844). » Mais, encore une fois, ces *confins* sont bien déplacés aujourd'hui. Il serait certes aussi curieux qu'instructif de pouvoir suivre pied à pied le flot toujours croissant de la musique profane, depuis le XVIe siècle jusqu'au XIXe; mais lorsqu'un continent a disparu sous les eaux de la mer, comment pouvoir dire: En telle année le rivage était là? Les monuments subsistent il est vrai :

Apparent... nantes in gurgite vasto.

Mais nous sommes trop submergés pour les apprécier.

(844) *Ibid.*, p. 27. (M. S. Morelot.)

Comment nous rendre compte, à l'heure qu'il est, de ce qui n'était que le résultat d'une incertitude du jugement entre deux ordres d'idées opposés, de l'indécision de l'oreille entre deux tonalités incompatibles? Comment juger sainement d'une chose qui ne nous paraît avoir quelque valeur que par son rapport avec l'ancien style ecclésiastique, tandis qu'au moment où elle s'est produite, elle n'était rien moins qu'une audacieuse excursion dans le domaine de la musique moderne? Ce qui est tel pour nous était tout autre pour nos pères. Ils ne pouvaient apprécier ce qui leur était actuel et présent avec la même mesure que nous apportons à l'appréciation des choses passées. Les conditions et les données ne sont plus les mêmes.

Ce qu'il y a de certain, c'est que le *mélange* de deux tonalités dans le même œuvre, préconçu, fait à froid, ne peut être une bonne chose. Ce mélange ne peut être heureux qu'autant qu'il a eu lieu naturellement, comme dans certaines chansons populaires, qui participent à la fois de la musique vulgaire et du chant ecclésiastique, et qu'autant que ces chansons ont été composées par des gens étrangers à toute théorie, à tout système, et qui ne suivaient que leur instinct.

XXXIV. Tout ce que l'on peut dire, c'est que le style des messes de Dumont et de Lulli a été, en France, le point de départ de cette monstruosité qu'on a appelée *plain-chant musical*, « ces plains-chants, dit J.-J. Rousseau, accommodés à la moderne, pretintaillés des ornements de notre musique, » dont Nivers, et plus tard Lafeillée, ont été les ardents propagateurs, et qui comptent encore tant de partisans parmi les ecclésiastiques d'un âge avancé. Quant aux jeunes, ils se sont prononcés pour la musique italienne et les fredons de l'opéra-comique; nous ne leur en faisons pas un reproche, c'est un cas de force majeure; mais nous ne leur en faisons pas non plus notre compliment. Cela prouve seulement qu'une fois embarqué sur le char des révolutions, on va vite et on va loin, surtout quand on ne sait pas où l'on va. En Italie, ce *plain-chant musical* a obtenu des succès plus scandaleux encore qu'en France. Il a été appelé *canto fratto*, par opposition au *canto fermo*. Les ordres religieux eux-mêmes adoptèrent ce nouveau chant et le transcrivirent sur les livres séculaires que leurs prédécesseurs avaient consacrés aux anciens chants de l'Eglise. Cela ne doit pas surprendre: l'Italie était alors le foyer principal des mouvements de l'art moderne, et toute innovation devait frapper vivement la curiosité d'un peuple naturellement disposé à toutes les sensualités de l'oreille. Et, quant aux religieux et aux ecclésiastiques, tant italiens que français, on peut affirmer qu'ils ne comprenaient rien aux conséquences d'une révolution tonale dans l'art, pas plus que Monteverde, pas plus que Dumont et Lulli, et l'on peut ajouter, pas plus que la plupart des ecclésiastiques et même des musiciens de nos jours. S'ils eussent compris cela, s'ils eussent pu entrevoir d'avance le *désastre sur lequel le réveil de l'esprit religieux nous a enfin ouvert les yeux*, les correcteurs du chant grégorien, qui au fond n'avaient pas l'intention de porter une main profane sur l'arche sainte, qui n'avaient pas du moins la conscience de ce qu'ils faisaient, n'eussent pas fait, pour le maintenir en honneur et le perpétuer, précisément tout ce qu'il fallait faire pour le détruire. M. de Maistre, que nous avons cité plus haut, a dit encore un beau mot: « Si les hommes comprenaient la révolution *aujourd'hui*, elle finirait *demain*. Mais les pompes arrivent souvent après l'incendie (845). »

D'ailleurs, les correcteurs ne firent que précipiter la ruine du chant ecclésiastique. Le coup mortel était porté. Il l'avait été par l'harmonie dissonante naturelle qui s'était fait jour par C. Monteverde, et si C. Monteverde n'avait pas existé, l'harmonie dissonante se serait fait jour par tout autre, et peut-être dans le même temps; car elle était dans le cercle limité de l'art musical la manifestation nécessaire de cet irrésistible besoin d'expansion individuelle qui tourmentait le génie humain. Elle était donc, non un fait individuel, mais une nécessité de l'époque, par conséquent un fait général, le fait d'une conspiration, sinon intentionnelle, du moins universelle, qui avait pour but de détrôner la pensée sociale absorbant la pensée individuelle, par la pensée individuelle qui exprimait en cela la pensée collective et sociale.

XXXV. Qu'on ne nous oppose pas les anciens réformateurs du chant ecclésiastique, qui faisaient ce qui leur plaisait. Entre eux et les modernes il y a tout un monde d'idées différent. Jadis, les grands propagateurs du chant liturgique, les Boèce, les saint Augustin, les saint Isidore, les Guido, les Odon de Cluny, les saint Bernard, et plus tard les Marchetto, les Jean de Muris, les Glaréan, les Zarlin, les Guidetti, etc., étaient fort à l'aise pour discuter sur la musique grecque et sur le plain-chant, sur les modes anciens et sur les modes ecclésiastiques, car ils n'avaient étudié la musique grecque que d'une manière spéculative, tandis que le plain-chant avait été pour eux l'objet d'une pratique journalière. Chacun d'eux avait bien, sinon son système particulier, du moins ses idées particulières, sur la meilleure manière d'interpréter tel texte de Ptolémée ou d'Aristoxène, sur les méthodes d'enseignement, sur les muances, sur la notation, sur le principe de la transposition ou réduction des modes; mais dans la pratique il fallait toujours en venir aux règles précises, aux faits rigoureux de la tonalité. Là, tous étaient d'accord, et l'on peut dire que si, sur certains points, ils tenaient un langage différent, ils parlaient

(845) *Lettres et opuscules*, t. Ier.

néanmoins une langue commune, entendue de tous. Mais en pouvait-il être ainsi pour des gens comme Nivers, comme Lebeuf, comme Chastelain, comme De Moz, comme Lafeillée, etc., qui avaient reçu une éducation primordiale toute différente, dont l'oreille s'était pliée à l'euphonie, à la syntaxe d'une langue jeune, nouvelle, pleine de séve et de vie, de mouvement, d'accent, de rhythme, vis-à-vis de laquelle le plain-chant n'était déjà plus qu'une langue morte? Car, à supposer même que les véritables traditions grégoriennes fussent conservées intactes par quelques vieux chantres, isolés dans leur maîtrises, ce que nous sommes loin d'accorder, il n'en est pas moins vrai que ce plaint-chant, si vénérable qu'il fût, n'était déjà plus qu'une *relique*, mais une véritable relique, c'est-à-dire un corps privé d'animation et d'où le souffle et l'esprit s'étaient retirés.

Cette lutte, ce conflit des deux tonalités, auxquels a donné lieu dans les deux derniers siècles l'invasion soudaine de la musique profane, et dont on peut dire que le cerveau des compositeurs a été le théâtre, se perpétuent encore aujourd'hui chez les esprits distingués qui sentent ce qu'il y avait d'expression auguste, grave, pure de tout alliage terrestre, dans les mélodies sacrées. On ne saurait trop hautement rendre hommage au zèle dont quelques savants font preuve, dans le but de régénérer le chant grégorien, et de le réhabiliter dans le culte. Pour notre compte, nous désirons vivement qu'ils réussissent, et nous ne croyons pas impossible qu'ils y parviennent avec le temps, à certaines conditions toutefois que nous indiquerons plus tard; mais s'ils espèrent qu'après avoir rétabli ces textes dans leur pureté primitive, qu'après les avoir purgés des éléments parasites et barbares, dont des réformes ignorantes et maladroites les avaient surchargés, le chant liturgique sera par cela même ramené à son institution primordiale et reprendra son empire sur les esprits; s'ils s'imaginent que le clergé et les fidèles, surpris d'admiration et d'enthousiasme, ne voudront plus entendre d'autres accents dans les églises; s'ils se flattent que le domaine des deux arts sera parfaitement défini et circonscrit; que le chant grégorien régnera sans partage dans le sanctuaire *sans qu'aucun schisme y vienne mêler le doute et la confusion* (846); que la musique profane se contentera de ses théâtres, ses concerts, ses festivals; qu'il n'y aura plus d'empiétements réciproques, plus de profanations; qu'il y aura distinction parfaite entre le spirituel et le temporel; si les hommes dont nous parlons croient tout cela, nous leur déclarons que c'est un vrai rêve. MM. Fétis, Lambillotte, Th. Nisard, et autres, ont entrepris d'immenses travaux pour épurer les chants de l'Eglise, pour les retremper à la source grégorienne, dans le but de les faire accepter par toutes les églises. Quant à M. Fétis, nous nous tromperions fort si son idée n'était pas une idée fort belle, fort louable, mais après tout, une idée d'archéologue. Si la pensée de cet écrivain n'était pas celle que nous supposons, nous dirions alors qu'il est en contradiction avec lui-même, car c'est lui qui a magnifiquement démontré que la tonalité ecclésiastique avait été *anéantie* par le fait même de la création de la tonalité moderne. Or, on n'accuse pas légèrement de contradiction un homme comme M. Fétis.

XXXVI. Mais tous les partisans du plain-chant ne voient pas aussi loin que lui. M. l'abbé Janssen, auteur d'un livre intitulé : *Les vrais principes du chant grégorien*, et en qui l'on ne saurait méconnaître un homme de savoir et de sagacité, a l'air de ne tenir aucun compte de l'existence de la tonalité moderne. Il semble insinuer que tout le mal vient de « la dégénération des formes primitives du chant et de la *manie* de plier la tonalité primitive et sévère du plain-chant aux exigences prétendues de l'harmonie moderne. » La tonalité moderne ne l'embarrasse nullement. Ecoutons-le : « Eh bien ! s'écrie-t-il, qu'est-ce qui nous empêcherait d'habituer encore aujourd'hui nos oreilles à cette belle tonalité primitive?» — C'est comme si l'on disait : *Qu'est-ce qui empêcherait* le peuple français de parler la langue du XVIe siècle comme il parle la langue du XIXe? « Qu'on y réfléchisse; il s'agit ici d'un dépôt sacré que l'antiquité chrétienne nous a légué avec une pieuse sollicitude; il s'agit d'une tonalité dont les effets contrastent heureusement et nécessairement avec les chants profanes écrits dans la tonalité moderne. » Etourdi ! vous répondez vous-même à votre question : *Qu'est-ce qui empêcherait*, car si *les effets de la tonalité* ecclésiastique *contrastent nécessairement avec les chants de l'autre tonalité*, vous donnez vous-même la raison de cet *empêchement*. « Devons-nous plier nos mélodies sacrées aux caprices d'un usage récent qui ferait bien mieux de se plier lui-même à la majesté divine des chants séculaires ? » Non, vous ne le devez pas, mais il n'est pas moins vrai que c'est à quoi ont été réduits et ceux qui ont voulu défigurer sciemment le plain-chant (et nous soutenons qu'ils étaient en petit nombre), et ceux qui, comme vous, veulent le retremper à son origine. Quant à *l'usage récent qui ferait bien mieux de se plier lui-même à la majesté des chants séculaires*, nous avouons qu'il nous paraît impayable et que cet *usage récent* en vaudrait cinquante anciens, si vous pouviez nous dire en quoi consisterait cette faculté de la tonalité moderne, laquelle est née de l'inspiration individuelle au profit de la musique dramatique, passon-

(846) Expression dont s'est servi le prince de la Moskowa dans la *France musicale;* nous ne saurions indiquer le numéro. Consulté sur un projet de réforme harmonique appliqué au plain-chant, le même écrivain répondit avec autant de sens que d'esprit : « En fait de musique religieuse, ne me parlez pas des libertés de l'Eglise gallicane : je suis tout à fait ultramontain. »

née, colorée, pittoresque, en quoi consisterait, dis-je, cette faculté de la tonalité moderne de *se plier à la majesté des chants séculaires?* « Que si l'on veut absolument donner quelque chose à l'harmonie moderne, pourquoi défendrait-on de se servir d'un accompagnement moins monotone que les accompagnements d'autrefois, tout en conservant au plain-chant sa belle simplicité, et en respectant sa tonalité primitive? » Pour le coup, nous ne dirons pas ici: *Habemus confitentem reum*, car il ne s'agit pas d'un coupable; je dirai plutôt que c'est un innocent qui s'accuse, c'est-à-dire un athlète consciencieux qui, ne se sentant pas à l'aise sur son terrain, veut bien faire à son ennemi la concession de quelques pouces, sans se douter qu'il livre la place tout entière. Voyez plutôt : *Si l'on veut absolument donner quelque chose à l'harmonie moderne.* D'abord, qui est-ce qui *veut absolument?* C'est tout le monde, car *on*, c'est tout le monde. *Donner quelque chose à l'harmonie moderne; quelque chose* est bien vague, c'est peu ou beaucoup. Mais comme l'harmonie moderne repose sur la dissonance, et comme d'autre part l'harmonie consonnante ne peut appartenir qu'au plain-chant, il faut bien admettre qu'une seule concession, la concession d'une seule dissonance, emporte la concession de l'harmonie moderne tout entière. Et quant à *l'accompagnement moins monotone que les accompagnements d'autrefois*, comme l'accompagnement ne peut cesser d'être *monotone*, c'est-à-dire d'être basé sur le système de l'unité du ton (*unitonique*) et ne peut devenir varié qu'à la condition d'emprunter *quelque chose* à la tonalité actuelle, il s'ensuit que la phrase en question n'a aucun sens ou qu'elle a celui-ci: mais attendu que l'organisation humaine est tellement modifiée aujourd'hui par la tonalité moderne, qu'il est d'une nécessité *absolue* pour elle de se *plier* aux exigences de cette même tonalité, pourquoi l'accompagnement du plain-chant ne s'enrichirait-il pas des ressources variées que celle-ci présente, de manière cependant à sauvegarder autant que possible la *belle simplicité et la tonalité primitive* du chant grégorien!!!

Et alors la tonalité des anciens modes et la tonalité moderne marcheraient de front; et cependant elles s'excluent: l'une représente l'ordre ancien et l'autre le nouveau; l'une est née de l'inspiration chrétienne, et l'autre est le fruit de l'inspiration mondaine. L'une est une langue vivante, la langue universelle, qui fait chaque jour de nouvelles conquêtes, qui se développe sans cesse dans l'énergie de ses éléments intimes, qui s'empare de toutes les découvertes de l'acoustique, de tous les progrès de l'instrumentation, qui reproduit toutes les voix, tous les timbres, tous les bruits de la nature; l'autre est une langue morte dont à peine quelques vieillards balbutient quelques mots dont ils ont retenu la routine, mais dont ils ont perdu la signification.

Nous savons bien que M. l'abbé Janssen poussera les hauts cris en lisant cette traduction un peu libre de sa pensée; mais ce n'est pas nous qui parlons ainsi, c'est lui; ce que nous lui faisons dire là, il ne le pense pas, il ne croit pas le penser; il ne croit pas le dire, mais il le dit. Nous le défions de s'en tirer autrement. Ce n'est pas tant sa faute à lui que la faute du point de vue où il s'est placé. C'est la force des choses, la force de la vérité qui le contraint à dire ce qu'il ne veut pas.

Et ces passages qu'on vient de lire sont tirés d'une discussion fort intéressante entre M. Fétis et M. Janssen au sujet de l'emploi du demi-ton dans le plain-chant, et habilement soutenue de part et d'autre; mais cette discussion où le demi-ton était envisagé non-seulement comme accidentel, c'est-à-dire comme moyen d'éluder la dissonance de triton, ou de la relation de *si* contre *fa*, mais encore comme note sensible, et dans ses rapports avec les habitudes d'accompagnement des organistes, en d'autres termes, avec l'harmonie moderne; cette discussion n'est-elle pas un indice de plus de cette lutte, de ce conflit que les deux tonalités continuent à se livrer dans le cerveau, dans l'oreille et par suite dans l'esprit des théoriciens d'aujourd'hui, dès l'instant qu'ils essayent d'aborder de pareils sujets? Nous le demandons à tous les musiciens qui ont voulu se faire une idée de la théorie des modes ecclésiatiques; à ceux surtout qui, peu familiarisés dans leur jeunesse avec les chants d'église, ont voulu plus tard, pour satisfaire une curiosité intellectuelle, se rendre compte du caractère des divers modes du plain-chant, de la façon dont la phrase mélodique est modifiée, suivant que le mode est authentique ou plagal, suivant que la finale est la note la plus grave, ou suivant qu'elle a une quarte au bas; du tour propre à la mélodie, selon que le chant est ce qu'on appelait *mineur droit*, *mineur inverse*, ou *majeur;* selon que la dominante est à la quinte, à la sixte, ou au septième degré, etc, etc. Nous leur demandons si, dans l'examen de tous ces détails, ils ont pu s'abstraire complétement des habitudes tonales de leur éducation; si à chaque instant leur oreille n'a pas été suspendue entre deux perceptions absolument contradictoires, et si les notions, les impressions de la musique moderne ne sont pas venues constamment s'interposer entre cette tonalité, objet de leurs études, et leur propre esprit.

XXXVII. Après la citation de M. l'abbé Janssen, nous produirons un texte de M. Danjou qui a bien son mérite aussi. Dans le préambule de l'article ACCOMPAGNEMENT, que nous avons emprunté à ce savant, il s'exprime ainsi : « Il s'agit *seulement* de retrouver et de rétablir, dans toute sa pureté primitive, un art qui avait sa beauté propre, sa grandeur originale, et qui, absorbé peu à peu par la musique moderne, a été défiguré par elle au point de devenir méconnaissable (847). »

(847) *Revue* de M. DANJOU, décembre 1847.

Pesons bien ces paroles. Cet art dont parle M. Danjou, quel est-il? C'est l'art musical fondé sur la tonalité grégorienne. Cet art avait sa *beauté propre, sa grandeur originale*, mais il a été tellement *absorbé par la musique moderne*, tellement *défiguré par elle*, qu'il en est *devenu méconnaissable*. De quoi s'agit-il pourtant? Oh! de moins que rien. Il *s'agit* SEULEMENT de *le retrouver*. Nous avons parlé plus haut de l'illusion complète où étaient M. Danjou et les collaborateurs de sa *Revue* (M. S. Morelot excepté peut-être), relativement à la possibilité d'une restauration du chant grégorien. Voilà notre assertion pleinement justifiée.

Nous produirons d'autres textes où M. Danjou, aux prises avec la tonalité moderne, se sent comme écrasé sous la domination de celle-ci, et par l'idée de son incompatibilité avec la tonalité ancienne. Il y a contradiction évidente, il faut bien l'avouer. Mais hâtons-nous de le dire, rien n'est plus honorable qu'une telle contradiction. Il arrive à M. Danjou de juger, qu'il nous permette de le lui dire, tantôt avec son esprit et tantôt avec son cœur. Quand il juge avec son esprit, la lumière, la sagacité, ne lui font pas défaut. Il voit bien que la tonalité moderne a tout envahi et que rien ne saurait résister à cette marée montante; il voit bien que le chant grégorien est réduit à la routine, c'est-à-dire à son cadavre. Quand il juge avec son cœur, et que, se plaçant au sein du sanctuaire, il évoque dans son âme d'artiste et de catholique les traditions grégoriennes, c'est alors qu'il se prend à désirer vivement le retour de ces magnificences liturgiques, et que, transformant ses désirs en réalités, il se dit qu'après tout, il ne s'agit que de *retrouver et de rétablir le plain-chant dans sa pureté primitive*.

Qu'est-ce à dire pourtant? M. Danjou voudrait-il se borner à une simple affaire d'archéologie? Penserait-il que tout serait dit, lorsqu'on aurait reconstruit le texte pur de saint Grégoire, en supposant que la chose fût possible (848)? N'y a-t-il pas une autre question auprès de laquelle la première disparaît, la question de réapprendre aux populations une langue dont elles s'éloignent toujours davantage, de plier l'oreille humaine aux conditions, à la syntaxe, à l'euphonie de cette *langue qu'elle a oubliée?*

XXXVIII. Faisons une comparaison. L'ancienne langue romane avait sa *beauté propre*, son caractère *original;* elle a été absorbée par trois langues arrivées à la plénitude de leur développement, par l'espagnol, l'italien et le français; de telle sorte que ces trois langues ne présentent plus que des vestiges *défigurés* de la langue mère; il s'agit pourtant de la retrouver et de la rétablir dans sa pureté primitive. Des savants, tels que Raynouard, Fauriel, Honnorat, et autres, consacrent à cette tâche la plus grande partie de leur vie. Enfin, ils la reconstruisent; nous l'admettons sans difficulté. Ils publient des grammaires, des glossaires, des monuments inédits de cette langue éteinte. C'est fort bien. Les amateurs, les poëtes, les linguistes, les philologues, savoureront avec délices ces fruits d'un autre âge; mais de là à faire parler cette langue par le peuple, à lui en remettre, pour ainsi dire, les mots dans la bouche et les sons dans l'oreille, on conviendra qu'il y a loin.

Et cependant il est bien plus aisé d'apprendre une langue morte que de plier notre organisation aux conditions d'un système musical qui n'est pas le nôtre. Apprendre une langue morte est une affaire de mémoire d'abord, et ensuite de réflexion. La syntaxe repose sur un ensemble de lois à la portée de toute intelligence; tandis que dans un système musical, rien ne s'adresse à l'esprit. La division des intervalles propre à ce système n'ayant rien d'essentiel en soi, ni aucune raison d'être en elle-même, elle ne

(848) En supposant que la chose fût possible, disons-nous, car, en admettant qu'entre les différentes versions des divers manuscrits on pût trouver la bonne, ce que nous ne nions pas, il faudrait encore retrouver les lois de la prosodie; il faudrait encore découvrir le secret de certains ornements de chant; il faudrait enfin suppléer à une foule de signes que les anciens chantres n'écrivaient pas, notamment ceux qui se rapportent au demi-ton, à la note feinte, etc. Et pourquoi ne les écrivait-on pas? Parce que ces signes étaient sous-entendus, tant l'oreille exercée aux exigences de cette tonalité était sûre de ne pas se tromper. Mais comme notre oreille est aujourd'hui formée à d'autres habitudes tonales; comme elle admet, comme réguliers, disons mieux, comme elle sollicite ardemment certains intervalles que nos pères repoussaient avec horreur, il s'ensuit que, dans la plupart des cas, il faudrait, ainsi qu'il a été dit, non juger d'après les convenances de l'oreille, mais d'après ses répulsions. Quelles incertitudes! quel chaos!

Nous sommes heureux de trouver l'occasion de faire connaître l'opinion du R. P. Lambillotte : « Une seconde tentative (pour la restauration des chants grégoriens) s'appuie sur les *règles*, dit-il. Mais ces *règles* sont celles de la *tonalité grégorienne* ou celles de la *tonalité moderne*. Dans le premier cas, nous concevons qu'au moyen de ces règles on puisse corriger les vices de certaines versions corrompues, et dire: Ceci n'est pas de saint Grégoire. Mais *reconstruire* une phrase grégorienne, découvrir si saint Grégoire a mis telle note ou telle autre, jamais. Ce sont là des faits que les manuscrits seuls peuvent nous apprendre. Que dirait-on de quelqu'un qui, à l'aide des règles de la versification latine, voudrait retrouver un vers de Virgile? Virgile, sans transgresser ces règles, a pu faire son vers d'une infinité de manières. De même saint Grégoire a pu moduler sa phrase de mille façons, toutes d'accord avec les règles de sa musique. De quel secours donc peuvent être les règles *toutes seules* pour dire quelle est la modulation qu'il a choisie? — Quant à ceux qui prétendent appliquer les règles de la tonalité moderne aux mélodies grégoriennes, leur erreur est encore plus palpable. D'un tel système il ne peut résulter qu'un mélange monstrueux de deux éléments hétérogènes et incompatibles. » (*De l'unité dans les chants liturgiques.*) De son côté M. Vitet s'exprime ainsi dans ses beaux articles du *Journal des savants* sur les *études* de M. T. Nisard : « Ce qu'il y a de plus rare et de plus difficile en archéologie musicale, ce n'est pas de rétablir le texte exact et pur d'une ancienne mélodie, *c'est d'en retrouver l'ancien mode d'exécution.* »

saurait affecter que nos organes. Mais nos organes ayant été antérieurement modifiés par la tonalité universelle, ils perdent toute aptitude à être de nouveau modifiés par une tonalité toute différente. L'analogie même de certains éléments de la nouvelle tonalité avec la tonalité maternelle devient une difficulté de plus; car nous n'apercevons pas plus la raison de cette analogie que la raison de la dissemblance et de l'incompatibilité des deux systèmes.

XXXIX. Mais on sera curieux de connaître ce que M. Danjou nous a appris de Rome, cette terre classique de la musique, et qui devait être aussi la terre classique des traditions grégoriennes. Dans une lettre adressée à M. Simon, grand doyen de Saint-Jacques, à Turcoing, et publiée dans la *Revue de musique religieuse* de mai 1847, M. Danjou célèbre ainsi qu'il suit les obsèques du plain-chant : « Vous voyez... que l'étude du chant ecclésiastique est complétement abandonnée à Rome. Comment en serait-il autrement? La musique moderne a envahi le lieu saint, le plain-chant n'existe plus, le peuple ne prend aucune part, non-seulement à l'exécution du chant religieux, mais encore à la liturgie des saints offices. C'est à Rome un art entièrement éteint, que celui qui a pour objet le chant des louanges de Dieu. Vous jugerez mieux de l'exactitude de mes assertions par l'exactitude des détails que je vais vous donner. » Suivent ces détails que l'on serait tenté de croire exagérés, tant ils sont lamentables. « Le plain-chant, continue l'écrivain, est presque entièrement banni des églises principales de Rome; il faut aller dans quelque couvent de Capucins ou de Chartreux pour entendre exécuter, Dieu sait comment, le chant ecclésiastique. » Puis, après avoir parlé des orgues *enrichis de grosses caisses, cymbales, chapeaux chinois, desquels les organistes font un usage immodéré*, M. Danjou poursuit : « Vous avez auprès de vous, en Belgique, un genre de chant qui peut vous donner une idée de celui qu'on exécute ici (à Rome). Imaginez, si cela vous est possible, quelque chose de plus mauvais que..... le plain-chant harmonisé suivant la méthode de M. T.....; persuadez-vous qu'il peut exister des organistes pires que ceux qu'on entend dans les villages belges; cherchez à vous représenter la parodie du chœur de Sainte-Gudule, et vous comprendrez la musique des églises de Rome comme si vous l'aviez entendue. » Remarquez ici comme, tout en passant, M. T...., le chœur de Sainte-Gudule, toute la Belgique enfin reçoivent leur coup de patte. Mais revenons à Rome. Imaginez enfin que « les éditions italiennes (de plain-chant), depuis le XVIe siècle, ont été systématiquement altérées, et que le plain-chant y a été altéré et corrompu d'après le goût des compositeurs modernes. Quant aux Antiphonaires notés, qui sont conservés à la bibliothèque Vaticane, j'ai acquis la certitude que j'étais depuis bien longtemps la seule personne qui eût eu la curiosité de les regarder..... Encore une fois, il est impossible qu'on porte à Rome le moindre intérêt au chant ecclésiastique, puisqu'il a entièrement disparu de l'office. » M. Danjou conclut ainsi : « C'est la France qui doit imposer à l'Italie le progrès, la lumière et le génie de l'art chrétien..... C'est la France qui doit rendre aujourd'hui à Rome les Antiphonaires que le Pape Adrien a prêtés à Charlemagne; c'est la France qui doit donner l'exemple d'une réaction impitoyable contre l'esprit païen, qui a corrompu le monde depuis trois siècles. »

FIAT! FIAT!

En musique, *cet esprit païen qui a corrompu le monde depuis trois siècles*, c'est la tonalité moderne. C'est du moins la pensée de M. Danjou.

Mais, par quel miracle cet *esprit païen* n'aurait-il pas *corrompu* les oreilles françaises? N'est-ce pas le clergé français que M. Danjou dénonce dans son numéro de mai 1846, lorsque, à propos de *l'influence* que la *tonalité nouvelle* avait exercée sur l'esprit de l'abbé Lebeuf, il s'écrie : « Tout le clergé de notre époque partage cette *erreur*. »

Ne sont-ce pas les chantres français que M. S. Morelot a en vue, lorsque, dans le même recueil, il nous dépeint ces « chantres chez lesquels d'ailleurs le sentiment de la tonalité ecclésiastique est *émoussé* par l'habitude qu'ils ont d'entendre et d'exécuter de la musique moderne, et n'ont plus d'autre guide qu'une routine aveugle qui ne leur fournit aucun secours, lorsqu'ils se trouvent en présence d'une mélodie qui ne leur est pas familière (849)? »

Enfin ce sont probablement encore les chantres français que M. Vitet veut désigner, quand, dans ses articles du *Journal des savants* sur les *Etudes de notation* de M. T. Nisard, il s'exprime de cette sorte : « Si saint Grégoire revenait au monde; s'il entendait comment on psalmodie à nos lutrins; comment tantôt par des mugissements inhumains, tantôt par des fredons profanes, on défigure ses saintes mélodies, il serait tenté de croire que les Goths, les Allobroges ou les Lombards nous ont fait, à nous aussi, quelque récente visite. »

Que M. Danjou veuille bien relire maintenant sa fameuse phrase : *il s'agit seulement;* et qu'il nous dise *seulement* ce qu'il pense de ce mot *seulement*.

XL. Il ne faudrait pas s'imaginer, comme M. l'abbé Janssen, que l'isolement du monde, l'habitude du sanctuaire, sont des préservatifs absolus contre la tonalité dominante. C'est peut être le contraire. Nous avons déjà dit que la tonalité est une langue que les enfants apprennent sans le savoir, sans le vouloir, comme ils apprennent à parler leur langue maternelle.

Il y a des idées, dit-on, qui sont dans l'air qu'on respire. Il en est de même de la tonalité. Confinez un enfant de chœur au fond

(849) *Revue* de M. DANJOU, septembre 1847; *De la solmisation*, p. 301.

de sa maîtrise, ne lui enseignez que le plain-chant, établissez autour de lui un cordon sanitaire pour le préserver du contact de l'art moderne, la tonalité pénétrera jusqu'à lui par les souvenirs de la chanson de sa nourrice, par le refrain des orgues de Barbarie, par la musique du régiment, les chanteurs ambulants, les sons de l'orgue, et même par le carillon de son église. A la longue tous ces sons se seront classés dans sa tête, tous les intervalles se seront rangés selon le mode majeur ou le mode mineur. Il ne s'en rendra pas compte, mais qu'importe? Un instinct infaillible le guidera. Et puis, quand après cela vous le mettrez au lutrin, il chantera par métier, par routine, sans goût, sans plaisir; il parlera une langue morte comme il estropie son latin auquel il n'entend rien. Il a un autre type dans la tête. Et c'est ce qui explique la prédilection marquée des jeunes séminaristes pour la musique italienne et les airs d'opéra-comique, prédilection excitée en eux et rendue irrésistible par le régime de privation et d'abstinence auquel ils ont été soumis quant à la musique. L'Eglise leur défend d'aller au théâtre; ils se dédommagent en transportant le théâtre à l'église. Voilà pourquoi les exercices, en général, dirigés par de jeunes ecclésiastiques, les mois de Marie, les confréries, les catéchismes de persévérance, retentissent d'airs mondains, que ces mêmes ecclésiastiques trouvent bien plus expressifs, bien plus religieux, bien plus *pieux*, que le plain-chant; et cette illusion est d'autant plus honorable pour eux que, le plain-chant n'ayant rien qui les attire, ils ont naturellement identifié les sentiments de piété qui les animent avec les accents mêmes qui, sur la scène, servent à exprimer des sentiments tout opposés.

XLI. Nous voulons rapporter ici un jugement sur le *Miserere* de l'abbé Baini, jugement que nous avons lu il y a bien des années, et qui nous a toujours frappé. Il est d'un musicien distingué, J. Mainzer, Allemand de nation, israélite de religion, musicien de profession, mort à la peine à Londres, croyons-nous, où il avait fondé une école de musique.

« Je n'ai pas seulement entendu exécuter le *Miserere* de Baini, écrit J. Mainzer; je l'ai lu très-attentivement et je l'ai étudié avec Baini lui-même, qui a bien voulu m'éclairer de ses observations orales. Je pourrais soutenir hardiment qu'il a épuisé dans cette composition tout ce que l'art connaît de plus difficile, et que son œuvre doit le faire regarder comme un maître et un artiste du premier ordre..... Et pourtant, malgré ma profonde estime pour Baini, malgré l'attachement que je lui porte, comme homme, comme savant et comme artiste, je n'hésite pas à affirmer que le jour où un décret pontifical a autorisé la réception de son *Miserere*, la chapelle Sixtine a fait son premier pas vers la décadence. Si, en effet, nous trouvons dans cette œuvre une profusion de science telle que, sous ce rapport, les ouvrages de Bei, d'Allegri et de Leo ne sont plus que des jeux d'enfant, nous regrettons aussi de n'y pas rencontrer cette simplicité, ainsi que ce cachet d'innocence et de piété, qui, pendant tant de siècles, avaient attiré l'admiration de l'Europe.... On voit par là que Baini, qui ne connaît, pour ainsi dire, que les œuvres d'Animuccia, de Palestrina, de Moralès, et de leurs contemporains; Baini, à qui Handel, Graun, Gluck, Haydn et Mozart ne sont presque connus que de nom, a pourtant subi l'influence du siècle où il écrivait. En effet, cet homme, dont la vie tout entière a été divisée en deux parts, dont l'une consacrée à l'étude de la théologie, voire même de la casuistique, qui lui est nécessaire comme confesseur, et l'autre à celle de la musique, qu'il a travaillée en savant et en historien; cet homme qui n'a jamais vu un opéra quelconque, qui se croirait perdu si jamais il éprouvait la tentation d'en voir un seul, cet homme a pourtant traité ses compositions avec un style dramatique, en reproduisant sans cesse le sens des paroles et des sentiments, comme aurait pu le faire un compositeur d'opéras, si ce n'est que celui-ci aurait employé des couleurs plus brillantes et plus mondaines (850). »

Et notez bien qu'il n'est pas question ici d'une autre tonalité que de la moderne.

Eh quoi! nous avons perdu, absolument perdu les traditions de Grétry, de Gluck, de Spontini, qui sont d'hier, à tel point que ni le *Sylvain*, ni *Alceste*, ni la *Vestale*, ne sauraient être représentés aujourd'hui sur la scène; demain, oui demain, c'est-à-dire avant dix ans, nous aurons perdu les traditions de Rossini, et vous vous figurez retrouver, non-seulement la lettre du chant grégorien, mais encore ses traditions, son esprit! Nous ne pouvons retrouver l'accent de nos pères dans des partitions qui datent de cinquante ans et que nous déchiffrons à merveille, et vous rétablirez les chants du moyen âge notés en hiéroglyphes!

XLII. A ceux qui disent que l'oreille peut se prêter aux éléments des deux tonalités, nous leur répéterons qu'ils se font des illusions étranges. A force d'étude, de patience, de méditations; à force de s'isoler des habitudes de l'art moderne, nous concevons qu'on peut, jusqu'à un certain point, se familiariser avec les formules des modes ecclésiastiques. Nous l'admettrons, toujours jusqu'à un certain point, pour vous, M. Fétis, pour vous, M. Nisard, pour vous, M. de La Fage, pour vous, M. Janssen, M. Danjou, M. Lambillotte, M. l'abbé David, qui savez analyser vos sensations. Mais il ne s'agit pas d'un, de deux, de trois individus pris à part; il s'agit de la masse, qui n'a le temps ni d'étudier, ni de réfléchir, ni de comparer, et à qui vous ne ferez pas apprendre une

(850) *Gazette musicale* de 1835, *Article sur la chapelle Sixtine.*

langue morte. Priez donc **M. Fétis**, **M.** l'abbé Janssen, **M.** l'abbé David, de discuter devant vous sur certains caractères des modes, sur la position des demi-tons, sur l'emploi des *feintes* dans le plain-chant; c'est alors que vous verrez maître Trudon en désaccord avec maître Albinus, et maître Albinus et maître Trudon démentis par maître Salomon. Si bien que, de guerre lasse, vous quitterez la partie en disant avec Rousseau : « Le plain-chant plaît aujourd'hui à quelques-uns d'entre nous par le contraste qu'il présente avec la musique moderne, par son caractère calme et religieux ; ***mais, si nous sommes sincères, nous avouerons que nous n'entendons rien aux modes ni à leurs variétés mélodiques.*** » Ou bien vous vous écrierez avec un autre écrivain : « LES MODES SONT L'ÉCUEIL DE TOUS LES MUSICIENS. Ils n'y entendent rien, TOUS TANT QU'ILS SONT; et, en effet, si la science de quelques-uns *ne va pas jusqu'à connoître seulement le détail du système grégorien*, COMMENT POURROIENT-ILS PÉNÉTRER DANS LES SYSTÈMES DE CHANT QUI SONT PLUS ANCIENS ET RECONNOÎTRE DANS NOS OFFICES CE QUI EN EST ÉMANÉ? » Et qui est ce qui parle ainsi? Eh, mon Dieu! c'est cet excellent abbé Lebeuf, qui tour à tour séduit par les ***tours gracieux, les belles pensées du chant*** de l'art moderne, et par le *caractère calme et religieux* du plain-chant, a dit le pour et le contre avec une aisance qui fait le plus bel éloge de sa sincérité (851). On peut apprendre une langue morte, nous l'avons déjà dit, parce que les mots sont une affaire de mémoire, et la syntaxe une affaire de raison et d'analogie. La parler, c'est plus difficile. Penser dans cette langue, c'est encore plus fort. Mais enfin on peut l'admettre. Il n'y a nulle incompatibilité entre la langue d'Homère, la langue de Virgile et la langue française. Mais il y a incompatibilité entre la tonalité ancienne et notre tonalité. Encore une fois, pourquoi? Parce que l'une repose sur ce qui est réprouvé par l'autre ; parce que l'accord de ***sensible***, la ***transition***, la ***dissonance***, le ***triton***, en un mot ce *diable en musique*, ***diabolus in musica***, ce dont la nature a horreur, ***perhorrescit natura***, ce que les musiciens doivent éviter comme les nautonniers évitent les écueils (852), tout cela est l'âme, la vie de la musique actuelle. Grétry s'écriait, en entendant l'opéra d'*Uthal*, de Méhul, où les violons avaient cédé la place aux altos : « Je donnerais un louis pour entendre une chanterelle. » S'il nous était possible d'entendre cinquante mesures d'accords parfaits de suite nous nous écrierions : « Un louis pour une dissonance ! » Et observons bien que ce ***diabolus in musica*** subsiste toujours pour nous. De ce qu'il fait la base de notre tonalité, il n'a pas pour cela changé de nature. On peut même dire qu'à certains égards il était admis avant Monteverde; du moins ce ***diabolus*** montrait-il le bout de l'oreille dans la ***dissonance artificielle.*** Il se dévoile à nu dans la ***dissonance sans préparation.*** M. Fétis a fort bien dit ci-dessus qu'il est fondé sur la ***répulsion harmonique*** entre le quatrième et le septième degré de la gamme, et que c'est pour cela qu'il nécessite une résolution sur l'accord parfait, expression du repos. Or, c'est aussi pour cela qu'il produit ce douloureux chatouillement (qu'on nous passe ces expressions, mais elles sont exactes), ce frémissement nerveux, état de malaise et de souffrance, mais rendu on ne peut plus sensuel et voluptueux par l'attente et le pressentiment irrésistible de la consonnance qui va suivre. Qu'après cela on dise que notre musique est bien réellement ***endiablée***, nous n'y contredirons pas; — ni M. Danjou non plus, pensons-nous.

XLIII. La tonalité du plain-chant est-elle donc perdue sans retour?

A Dieu ne plaise que nous osions prononcer un arrêt terrible ! Nous essaierons toutefois de répondre à cette question, mais après avoir reposé notre vue sur un ordre de faits plus rassurant. Nous avons parlé du clergé vieux et jeune, des chantres, des maîtres de chapelle, des organistes, des correcteurs, des théoriciens, qui se vouent à la restauration du chant liturgique, des fidèles de nos grandes paroisses, tous gens fort civilisés, fort au niveau de leur siècle ; nous avons montré ce qu'il y avait à attendre de ces ordres divers suivant leurs diverses tendances. Mais n'oublions pas un personnage, un QUELQU'UN dont malheureusement on ne tient pas assez de compte dans les questions du genre de celle qui nous occupe. Ce *quelqu'un*, c'est le peuple, le peuple qui nous entoure, dont l'oreille est bien plus près que la nôtre de la tonalité ecclésiastique, parce qu'il est plus étranger à notre luxe, à nos arts, à nos jouissances, à nos raffinements; le peuple de Paris et le peuple de nos provinces en qui se conservent nos anciens dialectes.

(851) *Lettre* (extrêmement curieuse) *écrite à l'abbé Fenel, touchant l'origine du proverbe*, LI CHANTEOR DE SENS. (*Mercure de France*, février 1734, pp. 210-218.) — Mais c'est dans le ***Mémoire sur l'autorité des musiciens*** que l'abbé Lebeuf nous fait des aveux plus curieux encore. Il *ne celle point qu'avant son voyage à Auxerre, il étoit dans le préjugé commun, mais qu'il en est entièrement revenu; il reconnoit aujourd'hui que le goût de la musique et le goût du plain-chant sont deux goûts bien différents ; que pour être habile dans la composition de l'une on ne l'est pas pour cela dans la composition de l'autre;* qu'il y a *certains enchaînements, certaines manières de traiter, certaines tournures, en un mot une mechanique particulière dans l'art du plain-chant, laquelle mechanique n'est* pas fort *aisée à attraper;* que *le plain-chant composé dans ces derniers temps par des musiciens n'est pas du plain-chant*, etc. (*Mercure de France*, 1729.)

(852) « Quem profecto tritonum, musici non minus abhorrent (*sic*) in cantilena, quam nautæ in mari syrtes, quoniam sonora ac concordi voce proferri non potest. » (***Recanetum de musica aurea***, lib. III, cap. 33, d'Etienne VANNEO, 1533; *Bibl. Imp.*, in-fol., V 612.)

Mais ce mot de provinces nous suggère à l'instant une courte observation qui ne sera peut-être pas dépourvue d'intérêt.

XLIV. Assurément il ne viendra à l'esprit de personne de dire que les méridionaux, les Provençaux, les Languedociens, les Gascons, sont dépourvus du génie poétique; qu'ils n'ont pas cette grâce, cette naïveté, cette fraîcheur d'inspiration, cette richesse de coloris, cette vivacité d'images, ce sentiment de la nature, cet élan, cette soudaineté, cette énergie qui font les grands poëtes. Et pourtant parmi les grands noms dont s'honore la poésie française, il n'en est aucun qui appartienne à cette partie de la France que le soleil échauffe de ses rayons et qui a vu naître ces troubadours à qui il n'a manqué qu'une chose, à savoir une langue assez parfaite pour perfectionner leurs chants, assez fixe pour les perpétuer dans la mémoire des hommes. Tous nos poëtes appartiennent aux régions du centre et du nord. On en peut dire autant des grands écrivains, Montaigne excepté, qui justifie sous certains rapports ce que je vais dire. Quelle est donc la raison de cette inégalité? Et pourquoi la moitié des habitants d'un vaste territoire se trouve-t-elle ainsi déshéritée en ce qui touche aux nobles créations de l'intelligence? Ne cherchons pas cette raison ailleurs que dans les dialectes que l'on parle dans cette partie de la France; dialectes qui présentent des analogies remarquables avec la langue dominante, qui ont contribué à sa formation, mais qui cependant n'ont pas assez d'affinité avec elle pour qu'elle puisse être considérée autrement que la langue de la conquête, la langue imposée, et par conséquent la langue artificielle.

La langue française n'est pas pour les méridionaux la langue maternelle; c'est la langue apprise, la langue superposée, la langue du bon ton, la langue de la politique, la langue savante, la langue officielle; ce n'est pas la langue du foyer. Et l'étranger qui, dans les transactions, dans les affaires, parle le français, est appelé, par le peuple, qui se méfie toujours, un *Franciot*.

Or, ces trois dialectes, le provençal, le languedocien, le gascon, qui sortent tous de la langue romane, leur souche commune, et qui n'en diffèrent qu'à la surface, ont aussi leur *tonalité* qui n'est pas celle de la langue française; ils ont leur accent, leur couleur, leur sonorité, accent incorrigible, invétéré, qui peut, à la longue, être modifiable dans un grand empire sillonné de chemins de fer, mais qui ne l'a pas été jusqu'ici. Comment veut-on que des gens parlent, écrivent en français, tandis qu'ils pensent dans une autre langue? Pour obvier à cet inconvénient de l'accent, la plupart des parents riches ont pris le parti d'envoyer de bonne heure leurs enfants à Paris. Qu'arrive-t-il souvent? Soumis à une action trop vive, à un développement trop hâté, ces natures si riches s'épuisent tout à coup, comme des plantes transplantées en serre chaude perdent toute séve, tout parfum natal, et ce qu'elles acquièrent en élégance, en dehors séduisants, est loin de compenser ce qu'on leur enlève de jet, de spontanéité, d'originalité. Ainsi, soit qu'on les sépare trop tôt des germes nourriciers propres au sol natal, soit qu'on les retienne trop longtemps dans la région saine, mais étroite et bornée du foyer domestique, les méridionaux sont restés jusqu'ici, en fait de poésie et de littérature, sauf certaines exceptions, inférieurs aux autres habitants de la France. Mais, si nous ne mettons plus en ligne de compte que ceux d'entre nos méridionaux qui s'obstinent à naître, à vivre et à mourir au sein de leurs habitudes casanières, sous l'empire de leurs dialectes, nous dirons que ces dialectes ont établi entre eux et le reste de la France un mur de séparation, et que sous le rapport des arts du langage, ils sont en quelque sorte rayés de la grande famille française.

Quant à Montaigne, c'est un pur Gascon, resté Gascon, et qui a eu l'art de se traduire admirablement pour toutes les contrées de la France.

XLV. — Revenons au peuple. D'abord, admettons comme indubitable que le plain-chant ne se serait pas maintenu, perpétué durant tant de siècles, qu'il n'aurait pas, durant tant de siècles, réglé pour ainsi dire l'oreille des populations, s'il n'eût pas présenté un caractère éminemment populaire, et s'il n'eût pas été l'élément, le moyen d'action le plus puissant des deux choses également les plus populaires, à savoir, le culte et la liturgie. Aujourd'hui même, malgré sa décadence, malgré le dédain dont il est l'objet, malgré le rôle subalterne auquel le condamnent les envahissements de la musique profane, il est encore, dans le temple, le seul lien au moyen duquel le riche et le pauvre, l'homme de science et l'homme de travail, le maître et le serviteur, fraternisent saintement : *Loquentes et commonentes vos in hymnis et canticis spiritualibus.* (Saint Paul.)

Un de nos théoriciens ecclésiastiques les plus recommandables, Poisson, qui a eu le tort de prêter les mains à la *correction* de l'Antiphonaire, mais qui semble avoir reculé devant les conséquences de l'œuvre à laquelle il avait concouru, puisque dans le livre même où il a consigné les changements dont le chant a été l'objet, il s'élève avec force contre certains systèmes qui ne tendaient à rien moins qu'à *tout ramener à la musique moderne*, c'est-à-dire à substituer la tonalité moderne à l'ancienne; Poisson n'a pas manqué de signaler ce caractère du plain-chant, et, sans se rendre compte, plus que les autres réformateurs, de ce que nous entendons aujourd'hui par ce mot de *tonalité*, il a bien entrevu le danger qui résulterait, pour le chant grégorien, d'une révolution qui aurait pour objet de changer les habitudes tonales du peuple. « Le peuple, dit-il, n'est pas ici de petite considération. C'est pour lui principalement que s'est formé l'extérieur du culte divin, et le chant des offices, qui en fait une partie si considérable, ne lui est pas indifférent. On sait au contraire quel est son attrait pour quantité de pièces qu'il affectionne, chacun suivant son goût et son caractère. Qu'à la place de ces chants populaires on en substitue de plus parfaits, si l'on veut, et même plus harmonieux, mais plus difficiles : jusqu'à ce que le peuple soit accoutumé à un pareil changement, combien faut-il qu'il s'écoule de temps? N'y auroit-il pas aussi lieu de craindre qu'il ne passât du mécontentement au dégoût même des offices publics, si le chant étoit si peu à sa portée qu'il fût obligé d'y renoncer?... Peut-on se flatter que le peuple et même le clergé adoptent volontiers un chant si difficile, et d'ailleurs si différent du grégorien (853)? » Deux choses ressortent de ce passage. En premier lieu, il est visible que Poisson redoute le moment où la musique détrônera le plain-chant et prendra sa place dans l'église, ou, si l'on veut, le moment où le plain-chant abandonnera ses règles, sa tonalité, pour se *plier* à la tonalité et aux règles de la musique, moment qui est arrivé plus tôt que Poisson ne l'avait prévu et qu'il a hâté pour sa part. En deuxième lieu, il est non moins évident qu'au moment où Poisson écrivait, c'est-à-dire vers le milieu du XVIIIe siècle, les deux classes les moins en contact avec l'art officiel, l'art du luxe, l'art profane, le peuple et le clergé, étaient les meilleures gardiennes des traditions liturgiques et grégoriennes. Quant aux musiciens de profession, il est de fait qu'ils étaient partisans du système moderne. Poisson les représente comme « des maîtres habiles d'ailleurs, que le goût de leur science ou l'*usage de leurs églises* a rendus *dédaigneux du plain-chant*, ou qui n'en ont composé qu'en vue du contrepoint. » On a vu ce que l'abbé Lebeuf nous a dit à ce sujet dans son mémoire sur l'incompétence des musiciens en fait de chant ecclésiastique et dans sa *Lettre à l'abbé Fenel* (854).

Dans un autre endroit, luttant toujours contre les musiciens, il s'écrie : « Nous ne pensons pas que le plain-chant ait besoin de plus de musique qu'il n'en a par lui-même (855). » Ainsi, il y a juste un siècle que l'*usage de certaines églises* était de remplacer le plain-chant par le contre-point, ou le chant sur le livre, bizarre mélange de musique et de plain-chant, dit encore notre auteur, qu'on peut justement appeler *cacophonie* (856). Quant au peuple et au clergé, ils n'entendaient goutte à ces *raffinements* : ils étaient pour le plain-chant.

XLVI. Il est bon de noter en passant, sinon l'état de l'art, du moins l'état des esprits relativement à l'art à certaines époques. Aujourd'hui, après un siècle, où en sommes-nous tous, clergé, musiciens et peuple? Entrons dans une de nos grandes paroisses. Pas une grande fête, et même pas un dimanche ordinaire, sans une messe en musique, ou tout au moins en plain-chant harmonisé. Il faut qu'une paroisse soit bien pauvre pour qu'elle se contente du plain-chant, et quel plain-chant! comment maltraité! comment défiguré!

Nous nous trompons : aujourd'hui, en 1853, cette pauvre tonalité du plain-chant, traquée dans le sanctuaire, a trouvé un dernier asile dans certains rangs du peuple et dans certains recoins de la France où le peuple, le peuple des campagnes et des dialectes, par cela même moins en contact avec les choses bonnes ou mauvaises de la civilisation moderne, est devenu le dépositaire des anciennes coutumes et traditions nationales.

Mais nous voulons parler d'abord du peuple de Paris, qui n'est pas toujours aussi révolutionnaire qu'on le dit, et qui se montre parfois plus conservateur qu'il ne pense. Nous allons entrer dans des détails qui sembleront peut-être familiers et puérils, mais il faut toujours en venir là quand il s'agit d'expliquer l'origine de certaines choses et de chercher la raison d'être de certains usages. Eh bien! ce peuple de Paris conserve la tonalité ancienne beaucoup plus fidèlement que ne le font les ecclésiastiques et les chantres. La rue est meilleure gardienne que l'église : je prends à témoin ces *cris de Paris*, ces phrases plus ou moins mélodiques, mais toutes significatives, que les marchands ambulants font retentir dans nos carrefours et au moyen desquelles ils annoncent l'objet de leur industrie. Ces cris qui se succèdent suivant l'ordre des saisons, et que chaque saison ramène avec les divers produits de la terre; ces cris qui se transmettent invariablement de père en fils sur le même mode, la même intonation, le même accent, la même cadence tonale,

(853) POISSON, *Traité du chant. grég.*, pp. 14 et 15.

(854) « Si votre chapitre fut des premiers à admettre l'organisation du chant grégorien, c'est-à-dire qu'on fit des accords sur ce chant, il fut aussi des premiers à rejeter cet usage; non pas que ces accords blessassent l'oreille, mais parce qu'on sentit peut-être quelques inconvénients de la part de ceux qui l'exécutoient. Je crois que votre église a très-prudemment fait de prévenir le temps des raffinements où nous sommes à présent, *temps auquel la musique voudroit supplanter le plain-chant. Les musiciens en général et ceux qui leur sont pour ainsi dire affiliés, ou qui leur touchent par quelque endroit, comme, par exemple, seroit un chanoine qui sait un peu toucher du clavecin, ou chanter sa partie de musique, font des raisonnements si pitoyables en fait de plain-chant, et traitent si mal cette science, que tout est à craindre pour les églises où ils sont écoutés.* » (Même *Lettre à l'abbé Fenel.*)

(855) POISSON, *Tr. du. ch. grég.*, p. 6 et p. 12. — Rousseau dit de son côté : « Loin qu'on doive porter notre musique dans le plain-chant, je suis persuadé qu'on gagnerait à transporter le plain-chant dans notre musique; mais il faudrait avoir pour cela beaucoup de goût, encore plus de savoir, et surtout être exempt de préjugés. » Passons sur les *préjugés*. — C'est ce qu'a fait M. Meyerbeer dans les *Huguenots* et le *Prophète*; on sait avec quel savoir et quel *goût*.

(856) *Ibid.*, p. 75.

sont évidemment dérivés des modes du plain-chant (857).

Et remarquez que c'est le mode, le jet mélodique, la note prolongée, ou saccadée avec un accent rauque, et non pas la parole qui pénètre au fond du logis et qui va frapper l'oreille de la ménagère. L'oreille de celle-ci est tellement façonnée à cette gamme, à cette *tonalité*, qu'elle discerne tout de suite quel est le marchand, quelle est la denrée qui attendent le consommateur à la porte. Chaque fruit, chaque légume, chaque engin a sa note pittoresque, son *cri* guttural ou mélodieux, strident ou velouté, par lequel il se nomme de lui-même, comme pour l'oiseleur, chaque oiseau a, indépendamment de son chant propre, un *cri* qui le distingue, et au moyen duquel il appelle les oiseaux de son espèce. Grâce à cet argot musical, le peuple s'entretient chaque matin de ses affaires, de son commerce, de son industrie, des objets nécessaires à son existence pendant la journée. Et cet argot musical, qu'est-il autre chose aux yeux de l'archéologue, si ce n'est une partie de cet ensemble de notions dont le peuple a fait, sans s'en douter, et livré à ses propres instincts, un art véritable que l'on pourrait appeler la *musique civile* par opposition à la *musique religieuse*, c'est-à-dire au chant grégorien, dont cette *musique civile* est dérivée, de la même manière que l'architecture civile dans le moyen âge a pour type l'architecture religieuse? Mais ce qu'il y a de remarquable, c'est que, tandis que l'architecture civile du moyen âge a disparu, la *musique civile* se maintient, et tandis que l'architecture religieuse du moyen âge est devenue aujourd'hui l'objet d'un culte tel que l'histoire n'en offre pas d'exemples, la musique religieuse (le plain-chant) s'éteint peu à peu dans les temples; et l'on peut dire que, là où il en subsiste encore quelques traces, c'est grâce, non aux maîtres de chapelle et aux chantres, mais à l'oreille populaire, qui, malgré les maîtres de chapelle et les chantres, n'est pas entièrement désaccoutumée de l'ancienne tonalité des modes ecclésiastiques. En sorte qu'en fait de langage comme en fait de musique, c'est toujours le peuple qui conserve, parce qu'il est plus près de la source, parce qu'il est la source même; et c'est aussi pourquoi, toujours en fait de musique et de langage, c'est encore le peuple qui invente. Viennent ensuite les savants, les grammairiens, les théoriciens, qui mettent en œuvre, mais qui n'inventent pas. Ceux-ci font bien ou mal, suivant qu'ils ont ou n'ont pas de génie. Mais ceux qui ont du génie ne sont pas ceux qui mettent de leur crû, qui tirent d'eux-mêmes; ce sont ceux, au contraire, qui puisent dans le fonds commun, dans le vaste réservoir populaire, ceux dont l'instinct devine la fibre sympathique et la font vibrer. Un homme qui avait particulièrement approfondi les systèmes de musique propres aux diverses écoles du moyen âge, Bottée de Toulmon a dit : « Il faut bien se garder de croire que la musique fut partout la même. Non, celle que je viens de définir était celle des savants en musique, de ceux que l'on appelait *musiciens*. Il existait encore une autre musique, assez méprisée, du reste, et qui vivait parallèlement à celle des musiciens; celle-là, c'était celle du peuple, et malheureusement pour les prétentions de nos ancêtres connaisseurs, il faut le dire, c'était la vraie; c'est celle qui a produit l'art moderne (858). » On le voit, tandis que le peuple se constituait et se constitue encore, à son insu, le dépositaire des traditions grégoriennes, il créait une musique en harmonie avec les accidents journaliers de son existence à lui; car le peuple, tout en vivant, à certaines heures, de la vie du temple, vivait aussi de la vie de la cité. Il avait ses travaux, ses joies et ses douleurs privées, ses joies et ses douleurs publiques; il avait ses plaisirs, ses réunions; et puis il fallait bien accorder quelque chose au côté sceptique, frondeur et railleur de la nature gauloise. Les mélodies grégoriennes ne disaient donc pas tout pour lui. Elles ne correspondaient pas à un

(857) Pour ne parler que des plus connus, citons le *cri* des marchandes de *plaisirs* et le *cri* des marchands d'asperges, si caractéristiques et qui appartiennent évidemment à la tonalité du plain-chant. On sait que Clément Jannequin avait réuni tous ces cris dans un morceau charmant, intitulé *Cris de Paris*, exécuté jadis avec beaucoup de succès chez Choron. Ce compositeur, qui vivait sous François Ier, avait aussi mis en musique la *bataille de Marignan* et le *caquet des femmes*.

(858) *Lettre adressée à M. le président de la sous-commission musicale des chants religieux et historiques*, du 29 juin 1845, p. 2.

Une autre lettre pleine d'intérêt de M. Danjou, et qui a été écrite pendant le cours des explorations de ce savant en Italie, contient quelques passages que je me fais un plaisir de mettre en regard de la citation de Bottée de Toulmon dont ils développent la pensée.

Du XIIIe au XVIe siècle « la musique française comprenait deux parties bien distinctes, l'une populaire, facile, variée, pleine d'inspiration, de fantaisie, de charme, de naïveté; c'était la mélodie. L'autre aristocratique, compliquée, pleine de recherches et de difficultés, premiers et laborieux essais d'un art qui venait de naître, c'était l'harmonie ou déchant, organum, diaphonie, contrepoint, qui faisait l'admiration des savants. Les mystères qu'on représentait dans les églises, les proses, tropes, sequences, conductus que le peuple y chantait, les rondeaux, lais, virelais, pastourelles, ballades, plaincts, chansons de Notre-Dame, etc., formaient la musique populaire, celle qui retentissait dans les cours les plus brillantes, comme dans les manoirs les plus modestes, celle que le roi saint Louis chantait à la Sainte Chapelle, et que le peuple chantait à Notre-Dame de Paris... On ne connait pas à beaucoup près tous les noms de ces compositeurs de musique populaire et de mélodies que le peuple a chantées pendant trois ou quatre cents ans, et dont le souvenir n'est pas entièrement effacé de sa mémoire. On sait seulement que les plus célèbres étaient du nord de la France, à la fois contemporains et compatriotes des artistes qui bâtissaient les cathédrales de Chartres, d'Amiens, de Reims, de Laon, de Saint-Omer, etc..... Non-seulement la musique populaire n'avait pas voulu subir le joug de la science, *mais pendant que cette dernière s'efforçait*

certain côté de l'élément humain, et un sentiment délicat lui interdisait peut-être de leur faire transgresser le seuil du temple; il avait donc inventé une musique ; il s'était fait une tonalité mixte, où les éléments de la tonalité ecclésiastique entraient pour une moitié, et les éléments de la tonalité future pour une autre moitié; et l'on peut dire qu'à partir de Monteverde, tous les grands compositeurs qui ont laissé des traces profondes dans les souvenirs des populations et dans l'histoire de l'art, les Carissini, les Jomelli, les Bach, les Handel, les Mozart, les Beethoven, les Gluck, les Cimarosa, les Rossini, ont été, dans des ordres divers, les traducteurs des instincts populaires.

XLVII. Il faut bien que cette tonalité du plain-chant ait encore de secrètes affinités avec l'oreille du peuple, puisque, non content d'avoir maintenu les terminaisons par un ton entier, là où les musiciens avaient depuis longtemps substitué la note sensible, le peuple exclut cette note sensible des mélodies qui la comportent essentiellement. Je n'en veux d'autre preuve que la manière dont le mendiant et l'aveugle du coin des rues jouent sur le violon ou la clarinette les airs les plus connus et particulièrement les airs écrits en mode mineur, tels que : *Que je ne suis-je sur la fougère*, et autres Sans doute, ces artistes ambulants se permettent une foule d'irrégularités qui ne témoignent pas trop en faveur de la délicatesse de leurs organes; mais on peut remarquer chez eux une tendance prononcée à transformer toutes les mélodies du mode mineur en chants du premier et du second modes.

XLVIII. Quant au peuple des campagnes, à celui que les habitudes pastorales ou agricoles, que les difficultés de la localité, que l'idiome qu'il parle, constituent dans un état d'ilotisme relativement au reste de la nation, il faut avoir vécu avec lui, partagé ses travaux, s'être identifié avec lui par les mœurs et le langage, pour se faire une idée de ses dispositions musicales. D'abord, quant à la musique actuelle, elle ne lui dit absolument rien. Les sons de l'orgue (quand l'orgue n'accompagne pas le plain-chant), les sons du piano (qu'il appelle un orgue, à cause de la ressemblance du clavier), sont tout à fait inintelligibles pour lui. Ce peuple qui juge un prédicateur d'après la force des poumons dont celui-ci fait preuve, juge un chantre, un chanteur, d'après l'éclat de sa voix. La musique militaire même n'a aucune prise sur lui, si ce n'est par le rhythme et par le timbre strident des instruments de cuivre. Et pourtant, ce peuple chante ; il a ses chansons, ses complaintes, ses airs de danse, ses airs de galoubet. S'il n'entend rien à la musique actuelle, il a une tonalité qu'il chante purement, de même que s'il ne comprend rien ou pas grand chose à notre français, il a un dialecte qu'il parle purement, dialecte nuancé, musical, souple, imitatif, énergique, rapide, concis; bien différent en cela du peuple de Paris qui n'a pas de dialecte et qui estropie le français. Où s'est formée l'oreille de ce peuple? Elle s'est formée d'abord à l'église dont il a retenu les hymnes, les psaumes, certains chants de la messe, les *Kyrie*, les *Gloria*, les *Credo;* elle s'est formée aux processions, aux cérémonies de la première communion dont il a retenu les litanies, les cantiques; elle s'est formée à ces fêtes, qui sont pour ce peuple des fêtes de famille qui marquent les époques de l'année, la Noël, la semaine sainte, les Pâques, les Rogations, la Fête-Dieu, la Saint-Jean, etc., etc., et qui amènent avec elles des chants, des cantiques, des noëls, des litanies, des complaintes, que l'on chante le soir au foyer et souvent dans les travaux de la campagne. Elle s'est formée ensuite, le dirons-nous? elle s'est formée dans la tonalité de la nature, c'est-à-dire dans les bruits extérieurs, cette gamme sonore propre aux sites, suivant que ceux-ci sont en plaine, ou sont sillonnés par un fleuve, ou se composent de rochers escarpés, de ravins abruptes où se précipitent les cataractes, de forêts sombres où mugissent les vents; tonalité douce ou véhémente, harmonieuse ou abrupte, dont l'accent du langage reproduit l'écho, et qui fait de ce langage le signe distinctif de la race.

De là ces singularités si variées que l'on remarque dans les chants populaires des diverses contrées, singularités du rhythme tantôt binaire, tantôt ternaire, ici mineurs, là majeurs, le plus souvent mélangés des deux modes, comme aussi coupés de diverses mesures et se terminant parfois par un intervalle irrationnel dont l'oreille cherche en vain à se rendre compte, et qui

de créer une nouvelle tonalité, ou plutôt de retrouver les genres enharmoniques et chromatiques des anciens, les compositeurs populaires devançaient toutes les réformes et réalisaient par indépendance ou par instinct ce que les efforts des savants n'avaient pu produire. Longtemps avant que Monteverde eût écrit les ouvrages dans lesquels apparaît la tonalité nouvelle, on la trouve clairement indiquée dans plusieurs chœurs composés pour l'oratoire de Saint-Philippe par Nanini, Rinaldo del Mel, l'abbate Romano et d'autres auteurs. Assurément les faits de ce genre qu'on pourrait citer ne diminuent en rien la gloire de Monteverde, qui n'en a sans doute jamais eu connaissance, mais ils prouvent que le sentiment de la tonalité nouvelle et le besoin d'une transformation de l'art étaient dans tous les esprits. » (*Revue et Gazette musicale* du 9 janvier 1848.) Nous avons souligné la phrase dans laquelle M. Danjou parle des *efforts* de la science dans le but de *créer une nouvelle tonalité*, etc., parce que notre conviction est que dans des choses semblables on n'agit pas de parti pris. Les musiciens pouvaient bien avoir le sentiment de l'impuissance de la musique, alors constituée sur les modes du plain-chant, à interpréter les affections humaines; ils pouvaient vouloir l'enrichir des genres chromatiques et enharmoniques à l'imitation des Grecs; mais quant à changer la tonalité, nous croyons pouvoir affirmer que personne n'y songeait. Une tonalité pas plus qu'une langue ne se *fait* de propos délibéré.

pourtant ne manque pas de charme à cause même de son étrangeté et de son indépendance de toute loi tonale.

Que l'on pénètre dans les campagnes du comtat Venaissin, aux saisons de l'année où les travaux exigent le concours des femmes, tels que la cueillette des olives (*leis oulivados*), la double cueillette de la feuille des mûriers, au printemps pour les vers à soie, à l'automne pour les troupeaux, le déco-conage, etc., etc.; c'est alors que, pour conjurer l'ennui d'un labeur long et monotone, nos paysannes passent en revue tout leur répertoire de cantiques, de noëls, de lambeaux de litanies, qu'elles chantent aux processions, et chez elles à la veillée; puis viennent des chansons, des complaintes, des espèces de ballades interminables, qui défilent sur une cinquantaine de couplets et qui le plus souvent traitent d'amour, de guerre, de catastrophes, d'apparitions, etc. Quel est l'auteur de cette poésie et de cette musique? Elles ne le savent pas elles-mêmes. Plusieurs parmi elles improvisent des vers et en composent probablement la musique; quoi qu'il en soit, la tonalité ecclésiastique est le fond de ces chants, comme on peut en juger par l'admirable cantique : *Plein d'un respect mêlé de confiance*, attribué au P. Bridaine, et qui, sauf une seule rencontre de la note sensible, appartient au deuxième mode. Mais cette tonalité se surcharge ici d'une foule de petits ornements, de *grupetti*, qui prouvent bien que cette terre a été rendue à moitié italienne pendant près d'un siècle par le séjour des Papes, et qu'elle est au surplus la terre des troubadours, qui rapportèrent des croisades le goût de ces agréments, de ces roulades, qui sont un des caractères de la musique orientale, plus rapprochée que la nôtre de l'institution de la parole.

Ce que nous venons de dire de l'existence de la tonalité ancienne dans nos contrées méridionales se trouve justifié dans un passage de la *Lettre* ci-dessus citée, où M. F. Danjou rend compte de ses explorations archéologico-musicales, dans un petit coin de la haute Italie, situé entre Venise et l'Autriche. Ce qu'il y a de remarquable surtout, c'est qu'une colonie provençale vint s'établir en ce pays vers le milieu du XIIIe siècle. Mais ce passage est beaucoup trop étendu pour être reproduit ici, et nous sommes obligé de laisser aux lecteurs le plaisir de le lire dans la *Gazette musicale*.

XLIX. Il nous est arrivé à nous-même, il y a quelques années, de parcourir pendant l'automne les campagnes avoisinant la montagne du Léberon, pour y faire la chasse, non au gibier, mais aux mélodies anciennes. Quand nous entendions une chanson, un cantique, une complainte, ou bien un air de fifre qui nous plaisait par sa singularité et son tour naïf, nous allions interroger le paysan, la paysanne ou le berger, qui l'exécutaient, et si nous ne pouvions le transcrire au moment même, nous annoncions notre visite le soir à la veillée dans la grange. Réunis autour d'une table, les femmes cousant et filant, les hommes lisant, chantant ou fumant, ces braves gens nous répétaient la mélodie du matin, et quand nous en avions bien saisi les intonations et le rhythme, ce qui (pour le rhythme principalement) n'était pas toujours facile; quand nous avions tenu compte des diverses variantes que plusieurs d'entre eux proposaient, nous écrivions le chant sous la dictée d'un seul, au grand étonnement de l'assemblée qui ne pouvait concevoir comment, au moyen de certains signes, on pût fixer les sons. Mais ils étaient bien obligés de se rendre quand nous leur chantions à notre tour la mélodie et les paroles sans faire une faute. D'ordinaire ces bons paysans nous disaient : Tel cantique a deux airs, l'ancien et le nouveau. Lequel voulez-vous? Nous les leur faisions chanter tous les deux, mais nous donnions presque toujours la préférence à l'air ancien. Effectivement, disaient-ils, l'ancien est beaucoup plus beau, et il est fort remarquable qu'ils traduisaient le plus souvent l'air moderne dans leur vieille tonalité favorite, en supprimant presque partout la note sensible. Nous avons ainsi recueilli plusieurs airs fort jolis, dont quelques-uns même sont très-curieux.

Mais nous parlons ici d'un recoin privilégié, éloigné de tout centre académique, littéraire, musical; d'un recoin où l'on parle le *patois* dans sa pureté, la langue, comme disait Nodier, du *père*, du *pays*, de la *patrie*, et non encore traversé par un chemin de fer. « Quelque part que vous tourniez vos pas, écrivait saint Jérôme à sainte Marcelle, vous entendez des voix qui bénissent le Seigneur; le laboureur en conduisant sa charrue chante de joyeux *alleluia*; le moissonneur, en recueillant ses gerbes sous les feux du soleil, se soutient par le chant des psaumes; et celui qui cultive la vigne, en émondant et en redressant les tiges d'un arbuste insensible, redit au loin les phrases sublimes du Roi-Prophète : *Quocunque te vertis, arator stivam tenens alleluia decantat, sudans messor psalmis se evocat et curva attollens vitem falce vinator aliquid Davidicum canit. Hæc sunt in provincia nostra carmina : hæc, ut vulgo dicitur, amatoriæ cantationes, hic pastorum sibilus, hæc arma culturæ* (859). » *Hæc sunt in provincia nostra carmina.* Heureuses les contrées qui

(859) Monseigneur Parisis, qui cite ce texte dans son *Instruction pastorale sur le chant d'église* (Paris, 1846, in-8°), le fait suivre des paroles suivantes : « Nous n'avons pas précisément vu ces beaux jours de foi, mais il nous semble en avoir encore aperçu, dans les années de notre enfance, comme le dernier crépuscule. Nous nous rappelons que les premières mélodies dont nos oreilles furent frappées en entrant dans la vie étaient celles des chants liturgiques..... et nous bénissons Dieu avec effusion de cœur en nous souvenant de ces soirées des jours de fête, où l'on donnait pour récompense à notre jeune âge la faveur de chanter en famille les touchants mystères du divin fils de Marie, tantôt dans la langue même de

peuvent parler de la sorte! Mais combien y en a-t-il?

L. Abordons enfin la grande question : La tonalité du plain-chant est-elle perdue sans retour?

Nous n'avons qu'un mot à dire. Si le clergé, si les hommes qui se sont consacrés à l'œuvre de la restauration grégorienne se préoccupent moins d'efforts individuels que d'efforts communs, le mal peut être conjuré. Nous leur dirons à tous: Descendez dans le peuple, mêlez-vous au peuple, faites-vous peuple. Emparez-vous de l'instinct musical du peuple; attirez-le surtout dans les temples; redonnez-lui-en l'habitude. Il y a une certaine fibre dans le peuple, il s'agit de la toucher; or, cette fibre, c'est le clergé qui en a le secret; et ce secret, le clergé croit l'avoir perdu : voilà le grand malheur. Ouvrez, dans tous les diocèses, dans toutes les cités, dans tous les villages, des écoles gratuites, où, sous la surveillance d'hommes compétents, chargés de donner l'impulsion aux études, tous les enfants du peuple seront appelés à apprendre le plain-chant, bien entendu en dehors de toute éducation musicale; mais le plain-chant mélodique, non musical, non harmonisé; où les maîtres se formeront, non d'après les méthodes nouvelles, mais d'après les anciennes, fondées sur les systèmes des muances et des hexacordes; bannissez des églises toute harmonie, toute musique, tout orgue d'accompagnement, et le plain-chant pourra être sauvé. Pourquoi, dans toutes les écoles communales, dans toutes les écoles des Frères, dans les grands et petits séminaires, n'y aurait-il pas une classe de plain-chant? Certes, les hommes de zèle ne manqueraient pas à une œuvre de dévouement.

C'est au clergé à prendre l'initiative de cette œuvre de restauration au nom de la religion, au gouvernement à le seconder au nom de l'art. Mais si cela ne se fait pas; si, faute d'entente et d'accord, ce projet n'est pas réalisé sur un plan quelconque, soyez bien sûr qu'il faudra bientôt mettre au rang des stériles témoignages de la vanité scientifique les recherches auxquelles se livrent tant d'érudits recommandables, dans le but de débrouiller la notation du moyen âge. *In vanum laboraverunt qui ædificant eam.*

TONIQUE. — Note fondamentale du ton dans la musique; mais, pour le plain-chant, on devrait éviter cette expression, et se servir du mot *fondamentale* ou *finale*. Il n'y a pas de tons dans le plain-chant, il n'y a que des *modes*. On les a nommés tons à cause de leurs relations avec l'orgue dans l'accompagnement.

TORSELLUM. — « Nom que l'on donnait anciennement aux orgues composés de deux, trois ou quatre jeux accordés à la quinte ou à l'octave. » (*Manuel du facteur d'orgues;* Paris, Roret, 1849, t. III, p. 596.)

TOUCHE. — « Les *touches* du clavier du piano ou de l'orgue sont les leviers sur lesquels les doigts agissent pour faire parler les notes. » (FÉTIS.)

TRAINÉE ou TIRADE. — On donne le nom de *traînée de notes* à une série de notes figurées en rhomboïdes, et qui descendent sur une même syllabe. Elles ont la même valeur que la note commune. La plupart des modernes ont abandonné cette figure et l'ont remplacée par des notes carrées ou communes, liées les unes aux autres, ce qui produit le même effet.

TRAIT. — Petite pièce de plain-chant qui, selon Honorius d'Autun, Hugues de Saint-Victor et quelques autres, tire son nom de ce qu'elle doit être chantée d'une voix traînante. C'est à cause de leur tristesse que les traits sont fort longs en carême. *Tractus a trahendo dicitur, quia trahendo, id est tractim* (860) *canitur* (HONORIUS AUGUSTOD., lib. I, cap. 96). *Tractus autem quia gemitum et cantum lachrymabilem exprimit, lacrymas sanctorum.... repræsentat. Unde tractus dicitur, quia sancti suspirantes ab imo pectoris gemitum trahunt.* (HUGO A S. VICTORE, *in Specul. Eccl.*, lib. I, cap. 7.)

L'Ordinaire romain dit, dans le même sens que ces deux textes fort remarquables: *Tractus, id est luctus.*

Pour marquer la différence du *trait* et du répons, Amalaire ajoute : *Hoc differt inter responsorium, cui chorus respondet, et tractum cui nemo.* (AMAL., lib. IV *De divin. offic.*, cap. 12.)

Le *trait* se chante après l'*Alleluia*, quand il y en a. C'est ce qu'explique l'Ordinaire romain : *Si fuerit tempus, ut dicatur alleluia, bene; sin autem, tractus.* Et ailleurs : *Quapropter alleluia illo tempore non cantatur apud nos, sed tractus, id est luctus.*

Saint Ambroise, le Pape Gélase et saint Grégoire ont institué l'usage des traits: *Gradualia, tractus et alleluia Ambrosius, Gelasius et Gregorius ad missam cantari instituerunt.* (RICOBALDUS FERR., *ap.* MURATOR., tom. IX, col. 114.) Le sens du mot *trait*, c'est-à-dire *soupir tiré du fond de la poitrine*, a passé dans le vieux mot *traitif*:

> Moult se doulouse, moult se plaint,
> Mains souspirs fait lonc et traitif.
> (*Marac. mss. B. M. V.*, lib. I.)

— « Dans les répons, dit Gafori, le chant est véhément, et semble réveiller par des

l'Eglise, tantôt dans le langage naïf de nos religieux ancêtres. Hélas! N. T. C. F., que sont devenues dans le monde ces douces et saintes habitudes? Si dans quelques rares contrées il en reste encore quelques traces, n'est-il pas malheureusement vrai qu'elles s'y effacent chaque jour? Où sont les familles dans lesquelles on cherche à charmer, par les chants de la liturgie catholique, les loisirs quelquefois dangereux des soirées d'hiver? Où sont les ateliers d'où l'on entende sortir quelques accents empruntés aux souvenirs de nos divins offices? Où sont même les campagnes qui soient édifiées et réjouies par de pieux accents comme ceux que redisaient partout, au temps de saint Jérôme, les vignes et les champs? »

(860) « Tractim vero canere, lenta et morosa modulatione. » (*Ap.* DU CANGE, v° *Tractim* et *Tractus*.)

sons rompus ceux qui sont assoupis; dans les antiennes, le chant est uni et doux; dans les introïts, il est élevé, pour exciter à chanter les louanges de Dieu; dans les *Alleluia* et dans les versets, il est doux et inspire de la joie; dans les traits et dans les graduels, il est allongé, traînant, modeste, humble; dans les offertoires et les communions, il tient un certain milieu. »

Trait. — « Depuis la Septuagésime jusqu'à Pâques, dit Poisson, à l'office des Morts, et encore en quelque occasion particulière, au lieu du chant joyeux de l'*Alleluia* et des proses, on dit un psaume ou quelques versets de psaume, qu'on appelle trait; parce que c'est comme une psalmodie traînée ou chargée de plusieurs notes et d'un air lugubre.

« Ce chant a des médiations toujours ou presque toujours semblables, et des terminaisons de versets presque toutes les mêmes, ou peu variées. Le dernier verset finit ordinairement par une espèce de neume qui est presque la même dans tous les traits du même mode. Les anciens chants des traits sont extrêmement chargés, on auroit pu et même dû les décharger plus qu'on n'a fait à Paris, surtout quand le trait est long, comme le premier dimanche de carême, le dimanche des Rameaux, le vendredi et le samedi saints.

« Si on veut réussir dans le chant des traits, il faut, comme les anciens, s'en tenir au second et au huitième mode, pour ces sortes de pièces. L'expérience a prouvé que les autres modes n'y sont pas propres.

« Comme le chant des traits est une psalmodie chargée, il faut faire attention à en bien placer la médiation suivant l'exigence du texte, comme on fait dans la psalmodie ordinaire; et faire la terminaison de chaque verset sur la note finale du mode. On peut la varier un peu dans la préparation. » (**Poisson**, *Traité du chant grégorien*, p. 142.)

Trait. — On appelle *trait* dans la notation du plain-chant cette petite barre verticale qui coupe les lignes et qui sert à marquer la séparation des mots et des périodes.

— On appelait encore du nom de *trait* chaque coup de cloche d'une sonnerie; ainsi telle sonnerie devait avoir quarante *traits*, telle autre six vingts.

TRANSITORIUM. — Dans le rite ambrosien, dit Gerbert, on appelle *transitorium* l'antienne chantée après la communion. *In ambrosiano appellatur transitorium antiphona post communionem cantanda.* (*De cantu et mus. sacr.*, t. Ier, p. 461.)

TRANSLATION. — « C'est, dans nos vieilles musiques, le transport de la signification d'un point à une note séparée par d'autres notes de ce même point. » (J.-J. **Rousseau**.)

TRANSPOSITEUR (**L'organista**). — [Brevet d'invention s. g. d. g., par le R. P. **Lambillotte**, S. J.] — L'*organista* est un instrument de musique composé de quatre petits claviers transpositeurs, de vingt-cinq touches chacun, destinées à mettre en mouvement le clavier d'un orgue quelconque, et par là produire des accords et des mélodies à une, ou deux ou trois parties, à la volonté de l'exécutant; de manière que sans avoir appris à toucher l'orgue, on peut à l'instant même accompagner tous les chants d'église avec autant de perfection qu'un organiste qui aurait appris cet instrument pendant plusieurs années. Il n'est besoin pour cela que de connaître les sept notes de la gamme ou les chiffres ordinaires. Le R. P. Louis Lambillotte, auteur de cette invention, l'a réalisée dans le but d'être utile au clergé des villes et des campagnes, aux missions lointaines où il est très-difficile pour ne pas dire impossible de trouver un organiste.

Avec l'*organista et un orgue quelconque* le missionnaire dans les Indes, le curé dans son village, peut chanter les saints offices avec l'harmonie religieuse de l'orgue; ce qui faisait dire à Montaigne: « Il n'est âme si revêche qui ne soit sensible aux sons dévotieux de l'orgue dans nos églises. »

En effet, l'harmonie de l'orgue a toujours été considérée comme propre à exciter les fidèles à assister avec empressement aux cérémonies de l'Eglise et à produire en eux les fruits d'une douce et suave piété.

Mais avant de faire connaître cet instrument nous devons répondre à une objection que l'on fait souvent sans bien la comprendre; on dira: *C'est encore un mécanisme, or, les mécanismes tuent l'art et les artistes;* nous répondons: oui, c'est un mécanisme, mais le piano est aussi un mécanisme destiné à mettre en mouvement des touches pour faire vibrer les cordes; l'orgue lui-même est un mécanisme destiné aussi à mettre en mouvement les touches qui font parler des tuyaux. L'*organista* est donc aussi un mécanisme, mais ce n'est point un mécanisme comme celui par exemple d'une serinette, d'un orgue de Barbarie, qui ne demande qu'une machine pour tourner la manivelle, comme le piano mécanique.

Ici, une intelligence, une faible connaissance de la musique est requise, mais si faible et si légère qu'on peut la trouver partout, même dans le moindre village, et c'est là un des plus précieux avantages de cette invention; si à cette faible connaissance on joint une bonne organisation, c'est-à-dire une oreille sensible à l'harmonie, aux charmes d'une mélodie régulière, on aura un plaisir singulier à l'exercer sur l'*organista*; les moments que l'on y passera seront de douces et utiles récréations; un clerc, un vicaire, un curé, un missionnaire, y trouveront des moments de délassements après l'étude ou les fatigues du saint ministère; en s'amusant ils se familiariseront avec l'harmonie des accords et la beauté des mélodies anciennes et modernes; de là l'usage de l'orgue se propageant partout dans nos campagnes, les peuples eux-mêmes deviendront plus sensibles aux harmonies sacrées, et bientôt le goût de la musique deviendra général comme en Allemagne; tous les artistes, en effet, s'accordent à dire que c'est l'habitude d'entendre l'orgue dans les églises qui a donné ce goût si répandu chez les peuples allemands; de là par conséquent naîtront une foule d'artistes nouveaux. Nous disons plus, l'amateur qui voudra s'occuper agréablement dans ses salons, sans savoir beaucoup de musique, trouvera dans l'*organista* une des plus agréables jouissances qu'il puisse rencontrer, un plaisir bien plus varié, bien plus digne, bien plus noble que celui qu'il se procurait naguère à grands frais en achetant un *accordéon* ou un *piano à mécanique.*

Ainsi, pour conclure, l'*organista* n'est point une machine qui tue l'art et les artistes, mais c'est un instrument qui, mis en mouvement par une intelligence douée de quelques connaissances, telle qu'on en trouve partout, produira des artistes, et propagera la musique jusqu'au sein de nos campagnes.

Toutefois nous prions le public de ne pas confondre l'*organista* avec l'*harmoniphone,* dont l'invention est due aussi au R. P. Lambillotte, mais l'*harmoniphone* n'était qu'une première ébauche, une idée incomplète et par conséquent laissant beaucoup à désirer; du reste voici les différences que tout le monde saisira facilement.

1° L'*organista* n'est pas composé de deux rangées de boutons en forme de pistons, comme l'*harmoniphone;* l'*organista* possède quatre claviers de vingt-cinq touches chacun, ce qui donne en tout cent touches, portant mélodie et accords.

2° Les quatre claviers de l'*organista* répondent aux quatre grands modes des anciens, appelés *protus, deuterus, tritus* et *tetrardus,* divisés en huit par saint Grégoire le Grand, ce qui forme nos huit modes du plain-chant; ils répondent aussi aux deux modes des modernes, appelés majeur et mineur; ces quatre claviers servent à accompagner tous les chants ecclésiastiques et autres, et même si l'on veut avec toutes les richesses de l'harmonie moderne, ce que l'on ne pouvait pas dire de l'*harmoniphone.*

3° L'*organista,* par une pression plus ou moins forte du doigt sur la touche, fait parler ou la mélodie seule ou la mélodie avec un accord complet, à la volonté de l'exécutant, autre avantage qui n'existait pas dans l'*harmoniphone.*

4° De là la facilité : 1° de faire des ornements, tels que petites notes d'agréments, trilles, gruppetti, fioritures, roulades; 2° d'exécuter des mélodies en solo, en duo, en trio, en quatuor, etc.; de donner au chantre l'intonation de la note principale avant l'accord, et par là l'obliger comme malgré lui à chanter juste et lui former l'oreille à la bonne intonation; 4° de sauver toutes les fausses relations et mauvaises successions d'accords; 5° de produire avec trois doigts seulement des effets qu'un organiste très-habile ne pourrait produire avec dix; comme par exemple, de moduler avec une promptitude étonnante, avec des accords complets, par le moyen d'un seul doigt, tandis qu'avec deux autres doigts on exécute diverses mélodies.

Tels sont les avantages que ne possédait point l'*harmoniphone* et qui sont propres à l'*organista.*

5° L'*organista* est aussi transpositeur, non pas comme ceux dont on parle tant en ce moment, qui exigent encore des années d'étude pour exécuter de bons accompagnements et autres morceaux de musique, mais transpositeur avec lequel on peut à l'instant même accompagner dans tous les tons tout le chant ecclésiastique (chose même très-difficile aux bons organistes) et exécuter avec la même promptitude des airs à plusieurs parties.

6° Après avoir fait connaître les avantages précieux de l'*organista* et donné une idée des services qu'il est destiné à rendre au culte religieux, nous devons faire connaître succinctement la manière de s'en servir, et expliquer pourquoi il est composé de quatre claviers.

7° Dans la musique, il y a des lois qu'il n'est jamais permis de transgresser sans raison; ces lois ont deux objets principaux, la mélodie et l'harmonie; la mélodie c'est le chant considéré indépendamment des accords; elle est l'âme de la musique, parce qu'elle est l'impression de ses sentiments; l'harmonie est le résultat de plusieurs sons sonnant simultanément et donnant un accord; c'est l'accompagnement de la mélodie.

8° Toute mélodie doit être dans un mode quelconque et y demeurer; elle peut s'éloigner pour un moment du mode principal, mais elle doit y revenir et finir dans le mode au ton où elle a commencé; c'est la loi de la tonalité, reçue généralement chez les anciens comme chez les modernes. L'harmonie destinée à accompagner la mélodie, à la revêtir de ses charmes est soumise aux mêmes lois de la tonalité; ainsi, si la mélodie est dans un mode, l'harmonie doit l'accompagner dans ce mode; mais de plus l'harmonie, pour être bonne et régulière, doit éviter les mauvaises successions qui feraient entendre deux modes à la fois, ce qui arrive lorsque se succèdent de suite plusieurs quintes et plusieurs octaves, à un ton ou à un demi-ton de distance, comme par exemple l'accord *fa, la, do, fa,* suivi de *sol, si, ré, sol;* ces sortes de successions sont condamnées.

Ceci étant posé, l'*organista,* soit pour éviter ces mauvaises successions, soit pour donner la facilité d'accompagner la mélodie dans tous ces modes, possède quatre claviers superposés comprenant toute l'étendue de la voix humaine, et dont les touches se correspondent en ligne directe, afin que l'exécutant ait sous la main la facilité de changer de touches et partant d'accords, et par là sauver toutes mauvaises successions.

Les deux claviers inférieurs sont destinés à accompagner les modes mineurs modernes et les modes anciens tels que le premier et le deuxième, et les phrases mélodiques des autres modes qui transitoirement se rencontrent dans la mélodie.

Les deux claviers supérieurs sont destinés à accompagner les modes majeurs modernes et les troisième, quatrième, cinquième, sixième, septième, huitième modes grégoriens, ainsi que les phrases mélodiques des premier et deuxième modes qui transitoirement appartiennent au mode majeur. Ce qui se reconnaît aisément par la note qui commence et termine les phrases qu'on appelle note de repos ; ainsi par exemple : si dans le premier mode grégorien on trouve une phrase qui a un repos sur *fa*, on prendra le troisième clavier, ou si l'on rencontre des phrases qui ont leur repos sur le *do*, on prendra le troisième ou le quatrième clavier, etc. Du reste, une petite méthode expliquera clairement tout le système de cet instrument, et un livre écrit en chiffres et en notes lèvera toutes les difficultés.

Tel est l'instrument que le R. P. Lambillotte vient de mettre au jour; on peut le voir dès à présent fonctionner dans les salons de M. l'abbé Clergeau, rue des Tournelles, n° 28, à Paris.

L'*organista* est à l'ancienne manière d'apprendre à toucher l'orgue · ce que la vapeur est aux anciens moyens de transport, ce qu'est le télégraphe électrique aux anciens télégraphes : même promptitude, mêmes résultats étonnants. Chacun peut en faire l'essai.

Cependant il faut le dire en finissant, l'*organista* n'est point fait pour nos grands organistes de la capitale ni de nos grandes villes, ils n'en ont que faire; mais combien ils sont rares ces bons organistes, même dans nos villes de province ! Combien après avoir étudié l'orgue pendant six ou sept ans savent à peine accompagner le chant liturgique d'une manière supportable! de là on peut juger quels services l'*organista* est destiné à rendre dans les petites villes, dans nos campagnes et surtout dans nos missions lointaines !!!

TRANSPOSITEURS. — Il existe des claviers transpositeurs, des pianos, des harmoniums et des orgues qui transposent, c'est-à-dire qui *haussent* ou *baissent* plus ou moins le son de toutes les notes représentées par chaque touche.

L'idée première de cette invention appartient à l'abbé George-Joseph Vogler, savant musicien et organiste allemand, mort le 6 mai 1814.

Depuis lors, quelques facteurs français ont appliqué au piano le mécanisme de Vogler, entre autres M. Roller et M. Montal. Ce dernier surtout a introduit des améliorations notables dans la construction de ses instruments transpositeurs.

C'est vers le commencement de l'année 1845 seulement, que M. l'abbé Clergeau, curé de Villeblevin, dans le département de l'Yonne, voulut enrichir nos orgues d'église d'un mécanisme que, à l'exception de Vogler, on avait toujours regardé comme l'appendice exclusif du piano.

L'appareil transpositeur de M. Clergeau consistait : en une tablette mince couvrant entièrement le clavier sur lequel elle s'adaptait. Au-dessus et au milieu de cette tablette était fixée une tringle horizontale. Les deux pièces étaient traversées par des pilotes destinées à jouer perpendiculairement, et distancées de manière à descendre sur les touches blanches et sur les touches noires; ces pilotes étaient conséquemment inégales en longueur, mais présentant un niveau parfait au-dessus de la tringle, qu'elles dépassaient d'un centimètre.

Sur la partie de l'appareil que je viens de décrire, M. Clergeau plaçait un autre clavier qui possédait douze touches de plus que celui de l'instrument. Ce clavier glissait dans une coulisse vers la gauche ou vers la droite.

Un indicateur contenant une portée musicale sur laquelle était écrite une gamme chromatique de douze demi-tons, montrait à l'œil le résultat de transposition *obtenu ou à obtenir.*

Plusieurs inconvénients graves se faisaient remarquer dans ce clavier transpositeur. 1° En faisant rouler le clavier de dessus pour transposer, il arrivait fort souvent, malgré toutes les précautions, que la tête des pilotes se brisait en s'accrochant au clavier mobile. 2° Par cela même, la transposition, prompte en apparence, devenait une opération délicate et lente, d'autant plus lente même, que rien d'extérieur n'arrêtait le clavier mobile à son arrivée au but. 3° La tablette *mince* qui couvrait tout le clavier fixe de l'instrument avec une tringle horizontale, n'était pas quelque chose de bien solide ni de bien durable, et le châssis du clavier mobile ne se trouvait pas dans de meilleures conditions. 4° La transposition, appliquée à l'orgue ou à l'harmonium, accusait hautement un but *tout à fait musical*, et laissait de côté la question du plain-chant ramené à une dominante unissonique.

Il ne faut donc pas s'étonner si le clavier transpositeur de M. l'abbé Clergeau ne resta pas longtemps à l'état d'appareil extérieurement applicable à un instrument préexistant. L'accueil enthousiaste dont on salua son introduction dans le monde religieux, ne l'empêcha point de tomber rapidement dans le plus profond oubli; en sorte que l'on peut dire qu'un véritable appareil transpositeur, qui s'adapte à un clavier conçu dans d'autres conditions, est encore une chose qui manque.

M. l'abbé Clergeau ne se découragea point. Homme actif et aussi intelligent qu'on peut l'être, en pareil cas, lorsque l'on est étranger à la science musicale, il méprisa avec esprit les clameurs des uns et les injures des autres. Il poursuivit avec énergie une tâche qu'il regardait comme une mission sainte, et se remit à l'œuvre avec une nouvelle ardeur.

Et pourtant son nouveau mécanisme, adhérent aux orgues ou aux harmoniums qu'il fait fabriquer et dont il couvre la France, en est encore à son état primitif.

A part la question de solidité, l'idée première de l'auteur subsiste toujours : c'est la même imperfection, la même persévérance à confondre la musique avec le plain-chant, la même prétention de faire exécuter toutes les cantilènes liturgiques en *ut naturel!*

Sans doute on peut transposer le plain-chant avec un clavier mobile qui hausse l'échelle générale des sons de douze demi-tons; mais il faut pour cela que l'organiste prépare d'avance l'intonation de tous les morceaux de plain-chant qu'il doit jouer, et qu'il en écrive au moins la première note, de telle sorte que toutes les dominantes soient à l'unisson. Cette préparation, sans être bien difficile, suffit cependant pour rebuter les organistes ordinaires, et fera sourire les hommes de mérite.

Ajoutons à cet inconvénient celui de l'imprévu, et l'on restera convaincu de l'insuffisance du Transpositeur-Clergeau.

En effet, combien de fois ne peut-il pas arriver, qu'au milieu même d'une cérémonie religieuse, on vienne dire à un organiste : « Les voix du lutrin sont fatiguées ; on vous prie de faire chanter les antiennes, les psaumes, l'hymne, le ℟. bref, etc., des Complies, à la dominante unissonique de *fa* dièse,

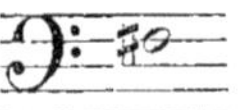

difficulté qui équivaut à ceci : « Combien y a-t-il d'organistes capables d'exécuter, sans hésitation et sans préparation, tous les morceaux de plain-chant d'après une dominante unissonique indiquée au hasard, depuis *mi bémol* au-dessous de la clé de *fa*, jusqu'au *ré naturel* au-dessus de la clé de *sol?* Pour mon compte, je regarde la chose comme vraiment effrayante, et il n'y a peut-être pas un homme en Europe qui soit capable de résoudre instantanément ce problème. Cette solution n'est possible qu'avec un vaste répertoire contenant la manière d'entonner la note finale ou tonique de tous les modes sur le transpositeur, d'après VINGT-TROIS DOMINANTES POSSIBLES. Or, quand un instrument exige l'auxiliaire d'un pareil répertoire, on peut dire, sans crainte de se tromper, qu'*il ne vaut rien*, parce qu'il n'atteint pas son but *franchement* et *carrément*.

Ce qui vient d'être dit du *Transpositeur-Clergeau*, peut s'appliquer sans restriction au *Symphonium-Transpositeur*, à *l'Harmoniphone-Transpositeur* et à tous les autres instruments analogues.

Le système transpositeur inventé en 1852 par M. l'abbé Perrard, vicaire à Digoin (Saône-et-Loire), mérite une mention spéciale. C'est toujours la musique actuelle, et non le plain-chant, que ce système transpose; mais il procède d'une manière neuve et digne d'être signalée.

Le mouvement opéré par le clavier de M. Perrard n'a pas lieu dans le sens de la longueur : il se réalise, au contraire, dans le sens de la largeur du clavier mobile. Des séries de petites pointes établies sur le clavier réel de l'instrument, permettent à une ligne de saillies placées au-dessous du clavier mobile et en dépendant, d'obtenir les résultats voulus par l'auteur, selon qu'on pose les saillies sur telle ou telle série de pointes. Or, ce placement s'opère au moyen d'un indicateur. En posant l'aiguille de l'indicateur sur le ton de *mi bémol*, par exemple, il en résulte que l'appareil permet à l'exécutant de jouer un morceau en *mi bémol* exclusivement sur les touches blanches. Les touches noires ne figurent que pour mémoire dans l'appareil de M. Perrard; en fait, elles deviennent inutiles et sont même un embarras pour l'élève.

Or, il suffit de connaître le but du transpositeur, si ingénieux d'ailleurs, du vicaire de Digoin, pour douter de son succès. Peu de pianistes et d'organistes pourront se servir de cet instrument. Et, quant aux élèves, il ne leur procurera aucun avantage solide; bien au contraire, en établissant une lutte permanente entre l'*œil* et l'*oreille*, le *Transpositeur-Perrard* sera toujours un obstacle à toute éducation musicale.

A la vue de l'inanité des tentatives faites pour réaliser, sur le piano et sur les différentes espèces d'orgues, la transposition du plain-chant, faut-il perdre l'espérance d'obtenir un jour la solution de cet intéressant problème? Faut-il aussi, avec certains critiques, s'opposer à un résultat mécanique dont la réussite tournerait évidemment au profit de la bonne exécution et de l'enseignement du chant religieux?

Ni l'un ni l'autre.

Un bon clavier transpositeur épargnera toujours à l'artiste, si distingué qu'il soit, des difficultés matérielles dont l'aplanissement ne saurait être pour lui qu'un bienfait. Ou bien, il faudrait condamner les améliorations que d'habiles fabricants font subir à d'autres instruments. Et, en effet, pourquoi, par exemple, des flûtes armées d'une phalange de clefs? sinon, parce que les résultats obtenus sans clefs, s'obtiennent bien plus facilement et en plus grand nombre avec elles? Pourquoi cette tendance louable de l'industrie à venir en aide à tel ou tel obstacle qui s'offre à l'exécution sur certains instruments? sinon encore et toujours pour laisser briller le génie de l'artiste sans entrave et dans toute sa plénitude?

La musique, qu'on le sache bien, n'est pas et ne doit pas être l'art de vaincre des difficultés matérielles : c'est une source d'émotions palpitantes pour le monde et graves pour l'église. Si ces émotions ressemblent à celles qui distinguent, dans leurs jeux, l'athlète ou le prestidigitateur, la musique n'existe plus : loin d'être quelque chose de noble, ce n'est plus qu'un vil métier où l'histrion le dispute au saltimbanque.

C'est d'ailleurs ce que pensent des écrivains et des artistes dont les travaux sérieux donnent à leur sentiment une grande autorité en matière de musique, et surtout de musique grégorienne. Ces personnes affirment que la transposition du plain-chant sur l'orgue offre des difficultés aussi épineuses qu'inutiles, et qu'il serait désirable que des efforts fussent tentés pour résoudre *complétement* cette grande et utile question. Le plain-chant se populariserait; les connaissances élémentaires qui en supposent et en assurent la parfaite exécution, finiraient par prendre racine dans les habitudes musicales des séminaires, des écoles et des églises. On y aurait du moins un guide infaillible, une sorte de règle qui maintiendrait rigoureusement, toujours et sans efforts, le chant de chaque morceau dans le médium des voix du lutrin; et, libre de toute préoccupation plus ou moins pénible, l'organiste se livrerait tout entier aux ressources de son inspiration et de son art. La musique religieuse y gagnerait à coup sûr, et la science n'y perdrait rien, puisqu'elle doit négliger tout ce qui est inutile ou superflu.

C'est sous l'empire de ces idées que notre collaborateur, M. Théodore Nisard, vient de prendre un brevet de quinze ans pour un appareil transpositeur qu'il appelle *Clavier grégorien*. Ce nom significatif indique assez que le but de l'inventeur est la transposition du plain-chant; mais comme on peut également obtenir, avec le nouveau clavier, la transposition de la musique proprement dite, M. Nisard aurait pu donner à sa machine le titre de *Transpositeur-universel*. S'il ne l'a pas fait, c'est sans doute pour opposer une réaction plus énergique aux appareils analogues que l'on introduit de toutes parts dans nos églises, et qui n'y sont que d'une utilité fort peu réelle.

Le *clavier grégorien* transpose donc la musique.

Il transpose aussi et surtout le plain-chant d'une manière logique, précise et *instantanée*. Quelle que soit la dominante choisie, quel que soit même le nombre des dominantes que l'on veuille admettre ou que les circonstances puissent exiger, on peut, en moins d'une seconde, donner le ton de n'importe quel morceau de plain-chant sans aucune étude préalable, et tout exécuter sans rien changer à la notation des livres de chœur.

Deux tableaux font obtenir ce résultat.

L'un est immobile comme le clavier inférieur et fixe qu'il représente. Sous le titre d'*Indication de la dominante*, il contient une série chromatique de seize demi-tons depuis

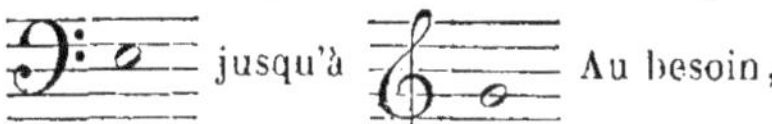

jusqu'à ... Au besoin, cette série peut être encore augmentée. Quoi qu'il en soit, chaque demi-ton occupe la place d'une touche du clavier, et présente un trou dans lequel on peut fixer une petite tige en fer ou en cuivre, ornée à l'extrémité extérieure d'une sorte d'étoile. Cette étoile se pose là où l'on veut établir la dominante du chœur, opération qui dépend absolument des voix qu'il faut accompagner.

Au-dessous de ce premier tableau, il y en a un second qui, mobile, suit tous les mouvements du clavier transpositeur. Il contient trois choses : 1° Une échelle générale des sons employés dans le plain-chant en notation carrée et avec les clefs en usage dans les différents modes. Cette échelle ne laisse aucun doute sur l'emplacement que les modes viennent occuper à chaque transposition. L'emploi de différentes couleurs dans l'écriture ou l'impression des notes qui dépendent des diverses clefs adoptées par les éditeurs du chant liturgique, achève de dissiper toute incertitude, s'il pouvait en exister. 2° Au-dessus de cette échelle générale, on voit l'énumération et la place des quatorze modes dans le diagramme musical de saint Grégoire. Les organistes qui ont à suivre des éditions où il n'y a que huit tons ou modes, doivent se servir du tableau des quatorze tons, mais s'arrêter au huitième exclusivement. 3° Les pièces de plain-chant qui portent des désignations particulières, comme 2 avec clef de *fa*, — 2 en D, — 5 en C, — 2 en A, — 2 avec clef d'*ut*, — 1 en A, — 4 en A, etc., sont enfin soigneusement indiquées entre le diagramme et la liste des quatorze modes.

Disons tout de suite que le chiffre qui marque un ton est toujours posé sur la dominante de ce même ton : en sorte qu'amener un chiffre du tableau mobile sous l'étoile du tableau immobile, c'est transposer un morceau de plain-chant, c'est l'élever ou l'abaisser à la dominante convenue.

Disons encore que les deux tableaux sont d'une telle clarté, qu'il suffit de les examiner pendant quelques minutes pour les bien comprendre. Quant à l'application, on sait que les éditions indiquent toutes un chiffre *avant* ou *après* chaque morceau de plain-chant. Ce chiffre est la désignation du mode, et se rapporte toujours à quelqu'une des marques du tableau mobile. Sous ce rapport, il n'y a donc pas même l'ombre d'une difficulté pour l'organiste.

Disons enfin qu'une petite tige en métal que l'on peut fixer *d'avance* dans une rainure du tableau mobile et qui va butter contre celle de l'étoile du tableau immobile, achève de donner toutes les garanties de précision et de promptitude qu'exige souvent la succession non interrompue de certaines cantilènes liturgiques.

Abordons maintenant, mais d'une manière sommaire, les détails relatifs à la construction du *Clavier grégorien*.

Ce clavier peut très-facilement s'adapter à toute espèce d'orgue et de piano, et s'en distraire sans le moindre dommage pour l'instrument auquel on l'applique. C'est un meuble fort élégant qui se transporte avec la plus grande facilité, et que l'on peut même démonter pièce par pièce. On le place dans un étui, lorsque l'on ne veut pas s'en servir.

Il peut aussi ne faire qu'un avec l'instrument lui-même, et, dans ce cas, la fabrication en est beaucoup plus simple.

On nous assure que M. Th. Nisard est, en ce moment, sur le point d'ouvrir à Batignolles où il habite, rue des Dames, 112, des ateliers pour la construction d'orgues et de claviers d'après son nouveau système. Son désir n'est pas de renouveler en France les instruments que les églises y possèdent : ce serait chose impossible; mais il ose espérer que le clergé, appréciant le mérite du nouveau mécanisme, s'empressera d'en appliquer un à l'orgue majestueux de nos plus riches basiliques comme au modeste instrument du plus pauvre hameau.

L'addition extérieure du *Clavier grégorien* à un instrument existant et établi en dehors de toute idée de transposition, peut se réaliser au moyen de quelques renseignements envoyés à l'inventeur. Celui-ci précisera lui-même, sans aucun doute, quels sont les détails nécessaires à la construction de son *Clavier* pour tel ou tel orgue auquel on voudrait l'appliquer. Qu'il nous suffise de dire ici que l'appareil est remarquable sous les rapports suivants :

1° Le *Clavier grégorien* a trente-trois touches de plus que celui sur lequel on le pose : dix-neuf à droite et quatorze à gauche.

2° Le châssis qui le supporte est doublé presque entièrement en cuivre, immédiatement au-dessous des touches, et avec des trous qui permettent aux pilotes, dont nous parlerons plus bas, leur communication avec les deux claviers.

3° Les touches qui excèdent, soit à gauche, soit à droite, sont réunies entre elles par des charnières placées au-dessous du châssis, et descendent de chaque côté de l'instrument réel sur un petit tambour qui n'a que quelques centimètres de largeur. Ainsi les trente-quatre touches supplémentaires occupent très-peu de place.

4° Le *Clavier* supérieur ou *grégorien* est établi sur une boîte solide qui occupe toute la largeur du clavier réel et toute la longueur qui se trouve comprise entre les deux bras de l'entablement du piano ou de l'orgue. Cette boîte est un peu plus haute que l'entablement lui-même, afin de permettre au châssis mobile toute la liberté du roulement qui lui est nécessaire.

5° A sa surface supérieure, la boîte présente deux rainures profondes qui servent à loger les deux barres transversales et saillantes du châssis du *Clavier grégorien*.

6° La boîte contient une série de pilotes, comme dans le transpositeur de M. Clergeau, et absolument dans le même but.

7° Quand on veut faire rouler le *Clavier grégorien*, on fait faire un quart de cercle à un levier placé en avant et au milieu de la boîte. Aussitôt le châssis mobile se soulève par devant et pivote par derrière sur lui-même, sans y quitter son point d'appui. Une garde en acier vient s'interposer, d'une manière inébranlable, entre la tête de toutes les pilotes et la doublure du châssis mobile, au moyen du seul mouvement du levier. On peut alors prendre un bouton placé en avant du châssis qui porte le clavier grégorien, et faire manœuvrer celui-ci avec une rapidité surprenante, et cependant avec une solidité à toute épreuve.

8° On ramène le levier à son point de départ; à l'instant, la garde qui protégeait les pilotes s'abaisse, — le clavier mobile rentre dans ses rainures, — la communication se rétablit entre les deux claviers, — et la transposition est faite. On peut jouer.

Telle est, en substance, la description du nouveau transpositeur dont M. Nisard vient d'enrichir la musique d'église. A ceux qui connaissent l'érudition, le dévouement et la patience de cet infatigable musiciste, comme écrivain sur l'archéologie du chant religieux, il est inutile, ce nous semble, de leur prouver que son *Clavier grégorien* est une œuvre sérieuse et digne de la réputation de son inventeur.

TRANSPOSITION. — La transposition en général est une opération par laquelle on met dans un ton grave un chant qui est dans un ton haut, et *vice versa*.

Mais, dans le plain-chant, la transposition est basée sur un autre principe qui est la ressemblance ou l'affinité que les quatre derniers des douze modes, formés par les douze espèces d'octaves, ont avec les huit premiers, soit en leurs quintes et leurs quartes, leurs dominantes et leurs finales. Or, remarquons que ces quatre derniers modes se rapportent, le neuvième au premier, le dixième au deuxième, le onzième au sixième et le douzième au septième. Voilà pourquoi ils ont été nommés *affinaux*.

Cette théorie se trouvant exposée, avec tous les développements qu'elle comporte, dans notre article Mode, nous nous dispenserons d'y revenir ici.

TRECANUM. — On lit dans l'histoire de saint Germain, évêque de Paris, au t. III de l'*Histoire littéraire de la France* des Bénédictins, p. 315, au sujet de la liturgie de la messe avant le VIe siècle, que, pendant la distribution de la communion, « le chœur chantait le *trecanum* pour exprimer la foi sur la Trinité. Il y a beaucoup d'apparence que ce *trecanum* n'était autre chose que le Symbole des apôtres, auquel on substitua depuis celui de Constantinople. » M. S. Morelot (*Revue* de M. Danjou, mars 1847) a tâché d'éclaircir ce point.

« Le *trecanum*, dit-il, d'après les paroles de saint Germain, devait se chanter au moment de la communion. Mais le saint évêque, tout préoccupé de pieuses allégories, s'est peu attaché à nous faire connaître la nature et la composition de ce chant. Voici ses paroles : *Trecanum vero quod psalletur signum est catholicæ fidei de Trinitatis credulitate procedere. Sic enim prima in secunda, secunda in tertia, et rursum tertia in secunda, et secunda rotatur in prima ; sic Pater in Filio*, etc. En s'appuyant sur ce texte fort obscur, et sur les rapports incontestables de la liturgie gallicane avec celle de l'ancienne Eglise gothique-espagnole, autrement dite mozarabe, le P. Lebrun a cru pouvoir conclure que le *trecanum* du premier de ces rites n'était autre chose que le répons qui, d'après le second, se chante au moment de la communion. Ce répons, formé d'une antienne principale, suivie de *trois* versets, dont le dernier est la doxologie ordinaire, et qui sont terminés chacun par une reprise, a paru au docte liturgiste se rapporter assez exactement à la définition de saint Germain (861). Dans le Missel mozarabe, donné par le cardinal Ximenès, en 1500, et réimprimé au dernier siècle (862), ce répons, qui varie suivant les temps et les fêtes, est ordinairement précédé de la rubrique *Ad accedendum.* Mais on ne voit pas comment la définition du *trecanum*, donnée par saint Germain, pourrait s'appliquer à nos fragments. Peut-être faudrait-il supposer que nous ne les possédons plus dans leur état primitif, ou que, les rites de l'Eglise gallicane n'étant point soumis à une règle complétement uniforme dans toutes les parties de cette grande Eglise, comme cela résulte assez de la diversité des monuments que nous en possédons, les paroles de saint Germain, applicables seulement à l'Eglise de Paris, ne doivent pas être prises dans le sens d'une règle générale. »

Nous terminerons par le texte de Gerbert, dont nous donnerons la traduction :

« Cantus antiphonus præscribitur in liturgia S. Germani..... Tempore communionis præscribitur *trecanum;* quod quid sit, difficile est divinare. « Erit forte (inquit Marte-« nius) qui *trecanum* interpretetur Symbo-« lum apostolorum, sanctæ Trinitatis fidem « explicans (*Anecdot.*, t. V, p. 90), quod in « Missali quidem *mozarabum* post consecra-« tionem ante communionem dicendum præ-« scribitur : in *gallicana* vero liturgia post « communionem recitaretur. » Videturque huic opinioni favere, quod ibi de hoc *trecano* dicitur (p. 90) : *Trecanum vero quod psalletur, signum est catholicæ fidei de Trinitatis credulitate procedere.* Sed adversantur quæ sequuntur, indicantque potius repetitionem stropharum, aut versiculorum. *Sic enim prima in secunda, secunda in tertia, et rursum tertia in secunda, et secunda rotatur in prima. Ita Pater in Filio mysterium Trinitatis complectit.* Res illustrari queat ex liturgia *mozarabica*, in multis convenienie cum hac S. Germani ac veteri *gallicana*, ut inter illos Brunus (*Exposition de la messe*, t. II, p. 330; t. VI, p. 99-105) in opere liturgico, et Pinius in *actis SS. Julii* declarant, etiam quoad hoc, quod *trecanum* cantaretur eodem plane loco in missa S. Germani, quo canitur *Gustate, et videte* in missali *mozarabico*, quod *responsum ad accedentes* dicitur, atque in eo ubique occurrit ternarius numerus. 1. Constat tribus versibus, nimirum *Gustate, Benedicam*, et *Redimet.* 2. Ter dicitur *alleluia* post versus istos singulos. 3. Subditur illis doxologia *Gloria, et honor*, in qua nominatim exprimuntur tres personæ divinæ. 4. Doxologiæ isti subjungitur ter *Alleluia.* » (*Apud* GERBERT., *De cantu*, t. II, p. 126.)

Le chant des antiennes est prescrit dans la liturgie de S. Germain..... Le *trecanum* est prescrit pour le temps de la communion; dire ce que c'est, est chose difficile : « Peut-être quelqu'un, dit D. Martène, verra dans le *trecanum* une interprétation du Symbole des apôtres, expliquant la foi au mystère de la Ste Trinité, car dans le Missel mozarabe, on ordonne de le dire entre la consécration et la communion. Mais, dans la liturgie gallicane, il devait être chanté après la communion. » Ce qui semble s'accorder avec ce sentiment, c'est ce qui est dit en ce lieu du *trecanum* : *Le trecanum que l'on chante est un signe de la foi catholique touchant la Trinité*, mais les paroles qui suivent ne s'accordent pas avec cette opinion et marquent plutôt une répétition des strophes ou des versets. *En effet, la première strophe roule ainsi dans la seconde, la seconde dans la troisième, et à son tour la troisième dans la seconde, et la seconde dans la première. De même que de l'union du Père avec le Fils résulte le mystère de la sainte Trinité.* Cela peut s'expliquer par la liturgie mozarabe qui, en beaucoup de points, est conforme à celle de saint Germain et à l'ancienne liturgie gallicane, comme le déclarent, entre autres, le P. Lebrun, dans son ouvrage liturgique, et Pin, dans les Actes des saints du mois de juillet, jusque-là que le *trecanum*, dans la messe de saint Germain, était chanté absolument au même endroit où, dans le Missel mozarabe, l'on chante *Gustate, et videte*, que l'on appelle *Responsum ad accedentes*, et où se rencontre partout le nombre ternaire. 1° Il se compose de trois versets, savoir *Gustate, Benedicam* et *Redimet.* 2° Après chacun de ces versets on chante *alleluia.* 3° On y ajoute la doxologie *Gloria et honor*, où sont nominativement exprimées les trois personnes divines. 4° A cette doxologie on ajoute trois fois *alleluia.*

TREMBLEMENT (*Trepidatio, Tremula*). — Sorte d'ornement qu'on faisait autrefois dans le plain-chant.

TREMOLO. — « C'est un tremblant à vent perdu, mais dont les oscillations faibles et rapides imitent assez bien la vibration d'une voix expressive. On le nomme aussi tremblant anglais. » (*Manuel du facteur d'orgues*; Paris, Roret, 1849, t. III, p. 597.)

TREMULA. — « Vocem tremulam explicat B. Engelbertus lib. II, c. 29 suæ *Musicæ* : *Unisonum, quia non habet arsim et thesim, nec per consequens intervallum, vel distanciam, sed est vox tremula : sicut est sonus flatus tubæ vel cornu, et designatur per neumam, quæ vocatur quilisma.* » (*Apud.* GERB., t. II, p. 60.)

TRICINIUM. — Chant à trois parties — *triplex cantus.* Du Cange ajoute : *tricinium semivolucrum puellarum* d'après Symmach.,

(861) *Explication de la messe*, t. II, p. 330.
(862) *Missale mixtum secundum regulam beati Isidori, dictum Mozarabes;* Romæ, 1755, in-4°.

lib. I, epist. 41, c'est-à-dire les sirènes.

TRIHEMITON. — « C'est le nom que donnaient les Grecs à l'intervalle que nous appelons tierce mineure ; ils l'appelaient aussi quelquefois *hémiditon.* » (J.-J. ROUSSEAU.)

TRIMÈLES. — « Sorte de nome pour les flûtes dans l'ancienne musique des Grecs. » (J.-J. ROUSSEAU.)

TRIMÈRES. — « Nome qui s'exécutait en trois modes consécutifs ; savoir, le phrygien, le dorien et le lydien. Les uns attribuent l'invention de ce nome composé à Sacadas Argien, et d'autres à Clonas Thégéate. » (J.-J. ROUSSEAU.)

TRIODION. — Nom que, dans l'Eglise grecque, on donne au livre de chant qui contient le *commun des saints.*

TRIOMPHER, TRIOMPHÉ. — *Antiennes triomphées*, cantiques ou psaumes *triomphés.* Ces expressions se rapportaient au *Magnificat*, ou au *Benedictus*, ou au *Cœli enarrant*, etc., que l'on chantait en les entremêlant de l'antienne, de telle sorte qu'entre chaque verset on répétait une partie de l'antienne ou l'antienne tout entière. Cet usage était particulièrement en honneur à Rouen et à Lyon. Dans cette dernière ville, il était consacré par l'ancien Ordinaire de l'église de Saint-Paul. A la cathédrale de Saint-Jean on *triomphait* le *Magnificat* le 17 décembre et les six jours suivants. C'est ainsi que l'on se préparait huit jours d'avance à la solennité de Noël. Les grandes antiennes *O*, divisées en trois parties, étaient répétées alternativement par l'un des deux chœurs entre chaque verset. On allait ainsi jusqu'au *Deposuit potentes*, après lequel on entremêlait verset par verset l'antienne tout entière. Il faut observer que le cantique *Magnificat* était entonné et chanté *submissa voce*, c'est-à-dire moins haut qu'à l'ordinaire, et cela sans doute pour faire dominer le *Sicut locutus est ad patres nostros, Abraham et semini ejus in sæcula*, qu'on chantait plus haut pour se conformer à un bréviaire de Lyon où il était dit (part. d'hiv. 17 décembre) : « *In choro submissa voce intonat canticum* MAGNIFICAT, *et sic canitur usque ad versum :* Sicut locutus est *exclusive.* » Et plus bas : « *Hic vox elevatur : Sicut locutus est*, etc. » Le samedi avant la Septuagésime on *triomphait* encore le *Magnificat ;* le lendemain de la Septuagésime, on *triomphait* le psaume *Cœli enarrant* au troisième nocturne jusqu'au verset *Et erunt ut complaceant* exclusivement ; le dernier psaume des *Laudes*, *Laudate Dominum de cœlis* et le cantique *Benedictus*, après lequel on chantait l'antienne tout entière. (*Voy. liturg.*, pp. 425 et 426 et *passim.*)

A Clermont en Auvergne, à la messe de minuit, le psaume *Dominus regnavit* était *triomphé ;* on l'entremêlait à chaque verset du *Pastores dicite*, etc. (*Ibid.*, p. 76.)

On lit dans l'Ordinaire de Saint-Martial de Limoges (*Ex Cod. Reg.* 1138, fol. 31, v° ubi de sabbato sancto) : *Inchoat cantor* MAGNIFICAT, *quo completo, et antiphona triumphata, dicitur oratio.* — Et *Capitul. gen. S. Victor. Massil.*, ann. 1312, porte : *Statuimus quod diebus dominicis et festis, in quibus missæ Introitus triumphatur, ipse introitus non reiteretur post versum, sed alta voce incipiatur* GLORIA PATRI. (*Ap.* CANGIUM.)

On voit que cet usage de *triompher*, sauf les cas où il ne consistait qu'en une répétition simple ou double, se rapportait à ce qu'on appelle *farcis.*

TRIPHONIA. — On appelait ainsi l'*organum* à trois voix. La troisième voix ne faisait que doubler le chant à l'octave haute ou basse, suivant ce que Guido avait pratiqué lui-même.

TRIPLE (CHANTER EN). — Bien que le plain-chant ne soit pas mesuré, il y a pourtant des hymnes et des proses qui sont sur la mesure ternaire. L'emploi de cette mesure s'appelle *chanter en triple.*

TRIPLE anciennement TRIPLAT. — Expression de la division ternaire dans la musique figurée du moyen âge.

TRIPLUM (*Organum*). — C'était la troisième voix dans le déchant appelé à *triplum*, sous-entendu *organum*. Le *triplum*, suivant Perne, tenait le *superius* ou soprano, tandis que l'abbé Lebeuf dit qu'il tenait la haute-contre. Il fallait que cette voix eût égard au *ténor* (le chant) et au *déchant* (voix qui accompagne), de manière que, si elle venait à discorder avec le ténor, elle pût concorder avec le déchant, et *vice versa.* Mais comme le déchant procédait par *concordances*, il fallait que le *triplum* montât tantôt avec le ténor, et tantôt descendît avec le déchant, car il n'était pas astreint à la marche de l'une ou de l'autre de ces parties. *Qui autem triplum operari voluerit, respicere debet tenorem et discantum, ita quod si discordet cum tenore, non discordet cum discantu ; et a converso et procedat ulterius per concordantias, modo ascendendo cum tenore, vel descendendo cum discantu, ita quod non semper cum altero tantum.* (FRANCON., XII *De discantu et ejus speciebus, ap.* GERBERT., *Script. eccles.*)

TRITE DIEZEUGMENON. — C'était, dans le système des tétracordes grecs, la corde appelée la troisième des séparées dans le tétracorde des séparées. Elle était corde mobile et mésopycne.

TRITE HYPERBOLÉON. — C'était, dans le système des tétracordes grecs, la troisième des excellentes ou des aiguës. Elle était corde mobile et mésopycne.

TRITE SYNEMMÉNON. — C'était, dans le système des tétracordes grecs, la troisième des conjointes, ou du tétracorde synemménôn. Elle était mobile et mésopycne.

TRITON. — On donnait, dans l'ancienne tonalité, et l'on donne encore dans la tonalité moderne, le nom de *triton* à la relation de la seconde note du premier demi-ton de la gamme avec la première note du second demi-ton, par exemple : *fa-si.* Cette relation est appelée *triton* parce qu'elle embrasse un intervalle de trois tons entiers : le premier de *fa* à *sol*, le second de *sol* à *la*, la troisième de *la* à *si.* Essayons d'expliquer d'où découle la théorie concernant le *triton*. La musique grecque étant fondée sur les tétracordes, le triton ne pouvait exister dans ce système ; cependant, il se présentait de fait dans la suite des tétracordes, mais il faut montrer que les degrés extrêmes de cet intervalle de triton n'étaient jamais mis en rapport entre eux.

Il faut se rappeler d'abord que les tétracordes se surajoutaient entre eux de deux manières, ou par *conjonction* ou par *disjonction* : il y avait *conjonction*, lorsque la dernière note du premier tétracorde était le point de départ du second, comme :

Conjonction.

(Ier TÉTRAC.) *sol la si ut — ut ré mi fa* (IIe TÉTRAC.)

ou bien :

Conjonction.

(Ier TÉTRAC.) *si ut ré mi — mi fa sol la* (IIe TÉTRAC.)

Il y avait *disjonction*, lorsque la première note du second tétracorde était placée immédiatement au-dessus de la dernière note du premier, comme :

Disjonction.

(Ier TÉTRAC.) *ut ré mi fa — sol la si ut* (IIe TÉTRAC.)

ou bien :

Disjonction.

(Ier TÉTRAC.) *mi fa sol la — si ut ré mi* (IIe TÉTRAC.)

Les Grecs se servaient effectivement des tétracordes disjoints, mais en passant de l'un à l'autre, ils changeaient de système, et le *triton*, ou l'intervalle composé de trois tons consécutifs, ou la fausse quarte, ne pouvait se faire entendre dans la même déduction. Aussi avaient-ils nommé διάζευξις, *séparation*, l'intervalle existant entre les tétracordes disjoints.

Pourtant, qu'arrivait-il dans ce système? Il arrivait que tous les degrés diatoniques de l'échelle du diagramme des Grecs pouvaient être pris indifféremment pour point de départ d'un tétracorde, à l'exception de *fa*, qui amenait la fausse quarte *si*. Pour obvier à cet inconvénient, les Grecs imaginèrent d'altérer une des deux notes de l'un des deux tétracordes disjoints pour les rendre conjoints, et c'est ainsi que fut trouvé le tétracorde *synemmenon*, pour *faire disparaître la dureté du triton* : *additum est synnemenon ad demulcendam tritoni duritiem*: de cette manière :

Conjonction.

(Ier TÉTRAC.) *mi fa sol la — la si ♭ ut ré* (IIe TÉTRAC.)

Voilà donc le *si bémol* trouvé. Et remarquez que ce *la*, ou la *mèse*, où se faisait la *séparation* des tétracordes disjoints, et qui devenait ainsi la base du tétracorde synemmenon ajouté, était, dans le système de la solmisation du plain-chant par les hexacordes, la limite aiguë de l'hexacorde de nature, *ut re mi fa sol la* (je dis *de nature*, parce que cet hexacorde ne renfermait ni ♮ ni ♭), et que l'hexacorde, qui suivait immédiatement celui-là et qui partait du *fa*, formait l'hexacorde *de bémol*.

L'intervalle de *triton* n'étant donné ni par la division arithmétique, ni par la division harmonique de la gamme, et pouvant être considéré comme un intervalle incommensurable, c'est-à-dire en dehors de toute progression harmonique et mélodique, a été pendant longtemps un objet d'horreur pour les musiciens. Les théoriciens, en le désignant sous le nom de *diabolus in musica*, indiquaient suffisamment qu'à leurs yeux l'emploi de cette relation était l'anéantissement de l'art musical. C'était le désordre, le bouleversement de toute l'économie de la musique. Guido recommande expressément de ne pas faire entendre le rapport de *fa* à *si* dans la même neume : *utrumque autem ♭ et ♮ in eadem neuma ne jungas*, et cela, dit-il, *quia... ♭ rotundum.... cum quarta a se ♮ tritono differente nequibat habere concordiam* (*Microlog*., cap. 8). Franchinus Gaforio repousse encore plus énergiquement, s'il est possible, l'usage du triton *cujus dissonum asperumque modulamen ars abjicit, et perhorrescit natura*. (*Theor*., l. v. c. 1 et 3.) Cependant, cette relation du triton dont l'adoption avait été, durant des siècles, regardée avec raison comme la ruine du système musical alors en honneur, a été le fondement même du système moderne et la source des brillants développements de la tonalité actuelle, laquelle, comme les anciens théoriciens l'avaient instinctivement pressenti, n'a pu s'établir qu'à la condition de la disparition totale de sa devancière. En effet, lorsque, dans divers recueils de madrigaux à cinq voix, qui parurent de 1598 à 1604, un musicien de Crémone, C. Monteverde, alors au service du duc de Mantoue, ne tenant aucun compte des traditions et des prohibitions de l'école, mit tout à coup en rapport les deux notes *si* et *fa*, et attaqua cette dissonance de front et sans préparation ; ce ne fut pas, comme l'auteur le pensait, une simple innovation qu'il introduisait dans l'art ; ce fut plus qu'un nouvel ordre d'idées qui pénétrait dans le domaine de la musique; ce fut une des révolutions les plus radicales dont les annales des arts offrent l'exemple. L'ancienne tonalité étant constituée sur l'unité de ton, il s'ensuivait que chaque degré de la gamme portait avec lui le sentiment de repos, et que lorsque l'harmonie se surajoutait aux mélodies du plain-chant, cette idée de repos ne pouvait être rendue que par l'accord consonnant, manifestation naturelle de l'idée de durée, de permanence, d'infini, qui est le véritable caractère d'une tonalité conçue au point de vue de l'expulsion des rapports de l'homme avec Dieu. Mais, entre les mains de Monteverde, les deux notes essentielles de l'accord *fa* et *si* prenaient une destination nouvelle. Au lieu d'être des éléments de repos, elles devenaient un élément de mouvement, en s'appropriant une certaine tendance, une certaine affinité, une certaine puissance appellative ou d'attraction qui les portaient, l'une, le *fa*, à se résoudre sur le *mi*, l'autre, le *si*, à se résoudre sur l'*ut*. D'où il résulta qu'à l'élément du repos propre à la musique religieuse, fut substitué l'élément de la *transition*, de la *modulation* de la *dissonance* propres à la musique mondaine, et qui sont l'expression la plus vraie de cette agitation, de ce trouble, de cette instabilité qui caractérisent les rapports de l'homme à l'homme, la vie des sens, le culte des passions et de tous les sentiments qui ne s'élèvent pas au-dessus des choses terrestres.

Et c'est ce que M. Fétis, qui, le premier, a fort éclairci ce point important de l'histoire de la musique, par son analyse lumineuse des éléments constitutifs des deux tonalités, ancienne et moderne, c'est ce que M. Fétis, disons-nous, a parfaitement exposé dans ces paroles : « On comprend qu'un système de tonalité, qui repoussait l'attraction des deux demi-tons de la gamme, ne pouvait avoir pour base de l'harmonie que des accords consonnants; car en l'absence d'attraction de ces notes de la gamme, il n'y a que repos dans la musique. » (*Gazette musicale* du 7 juillet 1850.) Dans le même article, M. Fétis précise les résultats dus à l'emploi du *triton*. Ce sont : 1° l'accent expressif par la résolution de l'attraction; 2° l'acte de cadence qui n'existait pas dans l'ancienne musique, par cela même que cet acte ne s'accomplit que par une résolution nécessaire; 3° enfin, un mode de succession (et non le rhythme périodique qui subsistait certainement dans l'ancienne tonalité), un mode de succession tel que chaque phrase, au lieu de se lier à la suivante par un enjambement perpétuel, porte avec elle un sens complet, et fait naître invinciblement l'idée de la conclusion. Or, encore une fois, toutes ces choses sont autant d'éléments de la musique dramatique et passionnée.

Tout cela, au premier aspect, semble bien éloigné du *triton;* mais il n'en est pas moins vrai que l'anéantissement de l'ordre *unitonique* propre à la tonalité ecclésiastique, et la succession des trois autres, savoir : les ordres *transitonique*, *pluritonique* et *omnitonique*, propres à la tonalité actuelle et à ses développements futurs, sont dus à ce simple élément, à l'emploi de la relation de *fa* contre *si*.

TRITUS, — mot forgé du grec τρίτος, comme *protus*, *deuterus*, *tetartus*. Ce mot *tritus* signifie *du troisième rang*, *tertiarius*. Il désigne les cinquième et sixième modes du plain-chant qui, ayant la même finale *fa*, sont considérés comme compairs et doubles. Suivant Brossard, les Grecs modernes s'en servent également.

TROMPETTE. — « Jeu d'orgue de la classe des jeux d'anches. Les tuyaux de ce jeu sont en étain et d'une forme conique ; le son qu'ils rendent a de la force et du mordant. » (Fétis.)

TROPAIRE (*Troparia*). — On nomme *troparia*, dans l'Eglise grecque, un livre contenant des mélanges d'hymnes, de répons et d'antiennes.

M. Fétis prétend que le chant des hymnes grecques est plus simple et mieux rhythmé que celui des hymnes de la liturgie latine, et qu'il en est fort différent. (Nous voyons, au mot Hymne, que le savant auteur est contredit sur ce point par un écrivain qui s'est fait remarquer par de profondes recherches.)

« Il n'en est pas de même, continue l'auteur des *origines du plain-chant* (*Revue* de M. Danjou, décembre 1845, pp. 488, 489), il n'en est pas de même des répons dont plusieurs, particulièrement ceux de Noël, de la semaine sainte et de la Pentecôte, qui se trouvent dans les *troparia*, ont été transportés dans le chant romain, et remontent par conséquent à une plus haute antiquité que les autres pièces du chant de l'Eglise grecque, usitées dans les offices du matin et du soir. C'est en effet quelque chose de très-digne d'attention que la différence de caractère qui existe entre les répons et les autres pièces de notre chant ecclésiastique : les nombreux passages où l'on trouve des suites de notes vocalisées sur une seule syllabe, dans ces répons, indiquent, au premier aspect, une autre source que les antiennes; et leur comparaison avec les répons des *troparia* démontre l'identité de leur origine, quoique les uns et les autres aient subi de notables altérations. Après un examen attentif de cette partie de notre Antiphonaire, il ne peut rester de doute que son origine ne soit orientale, tandis que le caractère quasi syllabique des antiennes ne permet pas de douter qu'elles sont le produit du génie et du goût occidental. Un fait d'ailleurs, qui se rapporte à ce sujet et qui n'est pas sans intérêt, vient à l'appui de l'observation précédente : c'est que les répons des fêtes particulières de saints qui appartiennent spécialement à la communion romaine, et dont le chant a été composé dans les VIIIe IXe et Xe siècles, sont tous d'un caractère absolument différent de celui des répons dont je viens de parler, et se rapprochent du genre des antiennes. Peut-être objectera-t-on que les répons de la fête du Saint-Sacrement ont aussi le chant orné et vocalisé, entre autres ceux des Matines, dont le premier est d'une tonalité mixte et irrégulière, quoique l'office de cette fête n'ait été composé que dans le XIIIe siècle, par saint Thomas d'Aquin ; mais ainsi que l'a très-bien remarqué Poisson (*Traité théorique et pratique du chant grégorien*, pp. 25-26, 321, etc.), l'office du saint Sacrement a été arrangé sur d'anciens chants, et l'application des mélodies aux paroles a été faite avec si peu d'intelligence par le chantre à qui saint Thomas avait confié cette tâche, qu'en plusieurs endroits les unes et les autres offrent des contre-sens évidents. L'objection qu'on pourrait faire à ce sujet contre l'origine orientale des grands répons des fêtes de Noël, de la semaine sainte, de la Pentecôte et d'autres, ne serait donc en réalité d'aucun poids, mis en balance avec l'identité évidente de ces chants et de ceux des *troparia*.»

TROPE. — « *Tropus* est quidam versiculus, qui præcipuis festivitatibus cantatur immediate ante Introitum, quasi quoddam præambulum et continuatio ipsius Introitus, ut verbi gratia, in festo Nativitatis, ante Introitum illum *Puer natus est*, etc. præcedit tropus iste : *Ecce adest, de quo prophetæ cecinerunt, dicentes : Puer natus est*, etc. Continet autem tria *tropus*, videlicet *Antiphonam,Versum* et *Gloriam*. Ita Durandus lib. IV *Ration.*, cap. 5, n. 6, qui hæc subdit lib. VI, cap. 114, n. 3 : *Hi autem versus tropi vocantur, quasi laudes ad antiphonas convertibiles : τρόπος, enim græce, conversio dicitur latine.* Concilium Lemovicense ann. 1031, sess. 1 : *Inter laudes autem quæ τρόποι græco nomine dicuntur, a conversione vulgaris modulationis, dum versus sanctæ Trinitatis a cantoribus exclamaretur*, etc., infra : *Angelico interea hymno cum tropis, id est festivis laudibus, ornatissime expleto*, etc. (ADEMAR, *Hist.*, lib. III, cap. 56 : *Canonici S. Stephani cum monachis S. Marcialis alternatim tropos ac laudes cecinerunt.*) Jam vero an Ecclesiæ græcanicæ τρὸπάρια aliquid commune habeant cum tropis Latinorum, vide quæ de iis commentati sunt Leo Allatius in dissertat. 1 *De libris Eccles. gr.*, pag. 62, 63, 64; Goarus *ad Euchologium*, pag. 32, 434, 435, et Meursius in *Glossar.* (Adde *Glossar. mediæ græcit.*, col. 1617 a 72 c. 507, a. 606, a. 601.) — Regula SS. Pauli et Stephani abbatum cap. 14 : *Ne, quæ cantanda sunt in modum prosæ, ea quasi in lectionem mutemus; aut quæ ita scripta sunt in ordine lectionum utamur, in tropis et cantilenæ arte nostra præsumptione vertamus.* — Eckehardus Minimus *De vita B. Notkeri Balbuli*, cap. 16 : *Et non solum ea, quæ beatus vir Notkerus dictaverat, verum etiam ea, quæ socii et fratres ejus in eodem monasterio S. Galli composuerant, omnia canonizavit, videlicet hymnos, sequentias, tropos, litanias*, etc. (Adde Joh. ABRINC., *De offic. eccl.* pag. 70, 139 et 145, edit. 1679. *Chr. Trudon.*, tom. VII *Spicil.* ACHER., pag. 446, etc.)

« *Tropi lugubres*, apud Rupertum, lib. V *De divin. offic.*, cap. 27 : *Qui extinctis luminaribus in ipsis tenebris, præcinentibus cantatoribus, et choro respondente*, flebili modulatione decantantur, incipientibus a *Kyrie eleison.* » (*Ap.* CANGIUM.)

— Les tropes, dit Martin Gerbert, sont, dans la liturgie, des versets placés avant, entre ou après les autres chants ecclésiastiques : *Tropus in re liturgica est versiculus quidam, aut etiam plures ante, inter, vel post alios ecclesiasticos cantus appositi.* » (*De cantu et musica sacra*, t. I, p. 340). Dans le principe les *tropes* n'étaient, à proprement parler, que des modulations, auxquelles ce nom resta quand on leur eut substitué des paroles, comme aux séquences. Le même écrivain observe que les tropes, les proses et les séquences ont la même origine, qui ne remonte pas, dit Dominique Georges (*De liturgia Romani pontificis*, t. II), au delà du XIe siècle. Cette institution, due aux moines, passa des monastères dans les églises du clergé séculier avant l'année 1031, car le concile de Limoges de cette année-là fait mention des *tropes* que l'on doit chanter dans l'église. Les *tropes* étaient intercalés surtout dans l'*Introït*, les *Kyrie* et le *Gloria in excelsis*, qui devenaient ainsi de vrais *farcis*. Nous voyons encore une trace de cet ancien usage dans les *Kyrie eleison; Christe eleison; Domine, miserere nobis*, etc., qui se chantent à la suite des *Laudes* dans l'office des Ténèbres de la semaine sainte, et où, après les chantres, le chœur répond sur un ton mélancolique, pour rappeler les lamentations des saintes femmes dont il est parlé dans l'Evangile, lesquelles, assises auprès du sépulcre, pleuraient le Seigneur : *Plerisque moris est, ut exstinctis luminaribus, in ipsis tenebris lugubres* tropi, *præcinentibus cantoribus et choro respondente, flebili modulatione decantentur incipientibus a* Kyrie eleison. *Significant autem lamenta sanctarum mulierum, quæ, ut in Evangelio legimus, lamentabantur Dominum, sedentes contra sepulcrum.* (RUPERTUS TUITIENSIS, *De divinis officiis*, apud Mart. GERBERTUM, t. I, p. 341.) — Voir au mot SÉQUENCE le passage cité d'après l'abbé Lebeuf.

— « Le trope, dit M. A. de La Fage, se composait de parties intercalées dans une pièce de plain-chant, dont chaque période se trouvait ainsi coupée par une composition différente. L'habileté des *tropistes* consistait, pour les paroles, comme pour la musique, à faire en sorte que la pensée s'enclavât sans effort dans le texte sacré en le développant ou l'expliquant. Voici les paroles d'un trope pour l'*Introït* de la Nativité : « Hodie Salvator mundi per virginem nasci dignatus est, gaudeamus omnes de Christo Domino, qui natus est nobis; eia et eia : *Puer natus est nobis et filius datus est nobis :* quem Virgo Maria genuit, *cujus imperium super humerum ejus.* Nomen ejus Hemmanuel vocabitur. *Et vocabitur nomen ejus* magni consilii angelus, eia; istius, vocabitur nomen Hemmanuel; psallite Domino, jubilate dicentes : *Magni consilii angelus.* » (Manuscrit du mont Cassin.) — Plus tard on mélangea quelquefois des paroles en langue vulgaire aux paroles latines de l'Eglise; en France cela se nommait des pièces *farcies.* » (*De la reproduction des livres de plain-chant romain*, par Adrien DE LA FAGE, in-8°, Paris, Blanchet, 1853, p. 14).

Les *tropes* étaient donc des strophes ou de simples paroles entremêlées entre *Kyrie* et *eleison*, comme *Kyrie orbis factor*, ou *Fons bonitatis*, ou *Pater ingenite*, ou *Cunctipotens genitor Deus*, ou *Clemens rector*, etc., on les chantait à Lyon, à Sens, à Soissons, à Saint-Lô de Rouen, et ailleurs. On en a retranché les paroles tandis qu'on en a conservé les notes, c'est ce qui a donné lieu à cette grande traînée de notes sur une seule syllabe du *Kyrie.* (*Voy. litur.*, p. 167 et p. 323.) Dans certaines églises comme celle de Notre Dame de Rouen, les *tropes*, dans certaines fêtes solennelles, étaient accompagnés de *louanges* ou *acclamations ;* c'est pour cela qu'on disait qu'on célébrait ces fêtes *cum tropis et laudibus.* (*Ibid.*)

A Saint-Agnan d'Orléans, on chantait

Kyrie eleison à la fin de laudes des trois derniers jours de la semaine sainte sans autres tropes que *Domine, miserere nostri*, comme à Angers. On ajoutait seulement à la fin le *Christus factus est obediens usque ad mortem, mortem autem crucis.* (*Ibid.*, p. 206.)

TUTTI (*Tous*). — Mot italien par lequel on distingue dans la musique ce qui doit être exécuté par tous les instrumentistes ou tous les chanteurs de ce qui est réservé comme *solo*. » (Fétis.)

TUYAUX D'ORGUE. — « Ce sont les tuyaux, soit à bouche, soit à anche, qui produisent les sons de l'orgue. On fait les uns en étain, les autres en étoffe, d'autres en bois, selon la qualité des jeux. On y emploie bien rarement d'autres matières. Le zinc sert cependant quelquefois pour les grands tuyaux de bombarde. » (*Facteur d'orgues*, Encycl. Roret, t. III, p. 598.)

« Si la colonne d'air, dirigée dans un tuyau, y rencontre un obstacle fixe qu'on nomme *lèvre*, il en résulte un son doux semblable à celui de la flûte; dans ce cas, les tuyaux ainsi disposés forment les *jeux à bouche.*

« Si la colonne d'air rencontre, au contraire, et met en vibration un obstacle mobile, qu'on nomme *languette*, et qui est placé sur une petite boîte nommée *anche*, la série des tuyaux de cette espèce s'appelle *jeux à anche.*

« Les tuyaux à bouche se divisent encore en tuyaux *bouchés* et *ouverts;* les uns et les autres sont de *grosse* ou de *menue taille;* les jeux à anches se divisent en jeux à *anches battantes* et à *anches libres*, et aussi de grosse et de menue taille. » (M. Danjou, *Rev. de la musiq. relig.*, octobre 1846.)

Les tuyaux de l'orgue ont donné l'idée des télescopes. Ce fut le fameux Galilée qui les inventa. Pour observer les planètes, il se servit d'un tuyau d'orgue dans lequel il posa des verres. Galilée était fils de Vincent Galilée, auteur du *Dialogue sur la musique ancienne et moderne*. Il était lui-même musicien aussi habile que grand mathématicien.

U

U. — Cette lettre marque le cinquième degré du système des cinq voyelles, au moyen duquel, suivant M. Fétis, Guido désigne l'échelle générale des sons.

UNDA-MARIS. — « Nom de registre d'orgue de huit pieds, accordé un peu plus haut que les autres jeux, et formant, à cause de cela, une sorte de battement avec eux, qui a quelque analogie avec le mouvement des flots. » (Fétis.)

UNISSON. — Union de deux ou plusieurs sons, qui sont au même degré. Ces sons peuvent être de nature différente, comme par exemple, la voix humaine mêlée à celle d'un instrument, de même que deux sons de même nature peuvent n'être qu'à l'octave; en ce cas, les deux voix sont *équisonantes;* dans le premier cas, elles sont *unisonantes. Unisonæ voces sunt quarum unus sonus est vel in gravi vel in acuto* (Boet., lib. v *Mus.*, c. 4), *vel quæ sigillatim pulsæ unum atque eumdem reddunt sonum. Æquisonæ vero, quæ simul pulsæ unum ex duobus, atque simplicem quodam modo efficiunt sonum. Consonæ, quæ compositum permixtumque, suavem tamen efficiunt sonum.* (*Ibid.*, cap. 10.)

L'octave, disent les auteurs, est la plus parfaite des consonnances, parce qu'elle approche le plus de l'unisson. D'où vient, selon Jumilhac, que toutes les consonnances le regardent comme leur origine, leur fondement et leur fin, et n'ont de douceur et de perfection qu'à proportion de la ressemblance qu'elles ont avec lui. — « Ce n'est donc pas seulement dans la musique a plusieurs parties, qu'aucun ne doit recommencer après les pauses ou silences jusques a ce que le maistre de psallette ou autre qui doit conduire ou poursuivre le chant, le recommence, soit par la voix, soit par le battement de la mesure. Le plain-chant, et les autres chants a l'unisson n'en ont pas moins de besoin que la musique; au contraire, cette pratique paroist y estre beaucoup plus necessaire qu'elle n'est dans la musique mesme, parce que les parties de celle-cy ne chantent ordinairement que des sons differens, qui demandent seulement d'estre consones pour estre d'accord ensemble; mais au plain-chant, les diverses voix ne peuvent, en quoy que ce soit, avoir des sons differens, non plus au temps qu'en la distance, qu'ausi-tost elles ne tombent dans la dissonance et dans le discord. C'est pourquoy elles ont besoin, pour s'entretenir dans l'accord, non-seulement d'estre consones ou bien equisones, c'est-a-dire d'avoir quasi un mesme son, mais aussi d'estre unisones et de n'avoir toutes ensemble qu'un mesme son, parce que la nature de l'unisson demande cette sorte d'unité dans les voix, et une union bien plus estroitte que n'est pas celle des consonances. D'ou vient que toutes les consonances le regardent comme leur origine, leur fondement et leur fin, ne tendent naturellement qu'a l'unisson, et n'ont ni de douceur ni de perfection qu'à proportion de la ressemblance plus grande ou plus petite qu'elles ont avec le mesme unisson. De sorte que le plain-chant et tous les autres qui se font à l'unisson, comme le metrique, le rythmique ou psalmodique, et mesme le chant droit, devant avoir leurs voix bien plus etroitement unies que les chants à plusieurs parties, n'ont les leurs dans les consonances, il est evident qu'il est autant ou plus necessaire d'attendre et de suivre la conduite de celuy qui doit recommencer dans le plain-chant pour y entretenir l'accord de plusieurs voix, que non pas dans la musique a plusieurs parties. » (JUMILHAC, *La science et prat. du pl.-ch.*, part. VI, c. 6, p. 202.)

L'unisson était consonnance parfaite du temps de Francon; peu à peu il a été retranché avec raison du nombre des consonnances.

UPPATURA. — C'était apparemment un chant très-profane, et nous ne le mentionnons ici que pour dire qu'il fut défendu par les constitutions mss. de l'ordre des Carmélites (part. I, rubr. 3) : *Neque motetos, neque* UPPATURAM, *vel aliquem cantum magis ad lasciviam, quam devotionem provocantem, aliquis decantare habeat, sub pœna gravioris culpæ.* (*Ap.* CANGIUM.)

USAGE (*Usus*). — Sorte de chant qui ne s'apprenait pas par les règles, mais par l'usage, la tradition; une sorte de routine peut-être, au moyen de notes de musique, ou de signes superposés à chaque syllabe des livres ecclésiastiques, et sans employer les lignes ni les clefs. Menardus, dans ses notes sur le Sacramentaire de saint Grégoire, donne la description de cette espèce de chant. Voici le passage, tel que nous le trouvons dans Du Cange : « Anonymus interpres Hugonis Reutlingensis : *Post incarnationem Christi plures doctores S. Ecclesiæ, et specialiter SS. Gregorius et Ambrosius, cantum musicalem, quo tam Latini, quam Alemanni, cum cæteris linguarum diversarum nationibus, utuntur in divino officio, in duo volumina librorum, videlicet in Antiphonarium et Graduale collegit, dictavit, et neumavit, seu notavit.*

« *Processu tamen temporis quidam Alemanni, præcipue canonici ordinis S. Benedicti, qui cantum musicalem non solum ex arte, verum etiam ex usu et consuetudine perfecte et cordetenus didicerant, ipsum, omissis clavibus et lineis, quæ in neuma et nota et musicali requiruntur, simpliciter in libris eorum notare cœperunt, et sic decantaverunt ; deinde juniores, et suos discipulos sine arte, ex frequenti usu et ex magna consuetudine cantum informare, qui cantus sic per consuetudinem dictus ad diversa pervenerit loca. Unde jam non musica, sed Usus est denominatus. In quo tamen cantu discipuli deinde a doctoribus et doctores a discipulis multiformiter discrepare cœperunt, ex qua discrepantia et artis ignorantia Usus dictus est confusus. Quo usu confuso spreto, nunc fere omnes Alemanni hactenus miserabiliter per cantum seducti ad veram artem musicæ revertuntur.* Huc spectat *Chronicon Trudonense*, lib. VIII, apud ACHER., t. VII *Spicil.*, 441 : *Sed cum nesciret secundum usum claustri cantare (usus enim cantandi, nescimus unde hoc acciderit, nulli comprovincialium nostrorum convenit) erubesceret vehementissime, quasi stipem inutilem inter cantandum in choro stare,... graduale unum propria manu formavit, musiceque notavit syllabatim, ut ita dicam, totum usum prius a senioribus secundum antiqua eorum gradualia discutiens. Sed cum usus eorum per quamplurima loca propter vitiosam abusionem et corruptionem cantus, nullo modo ad certam regulam posset trahere, et secundum artem non posset notare, nisi quod regulari et veri sona constaret ratione. Ipse autem ab usu Ecclesiæ non facile vellet dissonare, miro, ut dixi, indicibilique labore in hoc tantum se frustra afflixit, quod ex toto usum mendacem regula vera tenere non potuit ; sed in hoc profecit quod quidquid alicubi in monocordo cantari potuit de usu Ecclesiæ non prætermisit se præterire.* » (*Ap.* CANGIUM.)

UT. — « Première note de la gamme de ce nom, et l'une des syllabes qui servent à la solmisation. On la remplace souvent par *do*, qui est plus doux à prononcer en chantant. » (FÉTIS.)

V. — Cette lettre, dans l'alphabet significatif des ornements du chant de Romanus, est interprétée ainsi par Notker : *Licet amissa in sua, veluti valde* VAU *græca , vel hebræa velificat.*

VALEUR. — On entend par *valeur* la mesure d'une certaine figure de note par rapport à une autre figure de note plus grande ou plus petite. Ainsi, nous disons aujourd'hui : la ronde vaut deux blanches ; une blanche vaut la moitié d'une ronde.

Autrefois, la *valeur* des notes n'était pas réglée sur la notion de la mesure, c'est-à-dire sur une division mathématique du temps. Elle se rapportait à la quantité des syllabes, à la prosodie, au rhythme poétique; et selon que le rhythme qui en résultait était ternaire ou binaire, les valeurs étaient également ternaires ou binaires, *parfaites* dans le premier cas, *imparfaites* dans le second cas.

Cette combinaison de ternaire et de binaire, de perfection et d'imperfection, entra plus tard dans le système de musique mesurée, sous les noms de proportions, de prolations, de modes majeurs ou mineurs, parfaits ou imparfaits.

Dans le mode majeur parfait, la maxime valait trois longues; elle n'en valait que deux dans le mode majeur imparfait.

Dans le mode mineur parfait, la longue valait trois brèves, et deux seulement dans le mode mineur imparfait.

VARIANTE (CORDE). — Dans le système des tétracordes grecs, dans le système des hexacordes de la solmisation du plain-chant, dans les modes de l'Eglise, la note *si* est appelée *corde variante* ou *mobile*, parce que c'était la seule qui fît, pour ainsi dire, exception à l'ordre diatonique et qui pût être altérée par le *bémol*, c'est-à-dire par le *b (si) mol, adouci* par le demi-ton. Elle se présentait donc tantôt à l'état de *nature*, tantôt à l'état de *bémol*, tantôt à l'état de *bécarre*, qui la restituait à l'état de nature.

Le *si* avait cette propriété d'être variante, parce qu'elle était la seule note qui, mise en rapport avec son quatrième degré inférieur, ne pût pas donner un intervalle de quarte juste; comme aussi, mise en rapport avec son cinquième degré supérieur, elle ne pouvait donner sa quinte juste : dans le premier cas elle formait un intervalle de quarte excédante, *fa, si*, et, dans le second, elle formait un intervalle de quinte incomplète, *si, fa*. D'où il résultait que, pour donner une *bonne suite* au chant, il fallait bémoliser le *si* pour rendre juste la quarte ou la quinte. Or, on ne pouvait donner une bonne suite au chant sans troubler l'ordre diatonique par l'introduction d'une altération sur le *si*, c'est-à-dire sans substituer la propriété de bémol à celle de nature, et ce fut pour *feindre* que cette altération n'existait pas, en d'autres termes pour dissimuler, pour cacher cette infraction à l'ordre diatonique, que fut inventé le système des muances, système irrationnel, absurde si on l'examine superficiellement, mais pourtant profondément combiné par respect pour l'ordre diatonique, la seule sauvegarde de la tonalité du plain-chant.

VERSELLER. — Vieux mot qui signifie chanter les psaumes alternativement et par versets.

Maint clerc, maint moine, maint provoire,
Car au marchié ou à la foire
Samblent bien que fuir s'en doient,
Quant ils versellent ou saumoient.
(*Miracul. mss. B. M. V.*, lib. I.)

En latin *versilare : Vicarii nolunt recipere capam ad mandatum decani, nec cantare responsoria : injunximus hoc emendari. Nimis cito* VERSILANT : *injunximus hoc emendari.* (*Reg. Visit.* ODON., archiep. Rothomag., ex *Cod. reg.*, 1245, fol. 80, r°. — *Apud* CANGIUM.)

VERSET. — Le verset, ou fait partie d'un psaume, ou il en est détaché, et alors on le désigne ainsi ℣. Il fait partie d'un trope, d'un répons, etc. On distingue les versets en *versets d'ouverture*, *versus apertionis*, comme *Domine, labia mea aperies*; et en *versets de conclusion*, *versus clusor*, comme *Benedicamus Domino*. (AMAL., lib. III *De eccl. off.*, cap. 9 et 37, *ap.* CANGIUM.)

VESPÉRAL. — Nom d'un livre de chant qui ne contient que le chant des vêpres, avec les intonations et les formules des psaumes classés suivant les fêtes, les divers chants du *Magnificat*, etc., etc. Ce livre est une des divisions de l'Antiphonaire, c'est-à-dire en partie séparée de l'office de celui-ci.

VICARIER. — « Mot familier par lequel les musiciens d'église expriment ce que font ceux d'entre eux qui courent de ville en ville, et de cathédrale en cathédrale, pour attraper quelque rétribution, et vivre aux dépens des maîtres de musique qui sont sur leur route. » (J.-J. ROUSSEAU.)

VIGILES. — On entend par *vigiles* l'office qui se chantait anciennement la nuit. Honorius d'Autun dit qu'on célébrait autrefois ces offices nocturnes aux principales fêtes, l'un au commencement, l'autre au milieu de la nuit, et le peuple, qui se pressait en foule dans le temple, passait la nuit dans la prière et les louanges. Mais cette coutume ayant amené des abus fort graves dans l'Eglise, ces offices furent supprimés, et les jours de jeûnes retinrent le nom de vigiles. *More antiquo duo nocturnalia officia in præcipuis festivitatibus agebantur; unum in initio noctis a pontifice cum suis capellanis absque Venite : aliud in media nocte in clero, sicut adhuc, solemniter celebrabatur; et populus, qui ad festum confluxerat, tota nocte in laudibus vigilare solebat. Postquam vero illusores bonum in malum permutaverunt, et turpibus cantilenis ac saltationibus, potationibus et fornicationibus operam dederunt, vigiliæ interdictæ, et dies jejunii dedicati sunt, et vigiliarum nomen retinuerunt.* (Lib. III, cap. 6.)

Les textes suivants achèveront de faire connaître cette institution : *In tempore æstivali*, dit Durandus, (*Ration.*, lib. V, cap 3, n. 6.) *celebrat ecclesia nocturnum officium in tempore primæ nocturnæ, licet quandoque tempestivius (quod quidem vigilias sub antiquo nomine vocat), et specialiter in festivitatibus beatorum Joannis Baptistæ, Petri et Pauli.* Et plus loin : *Romani etiam adhuc in præcipuis festivitatibus totius anni, in sero dicunt 3 psalmos, et 3 lectiones, quos vigilias vocant, et in nocturnis idem repetunt. In nocte autem nativitatis Domini* (lit-on dans *Epist. Gualonis presbyteri Paris.*, ap. BALUZ., t. V *Miscell.*, p. 361) *sine* Domine labia mea aperies, *et sine* Deus in adjutorium meum intende, *et sine invitatorio ab antiphona et psalmo incipiente, novem lectiones faciunt, quas vigiliam vocant.* — Grégoire de Tours (*De vitis PP.*, cap. 8) : *Ad vigilias Dominici natalis advenit, monuitque presbyterum, dicens :* Vigilemus unanimiter ad Ecclesiam Dei. — Joan. de Janua : *Vigilia dicitur dies profestus, scilicet dies primus ante festum, quia tunc in sero vigiliæ vacamus.* Mais l'office de vigiles fut interdit, comme nous l'a appris Honorius d'Autun. Théodose, dans sa *Vetus formula post pœnit.*, p. 350, dit que quiconque serait condamné, *si in solemnitatibus abstinuerit se ab uxore sua,.... si ivit ad choreas, et maxime in ecclesia..... sicut quidam qui faciunt vigilias in festis in quibusdam partibus, et faciunt ludos inhonestos.* Les vigiles de la fête de saint Martin surtout avaient donné lieu à beaucoup de profanations et de sortiléges, et le concile d'Auxerre, canon 5, avait disposé *ut in vigiliis circa corpora mortuorum vetantur choreæ, et cantilenæ, sæculares ludi, et alii turpes et fatui.*

On appelait encore du nom de *vigiles* l'office qui se chante pour les morts.

VIRGULE. — « Le mot de *virgule* a été donné aux signes neumatiques, à ces petits points posés tantôt d'une manière horizontale, tantôt perpendiculairement, tantôt obliquement, au-dessus du texte liturgique, sans clefs et sans lignes. Ces petits points, ces *virgules*, représentaient des sons isolés, et leur position plus ou moins élevée indiquait seule aux chanteurs la place des sons dans l'échelle mélodique. » (Th. NISARD, *Monde catholique, Etud. sur la mus. relig.*, III.)

VIVACE, VIVEMENT. — « Ce mot, placé au commencement d'un morceau de musique, indique un mouvement rapide. » (FÉTIS.)

VOCALISE. — Dans un article, remarquable à plus d'un titre, que M. Fétis a consacré à Guido ou Guy d'Arezzo, l'artiste éminent du commencement du XIe siècle, on lit ces paroles : — « Ce qui paraît lui appartenir incontestablement, c'est la représentation de l'échelle générale des sons de son temps par les cinq voyelles *a, e, i, o, u*, appliquées aux syllabes des deux chants de l'Eglise : *Sancte Joannes meritorum tuorum....*, et *Linguam refrenans temperet....* Il dit positivement, au commencement du dix-septième chapitre du *Micrologue*, que cela était inconnu avant lui : *His breviter intimatis, aliud tibi planissimum dabimus hic argumentum, utilissimum usui, licet hactenus inauditum.* Il conseille dans ce chapitre d'écrire ces cinq voyelles sur le monocorde, au-dessous des lettres représentatives des sons, en recommençant la série des cinq voyelles autant de fois qu'il est nécessaire jusqu'au son le plus aigu. L'usage auquel il destine ces voyelles semble être une sorte de récapitulation des sons, et c'est aussi une espèce de neume dont l'utilité n'est pas aussi évidente que Guido semble le croire. Il ne serait pas impossible que la triple série de voyelles, dont chacune représente des notes différentes, eût donné l'idée du système des muances qui s'établit ensuite dans toutes les écoles de musique (863). »

Or, M. Fétis me paraît avoir commis plusieurs erreurs dans les lignes que je viens de lui emprunter : 1° L'application des six voyelles au chant des hymnes *Sancte Joannes* et *Linguam refrenans*, n'est qu'un exemple servant à mettre en relief une méthode d'enseignement musical, inventée par Guy d'Arezzo.

2° Cette méthode n'est pas une sorte de récapitulation des sons, ni une espèce de neume.

3° Elle n'a point donné l'idée du système des muances, par la raison bien simple que, dans la méthode du savant religieux, on n'employait que *cinq* voyelles, et que le système des muances réduisait toute la solmisation aux *six* notes *ut, ré, mi, fa, sol, la.*

4° Non-seulement l'utilité de l'invention de Guy d'Arezzo est évidente, mais elle est encore digne d'admiration. L'art moderne s'en sert encore, et la regarde comme un procédé classique d'une très-grande importance.

La preuve de ces différentes assertions se trouve dans le texte même du dix-septième chapitre que M. Fétis invoque.

Guy d'Arezzo y pose en principe que, si l'on peut écrire tout ce qui se dit ou se prononce, on peut aussi chanter tout ce qui se dit : *Sicut scribitur omne quod dicitur, ita ad cantum redigitur omne quod scribitur. Canitur igitur omne quod dicitur.*

Mais, poursuit-il, l'écriture est représentée par des lettres, et surtout par les cinq voyelles dont l'emploi est si nécessaire, que sans elles il est impossible de prononcer une seule syllabe.

Or, puisqu'il en est ainsi, voici ce que Guy d'Arezzo propose aux élèves qui, sachant solfier, veulent aborder l'étude de l'application d'un texte littéraire à une mélodie. On sait combien cette étude est difficile aux commençants. Ceux-ci connaissent les intonations des diverses notes d'un morceau de musique, mais c'est à la condition qu'ils chanteront *en nommant chaque note;* en sorte que leur interdire cette dernière ressource, ce serait pour eux un exercice, sinon impossible, du moins d'une réalisation fort problématique. Guy d'Arezzo prévoit les obstacles qui se trouvent tout naturellement au début de l'*art de chanter des paroles.* Suivant lui, il faut d'abord ne prononcer que les voyelles qui entrent dans la composition des syllabes de chaque mot, sans s'inquiéter des consonnes qui accompagnent presque toujours ces voyelles. Les voyelles offrent une prononciation sonore et musicale; leur petit nombre en rend l'usage facile, et habitue peu à peu l'élève, et comme à son insu, à chanter sans nommer la note. En peu de temps, on arrive à dire sans hésitation et simultanément le texte et la mélodie de toute espèce de morceau de musique.

Guy d'Arezzo donne ensuite un exemple de son procédé. L'habile praticien est d'une sagacité rare dans le choix de cet exemple. Quand il voulait démontrer comment, avec un seul morceau de musique, on peut apprendre toutes les intonations musicales, il indiquait le chant de l'hymne *Ut queant laxis*, mélodie dans laquelle les divers intervalles de la gamme sont si heureusement groupés et mis en œuvre; ici, l'exemple qu'il fournit à l'élève n'est pas moins remarquable, comme on va s'en convaincre.

Guy d'Arezzo propose l'exemple suivant.

San-cte Jo-an-nes, me-ri-to-rum tu-o-rum co-pi-as ne-qu-o ci-gne ca-ne-re.

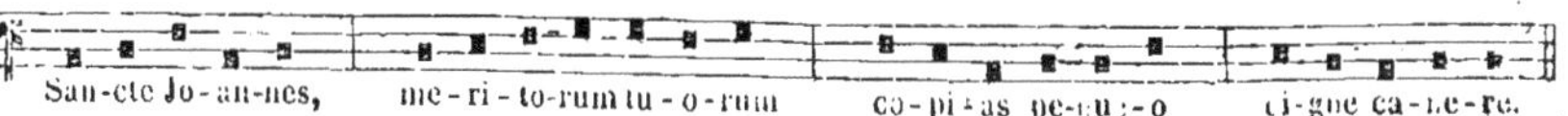

(863) *Biographie universelle des musiciens*, t. V, p. 4?9.

L'élève chante d'abord la note en la nommant, de cette manière :

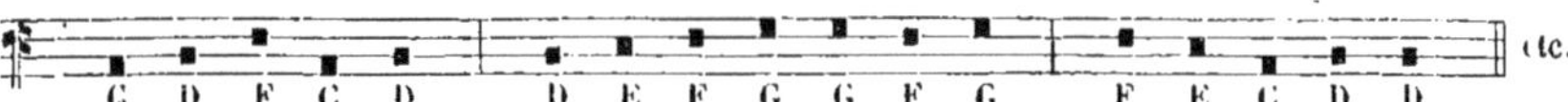

Puis, il aborde la même mélodie, mais notée, par le texte lui-même, sur une portée dont les interlignes ne comptent pas. En tête de chaque ligne, il y a une lettre appellative de la note correspendante, en manière de clef, avec une des cinq voyelles *a, e, i, o, u.* L'élève voit la clef, et se rappelle ainsi le nom même de l'intervalle mélodique que porte chaque ligne ; les syllabes du texte qui remplacent les signes sémiologiques, ne se disent pas encore entièrement : on n'en prononce que la voyelle en chantant le plus juste possible. Cette opération est d'autant plus facile, qu'à la seule inspection d'une syllabe, on est sûr qu'elle contient la voyelle placée près de chaque clef. Exemple :

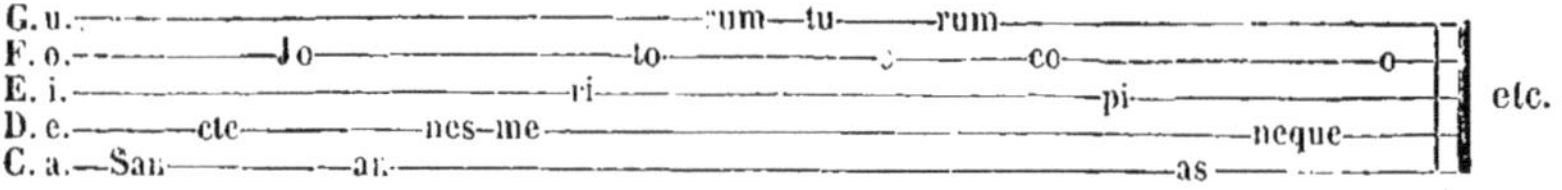

Ce qui revient à dire que l'élève doit chanter ce morceau de la manière suivante :

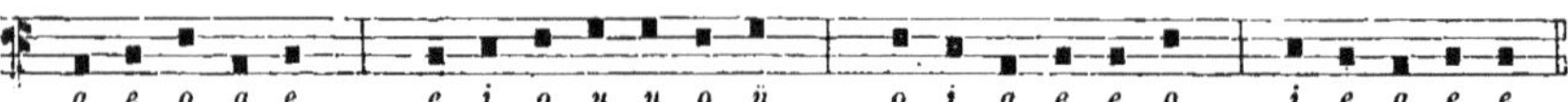

Or, quand il parvient à ce point d'exécution musicale, c'est un jeu pour lui de remplacer les voyelles par les syllabes qu'elles représentent, et c'est l'heureux terme que Guy d'Arezzo lui montre comme une conquête facile et une douce récompense.

Le moine de Pompose fait observer qu'il n'est pas toujours possible de renfermer un chant avec paroles dans le cercle étroit des cinq voyelles, parce que la mélodie parcourt bien souvent plus de cinq notes de l'échelle diatonique, et qu'il est excessivement rare enfin de rencontrer la parfaite correspondance qui existe dans le *Sancte Joannes*, entre la position des voyelles placées à la clef et des voyelles qui font partie du texte chanté. Il indique, en conséquence, une autre manière de placer les voyelles en tête de chaque ligne de mélodie avec paroles ; grâce à ce placement, qui est d'une application générale, on peut tout *vocaliser*.

Guy d'Arezzo est donc l'inventeur trop longtemps méconnu de l'art de chanter sans nommer les notes, et sans y adapter encore les paroles. C'est à lui que la musique est redevable des exercices intermédiaires entre la solmisation et le chant, exercices auxquels les artistes modernes, même les plus habiles, se livrent avec tant de persévérance pour parvenir à la plénitude de leur talent qui fait notre admiration.

Je ne crains point de le dire en terminant : Ces quelques mots sur l'origine des *vocalises*, sur l'*art de vocaliser* ou *de voyelliser*, ne déplairont pas à M. Fétis que je réfute, parce que je rends justice à Guy d'Arezzo qu'il vénère et qu'il aime. (Th. NISARD.)

VOIX. — *Vox in homine magnam vultus habet partem. Agnoscimus eam priusquam cernamus, non aliter quam oculis : totidemque sunt eæ quot in rerum natura mortales; et sua cuique, sicut facies. Hinc illa gentium totque linguarum toto orbe diversitas; hinc tot cantus et moduli flexionesque : sed ante omnia explanatio animi, quæ nos distinxit a feris, inter ipsos quoque homines discrimen alterum æque grande quam a belluis.* (PLIN., *Nat. hist.*, lib. XI, cap. 51, *De vocibus*, cité par VILLOTEAU, *Analogie de la mus.*, p. 1, t. Ier.)

— Ce qui fait la dignité de la musique, ce qui la place à part parmi les arts qui sont autant de formes de la pensée humaine, c'est que la musique a pour organe la voix, qui est aussi l'organe de la parole. Elle n'est pas seulement l'organe de l'une et de l'autre, elle est encore leur élément. La seule différence qui existe entre la voix *chantante* et la voix *parlante*, c'est que l'une parcourt des intonations appréciables, des intervalles qui se rapportent à une échelle de sons fixe et déterminée, qui composent, avec les relations et les affinités qu'ils ont entre eux, ce qu'on appelle la *tonalité;* tandis que l'autre, n'étant pas restreinte à une certaine division de sons, parcourt des intonations inappréciables, prompte à rendre les mille nuances, les modifications variées de l'idée ou du sentiment qu'elle veut exprimer. La première, s'épandant, pour ainsi dire, dans le chant vocal, n'y est pas gênée ni entravée par l'élément consonant du langage, la consonne, l'articulation, qui délimite le son de la seconde, l'arrête et fait jaillir la pensée. Mais la voix chantante trouve cette limitation dans les intonations fixes, invariables de l'échelle qu'elle monte et descend, suivant mille combinaisons dont la musique a le secret et qui lui font produire un sens, un sens relatif qui ne peut être traduit par des mots, mais que l'âme entend. La voix parlante est la musique de l'âme intellectuelle ; la voix chantante est la parole de l'âme sensible. Toutes les deux d'ailleurs trouvent l'accent, ce cri intérieur, spontané, vibrant, qui est la corde intermédiaire, la loi de tempérament, le diapason mystérieux qui unit la *tonalité* de la musique à la *tonalité* de la parole. Toutes les deux obéissent au même mouvement et sont animées et soutenues par le même rhythme, qui n'est pas ici la règle d'une mesure uniforme et mathématique, mais le souffle, la respiration, l'haleine sous laquelle la voix parlée ou chantée s'enfle, fléchit et se relève en ondulations cadencées, *magnas elationes*.

La musique instrumentale n'est quelque chose qu'autant qu'elle reproduit les accents et les inflexions de la voix humaine. En dehors de cette imitation, elle n'est qu'un écho matériel des bruits de la nature. Mais lorsque le compositeur par une puissante assimilation, prête en quelque sorte sa voix aux instruments, lorsqu'il les substitue à lui-même, alors c'est la voix de l'homme se mêlant aux concerts de la création, qui les domine et, pour ainsi parler, les transpose sur un mode supérieur et conforme à l'empire qu'il exerce sur elle.

Rien n'est plus doux et pénétrant qu'une voix de femme; rien n'est plus suave, touchant et virginal qu'une voix d'enfant; rien n'est plus mâle et plus noble qu'une voix d'homme; et rien aussi n'est plus harmonieux, plus plein, plus ravissant qu'un chœur composé de voix d'enfants, de voix de femmes et de voix d'hommes.

Le christianisme avait bien compris cette puissance, car il en fit un moyen de prosélytisme, un élément de civilisation. Saint Grégoire et les grands liturgistes ont voulu que tout le peuple priât, et pour cela ils ont voulu que tout le peuple chantât. Cette institution, quelles que soient ses applications diverses, quelle que soit la manière dont elle a été détournée, perce à travers toutes les grandes choses; c'est elle, c'est cette pensée qui a fait les grands airs nationaux, le *God save the king* comme la *Marseillaise;* c'est cette poésie qui fait les orphéonistes et les chœurs des huit mille enfants de Saint-Paul de Londres. Ne laissez aux hommes que la parole, ils se disputent, se séparent, se brouillent; donnez-leur le chant, ils s'unissent et ils s'aiment.

— Quelquefois *vox* se prenait aussi pour *note*, comme dans cette phrase de J. de Muris : *Dico autem incerta propter « organum duplum » quod ubique non est acta temporis mensura, mensuratum ut in floraturis, in penultimis, ubi supra vocem unam tenoris in discantu multæ sonantur voces.* Des auteurs plus récents, Jumilhac par exemple, avaient adopté cette signification.

VOIX ANGÉLIQUE, VOIX HUMAINE. — « Nous voici donc arrivé à ce fameux registre qui n'a jamais valu tout le bien ni tout le mal qu'on en dit. Rien au monde ne saurait rendre la vraie *voix humaine*..... Tout ce qu'on a fait pour l'imiter par l'art mécanique et musical sent l'automate, et fait reconnaître non plus la voix, mais l'œuvre purement humaine, fabriquée, manquant d'âme, de vie, de sens.

« La *voix humaine*, telle qu'elle est, consiste en de petits tuyaux d'un demi-pied au plus, en partie bouchés pour donner du lointain et du moelleux. Chaque facteur donne à sa *voix humaine* la forme qui lui plaît; mais aucun jusqu'ici ne lui a donné la solidité : si les jeux d'anches se désaccordent facilement, celui-ci demande un nouvel accordage presqu'à chaque fois qu'on s'en sert. Sa place la plus convenable est au clavier de récit, pourvu que le récit soit complet; son sommier, étant placé dans les hauteurs de l'orgue, donne au registre le lointain nécessaire pour pallier ses défauts. Au positif, elle est trop près de l'auditoire; elle y serait encore néanmoins plus convenablement qu'au grand orgue, où l'on ne peut plus guère l'accompagner comme il faut, et où elle prend la place d'autres registres plus importants. Les plus populaires *voix humaines* que j'ai entendues étaient placées, comme à Fribourg en Suisse, sur un sommier d'écho, avec un léger *tremblant*, dans leur porte-vent. C'est le seul cas où le *tremblant* se rende utile : il contribue, dans l'éloignement surtout, à rendre les oscillations de la voix chantant isolément ou en chœur. D'autres registres de *voix humaines* sont postés, comme celui de l'orgue de Sérassi à Bergame, sur une *pièce gravée*, fort loin du buffet d'orgue, quelquefois même à l'opposé, quelle que soit la distance. Effets innocents : l'orgue doit chanter à sa place et non viser à surprendre son monde par des changements de décors.

« La *voix humaine* est un de ces jeux qui ne doivent entrer que dans un orgue considérable; sinon l'organiste éprouvera la continuelle tentation de s'en servir, au grand ennui de l'auditoire. On parle d'anciennes *voix humaines* en pédale; mais le chœur doit en être dur; il se détache mieux en trio ou quatuor, avec pédale de *flûte* ou de *violoncelle.*

« En somme, c'est là un de ces jeux qui passionnent les gens ignorants en facture et leur font oublier souvent les plus grands défauts d'un orgue; aussi les mauvais facteurs proposent-ils facilement une *voix humaine* en place de registres utiles et plus dispendieux de façon. Les hommes sérieux savent très-bien qu'il n'y a au monde, comme nous l'avons déjà laissé entendre, qu'un seul facteur capable de faire la *voix humaine*, c'est Dieu.

« L'*Angelica* (*Vox*) est la première manière de *voix humaine;* elle avait sur la nouvelle l'avantage d'avoir été construite d'après une pensée sinon *angélique*, du moins religieuse et non purement *humaine.*» (*De l'orgue*, par M. J. Régnier, p. 157-159.)

VOIX BLANCHE. — On donne ce nom à certaines voix, telles que celle des enfants avant la mue et des femmes soprani ; on l'applique de même aux sons de certains instruments dont l'éclat est brillant, tels que la flûte et le violon. Nous avons remarqué, chez les enfants surtout, que cet éclat était quelquefois obscurci par une justesse douteuse : l'enfant marche imperturbablement à son but sans s'apercevoir que sa voix limpide fait subir à l'harmonie une fâcheuse dépression. A ce propos nous croyons que les observations suivantes peuvent ici trouver leur place. On a dit à tort que la voix fausse dépendait de la fausseté de l'oreille ; on voit journellement des individus ne pouvoir exécuter avec justesse la gamme la plus simple, signaler avec intelligence les aberrations de tonalité, et prendre un grand plaisir à l'audition d'une œuvre musicale bien faite. La production de la voix humaine n'étant que le résultat du rapprochement des cartilages aryténoïdes, qui fait vibrer l'air expulsé des poumons, il est évident qu'une conformation imparfaite des organes vocaux ne dépend pas des organes auditifs. Depuis qu'on s'est avisé de faire articuler les sourds-muets, ce qui est, selon nous, un déplorable système, on a pu, chez plusieurs de ces infortunés mieux doués que d'autres, entendre des émissions de voix de la plus parfaite justesse.

Il n'y a certes pas plaisir à entendre chanter ou jouer faux ; mais il en est de cela comme de l'hypocrisie, qu'on regarde comme un hommage que le vice rend à la vertu ; quand nous entendons les masses essayer de reproduire une phrase musicale, et la reproduire mal, nous ne pouvons nous défendre d'une sorte de satisfaction relative. Le sentiment musical est chose si rare, qu'on est heureux de constater son existence, même aux dépens de la théorie de l'art.

(N. David.)

VOX TAURINA. — C'est le nom que Théodulfe, évêque d'Orléans au ixe siècle, avait donné à un chantre de son église. Sous le règne de François Ier, les grosses voix de basse furent en honneur, à cause de la prédilection que ce prince avait pour elles. Suivant l'abbé Lebeuf, elles « corrompirent, dans les chœurs de plusieurs églises, la douceur des psalmodies grégoriennes. » Ces voix rudes et difficiles à manier, éprouvant de la difficulté à descendre l'intervalle d'une tierce par degrés conjoints, ainsi qu'à faire sentir les demi-tons, changèrent les progrès de secondes en tierces, et dénaturèrent les terminaisons de presque tous les modes, principalement des premier, deuxième, troisième, sixième et septième. C'est ce qui rendit le plain-chant de Paris *dur et cahoteux*, comme parle Lebeuf. Ces habitudes se propagèrent de proche en proche ; les églises de Bourges et de Sens en furent infectées, et, par suite, les plus beaux chants, jusqu'au chant de la Passion, qui est un des plus touchants et des plus nobles, en furent défigurés. Cette complaisance pour les grosses voix s'est perpétuée jusqu'à nos jours, malgré les efforts que l'on a tentés pour substituer, dans les églises, les voix de taille aux voix de basses. De cette manière, le but des fondateurs du chant grégorien serait rempli ; car ils ont voulu que le chant divin fût un chant populaire, et que tout le monde y participât ; *plebs psallit et infans*, comme dit Fortunat. Mais, le plain-chant n'ayant plus désormais pour interprètes que quelques chantres, au diapason desquels les voix communes ne peuvent atteindre, l'oreille de la multitude se désaccoutume de la tonalité ecclésiastique, et c'est là aujourd'hui la plus grande cause de la décadence de cette partie de la liturgie.

« On rapporte que le roi François Ier, dit M. Danjou dans sa *Revue*, avait une prédilection particulière pour les voix de basse, et que ce fut à sa recommandation que l'usage de faire exécuter le plain-chant par ce genre de voix s'établit dans les principales églises de France. Nous croyons que le motif le plus certain de l'introduction de ces voix dans nos chœurs est la diminution du nombre des exécutants, et par suite, la nécessité de faire porter le fardeau de nos longs offices à des voix robustes et infatigables. En effet, dès qu'on eut cessé dans les séminaires, dans les maîtrises, dans les écoles épiscopales, de s'appliquer à l'étude du plain-chant, on fut réduit à confier le chant de l'office aux seules voix gagées. Ces voix avaient besoin d'une solidité à toute épreuve, et les basses-contre offraient cet avantage.

« Il est encore possible d'admettre, comme une des causes de l'adoption de ce genre de voix, l'existence d'excellentes écoles de chant et maîtrises, en Picardie et dans la Flandre, au xvie siècle. Ce pays, par une exception singulière, fournit un grand nombre de voix graves, et, à l'époque que nous indiquons, le chant ecclésiastique y était plus cultivé qu'ailleurs. Quoi qu'il en soit, le fait existe partout aujourd'hui, et c'est, suivant nous, le plus grand obstacle à toute restauration du plain-chant.

« Nous assistions, il y a quelques semaines, à un salut à Saint-Sulpice. Pendant tout l'office, l'*Alma Redemptoris Mater*, la prose et les autres morceaux furent exécutés par les seuls chantres, et c'était la musique la plus lugubre, la plus accablante, qui se puisse imaginer. Tous les élèves du séminaire Saint-Sulpice assistaient à cet office, et ils étaient muets. Si quelques-uns essayaient de chanter, ils étaient bientôt obligés de s'arrêter, le ton dans lequel on chantait, ne correspondant pas à leur voix. Bientôt un enfant entonne l'*Adoremus in æternum* en *la* majeur ; tout le peuple, le clergé, le séminaire, répond avec ensemble, d'une voix pleine et puissante ; c'était le ton de la voix commune, et chacun pouvait s'y associer. Eh bien ! le croirait-on ? cet effet majestueux, cette musique unanime et grandiose, contrastant immédiatement avec l'assommante monotonie du chœur des chantres, ne donne à personne l'idée de changer les usages et la routine. Le lendemain, les chantres ont repris leur ton sépulcral, et les séminaristes sont redevenus muets, les enfants de chœur ont recommencé à criailler leur affreux chant sur le livre, et, chaque dimanche, cela se passera de la même façon. On conviendra cependant que voilà une église où rien n'empêcherait de rétablir le chant ecclésiastique dans toute sa splendeur. Qu'on fasse taire les chantres et qu'on essaie de faire chanter l'office dans le ton qui est propre à ces cent jeunes clercs, et on verra si bientôt l'affluence des fidèles, les suffrages des hommes religieux, ne viendront pas prouver que c'est là une mesure d'intérêt général. »

VOX VINOLATA, VINOLENTA. — « Sous le nom de VOX VINOLENTA, ou *voix avinée*, M. Seydel annonce un huit-pieds ouvert en étoffe, qui, dans le cas où il se trouve employé ici, ne saurait s'appliquer convenablement à rien de ce qui compose la musique de nos églises.

« Je pense que les facteurs qui ont eu l'idée d'un registre aussi inconvenant, ne sachant pas le latin, ont été égarés par une désignation qui a un certain rapport d'orthographe avec la leur, mais elle est autrement respectable par le sens et l'origine.

« Elle vient d'un commentaire de saint Isidore d'Espagne : *Vinnola* (ou *vinnolata*) *est vox lenis* (ou *levis*), *vox mollis atque flebilis, et vinnola dicta a vinno, id est concinno molliter flexo ;* ce qui justifie l'expression *avinée*, ce sont ces paroles de Facciolati (*Totius latinitatis Lexicum*) : « Sunt qui legunt *vinulus* unico *n*, et vocem derivant de vinum, accipiunt qui pro blando, venusto, illecebroso, et ad sensus permovento. » (*De l'orgue*, par M. J. Régnier, p. 151.)

X

X. — Cette lettre, dans l'alphabet significatif des ornements du chant, de Romanus, est interprétée ainsi par Notker Balbulus : *Quamvis latina verba per se non inchoet, tamen exspectare expetit.*

Y

Y. — Cette lettre, dans l'alphabet significatif des ornements du chant, de Romanus, est interprétée ainsi dans la lettre de Notker Balbulus : *Apud Latinos nihil hymnizat.*

Z

Z. — Cette lettre, dans l'alphabet significatif des ornements du chant, de Romanus, est interprétée ainsi dans la lettre de Notker Balbulus : *Z vero, licet et ipsa mere græca, et ob id haud necessaria Romanis, propter prædictam tamen Z litteræ occupationem ad alia requirere in sua lingua* ZILISA *require.*

ZA. — Nom que les symphoniastes modernes ont donné à la note *si*, seule corde du système ancien qui soit mobile. C'est à raison de cette propriété qu'on l'appelle *si* ou *za*, suivant qu'elle se présente à l'état de nature ou à l'état de bémol. Poisson dit, à ce sujet (*Traité du chant grég.*, p. 42) : « Depuis l'invention du nom *za* au lieu de *si* lorsqu'il est précédé d'un bémol, la gamme est devenue encore plus facile, et il suffit de dire : *ut, ré, mi, fa, sol, la, si* ou *za*, suivant que cette dernière corde varie par bécarre ou par bémol

« Cette dernière méthode est celle qui répond le plus parfaitement à la simplicité du système des Grecs, dans lequel il ne se trouve qu'une corde variante, les autres demeurant fixes et invariables. Suivant cette dernière méthode, qui enfin a pris le dessus, on n'a plus besoin de mettre de différence entre chanter par bécarre ou par bémol ; il suffit de faire attention à la corde variante pour chanter *si* ou *za*. »

APPENDICE.

CANTIQUE ATTRIBUÉ AU P. BRIDAINE.

(XVIIIe SIÈCLE.)

Chant.
Accompagnement.
Plein d'un res - pect mê - lé de con fi -
an - ce, Qu'ex - ci - te en nous, Sei - gneur vo - tre pré -
sen ce, Con nais - sant qu'à vos yeux nous som - mes cri - mi -

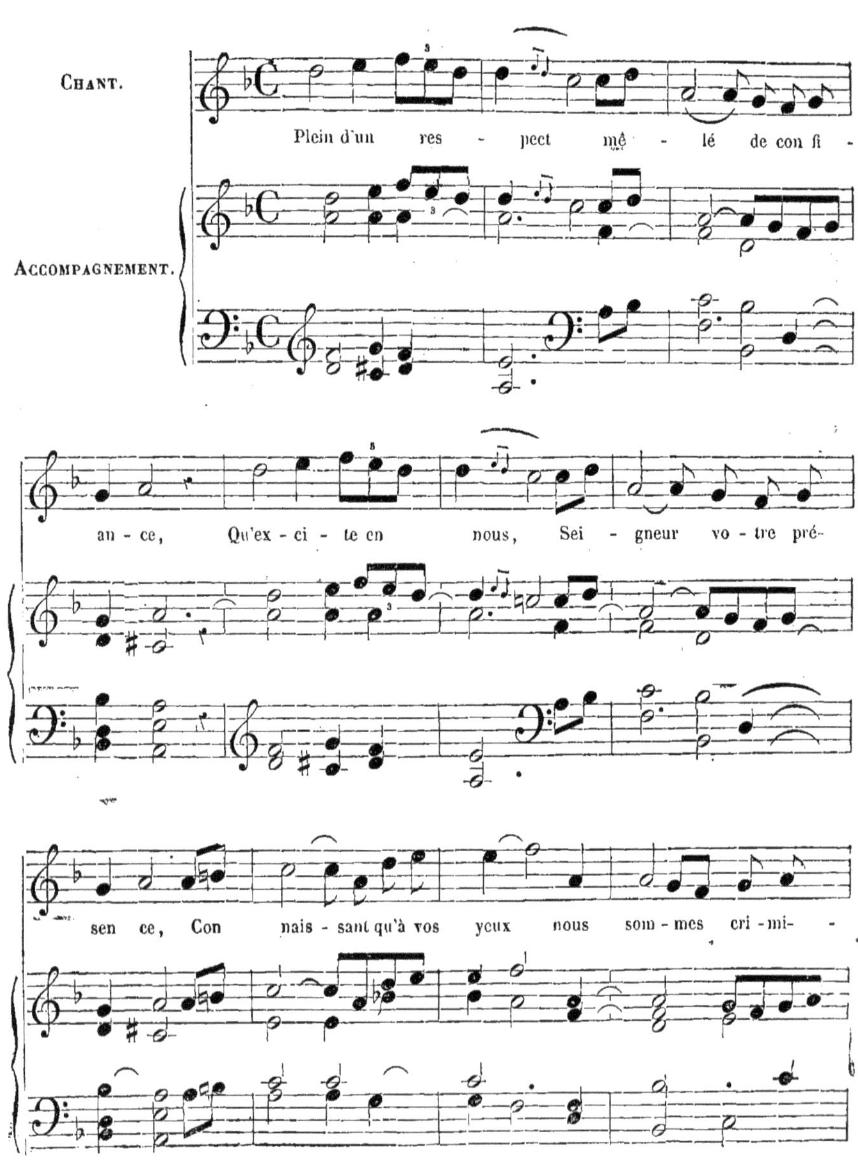

nels, Nous cher-chons un a - si - le aux pieds de vos au
tels.

AUTRE CANTIQUE DU XVIIIe SIÈCLE.

CHANT.
ACCOMPAGNEMENT.
Le Ciel en - fin à mes vœux est pro -
pi - ce, Je suis ad - mis au fes - tin du Sei - gneur;

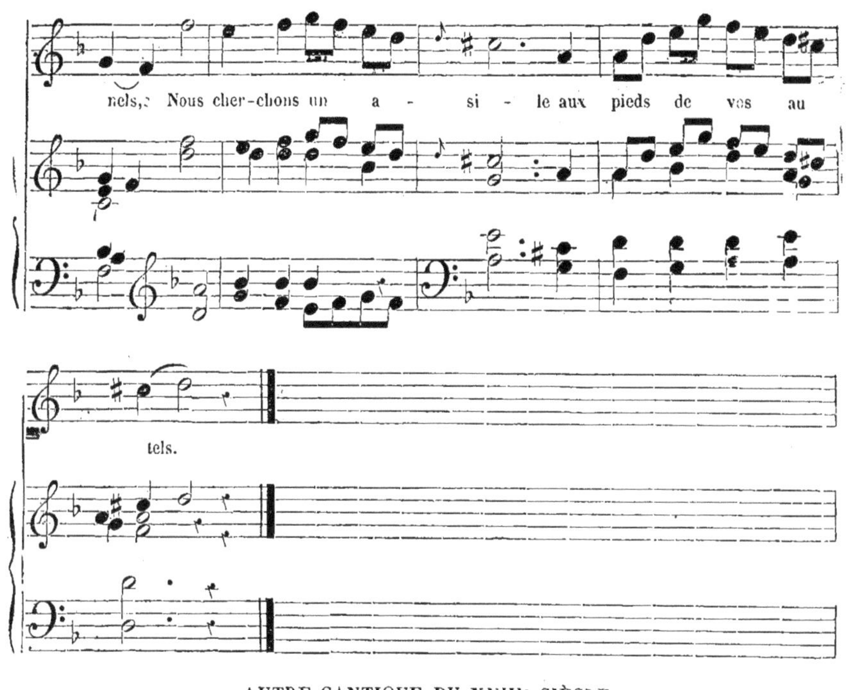

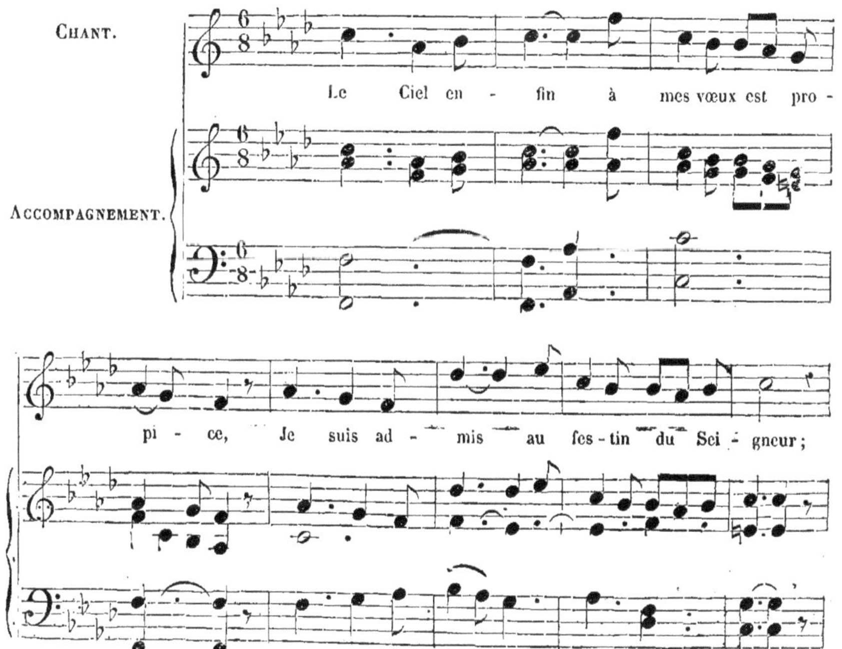

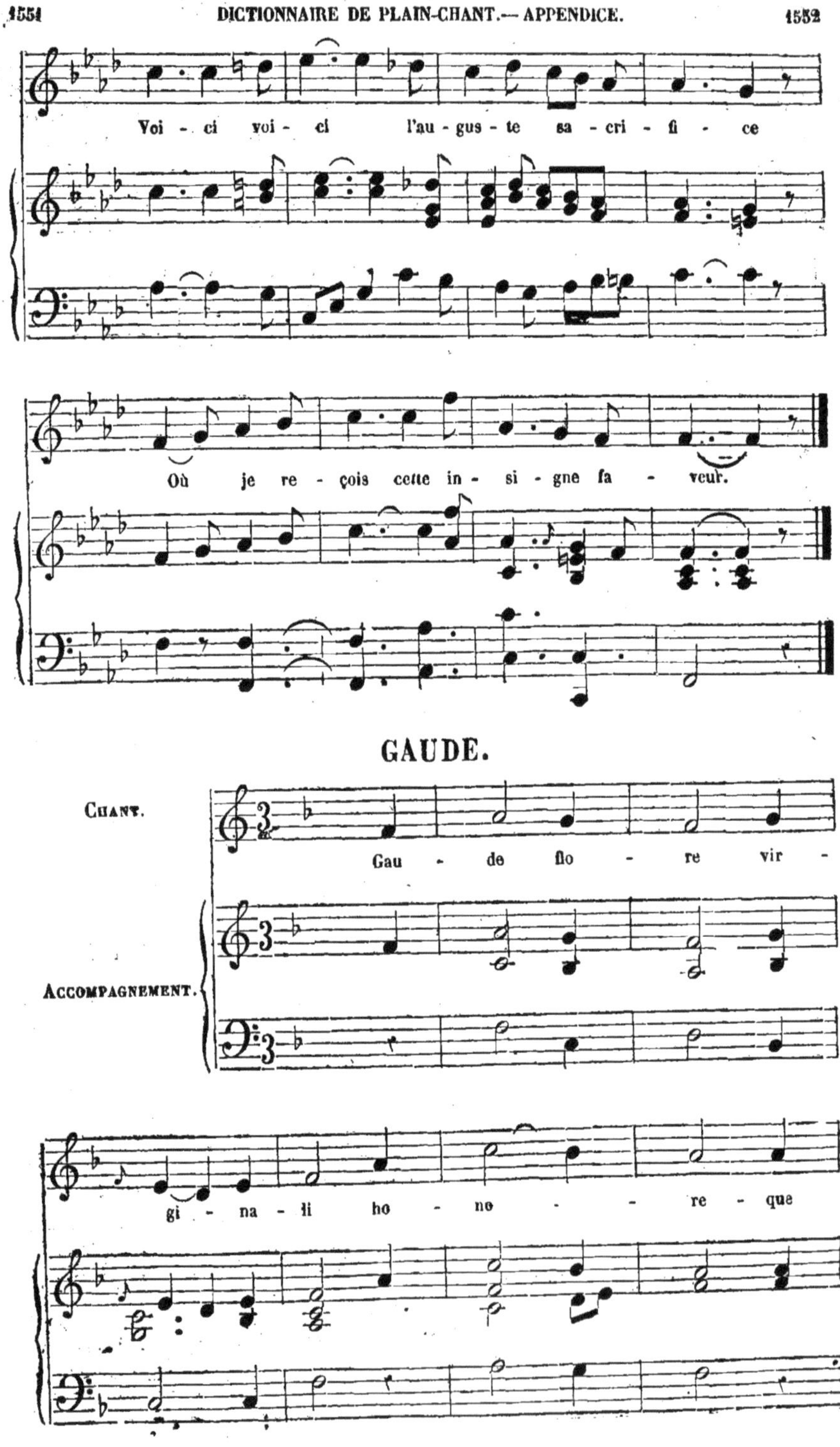
Voi - ci voi - ci l'au - gus - te sa - cri - fi - ce
Où je re - çois cette in - si - gne fa - veur.
GAUDE.
Chant.
Gau - de flo - re vir -
Accompagnement.
gi - na - li ho - no - re - que

spe - ci - a - - - li tran - scen -
dens splen - di - fe - rum.

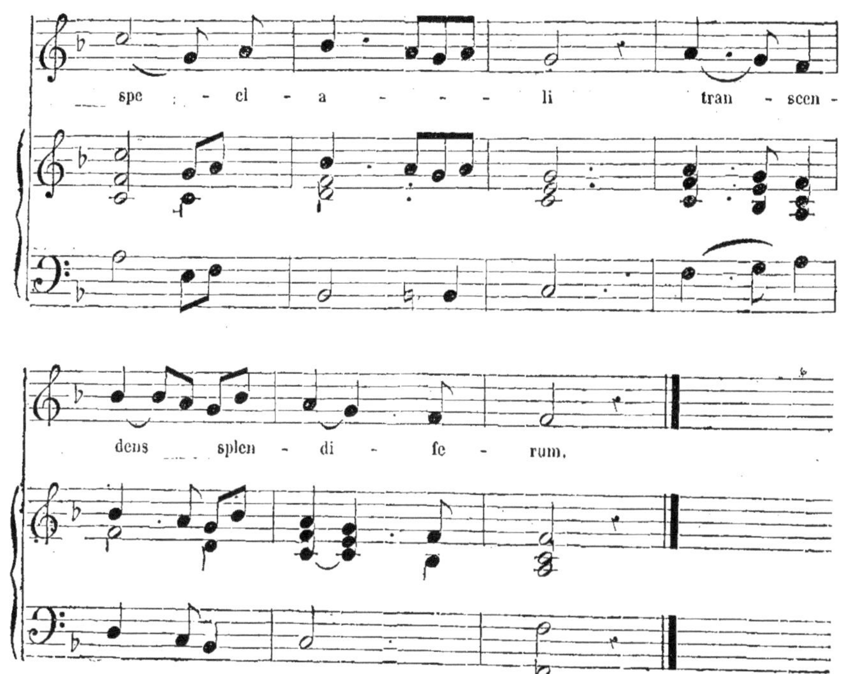

FIN DE L'APPENDICE.

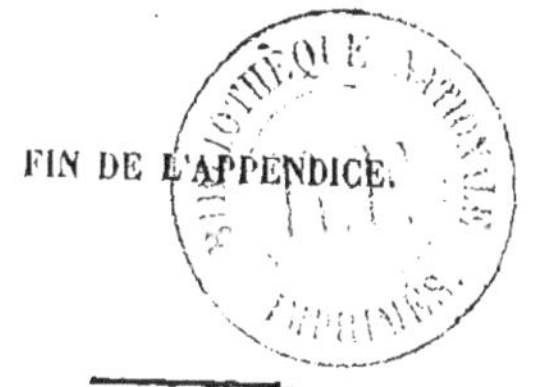

TABLE

DES MATIÈRES CONTENUES DANS CE VOLUME.

FIN DE LA TABLE DES MATIÈRES.

Petit-Montrouge. — Imprimerie de L. Migne.

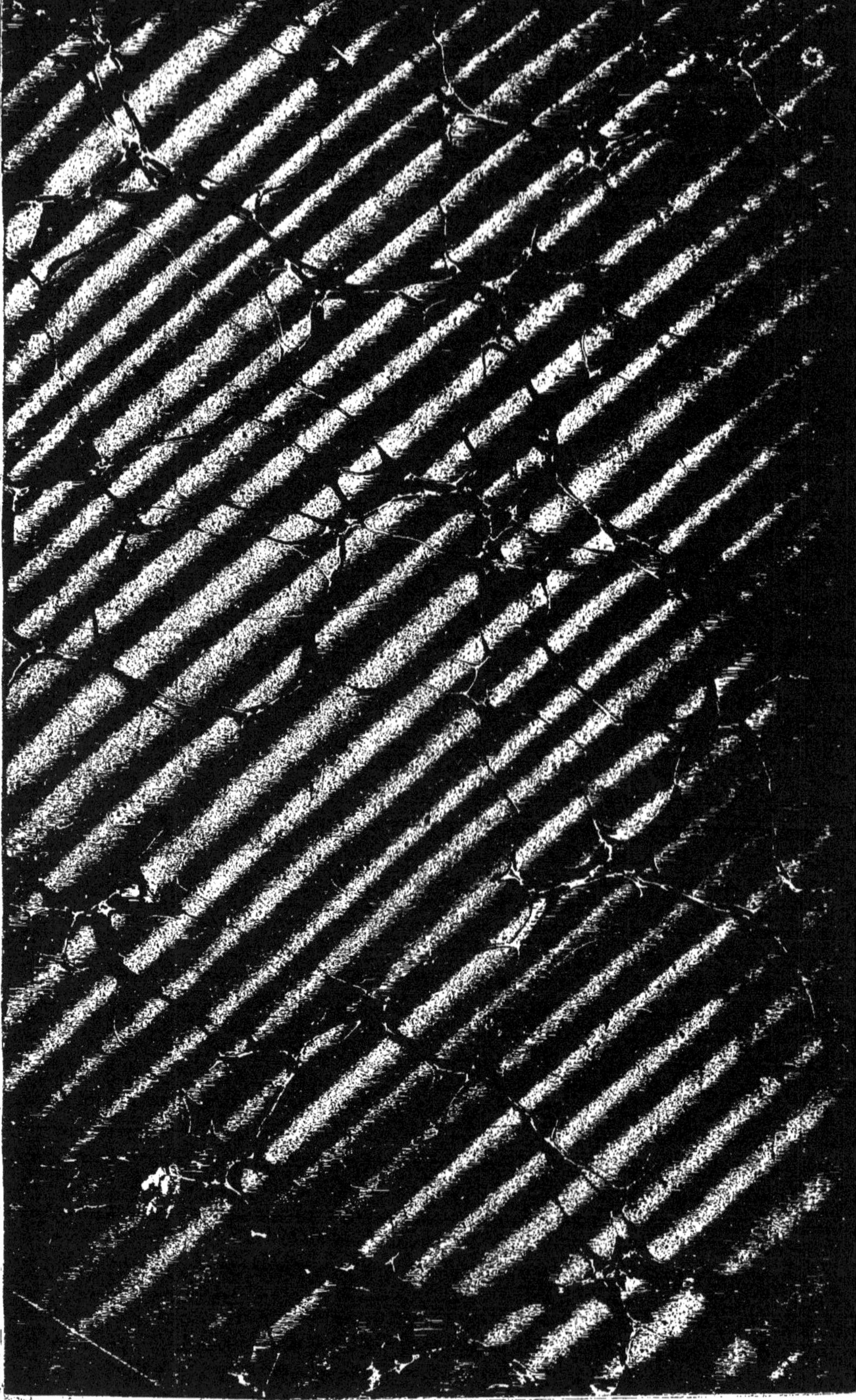

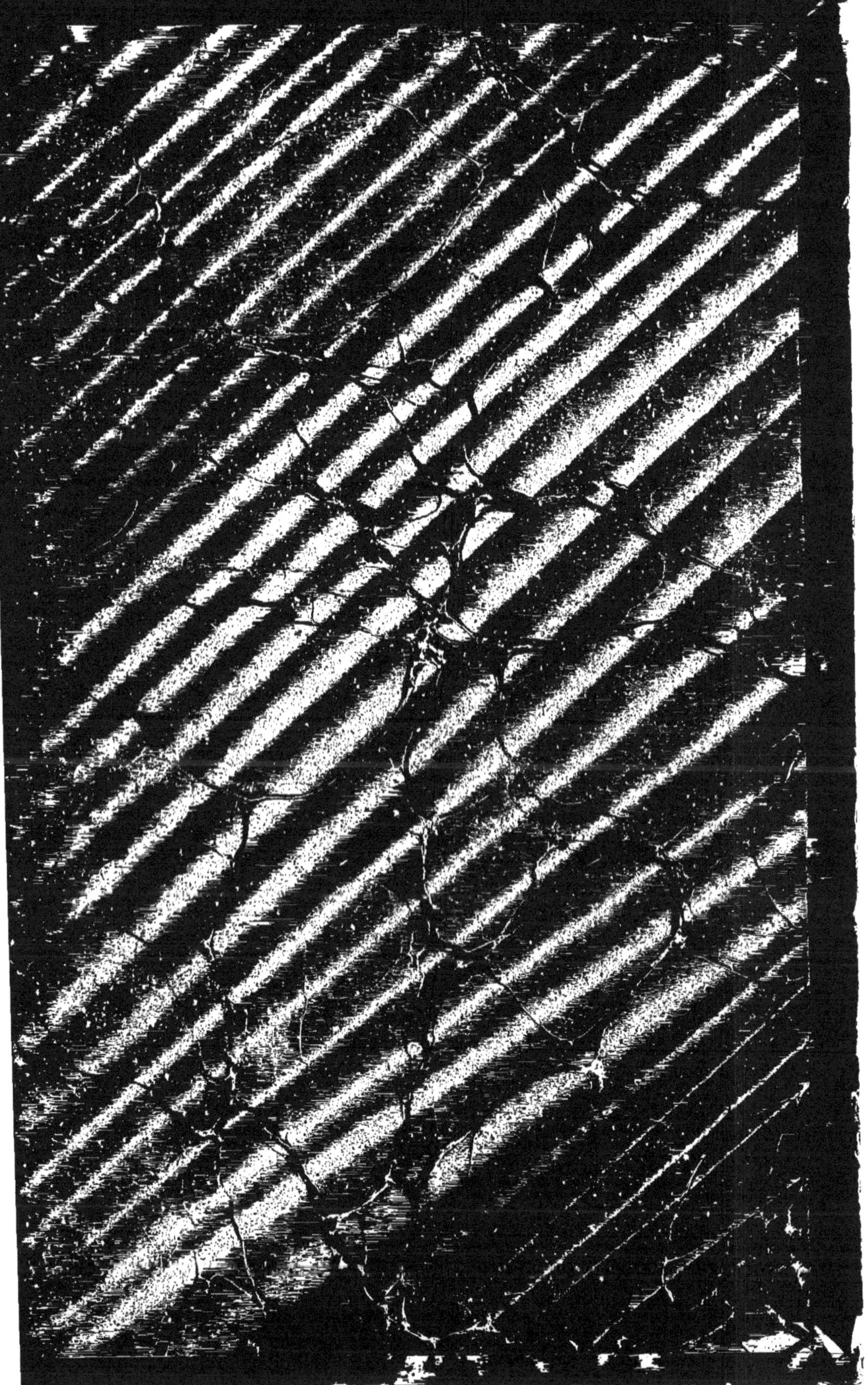

www.ingramcontent.com/pod-product-compliance
Ingram Content Group UK Ltd.
Pitfield, Milton Keynes, MK11 3LW, UK
UKHW021617260726
13965UKWH00007B/28